Microbiologia Veterinária

Microbiologia Veterinária

D. Scott McVey, DVM, PhD, DACVM

Research Leader, Supervisory Veterinary Medical Officer, and Professor of Immunology
USDA ARS CGAHR
Arthropod-Borne Animal Diseases Research Unit
Manhattan, KS

Melissa Kennedy, DVM, PhD, DACVM

Associate Professor and Director
Department of Biomedical and Diagnostic Sciences Department
College of Veterinary Medicine
University of Tennessee
Knoxville, TN

M.M. Chengappa, BVSc, MVSc, MS, PhD, DACVM

Department Head and University Distinguished Professor
Diagnostic Medicine Pathobiology
College of Veterinary Medicine
Kansas State University
Manhattan, KS

Tradução e Revisão Técnica

José Jurandir Fagliari

Professor Titular do Departamento de Clínica e Cirurgia Veterinária da Faculdade
de Ciências Agrárias e Veterinárias/UNESP/Campus de Jaboticabal
Membro da American Society for Veterinary Clinical Pathology, USA

Terceira edição

GEN | GUANABARA KOOGAN

- **Atendimento ao cliente: (11) 5080-0751 | faleconosco@grupogen.com.br**

- Traduzido de
  VETERINARY MICROBIOLOGY, THIRD EDITION

  ISBN 978-0-4709-5949-7

  EDITORA GUANABARA KOOGAN LTDA.
  Uma editora integrante do GEN | Grupo Editorial Nacional
  Travessa do Ouvidor, 11
  Rio de Janeiro – RJ – CEP 20040-040
  www.grupogen.com.br

- Capa: Modern Alchemy LLC

- Editoração eletrônica: Hera

- Ficha catalográfica

M429m
3. ed.

McVey, Scott
Microbiologia veterinária / Scott McVey, Melissa Kennedy, M. M. Chengappa ; tradução José Jurandir Fagliari. - 3. ed. - [Reimpr.] - Rio de Janeiro : Guanabara Koogan, 2025.
il.

Tradução de: Veterinary microbiology
ISBN 978-85-277-2664-1

1. Microbiologia veterinária. I. Kennedy, Melissa. II. Chengappa, M.M. III. Título.

15-25523 CDD: 636.089601
CDU: 636:576.8

Colaboradores

Udeni B.R. Balasuriya, BVSc, MS, PhD
Associate Professor of Virology
Department of Veterinary Science
University of Kentucky
Lexington, KY

Raul G. Barletta, PhD
Professor
School of Veterinary Medicine and Biomedical Sciences
University of Nebraska–Lincoln
Lincoln, NE

Brian Bellaire, PhD
Assistant Professor
Veterinary Microbiology and Preventative Medicine
College of Veterinary Medicine
Iowa State University
Ames, IA

Karen E. Beenken, PhD
Fellow
Department of Microbiology and Immunology
College of Medicine
University of Arkansas for Medical Sciences
Little Rock, AR

Deborah J. Briggs, MS, PhD
Professor of Virology
Diagnostic Medicine Pathobiology
College of Veterinary Medicine
Kansas State University
Manhattan, KS

Christopher C.L. Chase, DVM, MS, PhD, DACVM
Professor of Virology
Department of Veterinary and Biomedical Sciences
South Dakota State University
Brookings, SD

M.M. Chengappa, BVSc, MVSc, MS, PhD, DACVM
Department Head and University Distinguished Professor
Diagnostic Medicine Pathobiology
College of Veterinary Medicine
Kansas State University
Manhattan, KS

Bruno B. Chomel, MS, PhD
Professor
University of California
School of Veterinary Medicine
Department of Population Health and Reproduction
Davis, CA

Charles Czuprynski, PhD
Professor in Microbiology
Department of Pathobiological Sciences
School of Veterinary Medicine
University of Wisconsin
Madison, WI

Joshua B. Daniels, DVM, PhD, DACVM
Assistant Professor
Department of Veterinary Clinical Sciences
College of Veterinary Medicine
The Ohio State University
Columbus, OH

Gustavo A. Delhon, DVM, MS, PhD
Associate Professor
School of Veterinary Medicine and Biomedical Sciences
University of Nebraska–Lincoln
Lincoln, NE

Barbara Drolet, MS, PhD
Research Microbiologist
USDA ARS CGAHR
Arthropod-Borne Animal Diseases Research Unit
Manhattan, KS

Bradley W. Fenwick, DVM, MS, PhD, DACVM
Professor and Jefferson Science Fellow
University of Tennessee
Knoxville, TN

Timothy Frana, DVM, MS, MPH, PhD, DAVPM, DACVM
Associate Professor
Veterinary Diagnostic Laboratory
College of Veterinary Medicine
Iowa State University
Ames, IA

Frederick J. Fuller, MS, PhD
Professor of Virology
North Carolina State University
College of Veterinary Medicine
Raleigh, NC

Roman R. Ganta, MS, PhD
Professor
Diagnostic Medicine Pathobiology
College of Veterinary Medicine
Kansas State University
Manhattan, KS

Laurel J. Gershwin, DVM, PhD, DACVM
Professor of Immunology
University of California
College of Veterinary Medicine
Department of Pathology, Microbiology, and Immunology
Davis, CA

Seth P. Harris, DVM, PhD
Assistant Professor
School of Veterinary Medicine and Biomedical Sciences
University of Nebraska–Lincoln
Lincoln, NE

Richard A. Hesse, MS, PhD
Professor
Diagnostic Medicine Pathobiology
College of Veterinary Medicine
Kansas State University
Manhattan, KS

Douglas E. Hostetler, DVM, MS
Associate Professor
School of Veterinary Medicine and Biomedical Sciences
University of Nebraska–Lincoln
Lincoln, NE

Peter C. Iwen, MS, PhD, D(ABBM)
Professor of Pathology and Microbiology
Pathology and Microbiology
NE Public Health Laboratory
Nebraska Medical Center
Omaha, NE

Megan E. Jacob, MS, PhD
Assistant Professor of Clinical Microbiology
and Director, Clinical Microbiology Laboratory
North Carolina State University
College of Veterinary Medicine
Department of Population Health and Pathobiology
Raleigh, NC

Huchappa Jayappa, BVSc, MVSc, PhD
Associate Director
Merck Animal Health
Elkhorn, NE

Rickie W. Kasten, MS, PhD
Staff Research Associate
University of California
School of Veterinary Medicine
Department of Population Health and Reproduction
Davis, CA

Melissa Kennedy, DVM, PhD, DACVM
Associate Professor
College of Veterinary Medicine
Biomedical and Diagnostic Sciences
University of Tennessee
Knoxville, TN

Peter W. Krug, PhD
Research Molecular Biologist
USDA ARS PIADC
Foreign Animal Disease Research Unit
Greenport, NY

Rance B. LeFebvre, PhD
Professor and Associate Dean of Student Affairs
University of California
School of Veterinary Medicine
Department of Pathology, Microbiology, and Immunology
Davis, CA

Wenjun Ma, BVSc, MVSc, PhD
Assistant Professor
Diagnostic Medicine Pathobiology
Center of Excellence in Emerging and Zoonotic Diseases
College of Veterinary Medicine
Kansas State University
Manhattan, KS

Melissa L. Madsen, PhD
Research and Development Project Leader
CEVA Biomune
Olathe, KS

D. Scott McVey, DVM, PhD, DACVM
Research Leader, Supervisory Veterinary Medical Officer, and Professor of Immunology
USDA ARS CGAHR
Arthropod-Borne Animal Diseases Research Unit
Manhattan, KS

Rodney Moxley, DVM, PhD
Professor
School of Veterinary Medicine and Biomedical Sciences
University of Nebraska–Lincoln
Lincoln, NE

T.G. Nagaraja, MVSc, MS, PhD
University Distinguished Professor
Diagnostic Medicine Pathobiology
College of Veterinary Medicine
Kansas State University
Manhattan, KS

Sanjeev Narayanan, BVSc, MS, PhD, DACVM, DACVP
Associate Professor
Diagnostic Medicine Pathobiology
College of Veterinary Medicine
Kansas State University
Manhattan, KS

Jerome C. Neitfeld, DVM, MS, PhD
Professor
Diagnostic Medicine Pathobiology
College of Veterinary Medicine
Kansas State University
Manhattan, KS

Stefan Niewiesk, DVM, PhD, DECLAM
Associate Professor
Department of Veterinary Biosciences
College of Veterinary Medicine
The Ohio State University
Columbus, OH

Michael Oglesbee, DVM, PhD, DACVP
Professor and Chair
Department of Veterinary Biosciences
College of Veterinary Medicine
The Ohio State University
Columbus, OH

Steven Olsen, DVM, PhD, DACVM
Research Leader and Supervisory Veterinary Medical Officer
USDA ARS NADC
Infectious Bacterial Disease Unit
Ames, IA

Lisa M. Pohlman, DVM, MS, DACVP
Assistant Professor and Director, Clinical Pathology Laboratory
Diagnostic Medicine Pathobiology
College of Veterinary Medicine
Kansas State University
Manhattan, KS

John F. Prescott, MA, Vet MB, PhD
Professor
Department of Pathobiology
University of Guelph
Guelph, Ontario

Juergen A. Richt, DVM, PhD
Regents Distinguished Professor and KBA Eminent Scholar
Director of the Center of Excellence in Emerging and Zoonotic Diseases
Diagnostic Medicine Pathobiology
Center of Excellence in Emerging and Zoonotic Diseases
College of Veterinary Medicine
Kansas State University
Manhattan, KS

Luis L. Rodriguez, DVM, PhD
Research Leader and Supervisory Veterinary Medical Officer
USDA ARS PIADC
Foreign Animal Disease Research Unit
Greenport, NY

Raymond R. Rowland, MS, PhD
Professor
Diagnostic Medicine Pathobiology
College of Veterinary Medicine
Kansas State University
Manhattan, KS

Ronald D. Schultz, MS, PhD, Honorary DACVM
Professor and Chair
Department of Pathobiological Sciences
School of Veterinary Medicine
University of Wisconsin
Madison, WI

Mark S. Smeltzer, PhD
Professor
Department of Microbiology and Immunology
College of Medicine
University of Arkansas for Medical Sciences
Little Rock, AR

David J. Steffen, DVM, PhD, DACVP
Professor
School of Veterinary Medicine and Biomedical Sciences
University of Nebraska–Lincoln
Lincoln, NE

George C. Stewart, MS, PhD
Chair and McKee Professor of Microbial Pathogenesis
Department of Veterinary Pathobiology
University of Missouri
Columbia, MO

Erin L. Strait, DVM, PhD
Director, US Swine Biological R&D
Merck Animal Health
De Soto, KS

Dongseob Tark, DVM, PhD
Animal Plant Quarantine Agency, Manan-gu, Anyang-si
Gyeonggi-do, South Korea

Brian M. Thompson
MS, PhD
President and CEO
Elemental Enzymes, Inc.
Columbia, MO

Benjamin R. Trible, MS
Diagnostic Medicine Pathobiology
College of Veterinary Medicine
Kansas State University
Manhattan, KS

Rebecca P. Wilkes, DVM, PhD, DACVM
Research Assistant Professor
Diagnostic Sciences and Education
College of Veterinary Medicine
University of Tennessee
Knoxville, TN

William Wilson, MS, PhD
Research Microbiologist
USDA ARS CGAHR
Arthropod-Borne Animal Diseases Research Unit
Manhattan, KS

Amelia R. Woolums, DVM, MVSc, PhD, DACVIM, DACVM
Senior Teaching Fellow
College of Veterinary Medicine
University of Georgia
Athens, GA

Agradecimentos

Agradecemos aos Drs. Dwight C. Hirsh, N. James MacLachlan e Richard L. Walker por nos deixarem preservar uma parte significativa da segunda edição do livro. Agradecemos também a todos os autores de capítulos que colaboraram para a segunda edição, uma vez que mantivemos algumas de suas contribuições nesta edição nova e revisada. Este livro não seria possível sem as contribuições de pesquisadores e microbiólogos diagnósticos tão notáveis. Além disso, agradecemos pelo apoio institucional que tornou possível a publicação desta obra. Por fim, gostaríamos de agradecer a John Wiley & Sons, Inc. e a sua equipe, pela orientação e pelo suporte na finalização deste livro. Desejamos, também, agradecer à Srta. Brandy Nowakowski pelo auxílio na preparação dos originais.

D. Scott McVey, Melissa Kennedy,
M.M. Chengappa

Prefácio

Esta compilação de capítulos foi planejada de modo a propiciar uma visão geral bastante ampla sobre microbiologia veterinária e doenças infecciosas em animais. O livro contém uma combinação da biologia dos microrganismos que causam ou estão associados à ocorrência de doenças, além das próprias doenças, e foi planejado de modo a ter um escopo de interesse geral, tanto para estudantes iniciantes em ciências veterinárias quanto para clínicos veterinários e pesquisadores experientes. À semelhança de diversas obras didáticas, espera-se que este livro seja um forte fator de estímulo ao estudo das doenças infecciosas em medicina veterinária, além de um bom texto de referência. O conteúdo enfatiza as doenças que ocorrem na América do Norte, mas são incluídas também várias doenças de ocorrência global.

A Parte 1 do livro contém uma introdução sobre patogênese, diagnóstico e tratamento clínico das doenças infecciosas. Os capítulos de tal seção propiciam uma base para conhecimento e discussão dos posteriores, com descrição de doenças e microrganismos específicos. A Parte 2 trata das bactérias e dos fungos patogênicos e discorre sobre um conjunto altamente diverso de patógenos e enfermidades. As semelhanças das patogêneses, das propriedades de virulência e das respostas dos hospedeiros entre esses microrganismos são surpreendentes. A Parte 3 engloba as doenças virais e os vírus por elas responsáveis. Foram enfatizadas as consequências das infecções virais e as respostas do hospedeiro. A Parte 4, enfim, consiste em uma descrição sistemática das infecções e das doenças em animais. Em termos clínicos, os capítulos desta parte descrevem comparativamente diferenças e semelhanças das doenças nas várias espécies animais acometidas.

Convidamos um grupo de microbiólogos/especialistas de renome para colaborar neste livro, fornecendo um conteúdo confiável e atualizado. No entanto, são bem-vindos quaisquer comentários e sugestões do leitor, visando sempre ao aprimoramento de cada edição.

D. Scott McVey, Melissa Kennedy,
M.M. Chengappa

Sumário

Parte 1

Introdução

1 Patogenicidade e Virulência

D. Scott McVey e Charles Czuprynski

A microbiologia veterinária se refere a agentes microbianos que acometem os animais. Tais microrganismos são classificados de acordo com suas relações ecológicas com os animais: os parasitas vivem em associação permanente e à custa de animais hospedeiros; os saprófitas normalmente habitam o ambiente inanimado. Os parasitas que ocasionam prejuízo não perceptível aos seus hospedeiros são denominados comensais. O termo "simbiose" geralmente se refere à relação reciprocamente benéfica de microrganismos; condição também denominada mutualismo. Os organismos patogênicos, que podem ser parasitas ou saprófitas, causam doença em uma ou mais espécies animais. O processo pelo qual se estabelecem em um indivíduo hospedeiro é denominado infecção, a qual, entretanto, não necessariamente é acompanhada de doença clínica. Às vezes, utiliza-se o termo "virulência" para expressar o grau de patogenicidade que pode estar relacionado com a gravidade da doença clínica (Quadro 1.1).

Algumas características da relação hospedeiro-parasita

Vários microrganismos patogênicos são hospedeiro-específicos, ou seja, parasitam apenas uma ou algumas poucas espécies animais. Por exemplo, o agente etiológico do garrotilho equino, *Streptococcus equi* subespécie *equi*, causa, essencialmente, infecção que se limita aos equinos. Outros microrganismos – por exemplo, alguns sorotipos de *Salmonella* – apresentam ampla variedade de hospedeiros. Com frequência, a base para essa diferença na especificidade do hospedeiro não é totalmente compreendida, mas, em parte, pode estar relacionada com a necessidade de estruturas de adesão específicas entre hospedeiros (receptores) e parasitas (adesinas).

Alguns microrganismos infectam hospedeiros de diversas espécies, com efeitos variáveis – tal como o bacilo causador da peste, *Yersinia pestis*, que se comporta como um parasita comensal em várias espécies de pequenos roedores, mas provoca doença fatal em ratos e pessoas. A pressão evolutiva pode ter originado algumas dessas diferenças. *Coccidioides immitis*, um fungo saprófita que não requer hospedeiro vivo, por exemplo, infecta bovinos e cães com igual facilidade; embora não provoque sinais clínicos em bovinos, frequentemente causa doença progressiva fatal em cães.

Ademais, as ações dos potenciais patógenos são variáveis nos diferentes tecidos de um mesmo hospedeiro. Cepas de *Escherichia coli* comensais no intestino podem provocar doença grave no sistema urinário e na cavidade peritoneal. Alguns microrganismos que se comportam como comensais em um *habitat* podem ser patogênicos no mesmo, ou em outro, *habitat* patologicamente alterado ou, de algum modo, comprometido. Por exemplo, estreptococos presentes na cavidade bucal ocasionalmente alcançam a corrente sanguínea e podem colonizar uma valva cardíaca lesionada e causar endocardite bacteriana. No entanto, na ausência de tal lesão, os estreptococos não colonizam a lesão e normalmente são destruídos pelo sistema imune inato. De modo semelhante, a frequente transferência de bactérias intestinais através da mucosa intestinal, e para os vasos sanguíneos, normalmente ocasiona sua eliminação pelos mecanismos de defesa inato e adaptativo. No entanto, em hospedeiros com imunodeficiência a entrada dessas bactérias pode causar sepse fatal.

Comensalismo é a forma estável da presença de parasitas. Ao conseguir se instalar em um novo hospedeiro ou tecido ou quando ocorre alteração na resistência do hospedeiro, é comum que os parasitas comensais se transformem em patógenos ativos, assegurando a sobrevivência desses microrganismos. A doença ativa pode pôr em risco a sobrevivência do microrganismo em razão da morte do hospedeiro ou pode induzir uma resposta imune ativa. Qualquer dos casos pode privar o microrganismo de seu *habitat*. A pressão evolutiva seletiva, portanto, tende a anular as relações hospedeiro-parasita que ameaçam a sobrevivência de qualquer um deles. As cepas menos virulentas do patógeno, que possibilitam a sobrevivência do hospedeiro, tendem a aumentar e, assim, substituir a cepa mais letal. A seleção evolutiva também favorece o estabelecimento de uma população de hospedeiros resistentes por meio da eliminação dos altamente suscetíveis. Desse modo, a tendência de adaptação entre hospedeiro e microrganismo leva ao comensalismo. A maioria dos agentes infecciosos que causam doença grave tem modos alternativos de sobrevivência como comensais nos tecidos (p. ex., *E. coli* no intestino) ou hospedeiros não sujeitos à doença (p. ex., peste em pequenos roedores) ou se instalam em ambiente inanimado (p. ex., coccidioidomicose). Alguns patógenos podem provocar infecções crônicas que duram meses ou

Quadro 1.1 Graus de patogenicidade.

Saprófitas	Sem doença – bactéria ambiental
Organismos comensais	Colonização de tecido do hospedeiro – sem doença
Espécies simbióticas	Relação benéfica para o hospedeiro; colonizam tecido do hospedeiro – microrganismos parasitas com benefícios mútuos
Parasitas oportunistas	Colonizam tecido do hospedeiro (em geral podem ser comensais) e provocam doença com lesão tecidual ou alteração no ambiente
Microrganismos patogênicos	A infecção causa doença diretamente (embora esta possa ser específica do hospedeiro)

anos (tuberculose e sífilis); durante esse tempo pode ocorrer disseminação para outros hospedeiros, assegurando sua sobrevivência.

Critérios de patogenicidade | Postulados de Koch

A presença de um microrganismo em indivíduos doentes não comprova sua importância patogênica. Para demonstrar a participação de um microrganismo como causa de uma doença devem-se satisfazer as seguintes qualificações ou "postulados" formulados por Robert Koch (1843-1910):

1. O microrganismo suspeito está presente em todos os casos da doença
2. O microrganismo é isolado em tal doença e cresce em culturas puras seriadas, independentemente de seu hospedeiro natural
3. Na infecção experimental de um hospedeiro, o isolado provoca a doença original
4. O microrganismo pode ser isolado, novamente, com base nessa infecção experimental.

Esses postulados podem não ser totalmente satisfeitos em todos os casos de doenças infecciosas. Por ocasião da doença, não é possível demonstrar a presença de alguns microrganismos, especialmente nos tecidos afetados por toxinas (p. ex., tétano e botulismo). O isolamento de outros patógenos é difícil ou esses morrem rapidamente após o isolamento (p. ex., *Leptospira* spp.). Ainda outros, embora sabidamente patogênicos, requerem fatores suplementares indeterminados para provocar a doença (p. ex., pneumonias relacionadas com *Pasteurella*). No caso de alguns patógenos virais humanos (p. ex., *Cytomegalovirus*), não se conhece um hospedeiro experimental. Por fim, alguns microrganismos (p. ex., *Mycobacterium leprae*) podem não crescer em cultura, à parte de seus hospedeiros naturais.

Princípios para a ocorrência de uma doença infecciosa

A transmissão efetiva de um agente microbiano ocorre por meio de ingestão, inalação ou pela contaminação de membrana mucosa, tegumento ou ferida. A infecção transmitida pelo ar ocorre principalmente por meio de gotículas de 0,1 a 5 mm de diâmetro. Partículas desse tamanho ficam suspensas no ar e podem ser inaladas; já as partículas maiores se assentam, mas podem ficar suspensas novamente na poeira, a qual também pode conter agentes infecciosos de fontes não respiratórias (p. ex., escamas cutâneas, fezes e saliva). Artrópodes podem atuar como carreadores mecânicos de patógenos (p. ex., *Shigella* e *Dermatophilus*) ou representam parte indispensável dos ciclos biológicos de agentes causadores de doenças (p. ex., peste, erliquiose e encefalite viral).

A adesão às superfícies do hospedeiro requer a interação entre as adesinas do agente, as quais geralmente são proteínas, e os receptores do hospedeiro, os quais mais frequentemente são proteínas ou resíduos de carboidratos. Exemplos de adesinas bacterianas são proteínas de fímbrias (*E. coli* e *Salmonella* spp.), proteína P-1 de *Mycoplasma* (*Mycoplasma pneumoniae*) e proteínas de superfície sem fímbrias (alguns estreptococos). Exemplos de substâncias receptoras de hospedeiros incluem fibronectina, em alguns estreptococos e estafilococos; manose, para várias cepas de *E. coli*; e ácido siálico, para *M. pneumoniae*.

A adesão é inibida pela flora comensal normal que ocupa ou bloqueia os locais receptores disponíveis ou impede a colonização ao excretar os metabólitos tóxicos, bacteriocinas e microcinas. Essa "resistência à colonização" é um importante mecanismo de defesa e pode ser auxiliada por substâncias antibacterianas sintetizadas pelo hospedeiro (p. ex., defensinas, lisozima, lactoferrina e ácidos orgânicos) ou por anticorpos de membrana mucosa.

A penetração de uma superfície de epitélio ou de membrana mucosa do hospedeiro é uma necessidade variável entre os patógenos. Alguns microrganismos, ao alcançar uma população de células-alvo principal não penetram adiante (p. ex., cepa de *E. coli* enterotoxigênica). Outros atravessam membranas de superfícies celulares após ocasionar rearranjos do citoesqueleto, resultando em "pregueamentos" que aprisionam bactérias aderidas ou em passagem entre as células epiteliais (p. ex., *Salmonella* e *Yersinia*). Parasitas facultativos intracelulares inalados, como *Mycobacterium tuberculosis*, são fagocitados por macrófagos pulmonares, nos quais podem se multiplicar e alcançar linfonodos e outros tecidos, transportados pelos vasos linfáticos. A penetração percutânea ocorre principalmente por meio de lesões, inclusive de picadas de artrópodes. A disseminação aos tecidos ou nos tecidos adjacentes acontece mediante invasão, às vezes auxiliada por enzimas bacterianas, como colagenase e hialuronidase, produzidas por vários patógenos. Os microrganismos também se disseminam através da via linfática e de vasos sanguíneos, da árvore brônquica, de ductos biliares, de troncos nervosos e de fagócitos móveis.

Exceto para alguns poucos patógenos transmitidos por alimento e que produzem toxinas nos alimentos, antes da ingestão, o crescimento no tecido do hospedeiro é um pré-requisito para todos os microrganismos patogênicos. Para sua multiplicação em nível patogênico, devem ser capazes de evitar os mecanismos de defesa do hospedeiro. Adaptações patogênicas de várias bactérias incluem firme adesão para impedir sua remoção mecânica, impedimento da fagocitose e interferência na função fagocítica pela liberação de toxinas ou de outros componentes que impeçam a digestão no fagócito. Algumas bactérias digerem ou se desviam de anticorpos ou causam depleção do sistema complemento. Outros patógenos alteram o suprimento vascular ao tecido, limitando as fontes de defesa e prejudicando a atividade antimicrobiana no local acometido.

Quando as defesas do hospedeiro são significativamente inibidas, o crescimento microbiano pode prosseguir, desde que haja nutrientes adequados e pH, temperatura e potencial de oxidorredução apropriados. Com frequência, o ferro é um nutriente limitante. A capacidade do microrganismo em se apropriar do ferro ligado a proteínas do hospedeiro (transferrina e lactoferrina) é um importante fator de virulência. A acidez gástrica é responsável pela resistência do estômago à maioria das bactérias patogênicas, embora quando as bactérias se encontram em fase estacionária, a expressão de fatores sigma alternativos resulte em uma RNA polimerase que transcreve genes cujos produtos auxiliam o patógeno a sobreviver em um ambiente ácido (p. ex., *Salmonella* e *E. coli* êntero-hemorrágica). A maior temperatura corporal das aves pode explicar sua resistência a algumas doenças (p. ex., antraz e histoplasmose), enquanto as necessidades para um ambiente anaeróbico são responsáveis pela restrição do crescimento anaeróbico em tecidos desvitalizados (ou seja, não oxigenados) ou em tecidos nos quais o crescimento simultâneo de aeróbicos reduziu o teor de oxigênio disponível.

Ação patogênica

A doença microbiana se manifesta, por si só, como lesão direta às estruturas e funções do hospedeiro pela ação de exotoxinas e outros produtos oriundos do crescimento do microrganismo ou como lesão secundária às reações inflamatórias ou imunes do hospedeiro estimuladas pelo microrganismo ou por componentes microbianos (endotoxinas).

Lesão direta

Em geral, as exotoxinas são proteínas bacterianas livremente excretadas no ambiente. As diferenças entre endotoxinas e exotoxinas são descritas no Quadro 1.2.

Há dois tipos gerais de exotoxinas. Um dos tipos atua no compartimento extracelular ou nas membranas celulares, danificando as substâncias intercelulares ou as superfícies celulares, por meio de mecanismos enzimáticos ou daqueles semelhantes à ação de detergente. Exemplos desse tipo de toxinas incluem hemolisinas bacterianas, leucocidinas, colagenase e hialuronidase, as quais podem ter uma participação auxiliar nas infecções.

Quadro 1.2 Comparação entre exotoxinas e endotoxinas.

Exotoxinas	Endotoxinas
Com frequência se difundem espontaneamente	Ligadas à célula, como parte da parede celular
Proteínas ou polipeptídios	LPS (lipídio A é um componente tóxico)
Produzidas por bactérias gram-positivas e gram-negativas	Restritas a bactérias gram-negativas
Farmacologicamente induzem um único efeito específico	Causam vários efeitos, principalmente em decorrência dos mediadores oriundos do hospedeiro
São diferentes quanto a estrutura e reatividade, de acordo com as espécies bacterianas de origem	Todas são semelhantes quanto a estrutura e efeito, independentemente das espécies bacterianas de origem
Letais em quantidade mínima (camundongo = nanogramas)	Letais em quantidade maior (camundongo = microgramas)
Lábeis a calor, substâncias químicas e armazenamento	Muito estáveis a calor, substâncias químicas e armazenamento
Conversíveis a toxoides (derivados de toxinas imunogênicos não tóxicos); estimulam a produção de antitoxina	Não conversíveis a toxoides

LPS = lipopolissacarídios.

Outro tipo de exotoxina é representado por proteínas ou polipeptídios que penetram nas células e causam prejuízo às atividades enzimáticas envolvidas nos processos celulares. Várias delas, mas não todas, geralmente contêm um fragmento A, que apresenta atividade enzimática, e um fragmento B, responsável pela ligação da toxina a sua célula-alvo. As exotoxinas são codificadas nos cromossomos, em plasmídios ou em bacteriófagos. De modo semelhante a vírus, estas toxinas produzem lesão por meio da destruição das células nas quais elas se replicam ou pela alteração na função, na morfologia e nas características do crescimento celular.

Endotoxinas são lipopolissacarídios (LPS) que fazem parte da membrana externa e da parede celular de microrganismos gram-negativos. Consistem em cadeias de polissacarídios na superfície, as quais podem atuar como uma adesina ou como fatores de virulência, sendo os antígenos somáticos (O) reconhecidos pela resposta imune; um polissacarídio nuclear; e um lipídio A, o qual é a parte tóxica. O LPS pode se ligar diretamente aos leucócitos ou à proteína de ligação do LPS (uma proteína plasmática), a qual, por sua vez, o transfere ao CD14. O complexo CD14-LPS se liga às proteínas receptoras (p. ex., receptor *Toll-like* 4) na superfície de macrófagos e de outras células, estimulando a liberação de citocinas pró-inflamatórias. Os complexos CD14-LPS causam os sintomas de endotoxemia, a saber: febre, cefaleia, hipotensão, leucopenia, trombocitopenia, coagulação intravascular, inflamação, lesão endotelial, hemorragia, extravasamento de fluido e colapso circulatório. Vários desses sinais clínicos são oriundos de: (1) ativação da cascata do complemento; e (2) produção de metabólitos do ácido araquidônico (prostaglandinas, leucotrienos e tromboxanos). A manifestação clínica de endotoxemia é muito parecida com a de doenças septicêmicas causadas por bactérias gram-negativas. Embora mediadas por diferentes componentes bacterianos (lipoproteínas) e receptores do hospedeiro (receptores *Toll-like* 2), a maioria dessas manifestações também pode ser induzida pela parede celular (peptidoglicanos) de bactérias gram-positivas.

Lesão imunomediada

A lesão tecidual decorrente de reações imunes é mencionada em outra parte do livro (ver Capítulo 2). Respostas mediadas por complemento (como inflamação) e reações parecidas com reações alérgicas do tipo imediato podem ser respostas à endotoxina ou ao peptidoglicano, sem sensibilização prévia.

As respostas imunes específicas participam na patogênese de várias infecções, especialmente de infecções granulomatosas crônicas, como tuberculose. Granulomas se formam em consequência da hipersensibilidade mediada por célula, as quais surgem no estágio inicial da infecção. As respostas imunes mediadas por células exacerbam as respostas inflamatórias e a destruição tecidual no contato subsequente com o agente ou com sua proteína, por meio da liberação de substâncias efetoras pelos linfócitos T (p. ex., citocinas e perforinas). Parece que os mecanismos imunes contribuem na ocorrência de anemia notada na anaplasmose e nas infecções por micoplasmas hemotróficos. A resposta de anticorpo contra hemoparasitas não distingue o parasita e o eritrócito do hospedeiro. Ambos são removidos por fagocitose.

Leitura sugerida

Gyles CL (2011) Relevance in pathogenesis research. *Vet Microbiol*, 153 (1–2), 2–12. Epub April 22, 2011.

Hajishengallis G, Krauss JL, Liang S *et al.* (2012) Pathogenic microbes and community service through manipulation of innate immunity. *Adv Exp Med Biol*, 946, 69–85.

Henderson B and Martin A (2011) Bacterial virulence in the moonlight: multitasking bacterial moonlighting proteins are virulence determinants in infectious disease. *Infect Immun*, 79 (9), 3476–3491. Epub June 6, 2011.

Høiby N, Ciofu O, Johansen HK *et al.* (2011) The clinical impact of bacterial biofilms. *Int J Oral Sci*, 3 (2),55–65.

Hunt PW (2011) Molecular diagnosis of infections and resistance in veterinary and human parasites. *Vet Parasitol*, 180 (1–2), 12–46. Epub May 27, 2011.

Livorsi DJ, Stenehjem E, and Stephens DS (2011) Virulence factors of gram-negative bacteria in sepsis with a focus on *Neisseria meningitidis*. *Contrib Microbiol*, 17, 31–47. Epub June 9, 2011.

2 Respostas Imunes a Microrganismos Infecciosos

Laurel J. Gershwin

A capacidade do animal hospedeiro em responder à infecção por patógenos se deve a uma série de células e moléculas conectadas particulares produzidas pelo sistema imune em resposta à invasão do patógeno. O contato inicial entre as células sentinelas e os patógenos serve para alertar as células dendríticas apresentadoras de antígeno quanto ao tipo de patógeno que foi detectado. Essa informação define como as células dendríticas respondem: com a produção de citocinas apropriadas para estimular principalmente as respostas humorais e celulares. Nesse sistema, os mensageiros são as citocinas, que são produzidas inicialmente pela célula sentinela e em seguida pela célula dendrítica diferenciada, e, então, atuam na célula-alvo, um linfócito T. Uma vez induzida uma resposta apropriada, os produtos do sistema imune adaptativo atuam restringindo a disseminação do microrganismo infeccioso no corpo.

Imunidade inata

Detecção de padrões moleculares associados ao patógeno por células sentinelas e efeitos na estimulação do sistema imune

Ao alcançar um hospedeiro, o patógeno se defronta com células que revestem as portas de entrada do organismo – pele e membranas mucosas. Essas células sentinelas (a saber: mastócitos, células dendríticas, células de Langerhans e macrófagos) apresentam receptores de reconhecimento padrão que atuam como ligantes de vários componentes de bactérias e vírus. Os receptores das células sentinelas detectam padrões moleculares associados ao patógeno (PMAP), os quais variam dependendo do patógeno, e consistem em substâncias como lipopolissacarídio bacteriano (LPS), proteína flagelar e proteínas virais. A união de PMAP a seus ligantes estimula a ativação da célula sentinela e a produção de citocinas pró-inflamatórias – interleucina 1 (IL-1), fator de necrose tumoral α (TNFα) e IL-6. Entre outras funções, essas citocinas estimulam o "comportamento doente" associado à infecção.

Receptores *Toll-like* (TLR, do inglês *Toll-like receptor*) são receptores de padrão de reconhecimento presentes nas sentinelas e em várias outras células. Originalmente descritas em moscas *Drosophila,* estas moléculas e suas vias sinalizadoras são importantes para a detecção de patógenos invasores em moscas-das-frutas (drosófilas), mamíferos e vegetais. Em mamíferos são conhecidos dez TLR. Cada TLR reconhece um componente específico de um patógeno. O TLR1, o TLR2 e o TLR6, por exemplo, reconhecem vários componentes microbianos. O TLR2 reconhece lipoproteínas, ácido lipoteicoico de bactérias gram-positivas e o antígeno liporabinomanana de micobactérias. O TLR3 reconhece RNA de duplo filamento e é, portanto, importante no reconhecimento viral. O TLR4 atua na transdução de sinais de LPS de bactérias gram-negativas. O TLR5 é ativado pela flagelina, seu ligante específico. Desse modo, o TLR5 é importante na resposta às bactérias móveis, mas não àquelas que carecem de flagelo. Quando a superfície basolateral do epitélio intestinal fica exposta à flagelina, ocorre uma resposta inflamatória. Esse é o local de expressão do TLR5. O TLR7 é ativado por alguns compostos sintéticos que apresentam atividade antiviral. O TLR9, um receptor presente no interior da célula, reconhece os principais nucleotídios CpG bacterianos no DNA.

Características anatômicas, mecanismos fisiológicos e flora normal

Há várias estruturas anatômicas e diversos mecanismos fisiológicos que atuam impedindo a entrada de patógenos no hospedeiro. A pele e as membranas mucosas constituem barreiras físicas, cuja importância é mais prontamente reconhecida quando essa barreira é rompida. Ferimentos cutâneos infectados são exemplos disso. A função protetora da dessecação é mais bem ilustrada em equinos infectados por *Dermatophilus congolensis*, depois que sua pele encharcada pela chuva se torna suficientemente debilitada para que o microrganismo penetre nos tecidos da epiderme. A condição denominada "mal de casco" se instala quando os cascos córneos secos de equinos ficam comprometidos após a longa permanência do animal em ambiente úmido e enlameado. A importância do sistema mucociliar na proteção do sistema respiratório pode ser verificada ao observar as consequências do revestimento da traqueia por cílios anormais. No caso de discinesia ciliar, o cão acometido apresenta episódios recidivantes de pneumonia porque os cílios anormais falham na movimentação da camada de muco, contendo bactérias inaladas e outras partículas, em direção ao sistema respiratório superior e, então, na expectoração. O macrófago alveolar é capaz de remover o material que alcança as vias respiratórias inferiores e os alvéolos, e sua excreção do corpo é facilitada por esse sistema mucociliar elevador.

A flora normal do intestino tem importante função na prevenção da colonização por microrganismos mais virulentos. As bactérias e fungos dessa flora intestinal estabelecem uma relação particular com o hospedeiro que começa quando o feto microbiologicamente estéril inicia seu trajeto pelo conduto vaginal durante o nascimento. A contaminação por bactérias e fungos começa imediatamente, com a infecção (colonização) de todas as superfícies expostas, inclusive as superfícies mucosas (sistemas digestório, respiratório superior e urogenital distal) por microrganismos presentes no canal vaginal e no ambiente materno imediato. A associação entre micróbio e hospedeiro não é por acaso, mas sim uma associação que depende de: (1) receptores (geralmente na forma de carboidratos que são parte de glicoproteínas presentes na superfície da célula do hospedeiro) e adesinas encontradas na superfície da célula microbiana; (2) substâncias químicas presentes no ambiente imediato da interação micróbio-hospedeiro, em parte em decorrência dos produtos secretados pelos microrganismos competidores (p. ex., microcinas, bacteriocinas e ácidos graxos voláteis) e por causa dos produtos secretados pelo hospedeiro (p. ex., ambiente ácido do estômago, defensinas secretadas pelas células de Paneth, conteúdo biliar na parte superior do intestino delgado ou conteúdo de secreção sebácea na pele); e (3) disponibilidade de nutrientes.

O estabelecimento da flora normal é um processo dinâmico, com reposição em vários locais expostos a microrganismos que são mais capazes de viver em um local particular (nicho) que aqueles que o precederam. Além disso, o sistema imune parece ter alguma participação, pois tem se observado que os componentes da flora normal são muito pouco imunogênicos no hospedeiro no qual os microrganismos são isolados. Isso sugere que as respostas imunes aos micróbios que tentam colonizar um local em particular (nicho) resultam no bloqueio da associação entre a adesina (microrganismo) e o receptor (hospedeiro). Se um microrganismo não pode se associar, então é substituído por outro que possa. Isso ocorre até que haja um microrganismo de uma cepa mais semelhante ao hospedeiro que sua predecessora, o qual subsequentemente é "aceito" como parte da flora normal daquele animal em particular. O resultado é um ecossistema composto de várias espécies de bactérias e fungos associadas a uma abundância de nichos, cada qual ocupado por espécies particulares de microrganismos mais apropriados para viver nesse local. "Ocupação" que resulta em uma barreira à colonização (infecção) por micróbios que não fazem parte da flora normal; daí o termo "resistência à colonização". Um comprometimento desse efeito é observado quando o tratamento antimicrobiano prolongado remove uma população de bactérias, deixando um espaço que pode ser ocupado por outros microrganismos; a diarreia é uma consequência comum da terapia prolongada com antibiótico.

Peptídios antimicrobianos e sua participação na imunidade inata

A presença de peptídios antimicrobianos (PAM) tem sido constatada em ampla variedade de microrganismos, incluindo bactérias, rãs *Xenopus* e mamíferos. Em geral, os PAM compreendem cerca de resíduos de 30 aminoácidos e apresentam natureza catiônica. A natureza catiônica desses peptídios os auxilia a ter um estreito contato com as membranas celulares de carga negativa dos patógenos e, por fim, interagem com eles. Os PAM mais bem caracterizados em mamíferos são as defensinas e as catelicidinas. As defensinas apresentam configuração β, como uma folha dobrada; e as catelicidinas, configuração α, em hélice. As defensinas são subdivididas em três grupos – α, β e θ –, dependendo da distribuição das ligações dissulfeto e cisteínas. Os PAM são dispostos em unidades multiméricas na membrana celular, de modo a formar poros que ocasionam fragilidade osmótica e ruptura da célula. Ademais, as defensinas podem estimular a produção de citocinas pró-inflamatórias. A principal fonte de α-defensinas é o neutrófilo, embora outros tipos de células também possam produzi-las. As β-defensinas originam-se de células epiteliais dos sistemas respiratório e gastrintestinal, bem como por células epiteliais da pele e de outros locais. As catelicidinas são sintetizadas não apenas pelos neutrófilos, mas também por células epiteliais, células NK (do inglês *natural killer cell*) e mastócitos.

Células efetoras do sistema imune inato

Neutrófilo. O leucócito polimorfonuclear, neutrófilo, é uma célula madura oriunda da medula óssea; normalmente responde por 30 a 70% do total de leucócitos no sangue periférico de várias espécies. O neutrófilo é um leucócito granulocítico que contém dois tipos de grânulos: os primários ou azurofílicos e os secundários ou específicos. Os neutrófilos permanecem na circulação sanguínea por apenas cerca de 12 h; em seguida, passam para os tecidos, onde sobrevivem por mais 2 ou 3 dias. Na medula óssea há um grande compartimento de armazenamento de neutrófilos. Uma infecção bacteriana no organismo causa rápida mobilização desse pool de células, e os neutrófilos se acumulam no local da infecção, atraídos pelos fatores quimiotáticos C3a e C5a, os quais são produzidos subsequentemente à ativação do sistema complemento. O mecanismo de acúmulo de neutrófilos se inicia pela aderência dos neutrófilos circulantes ao endotélio vascular (marginação), extravasamento para os espaços teciduais e quimiotaxia dessas células em direção ao local da lesão (Figura 2.1). Os microrganismos invasores são fagocitados pelos neutrófilos por meio de um mecanismo denominado fagocitose (Figura 2.2 A-C).

A fagocitose das bactérias pelos neutrófilos envolve várias fases. Primeiramente ocorrem o reconhecimento inicial e a ligação, processo que é mais eficiente na presença de opsoninas, representadas por imunoglobulinas e/ou componentes do sistema complemento. A opsonização reveste a superfície de uma partícula, neutralizando as cargas negativas totais que poderiam fazer com que os neutrófilos e as bactérias se repelissem uns aos outros (Figura 2.2 C). Além disso, na membrana celular do neutrófilo há receptores para anticorpos (receptores Fc) e para complementos (CR), que facilitam a firme adesão da bactéria opsonizada ao neutrófilo. Em seguida, formam-se pseudópodos ao redor do microrganismo, os quais se fundem para formar um vacúolo fagocítico contendo o microrganismo. Alguns microrganismos são mais facilmente fagocitados que outros. A presença de uma cápsula de polissacarídio, por exemplo, faz com que o microrganismo se torne resistente à fagocitose. Após a fagocitose, os grânulos lisossômicos se fundem com a membrana do fagossomos para formar o fagolisossomo.

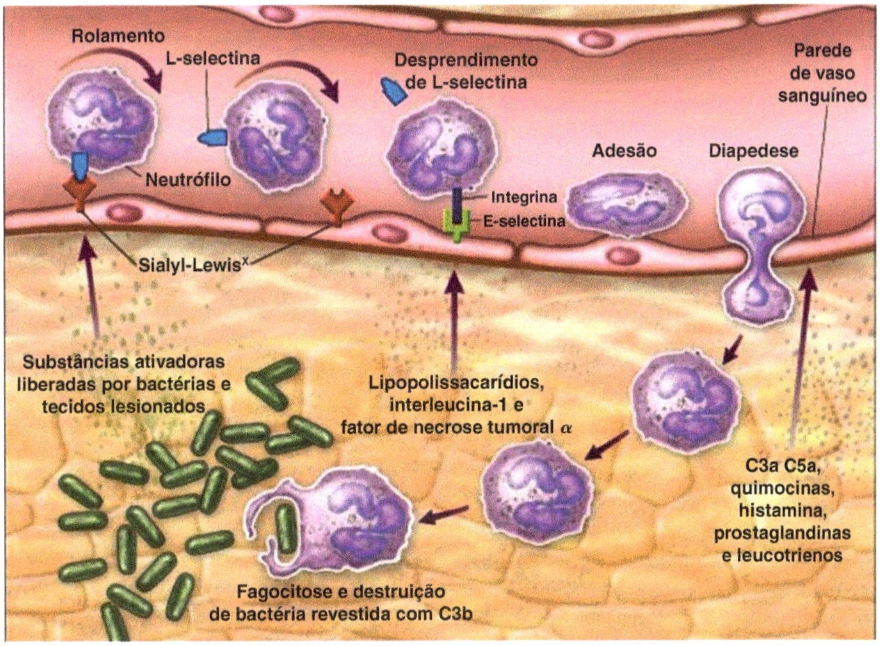

Figura 2.1 Os neutrófilos respondem aos sinais quimiotáticos ligando-se às células endoteliais com moléculas de L-selectina; ocorre adesão mais firme pela ligação das integrinas às E-selectinas. Ocorrida a adesão, o neutrófilo passa, por meio de diapedese, entre as células endoteliais e, então, segue o gradiente quimiotático em direção ao local da infecção. Uma vez presentes no local da infecção, as células destroem as bactérias por fagocitose. (Reproduzida, com autorização, de http://ap-projectstew.wikispaces.com/Chapte+15+the+Immune+System.)

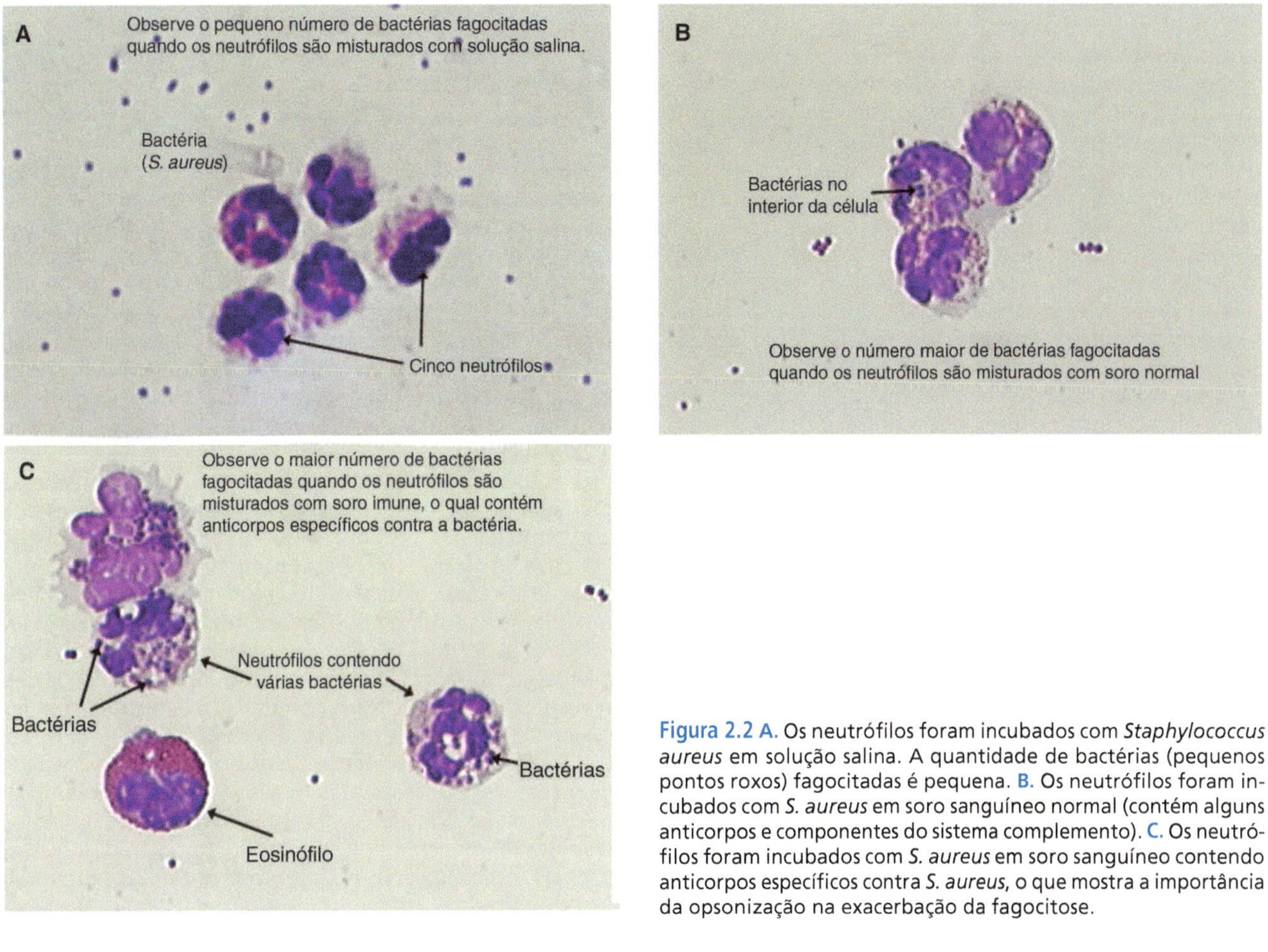

Figura 2.2 **A.** Os neutrófilos foram incubados com *Staphylococcus aureus* em solução salina. A quantidade de bactérias (pequenos pontos roxos) fagocitadas é pequena. **B.** Os neutrófilos foram incubados com *S. aureus* em soro sanguíneo normal (contém alguns anticorpos e componentes do sistema complemento). **C.** Os neutrófilos foram incubados com *S. aureus* em soro sanguíneo contendo anticorpos específicos contra *S. aureus*, o que mostra a importância da opsonização na exacerbação da fagocitose.

Por fim, ocorre a destruição do microrganismo fagocitado no interior dessa estrutura.

A morte da bactéria é consumada por uma série de eventos metabólicos e enzimáticos. Durante a fagocitose, a atividade metabólica do neutrófilo aumenta. O consumo de oxigênio se eleva e ocorre emissão de energia luminosa (quimioluminescência). Essa explosão (*burst*) metabólica ou respiratória envolve a oxidação de glicose pelo desvio da hexose monofosfato. Produtos bactericidas surgem, e radicais superóxidos são produzidos e transformados em H_2O_2 pela ação da enzima superóxido dismutase. O peróxido de hidrogênio é toxico para a bactéria que carece de catalase. A enzima mieloperoxidase, presente nos grânulos azurofílicos, catalisa a oxidação de íons halogeneto em hipo-halogeneto, que também é tóxico aos microrganismos. Desse modo, o sistema mieloperoxidase-hidrogênio-peróxido-halogeneto é eficiente na morte de bactérias. Microrganismos suscetíveis são destruídos dentro de minutos. Nos grânulos primários dos neutrófilos, as enzimas liberadas durante a degranulação atuam em proteínas, lipídios, carboidratos e ácidos nucleicos, para degradar as células bacterianas mortas. Algumas dessas enzimas são colagenase, elastase, fosfatase ácida, fosfolipase, lisozima, hialuronidase, ácido ribonuclease e dexorribonuclease. A lisozima pode clivar as ligações glicosil na parede da célula bacteriana, tornando a célula suscetível à lise. Também, os lisossomos contêm peptídios catiônicos (defensinas), descritos anteriormente, que formam poros letais nas bactérias, bem como nas paredes celulares de fungos.

Macrófago. O macrófago é uma célula mononuclear oriunda da medula óssea. Por vários dias após a liberação da medula óssea, ele circula no sangue como um monócito antes de alcançar os tecidos, onde se torna um macrófago funcional. Macrófagos livres estão presentes em várias partes do corpo e são denominados de acordo com o local onde se encontram; por exemplo, macrófagos alveolares (pulmão) e macrófagos peritoneais. Macrófagos fixos revestem as cavidades dos seios que filtram o sangue. Esses incluem células de Kupffer (fígado), células de Langerhans (pele), histiócitos (tecido conectivo), células mesangiais (rins) e células que revestem os seios do baço, dos linfonodos e da medula óssea. Alguns desses macrófagos são importantes no processamento do antígeno, para a indução de uma resposta imune (descrita mais adiante neste capítulo).

O macrófago difere do neutrófilo, pois apresenta meia-vida mais longa no tecido e pode reutilizar fagolisossomos. Além disso, os macrófagos estimulados por citocinas (p. ex., interferona γ) ou por produtos microbianos (p. ex., LPS) resultam na ativação da enzima óxido nítrico sintase, que catalisa a produção de óxido nítrico (NO) utilizando a L-arginina. O NO é tóxico para várias bactérias, especialmente aquelas presentes nos macrófagos (p. ex., *Salmonella* e *Listeria*). Por outro lado, o macrófago se assemelha ao neutrófilo, visto que produzem metabólitos de oxigênio tóxicos que causam morte das bactérias; ademais, os lisossomos contêm potentes enzimas hidrolíticas e peptídios catiônicos (defensinas). Enquanto o neutrófilo responde ao estímulo rapidamente, o macrófago não surge antes de um estágio posterior de uma doença infecciosa, frequentemente após 8 a 12 h. Em alguns casos, os neutrófilos podem destruir um microrganismo antes que haja grande quantidade de macrófagos. Quando há destruição tecidual em decorrência da resposta inflamatória, os macrófagos são atraídos para o local pelos produtos oriundos de neutrófilos e de bactérias mortas. Eles fagocitam os restos celulares e os removem. Em alguns casos, os macrófagos podem fagocitar material particulado, o qual não conseguem digerir. Quando isso acontece, o macrófago migra para a superfície mucosa, como aquela do sistema respiratório ou do sistema gastrintestinal, a fim de eliminar esse material do corpo.

Diferentemente do neutrófilo, que é uma célula do sistema imune inato, o macrófago pode atuar como uma ligação entre o sistema imune inato e o sistema imune adquirido. Após a destruição de um patógeno, o macrófago pode atuar como uma célula apresentadora de antígeno, mediante a destruição do patógeno em peptídios que, subsequentemente, se ligam a moléculas do complexo principal de histocompatibilidade (MHC, do inglês *major histocompatibility complex*) classe II, na membrana celular (descrita na seção "Imunidade adaptativa").

Alguns patógenos desenvolveram mecanismos para se proteger das defesas imunes. Um grupo de microrganismos frequentemente denominados bactérias intracelulares facultativas desenvolveu tal capacidade. Bactérias do gênero *Mycobacterium*, por exemplo, são capazes de inibir a fusão dos lisossomos com os fagossomos, impedindo a liberação de enzimas líticas nos vacúolos e, consequentemente, a morte dos micróbios. Isso é responsável pela natureza crônica e grave da infecção por patógenos como *Mycobacterium* spp., *Brucella* spp., *Nocardia* e *Listeria*. Outras bactérias que não são capazes de sobreviver nos fagossomos apresentam cápsula de polissacarídios que as torna menos facilmente fagocitadas que aquelas não encapsuladas. Componentes do complemento ou anticorpos opsonizados devem estar presentes para revestir tais microrganismos antes de serem fagocitados. Desse modo, as defesas inatas frequentemente requerem o auxílio de produtos da resposta imune adquirida.

Células natural killer. As células *natural killer* (NK), também conhecidas como células exterminadoras naturais ou células NK, representam um componente central e fundamental da resposta imune inata a vírus e a algumas bactérias. As células NK apresentam uma linhagem distinta de linfócitos que, diferentemente dos linfócitos T e B, não têm um receptor específico para os antígenos – ou seja, elas não reorganizam os genes que codificam os receptores de membrana. Também, esse tipo de célula é capaz de reconhecer e destruir as células-alvo. As células NK compreendem 5 a 20% dos linfócitos do sangue periférico e mais de 90% dos linfócitos da placenta. Sua função inclui imunidade mediada por células, citotoxidade celular dependente de anticorpo (CCDA), produção de interferona γ no início da infecção e secreção de várias outras citocinas. Nos mamíferos adultos, as células NK desenvolvem-se no interior da medula óssea, utilizando precursores de células hematopoéticas. As células NK são responsivas a várias citocinas; ademais, secretam citocinas, inclusive interferona γ e TNFα. A resposta da célula NK é coordenada e modulada pelas citocinas, as quais incluem interferona α e β e IL-2, IL-12, IL-15 e IL-18. Recentemente, identificou-se uma variedade de receptores nas células NK. Esses receptores possibilitam que as células NK matem a célula-alvo ou "desliguem" a resposta de morte potencial. Os receptores inibidores expressos nas células NK incluem o receptor semelhante à imunoglobulina exterminadora. Esse receptor se liga a moléculas do MHC classe I das células do organismo e facilita uma resposta inibidora por meio da ativação do efeito inibidor intracelular que se baseia na ação da tirosina. Essa função inibe a potente capacidade de exterminação das células NK de atuar nas células corporais normais. Por outro lado, quando uma célula carece de MCH classe I, a célula NK reconhece a ausência e inicia o mecanismo que causa a morte daquela célula-alvo.

As células NK são particularmente efetivas na destruição de células tumorais e de células infectadas por alguns vírus. Diversos vírus (e algumas células tumorais) ocasionam infrarregulação celular da síntese de molécula do MHC classe I. Esses vírus se livram efetivamente da resposta da célula citotóxica T adquirida (CD8) (descrita com detalhes mais adiante neste capítulo) mediante a remoção da molécula do MHC que expõe os antígenos para as células T citotóxicas. No entanto, a célula NK atinge essas células que conseguem reconhecer e atacar células que exibem baixa expressão de MHC classe I (hipótese do *missing self*). O mecanismo de reconhecimento do patógeno envolve receptores de ativação e inibição; células normais que exibem moléculas de MHC classe I (todas as células nucleadas) propiciam um sinal inibidor aos receptores da célula NK. No entanto, a ausência dessas moléculas desencadeia a ativação e, assim, possibilita que a célula NK destrua a célula-alvo. As células NK são importantes na eliminação de herpes-vírus. Por exemplo, em pacientes humanos que carecem de células NK, as infecções pelos vírus varicela-zóster e citomegalovírus (ambos herpes-vírus) frequentemente são fatais, enquanto indivíduos normais são capazes de se recuperarem efetivamente de tais infecções. O mecanismo final de morte celular envolve a secreção de moléculas de perforina, capazes de originar buracos na membrana das células, possibilitando a entrada de granzimas cáusticas no citosol.

A produção inicial de interferona γ pelas células NK é importante na iniciação da resposta de uma célula T auxiliadora tipo 1 (descrita mais adiante neste capítulo), a qual ativa os macrófagos para a destruição mais eficiente de algumas bactérias. Outro mecanismo exterminador utilizado pelas células NK é a CCDA. As células NK apresentam o receptor de membrana celular CD16, um receptor de IgG de baixa afinidade. Por meio do uso desse receptor para se ligar à IgG, a célula NK é capaz de participar da CCDA, matando as células que são reconhecidas pela imunoglobulina aderida. Dessa maneira, a célula NK colabora com o sistema imune adquirido, eliminando as células infectadas.

Células T $\gamma\delta$. As células T que exibem os receptores de membrana denominados cadeias $\gamma\delta$ (células T $\gamma\delta$ ou linfócitos T gamadelta) representam um pequeno percentual da população circulante de linfócitos, em espécies não ruminantes. No entanto, em ruminantes, as células T $\gamma\delta$ podem representar até 30% da população de linfócitos circulantes. Na maioria das espécies, as células T $\gamma\delta$ estão presentes na lâmina própria do epitélio de mucosa, local estrategicamente importante para as células envolvidas na defesa do hospedeiro.

Estudos funcionais realizados em modelos experimentais com camundongos e dados de pacientes humanos mostraram a participação dessas células na defesa contra micobactérias patogênicas. A função das células T $\gamma\delta$ na defesa inata contra *Mycobacterium tuberculosis* parece ser mais importante no início da infecção. A ativação dessas células pelos antígenos de *M. tuberculosis* depende de células acessórias, como macrófagos alveolares, as quais disponibilizam moléculas coestimuladoras. Recentemente, mostrou-se que os ligantes presentes nas micobactérias que estimulam as células T $\gamma\delta$ são pequenas moléculas que contêm fosfato. As principais funções efetoras dos linfócitos T $\gamma\delta$ na defesa contra *M. tuberculosis* é a secreção de citocinas e a função celular efetora citotóxica. Essas células produzem interferona γ, TNFα e pequena quantidade de IL-2.

Em algumas doenças virais, as células T $\gamma\delta$ participam na limitação da replicação do vírus. Em modelos experimentais de infecção pelo vírus da influenza em camundongos, essas células se acumulam nos pulmões, possivelmente para resolver a lesão pneumônica. Em ambos os modelos, com camundongos e com pacientes humanos, mostrou-se o papel das células T $\gamma\delta$ na resolução da infecção pelo herpes-vírus simples tipo 1.

O reconhecimento de vírus pelos TLR foi relatado para alguns vírus. O TLR4 se liga a uma das principais proteínas de superfície do vírus sincicial respiratório (RSV), um importante patógeno de crianças e bezerros. Em um modelo experimental com camundongo com TLR4 mutante, constatou-se que o RSV foi eliminado menos eficientemente que em camundongos que apresentavam TLR4 normal. Mostrou-se que em outros vírus, como o vírus do tumor mamário de camundongos, o TLR4 se liga às proteínas do envelope viral. Além disso, mostrou-se que a sinalização por meio de TLR3 e TLR7 induz a síntese de interferonas α e β.

Outros estudos com camundongos TLR mutantes demonstraram a importância desses receptores na resistência à infecção bacteriana. Camundongos TLR4 mutantes são altamente suscetíveis à infecção pela bactéria gram-negativa *Salmonella typhimurium*, enquanto camundongos com anormalidades de TLR são altamente suscetíveis à infecção pela bactéria gram-positiva *Streptococcus pneumoniae*.

Imunidade adaptativa

As células sentinelas, muito importantes por alertar o hospedeiro de que foi detectado o padrão molecular associado ao patógeno (PMAP), também são úteis para informar as células T auxiliadoras quanto à seleção das citocinas apropriadas para modular corretamente a resposta imune para a destruição efetiva do patógeno. A produção de IL-12 pela célula dendrítica pode, por exemplo, exacerbar a diferenciação das células T auxiliadoras em células T auxiliadoras tipo 1, as quais produzem interferona γ, uma citocina que auxilia na preparação de macrófagos para a destruição daquelas bactérias que, preferencialmente, resistem à morte pelo fagossomo. Por outro lado, o PMAP observado em bactérias que apresentam potente cápsula de polissacarídios, como *S. pneumoniae*, preferivelmente, estimula a célula dendrítica a produzir IL-4, o qual incentiva o desenvolvimento de linfócito B em plasmócitos, possibilitando a opsonização de anticorpos, necessários para que este patógeno seja efetivamente submetido à endocitose e, então, destruído.

A estimulação adequada da célula T auxiliadora requer não apenas a produção de citocinas, mas também a ligação a peptídios antigênicos presentes em locais do receptor de célula T. Na resposta imune primária, a célula responsável pela apresentação do antígeno é a célula dendrítica, às vezes denominada “célula apresentadora de antígeno profissional”, porque sua principal função é capturar o antígeno, processá-lo e apresentá-lo ao sistema imune. Na resposta imune primária, a célula dendrítica é a principal célula apresentadora de antígeno. Quando um antígeno é encontrado em um hospedeiro que teve contato prévio com este, há outros tipos celulares (a saber, macrófagos e linfócitos B) que podem apresentar o antígeno aos linfócitos T. É importante ressaltar que todas as células que apresentam antígeno aos linfócitos T CD4+ expressam a molécula do MHC classe II em sua superfície.

O processo de apresentação de antígeno ocorre por vias extracelular (fagocítica) ou endocítica (citosólica). Microrganismos inativados e mortos, uma vez digeridos e processados no fagossomo, ligam-se a moléculas do MHC classe II e são levados até a superfície celular para a apresentação aos linfócitos T (auxiliadores) CD4. Isso ocorre depois que o antígeno é quebrado em peptídios, nos endossomos; a fusão dos endossomos com outros endossomos que contêm moléculas do MHC classe II recentemente sintetizadas os traz juntos, de modo que os peptídios que contêm endossomos podem se fundir com o MHC classe II que contém endossomos. O peptídio substitui a molécula de cadeia invariável (II) CLIP (classe II associada a peptídio invariável), a qual atua como um espaço receptor no local de ligação do antígeno da molécula do MHC. Em seguida, o MHC classe II com o peptídio no local receptor é transportado para a superfície celular, onde aguarda o reconhecimento por um receptor da célula T. O reconhecimento do complexo peptídio-MHC classe II antigênico por uma célula T com o mesmo MHC classe II é denominado MHC de restrição, sendo uma característica da resposta imune adquirida. A produção de IL-2 pela célula T ocorre após a ligação com o peptídio antigênico e as moléculas coestimuladoras. IL-2 é um fator de crescimento da célula T que facilita a expansão clonal da célula T participante. Essas células T, que são fenotipicamente CD4 e funcionalmente denominadas células T auxiliadoras, produzem citocinas adicionais que influenciam o desenvolvimento de células B, as quais são específicas para o antígeno. Sob a influência da IL-4 produzida por célula T, as células B se desenvolvem e amadurecem, originando plasmócitos secretores de anticorpos. As células T auxiliadoras produzem predominantemente IL-4 (células T auxiliadoras tipo 2 ou T_{H2}), que favorecem a produção de IgG_1 e IgE.

As células T auxiliadoras mencionadas anteriormente, que foram estimuladas pelas células dendríticas para produzir IL-12, também devem reconhecer o peptídio antigênico do MHC classe II. Essas citocinas são importantes na ativação dos macrófagos para a destruição de bactérias intracelulares facultativas e para sustentar outras respostas mediadas por células. As células T auxiliadoras tipo 1 produzem interferona γ e IL-2, além de IL-12. Como mencionado, a produção inicial de IL-12 pela célula dendrítica ou pela célula NK pode prejudicar a resposta da célula T auxiliadora em direção à célula T_{H1} – resposta que pode ser iniciada pela ligação de TLR à célula dendrítica.

A apresentação de antígenos de patógenos intracelulares segue a via endocítica, por meio do citosol. Quando um vírus se replica no citosol, as proteínas virais são processadas e unidas às moléculas do MHC classe I. A via na qual isso ocorre é diferente do mecanismo descrito para a apresentação ao MHC classe II. Proteínas não utilizadas são continuamente destruídas no citosol; estão presentes em toda parte e direcionadas ao proteossomo, no qual ocorre destruição adicional, originando peptídios contendo 8 a 15 aminoácidos. Quando um vírus se replica no citosol de uma célula, as proteínas virais são submetidas a essa mesma destruição e, subsequentemente, ligam-se a proteínas transportadoras (TAP1 e TAP2) para sua transferência do citoplasma aos endossomos. Neles, são adicionalmente reduzidas e se ligam às moléculas do MHC classe I. Em seguida, esses complexos peptídio-MHC são enviados à superfície da célula, onde são reconhecidos por receptores de célula T nas células T citotóxicas CD8. Esse é um ponto muito importante, pois explica por que é mais provável que uma vacina capaz de replicar-se na célula induza uma resposta de célula T citotóxica que uma vacina com microrganismo morto. É necessário o reconhecimento do MHC classe I para a ativação da célula T citotóxica.

O resultado final da apresentação do antígeno aos linfócitos T CD4 é o desenvolvimento de uma resposta imune. Como mencionado, o tipo de ambiente no qual a citocina foi sintetizada é o mediador dessa resposta. Se há citocinas T_{H2}, e para a maioria dos patógenos geralmente há algumas, haverá uma resposta humoral (anticorpos). Quando o patógeno altera a resposta da célula T auxiliadora quanto à produção de citocina T_{H1} (isso ocorre no caso de patógenos bacterianos e virais intracelulares facultativos), são produzidas citocinas para ativar os macrófagos e as células T CD8, de modo a torná-las exterminadoras mais efetivas.

Imunidade humoral (produção de anticorpo)

O contato inicial de um antígeno com o hospedeiro, seguido de apresentação de peptídios antigênicos às células T CD4, resulta na estimulação dessas células para se tornarem células T auxiliadoras tipo 2, as quais secretam citocinas que auxiliam a diferenciação de células B em células que se tornam plasmócitos produtores de anticorpos. A produção de IL-4 por estas células T_{H2} resulta na expansão de clones de células B específicos para os diferentes epítopos do antígeno. As células B também reconhecem os epítopos antigênicos do microrganismo e, além disso, facilitam a ligação de moléculas coestimulatórias na célula T. Em seguida, sob a influência das citocinas de célula T, essas células B se diferenciam em plasmócitos produtores de anticorpos.

O primeiro anticorpo produzido é a IgM, a qual surge na circulação 7 a 10 dias após o início da resposta imune. Em seguida, surge IgG, cujo título não aumenta muito nessa resposta imune primária. Contatos subsequentes com antígenos resultam em uma resposta secundária ou anamnéstica. Na resposta secundária, a cinética de surgimento de anticorpos na circulação é mais rápida e a quantidade de anticorpos produzidos é maior. O mais importante é que o isótipo que predomina na resposta secundária é a IgG. A meia-vida mais longa da IgG facilita a manutenção de um título de anticorpo mais elevado, por maior tempo (Figura 2.3). A avaliação frequente da resposta imune (IgG *vs.* IgM) para um microrganismo causador de doença pode propiciar informação importante, como a cronicidade da exposição a esse microrganismo. É um procedimento diagnóstico bem-aceito para a obtenção de amostras de soro sanguíneo nas fases aguda e de convalescença, com intuito de avaliação do isótipo e do título de anticorpos. Em geral, quando um microrganismo causador de doença é responsável por sinais clínicos notados 2 a 3 semanas após o surgimento inicial dos sintomas, o título aumenta em, pelo menos, 4 vezes, se o microrganismo estiver envolvido com doenças infecciosas. Em uma exposição inicial a um

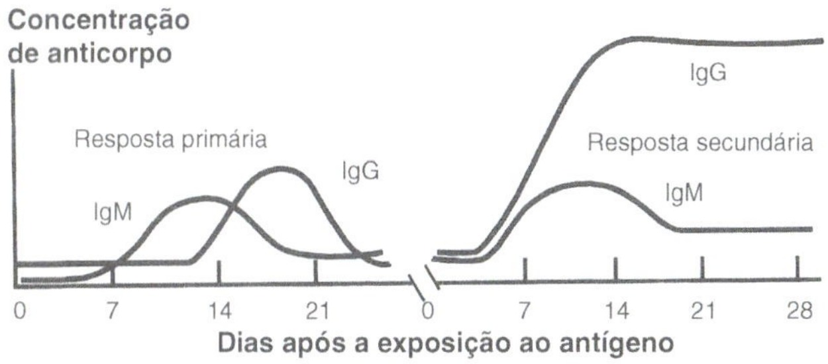

Figura 2.3 Na resposta imune primária, a resposta inicial de anticorpos envolve principalmente IgM; exposições subsequentes ao mesmo antígeno estimulam IgG, como isótipo predominante.

microrganismo causador de doença, a IgM é o isótipo predominante, enquanto uma segunda ou terceira exposição (ou vacinação) estimula principalmente IgG.

Funções efetoras do anticorpo

Os anticorpos podem neutralizar vírus, bactérias e toxinas solúveis. Alguns isótipos de anticorpos (IgG e IgM) podem ocasionar lise de células-alvo após a ativação da cascata do complemento. Os anticorpos podem facilitar a fagocitose, atuando como opsoninas, as quais auxiliam a adesão entre fagócitos e microrganismos. A resposta do anticorpo importante na defesa contra doença bacteriana depende dos mecanismos patogênicos envolvidos, do local da infecção e do isótipo do anticorpo estimulado. Na doença causada por toxina extracelular, como no tétano, os anticorpos antitoxinas são importantes para neutralizar e se ligar à toxina antes que essa se ligue aos locais celulares e induza sinais clínicos. Esse mecanismo é importante nas doenças como tétano, carbúnculo hemático e botulismo – todas mediadas por toxinas. Em alguns casos, quando um hospedeiro não imunizado encontra-se em risco de desenvolvimento de doença mediada por toxina, é necessária a administração imediata de antitoxina (solução contendo anticorpos contra a toxina) para evitar a doença. Para destruir os microrganismos infecciosos, os anticorpos atuam como opsoninas, bem como iniciam a cascata do complemento (ativação pela via clássica). As opsoninas facilitam a absorção dos patógenos pelas células fagocíticas, enquanto a ativação do complemento estimula o início da inflamação e a produção de compostos prejudiciais aos microrganismos infecciosos (p. ex., complexo de ataque à membrana); bactérias que apresentam cápsula são particularmente resistentes à fagocitose, a menos que tenham sofrido opsonização.

Em geral, a resposta de IgE se limita às infecções parasitárias e às reações de hipersensibilidade a vários alergênios do ambiente, como polens e gramíneas. Ocasionalmente, a IgE é estimulada em resposta à vacinação contra alguns patógenos bacterianos e virais. Quando isso ocorre, pode induzir respostas adversas muito graves, semelhantes ao choque anafilático. Com frequência, nota-se predisposição hereditária em relação à produção de IgE, e esses indivíduos são mais propensos à reação vacinal. No caso de imunidade a infecções parasitárias, a IgE pode participar do fenômeno de "autocura", no qual grande quantidade de nematódeos é eliminada do intestino em decorrência da contração do músculo liso induzida por mediadores liberados por mastócitos. De modo alternativo, algumas infestações são controladas pela CCDA, na qual a IgE se liga aos eosinófilos em receptores Fc de baixa afinidade e facilita a liberação de proteína básica principal e outras enzimas cáusticas na superfície dos parasitas.

A resposta de IgA é muito desejável no caso de microrganismos infecciosos que acometem as superfícies mucosas. Como a IgA secretora (SIgA) é protegida da digestão intestinal pelas enzimas proteolíticas por um componente secretor, é o anticorpo mais eficiente, permanecendo ativo no ambiente do lúmen gastrintestinal. Nesse ambiente, pode neutralizar vírus e bactérias, impedindo sua adesão aos respectivos receptores celulares. De modo semelhante, a SIgA é efetiva na secreção do sistema respiratório. Antes que um vírus ou bactéria possa infectar uma célula, primeiramente deve se ligar a uma proteína de superfície da célula que atue como receptor do microrganismo infeccioso. Desse modo, a ligação do agente infeccioso a um anticorpo pode inibir sua ligação ao receptor e, assim, reduzir a capacidade de infecção do microrganismo. Por exemplo, o vírus da influenza contém uma hemaglutinina que se liga a algumas glicoproteínas presentes nas células epiteliais do sistema respiratório. A ligação de anticorpos à hemaglutinina impede a entrada do vírus nessas células e impede a ocorrência da doença.

Os anticorpos são mais efetivos contra vírus que passam por uma fase de viremia, quando há várias partículas virais no ambiente extracelular. Por exemplo, vírus, como aquele da influenza, são neutralizados por anticorpos específicos para os principais antígenos de superfície (hemaglutinina e neuraminidase). Outros vírus, como herpes-vírus, permanecem estreitamente associados às células e não são muito sujeitos à inativação mediada por anticorpos. O isótipo IgA é especialmente efetivo nas superfícies mucosas e atua neutralizando os vírus antes que eles penetrem no organismo. A SIgA é um componente da defesa extremamente efetivo contra vírus dos sistemas respiratório e gastrintestinal, bem como contra vírus que provocam doença sistêmica, mas que penetram pela via oral. Ocorre neutralização do vírus porque o anticorpo se liga a determinantes da superfície viral e impede que o vírus ligue-se aos receptores celulares, aos quais deve aderir para iniciar o processo infeccioso.

A importância relativa dos anticorpos e da resposta imune mediada por célula depende da patogênese da doença. Por exemplo, bactérias que produzem potentes exotoxinas, como *Clostridium tetani,* necessitam de anticorpos para neutralizar a toxina. Bactérias fortemente encapsuladas, como *Klebsiella pneumoniae,* precisam de anticorpos opsonizados para a remoção efetiva das bactérias e, por fim, para a destruição dos microrganismos por fagócitos. Por outro lado, as bactérias capazes de sobreviver nos fagócitos, como *Listeria monocytogenes,* não são efetivamente destruídas pelos anticorpos e necessitam de uma resposta T_{H1} para uma eliminação efetiva. De modo semelhante, as infecções virais que produzem viremia, como a influenza, são bem controladas por uma resposta de anticorpos apropriada, em comparação com o herpes-vírus que se liga à célula e requer uma resposta imune mediada por célula para um controle efetivo.

Imunidade mediada por célula

As respostas imunocelulares mediadas por células T envolvem dois diferentes mecanismos: ativação de macrófagos e atividade da célula T citotóxica.

Morte de bactérias intracelulares facultativas por macrófagos ativados

Como mencionado, o mecanismo de evasão imune de algumas bactérias é capaz de impedir a fusão fagossomo-lisossomo. Bactérias pertencentes a essa categoria incluem *Brucella, Mycobacterium, Listeria, Salmonella* e *Rhodococcus equi*. A infecção por um desses microrganismos frequentemente resulta na morte do macrófago. Na presença de linfócitos T CD4 que produzem interferona γ, o macrófago é preparado e capaz de envolver e matar a bactéria. A citocina induz à fusão lisossomal e aumenta a atividade bactericida dos macrófagos. Desse modo, os macrófagos são ativados após a produção de interferona γ por estas células T_{H1} e a "a preparação" dos macrófagos resulta na destruição do agente infeccioso que, anteriormente, os macrófagos não foram capazes de destruir.

Morte de células infectadas por vírus pelas células T citotóxicas

Patógenos, como vírus, que vivem e se multiplicam no interior das células, são mais bem controlados por meio da destruição da célula na qual crescem. Como já descrito, as proteínas virais sintetizadas no citosol se associam às moléculas do MHC classe I para a apresentação às células T. As células T citotóxicas (CD8) reconhecem um peptídio antigênico aderido ao entalhe formado pelas cadeias de moléculas do MHC classe I, na superfície celular. Todas as células nucleadas apresentam MHC classe I na sua superfície e são, portanto, capazes de se ligar e apresentar antígenos do interior da célula, por esse modo. O reconhecimento da combinação do MHC classe I com o determinante antigênico pelos receptores de célula T nas células T citotóxicas estimula a liberação de perforinas, as quais originam pequenos poros na membrana celular. Isso possibilita que enzimas de destruição denominadas granzimas penetrem no citoplasma. Adicionalmente, ocorre produção de TNFα. Também, a morte da célula pode ser facilitada pela interação do sistema de ligação Fas-Fas, estimulando a apoptose. Uma célula T CD8 pode, repetidamente, matar células-alvo infectadas, programando sua morte e, em seguida, se transferindo para a célula seguinte para matá-la. A célula T citotóxica é um modo eficiente para reduzir a progênie viral em um hospedeiro infectado.

Células efetoras podem utilizar anticorpo para se ligar a células-alvo

Observa-se CCDA quando um anticorpo se liga a uma célula que apresenta receptores para a porção Fc da IgG ou da IgE. O receptor Fc para a cadeia γ é CD21 e o receptor IgE de baixa afinidade é CD23. Essas moléculas estão presentes em vários tipos de células efetoras, inclusive em neutrófilos, macrófagos, células NK e eosinófilos. A adesão de um anticorpo a uma célula que anteriormente não tinha receptor para antígenos origina antígenos específicos capazes de se ligarem. Além disso, células NK, eosinófilos e macrófagos podem estar envolvidos na CCDA, a qual é um método efetivo de morte de células infectadas por microrganismos (vírus, bactérias ou fungos), bem como por parasitas. Nas infecções por parasitas, o eosinófilo libera grânulos que contêm proteína básica principal, tornando a película do parasita permeável.

Avaliação de respostas imunes aos microrganismos infecciosos

O emprego de testes sorológicos para pesquisar a exposição ou infecção por patógenos bacterianos e virais tem sido o principal meio de controle de doenças infecciosas. Além disso, em algumas infecções, como as causadas por micobactérias, o teste cutâneo *in vivo* para avaliar as respostas mediadas por células tem sido o mais utilizado. Para determinar uma condição de infecção recente, obtêm-se amostras de soro sanguíneo durante a fase aguda da doença e, novamente, 2 a 3 semanas depois. Em seguida, determina-se o título de anticorpos destas amostras obtidas na fase aguda e no período de convalescença. Quando se nota aumento do título em, pelo menos, quatro vezes (duas diluições), significa que ocorreu soroconversão e o agente da doença para o qual o título é específico é confirmado como sendo responsável pelo estímulo de uma resposta recente.

Sorologia com base no anticorpo

Atualmente a tendência para imunodiagnóstico é o uso de testes de ligação de fase sólida, como o teste imunoenzimático (ELISA). Esses testes geralmente são mais sensíveis que os testes que se baseiam na formação de precipitina ou que o teste de fixação de complemento. Dependendo da doença a ser diagnosticada, o teste ELISA pode ser destinado à detecção de antígenos (como na infecção por vírus da leucemia felina [FeLV] e na infecção por parvovírus em cães) ou de anticorpos (como na infecção por vírus da imunodeficiência felina). A vantagem do ELISA é que seu formato é facilmente adaptável para leitura rápida (positivo ou negativo) ou para a determinação do título de anticorpos. Os veterinários têm vários *kits* do teste disponíveis para verificar se um gato apresenta infecção por FeLV. Alguns desses *kits* utilizam o formato em fase sólida (Figura 2.4 A), enquanto outros empregam microplacas contendo "poços" (Figura 2.4 B).

Quando se utilizam anticorpos como um indicador de proteção potencial é importante lembrar que o ELISA detecta anticorpos ligados, que nem sempre equivalem aos anticorpos neutralizantes efetivos. O teste de soroneutralização viral (SNV) utiliza soro como uma fonte de anticorpos, incubado com vírus, que é, então, testado quanto à capacidade de infectar uma cultura celular apropriada. Quando há um anticorpo neutralizante na amostra, impede a penetração do vírus nas células e a subsequente infecção e morte celular. Desse modo, para a predição do grau de proteção, alto título na SNV é mais significativo que alto título no ELISA (Figura 2.5).

Durante vários anos utilizou-se um teste de difusão em gel para detectar anticorpos contra o vírus da anemia infecciosa equina (teste de Coggins). Recentemente foram disponibilizados no mercado vários *kits* para ELISA. A comparação desses formatos de teste é uma boa ilustração de diferenças na sensibilidade, pois o teste de difusão em gel depende muito mais da concentração de antígenos e anticorpos para a obtenção de um resultado positivo; por outro lado, o ELISA, um teste de ligação primário, é mais sensível e depende menos dos efeitos da concentração de antígenos e anticorpos. Como resultado final, acredita-se que um teste de Coggins positivo, quando a leitura é feita por um técnico de laboratório credenciado, seja indicador

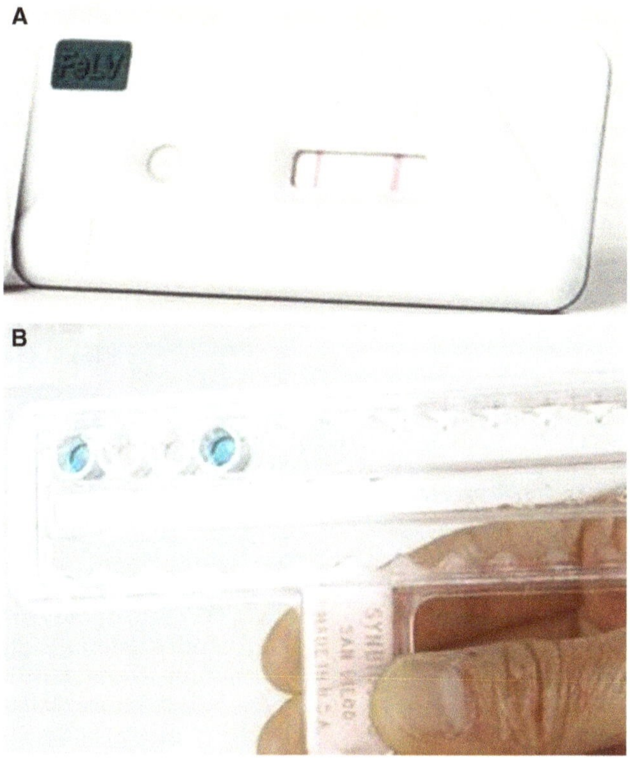

Figura 2.4 A. Detecção de antígenos de leucemia felina pelo ELISA em fase sólida em sangue de gato. Observe a linha indicando soro positivo, em comparação com a linha de controle positivo. **B.** No ELISA para FeLV em microplacas com poços compara-se a cor no poço-teste com aquela de poços positivos e negativos.

do diagnóstico, enquanto um teste ELISA positivo requer a confirmação do diagnóstico pelo teste de Coggins, de modo a evitar resultado falso-positivo. O teste de difusão em gel também pode ser utilizado para detecção de anticorpos contra outros patógenos, como *Aspergillus fumigatus*, que estimulam uma intensa resposta de IgG/anticorpos precipitantes nos cães infectados (Figura 2.6).

A imunofluorescência indireta ainda é utilizada como teste diagnóstico, e embora a necessidade de um microscópio equipado para imunofluorescência restrinja seu uso aos laboratórios de diagnóstico, é um teste sensível para a pesquisa de título de anticorpos contra vários patógenos virais. Ainda que a detecção de anticorpos contra coronavírus felino não seja específica para a síndrome clínica de peritonite infecciosa felina, às vezes é utilizado um teste de imunofluorescência indireta para determinar o título de anticorpos em um paciente com suspeita de peritonite infecciosa felina (Figura 2.7).

Durante vários anos, utilizou-se imunofluorescência direta para detectar a presença de vírus em células e em cortes histológicos de órgãos obtidos por ocasião da necropsia. Um suabe de conjuntiva obtido de um cão infectado por vírus da cinomose (VCC) pode, por exemplo, ser utilizado para demonstrar a presença do vírus (Figura 2.8). Com a introdução de técnicas de reação da transcriptase reversa, seguida de reação em cadeia da polimerase (RT-PCR), atualmente a aplicação dessa técnica é menos comum. Para a detecção de patógenos nos tecidos, vários laboratórios substituíram a imunofluorescência direta por técnicas imuno-histoquímicas, como a coloração por imunoperoxidase. A capacidade para realizar essa última técnica em tecidos fixados torna-a uma escolha mais lógica para amostras obtidas durante a necropsia. Por exemplo, VCC é prontamente identificado no tecido pulmonar de um cão infectado utilizando-se soro anti-VCC conjugado à peroxidase de raiz-forte (*horseradish*) (Figura 2.9).

Para determinar o título de anticorpos contra os vírus que apresentam hemaglutininas, frequentemente utiliza-se o teste de inibição da hemaglutinação. Por exemplo, o vírus da influenza aglutina eritrócitos, mas se pré-incubados com soro contendo anticorpos específicos contra hemaglutinina, não ocorre hemaglutinação. A última diluição do soro que ainda inibe a hemaglutinação é o ponto final que determina o título.

O princípio de aglutinação é um método padrão para demonstrar as respostas de anticorpos à bactéria. Esse teste depende da capacidade dos anticorpos em apresentar reação cruzada com células para formar uma rede de células

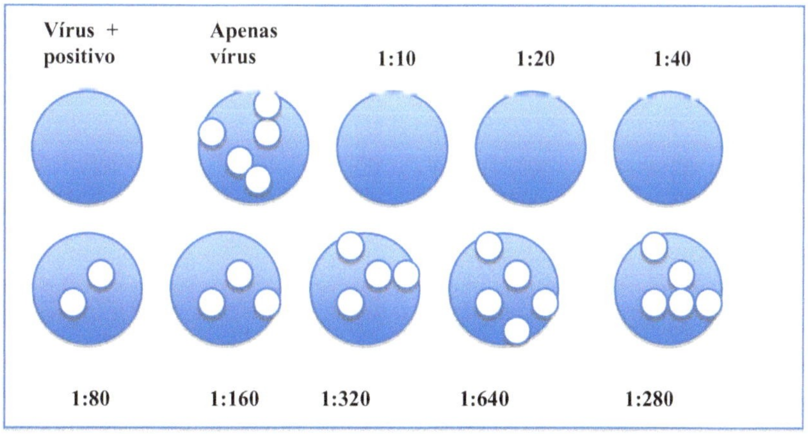

Figura 2.5 Teste de neutralização do vírus: soro de um paciente exposto é incubado com um vírus e inoculado em cultura de células. O foco do efeito citopático (ECP) é avaliado para cada diluição do soro e comparada com poços-controle (vírus + soro positivo mostrando 100% de neutralização da infectividade) e o vírus apenas mostra a extensão do ECP sem proteção de anticorpo. O soro mostra um título protetor com base na diluição 1:40.

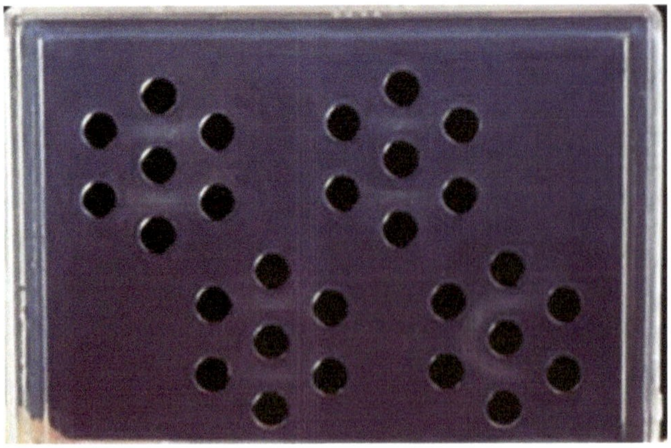

Figura 2.6 Detecção de anticorpos contra *A. fumigatus*: o poço central contém antígenos. O soro está distribuído em sentido horário, com soro positivo nas posições de 12 h e 6 h. A constatação de uma linha de identidade com os controles positivos indica a presença de anticorpos ligados aos antígenos, no poço central.

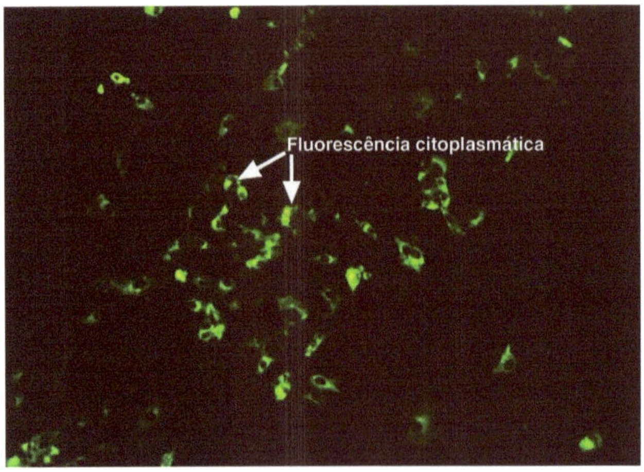

Figura 2.7 Imunofluorescência indireta mostrando anticorpos específicos contra coronavírus felino. As células foram infectadas com coronavírus felino, e o esfregaço fixado foi incubado em diluições de soro de gato, seguido de IgG antifelino de coelho conjugada ao isotiocianato de fluoresceína (FITC).

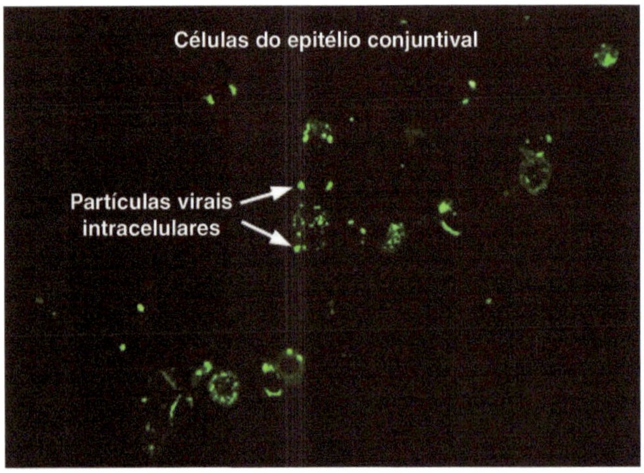

Figura 2.8 Células do epitélio conjuntival infectadas por VCC são mostradas por imunofluorescência direta, utilizando-se anticorpos contra VCC conjugados ao FITC.

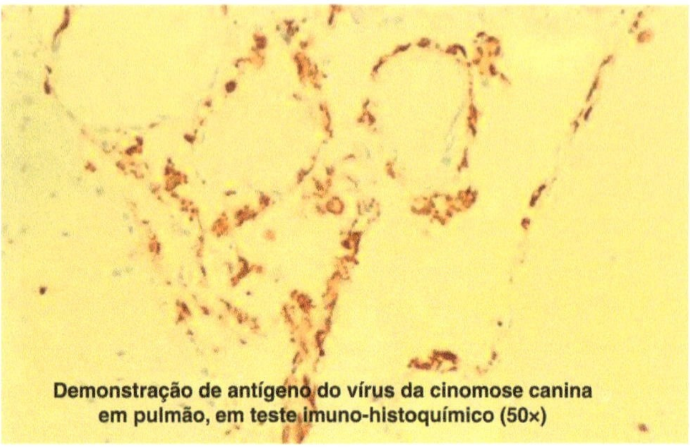

Figura 2.9 Amostra de tecido pulmonar obtida durante a necropsia de um cão infectado por VCC; a coloração por imunoperoxidase mostra antígenos virais nas células do pulmão.

aglutinadas, diferente de um grânulo resultante da sedimentação de células não aglutinadas. O título de anticorpos contra *Brucella canis* frequentemente é determinado por meio do teste de aglutinação em tubo, como mostra a Figura 2.10. Os antígenos solúveis podem ser particulados para uso em um teste de aglutinação passiva por meio de ligação covalente a partículas de látex. Para identificação e titulação de anticorpos contra *Toxoplasma gondii*, emprega-se este método, em placa para microtitulação (Figura 2.11).

Diagnóstico com base na imunidade mediada por célula

Para aqueles patógenos que induzem uma forte resposta imune da célula T auxiliadora tipo 1, com a produção de citocinas associadas (como a interferona γ), um teste cutâneo intradérmico com antígenos desses patógenos frequentemente pode ser utilizado para demonstrar a exposição ou a infecção. Recentemente, para algumas doenças tem-se utilizado a correlação *in vitro*. A infecção por *Mycobacterium bovis* pode ser diagnosticada mediante a injeção intradérmica de tuberculina. Em pacientes infectados, dentro de 48 a 72 h após a injeção do antígeno, observam-se eritema e endurecimento no local. A infecção por *Mycobacterium avium* subespécie pseudotuberculose (causador da doença

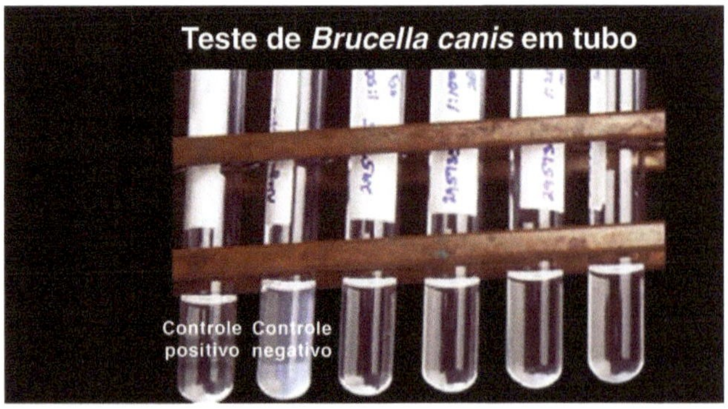

Figura 2.10 As diluições seriadas do soro sanguíneo do paciente são realizadas nas proporções 1:50, 1:100, 1:200, e assim em diante; a bactéria toda é adicionada em cada tubo de teste. Após incubação, os tubos são avaliados quanto à aglutinação e determina-se o título.

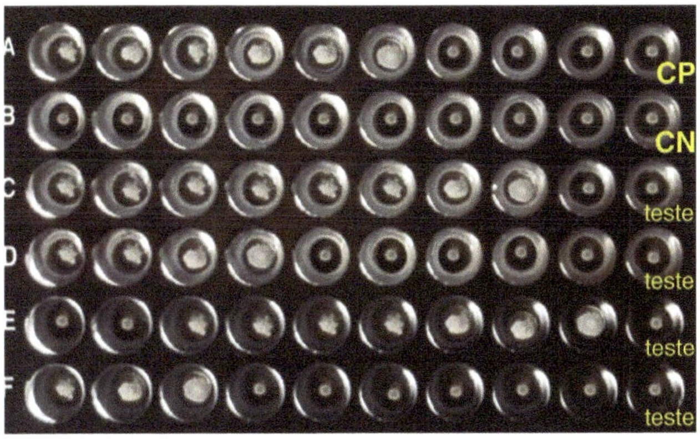

Figura 2.11 Teste de aglutinação em látex para *T. gondii*. O soro sanguíneo é diluído, de modo seriado, duas vezes, da esquerda para a direita, iniciando com a proporção 1:16. CP indica controle positivo; CN indica controle negativo. A linha C mostra soro com alto título (2.048), a linha F mostra baixo título (64), e a linha E mostra uma prozona com soro de título elevado.

de Johnes) pode ser detectada pela incubação *in vitro* de linfócitos de pacientes com antígenos e subsequente determinação da concentração de interferona γ no sobrenadante da cultura. A infecção por outros microrganismos pertencentes ao grupo denominado patógenos intracelulares facultativos pode ser detectada utilizando-se procedimentos analíticos similares.

A avaliação das respostas da célula T citotóxica tem sido problemática em pacientes humanos e em animais domésticos; apenas em linhagens de camundongos singênicos é fácil avaliar a célula-alvo infectada por vírus morto, por meio de linfócito T efetor. Isso acontece porque a restrição do MHC (discutida anteriormente) requer que os alvos tenham o mesmo tipo de MHC como efetor; aqueles alvos com MHC não compatíveis aderem às células T heterólogas, independentemente da condição de infecção. Entretanto, têm sido realizados estudos em espécies veterinárias, nas quais as células-alvo autólogas foram infectadas com vírus, e a célula T morta é avaliada pelo uso de corante ou pela incorporação de cromo radioativo como um marcador.

Outra maneira de examinar as respostas da célula T aos patógenos é a realização de cultura *in vitro* de linfócitos T de animais com antígenos inativados dos patógenos. Em seguida, a cultura do sobrenadante é examinada quanto à produção de citocinas, por ELISA ou pelo teste Luminex; a constatação de citocinas Th1 indica resposta específica de célula T. Uma versão mais antiga desse tipo de análise é o teste de estimulação do linfócito, no qual a incorporação de timidina tritiada é mensurada como indicador de ativação de célula T pelo antígeno.

Resumo

O sistema imune envolve respostas inatas e adquiridas que reconhecem patógenos ou seus componentes e respondem de modo a induzir uma resposta mais efetiva para aquele patógeno em particular. Citocinas, receptores celulares e moléculas de ligação, bem como vários mecanismos efetores são estimulados, dependendo da necessidade, pois no início são controlados pelas células dendríticas que primeiramente interagem com o patógeno. Podem-se detectar essas respostas para fins diagnósticos e em alguns casos é possível modular as respostas a vacinas e adjuvantes selecionados.

Leitura sugerida

Cederlund A, Gudmundsson GH, and Agerberth B (2011) Antimicrobial peptides important in innate immunity. *FEBS J*, 278 (20), 3942–3951.

Marcenaro E, Carlomagno S, Pesce S *et al.* (2011) NK cells and their receptors during viral infections. *Immunotherapy*, 3 (9), 1075–1086.

Oliphant CJ, Barlow JL, and McKenzie AN (2011) Insights into the initiation of type 2 immune responses. *Immunology*, 134 (4), 378–385.

Zhang N and Bevan MJ (2011) CD8(+) T cells: foot soldiers of the immune system. *Immunity*, 35 (2), 161–168.

3

Diagnóstico Laboratorial

D. Scott McVey

Bactérias e fungos

Uma decisão-chave que deve nortear a elaboração do perfil diagnóstico microbiológico é avaliar se os sinais clínicos do paciente indicam uma possível etiologia infecciosa. Isso é importante porque os medicamentos utilizados no tratamento de doenças de etiologia não infecciosa (p. ex., corticosteroides) frequentemente são contraindicados em enfermidades de etiologia infecciosa, para as quais os antibióticos são apropriados.

Um dos principais objetivos do laboratório de microbiologia é isolar ou identificar os microrganismos clinicamente relevantes de um local infectado, e, se houver mais de um tipo de microrganismo, isolá-los, aproximadamente, na mesma proporção que ocorrem *in vivo*. O fato de um isolado ser "clinicamente relevante" ou não dependerá das condições de isolamento. Por exemplo, o isolamento de grande quantidade de um microrganismo em particular de um local normalmente estéril, na presença de células inflamatórias, seria interpretado como relevante.

Deve-se estar atento ao local e ao método de obtenção da amostra para cultura. A determinação da relevância é muito mais fácil quando a amostra provém de um local normalmente estéril. A obtenção de amostra do sistema digestório, em busca de respostas significantes, pode ser impraticável, a menos que se pesquise a presença ou a ausência de um microrganismo específico, como *Salmonella* ou *Campylobacter*.

Coleta de amostra

Deve-se dar atenção à maneira como são coletadas as amostras para o diagnóstico; caso contrário, pode ser difícil interpretar os resultados. A maioria das doenças infecciosas se origina subsequentemente à contaminação de uma superfície ou de um local contaminado por microrganismos que também fazem parte da flora presente em uma superfície mucosa contígua. Em outras palavras, os microrganismos isolados de um local acometido frequentemente são semelhantes (se não idênticos) aos encontrados como parte da flora normal do paciente.

Transporte de amostras

Quanto mais rapidamente a amostra for processada no laboratório de microbiologia, melhor. Na prática, o tempo decorrido entre a coleta da amostra e o processamento pode variar de minutos a horas ou dias. Dessecamento (todos os microrganismos) e exposição a uma atmosfera insalubre (oxigênio, para anaeróbios obrigatórios) são os principais fatores que comprometem as amostras e induzem a diagnóstico incorreto. Por esse motivo, é importante que a amostra seja mantida úmida e se as condições se justificarem (ver a seguir), o ar deve ser eliminado. A umidade da amostra é conservada mediante sua colocação em um meio de transporte (de manutenção) composto de uma solução salina balanceada, geralmente em matriz de gel. Como esse meio não contém qualquer nutriente, os microrganismos presentes na amostra pouco se multiplicam, caso o façam (e, consequentemente, sua quantidade e proporção relativa são preservadas); todavia, permanecem viáveis por algum tempo, geralmente por, no mínimo, 24 a 48 h. Os suabes devem sempre ser dispostos em meio de transporte, independentemente do tempo decorrido entre sua obtenção e o processamento. Os fluidos que podem conter bactérias anaeróbicas (p. ex., exsudato oriundo de fístula, efusões peritoneal e pleural, secreção de abscesso) devem ser inoculados em meios apropriados, imediatamente. Se esse material estiver contido em uma seringa, deve-se eliminar o ar e usar uma tampa estéril na agulha. Caso se utilize um suabe para a obtenção da amostra, este deve ser colocado em um meio de transporte anaeróbico. Quando uma seringa preenchida com amostra não puder ser processada imediatamente, deve ser esvaziada no meio de transporte anaeróbico e mantida em temperatura ambiente. É melhor não manter sob refrigeração as amostras suspeitas de conter anaeróbios, pois algumas espécies de microrganismos não toleram baixa temperatura.

Constatação de um microrganismo infeccioso

A constatação de um agente infeccioso é verificada por meio do exame de esfregaços corados preparados com parte da amostra clínica, de técnicas de cultura, de métodos moleculares/imunológicos ou da combinação desses.

Esfregaços diretos. A informação obtida no exame de um esfregaço corado é valiosa porque pode ser a primeira indicação (e, às vezes, a única) da presença de um microrganismo infeccioso. Tudo o que se pode observar (características morfológicas e de coloração) auxilia na escolha do tratamento 24 h antes que os resultados da cultura estejam disponíveis. Deve haver pelo menos 10^4 microrganismos por mililitro ou por grama de material, a fim de que sejam prontamente detectados ao exame microscópico.

Como acontece em amostra proveniente de local normalmente estéril, a presença de bactérias em amostras de urina obtidas da bexiga é um achado relevante. No entanto, é difícil interpretar os resultados do exame de amostras de urina obtidas por meio de cateterização ou de micção espontânea, em razão da flora microbiana mista eliminada da uretra distal. O achado de bactérias no esfregaço direto de urina concentrada (o preferido) ou de urina não concentrada obtida mediante aspiração percutânea da bexiga é um achado significativo. A constatação de uma bactéria por campo de grande aumento (em óleo de imersão) em uma gota de urina não concentrada (após secagem e coloração) representa cerca de 10^5 a 10^6 bactérias/mℓ de urina.

Dois tipos de corantes estão disponíveis: o de Gram e os do tipo Romanovsky, como o corante de Wright ou o de Giemsa. Todos apresentam vantagens e desvantagens. O corante de Gram é útil porque possibilita a verificação das características morfológicas e tintoriais do microrganismo. Sua desvantagem é que o conteúdo celular da amostra não é facilmente distinguido. Por outro lado, os corantes tipo Romanovsky propiciam ao examinador o reconhecimento da natureza celular da amostra e se há ou não um microrganismo infeccioso. O exame citológico da amostra é muito importante para estimar a relevância do microrganismo presente e, subsequentemente, isolado em cultura.

Técnicas de cultura. Os meios são inoculados com parte da amostra. A inoculação deve ser realizada de maneira semiquantitativa (especialmente as amostras de urina obtidas por meio de cateterização ou micção espontânea).

A determinação do número relativo de microrganismos na amostra auxilia muito na interpretação do grau de relevância da infecção. O crescimento de colônias de microrganismos em todos os quadrantes de uma placa de Petri indica que há grande quantidade de microrganismos na amostra. Caso ocorra crescimento de uma ou duas colônias na placa, a importância dessas colônias e, por conseguinte, da etiologia infecciosa da doença são questionáveis. Em geral, não há necessidade de enriquecimento do meio de cultura antes da aplicação, na placa, de amostra obtida de local normalmente estéril, pois um microrganismo pode crescer em muitos milhares deles, em um período muito curto. Os procedimentos de enriquecimento do meio de cultura ocasionam a proliferação de microrganismos contaminantes.

A determinação da importância clínica do microrganismo é auxiliada pelo exame citológico da amostra obtida de local afetado. O isolamento (demonstração) de vários microrganismos de um local normalmente estéril, sem a presença de células inflamatórias, é uma situação suspeita. Uma exceção a essa regra é a infecção por criptococos, na qual a amostra pode conter muitos fungos, mas uma quantidade muito pequena de células inflamatórias (a cápsula dos criptococos é imunossupressora). O isolamento ou demonstração de "quantidade significativa" de microrganismos de local normalmente estéril, sem evidência de resposta inflamatória, pode ser justificado pelo uso de material de coleta contaminado; pela contaminação do material de coleta em decorrência da existência de um local contíguo normalmente não estéril; pela contaminação do material utilizado na preparação do meio de inoculação no laboratório; ou pela contaminação do meio de cultura antes da inoculação. O material de coleta (p. ex., cateter) esterilizado com desinfetantes líquidos muito frequentemente é contaminado por microrganismos capazes de sobreviver em tais ambientes (p. ex., *Pseudomonas*).

As placas com meio de cultura podem ser semeadas de várias maneiras, contanto que após a inoculação se formem colônias individuais isoladas. A avaliação da quantidade relativa de microrganismo é muito subjetiva. O número relativo de microrganismos pode ser obtido mediante a verificação da extensão do crescimento na superfície da placa. Obviamente, o crescimento de uma colônia (possivelmente de uma bactéria) *versus* o crescimento de colônias em toda a placa tem diferentes relevâncias clínicas. A determinação da quantidade real de bactérias presente apenas é importante quando se examina amostra de urina obtida por meio de micção espontânea ou de cateter, em razão do risco de contaminação da amostra pela bactéria, na porção distal da uretra. Nesse caso, utilizam-se alças descartáveis calibradas, contendo 0,001 ou 0,01 mℓ de urina, para o inóculo em meio apropriado. Valor acima de 10^5 bactérias/mℓ em amostra de urina obtida por meio de cateter ou de micção espontânea é considerado relevante (ou seja, é mais provável que as bactérias sejam oriundas da bexiga que da uretra distal).

Bactérias aeróbicas. O meio de inoculação padrão para isolamento de microrganismos facultativos é o ágar-sangue (geralmente sangue de ovino suspenso em um meio de crescimento, em matriz semissólida contendo agarose). Vários laboratórios incluem, também, cultura em placa de ágar MacConkey. O uso de ágar MacConkey é útil porque os microrganismos intestinais (membros da família Enterobacteriaceae, como *Escherichia coli, Klebsiella* e *Enterobacter*) crescem muito bem nesse ágar, bem como *Pseudomonas* não entérico. A maioria dos outros bastonetes gram-negativos não entéricos e todos os microrganismos gram-positivos não crescem bem nesse meio de cultura. A avaliação do crescimento de microrganismos em ágar MacConkey facilita a detecção de microrganismos intestinais (Figura 3.1).

Bactérias anaeróbicas. As bactérias anaeróbicas crescem em ágar-sangue especialmente preparado para eliminar o oxigênio do meio. Após a inoculação das placas com bactérias anaeróbicas, devem ser colocadas em ambiente anaeróbico fechado. O processamento de amostras para cultura anaeróbica é demorado e caro. Os locais que mais comumente contêm bactérias anaeróbicas são: ferimentos em tecidos profundos; fístulas; abscessos; efusões pleural, pericárdica e peritoneal; piometra; osteomielite; e tecido pulmonar com pneumonia. A cultura anaeróbica de amostras de locais que contenham população de bactérias anaeróbicas como parte da flora normal frequentemente é pouco benéfica (p. ex., fezes, vagina, uretra distal e cavidade bucal), a menos que o examinador esteja procurando uma espécie ou um tipo específico de microrganismo anaeróbico. A cultura anaeróbica do sistema urinário não é realizada rotineiramente, porque a recuperação desses microrganismos em tais locais é extremamente rara.

Métodos moleculares/imunológicos. Às vezes, é importante determinar a presença ou ausência de um microrganismo em particular o mais rapidamente possível, de modo que

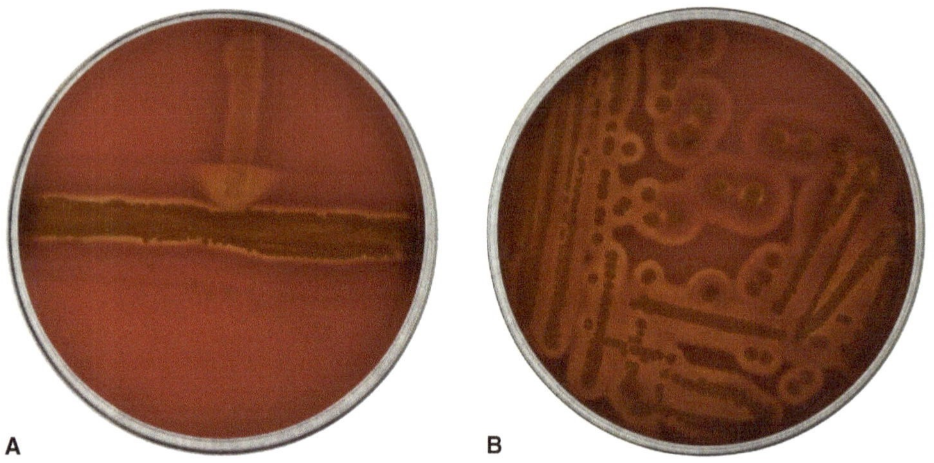

Figura 3.1 *Escherichia coli* em placa de ágar-sangue (hemolítica, A, e ágar MacConkey, B) A cor púrpura indica produção de ácido (fermentação da lactose).

possam ser iniciadas medidas de controle apropriadas. Isso é especialmente verdadeiro quando há suspeita da ocorrência de microrganismos infecciosos que apresentam risco a outros animais e, inclusive, a pessoas que cuidam dos animais (p. ex., *Salmonella* e *Leptospira*). Ademais, alguns microrganismos infecciosos demoram muito para ser isolados na cultura, de modo que é difícil a definição de uma estratégia terapêutica racional (p. ex., alguns fungos e *Mycobacterium*). Outros microrganismos são, ainda, difíceis de detectar dada a dificuldade em seu cultivo (p. ex., *Leptospira* e riquétsia) ou por não terem sido cultivados em meios artificiais (p. ex., *Clostridium piliformis* e *Mycobacterium leprae*). Nesses casos, há outras técnicas diagnósticas disponíveis.

Nas técnicas imunológicas são empregados anticorpos específicos para o microrganismo em questão, os quais geralmente são imobilizados em um suporte sólido e utilizados para aprisionar o microrganismo. A presença do agente aprisionado é, então, detectada por um anticorpo específico marcado, de algum modo (geralmente com um reagente colorido). Alguns *kits* que empregam essa técnica estão disponíveis no mercado (p. ex., para *Salmonella*). Técnicas moleculares que usam sonda de DNA específica para um segmento de DNA característico do microrganismo em questão ou a reação em cadeia da polimerase (PCR) utilizando *primers* para DNA específicos têm sido destinadas a vários microrganismos.

Vírus

Considerações gerais

Tradicionalmente, o diagnóstico de doenças virais tem sido cansativo e demorado, porém tecnologias recentes, como a técnica de PCR, aumentaram a utilidade dessa abordagem. O diagnóstico imediato e preciso das doenças virais é, portanto, fundamental para adotar medidas efetivas de prevenção e controle da doença.

Métodos apropriados de coleta e processamento de amostras clínicas e um histórico minucioso da doença são essenciais para o isolamento bem-sucedido dos vírus. Em geral, tecidos extensamente autolisados e mal armazenados não exibem vírus infecciosos em razão da suscetibilidade da maioria dos vírus às condições ambientais desfavoráveis. Deve-se tentar o isolamento e/ou identificação de vírus nas seguintes condições:

1. Durante surtos de doença vesicular em animais de produção (p. ex., febre aftosa em bovinos, suínos, ovinos ou caprinos)
2. Durante surtos de doenças em grandes populações de animais, como em confinamentos, aviários ou gatis, em que vários animais se encontrem em risco e o diagnóstico imediato e preciso seja fundamental para a adoção de métodos de controle (como vacinação)
3. Nos casos de doenças potencialmente zoonóticas, como raiva, febre do oeste do Nilo e encefalomielite equina, especialmente quando há exposição humana
4. Na determinação da etiologia de nova doença ou na definição de aspectos não caracterizados de enfermidade existente.

Sempre que possível, os tecidos para isolamento de vírus devem ser coletados de animais recentemente mortos (Quadro 3.1). A coleta de amostra apropriada durante a fase aguda da doença e a inclusão de amostras adicionais de animais com doença semelhante aumentam a chance de isolamento do vírus. Na seleção de amostras clínicas, devem ser considerados os seguintes fatores: (1) tipo de doença (p. ex., doença respiratória – pulmão ou traqueia; ou doença vesicular – vesícula ou biopsia cutânea); (2) idade e espécie do hospedeiro; (3) natureza das lesões dos animais acometidos; e (4) tamanho da carcaça ou da amostra de tecido (viabilidade de enviar em gelo). Os itens enumerados a seguir compõem uma abordagem sistemática para um rápido diagnóstico laboratorial de uma doença causada por vírus, em animais.

1. Exame (macroscópico e histológico) do animal/tecido doente, para o diagnóstico presuntivo de uma etiologia viral
2. Pesquisa de anticorpos específicos contra o vírus (utilizando, de preferência, amostra de soro obtida na fase aguda e no período de convalescença, a fim de detectar anticorpos responsivos) durante a doença clínica
3. Coloração imuno-histoquímica de cortes de tecido com anticorpos específicos do vírus, a fim de detectar antígenos virais individuais no tecido

Quadro 3.1 Sugestão de amostras de espécies mamíferas para isolamento e identificação de vírus.

Tipo de doença ou infecção	Nome comum ou vírus associado	Outras infecções	Amostras clínicas a serem coletadas	Testes pra identificação diagnóstica
Respiratória	Adenovírus (bovino, suíno, canino)		Secreções nasal e ocular, fezes, pulmão, cérebro, tonsilas	IV (ECP), HA, FC, AF, NV
	Hepatite infecciosa canina (adenovírus)		Baço, fígado, linfonodos, rim, sangue	IV (ECP), HA, AF, NV
	Diarreia viral bovina (doença das mucosas) (pestevírus)	Genital, aborto, intestinal	Cortes do tecido nasal, lesões bucais, pulmão, baço, sangue, linfonodos mesentéricos, mucosa intestinal, secreção vaginal, tecidos fetais, sangue não coagulado	IV (ECP e interferência viral), AF, NV
	Rinotraqueíte infecciosa bovina (herpes-vírus)	SNC, genital, aborto	Secreções nasal e ocular, pulmão, suabe da traqueia, segmento de traqueia, cérebro, secreção vaginal, soro, feto abortado, fígado, baço, rim	IV (ECP), AF, NV
	Rinotraqueíte felina (herpes-vírus)		Secreções nasal e faringiana, conjuntiva ocular, fígado, pulmão, baço, rim, glândula salivar, cérebro	IV (ECP e inclusões), AF
	Rinopneumonite equina (herpes-vírus)	Genital, aborto	Placenta, feto, pulmão, secreção nasal, linfonodos	AF, IV (OEG e ECP), NV
	Influenza (equina, suína) (ortomixovírus)		Secreções nasal e ocular, pulmão, suabe de traqueia	IV
	Influenza (equina, suína) (ortomixovírus)		Secreções nasal e ocular, pulmão, suabe da traqueia	IV (OEG), HA, IH
	Parainfluenza (bovina, equina, suína, ovina, canina) (paramixovírus)		Secreções nasal e ocular, pulmão, suabe de traqueia	IV (OEG), HA, IH, NV
	Vírus sincicial respiratório bovino (pneumovírus)		Traqueia, pulmão, secreção nasal, sangue coagulado	IV (ECP), AF, ELISA
	Herpes-vírus bovino 4 (Movar, DN599)	Aborto	Traqueia, pulmão, secreção nasal, feto, sangue coagulado	IV (ECP), AF, NV
	Reovírus (bovino, equino, canino, felino)		Fezes, mucosa intestinal, secreções nasal e faringiana	IV, HA, IH
	Doença do cavalo africano (orbivírus)		Sangue total em anticoagulante, ma terial da lesão, secreções nasal e faringiana	IV (ECP), ELISA, AF, NV, ME
	Febre catarral maligna (herpes-vírus)		Sangue total em anticoagulante, linfonodos, baço, pulmão	IV (ECP), ELISA, AF, NV, ME
	Pseudorraiva (herpes-vírus)	SNC, genital, aborto	Secreção nasal, tonsila, pulmão, cérebro (mesencéfalo, ponte, medula), medula espinal (ovino e bovino), baço (suíno), secreção vaginal, soro	IV (ECP e coelhos), NV, ELISA, AF
	Herpes-vírus canino		Rim, fígado, pulmão, baço, orofaringe nasal e secreção vaginal	IV (ECP e inclusões), AF, NV
	Rinite por corpúsculos de inclusão suína (citomegalovírus)		Osso turbinado, mucosa nasal	ME, IV (ECP), AF, NV
	Rinovírus equino		Secreção nasal, fezes	IV (ECP), NV
	Maedi-Visna, pneumonia progressiva ovina (retrovírus, lentivírus)	SNC	FCE, sangue total, glândulas salivares, pulmão, linfonodos mediastinos, plexo coroide, baço	IV (ECP), NV
	Rinovírus bovino		Secreção nasal	IV (ECP), NV
	Febre do vale Rift (bovino, ovino, flebovírus)		Sangue total em anticoagulante, feto, fígado, baço, rim, cérebro	IV (ECP e camundongos), NV, FC, AF,
Intestinal	Enterovírus bovino		Fezes, suabe de orofaringe	IV (ECP), NV
	Gastrenterite transmissível (coronavírus)		Fezes, secreção nasal, jejuno, íleo	IV (leitões recém-nascidos), AF, ME
	Diarreia neonatal			
	1. Rotavírus		Fezes, intestino delgado	IV (ECP com tripsina), ELISA, AF, ME
	2. Parvovirose	Aborto	Fezes, mucosa intestinal, linfonodos regionais, cérebro, coração	IV (ECP), AF, ME, HA, IH, NV

(*Continua*)

Quadro 3.1 Sugestão de amostras de espécies mamíferas para isolamento e identificação de vírus. (*Continuação*)

Tipo de doença ou infecção	Nome comum ou vírus associado	Outras infecções	Amostras clínicas a serem coletadas	Testes pra identificação diagnóstica
	3. Coronavírus		Fezes, intestino delgado	IV (ECP com tripsina), AF, ME
	Picornavírus SMEDI (enterovírus)		Fezes, intestino, cérebro, tonsila, fígado	IV (ECP, NV, ME)
	Polioencefalite (Teschen, Talfan) (enterovirus)	SNC	Cérebro, intestino, fezes	IV (ECP, NV)
	Peste bovina (morbilivírus)		Sangue em anticoagulante, baço, linfonodos mesentéricos	IV (ECP e bovinos), AGID, FC, NV
	Peste de pequenos ruminantes (morbilivírus)		Sangue em anticoagulante, baço, linfonodos mesentéricos	IV (ECP e caprinos), AGID
SNC	Raiva (lissavírus)		Cérebro, glândula salivar	IV (camundongos)
	Encefalomielite equina (EEV, EEOr e EEOc) (alfavírus)		Sangue total, cérebro, fluido cerebroespinal, secreções nasal e faringiana, pâncreas	IV (ECP e camundongos), NV, FC
	Encefalomielite ovina (flavivírus)		Sangue total, cérebro, fluido cerebroespinal	IV, OEG e ECP
	Hemaglutinação Vírus da encefalomielite (coronavírus)		Cérebro, medula espinal, tonsila, sangue	IV

IV = isolamento do vírus; ECP = efeito citopático; HA = hemaglutinina; FC = fixação de complemento; AF = anticorpo fluorescente; NV = neutralização do vírus; SNC = sistema nervoso central; OEG = ovos embrionados de galinha; IH = inibição da hemaglutinação; ELISA = imunoensaio enzimático; ME = microscopia eletrônica; AGID = imunodifusão em ágar gel; FCE = fluido cerebroespinal.

4. Exame de fezes, plasma ou soro sanguíneo por meio de imunoensaios que detectam antígenos virais específicos (p. ex., rotavírus nas fezes, vírus da leucemia felina no soro e vírus sincicial respiratório bovino no pulmão)
5. Exame de amostras coradas, positivas ou negativas, em microscópio eletrônico para identificar a morfologia do vírus. Esse procedimento diagnóstico é limitado pela concentração de partículas virais necessárias para sua detecção (> 10^5/mℓ)
6. Isolamento ou amplificação de vírus infeccioso nas culturas de células e identificação do vírus envolvido, em amostra clínica. Como alternativa, a detecção de RNA ou DNA específico do vírus pode ser um procedimento aceitável.

Várias doenças virais não matam o hospedeiro, mas o hospedeiro pode atuar como reservatório do vírus e disseminar esse microrganismo para outros animais criados no mesmo ambiente. Às vezes, pode-se utilizar exame sorológico para definir quais animais são portadores de vírus específicos e quais podem ser suscetíveis à infecção.

O isolamento de um vírus em um animal não necessariamente implica que aquele vírus seja o agente causador da doença manifestada por tal animal. É muito importante confirmar se o vírus isolado provoca doença semelhante na mesma espécie ou em espécies aparentadas; isso pode, até mesmo, envolver a inoculação de animais suscetíveis ou não imunizados. Quando se isolam dois ou mais vírus de uma amostra, também é necessária uma interpretação clara da participação de cada isolado na ocorrência da doença. Por fim, deve-se lembrar de que as cepas de vírus atenuados vacinais também podem ser reisoladas em animais vacinados, podendo ser confundidas com cepas de campo verdadeiras.

Isolamento de vírus com base em amostras clínicas

Cultivo em cultura de tecido. Os vírus são isolados de amostras clínicas mediante a inoculação em culturas de células contínuas ou primárias suscetíveis oriundas do hospedeiro ou de espécies aparentadas, de ovos embrionados ou animais de laboratório. As amostras enviadas para isolamento de vírus devem ser colocadas em meio de transporte para vírus (p. ex., solução salina balanceada contendo antibióticos) em recipientes hermeticamente fechados para segurança durante o manuseio. Esses recipientes devem ser claramente identificados com etiquetas apropriadas e enviados acondicionados em gelo (4°C) ou congelados (–20°C). A atenção ao emprego de técnicas assépticas durante os procedimentos de coleta de amostras aumenta a chance de sucesso no isolamento do vírus.

As amostras devem ser obtidas de animais vivos, durante a fase aguda da doença. Dependendo da doença específica, tanto excreções e secreções quanto suabes de orifícios corporais ou fluidos do organismo (linfa ou sangue) e tecidos obtidos por biopsia são amostras apropriadas para o isolamento de vírus. No laboratório, as amostras de tecidos são processadas como um homogenato 10 ou 20% (w/v), em solução salina balanceada acrescida de antibióticos. As amostras muito contaminadas podem ser filtradas, a fim de remover outros microrganismos. O isolamento do vírus deve ser realizado em culturas de células livres de contaminantes, como o vírus da diarreia viral bovina não citopático ou *Mycoplasma*. O meio de cultura celular pode conter baixas concentrações de antibióticos de amplo espectro.

Para o isolamento do vírus, homogenatos de tecido são dispostos em monocamadas celulares e absorvidos 1 h, ou mais, em temperatura de 35 a 37°C; o inóculo é desprezado ou removido e adiciona-se meio de cultura fresco. Culturas de células não infectadas inoculadas são observadas por 7 a 10 dias. Em geral, o efeito citopático (ECP) do vírus nas células torna-se evidente entre 24 e 72 h, na maioria dos vírus citopáticos (Figura 3.2). No entanto, para a maioria das amostras clínicas com baixa concentração de vírus, recomendam-se várias "passagens cegas" (> 3) das células.

Após a constatação de um vírus em uma diluição limite para replicação em uma célula, por meio da verificação do ECP ou de outros parâmetros, o vírus infectante é liberado das células mediante três ciclos de congelamento-

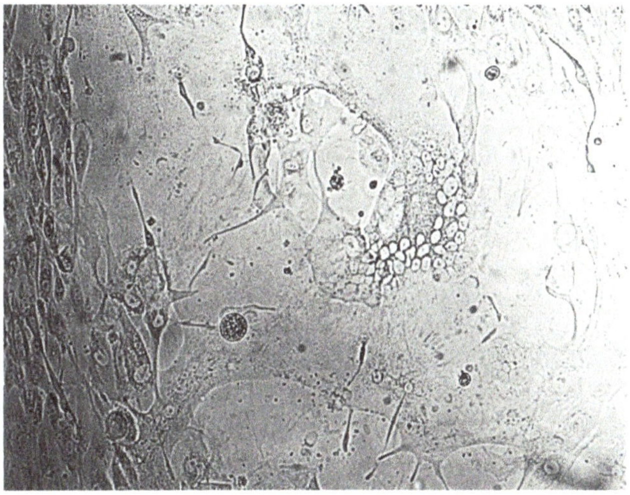

Figura 3.2 Efeito citopático (sincicial) do herpes-vírus da febre catarral maligna nas células renais de feto bovino (200×).

descongelamento ou de sonicação, seguidos de centrifugação e armazenamento, a fim de manter máximo poder de infecção. Todos os vírus isolados devem ser identificados quanto à espécie de origem, ao tipo morfológico, ao nível de passagem e à célula hospedeira utilizada para propagação.

Ovos embrionados. É possível isolar diversos vírus de mamíferos e vários patógenos virais de aves, em ovos embrionados de galinha (OEG). O segredo para o sucesso no isolamento de vírus em OEG é a via de inoculação (Figura 3.3). No caso de OEG inspecionado quanto ao crescimento do embrião, utilizando uma fonte de luz brilhante, cujo embrião morre dentro de 24 h após a inoculação, considera-se que a morte é traumática. Depois da morte, os OEG

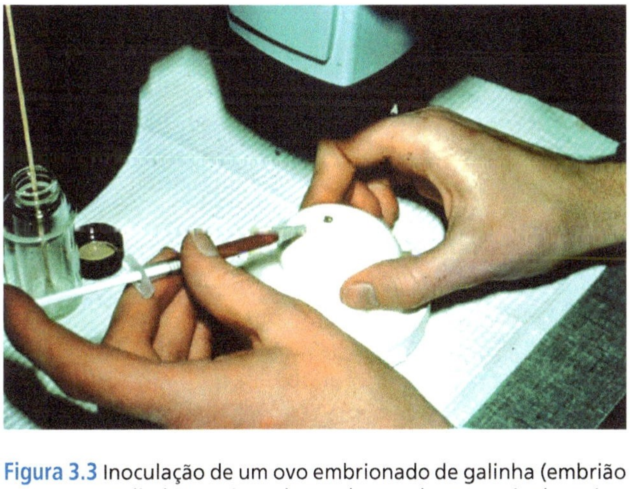

Figura 3.3 Inoculação de um ovo embrionado de galinha (embrião com 10 a 12 dias). Para inoculação da membrana corioalantoica, primeiramente faz-se um orifício na casca do ovo e na membrana da casca; em seguida, perfura-se a casca sobre o saco aéreo, fazendo com que o ar penetre entre a membrana da casca e a membrana corioalantoica, originando um saco aéreo artificial, no qual se deposita a amostra, que entra em contato com o epitélio coriônico. A inoculação do saco da gema geralmente é realizada em embriões mais jovens (com 6 dias), nos quais o saco da gema é maior. (Cortesia do Dr. Bill Wilson, USDA ARS.)

inoculados são colocados em temperatura de 4°C, durante várias horas (para evitar hemorragias), antes da coleta de fluido ou do exame visual do embrião e da membrana do ovo. Embriões atrofiados, deformados, edematosos ou hemorrágicos e membranas contendo lesões (ou seja, cavidades) devem ser homogeneizados em solução salina estéril balanceada, em uma suspensão 10% (w/v), para, em seguida, realizar-se nova passagem em OEG ou em cultura celular.

Inoculação em animal. A inoculação de animais de laboratório suscetíveis continua sendo um procedimento útil para identificação de alguns vírus patogênicos, particularmente aqueles altamente fastidiosos e de difícil propagação por outras maneiras.

Identificação de vírus ou de antígenos virais em amostras clínicas

Microscopia eletrônica. Pode-se utilizar microscopia eletrônica (ME) para avaliar rapidamente a morfologia e o tamanho de qualquer vírus presente em uma amostra ou em isolado de cultura de célula de OEG. Tentativas de diagnóstico de doenças virais podem ser realizadas por meio de exame em ME de finos cortes de tecidos infectados e em homogenatos livres de células, em amostras clínicas. No entanto, o emprego de ME no diagnóstico é limitado porque esse método não é muito sensível (são necessárias $> 10^5$ partículas de vírus/mℓ para se observar uma única partícula viral em uma grade com malha 200); ademais, vírus de diferentes espécies apresentam morfologia e tamanho similares.

Microscopia eletrônica imune. A microscopia eletrônica imune (MEI) facilita a detecção de vírus em amostras de tecidos, células ou fezes, mediante a reação do soro imune específico com o vírus. Na MEI, um anticorpo específico para determinado vírus, preferivelmente policlonal, é misturado com o vírus por 1 h, a fim de produzir complexos antígeno-anticorpo. Esses complexos imunes são centrifugados em 1.000 × g, em grades recobertas com Formvar®, e, então, corados com ácido fosfotúnstico (PTA) 4%, em pH 7,0, e examinados em ME. A reação de fluidos virais com amostras de soro específico obtidas na fase aguda ou no período de convalescença, como observada em ME, define se o vírus está associado a uma doença específica. Esse procedimento tem sido utilizado com sucesso na detecção de vírus associados à diarreia infecciosa.

Imunofluorescência. Imunofluorescência é uma fluorescência visível exacerbada por luz ultravioleta, quando um anticorpo específico se une de modo covalente a um fluorocromo (p. ex., fluoresceína isotiacinato e rodamina), o qual se liga ao antígeno fixado. Essa técnica é um método sensível e rápido de detecção e identificação de vírus específicos em culturas de tecidos ou células (Figura 3.4). A imunofluorescência é detectada por exame direto ou indireto. O teste de imunofluorescência direta emprega um anticorpo específico contra o vírus, marcado com fluoresceína, que se combina com um antígeno viral específico localizado nas células ou tecidos. O teste indireto requer o uso de um antissoro marcado com fluoresceína contra uma imunoglobulina específica para o vírus.

A coloração imuno-histoquímica utiliza a mesma abordagem, exceto que o anticorpo específico para o vírus é direta ou indiretamente marcado com uma enzima. A presença da

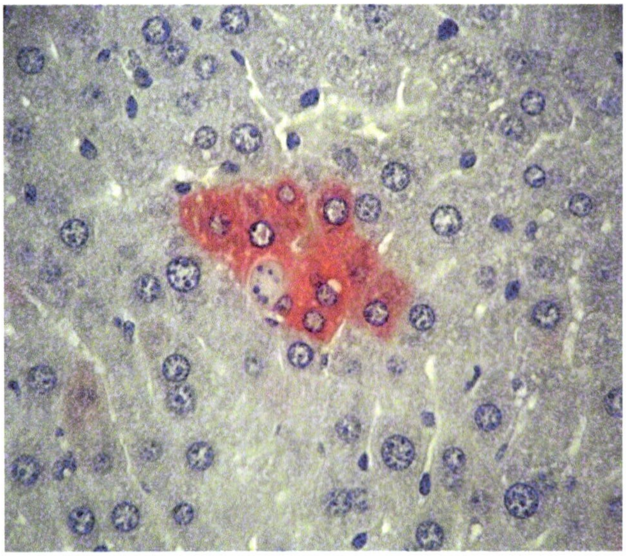

Figura 3.4 Exame imuno-histoquímico mostrando vírus da febre do Vale Rift no fígado de um camundongo infectado. Um anticorpo específico para o antígeno do vírus da febre do Vale Rift reage especificamente com o antígeno viral no tecido (*coloração vermelha*). (Cortesia da Dra. Barbara Drolet, USDA ARS.)

enzima é determinada pela adição de seu substrato; a reação é detectada pela alteração da cor. A vantagem da coloração imuno-histoquímica em relação à imunofluorescência é que não há necessidade de microscópio de fluorescência e o uso de uma fase de estimulação enzimática aumenta muito a sensibilidade do procedimento.

Hibridização do ácido nucleico. Técnicas de hibridização molecular têm estimulado a produção sintética de sondas de DNA viral altamente específicas para os vírus, individualmente. Tais sondas são marcadas com vários sistemas de detecção que possibilitam a identificação de vírus individuais nos tecidos ou em extratos teciduais.

Reação em cadeia da polimerase (PCR). O desenvolvimento relativamente recente de PCR revolucionou o diagnóstico rápido de várias doenças virais. A importância do procedimento se baseia em sua capacidade de ampliação de pequenas quantidades de DNA ou RNA viral, mesmo de amostras contaminadas, e na possibilidade de realização em larga escala, de modo a examinar grande número de amostras simultaneamente. Ademais, o desenvolvimento da técnica, como PCR em tempo real, possibilita a quantificação de padrão presente em uma amostra, que é o reflexo da carga viral. A PCR se baseia na síntese cíclica de um segmento de DNA limitado por dois oligonucleotídios específicos que são utilizados como *primers* para ampliar especificamente as partes do genoma viral. Quando realizado corretamente, o teste PCR é sensível e específico, embora a identificação do ácido nucleico do vírus não comprove a presença de um vírus infectante, de modo que as amostras positivas na PCR frequentemente devem ser submetidas aos procedimentos tradicionais de isolamento de vírus.

Teste imunoenzimático para detecção de antígeno. O teste imunoenzimático (ELISA) é um imunoensaio rápido, altamente sensível, adaptado para mensuração de antígenos ou anticorpos virais (ver Capítulo 2). Os testes ELISA foram desenvolvidos para vários patógenos virais de aves (p. ex., vírus da laringotraqueíte aviária, encefalite aviária, vírus da doença de Newcastle, vírus da bronquite infecciosa e reovírus) e, cada vez mais, estão sendo pesquisados testes para detectar vírus que infectam outras espécies de animais domésticos.

Detecção de vírus em exame sorológico

A maioria dos vírus geralmente estimula uma resposta imune no hospedeiro; desse modo, a definição de uma resposta humoral (anticorpo) ou celular frequentemente é utilizada para detectar infecção prévia de um animal por um vírus patogênico. Os testes sorológicos mensuram a imunidade humoral em animais; os testes para determinação da imunidade celular aos vírus raramente são utilizados como diagnóstico em medicina veterinária.

Os vírus apresentam alguns antígenos que são específicos para determinado tipo ou grupo viral e que, em parte, definem o teste sorológico utilizado. O diagnóstico sorológico de infecções virais geralmente requer a coleta de amostras de soro pareadas: uma na fase aguda (durante ou antes do início dos sinais clínicos) e outra no período de convalescença (10 a 28 dias depois). O aumento de quatro vezes, ou mais, no título de anticorpo (a recíproca da diluição do soro) indica infecção viral recente ou ativa. A interpretação do título de anticorpos em amostra de soro única é mais difícil, embora a constatação de anticorpos seja indicativa de exposição prévia ao microrganismo (ou resultado da transferência passiva de anticorpos maternos, em animais neonatos), a qual é especialmente importante nas doenças crônicas, com uma condição de portador, como acontece nas infecções por vírus da leucemia bovina, vírus da anemia infecciosa equina e vírus de arterite equina em garanhões.

O exame sorológico pode auxiliar na definição de um diagnóstico, rapidamente, quando os testes de isolamento viral são negativos. A sorologia também pode ser utilizada para excluir, definitivamente, a possibilidade de ausência de um vírus específico em determinado surto de doença, enquanto um resultado de isolamento viral negativo não possibilita tal decisão.

Teste de neutralização viral no soro sanguíneo. A maioria dos vírus produz um ECP visível nas culturas celulares, o qual é utilizado para determinar a presença de anticorpos protetores ou neutralizantes do vírus em uma amostra de soro sanguíneo. Para quantificar a concentração de anticorpos neutralizantes, o soro do animal é submetido a diluições seriadas e misturado com uma quantidade conhecida de vírus (em geral, 50 a 300 doses infectantes de vírus – TCID50), por 1 h, em temperatura de 37°C, antes da inoculação de um volume da mistura em animais, em OEG ou na cultura celular. O teste de soroneutralização (SN) é muito específico e altamente sensível, mas é demorado e caro. É possível utilizar SN para confirmar infecção recente de animais, quando se examinam amostras de soro pareadas.

Teste de inibição de hemaglutinação. O vírus que apresenta a proteína hemaglutinina (HA) aglutina eritrócitos, fato que tem sido utilizado para mensurar a quantidade desse vírus (título) em uma amostra. O teste de inibição da hemaglutinação (HI) pode ser empregado na identificação ou tipagem de um vírus mediante a inibição da hemaglutinação por antissoro espécie-específico.

Teste de inibição da hemoadsorção. O teste de inibição da hemoadsorção se baseia na capacidade que têm algumas células infectadas por vírus (monocamadas) em atrair eritrócitos específicos para sua superfície. A presença de agregados de eritrócitos hemoadsorvidos em uma monocamada celular indica que houve acúmulo da proteína viral (hemaglutinina) na superfície da membrana celular. O fenômeno de hemoadsorção pode ser inibido por meio do pré-tratamento de células infectadas pelo vírus durante 30 min, geralmente em temperatura ambiente, com o dobro das diluições do antissoro, seguido da adição de 0,05 a 0,5% de eritrócitos. Os anticorpos (Ac) podem ser quantificados mediante a comparação das monocamadas das células infectadas pelo vírus lavadas que contêm agregados de eritrócitos aderidos na superfície da célula (Ac negativo) com as monocamadas de células que contêm eritrócitos flutuando livremente (Ac positivo).

Fixação do complemento. Os testes da fixação do complemento (FC) se baseiam na cascata do complemento em reações com antígenos virais que fixam o complemento – geralmente no soro de porquinhos-da-índia – quando combinado com anticorpos específicos contra o vírus. Embora a FC tenha sido utilizada inicialmente em tubo, para a detecção de vírus (p. ex., vírus da leucemia), células infectadas por vírus ou anticorpos contra vírus específicos, a complexidade do teste e o tempo necessário têm ocasionado sua substituição por procedimentos mais simples.

Imunodifusão. O teste de imunodifusão rotineiramente é utilizado como método de diagnóstico para monitorar a disseminação de patógenos virais específicos em diversas doenças dos animais (p. ex., doença da língua azul, anemia infecciosa equina, leucose bovina, artrite caprina, encefalite e doença infecciosa da bursa). O teste se baseia na capacidade que alguns antígenos virais solúveis têm de se difundir em meio semissólido (ágar), com a formação de uma linha de precipitação com o antissoro específico.

Radioimunoensaio. O radioimunoensaio (RIA) é um método muito sensível de quantificação de antígenos ou de anticorpos, quando há um componente radiomarcado. Embora o RIA apresente a vantagem de detectar quantidades ínfimas de anticorpos, a necessidade de um contador cintigráfico para mensurar a radioatividade e de reagentes de alta pureza limita o uso desse teste em laboratórios de diagnóstico, mesmo que apropriadamente equipados.

ELISA para detecção de anticorpo. O ELISA é um imunoensaio altamente específico e sensível, no qual a especificidade da reação pode ser exacerbada pelo aumento do grau de purificação do antígeno ou do anticorpo empregado. O ELISA pode detectar, em nanogramas, os anticorpos IgG, IgM e IgA, bem como pode ser quantitativo, quando se estabelece curva padrão apropriada. No mercado estão disponíveis vários testes para vírus de aves e mamíferos; parte deles fornece informação qualitativa sobre anticorpos contra diversos vírus, enquanto outros detectam os próprios vírus nas amostras clínicas. O ELISA de bloqueio, ou de competição, avalia a capacidade de um soroteste em desfazer a ligação de um anticorpo específico da proteína viral com seu antígeno.

Teste Western immunoblot. O teste *Western immunoblot* pode detectar anticorpos contra uma ampla variedade de proteínas virais, exibidos em uma tira de papel de nitrocelulose como bandas separadas por meio de eletroforese. Quando se aplica uma amostra de soro à tira de nitrocelulose, os anticorpos de animais infectados com um vírus específico se ligam a proteínas virais específicas, nas posições apropriadas. Essas bandas se tornam escuras e distintas quando o papel de nitrocelulose é tratado com um reagente (Figura 3.5). Por possibilitar um perfil de anticorpo viral completo da amostra de soro, esse exame é o teste de diagnóstico viral mais específico atualmente disponível.

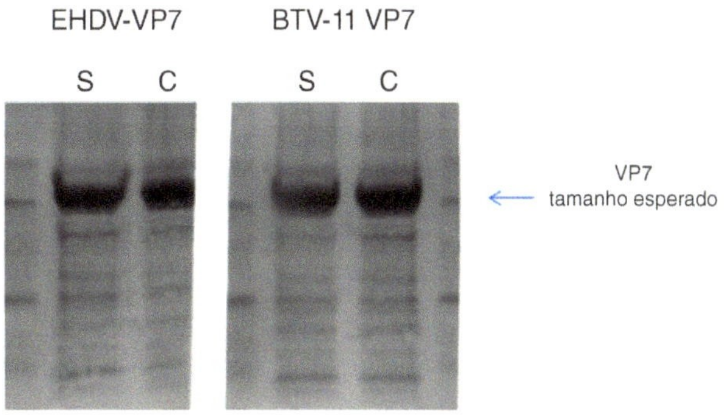

Figura 3.5 Teste *Western immunoblot* mostrando a ligação do anticorpo a antígenos proteicos específicos separados por meio de cromatografia em gel de eletroforese. EHDV-2 ou BTV-11 VP-7 expressos em baculovírus, do sobrenadante (S) ou do precipitado de células (C). A membrana impregnada com 1:2.000 de anticorpos monoclonais [EHDV(4F4.H1) ou BTV(1AA4.E4)] e 1:4.000 de caprino anti-αHRP de camundongo. (Cortesia de Dr. Chris Lehiy, USDA ARS.)

Leitura sugerida

Coghe F, Orrù G, Pautasso M *et al.* (2011) The role of the laboratory in choosing antibiotics. *J Matern Fetal Neonatal Med*, 24 (Suppl 2), 18–20.

O'Brien TF and Stelling J (2011) Integrated multilevel surveillance of the World's infecting microbes and their resistance to antimicrobial agents. *Clin Microbiol Rev*, 24 (2), 281–295. doi:10.1128/CMR.00021-10.

Weinstein MP (2011) Diagnostic strategies and general topics, in *Manual of Clinical Microbiology*, vol. I. Section I, 10th edn (ed. JH Jorgensen), ASM Press.

Wilson D, Howell V, Toppozini C *et al.* (2011) Against all odds: diagnosing tuberculosis in South Africa. *J Infect Dis*, 204 (Suppl 4), S1102–S1109.

4 Quimioterapia Antimicrobiana

John F. Prescott

Os medicamentos antimicrobianos atuam com base nas diferenças entre a função estrutural ou bioquímica do hospedeiro e do microrganismo. A quimioterapia moderna segue o trabalho de Paul Ehrlich, que dedicou sua vida à descoberta de agentes químicos que apresentassem toxicidade seletiva. Os primeiros medicamentos antibacterianos de amplo espectro de uso clínico bem-sucedido foram as sulfonamidas, sintetizadas em 1935, como resultado do trabalho de Ehrlich com corantes sintéticos. No entanto, foi a descoberta da penicilina por Fleming, em 1928, e sua produção posterior por Chain e Florey, durante a Segunda Guerra Mundial, que levaram à descoberta subsequente de outros antibióticos, substâncias químicas produzidas por microrganismos as quais, em baixa concentração, inibiam ou matavam outros microrganismos. A modificação química de vários dos medicamentos inicialmente descobertos durante a "revolução antibiótica" possibilitou o desenvolvimento de novos e potentes medicamentos antimicrobianos, com propriedades distintas de suas moléculas originais. Os antibióticos e seus derivados são mais importantes como agentes antimicrobianos que uma minoria de fármacos antibacterianos sintéticos. Por outro lado, todos os medicamentos antivirais são quimicamente sintetizados. Em geral, o termo antimicrobiano será utilizado tanto para antibiótico quanto para antimicrobiano sintético. O emprego terapêutico de antimicrobianos em medicina veterinária tem acompanhado seu uso em medicina humana, em razão do alto custo de desenvolvimento desses medicamentos.

Este capítulo aborda os agentes antibacterianos e antifúngicos sistêmicos, e seu uso, bem como um importante tópico sobre resistência aos antibióticos.

Classificação dos medicamentos antimicrobianos

Os antimicrobianos podem ser classificados de diferentes maneiras, cada qual com sua importância clínica:

1. *Espectro de ação contra a classe de microrganismos:* as penicilinas apresentam estreito espectro porque inibem apenas as bactérias; o espectro de ação das sulfonamidas, do trimetoprima e das lincosamidas é mais amplo porque inibem ambos, bactérias e protozoários. Os polienos inibem somente fungos
2. *Atividade antibacteriana:* alguns antibióticos apresentam espectro estreito por inibirem apenas bactérias gram-positivas (bacitracina e vancomicina) ou principalmente gram-negativas (polimixina), enquanto medicamentos de amplo espectro como as tetraciclinas inibem tanto bactérias gram-positivas quanto gram-negativas. Outros medicamentos, como penicilina G ou lincosamidas, são mais efetivos contra bactérias gram-positivas, mas também inibem algumas gram-negativas
3. *Bacteriostático ou bactericida:* essa diferenciação depende da concentração do medicamento e do microrganismo envolvido. A penicilina, por exemplo, é bactericida em altas concentrações e bacteriostática em concentrações menores. Em alguns casos, a diferenciação entre bactericida e bacteriostático é fundamental, como no tratamento de meningite ou de sepse em paciente com neutropenia
4. *Atividade farmacodinâmica:* a ação antibacteriana depende da concentração ou do tempo de tratamento (ver seção "Esquema de dosagens de medicamentos e propriedades farmacodinâmicas", para verificar a influência dessa atividade nas considerações sobre a administração desse medicamento)
5. *Mecanismo de ação:* à semelhança da atividade farmacodinâmica, esse mecanismo depende da classe do medicamento, que será discutida posteriormente. É possível que seja essa a classificação mais útil, desde que defina as quatro abordagens de classificação anteriores.

Mecanismo de ação de medicamentos antimicrobianos

As diferenças estruturais e bioquímicas significativas entre as células eucarióticas e procarióticas possibilitam maior oportunidade para toxicidade seletiva de medicamentos antibacterianos, comparativamente aos medicamentos antifúngicos porque os fungos, à semelhança das células de mamíferos, são estruturas eucarióticas. O desenvolvimento de medicamentos antivirais seletivamente tóxicos é particularmente difícil porque a replicação dos vírus depende muito das vias metabólicas da célula hospedeira. Este capítulo aborda, principalmente, os medicamentos antibacterianos.

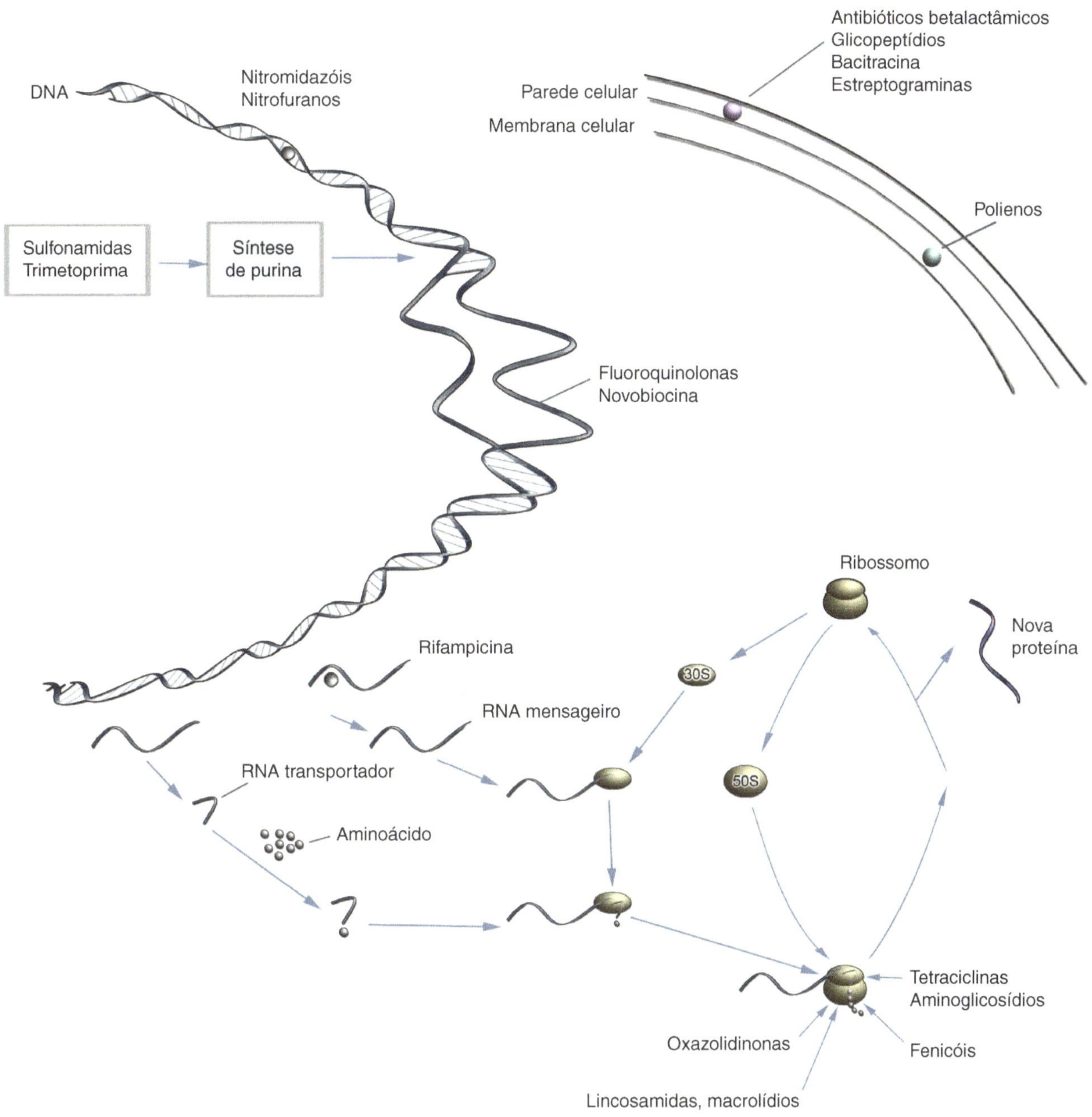

Figura 4.1 Mecanismos de ação de medicamentos antibacterianos.

Os mecanismos de ação de fármacos antibacterianos se enquadram em quatro categorias: (1) inibição da síntese da parede celular; (2) prejuízo à função da membrana celular; (3) inibição da síntese ou da função do ácido nucleico; e (4) inibição da síntese de proteínas (Figura 4.1).

Inibição da síntese da parede celular

Os antibióticos que interferem na síntese da parede celular incluem penicilinas e cefalosporinas (antibióticos betalactâmicos), bacitracina e vancomicina. A parede da célula bacteriana é um envelope espesso que dá forma à célula. Essa parede externa resistente da membrana celular representa uma importante diferença entre as bactérias e as células de mamíferos. Em bactérias gram-positivas, consiste basicamente em uma espessa camada de peptidoglicano, que propicia à célula rigidez e mantém uma alta pressão osmótica interna de, aproximadamente, 20 atmosferas. Em bactérias gram-negativas, essa camada é mais fina e a pressão osmótica interna é proporcionalmente menor. Peptidoglicano consiste em uma cadeia de polissacarídios composta de uma repetição de uma estrutura principal de dissacarídio de ácido *N*-acetilglucosamina-*N*-acetilmurâmico que se alterna na ligação β-1,4, de um tetrapeptídio ligado ao ácido *N*-acetilmurâmico e de uma ponte peptídica, de um tetrapeptídio a outro, de modo que a estrutura principal dissacarídica seja uma ligação cruzada tanto dentro quanto entre as camadas. A ligação cruzada entre os transpeptídios propicia à parede celular uma resistência notável. Várias enzimas estão envolvidas nas reações de transpeptidação.

A ação dos antibióticos betalactâmicos (penicilinas e cefalosporinas) consiste em impedir a ligação cruzada final na parede celular, inibindo a divisão e originando pontos fracos. Entre os alvos desses medicamentos incluem-se as proteínas ligadoras de penicilinas (PLP), as quais estão presentes nas bactérias, na quantidade de três a oito PLP; entre as quais, várias são enzimas transpeptidases – responsáveis pela formação e remodelação da parede celular durante o crescimento e a divisão da célula. Diferentes PLP apresentam afinidades distintas aos medicamentos, fato que explica o variável espectro de ação dos diferentes antibióticos betalactâmicos. Também, há envolvimento de mecanismos de degradação na produção da parede celular, com transporte por autolisinas; algumas penicilinas atuam, em parte, reduzindo a inibição normal das autolisinas.

A ação dos antibióticos betalactâmicos, desse modo, consiste em bloquear a síntese de peptidoglicano, de modo a enfraquecer severamente a parede celular e promover a ação das autolisinas, as quais provocam lise celular. Os betalactâmicos são efetivos apenas contra as células em crescimento ativo. A maior atividade de alguns betalactâmicos contra bactérias gram-positivas se deve à maior quantidade de peptidoglicanos e à maior pressão osmótica nestas bactérias, à impermeabilidade de algumas bactérias gram-negativas em razão de seu revestimento externo de lipídio e lipopolissacarídio, e à presença de enzimas betalactamases em vários microrganismos gram-negativos. A notável atividade de algumas das penicilinas e cefalosporinas mais recentes contra gram-negativos é decorrência não apenas de sua melhor capacidade em penetrar nas células gram-negativas e se ligar à PLP, mas também de sua capacidade em resistir a uma variedade de enzimas betalactamases normalmente presentes no espaço periplasmático das bactérias gram-negativas. Mais recentemente, medicamentos inibidores da betalactamase, sem atividade antibacteriana própria, como o ácido clavulânico e o sulbactam, têm sido combinados com amoxicilina ou com ticarcilina, com o intuito de expandir o espectro de ação destes últimos antimicrobianos, mediante a neutralização de enzimas que poderiam, por outro lado, degradá-los.

Bacitracina e vancomicina, que são efetivas somente contra bactérias gram-positivas, inibem os estágios iniciais da síntese de peptidoglicano.

Penicilinas. A observação de Sir Alexander Fleming de que ocorria lise de colônias de estafilococos em uma placa que se tornara contaminada com o fungo *Penicillium* foi a descoberta que levou à criação dos antibióticos. Nos anos 1940, Chain, Florey *et al.* tiveram êxito na produção de quantidades terapêuticas de penicilina a partir de *Penicillium notatum*. Quase uma década depois, a penicilina G estava amplamente disponível para uso clínico. Nos anos que se seguiram, constatou-se que esse antibiótico apresentava algumas limitações, a saber: sua instabilidade relativa no meio ácido do estômago e sua suscetibilidade à inativação pela penicilinase, bem como sua relativa ineficácia contra a maioria das bactérias gram-negativas. O isolamento da parte ativa da molécula de penicilina, o ácido 6-aminopenicilânico, tem resultado na produção e no desenvolvimento de penicilinas semissintéticas que superam algumas dessas limitações.

O desenvolvimento da família das cefalosporinas, que compartilha com a penicilina o anel betalactâmico, tem conduzido a uma variedade notável de medicamentos que melhoraram a capacidade de penetração em diferentes espécies de bactérias gram-negativas e de resistir à enzima betalactamase. Nos últimos anos, tem-se relatado que outros antibióticos betalactâmicos de ocorrência natural carecem do anel bicíclico das penicilinas betalactâmicas clássicas e das cefalosporinas. Vários desses novos fármacos apresentam potente ação antibacteriana e são altamente resistentes à enzima betalactamase.

As penicilinas clinicamente importantes podem ser distribuídas em seis grupos:

1. *Benzilpenicilinas e suas formas de longa duração:* penicilinas injetáveis, mais efetivas contra microrganismos gram-positivos, porém suscetíveis à hidrólise ácida e à inativação pela betalactamase (p. ex., penicilina G)
2. *Penicilinas absorvidas por via oral:* espectro semelhante às benzilpenicilinas (p. ex., penicilina V)
3. *Penicilinas isoxazolil antiestafilocócicas:* relativamente resistentes à betalactamase estafilocócica (p. ex., cloxacilina e meticilina)
4. *Penicilinas de espectro estendido:* aminopenicilinas (p. ex., amoxicilina e ampicilina)
5. *Penicilinas antipseudomonas:* carboxipenicilinas e ureidopenicilinas (p. ex., carbenicilina, piperacilina e ticarcilina)
6. *Penicilinas resistentes à betalactamase*: temocilina.

Ação antimicrobiana. Entre as penicilinas, a penicilina G é a mais efetiva contra bactérias aeróbicas gram-positivas, como estafilococos coagulase-positivos não produtores de betalactamase, estreptococos beta-hemolíticos, *Bacillus anthracis* e outros bastonetes gram-positivos, corinebactérias e *Erysipelothrix, Listeria*, bem como contra a maioria das bactérias anaeróbicas. É moderadamente efetiva contra os aeróbios gram-negativos mais fastidiosos, como *Haemophilus, Pasteurella* e alguns *Actinobacillus*, porém não é efetiva contra os microrganismos da família Enterobacteriaceae e dos gêneros *Bordetella* e *Pseudomonas*. As penicilinas isoxazolil resistentes à penicilinase (oxacilina, cloxacilina, meticilina e nafcilina) são resistentes à penicilinase produzida por estafilococos coagulase-positivos, porém são menos efetivas que a penicilina G no tratamento de infecções por outras bactérias gram-positivas sensíveis à penicilina. A maioria das bactérias gram-negativas é resistente a essas penicilinas. A ampicilina e a amoxicilina são um pouco menos efetivas que a penicilina G no tratamento de infecções por bactérias anaeróbicas e gram-positivas; também, são inativadas pela penicilinase produzida por estafilococos coagulase-positivos. Apresentam ação consideravelmente maior contra bactérias gram-negativas. Não são efetivas contra *Pseudomonas aeruginosa*. A carbenicilina e a ticarcilina se assemelham à ampicilina quanto ao espectro de ação, com a notável diferença de que são efetivas contra *P. aeruginosa*. A temocilina é altamente resistente à betalactamase, inclusive à cefalosporinase de espectro estendido, e apresenta ampla ação contra microrganismos da família Enterobacteriaceae, inclusive aqueles isolados resistentes. *Mycoplasma* e micobactérias são resistentes às penicilinas. Estafilococos resistentes à meticilina também são resistentes a todos os antibióticos betalactâmicos.

Resistência. Nas bactérias gram-positivas (particularmente nos estafilococos coagulase-positivos), a resistência envolve principalmente a produção de enzima betalactamase (penicilinase) extracelular, a qual rompe o anel betalactâmico da maioria das penicilinas. Nas bactérias gram-negativas, a resistência se deve, em parte, à ampla variedade de enzimas betalactamase e, também, à baixa permeabilidade dessas bactérias ou à falta dos receptores de PLP. A maior parte ou todas as bactérias gram-negativas expressam baixa concentração de enzimas betalactamase mediadas por cromossomo espécie-específicos, no espaço periplasmático, e, às vezes, essas enzimas contribuem para a resistência.

A produção de betalactamase mediada por plasmídios está disseminada entre as bactérias gram-negativas comuns. As enzimas são expressas de maneira constitutiva e induzem resistência de alto nível. A maioria delas é mais representada por penicilinases que por cefalosporinases. As mais disseminadas são as betalactamases tipo TEM, as quais prontamente hidrolisam penicilina G e ampicilina, mais que meticilina, cloxacilina ou carbenecilina. As betalactamases tipo OXA, menos disseminadas, hidrolisam penicilinas isoxazolil (oxacilina, cloxacilina e seus compostos relacionados). As betalactamases tipo SHV são verificadas particularmente em *Klebsiella pneumoniae,* mas podem estar presentes em outros microrganismos da família Enterobacteriaceae. Nos últimos anos surgiram betalactamases resistentes às cefalosporinas de terceira geração. Entre elas, incluem-se aquelas hiperprodutoras de AmpC (como a betalactamase CMY2), bem como a betalactamase de espectro estendido (principalmente as variantes gênicas TEM e SHV, mas também incluindo PER, CTX-M, VEB e outros grupos de betalactamase) e metalobetalactamases, inclusive as betalactamases IMP, SPM e VOM. Estas últimas enzimas não são inibidas pelo ácido clavulânico.

Um importante avanço foi a descoberta de inibidores de amplo espectro de betalactamases (p. ex., ácido clavulânico e sulbactam). Esses medicamentos apresentam pouca ação antibacteriana, mas induzem extraordinário sinergismo quando administrados com penicilina G, ampicilina, amoxicilina ou ticarcilina porque se ligam irreversivelmente às enzimas betalactamases de bactérias resistentes.

Absorção, distribuição e excreção. As penicilinas são ácidos orgânicos geralmente disponíveis na forma de sal sódico ou de sal potássico do ácido livre. Exceto para as penicilinas isoxazolil e a penicilina V, a hidrolise ácida limita a disponibilidade sistêmica da maioria das penicilinas de uso oral. Ambas, a ampicilina e a amoxicilina, são relativamente estáveis em meio ácido.

As penicilinas são predominantemente ionizadas no plasma sanguíneo e apresentam volume de distribuição relativamente baixo e meia-vida curta (de 0,5 a 1,2 h), em todas as espécies de animais domésticos. Após sua absorção, as penicilinas são amplamente distribuídas aos fluidos corporais. Em razão de seu alto grau de ionização e da baixa lipossolubilidade, apresentam-se em baixa concentração no meio intracelular e não penetram bem nos fluidos transcelulares. A capacidade de difusão relativamente baixa das penicilinas através das membranas celulares é refletida em suas proporções concentração no leite:concentração no plasma (0,3). No entanto, os teores teciduais relativamente baixos podem ser clinicamente efetivos dada a alta sensibilidade das bactérias suscetíveis às penicilinas e a sua ação bactericida. A ampicilina e a amoxicilina, além de terem ação antimicrobiana de maior espectro, penetram nas barreiras celulares mais facilmente que a penicilina G. Sua meia-vida um tanto mais longa pode ser atribuída à circulação êntero-hepática. Geralmente a penetração no fluido cerebroespinal (FCE) é baixa, mas é exacerbada pela inflamação. Ademais, a remoção ativa de penicilina do FCE é reduzida pela inflamação. As penicilinas são eliminadas quase que totalmente por excreção renal, fato que resulta em conteúdo muito elevado na urina. Os mecanismos de excreção renal incluem filtração glomerular e, principalmente, secreção nos túbulos proximais.

Reações adversas. As penicilinas são notavelmente livres de efeitos tóxicos, mesmo em doses que excedem as recomendadas. A principal reação adversa é a anafilaxia aguda; reações de hipersensibilidade mais discretas (urticária, febre, edema angioneurótico) são mais comuns. Todas as penicilinas apresentam sensibilidade cruzada e reação cruzada. As reações anafiláticas após a administração oral de penicilina são menos comuns que após a aplicação parenteral. Várias das intoxicações agudas relatadas em animais são decorrentes dos efeitos tóxicos do potássio ou da procaína, com os quais a penicilina se encontra combinada. O uso de penicilina e ampicilina em porquinhos-da-índia invariavelmente provoca colite fatal causada por *Clostridium difficile;* o uso de ampicilina em coelhos provoca colite fatal provocada por *C. difficile* ou *Clostridium spiroforme.*

Cefalosporinas. Cefalosporinas são produtos naturais ou semissintéticos do fungo *Cephalosporium* spp.; as cefamicinas relacionadas são derivadas de actinomicetos ou actinobactérias. O núcleo das cefalosporinas semissintéticas, o ácido 7-aminocefalosporânico, tem estreita semelhança estrutural com aquele das penicilinas, ao qual se deve um mecanismo de ação comum e outras propriedades compartilhadas por essas duas classes de medicamentos. Além disso, as cefalosporinas são bactericidas e, à semelhança das penicilinas, apresentam meia-vida curta; a maior parte é excretada de modo inalterado na urina. A fixação de vários grupos R ao núcleo de ácido cefalosporânico resulta em compostos com baixa toxicidade e alta eficácia terapêutica. Ainda que não seja uma descrição ideal, a classificação das cefalosporinas como pertencentes a quatro gerações refere-se a seu crescente espectro de ação contra bactérias gram-negativas, em razão da melhor penetração nas células e de sua progressiva resistência às betalactamases das bactérias gram-negativas.

Ação antimicrobiana. As cefalosporinas de primeira geração (p. ex., cefalotina, cefalexina, cefaloridina e cefadroxila) apresentam um espectro de ação semelhante ao da ampicilina, com a notável diferença de que os estafilococos produtores de betalactamase são suscetíveis. São efetivas contra uma variedade de bactérias gram-positivas, como estafilococos coagulase-positivos, vários estreptococos (exceto enterococos), corinebactérias e anaeróbios gram-positivos (*Clostridium*). Entre as bactérias gram-negativas, *Haemophilus* e *Pasteurella* são suscetíveis, assim como são algumas cepas de *Escherichia coli, Klebsiella, Proteus* e *Salmonella. Enterobacter* e *P. aeruginosa* são resistentes. Várias bactérias anaeróbicas, exceto os membros do grupo *Bacteroides fragilis,* são suscetíveis. As cefalosporinas de segunda geração (p. ex., cefoxitina e cefuroxima) apresentam maior resistência às betalactamases de bactérias gram-negativas e, desse modo, seu espectro de ação é maior contra bactérias gram-negativas, bem como contra bactérias suscetíveis às cefalosporinas de primeira geração. São efetivas contra algumas cepas de *Enterobacter* e contra *E. coli, Klebsiella* e *Proteus* resistentes à cefalotina. Alguns *B. fragilis* são suscetíveis. À semelhança das cefalosporinas de primeira geração, esses medicamentos não são ativos contra *P. aeruginosa* ou *Serratia*. As cefalosporinas de terceira geração (p. ex., cefotaxima, ceftiofur e cefoperazona) são caracterizadas pela baixa eficácia contra bactérias gram-positivas, ação moderada contra *P. aeruginosa* e notável eficácia contra os microrganismos da família Enterobacteriaceae. Algumas cefalosporinas de terceira geração (p. ex., ceftazidima) são muito efetivas contra *P. aeruginosa* à custa de sua atividade contra os membros da família Enterobacteriaceae. As cefalosporinas de quarta geração (p. ex., cefepima e cefpiroma) apresentam espectro de ação muito amplo e resistem à hidrólise induzida por várias betalactamases.

Resistência. Os estafilococos coagulase-positivos resistentes à meticilina apresentam resistência às cefalosporinas de todas as gerações. Relata-se que as bactérias gram-negativas apresentam resistência aos fármacos de primeira, segunda e terceira gerações, mediada por plasmídios. O surgimento de resistência em *Enterobacter, Serratia* e *P. aeruginosa* durante o tratamento com cefalosporinas de terceira geração se deve à desrepressão de enzimas betalactamases cromossômicas induzíveis, a qual, por sua vez, resulta em resistência de amplo espectro aos antibióticos betalactâmicos. Além disso, relata-se que a resistência às cefalosporinas de terceira geração, mediada por plasmídios, está aumentando. Isso pode envolver as betalactamases TEM ou SHV, ou outros tipos de betalactamase, inclusive CTX-M1, que hidrolisam a cefotaxima – essas betalactamases são inibidas pelo ácido clavulânico. Mais recentemente, foram identificadas cefalosporinases (cefamiquinase) de amplo espectro, as CMY-2-betalactamases, em plasmídios de *E. coli* e *Salmonella;* estas não são inibidas pelo ácido clavulânico.

Absorção, distribuição e excreção. As cefalosporinas são fármacos hidrossolúveis. Dentre as cefalosporinas de primeira geração, a cefalexina e o cefadroxila são relativamente estáveis em meio ácido e suficientemente bem absorvidas no intestino, de modo que podem ser administradas por via oral aos cães e gatos, mas não aos herbívoros. Outras cefalosporinas de primeira geração devem ser administradas por via parenteral; a injeção intramuscular frequentemente é dolorida e a injeção intravenosa causa irritação. Às vezes, há disponibilidade de cefalosporinas de segunda e terceira gerações para uso oral; assim, em cães e gatos podem ser administradas mais por via oral que por via parenteral. Após a absorção nos locais de aplicação, as cefalosporinas são amplamente distribuídas aos tecidos e fluidos corporais. A penetração das cefalosporinas de terceira geração no FCE é moderadamente boa e, em razão de sua potente ação contra bactérias gram-negativas, tem indicação potencial, particularmente, para o tratamento de meningite.

Reações adversas. As cefalosporinas são antibióticos relativamente atóxicos para pacientes humanos. Observam-se reações alérgicas em 5 a 10% das pessoas que apresentam hipersensibilidade à penicilina. As injeções intravenosa e intramuscular de alguns medicamentos causam irritação.

Outros antibióticos betalactâmicos. Outros antibióticos betalactâmicos de ocorrência natural descobertos nos últimos anos incluem cefamicinas, ácido clavulânico, tienamicina, monobactans (como o aztreonam), carbapenêmicos (como o imipeném), compostos PS e carpetimicinas – todos com o anel betalactâmico básico, porém sem o anel bicíclico dos betalactâmicos clássicos. Todos são muito resistentes às betalactamases e vários apresentam potentes propriedades antibacterianas ou são utilizados em combinação com os primeiros betalactâmicos produzidos (ampicilina, amoxicilina, ticarcilina), em razão de seus potentes efeitos inibidores de betalactamases (ácido clavulânico, sulbactam, tazobactam). Os carbapenêmicos (biapeném, imipeném-cilastatina, meropeném) apresentam ação excepcional contra bactérias aeróbicas e anaeróbicas clinicamente relevantes, com a maior atividade, dentre todos os antimicrobianos, contra bactérias gram-negativas.

Prejuízo à função da membrana celular

Os antibióticos que comprometem a função da membrana celular incluem polimixinas, monensina e polienos antifúngicos (anfotericina, nistatina) e imidazóis (fluconazol, itraconazol, cetoconazol, miconazol), abordados no tópico sobre medicamentos antifúngicos. As membranas celulares situam-se abaixo da parede celular, circundando o citoplasma. Controlam a passagem de substâncias para dentro e para fora da célula. Quando sua função é prejudicada, os conteúdos celulares (proteínas, nucleotídios, íons) podem extravasar, resultando em lesão e morte celular.

Polimixinas. A estrutura das polimixinas é tal que podem ter partes hidrofílicas e hidrofóbicas separadas e bem-definidas. As polimixinas atuam ligando-se aos fosfolipídios das membranas, resultando em desorganização estrutural, prejuízo da permeabilidade e lise celular. As polimixinas são seletivamente tóxicas às bactérias gram-negativas dada a presença de alguns fosfolipídios na membrana celular e porque a superfície externa da membrana exterior das bactérias gram-negativas é composta principalmente de lipopolissacarídio. O uso parenteral desse antimicrobiano está associado a efeitos nefrotóxicos, neurotóxicos e bloqueadores neuromusculares. As principais aplicações clínicas se limitam ao tratamento de infecções causadas por bactérias gram-negativas, por via oral, embora esses medicamentos, novamente, estejam sendo mais comumente utilizados por via parenteral em pacientes humanos, em razão da falta de tratamento alternativo para infecções provocadas por bactérias patogênicas multirresistentes.

Inibição da função do ácido nucleico

Os exemplos de medicamentos que inibem a função do ácido nucleico são nitroimidazóis, nitrofuranos, ácido nalidíxico, fluoroquinolonas (ciprofloxacino, danofloxacino, difloxacino, enrofloxacino, orbifloxacino, sarafloxacino), novobiocina, rifampicina, sulfonamidas, trimetoprima e 5-flucitosina. Como os mecanismos de síntese, replicação e transcrição do ácido nucleico são semelhantes em todas as células, os medicamentos que interferem na função do ácido nucleico apresentam baixa toxicidade seletiva. A maioria deles atua ligando-se ao DNA, inibindo sua replicação ou transcrição. Os medicamentos com maior toxicidade seletiva são as sulfonamidas e a trimetoprima, os quais inibem a síntese de ácido fólico.

Nitroimidazóis. Nitroimidazóis, como metronidazol e dimetridazol, apresentam propriedades antiprotozoárias e antibacterianas. Sua ação nas células bacterianas se deve a produtos do medicamento reduzidos, não identificados, verificados apenas em microrganismos anaeróbicos ou microaerófilos. O nitroimidazol provoca extenso dano nos filamentos do DNA causado pela inibição da enzima de reparação do DNA, a DNase 1, ou pela formação de complexos com as bases nucleotídicas, os quais não são reconhecidos pela enzima. Os nitroimidazóis são bactericidas para bactérias gram-negativas anaeróbicas e para várias bactérias gram-positivas; ademais, são efetivos contra protozoários como *Tritrichomonas fetus*, *Giardia lamblia* e *Histomonas meleagridis*. A resistência cromossômica pode provocar discreto aumento da concentração inibitória mínima (CIM), porém, como no caso dos nitrofuranos, a ocorrência de resistência codificada por plasmídios é rara. Em geral, os nitroimidazóis são bem absorvidos após administração oral, e a injeção parenteral causa muita irritação. São bem distribuídos por todos os tecidos e fluidos corporais, inclusive no cérebro e no FCE, e são excretados pela urina. O risco potencial mais grave é o relato controverso de carcinogenicidade, em animais de laboratório. Por esse motivo, esses fármacos não são utilizados em animais destinados ao consumo humano, ou seja, animais de produção.

Nitrofuranos. À semelhança dos nitroimidazóis, os nitrofuranos são antiprotozoários, mas apresentam atividade antibacteriana mais ampla; são mais efetivos em condições anaeróbicas. Após a penetração na célula, as nitrorredutases bacterianas produzem produtos de redução instáveis não caracterizados, os quais diferem em função do tipo de nitrofurano. Esses produtos provocam dano ao filamento de DNA da bactéria. Os nitrofuranos são derivados sintéticos do 5-nitrofuraldeído, com ampla ação antimicrobiana. A toxicidade e a baixa concentração tecidual limitam seu uso ao tratamento de infecções locais e de infecções do sistema urinário.

Fluroquinolonas. Fluroquinolonas (p. ex., ciprofloxacino, danofloxacino, difloxacino, enrofloxacino, orbifloxacino e sarafloxacino) são efetivas contra bactérias gram-negativas. Provocam inibição seletiva da síntese do DNA bacteriano pela inibição da DNA girase (topoisomerase II) e da DNA topoisomerase IV. A DNA girase está envolvida na compactação (em forma espiral) do DNA nas células bacterianas, enquanto a topoisomerase IV está envolvida no afrouxamento desse DNA compactado. Fluoroquinolonas são fármacos bactericidas. O ácido nalidíxico (uma quinolona raramente utilizada por causa de sua toxicidade) é mais efetivo contra bactérias gram-negativas, exceto *P. aeruginosa*, mas os derivados mais recentes de fluoroquinolona apresentam espectro mais amplo e são efetivos contra bactérias gram-positivas, inclusive micobactérias. A atividade contra *Mycoplasma* e riquétsias também é uma importante característica das fluoroquinolonas mais recentes. As fluoroquinolonas são rapidamente absorvidas após a administração oral e apresentam meia-vida de 4 a 12 h, além de serem amplamente distribuídas aos tecidos e poderem se concentrar, por exemplo, na próstata. A quantidade que penetra no FCE corresponde a cerca de metade da verificada no soro, fato que torna esses fármacos úteis no tratamento de meningite. As fluoroquinolonas estão sendo introduzidas rapidamente como medicamento de uso veterinário, particularmente contra bactérias gram-negativas e *Mycoplasma*. Uma importante desvantagem de seu uso é o desenvolvimento razoavelmente rápido de resistência mediada por cromossomos, que, em *Campylobacter jejuni* e *P. aeruginosa*, pode induzir resistência de alto nível após uma única mutação de nucleotídio; esta aquisição de resistência, todavia, é mais gradativa em outras bactérias, geralmente mais em consequência de mutações cumulativas de nucleotídios que de uma única mutação. A resistência também pode ser decorrente da diminuição da permeabilidade da parede celular, bem como da aquisição ou da atividade exacerbada de uma bomba de efluxo que transporta ativamente as fluoroquinolonas da célula.

Rifampicina. A rifampicina, que tem atividade particular contra bactérias gram-positivas e micobactérias, apresenta notável seletividade de inibição da polimerase do ácido ribonucleico (RNA) dependente do DNA bacteriano. A rifampicina impede a iniciação do processo de transcrição. A resistência se desenvolve rapidamente em decorrência de mutação cromossômica, de modo que esse fármaco raramente é utilizado sozinho, sendo mais apropriadamente empregado em combinação com outros antimicrobianos.

Sulfonamidas e trimetoprima. Sulfonamidas são substâncias sintéticas com amplas propriedades antibacterianas e antiprotozoárias. Interferem na biossíntese do ácido fólico e impedem a formação de nucleotídios purinas. As sulfonamidas são análogos funcionais do ácido para-aminobenzoico (PABA), com o qual competem pela mesma enzima, a tetraidropteroato sintetase, originando análogos de ácido fólico afuncionais e inibindo o crescimento bacteriano. As sulfonamidas apresentam toxicidade seletiva porque as células de mamíferos perderam sua capacidade de sintetizar o ácido fólico, mais bem absorvido no intestino, enquanto as bactérias necessitam sintetizá-lo. Nas células bacterianas, o conteúdo de ácido fólico pré-formado progressivamente se esgota, após várias divisões dessas células.

Outras substâncias influenciam a síntese do ácido fólico ao interferir na ação da enzima di-hidrofolato redutase. Um exemplo é a trimetoprima, que é seletivamente mais tóxica às bactérias que às células de mamíferos, em razão da maior afinidade à enzima bacteriana. A enzima inibe a conversão do di-hidrofolato em tetraidrofolato, originando, com as sulfonamidas, uma inibição sequencial da síntese de ácido fólico.

Sulfonamidas. As sulfonamidas compreendem uma série de ácidos orgânicos fracos que penetram na maioria dos tecidos e fluidos corporais. O grau de ionização e a lipossolubilidade de grande número de sulfonamidas, individuais, influenciam a absorção, determinam a capacidade de penetração nas membranas celulares e podem interferir na taxa de eliminação. As sulfonamidas têm ação bacteriostática contra bactérias gram-positivas e gram-negativas e, também, podem inibir outros microrganismos (alguns protozoários). Estão disponíveis em ampla variedade de preparações, para uso oral ou parenteral, e seu emprego tem sido muito abandonado por causa da resistência bacteriana disseminada, da dificuldade de administração e da existência de melhores alternativas. Algumas sulfonamidas particulares são associadas à trimetoprima, em uma combinação em determinada proporção (5:1) que apresenta a vantagem de ambos os efeitos: de sinergismo e da ação bactericida.

As sulfonamidas, individuais, são derivadas da sulfanilamida, a qual tem os pré-requisitos estruturais para a atividade antibacteriana. Os vários derivados diferem quanto às propriedades físico-químicas e farmacocinéticas e ao grau de atividade antimicrobiana. Os sais de sódio de sulfonamidas são facilmente solúveis em água e há disponibilidade de preparações de uso parenteral, para administração intravenosa. Algumas moléculas de sulfonamidas são elaboradas de modo a apresentarem baixa solubilidade (p. ex., ftalilsulfatiazol), de modo que são lentamente absorvidas; estas são destinadas ao tratamento de infecções intestinais.

Ação antimicrobiana. As sulfonamidas são antimicrobianos de amplo espectro. São efetivas contra cocos gram-positivos aeróbicos e contra alguns bastonetes e algumas bactérias gram-negativas, inclusive as da família Enterobacteriaceae. Vários microrganismos anaeróbicos são sensíveis.

Resistência. A resistência de bactérias patogênicas e não patogênicas isoladas de animais às sulfonamidas é disseminada, situação que reflete seu uso extensivo em medicina humana e em medicina veterinária, durante muitos anos. A resistência das sulfonamidas pode se desenvolver em decorrência da mutação que causa produção excessiva de PABA ou como consequência da alteração estrutural na enzima que sintetiza o ácido di-hidrofólico, a qual tem menor afinidade para as sulfonamidas. Mais frequentemente, a resistência às sulfonamidas é mediada por plasmídios.

Absorção, distribuição e excreção. A maioria das sulfonamidas é rapidamente absorvida no sistema gastrintestinal e amplamente distribuída a todos os tecidos e fluidos corporais, inclusive ao fluido sinovial e ao FCE. Seu grau de ligação às proteínas plasmáticas é variável. Além das diferenças entre as sulfonamidas quanto ao grau de ligação, há variação entre as espécies quanto à ligação de sulfonamidas individuais. O alto grau de ligação às proteínas (80%) aumenta a meia-vida desse fármaco, que penetra bem no FCE.

As sulfonamidas são eliminadas pela combinação da excreção renal e de mecanismos de biotransformação no fígado. Essa coadunação de processos de eliminação contribui para a variação da meia-vida de sulfonamidas individuais entre as espécies. Embora haja grande quantidade de preparações à base de sulfonamidas para o uso em medicina veterinária, várias delas apresentam formas de dosagem diferentes de sulfametazina. Essa sulfonamida é mais amplamente utilizada em animais de produção, ou seja, destinados ao consumo humano, e, quando administrada por via oral ou parenteral, pode possibilitar concentração efetiva no plasma (com variação de 50 a 150 μg/mℓ). Em razão de sua alcalinidade, a maioria das preparações de uso parenteral deve ser administrada apenas por meio de injeção intravenosa. Há disponibilidade de preparações de sulfametazina de liberação prolongada, de uso oral.

Reações adversas. As sulfonamidas podem ocasionar ampla variedade de efeitos colaterais, alguns dos quais podem ter base alérgica, enquanto outros se devem à toxicidade direta. As reações adversas mais comuns incluem anormalidades de sistema urinário (cristalúria, hematúria ou mesmo obstrução) e alterações hematopoéticas (trombocitopenia e leucopenia). Algumas das reações adversas estão associadas a uma sulfonamida específica. Em cães, a administração de sulfadiazina e sulfassalazina por longo tempo, com o intuito de controlar colite hemorrágica crônica, provoca ceratoconjuntivite seca.

Combinações trimetoprima-sulfonamidas. A trimetoprima é combinada com diversas sulfonamidas, em uma proporção fixa. A combinação produz uma ação bactericida contra ampla variedade de bactérias, com algumas importantes exceções, além de inibir alguns outros microrganismos. As preparações de uso veterinário contêm trimetoprima combinada com sulfadiazina ou sulfadoxina, na proporção 1:5. Outras diaminopirimidinas antibacterianas combinadas com sulfonamidas, para uso em animais, incluem baquiloprima e ormetoprima.

Ação antimicrobiana. As combinações trimetoprima-sulfonamida geralmente apresentam amplo espectro e ação bactericida contra bactérias aeróbicas gram-positivas e gram-negativas, inclusive as da família Enterobacteriaceae. A combinação é ativa contra grande número de bactérias anaeróbicas, pelo menos em condições *in vitro*. *Mycoplasma* e *P. aeruginosa* são resistentes.

Observa-se sinergismo quando os microrganismos são sensíveis a ambas as substâncias presentes na combinação. Mesmo quando as bactérias são resistentes às sulfonamidas, é possível haver sinergismo em até 40% dos casos, ainda que as bactérias sejam apenas moderadamente suscetíveis à trimetoprima. Em razão das diferenças entre a trimetoprima e a sulfonamida quanto ao padrão de distribuição e de eliminação, a proporção das concentrações das duas substâncias difere consideravelmente nos tecidos e na urina, de acordo com a proporção no plasma. Essa variação não é importante, uma vez que a interação sinérgica ocorre em ampla variação da proporção trimetoprima:sulfonamida.

Resistência. A resistência às sulfonamidas se deve à alteração estrutural da enzima que sintetiza ácido di-hidrofólico (di-hidropteroato sintetase), enquanto a resistência à trimetoprima geralmente se deve à síntese de uma enzima di-hidrofolato redutase resistente, codificada por plasmídios. Com o uso dessas preparações em animais, a resistência bacteriana a essa combinação tem se desenvolvido progressivamente.

Absorção, distribuição e eliminação. A trimetoprima é uma base orgânica lipossolúvel cuja taxa de ligação às proteínas plasmáticas é de, aproximadamente, 60%; no plasma, 60% das moléculas encontram-se na forma ionizada. Esta combinação de propriedades físico-químicas possibilita ampla distribuição do medicamento, atravessando as barreiras celulares por meio de difusão não iônica e mantendo concentração efetiva na maioria dos tecidos e fluidos corporais, inclusive no cérebro e no FCE. A metabolização hepática é o principal mecanismo de eliminação da trimetoprima. A meia-vida e a fração da dose que é excretada de forma inalterada na urina variam amplamente entre as diferentes espécies. O medicamento é bem-absorvido após a administração oral em cães, gatos e equinos; também é bem-absorvido nos locais de injeção, nestas e em outras espécies.

Reações adversas. Efeitos colaterais graves são raros; quando ocorrem geralmente podem ser atribuídos ao componente sulfonamida. O uso oral de trimetoprima-sulfonamida tem vantagem em relação à administração oral de outros antimicrobianos porque causa pouco transtorno à flora anaeróbica intestinal normal.

Inibição da síntese de proteínas

Exemplos de medicamentos que inibem a síntese de proteína são tetraciclinas, aminoglicosídios (amicacina, gentamicina, canamicina, neomicina, estreptomicina, tobramicina e outros), aminociclitóis (espectinomicina), cloranfenicol, lincosamidas (clindamicina, lincomicina) e macrolídios (azitromicina, claritromicina, eritromicina, tilosina, tiamulina e outros). Em razão das diferenças marcantes na estrutura, na composição e na função dos ribossomos entre as células procarióticas e eucarióticas, vários medicamentos antibacterianos importantes inibem seletivamente a síntese proteica nas bactérias. Os antibióticos que interferem na síntese de proteínas podem ser considerados os que atuam na subunidade 30S do ribossomo (tetraciclinas, aminoglicosídios, aminociclitóis) e os que atuam na subunidade 50S do ribossomo (cloranfenicol, macrolídios, lincosamidas).

Tetraciclinas. As tetraciclinas interferem na síntese de proteínas por inibirem a ligação do aminoacil tRNA ao local de identificação. As várias tetraciclinas apresentam atividades antimicrobianas semelhantes, mas diferem quanto às características farmacológicas.

Ação antimicrobiana. As tetraciclinas são medicamentos de amplo espectro efetivos contra bactérias gram-positivas e gram-negativas, inclusive contra riquétsias e clamídias, alguns micoplasmas e protozoários, como *Theileria*. Apresentam boa atividade contra várias bactérias gram-positivas, bactérias fastidiosas não intestinais como *Actinobacillus, Bordetella, Brucella, Haemophilus,* algumas espécies de *Pasteurella* e várias bactérias anaeróbicas; no entanto, sua ação contra estas bactérias e contra microrganismos da família Enterobacteriaceae é limitada pela resistência adquirida. *P. aeruginosa* é resistente às tetraciclinas, exceto nos casos de infecções do sistema urinário em que, dada sua alta concentração, as tetraciclinas podem ser os medicamentos de escolha.

Resistência. A resistência disseminada às tetraciclinas tem reduzido consideravelmente seu uso, o qual basicamente se limita a diferentes tipos de bactérias patogênicas intracelulares. Tal resistência é de alto nível e geralmente é mediada por plasmídios e transpóson. A resistência cruzada entre tetraciclinas é completa.

Reações adversas. Em geral, as tetraciclinas são antibióticos seguros, com um índice terapêutico razoavelmente alto. As principais reações adversas estão associadas a sua natureza intensamente irritante, com transtornos na flora gastrintestinal, com sua capacidade de ligação ao cálcio (efeitos cardiovasculares, deposição nos dentes ou ossos) e com efeitos tóxicos dos produtos de sua degradação nas células do fígado e dos rins. Em equinos, seu uso foi amplamente abandonado em decorrência de sua tendência em causar alto grau de supressão da flora intestinal normal e superinfecção fatal por *Salmonella* ou *C. difficile*.

Cloranfenicol e florfenicol. Cloranfenicol e florfenicol são antimicrobianos de amplo espectro, geralmente bacteriostáticos, que se ligam à subunidade 50S do ribossomo, distorcendo a região e inibindo a reação da peptidil transferase. São compostos neutros, lipossolúveis e estáveis.

Ação antimicrobiana. Cloranfenicol e florfenicol são efetivos contra bactérias gram-positivas e gram-negativas, inclusive contra clamídia, riquétsias e alguns micoplasmas. Várias bactérias gram-negativas patogênicas aeróbicas e anaeróbicas e a maioria das gram-positivas são suscetíveis, embora a resistência esteja aumentando nos microrganismos da família Enterobacteriaceae. O florfenicol é menos efetivo contra as bactérias da família Enterobacteriaceae, mas é altamente efetivo contra *Haemophilus, Mannheimia haemolytica* e *Pasteurella*. Em geral, esses fármacos são bacteriostáticos.

Resistência. A maioria dos casos de resistência se deve à ação de enzimas acetilase codificadas por plasmídios.

Absorção, distribuição e excreção. Em cães, gatos e pré-ruminantes, o cloranfenicol é bem absorvido no intestino; nos ruminantes, o medicamento é inativado após sua administração oral. Em razão de seu baixo peso molecular, da lipossolubilidade e da moderada ligação com as proteínas plasmáticas, o fármaco é bem distribuído na maioria dos tecidos e fluidos, inclusive no FCE e no humor aquoso. Nos animais, a meia-vida do cloranfenicol é muito variável, desde tão breve quanto 1 h, em equinos, até 5 ou 6 h em gatos. Em neonatos, a meia-vida é consideravelmente maior. O antibiótico é eliminado principalmente por meio de conjugação com glucoronídio, no fígado.

Reações adversas. A anemia aplásica fatal, observada em 1 dentre 25 mil a 40 mil pacientes humanos tratados com cloranfenicol, não ocorre em animais, embora o uso prolongado de alta dose possa provocar anormalidades reversíveis na atividade da medula óssea. O risco de ocorrência de anemia aplásica fatal em pessoas não tratadas levou à proibição de seu uso em animais destinados ao consumo humano, na maioria dos países, em razão da possibilidade de presença de resíduos do medicamento em produtos derivados da carne. O florfenicol não apresenta tal efeito e, assim, foi escolhido para emprego em animais de produção.

Aminoglicosídios

Os aminoglicosídios são bactericidas. O modo de ação da estreptomicina é mais bem compreendido. A estreptomicina apresenta uma variedade de efeitos complexos na célula bacteriana: (a) liga-se a um receptor proteico específico na subunidade 30S do ribossomo, distorcendo as interações códon-anticódon no local de reconhecimento e provocando a má interpretação do código genético, de modo que são produzidas proteínas defeituosas; (b) liga-se aos ribossomos "iniciadores", impedindo a formação da subunidade 70S dos ribossomos; e (c) inibe a reação de prolongamento da síntese de proteínas. Os demais aminoglicosídios atuam de modo semelhante à estreptomicina, causando translação inadequada do código genético e inibição irreversível da iniciação, embora o grau e o tipo frequentemente sejam diferentes. Apresentam múltiplos locais de ligação no ribossomo, enquanto a estreptomicina tem apenas um; também, podem inibir a etapa de translocação na síntese de proteínas. Acredita-se que a espectinomicina seja um antibiótico aminociclitol bacteriostático que inibe o prolongamento da cadeia de polipeptídios na etapa de translocação.

Os antibióticos aminoglicosídios são bases orgânicas polares. Sua polaridade muito contribui pelas propriedades farmacocinéticas similares, compartilhadas por todos os fármacos do grupo. Quimicamente, são compostos de um núcleo hexose no qual se fixam açúcares amino por meio de ligação glicosídica. Todos são potencialmente oto e nefrotóxicos. Os aminoglicosídios mais recentes são mais resistentes à degradação enzimática mediada por plasmídios e são menos tóxicos que os compostos mais antigos. Amicacina > tobramicina > gentamicina > neomicina = canamicina > estreptomicina quanto a potência, espectro de ação e estabilidade à resistência mediada por plasmídios. Essa atividade reflete a cronologia da introdução dos medicamentos, sendo a estreptomicina o aminoglicosídio mais antigo.

Ação antimicrobiana. Os aminoglicosídios são particularmente efetivos contra bactérias gram-negativas, bem como contra micobactérias e algumas espécies de *Mycoplasma*. Geralmente as bactérias anaeróbicas são resistentes. Como regra geral, as bactérias gram-positivas são resistentes aos fármacos mais antigos (estreptomicina, neomicina), mas podem ser eliminadas por medicamentos mais recentes (gentamicina, amicacina). Uma propriedade especialmente útil é a ação de aminoglicosídios mais novos contra *P. aeruginosa*. Sua ação bactericida em bacilos aeróbicos gram-negativos é muito influenciada pelo pH; são mais efetivos em ambiente alcalino. O aumento da acidez em decorrência da lesão tecidual pode ser responsável pela falha de um aminoglicosídio em destruir microrganismos normalmente suscetíveis, nos locais de infecção ou nas cavidades de abscessos. As combinações de aminoglicosídios com penicilinas frequentemente são sinérgicas; a administração concomitante de antibióticos betalactâmicos mais novos juntamente com gentamicina ou tobramicina tem sido utilizada no tratamento de graves infecções causadas por bactérias gram-negativas, como as causadas por *P. aeruginosa*.

Resistência. A resistência clinicamente mais relevante é ocasionada por diversas enzimas de degradação específicas de plasmídio, presentes no espaço periplasmático. Algumas dessas enzimas inativam apenas os aminoglicosídios mais antigos (estreptomicina, ou neomicina e canamicina), mas outras têm espectro mais amplo. Uma propriedade notável da amicacina é sua resistência a várias enzimas que inativam outros aminoglicosídios. A resistência à estreptomicina, baseada no transpóson e mediada por plasmídios, encontra-se disseminada e comumente relacionada com sulfonamidas, tetraciclinas e ampicilinas. Durante o tratamento, o desenvolvimento de resistência cromossômica à estreptomicina, mas não a outros aminoglicosídios, é relativamente rápido.

Absorção, distribuição e excreção. Os aminoglicosídios são pouco absorvidos no sistema gastrintestinal e apresentam baixa capacidade de ligação às proteínas plasmáticas e capacidade limitada para entrar nas células e penetrar as barreiras celulares. Não alcançam facilmente a concentração terapêutica nos fluidos transcelulares, especialmente no fluido cerebroespinal e no fluido ocular. A difusão insuficiente se deve a sua baixa lipossolubilidade. Em animais domésticos, seu volume de distribuição aparente é relativamente pequeno e sua meia-vida é curta (2 h). Ainda que esses fármacos apresentem volume de distribuição pequeno, eles se ligam seletivamente ao tecido renal (córtex renal). A eliminação é feita totalmente por meio de excreção renal (filtração glomerular) e a apresentação inalterada do fármaco é rapidamente excretada na urina. Prejuízo à função renal diminui sua capacidade de excreção e devem-se realizar ajustes para manter a dose necessária, de modo a impedir o acúmulo do medicamento e a toxicidade concomitante.

Ocorreram importantes modificações quanto à recomendação de administração intramuscular de aminoglicosídios; em vez de três doses ao dia mudou-se para uma única dose diária. Isso tem como consequência o aumento da eficácia terapêutica, uma vez que a atividade antibacteriana depende de ambas, das concentrações máxima e total e da redução da toxidade, pois os efeitos nefrotóxicos dependem de um efeito limiar, concentração acima da qual não há ação antibacteriana adicional. Isso alterou notavelmente a compreensão da dosagem de aminoglicosídios; os fármacos menos tóxicos podem ser mais utilizados.

Reações adversas. Todos os aminoglicosídios podem provocar graus variáveis de oto e nefrotoxidade. A tendência em provocar lesão vestibular ou coclear varia de acordo com o fármaco: a neomicina é a que mais provavelmente causa lesão coclear, e a estreptomicina ocasiona lesão vestibular. A ocorrência de nefrotoxicidade (necrose tubular aguda) está associada a tratamento prolongado e concentração demasiada de aminoglicosídios (especialmente gentamicina) no plasma. Os aminoglicosídios podem induzir bloqueio neuromuscular do tipo não despolarizante, que provoca paralisia flácida e apneia. Isso ocorre mais provavelmente quando associados a anestesia.

Aminociclitóis. A espectinomicina é um antibiótico aminociclitol com espectro de atividade e mecanismo de ação semelhantes aos da canamicina, mas sem os efeitos tóxicos dos aminoglicosídios. É normalmente bacteriostático e não é particularmente efetivo, com base no peso. Sua ação contra bactérias gram-negativas é imprevisível por causa das cepas naturalmente resistentes. A resistência cromossômica se desenvolve facilmente, mas não apresenta reação cruzada com aminoglicosídios. A resistência mediada por plasmídios é rara, mas frequentemente é maior que a da estreptomicina. O medicamento apresenta a maior parte das propriedades farmacocinéticas dos aminoglicosídios, mas parece penetrar melhor no FCE. Tem sido utilizado na prática pecuária para o tratamento de infecções causadas por salmonela e micoplasma.

Macrolídios. Os antibióticos macrolídios são bacteriostáticos, efetivos particularmente contra bactérias gram-positivas e *Mycoplasma*. Ligam-se à subunidade 50S do ribossomo, competindo com o cloranfenicol, e inibem a etapa de translocação da síntese de proteínas. O mecanismo de ação preciso é desconhecido. Os antibióticos macrolídios (azitromicina, claritromicina, eritromicina, tilosina, tiamulina, tulatromicina e espiramicina) apresentam ação e propriedades farmacocinéticas semelhantes àquelas das lincosamidas. À semelhança das lincosamidas, são fármacos básicos lipossolúveis que se concentram mais no tecido, comparativamente ao soro sanguíneo, e penetram bem nas células.

Ação antimicrobiana. A eritromicina apresenta espectro antibacteriano semelhante ao da penicilina G, mas também é efetiva contra estafilococos coagulase-positivos produtores de penicilinase, *Campylobacter, Leptospira, Bordetella,* riquétsia, clamídia, algumas espécies de *Mycoplasma* e micobactérias atípicas. Em altas concentrações pode ser bactericida. A tilosina e a espiramicina são menos efetivas que a eritromicina contra as bactérias, porém são mais efetivas contra diversas espécies de *Mycoplasma*. Em comparação com outros macrolídios, a tiamulina é mais efetiva contra microrganismos anaeróbicos, inclusive *Brachyspira hyodysenteriae*, e se diferencia por sua notável eficácia contra micoplasma. Azitromicina e claritromicina são especialmente efetivas contra micobactérias não causadoras de tuberculose. A ação desses dois fármacos contra uma variedade de bactérias intracelulares depende não apenas de suas atividades intrínsecas, mas também de sua frequente e notável concentração do fármaco nas células, inclusive nos macrófagos. A concentração de azitromicina no interior dos macrófagos pode corresponder a 200 a 500 vezes sua concentração sérica.

Resistência. A resistência cromossômica de etapa única à eritromicina se desenvolve relativamente rápido, mesmo durante o tratamento, mas geralmente é instável. A resistência mediada por plasmídios é comum. Também é comum a resistência cruzada entre eritromicina e lincosamidas e outros macrolídios. Há pouca informação sobre a resistência de patógenos de animais à tilosina. O desenvolvimento de resistência à tiamulina parece ser relativamente raro; microrganismos resistentes à tiamulina apresentam resistência cruzada de via única com outros macrolídios.

Absorção, distribuição e excreção. O estolato e o estearato de eritromicina são bem absorvidos após administração oral, mas o fármaco-base não é. A administração intramuscular de eritromicina é muito irritante. A absorção intestinal de tilosina varia de acordo sua formulação. A tiamulina é bem absorvida. Esses medicamentos são bem distribuídos por todos os tecidos e fluidos corporais, exceto no FCE. A concentração nos tecidos frequentemente supera a concentração sérica, notavelmente de azitromicina e claritromicina, as quais são, portanto, frequentemente administradas 1 vez/dia, ou com menor frequência. No caso de espiramicina, tal concentração tecidual é extrema e está associada à ligação ao tecido. Grande parte desses fármacos é degradada no organismo, mas alguns são excretados pelos rins e pelo fígado.

Reações adversas. Em geral, os macrolídios são fármacos seguros, embora sua injeção seja dolorida. Seu potencial para provocar diarreia irreversível em equinos adultos indica que esses devem ser evitados nesta espécie. Não devem ser administrados por via oral aos ruminantes, em razão do risco de alterarem a flora ruminal.

Lincosamidas. A lincomicina e a clindamicina apresentam atividades antibacterianas principalmente contra bactérias aeróbicas gram-positivas e bactérias anaeróbicas. Esses antimicrobianos se ligam à subunidade 50S dos ribossomos, nos locais de ligação justapostos àqueles do cloranfenicol e dos macrolídios. Inibem a reação da peptidil transferase. As lincosamidas, a lincomicina e a clindamicina são produtos de um actinomiceto, com atividades e mecanismos de ação semelhantes aos dos macrolídios. A lincomicina é mais comumente utilizada em medicina veterinária, embora seja menos efetiva, em dose com base no peso, que a clindamicina. As lincosamidas são efetivas contra todas as bactérias anaeróbicas e bactérias aeróbicas gram-positivas e contra micoplasmas, mas a maioria dos microrganismos aeróbicos gram-negativos é resistente. A clindamicina é mais efetiva que a lincomicina contra anaeróbicos; ademais, pode ser bactericida.

A resistência cromossômica se instala relativamente rápido, em etapas, e a resistência mediada por plasmídios é comum. A resistência cruzada entre as lincosamidas é completa e comumente também é notada com os macrolídios. A lincomicina é rapidamente absorvida após a administração oral ou intramuscular. O alimento retarda e reduz sua absorção. A absorção dos diferentes compostos de clindamicina é variável. As lincosamidas são amplamente distribuídas nos tecidos e nos fluidos corporais, inclusive na próstata e no leite, mas sua concentração no FCE é baixa. Além disso, penetram no meio intracelular dada sua propriedade lipofílica, e a excreção da maior parte desse fármaco é por meio do fígado. A principal reação adversa das lincosamidas é sua capacidade de provocar tiflocolite fatal causada por *C. difficile* em equinos, coelhos, porquinhos-da-índia e hamsters. Em coelhos, a diarreia fatal também pode ser decorrência da proliferação de *C. spiroforme*. A baixa dose oral de lincosamida provoca distúrbios ruminais graves em ruminantes adultos.

Suscetibilidade antimicrobiana e predição da dosagem do medicamento

O uso de fármacos antimicrobianos no tratamento de infecções depende da relação entre a suscetibilidade quantitativa do microrganismo e a concentração tecidual do fármaco. A suscetibilidade de vários patógenos veterinários é previsível e a experiência clínica tem estabelecido dosagens efetivas para as infecções provocadas por esses microrganismos. No entanto, a presença de vários mecanismos para a aquisição de resistência em diversas bactérias significa que pode ser necessária a avaliação da suscetibilidade a um fármaco antibacteriano em particular.

Teste de suscetibilidade antimicrobiana (antibiograma)

Há dois métodos gerais para a realização de testes de suscetibilidade antimicrobiana *in vitro:* o método de diluição e o método de difusão. O método de diluição fornece informação quantitativa quanto à suscetibilidade ao fármaco, enquanto o método de difusão fornece informação qualitativa (ou, na melhor das hipóteses, possibilita a avaliação semiquantitativa). Os testes devem ser realizados em condições padronizadas. A definição de uma bactéria como suscetível ou resistente a um fármaco antimicrobiano depende, por fim, do sucesso clínico ou da ineficácia do tratamento. A informação quantitativa sobre a suscetibilidade é obtida em laboratório, em condições artificiais, as quais não levam em conta as defesas do hospedeiro, a dinâmica da distribuição do fármaco ou a dinâmica da interação de uma variação da concentração do medicamento com uma bactéria no ambiente do hospedeiro. Apesar disso, as infecções causadas por bactérias classificadas como resistentes nos testes de suscetibilidade raramente respondem efetivamente ao tratamento, exceto em condições excepcionais. A resposta bem-sucedida do tratamento de infecções provocadas por bactérias classificadas como suscetíveis pode ser previsível; contudo, isso depende das condições clínicas, da natureza da infecção, da dosagem apropriada e de uma diversidade de outros fatores, alguns deles discutidos mais adiante.

Quadro 4.1 Concentração inibitória mínima de tetraciclina para patógenos de animais selecionados.

	Concentração inibitória mínima (μg/mℓ)	
	CIM_{50}[a]	CIM_{90}[a]
Bordetella bronchiseptica	2	2
Brucella canis	0,25	0,25
Corynebcterium pseudotuberculosis	0,25	0,25
Escherichia coli	4,0	64,0
Klebsiella pneumoniae	2,0	64,0
Mycoplasma canis	4,0	8,0
Pasteurella multocida	0,5	0,5

[a]Maior CIM_{50} de 50% dos isolados testados; maior CIM_{90} de 90% dos isolados testados. A CIM dos diferentes microrganismos varia de acordo com as cepas e as espécies.

Testes antimicrobianos por diluição. Antimicrobianos de potência conhecida são preparados em diluições pareadas, com concentrações semelhantes às alcançadas nos tecidos de pacientes tratados com doses usuais do fármaco. A diluição mais elevada na qual não ocorre crescimento bacteriano visível após a inoculação e incubação é denominada concentração inibitória mínima (CIM), que geralmente é menor que a concentração bactericida mínima (CBM), para o fármaco (Quadro 4.1).

A vantagem da determinação quantitativa da suscetibilidade de um microrganismo é que essa informação pode ser relacionada com o conhecimento das concentrações do fármaco em tecidos específicos, a fim de estimar a dosagem apropriada dos medicamentos. Na prática clínica, os valores da CIM geralmente são interpretados com base no sistema de classificação sugerido pelo Clinical Laboratory Standards Institute (CLSI), nos EUA. Essas normas de interpretação consideram a suscetibilidade inerente do microrganismo para cada fármaco, as propriedades farmacocinéticas e farmacodinâmicas do fármaco em particular, a dosagem, o local da infecção e a toxicidade do fármaco. Tais classificações são: (1) suscetíveis, que indica que o microrganismo infeccioso geralmente é inibido pela concentração de determinado antibiótico verificada nos tecidos, quando se administra a dose usual; (2) de suscetibilidade intermediária, que significa que o microrganismo infeccioso é inibido pela concentração do fármaco no sangue ou no tecido, obtida quando se utiliza a dose máxima; e (3) resistentes, que revela que são resistentes à concentração normalmente atingível e tolerada do fármaco. Uma quarta categoria, flexível, foi introduzida pelo Subcommittee on Veterinary Antimicrobial Susceptibility Testing do CLSI. Isso indica a disponibilidade, nos EUA, de uma classificação flexível da Food and Drug Administration (FDA) norte-americana, a qual possibilita aos veterinários o ajuste da dose, dentro de determinada faixa de variação, com base na CIM do patógeno.

Testes antimicrobianos por difusão. A concentração padrão de uma cultura pura do patógeno é colocada em ágar apropriado e sobre ela são depositados discos de papel-filtro individuais contendo concentrações conhecidas dos antibióticos testados, o qual é incubado por 18 h em temperatura de 35°C. A zona de inibição, ao redor de cada disco, é mensurada, e o resultado corresponde a um gráfico que classifica o microrganismo como sendo suscetível, resistente ou de suscetibilidade intermediária a determinado antibiótico presente em cada disco. Os padrões para realização desses testes são definidos. Em condições padronizadas, observa-se uma relação linear inversa entre o diâmetro da zona de inibição do crescimento e a CIM. A interpretação dos diâmetros da zona de inibição como suscetíveis, resistentes ou intermediários se relaciona com as concentrações séricas dos antibióticos nas diferentes espécies animais comumente passíveis de execução do teste, seguindo protocolos de dosagem padrão. Com base nessas concentrações dos fármacos, são estabelecidos os pontos de corte da CIM e extrapolados para os diâmetros das zonas de inibição, oferecendo padrões para interpretação. Um método de difusão modificado especial é o teste comercial Etest®, que compreende um sistema de fitas submetidas a um gradiente de concentração, o qual fornece resultados quantitativos.

Esquema de dosagens de medicamentos e propriedades farmacodinâmicas

As descrições farmacocinéticas da distribuição dos medicamentos nas diferentes espécies animais, quando combinadas com os dados referentes à suscetibilidade quantitativa (CIM) e com o conhecimento das propriedades farmacodinâmicas dos antimicrobianos, possibilitam predizer a dosagem de medicamento razoável aos animais.

As propriedades farmacocinéticas incluem a via de administração, a taxa de absorção, a taxa de distribuição, o volume de distribuição e a via e taxa de eliminação. As propriedades farmacodinâmicas incluem concentração *versus* tempo no tecido e em outros fluidos corporais, bem como no local de infecção, e efeitos tóxico e antimicrobiano no local da infecção. Os efeitos farmacodinâmicos no local da infecção incluem CIM, CBM, efeito mortal dependente da concentração, efeito pós-antibiótico, efeito sub-CIM, efeito de exacerbação leucocitária pós-antibiótico e efeito de primeira exposição. Para os antimicrobianos "dependentes da concentração" (aminoglicosídios, fluoroquinolonas), a taxa de morte é uma função da concentração antimicrobiana em relação à CIM, uma função que pode persistir por longo tempo depois que a concentração do medicamento diminua para abaixo da CIM. Para esses medicamentos, a concentração total do fármaco acima da CIM ("área sob a curva") também é importante. Por outro lado, para os antimicrobianos "dependentes do tempo" (betalactâmicos, cloranfenicol, lincosamidas, macrolídios, tetraciclinas, trimetoprima-sulfonamida), a inibição bacteriana é uma função do tempo em que as concentrações teciduais excedem a CIM; portanto, esses medicamentos têm sido administrados com o intuito de manter as concentrações no local da infecção acima da CIM. Para esses medicamentos, a concentração total de medicamento acima da CIM não é importante, visto que não ocorre morte adicional com o aumento da concentração do fármaco (e, na verdade, para alguns medicamentos, a taxa de morte pode diminuir quando há alta concentração). O intervalo máximo entre as doses do medicamento deve impedir novo crescimento de bactérias.

Fatores que influenciam as concentrações de medicamentos nos tecidos

Dosagem. O protocolo de dosagem compreende o volume da dose, que é limitado pela toxicidade do medicamento, e o intervalo entre doses, que é determinado pela meia-vida do fármaco. O intervalo entre doses necessário para manter a concentração terapêutica no tecido, quando a administração é intravenosa, não deve exceder em duas vezes a meia-vida, para a maioria dos antibióticos; contudo, se o fármaco é administrado por outras vias, o intervalo entre doses é maior.

Vias de administração. Os fármacos antibacterianos podem ser administrados por diversas vias – por exemplo, vias intravenosa, intramuscular, oral, subcutânea, intramamária, intrauterina ou respiratória:

1. A injeção intravenosa de um medicamento ocasiona alta concentração sérica, imediatamente; essa concentração diminui rapidamente à medida que o fármaco é distribuído pelo organismo. A administração intravenosa pode ser a única maneira de exceder a CIM para alguns patógenos, mas injeções frequentes por essa via geralmente são impraticáveis em medicina veterinária
2. A injeção intramuscular comumente é utilizada em medicina veterinária porque possibilita boa concentração sérica dentro de 1 a 2 h após a aplicação. A principal vantagem é que a injeção intramuscular propicia concentração sérica mais elevada dentre todas as outras vias, exceto a via intravenosa; todavia, a injeção subcutânea é uma alternativa razoável. O medicamento pode ser preparado de modo a possibilitar liberação lenta do fármaco após injeção intramuscular e, desse modo, prolongar os intervalos entre as doses, a fim de reduzir o manuseio dos animais
3. A administração oral de medicamentos antimicrobianos se restringe aos animais monogástricos e pré-ruminantes e a potros jovens. Em geral, a dose oral é várias vezes maior que a dose utilizada por via parenteral porque a absorção do fármaco é bem menor. Embora a via oral frequentemente seja o modo mais fácil de administração de medicamentos, nem sempre é a mais confiável. Alguns fármacos (aminoglicosídios, polimixinas) não são absorvidos no intestino, outros são destruídos pela acidez estomacal (benzilpenicilina); a absorção pode ser prejudicada pelo alimento (como acontece com ampicilina, tetraciclinas, lincomicina). Todavia, a administração de antibiótico misturado à água é um modo particularmente simples, prático e barato de tratamento de rebanho, pois envolve pouco, quando algum, manuseio dos animais e evita os gastos com a mistura do antibiótico no alimento
4. As infecções de úbere, sistema genital feminino, conduto auricular externo e pele comumente são tratadas por meio da aplicação local de antibióticos. Obtém-se alta concentração do medicamento, sem os efeitos tóxicos sistêmicos. A concentração do fármaco livre no soro basicamente define a concentração do medicamento nos fluidos teciduais, uma vez que a penetração do fármaco nos fluidos intersticiais da maioria dos tecidos corporais se dá pelos poros do endotélio capilar.

Propriedades físico-químicas do medicamento. Essas características basicamente determinam o grau de distribuição do fármaco no organismo. A maioria dos medicamentos antimicrobianos se distribui bem nos fluidos dos tecidos extravasculares, principalmente no fluido intersticial. Penetram no endotélio capilar, pelos poros, os quais possibilitam a passagem de moléculas com peso molecular inferior ou cerca de 1.000 dáltons. A passagem do fármaco através das membranas biológicas, como aquelas das células dos tecidos, ou pelo endotélio capilar não fenestrado depende do grau de ionização, da lipossolubilidade, do peso molecular e da quantidade de medicamento livre presente. Fármacos lipossolúveis e não ionizados, como macrolídios e cloranfenicol, distribuem-se bem e em concentrações uniformes no tecido, enquanto os medicamentos ionizados e pouco lipossolúveis, como as penicilinas e os aminoglicosídios, difundem-se muito pouco pelo tecido. Essas diferenças físico-químicas basicamente determinam as características farmacocinéticas dos medicamentos; desse modo, aminoglicosídios e penicilinas apresentam pequeno volume de distribuição aparente e breve meia-vida após administração intravenosa e são eliminados pelo sistema urinário; por outro lado, os macrolídios e as tetraciclinas apresentam grande volume de distribuição aparente e meia-vida mais longa e parte deles é eliminada pelo fígado. Apenas fármacos de baixo peso molecular lipossolúveis e não ionizados penetram em locais especiais do corpo, como sistema nervoso central, olhos e próstata (os quais, dentre outras diferenças, carecem de poros capilares).

Ligação dos medicamentos às proteínas. Em geral, a ligação de fármacos às proteínas séricas em taxa de até 90% é de pouca relevância clínica. Os aminoglicosídios e as polimixinas se ligam extensivamente aos componentes intracelulares e, desse modo, são inativados pelo pus.

Mecanismos de excreção. Esses mecanismos determinam a concentração de fármaco nos órgãos de excreção. É possível obter concentração notavelmente elevada de medicamento na urina ou na bile.

Barreiras fisiológicas. As barreiras anatomofisiológicas presentes no cérebro, no FCE, nos olhos e na glândula mamária reduzem a entrada do medicamento oriundo do sangue. A inflamação reduz, mas não inibe tais barreiras.

Duração do tratamento. Embora seja incontestável a afirmação de que deve haver medicamento por tempo adequado no local da infecção, as variáveis que influenciam o tempo de tratamento não foram definidas. A resposta dos diferentes tipos de infecção aos antibióticos é variável, sendo importante a experiência clínica com diversos tipos de infecção na avaliação da resposta ao tratamento. Em geral, caso não se constate resposta ao tratamento após 2 dias, devem-se reavaliar o diagnóstico e o tratamento. Deve-se prolongar o tratamento por 48 h após a resolução dos sintomas, dependendo da gravidade da infecção. Nas infecções graves, o tratamento deve durar de 7 a 10 dias. Algumas infecções não complicadas, como cistite em mulheres, têm sido efetivamente tratadas com dose única de antibiótico.

Uso de combinações de antibacterianos. Às vezes, as combinações de medicamentos apresentam notável eficácia quando falha o tratamento com um fármaco, individualmente. Um exemplo histórico marcante do passado foi o uso de combinações de penicilina-estreptomicina para tratamento de pessoas com endocardite enterocócica. No entanto, estudos prévios sobre o resultado do tratamento combinado de meningite pneumocócica em pacientes humanos mostraram graves consequências clínicas decorrentes da mistura de bacteriostáticos com bactericidas. A importância das interações antagonistas dos medicamentos é muito maior nas infecções ou em pacientes nos quais as defesas imunes estejam diminuídas (meningite, endocardite ou osteomielite crônica) ou quando houver imunodeficiência e necessidade de fármaco bactericida. Quando um antimicrobiano bacteriostático é misturado com um bactericida, o primeiro fármaco pode neutralizar o último, o qual pode ser fundamental para eliminar a infecção de alguns locais (meningite, endocardite, osteomielite crônica). Em outros pacientes ou doenças, em razão da complexidade da interação hospedeiro-bactéria-antimicrobiano, é mais difícil detectar clinicamente os efeitos sinérgicos ou antagonistas e, possivelmente, os efeitos antagonistas dos fármacos são "artefatos de laboratório", sem relevância clínica.

Uma combinação de medicamentos é aditiva quando o efeito combinado de vários fármacos for a soma de suas atividades independentes, mensuradas separadamente; ocorre sinergismo quando o efeito da combinação é significativamente maior que os efeitos independentes; considera-se antagonismo quando o efeito da combinação é significativamente menor que seus efeitos independentes. Sinergismo e antagonismo não são características absolutas; com frequência, é difícil prever tais interações, pois diferem de acordo com as espécies e as cepas de bactérias e podem ocorrer apenas em uma estreita variação de concentrações. Não há um método *in vitro* único que detecte todas as interações. Os métodos utilizados para determinar as interações *in vitro* geralmente são demorados e com frequência não estão disponíveis nos laboratórios.

As combinações antimicrobianas frequentemente são sinérgicas quando envolvem os seguintes mecanismos: (1) inibição sequencial de etapas sucessivas do metabolismo (p. ex., combinação trimetoprima-sulfonamida); (2) inibição sequencial da síntese da parede celular (p. ex., vancomicina-penicilina e mecilinam-ampicilina); (3) facilitação da entrada do fármaco de um antibiótico para outro (p. ex., betalactâmico-aminoglicosídio e polimixina-sulfonamida); (4) inibição de enzimas de inativação (p. ex., ampicilina-ácido clavulânico); e (5) prevenção de surgimento de populações resistentes (p. ex., combinação de eritromicina-rifampicina contra *Rhodococcus equi*).

Como sugerido anteriormente, em algum grau, o antagonismo entre combinações de antibióticos é um artefato de laboratório que depende do método de mensuração e, com algumas exceções, é clinicamente irrelevante. No entanto, os efeitos antagonistas de algumas combinações são clinicamente detectados. Pode haver antagonismo quando as combinações antimicrobianas envolvem os seguintes mecanismos: (1) inibição da ação bactericida (p. ex., uso de fármacos bacteriostáticos e bactericidas para tratamento de meningite em que, dependendo da relação tempo-dose, os efeitos bactericidas são inibidos); (2) competição pelos locais de ligação do fármaco (p. ex., combinação de macrolídio-cloranfenicol, cuja importância clínica é incerta); (3) inibição dos mecanismos de permeabilidade celular (p. ex., cloranfenicol ou combinações tetraciclinas-aminoglicosídios, cuja importância clínica é incerta); e (4) desrepressão de enzimas de resistência (p. ex., cefalosporinas de terceira geração mais recentes combinadas com antibióticos betalactâmicos mais antigos).

Quimioterapia antifúngica

A suscetibilidade dos fungos aos diferentes fármacos com frequência, porém nem sempre, é previsível. O teste de suscetibilidade ao medicamento antifúngico é tecnicamente complexo e, em geral, não há disponibilidade de métodos simples, como é o teste de suscetibilidade antibacteriana por difusão em disco.

Antifúngicos para uso tópico

Vários produtos químicos apresentam propriedades antifúngicas e são utilizados no tratamento tópico de infecções fúngicas da pele e, às vezes, da superfície de membranas mucosas. Esses incluem antissépticos fenólicos, como o hexaclorofeno; iodetos; antissépticos à base de amônio quaternário; 8-hidroxiquinolonas; salicilamida; ácidos propiônico, salicílico e undecanoico; e clorfenesina. Entre os medicamentos antifúngicos de amplo espectro tópicos mais efetivos, incluem-se natamicina (um polieno antimicrobiano), clotrimazol (um composto imidazol), nistatina (um polieno antimicrobiano) e cetoconazol e miconazol (alguns dos quais são descritos brevemente na seção a seguir.

Medicamentos antifúngicos para uso sistêmico

Historicamente, o principal antifúngico de uso sistêmico, a anfotericina B, apresentava as desvantagens de toxicidade e necessidade de administração intravenosa, porém tinha a vantagem de ser um fungicida. O desenvolvimento de imidazóis (cetoconazol, itraconazol e fluconazol) foi o maior avanço na terapia antifúngica sistêmica, em razão de sua administração oral, da perda relativa de toxicidade e de sua eficácia.

Griseofulvina. Griseofulvina é um antimicrobiano fungistático que inibe a mitose; é efetivo apenas contra dermatófitos (tinhas). Há relato de desenvolvimento de resistência em alguns dermatófitos durante o tratamento. A griseofulvina é efetiva contra tinha apenas quando administrada por via oral. O medicamento é incorporado à queratina nas células basais da epiderme e alcança o epitélio queratinizado parasitado morto da superfície mediante a maturação progressiva basocelular.

Anfotericina. A anfotericina B é um polieno antimicrobiano semelhante à nistatina, que se liga ao ergosterol, o principal esterol da membrana fúngica, provocando extravasamento do conteúdo celular. É um antimicrobiano de amplo espectro, geralmente fungicida. É efetivo contra *Blastomyces dermatitidis, Candida* spp., *Coccidioides immitis, Cryptococcus neoformans, Histoplasma capsulatum* e *Sporothrix schenckii*. Cepas de fungos filamentosos, ainda que comumente suscetíveis, variam de extrema suscetibilidade até a resistência. A anfotericina B deve ser administrada por via intravenosa. A toxicidade renal é um efeito colateral inevitável de tal tratamento, a qual deve ser monitorada; o efeito é reversível com a interrupção do medicamento. A anfotericina continua sendo um importante medicamento disponível para tratamento de micoses sistêmicas provocadas por fungos dismórficos e por leveduras. O medicamento é administrado por meio de injeção intravenosa lenta, geralmente em dias alternados, durante 6 a 10 semanas.

Flucitosina. A 5-flucitosina é desaminada na parede do fungo e origina 5-fluoruracila, que é incorporado no RNA mensageiro para produzir códons alterados e proteínas imperfeitas. Apresenta limitado espectro de ação, que inclui várias espécies de *Candida* e a maioria de *C. neoformans,* mas a maior parte dos fungos filamentosos é resistente. A resistência se desenvolve facilmente durante o tratamento. Com frequência, portanto, a flucitosina é utilizada apenas em combinação com outros medicamentos, geralmente com a anfotericina.

Imidazóis. O imidazol interfere na biossíntese do ergosterol e se liga aos fosfolipídios da membrana da célula fúngica, causando extravasamento de conteúdos celulares. O fluconazol, o intraconazol, o cetoconazol e o miconazol são fungistáticos efetivos contra ampla variedade de leveduras, fungos dismórficos e dermatófitos; também, apresentam alguma atividade antibacteriana e antiprotozoária. O cetoconazol, o itraconazol e o fluconazol são mais efetivos que o miconazol e são os medicamentos preferidos para administração sistêmica por poderem ser administrados por via oral, mais que por via intravenosa. Ocasionam poucas reações adversas relevantes em pessoas e animais, mas há relato de lesão hepática em pacientes humanos tratados com cetaconazol. Parece ser um tratamento efetivo para muitas infecções fúngicas sistêmicas de cães e gatos, mas há pouca experiência com seu uso em outras espécies animais. Apresentam a desvantagem de ter ação fungistática; na infecção grave pode ser necessário tratamento prolongado, a fim de evitar recidivas; e isso é oneroso.

Resistência a medicamentos antibacterianos

A rapidez e a extensão nas quais vários patógenos têm desenvolvido resistência a antibacterianos têm surpreendido muitos os profissionais em medicina veterinária e em medicina humana. A resistência tem aumentado acentuadamente nas duas últimas décadas. Em medicina humana, a crise de resistência antibiótica tem levado ao tratamento de algumas infecções bacterianas totalmente resistentes, utilizando procedimentos como os adotados na era pré-antibiótica, inclusive cirurgia como a amputação de membros infectados. O surgimento e a propagação de bactérias altamente resistentes é uma séria ameaça à prática clínica e cirurgia modernas.

O potencial para mutação e para permuta genética entre todos os tipos de bactérias, juntamente com o curto tempo de crescimento das bactérias, é o principal fator de restrição ao uso de antimicrobianos para o controle de infecções em animais e pessoas. O uso de antimicrobianos não induz resistência às bactérias, mas elimina bactérias suscetíveis, enquanto as bactérias resistentes permanecem na população microbiana. A exposição dos animais aos antimicrobianos é a base de seleção para a evolução e propagação de genes de resistência e de bactérias resistentes. O mecanismo genético envolvido no desenvolvimento de resistência em bactérias é aquele mesmo que geralmente está envolvido na evolução das bactérias; é a seleção natural, de Darwin, para "resistência".

A resistência aos antimicrobianos pode ser classificada como constitutiva ou adquirida.

Resistência constitutiva

Microrganismos podem ser resistentes a alguns antibióticos por não apresentarem os mecanismos celulares necessários para a suscetibilidade ao antibiótico. Bactérias do gênero *Mycoplasma*, por exemplo, são resistentes à benzilpenicilina G, pois carecem de parede celular; de modo semelhante, *E. coli* é resistente à penicilina G basicamente porque o medicamento não consegue penetrar na célula.

Resistência adquirida

A resistência geneticamente adquirida pode surgir como resultado de mutações ou, de modo mais importante, por meio de transferência genética horizontal ("resistência ao medicamento transferível") – a aquisição de material genético de outras bactérias por diferentes meios (bacteriófagos, plasmídios, transformação ou transpósons). As mutações, especialmente nos cromossomos, tendem a produzir alterações nas estruturas das células bacterianas, enquanto a transferência genética horizontal tende a codificar a síntese da enzima que modifica os antibióticos. Com frequência, a resistência decorrente de mutação é um processo gradativo, em etapas, enquanto a resistência transferível geralmente é de alto nível, do tipo "ou tudo ou nada".

Mecanismos importantes de resistência adquirida incluem: (1) inativação enzimática de antibióticos; (2) falha de permeabilidade bacteriana; (3) alteração nos receptores-alvo; (4) desenvolvimento de mecanismos alternativos nas vias metabólicas; (5) desenvolvimento de enzimas com baixa afinidade ao medicamento; e (6) remoção de antimicrobianos das células por meio de bombas de efluxo, ou combinações destes mecanismos.

Mutação para resistência. A mutação para resistência é um problema menor, em relação à transferência genética horizontal. Mutações para resistência a antibióticos são eventos espontâneos que envolvem alterações nas sequências de DNA não influenciadas pela presença de antibióticos. Tais mutações, especialmente nos cromossomos, podem originar outras alterações que deixam a célula comprometida, de modo que, se não houver seleção do antibiótico, esses mutantes podem se perder gradativamente. A mutação para resistência a antibióticos pode ser significativa, como no caso de mutação de etapa única para resistência à estreptomicina, na qual a CIM aumenta milhares de vezes, ou de mutação gradativa, como acontece na resistência cromossômica à penicilina, na qual uma série de eventos de mutações pode aumentar gradativamente a CIM dos microrganismos. Essas diferenças ocorrem porque, quando os antibióticos se direcionam a um alvo, a mutação cromossômica é um processo de etapa única, enquanto, ao afetar vários alvos a mutação para resistência, é um processo que envolve várias etapas.

A taxa de mutação difere dependendo do antibiótico, sendo característica para cada um deles. Às vezes, como discutido anteriormente, os antibióticos são utilizados em combinação para superar a possibilidade de mutação para resistência, uma vez que a chance de mutação para resistência para dois antibióticos é o produto das alterações de mutação para cada antibiótico, isoladamente. Em medicina veterinária, a resistência mutacional tem limitado o uso de estreptomicina, novobiocina, rifampicina e, em menor extensão, eritromicina. É cada vez mais limitante o uso de fluoroquinolonas. É interessante ressaltar que, para as fluoroquinolonas, há diferenças entre espécies quanto à importância de mutações de etapa única no desenvolvimento de resistência. No caso de *C. jejuni* e *P. aeruginosa*, a alteração em um único nucleotídio em um local particular do gene da *gyrA* DNA girase pode ocasionar resistência clínica, enquanto, em *E. coli*, a alteração em um único nucleotídio pode resultar apenas em ligeira redução da suscetibilidade.

Há relato de uma mutação cromossômica que resultou em resistência múltipla a antibióticos, em bactérias clinicamente relevantes. A região envolvida, o *locus* Mar (do inglês *multiply antibiotic resistance*), controla os sistemas de efluxo, resultando na resistência a vários medicamentos, sem modificação dos fármacos.

Transferência de resistência a medicamento horizontal. A transferência genética horizontal como causa de resistência a antibióticos é de grande importância em medicina veterinária e em medicina humana. Diferentemente da mutação cromossômica para resistência, que ocorre em determinada bactéria, a transferência de material genético causa resistência "infecciosa". As três maneiras pelas quais as bactérias podem adquirir genes de resistência estranhos envolvem: transformação (absorção do DNA puro, sem revestimento [*naked* DNA]), vírus bacteriano (transdução) e conjugação (ligação por meio de plasmídios) (Figura 4.2). Dependendo do tipo de transferência genética horizontal, pode ocorrer transferência de resistência a vários antibióticos, ou até mesmo a vários antibióticos ao mesmo tempo, a qual pode se propagar para/entre as bactérias de uma fonte original. As moléculas de DNA extracromossômico, responsáveis pelo desenvolvimento da maioria das resistências infecciosas aos antibióticos, geralmente são plasmídios denominados plasmídios R.

O desenvolvimento de genes de resistência, inclusive aqueles associados a transferência genética horizontal, frequentemente envolve uma combinação muito complexa de diferentes elementos genéticos móveis, mas inclui, também, mutação e recombinação desses elementos; todos eles possibilitam que as bactérias com tais elementos e genes apresentem vantagem seletiva ("resistência") em sobreviver à exposição aos antibióticos (e, às vezes, concomitantemente, aos desinfetantes e metais pesados), aos quais podem ser sido expostas. Para aumentar ainda mais a complexidade, estes mesmos elementos transferíveis também podem adquirir outros determinantes que exacerbam sua resistência, como a capacidade de formar biofilmes verificados em espécies de *Enterococcus* associadas à infecção hospitalar.

Plasmídios. Os plasmídios que carreiam DNA responsável pela resistência podem, por si sós, se reproduzir em uma célula e se propagar a outras células por meio de conjugação. Os próprios plasmídios são comumente produzidos, em parte, a partir de transpósons e integrons (ver os tópicos sobre "Transpósons" e "Integrons" adiante).

Conjugação se refere à transferência de resistência mediada por plasmídios (Figura 4.2). Nesse processo comum de transferência de gene, uma bactéria doadora sintetiza

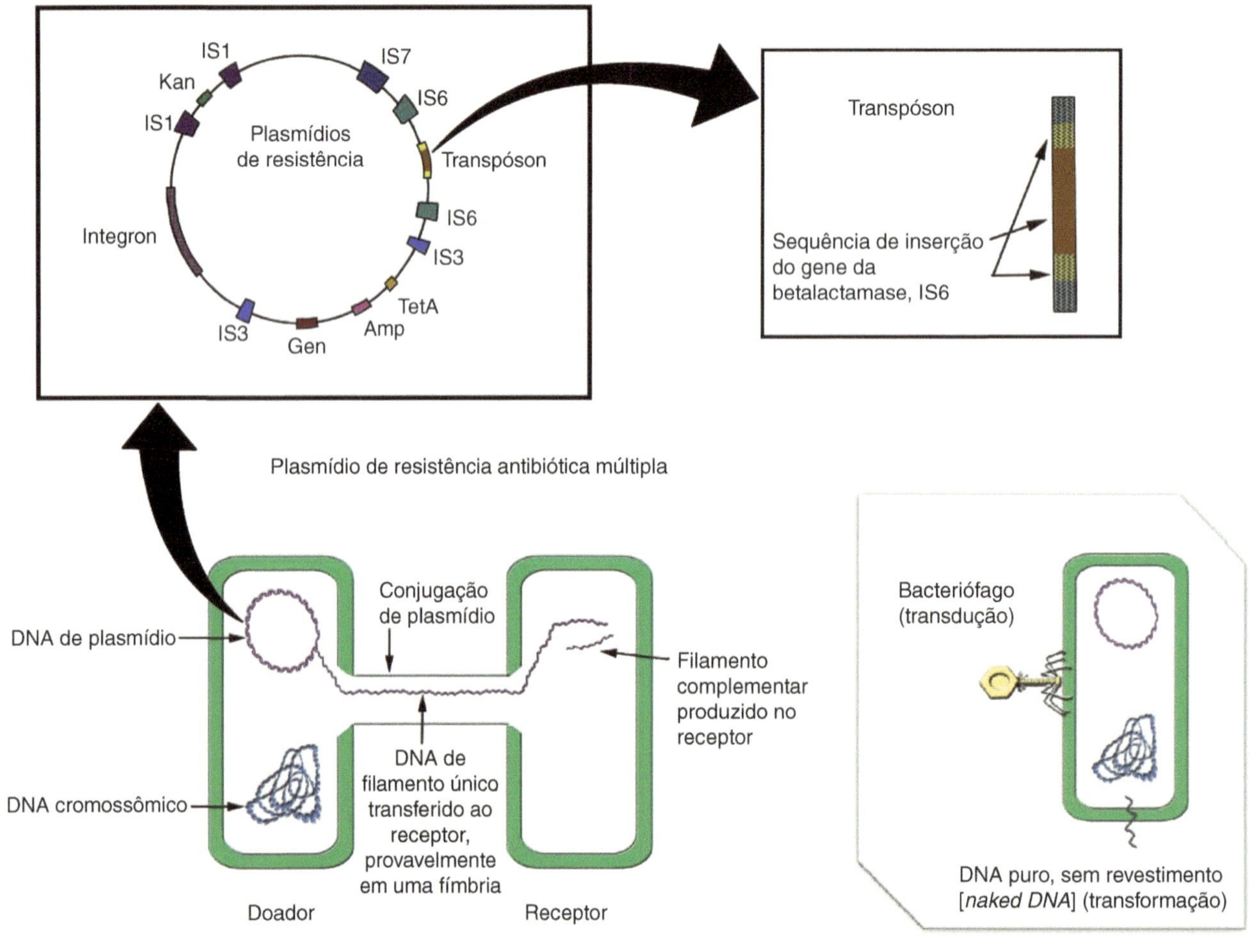

Figura 4.2 Mecanismos de transferência de resistência genética horizontal em bactérias.

uma fímbria sexual que se fixa a uma bactéria receptora, em um processo de conjugação, resultando na transferência de cópias de genes de plasmídios às receptoras. A doadora retém cópias do plasmídio, mas a receptora agora se torna uma doadora potencial. Pode ocorrer conjugação não somente entre as espécies do mesmo gênero, mas também entre gêneros e famílias, de modo que plasmídios similares podem ser constatados em uma ampla variedade de bactérias não aparentadas. O intestino grosso é o local onde comumente ocorre a conjugação bacteriana, por meio de plasmídios de resistência.

Grande parte da resistência mediada por plasmídios, além de alguma resistência mediada por cromossomos, está associada a transpósons (Figura 4.2). A forma mais simples de transpóson é um gene de resistência posicionado em cada um dos lados por meio de uma sequência de inserção, a menor forma de um elemento genético móvel. Essas sequências curtas de DNA, conhecidas como transpósons ("genes saltadores"), podem passar de um plasmídio para outro, do plasmídio para o cromossomo ou do cromossomo para o plasmídio. Geralmente uma cópia de transpóson permanece no local original. A frequência de transposição para um transpóson e para determinada bactéria é característica. A importância da transposição como um elemento-chave na transferência de resistência é que essa transposição não depende do processo de recombinação da célula bacteriana; não há necessidade de homologia com o DNA em questão. Dados os transpósons, plasmídios de diversas fontes frequentemente apresentam genes de inativação de antibióticos idênticos. Em razão da ampla natureza de sequências de inserção em várias bactérias, nos genomas de bactérias praticamente não há gene (inclusive gene que codifica a resistência) que não possa ser mobilizado e transferido a outros genomas de bactérias como um transpóson. Além disso, por causa da homologia do DNA entre as sequências de inserção, eventos de recombinação do DNA frequentemente modificam os plasmídios de resistência que podem se combinar para incluir DNA com genes de resistência adicionais. Os plasmídios também podem carrear integrons que codificam a resistência (como discutido nesta seção, em menção a "transferência genética horizontal"). Transpósons conjugativos podem provocar a conjugação das bactérias, do mesmo modo que fazem os plasmídios conjugativos.

Um exemplo bem conhecido de gene de resistência que se propaga pelos plasmídios é o gene $bla_{\text{CMY-2}}$, o qual codifica a resistência às cefalosporinas de terceira geração. Esse gene, que provavelmente se originou do cromossomo de um *Citrobacter* spp., tem-se propagado entre os plasmídios aparentados em bactérias da família Enterobacteriaceae, por exemplo, para cepas de *Salmonella* e de *E. coli*. Os plasmídios que codificam $bla_{\text{CMY-2}}$ são relativamente "promíscuos", de modo que o gene de resistência se dissemina rapidamente entre bactérias comensais e patogênicas da família Enterobacteriaceae. O surgimento dessa resistência foi estimulado pelo uso de cefalosporinas de terceira geração em bovinos e aves.

Bacteriófago. Vírus bacterianos (bacteriófagos) podem transferir, entre as bactérias, genes de resistência, que se originam nos cromossomos ou nos plasmídios, em um processo conhecido como transdução (Figura 4.2). Um exemplo é a transferência de genes da betalactamase de estafilococos resistente à penicilina para os estafilococos previamente suscetíveis às penicilinas. A importância da transdução na propagação de resistência a antimicrobianos pode ter sido subestimada, embora a estreita especificidade dos bacteriófagos possivelmente tenha limitado sua participação neste processo.

Transformação. A transformação é um tipo especial de transferência genética horizontal que ocorre em alguns patógenos bacterianos (Figura 4.2). A transformação compreende um processo pelo qual o DNA liberado de bactérias mortas é retomado, no ambiente, por outras bactérias estreitamente relacionadas e, então, recombina-se durante a replicação de DNA para originar novas formas de genes existentes. O melhor exemplo conhecido dessa ocorrência é o surgimento de resistência à penicilina em *Streptococcus pneumoniae*, um importante patógeno humano, por meio da produção de novas PLP.

Outros elementos genéticos associados a resistência

Integrons. Integrons são elementos cada vez mais reconhecidos como elementos genéticos comuns associados a resistência em bactérias gram-negativas intestinais a múltiplos medicamentos. Um integron é um sistema de captura e disseminação de gene, composto de um gene da integrase e de um local de integração específico ("captura do gene"), no qual a integrase pode introduzir "cassetes" de resistência a antimicrobianos ("disseminação do gene"). Foram identificados mais de nove tipos de integrons e mais de 60 diferentes cassetes gênicos em bactérias gram-negativas intestinais, com alguns integrons contendo até sete diferentes cassetes de genes de resistência. Além disso, algumas bactérias podem transportar, em seus genomas, cassetes que não foram incorporados aos integrons, mas são capazes de fazê-los. Integrons (com ou sem cassetes de gene de resistência) podem ser encontrados em cromossomos, nos plasmídios ou nos transpósons.

Ilhas de resistência genômicas. As ilhas de resistência genômicas são grandes regiões cromossômicas que contêm múltiplos genes de resistência, principalmente associados a diferentes integrons, e que podem ser transferidos entre as bactérias, por meio de plasmídios. Um exemplo bem conhecido é a ilha genômica de *Salmonella* 1, relacionada com a resistência a vários fármacos, em *Salmonella* sorovar Typhimurium DT104; ademais, são constatadas em cepas de outros sorovares resistentes a vários fármacos, bem como em outras bactérias da família Enterobacteriaceae.

Importância clínica da resistência aos antimicrobianos

A resistência adquirida a medicamentos tornou-se um grande problema no tratamento de infecções causadas por algumas bactérias patogênicas de importância veterinária e, em medicina humana, tem sido descrita como uma "crise de resistência". É comum em várias espécies de bactérias, embora algumas, particularmente, em especial as gram-positivas, como vários estreptococos e corinebactérias, ainda sejam muito suscetíveis aos medicamentos comumente utilizados. Como consequência, em muitos casos, a importância das doenças causadas por tais bactérias tem diminuído consideravelmente, tornando mais importantes as infecções causadas por bactérias capazes de se multiplicarem mais rapidamente.

A resistência adquirida às penicilinas é frequente em estafilococos coagulase-positivos e, recentemente, em *S. aureus* resistente à meticilina; ademais, a infecção de cães por *S. pseudintermedius* resistente à meticilina tem surgido em animais domésticos em geral. A resistência adquirida a vários antibióticos comuns limita seriamente seu uso nas infecções causadas por bactérias da família Enterobacteriaceae, como *Salmonella* e *E. coli.* Nos animais, a resistência adquirida é cada vez mais observada em bactérias não intestinais, como *Bordetella, Haemophilus* e *Pasteurella*, e tem sido constatada em praticamente todos os gêneros de bactérias patogênicas, bem como naquelas da flora normal.

Há alguma relação causal entre o uso de antimicrobianos e o desenvolvimento de resistência, mas sua importância varia de acordo com os diferentes patógenos e reflete, essencialmente, sua capacidade de se adaptar às modificações de particulares, ou seja, de crescer e colonizar diferentes espécies animais.

O desenvolvimento de resistência é particularmente notável em bactérias intestinais dos animais. O intestino é o principal local de transferência de resistência aos antibióticos por causa da grande quantidade de bactérias nele presentes e sua capacidade de transferir genes de resistência por via horizontal, bem como em decorrência do uso de antimicrobianos por via oral e da oportunidade de propagação dessas bactérias dos focos de contaminação para o ambiente. No intestino, os plasmídios "promíscuos" podem transferir resistência entre bactérias dentro das famílias de bactérias; por exemplo, entre os microrganismos da família Enterobacteriaceae, como de *E. coli* para *Salmonella* ou *Proteus,* ou mesmo entre as bactérias que pertencem a famílias taxonômicas não relacionadas, como de *E. coli* para *Bacteroides*. O surgimento e a propagação de resistência aos medicamentos em bactérias da família Enterobacteriaceae e em outros patógenos oportunistas são cada vez mais documentados em animais de companhia, como cães, e podem refletir alguns casos de infecções adquiridas de seus proprietários tratados com antibiótico de uso humano.

Quando há genes de resistência a vários fármacos nos plasmídios ou no integron, a administração de qualquer antimicrobiano, cuja resistência é codificada por um dos genes presentes, ajuda a manter toda a coleção de genes de resistência. Os plasmídios podem acumular gradativamente genes de resistência pela aquisição de seus integrons de cassetes de resistência ou por meio da aquisição de genes de resistência mediada por transpóson.

E. coli intestinal. Amplo estudo sobre a resistência de *E. coli* intestinal aos antimicrobianos em animais destinados ao consumo humano (animais de produção) forneceu consideráveis informações a respeito dos mecanismos e da ecologia da resistência aos antimicrobianos. Esse estudo mostrou a relação entre a extensão da resistência e a frequência de uso do antimicrobiano. Por exemplo, a resistência de *E. coli* em ruminantes adultos criados em pastagem é discreta, porém é notável em animais jovens submetidos à criação intensiva, condição na qual o uso de antibiótico é comum e a flora intestinal é imatura. Como consequência da resistência mediada por plasmídios, a bactéria *E. coli* pode ser resistente a vários fármacos clinicamente úteis. Atualmente, em *E. coli* enterotoxigênica oriunda de animais pecuários a resistência mediada por plasmídios a tetraciclinas, sulfonamidas e estreptomicinas é praticamente universal. Os plasmídios codificadores de resistência aos antibióticos em *E. coli* enterotoxigênica, em suínos e bezerros, podem, também, incluir os genes para determinantes de virulência, como produção de toxina ou adesinas.

No intestino, são verificados plasmídios R em *E. coli* e na flora anaeróbica mais dominante do intestino grosso. No animal, em pouco tempo de tratamento com antibiótico, a bactéria *E. coli* e grande parte da população de microrganismos anaeróbicos tornam-se resistentes a este antibiótico, principalmente pela seleção de cepas resistentes, mas também em razão da transferência exacerbada de plasmídios R. Na ausência de antimicrobianos, geralmente as condições do intestino grosso parecem impedir a transferência de fatores R. O uso oral de antimicrobianos por curto tempo é seguido de alta taxa de resistência em *E. coli,* a qual diminui assim que ocorre a interrupção dos antimicrobianos porque a maioria de *E. coli* que tem plasmídios R não é boa colonizadora de intestino. No entanto, a presença contínua de antimicrobianos está associada a ampla resistência, a qual persiste por muito tempo depois de cessado o uso do antimicrobiano, pois ocorre a seleção de uma cepa de *E. coli* resistente e tem boa capacidade de colonizar o intestino.

Salmonella. Resistência múltipla aos antimicrobianos é um importante problema em sorovares selecionados e em cepas individuais dentro dos sorovares de *Salmonella,* inclusive no sorovar Thyphimurium. Com frequência, isso é o resultado de uma ilha genômica incorporada por meio de cromossomos, contendo integrons. Entre as cepas de *S.* Typhimurium, os clones de alguns tipos de fagos, como o DT104, são caracterizados pela presença de uma ilha genômica resistente a múltiplos antimicrobianos, a qual se propaga a outros sorovares. A extensão da resistência pode ser marcante em isolados de bezerros, em razão do uso extensivo de antimicrobianos em alguns tipos de criação de bezerros e porque a natureza da salmonelose em bezerros parece propiciar oportunidade para o desenvolvimento e propagação de *Salmonella* resistente. Há histórico de surgimento de vários clones de *S.* Typhimurium resistentes que se propagam em algumas populações de bovinos e se disseminam de bovinos para outras espécies, inclusive a humana, e, em seguida, sua importância diminui. Por exemplo, a multiplicidade do clone de resistência DT104 que se disseminou amplamente entre os bovinos em geral, antes de sua redução após uma década. Esse clone tinha uma região que continha os genes codificadores de resistência ao florfenicol e à tetraciclina, envolvidos por dois integrons carreadores de um cassete de genes de resistência à betalactamase e à estreptomicina. Esse agregado de genes era parte da ilha genômica 1, maior e distinta, de *Salmonela*, a qual pode ter sido um plasmídio integrado ao cromossomo. Essa ilha ou suas variantes também foram identificadas em outros sorovares de *Salmonella,* como *S.* Agona e *S.* Newport. *Salmonella* carreadoras desses genes de resistência a múltiplos fármacos têm causado graves infecções em pessoas.

Como discutido anteriormente, o uso de cefalosporinas de terceira geração em animais pecuários foi associado à seleção de cepas de *Salmonella* carreadoras de plasmídios que codificam o gene bla_{CMY2}, o qual codifica a resistência a estes antibióticos. No Canadá e nos EUA, por exemplo, a injeção de ceftiofur em ovos, com o intuito de evitar infecção, resultou na seleção de *S.* Heidelberg resistente ao ceftiofur, bem como de *E. coli* resistente a este antibiótico. Essas bactérias *S.* Heidelberg resistentes alcançaram e causaram graves doenças em pessoas. A importância disso é que as cefalosporinas de terceira geração são os medicamentos de escolha para as infecções graves causadas por *Salmonella*, em crianças e gestantes.

Infecções resistentes adquiridas em hospitais. A resistência aos antimicrobianos adquirida de bactérias presentes em hospitais é um importante problema em hospitais humanos e cada vez mais presente em hospitais veterinários. Em medicina humana, podem se tornar um sério problema as infecções hospitalares causadas por bactérias multirresistentes pertencentes ao grupo denominado ESKAPE, no qual se incluem as bactérias ***E**nterococcus faecium*, ***S**taphylococcus aureus*, ***K**lebsiella* spp., ***A**cinetobacter baumannii*, ***P**. aeruginosa* e ***E**nterobacter* spp. A resistência não se restringe às infecções adquiridas em hospitais, mas os hospitais são, inevitavelmente, um local apropriado para desenvolvimento e seleção de resistência aos patógenos bacterianos. Há uma relação causal entre o uso de antimicrobianos em hospitais e o desenvolvimento de bactérias resistentes. É difícil evitar a colonização de pacientes por bactérias oportunistas resistentes porque compartilham o mesmo ambiente, ar, utensílios e equipe veterinária. Além disso, pacientes com graves doenças e, às vezes, com imunossupressão podem ser tratados repetidas vezes com vários antimicrobianos de amplo espectro, comprometendo, então, a resistência normal do organismo à colonização por bactérias, inclusive do intestino grosso, propiciada pela flora microbiana normal. Em tais condições, esses pacientes podem ser rapidamente colonizados por bactérias intrinsecamente resistentes a vários medicamentos antimicrobianos (grupo ESKAPE) ou que apresentem resistência adquirida.

Aspectos de saúde pública da resistência de patógenos animais aos antimicrobianos

O uso de fármacos antimicrobianos em animais pode resultar em bactérias resistentes a antimicrobianos; os genes de resistência atingem a população humana por meio de diversas vias (Figura 4.3). O grau de contribuição dessas vias não foi determinado, na verdade porque é difícil definir a complexidade da resistência aos patógenos bacterianos.

A maior parte da resistência dos patógenos humanos aos antimicrobianos se deve ao uso desses fármacos em medicina humana. No entanto, bactérias de origem animal resistentes aos antimicrobianos, como *Enterococcus* spp., *E. coli* e *Salmonella* podem colonizar os intestinos de pessoas. Com frequência, pessoas intensamente expostas (p. ex., fazendeiros que utilizam ração contendo antimicrobianos, funcionários de abatedouros, cozinheiros e outros manipuladores de alimentos) apresentam maior incidência de *E. coli* resistente em suas fezes, comparativamente à população em geral. A contaminação da carne por bactérias do intestino em abatedouros é extensa, sendo uma importante via de transmissão de bactérias resistentes às pessoas. Embora várias dessas bactérias não sejam patogênicas, muitas espécies de bactérias patogênicas de intestino de animais causam

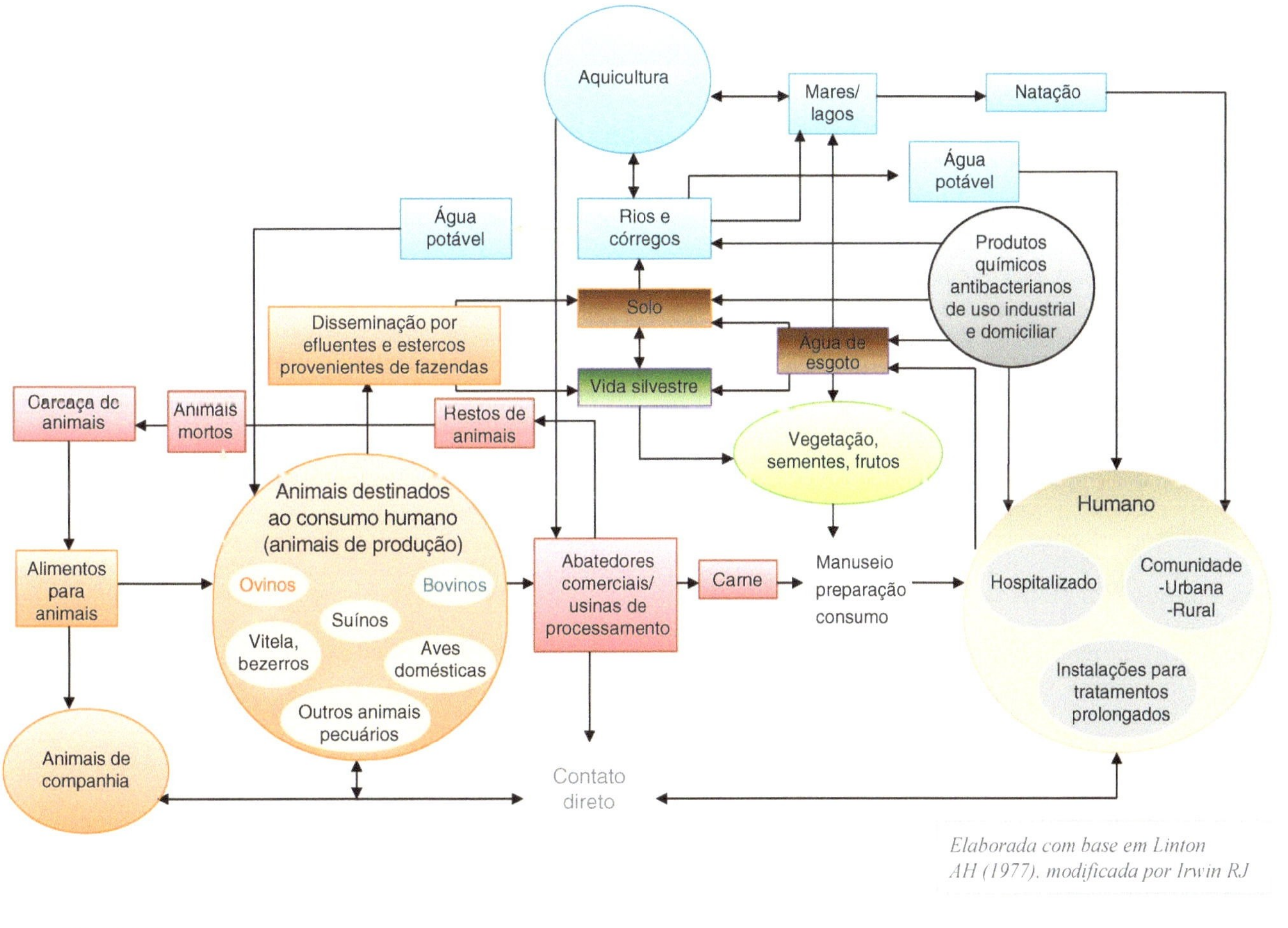

Figura 4.3 Resumo das vias de disseminação de bactérias resistentes e seus genes, entre pessoas, animais e o ambiente.

infecções zoonóticas em pessoas (p. ex., *Salmonella* e *C. jejuni*), e pode ser mais difícil o tratamento de tais infecções em razão da resistência adquirida. Bactérias não patogênicas de animais, adquiridas por pessoas, representam uma fonte potencial de genes de resistência às bactérias patogênicas humanas, além de bactérias causadoras de zoonoses. Essas bactérias podem infectar as pessoas não apenas por meio da cadeia alimentar, mas também pela água contaminada por bactérias resistentes de origem animal.

A contribuição do uso de antimicrobianos em animais destinados ao consumo humano, especialmente como promotores de crescimento e na profilaxia de doenças, na ocorrência de resistência aos patógenos que infectam humanos tem sido repetidas vezes discutida há muitos anos, mas, nos últimos 15, o assunto foi submetido a uma análise mais minuciosa. A principal força estimuladora de um debate renovado sobre os cuidados com o uso de antimicrobianos em animais destinados ao consumo humanos, como promotores de crescimento e na profilaxia de doenças, tem sido o aumento alarmante de resistência em patógenos humanos, mais particularmente aqueles que causam infecções "adquiridas pela comunidade" (p. ex., *S. pneumoniae*) que aqueles causadores de infecções hospitalares. O problema de resistência deixou os hospitais e entrou nas comunidades. Isso levou a uma total reavaliação do uso de todos os antimicrobianos, em todas as condições. Outro fator que induz mudança é a evidência, na Europa, de *E. faecium* resistente à vancomicina (VRE), um importante patógeno adquirido em hospitais, cujo tratamento é praticamente impossível em pacientes humanos com imunossupressão; foi isolado de animais submetidos à criação intensiva tratados com avoparcina, um antimicrobiano glicopeptídico utilizado como promotor de crescimento e na profilaxia de doenças. Essa bactéria VRE é encontrada no intestino de quase todos os animais tratados e foi detectada em uma pequena proporção de pacientes humanos sadios na Europa. Por outro lado, não foi encontrada em pessoas sadias nos EUA, onde o fármaco não era utilizado. Os achados obtidos na Europa mostraram a extensão da transferência de bactérias resistentes de animais para humanos, a qual foi claramente mensurável. Outro fator foi a entrada da Suécia na União Europeia (UE) em 1999. Como a Suécia proibiu o uso de todos os fármacos antimicrobianos como promotores de crescimento e na profilaxia de doenças, há muitos anos, para ajustar as suas práticas de acordo com aquelas de outros países da UE, ela tinha de alterar suas normas ou adotar aquelas impostas pela UE. Utilizou a evidência de surgimento de *E. faecium* resistente à vancomicina (VRE) para convencer a UE a modificar sua política quanto ao uso de antimicrobianos como promotores de crescimento; o uso da maioria deles (avoparcina, bacitracina, espiramicina e tilosina) foi proibido na Europa, no final de 1999. Proibição semelhante ocorreu na Austrália.

Nos EUA, também houve ampla reavaliação do uso de antimicrobianos em animais. Em 2001, uma decisão importante foi a que reverteu a aprovação do uso de fluoroquinolonas no tratamento de sepse causada por *E. coli* em frangos, em razão do rápido desenvolvimento de resistência em *C. jejuni* às fluoroquinolonas. Calcula-se que tanto quanto 14 mil pessoas submetidas ao tratamento para campilobacteriose, anualmente, tiveram seu tratamento comprometido porque foram infectadas por bactérias resistentes adquiridas de frangos tratados com fluoroquinolonas. Em 2003, o Center for Veterinary Medicine da FDA, nos Estados Unidos, elaborou um documento com a orientação para avaliação do impacto da resistência como parte da aprovação oficial de novos fármacos antimicrobianos. O documento considera a importância relativa de diferentes classes de antimicrobianos em medicina humana e analisa os riscos de indução de resistência e sua aquisição por pacientes humanos, dependendo do uso proposto do fármaco. Em 2010, o Center for Veterinary Medicine elaborou um documento com a orientação sobre o "uso criterioso" que fomentava dois princípios: que o uso de antibióticos em animais fosse limitado a prevenção, tratamento e controle de doenças (ou seja, não como promotores de crescimento) e que o uso de antimicrobianos na ração fosse fiscalizado por veterinário (*i. e.*, não há venda sem prescrição veterinária).

A longo prazo, parece provável que os antimicrobianos importantes para uso em medicina humana sejam excluídos do emprego como promotores de crescimento ou na profilaxia de doenças, em todo o mundo. Isso corrobora o importante princípio do uso criterioso de antimicrobianos, apenas quando os benefícios são claros e substanciais.

Controle da resistência aos antimicrobianos

Evitar o uso de um medicamento é o melhor modo de controlar a resistência aos antimicrobianos. As mais importantes associações de médicos-veterinários nacionais têm publicado orientações quanto ao emprego criterioso para otimizar o uso de antimicrobianos, as quais estão facilmente disponíveis em seus *sites*. O uso prudente dos fármacos é definido como a otimização da eficácia dos antimicrobianos, minimizando o desenvolvimento e a propagação de resistência. Embora essas orientações sejam de âmbito geral, são cada vez mais complementadas por orientações por espécie ou por tipo de prática clínica que, às vezes, são específicas. No futuro, haverá refinamento adicional de tais orientações; isso é parte de um movimento global relativo ao gerenciamento do uso de antibióticos em medicina humana e em medicina veterinária. O tema gerenciamento do uso de antibióticos está muito além do âmbito deste livro, mas inclui a escolha adequada do antibiótico e da dose ideal, com base na suscetibilidade do microrganismo e na compreensão dos princípios farmacocinéticos e farmacodinâmicos. Com isso, implantam-se medidas de controle efetivas da infecção, de modo a limitar a disseminação das bactérias e encontrar alternativas aos antibióticos no controle das infecções.

5

Vacinas

Ronald D. Schultz e D. Scott McVey

Introdução

Vacinas são substâncias utilizadas para estimular respostas imunes, a fim de evitar ou abrandar a doença causada por microrganismos infecciosos. Podem ser compostas pelo próprio microrganismo infeccioso (vivo ou morto), por uma porção do microrganismo que induz resposta imune protetora (toxoide ou subunidade de vacina) ou por um produto do microrganismo. As vacinas que contêm bactérias mortas são mais apropriadamente denominadas bacterinas. As vacinas que apresentam atividade tóxica são chamadas toxinas e as toxinas que foram inativadas são conhecidas como toxoides.

Para serem efetivas, as vacinas devem estimular uma resposta imune que, preferivelmente, previna infecção e, no mínimo, deve minimizar o desenvolvimento de uma doença grave.

Imunidade humoral

Imunologicamente, os anticorpos atuam mediante sua ligação aos epítopos da superfície dos microrganismos infecciosos e/ou a um de seus produtos. Por meio da ligação à superfície de um agente infeccioso, os anticorpos influenciam a ligação às células-alvo do hospedeiro, por interferência esteárica e/ou pela modificação da carga ou da característica hidrofóbica da superfície do microrganismo (exacerbando a fagocitose pelos vários tipos celulares), iniciando a cascata do complemento, o que resulta em produtos opsônicos (anticorpos opsonizados) e substâncias prejudiciais aos microrganismos que apresentam membranas na superfície. Os anticorpos que se ligam aos produtos de microrganismos infecciosos podem impedir a fixação desse produto aos receptores das células-alvo e/ou podem modificar a configuração do produto, resultando em alteração na afinidade de ligação.

Imunidade mediada por célula

A imunidade mediada por célula (IMC) é uma resposta imune que resulta na geração de macrófagos "ativados" e/ou linfócitos T citotóxicos específicos. Este aspecto da resposta imune afeta aqueles microrganismos intracelulares, os quais são protegidos pela interação com os elementos dos componentes humorais do sistema.

Os macrófagos ativados são células fagocíticas mononucleares que tiveram contato com interleucina 1 (IL-1) e interferona gama (INF-γ). Essas células apresentam maior atividade fagocítica e enzimática, contêm maior concentração de óxido nítrico e produzem maior quantidade de citocinas, como fator de necrose tumoral (TNF) e IL-1, e exibem maior expressão do complexo de histocompatibilidade principal classe I (MHC-I). Acredita-se que essa maior atividade seja responsável pela destruição de microrganismos infecciosos que não puderam ser eliminados pelas células mononucleares ativadas, após a absorção. Alguns pesquisadores denominam essa condição imune (ou seja, a ativação de macrófagos) como hipersensibilidade celular.

Os linfócitos T citotóxicos reconhecem as células hospedeiras acometidas e infectadas (p. ex., células infectadas com vírus ou bactéria). Ao fazê-lo, esses secretam substâncias que resultam na morte da célula hospedeira infectada. Se a célula hospedeira acometida contém um microrganismo infeccioso, este, agora, é destruído ou liberado da célula e entra em contato com outros efetores imunes do hospedeiro (p. ex., anticorpos, complementos e macrófagos ativados).

Geração da resposta imune

Os antígenos preparados pelas células processadoras de antígenos, por via exógena, estimulam a produção de anticorpos. Desse modo, bactérias extracelulares (vivas ou mortas), partículas virais inativadas, porções (subunidades) de um vírus e outros produtos são processados por via exógena. Epítopos são apresentados ao sistema imune no contexto do MHC-II por uma célula apresentadora de antígeno que secreta IL-1 e pouca, quando alguma, IL-12. As células T auxiliadoras (subconjunto T_{H2} de linfócitos CD4) respondem a esse estímulo secretando citocinas que estimulam uma resposta de anticorpo (IL-4, IL-5 e IL-13).

Alguns agentes infecciosos se replicam no interior das células. Se o microrganismo cresce no interior do fagócito mononuclear, os antígenos são processados por via exógena e/ou via endógena (ver a seguir). Como mencionado anteriormente para antígenos extracelulares, os antígenos de microrganismos intracelulares são apresentados no contexto do MHC-II, mas as células apresentadoras de antígenos secretam IL-1 e IL-12. A IL-12 estimula as células T auxiliadoras (subconjunto T_{H1}), ao mesmo tempo que impede a ação das células do subconjunto T_{H2}. As células T_{H1} secretam INF-γ, resultando na ativação de células fagocíticas mononucleares. Alguns desses microrganismos "intracelulares" (alguns vírus, bactérias e fungos) replicam-se no citoplasma das células fagocíticas mononucleares. Os antígenos desses microrganismos também são processados por via endógena, pois são antígenos liberados dentro das células não fagocíticas, de modo que os epítopos são apresentados ao sistema imune no contexto do MHC--I. Epítopos assim apresentados são reconhecidos por linfócitos citotóxicos CD8, os quais provocam lise dos alvos infectados, ou seja, das células que expressam complexos epítopo-MHC-I.

Vacinas com DNA

As vacinas com DNA são aquelas nas quais o gene que codifica o antígeno em questão é introduzido em um plasmídio vetor que apresenta um potente promotor (p. ex., promotor imediato/inicial do citomegalovírus e promotor inicial SV40) que resulta na expressão do gene-alvo, de uma sequência de terminação (cauda poliA) e de várias partes de citidina-fosfato-guanosina (CpG). A função da CpG (uma parte comum aos genomas bacterianos) é direcionar a célula que processa o antígeno no sentido de secretar linfocinas que facilitam a ação dos linfócitos T_{H1}. A vacina é administrada por quaisquer das diversas vias (intramuscular, intradérmica, superfície de membranas mucosas), mas a via intramuscular é a mais utilizada. Miócitos transfectados atuam como células apresentadoras de antígenos e expressam antígeno no contexto do MHC-I (estimulam linfócitos T CD8). Não está claro o modo como um antígeno é expresso no contexto do MHC-II (para linfócitos T CD4). As possibilidades incluem células apresentadoras de antígeno ao MHC-II (macrófagos/células dendríticas/linfócitos B), tornando-se transfectadas, ou miócitos transfectados que transferem o plasmídio da vacina às células apresentadoras de antígenos ao MHC-II.

Experimentalmente, as vacinas com DNA têm sido efetivas na estimulação de respostas imunoprotetoras (ambas, humoral e celular) contra diversas bactérias, vírus e protozoários. Atualmente, há disponibilidade de vacinas com DNA comerciais, para equinos, contra o vírus West Nile (oeste do Nilo), e de vacina terapêutica, por via oral, para tratamento de melanoma maligno em cães.

Adjuvantes

Os adjuvantes são utilizados para influenciar os tipos de resposta imune estimulada por um antígeno, que é influenciada em vários estágios, dependendo do adjuvante. Alguns adjuvantes atuam como depósitos, de modo que o antígeno é liberado lentamente por um período prolongado, de modo a maximizar a resposta imune. Os exemplos incluem emulsões água/óleo, minerais/sais (bentonita e alumínio) e partículas inertes (microesferas). Outros adjuvantes atuam na fase de processamento da iniciação da resposta imune. Exemplos incluem "complexos imunoestimulantes" (ISCOM) compostos de partículas de colesterol-fosfolipídios, que contêm o imunógeno, e de lipossomos (vesículas de lipídios). O fato de "atingir" vários componentes pelo uso de várias citocinas como adjuvantes pode influenciar as respostas imunes. Por exemplo, IL-1 ativa linfócitos T; IL-12 e INF-γ influenciam a seleção do subconjunto de linfócitos T auxiliadores; e os fatores estimulantes de colônia de macrófago e granulócito ativam macrófagos e melhoram a eficiência do processamento de antígeno.

Vacinas com vírus

A imunização de animais com vacinas com vírus é fundamental para a prevenção de várias doenças virais. A base de uma vacina efetiva é sua capacidade em induzir uma resposta imune ou uma resposta capaz de estimular proteção a uma exposição subsequente a um vírus patogênico de campo. Várias preparações vacinais foram desenvolvidas e utilizadas durante anos, com sucesso variável, o qual depende, principalmente, de sua segurança e eficácia; no entanto, o fator econômico também determina o tipo, o desenvolvimento e a produção final da vacina, com base em sua comercialização.

Várias abordagens de vacinação têm sido empregadas ao longo dos anos, a saber: (1) administração de um vírus vivo patogênico em um local anatômico de modo que o tecido ou os tecidos-alvo não sejam infectados; (2) administração de um vírus vivo patogênico para animais em um momento de resistência relativa à expressão da doença; (3) administração concomitante de um vírus patogênico vivo e de soro imune, que não é mais aceitável por motivos óbvios; (4) uso de uma estirpe viral não patogênica viva (p. ex., vírus atenuado ou "vírus vivo modificado"); e (5) emprego de vírus inativados. Nos últimos anos foram disponibilizados procedimentos adicionais para o desenvolvimento de vacinas, os quais incluem subunidades, peptídio sintético e produtos recombinantes. Independentemente do tipo de vacina, o resultado desejado é induzir respostas imunes específicas contra antígenos virais expressos na superfície do virion ou na superfície das células infectadas, de modo que o hospedeiro imunizado torne-se protegido quando exposto ao vírus patogênico. O desenvolvimento racional de uma vacina com vírus eficaz requer a compreensão da patogênese viral, das respostas imunoprotetoras induzidas após a infecção e de suas especificidades proteicas. O último ponto é de importância óbvia para o desenvolvimento de vacinas com peptídios recombinantes e sintéticos.

Quanto à patogênese, ocorrem três tipos gerais de infecções:

1. Infecções que se limitam às superfícies das membranas mucosas do sistema respiratório ou gastrintestinal. Em tais casos, é importante a imunidade local, na forma de um anticorpo secretor (p. ex., IgA). Em tais infecções, a participação da imunidade mediada por célula (IMC) é bem menos caracterizada
2. Infecções que se iniciam nas superfícies de membranas mucosas, mas em seguida causam infecção sistêmica com viremia e subsequente infecção de tecidos-alvo distantes. Nessas infecções, é importante tanto a imunidade da superfície de membrana mucosa quanto a imunidade sistêmica

Quadro 5.1 Tipos de vacinas com vírus.

1. Vacinas com vírus vivo
   a. Atenuação para baixa patogenicidade do vírus que causa doença natural
   b. Mutantes *host-range* – uso de diferentes estirpes de vírus que infectam diferentes espécies de hospedeiros, antigenicamente relacionadas com a estirpe de vírus que causa doença natural no hospedeiro de origem
   c. Vacinas com vetores virais heterólogos recombinantes – produção de um recombinante viral infeccioso que expressa antígeno(s) protetor(es) contra outro vírus que causa doença natural. Produção de um vírus recombinante com a introdução de genes sabidamente com atividade antiviral ou com funções imunorreguladoras
   d. Estirpes virais homólogas recombinantes atenuadas por meio de mutações direcionadas à deleção de genes que codificam fatores de virulência específicos que causam doença natural
   e. Vacinas com vetores virais recombinantes não replicadores, capazes de se replicarem em alto título *in vitro*, mas incapazes de crescerem eficientemente *in vivo*.
2. Vacinas com vírus inativado
   a. Vacinas com vírus inativado por métodos químicos
   b. Vacinas com vírus inativado por métodos físicos
   c. Antígenos virais purificados, utilizando cromatografia imunoafinidade para anticorpos monoclonais
   d. Vacinas com subunidade da proteína viral clonada, produzidas em células eucarióticas ou procarióticas pelo uso da tecnologia de DNA recombinante
   e. Vacinas com polipeptídios virais sintéticos, revelando domínio imunológico evidente de antígenos da superfície viral
   f. Injeção direta de plasmídio de DNA que codifica antígenos virais protetores nos tecidos, *in vivo*
   g. Uso de anticorpos anti-idiotípicos como antígenos para induzir uma resposta de anticorpo antiviral.

3. Infecções que alcançam diretamente a circulação do hospedeiro por meio de picada de inseto (vírus transmitido por artrópodes), de inoculação acidental ou de lesão traumática à superfície epitelial. Em tais infecções, a imunidade sistêmica é a primeira linha de defesa.

Esses mecanismos de infecção viral, e sua subsequente disseminação, devem ser considerados durante o desenvolvimento de vacina. Vacinas com vírus vivo modificado (atenuado) e inativado (morto) dominam o mercado de vacinas de uso veterinário (Quadro 5.1).

Vacina com vírus vivo atenuado

As vacinas com vírus atenuados incluem estirpes de vírus artificialmente atenuadas (vivo modificado) ou vírus de ocorrência natural com baixa virulência ao hospedeiro. A origem desses isolados naturalmente atenuados pode ser o hospedeiro natural ou um vírus estreitamente relacionado isolado de um hospedeiro diferente; por exemplo, o vírus da varíola bovina inicialmente foi utilizado para vacinar pessoas contra varíola humana. Os principiais requisitos de tal abordagem são: necessidade de indução de imunidade adequada e estabilidade da atenuação (perda da virulência) da estirpe da vacina. Atualmente, a maioria das vacinas utilizadas em medicina veterinária contém vírus atenuado. O procedimento mais comum para a atenuação de vírus é o desenvolvimento de mutantes *host-range*. Outras abordagens incluem desenvolvimento de mutantes sensíveis à temperatura e adaptados ao frio (mutações de sentido incorreto), mutantes de deleção e vírus recombinante.

Os mutantes *host-range* se desenvolvem mediante passagens seriadas em um sistema do hospedeiro diferente daquele do hospedeiro natural a ser vacinado, geralmente animais de laboratório, ovos de galinha embrionados ou, cada vez mais, culturas celulares. Nas passagens seriadas nesses sistemas, os vírus frequentemente perdem sua patogenicidade para o hospedeiro natural dado o acúmulo de mutações no genoma viral, o que resulta em alterações em proteínas específicas do vírus. No entanto, a base para a atenuação de várias vacinas com vírus vivo modificado está pouco caracterizada, e a possibilidade de reversão para virulência, após multiplicação no hospedeiro natural, sempre é uma preocupação.

Mutantes letais condicionais têm sido produzidos pensando que tais vírus exibiriam replicação limitada no hospedeiro e, assim, atuariam como vacinas. Os mutantes sensíveis à temperatura, em geral, são originados por mutagênese e fenotipicamente selecionados com base na temperatura. Os mutantes adaptados ao frio são criados pela propagação em temperaturas sucessivamente menores, sendo o produto final incapaz de replicar em temperatura corporal normal. Os mutantes adaptados ao frio geralmente adquirem mutações múltiplas nos genes que codificam virulência e são relativamente mais estáveis que os mutantes sensíveis à temperatura.

O único procedimento para a expressão de genes virais clonados é o uso de vetores de expressão viral heterólogos. O vírus vaccínia foi amplamente utilizado por muitos anos como vetor de expressão de vacina infecciosa por ser amplamente utilizado em vacina humana e pelo fato de que, no mínimo, 22 quilobases do genoma da vacina podem ser deletados, sem perda da infectividade. Este último atributo propicia amplo espaço, no qual são introduzidos genes clonados estranhos, e apresenta potencial para possibilitar a introdução de vários genes virais estranhos, para fins de elaboração de vacinas multivalentes e multivirais. Uma importante vantagem desses vetores de vacinas infecciosas é o potencial para indução de ambas, imunidades humoral e celular, mediante a introdução de proteínas virais expressas na membrana da célula hospedeira no contexto com antígenos de histocompatibilidade.

A produção de mutantes de deleção é outro mecanismo potencial de atenuação de vírus; assim, a deleção seletiva de genes que expressam fatores de virulência, persistência ou imunossupressão frequentemente pode ser realizada sem comprometer a replicação viral. Essa abordagem requer total conhecimento do vírus e da patogênese da respectiva doença. Uma vacina deletante foi desenvolvida para evitar a pseudorraiva em suínos. O gene da timidina quinase é deletado na estirpe do vírus da vacina contra a pseudorraiva, o qual é capaz de induzir resposta imune sem produzir a doença. Ademais, os genes que codificam as glicoproteínas virais gpI, gpIII ou gpx são deletados na estirpe contida na vacina. A constatação de um anticorpo contra esses antígenos virais específicos pode ser útil para diferenciar os animais infectados por estirpes de campo dos animais vacinados, um importante avanço na definição da epidemiologia e controle dessa doença. Essas vacinas são denominadas DIVA (do inglês *differentiation of infected from vaccinated animals*, ou seja, diferenciação entre animais infectados e vacinados).

Vetores virais recombinantes não replicantes que não são capazes de se replicar *in vivo,* mas que podem expressar proteínas estranhas durante infecções abortivas podem induzir imunidade mediada por célula (IMC) e imunidade humoral nos hospedeiros imunizados. Estudos experimentais mostram que cães ou gatos são resistentes ao desafio pelo vírus da raiva silvestre, quando inoculados com glicoproteínas recombinantes de vírus varíola-raiva aviária. No mercado há disponibilidade de vacinas recombinantes com vírus canarypox efetivas contra o vírus da cinomose canina (antígenos hemaglutinina e de proteína de fusão) e contra o vírus da leucemia felina, bem como de vacina antirrábica (glicoproteína G) para gatos. Este tipo de vacina viral tem a vantagem de ser segura, mesmo no hospedeiro com imunossupressão.

Todas as vacinas apresentam vantagens e desvantagens, inclusive as com vírus atenuado. No Quadro 5.2 há uma lista com características comparativas gerais de vacinas com vírus vivo atenuado e de vacinas com vírus morto. A principal vantagem das vacinas com vírus vivo é sua capacidade de se replicar no hospedeiro e, desse modo, estimular as respostas imunes humoral e celular. No caso de infecções virais que acometem principalmente a superfície de membranas mucosas dos sistemas respiratório e gastrintestinal, a administração de vírus atenuado por via nasal ou oral estimula a imunidade local. As vias locais de administração frequentemente são, portanto, mais efetivas que o uso da via sistêmica. Também, o aspecto econômico conta a favor das vacinas atenuadas dado o menor custo de produção; ademais, em geral, não há necessidade de adjuvantes, agentes imunopotencializadores e vacinações múltiplas.

Em medicina veterinária, embora as vacinas com vírus atenuado continuem sendo as mais comumente utilizadas, há sérias desvantagens em relação a seu uso. Em algumas vacinas, a atenuação pode resultar em perda total ou parcial da imunogenicidade. Desse modo, as estirpes de vírus de vacinas com vírus vivo modificado podem necessitar de um ajuste entre a perda de patogenicidade do vírus e a perda de imunogenicidade, pois alguns vírus apresentam diminuição da imunogenicidade, na medida em que se tornam atenuados. Além disso, frequentemente é difícil uma avaliação confiável da atenuação viral, uma vez que, com alguns vírus, a reprodução experimental da doença clínica é difícil. Em tais casos, um vírus vacinal considerado atenuado pode não propiciar proteção total ou pode causar doença clínica em condições especiais que envolvam estresse, desequilíbrio fisiológico ou infecções concomitantes causadas por outros microrganismos. Caso ocorra alguma dessas particularidades, a vacina deve ser retirada do mercado e aperfeiçoada. Os vírus que apresentam ampla variação de hospedeiros também são problemáticos. O vírus atenuado para uma espécie animal pode conservar virulência para espécies mais suscetíveis. Se os animais vacinados excretam vírus atenuado no ambiente, pode ocorrer transmissão a espécies suscetíveis.

Uma preocupação importante relacionada com o uso de vírus atenuado é a reversão da virulência. Essa ocorrência tem comprometido o desenvolvimento e a aprovação de vacinas ao longo dos anos. A reversão à virulência é uma possibilidade mais séria naqueles vírus que acometem ampla variedade de hospedeiros ou que são biologicamente transmitidos por vetores artrópodes. Embora o vírus possa parecer estável no hospedeiro para o qual a vacina foi destinada, é possível ocorrer reversão à virulência no vetor ou em outras espécies. A vacinação de fêmeas prenhes também pode ser uma preocupação, uma vez que o vírus atenuado pode ser patogênico para o feto em desenvolvimento. A vacinação de animais com baixa sensibilidade imunológica pode resultar na manifestação de doença clínica e morte.

Outros aspectos negativos das vacinas com vírus atenuado são: (1) o risco de rearranjo (vírus com genomas segmentados) ou recombinação entre as estirpes contidas nas vacinas ou com vírus silvestre, originando novos vírus; (2) carência de um marcador vacinal para a diferenciação sorológica entre vacinação e exposição a um vírus silvestre; (3) desenvolvimento de infecções persistentes; (4) baixa estabilidade do vírus na vacina, especialmente em regiões tropicais quentes; e (5) interferência na replicação entre vírus presentes em vacinas multivalentes. Os vírus que exibem oscilações antigênicas contínuas representam outro dilema, pois novos isolados devem ser continuamente atenuados e testados quanto a segurança e eficácia.

Quadro 5.2 Vantagens e desvantagens relativas das vacinas com vírus vivo *versus* vacinas com vírus inativado.

Critérios	Vivo	Inativado
Imunidade	Longa	Breve
Adjuvante	Não	Sim
Segurança	Variável	Geralmente muito segura
Complicações (potenciais)	Reversão à virulência, propagação a animais suscetíveis	Sensibilização
Potencial de contaminação	Possível	Mínimo
Interferência	Possível	Mínima
Custo	Mínimo	Significativo
Imunomodulação	Não necessária	Necessária
Marcador vacinal	Possivelmente marcador genético	Marcador sorológico
Estabilidade	Ruim	Boa
Indução de IMC	Sim	Não
Imunidade secretora local	Sim	Não
Rearranjo/ recombinação	Possível	Não
Persistente	Sim	Não

IMC = imunidade mediada por célula.

Vacinas com vírus inativado

Várias vacinas inativadas têm sido desenvolvidas para uso em medicina veterinária. Para a inativação do vírus, têm-se utilizado, mais comumente, formalina, betapropiolactona, acetiletileneimina ou etileneimina binária. Métodos adicionais incluem luz ultravioleta, radiação gama, compostos psoralenos e ozônio. A principal vantagem das vacinas com vírus inativado é a segurança – várias desvantagens potenciais das vacinas com vírus vivo são eliminadas, uma vez que não ocorre replicação do vírus. Os vírus para inativação são produzidos em animais de laboratório, ovos de galinha embrionados e, agora, mais comumente em culturas de células. Do ponto de vista econômico, os vírus que se multiplicam em alto título nas culturas celulares e exibem cinéticas de inativação de primeira ordem são os melhores candidatos para a preparação de vacinas. Em geral, há necessidade de adjuvantes para induzir boa imunidade com produtos virais mortos e, comumente, é preciso várias doses de vacina para estimular uma imunidade ativa. Alguns adjuvantes altamente efetivos podem ocasionar consequências indesejáveis, incluindo sérias reações teciduais locais, menor ganho de peso em animais em fase de crescimento, hipersensibilidade sistêmica e, até mesmo, morte. Com o desenvolvimento continuado de melhores adjuvantes e ISCOM, as vacinas inativadas tornam-se mais efetivas. As vacinas inativadas também são relativamente estáveis em condições ambientais adversas e seu potencial para interferência da cepa do microrganismo nas vacinas polivalentes é baixo, em comparação com as vacinas atenuadas.

No entanto, há algumas desvantagens associadas ao uso de vacinas com vírus inativado. Alguns agentes inativadores são tóxicos e outros são carcinogênicos. Também, essas substâncias podem estar presentes em concentrações muito baixas no produto final. Diferentemente de um vírus vivo, um vírus vacinal inativado não é quantitativamente amplificado e, assim, requer adjuvantes e várias inoculações. Ademais, tais vacinas não induzem imunidade celular potente, uma vez que a indução de tal resposta requer que o antígeno seja apresentado juntamente com antígenos de histocompatibilidade nas superfícies celulares (processado por vias endógenas; ver texto anterior). Tampouco essas vacinas estão associadas ao desenvolvimento de imunidade secretora local porque, normalmente, são administradas por via parenteral.

O sucesso da inativação viral depende das características do vírus e das substâncias inativadoras. Embora a maioria dos vírus possa ser inativada com sucesso, a retenção da integridade antigênica crítica é variável. Os antígenos responsáveis pela indução de imunidade protetora devem ser preservados. Uma complicação possível do uso de vacina inativada é o risco de sensibilização do animal, de tal modo que há manifestação de doença clínica exacerbada durante exposição a um vírus de campo patogênico. Essa sensibilização não é bem compreendida, porém com frequência é imunologicamente desencadeada por respostas imunes atípicas, tais como respostas com produção de anticorpos incompletos que carecem de ação efetiva, produção de anticorpos contra epítopos não neutralizantes, estímulo preferencial para síntese de IgE (anticorpos que medeiam a hipersensibilidade tipo I), ou outro estímulo aberrante de inflamação imunomediada.

Atualmente, o desenvolvimento de novas vacinas com subunidades do microrganismo é uma área de pesquisa extensiva; inclui purificação de subunidades virais, tecnologia recombinante e síntese de peptídio. A base de uma vacina com subunidade é uma proteína imunogênica (ou sequências de peptídios) capaz de estimular uma imunidade protetora. Em geral, essas proteínas são encontradas na superfície do virion e contêm epítopos capazes de estimular a produção de anticorpos neutralizantes. As vacinas podem ser preparadas mediante o rompimento do vírus, seguido de purificação da proteína. Às vezes, o alto custo destas vacinas impossibilita seu desenvolvimento comercial, mas os avanços biotecnológicos recentes têm propiciado alternativas, com emprego de tecnologias de DNA recombinante e de síntese de peptídios.

O procedimento para o desenvolvimento de vacinas recombinantes envolve a introdução de DNA que contém as sequências de codificação genômica viral desejada em um vetor de expressão apropriada. O DNA viral ou complementar (cDNA) é introduzido em um plasmídio ou bacteriófago, seguido de infecção de células procarióticas suscetíveis, como *Escherichia coli,* células fúngicas ou células de mamíferos. Têm-se empregado várias estratégias para a obtenção de vetores de expressão de vacinas, e a maioria inclui um potente promotor (constitutivo ou induzível). Após a infecção da célula com o plasmídio, o cDNA clonado pode ser expresso e o gene do produto desejado é purificado para uso na vacina. Ao longo dos últimos 15 anos, tem-se concentrado a atenção na inoculação de plasmídio de DNA que codifica antígenos virais diretamente nos animais. Tais vacinas com DNA têm a grande vantagem de conter proteínas virais e glicoproteínas expressas na superfície de células transfectadas e de induzir imunidade sem interferência de anticorpos virais passivamente adquiridos.

Também, têm sido desenvolvidas vacinas com peptídios sintéticos. Assim como acontece com vacinas com vírus clonado, o sucesso no desenvolvimento de vacina com peptídios sintéticos requer amplo conhecimento das proteínas virais envolvidas na indução de imunidade protetora. São dois procedimentos básicos disponíveis para a determinação de sequências de peptídios críticas: (1) indiretamente, pelas sequências de nucleotídios derivados de genes virais clonados; e (2) diretamente, pelo sequenciamento de peptídios purificados. O mapeamento imunológico de peptídio e epítopo com o intuito de determinar as regiões afetadas pela imunidade protetora facilita este último procedimento. Outro procedimento para determinar as sequências de peptídios críticas se baseia na estrutura terciária projetada da proteína viral, com as áreas que apresentam características hidrofílicas que atendam às sequências candidatas. Uma importante desvantagem das vacinas com peptídios sintetizados é o risco de formação de epítopos críticos pelas estruturas terciárias (um epítopo formado pela justaposição de duas diferentes sequências de peptídios). Tais epítopos frustram as tentativas de dedução da sequência de peptídios e resultam nas complexas configurações no produto sintético.

Também, tem sido pesquisado o uso de anticorpos anti-idiotípicos como imunogênicos com o intuito de estimular a produção de anticorpos neutralizantes contra os vírus. A vantagem desse tipo de imunógeno é poder superar os problemas de variabilidade viral pela indução de anticorpos amplamente neutralizantes. No entanto, na maioria dos casos, esse tipo de vacina induz apenas produção de anticorpos. Não foram desenvolvidas tecnologias de produção e formulação para tais vacinas.

Toxoides, bacterinas e vacinas bacterianas

Assim como as vacinas virais, a base para o desenvolvimento de uma vacina bacteriana, um toxoide ou uma bacterina efetiva é a capacidade em induzir uma resposta imune ou respostas capazes de estimular proteção contra a exposição a microrganismos patogênicos de campo. A maior parte dos princípios descritos sobre as vacinas virais se aplica aos produtos destinados a induzir imunidade protetora às bactérias. O desenvolvimento de uma vacina eficaz depende do conhecimento da patogênese da doença bacteriana que se pretende evitar. No entanto, em geral, é mais difícil desenvolver uma vacina contra uma bactéria ou um fungo patogênico que contra um vírus. A maioria das bactérias patogênicas apresenta vários fatores de virulência, e a neutralização de um desses fatores pode reduzir apenas parcialmente a gravidade da infecção. Vacinas contra infecções bacterianas frequentemente não impedem a infecção. Por outro lado, várias vacinas com vírus atenuado previnem a infecção.

Em termos gerais, as doenças causadas por bactérias podem ser agrupadas em três categorias: (1) as que resultam da associação com uma toxina bacteriana; (2) as que resultam da sequela do crescimento extracelular da bactéria; e (3) as que resultam da sequela do crescimento intracelular do microrganismo.

Toxoides

Há dois tipos de toxinas bacterianas: exotoxinas e endotoxinas. As endotoxinas são estritamente definidas como a porção lipopolissacarídica da parede celular de bactérias gram-negativas (é a porção lipídio A, especificamente responsável pelas manifestações "tóxicas"). O dipeptídio muramil, presente na parede celular de bactérias gram-positivas e, em menor grau, nas bactérias gram-negativas, também apresenta propriedades "tóxicas". Vale observar que a palavra "tóxicas" foi utilizada entre aspas porque ambos, a endotoxina e o dipeptídio muramil, estimulam suas atividades "tóxicas" por meio de indução da produção de diversas citocinas pelas células hospedeiras. É o grau do vigor da resposta do hospedeiro que define a toxicidade. Exotocinas são proteínas que interagem com as células hospedeiras (geralmente após a ligação a um receptor específico), resultando na desregulação da função da célula hospedeira, sem prejuízo demasiado à célula e sem interferência na fisiologia normal da(s) célula(s) hospedeira(s) ou morte desta célula.

Anticorpos estimulados por vários epítopos das toxinas que resultam em sua neutralização, às vezes, são denominados antitoxinas. Como mencionado, um anticorpo pode impedir a interação entre a toxina e seu receptor celular ou pode alterar a configuração da toxina, de modo que essa não mais atue na célula hospedeira. Anticorpos contra exotoxinas mostraram-se eficazes na prevenção de doença. Anticorpos contra endotoxinas têm apresentado resultados um tanto duvidosos na prevenção de doença.

Toxoides são toxinas sem atividade tóxica, os quais podem estimular uma resposta imune, ou seja, a produção de anticorpos (ver texto anterior para esclarecimentos). Toxoides podem ser produzidos mediante a inativação química da toxina nativa ou pela manipulação do gene que codifica a toxina, de modo que a toxina é inativada. Por exemplo, no caso da toxina A-B (ver Capítulo 8), em que a subunidade A é responsável pela atividade tóxica da toxina e a subunidade B é responsável pela ligação da toxina ao hospedeiro, o gene que codifica a subunidade A pode ser eliminado, com a obtenção de um toxoide composto da subunidade B. Um anticorpo contra lipopolissacarídio (endotoxina) é estimulado pela imunização com mutantes (denominados mutantes "rugosos"), que produzem muito pouco da unidade O-polissacarídio, ou unidade *O-repeat* do lipopolissacarídio (ver Capítulo 8).

A principal vantagem dos toxoides é que esses são mais seguros que a toxina que causa a doença. Os toxoides administrados por via parenteral estimulam anticorpos (IgM e IgG) que interferem nas interações toxina-célula hospedeira que ocorrem no organismo, mas não nas presentes nas superfícies de membranas mucosas. Por outro lado, a administração de toxoides na superfície da membrana mucosa estimula anticorpos (sIgM e sIgA) que interferem na interação toxina-célula hospedeira que ocorre na superfície mucosa. A principal desvantagem de toxoides utilizados para imunização por meio administração na superfície mucosa é sua meia-vida extremamente curta, de modo que são incapazes de estimular uma resposta imune suficiente para propiciar proteção.

Bacterinas

Bacterinas são bactérias patogênicas mortas. Geralmente são produzidas mediante a morte química do microrganismo infeccioso, com o objetivo de preservar as estruturas bacterianas que expressam importantes epítopos que estimulam uma resposta imune protetora. A resposta imune às bacterinas é uma resposta de anticorpos semelhante à mencionada para os toxoides, como descrito no respectivo tópico.

A vantagem das bacterinas é que o seu uso é seguro. Se administrado por via parenteral, o anticorpo estimulado é efetivo, desde que a bacterina seja produzida com um patógeno que se desenvolva no meio extracelular. Se a bacterina é administrada por meio de aplicação na superfície de membrana mucosa, os anticorpos estimulados (sIgM e sIgA) interferem nas interações do patógeno com as células hospedeiras. A desvantagem é que a principal resposta imune é a produção de um anticorpo, de modo que ocorre apenas uma proteção mediada por esse único anticorpo. Assim, as bacterinas e os toxoides administrados por via parenteral não são tão efetivos contra os patógenos intracelulares. As bacterinas depositadas na superfície de membranas mucosas apresentam meia-vida extremamente curta, o que representa uma desvantagem relevante. Outra desvantagem é que o patógeno geralmente cresce *in vitro* e os epítopos expressos *in vivo* podem não ser expressos *in vitro*. Isso pode resultar em um produto que estimula a produção de anticorpos com especificidades inapropriadas.

Vacinas bacterianas

Vacinas bacterianas são compostas de patógenos atenuados; ou seja, são vivos, mas com virulência reduzida. A atenuação da bactéria pode ser obtida de diferentes modos: seleção de uma cepa de ocorrência natural atenuada; repetidas passagens em meio artificial; ou eliminação de uma característica de virulência por meio de mutação do gene que codifica tal característica.

As principais vantagens das vacinas bacterianas estão diretamente relacionadas com o fato de as bactérias estarem vivas. As vacinas vivas não apenas apresentam meia-vida mais longa que as vacinas mortas (independentemente da localização), mas também expressam epítopos que podem ser expressos somente *in vivo* e, assim, estimulam anticorpos contra os mesmos epítopos que os patógenos expressam após a infecção. Outra vantagem é que as vacinas vivas estimulam a produção de anticorpos (imunidade humoral) e a imunidade celular. Uma desvantagem importante é que as vacinas vivas podem causar doença por meio de, por exemplo, reversão ao fenótipo patogênico. Além disso, se o hospedeiro vacinado apresentar baixa resistência ou se a vacina for utilizada em espécies de hospedeiros alternativos, a vacina poderá, então, causar doença.

Leitura sugerida

Bassett JD, Swift SL, and Bramson JL (2011) Optimizing vaccine-induced CD8(+) T-cell immunity: focus on recombinant adenovirus vectors. *Expert RevVaccines*, 10 (9), 1307–1319.

Gilbert SC (2012) T-cell-inducing vaccines—what's the future. *Immunology*, 135 (1), 19–26. doi:10.1111/j.1365-2567.2011.03517.x

Hillaire ML, Osterhaus AD, and Rimmelzwaan GF (2011) Induction of virus-specific cytotoxic T lymphocytes as a basis for the development of broadly protective influenza vaccines. *J Biomed Biotechnol*, 2011, 939860. Epub October 5, 2011.

Lousberg EL, Diener KR, Brown MP, and Hayball JD (2011) Innate immune recognition of poxviral vaccine vectors. *Expert Rev Vaccines*, 10 (10), 1435–1449.

Meeusen EN (2011) Exploiting mucosal surfaces for the development of mucosal vaccines. *Vaccine*, 29 (47), 8506–8511. Epub September 22, 2011.

Murtaugh MP and Genzow M (2011) Immunological solutions for treatment and prevention of porcine reproductive and respiratory syndrome (PRRS). *Vaccine*, 29 (46), 8192–8204. Epub September 17, 2011.

Pinheiro CS, Martins VP, Assis NR *et al.* (2011) Computational vaccinology: an important strategy to discover new potential S. mansonivaccine candidates. *J Biomed Biotechnol*, 2011, 503068. Epub October 15, 2011.

Parte 2

Bactérias e Fungos

6 Família Enterobacteriaceae

Rodney Moxley

Atualmente, a família Enterobacteriaceae inclui 46 gêneros e 263 espécies e subespécies de bactérias (Quadro 6.1). Algumas espécies são importantes causas de doenças intestinais ou extraintestinais em mamíferos destinados ao consumo humano (animais de produção) e nos considerados animais de companhia, em aves domésticas e outras espécies de aves, em répteis e nos seres humanos. Com frequência, as infecções extraintestinais se instalam nos sistemas urinário e respiratório, na corrente sanguínea e em ferimentos. Os gêneros que contêm patógenos importantes para animais e pessoas incluem *Citrobacter, Cronobacter, Enterobacter, Escherichia, Klebsiella, Morganella, Plesiomonas, Proteus, Providencia, Salmonella, Serratia, Shigella* e *Yersinia*. Alguns gêneros incluem, predominantemente, patógenos de vegetais (*Brenneria, Dickeya, Erwinia, Pantoea* e *Pectobacterium*) e de insetos ou nematódeos (*Arsenophonus, Buchnera, Photorhabdus, Shimwellia, Wigglesworthia* e *Xenorhabdus*).

Características descritivas

Morfologia e coloração

Esses microrganismos são bastonetes retos, gram-negativos (Figura 6.1), a maioria com tamanho que varia de 0,3 a 1,0 μm de largura por 0,6 a 6,0 μm de comprimento (Figura 6.2). Os membros da família Enterobacteriaceae são indistinguíveis um do outro, com base simplesmente na morfologia.

Estrutura e composição celular

A parede celular é coerente com aquela de outras bactérias gram-negativas; contém membrana interna (citoplasmática) e membrana externa (ME), uma fina camada de peptidoglicano e periplasma (Figura 6.3). A ME compreende uma camada dupla assimétrica, com fosfolipídios em sua superfície interna e lipídio A (endotoxina), uma estrutura de sustentação hidrofóbica de lipopolissacarídio (LPS), na parte externa da bactéria. A ME contém proteínas, lipoproteínas (de Braun) e um polissacarídio ácido conhecido como antígeno comum de enterobactérias (ACE). A composição dos fosfolipídios da ME é semelhante àquela da membrana citoplasmática. Há considerável variação nas proteínas da membrana externa (PME), todavia a proteína OmpA e outras porinas são importantes componentes. As proteínas porinas são agrupadas como trímeros, formando estruturas semelhantes a poros, com lúmen hidrofílico, possibilitando que os íons e as soluções aquosas atravessem a dupla camada de lipídios, hidrofóbica. ACE contém *N*-acetil-D-glicosamina, ácido *N*-acetil-D-manosaminurônico e 4-acetamido-4,6-dideoxi-D-galactose.

A porção proximal da macromolécula de LPS consiste na região de lipídio A, hidrofóbica. Essa região é representada por um lipídio polar no qual uma estrutura de suporte de glicosaminil-β-(1→6)-glicosamina geralmente é substituída por seis ou sete resíduos de ácidos graxos saturados. Na porção distal, o suporte de lipídio A é conectado ao núcleo interno da região do polissacarídio, e ambos, o núcleo interno e o suporte de lipídio A, contêm vários grupos eletricamente carregados, a maioria dos quais é ânion. A região mais externa do LPS consiste em uma região polissacarídica do antígeno O, hidrofílica. O núcleo polissacarídico está posicionado entre a região do lipídio A, no lado proximal (núcleo interno), e a região do antígeno O no lado distal (núcleo externo) (Figura 6.4). O componente lipídio A é um lipídio polar no qual um suporte de glicosaminil-β-(1→6)-glicosamina geralmente é substituído por seis ou sete resíduos de ácidos graxos, todos saturados. Nas bactérias que apresentam LPS liso, o núcleo de polissacarídios é dividido em duas regiões: núcleos interno (lipídio A proximal) e externo. A região do núcleo externo contém um local de ligação para o polissacarídio O (antígeno O). Dentro da família e dos gêneros, a estrutura do núcleo interno tende a ser bem conservada. O núcleo interno contém, em geral, resíduos de Kdo e L-glicerol-D-mano-heptose (Figura 6.2).

Os antígenos somáticos (antígenos O) são compostos de repetidas unidades, as quais podem diferir quanto aos monômeros de glicose, à posição e à característica estereoquímica das ligações O-glicosídicas e à presença ou ausência de substituintes não carboidratos (Figura 6.2). As unidades de antígenos O repetidos das diferentes estruturas podem compreender números variáveis de monossacarídios, podem ser lineares ou ramificadas e podem formar homopolímeros ou, mais frequentemente, heteropolímeros. Observa-se ampla heterogeneidade nos tamanhos das moléculas, dadas as variações no comprimento da cadeia de polissacarídios O, originando o padrão "em escada" clássico da eletroforese em gel de poliacrilamida contendo dodecil

Quadro 6.1 Classificação sistemática da família Enterobacteriaceae.[a]

Gênero	Número de espécies e subespécies	Espécies
Arsenophonus	1	*nasoniae*
Brenneria	5	*salicis*
Buchnera	1	*aphidicola*
Budvicia	2	*aquatica*
Buttiauxella	7	*agrestis*
Cedecea	3	*davisae*
Citrobacter	11	*freundii*
Cosenzaea	1	*myxofaciens*
Cronobacter	9	*sakazakii*
Dickeya	6	*chrysanthemi*
Edwardsiella	4	*tarda*
Enterobacter	21	*cloacae*
Erwinia	17	*amylovora*
Escherichia	5	*coli*
Ewingella	1	*americana*
Hafnia	2	*alvei*
Klebsiella	7	*pneumoniae*
Kluyvera	4	*ascorbata*
Leclercia	1	*adecarboxylata*
Leminorella	2	*grimontii*
Lonsdalea	3	*quercina*
Moellerella	1	*wisconsensis*
Morganella	3	*morganii*
Obesumbacterium	1	*proteus*
Pantoea	20	*agglomerans*
Pectobacterium	9	*carotovorum*
Photorhabdus	16	*liminescens*
Plesiomonas	1	*shigelloides*
Pragia	1	*fontium*
Proteus	4	*vulgaris*
Providencia	8	*alcalifaciens*
Rahnella	1	*aquatilis*
Raoultella	3	*planticola*
Salmonella	8	*enterica*
Samsonia	1	*erythrinae*
Serratia	16	*marcescens*
Shigella	4	*dysenteriae*
Shimwellia	2	*pseudoproteus*
Sodalis	1	*glossinidius*
Tatumela	5	*ptyseos*
Thorsellia	1	*anopheles*
Trabulsiella	2	*guamensis*
Wigglesworthia	1	*glossinidia*
Xenorhabdus	22	*nematophila*
Yersinia	18	*pestis*
Yokenella	1	*regensburgei*

[a]Total: 46 gêneros, 263 espécies e subespécies (quando há subespécies, estas substituem as respectivas espécies, no total).

Adaptado de Leibniz-Institut DSMZ-Deutsche Sammlung von Mikroorganismen und Zellkulturen GmgH Bacterial Nomenclature Up-to-Date database, http://old.dsmz.de/microorganisms/bacterial_nomenclature.php (acessado em 20 de março de 2013) e de J.P. Euzéby: List of Prokaryotic Names with Standing in Nomenclature, http://www.bacterio.cict.fr (acessado em 10 de janeiro de 2013).

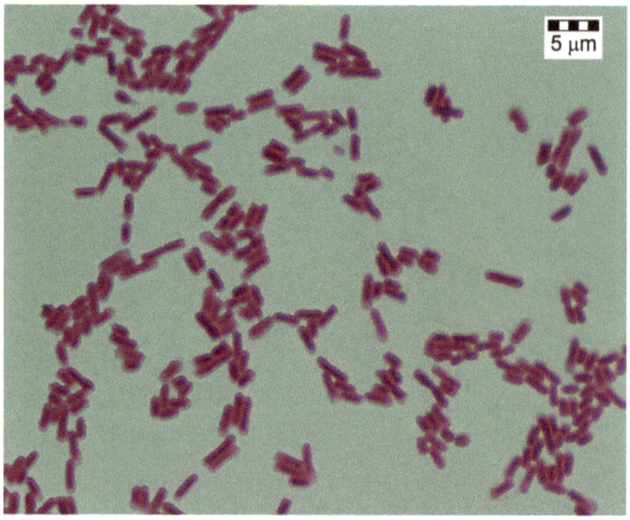

Figura 6.1 *E. coli*, bastonetes gram-negativos, em aumento de 1.000×. (Cortesia de Hans Newman, *Bacteria in Photos*, Copyright 2011, www.bacteriainphotos.com, acessado em 10 de janeiro de 2013.)

sulfato de sódio, em que cada "degrau" da escada representa a substituição de uma molécula de lipídio A do núcleo por uma unidade de antígeno O adicional.

A especificidade sorológica do antígeno O de um microrganismo é definida pela estrutura do polissacarídio O; no entanto, há grande variabilidade na quantidade de um antígeno particular dentro de uma espécie. A porção do antígeno O da molécula de LPS propicia proteção contra fagocitose. Além disso, a perda da parte mais proximal do núcleo de LPS (cepas mutantes "rugosas profundas") torna a cepa extremamente sensível a diversos compostos hidrofóbicos. Estes incluem corantes, antibióticos, sais biliares, outros detergentes e substâncias mutagênicas; assim, essa região está envolvida na manutenção da função de barreira da ME. O componente lipídio A é fundamental para a sustentação da ME.

Com frequência, as bactérias da família Enterobacteriaceae apresentam uma cápsula que consiste em um polissacarídio ácido. Podem ser produzidos dois tipos de polissacarídios capsulares. O primeiro tipo, conhecido como antígeno M (mucoso), consiste em ácido colânico e é produzido pela maioria das cepas. Acredita-se que o antígeno M propicie proteção contra dessecação. O segundo tipo, conhecido como antígeno K, K de *kapsel* (cápsula, em alemão), é um componente do sorotipo e pode propiciar resistência sérica antifagocítica e capacidade de aderência à mucosa, dependendo da composição química.

Vários membros desse grupo expressam adesinas que, geralmente, comportam-se como lectinas, reconhecendo resíduos oligossacarídios de glicoproteínas e glicolipídios. Essas adesinas consistem em proteínas fixadas na membrana externa da célula, compostas de subunidades e agrupadas em organelas, ou consistem em uma única proteína de membrana externa (PME). Aquelas agrupadas em organelas incluem adesinas fimbriais (*pili*) e não fimbriais (sem fímbrias).

Fímbrias são apêndices semelhantes a pelos, distribuídas difusamente pela superfície das células bacterianas. As fímbrias são mais finas e geralmente mais curtas e mais numerosas que os flagelos; apresentam diâmetro que varia de 2 a 8 nm e, em geral, há de cem a mil fímbrias por célula.

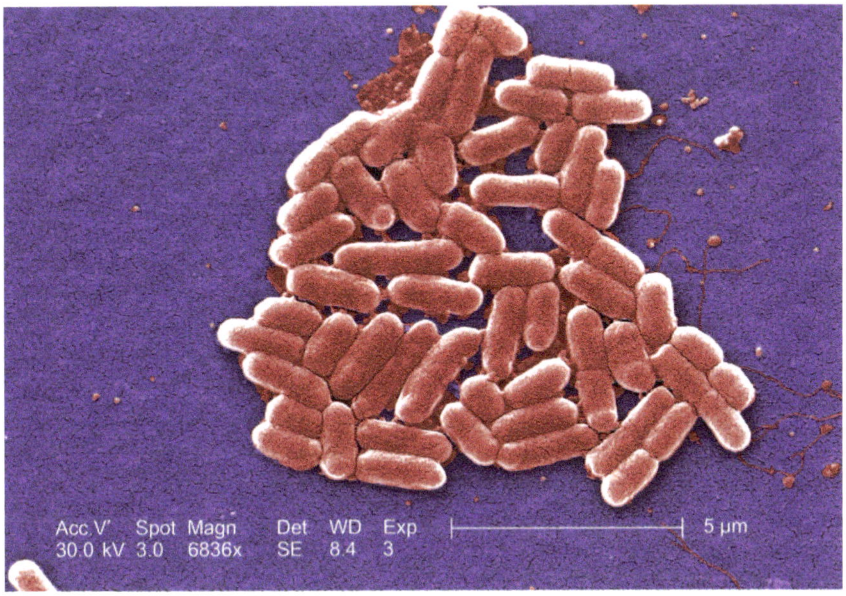

Figura 6.2 Fotomicrografia colorida obtida em microscópio eletrônico de varredura (aumento de 6.836×) de *E. coli* O157:H7 gram-negativa. (Cortesia de U.S. Health and Human Services, Centers for Disease Control and Prevention, Public Health Information Library, ID#10068.)

As fímbrias se ligam aos receptores das superfícies das células hospedeiras; a especificidade de ligação é variável nos diferentes tipos de fímbrias. Um único isolado bacteriano pode expressar vários tipos de fímbrias. O termo "*pili*" (plural) é utilizado como sinônimo de fímbrias, embora alguns autores empreguem o termo "*pili*" para aquelas estruturas (*pili* F) que estão envolvidas na conjugação.

A estrutura da fímbria consiste em uma haste e uma extremidade de adesina; a última confere especificidade de ligação à célula hospedeira. A produção de fímbrias requer dobramento coordenado, secreção e agrupamento ordenado de várias subunidades de proteínas distintas. Ambas, haste e extremidade de adesina, são compostas de repetidas subunidades de proteínas, denominadas fimbrinas.

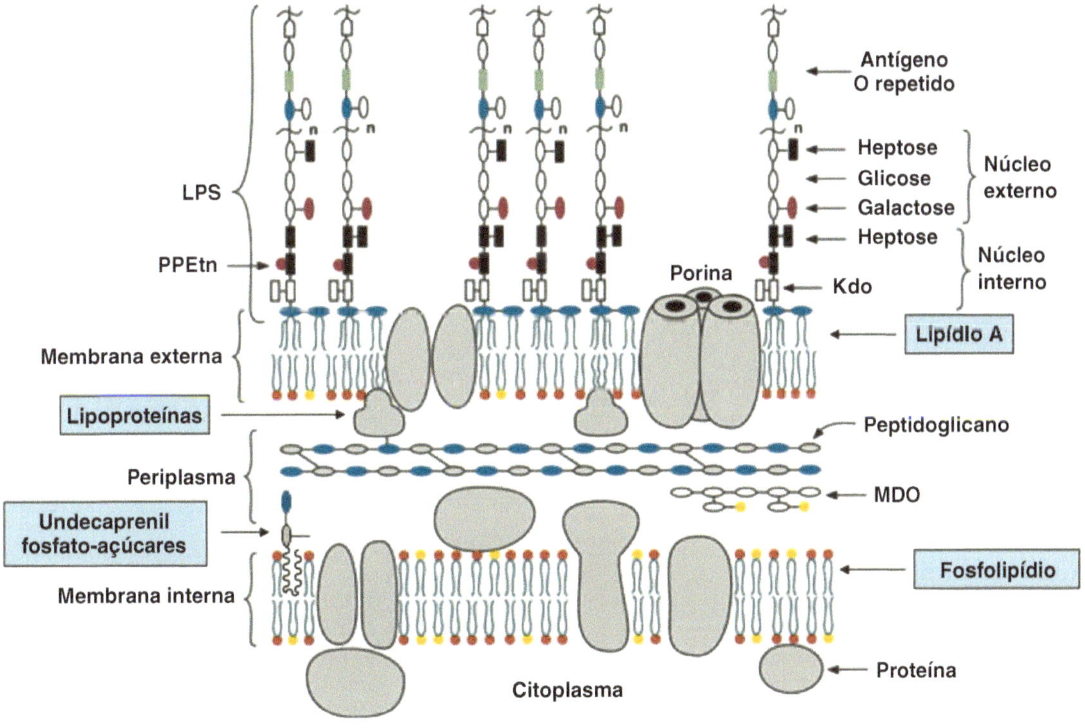

Figura 6.3 Modelo molecular das membranas interna e externa de *E. coli* K-12. As formas ovais e retangulares representam os resíduos de açúcares, como indicado, enquanto os círculos representam grupos de "cabeças" polares de vários lipídios. PPEtn = pirofosfato de etanolamina; LPS = lipopolissacarídio; Kdo = ácido 2-ceto-3-desoxioctulosônico; MDO = oligossacarídio derivado de membrana. (Reproduzida, com autorização, de Raetz e Whitfield 2002; publicação original em preto e branco, Raetz *et al.* 1991.)

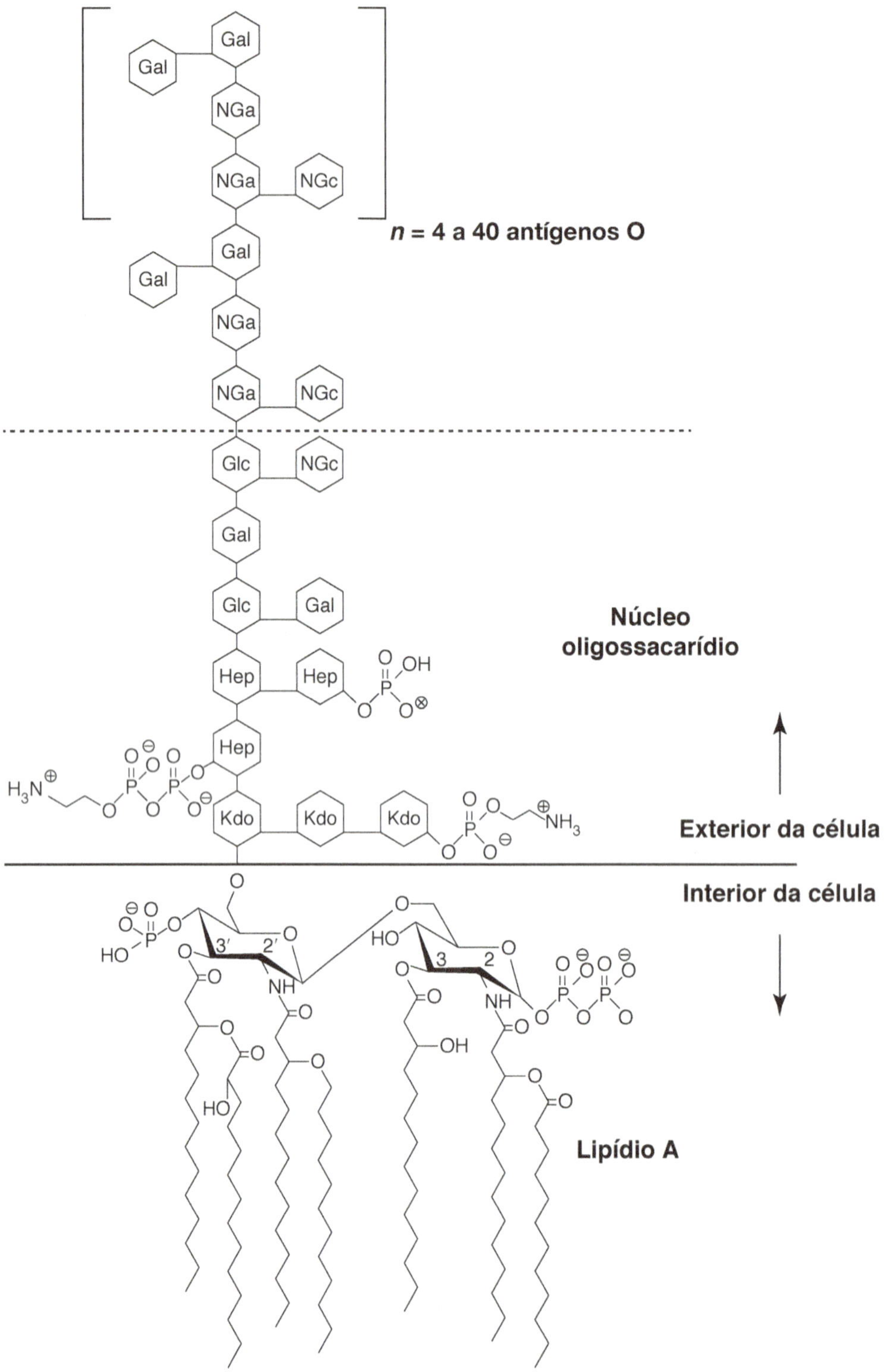

Figura 6.4 Estrutura química da endotoxina de *E. coli* O111:B4, segundo Ohno e Morrison, 1989. Hep = l-glicerol-D-mano-heptose; Gal = galactose; Glc = glicose; Kdo = ácido 2-ceto-3-desoxioctulosônico; NGa = *N*-acetil-galactosamina; NGc = *N*-acetil-glicosamina. (Reproduzida, com autorização, de Dr. Fakhreddin Jamali, Editor, *J Pharm Pharmaceut Sci*; Magalhães *et al.* 2007.)

As composições da fimbrina da haste e da extremidade da adesina podem ser diferentes ou iguais. As proteínas fimbrinas são antigênicas, e esta propriedade tem sido utilizada para agrupá-las em tipo F. A propriedade aderente das fímbrias também tem sido utilizada para sua classificação; por exemplo, se elas se ligam ou não aos receptores das células hospedeiras que contêm manose. A ligação das fímbrias a um receptor que contém manose pode ser inibida pela exposição destas fímbrias à manose, antes da exposição aos receptores; aquelas que são inibidas são denominadas "fímbrias sensíveis à manose" (SM) e aquelas que não são inibidas são denominadas "fímbrias resistentes à manose" (RM). O tipo 1 de fímbria de *Escherichia coli,* também denominado F1, é exemplo de uma adesina SM. Receptores que contêm manose são encontrados nas superfícies das hemácias de diferentes espécies; consequentemente, tem-se utilizado reação de hemaglutinação para verificar a presença de fímbrias SM e RM. Atualmente, as técnicas moleculares mais práticas e específicas são as mais comumente utilizadas para fim de diagnóstico, como reação em cadeia da polimerase, que pode ser utilizada pra detectar os genes que codificam as proteínas fimbrinas.

Adesinas não fimbriais estão associadas a uma estrutura amorfa semelhante à cápsula ligada à membrana externa e não formam fímbrias visíveis na superfície das bactérias. A primeira adesina não fimbrial foi constatada em algumas cepas de *E. coli* uropatogênicas denominadas AAF (ou seja, adesina afimbrial ou não fimbrial). Posteriormente, estas adesinas foram verificadas na superfície de algumas bactérias *E. coli* patogênicas a bezerros e cordeiros (ver Capítulo 7).

A maioria das cepas silvestres de bactérias da família Enterobacteriaceae é móvel, uma característica relacionada com os flagelos. A quantidade de flagelos expressos é variável, mas, geralmente, há cerca de 5 a 10 flagelos em cada célula, os quais se encontram distribuídos em um padrão peritricoso. Em geral, cada flagelo tem cerca de 5 a 10 μm de comprimento e 20 nm de diâmetro. A porção extracelular inclui, desde a porção proximal até a porção distal, as seguintes estruturas, compostas de proteínas específicas (entre parênteses): uma região como um gancho curvo (FlgE), que se estende desde a superfície da membrana externa da célula; uma junção gancho-filamento (FlgK e FlgL); um longo filamento helicoidal (FliC); e um capuz do filamento (FliD). O filamento consiste em subunidades de flagelina (FliC) organizadas em um padrão cilíndrico ou tubular, formando uma cavidade luminal. Apesar da estrutura cavitária, o filamento é rígido, tornando o adequado para sua função como um propulsor. O flagelo está ancorado no envelope da célula por meio de seu corpo basal. O corpo basal também apresenta uma simetria aproximadamente cilíndrica e consiste em um bastonete e um conjunto de cinco anéis. Os anéis – L, P, M, S e C – são denominados de acordo com o plano nos quais se encontram – LPS, peptidoglicano, membrana (citoplasmática), supramembrana e citoplasma, respectivamente.

O conteúdo de guanina + citosina (G + C) do DNA é 38 a 60 mol%.

Produtos celulares de interesse médico

Os produtos celulares de interesse médico comuns a todas ou à maioria das bactérias da família Enterobacteriaceae são endotoxinas e vários sideróforos. Os produtos de várias delas incluem transportadores de serina protease de Enterobacteriaceae e betalactamases de amplo espectro.

Endotoxina. Endotoxina (lipídio A) ocasiona reações tóxicas graves em animais, em razão de seus efeitos no sistema imune inato e na coagulação. O lipídio A se liga à proteína ligadora de LPS (uma proteína sérica), a qual transforma micelas oligoméricas de LPS em um monômero, para liberação ao CD14. O CD14 concentra o lipídio A para sua ligação ao complexo TLR4-MD2 presente na superfície de macrófagos, células dendríticas e células endoteliais. TLR4 é uma proteína transmembrana que forma um complexo com MD2 e CD14. A ligação do lipídio A ao CD14 estimula um sinal de cascata da transdução, resultando na expressão de citocinas pró-inflamatórias. Essa ligação resulta na associação de domínio citosólico de TLR4 com a proteína adaptadora fator de diferenciação mieloide 88 (MyD88), necessária ao recrutamento da proteinoquinase 1 associada ao receptor da interleucina-1 (IRAK1), IRAK6 e fator 6 associado ao receptor de TNF (TRAF6) ao complexo. Por fim, a quinase IκB é fosforilada, a qual ocasiona fosforilação de IκB, que possibilita ao fator nuclear (NF)-κB a translocação para o núcleo e ativação da transcrição de TNF-α, IL-1β e IL-6. Além disso, ativa a expressão do fator tecidual pelas células endoteliais e das moléculas B7 coestimuladoras por macrófagos e células dendríticas. Essas respostas pró-inflamatórias e pró-coagulantes são responsáveis, em parte, pelos sinais clínicos associados à endotoxemia. No entanto, a estimulação dessa via também é necessária para a resistência do hospedeiro à bactéria. A diversidade das moléculas de lipídio A entre as bactérias impede a resposta do sistema imune inato de alguns hospedeiros. Isso é especialmente verdadeiro para algumas bactérias mais patogênicas da família Enterobacteriaceae, como *Yersinia pestis,* e nas espécies hospedeiras suscetíveis à sepse com o respectivo patógeno. Ao contrário de *E. coli,* cujo lipídio A é hexa-acilatado com cinco ácidos graxos no carbono 14 e um no carbono 12, *Y. pestis* é tetra-acilatada com quatro ácidos graxos no carbono 14. Consequentemente, o lipídio A de *Y. pestis* é pouco reconhecido pelo TLR4 de algumas espécies hospedeiras, inibindo, assim, entre outras funções, a expressão da molécula de coestimulação, necessária para ativação das células T auxiliadoras e, por fim, dos macrófagos, interferindo na capacidade do hospedeiro em eliminar a infecção.

Sideróforos. O ferro é um importante cátion; é um micronutriente inorgânico, pois está presente em quase todas as células bacterianas. O ferro é um cofator para diversas metaloproteínas necessárias para o crescimento e a sobrevivência das bactérias, por exemplo, proteínas que contêm o radical heme como os citocromos; proteínas que contêm ferro-enxofre, por exemplo, algumas enzimas envolvidas na biossíntese de pirimidina e aminoácido, na cadeia de transporte de elétrons e no ciclo do ácido tricarboxílico; e proteínas sem ferro-enxofre, por exemplo, algumas enzimas necessárias para síntese de DNA, síntese de aminoácido e atividade antioxidante. Embora os animais hospedeiros tenham grande quantidade de ferro, este mineral não está prontamente disponível às bactérias, uma vez que se encontra firmemente ligado a proteínas carreadoras, como transferrina e lactoferrina. Também, em meios de cultura bacteriana, a disponibilidade de ferro é influenciada pelo pH do meio de cultura e pela aeração. Em condições aeróbicas, o ferro está presente na forma férrica (Fe^{3+}) e origina polímeros de oxi-hidróxido insolúveis em pH neutro. Por outro lado, o ferro na forma ferrosa (Fe^{2+}) é relativamente solúvel e acessível às bactérias que crescem em condição anaeróbica. Para obter o ferro de sua forma férrica, que está ligado a complexos insolúveis, as bactérias sintetizam e liberam pequenas moléculas queladoras de ferro em um ambiente denominado sideróforo. Os sideróforos apresentam massa molecular geralmente menor que 1 kDa, são sintetizados apenas em condição de deficiência de ferro e apresentam afinidade e especificidade para o ferro em sua forma férrica. Em bactérias, foram descritos mais de 100 diferentes sideróforos; no entanto, todos são amplamente classificados como catecolatos ou hidroxamatos. Enterobacterina (também denominada enteroquelina) é o protótipo do sideróforo catecolato e comumente é verificado em bactérias da família Enterobacteriaceae. Também, algumas cepas produzem o sideróforo hidroxamato aerobactina. Quando em condição de baixo teor de ferro, a bactéria sintetiza e libera sideróforos que se ligam aos íons Fe^{3+}, que, por sua vez, ligam-se a um receptor da membrana externa da célula e, em seguida, transporta o complexo ferrissideróforo para o interior da célula. Uma bactéria específica também pode utilizar sideróforos sintetizados por outras bactérias e até mesmo por fungos. Quando há concentração relativamente alta de ferro em forma férrica no ambiente, a bactéria utiliza um sistema de baixa afinidade que funciona sem um sideróforo. O ferro atravessa a membrana externa da célula por meio de diferentes sistemas de transporte. No caso de *E. coli,* seis sistemas de transporte de Fe^{3+} podem funcionar em condição aeróbica; outro sistema, para transporte de Fe^{2+}, atua em condição anaeróbica. Cinco desses sistemas de transporte utilizam sideróforos e incluem enteroquelina, aerobactina, citrato-Fe^{3+}, ferrocromo e hidroxamato ferroxamina B. Esses cinco sistemas apresentam receptores de membrana externa diferentes, mas compartilham a dependência de uma proteína da membrana interna, denominada TonB, para a função das proteínas do receptor da membrana externa. Além disso, há um sistema de baixa afinidade que atua em alta concentração de Fe^{3+}, sem um cofator de transporte sideróforo. Em alguns microrganismos, os genes que controlam a absorção de aerobactina podem estar no cromossomo ou em plasmídios, como aqueles da classe ColV, nas bactérias intestinais. Uma vez acumulados no interior da célula, o ferro, na forma de cátion, é incorporado a proteínas ferro-específicas (contendo ambos, radicais heme e não heme) ou armazenado em uma das duas proteínas de *E. coli* armazenadoras de ferro, denominadas ferritina e bacterioferritina.

Características de crescimento

Os membros deste grupo de microrganismos não produzem esporos, não são álcool-acidorresistentes e são anaeróbios facultativos; crescem rapidamente em condições aeróbicas ou anaeróbicas. Sua capacidade de crescimento na ocorrência ou não de oxigênio reflete ambos os metabolismos, respiratório e fermentativo, embora a fermentação seja o método mais comum de utilização de carboidratos, frequentemente com produção de ácido e gás. Quase todas as bactérias desse grupo fermentam glicose e originam ácido pirúvico, pela via Embden-Meyerhof. Alguns produzem ácido succínico, ácido acético, ácido fórmico e etanol, por uma via de fermentação ácida mista, enquanto outros produzem butanediol a partir do ácido pirúvico. Esses microrganismos utilizam vários substratos simples para sua multiplicação, embora a maioria requeira crescimento simples. Alguns são capazes de utilizar D-glicose como única fonte de carbono. Em condições aeróbicas, entre os vários substratos adequados incluem-se ácidos orgânicos, aminoácidos e carboidratos. Em geral, as bactérias dessa família são móveis, com flagelo peritricoso e são catalase-positivas e oxidase-negativas (dada a carência de citocromo C); ademais, reduzem nitrato em nitrito. A maioria cresce bem no meio MacConkey e em peptona ou extrato de carne, sem suplemento ou cloreto de sódio; no entanto, algumas bactérias necessitam vitaminas e/ou aminoácidos. A maioria dos microrganismos cresce bem em temperatura de 22 a 35°C.

Resistência

Bactérias desse grupo são suscetíveis à morte por luz solar, dessecamento, pasteurização e desinfetantes comuns, por exemplo, compostos à base de cloro, fenol e amônio quaternário. Podem sobreviver por semanas a meses em ambientes úmidos e sombreados, como pastagens, estrume, caixa de excreta e material de cama. Embora várias sejam suscetíveis aos antimicrobianos de amplo espectro, sua suscetibilidade não é exatamente previsível e pode se alterar rapidamente pela aquisição de plasmídios R ou de cassetes de DNA que codificam resistência (os quais podem se introduzir em vários integrons localizados no genoma e nos plasmídios) (ver Capítulos 4 e 5). O uso persistente de antibióticos no tratamento de infecções (p. ex., colibacilose entérica enzoótica em rebanhos de suínos) pode, potencialmente, selecionar microrganismos resistentes e resultar em aumento da taxa de prevalência de patógenos resistentes aos antibióticos utilizados.

Variabilidade

A variabilidade de uma cepa de bactéria intestinal, quando comparada a de outra bactéria da mesma espécie ou gênero, depende da base genética para a característica em questão. As diferenças entre antígenos capsular, somático ou flagelar respondem pela variabilidade entre as bactérias do mesmo gênero e mesma espécie. Algumas variações em microrganismos de mesmo gênero e espécie, na família, bem como entre as bactérias de diferentes gêneros e espécies, são responsáveis pela presença de genes residentes em plasmídios que codificam determinadas características fenotípicas. Tais características, como resistência aos fármacos antimicrobianos, produção de toxina ou secreção de hemolisina, podem ser codificadas por plasmídios e variam dependendo da presença ou ausência de um plasmídio particular.

A transição de fenótipo liso para fenótipo rugoso ocorre em todos os microrganismos da família Enterobacteriaceae e, frequentemente, deve-se à variação de fase. Do mesmo modo, tem-se demonstrado que a alteração no antígeno O acontece após lisogenia por alguns bacteriófagos (conversão lisogênica).

Às vezes, a suscetibilidade a vários bacteriófagos (fagotipagem) é útil para demonstrar diferenças nos isolados bacterianos (cepas) do mesmo gênero e espécie. A fagotipagem é um procedimento epidemiológico útil.

Diagnóstico laboratorial

A família Enterobacteriaceae é composta por uma grande quantidade de bastonetes gram-negativos aparentados, anaeróbicos facultativos, redutores de nitrato e oxidase-negativos. A diferenciação dentro da família envolve a realização de todos ou alguns dos seguintes exames: cultura, testes bioquímicos, testes imunológicos (ou seja, sorotipagem dos antígenos O: K: H e detecção de produtos de virulência) e PCR. Alguns laboratórios clínicos já realizam a sequência do rRNA 16S para identificar microrganismos que não podem ser cultivados ou classificados fenotipicamente.

Vários manuais tratam exclusivamente dessa família de bactérias e, em razão da extrema importância clínica e da prevalência destes microrganismos, um crescente número de esquemas de identificação programado e/ou computadorizado está se tornando disponível no mercado.

Morfologia e coloração

Todos os bastonetes gram-negativos apresentam características morfológicas semelhantes (Figuras 6.1 e 6.2).

Características da cultura

Os métodos utilizados para isolamento das bactérias da família Enterobacteriaceae variam dependendo se a amostra contém, normalmente, bactérias da flora intestinal ou de outra, ou se normalmente é estéril. Quando a fonte normalmente é estéril e se utilizam procedimentos de assepsia apropriados durante a coleta da amostra (p. ex., amostra extraintestinal), o isolamento de qualquer bactéria da família Enterobacteriaceae é relevante. O meio de cultura para esse fim é o ágar-sangue de ovinos, com incubação em temperatura de 35 a 37°C (Figura 6.5). Em amostras obtidas do intestino, há cepas comensais de *E. coli*, as quais não podem ser diferenciadas de cepas patogênicas de *E. coli* simplesmente pelo fenótipo da colônia em meios de cultura padrão, como ágar-sangue ou ágar MacConkey. No caso de alguns sorotipos-alvo (p. ex., *E. coli* O157:H7), há disponibilidade comercial de meios cromogênicos; estes meios são elaborados de modo a possibilitar a diferenciação presumível de patógenos daqueles de outras floras, nas placas.

Diferentes meios para cultura bacteriológica de amostras de fezes têm sido preparados, com o intuito de favorecer a identificação de *Salmonella, Shigella, Yersinia* ou *E. coli* O157:H7 ou outras *E. coli* que produzem a toxina Shiga. Os componentes básicos dos meios são:

1. Uma substância inibidora, por exemplo, sais biliares, corante ou antibiótico. Essas substâncias inibem bactérias gram-positivas ou outras bactérias intestinais que competem pelo crescimento
2. Um substrato se utilizado, ou não, pelo patógeno de interesse
3. Um indicador de pH para mostrar se o substrato foi alterado, por exemplo, o uso de um carboidrato com formação de produtos de fermentação.

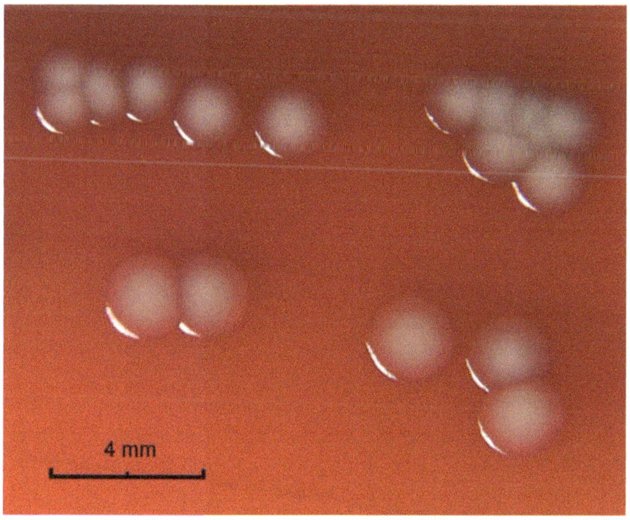

Figura 6.5 Colônias de E. coli crescendo em meio de ágar-sangue. (Cortesia de Hans Newman, *Bacteria in Photos*, Copyright 2011, www.bacteriainphotos.com. Acessado em 10 de janeiro de 2013.)

Os meios mencionados a seguir são meios de cultura seletivos úteis para o isolamento de patógenos intestinais.

Ágar verde-brilhante

Inibidor. Corante verde-brilhante (suprime o crescimento da maioria das bactérias da família Enterobacteriaceae, exceto *Salmonella* não tifoide).

Substrato. Lactose e sacarose – *Salmonella* (e algumas cepas de *Proteus*) não fermentam estes açúcares, tampouco *Shigella*. No entanto, *Shigella* se multiplica pouco (se o faz) neste meio.

Vermelho fenol. Se os açúcares não são fermentados (alcalinos), as colônias se apresentam vermelhas; se os açúcares são fermentados (ácidos), as colônias se apresentam amarelo-esverdeadas (dada a cor do corante de fundo).

Utilidade. Excelente para o isolamento de *Salmonella*.

Cefsulodina-Irgasan® | Novobiocina (ágar seletivo para Yersinia)

Inibidor. Sais biliares, cristal violeta, cefsulodina, Irgasan®, novobiocina.

Substrato. Manitol.

Vermelho neutro. Se o manitol é fermentado (ácido), as colônias se apresentam incolores, com centro avermelhado (aparência de "olho de boi"); se o manitol não é fermentado (alcalino), elas permanecem incolores, translúcidas.

Utilidade. Excelente para isolamento de *Yersinia enterocolitica*.

Eosina – azul de metileno (EBM). Ágar, Levine.

Inibidor. Eosina Y (também denominada eosina amarelada) e azul de metileno (esses corantes inibem bactérias gram-positivas, em grau limitado).

Substrato | Lactose

Eosina Y e azul de metileno. Esses corantes possibilitam diferenciar as bactérias que fermentam lactose das que não fermentam. As bactérias que fermentam lactose, especialmente *E. coli*, apresentam-se como colônias verde-brilhante metálico ou azul-escuro a marrom. Bactérias que não fermentam lactose apresentam-se como colônias de cor púrpureo-clara, descoloridas ou transparentes.

Utilidade. Isolamento de bactérias intestinais gram-negativas, com boa diferenciação entre as espécies de *Escherichia* e *Enterobacter*.

Ágar entérico de Hektoen

Inibidor. Sais biliares.

Substrato. Lactose e salicina – *Salmonella*, *Shigella* e algumas espécies de *Proteus* e *Providencia* são lactose-negativas e salicina-negativas.

Sais férricos. Microrganismos que produzem H_2S formam colônias com centro preto.

Azul de bromotimol. Microrganismos que fermentam salicina e/ou lactose formam colônias amareladas a alaranjadas; bactérias que não fermentam esses açúcares formam colônias verdes ou azul-esverdeadas.

Utilidade. Excelente para *Salmonella* e *Shigella*.

Ágar MacConkey

Inibidor. Sais biliares e cristal violeta inibem bactérias gram-negativas.

Substrato. Lactose – *Salmonella, Shigella* e *Proteus* não fermentam lactose.

Vermelho neutro. Se a bactéria fermenta lactose (ácido), as colônias se apresentam de cor rósea; se não fermentam lactose (peptídios digeridos – básico), as colônias são incolores.

Utilidade. Meio muito permissivo. *Salmonella* e *Shigella* crescem muito rapidamente nesse meio (assim como faz a maioria das outras bactérias da família Enterobacteriaceae e *Pseudomonas*).

Ágar sorbitol MacConkey

Inibidor. Sais biliares e cristal violeta (inibem bactérias gram-positivas).

Substrato. Sorbitol. Mais de 98% de *E. coli* fermentam sorbitol dentro de 24 h; *E. coli* O157:H7 é uma exceção.

Vermelho neutro. Se a bactéria fermenta sorbitol (ácido), as colônias se apresentam de cor rósea; se não fermentam sorbitol (peptídios digeridos – básico), as colônias são incolores.

Utilidade. Teste de triagem para *E. coli* O157:H7. A adição de 4-metilumbeliferil-β-D-glicoronídio (MUG) ou de 5-bromo-4-cloro-3-indolil-β-D-glicoronídio (BCIG) ao meio aumenta sua especificidade para *E. coli* O157:H7 (ver Ágar Sorbitol MacConkey BCIG, cefixima e telurito de potássio).

Ágar sorbitol MacConkey BCIG, cefixima e telurito de potássio

Inibidor. Sais biliares e cristal violeta inibem bactérias gram-positivas. A adição de cefixima e telurito de potássio inibe bactérias que não fermentam sorbitol (p. ex., *Proteus* e *Providencia*).

Substrato. Sorbitol. Mais de 98% de *E. coli* fermentam sorbitol dentro de 24 h; *E. coli* O157:H7 é uma exceção.

Vermelho neutro e BCIG. *E. coli* O157:H7 que não fermenta sorbitol e é negativa para betaglicoronidase apresentam colônias de cor palha. Bactérias com atividade betaglicoronidase ocasionam clivagem do substrato, originando colônias de cor azul-esverdeada distinta.

Utilidade. Detecção presuntiva de *E. coli* O157:H7.

Ágar xilose lisina deoxicolato

Inibidor. Sais biliares.

Substrato. (1) Xilose – não é fermentada por *Shigella* (*Salmonella* fermenta xilose). (2) Lisina – bactérias que fermentam xilose, mas não lactose e sacarose, e são lisina descarboxilase-negativa (*Proteus mirabilis*) produzem colônias de cor âmbar-alaranjada. *Salmonella* descarboxila a lisina. A proporção xilose:lisina é tal que há predomínio de pH alcalino (maior descarboxilação). *Shigella* não descarboxila a lisina. (3) Lactose e sacarose – *Salmonella* e *Shigella* não fermentam esses açúcares, rapidamente. (4) Sais férricos – colônias de microrganismos que produzem H_2S (*Salmonella; Proteus*) apresentam centros pretos (sulfeto de ferro).

Vermelho fenol. Colônias ácidas (não *Salmonella* ou não *Shigella*) são amarelas. Colônias alcalinas (possivelmente *Salmonella* ou *Shigella*) são vermelhas.

Utilidade. Excelente meio para todos os fins, para ambas, *Salmonella* e *Shigella*.

Meio de enriquecimento

Às vezes, a quantidade de *Salmonella* ou *Shigella* nas amostras de fezes pode ser muito baixa ($< 10^4$/g) para ser detectada em meio de plaqueamento primário, discutido anteriormente. Portanto, além de ser cultivada diretamente em meio seletivo, a amostra de fezes é colocada em meio de enriquecimento. Para se detectar *Salmonella* por meio do uso de métodos de enriquecimento, são necessárias, pelo menos, 100 salmonelas/g.

No caso de *Salmonella*, pode-se conseguir enriquecimento mediante incubação das fezes por 8 a 12 h em caldo selenito F ou caldo tetrationato. Durante esse tempo, o crescimento de microrganismos é suprimido, enquanto o crescimento de *Salmonella* não é. Após 12 a 18 h, uma alíquota do caldo é semeada na placa de meio seletivo (p. ex., ágar verde-brilhante).

Não é fácil o enriquecimento de *Shigella* porque ela é mais sensível às substâncias inibidoras comumente utilizadas, presentes no caldo selenito F e caldo tetrationato. Um meio de crescimento denominado gram-negativo (ou caldo GN) é utilizado do mesmo modo que se utiliza o caldo selenito para *Salmonella*. Caldo GN e caldo de soja tripticase com novobiocina são excelentes para o enriquecimento de *E. coli* O157:H7 em amostras de fezes.

Microrganismos do gênero *Pseudomonas* (especialmente *P. aeruginosa*) podem ser encontrados nas fezes, mas provavelmente esse achado é irrelevante. *Pseudomonas* (não é um membro da família Enterobacteriaceae) cresce em meio entérico. Esse microrganismo utiliza muito pouco o substrato, exceto peptídios e peptonas, e, assim, nos meios seletivos se assemelha a *Salmonella* e *Shigella*. *Pseudomonas* é uma bactéria oxidase-positiva, uma distinção útil.

Referências bibliográficas

Magalhães PO, Lopes AM, Mazzola PG *et al.* (2007) Methods of endotoxin removal from biological preparations: a review. *J Pharm Pharmaceut Sci*, 10 (3), 388–404.

Ohno N and Morrison DC (1989) Lipopolysaccharide interaction with lysozyme. Binding of lipopolysaccharide to lysozyme and inhibition of lysozyme enzymatic activity. *J Biol Chem*, 264, 4434–4441.

Raetz CRH and Whitfield C (2002) Lipopolysaccharide endotoxins. *Ann Rev Biochem*, 71, 635–700.

Raetz CR, Ulevitch RJ, Wright SD *et al.* (1991) Gram-negative endotoxin: an extraordinary lipid with profound effects on eukaryotic signal transduction. *FASEB J*, 5, 2653.

Leitura sugerida

Abbott, SL (2011) *Klebsiella, Enterobacter, Citrobacter, Serratia, Plesiomonas*, and other *Enterobacteriaceae*, in *Manual of Clinical Microbiology*, 10th edn (ed. J Versalovic), ASM Press, Washington, DC, pp. 639–657.

Atlas RM and Snyder JW (2011) Reagents, stains, and media: bacteriology, in *Manual of Clinical Microbiology*, 10th edn (ed. J Versalovic), ASM Press, Washington, DC, pp. 272–303.

Farmer, JJ III, Boatwright KD, and Janda JM (2007) *Enterobacteriaceae*: introduction and identification, in *Manual of Clinical Microbiology*, vol. 1, 9th edn (eds PR Murray, EJ Baron, JH Jorgensen, ML Landry, and MA Pfaller), ASM Press, Washington, DC, pp. 649–669.

7 Enterobacteriaceae | Escherichia

RODNEY MOXLEY

O gênero *Escherichia* contém cinco espécies: *albertii, coli, fergusonii, hermannii* e *vulneris;* a espécie *blattae* recentemente foi transferida para o gênero *Shimwellia. Escherichia* é um gênero da família Enterobacteriaceae, sendo *coli* a espécie deste gênero. *Escherichia coli* é a única espécie que inclui importantes patógenos de animais. Várias cepas de *E. coli* são comensais do sistema digestório, especialmente de intestino grosso; no entanto, várias cepas também são patógenos oportunistas ou primários. *E. coli* encontra-se amplamente distribuída em cepas diarreicogênicas e extraintestinais. *E. coli* diarreicogênicas são patógenos economicamente importantes em bezerros, cordeiros e leitões neonatos. As infecções diarreicas pós-desmame também são importantes em suínos. As infecções extraintestinais comumente se instalam no sistema urinário, no umbigo, no sangue, no pulmão e em ferimentos em quaisquer locais, e estas infecções acometem a maioria das espécies animais. *E. coli* causa septicemia em neonatos da maioria das espécies, porém, especialmente em bezerros, leitões, cordeiros, potros, filhotes de cães e filhotes de gatos, e provocam septicemia oportunista em animais mais velhos que apresentam imunossupressão. Nas espécies aviárias, *E. coli* é uma importante causa de saculite, pneumonia, septicemia e onfalite. As infecções zoonóticas causadas pela toxina Shiga, produzida pela *E. coli* (STEC), e as infecções diarreicogênicas e extraintestinais de um hospedeiro específico são de grande importância em medicina humana.

Características descritivas

Estrutura e composição celulares

Escherichia são bastonetes gram-negativos cilíndricos retos, com extremidades arredondadas, com aproximadamente 0,5 μm de diâmetro e 1,0 a 3,0 μm de comprimento (Figuras 7.1 e 7.2). A parede celular contém lipopolissacarídios (LPS), proteínas de membrana externa, lipoproteínas, porinas e uma fina camada de peptidoglicano (Figura 7.3). As células que apresentam uma camada completa de LPS geralmente expressam um antígeno O, embora nem todas sejam passíveis de sorotipagem. As células podem expressar cápsula (antígeno K), flagelo (antígeno H) e adesinas.

Produtos celulares de interesse médico

Adesinas. As adesinas são compostas de subunidades de proteínas agregadas em organelas ou consistem em uma única proteína da membrana externa; em qualquer caso, formam uma estrutura filamentosa que se projeta para fora da superfície da célula. Aquelas agregadas em organelas incluem adesinas fimbriais (*pili*) e afimbriais (não fimbriais). A formação de fímbrias requer dobramento coordenado, secreção e montagem ordenada de múltiplas subunidades de proteínas distintas. Em *E. coli,* as fímbrias são agregadas de várias maneiras, mas a via *chaperone-usher* é a mais comum nas cepas patogênicas. A maioria de *E. coli* produz fímbrias tipo 1 (F1), e estas se ligam à manose. Desse modo, F1 é denominada sensível à manose porque sua capacidade em se ligar pode ser inibida pelo pré-tratamento com manose. Fímbrias resistentes à manose, que incluem vários tipos de fímbrias de cepas patogênicas, não são inibidas pela manose. A F1 participa na patogênese das infecções de sistema urinário causadas por *E. coli,* nas quais atua como mediador de aderência ao epitélio urinário por meio da ligação à uroplaquina.

Adesinas fimbriais presentes em *E. coli* que causam doenças em animais (colibacilose) incluem as adesinas F4 (com os subtipos ab, ac e ad), F5 (K99), F6 (987P), F11 (PapA), F17 (com subtipos a, b, c, e d), F18 (com os subtipos ab e ac, antigamente denominada F107), F41 e complexo F165 ($F165_1$ e $F165_2$). Várias das fímbrias de isolados de *E. coli* enterotoxigênica (ETEC) de pacientes humanos são denominadas antígenos de fator de colonização (CFA), por exemplo, CFA/I (também denominado F2), CFA/II (conhecido também como F3), além de outros. Algumas fímbrias de isolados de ETEC de humanos são denominadas antígenos de superfície de *E. coli* (CS), por exemplo, CS1, CS2, CS3 e outros. Por fim, outras fímbrias de ETEC isoladas de pessoas são chamadas fatores de colonização putativos (PCF), também enumerados sequencialmente. Cerca de 75% dos isolados de ETEC de pacientes humanos expressam CFA/I, CFA/II ou CFA/IV.

Nos animais, as cepas que expressam fímbrias F4, F5, F6, F18ac ou F41são bactérias ETEC e provocam colibacilose entérica, manifestada em forma de diarreia. Os genes para expressão de F4, F5 e F6 geralmente são transportados por plasmídios, enquanto aqueles que expressam F41 situam-se nos cromossomos. A F4, antigamente denominada K88, atua como mediador de aderência em receptores da borda

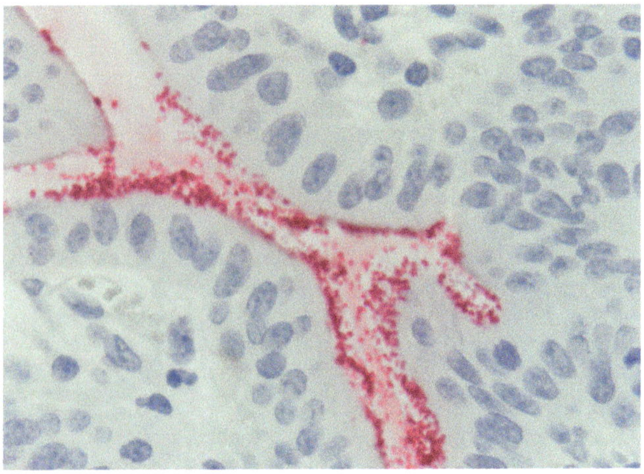

Figura 7.1 Fotomicrografia obtida em objetiva de aumento de 60× mostra o epitélio da mucosa do jejuno de um leitão gnotobiótico com 11 dias de vida, infectado com a cepa WAM2317 (O8:K87:H⁻:F4) de *E. coli* enterotoxigênica (ETEC) de origem suína. Foi utilizada imuno-histoquímica para mostrar as bactérias aderidas aos enterócitos. Primeiramente foi utilizado o antissoro anti-O8 de coelho. Em seguida, como procedimento de coloração, utilizou-se soro antirrábico de caprinos marcado com fosfatase alcalina e vermelho sudão.

em escova intestinal, nos enterócitos do intestino delgado de leitões (Figura 7.1). Em suínos, os fenótipos resistentes e suscetíveis a F4ab e F4ac são herdados como característica monogenética, com o alelo de suscetibilidade dominante sobre o alelo de resistência. O receptor F4ab/ac é uma sialoglicoproteína semelhante à mucina, que é codificada em um *locus* distal do gene 4 da mucina, no cromossomo 13. Os leitões que expressam o receptor F4ab/ac são suscetíveis à aderência fimbrial medida por F4ab ou F4ac. Com frequência, a colibacilose enterotoxigênica causada por cepas F4-positivas é clinicamente grave e pode ser observada em leitões com apenas algumas horas de vida até cerca de 8 semanas de idade. Bactéria F4-positiva adere por

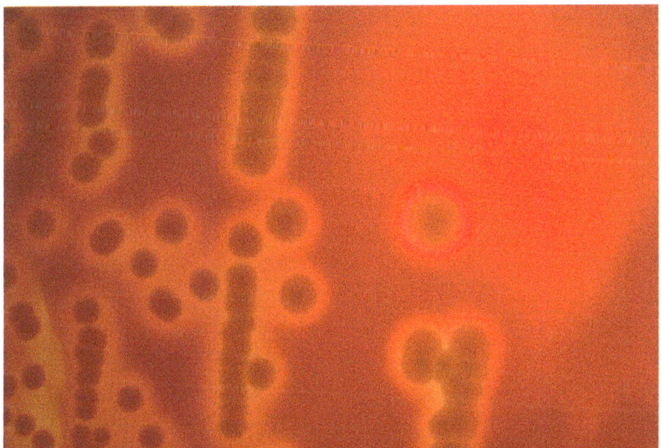

Figura 7.2 Beta-hemólise produzida pela alfa-hemolisina. A cepa 3030-2 (O157:H⁻:F4) de *E. coli* enterotoxigênica de origem suína foi semeada, para isolamento, em ágar soja-tripticase contendo 5% de eritrócitos de ovinos, incubado a 37°C durante 24 h. (Xing, 1996.)

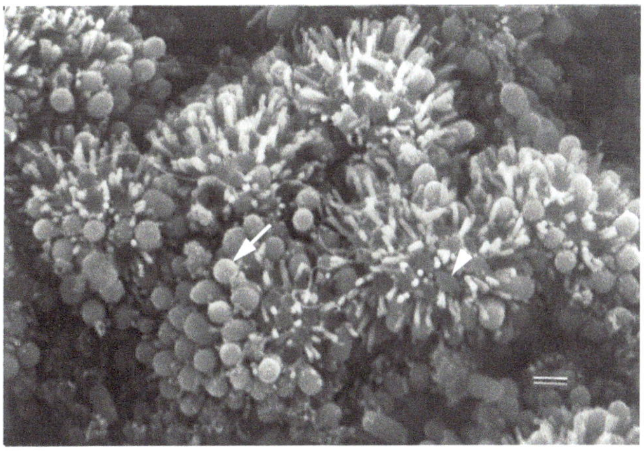

Figura 7.3 Fotomicrografia de cólon de bezerro gnotobiótico neonato obtida em microscópio eletrônico de varredura em grande aumento. Cepas 84-5406 de *E. coli* (sorotipo O5:K4:H⁻, *seta*) produtora de toxina Shiba recobrem as membranas de células apicais de enterócitos. Observam-se deformações semelhantes a cálice ou a pedestal nas membranas das células apicais (*ponta de seta*) nos locais em que as bactérias se desprenderam durante o processamento do tecido. Microvilosidades entre as células bacterianas fixadas são proeminentes e alongadas. Os enterócitos se apresentam edemaciados e em processo de desprendimento da superfície mucosa (aumento do negativo original de 5.000×; barra = 1 μm). (Copyright © American Society for Microbiology. Moxley RA e Francis DH, 1986; com permissão.)

toda a extensão do intestino delgado, uma característica que aumenta muito a gravidade da doença. Fímbria F5-positiva atua como mediador de aderência aos receptores nas bordas em escova dos enterócitos da metade distal do intestino delgado. As cepas que expressam F5, antigamente denominadas K99, causam diarreia em leitões com menos de 1 semana de idade e em bezerros e cordeiros nos primeiros dias de vida. Em suínos, a resistência à aderência fimbrial mediada por F5 se deve à menor quantidade de receptores no epitélio intestinal. À semelhança do F5, as fímbrias F6 positivas atuam como mediadores de colonização apenas no intestino delgado distal. As cepas que expressam F6, anteriormente denominadas 987P, causam diarreia somente em leitões, e, em geral, a doença clínica se limita a leitões com menos de 1 semana de vida. A resistência à F6 mediada pela idade se deve ao derrame de receptores fimbriais no lúmen intestinal, facilitando mais a limpeza que a colonização bacteriana. As fímbrias F18ab e F18ac-positivas atuam como mediadores de colonização no intestino delgado de suínos, após o desmame. As cepas que expressam F18ab, em geral, produzem a toxina Shiga 2e e causam a doença do edema. Cepas que produzem F18ac geralmente são enterotoxigênicas. Pode ocorrer colonização de F18ab na porção proximal ou distal do intestino delgado.

E. coli F17-positiva, em geral, são isoladas de bezerros com 4 a 21 dias de idade, com diarreia ou septicemia. Cerca de metade das cepas de *E. coli* F17-positiva isoladas de bezerros com diarreia são resistentes ao complemento e produzem aerobactina, sugerindo sua participação na septicemia. Aproximadamente um quarto das cepas de *E. coli* F17-positivas isoladas de bezerros produzem fator de necrose citotóxica-2 (CNF-2) e adesina afimbrial (Afa), achados também sugestivos de participação nas infecções extraintestinais. A maioria das cepas bovinas que expressam fímbrias do subtipo F17c também produz a adesina afimbrial CS31A. Com frequência, os genes de expressão de fímbria F17c são encontrados em plasmídios autotransmissíveis que também codificam adesina CS31A, aerobactina e resistência a antibiótico.

As fímbrias $F165_1$ e $F165_2$ também foram verificadas em isolados de *E. coli* obtidos de leitões e bezerros com septicemia. Isolados F165-positivos obtidos de leitões geralmente não são enterotoxigênicos, pertencem ao sorogrupo O115 e expressam fímbrias F11 (PapA), aerobactina, cápsula de antígeno O K "V165" e fatores de virulência adicionais, vários dos quais são constatados em outras cepas patogênicas extraintestinais de *E. coli*. Cepas F165-positivas colonizam a porção distal do intestino delgado de leitões; todavia, causam septicemia e polisserosite, em vez de diarreia. Acredita-se que as bactérias penetram nos tecidos extraintestinais por meio da translocação do intestino e, sabidamente, resistem à morte fagocítica por neutrófilos, em suínos. Ambas, a fímbria $F165_1$ e a cápsula K "V165" são necessárias para a resistência à morte por neutrófilos.

As fímbrias curli são finas, espiraladas e fibrilares, as quais favorecem a aderência às proteínas da matriz extracelular (p. ex., fibronectina e laminina). As fímbrias curli participam na formação do biofilme, o qual auxilia na sobrevivência das bactérias no ambiente. As fímbrias curli são produzidas por cepas patogênicas e não patogênicas de *E. coli,* bem como por outros microrganismos da família Enterobacteriaceae.

As fímbrias de aderência agregativas (AAF/I e AAF/II) atuam como mediadores de aderência de *E. coli* enteroagregativa (EAEC) nas células HEp-2, *in vitro*. Após sua multiplicação, as bactérias aderentes formam um padrão de autoagregação do tipo "pilha de tijolos", nas superfícies das células hospedeiras. EAEC é uma importante causa de diarreia persistente em crianças e adultos, em países em desenvolvimento e desenvolvidos. Em seres humanos, acredita-se que a EAEC colonize principalmente o cólon. Em geral, EAEC capaz de provocar doença contém grande número de genes de virulência controlados pelo ativador de transcrição AggR. Entres estes se incluem os genes de plasmídios (pAA) que codificam AAF, um sistema de secreção de proteína de revestimento (Aat), proteína dispersina secretada (Aap), toxina codificada por plasmídio (Pet; um autotransportador de serina protease cujo alvo é a espectrina), Shf (uma proteína envolvida na adesão intercelular) e Aai (um sistema de secreção putativo tipo VI). EAEC também expressa fatores de virulência codificados por genes situados em cromossomo. A proteína envolvida na colonização (Pic), que é um tipo de autotransportador de serina protease de bactérias da família Enterobacteriaceae (SPATE) e que atua como uma muquinase secretada, e a Irp2 (yersiniabactina, um sideróforo) são dois importantes fatores de virulência codificados no cromossomo. Um clone EAEC sorotipo O104:H4, que surgiu recentemente, é altamente patogênico a seres humanos. Produz a maioria dos fatores de virulência de EAEC anteriormente mencionados, além de toxina Shiga (Stx-2), aerobactina (*iutA*), *iha* (adesina homóloga de IrgA), betalactamases de amplo espectro e dois SPATE adicionais raramente encontrados em EAEC (SepA [função desconhecida] e SigA [que cliva a proteína do citoesqueleto espectrina]). Com base na detecção de aderência agregativa, EAEC foi identificada em leitões e bezerros, mas estes isolados praticamente não continham os fatores de virulência encontrados em EAEC isolada de pessoas e, assim, possivelmente não são patógenos de animais ou pessoas.

Pilus (pelo) formador de feixe (Bfp) é uma adesina fimbrial produzida por *E. coli* enteropatogênica (EPEC) classe I (típica). Essas fímbrias formam "feixes" e atuam como mediadores locais de aderência às células HEp-2, na cultura. *In vivo,* juntamente com a proteína de membrana externa tipo III denominada EspA, elas atuam como mediadores do primeiro estágio de aderência de EPEC às células do epitélio do intestino delgado. EPEC são as causas mais importantes de diarreia em crianças, no mundo. Observam-se infecções por EPEC de ocorrência natural em suínos, bezerros, cães e gatos, porém pequeno número destas cepas produzem Bfp.

Adesinas afimbriais (não fimbriais) de várias bactérias *E. coli* patogênicas incluem CS31A, AfaE-VII, Afa-VIII, AIDA-I, LifA, Efa1, ToxB, Paa, Saa, OmpA, Iha e TibA. Em geral, a CS31A é constatada em isolados bacterianos obtidos de bezerros neonatos com septicemia, os quais também são positivos para fímbria F17c e aerobactina. A CS31A se apresenta como fibrilas finas rígidas que se colapsam na superfície da bactéria, formando uma estrutura semelhante a uma cápsula. A CS31A atua como mediador de aderência aos receptores do ácido *N*-acetilneuramínico nas células hospedeiras. Afa-VII e Afa-VIII são adesinas afimbriais encontradas em bactérias isoladas de bovinos. Constatou-se Afa-VII em microrganismos isolados de bezerros com diarreia e naqueles com septicemia. Em geral, os isolados que expressam Afa-VIII também produzem CNF-1 ou CNF-2. Em bactérias isoladas de bovinos, Afa-VIII é mais frequentemente produzida que Afa-VII; também, é produzido mais CNF-2 que CNF-1. AIDA-1 (adesina envolvida na aderência difusa) é um autotransportador produzido por *E. coli* difusamente aderente (DAEC), em pacientes humanos, e atua como mediador do fenótipo que controla a característica difusamente aderente. Constatou-se AIDA-1 em bactérias isoladas de suínos com doença do edema e com diarreia pós-desmame. Vários isolados de suínos genotipicamente positivos para AIDA-1 também são positivos para a enteroxina-b (STb), estável ao calor, sozinha ou em combinação com a toxina-1 de *E. coli* enteroagregativa estável ao calor (EAST1). A LifA (linfostatina) de EPEC e sua homóloga Efa1 (fator de aderência de *E. coli* êntero-hemorrágica [EHEC]) em EHEC atuam como mediadores de aderência em enterócitos. LifA também inibe a ativação linfocitária e a produção de algumas citocinas. Efa1 é produzida por cepas não EHEC O157 e atua como mediador de aderência às células epiteliais *in vitro* e no intestino de bovinos. ToxB é um homólogo de LifA e Efa1; é produzido por EHEC O157:H7. O fator Paa (fator associado a aderência e achatamento, em suínos) é constatado em EPEC e EHEC isoladas de suínos; sua participação na patogênese de doença é desconhecida. Saa (adesina autoaglutinante de STEC) é constatada em cepas não O157 STEC que carecem de *locus* de achatamento de enterócitos (LEE), sendo muito mais prevalente em bactérias isoladas de bovinos que de pacientes humanos. OmpA (proteína A da membrana externa) é uma adesina putativa utilizada pela EHEC na aderência aos enterócitos do intestino grosso. OmpA também é produzida por isolados de *E. coli* causadores de meningite em pessoas. Saa (adesina autoaglutinante de STEC) é produzida por EHEC. Iha (adesina homóloga à IrgA) é produzida por EHEC O157:H7, EAEC O104:H4 e várias STEC isoladas de bovinos. TibA é produzida por um subconjunto de ETEC isolado de seres humanos.

Antígenos da superfície celular de *E. coli* são sujeitos à variação de fase antigênica. A variação de fase antigênica é a modificação reversível de um ou mais antígenos da superfície celular de uma bactéria, em uma alta frequência, e envolve a regulação de genes no nível de transcrição. A variação de fase de genes *pap* fimbriais de *E. coli* uropatogênica (UPEC) envolve uma condição de "ligar" ou "desligar" a transcrição, em resposta aos sinais ambientais. De modo semelhante, as fímbrias ETEC F4 são expressas *in vitro*, quando cultivadas em ágar-sangue, em temperatura de 37°C, mas são suprimidas em temperatura de 18°C. Assim, durante toda a variação de fase antigênica, as bactérias percebem sinais ambientais e gastam suas fontes de energia e de nutrientes apenas para o necessário (p. ex., cessa a expressão fimbrial quando essa não é necessária).

Cápsula. A cápsula consiste em um polissacarídio de alto peso molecular ácido, aniônico e hidrofílico. A carga negativa da cápsula ajuda a bactéria a se proteger da fagocitose, pois os fagócitos também apresentam carga negativa em suas superfícies celulares. Geralmente a cápsula é antigênica e, assim, é mencionada como um tipo de antígeno K. Alguns tipos de antígenos capsulares (p. ex., K87) conferem às bactérias "resistência sérica"; isto é, protege a membrana celular externa do complexo de ataque de membrana da cascata do complemento (C5b-C9). Essa característica é especialmente importante para a sobrevivência de cepas patogênicas que causam infecções extraintestinais.

Parede celular. A parede celular é característica de bactérias da família Enterobacteriaceae (Figura 7.3). A camada de LPS da membrana externa é um importante determinante de virulência pela eficiência dos efeitos biológicos do lipídio A (endotoxina) e da unidade de antígeno O repetido (Figura 7.4). Os efeitos do lipídio A estão descritos, com detalhes, no Capítulo 6. Uma espessa camada de antígeno O pode propiciar efeitos semelhantes àqueles da cápsula do antígeno K. Esses efeitos podem incluir proteção contra a fagocitose e contra o complexo de ataque de membrana do sistema complemento. A espessa camada de antígeno O, que atua como mediador destes efeitos protetores, às vezes, é denominada cápsula do antígeno O.

Enterotoxinas

Algumas cepas patogênicas, especialmente as que pertencem à classe diarreicogênica denominada ETEC, podem produzir uma ou mais enterotoxinas. Estas enterotoxinas são exotoxinas proteicas codificadas por genes geralmente transportados por plasmídios transmissíveis. *E. coli* produz quatro diferentes enterotoxinas: enterotoxina sensível a calor (LT), enterotoxina-a resistente a calor (STa), STb e EAST1. LT é sensível quando aquecida a 70°C durante 10 min, enquanto ST e STb são resistentes à temperatura de 100°C por 15 min.

Enterotoxina sensível a calor. A estrutura de LT é muito similar, antigenicamente e funcionalmente, à toxina da cólera. Os genes de expressão de LT, *eltAB*, estão organizados em um óperon e, em geral, são carreados por um grande plasmídio transmissível. A expressão do óperon *eltAB* é exacerbada pela exposição das células a glicose livre, como consequência da desrepressão resultante da

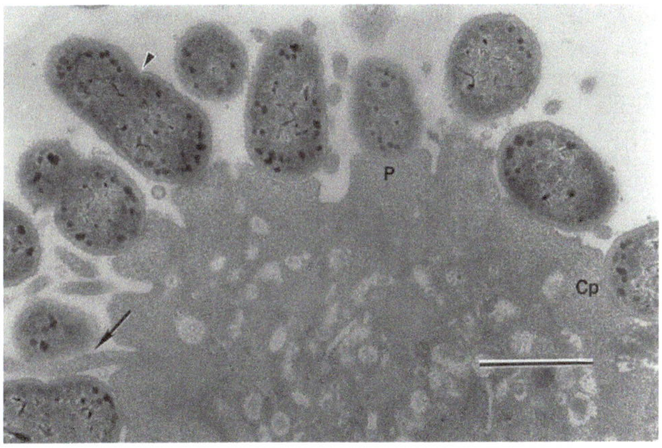

Figura 7.4 Fotomicrografia do reto de bezerro gnotobiótico neonato inoculado com cepa 84-5406 de *E. coli* produtora da toxina Shiga, obtida em microscópio eletrônico de transmissão. A fixação da bactéria a este enterócito resulta principalmente em uma evaginação da membrana celular semelhante a pedestal (P), com invaginação ocasional semelhante a cálice (Cp). As microvilosidades entre os locais de fixação das bactérias são alongadas (*seta*). Algumas bactérias se encontram em processo de fissão binária (*ponta de seta*). O citoplasma carece de uma rede terminal distinguível e contém vários vacúolos (aumento do negativo original em 15.000×; barra = 1 μm). (Copyright © American Society for Microbiology, Moxley RA e Francis DH, 1986; com permissão.)

inibição da proteína receptora de cAMP (CRP). A expressão exacerbada pela exposição a glicose é oposta aos efeitos da exposição a glicose, na expressão dos genes para STa e STb, os quais estão sujeitos a repressão por catabólitos. Uma vez que, com frequência, a cepa ETEC, individualmente, transporta ambos, LT e STb ou LT e STa, a expressão de uma ou de outras toxinas é possível em quaisquer condições.

LT é uma macromolécula maior, com peso molecular de cerca de 86 mil dáltons. A holotoxina LT inclui uma subunidade A de 28 kDa e cinco subunidades B de 11,5 kDa. As subunidades A contêm um local de clivagem serina-protease que possibilita sua separação em uma cadeia A2 e uma cadeia A1, enzimaticamente ativa. A subunidade A está ligada de modo não covalente à subunidade B por meio da cadeia A2; as cadeias A1 e A2 são unidas por uma ligação dissulfeto. As subunidades B estão organizadas em um homopentâmero, ao redor da subunidade A, e se ligam com maior afinidade à Galβ3GalNAcβ4(NeuAcα3)Glcβ1-ceramida, mais comumente denominada monosialogangliosídio G_{M1}. As subunidades B também se ligam, com menor afinidade, ao disialogangliosídio GD1b e às unidades de galactose terminais de outras moléculas, por exemplo, glicoproteínas intestinais. A estrutura lipídica das membranas das células apicais do epitélio intestinal é intensificada no G_{M1} e isso serve como uma via de penetração da LT na célula do hospedeiro. Enquanto presente no lúmen intestinal ou ligada à membrana da célula apical, a subunidade A sofre clivagem proteolítica ("é cortada") e origina as cadeias A1 e A2. A tripsina é capaz de clivar a subunidade A, mas a identidade da(s) protease(s) envolvida(s) nesta etapa, na verdade, não é conhecida. Após esse processo de clivagem, as duas cadeias permanecem ligadas pela ligação dissulfeto.

Com base em estudos com a toxina da cólera, após ser ligada ao G_{M1}, a holotoxina é absorvida por meio de diversos mecanismos endocíticos, inclusive aquele dependente de clatrina e caveolina, bem como aqueles que não dependem de caveolina e dinamina. Após sua absorção, a holotoxina se desloca pelos endossomos iniciais e reciclados e, em seguida, penetra a rede trans-Golgi. Daí, passa pela cisterna de Golgi e alcança o retículo endoplasmático (RE), utilizando t e v-SNARE, bem como outras proteínas de fusão da vesícula transmembrana. Da fase endocítica inicial para entrar no RE em diante, as subunidades B encontram-se ligadas ao G_{M1}. Enquanto presente no lúmen RE, a cadeia A1 é desdobrada pela proteína dissulfeto isomerase e se desprende da cadeia A-2 e da subunidade B. A cadeia A-1 desdobrada é, em seguida, reconhecida pela BiP, uma proteína chaperona Hsp70 do RE, e solubilizada pela via luminal de degradação associada ao RE. Nesse momento, a cadeia A1 sofre retrotranslocação no citosol por meio de uma via ainda não identificada; hipoteticamente, o translocon Sec61e o complexo Hrd-1 são as possíveis vias. Na reentrada no citosol, a cadeia A1 é dobrada novamente em sua conformação nativa e catalisa a ADP-ribosilação da arginina 201 da subunidade α da proteína G_s hospedeira, que controla a adenilil ciclase. Essa modificação inibe a atividade de GTPase de $G_{s\alpha}$ da proteína G_s da célula hospedeira. A adenilil ciclase, localizada na superfície basal da célula, é ativada de modo constitutivo.

A ativação constitutiva de adenilil ciclase resulta em aumento marcante de cAMP intracelular, que causa ativação da proteinoquinase A, que provoca fosforilação do regulador de condutância transmembrana de fibrose cística (CFTR), um canal de ânion da membrana da célula apical. A fosforilação abre o canal, resultando em secreção excessiva de íons Cl^- e bicarbonato (HCO_3^-) no lúmen intestinal. A secreção ocorre principalmente nas criptas dos enterócitos, tornando negativo o potencial elétrico dessas células, enquanto o potencial na serosa é positivo, ambos em relação ao lúmen intestinal. O potencial transmural ocasiona a difusão de Na^+, pelas junções íntimas, ao lúmen do intestino. O aumento da concentração de Na^+ no lúmen intestinal resulta em elevação da pressão osmótica e difusão correspondente de água ao lúmen intestinal, condição que se manifesta clinicamente como diarreia.

Um segundo mecanismo pelo qual a LT pode causar diarreia secretora é por meio do estímulo à síntese de prostaglandinas do tipo E (p. ex., PGE_2) e do fator de ativação plaquetária (PAF). A ligação da subunidade B ao G_{M1} ativa a fosfolipase A_2, resultando na liberação de ácido araquidônico e no aumento generalizado da atividade de ciclo-oxigenase, ou seja, na produção de PGE_2. Fibroblastos, mastócitos e leucócitos são as principais fontes de prostaglandinas e leucotrienos. A ligação da subunidade B a essas células pode, potencialmente, estimular o transporte de eletrólitos e a motilidade intestinal mediante a indução da síntese de PGE_2. No intestino, as prostaglandinas, inclusive a PGE_2, apresentam efeitos pró-secreção e antiabsorção, por meio da indução de absorção de Ca^{2+}, ativação da proteinoquinase C e aumento de cAMP intracelular nas células-alvo, como neurônios e células epiteliais. Ademais, a PGE_2 provoca aumento na transcrição de citocinas pró-inflamatórias, como de interleucina-6 (IL-6).

Um terceiro mecanismo pelo qual LT pode causar diarreia secretora é mediante a estimulação do sistema nervoso entérico (SNE). O SNE tem importante controle na secreção e absorção intestinal. Ambas as toxinas, da cólera e LT, provocam liberação de polipeptídio vasoativo intestinal (VIP), um neurotransmissor do SNE que atua nas células epiteliais e que apresenta efeitos pró-estimuladores e antiabsorção. O VIP se liga a seu receptor nas células epiteliais secretoras. O receptor de VIP é um ativador da adenilil ciclase ligado à proteína G; assim, a ligação do VIP a seu receptor induz o mesmo resultado nestas células, como faz a ligação direta com a toxina LT ou a toxina da cólera. A toxina da cólera também ocasiona a liberação de outros dois neurotransmissores pró-secretores e antiabsorção, o que não acontece com a LT, ou seja, a liberação de serotonina e substância P. Esse efeito tem sido proposto como o porquê de a toxina da cólera tender a ser uma toxina mais potente que a LT.

Além dos efeitos patogênicos, a LT é antigênica e um adjuvante de mucosa. Anticorpos contra a subunidade B neutralizam a toxina por impedirem sua ligação ao G_{M1}. Holotoxina LT ativa e toxoide apresentam marcante atividade adjuvante e ambas as substâncias têm sido utilizadas para estimular a resposta imune de ampla variedade de antígenos, especialmente os aplicados à mucosa. A subunidade A da toxina propicia os efeitos adjuvantes.

Enterotoxina-a resistente a calor. STa (STI, ST) é um polipeptídio não imunogênico pequeno de, aproximadamente, 2,0 kDa, codificado pelo *estA*, que é transportado por plasmídios transmissíveis. A expressão de *estA* está sujeita à repressão por catabólito; assim, a exposição da célula à glicose livre resulta em repressão do gene. Cepas de ETEC isoladas de suínos expressam uma forma de STa denominada STp (STIa), que é uma variante do aminoácido 18. Bactérias isoladas de pacientes humanos expressam STp ou uma variante do aminoácido 19 denominada STh (STIb). O receptor para ambas as formas de STa é a proteína transmembrana guanilil ciclase C (GC-C), presente na membrana de células apicais do epitélio intestinal. STa é ativa nos enterócitos de várias espécies (p. ex., em seres humanos, camundongos, suínos e bovinos) e provoca acúmulo de fluidos em alças intestinais ligadas de camundongos e de suínos neonatos e como doença natural causa principalmente diarreia em animais neonatos.

O peptídio maduro STa do aminoácido 18 ou 19 inicialmente é produzido como uma forma pré-pró do aminoácido 72. O último é clivado por uma peptidase e origina um peptídio pró-STa do aminoácido 53. Em seguida, outra protease cliva esse precursor para formar a toxina madura. Durante a ligação ao GC-C essa enzima é ativada para converter guanosina trifosfato (GTP) em 3′, 5′-monofosfato cíclico (cGMP), ocasionando aumento da concentração intracelular de cGMP. Isso causa ativação de uma proteinoquinase dependente de cGMP (proteinoquinase G), a qual ocasiona fosforilação do CFTR, abre o canal iônico e provoca secreção de Cl^- e acúmulo de Na^+ e água no lúmen intestinal. A guanilina, um hormônio produzido pelas células caliciformes, é um ligante natural de GC-C e apresenta significativa homologia de aminoácidos a STa. O domínio enterotóxico de STa é homólogo ao local ativo da guanilina e ao domínio enterotóxico de EAST1 e da toxina de *Yersinia enterocolitica* resistente ao calor. No caso da guanilina, acredita-se que sua função natural seja a hidratação do muco secretado pelas células caliciformes.

Enterotoxina-b resistente ao calor. STb é sintetizada como um precursor do aminoácido 71 e contém um sinal de sequência do aminoácido 23 do N-terminal, a qual é clivada durante a passagem ao periplasma. A enterotoxina-STb (STII) madura é secretada como um peptídio do aminoácido 48 não imunogênico com cerca de 5,2 kDa. O gene para Stb (*estB*) é transportado em um plasmídio transmissível e frequentemente encontra-se ligado (ou seja, em estreita proximidade com os genes para LT). À semelhança do *estA*, o *estB* está sujeito à repressão por catabólitos; a glicose reprime a expressão do gene.

No que se refere à sequência de aminoácidos e do modo de ação, a STb não tem relação com a STa. STb não provoca aumento de cAMP ou de cGMP intracelular, ao contrário de LT e STa. Acredita-se que STb esteja envolvida apenas com doença em suínos porque, com poucas exceções, é ativa somente nos enterócitos dessa espécie animal (enterócitos de ratos representam uma exceção). No lúmen intestinal, a STb é inativada pela tripsina. Leitões com diarreia e com menos de 1 semana de vida apresentam menor possibilidade de atuarem como carreadores de cepas ETEC *estB*-positivas. Estudos com leitões gnotobióticos inoculados com mutantes *estB* isogênicos e complementados sustentam a hipótese de que a STb é menos efetiva como fator de virulência em leitões neonatos. A este respeito, nessa idade o alto conteúdo de tripsina no intestino delgado pode ter importante participação. Estudos com testes de alça intestinal e carreadores de cepas *estB*-positivas indicam evidência de que a STb é mais importante como fator de virulência em leitões desmamados, ou seja, na colibacilose pós-desmame. Cepas de *E. coli* que produzem AIDA, como adesina e STb, sozinha ou juntamente com EAST1, têm potencial para causar diarreia em suínos, antes ou após o desmame.

Nos enterócitos, o receptor de STb é um glicoesfingolipídio denominado sulfatido. STb é internalizada e estimula uma proteína reguladora da ligação de GTP sensível à toxina da coqueluche. Isso resulta em influxo de Ca^{2+} por um canal de cálcio ligado a um portal dependente de receptor, que ativa a proteinoquinase II dependente de calmodulina, a qual ativa a abertura de um canal de íon intestinal e, também, pode ativar a proteinoquinase C e, consequentemente, o CFTR. O aumento do teor de cálcio regula as atividades das fosfolipases A_2 e C, e a liberação de ácido araquidônico pelos fosfolipídios das membranas, com produção de PGE_2 e serotonina. Como mencionado, a PGE_2 e a serotonina, no intestino, apresentam efeitos pró-secretores e antiabsorção. STb provoca secreção de HCO_3^- e Cl^- (mas especialmente do primeiro) pelos enterócitos, o que resulta na difusão de Na^+ e acúmulo osmótico de água no lúmen intestinal.

Toxina 1 de E. coli enteroagregativa resistente a calor. EAST1 é um peptídio do aminoácido 38, com cerca de 4,1 kDa. EAST1 é codificado pelo gene *astA*, o qual pode ser transportado em plasmídio ou em cromossomo, em uma ou mais cópias. EAST1 compartilha 50% da identidade com o domínio enterotóxico de STa; liga-se ao mesmo receptor de STa, a guanilil ciclase C, e aumenta a concentração de cGMP nas células hospedeiras-alvo. No entanto, os anticorpos anti-STa não neutralizam EAST1; ademais, EAST1 não contém a região de sinais de sequência no N-terminal, como tem a STa, e por, esse motivo, os domínios enterotóxicos dessas duas toxinas são significativamente diferentes. Foi demonstrado que EAST1 é secretada livremente pelas células bacterianas.

EAST1 foi inicialmente detectada em uma cepa de EAEC isolada de uma criança com diarreia; daí o nome. No entanto, além de EAEC e EAST1 constatou-se alta prevalência de EHEC, EPEC, ETEC, DAEC atípicas e de outros gêneros de bactérias, como *Salmonella*. Em *E. coli astA*-positiva isolada de suínos com diarreia, nota-se que o *astA* se apresenta mais frequentemente como um único gene da enterotoxina. A segunda manifestação mais comum é como carreador de *astA*, juntamente com o gene de STa (*estA*). Também se verifica o gene *astA*, juntamente com os genes de STb, LT, Stx2e e com genes das fímbrias F4, F5, F6 ou F18. O gene *astA* é altamente prevalente em isolados de *E. coli* causadores de diarreia em leitões antes do desmame, mas também tem sido associado a isolados que causam diarreia pós-desmame e doença do edema. O gene *astA* foi encontrado em isolados de *E. coli* causadores de bacteriemia em bovinos. Nesses isolados extraintestinais, o transporte de *astA* foi significativamente associado ao transporte do gene *clpG* com o transporte do gene, que codifica a principal subunidade de CS31A, e com o *afa-8*. EAST1 foi detectada juntamente com STb em isolados de *E. coli* de suínos com diarreia que expressam AIDA-I. Apesar da evidência *in vitro* da ativação da guanilil ciclase C, estudos *in vivo* não mostraram que EAST1, por si só, cause diarreia. Nos estudos, a diarreia tem sido causada por cepas *astA*-positivas que produziam, pelo menos, outra enterotoxina. Assim, ainda há necessidade de esclarecimentos sobre a participação de EAST1 como causa de diarreia, além da participação em outras manifestações clínicas da doença.

Outras toxinas

Toxina Shiga. A família da Stx inclui o protótipo da Stx produzida por *Shigella dysenteriae* sorotipo 1, estreitamente relacionada com os tipos de Stx produzidos por cepas de *E. coli* presentes em hospedeiros reservatórios, alimentos, ambientes e outras fontes, denominadas cepas STEC. As cepas STEC isoladas de pacientes humanos com colite hemorrágica e/ou síndrome urêmica hemolítica (SUH) são denominadas *E. coli* hemorrágica e são discutidas adiante.

Stx produzida por cepas de *E. coli* foram previamente chamadas toxinas semelhantes à Shiga; todos os membros da família Stx também são conhecidos como verotoxinas ou verocitotoxinas. A Stx produzida por cepas de *E. coli* se enquadram em dois importantes grupos, imunologicamente sem reação cruzada, Stx1 e Stx2. Os protótipos das toxinas Stx1 e Stx2 apresentam 55% e 57% de identidade sequencial nas subunidades A e B, respectivamente. Há duas variantes de Stx1; uma (denominada Stx1) é idêntica, ou difere em apenas em um aminoácido, da Stx produzida pelo sorotipo 1 de *S. dysenteriae*. Outra, a Stxlc, apresenta apenas entre 97,1 e 96,6% da identidade sequencial de aminoácidos daquela de Stxl. Variantes da Stx2 incluem Stx2, Stx2c, Stx2d, Stx2e e Stx2f; as quatro últimas apresentam de 84 a 99% de homologia com Stx2. Stx2e é a toxina que causa doença do edema em suínos.

As cepas de *E. coli* adquirem os genes para todas Stx, exceto para Stx2e, por meio da infecção com bacteriófagos lambdoides. Esses fagos se integram ao cromossomo, mas em resposta ao estresse podem ser induzidos a se desprender do cromossomo e assumir uma forma replicante citosólica (ciclo lítico). O tratamento de pacientes com alguns antibióticos (p. ex., quinolonas) é contraindicado porque pode causar indução de pró-fagos, com replicação citosólica dos fagos; isso resulta em maior expressão de Stx e lise bacteriana, liberando muito mais produtos de Stx que antes do tratamento.

Membros da família Stx apresentam uma configuração molecular AB_5, na qual as subunidades B se ligam a receptores de membranas plasmáticas da célula-alvo, e a subunidade A atua como mediadora da atividade tóxica, após a endocitose da holotoxina. Em termos funcionais, a Stx pertence a uma família maior de toxinas inativadoras de ribossomos que inclui muitas outras toxinas potentes, como a ricina, presentes em sementes de mamona, embora a atividade de Stx não se limite à inibição da síntese proteica. O receptor da célula hospedeira para todas Stx, exceto para Stx2e, é o glicoesfingolipídio neutro globotriaosilceramida (Gb3, também denominado CD77). A Stx2e e as subunidades B se ligam à globotetraosilceramida (Gb4). A massa molecular da subunidade A é de 32 kDa, enquanto a de cada subunidade B é de 7,7 kDa. À semelhança da LT, a holotoxina se acumula no periplasma e consiste em um homopentâmero da subunidade B circundante e se liga de modo não covalente à subunidade A. Embora algumas EHEC contenham genes para um sistema de secreção tipo II, atualmente não há evidência de que a Stx seja secretada ativamente pela bactéria. Em vez disso, a Stx é liberada após a morte da célula e acredita-se que a lise mediada por fagos tenha uma importante participação nesse processo.

O deslocamento de Stx na célula-alvo também sustenta várias similaridades com os mecanismos utilizados pela LT, descritos anteriormente. Após contato com o receptor, a molécula da holotoxina sofre endocitose por meio de mecanismos dependentes e independentes da clatrina. No processo de entrada inicial, provavelmente na fase de endossomo inicial, uma alça sensível à protease localizada na região C-terminal da subunidade A sofre clivagem pela furina endoprotease relacionada com a membrana. Esse processo "de corte" divide a subunidade A em fragmento A1 catalítico e fragmento A2 associado à subunidade B. O fragmento A1 permanece ligado ao complexo subunidade B-A2 por meio de uma ponte dissulfeto. Por fim, esta ponte dissulfeto é reduzida no lúmen do RE, liberando o fragmento A1 enzimático, o qual, acredita-se, seja utilizado na via de degradação da proteína associada ao RE, para, em seguida, ser novamente translocado ao citosol. O fragmento N-terminal de A1, com 27 kDa, atua como uma *N*-glicosidase e remove uma adenina da subunidade 28S do rRNA da subunidade 60S do ribossomo. Isso causa alteração no rRNA e impede a ligação de aminocil tRNA ao ribossomo, dependente do fator de alongamento (FA)-1.

O resultado da não toxicidade da Stx a uma célula depende, pelo menos em parte, do tipo celular. As células endoteliais respondem à não toxicidade da Stx pela manifestação de apoptose, o estágio inicial da lesão vascular. Alguns tipos de células podem sofrer, principalmente, rearranjo de microtúbulos e de actina. Algumas células, como monócitos circulantes, não são mortas pela Stx, e respondem pela suprarregulação de citocinas pró-inflamatórias, como GM-CSF e fator de necrose tumoral (TNF). Na circulação, o TNF induz a expressão de Gb3 pelas células endoteliais e, desse modo, exacerba a exposição celular à Stx. Nas células que respondem à não toxidade de Stx por meio de sinalização intracelular, produz-se uma resposta de estresse ribotóxica que pode ativar as quinases, como a N-terminal JUN quinase e a proteinoquinase p38 ativada por mitógeno.

O efeito clinicopatológico da lesão tecidual mediada por Stx é notado principalmente no paciente humano e se manifesta como diarreia sanguinolenta causada por colite hemorrágica e SUH. A maioria dessas reações se deve aos efeitos diretos e indiretos da Stx (apoptose de endotélio e expressão de citocina suprarregulada por monócitos, macrófagos e outras células).

Ciclomodulinas. Ciclomodulinas representam uma família de toxinas bacterianas e de efetores que interferem no ciclo da célula eucariótica. Sabe-se que as cepas patogênicas de *E. coli* produzem qualquer um dos três diferentes tipos, incluindo CNF, toxina de distensão citoletal (CDT) e fator inibidor do ciclo (Cif). Os efeitos dessas toxinas têm sido estudados principalmente *in vitro;* outros estudos avaliaram a relação entre a transferência de um gene de virulência e a respectiva doença natural. Em geral, essas toxinas provocam morte celular ou interferem na função celular; em ambos os casos, aumenta indiscutivelmente o potencial de colonização ou invasão da superfície epitelial. Um estudo com *E. coli* isolada de bezerros e cães com diarreia, cistite ou sem qualquer doença revelou que isolados de *E. coli* positivos para genes da ciclomodulina foram quase sempre oriundos de casos de doenças (diarreia ou cistite). Em outro estudo envolvendo bactérias isoladas de bovinos constatou-se que os genes *cnf2* e *cdt-III* situavam-se, juntamente, no plasmídio Vir. Acredita-se que as diferentes ciclomodulinas possam ter efeitos sinérgicos.

Fator de necrose citotóxica. O CNF compreende proteínas monoméricas grandes (110 a 115 kDa) que provocam ativação permanente das GTPases Rho, Rac e Cdc42 das células-alvo, por meio da desamidação de um resíduo de glutamina. Há dois tipos de CNF – CNF1 e CNF2 – imunologicamente relacionadas e de tamanhos semelhantes. A ativação de GTPase Rho provoca reorganização do citoesqueleto de actina, com formação de fibras de estresse, ondulação da membrana e filopodia. As células tornam-se achatadas e multinucleadas e aumenta sua atividade fagocítica. CNF também ativa NF-κB, resultando em maior expressão de citocinas pró-inflamatórias e proteção das células contra estímulo apoptótico. O gene codificador de CNF1 situa-se no cromossomo, em uma ilha de patogenicidade (PAI), enquanto o gene que codifica CNF-2 se localiza em um plasmídio. CNF1 é produzido por isolados de *E. coli* extraintestinal de seres humanos, especialmente UPEC e *E. coli* que causam meningite em crianças. Nessas cepas, a PAI carreadora de *cnf1* também contém genes que codificam α-hemolisina (*hlyA*) e fímbrias (*papC* e *sfa*). O CNF-2 é produzido por *E. coli* isolada de intestino de bezerros com diarreia ou de sangue de bezerros ou cordeiros com bacteriemia.

Toxina de distensão citoletal. A CDT representa uma família de toxinas relacionadas, as quais interferem no ciclo celular de mamíferos. Ocasionam cessação do desenvolvimento na fase GM2/M do ciclo celular e, por fim, provocam a morte celular. Três genes adjacentes, *cdtA*, *cdtB* e *cdtC*, são necessários para a expressão proteica; ademais, foram descritos cinco tipos de CDT (CDT-I a CDT-V). CDT não foi associada a qualquer tipo patogênico particular de *E. coli,* exceto a alguns isolados de EPEC; também não foi definida sua participação na patogênese. Cepas que expressam CDT podem produzir vários outros fatores de virulência.

Fator inibidor do ciclo. O Cif é produzido principalmente por EPEC e EHEC. *In vitro,* o Cif causa efeitos citopáticos irreversíveis, caracterizados por reforço progressivo de aderências focais, agregação de fibras de estresse e cessação do ciclo celular na fase GM2/M.

Serina proteases autotransportadoras de Enterobacteriaceae. As serina proteases autotransportadoras de Enterobacteriaceae (SPATE) compreendem uma subfamília de serina proteases autotransportadoras produzidas por *E. coli* causadora de diarreia, UPEC e *Shigella* spp.

Toxina codificada por plasmídio. A Pet é uma SPATE de 104 kDa de peso molecular que cliva a espectrina (também conhecida como α-fodrina, uma parte do citoesqueleto); é produzida por EAEC. A fodrina altera a clivagem do citoesqueleto da actina das células do epitélio intestinal, ocasionando perda de fibras de estresse e liberação de ligações focais. Essas alterações também estimulam uma resposta inflamatória. Acredita-se que a diarreia se deva à síntese de prostaglandina pelos polimorfonucleares (PMN) recrutados e pelas células epiteliais infectadas, bem como à ativação de várias vias de sinalização do inositol no interior da célula hospedeira acometida. O resultado final é a secreção de íons cloreto e água. A Pet é codificada em um grande plasmídio de virulência em estreita proximidade com o gene que codifica AAF.

Proteína envolvida na colonização. A Pic é uma SPATE produzida por UPEC, EAEC, EIEC e *Shigella* spp. É uma muquinase e uma protease. O gene *pic* é codificado no cromossomo, no mesmo *locus*, porém no filamento de DNA oposto àquele do gene que codifica a enterotoxina-1 de *Shigella* (ShET1). Acredita-se que a Pic esteja envolvida nos estágios iniciais da patogênese da infecção por EAEC, e, provavelmente, a maioria delas favorece a colonização intestinal. Não causa lesão de células epiteliais, nem cliva a fodrina, tampouco compromete as defesas do hospedeiro (p. ex., IgA secretora, lactoferrina ou lisozima) contidas na camada de muco. A Pic também induz hipersecreção de muco intestinal, que, acredita-se, exacerba a formação de biofilme.

Hemolisinas. *E. coli* produz, pelo menos, três hemolisinas: α hemolisina, êntero-hemolisina (Ehx para toxina de *E. coli* êntero-hemorrágica) e citolisina A (Cly).

Alfa-hemolisina. A αHly é o protótipo da família da toxina RTX. RTX, acrônimo de *repeats-in-toxin*, compreende repetidas sequências ricas em glicina, na proteína. Hly é uma exotoxina proteica formadora de poro produzida por um sistema de secreção tipo I. É comumente sintetizada por cepas de *E. coli* extraintestinal isoladas de pessoas e animais; também está presente em todas as cepas de ETEC F4-positivas isoladas de suínos. Hly é codificada pelo óperon *hlyCABD,* e a perda ou o ganho de *hly* por manipulação genética induz alterações correspondentes na virulência das cepas de *E. coli* extraintestinais. Em cepas extraintestinais isoladas de pacientes humanos, os genes *hly* são carreados em PAI, no cromossomo, juntamente com os genes *pap* e *prs.* Por outro lado, em cepas de ETEC isoladas de suínos, os genes *hly* são carreados por plasmídios transmissíveis. Hly causa hemólise, detectada pela presença de zonas beta-hemolíticas ao redor de colônias isoladas em ágar-sangue (Figura 7.2). A lise de eritrócitos propicia uma fonte de ferro, mas, às vezes, é mais importante seu efeito nos granulócitos. Neutrófilos expostos à concentração sublítica de Hly apresentam prejuízo à capacidade de responder aos estímulos quimiotáticos, de realizar fagocitose e de ocasionar morte bacteriana. Além disso, a exposição de neutrófilos a concentrações sublíticas de Hly ocasiona liberação de mediadores inflamatórios que podem provocar lesão tecidual e aumento da capacidade das bactérias em se livrar da barreira epitelial.

Êntero-hemolisina. Êntero-hemolisina (Ehx, para toxina de *E. coli* êntero-hemorrágica) também é uma toxina RTX produzida por vários sorotipos de STEC. Suas características de virulência são praticamente as mesmas mencionadas para α-hemolisina. Os genes para *ehx* são carreados por grandes plasmídios, juntamente com outros genes de virulência para uma catalase-peroxidase (KatP) e uma serina-protease extracelular (EspP).

Citolisina A. Um gene que codifica uma hemolisina críptica, denominado *clyA* (citolisina A), *sheA* (para *silent hemolysin* ou "hemolisina silenciosa") ou *hlyE,* está presente no cromossomo de praticamente todas as cepas *E. coli.* A proteína hemolítica apresenta peso molecular de 34 kDA, sendo considerada uma proteína formadora de poro. Ambos, ativadores e repressores, controlam a transcrição do gene. Considerando que a proteína tem atividade hemolítica, presume-se que, *in vivo,* tenha uma participação potencial na liberação de ferro dos eritrócitos.

Obtenção de ferro. O ferro é um elemento absolutamente necessário para o crescimento da maioria, se não de todos, os seres vivos. Se um microrganismo tem capacidade invasiva, ele necessita de sideróforos (p. ex., aerobactina) para remover o ferro das proteínas ligadoras de ferro do hospedeiro (ver Capítulo 6).

Tolerância a ácido. A RNA polimerase que contém RpoS (o fator sigma associado à fase estacionária), preferencialmente, transcreve os genes responsáveis pela tolerância a ácido (sobrevivência em ambiente com pH 5), possibilitando trânsito seguro pelo estômago.

Locus de achatamento de enterócitos. O LEE é uma PAI verificada no cromossomo das cepas EPEC e EHEC, que contém genes necessários para a síntese de proteínas que causam lesões de aderência-achatamento (A/E) na célula hospedeira (Figuras 7.3 e 7.4).

Intimina e receptor da intimina translocada. Intimina é uma proteína de membrana externa, transmembrana, codificada pelo *eae* situado no óperon LEE5. O radical N-terminal da intimina situa-se no periplasma e o C-terminal se projeta acima da superfície da célula bacteriana. O N-terminal apresenta uma sequência de aminoácidos mais constante, enquanto no C-terminal a sequência é variável e representa a base dos tipos e subtipos de intimina. Há relato de, pelo menos, 17 tipos e subtipos de intimina, que são diferenciados por letras gregas e números (p. ex., $\alpha1$, $\alpha2$, $\beta1$ e $\beta2$). O C-terminal da molécula de intimina se liga a outra proteína bacteriana secretada, receptor de intimina translocada (Tir), codificada pelo *tir*, também localizada no óperon LEE5. A proteína Tir é introduzida na membrana da célula hospedeira com C-terminal e N-terminal localizados no citoplasma da célula hospedeira e na região mediana do polipeptídio externo à célula formadora da alça em forma de "grampo de cabelo". É nessa alça que o C-terminal da molécula da intimina se liga. Vários complexos moleculares intimina-Tir adjacentes resultam em uma firme fixação da bactéria à membrana da célula do hospedeiro, aumentando significativamente a colonização.

Sistema de secreção tipo III. Os genes que codificam o sistema de secreção tipo III (um grupo de proteínas – mais de 20 – que formam uma estrutura semelhante a um tubo oco através do qual as proteínas efetoras são injetadas nas células-alvo do hospedeiro) são também codificados no LEE (ver LEE).

Proteína secretada por *E. coli*. Os genes que codificam proteína secretada por *E. coli* (Esp) também se situam no LEE. A EspA compõe estrutura semelhante a uma seringa oca, pela qual Tir, EspB, EspD e outros efetores são introduzidos na célula do hospedeiro. EspB e EspD formam o poro na célula do hospedeiro. Vários outros efetores estimulam rearranjos do citoesqueleto, ocasionando achatamento das microvilosidades. Acredita-se que outros efetores não tão bem-definidos, como Cif e Map, atuem como mediadores de efeitos tóxicos à célula do hospedeiro, por exemplo, cessação do ciclo celular e dano à mitocôndria. A diarreia é decorrência do aumento do conteúdo intracelular de íons cálcio e ativação da proteinoquinase C, que é responsável pela fosforilação de proteínas que constituem os canais de cloreto, resultando na perda de cloreto e água para o lúmen intestinal, bem como pela fosforilação da membrana associada a proteínas transportadoras de íons, resultando em bloqueio da absorção de NaCl.

Variabilidade

Uma medida de variabilidade de *E. coli* consiste na composição antigênica das unidades de antígenos O repetidos (tipo de subunidades de açúcar; como as subunidades se encurvam concomitantemente; e o comprimento da cadeia), na composição da proteína flagelar (flagelina) e na composição da cápsula. Os antígenos O, H e K são utilizados na sorotipagem de um isolado bacteriano em particular. No sistema de sorotipagem internacional, há 174 antígenos O, pelo menos 80 diferentes antígenos K e 53 antígenos H. Os antígenos O são enumerados de 1 a 181, mas vários números foram excluídos dada a reação cruzada com outros antígenos. Por exemplo, O8:K87:H19 representa um isolado bacteriano com antígeno O número 8, antígeno capsular número 87 e antígeno flagelar número 19.

Ecologia

Reservatório e transmissão

As cepas de *E. coli* capazes de causar doenças habitam o sistema digestório inferior e são abundantes nos ambientes em que os animais são criados. Acredita-se que a transmissão ocorra por via fecal-oral. O sistema digestório inferior tem sido considerado como "*habitat* principal" e o ambiente externo do animal o "*habitat* secundário" de *E. coli*. Isso reflete a importância do sistema digestório inferior no fornecimento de nutrientes necessários e temperatura adequada para que haja uma condição apropriada para o crescimento de *E. coli* (um mesófilo) e, também, a possibilidade de sair de um hospedeiro para infectar um novo hospedeiro, para completar o seu "ciclo biológico".

Patogênese

Mecanismos e padrões de doença

Para que *E. coli* cause doença, deve apresentar os genes necessários para a codificação dos fatores de virulência necessários. Se os genes são adquiridos (por transdução, conjugação ou transformação), a cepa não patogênica pode ser transformada em uma cepa potencialmente patogênica. Essa outra forma de obtenção de gene, frequentemente por meio de bacteriófagos ou plasmídios, é de fundamental importância para o surgimento de novos tipos de patógenos. Também, o tipo de doença ocasionada depende do gene adquirido.

Diarreia enterotoxigênica. Essa doença acomete leitões neonatos, bezerros e cordeiros e leitões recém-desmamados. Tem sido relatada em cães e equinos.

A diarreia enterotoxigênica é causada por cepas de *E. coli* que produzem adesinas que favorecem a fixação de glicoproteínas na superfície das células epiteliais do jejuno e do íleo, e enterotoxina(s) que lesiona(m) células epiteliais (nas quais a cepa enterotoxigênica de *E. coli* adere), resultando em secreção de fluido e diarreia. Ambas as características são necessárias para causar a doença; a menos que ocorra aderência da cepa ingerida a estas células, o peristaltismo desloca-as para o intestino grosso. As células do jejuno e do íleo são suscetíveis à ação da enterotoxina; as células do intestino grosso não são.

Como discutido anteriormente, pelo menos quatro adesinas fimbriais podem ser constatadas em ETEC – F4, F5, F6 e F41. Elas têm algumas especificidades das espécies hospedeiras: F4 e F6 quase sempre estão associadas a isolados bacterianos de suínos; F5 com isolados de bovinos, ovinos e suínos; e F41 com isolados de bovinos. Os receptores de células epiteliais dessas adesinas regulam, também, a idade de ocorrência desta doença. Em bezerros e cordeiros, os receptores surgem transitoriamente na primeira semana, ou mais, de vida. Há receptores análogos em suínos, ao longo das primeiras 6 semanas de vida. Provavelmente há várias adesinas não caracterizadas que participam.

Também, como discutido anteriormente, algumas cepas enterotoxigênicas de *E. coli* expressam fímbrias denominadas curli. As fímbrias curli atuam como mediadores de aderência nas glicoproteínas da superfície das células epiteliais e nas proteínas da matriz extracelular e são importantes na formação de biofilme. A presença de fímbrias curli pode explicar o aumento na janela da suscetibilidade etária à doença enterotoxigênica em animais infectados, concomitantemente, com rotavírus ou *Cryptosporidium parvum*, dois microrganismos que podem provocar lesão tecidual suficiente para expor as proteínas da matriz extracelular.

Além da aderência aos tecidos-alvo do intestino delgado, as cepas enterotoxigênicas necessariamente devem ter capacidade genética para sintetizar enterotoxinas. Como mencionado, há quatro diferentes enterotoxinas produzidas pela cepa ETEC, e, apesar de haver clones que se tornaram altamente prevalentes em todo o mundo (p. ex., cepas de suínos que produzem uma combinação de F4, LT e STb), com o passar do tempo e o uso extensivo de testes (geralmente PCR), logo toda combinação possível será detectada.

Algumas adesinas e enterotoxinas são codificadas no plasmídio de DNA. Como consequência, é difícil prever qual cepa de *E. coli* detém a informação genética necessária para causar doença. Algumas adesinas preferem se associar a alguns sorotipos. Em particular, os genes que codificam a proteína para adesina F41 quase sempre estão presentes nas cepas de *E. coli* dos sorogrupos O9 e O101. Como era esperado, os genes que codificam as proteínas para adesina F41 situam-se no DNA cromossômico.

Após a ingestão pelo hospedeiro, as cepas de *E. coli* enterotoxigênicas aderem às células-alvo, crescem e secretam enterotoxina (Figura 7.1). Fluidos e eletrólitos se acumulam no lúmen do intestino, resultando em diarreia, desidratação e desequilíbrios eletrolíticos. Com o tempo, a cepa infectante se desloca distalmente para longe da célula-alvo, e a doença cessa, provavelmente por causa, em parte, da interrupção da expressão de adesina, juntamente com a diminuição do substrato disponível após um crescimento quase que explosivo da cepa no intestino delgado. A menos que se adotem medidas para corrigir o desequilíbrio hidreletrolítico, a doença responde por alta taxa de mortalidade.

A diarreia é aquosa e não sanguinolenta. Há alterações inflamatórias mínimas, se presentes, no intestino delgado. No exame histológico, as bactérias são vistas revestindo as vilosidades da parte média a distal do intestino delgado.

E. coli enteroagregativa. Como mencionado, as cepas de *E. coli* que expressam AAF, portanto, definidas como EAEC, têm sido isoladas de suínos e bezerros desmamados, com diarreia. No entanto, esses isolados continham quase nenhum dos outros fatores de virulência verificados em cepas de EAEC isoladas de pacientes humanos e, assim, possivelmente não são patogênicos aos animais ou às pessoas. EAEC é um patógeno detectado em humanos e apresenta vários fatores de virulência, descritos anteriormente.

E. coli extraintestinal. A contaminação de animais suscetíveis (geralmente um neonato que recebeu quantidade inadequada de colostro ou colostro de baixa qualidade) por cepas de *E. coli* com alguma capacidade para invadir o epitélio intestinal e são capazes de sobreviver fora do intestino, pode ocorrer pela via conjuntival, pelo umbigo tratado inapropriadamente ou por meio de ingestão. Caso essas cepas sejam adquiridas por ingestão, inicialmente aderem às células-alvo da parte distal do intestino delgado. A aderência, provavelmente, está relacionada com a expressão de adesinas afimbriais denominadas CS31A, AfaE-VII e AfaE-VIII. Do mesmo modo, a adesina fimbrial F17c e o sideróforo aerobactina originalmente descrito em um plasmídio denominado Vir (nome que se deve a sua associação com *E. coli* virulenta) estão presentes nestas cepas de *E. coli*. Após a aderência, essas cepas podem induzir sua própria absorção mediante a expressão de CNF1 ou CNF2, resultando em um processo endocitótico que as possibilita penetrar nas células do epitélio intestinal. Em seguida, alcançam os vasos linfáticos e, após, a corrente sanguínea. O mecanismo pelo qual essas cepas conseguem alcançar os linfáticos após sua absorção pelas células epiteliais é desconhecido. Também, o mecanismo de entrada nos linfáticos após a contaminação da conjuntiva ou do umbigo é desconhecido. Após a penetração na superfície epitelial, a expressão de adesinas é reprimida (por outro lado, as bactérias que expressam adesinas podem aderir às células fagocíticas do hospedeiro, com consequências desastrosas para a bactéria).

A cepa infectante cresce nos vasos linfáticos e na corrente sanguínea, e instala-se endotoxemia. Se a terapia antibacteriana, o sistema imune ou ambos não eliminam os microrganismos, o hospedeiro morre.

E. coli extraintestinal apresenta qualidades especiais, por exemplo, elas podem se livrar da fagocitose e da lise mediada por complemento e podem ter um mecanismo para obtenção de ferro. A cápsula e várias outras proteínas da membrana externa conferem resistência à lise mediada por complemento (resistência sérica). Não se conhece a maneira pela qual as cápsulas protegem a membrana externa da introdução do complexo de ataque de membrana. Algumas cápsulas (como a K1) são quimicamente semelhantes à superfície das células dos hospedeiros, as quais são compostas principalmente de ácido siálico. Os componentes do sistema complemento que se associam às superfícies constituídas de ácido siálico são desviados mais para as vias de degradação que para a amplificação e formação de complexos de ataque de membrana.

A capacidade de se livrar da fagocitose também está relacionada com a cápsula e com algumas proteínas da membrana externa. Não se sabe como as proteínas da membrana externa atuam como fatores antifagocíticos.

Os genes que codificam adesina (p. ex., CS31A e F17) e aqueles responsáveis pela produção de sideróforo situam-se nos plasmídios. Como mencionado, os genes que codificam F17 foram associados ao plasmídio Vir, bem como o gene que codifica CNF2; aqueles genes responsáveis pela produção de sideróforo foram associados ao plasmídio pColV. Nesse último caso, os genes de sideróforos estão estreitamente associados aos genes de produção de colicina V. O sideróforo aerobactina tem alta afinidade pelo ferro.

Várias das cepas com capacidade invasiva, exceto as de potros, produzem α-hemolisina (Hly) e são beta-hemolíticas em ágar-sangue.

Nos exames histopatológicos, observam-se alterações inflamatórias no fígado, no baço, nas articulações e nas meninges. Pode haver hemorragias no pericárdio, nas superfícies peritoneais e no córtex adrenal.

E. coli enteropatogênica. Cepas de *E. coli* enteropatogênica (EPEC) causam diarreia em todas as espécies animais, inclusive em seres humanos. EPEC não produz ST, LT ou outras enterotoxinas. Mais notavelmente, provocam lesões de aderência/achatamento (A/E) no intestino delgado de pessoas, com colonização dessa parte do intestino. Nos animais, EPEC coloniza e provoca lesões A/E tanto no intestino delgado quanto no grosso. A lesão característica é assim denominada porque as microvilosidades se apresentam achatadas e nesses locais de achatamento as bactérias se fixam firmemente à membrana plasmática apical. Rearranjos do citoesqueleto induzidos por proteínas efetoras (discutidas anteriormente) propiciam a formação de suportes nos quais as bactérias se fixam (Figuras 7.3 e 7.4).

E. coli produtora da toxina Shiga. Como descrito, cepas de STEC que produzem intimina e outros produtos do gene LEE são denominadas *E. coli* êntero-hemorrágica (EHEC). Essas cepas apresentam maior virulência, pois é mais provável que sejam capazes de provocar lesões A/E, e produzem Stx. A cepa de *E. coli* O157:H7 é o protótipo de EHEC e acredita-se que tenha se desenvolvido de EPEC O55:H7, um patógeno que causa diarreia em crianças. *E. coli* adquire os genes de Stx por meio de lisogenia com bacteriófago(s) que codifica(m) a toxina Shiga (Stx)-1 e/ou Stx-2. Os bovinos são os hospedeiros reservatórios de STEC; por alguma razão, o intestino de bovinos tornou-se o principal *habitat* desses microrganismos. Vários sorotipos diferentes de *E. coli* atualmente são conhecidos como sendo STEC; no entanto, um subconjunto muito menor destes contém o LEE PAI. Como mencionado, algumas cepas não O157 STEC que carecem de genes LEE produzem uma adesina alternativa conhecida como Saa. Os pacientes humanos são altamente suscetíveis aos efeitos de Stx, enquanto os bovinos não. Os bovinos carecem do receptor Gb3 para Stx nas células do endotélio vascular; além disso, a Stx que penetra nos enterócitos de bovinos é neutralizada nos lisossomos, em vez de ser neutralizada no trans-Golgi e no retículo endotelial (RE), o que previne os efeitos tóxicos. Os pacientes humanos são suscetíveis a necrose vascular, trombose e infarto no intestino grosso, que se manifesta como colite hemorrágica. Aproximadamente de 5 a 10% desses pacientes desenvolvem sequelas após a diarreia, condição denominada síndrome urêmica hemolítica (SUH). Embora a patogênese seja complexa, a Stx tem importante participação como causa direta de apoptose endotelial e indução da produção de citocinas por leucócitos, as quais, por sua vez, aumentam a expressão de Gb3 nas células endoteliais. Clinicamente, a SUH é caracterizada por anemia hemolítica microangiopática, trombocitopenia e uremia.

Todos os animais acometidos adquirem EPEC e STEC por meio de transmissão fecal-oral. Ambas, STEC e EPEC, apresentam potencial zoonótico, mas as cepas STEC são mais preocupantes pelos efeitos potencialmente fatais da Stx. Os pacientes humanos se infectam principalmente após a ingestão de alimento e água contaminados ou por contato direto com hospedeiros reservatórios (todos os ruminantes). Animais de zoológicos tornaram-se uma fonte de infecção. Em abatedouros, a superfície da carcaça é contaminada por microrganismos fecais. Geralmente as superfícies de corte da carne oriunda de carcaça contaminada são apropriadamente descontaminadas pelo cozimento. No entanto, quando a carne é moída, os microrganismos presentes na superfície penetram em todo o produto. Ainda que o cozimento apropriado mate prontamente os microrganismos da superfície, inclusive STEC O157:H7, aquelas bactérias presentes na parte mais interna podem não ser mortas. Atualmente, nos EUA, as cepas de STEC não O157 causam mais doença que a cepa O157:H7. Nesse país, seis sorogrupos, denominados O26, O45, O103, O111, O121 e O145, causam cerca de 71% dos casos de doenças relacionadas com STEC não O157, em pacientes humanos. Recentemente, o USDA-FSIS declarou esses sorogrupos, além do O157:H7, como contaminantes de carne bovina.

Doença do edema. Doença do edema é uma enterotoxemia aguda frequentemente fatal que acomete suínos desmamados. A doença se caracteriza pela ocorrência de edema subcutâneo, edema subseroso e sintomas neurológicos que refletem infarto no tronco cerebral. Essas lesões são causadas pela absorção de Stx2e do intestino. As cepas causadoras comumente são de alguns sorotipos, como O141:K85, O138:K81 e O139:K82, e, em geral, expressam α-hemolisina e fímbrias F18ab. A expressão da fímbria F18ab favorece a colonização de bactérias na porção distal do intestino delgado. A Stx2e presente no intestino é absorvida, alcança a corrente sanguínea e se liga, predominantemente, à superfície de eritrócitos ricos em Gb4. Acredita-se que os eritrócitos, assim, liberem a toxina que atua nas células endoteliais, as quais também expressam o receptor Gb4. A Stx2e penetra nas células endoteliais, como descrito, e ocasiona toxicidade celular por meio da inativação dos ribossomos e do prejuízo à síntese proteica, provocando a morte da célula. Extravasamento vascular e trombose resultam em edema e infarto, respectivamente, em diferentes tecidos e órgãos. Macroscopicamente, os suínos geralmente exibem edema subcutâneo na fronte, nas pálpebras e, também, na parede do estômago, no mesocólon e em outras partes.

E. coli patogênica a aves. *E. coli* patogênica a aves (APEC) causa colibacilose em aves domésticas, condição economicamente importante para a indústria aviária. APEC são cepas de *E. coli* extraintestinal invasivas, geralmente de alguns sorotipos, que têm vários genes de virulência comuns a UPEC de humanos. Um sorotipo comum é o O1:K1:H7. Notavelmente, o K1 é um antígeno capsular que tem importante participação na patogênese da infecção em crianças e, nesses casos, causa meningite. Além disso, o sorogrupo O1 é muito invasivo. Os fatores de virulência em comum com cepas UPEC de humanos incluem os sideróforos enterobactina, aerobactina, salmonequelina e yersiniabactina, bem como um sistema de absorção hemina. Ademais, as cepas de APEC e UPEC de seres humanos produzem Pap e fímbrias tipo 1.

Em aves, a doença se manifesta de várias maneiras, dependendo da idade do hospedeiro e do modo de infecção. No caso de infecção de ovos, a superfície destes pode ser contaminada com cepas potencialmente patogênicas por ocasião da postura. A bactéria penetra pela casca e contamina o saco da gema. Caso a bactéria se desenvolva, o embrião morre, geralmente na fase final de desenvolvimento. O embrião que sobrevive pode morrer logo após, com ocorrência de perda tão tardiamente quanto 3 semanas após a eclosão do ovo. Uma manifestação clínica muito importante em aves é a doença respiratória septicêmica. A doença pode ser rapidamente fatal ou progredir como enfermidade crônica, que se manifesta com debilidade, diarreia e angústia respiratória. Saculite e pneumonia são manifestações comuns. Outras síndromes clínicas causadas por APEC incluem celulite, sinovite, pericardite, salpingite e pan-oftalmia.

E. coli aderente-invasiva. Cepas de *E. coli* aderente-invasiva (AIEC) foram inicialmente relatadas em pacientes humanos com doença de Crohn. Têm sido estreitamente associadas a doença de Crohn, mas ainda não foi determinada uma relação causa/efeito definitiva. Também, AIEC foi isolada em cães com colite ulcerativa histiocítica e nesta doença há evidência científica considerável da participação desta bactéria na etiologia. AIEC adere e penetra nas células do epitélio intestinal. A penetração nessas células depende da produção de microfilamentos de actina e da agregação de microtúbulos. Em seguida, as bactérias penetram nos macrófagos presentes abaixo da camada epitelial, no interior dos quais se replicam nos vacúolos endocíticos, sem matar a célula hospedeira. A infecção dos macrófagos induz tais células a produzir grande quantidade de TNF-α. Acredita-se que essa suprarregulação da produção de citocina exacerbe significativamente a inflamação e a lesão tecidual.

Características imunológicas

A defesa imunológica contra doenças causadas por *E. coli* patogênica ocorre em dois níveis: no local de aderência da bactéria à célula-alvo e por meio da destruição das bactérias ou da neutralização de seus produtos.

Diarreia enterotoxigênica. O anticorpo antiadesina específico (sIgA e sIgM) presente no colostro e no leite impede a aderência de bactérias aos enterócitos do intestino delgado. Também, o anticorpo anti-LT específico neutraliza a enterotoxina-LT, embora a importância desse efeito não seja completamente compreendida. Demonstrou-se que a LT é diretamente liberada nos enterócitos pelas bactérias, podendo comprometer a ação dos anticorpos do lúmen intestinal.

Doença extraintestinal. O neonato adquire imunidade da mãe e a proteção difere em função do isótipo de imunoglobulina (IgA, IgG ou IgM). Nas primeiras 36 h de vida, ou mais, as moléculas de IgG e IgM ingeridas se ligam aos receptores da superfície das células epiteliais do intestino delgado. Após a ligação, ocorre transferência dessas imunoglobulinas, da célula para a circulação sistêmica. Caso os anticorpos sejam específicos para um determinante de virulência, pode não haver desenvolvimento da doença se o neonato entrar em contato com uma cepa patogênica que expresse aquele determinante de virulência. Por exemplo, anticorpos anticapsulares adquiridos da mãe protegem o recém-nascido da doença invasiva fatal causada por cepas de *E. coli* que tenham essa cápsula específica.

Infecções causadas por EPEC e STEC. Anticorpos específicos contra intiminas e proteínas secretadas do tipo III que atuam como mediadores de lesões de aderência/achatamento (A/E) podem propiciar algum grau de proteção. Estudos com uma vacina secretada tipo III para STEC O157:H7 têm demonstrado sua efetividade em bovinos. Em neonatos, acredita-se que as moléculas de sIgA e sIgM presentes no colostro e no leite previnam a adesão das bactérias aos enterócitos.

Doença do edema. O anticorpo específico contra Stx2e impede lesão endotelial e vascular, além de prevenir lesões isquêmicas. É fundamental, portanto, que a mãe seja exposta, natural ou artificialmente, aos microrganismos e seus determinantes de virulência, antes da parição. Tal exposição possibilita a formação de anticorpos e sua secreção no colostro e no leite.

Diagnóstico laboratorial

Demonstração de cepas de *E. coli* enterotoxigênicas. O método de diagnóstico atualmente preferido para o diagnóstico microbiológico de ETEC é a detecção de genes de virulência, ou seja, de fímbria e de enterotoxina, em isolados de colônias de *E. coli* em placas de cultura, por meio de reação em cadeia da polimerase (PCR). PCR multiplex comumente é utilizada em laboratórios de diagnóstico que visam a diversos genes de virulência, além dos relacionados com a cepa ETEC, por exemplo, Stx, intimina e outros. Os isolados bacterianos selecionados para PCR primeiramente devem ser cultivados em meio nutriente (p. ex., ágar-sangue), a fim de assegurar a pureza e remover possíveis inibidores da DNA polimerase.

Os exames histopatológicos de animais enviados para necropsia devem ser realizados, preferivelmente, naquele paciente acometido pela forma aguda da doença e que tenha sido submetido à eutanásia. A escolha de um animal acometido pela forma aguda e que não apresenta autólise e supercrescimento bacteriano pós-morte aumenta muito a chance de detecção do patógeno dentre aqueles da flora comensal normal. A constatação de fixação da bactéria aos enterócitos do intestino delgado é um achado patognomônico. Se o laboratório tiver antissoro que contém a maioria dos sorogrupos comuns, também se deve realizar exame imuno-histoquímico (Figura 7.1). No entanto, há necessidade de cultura para a detecção do patógeno específico envolvido, com base na produção do fator de virulência. Culturas em ágar-sangue e em ágar MacConkey são técnicas padrão para o diagnóstico de ETEC, embora a detecção de alguns tipos de fímbrias possa ser melhorada pela cultura em meios adicionais denominados: meio E para F4; meio Minca para F5 e F6; e meio E ou meio Minca para F41. A constatação de grande quantidade de *E. coli,* ou seja, de 10^8 a 10^9 unidades formadoras de colônias por mililitro de conteúdo luminal, comprova o diagnóstico de infecção por ETEC.

Podem ser, ainda, utilizados exames imunológicos como teste de aglutinação em lâmina em cada colônia, utilizando antissoro específico para as várias adesinas. Pode-se utilizar um teste imunoenzimático (ELISA) para determinar diretamente a presença de bactérias que expressam as adesinas F4 e F5 nas fezes. Técnicas que empregam anticorpos marcados fluorescentes ainda representam métodos fáceis de detecção de fímbria. Colônias de bactérias ou esfregaços de raspados de intestino delgado são banhados com antissoros específicos para várias adesinas. Após o tratamento com antissoro secundário marcado com corante fluorescente, as preparações são examinadas à procura de bactérias marcadas aderidas às células epiteliais. A produção de enterotoxina-STa ou LT por cepas isoladas de *E. coli* pode ser detectada pelo ELISA. Esse teste é confiável para detectar 140 pg de STa/mℓ (> 100 vezes mais sensível que o teste com camundongo lactente) e 290 pg de LT/mℓ.

Demonstração de cepas extraintestinais. O diagnóstico microbiológico de doença extraintestinal se baseia na constatação de *E. coli* em locais normalmente estéreis (articulações, medula óssea, baço ou sangue). Em aves, os mesmos locais são submetidos à cultura, além daqueles macroscopicamente acometidos (pulmões, sacos aéreos). Embriões mortos ainda no ovo que não eclodiu são submetidos à cultura. Deve-se evitar a cultura de fígado, mesmo considerando que as células de Kupffer removem bactérias do sangue, porque o movimento retrógrado da bactéria intestinal durante os estágios agônicos da doença compromete os achados microbiológicos.

Demonstração de cepas EPEC e STEC. Exames histopatológicos podem possibilitar a detecção de bactérias que causam lesões de aderência/achatamento (A/E), mas não propiciam a identificação definitiva do patógeno. Atualmente estão disponíveis protocolos específicos e meios especiais para isolamento de *E. coli* de amostras de fezes ou do intestino. Outros meios como aqueles para cepas não O157 STEC também estão disponíveis, mas não foram validados para todos os sorogrupos de interesse. Alguns dos meios seletivos para essa finalidade, por exemplo, sorbitol MacConkey, são descritos no Capítulo 6. Nos casos de infecção animal, uma vez obtido o isolado de *E. coli* com suspeita de ser STEC (p. ex., que apresenta fenótipo próprio em meio cromogênico), a detecção de genes ETEC por meio de PCR é o método preferido para a confirmação desse microrganismo como sendo uma cepa STEC. Os genes de virulência-alvo mais importantes são *stx1, stx2* e *eae; ehx* também é um alvo útil para o propósito de diagnóstico. Os isolados de fezes também podem ser obtidos em meio seletivo para fins mais gerais, para *E. coli* (p. ex., ágar MacConkey), e estes podem ser examinados por meio de PCR.

Demonstração de cepas causadoras da doença do edema. O diagnóstico microbiológico da doença do edema depende do isolamento e da constatação de alguns sorotipos que têm sido mostrados como participantes na patogênese dessa doença. As alterações teciduais micro e macroscópicas características tornam o diagnóstico patológico dessa doença relativamente mais fácil que o diagnóstico microbiológico.

Tratamento, controle e prevenção

O tratamento de um animal que apresenta diarreia de causa infecciosa se destina à correção dos desequilíbrios hidreletrolíticos. Se o animal não manifesta sintomas de choque decorrente de colapso cardiovascular, a administração de fluido e eletrólitos (bicarbonato de sódio, KCl) é realizada por via intravenosa; caso contrário, administram-se soluções eletrolíticas por via oral. Se o animal apresenta acidose, inclui-se bicarbonato de sódio. A adição de glicose à solução de eletrólitos administrada por via oral aumenta a absorção de íons sódio, os quais estão sendo excretados com a diarreia. O uso de antimicrobianos é controverso. Como a concentração de antimicrobiano possível de alcançar (e estar disponível) no lúmen intestinal não é conhecida, a confiabilidade dos resultados dos testes de suscetibilidade *in vitro*, com o intuito de orientar a terapia, é duvidosa. A administração de antimicrobianos não absorvíveis (como a neomicina) reduz suficientemente a quantidade de *E. coli* na parte superior do intestino delgado, possibilitando a correção do desequilíbrio hidreletrolítico. Essa redução ocorre, mesmo sabendo que os testes *in vitro* comumente indicam que cepas de *E. coli* são "resistentes" à neomicina. O fato é que os testes *in vitro* determinam a suscetibilidade em microgramas, enquanto pode haver disponível uma quantidade em miligramas no local da infecção, que responde pela discrepância.

Há necessidade adicional de medicamentos antimicrobianos, fluidos e eletrólitos para o tratamento efetivo de doença septicêmica causada por cepas de *E. coli* invasivas. Doença invasiva resulta em endotoxemia, que progride para acidose láctica em razão da menor perfusão sanguínea nos órgãos secundária à hipotensão, e coagulação intravascular disseminada. Isso deve ser levado em conta quando se opta pela reposição de eletrólitos. Os medicamentos antimicrobianos devem ser escolhidos com base na suscetibilidade verificada na prática de rotina. Em geral, *E. coli* isolada de animais pecuários são suscetíveis a gentamicina ou amicacina, trimetoprima-sulfonamidas e ceftiofur. Geralmente são resistentes a tetraciclinas, estreptomicina, sulfonamidas, ampicilina e canamicina. A gravidade dos sintomas da endotoxemia, experimentalmente, tem sido minimizada pela administração de anticorpos contra a parte do LPS representada pelo lipídio A.

A prevenção e o controle de doenças intestinais causadas por cepas patogênicas de *E. coli* são semelhantes. A chave é a adoção de boas práticas de manejo. É importante que a mãe seja exposta aos determinantes antigênicos de vários fatores de virulência expressos em cepas infectantes. A exposição pode ser natural, por meio da introdução da mãe no ambiente em que ocorrerá a parição, ou pode ser artificial, por meio da vacinação das mães com preparações que contenham os determinantes antigênicos que podem representar risco para o recém-nascido. Podem ser administradas, por via oral, ao animal neonato, preparações comercialmente produzidas que contenham anticorpos monoclonais contra adesinas (para ETEC). Embora esse procedimento não reduza significativamente a ocorrência de diarreia, minimiza a gravidade da doença e a taxa de mortalidade.

Outros coliformes

Há alguns outros poucos microrganismos da família Enterobacteriaceae clinicamente importantes. À semelhança de *E. coli,* essas bactérias geralmente fermentam lactose, resultando em colônias róseo-avermelhadas características em ágar MacConkey. Os gêneros *Klebsiella, Enterobacter e Citrobacter* são, também, anaeróbicos facultativos. Esses microrganismos não ocasionam hemólise em ágar-sangue e, embora produzam algumas toxinas, geralmente são patógenos oportunistas.

Klebsiella

As espécies patogênicas mais comuns em medicina veterinária são *Klebsiella pneumoniae* e *K. oxytoca*. Essas bactérias, à semelhança da maioria dos coliformes, são microrganismos comensais do sistema digestório de animais. Com frequência, portanto, os ambientes contaminados com fezes são fontes de infecções perinatais de ruminantes jovens. Contudo, a mastite bovina causada por *K. pneumoniae* spp. *pneumoniae* pode ser uma doença muito grave, com taxa de mortalidade que varia de 10 a 80%. Essa forma de mastite coliforme está associada a condições climáticas úmidas e frias, bem como a vários tipos de cama de serragem. Várias das vacas infectadas desenvolvem infecções mamárias graves acompanhadas de septicemia e choque endotóxico.

Klebsiella spp. têm sido associadas a várias formas de infecções oportunistas. A contaminação de equipamentos obstétricos, de material cirúrgico, de material de limpeza e de superfícies de clínicas pode contribuir com a ocorrência de infecção. Uma vez a infecção tecidual estabelecida, o microrganismo pode se disseminar e, por fim, causar septicemia letal. *Klebsiella* também adquire rapidamente resistência a betalactamese de amplo espectro. Os fatores de virulência associados a *Klebsiella* são semelhantes àqueles de outras bactérias da família Enterobacteriaceae. A cápsula é fundamental para a resistência aos mecanismos de defesa do hospedeiro (fagocitose, opsonização e citólise). Endotoxinas, adesinas, enterotoxinas, sideróforos e componentes da parede celular também são importantes.

Klebsiella é facilmente identificada em cultura laboratorial diagnóstica de rotina, em temperatura de 37°C. Em ágar-sangue, as colônias não ocasionam hemólise, são grandes e muito mucoides. *Klebsiella* fermenta lactose e geralmente é indol-negativa (Quadro 7.1).

Enterobacter e Citrobacter

À semelhança de *Klebsiella,* as bactérias dos gêneros *Enterobacter* e *Citrobacter* são patógenos oportunistas. Com frequência, essas bactérias causam infecções em feridas contaminadas ou no sistema urogenital. Ambas, *Enterobacter* e *Citrobacter*, são identificadas com base na morfologia característica das colônias e em testes bioquímicos convencionais (Quadro 7.1). Em geral, *Enterobacter* é móvel. *Citrobacter* produz sulfeto de hidrogênio em tubos inclinados contendo ágar açúcar-ferro; às vezes, essas culturas podem ser confundidas com *Salmonella.* Estas bactérias são notavelmente resistentes à maioria das penicilinas e cefalosporinas e rapidamente adquirem outras formas de resistência aos antibióticos.

Quadro 7.1 Características de *Klebsiella*, *Citrobacter* e *Enterobacter*.

Características	*Klebsiella*	*Citrobacter*	*Enterobacter*
Fermentação de lactose	+	−	+
Hidrólise de ureia	(+)	V	V
Utilização de citrato	(+)	(+)	(+)
Sulfeto de hidrogênio	−	(+)	−
Voges-Proskauer	+	−	+
Motilidade	−	(+)/fraca	+
Espécies comuns	*pneumoniae* *oxytoca*	*freundii* *rodentium*	*cloacae* *aerogenes*

+ = positivo; (+) = principalmente positivo; − = negativo; V = variável.

Referências bibliográficas

Moxley RA and Francis DH (1986) Natural and experimental infection with an attaching and effacing strain of Escherichia coli in calves. *Infect Immun*, 53, 339–346.

Xing J (1996) Pathogenicity of an enterotoxigenic *Escherichia coli* Hemolysin (hlyA) mutant in gnotobiotic piglets. MS Thesis. University of Nebraska-Lincoln. R.A. Moxley, Advisor.

8 Enterobacteriaceae | Salmonella

Rodney Moxley

O gênero *Salmonella* faz parte da família Enterobacteriaceae; é constituído de três espécies: *S. bongori, S. enterica* e *S. subterranea. S. enterica* contém seis subespécies (Quadro 8.1) que incluem *enterica* (também denominada subespécie I), *salamae* (subespécie II), *arizonae* (subespécie IIIa), *diarizonae* (subespécie IIIb), *houtenae* (subespécie IV) e *indica* (subespécie VI). A subespécie V foi reclassificada como *S. bongori*. A espécie é *S. enterica* spp. *enterica*. O tipo de cepa é *S. enterica* spp. *enterica* sorotipo Typhimurium cepa LT2 (cepa Lilleengen tipo 2). As cepas da subespécie I comumente são isoladas de pessoas e animais de sangue quente. *S. enterica* inclui mais de 2.500 sorotipos, também denominados sorovares (sor.) ou variedades (var.) e cerca de 60% destas se enquadram na subespécie I. Nos EUA, relata-se que aproximadamente 99% dos isolados de *Salmonella* de pacientes humanos pertencem à subespécie I. *S. bongori* e *S. enterica* subespécies II, IIIa, IIIb, IV e VI infectam principalmente vertebrados de sangue frio e vivem no ambiente. *S. subterranea* é uma adição recente ao gênero e foi isolada de sedimentos da subsuperfície, com baixo pH, contaminados com nitrato e urânio tetravalente a hexavalente.

Ao longo de muitos anos, a nomenclatura *Salmonella* foi discutível, em razão do uso de vários esquemas taxonômicos diferentes e da inclusão de sorotipos como espécies. Em 2005, foi publicado o Parecer Judicial 80 no *International Journal of Systematic and Evolutionary Microbiology*, o qual esclareceu vários desses assuntos controversos. Os sorotipos de *S. enterica* ssp. *enterica* são grafados com algarismos romanos, sendo iniciados em maiúsculas; a denominação de outros sorotipos se baseia em sua composição antigênica.

Neste capítulo, não será utilizada a designação de subespécie, a menos que seja importante para a discussão. Por exemplo, *S. enterica* ssp. *enterica* sorovar Typhimurium será inicialmente indicada como *S. enterica* sorovar Typhimurium e, em seguida, apenas como *S.* Typhimurium.

Quadro 8.1 Subespécies de *S. enterica*.

Designação numérica	Nomenclatura
I	*enterica*
II	*salamae*
IIIa	*arizonae*
IIIb	*diarizonae*
IV	*houtenae*
VI	*indica*

Características descritivas

Composição e descrição celular

Há um tipo capsular, um antígeno polissacarídio denominado Vi (de virulência). O antígeno Vi é produzido pelo sorovar Typhi e por cepas Paratyphi C, por algumas cepas *Citrobacter* e, ocasionalmente, por cepas do sorovar Dublin. A parede celular é uma característica de bactérias gram-negativas, constituída de lipopolissacarídio (LPS) e proteína. Como descrito no Capítulo 6, o tipo e a quantidade de açúcares, juntamente com a ligação entre eles na parte mais externa da macromolécula de LPS, define o sorogrupo do antígeno O de um microrganismo particular. O tipo de antígeno O, junto com os determinantes antigênicos da superfície dos flagelos (antígenos H), os quais encontram-se na maioria das salmonelas, definem o sorotipo. Essa classificação é denominada esquema de Kauffmann-White.

Produtos celulares de interesse médico

Adesinas. Dependendo do sorotipo, *S. enterica* contém agregados de genes para mais de 10 diferentes fímbrias. *S.* Typhimurium tem potencial para codificar, pelo menos, 13 óperons fimbriais: *agf* (*csg*), *fim, pef, lpf, bcf, saf, stb, stc, std, sth, sti* e *stj*. Foi detectada a produção de, no mínimo, 11 dessas fímbrias, sendo sua expressão dependente das condições de crescimento das bactérias. A fímbria atua como mediador de aderência na mucosa epitelial do sistema gastrintestinal. Por serem relativamente hidrofóbicas, as adesinas fimbriais também podem promover a associação à membrana das células fagocíticas. As adesinas são consideradas importantes fatores de virulência apenas quando os microrganismos se encontram na superfície da mucosa.

Entre as fímbrias anteriormente mencionadas, há evidência de que Pef, Agf e Lpf são importantes adesinas do sistema gastrintestinal. Pef (do inglês, *plasmid encoded fimbriae*, ou seja, fímbrias codificadas por plasmídio) atua como mediador de adesão nas células epiteliais do intestino delgado de murinos. Os genes para Pef são carreados no plasmídio de virulência de *S.* Typhimurium, o pSLT. As mutações em *pef* aumentam a dose letal 50 (DL_{50}) oral em cerca de 2,5 vezes. Agf (fímbrias agregativas finas ou fímbrias curli) são análogas às fimbrias curli de *Escherichia coli* (ver Capítulo 7). Agf favorece a autoagregação, a formação de biofilme e a virulência. Agf também atua como mediador de adesão nas células epiteliais do intestino delgado. Lpf (do inglês, *long polar fimbriae*, ou seja, fímbria polar longa) atua como mediador de adesão de *S.* Typhimurium às células M, mas não aos enterócitos de absorção. As mutações em *lpf* aumentam a DL_{50} oral em cerca de cinco vezes e retardam a morte em, aproximadamente, 3 dias, comparativamente à cepa selvagem original. Acredita-se que as fímbrias Pef, Lpf e Agf sejam funcionalmente irrelevantes. A inativação dos três genes resulta em um aumento na DL_{50} oral em cerca de 30 vezes.

Cápsula. A cápsula Vi é um homopolímero linear do ácido α-1,4-2-desoxi-2-*N*-acetilgalactosamina urônico, que pode sofrer acetilação na posição C-3. A função da cápsula (Vi) é desconhecida. Como as salmonelas são parasitas primariamente intracelulares, o fato de ter ou não uma cápsula não parece ser uma estratégia que seja compatível com a função dessa estrutura em outros microrganismos (ou seja, antifagocítica). No entanto, a cápsula Vi protege a membrana externa das interações efetivas com os complexos de ataque de membranas produzidos pelo sistema complemento. Isso é importante para a proteção das salmonelas, quando presentes no ambiente extracelular.

Parede celular. Como descrito detalhadamente no Capítulo 6, o LPS da membrana externa é um importante determinante de virulência. Não é apenas um componente tóxico do lipídio A (endotoxina), mas uma extensão da cadeia lateral da unidade do antígeno O repetido, que impede a fixação do complexo de ataque de membrana do sistema complemento à membrana externa. O LPS se liga à proteína ligadora de LPS (uma proteína plasmática) a qual, por sua vez, transfere-o para a fase de CD14 no sangue. O complexo CD14-LPS se liga ao receptor Toll-like-4 (TLR4), uma proteína (ver Capítulo 6), na superfície de macrófagos, estimulando as vias sinalizadoras das células, que, por fim, provocam a liberação de citocinas pró-inflamatórias. Estudos recentes mostraram que é necessária a sinalização de TLR para a virulência de *S.* Typhimurium. O reconhecimento de *S.* Typhimurium é amplamente mediado por TRL2, TRL4 e TRL5. Camundongos deficientes em TRL2 e TRL4 são altamente suscetíveis a *S.* Typhimurium, condição compatível com a baixa função imune inata. A sinalização do TRL exacerba a taxa de acidificação do fagossomo que contém *Salmonella;* a inibição dessa acidificação impede a indução da ilha de patogenicidade de *Salmonella* 2 (SPI-2). Assim, *S.* Typhimurium falha em induzir os genes de virulência quando destituída de sinais imunes inatos.

Flagelos. Todas as salmonelas, exceto *S. enterica* sorotipo Pullorum e *S. enterica* sorotipo Gallinarum, são microrganismos móveis. A mobilidade é mediada por flagelos peritricosos. Os flagelos são altamente imunogênicos. Subespécies I, II, III e VI são bifásicas, capazes de produzir dois e, às vezes, três tipos de flagelos funcional e imunologicamente distintos. A distinção sorológica entre os antígenos H é a segunda parte do esquema de Kauffmann-White. Os antígenos H de fase 1 são designados por letras minúsculas, de "a" a "z" e, depois, "z1", "z2", "z3", e assim por diante. Os antígenos de fase 2 são designados por numerais "1", "2", "3", e daí sucessivamente. Como acontece como os antígenos O, os antígenos H são determinados por meio de teste de aglutinação, utilizando-se antissoro específico.

SPI, sistemas de secreção tipo III e proteínas efetoras. Vários genes responsáveis pela virulência de *Salmonella* estão presentes em ilhas de patogenicidade (PAI), que são grandes blocos contíguos de DNA no cromossomo que contém genes e sequências de inserções para fatores de virulência, integrases e fatores de mobilidade. Em *Salmonella,* PAI são denominadas ilhas de patogenicidade de *Salmonella* (SPI); até o momento há relato de 22 SPI, enumeradas de SPI-1 a SPI-22. *S. bongori* contém um grupo diferente de SPI daqueles diversos sorotipos de *S. enterica.* Nenhuma cepa estudada tinha todas as 22 PAI; ademais, há variação de SPI entre os sorotipos de *S. enterica.* Essa variação de SPI reflete a variação no conjunto de hospedeiros e no grau de adaptação do patógeno ao hospedeiro. *S. bongori* contém SPI-1, SPI-3A, SPI-3B, SPI-4, SPI-9 e SPI-22. *S.* Typhimurium tem SPI-1 a SPI-6, SPI-9, SPI-12 a SPI-14 e SPI-16. *S.* Enteritidis e *S.* Gallinarum têm SPI-1 a SPI-6, SPI-9, SPI-10, SPI-12 a SPI-14, SPI-16, SPI-17 e SPI-19. *S.* Typhi contém SPI-1 a SPI-10, SPI-12 e SPI-15 a SPI-18. SPI-1 a SPI-5 contêm genes que codificam sistemas de secreção tipo III (T3SS), os quais são denominados de acordo com a SPI na qual estão presentes; por exemplo, T3SS-1 situa-se na SPI-1, e T3SS-2 situa-se na SPI-2. Cada T3SS é constituído de um grupo de mais de 20 proteínas, as quais formam uma estrutura semelhante a um tubo oco pelo qual as proteínas efetoras são introduzidas nas células-alvo do hospedeiro.

A principal função da SPI-1 é promover a invasão do epitélio intestinal. Isso ocorre mediante a indução de uma reorganização da actina do citoesqueleto (formação da membrana ondulada), que resulta na entrada da bactéria no enterócito (Figura 8.1). O *locus* da SPI-1 contém, aproximadamente, 35 genes que codificam os componentes de um sistema T3SS, várias proteínas efetoras e reguladores da transcrição de genes codificados tanto dentro da SPI-1 quanto em outras partes do cromossomo, bem como as chaperonas necessárias ao agrupamento do aparato ou à secreção de efetores. As proteínas efetoras codificadas na SPI-1 incluem SipA (SspA), AvrA e SptP. SPI-1 também codifica o canal proteico translocador, ou translocon, SipB, SipC e SipD. Os efetores secretados pelo T3SS da SPI-1 que são codificados em outras PAI incluem SopA, SopB (SigD), SopD, SopE (SopE1), SopE2, SspH1 e S1rP. SopE, SopE2 e SopB promovem a reorganização da actina por atuarem como fatores de permuta GDP/GTP para Rac1, Cdc42 e RhoG. Rac1, Cdc42 e RhoG são Rho da família GTPase e sua ativação resulta em ampla reorganização da actina na célula hospedeira. SopB é uma inositol fosfatase e produz uma molécula que atua como ativador indireto de Cdc-42. SipA e SipC são proteínas ligadoras de actina que promovem endocitose mediada por bactérias. A ligação de SipA à actina reduz a concentração crítica necessária para a polimerização da actina e a ligação de plastina T. SpiC é uma proteína de dupla dominância que ocasiona nucleação e ramificação da actina. SptP é uma proteína ativadora de GTPase tanto para Cdc-42 quanto para Rac1, que promove despolimerização da actina, contrapondo-se às funções de ativação de SopE, SopE2 e SopB. Esses eventos de despolimerização retornam à morfologia normal da célula. SipB, outro membro do translocon, interage com a caspase 1, ocasionando apoptose de macrófagos. A expressão de T3SS da SPI-1 é controlada em resposta aos sinais do ambiente; por exemplo, é ativada em resposta à alta osmolalidade e ao baixo teor de oxigênio. A regulação é mediada principalmente pelo controle do nível de HilA, um regulador da transcrição

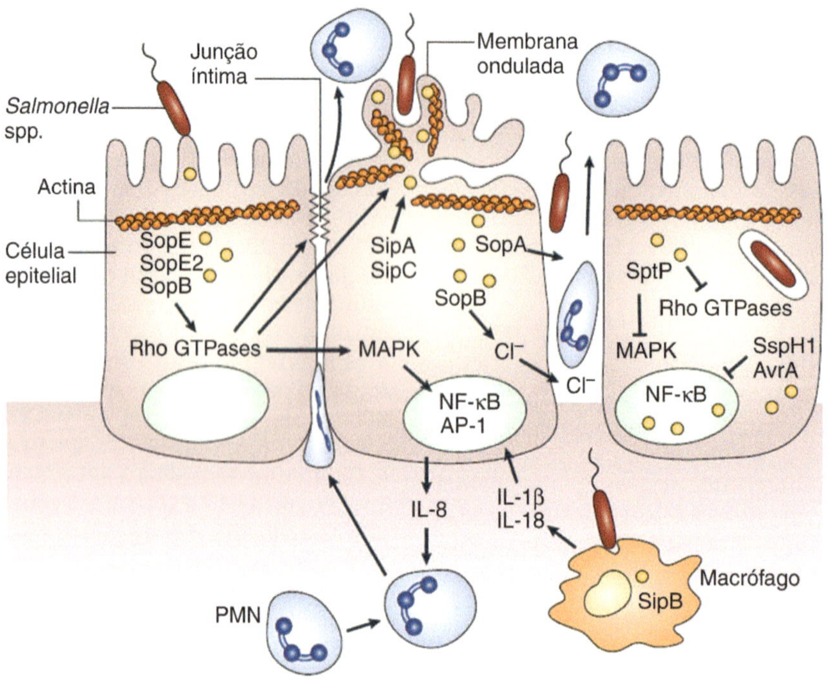

Figura 8.1 Alterações induzidas pelo T3SS da SPI-1 nas células hospedeiras. Em contato com a célula epitelial, a salmonela agrupa o T3SS codificado pela SPI-1 e transloca efetores (*esferas amarelas*) para o citoplasma da célula eucariótica. Efetores como SopE, SopE2 e SopB ativam Rho GTPase do hospedeiro, resultando na reorganização da actina do citoesqueleto e ocasionando ondulações da membrana, indução das vias MAPK e desestabilização das junções íntimas. Alterações na actina do citoesqueleto, as quais são adicionalmente moduladas pelas proteínas ligadoras de actina, SipA e SipC, ocasionam a absorção da bactéria. A sinalização de MAPK ativa os fatores de transcrição AP-l e NF-κB, estimulando a produção da quimiocina pró-inflamatória IL-8 pelo leucócito polimorfonuclear (PMN). SipB ativa a caspase-1 dos macrófagos, com liberação de IL-1*β* e IL-18, exacerbando a resposta inflamatória. Além disso, SopB estimula a secreção de Cl^- por meio de sua atividade inositol fosfatase. A desestabilização das junções íntimas possibilita a transmigração de PMN da superfície basolateral para a superfície apical e ocasiona o extravasamento de fluido paracelular e o acesso da bactéria à superfície basolateral. No entanto, a transmigração de PMN também ocorre quando não há comprometimento da junção íntima e isto é, adicionalmente, promovido por SopA. A actina do citoesqueleto é restaurada e a sinalização de MAPK cessa em razão da atividade enzimática de SptP. Isso também resulta na inframodulação da resposta inflamatória, na qual SspH1 e AvrA também contribuem por inibir a ativação de NF-κB. (Reproduzida de original gentilmente cedido por A. Haraga, University of Washington, EUA; Haraga *et al.*, 2008.)

que, por si só, é codificado na SPI-1. HilA é controlada por outras proteínas codificadas na SPI-1, denominadas HilC e HilD, e por outros produtos de genes codificados fora da SPI-1. PhoPQ e PhoBR, ambos os sistemas reguladores de dois componentes, reprimem a expressão do T3SS da SPI-1; PhoBR o faz por meio da repressão da expressão de *hilA*. SirA/BarA é outro sistema regulador de dois componentes necessário para a expressão máxima de *hilA*.

A estimulação de Cdc42 por SopE, SopE2 e SopB também estimula várias proteinoquinases ativadas por mitógeno (MAPK), inclusive as vias Erk, Jnk e p38, resultando na ativação dos fatores de transcrição ativadores de proteína-1 (AP-1) e do fator κB nuclear (NF-κB) (Figura 8.1). Em seguida, esses fatores de transcrição direcionam a produção de citocinas pró-inflamatórias, como interleucina (IL)-8, as quais estimulam a transmigração de neutrófilo polimorfonuclear (PMN) e a resposta inflamatória, ocasionando diarreia. A ativação da família Rho GTPase por SopB, SopE, SopE2 e SipA também ocasiona doença intestinal por causar rompimento das junções íntimas. SipB (SspB) exacerba a resposta inflamatória por aumentar a produção de IL-1*β* e IL-18 por meio da ligação e ativação de caspase-1. SopA e SopD também contribuem para a ocorrência de enterite em bezerros. A inflamação intestinal em bezerros e em várias outras espécies é, em geral, fibrinossupurativa e, com frequência, grave (Figuras 8.2 e 8.3).

A principal função da SPI-2 é promover a sobrevivência das bactérias nos macrófagos. A SPI-2 codifica um T3SS e os efetores têm importante participação na sobrevivência do microrganismo nos macrófagos; assim que a bactéria penetra no macrófago, tem-se a indução da expressão dos genes da SPI-2 (Figura 8.4). São conhecidas, no mínimo, 21 proteínas efetoras na SPI, além das proteínas do translocon SseB, SseC e SseD. Essas incluem GogB, PipB, PipB2, SifA, SifB, SopD2, SpiC, SpvB, SseF, SseG, SseI (SrfH), SseJ,

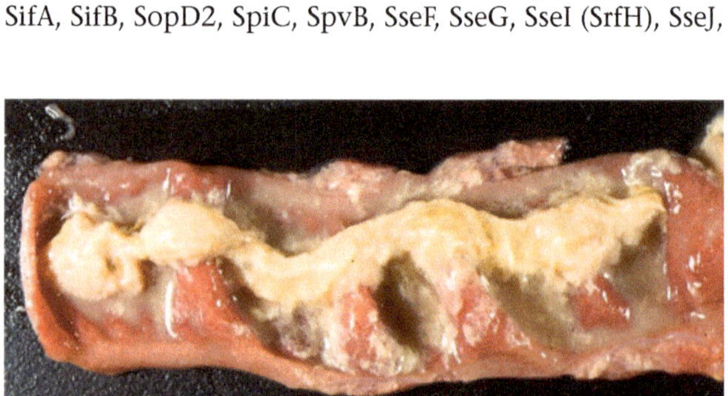

Figura 8.2 Jejuno de um bezerro com 7 dias de idade, naturalmente infectado por *S.* Typhimurium. A mucosa se apresenta hiperêmica e edematosa, com lesões erosivas, e está recoberta por um exsudato fibrinossupurativo que se estende pelo lúmen.

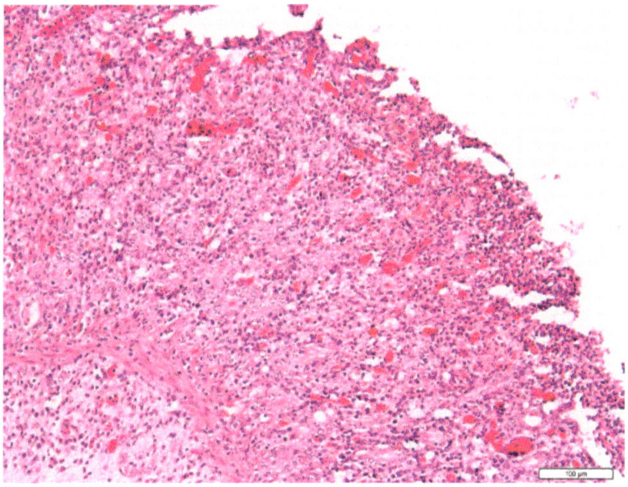

Figura 8.3 Fotomicrografia de jejuno de um bezerro com 2 semanas de idade, naturalmente infectado por *S.* Typhimurium. Observa-se grave atrofia de vilosidades difusa, com uma delgada camada de epitélio de regeneração, onde o jejuno está íntegro. Os neutrófilos se infiltram difusamente na mucosa e na submucosa e são especialmente numerosos na superfície mucosa que apresenta necrose e erosão. Os capilares e vênulas da mucosa e da submucosa são hiperêmicos. As lesões são compatíveis com enterite necrossupurativa aguda difusa grave provocada por salmonelose.

SseK1, SseK2, SseL, SspH2, SteA, SteB e SteC. Não são conhecidas as funções de GogB, PipB, SifB, SseK1, SseK2, SteA, SteB e SteC. PipB2 e SopD2 contribuem para a formação de filamento induzido por *Salmonella* (Sif). Os Sif são estruturas de membranas filamentosas longas necessárias para o posicionamento apropriado dos vacúolos que contêm *Salmonella* (SCV) em estreita proximidade com o sistema de Golgi e próximo da região perinuclear da célula hospedeira. Túbulos Sif se estendem desde a superfície do SCV e parecem ser derivados dos compartimentos endossômicos terminais. Eles contêm proteína 1 de membrana associada a lisossomo (LAMP-1), adenosina trifosfatase vacuolar, ácido lisobisfosfatídico e catepsina. SifA induz a formação de Sif, mantém a integridade do SCV e causa infrarregulação do recrutamento de cinesina para o SCV. SpiC interfere no trânsito endossômico. SpvB é uma ADP-ribosiltransferase específica da actina e causa infrarregulação da formação de Sif. SseF e SseG contribuem para a formação de Sif e da ramificação de microtúbulos. SseI (SrfH) contribui para a disseminação das bactérias na célula hospedeira. SseJ mantém a integridade do SCV e apresenta atividade deacilase. Ssel é uma deubiquitinase. Em bezerros, SspH1, SspH2 e SrlP contribuem para a virulência do microrganismo. SspH2 inibe a polimerização da actina. SspH1 inibe a sinalização de NF-κB e a secreção de IL-8 e tem atividade E3 ubiquitina ligase. SrlP e SspH1 também são codificadas na SPI-1.

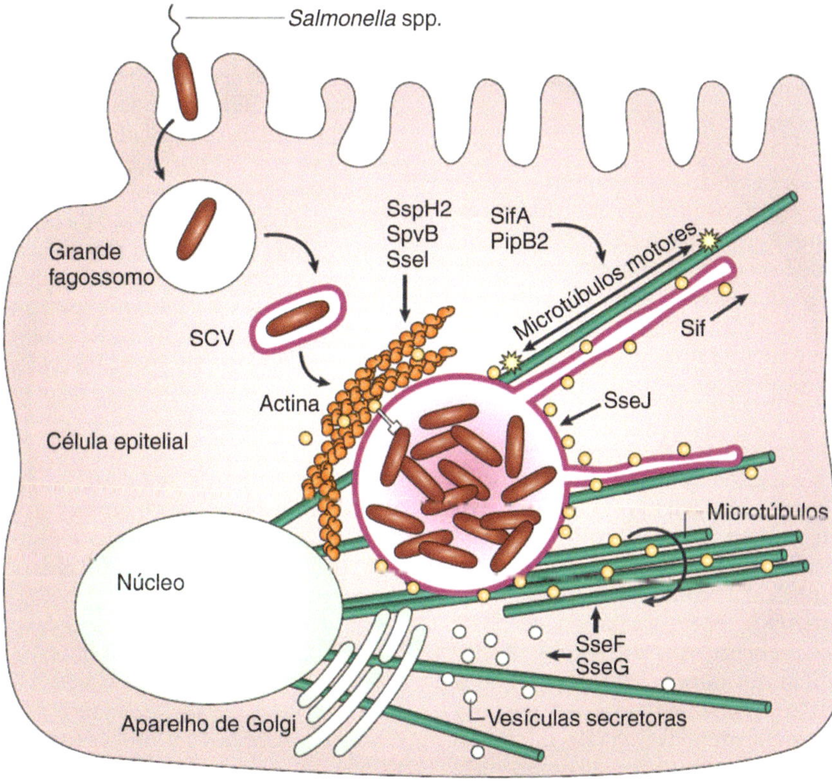

Figura 8.4 Formação do SCV e indução do T3SS da SPI-2 no interior da célula hospedeira. Logo após a internalização por meio de macropinocitose, as salmonelas são presas em um grande fagossomo constituído de membranas onduladas. Em seguida, o fagossomo se funde ao lisossomo, acidifica e retrai para se aderir ao redor da bactéria. Isso é denominado SCV, que contém o marcador endocítico LAMP-1 (*cor púrpura*). O T3SS da SPI-2 é produzido no interior do SCV e transloca as proteínas efetoras (*esferas amarelas*) através da membrana do fagossomo várias horas após a fagocitose. Os efetores SifA e PipB2 do T3SS da SPI-2 contribuem para a formação de Sif ao longo dos microtúbulos (*verde*) e regulam o acúmulo de microtúbulo motor (*formato de estrela amarela*) no Sif e no SCV. SseJ é uma deacilase ativa na membrana do fagossomo. SseF e SseG ocasionam a ramificação de microtúbulos adjacentes ao SCV e direcionam o tráfego de vesículas derivadas do aparelho de Golgi ao SCV. A actina se acumula ao redor do SCV por meio de um processo dependente do T3SS da SPI-2, no qual, acredita-se, que haja participação de SspH2, SpvB e Ssel. (Haraga *et al.*, 2008.)

A participação dos genes localizados em outras SPI é bem menos compreendida. As proteínas efetoras associadas a SPI-3 incluem Mgts (do inglês *magnesium transport system*, ou seja, sistema de transporte de magnésio, codificado por vários genes *mgt*, localizados na SPI-3). Esses genes (p. ex., *mgtC*) são induzidos por baixa concentração de íons magnésio (como ocorre no interior dos macrófagos) e as proteínas codificadas parecem ser importantes para a sobrevivência dos microrganismos no interior dos macrófagos. Diferentes estudos concluíram que os genes presentes na SPI-4 são necessários tanto para a fase intestinal quanto para a fase sistêmica da doença. SPI-4 é uma região de 27 kilobases (kb) que contém seis genes denominados *siiABCDEF*. SiiC, SiiD e SiiF formam um sistema de secreção tipo I para a secreção de SiiE. SiiE é uma adesina que contribui para a colonização do intestino de bovinos, sendo necessária para a translocação eficiente de efetores SPI-1 em *S.* Typhimurium. Em um modelo experimental com camundongo, observou-se que todos os seis genes (*siiABCDEF*) são necessários para a virulência de *S.* Typhimurium. À semelhança de SPI-1, SPI-4 e SPI-5, são controlados pela cascata de regulação total SirA/HilA.

Enterotoxina. Há relato de que *Salmonella* produza uma enterotoxina denominada Stn (do inglês, *Salmonella enterotoxin*). Em estudos iniciais, notou-se que a Stn induzia secreção de água e eletrólitos pelas células hospedeiras-alvo. No entanto, em pesquisas subsequentes, uma delas realizada muito recentemente, não se constatou evidência de que a Stn seja enterotoxigênica, tampouco que participe como fator de virulência. O último estudo sugere que a Stn possa participar na manutenção da integridade da membrana da bactéria.

Sideróforos. Em resposta à restrição de ferro, todos os sorovares de *Salmonella* patogênicos produzem o sideróforo catecolato conhecido como enterobactina, e todas as salmonelas, com exceção de *S. bongori*, sintetizam uma enterobactina glicosilada derivada da salmoquelina. Mutantes de *Salmonella* deficientes em salmoquelina, mas com síntese ou secreção de enteroquelina normal, exibiram baixa virulência durante a infecção sistêmica de camundongos.

Proteínas de estresse. As proteínas de estresse são expressas quando a bactéria é submetida a condições estressantes (p. ex., ambiente quente, frio, com baixo pH, com alto pH, oxidativo e hiperosmótico, além de outros ambientes). Fatores sigma de diferentes RNA polimerase (Rpo) controlam o início da transcrição quando a célula se encontra sob estresse ambiental; por exemplo, RpoS é um fator de resposta geral, RpoH responde ao ambiente quente, e RpoE, à condição hiperosmótica. Além dos fatores sigma Rpo, outras proteínas reguladoras estão envolvidas nas respostas a esses sinais e são necessárias para a sobrevivência do microrganismo. A exposição a estresse discreto antes de um estresse mais grave auxilia na adaptação da bactéria ao ambiente. *S.* Typhimurium pode sobreviver em pH extremamente baixo, depois que se multiplica em condições de acidez discreta (pH 4 a 5), condição conhecida como resposta de tolerância ácida (ATR; do inglês, *acid tolerance response*). *S.* Typhimurium apresenta dois diferentes sistemas ATR, um na fase log e outro na fase estacionária. O ATR da fase log induz a expressão de mais de 50 proteínas, denominadas proteínas de choque ácido. São necessárias várias proteínas reguladoras para o ATR da fase log, inclusive RpoS, Fur e PhoPQ. O segundo sistema ATR de *S.* Typhimurium é um ATR da fase estacionária independente de RpoS, regulada por OmpR/EnvZ. A RNA polimerase contendo RpoS controla os genes presentes no plasmídio de virulência de *Salmonella* (Spv) (ver o texto a seguir). Várias outras condições ambientais estressantes requerem tipos de respostas similares, envolvendo diferentes proteínas reguladoras, algumas delas codificadas no Spv (ver a seção "Plasmídios de virulência").

Plasmídios de virulência. Bactérias do gênero *Salmonella* apresentam plasmídios de vários tamanhos, alguns dos quais têm sido associados à virulência do microrganismo. Os mais notáveis são os do grupo dos grandes plasmídios (~50 a 100 kb), denominados plasmídios Spv, presentes no interior desses sorovares, com potencial para causar doença disseminada. Na subespécie I, nove sorovares, denominados Abortus-ovi, Abortus-equi, Choleraesuis, Dublin, Enteritidis, Gallinarum, Pullorum, Sendai e Typhimurium, são conhecidos por abrigar um plasmídio de virulência específico do sorovar, que contém o óperon *spv*. O óperon *spv* consiste em 5 genes, *spvRABCD*. O produto do gene *spvR* regula os genes *spvABCD*. Além do plasmídio de virulência, o óperon *spv* pode ser encontrado no cromossomo das subespécies I, II, IIIa, IV e VII. Os genes *spv* são essenciais para a virulência dos diferentes sorovares, em seus hospedeiros específicos. A expressão desses genes *spv* é induzida no ambiente intracelular do fagolisossomo. A expressão desses genes é controlada pelas condições nas quais a bactéria é exposta, por exemplo, as encontradas no fagossomo do macrófago, na privação de carbono, em pH baixo e em ambiente com baixo teor de ferro na presença de carbono, bem como na fase estacionária controlada por RpoS (ver a seção "Proteínas de estresse"). Outros genes presentes nesses plasmídios são responsáveis pela resistência sérica e podem estar envolvidos na adesão e invasão da célula-alvo. Os plasmídios de virulência modulam a reação imune, inclusive a ativação do complemento (sensibilidade sérica), do hospedeiro animal em favor da salmonela infectante. Há diversos *loci* que influenciam a sensibilidade sérica do microrganismo. O gene *rck* é necessário para a resistência sérica; ele codifica uma proteína de membrana externa que impede a inserção de C9 na membrana externa da célula bacteriana.

Produtos diversos. O regulador de transcrição SlyA (de salmolisina), é responsável, em parte, pela sobrevivência das salmonelas no interior de macrófagos, pela ativação da expressão de proteínas que propiciam proteção frente aos produtos tóxicos gerados pelas vias dependentes de oxigênio. Os produtos do óperon *phoP/phoQ* (PhoP e PhoQ) incluem um sistema de dois componentes. PhoPQ controla genes (p. ex., *pagABC* para genes ativados pelo pho) importantes para a sobrevivência das bactérias nos macrófagos, a resistência às proteínas catiônicas (defensinas), para a sobrevivência em pH ácido, e a invasão de células epiteliais. As condições mencionadas a seguir são percebidas pelo PhoQ e ativam PhoP: privação de carbono e de nitrogênio, baixo pH e alto teor de oxigênio. PhoQ é uma quinase que causa fosforilação (ativa) de PhoP, que é um regulador da transcrição de outros genes-alvo e, assim, transmite o sinal. Os mutantes *pho*P não são virulentos. Os produtos de genes suprimidos por Pho (*prg*) estão presentes principalmente na membrana externa e auxiliam na secreção de proteína por toda a membrana externa.

O produto do gene *shdA* (*shedding*, isto é, excreção) controla a excreção de salmonelas nas fezes pelo hospedeiro infectado. Esse gene é restrito aos sorotipos da subespécie I. Arc (*aerobic regulation control*, ou seja, controle de regulação aeróbica) é um sistema regulador total que compreende dois componentes envolvidos na sobrevivência do microrganismo no ambiente intracelular.

Ecologia

Reservatório

O reservatório para as bactérias do gênero *Salmonella* é o sistema gastrintestinal de animais de sangue quente e de sangue frio. Fontes de infecções incluem solo, vegetação, água e alimentos oriundos de animais contaminados (como osso, carne e farinha de peixe), em especial aqueles que contêm derivados de leite, carne ou ovos, bem como as fezes de indivíduos infectados. Lagartos e cobras são comumente infectados por vários sorotipos, embora essas infecções geralmente sejam subclínicas. A subespécie I é quase que exclusivamente encontrada em mamíferos de sangue quente e em aves (há evidência de que o produto do gene *shdA* seja responsável por isso).

Algumas salmonelas se adaptaram a alguns hospedeiros; ou seja, geralmente não são detectadas nas espécies hospedeiras, a não ser naquela na qual se adaptaram. Os exemplos incluem Abortus-equi, em equinos; Abortus-ovis, em ovinos; Choleraesuis, em suínos (e, ocasionalmente, em humanos); Dublin, em bovinos (e, ocasionalmente, em humanos); Gallinarum (causa tifo aviário), em aves; Pullorum (causa pulorose), em aves domésticas; Typhi (causa febre tifoide), em humanos; e Paratyphi (também causa febre tifoide), em humanos.

Algumas salmonelas não estão adaptadas ao hospedeiro, ou seja, são capazes de infectar várias diferentes espécies de hospedeiro. Dentre elas, Anatum, Derby, Newport, Tenessee e Typhimurium.

Transmissão

As salmonelas são transmitidas principalmente por via orofecal, frequentemente por meio da ingestão de alimento e água contaminados. A consequência da interação entre hospedeiro e *Salmonella* depende do estado de resistência à colonização do hospedeiro, da dose infectante e das espécies ou dos sorotipos particulares de *Salmonella*. Após a ingestão da bactéria pode ou não ocorrer doença. Caso ocorra, pode ser imediatamente depois ou em algum momento após a ingestão. Neste último caso, a interação inicial pode resultar em colonização (sem doença) do hospedeiro; contudo, no caso de alteração do ambiente intestinal provocada, por exemplo, por estresse ou pelo uso de antibiótico (condições que interferem na flora normal), a doença pode progredir.

Patogênese

Mecanismos

A manifestação clínica mais comum de salmonelose é a diarreia. Em alguns casos (definidos pelos fatores relacionados com o hospedeiro, com a cepa de *Salmonella* e com a dose), ocorre septicemia. Os fatores associados ao hospedeiro incluem idade, condição imune, doença concomitante e composição da flora normal (ou seja, que propicia resistência à colonização).

A fase estacionária de salmonela parece mais bem apropriada ao início da doença porque, em tal estágio, a RNA polimerase contendo o fator sigma alternativo, RpoS, inicia a transcrição de genes responsáveis pela tolerância ácida e subsequente sobrevivência no estômago. Também, a RNA polimerase contendo RpoS é um regulador positivo para os genes presentes nos plasmídios Spv.

As células-alvo são as células M do epitélio associado ao folículo, que reveste o tecido linfático associado ao intestino, na parte distal do intestino delgado e na porção superior do intestino grosso. A carência de flora competitiva resultante de deficiência nutricional, de estresse ou do uso de antibiótico pode reduzir potencialmente a dose infectante. No processo de instalação da doença, a adesão à célula M é a primeira etapa, mediada por uma ou mais adesinas denominadas Agf, Pef e Lpf, ou por outras ainda não conhecidas. Após a adesão, as salmonelas são internalizadas depois da formação de membranas onduladas nas células-alvo, estimulada por Ssps e Sops, subsequente à sua introdução pelo T3SS. A célula-alvo é irreversivelmente danificada por esta interação, progredindo para apoptose. Neste momento, as salmonelas são encontradas nas células-alvo, nos linfonodos e em tecidos da submucosa. Inicia-se uma resposta inflamatória pela liberação de várias quimiocinas pelas células hospedeiras infectadas, bem como pela liberação de citocinas pró-inflamatórias após a interação da célula hospedeira com o LPS da parede celular da bactéria – condição que resulta em influxo de leucócitos PMN e macrófagos. O influxo de PMN pode ocasionar neutropenia periférica transitória. PMN são altamente eficientes na fagocitose e morte das salmonelas; os macrófagos não ativados são menos efetivos. Se a condição imune do hospedeiro e as características das salmonelas são assim, o processo infeccioso cessa neste estágio da doença. Acredita-se que a diarreia seja decorrente da síntese de prostaglandina pelos PMN recrutados (e, talvez, pelas células hospedeiras infectadas), bem como da ativação de diversas vias de sinalização do isositol no interior das células hospedeiras acometidas. O resultado final é a secreção de íons cloreto e água.

Se a cepa infectante de *Salmonella* tiver propriedades que possibilitem sua disseminação (o fato de conter produtos de genes associados a SPI-2, SPI-3, SPI-4 e SPI-5 torna possível o crescimento das bactérias no interior dos macrófagos; o plasmídio Spv, que codifica a capacidade do microrganismo em se multiplicar no ambiente intracelular e sua resistência sérica; o sistema PhoQ/PhoP, que propicia resistência às defensinas; a SlyA, que viabiliza resistência a subprodutos dependentes do oxigênio; *arcA*), pode ocorrer septicemia. A probabilidade de isso acontecer é maior quando a condição imune do hospedeiro encontra-se prejudicada. As salmonelas se disseminam e crescem no interior das células fagocíticas (principalmente nos macrófagos), nos fagossomos. Após a disseminação sistêmica da salmonela, podem se instalar septicemia e choque endotóxico. Cepas que causam esse tipo de doença se livram dos mecanismos de destruição do hospedeiro e crescem nos macrófagos do fígado e do baço, assim como no ambiente intravascular. Durante sua disseminação, as salmonelas, ocasionalmente, encontram-se fora do ambiente intracelular e, portanto, sob o risco de formação de complexos de ataque de membrana pelo complemento, em sua superfície. Essa ocorrência é impedida por, pelo menos, dois mecanismos: um deles envolve o produto do plasmídio Spv e o outro envolve a extensão da unidade do antígeno O repetido do LPS (há uma correlação direta entre a extensão do antígeno O repetido e o grau de virulência). Salmonelas invasoras são capazes de secretar um sideróforo, a salmoquelina, que remove ferro das proteínas ligadoras de ferro do hospedeiro. O crescimento descontrolado do microrganismo resulta em endotoxemia, lesão vascular grave e morte do paciente.

Patologia

Se a infecção se limitar ao sistema gastrintestinal, a lesão consiste em uma inflamação fibrinossupurativa, necrosante e hemorrágica na parte distal do intestino delgado e no intestino grosso. No início, a necrose intestinal é erosiva e, com frequência, torna-se ulcerativa, resultando na formação de membrana diftérica. Essas lesões são especialmente comuns em bovinos (Figuras 8.2 e 8.3) e suínos. O fígado frequentemente apresenta inflamação necrosante multifocal aleatória, a qual reflete a disseminação bacteriana pela veia porta e a fagocitose pelas células de Kupffer, sem a morte efetiva das bactérias. Na apresentação septicêmica da doença pode haver alteração fibrinoide nos vasos sanguíneos de vários órgãos, bem como vasculite, tromboembolismo, hemorragias e infarto. Em geral, nos suínos infectados por *S.* Choleraesuis septicêmica, o baço encontra-se muito aumentado dada a hiperemia; as orelhas de porcos de pele despigmentada podem ter aparência azul-escura em decorrência de trombose e congestão venosa.

Padrões da doença

Ruminantes. Salmonelose é uma importante enfermidade em ruminantes, principalmente em bovinos. A doença acomete animais jovens (em geral, com 4 a 6 semanas de idade) e animais adultos, embora os bezerros neonatos também possam ser afetados, especialmente os de rebanhos leiteiros. Os animais mantidos em confinamento e os de rebanhos leiteiros são comumente infectados. A doença pode se manifestar sob a apresentação de septicemia ou se limitar a uma condição de enterite ou de enterocolite (Figuras 8.2 e 8.3). Pneumonia, adquirida por via hematógena, é um sintoma comum da doença em bezerros com septicemia causada por *S.* Dublin. A septicemia pode ser acompanhada de aborto. *S.* Typhimurium, *S.* Dublin e *S.* Newport são os sorotipos comumente isolados de bovinos; *S.* Typhimurium é o principal sorotipo que acomete ovinos.

Suínos. Em suínos, a salmonelose pode se manifestar sob a apresentação de septicemia aguda fulminante ou de doença intestinal debilitante crônica. O tipo de manifestação depende da cepa de *Salmonella*, da dose infectante e da resistência do animal infectado à colonização pela bactéria. A doença é mais frequentemente observada em suínos submetidos a estresse. Tal condição é notada com frequência em suínos de engorda, um grupo etário no qual é comum a ocorrência de salmonelose. *S.* Typhimurium e *S.* Choleraesuis são os sorotipos predominantes.

Equinos. Equinos adultos são comumente infectados por *Salmonella*. O padrão da doença é um quadro de diarreia, ainda que, ocasionalmente, constate-se septicemia. Cólica, cirurgia gastrintestinal e medicamentos antimicrobianos predispõem os equinos ao desenvolvimento de sinais clínicos. Normalmente a bactéria é carreada pelos animais (cerca de 3% dos equinos portadores se apresentam clinicamente normais) ou é adquirida de outras fontes (p. ex., em hospital veterinário). *S.* Typhimurium e *S.* Anatum são os microrganismos mais comumente isolados.

Cães e gatos. A salmonelose é rara em cães e gatos, embora haja relato de alta taxa de portadores da bactéria em cães de canil clinicamente normais (mais de 35%). Quando ocorre na forma de surto, geralmente está associada a uma fonte comum, como ração de cães ou "petiscos" (p. ex., orelhas de porcos desidratadas) contaminados. Em gatos com sinais de septicemia, *Salmonella* deve estar no início da lista de diagnósticos microbiológicos diferenciais.

Aves domésticas. Veja a seção "Salmonelose em aves domesticas".

Epidemiologia

Dos pontos de vista zoológico e geográfico, *Salmonella* spp. é um microrganismo onipresente. Alguns sorotipos são relativamente espécie-específicos (*S.* Dublin, em bovinos; *S.* Typhisuis, em suínos; *S.* Pullorum, em aves), enquanto outros, em especial *S.* Typhimurium, *S.* Anatum e *S.* Newport, acometem ampla variedade de hospedeiros, dentre os quais roedores e aves selvagens, e têm importante participação na disseminação da infecção entre as espécies animais. Períodos longos de excreção, na doença subclínica e na fase de convalescença, asseguram a disseminação incontrolável dos microrganismos.

Surtos clínicos estão relacionados com imunossupressão, como acontece em animais recém-nascidos (p. ex., bezerros e potros) e em animais adultos estressados, vacas parturientes, equinos submetidos à cirurgia e suínos com doenças virais sistêmicas. Quando há alteração da flora intestinal normal (p. ex., no caso de estresse e uso de antibiótico), todos os animais são mais sujeitos ao desenvolvimento da doença. Essas condições tornam os animais suscetíveis à contaminação exógena ou à ativação de infecção latente.

Os pacientes humanos parecem suscetíveis a todos os sorotipos de *Salmonella*, sendo a febre tifoide, causada por *S.* Typhi, uma doença limitada a humanos; as infecções causadas por outros sorotipos são zoonoses transmitidas por alimentos. Aves domésticas e seus derivados (ovos) são importantes fontes de salmonelas para as pessoas. *S.* Enteritidis (p. ex., fago tipo 4) é especialmente adaptada para transmissão pelo ovo. O desenvolvimento da doença em uma pessoa após a ingestão de salmonela do ambiente depende da dose de microrganismo, do sorotipo de *Salmonella* e da resistência do indivíduo infectado à colonização pela bactéria. *S.* Typhimurium é a bactéria mais comum e, em geral, causa gastrenterite. Alguns sorotipos apresentam maior poder de invasão e maior potencial para provocar septicemia, por exemplo, *S.* Choleraesuis (de suínos) e *S.* Dublin (de leite contaminado).

S. Typhimurium DT104, para ambos, animais e humanos, é uma cepa mais virulenta que a maioria das outras cepas desse sorotipo. A taxa de mortalidade em pacientes infectados pela cepa DT104 é de 3%; nas infecções por outras salmonelas não tifoides, a taxa é de 0,1%. DT é a designação do tipo definitivo, a qual especifica um tipo particular de fago. Além da maior virulência, a cepa DT104 é resistente a vários antimicrobianos; sabidamente é resistente a ampicilina, cloranfenicol, estreptomicina, sulfonamidas e tetraciclinas. Em pacientes humanos, a infecção por DT104 geralmente é adquirida pelo consumo de carne de bovinos, suínos ou aves domésticas, contaminada, ou por contato direto entre os animais, especialmente aqueles com diarreia (p. ex., bovinos e gatos). Nos EUA, a prevalência de cepas de *S.* Typhimurium com padrão de resistência a cinco antimicrobianos aumentou de menos de 1%, entre 1979 e 1980, para 34%, em 1996; em eletroforese de campo pulsado, a maioria dessas cepas tinha um padrão que predomina entre as cepas DT104. Répteis também se tornaram uma importante fonte de *Salmonella* para as pessoas; nas salas de aulas, os animais de estimação (p. ex., tartarugas) são fontes comuns de exposição.

Características imunológicas

A proteção depende tanto da imunidade adaptativa quanto da imunidade inata. Floras competitivas auxiliam na redução da quantidade de patógenos pela competição por nutrientes, indisponibilizando receptores e produzindo compostos tóxicos. Microbianos adicionados diretamente ao alimento, como algumas cepas de *Lactobacillus acidophilus* ou outras bactérias, podem auxiliar na prevenção de infecções por meio de exclusão competitiva do patógeno. No entanto, apenas é possível propiciar proteção completa mediante a resposta imune adaptativa na forma de anticorpos específicos e células T. Os anticorpos específicos para as estruturas da superfície de *Salmonella,* possivelmente adesinas, impedem a adesão do microrganismo às células-alvo. O neonato obtém proteção passiva por meio da ingestão de colostro com sIgA ou IgG_1 (bovinos) específica. O animal imunologicamente maduro é protegido pela secreção ativa de imunoglobulinas específicas (IgM, IgG ou IgA) no lúmen intestinal por plasmócitos, na lâmina própria, o que impede a adesão e penetração da bactéria nas células epiteliais do intestino.

Os anticorpos circulantes atuam como opsoninas e promovem fagocitose do microrganismo. A destruição de salmonelas fagocitadas resulta na ativação imune dos macrófagos por linfócitos especificamente estimulados (células T_H1), ainda que os macrófagos ativados sejam danificados ou mortos por Ssps. Células NK fazem a lise das células infectadas por *Salmonella.*

A imunidade adquirida se desenvolve ao redor do local de ativação de macrófagos, que acontece como se segue. Após a interação inicial entre salmonela e macrófago, ocorre liberação de IL-12 pelos macrófagos infectados. A IL-12 ativa o subconjunto T_H1 de células T auxiliadoras. Esse subconjunto secreta, dentre outras citocinas, a interferona-γ, a qual ativa macrófagos. Os macrófagos ativados são eficientes matadores de salmonelas presentes no compartimento intracelular.

A imunização artificial contra salmonela é difícil. As bacterinas apresentaram eficiência limitada. Aparentemente, não estimulam potente imunidade celular, ainda que haja abundante produção de anticorpos. Os anticorpos produzidos no local da infecção ou que são transferidos pelo colostro ou pelo leite interferem na adsorção do microrganismo à célula-alvo e protegem contra a doença neste local. Os macrófagos podem ser ativados e a produção de anticorpos estimulada em resposta à vacina viva modificada. Quando administradas por via oral, essas vacinas estimulam a imunidade secretora local e a ativação de células fagocíticas mediada por célula. Mutantes de *Salmonella* dependentes de ácido aromático se mostram promissores como componentes de vacinas vivas modificadas efetivas, especialmente para bezerros. Os mutantes *aroA* de *Salmonella* não são capazes de se multiplicar no hospedeiro, pois os tecidos de animais vertebrados não contêm os precursores necessários à síntese de ácido aromático.

Diagnóstico laboratorial

Nos casos de infecção intestinal, coletam-se mostras de fezes; na doença sistêmica, coleta-se uma amostra de sangue para hemocultura padrão. Amostras de baço e de medula óssea são submetidas à cultura para salmonela, quando é necessário o diagnóstico pós-morte de salmonelose sistêmica.

Amostras de fezes frescas são depositadas em meios nutrientes, por exemplo, ágar-sangue (Figura 8.5), e em um ou mais meios seletivos, incluindo ágar MacConkey (Figura 8.6), ágar xilose-lisina desoxicolato (XLD) (Figura 8.7), meio entérico de Hektoen e ágar verde-brilhante. Como meio de enriquecimento, recomendam-se selenito F, tetrationato ou caldo para bactérias gram-negativas.

Em meios que contêm lactose, as salmonelas se apresentam como colônias não fermentadoras de lactose (Figura 8.6). Como a maioria dos sorotipos de salmonela produz H_2S, em meios de cultura que contêm ferro (p. ex., ágar XLD), as colônias apresentam um centro preto (Figura 8.7). As colônias suspeitas podem ser testadas diretamente com antissoro polivalente anti-*Salmonella* ou ser inoculadas em meios de diferenciação, e, em seguida, ser testadas com antissoro.

Para a cultura de salmonela em tecidos, pode-se utilizar ágar-sangue (Figura 8.5).

A identificação definitiva da bactéria requer a determinação dos antígenos somáticos e flagelares e, possivelmente, do tipo de bacteriófago.

Várias sondas de hibridização de DNA (conhecidas como *probes*) específicas para *Salmonella* e iniciadores (conhecidos como *primers*) para a reação em cadeia da polimerase foram

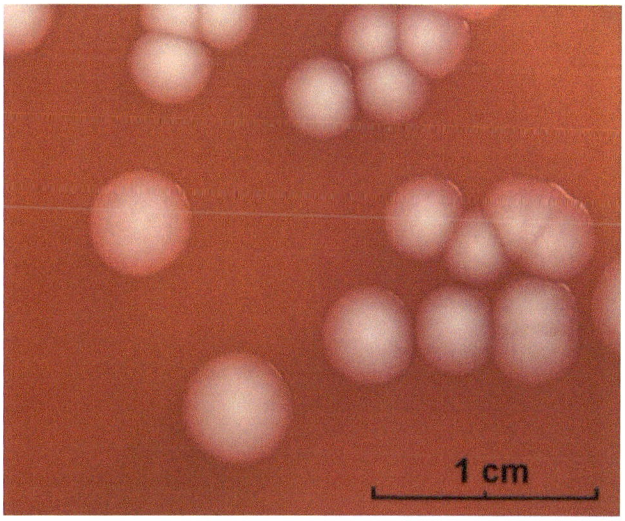

Figura 8.5 Colônias de *S. enterica* ssp. enterica sorotipo Enteritidis em ágar-sangue. As bactérias foram cultivadas durante 24 h em ambiente aeróbico, a 37°C (www.bacteriainphotos.com. Acessado em 3 de janeiro de 2013).

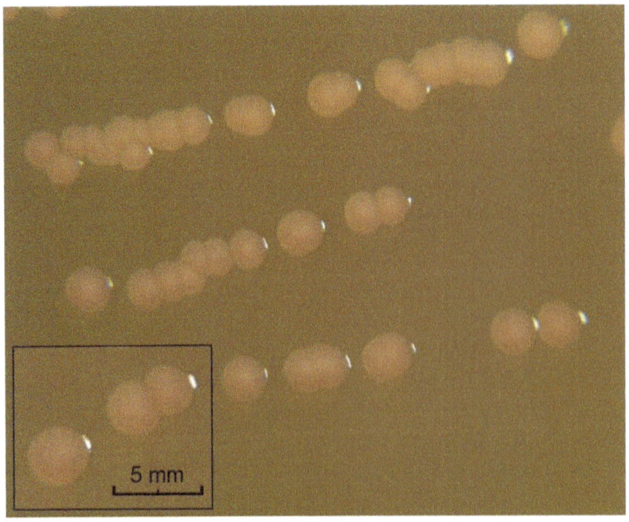

Figura 8.6 Colônias de *S. enterica* ssp. *enterica* sorotipo Enteritidis em ágar MacConkey. As bactérias foram cultivadas por 24 h em ambiente aeróbico, a 37°C (www.bacteriainphotos.com. Acessado em 3 de janeiro de 2013).

desenvolvidos para a identificação da bactéria, bem como para sua detecção em amostras (alimento, fezes e água) que contenham outros microrganismos.

Há relato de emprego de reação em cadeia da polimerase multiplex utilizando iniciadores destinados a detectar microrganismos comuns associados à diarreia de suínos (*Brachyspira hyodysenteriae, Lawsonia intracellularis* e *Salmonella*).

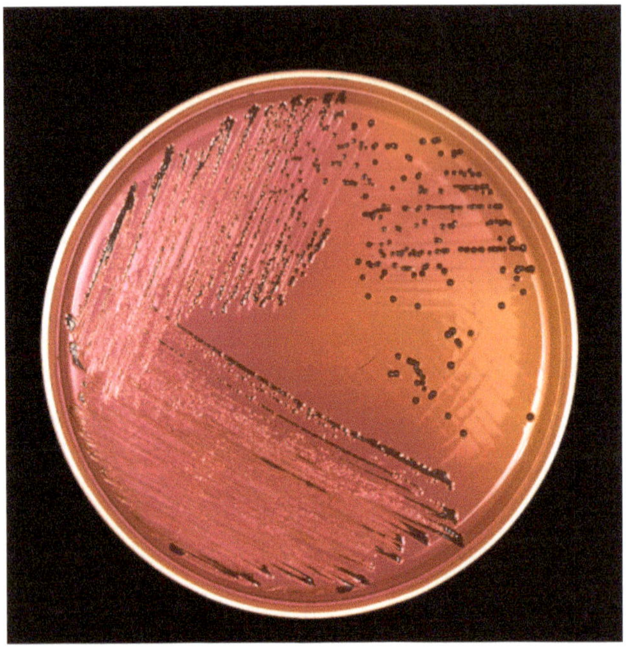

Figura 8.7 Colônias de *Salmonella* em ágar XLD. Quando o ágar xilose-lisina (XL) é suplementado com tiossulfato de sódio, citrato de amônio férrico e desoxicolato de sódio, é denominado ágar XLD. A constatação de qualquer área escurecida indica deposição de sulfeto de hidrogênio (H_2S), em meio alcalino, sendo altamente sugestivo de *Salmonella*. (US Health and Human Services, Centers for Disease Control and Prevention, Public Health Information Library, ID #6619.)

Tratamento, controle e prevenção

Cuidado de enfermagem é o principal procedimento terapêutico para a apresentação entérica de salmonelose. O uso de medicamentos antimicrobianos é controverso. Alguns estudos mostram que os antibióticos não modificam a progressão da doença. Além disso, há evidência de que os antibióticos favoreçam a condição de portador da bactéria e selecionem cepas resistentes. O tratamento da forma sistêmica de salmonelose inclui cuidados de enfermagem e terapia antimicrobiana apropriada, com base em dados de suscetibilidade previamente adquiridos. Como as salmonelas sobrevivem na célula fagocítica, o medicamento antimicrobiano deve penetrar na célula. Exemplos de antimicrobianos que assim atuam incluem ampicilina, enrofloxacino, trimetoprima-sulfonamidas e cloranfenicol/florfenicol. As opções de tratamento podem ser comprometidas em razão da aquisição de plasmídios R ou de integrons, os quais codificam a resistência a vários antibióticos. Uma grave epidemia global de *S.* Typhimurium DT104, um tipo de salmonela que infecta pessoas e outros animais pelo mundo, contém um agregado de genes que codificam resistência aos antibióticos em seus cromossomos. Esse agregado, denominado ilha genômica 1 de *Salmonella* (SGI1), contém os genes de resistência a ampicilina, cloranfenicol/florfenicol, estreptomicina/espectinomicina, sulfonamidas e tetraciclinas, ligados por dois integrons. A SGI1 foi transferida a *S. enterica* sorotipo Albany (em peixes, no Sudeste Asiático) e *S. enterica* sorotipo Paratyphi B (em peixes tropicais, em Cingapura).

A salmonelose é controlada por meio de atenção rigorosa aos protocolos destinados a restringir a disseminação de qualquer microrganismo contagioso presente nas fezes aos animais suscetíveis. A imunização artificial com vacinas vivas modificadas tem-se mostrado promissora (p. ex., vacinas com mutantes *aroA*). Tem-se tentado o tratamento e a prevenção de endotoxemia provocada pela forma sistêmica da doença por meio da administração de soro contendo anticorpos contra o núcleo do LPS. Também, observou-se que a administração da cepa J5, uma variante rugosa de *E. coli*, estimula a produção de anticorpo contra o núcleo do LPS. Ambos os procedimentos parecem evitar e controlar os sintomas causados por salmonelose sistêmica.

Salmonelose em aves domésticas

Salmonelose paratifoide

A salmonelose "paratifoide" de aves domésticas (grifada entre aspas porque a doença paratifoide verdadeira é uma enfermidade que acomete humanos, causada por sorotipo paratifoide de *Salmonella*) é provocada por qualquer cepa de *Salmonella* móvel. Todas as salmonelas, exceto *S. enterica* sorotipo Pullorum e *S. enterica* sorotipo Gallinarum, são móveis. A doença ocasiona maior taxa de perda nas primeiras 2 semanas de vida, manifestada como uma enfermidade septicêmica. As aves sobreviventes tornam-se portadoras assintomáticas e excretam o microrganismo. A infecção se instala após a ingestão da bactéria. Geralmente a fonte de contaminação são as fezes ou materiais contaminados por fezes (p. ex., cama dos animais, penugem e água).

Obtém-se o diagnóstico por meio da cultura microbiológica de tecidos infectados (p. ex., baço e articulações) de aves que manifestaram sinais clínicos da doença. É mais difícil detectar a ave portadora subclínica porque essa excreta microrganismos nas fezes apenas periodicamente. Alguns pesquisadores sugerem que a cultura de penugem e de amostras da cama dos animais possa ser utilizada para detectar os portadores no grupo.

O tratamento não elimina os portadores, embora controle a taxa de mortalidade. Os protocolos terapêuticos têm incluído avoparcina, lincomicina, furazolidona, estreptomicina e gentamicina. A eliminação de salmonela mediante o fornecimento, na dieta, de "coquetel" de flora normal é um procedimento que tem sido utilizado com algum êxito com intuito de reduzir a quantidade de salmonelas excretadas por aves portadoras (eliminação competitiva).

Pulorose

A pulorose, causada por *S.* Pullorum, é rara na América do Norte, porém não no restante do mundo. Nos EUA, a doença quase foi eliminada por um programa de teste em aves reprodutoras.

S. Pullorum infecta ovos de peruas e galinhas. Assim, o embrião já se infecta quando o ovo é incubado ou chocado. O ambiente da incubadora é contaminado após a incubação de um ovo infectado, contaminando outros pintos e filhotes de peru. A mortalidade se deve à septicemia, sendo maior entre a segunda e terceira semanas de vida. As aves sobreviventes são portadoras da bactéria e podem passá-la à sua prole. É difícil detectar galinhas poedeiras infectadas por meio de exames bacteriológicos. Para detectar as aves portadoras, são obtidos títulos em teste de aglutinação, 3 a 10 dias após a infecção.

A eliminação das aves reprodutoras infectadas, detectadas em exame sorológico, controla a ocorrência da doença. O tratamento com medicamentos antimicrobianos (principalmente sulfonamidas) reduz a taxa de mortalidade nos lotes de aves com a infecção.

Tifo aviário

Tifo aviário, causado por *S.* Gallinarum, é uma doença septicêmica aguda ou crônica de aves domésticas adultas, principalmente frangos. Atualmente, é rara a ocorrência de tifo aviário nos EUA por causa do emprego de programas de controle.

A doença é diagnosticada por meio de cultura microbiológica de amostra de fígado ou baço, e é tratada com fármacos antimicrobianos, principalmente sulfonamidas (sulfaquinoxalina) e nitrofuranos. O tifo aviário é controlado mediante manejo e eliminação das aves infectadas. Relata-se que uma bacterina preparada de uma variante rugosa de *S.* Gallinarum, a 9R, diminua a taxa de mortalidade.

Arizonose aviária

S. enterica ssp. *arizonae* e *S. enterica* ssp. *diarizonae* são mais frequentemente isoladas em répteis e aves, embora possam ser isoladas de qualquer animal. Os perus são mais comumente infectados. Há 55 tipos sorológicos que acometem aves, sendo os tipos 7:1, 7 e 8 os mais comumente isolados nos EUA.

S. enterica ssp. *arizonae* e *S. enterica* ssp. *diarizonae* se mantêm em lotes de perus por meio da incubação de ovos, que se infectam após a ingestão da bactéria pelas peruas. As fezes também disseminam o microrganismo.

Obtém-se o diagnóstico por meio de cultura para salmonela de amostras de fígado, baço, sangue, pulmões ou rins, obtidas de aves infectadas ou de filhotes de peru mortos, bem como de restos de ovos incubados ou chocados.

A maioria dos sorotipos de *S. enterica* ssp. *arizonae* e *S. enterica* subespécie *diarizonae* tem plasmídios R, que, às vezes, dificultam a prevenção e o tratamento desta doença. Vários fármacos antimicrobianos, como furazolidona e sulfamerazina, adicionados à ração têm mostrado alguma eficácia na redução da taxa de mortalidade. A injeção de gentamicina ou de espectinomicina em filhotes de peru de 1 dia de vida reduz a taxa de mortalidade, mas os sobreviventes continuam como portadores (e fonte de eliminação) do microrganismo.

As medidas de controle devem ser destinadas mais à prevenção que ao tratamento. Em razão dos múltiplos sorotipos, não há disponibilidade de vacina efetiva.

Referência bibliográfica

Haraga A, Ohlson MB, and Miller SI (2008) Salmonellae interplay with host cells. *Nat Rev Microbiol*, 6, 53–66.

Leitura sugerida

Ellermeier CD and Slauch JM (2006) The genus *Salmonella*. *Prokaryotes*, 6, 123–158.

Euzéby JP (2012) List of prokaryotic names with standing in nomenclature—genus *Salmonella*, http://www.bacterio. cict.fr/s/salmonella.html (accessed January 3, 2013).

Nataro JP, Bopp CA, Fields PI *et al.* (2011) *Escherichia*, *Shigella*, and *Salmonella*, in *Manual of Clinical Microbiology*, 10th edn (ed. J Versalovic), ASM Press, Washington, DC, pp. 603–626.

9 Enterobacteriaceae | Yersinia

Rodney Moxley

O gênero *Yersinia* faz parte da família Enterobacteriaceae e inclui 17 espécies: *aldovae, aleksiciae, bercovieri, enterocolitica, entomophaga, frederiksenii, intermedia, kristensenii, massiliensis, mollaretii, nurmii, pekkanenii, pestis, pseudotuberculosis, rohdei, ruckeri* e *similis*. *Yersinia enterocolitica* contém duas subespécies, *enterocolitica* e *palearctica*. A espécie-modelo é *Y. pestis*.

A doença causada pela infecção por *Yersinia* é denominada yersiniose. Yersinioses são infecções zoonóticas que acometem, predominantemente, roedores, suínos e aves. Primatas humanos e não humanos são infectados apenas por *Y. pestis, Y. pseudotuberculosis* e *Y. enterocolitica*. *Y. pestis* é a causa da peste, uma doença septicêmica de grande importância em humanos, roedores e, ocasionalmente, animais domésticos, adquirida principalmente pela contaminação de ferimento provocado por picada de pulga de roedores. *Y. enterocolitica* causa doença principalmente em animais domésticos e em primatas, sendo a espécie mais prevalente em humanos. *Y. pseudotuberculosis* infecta principalmente aves e roedores, e, apenas ocasionalmente, animais domésticos e primatas. As infecções por *Y. enterocolitica* e *Y. pseudotuberculosis* são representadas por doenças transmitidas por alimento e água, as quais resultam em linfadenite mesentérica, ileíte terminal, gastrenterite aguda e septicemia.

As três principais espécies patogênicas apresentam várias características em comum, inclusive tropismo por tecidos linfoides; capacidade de resistir às respostas imunes inespecíficas; comportamento como patógeno intracelular facultativo; capacidade de resistir à fagocitose pelos macrófagos; formação de colônias extracelulares nos tecidos; transporte de um plasmídio de 70 a 75 kb que contém os genes de virulência pCD1, em *Y. pestis*, pYV (também denominado pCad e pIB1), em *Y. pseudotuberculosis*, e pYV, em *Y. enterocolitica*; uma ilha de patogenicidade no cromossomo, denominada ilha de alta patogenicidade (HPI); produção de proteínas externas de *Yersinia* (Yop); e têm os animais como um reservatório de bactérias, sendo que em humanos a transmissão é direta ou indireta.

Yersinia ruckeri infecta apenas peixes e causa a doença da boca vermelha, uma enfermidade septicêmica de salmões e trutas. As características zoonóticas de *Y. intermedia, Y. frederiksenii* e *Y. kristensenii* não estão claras. Não se conhece o potencial patogênico de *Yersinia aldovae, Y. rohdei, Y. mollaretii* e *Y. bercovieri*.

Características descritivas

Morfologia e coloração

As bactérias do gênero *Yersinia* são cocobacilos gram-negativos (Figura 9.1) que exibem coloração bipolar (como um "alfinete de segurança fechado"), em especial quando notados em esfregaços de amostras de tecidos corados pelo Giemsa (Figura 9.2). A maioria das espécies é flagelada, em temperatura ambiente.

Características de crescimento

Yersinia cresce em ágar-sangue, ágar chocolate, ágar MacConkey e em outros meios laboratoriais comuns, incubados em temperatura ambiente de 35°C, embora sua taxa de crescimento seja relativamente lenta, em comparação com a maioria dos outros microrganismos da família Enterobacteriaceae. Como consequência, nas culturas de amostras clínicas e do ambiente, pode ser superada por outras bactérias.

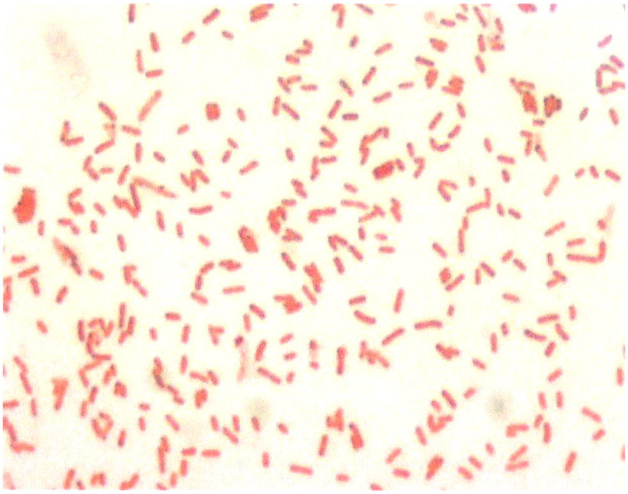

Figura 9.1 *Y. pestis*, em coloração de Gram, apresentando-se como bacilos gram-negativos. (Cortesia de Larry Stauffer, Oregon State Public Health Laboratory e US Health and Human Services, Centers for Disease Control and Prevention, Public Image Library, ID#1914.)

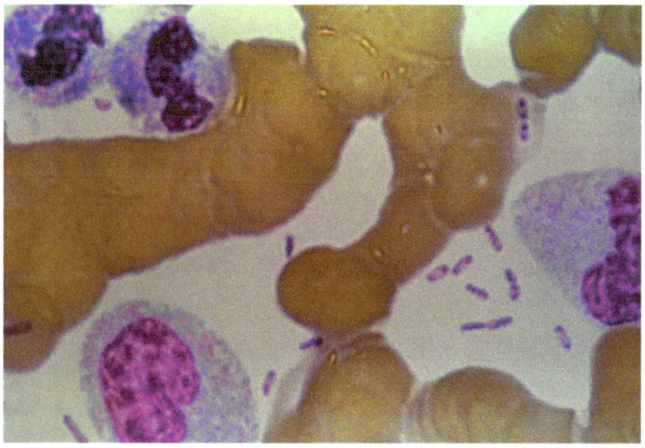

Figura 9.2 *Y. pestis*, em esfregaço de sangue obtido de vítima de peste corado por Wright mostrando cor escura nas extremidades bipolares das bactérias. (Cortesia de US Health and Human Services, Centers for Disease Control and Prevention, Public Image Library, ID#2050.)

Yersinia cresce bem em temperatura de 4 a 43°C, com temperatura ótima na faixa de variação de 25 a 28°C; forma colônias com 1 a 2 mm de diâmetro, após 48 h de incubação (Figura 9.3). A capacidade de multiplicação de *Yersinia* em temperatura de 4°C é uma preocupação em bancos de sangue porque alguns doadores podem ser portadores assintomáticos de algumas espécies dessa bactéria, como *Y. enterocolitica*.

Em cultura, *Yersinia* produz colônias cujo diâmetro varia de < 1 a 1,5 mm; as de menor diâmetro são mais típicas de *Y. pestis*. *Yersinia* não exibe característica hemolítica em ágar-sangue (Figura 9.3). É catalase-positiva, oxidase-negativa e fermenta glicose, com produção de ácido, mas sem gás. Em geral, *Yersinia* não cresce bem, tampouco origina suspensão turva, em meio de cultura líquido. Todas as bactérias *Yersinia* spp., exceto *Y. pestis*, são móveis em temperatura de 25°C.

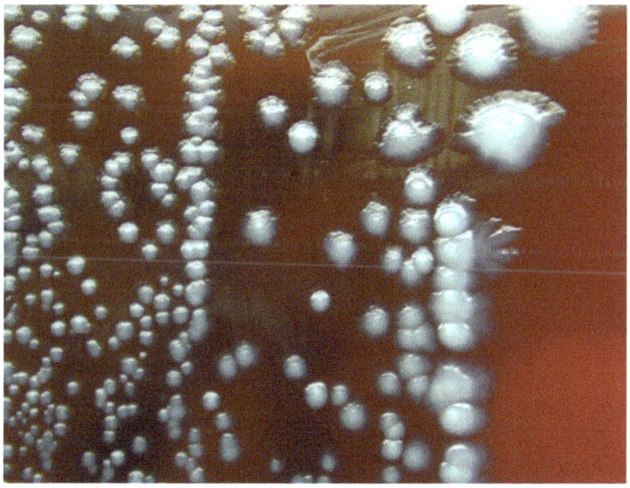

Figura 9.3 Colônias de *Y. pestis* em ágar-sangue ovino após 72 h de cultura. *Y. pestis* se multiplica bem na maioria dos meios laboratoriais padrão. Após 48 a 72 h de incubação, as colônias apresentam-se cor verde-esbranquiçada a ligeiramente amarelo-opaca e proeminentes, com uma aparência irregular de "ovo frito". Alternativamente, as colônias podem apresentar superfície brilhante que lembra "cobre martelado". (Cortesia de US Health and Human Services, Centers for Disease Control and Prevention, Public Image Library, ID#1921.)

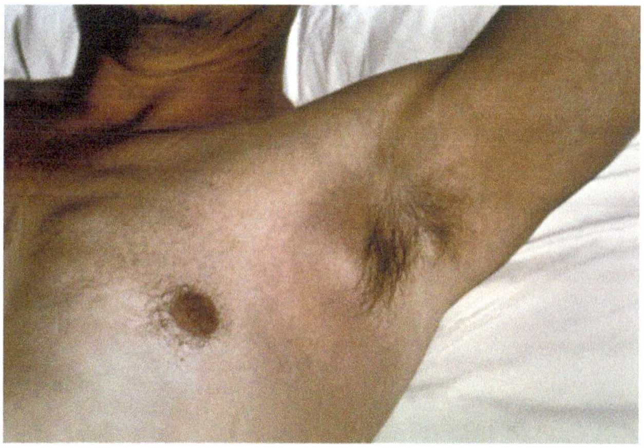

Figura 9.4 Adenite (bubo) axilar e edema em paciente com peste bubônica. Após período de incubação de 2 a 6 dias surgem os sintomas de peste, que incluem mal-estar intenso, cefaleia, tremores de frio, febre, dor e inchaço, ou adenopatia, nos linfonodos regionais acometidos, também conhecidos como bubos. (Cortesia de US Health and Human Services, Centers for Disease Control and Prevention, Public Image Library, ID#2061.)

Y. pestis

Y. pestis é a causa da doença conhecida como peste. À semelhança de todas as yersinioses, a peste é uma doença zoonótica em roedores, o reservatório do patógeno. Em pacientes humanos e nas espécies de animais domésticos suscetíveis (principalmente gatos), a peste se manifesta na forma de linfadenite local ou bubo (peste bubônica, Figuras 9.4 e 9.5), pneumonia (peste pneumônica, Figura 9.6) ou septicemia (peste septicêmica, Figuras 9.7 e 9.8). Análises de sequências de DNA dos genes que codificam a subunidade 16S do RNA ribossômico indicam que *Y. pestis* é uma subespécie de *Y. pseudotuberculosis* que perdeu vários dos genes de virulência de *Yersinia* enteropatogênica.

Historicamente, ocorreram três pandemias da doença: nos anos 541 a 544 d.C. (praga de Justiniano), nos anos 1330-1346 a 1600 d.C. e de 1855 d.C. até os dias atuais. A

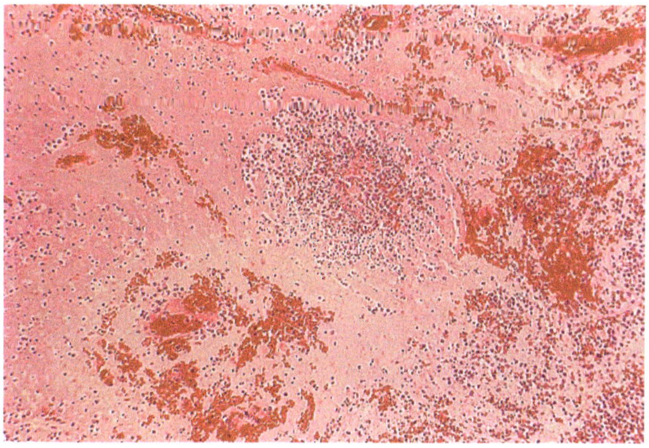

Figura 9.5 Exame histopatológico de linfonodo de paciente humano acometido por peste letal. Observam-se necrose medular com fluido e *Y. pestis*. (Cortesia de US Health and Human Services, Centers for Disease Control and Prevention, Public Image Library, ID#731.)

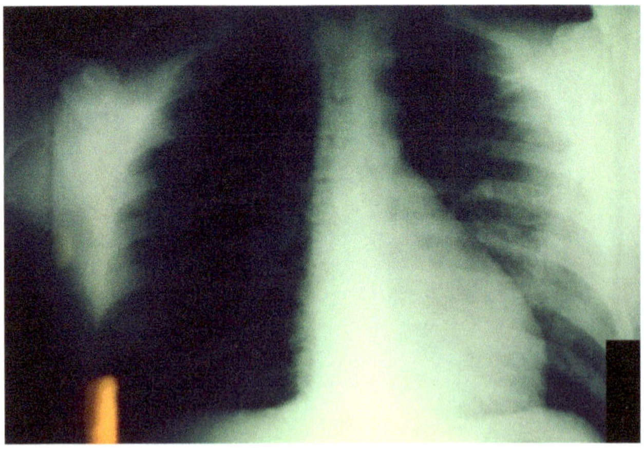

Figura 9.6 Radiografia do tórax de um paciente com peste pneumônica. Há envolvimento bilateral, com maior consolidação no lado esquerdo do pulmão. (Cortesia de US Health and Human Services, Centers for Disease Control and Prevention, Public Image Library, ID#4068.)

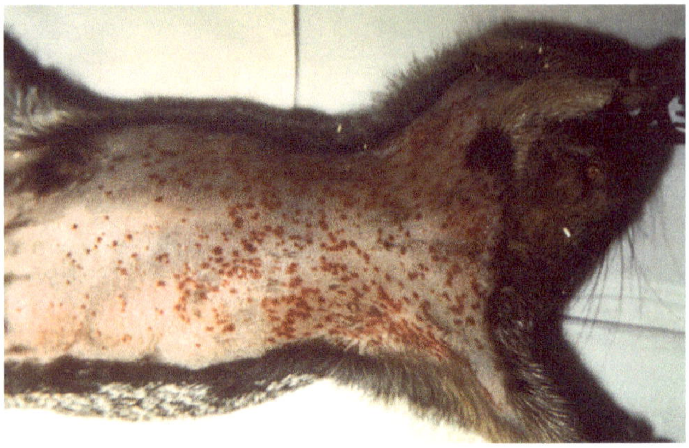

Figura 9.8 Região toracoabdominal anterior, após tricotomia, de um esquilo *rock*, *Spermophillus variegatus*, acometido por peste. O esquilo apresenta hemorragias petequiais, cuja aparência é semelhante àquelas verificadas em pessoas também infectadas por *Y. pestis*. (Cortesia de US Health and Human Services, Centers for Disease Control and Prevention, Public Image Library, ID#6720.)

segunda pandemia foi denominada "Peste Negra"; "negra" porque tinha aparência de necrose acral decorrente de infarto, como componente da septicemia, que acometia os dedos das mãos e dos pés (Figuras 9.7 e 9.8). A pandemia de Peste Negra foi caracterizada por taxa de mortalidade extremamente alta, especialmente nos anos 1347 a 1351. Nesse período, na Europa, calcula-se que morreram de 17 a 28 milhões de pessoas em decorrência da Peste Negra, o que representava 30 a 40% da população da Europa. Nos tempos modernos, frequentemente as epidemias são constatadas em países devastados por guerra (p. ex., a epidemia da doença no Vietnã nos anos de 1960 e 1970). De 1990 até 1995 foram relatados no mundo cerca de 12 mil casos, com mil mortes, principalmente na África, no Vietnã, na China, na América do Sul e na Índia.

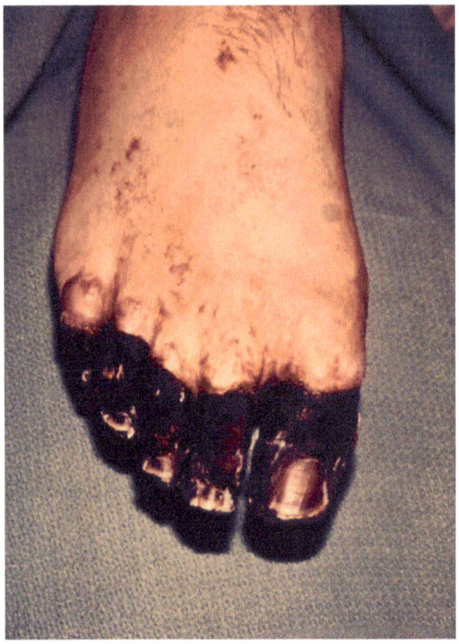

Figura 9.7 Gangrena acral dos dedos do pé direito de um paciente com peste septicêmica. A infecção sistêmica por *Y. pestis* ocasionou trombose e infarto dos segmentos terminais dos dedos. Em razão desse tipo de lesão, a doença ficou conhecida como "Peste Negra". (Cortesia de US Health and Human Services, Centers for Disease Control and Prevention, Public Image Library, ID#4139.)

Nas vítimas de peste humana os primeiros sinais clínicos surgem 2 a 6 dias após o contato com o microrganismo, que consistem em febre, cefaleia, calafrio e linfonodos inchados e doloridos (bubos ou adenites). Em geral, a adenite envolve os linfonodos inguinais e femorais, o que reflete a drenagem linfática dos microrganismos oriundos de picada de pulga na parte inferior dos membros. Quando não tratada, a peste frequentemente progride para septicemia, clinicamente caracterizada por prostração, letargia, febre alta e convulsões.

Em pacientes humanos, a peste pré-septicemia, se não tratada, ocasiona taxa de mortalidade de 40 a 60%; com tratamento, a taxa de mortalidade é de 14%. Na peste septicêmica, se não tratada, a taxa de mortalidade é de 100%; com tratamento, corresponde a 30 a 50% dos casos. A peste pneumônica pode ser uma complicação secundária rara da peste bubônica ou da peste septicêmica, ou pode ser uma infecção primária após a inalação direta do microrganismo, na forma de aerossol, de outros casos de pneumonia (humanos ou animais), de tecidos infectados ou de microrganismos presentes em meios de cultura. Nos casos de pneumonia não tratada, a taxa de mortalidade é praticamente de 100% e, com frequência, é superior a 50% nos casos tratados.

A necropsia de animais com peste é um importante fator de risco para os veterinários. Em 2007, ocorreu um caso fatal de peste pneumônica, no Gran Canyon National Park, em um biólogo de animais selvagens que havia realizado necropsia de um leão-da-montanha infectado, 7 dias antes de morrer. O estreito contato com animais de estimação infectados e a exposição em ambiente de laboratório são outros exemplos de riscos associados à prática veterinária (ver as seções "Ecologia" e "Patogênese").

Características descritivas

Composição celular e produtos de importância médica.

A maior parte das cepas de *Y. pestis*, independentemente do biotipo ou de sua origem, contém três plasmídios de virulência: pCD1 (de 70 a 75 kb, que codifica o sistema de secreção tipo III, Yop e genes que respondem à baixa concentração de cálcio); pMT1 (de 100 a 110 kb, que codifica a cápsula Caf1 (F1) e a toxina murina de *Yersinia* (Ymt); e pPCP1 (de 9,5 kb, que codifica pesticina, coagulase e ativador de plasminogênio (Pla). Genes *ybt*, que codificam o sideróforo yersiniabactina, são encontrados na HPI de 35 kb, que, por sua vez, localiza-se no *locus pgm* (de pigmentação) de 102 kb do cromossomo. Outro óperon presente na região *pgm*, típico de *Y. pestis*, situa-se no *locus hms* de 6 kb. Genes *hms* codificam as proteínas de armazenamento de hemina, capazes de formar biofilme e obstruir o proventrículo das pulgas. Os genes que codificam a proteína Gsr (*global stress requirement*) também estão localizados nos cromossomos.

Cápsula (Fra1, Caf1 ou F1). A cápsula tem várias funções e as mais importantes delas incluem a interferência com a fagocitose e a proteção da membrana externa contra a deposição dos complexos de ataque à membrana produzidos pela ativação do sistema complemento. A cápsula de *Y. pestis* é denominada Fra 1, de fração 1, Caf1 (*capsular antigen fraction 1*, ou seja, fração do antígeno capsular 1) ou F1 (fração 1 do antígeno); é codificada por genes presentes no plasmídio pMT1 de 110 kb (que também transporta os genes que codificam a toxina Ymt; ver a seção "Toxinas"). Ao contrário da Ymt, a F1 é expressa em temperatura > 30°C e durante a infecção de mamíferos. Após a inoculação de *Y. pestis* pela pulga, algumas bactérias são fagocitadas e transportadas aos linfonodos regionais pelos macrófagos. Então, durante o crescimento intracelular do microrganismo, a F1 é expressa e forma uma cápsula na superfície da bactéria. Depois da liberação de *Y. pestis* do ambiente intracelular, as propriedades antifagocíticas da nova F1 da superfície possibilitam ampla disseminação e replicação, resultando em sepse no hospedeiro.

Parede celular. *Y. pestis* perdeu a capacidade genética de expressar uma camada completa de lipopolissacarídio (LPS); consequentemente, perdeu o antígeno O. No entanto, esse microrganismo induz efeitos clínicos típicos de endotoxemia. Isso é resultado da ligação do LPS à proteína ligadora de LPS e, em seguida, ao receptor *Toll-like* (TRL)-4. O mecanismo dos efeitos mediados pela endotoxina está descrito no Capítulo 6.

Ilha de alta patogenicidade (HPI). A HPI é assim denominada porque sua presença está relacionada com o aumento da virulência, comparativamente às cepas que não a apresenta. É uma ilha de patogenicidade que contém genes que codificam o sideróforo yersiniabactina e as proteínas de armazenamento de hemina (ver as seções "Fenótipo Hms" e "Aquisição de ferro").

Fenótipo Hms. O fenótipo Hms (*hemin storage*, ou seja, armazenamento de hemina) está associado à aquisição de ferro e à colonização de pulgas (ver a seção "Aquisição de ferro"). Além de participar na aquisição de ferro, o *locus* hms codifica as proteínas que causam obstrução do proventrículo da pulga com agregados de bactérias. Isso provoca regurgitação e repetidas tentativas da pulga em se alimentar. Embora isso aumente a possibilidade de transmissão da bactéria a novos hospedeiros roedores, por fim, também provoca a morte da pulga. Hemina é um radical heme Fe^{2+} e contém cloreto. No ágar hemina, o fenótipo Hms^+ produz colônias marrom-esverdeadas escuras.

Aquisição de ferro. Ferro é um elemento absolutamente necessário à multiplicação das bactérias e deve ser removido das proteínas ligadoras de ferro do hospedeiro. Os genes que codificam produtos envolvidos na aquisição de ferro consistem em HPI, uma proteína integrase, um local de inserção específico e mobilidade. A HPI de *Y. pestis* codifica os genes para o sideróforo yersiniabactina, que adquire ferro, e o fenótipo Hms (de armazenamento de hemina). As colônias que crescem na superfície das placas de ágar-sangue e que exibem o fenótipo Hms se apresentam pigmentadas (elas não são), dada a ligação com hemoglobina (marrom-esverdeadas escuras) ou ao corante vermelho congo, quando presente. É provável que a ligação com a hemoglobina seja utilizada como fonte de ferro. Os genes responsáveis são codificados no *locus pgm* (de pigmento).

Sistema de secreção tipo III. O sistema de secreção tipo III consiste em um grupo de proteínas (mais de 20) codificadas por genes *ysc* (sistema de secreção Yop), as quais formam uma estrutura tubular oca por meio da qual as proteínas efetoras (Yop e LcrV) são introduzidas nas células-alvo do hospedeiro. Genes *ysc* que codificam as proteínas necessárias para o sistema de secreção tipo III situam-se no plasmídio pYV (juntamente com os genes que codificam Yop e LcrV; ver a seção "Toxinas"). A maioria das proteínas do sistema de secreção do tipo III compõe um canal de membrana que, por fim, funde-se à célula eucariótica para formar o poro de introdução das proteínas efetoras. Os genes para formação do núcleo do complexo poro da membrana são expressos em temperatura de 37°C. Para a formação desse núcleo não é necessário o contato com a célula eucariótica, apenas a exposição à temperatura corporal (37°C).

Toxinas. *Y. pestis* produz várias toxinas e outras proteínas efetoras:

1. *Yop:* Após sua introdução nos macrófagos, a Yop (de *Yersinia outer protein*, ou seja, proteína externa de *Yersinia*) interfere na actina do citoesqueleto, impedindo a fagocitose e causando infrarregulação das respostas inflamatórias por meio da inibição do fator κB nuclear. A introdução de Yop nos neutrófilos resulta em menor expressão das proteínas de adesão das células endoteliais e, assim, reduz as respostas inflamatórias efetivas. Os genes que codificam Yop situam-se no plasmídio pCD1 ou pYV. Os genes presentes nesse plasmídio codificam Yop, LcrV e o sistema de secreção tipo III, os quais são infrarregulados em temperatura de 26°C e suprarregulados em 37°C, na presença de baixa concentração de íons cálcio.

   As seis Yop introduzidas na célula-alvo, YopB, YopD, YopE, YopH, YopM e YopT, não são secretadas, a menos que haja contato com a célula. Inicialmente ocorre translocação de YopB e YopD; essas formam a parte do poro que atravessa a membrana da célula eucariótica. No entanto, a baixa resposta do Ca^{2+} mantém o canal fechado, quando não há contato. O citoplasma da célula eucariótica apresenta baixo teor de Ca^{2+} livre por conter proteínas ligadoras de cálcio, como calmodulina. Acredita-se que a exposição da parte final do sistema de secreção ao ambiente com baixo teor de cálcio do citoplasma da célula eucariótica seja o sinal para a abertura do poro. Se a concentração de Ca^{2+} é alta, a porta de entrada das proteínas permanece fechada e nenhuma proteína efetora é translocada. YopB e YopD formam a parte do poro que atravessa a membrana da célula eucariótica. A YopH impede a fagocitose e inibe a explosão (*burst*) oxidativa, além de estimular a atividade de tirosina fosfatase, que bloqueia as vias dos sinais de transdução no fagócito. YopE causa despolimerização dos filamentos de actina nos fagócitos, propiciando efeito antifagocítico. YopM impede a agregação trombina-plaqueta e isso reduz a resposta inflamatória e a formação de coágulo. YopT danifica filamentos de actina por inativar Rho GTPase

2. *LcrV:* LcrV (*low calcium response virulence*, ou seja, virulência em resposta a baixo teor de cálcio, também conhecido como fator V) é uma proteína localizada na superfície de *Y. pestis*. A LcrV tem várias funções: auxilia na introdução de proteínas efetoras (p. ex., Yop) nas células-alvo; após a introdução nas células fagocíticas, reduz a excreção de citocinas pró-inflamatórias e inibe a quimiotaxia de neutrófilos. Os genes que codificam LcrV situam-se no plasmídio pYV (também denominado pCD1). Como mencionado, os genes presentes neste plasmídio codificam Yop, LcrV e o sistema de secreção tipo III, e são infrarregulados em temperatura de 26°C e suprarregulados em 37°C e baixa concentração de íons cálcio
3. *Ymt:* Os genes codificadores de Ymt (*Yersinia murine toxin*, ou seja, toxina murina de *Yersinia*) situam-se no plasmídio pMT (que também contém os genes para a cápsula F1; ver a seção "Cápsula [Fra1, Caf1 ou F1]"). Ymt é uma fosfolipase D; estudos prévios indicaram que essa proteína é tóxica para camundongos e ratos, provocando colapso circulatório. No entanto, sua expressão é baixa em 37°C. Estudos mais recentes mostraram que é expressa em temperatura mais baixa (p. ex., 25°C), mais típica da pulga, que é o vetor. Sua principal função é exacerbar a colonização bacteriana no intestino médio da pulga, auxiliando a protegê-lo das enzimas digestivas
4. *Pesticina:* Pesticina é uma bacteriocina produzida por *Y. pestis*, cuja participação como causa de doença é indefinida. Genes presentes no plasmídio pPCP1 codificam pesticina (juntamente com Pla). A pesticina inibe o crescimento dos sorotipos IA e IB de *Y. pseudotuberculosis*, do sorovar O:8 de *Y. enterocolitica* altamente invasivo e de algumas cepas clínicas de *Escherichia coli*. A pesticina utiliza receptores de sideróforo para penetrar na bactéria suscetível e sua atividade antibacteriana pode ser inibida pelo Fe^{3+} exógeno, que causa infrarregulação desses receptores. *Yersinia* que produz pesticina é protegida por uma proteína de imunidade periplasmática codificada no pPCP1
5. *Pla e coagulase:* Pla é uma proteína da membrana externa de *Y. pestis* que induz a ativação de protrombina (coagulase), a ativação do plasminogênio (fibrinólise) e a atividade proteolítica do complemento C3. Genes presentes no plasmídio pPCP1 codifica Pla (juntamente com a pesticina e a proteína periplasmática que confere imunidade à pesticina). Pla está estreitamente relacionada com OmpT de *E. coli*, uma proteína da membrana externa constatada em várias bactérias intestinais. Pla exacerba a capacidade de *Y. pestis* em colonizar vísceras e, então, provocar infecção letal. A adesão à membrana basal do hospedeiro e à matriz extracelular depende da expressão de Pla, em que a ativação de plasminogênio facilita a colonização bacteriana. As atividades fibrinolíticas e coagulase de Pla dependem da temperatura. As atividades fibrinolítica e proteolítica são maiores em temperatura de 37°C que em 28°C, enquanto a atividade coagulase é maior em 28°C que em 37°C. Quando ativada, a protease Pla ocasiona lise do coágulo de sangue no proventrículo da pulga. Isso liquefaz o sangue e viabiliza a passagem de bactérias ao intestino médio e intestino posterior da pulga (o que é facilitado pela alimentação). A multiplicação das bactérias e a produção de coagulase (p. ex., em temperatura de 28°C) resultam em obstrução do proventrículo; consequentemente, a pulga regurgita sangue e bactérias por meio de seu aparelho bucal, transmite as bactérias para o mamífero hospedeiro e morre de fome
6. *Gsr:* Gsr é expressa em temperatura de 37°C, enquanto *Y. pestis* se encontra no interior do fagolisossomo do macrófago. A proteína Gsr é responsável pela sobrevivência de *Y. pestis* nesse ambiente
7. *Ypk:* Ypk (*Yersinia protein kinase*, ou seja, proteinoquinase da *Yersinia*) é uma serina/treonina quinase que interfere nos eventos de transdução do sinal no fagócito
8. *PsaA:* PsaA (antígeno pH6) é uma proteína fibrilar que propicia a entrada nos macrófagos e atua como mediador na liberação de algumas proteínas Yop (p. ex., YopE) nos fagócitos. Sua denominação se deve a sua propriedade de se expressar em pH ácido (pH 5 a 7). Também é expressa em baixa concentração de cálcio e em temperatura de 37°C. O ambiente ácido dos fagolisossomos induz sua expressão. É expressa quando as bactérias infectam baço e fígado.

Variabilidade. *Y. pestis* é sorologicamente invariável. Há quatro biotipos (também denominados biovariantes), classificados com base na capacidade de fermentação de carboidratos e na capacidade de reduzir o nitrato: Antiqua, Medievalis, Orientalis e Microtus. Análises genéticas sugerem que o biotipo Microtus é o ancestral mais próximo de *Y. pseudotuberculosis*.

Ecologia

Reservatório. Em regiões endêmicas, os roedores resistentes (ver a seção "Epidemiologia") representam os reservatórios da bactéria que causa peste. Raramente desenvolvem a doença fatal e são denominados hospedeiros de manutenção ou enzoóticos. Na América do Norte, ao longo da região costeira da Califórnia, o rato silvestre *Microtus californicus* é esse hospedeiro. No ciclo da doença urbana, o rato é o principal hospedeiro intermediário e a pulga de rato oriental é o principal vetor.

Transmissão. A transmissão se dá por meio de picada de pulgas (Figura 9.9), as quais podem transmitir *Y. pestis* a hospedeiros de amplificação ou epizoóticos mais suscetíveis, como ratos e esquilos terrestres. No ambiente silvestre (rural), esquilos, cães-da-pradaria, veados, camundongos, gerbilos, ratos-da-campina, ratazanas e coelhos são considerados hospedeiros intermediários. Algumas espécies são mais resistentes que outras à manifestação de todos os estágios da doença e à septicemia. No entanto, à semelhança dos seres humanos, os cães-da-pradaria, esquilos terrestres e várias outras espécies desenvolvem peste bubônica ou peste septicêmica (Figura 9.8). Quando esses pacientes morrem, outros hospedeiros, que podem ser pessoas, são acometidos. Mamíferos infectados podem transmitir a bactéria causadora da peste através do ar. A contaminação oral ocorre por meio de predação, canibalismo e ingestão de lixo.

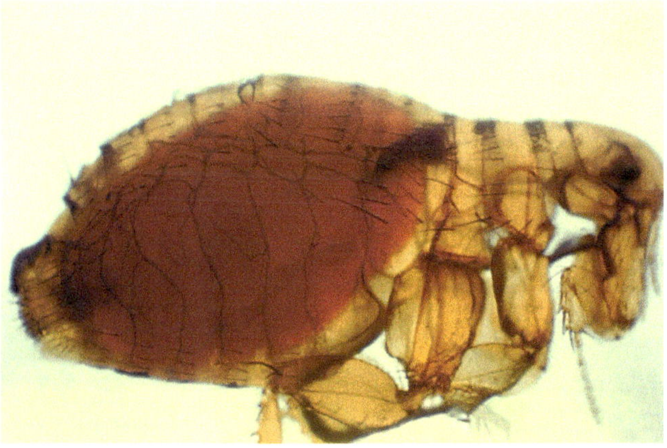

Figura 9.9 *Xenopsylla cheopis*, pulga de rato oriental, com massa de bactérias da peste no proventrículo. Ao se alimentar, a pulga transfere microrganismos de *Y. pestis* viáveis do esôfago ao proventrículo, que crescem e causam obstrução do proventrículo exatamente na parte anterior do estômago; posteriormente, forçam a pulga a regurgitar sangue infectado no hospedeiro quando tenta deglutir. (Cortesia de US Health and Human Services, Centers for Disease Control and Prevention, Public Image Library, ID#2025.)

Patogênese

As pulgas se alimentam de um hospedeiro contaminado. No intestino médio das pulgas ocorre proliferação de *Y. pestis* até que ocorra obstrução do proventrículo deste parasita (função de Ymt e Hms), um processo que demora cerca de 2 semanas. As pulgas com obstrução infectam um novo hospedeiro e, ao tentar se alimentar, contaminam o local com *Y. pestis*. Na temperatura da pulga não há produção de sistema de secreção tipo III, Yop, LcrV, Caf1 e Gsr. Assim, a bactéria introduzida no hospedeiro vertebrado carece de defesa contra o sistema imune inato do hospedeiro e é morta quando fagocitada pelos neutrófilos (é gerada uma resposta inflamatória em decorrência dos produtos das picadas de pulgas e dos componentes da parede celular da bactéria gram-negativa *Y. pestis*). Em fagócitos mononucleares, na temperatura de mamíferos e em baixa concentração de íons cálcio, embora protegido pelo Gsr, *Y. pestis* ativa o sistema de secreção tipo III; produz Yop, LcrV e F1; e é liberado pela célula fagocítica após a iniciação de apoptose. *Yersinia* adquire resistência adicional à fagocitose e à morte intracelular pelos neutrófilos e por fagócitos mononucleares (LcrV reduz a excreção de citocinas proinflamatórias e inibe a quimiotaxia de neutrófilos; o Yop introduzido impede a fagocitose; Caf1 impede a fagocitose e favorece a resistência sérica). Assim, no início da doença *Y. pestis* é uma bactéria intracelular e, posteriormente, um microrganismo extracelular.

É possível a multiplicação extracelular por meio dos sistemas de aquisição de ferro e a produção de cápsula estimula uma lesão hemorrágica inflamatória, seguida do envolvimento de linfonodos locais (adenite ou bubo). Essa apresentação da doença é denominada peste bubônica.

Comumente a infecção torna-se septicêmica e, se não tratada, termina em morte (um quadro de endotoxemia facilitada pela função de Pla, a qual abrevia o início da coagulação intravascular disseminada). Alguns indivíduos desenvolvem peste pneumônica e excretam *Y. pestis* no esputo e no núcleo de gotículas expectoradas. Outros contraem peste pneumônica primária dessa fonte e a transmitem pela mesma via. Em condições epidêmicas, essa apresentação da doença quase sempre é letal.

Dentre os animais domésticos, os gatos adquirem infecção clínica natural, frequentemente após a ingestão de presas infectadas. Os sintomas incluem linfadenite regional (particularmente do linfonodo mandibular), febre, depressão, anorexia, espirro, tosse e, ocasionalmente, distúrbios do sistema nervoso central. A maioria dos casos termina em morte. As lesões, principalmente nos sistemas respiratório e gastrintestinal, incluem linfadenite, tonsilite, edema craniano e cervical, e pneumonia. Bovinos, equinos, ovinos e suínos aparentemente não são suscetíveis à forma clínica da peste. No entanto, caprinos e camelos são suscetíveis.

A peste humana pode ser adquirida diretamente de gatos infectados, ingestão de carne de animais infectados (p. ex., caprinos ou camelos) e necropsia de animais infectados (p. ex., roedores e leões-da-montanha). No caso de gatos domésticos, as vias de inoculação suspeitas incluem ferimentos, mordidas, arranhões e transmissão pelo ar e pela picada de pulgas, embora a última seja improvável, uma vez que a pulga de gato (*Ctenocephalides felis*) não é sujeita à obstrução do proventrículo.

Epidemiologia. Os casos de peste se concentram em algumas regiões endêmicas no sul e sudeste asiáticos, no sul e centro-oeste da África, no oeste da América do Norte e no centro-norte da América do Sul. A ocorrência endêmica está estreitamente relacionada com a presença de hospedeiros roedores enzoóticos e epizoóticos. Historicamente, epidemias de peste humana têm sido ocasionadas pelo transporte de ratos infectados em porão de navios oriundos de regiões endêmicas. Atualmente, a maioria dos casos humanos de peste se deve à infecção após o contato com animais selvagens (peste silvestre).

Peste é uma doença de roedores. O microrganismo se mantém nos hospedeiros endêmicos (algumas espécies de *Microtus* e *Peromyscus*, ou seja, ratos-veadeiros e ratos-silvestres-da-pradaria). Hospedeiros endêmicos são infectados após picadas por pulgas contaminadas. Embora os hospedeiros endêmicos sejam razoavelmente resistentes ao desenvolvimento de doença grave, quando sua população aumenta rapidamente e a propagação de *Y. pestis* é rápida, ocorre a morte de hospedeiros endêmicos. Na falta de hospedeiros preferidos, as pulgas infectadas se alimentam de espécies epidêmicas altamente sensíveis, como cães-da-pradaria, ratos, camundongos e esquilos terrestres. A definição de hospedeiro endêmico e hospedeiro epidêmico é um tanto problemática, uma vez que há considerável sobreposição entre ambos.

Nas áreas endêmicas, os casos de infecção se concentram nos meses de clima quente. A peste considerada "fora da estação" acomete principalmente as pessoas que manipulam coelhos, linces e, ocasionalmente, gatos domésticos infectados. Carnívoros, como canídeos (selvagens e domésticos), ursos, guaxinins e jaritataca, bem como aves-de-rapina, apresentam soroconversão após a infecção (ingestão e picada de pulga), mas raramente desenvolvem doença clínica. Pulgas de gato e de cães, *C. felis* e *C. canis*, respectivamente, não transmitem *Y. pestis* eficientemente porque nenhuma delas ocasiona obstrução de proventrículo. Assim, a infecção de humanos por contato com gato infectado (raramente com cão) é decorrência de infecções por arranhões ou por mordidas com transferência de saliva infectada ou pela inalação de gotículas infectadas.

Características imunológicas

A resistência específica à peste provavelmente necessita respostas medidas por células e anticorpos. Antígenos capsulares (antígeno F1) evocam a produção de opsonina. Anticorpo contra o antígeno LcrV é protetor. A eliminação de microrganismos intracelulares depende dos macrófagos ativados. Após a recuperação da doença a imunidade é boa, porém temporária.

A detecção de anticorpos contra *Y. pestis* em espécies resistentes (p. ex., canídeos) é um meio de determinar a presença do microrganismo em um ambiente específico.

Diagnóstico laboratorial

As tentativas de diagnóstico devem ser supervisionadas por profissionais de saúde pública qualificados (ver a seção "Tratamento e controle"). Coletam-se amostras de locais infectados (ou seja, linfonodos, nasofaringe e tecidos edematosos), aspirado transtraqueal, fluido cerebrospinal e sangue (para cultura e exame sorológico).

Esfregaços diretos são examinados após coloração de Wayson ou coloração de Gram, por imunofluorescência. Realiza-se cultura em ágar-sangue ou ágar infusão. A identificação é confirmada por meio de imunofluorescência ou de suscetibilidade do bacteriófago. Camundongos ou porquinhos-da-índia inoculados com *Y. pestis* por via subcutânea morrem dentro de 3 a 8 dias. Há disponibilidade de técnicas de DNA que utilizam *probes* (sondas de hibridização) moleculares ou amplificação de sequências de DNA específicas por meio da reação em cadeia da polimerase.

Os testes sorológicos (hemaglutinação, inibição de hemaglutinação e teste imunoenzimático) são úteis para estudos retrospectivos.

Tratamento e controle

No caso de suspeita de peste em gatos domésticos, são aplicadas as seguintes recomendações, fornecidas pelo Centers for Disease Control norte-americano:

1. Juntamente com profissionais de saúde pública local e estadual, elabore um plano imediato de assistência diagnóstica e de procedimentos para impedir a propagação da doença e contaminação de novos indivíduos
2. Mantenha todos os gatos suspeitos em rigoroso isolamento
3. Ao manusear tais gatos, vista jaleco, máscara e luvas
4. Submeta todos os pacientes suspeitos ao tratamento da infestação por pulgas (carbarila 5%, na forma de pó, para obter efeito residual).

A eliminação das pulgas deve preceder o controle dos roedores.

Aminoglicosídios, cloranfenicol, fluoroquinolonas e tetraciclinas são antimicrobianos efetivos. Não há disponibilidade de vacinas para animais. A proteção de humanos que recebem bacterinas é transitória.

Y. pseudotuberculosis

Y. pseudotuberculosis associa-se à ocorrência de linfadenite mesentérica, ileíte terminal, gastrenterite aguda e septicemia, acometendo principalmente aves e roedores, e, apenas ocasionalmente, animais domésticos e primatas. Há estreita relação entre *Y. pseudotuberculosis* e *Y. pestis*, e muitos microbiologistas consideram *Y. pestis* uma subespécie.

Características descritivas

Composição celular e produtos de importância médica.

Y. pseudotuberculosis contém o plasmídio pYV (que codifica o sistema de secreção tipo III, Yop e LcrV). Um *locus* cromossômico denominado HPI contém os genes para captação de ferro. Os genes que codificam as proteínas Ail, Inv, YadA e Gsr também situam-se no cromossomo.

Adesinas. *Y. pseudotuberculosis* produz três adesinas, as quais são responsáveis pela aderência das β-integrinas na superfície luminal das células M e na superfície basolateral das células epiteliais do íleo – Ail, Inv e Yad:

1. Ail (*attachment invasion locus,* ou seja, *locus* de fixação e invasão) adere aos receptores da superfície das células M. Também, a adesina Ail protege a membrana externa da deposição de complexos de ataque à membrana produzidos pela ativação do sistema complemento
2. Inv (invasina) adere aos receptores da superfície das células M e da superfície basolateral das células epiteliais do íleo
3. Yad (*Yersinia adhesin,* ou seja, adesina de *Yersinia*) adere aos receptores da superfície das células M e da superfície basolateral das células epiteliais do íleo. Yad também protege a membrana externa da deposição de complexos de ataque à membrana, produzidos pela ativação do sistema complemento.

Parede celular. A parede celular de *Y. pseudotuberculosis* contém antígenos O (fenótipo liso). A parede celular das bactérias deste gênero é aquela típica de microrganismo gram-negativo. O LPS da membrana externa é um importante determinante de virulência. Não apenas é o componente tóxico do lipídio A (endotoxina), mas também a extensão da cadeia lateral da unidade do antígeno O repetido que impede a deposição de complexo de ataque à membrana, produzido pelo sistema complemento, à membrana externa da bactéria. O LPS se liga à proteína ligadora de LPS (uma proteína plasmática), que, por sua vez, o transfere para a molécula CD14 do sangue. O complexo CD14-LPS se liga a proteínas TLR (ver Capítulo 6) na superfície dos macrófagos, desencadeando a liberação de citocinas pró-inflamatórias.

Ilha de alta patogenicidade. Ver a seção "Composição celular e produtos de importância médica", em "*Y. pestis*".

Aquisição de ferro. Ferro é absolutamente necessário para o crescimento da bactéria e deve ser removido das proteínas ligadoras de ferro do hospedeiro. Os genes que codificam os produtos envolvidos na aquisição de ferro, pela bactéria, situam-se em uma ilha de patogenicidade cromossômica. A HPI de *Y. pseudotuberculosis* codifica os genes para o sideróforo que capta o ferro, denominado yersiniabactina.

Sistema de secreção tipo III. Ver a seção "Composição celular e produtos de importância médica", em "*Y. pestis*".

Gsr. Ver a seção "Composição celular e produtos de importância médica", em "*Y. pestis*".

Toxinas. Y. pseudotuberculosis produz toxinas envolvidas em sua patogenicidade:

1. *Yop*: ver a seção "Composição celular e produtos de importância médica", em "*Y. pestis*"
2. *LcrV*: ver a seção "Composição celular e produtos de importância médica", em "*Y. pestis*".

Variabilidade

Há 21 sorotipos da bactéria, definidos com base na variabilidade de antígenos somáticos (O).

Ecologia

Reservatório. *Y. pseudotuberculosis* é um microrganismo que infecta aves, lagomorfos e roedores selvagens; todavia, também infecta outros mamíferos e répteis e persiste no ambiente. O gato é o mamífero doméstico mais comumente infectado. Epidemias menores ocorrem em ovinos, suínos, primatas não humanos, aves domésticas e aves de estimação.

Transmissão. A transmissão ocorre por via orofecal, principalmente por meio de ingestão de alimento e água contaminados.

Patogênese

Y. pseudotuberculosis se fixa nas células M de nódulos linfoides da porção distal do intestino delgado, após a expressão das proteínas de superfície celular Inv, Ail e YadA. A fixação estimula alterações na actina do citoesqueleto, resultando no fenômeno "de fechamento", em que ocorre o "fechamento" da membrana celular ao redor da *Yersinia* fixada, resultando em sua internalização. Microrganismos internalizados passam pelo nódulo linfoide, onde são fagocitados por macrófagos aí presentes. A expressão de Gsr possibilita a sobrevivência no ambiente intracelular. Nos macrófagos (em temperatura de 37°C e baixo teor de cálcio), o sistema de secreção tipo III é ativado e são produzidas Yop e LcrV. *Yersinia* ingerida é liberada após a iniciação de apoptose do macrófago. Agora, no ambiente extracelular, a *Yersinia* interfere, adicionalmente, com a fagocitose. A invasão da superfície basolateral das células epiteliais do íleo ocorre após a fixação de YadA e Inv e segue-se a internalização. A inflamação induzida por *Yersinia* presente no ambiente extracelular (lps), juntamente com a secreção de interferona pelas células matadoras naturais (NKC) e o reconhecimento das células T $\gamma\delta$ de células epiteliais infectadas (assim como LPS), resulta em influxo de neutrófilos polimorfonucleares (PMN). *Yersinia* presente no meio extracelular impede a fagocitose (Yop) e a destruição da bactéria mediada pelo sistema complemento, pela expressão de Ail e YadA, ambas as quais propiciam resistência ao complemento. *Y. pseudotuberculosis* adquire ferro das proteínas ligadoras de ferro do hospedeiro, após a secreção de yersiniabactina (codificada no interior da HPI). Acredita-se que a diarreia resulte da síntese de prostaglandina pelos PMN recrutados (e, talvez, pelas células hospedeiras infectadas), bem como da ativação de várias vias de sinalização inositol nas células hospedeiras acometidas. O resultado final é a secreção de íons cloreto e água. Septicemia resulta da incapacidade do hospedeiro em "eliminar" *Yersinia* dos locais infectados (resistência sérica, características antifagocíticas e quelante de ferro). Como consequências, têm-se enterite e septicemia.

Y. pesudotuberculosis causa infecção intestinal, com focos de necrose na parede intestinal, nos linfonodos abdominais e nas vísceras, especialmente no fígado (Figura 9.10) e no baço. Pode ocorrer vômito, diarreia ou constipação intestinal, perda de peso, membranas mucosas pálidas ou discretamente ictéricas e apatia. Febre é uma ocorrência inconsistente. Poucos casos são clinicamente diagnosticados antes da morte do animal. Notam-se mastite, em vacas, e

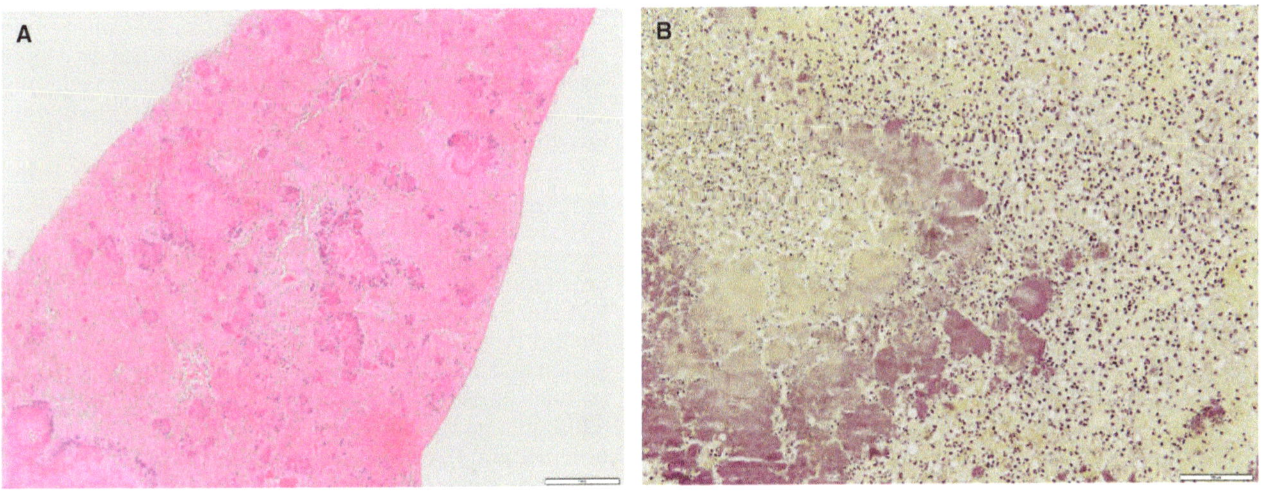

Figura 9.10 Cortes teciduais para exame histopatológico do fígado de um *Perodicticus potto* mantido em cativeiro (um primata "prosimiano" que pertence à família Lorisidae), que morreu em consequência de yersioniose. O animal foi encontrado morto; durante a necropsia observaram-se vários focos esbranquiçados de 1 a 2 mm, em todos os lobos hepáticos. O corte histopatológico do fígado, como mostrado nesta figura, mostrou extensa necrose coalescente multifocal grave associada a colônias de bactérias. Isolou-se *Y. pseudotuberculosis.* Cortes da parte do pulmão que apresentava hiperemia difusa e edema e colônias de bactérias no ambiente intravascular compatíveis com aquelas verificadas no fígado. A. Coloração hematoxilina-eosina. B. Coloração Gram de Brown e Brenn.

abortos em fêmeas de ruminantes e macacas. Em pessoas imunocompetentes, geralmente a doença se manifesta como enterite e linfadenite abdominal autolimitantes ou que respondem bem ao tratamento.

Epidemiologia. A pseudotuberculose é cosmopolita. Os casos tendem a se concentrar nos meses de clima frio. Em gatos, a prevalência tende a ser maior nos adultos que vivem em áreas rurais e em ambiente externo.

Características imunológicas

Os indivíduos que sobrevivem após a infecção natural se tornam imunes. A vacina viva avirulenta protege contra infecção por cepas homólogas. Esta vacina não está disponível no mercado.

Diagnóstico laboratorial

O diagnóstico envolve o isolamento da bactéria, antes que o animal morra, em amostras de fezes ou de aspirados de linfonodos. O isolamento, particularmente de amostras com infecções mistas, é facilitado em meio de enriquecimento frio, ou seja, incubação de uma mistura contendo 10% do inóculo em um meio de cultura mínimo, durante várias semanas, em temperatura de 4°C. Há disponibilidade de técnicas de DNA utilizando sondas moleculares ou de amplificação de sequências de DNA específicas por meio da reação em cadeia da polimerase.

Tratamento e controle

Pseudotuberculose responde aos mesmos antimicrobianos mencionados para o tratamento da peste.

Y. enterocolitica

Y. enterocolitica está associada à ocorrência de linfadenite mesentérica, ileíte terminal, gastrenterite aguda e septicemia, em animais domésticos e primatas.

Características descritivas

Composição celular e produtos de importância médica. *Y. enterocolitica* contém o plasmídio pYV (que codifica o sistema de secreção tipo III, Yop e LcrV). Um *locus* cromossômico denominado HPI contém os genes para captação de ferro. Os genes codificadores das proteínas Ail, Inv, YadA, Gsr e Yst também estão localizados no cromossomo.

Adesinas. Ver a seção "Composição celular e produtos de importância médica", em "*Y. pseudotuberculosis*".

Parede celular. Ver a seção "Composição celular e produtos de importância médica", em "*Y. pseudotuberculosis*".

Gsr. Ver a seção "Composição celular e produtos de importância médica", em "*Y. pestis*".

Ilha de alta patogenicidade. Ver a seção "Composição celular e produtos de importância médica", em "*Y. pestis*".

Aquisição de ferro. Ver a seção "Composição celular e produtos de importância médica", em "*Y. pseudotuberculosis*".

Sistema de secreção tipo III. Ver a seção "Composição celular e produtos de importância médica", em "*Y. pestis*".

Toxinas. *Y. enterocolitica* produz várias toxinas envolvidas em sua patogenicidade:

1. *Yop:* ver a seção "Composição celular e produtos de importância médica", em "*Y. pestis*"
2. *LcrV:* ver a seção "Composição celular e produtos de importância médica", em "*Y. pestis*"
3. *Yst:* Yst (*Yersinia stable toxin*, ou seja, toxina de *Yersinia* estável) é uma enterotoxina particular de *Y. enterocolitica*, codificada no cromossomo. A Yst interfere no sistema guanilil ciclase por descontrolar a síntese de cGMP (o aumento de cGMP no ambiente intracelular ocasiona abertura dos canais de cloreto, resultando em fluxo de cloreto e água ao lúmen intestinal) e, em consequência, ocorre acúmulo de fluido e eletrólitos no lúmen intestinal subsequente ao bloqueio da absorção (nas células terminais) de íons sódio e cloreto (e, desse modo, de água) e perda de íons cloreto (nas células das criptas intestinais) (ver, também, enterotoxina STa de *E. coli*, no Capítulo 7).

Variabilidade

Y. enterocolitica inclui duas subespécies, *enterocolitica* e *palearctica*. A subespécie *enterocolitica* foi proposta para as cepas que apresentam 16S rRNA de origem americana, enquanto a subespécie *palearctica* foi proposta para cepas de origem europeia. As cepas de *Y. enterocolitica* são diferenciadas com base nos biotipos e sorotipos. O sorotipo se baseia na reatividade aos polissacarídios do antígeno O. Há mais de 70 sorotipos, embora apenas um pequeno número seja patogênico. Os grupos O 3, 5, 8, 9 e 27 estão associados à ocorrência da doença clássica do sistema gastrintestinal, em pacientes humanos. Há seis biogrupos (biotipos), a saber, BT1A, BT1B, BT2, BT3, BT4 e BT5. As cepas BT1A geralmente não são patogênicas; as demais (BT1B a BT5) são patogênicas. BT1B predomina nos EUA. BT1A e BT2-BT5 são constatadas na Europa. Os biogrupos (ou biotipos) são diferenciados com base na reatividade à esculina, indol, D-xilose, trealose, pirazinamidase, β-D-glicosidase e lipase. As cepas também são denominadas com base na combinação de sorotipos e biotipos; por exemplo, um cepa sorotipo O:3 e BT4 é referido como sorobiotipo O:3/4.

Ecologia

Reservatório e transmissão. *Y. enterocolitica* foi isolada de uma ampla variedade de fontes, por exemplo, solo, água, alimentos (frutas, vegetais, leite, carne vendida no varejo, queijos e ovos) e animais. O número de espécies animais das quais a bactéria foi isolada também é grande e inclui animais de estimação (gatos e cães), animais de criatórios (chinchila, marta, suíno, coelho, vaca, ganso, equino, ovino e bubalino), animais de zoológico (macacos), animais selvagens (guaxinim, raposa, cobra, sapo, castor, veado, jaguatirica, caranguejo, moscas, pulgas, aves, ostras e várias espécies de pequenos roedores). BT2-BT5 patogênicas são isoladas principalmente de animais (ovinos, bovinos, caprinos e aves) e alimentos. Cepas do sorobiotipo O:3/4 frequentemente são isoladas de suínos; cepas do O:9/2 são isoladas de bovinos e caprinos; e cepas do O:2,3/5 são isoladas de ovinos, coelhos e caprinos. A expressão de alguns determinantes de virulência em temperatura de 22°C a 25°C sugere que os mamíferos adquirem *Y. enterocolitica* mais de uma fonte "fria" (p. ex., água ou alimento) que de animal de sangue quente. A infecção ocorre após a ingestão de microrganismos que expressam a adesina. Uma das importantes fontes de infecção humana pelo sorobiotipo O:3/4 é o manuseio de suínos e o consumo de carne de porco. Os suínos são conhecidos por hospedar o microrganismo na orofaringe, na nasofaringe e no intestino. Também, pode haver a transmissão entre humanos, embora raramente documentada.

Transmissão. A transmissão ocorre pela via orofecal. A infecção é principalmente adquirida por meio da ingestão de alimento e água contaminados com fezes de animais ou pelo contato direto com fezes de animais (p. ex., funcionários de abatedouros). Crianças com menos de 5 anos de idade são mais propensas à infecção por *Y. enterocolitica*.

Patogênese

A patogênese da doença causada por *Y. enterocolitica* é semelhante à mencionada para *Y. pseudotuberculosis* (ver a seção "Patogênese", em "*Y. pseudotuberculosis*"). Além da diarreia associada à invasão de células epiteliais e à inflamação (como acontece com *Y. pseudotuberculosis*), *Y. enterocolitica* produz Yst.

Epidemiologia. Como mencionado, algumas subespécies, sorotipos e biotipos apresentam distribuição geográfica limitada. A subespécie *enterocolitica* é constatada nos EUA e a subespécie *palearctica* é encontrada na Europa. BT1B predomina nos EUA. BT1A e BT2-BT5 são verificadas na Europa. O sorotipo O:8 é nativo dos EUA, mas não no restante do mundo. Até recentemente, o sorotipo O:3 raramente era isolado nos EUA, mas é comum nos demais países e tem se tornado cada vez mais frequente nos EUA. O sorotipo O:9 não foi relatado e países além da Europa.

Características imunológicas

Y. enterocolitica é um microrganismo extracelular. Células fagocíticas o destroem prontamente, ainda que o microrganismo excrete proteínas (Yops) que interferem nesse processo. Mais frequentemente, a doença *Y. enterocolitica* é autolimitante dada a resposta imune inata: fagocitose, lise de células epiteliais infectadas, sequestro de ferro e proteínas do sistema complemento.

Uma relação sorológica entre o sorotipo O:9, comum em suínos, e *Brucella* spp. tem dificultado os programas de erradicação de brucelose suína.

Diagnóstico laboratorial

Amostras de fezes, de biopsia de linfonodos e de biopsia de tecidos infectados são submetidas a exames microbiológicos. Meios seletivos que contêm sais biliares são relativamente inibidores de *Y. enterocolitica*, especialmente em temperatura de 37°C. Ágar MacConkey é minimamente inibidor. Há meios especiais destinados ao isolamento de *Y. enterocolitica* (p. ex., meio cefsulodina-irgasan-novobiocina; ver Capítulo 6). O enriquecimento de amostras em ambiente frio, na temperatura de 4°C, auxilia na tentativa de isolamento de pequena quantidade de *Y. enterocolitica* de um ambiente contaminado. O isolamento da bactéria em tecido requer o uso de placa de ágar-sangue incubada a 37°C. Há disponibilidade de técnicas de DNA utilizando probes moleculares ou da amplificação de sequências de DNA específicas pela reação em cadeia da polimerase.

Tratamento e controle

Os medicamentos antimicrobianos úteis no tratamento de doença causada por *Y. enterocolitica* são fluoroquinolonas, tetraciclinas, trimetoprima-sulfonamidas e cloranfenicol. Plasmídios R são comuns em *Y. enterocolitica* e os genes que codificam a resistência à tetraciclina e à estreptomicina são mais comumente constatados.

Y. ruckeri

"Doença da boca vermelha entérica" é uma inflamação hemorrágica do tecido subcutâneo perioral de peixe de água-doce, especialmente de truta arco-íris. A infecção é sistêmica e provoca importante mortalidade nas incubadoras da América do Norte, Austrália e Europa. O microrganismo é disseminado por peixe carreador assintomático e, possivelmente, por mamíferos ribeirinhos (rato-almiscarado). Os surtos parecem estar relacionados com a exposição maciça.

A patogênese desta doença não foi descrita. Uma protease, Yrp (*Y. ruckeri* protease, ou seja, protease de *Y. ruckeri*), parece ter importante participação na patogênese, pois a inativação do gene codificador reduz significativamente a virulência.

Surtos são controlados pelo uso de antimicrobianos (p. ex., sulfonamidas, tetraciclinas, trimetoprima-sulfonamida); o emprego de bacterinas foi efetivo na redução da taxa de mortalidade.

10

Enterobacteriaceae | Shigella

Rodney Moxley

As bactérias do gênero *Shigella* pertencem à família Enterobacteriaceae e causam disenteria bacilar (shigelose) em primatas humanos e não humanos. O gênero inclui quatro espécies: (1) *Shigella dysenteriae,* (2) *Shigella flexneri,* (3) *Shigella boydii* e (4) *Shigella sonnei* (Quadro 10.1). Essas espécies também são conhecidas como sorogrupos (ou subgrupos) A, B, C e D, respectivamente. A espécie-modelo para o gênero é *S. dysenteriae.* Os DNA cromossômicos das quatro bactérias do gênero *Shigella* são quase que idênticos ao de *Escherichia coli*; por exemplo, a divergência das sequências entre *S. flexneri* e *E. coli* K-12 é de 98,5%. A exceção é o sorotipo *S. boydii* 13, reclassificado como *Escherichia albertii.* Com base na ampla homologia das sequências de DNA de *Shigella* e *E. coli,* alguns taxonomistas propuseram que as quatro espécies de *Shigella* fossem reclassificadas como biotipos sorológicos de *E. coli.* No entanto, não ocorreu tal reclassificação. O principal motivo é que a comunidade médica prefere continuar a associar a doença clínica característica ao nome shigelose. *E. coli* enteroinvasiva (EIEC) compartilha as características bioquímicas, os fatores de virulência essenciais e as características clínicas com *Shigella* spp. EIEC está mais estreitamente relacionada com *Shigella* spp. que com as cepas de *E. coli* comensais. Estudos genômicos comparativos indicam que *Shigella* spp. e EIEC evoluíram de várias cepas de *E. coli,* por meio de evolução convergente.

Nos primatas não humanos, constata-se shigelose quase que exclusivamente em animais criados em cativeiros e parece estar relacionada com condições de estresse (p. ex., transporte, aglomeração) ou com disfunções imunológicas (p. ex., síndrome da imunodeficiência adquirida dos símios). Casos da doença em primatas não humanos se devem à infecção por *S. flexneri, S. boydii* ou *S. sonnei,* enquanto em humanos podem ser decorrências de quaisquer um desses ou de *S. dysenteriae.* Em primatas humanos e não humanos, as lesões da shigelose se limitam ao cólon e podem ser focais ou difusas (Figura 10.1).

Quadro 10.1 Sorogrupos, espécies e sorotipos de *Shigella*.

Sorogrupo	Espécie	Quantidade de sorotipos
A	*dysenteriae*	15
B	*flexneri*	6
C	*boydii*	19
D	*sonnei*	1

Características descritivas

Estrutura e composição celular

A estrutura de todas as espécies de *Shigella* é típica da família Enterobacteriaceae. Ainda que genética e estreitamente relacionadas, as espécies de *Shigella* carecem de várias peculiaridades características de *E. coli.* Não expressam cápsulas (antígenos K), tampouco flagelos (antígenos H). Esta última característica se deve a mutações no principal óperon da síntese do flagelo, *flhDC*, ou à sua perda total. Enquanto *E. coli* geralmente é prototrófica, *Shigella* spp. é auxotrófica. Isolados de *Shigella* não crescem em meios sintéticos com citrato de Simmon e são negativos para a desaminase de fenilalalanina e triptofano. Também são negativos para arginina e lisina descarboxilase, multiplicam-se em meio KCN, provocam liquefação de gelatina, oxidam gliconato, produzem H_2S (em ágar triplo açúcar-ferro; ou ágar TSI),

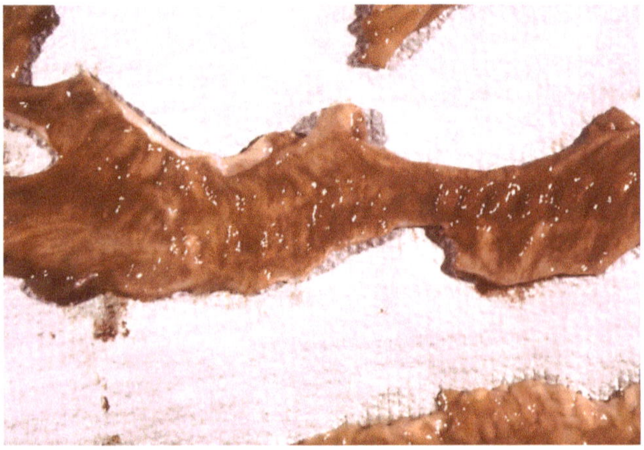

Figura 10.1 Inflamação hemorrágica difusa do cólon em um macaco *rhesus* com shigelose. (U.S. Department of Health and Human Services, Center for Disease Control and Prevention, Public Health Information Library, PHIL_5166.)

urease e utilizam malonato ou citrato de Christensen. À semelhança de *E. coli*, *Shigella* produz tanto reação positiva ao vermelho de metila quanto resultado negativo na reação de Voges-Proskauer. Assim como acontece com todas as bactérias da família Enterobacteriaceae, fermenta glicose, mas, com exceção de *S. flexneri* tipo 6, *S. boydii* tipos 13 e 14, e *S. dysenteriae* tipo 3, não produz gás. *S. dysenteriae*, *S. flexneri* e *S. boydii* não fermentam lactose, mas após vários dias de cultura *S. sonnei* e *S. boydii* sorotipo 9 originam resultado positivo à lactose. De modo semelhante, *S. sonnei* fermenta lentamente a sacarose. *Shigella* spp. não fermenta adonitol, inositol ou salicina.

Shigella spp. apresenta uma parede celular típica de microrganismos gram-negativos (GN), que inclui lipopolissacarídio, e, como acontece em outras bactérias da família Enterobacteriaceae, expressa um antígeno O importante para a determinação do sorogrupo e do sorotipo. A definição do sorogrupo é necessária para a identificação das espécies de *Shigella*. Testes de aglutinação em lâmina, empregando antissoro específico disponível no mercado, são utilizados para determinar o sorogrupo (subgrupo) e o sorotipo. Há 15 sorotipos de *S. dysenteriae*; *S. flexneri* tem 6 sorotipos e 2 variantes, sendo os sorotipos 1 a 5 subdivididos em 11 subsorotipos; há 19 sorotipos de *S. boydii* e apenas 1 sorotipo de *S. sonnei* (Quadro 10.1). Os sorotipos de *S. boydii* são enumerados de 1 a 20, mas o sorotipo 13 foi excluído porque foi reclassificado como *E. albertii*. *S. sonnei* passa pela fase de variação de uma fase I lisa virulenta para uma fase II avirulenta rugosa, a qual perde sua capacidade para sintetizar suas cadeias laterais do antígeno O. A conversão de um sorotipo para outro dentro de uma espécie é regulada por genes presentes na ilha de patogenicidade (PAI) Shi-O, como mencionado a seguir.

Produtos celulares de interesse médico

Parede celular. A parede celular das bactérias deste gênero é típica de microrganismos gram-negativos e, também, participa na patogênese de maneira típica, ou seja, pela ação do lipídio A (endotoxina) e pela resistência à lise medida pelo complemento (ambas descritas detalhadamente no Capítulo 6, sobre Enterobacteriaceae).

Sistema de secreção tipo III (T3SS) e proteínas de invasão. Na patogênese da shigelose, uma etapa necessária é a invasão do epitélio do intestino grosso, a qual ocorre nas células M (Figura 10.2). O contato inicial entre a bactéria e a célula hospedeira ocorre em um suporte de lipídio, sendo mediado por receptores CD44 e pela integrina $\alpha_5\beta_1$. Esta ligação induz rearranjos iniciais da actina do citoesqueleto, porém a absorção completa e eficiente da bactéria requer a ação de proteínas efetoras do T3SS, codificadas em um grande plasmídio de virulência (220 kb). O plasmídio de virulência contém um mosaico com, aproximadamente, 100 genes.

Antígenos plasmidiais de invasão (Ipa) e proteínas Ipg. As proteínas efetoras Ipa, a saber, IpaA, IpaB, IpaC e IpaD, são codificadas por um grupo de genes carreados por um grande plasmídio de virulência. As proteínas Ipa são secretadas pelo T3SS e atuam como mediadores de invasão das células M e escapam do fagossomo (Figura 10.3). IpaB e IpaC atuam como mediadores da formação de um translocon (poro) na membrana plasmática da célula hospedeira, cuja inserção é guiada pela IpaD. IpaA é injetada na célula hospedeira, por meio do translocon, e os seus alvos são integrinas $\beta 1$, vinculina e a GTPase Rho. Isso induz a entrada da bactéria na célula hospedeira, em um fagossomo, por estimular o rearranjo da actina do citoesqueleto e a formação de membranas onduladas (pseudopodia) que fagocitam a bactéria. IpaC tem como alvos a actina e a betacatenina, interferindo na polimerização da actina, que auxilia na formação de membrana onduladas. Ademais, acredita-se que a IpaC altere a integridade da dupla camada de fosfolipídios, causando ruptura do fagossomo e saída da bactéria para o citoplasma. IpgB1é secretada pelo T3SS e tem importante participação na invasão bacteriana por mimetizar a ação da GTPase

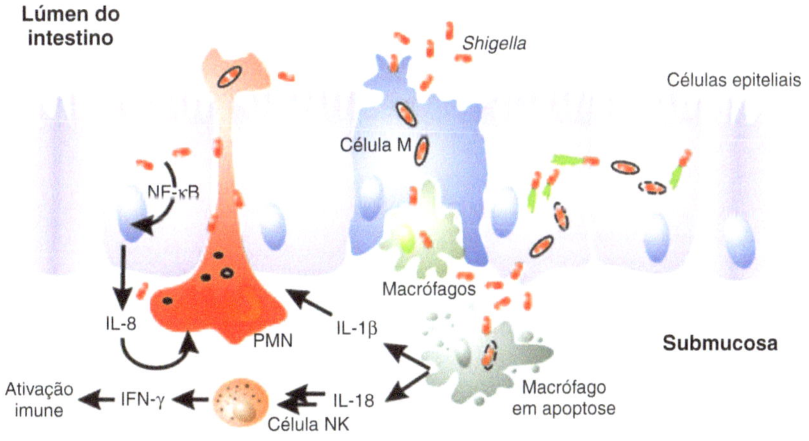

Figura 10.2 Patogênese celular de *Shigella* spp. *Shigella flexneri* atravessa a barreira composta de células epiteliais (CE), por meio de transcitose, nas células M e encontra os macrófagos residentes. A bactéria se livra da degradação pelos macrófagos mediante a indução de morte celular semelhante à apoptose, a qual é acompanhada de sinalização pró-inflamatória. As bactérias livres invadem a CE do lado basolateral, deslocam-se no citoplasma por meio da polimerização vetorial da actina e se disseminam às células adjacentes. A sinalização pró-inflamatória por macrófagos e por células epiteliais ativa, adicionalmente, a resposta imune inata que envolve células NK e atraem as células polimorfonucleares (PMN). O influxo de PMN desintegra o revestimento das células epiteliais, o qual, inicialmente, exacerba a infecção e a destruição tecidual, facilitando a invasão de mais bactérias. Por fim, o PMN fagocita e mata *Shigella*, contribuindo para a eliminação da infecção. (Reproduzida, com autorização, de Schroeder e Hilbi, 2008.)

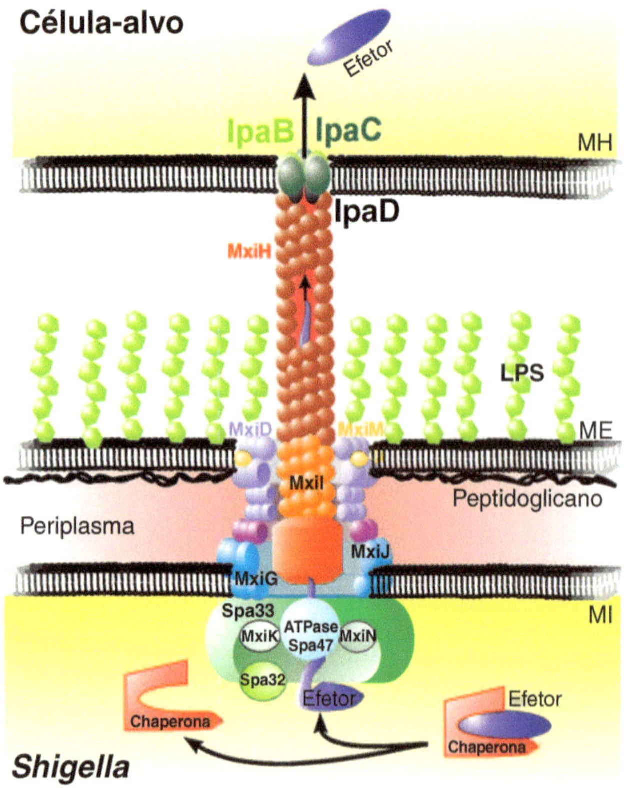

Figura 10.3 Estruturas do sistema de secreção tipo III (T3SS) Mxi-Spa de *Shigella flexneri*. Mxi-Spa T3SS de *S. flexneri* é constituído de quatro partes principais. O corpo basal com sete anéis que envolvem a membrana interna (MI) da bactéria, o periplasma e a membrana externa (ME). A estrutura tubular em forma de agulha se liga a uma base e se projeta do corpo basal para a superfície bacteriana. O contato com a membrana do hospedeiro (MH) desencadeia a inserção do translocon IpaB-IpaC por meio da membrana, guiada por IpaD, na extremidade da "agulha". O T3SS é completado pelo anel C citoplasmático, o qual contém proteínas que energizam o processo de transporte e atuam como mediadoras do reconhecimento de substratos, da liberação de chaperonas e do desdobramento do substrato. (Reproduzida, com autorização, de Schroeder e Hilbi, 2008.)

RhoG e, assim, ativar Rac1 pela via ELMO-Dock180. IpgB1 também ativa Cdc42, porém em menor grau. A ativação de Rac1 e de Cdc42 induz a ondulação de membrana por meio de sua ação no rearranjo da actina do citoesqueleto. O gene que codifica IpgB1 (*ipgB1*) situa-se em local oposto do óperon *ipaBCDA*, no grande plasmídio de virulência.

IpaBa e IpaC também provocam a liberação do fagossomo, nos macrófagos. A liberação de IpaB no citoplasma do macrófago resulta na integração com organelas da membrana, por um mecanismo dependente do colesterol. Isso provoca ativação proteolítica da procaspase-1, que se transforma em caspase-1, e consequente apoptose do macrófago. Esse processo também resulta na clivagem e ativação das citocinas pró-inflamatórias IL-1β e IL-18, resultando na liberação dessas citocinas e estimulação de resposta inflamatória marcante, que caracteriza a shigelose.

Mxi-Spa T3SS. Um segundo grupo de genes presentes no grande plasmídio de virulência codifica mais de 25 proteínas necessárias para a estrutura molecular, o agrupamento e a função do sistema T3SS (Figura 10.3). Esses incluem a expressão de *ipa* (*mxi*) da membrana e a apresentação de genes do antígeno *ipa* (*spa*) na superfície. Mxi-Spa T3SS consiste em quatro partes principais: (1) um corpo basal que envolve o envelope da bactéria; (2) uma estrutura tubular em forma de agulha, ligada ao corpo basal que se projeta para o meio extracelular; (3) um translocon na extremidade da estrutura em forma de agulha; e (4) um anel citoplasmático que energiza e faz a mediação do transporte de proteínas do citoplasma bacteriano na estrutura em forma de agulha.

Um terceiro grupo de genes presentes no grande plasmídio de virulência codifica dois ativadores de transcrição, VirB e MxiE, os quais controlam os genes associados ao T3SS. Um quarto grupo de genes codifica as chaperonas (*ipgA, ipgC, ipgE* e *spa15*) necessárias para desdobrar e introduzir proteínas na complexa estrutura em forma de agulha. Cerca de 25 proteínas são secretadas pelo T3SS.

Proteínas de propagação intercelular (Ics). Outro grupo de genes presentes no grande plasmídio de virulência codifica as proteínas Ics. Uma vez nas células hospedeiras, a bactéria utiliza as proteínas Ics para se movimentar no citoplasma e se propagar às células epiteliais adjacentes (CE). A proteína IcsA (VirG) se desloca de um polo da bactéria e alcança a N-WASP (*neural Wiskott-Aldrich syndrome protein*, ou seja, proteína da síndrome Wiskott-Aldrich neural). A ligação de N-WASP possibilita a nucleação da actina nesse local. Assim que a polimerização da actina inicia-se no polo da bactéria, e progride, ela impulsiona o microrganismo para o citoplasma da célula hospedeira (Figura 10.4). O posicionamento da IcsA em um polo do microrganismo é mediado por PhoN2, uma apirase (adenosina difosfatase). IcsB camufla IcsA de modo a impedir o reconhecimento e a destruição autofágica. IcsA não utiliza T3SS; ela penetra na célula hospedeira por meio de suas propriedades, como uma proteína autotransportadora. IcsP (SopA) é uma serina protease que cliva IcsA e modula a motilidade dependente de actina.

Proteína de virulência A (VirA). VirA, também codificada por um gene presente no grande plasmídio de virulência, é secretada pelo T3SS. VirA é uma cisteína protease cujo alvo é a α-tubulina; ademais, auxilia na mediação da motilidade intracelular por causar desarranjo dos microtúbulos (Figura 10.4).

Enterotoxina de Shigella 2 (ShET-2). ShET-2 é codificada por genes (*sen,* de enterotoxina Shigella) presentes no grande plasmídio de virulência. ShET-2 é produzida por *S. dysenteriae, S. sonnei* e *S. flexneri.* Por outro lado, a ShET-1 é codificada pelos genes *set1A* e *set1B*, presentes no cromossomo (descritos a seguir); é produzida apenas por *S. flexneri.* Acredita-se que ShET-1 e ShET-2 provoquem diarreia aquosa, que precede a disenteria. Verifica-se diarreia aquosa em todos os pacientes, mas disenteria não; consequentemente, as enterotoxinas devem ser consideradas importantes fatores de virulência.

Proteínas codificadas por genes nas ilhas de patogenicidade (PAI). Isolados de *Shigella* spp. podem conter até cinco PAI em seus cromossomos, quatro das quais são denominadas ilhas de patogenicidade de *Shigella* (SHI)

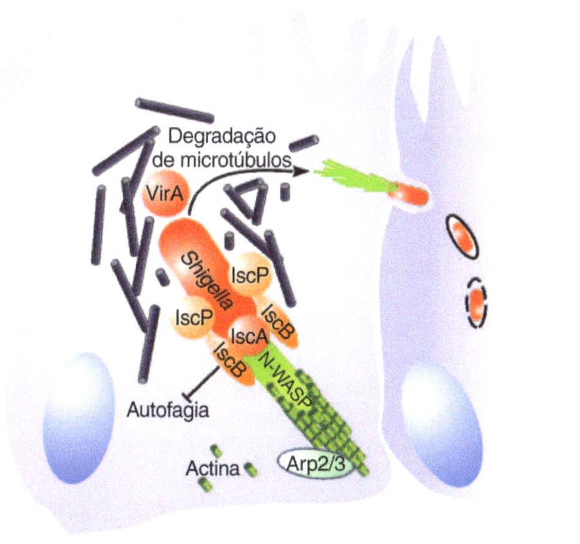

Figura 10.4 Movimento intracelular de *Shigella flexneri* por meio de polimerização da actina controlada. Em razão da ação da serina protease SopA/IIcsP, a IcsA de *S. flexneri* instala-se em um polo da bactéria, onde interage com a N-WASP (*neural Wiskott-Aldrich syndrome protein*, ou seja, proteína da síndrome de Wiskott-Aldrich neural) da célula hospedeira. O complexo IcsA/N-WASP recruta e ativa o complexo Arp2/3, atuando como mediador da nucleação da actina. O alongamento da cauda de actina impulsiona *S. flexneri* por meio do citoplasma. A movimentação é facilitada pelo VirA, que abre uma via por meio da degradação da rede de microtúbulos. Para evitar o sequestro pelo sistema de defesa autofágica, um local de reconhecimento autofágico da IcsA é ocultado pela proteína IcsB. (Reproduzida, com autorização, de Schroeder e Hilbi, 2008.)

e uma delas é denominada SRL (*Shigella resistance locus*, ou seja, *locus* de resistência de *Shigella*). SHI-1 contém os genes *sigA*, *pic* e *set*, os quais codificam, respectivamente, uma protease citopática semelhante à imunoglobulina A (SigA), uma serina protease/muquinase (Pic), e a enterotoxina 1 de *Shigella* (ShET-1). SigA é uma toxina citopática, Pic provoca permeabilização do muco e ShET-1 induz ao acúmulo de fluido no intestino. SHI-2 e SHI-3 contêm cópias dos genes (*iucA* a *iucD*) envolvidos na produção de aerobactina; contudo, SHI-3 está presente apenas em *S. boydii*. SHI-O contém genes envolvidos na modificação dos antígenos O e na conversão do sorotipo. SRL contém genes que codificam a capacidade de aquisição de ferro (*fecA* até *fecE*, *fecI* e *fecR*) e a resistência aos antibióticos. Os genes SRL codificam a resistência à tetraciclina (*tetA* a *tetD* e *tetR*), cloranfenicol (*cat*), ampicilina (*oxa-1*) e estreptomicina (*aadA1*).

Toxina Shiga (Stx). Com raras exceções, *S. dysenteriae* sorotipo 1 é a única bactéria do gênero que contém genes para produção de Stx. Como acontece em praticamente todas as cepas de *E. coli* produtoras de toxinas Shiga (STEC), exceto nas cepas que causam doença do edema, os genes Stx de *S. dysenteriae* são carreados no cromossomo. No entanto, diferentemente de STEC, *S. dysenteriae* sorotipo 1 não transporta fagos conversores de Stx intactos. Acredita-se que isso seja uma consequência da perda dos genes do fago essencial, ocasionada por eventos de transposição e de recombinação. Detectou-se um isolado humano de *S. sonnei* com um bacteriófago integrado que transportava genes de Stx. Experimentalmente, foi possível notar que outras cepas de *S. sonnei* apresentam lisogenia com o fago e, assim, produzem Stx. Neste fago, a sequência de DNA da *Stx* estava mais estreitamente relacionada com stx_2 que com stx_1. Esses achados sugerem que, no futuro, *S. sonnei* e outras espécies de *Shigella* que produzem Stx podem surgir como importantes patógenos.

A produção de Stx é controlada pelo ferro (por meio do Fur [*ferric uptake regulator*, ou seja, regulador da absorção de ferro]; ver a seção "Genes reguladores"), sendo produzidas mais toxinas em condição de baixa concentração de ferro. Embora outros fatores de virulência descritos anteriormente sejam importantes na patogênese, a virulência de uma cepa particular de *S. dysenteriae* também está diretamente relacionada com a quantidade de Stx produzida. Como descrito anteriormente para STEC, a Stx provoca graves lesões vasculares na mucosa do cólon, nos glomérulos renais e em outros órgãos, resultando em colite hemorrágica e, em alguns casos, em síndrome urêmica hemolítica (SUH). Os mecanismos moleculares, celulares e fisiopatológicos da toxicidade da Stx e os efeitos clínicos correspondentes estão descritos, em detalhes, no Capítulo 7.

Genes reguladores. *Shigella* contém vários genes cuja ativação se deve a fatores ambientais específicos. Os principais elementos da cascata reguladora que percebem e respondem às alterações ambientais são codificados no cromossomo. Alteração de pH, de temperatura (aumento para 37°C) ou da osmolalidade é percebida por proteínas sensoras codificadas no cromossomo (p. ex., VirR), as quais ativam a expressão de *virF* no plasmídio de virulência. Em seguida, VirF ativa as transcrições de *icsA* e *virB*, também presentes no plasmídio de virulência. VirB ativa grupos de genes de T3SS (*ipa*, *mxi*, *spa*) e o "primeiro grupo" de efetores. O "primeiro grupo" de efetores ocasiona aumento da transcrição do "segundo grupo" de efetores T3SS. Desse modo, uma alteração ambiental indicando a presença da bactéria no hospedeiro inicia a cascata de etapas de ativação sequencial do gene, culminando com a invasão das bactérias no epitélio do cólon. Alguns genes ativados neste processo atuam como reguladores negativos, impedindo o uso desnecessário de energia pelas bactérias à medida que essas penetram no hospedeiro.

Fur e RNA polimerase contendo RpoS são genes reguladores adicionais. A proteína Fur "percebe" a concentração de ferro disponível e, quando baixa (como acontece nas vísceras do hospedeiro, uma vez que a maior parte desse mineral se liga às proteínas ligadoras de ferro), ela ativa a síntese e a secreção da aerobactina ShET-1 e de Stx (ver as seções "Proteínas codificadas por genes nas ilhas de patogenicidade [PAI]" e "Toxina Shiga [Stx]"). A RNA polimerase que contém RpoS transcreve preferencialmente os genes efetores de tolerância a ácido (sobrevivência em pH 5), propiciando proteção contra o pH ácido do lúmen gástrico.

Variabilidade

A determinação dos sorogrupos e sorotipos de *Shigella* se baseia exclusivamente no antígeno O, uma vez que não há expressão do antígeno H ou K. A determinação do sorogrupo é fundamental para a identificação das espécies de *Shigella*; em três das quatro espécies da bactéria há vários sorotipos (Quadro 10.1).

Ecologia

Reservatório

A distribuição de *Shigella* se limita praticamente ao sistema gastrintestinal de humanos e de grandes primatas criados em cativeiro, nos quais ocorre shigelose natural, e em esgoto. Seres humanos são hospedeiros reservatórios; não há evidência de que a doença ocorra naturalmente em primatas não humanos de vida selvagem, sem contato prévio com pessoas. Há, persistentemente, *Shigella* em esgoto e a contaminação acidental de condutores de água por efluentes de esgoto frequentemente provoca surtos de shigelose em seres humanos. Em humanos, *Shigella* é cosmopolita, embora 99% dos casos ocorram nos países em desenvolvimento.

Transmissão

A doença é transmitida por via fecal-oral, mas a dose infectante é muito pequena (apenas 10 a 100 células); contudo, os microrganismos sobrevivem tempo o suficiente para contaminar fômites, os quais também participam na transmissão da bactéria. *S. flexneri* sorotipo 4 está associada à ocorrência de doença periodontal em primatas não humanos; o modo de transmissão é desconhecido, mas presume-se que seja pelas fezes. Medicamentos antimicrobianos, estresse ou alterações na dieta favorecem o risco de infecção por reduzir a resistência à colonização (em razão da redução da quantidade da flora normal competitiva), o que pode provocar a doença em primatas não humanos ou em pessoas com infecção subclínica, ou por reduzir a dose oral necessária para causar infecção e, em consequência, a doença. Estudos mostraram que um importante veículo para a transmissão de shigelose é a mão e menciona a importância de lavar completamente as mãos como modo de prevenção da doença. *S. dysenteriae* sorotipo 1 sobrevive até 1 h, sendo possível a cultura de bactérias isoladas da pele humana.

Doença clínica

A doença clássica inicia com diarreia aquosa; 3 a 4 dias depois as fezes se tornam escassas e contêm sangue e muco. O paciente apresenta febre, dor abdominal, cólica e tenesmo. É possível que manifeste mal-estar, mialgia e anorexia.

Em geral, a gravidade da evolução clínica varia de acordo com a espécie. *S. sonnei* causa principalmente diarreia aquosa, enquanto *S. flexneri* e *S. dysenteriae* provocam sintomas mais graves (p. ex., maior quantidade de sangue nas fezes, na infecção por *S. flexneri* ou *S. dysenteriae*, e complicações sistêmicas, como SUH ou lesão cerebral, na infecção por *S. dysenteriae*). Em todas as apresentações da shigelose, o exame microscópico das fezes revela grande quantidade de leucócitos.

Patologicamente, a shigelose se caracteriza por colite mucopurulenta e hemorrágica. Podem ser notados abscessos microscópicos na mucosa do cólon, envolvendo as criptas ou as regiões intercriptais. Com frequência, os abscessos de cripta se rompem, originando úlceras.

Síndrome urêmica hemolítica pode ser constatada em pacientes humanos infectados por *S. dysenteriae* sorotipo 1, principalmente como consequência da ação da Stx produzida. Síndrome de Reiter, caracterizada por artrite, às vezes se manifesta após a cessação da infecção intestinal. Essa síndrome também pode ser verificada em outras infecções bacterianas, a saber, infecções causadas por *Yersinia enterocolitica, Salmonella enterica* var. Typhimurium, *Klebsiella pneumoniae* e *Campylobacter jejuni.*

Patogênese

Dentro de 12 h após a ingestão, a bactéria se multiplica no intestino delgado e alcança uma quantidade de 10^7 a 10^8 células viáveis por mℓ de conteúdo luminal. Enquanto a bactéria permanece no intestino delgado o paciente apresenta dor abdominal, cólica e febre.

As bactérias passam ao cólon e invadem sua mucosa, em uma série de etapas (Figura 10.2). Os eventos moleculares foram descritos anteriormente. As cepas de *Shigella* aderem à superfície das células M e são captadas por fagossomos. As bactérias se livram dos fagossomos, crescem no citoplasma e se deslocam para os enterócitos adjacentes por causarem a indução do rearranjo da actina do citoesqueleto em um polo do microrganismo. Isso impulsiona a bactéria por meio do citoplasma e possibilita o contato com as células intestinais adjacentes. A propagação às células intestinais de absorção adjacentes ocorre por indução da endocitose nas membranas celulares de ambas as células. Dessa maneira, as bactérias continuam a se disseminar pela camada epitelial e o ciclo se repete. Os neutrófilos e macrófagos fagocitam as bactérias, mas os microrganismos provocam morte celular apoptótica de macrófagos, reduzindo a eficiência da defesa do hospedeiro e provocando a liberação de IL-1β e IL-18, as quais exacerbam a resposta inflamatória. Os neutrófilos participam da morte bacteriana, mas também provocam lesões teciduais, o que aumenta a propagação das bactérias. Infiltração e morte de neutrófilos ocasionam a lesão de colite purulenta. As bactérias são liberadas por macrófagos e células epiteliais mortas ou gravemente danificadas e alcançam, pelas vias linfáticas, o tecido linfoide associado ao intestino, onde, por fim, são mortas.

Além dos efeitos da inflamação e necrose da mucosa do cólon, a diarreia é causada pela ativação da fosfolipase C, que ocasiona aumento de íons cálcio no meio intracelular, ativação da proteinoquinase C e subsequente fosforilação de proteínas dos canais de íons cloreto e daquelas proteínas de transporte de íons associadas à membrana, envolvidas na absorção de NaCl.

Com base em estudos com modelo animal e mutagênese, acredita-se que ShET-1 e ShET-2 tenham participação significativa na etiologia da diarreia aquosa; no entanto, o mecanismo envolvido nestes efeitos é pouco conhecido.

A Stx produzida por *S. dysenteriae* sorotipo 1 provoca apoptose das células do endotélio vascular e ativação de leucócitos, com suprarregulação e expressão do fator de necrose tumoral α (TNF-α). O TNF-α induz aumento da expressão do receptor de Gb3 para Stx, que aumenta a toxicidade ao endotélio e a lesão vascular. Os vasos sanguíneos da mucosa do cólon são lesionados pela toxina Stx, ocorrendo trombose e infarto na mucosa do cólon. Esses efeitos exacerbam os da inflamação do cólon e provocam colite hemorrágica. Stx também pode lesionar vasos sanguíneos extraintestinais, como os dos rins e do cérebro, resultando no desenvolvimento de SUH. Os efeitos da Stx são descritos, em detalhes, no Capítulo 7.

Epidemiologia

Como mencionado, em animais, a doença quase sempre é verificada exclusivamente em grandes primatas mantidos em cativeiros. Humanos são os hospedeiros reservatórios. Em países desenvolvidos, a shigelose é uma doença que acomete grupos de indivíduos desprotegidos e aqueles criados em estreito contato com estes. Nos EUA, a shigelose também é uma doença que acomete principalmente crianças com 1 a 4 anos de idade, sendo causada por *S. sonnei*. Com frequência, os surtos são notados em crianças em idade pré-escolar, inclusive nas com 1 a 3 anos de idade, em creches. Os surtos também são verificados em instituições que cuidam de doentes mentais. Grandes surtos urbanos foram constatados após contaminação acidental da rede pública de fornecimento de água de uma cidade por efluentes de esgotos. Em todo o mundo, em seres humanos, *S. flexneri* e *S. sonnei* geralmente são responsáveis por shigelose endêmica, enquanto *S. dysenteriae* 1 é responsável pela apresentação epidêmica da doença.

Características imunológicas

A proteção contra disenteria bacilar envolve uma imunoglobulina secretora específica, no lúmen intestinal. Esses anticorpos impedem a aderência e a subsequente absorção das bactérias. Cepas de *Shigella* são sensíveis ao soro (ou seja, são suscetíveis à lise medida pelo sistema complemento) e são suscetíveis à morte pelos neutrófilos. Como consequência, em geral, *Shigella* não causa septicemia.

Não se sabe se os primatas não humanos são resistentes à reinfecção, após recuperação da shigelose. Reinfecção ou exacerbação acontecem em pacientes humanos em situação de estresse, como nos prisioneiros em campos de guerra. Bacterinas administradas por via oral ou parenteral não têm se mostrado efetivas. Alguma proteção foi demonstrada após a administração oral de vacinas vivas avirulentas, mas essas vacinas não estão disponíveis em todos os países.

Diagnóstico laboratorial

Amostras de fezes do animal vivo ou, no caso de necropsia, amostras do cólon, devem ser cultivadas em meio seletivo que seja menos inibidor que o meio de isolamento de salmonela. Não há meio de enriquecimento confiável para todas as cepas de *Shigella*; no entanto, prefere-se o caldo de uso geral para microrganismos gram negativos. Caldo selenito e caldo tetrationato, ambos destinados principalmente ao enriquecimento de *Salmonella*, geralmente também são inibidores. Para o isolamento ótimo de *Shigella*, devem-se utilizar ambos, um meio de baixa seletividade, ou seja, ágar MacConkey, e um meio mais seletivo, como o ágar xilose-lisina-desoxicolato (XLD). O meio Hektoen entérico (HE) é uma boa alternativa ao XLD (Figura 10.5), enquanto o ágar *Salmonella-Shigella* (SS), com frequência, é muito inibidor para algumas cepas de *Shigella*, por exemplo, *S. dysenteriae* sorotipo 1. *Shigella* não se multiplica em meio mais inibidor, principalmente nos destinados ao isolamento de *Salmonella*, como ágar verde-brilhante.

Em meio que contém lactose, as cepas de *Shigella* se apresentam como colônias não fermentadoras de lactose, embora algumas espécies (*S. sonnei* e *S. boydii* sorotipo 9) fermentem esse açúcar após vários dias de incubação. Colônias suspeitas são testadas diretamente com antissoro específico para *Shigella* ou são cultivadas em diferentes meios e, em seguida, testadas com antissoro.

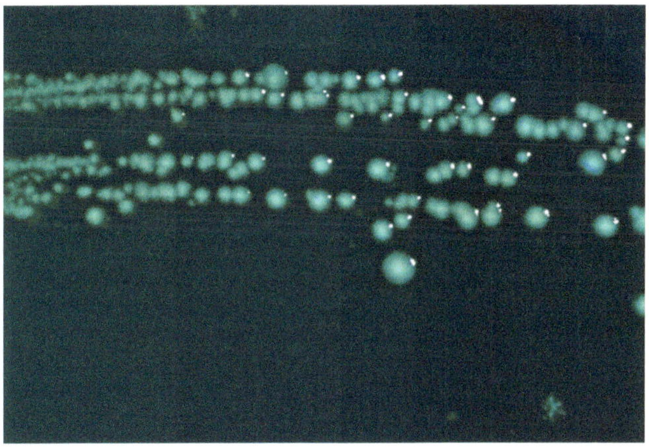

Figura 10.5 Colônias de *Shigella boydii* isoladas em ágar de Hektoen entérico (HE). Esta foto mostra a morfologia da colônia da bactéria *S. boydii* cultivada na superfície de ágar HE; as colônias de *S. boydii* que crescem em ágar HE exibem um aparência verde e úmida, proeminente. (U.S. Department of Health and Human Services, Centers for disease Control and Prevention, Public Health Information Library, PHIL_6688.)

Foram elaborados iniciadores (*primers*, em inglês) para ampliar (por meio de reação em cadeia da polimerase) o DNA-alvo específico para *Shigella*. Esse teste foi utilizado para detecção e identificação de bactérias deste gênero. No entanto, não há método de detecção do ácido nucleico aprovado pela FDA para o diagnóstico clínico de infecções por *Shigella*.

Tratamento, controle e prevenção

O tratamento da shigelose envolve cuidados de enfermagem e de suporte clínico. Nos casos graves são indicados medicamentos antimicrobianos, mas não na rotina, pois seu uso em uma criação de animais ocasiona seleção de cepas resistentes. O antimicrobiano de primeira escolha é ampicilina ou a combinação trimetoprima-sulfonamida. Se o microrganismo for resistente a eles, recomenda-se fluoroquinolona; estas são efetivos contra a maioria das cepas e não alteram tanto a flora intestinal normal (resistência à colonização) como ocorre com outros antimicrobianos.

Leitura sugerida

Germani Y and Sansonetti PJ (2006) Chapter 3.3.6. The genus *Shigella*. *Prokaryotes*, vol. 6, Springer, pp. 99–122.

Nataro JP, Bopp CA, Fields PI *et al.* (2011) Chapter 35. *Escherichia, Shigella*, and *Salmonella*, in *Manual of Clinical Microbiology*, 10th edn (ed. J Versalovic), ASM Press, Washington, DC, pp. 603–626.

Schroeder GN and Hilbi H (2008) Molecular pathogenesis of *Shigella* spp.: controlling host cell signaling, invasion, and death by type III secretion. *Clin Microbiol Rev*, 21, 134–156.

11 Pasteurellaceae | Avibacterium, Bibersteinia, Mannheimia e Pasteurella*

Amelia R. Woolums

A família Pasteurellaceae contém diversos microrganismos que participam na ocorrência de doenças em animais. Vários são habitantes normais do sistema respiratório superior e do sistema gastrintestinal e são bactérias oportunistas que provocam doença quando outros fatores exacerbam a capacidade de o microrganismo avançar a níveis mais profundos desses sistemas orgânicos. Outros raramente são isolados em indivíduos normais e provocam doença grave quando os animais são expostos a estas bactérias.

Desde que foi preparada a segunda edição deste livro-texto ocorreram várias alterações na taxonomia da família Pasteurellaceae e, provavelmente, mais alterações devem ocorrer no futuro. Por ocasião da redação deste texto havia 16 gêneros incluídos na família: *Actinobacillus, Aggregatibacter, Avibacterium, Basfia, Bibersteinia, Chelonobacter, Gallibacterium, Haemophilus, Histophilus, Lonepinella, Mannheimia, Necropsobacter, Nicoletella, Pasteurella, Phocoenobacter* e *Volucribacter.* As bactérias dos gêneros que contribuem na ocorrência de importantes doenças dos animais são relatadas neste capítulo e nos Capítulos 13 e 14. No momento, as bactérias do gênero *Aggregatibacter* não parecem ter relação importante com a ocorrência de doença nos animais. As espécies dos microrganismos do gênero *Basfia, Chelonobacter, Lonepinella, Necropsobacter* e *Nicoletella* estão relacionadas na Quadro 11.1, mas essas bactérias não são discutidas, mais extensivamente, aqui.

Todas as bactérias da família Pasteurellaceae são cocobacilos gram-negativos. São anaeróbios facultativos e, em geral, oxidase-positivos (o que os diferencia das bactérias da família Enterobacteriaceae).

Neste capítulo, são discutidos os gêneros *Avibacterium, Bibersteinia, Mannheimia* e *Pasteurella,* cujos membros têm importante participação em doenças de várias espécies animais (Quadro 11.1). Também, brevemente discute-se *Ornithobacterium rhinotracheale*, uma bactéria que não pertence à família Pasteurellaceae, mas fenotipicamente (e clinicamente) se assemelha a algumas cepas de *Avibacterium paragallinarum.*

Neste capítulo também são discutidos *Actinobacillus* (*A.*) *equuli* ssp. *equuli, A. equuli* ssp. *haemolytica, A. lignieresii, A. suis, A. pleuropneumoniae* e bactérias do gênero *Gallibacterium.* No Capítulo 12, há informações adicionais sobre *Actinobacillus.* Assim como outras bactérias da família Pasteurellaceae, todos esses microrganismos são cocobacilos gram-negativos. São anaeróbios facultativos e, em geral, oxidase-positivos (o que os diferencia das bactérias da família Enterobacteriaceae).

Características descritivas

Morfologia e coloração

As bactérias dos gêneros *Avibacterium, Bibersteinia, Pasteurella* e *Mannheimia* são cocobacilos gram-negativos que medem de 0,2 a 2,0 μm. Sua bipolaridade, ou seja, a coloração apenas das extremidades das células, pode ser demonstrada pelo uso de corantes policromáticos (p. ex., corante de Wright).

Estrutura e composição

As cápsulas contêm polissacarídios ácidos. A cápsula de *Pasteurella multocida* tipo A é constituída de ácido hialurônico, a cápsula tipo D é composta de heparina e a cápsula tipo F é constituída de condroitina (ver seção "Variabilidade", na qual se discute a nomenclatura das cápsulas de *P. multocida*). Algumas cepas de *P. multocida* e *Mannheimia haemolytica* expressam adesinas.

As paredes celulares são típicas de microrganismos gram-negativos, constituídas principalmente de lipopolissacarídios e proteínas. Algumas dessas proteínas são reguladas pelo ferro (ou seja, são expressas em ambiente com baixo teor de ferro).

Produtos celulares de interesse médico

Adesinas. Algumas, e provavelmente todas as bactérias da família Pasteurellaceae, produzem adesinas (e possivelmente mais que um tipo). Uma fímbria tipo 4 (adesina) foi descrita em cepas aviárias de *P. multocida* e uma adesina (denominada Adh1) é expressa por *M. haemolytica.* Assim como acontece com outros microrganismos, é provável que a expressão de adesinas dependa de fatores ambientais. Isto é, as adesinas são expressas enquanto os microrganismos habitam a superfície epitelial, porém são reprimidas quando a bactéria encontra-se no interior do hospedeiro, onde a adesão a uma célula fagocítica pode ser desastrosa. *M. haemolytica* e *Bibersteinia trehalosi* produzem proteínas de ligação do fibrinogênio. Atualmente, a função dessas proteínas é indefinida, mas, em estreptococos (ver Capítulo 28),

*Capítulo original escrito por Dr. Dwight C. Hirsh e Dr. Ernst L. Biberstein.

Quadro 11.1 Algumas bactérias da família Pasteurellaceae importantes na ocorrência de doenças em animais.

Gênero e espécie	Local ou doença associada
Avibacterium avium (anteriormente *Pasteurella avium*)	Flora respiratória normal de filhotes de aves
Avibacterium endocarditidis	Endocardite em filhotes de aves
Avibacterium gallinarum[a] (anteriormente *Pasteurella gallinarum*)	Doença respiratória em aves domésticas
Avibacterium paragallinarum[a] (anteriormente *Haemophilus paragallinarum*)	Coriza infecciosa em filhotes de aves
Avibacterium volantium (anteriormente *Pasteurella volantium*)	Flora respiratória normal de filhotes de aves
Basfia succiniciproducens	Flora ruminal normal
Bibersteinia trehalosi[a]	Doença respiratória em ruminantes; bacteriemia em cordeiros
Chelonobacter oris	Várias infecções em tartarugas
Lonepinella koalarum	Bactéria que degrada tanino nas fezes de coala normal
Mannheimia glucosida	Mastite em ovelhas; doenças respiratórias em ruminantes
Mannheimia granulomatis	Doenças respiratórias e outras infecções em cervídeos, ruminantes e lebres; doença de pele (lechiguana) em bovinos; mastite em ovelhas
Mannheimia haemolytica[a]	Doença respiratória em ruminantes; mastite em ovelhas
Mannheimia ruminalis	Flora ruminal normal; mastite em ovelha
Mannheimia varigena	Infecções respiratórias e bacteriemia em ruminantes e suínos; mastite em vacas
Necropsobacter rosorum	Isolados de aves; importância indefinida
Nicoletella semolina	Doença respiratória em equinos
Pasteurella aerogenes	Gastrenterite em suínos; aborto em porcas
Pasteurella caballi	Doença respiratória em equinos
Pasteurella canis[a]	Infecções respiratórias e bucais em cães; infecção de ferimentos por mordida de cão
Pasteurella dagmatis	Flora respiratória normal de pássaros, infecções respiratórias e bucais de cães e gatos; infecção de ferimentos decorrentes de mordida de cães e gatos
Pasteurella langaaensis (anteriormente *Pasteurella langaa*)	Flora respiratória normal de pássaros
Pasteurella lymphangitidis	Linfangite bovina
Pasteurella mairii	Aborto em porcas, bacteriemia em leitões
Pasteurella multocida ssp. *gallicida*[a]	Doença semelhante à cólera aviária em pássaros
Pasteurella multocida ssp. *multocida*[a]	Cólera aviária; doença respiratória em ruminantes e suínos; bacteriemia/septicemia em ruminantes; mastite em ruminantes; doença respiratória e outras infecções em coelhos; infecções respiratórias e bucais em cães e gatos; infecções decorrentes de ferimentos provocados por mordidas de cães e gatos
Pasteurella multocida ssp. *septica*[a]	Doença semelhante à cólera aviária em pássaros; infecções respiratórias e bucais em cães e gatos; infecções decorrentes de ferimentos por mordidas de cães e gatos; infecções respiratórias, e outras, em morcegos
Pasteurella pneumotropica[a]	Doença respiratória em roedores
Pasteurella skyensis	Bacteriemia/septicemia em salmão criado no Oceano Atlântico
Pasteurella stomatis[a]	Infecções respiratórias e bucais, em cães e gatos; infecções decorrentes de ferimentos de mordidas de cães e gatos
Pasteurella testudinis	Infecções em tartarugas terrestres e tartarugas marinhas
Phocoenobacter uteri	Isolado de útero de toninhas-do-porto; importância indefinida

[a]Microrganismos que causam doença de particular importância, definida pela identificação relativamente frequente da infecção e gravidade relativa da doença associada à infecção.

as proteínas de ligação do fibrinogênio concedem propriedade antifagocitária à partícula estreptocócica por meio do "revestimento" da célula bacteriana e, assim, "recobrem" os locais de ativação do sistema complemento (e, desse modo, reduzem a opsonização e a produção de complexos de ataque à membrana funcionais), bem como aqueles reconhecidos por proteínas séricas (colectinas/ficolinas) que opsonizam partículas estranhas. A cápsula de ácido hialurônico de cepas de *P. multocida* tipo A atuam como adesinas, provavelmente de modo semelhante a *Streptococcus pyogenes* encapsulado com ácido hialurônico (Capítulo 28), o qual se liga às células epiteliais, de pessoas, por meio de CD44, uma glicoproteína de ligação do ácido hialurônico.

Cápsula. Várias espécies desses gêneros produzem cápsulas. As cápsulas têm várias funções, sendo que as mais importantes são a interferência na fagocitose (antifagocítica) e a proteção da membrana externa diante a deposição dos complexos de ataque à membrana produzidos pela ativação do sistema complemento. A quantidade de cápsula produzida é inversamente proporcional à quantidade de ferro disponível. *In vivo,* em que a concentração de ferro disponível é muito baixa, a quantidade de cápsula formada é menor (porém, suficiente para proteger os microrganismos de fagocitose e de lise mediada por complemento). A cápsula de *P. multocida* tipo A é constituída de ácido hialurônico; a cápsula tipo D é composta de heparina; e a cápsula tipo F é constituída de condroitina. Essas substâncias são semelhantes (se não idênticas) aos componentes do tecido hospedeiro e, desse modo, são pouco antigênicas; também se ligam pouco aos componentes do sistema complemento (e, portanto, são antifagocíticas). A cápsula de ácido hialurônico também atua como uma adesina em células epiteliais do sistema respiratório, como no caso da cápsula de cepas de *P. multocida* tipo A (ver a seção anterior, "Adesinas").

Parede celular. O lipopolissacarídio (LPS) estimula uma resposta inflamatória, após se ligar à proteína de ligação de LPS (uma proteína sérica), que, por sua vez, transfere-o para o CD14 da superfície de leucócitos. Em seguida, o complexo CD14-LPS se liga ao receptor *Toll-like* 4 da superfície de macrófagos e de outros leucócitos, desencadeando a liberação de citocinas pró-inflamatórias e induzindo resposta inflamatória local ou sistêmica. O LPS também atua de modo sinérgico com a leucotoxina de *M. haemolytica* por aumentar a expressão do receptor de leucotoxina, o CD18, na superfície de macrófagos e de outros leucócitos (ver, a seguir, "Toxina RTX").

Toxinas. *Bibersteinia, Mannheimia* e *Pasteurella* produzem várias proteínas com atividade tóxica. Pelo menos duas delas são importantes na patogênese da doença: uma RTX e uma toxina ativadora de Rho:

1. *Toxina RTX:* a toxina RTX (*repeats in toxin,* assim denominada por causa da característica comum de repetições de sequências ricas em glicinas, na proteína) é uma leucotoxina produzida por todas as espécies de *Mannheimia* (com exceção de alguns isolados de *Mannheimia ruminalis*) e de *B. trehalosi*. Apesar da semelhança na sequência de aminoácidos com outras bactérias da família RTX, a leucotoxina acomete especificamente leucócitos e eritrócitos de bovinos; as células de animais não ruminantes são resistentes aos efeitos da leucotoxina. Sua ação nos eritrócitos provavelmente é menos importante *in vivo*; no entanto, é responsável pela hemólise verificada principalmente quando isolados de *Mannheimia* e *B. trehalosi* se multiplicam em placas de ágar-sangue. A leucotoxina se liga ao CD18 (uma β_2-integrina), presente na superfície dos leucócitos de bovinos (neutrófilos, macrófagos e linfócitos) e nas plaquetas. Em baixa concentração, a leucotoxina ativa a célula-alvo; em concentrações mais elevadas, inicia a apoptose; e, em concentrações muito altas, provoca necrose (dada a produção de poros transmembrana). Em contato com a leucotoxina, os neutrófilos sofrem degranulação e liberam potentes enzimas, as quais induzem e agravam a inflamação, os macrófagos liberam citocinas pró-inflamatórias (exacerbadas na presença de LPS), os linfócitos sofrem apoptose e necrose, e as plaquetas propiciam maior aderência. Além disso, os mastócitos dos tecidos sofrem degranulação, liberando aminas vasoativas. Em resumo, a leucotoxina estimula a resposta inflamatória, com destruição tecidual. A importância da leucotoxina na patogênese da pneumonia de ruminantes causada por *M. haemolytica* é evidenciada pelo fato de que cepas de *M. haemolytica* que apresentam gene para leucotoxina alterado provocam doença muito menos grave que as cepas que expressam normalmente leucotoxina
2. *Toxina ativadora de Rho:* a toxina ativadora de Rho é produzida pela cápsula de *P. multocida* tipo D e está associada à rinite atrófica de suínos. A toxina, Pmt (*P. multocida toxin*, ou seja, toxina de *P. multocida*), estimula duas proteínas sinalizadoras: a pequena proteína GTPase Rho e a proteína G heterodimérica. Diferentemente de toxinas similares (fator necrosante citotóxico produzido por *Escherichia coli*, ver Capítulo 8; e toxina dermonecrótica produzida por *Bordetella bronchiseptica*, ver Capítulo 15), a Pmt não afeta, enzimaticamente, quaisquer dessas proteínas reguladoras. No entanto, a interação de Pmt com quaisquer dessas proteínas resulta em toxicidade mediada pelo aumento do teor intracelular de cálcio. Ademais, a Pmt se liga à vimentina, um filamento intermediário celular responsável por propiciar resistência mecânica à célula
3. *Toxinas diversas:* algumas cepas de *P. multocida* produzem hialuronidase e neuraminidase. A função dessas enzimas na patogênese da doença é indefinida. Aventa-se a possibilidade de a hialuronidase ser ativa *in vivo* e que possa ser responsável pela habilidade de o microrganismo "se disseminar" pelo tecido. Pressupõe-se que a neuramidase participe na colonização de superfícies epiteliais por remover resíduos do ácido siálico terminal da mucina e, assim, altere a imunidade inata do hospedeiro normal.

Aquisição de ferro. Como o ferro é uma necessidade fundamental para sua multiplicação, as bactérias devem obter esse mineral, se disponível no hospedeiro. Algumas cepas aviárias de *P. multocida* produzem um sideróforo, a multicidina, que não é um sideróforo do tipo fenolato, tampouco hidroxamato. Sideróforos não foram constatados em *Pasteurella* ou *Mannheimia* oriundas de outras fontes ou espécies. No entanto, *Pasteurella* e *Mannheimia* se ligam a complexos ferro-transferrina pela eficiência das proteínas de membrana externa reguladas pelo ferro, sintetizadas em ambientes com baixo teor de ferro (denominadas Tbps, de *transferrin-binding proteins*, ou seja, proteínas ligadoras de transferrina). O ferro é adquirido de complexos transferrina-ferro, que se ligam à superfície do microrganismo. Proteínas de membrana externa reguladas pelo ferro também são suprarreguladas em condições de baixa disponibilidade de ferro. *P. multocida* também se liga ao radical heme e à hemoglobina, que são outras possíveis fontes de ferro.

Produtos diversos. Algumas cepas aviárias de *P. multocida* expressam uma proteína de membrana externa que é tóxica às células fagocíticas. A participação dessa proteína na patogênese da doença é indefinida. Se a formação de cápsula é infrarregulada *in vivo*, em razão da baixa disponibilidade de ferro, então a proteína de membrana externa tóxica pode atuar protegendo o microrganismo da fagocitose.

Características da multiplicação

Avibacterium, Bibersteinia, Mannheimia e *Pasteurella* se multiplicam melhor na presença de soro ou sangue. Após a incubação durante a noite (35°C a 37°C), as colônias apresentam até 2 mm de diâmetro, coloração clara a acinzentada e aspecto liso ou mucoide. *Mannheimia haemolytica, M. glucosida* e alguns isolados de *B. trehalosi* produzem hemólise em ágar-sangue de ruminantes. Todos são cocobacilos gram-negativos imóveis. São anaeróbios facultativos, em geral, oxidase-positivos, reduzem nitratos e causam fermentação de carboidratos. O padrão de fermentação de carboidratos pode ser utilizado para a diferenciação de espécies individuais.

Nas bactérias desses gêneros há variação quanto a sua necessidade do dinucleotídio betanicotinamida-adenina (β-NAD), também denominado fator V); *Avibacterium avium, A. volantium* e alguns isolados de *A. paragallinarum* precisam de β-NAD e as demais bactérias deste gênero se caracterizam por não terem tal necessidade. Isolados de *A. paragallinarum* que não requerem β-NAD são denominados biovar 2, enquanto os isolados que necessitam de β-NAD são conhecidos como biovar 1. Pode ser difícil a diferenciação fenotípica de *A. gallinarum, A. endocarditidis* e de isolados biovar 2 de *A. paragallinarum* daqueles de *Gallibacterium anatis* (ver Capítulo 12), porém a diferenciação é possível com base nas diferenças verificadas na reação de orto-nitrofenil-β-D-galactopiranosida (ONPG) e na fermentação de glicerol, D-manitol, D-galactose e maltose. Também pode ser difícil a diferenciação fenotípica entre isolados de *A. paragallinarum* biovar 2 e *O. rinotracheale,* outra bactéria patogênica também associada a doença respiratória de aves domésticas (ver seção "*O. rhinotracheale*"). Para a diferenciação desses microrganismos, é melhor utilizar a reação em cadeia de polimerase (PCR).

Pode ser difícil diferenciar *Pasteurella aerogenes* e *Actinobacillus rossii* (Capítulo 13), as quais podem estar associadas à ocorrência de infecção do sistema respiratório de porcas, com base em testes fenotípicos, e até mesmo genotípicos. Na cultura bacteriológica, *B. trehalosi* e *P. multocida* podem se multiplicar mais que *M. haemolytica* (é possível que isso ocorra, também, *in vivo*), um fato que pode ser relevante para o diagnóstico exato de doença respiratória em ruminantes.

Resistência

As culturas morrem em 1 ou 2 semanas. Desinfetantes, calor (50°C durante 30 min) e luz ultravioleta são imediatamente letais às bactérias. *P. multocida* sobrevive durante meses em carcaças de aves.

Pasteurella e *Mannheimia* têm se tornado, cada vez mais, resistentes às penicilinas, tetraciclinas e sulfonamidas, às quais anteriormente eram suscetíveis. O gene que codifica a resistência à tetraciclina é uma particularidade de *Pasteurella* e *Mannheimia*. Os genes que codificam resistência frequentemente estão associados a plasmídios R.

Variabilidade

P. multocida consiste em cinco sorogrupos capsulares (A, B, D, E e F) e 16 sorotipos somáticos (1 a 16). Com frequência, os sorotipos estão relacionados com a especificidade e a patogenicidade do hospedeiro. O sorotipo é denominado por uma letra que indica o tipo de cápsula e um número que indica o sorotipo somático (p. ex., A:1).

M. haemolytica consiste em 12 tipos capsulares (1, 2, 5 a 9, 12 a 14, 16 e 17), enquanto *B. trehalosi* consiste em quatro (3, 4, 10 e 15). A tipagem capsular, exclusivamente, não pode ser utilizada para a identificação de *M. haemolytica,* pois algumas outras espécies do gênero *Mannheimia* também reagem com o soro utilizado na tipagem para classificação de *M. haemolytica. A. paragallinarum* também é encapsulada, e evidências sugerem que pode haver diferença na composição da cápsula, semelhante àquela notada nos vários tipos capsulares de *P. multocida*. Há três sorotipos de *A. paragallinarum* (sorotipos Page A, B, e C).

Ecologia

Reservatórios

Bactérias dos gêneros *Avibacterium, Bibersteinia, Mannheimia* e *Pasteurella* são carreadas nas membranas mucosas (mais comumente naquela da orofaringe) de espécies hospedeiras suscetíveis. Seu transporte pode se disseminar, como acontece com *P. multocida*, em carnívoros, ou, excepcionalmente, com cepas causadoras de cólera aviária, em pássaros, ou com cepas produtoras de septicemia hemorrágica em ruminantes. Uma espécie hospedeira pode atuar como reservatório de outra cepa, pois foram diagnosticadas cólera aviária e doença respiratória causadas por *M. haemolytica* em carneiros silvestres das Montanhas Rochosas.

Transmissão

A infecção se instala após inalação, ingestão ou contaminação de ferimentos decorrentes de picadas e arranhões. Várias infecções possivelmente são endógenas. Na septicemia hemorrágica, em bovinos, e na cólera aviária, a contaminação do ambiente contribui para a transmissão indireta das bactérias.

Patogênese

Mecanismos

Em geral, há três manifestações de doenças induzidas pelas bactérias dos gêneros *Avibacterium, Bibersteinia, Mannheimia* e *Pasteurella*: doença do sistema respiratório, septicemia e doenças associadas a traumatismos:

1. O envolvimento do sistema respiratório implica pneumonia ou pleuropneumonia ou doença do sistema respiratório superior (p. ex., rinite atrófica, em suínos, e coriza infecciosa, em filhotes de aves). Observa-se pneumonia, com mais frequência, em ruminantes e geralmente está associada a *M. haemolytica, P. multocida* ou *B. trehalosi*. Em geral, estresse ambiental (p. ex., transporte ou desmame recente), infecção por vírus ou outras infecções bacterianas (p. ex., micoplasma) precedem a pneumonia, e acredita-se que tais condições reduzam as defesas do sistema respiratório do hospedeiro, possibilitando que bactérias comensais colonizem o sistema respiratório superior (*M. haemolytica, P. multocida* ou *B. trehalosi*) e causem infecção pulmonar. *M. haemolytica* ou *B. trehalosi* presente no sistema respiratório superior alcança o pulmão e secreta Lkt, que, juntamente com o LPS da parede celular da bactéria, inicia intensa resposta inflamatória, com deposição de fibrina e trombose. Embora não se tenha comprovado a produção de Lkt por *P. multocida*, a colonização desta bactéria no pulmão inicia uma resposta inflamatória por liberar LPS. A presença de cápsula, a capacidade de sequestrar ferro e, talvez, a ligação do fibrinogênio aumentam a sobrevivência das bactérias na lesão.

A. paragallinarum causa surtos, principalmente, de doença do sistema respiratório superior, em filhotes de aves (coriza infecciosa). Também, *P. multocida* em combinação com *B. bronchiseptica* (Capítulo 15) provoca grave doença do sistema respiratório superior denominada rinite atrófica progressiva, em suínos. Nessa doença, inicialmente *B. bronchiseptica* adere à mucosa nasal e secreta uma toxina denominada toxina dermonecrótica, que causa discreta lesão epitelial. Cepas de *P. multocida* com cápsula tipo D aderem a este epitélio discretamente lesionado (essas cepas não aderem prontamente ao epitélio normal) e secretam toxina de *P. multocida* (Pmt). A Pmt é responsável pela destruição dos ossos turbinados nasais. A ação exclusivamente da toxina de *B. bronchiseptica*, sem a participação de *P. multocida*, resulta em discreta hipoplasia dos ossos turbinados, não progressiva

2. *P. multocida* causa doença bacterêmica e septicêmica em ruminantes e aves. *P. multocida* ssp. *multocida* causa septicemia hemorrágica em bovinos (atualmente uma doença exótica nos EUA). *P. multocida* ssp. *multocida* e *B. trehalosi* causam septicemia em ovinos, e *P. multocida* ssp. *multocida* causa cólera aviária em pássaros. Não se sabe por que essas cepas, e não outras bactérias da família Pasteurellaceae, são capazes de provocar bacteriemia e septicemia. No entanto, as características de suas cápsulas e os mecanismos de sequestro de ferro podem ser relevantes. As proteínas de membrana externa de cepas aviárias de *P. multocida* parecem ter importante participação na redução da fagocitose. Os sintomas e as consequências dessas doenças são atribuídos à intensa resposta inflamatória sistêmica e à infecção de vários órgãos
3. Condições relacionadas com traumatismo são aquelas nas quais os microrganismos presentes na cavidade bucal (*Pasteurella* é o mais comum) são inoculados no local de infecção. Exemplos incluem ferimentos decorrentes de mordidas de cães e gatos e infecções causadas por lambeduras de cães e gatos em locais comprometidos (p. ex., feridas cirúrgicas).

Patologia

As lesões variam de acordo com o local da infecção, a virulência das cepas e a resistência do hospedeiro. Nos casos de septicemia, a lesão vascular resulta em hemorragia e perda de fluido, mas há discreta resposta inflamatória celular. Pode haver necrose focal em órgãos parenquimatosos ou úlceras em membrana mucosa. Mamíferos manifestam linfadenopatia hemorrágica generalizada. Na cólera aviária crônica, ocorre inflamação caseopurulenta nas articulações, na orelha média, nos ovários e na barbela.

Em ruminantes com pneumonia causada por *Mannheimia*, *Bibersteinia* e *Pasteurella*, as lesões macroscópicas são aquelas verificadas na broncopneumonia ou na pleuropneumonia. A infecção de bovinos por *M. haemolytica* pode ocasionar pleuropneumonia necrosante fibrinosa grave, com intensa deposição de fibrina e exsudação de fluido proteináceo no espaço pleural. Lesões macroscópicas causadas por *B. trehalosi* ou *P. multocida*, mais comumente, limitam-se à broncopneumonia, sem reação pleural. Microscopicamente, a resposta inflamatória reflete as lesões macroscópicas, com intensa infiltração de neutrófilos, bem como necrose, hemorragia, deposição de fibrina e trombose, observadas na infecção aguda por *M. haemolytica*. Por outro lado, a infiltração de neutrófilos nas vias respiratórias e nos alvéolos (broncopneumonia purulenta), sem necrose tecidual e deposição de fibrina, é mais comumente notada em casos de pneumonia causada por *B. trehalosi* ou *P. multocida*.

A rinite atrófica de suínos (ver também em *B. bronchiseptica*, Capítulo 15) é uma rinite crônica acompanhada de alterações da osteogênese adjacentes aos locais inflamados. O aumento da atividade osteoclástica e a diminuição da atividade osteoblástica destroem os ossos turbinados e os ossos do focinho, resultando em deformidades das estruturas faciais. Histologicamente, observa-se que um tecido fibroso substitui o tecido ósseo. A atrofia óssea é acompanhada de graus variáveis de inflamação aguda.

A patologia das lesões relacionadas com a infecção por bactérias de cavidade bucal é pouco notável, com predomínio de neutrófilos.

Padrões da doença

Bovinos

Pneumonia. A forma mais comum de "pasteurelose" bovina, que mais comumente envolve *M. haemolytica* ou *P. multocida* ssp. *multocida,* é a "febre do transporte", uma broncopneumonia ou pleuropneumonia fibrinosa observada quando os bovinos, especialmente bezerros recém-desmamados, são transportados, agrupados e manejados em condições de estresse. O início, 1 a 2 semanas após o transporte, é marcado por febre, inapetência e apatia. Os sintomas respiratórios (secreção nasal e tosse) são discretos e variáveis. Nos estágios mais avançados, a febre pode diminuir, mas a angústia respiratória pode ser evidente. É possível constatar ruídos pulmonares anormais, especialmente nos lobos apicais, os quais são, inicialmente, os mais gravemente acometidos.

P. multocida ssp. *multocida* é mais comumente isolada de bovinos leiteiros jovens com pneumonia; pode se manifestar como um padrão endêmico (pneumonia enzoótica dos bezerros) ou na forma de epidemia (epizoótica). É mais provável que outras condições, como infecção respiratória viral primária, fatores ambientais, como baixa qualidade do ar e superpopulação, e imunidade do hospedeiro inapropriada exacerbem a capacidade de *P. multocida* se instalar no pulmão e causar doença. Isolados de *P. multocida* sorogrupo A mais comumente estão associados a doença respiratória em ruminantes na América do Norte e na Europa.

Septicemia hemorrágica. Septicemia hemorrágica é uma infecção sistêmica aguda causada por *P. multocida* ssp. *multocida* sorotipo B (Sul e Sudeste Asiáticos) ou sorotipo E (África); nas regiões tropicais se manifesta como epidemias sazonais, com altas taxas de morbidade e de mortalidade. Os sintomas incluem febre alta, apatia, edema subcutâneo, salivação excessiva e diarreia, ou morte súbita. Todas as excreções e secreções são altamente infectantes.

Ovinos e caprinos

Septicemia. Pasteurelose septicêmica, geralmente causada por *B. trehalosi*, em cordeiros criados em confinamento, e por *M. haemolytica*, em cordeiros lactentes, assemelha-se à septicemia hemorrágica de bovinos, embora geralmente sem envolvimento intestinal e com taxa de morbidade muito menor.

Pneumonia. Como acontece em bovinos, é possível a ocorrência de pneumonia em ovinos e caprinos após o transporte, ou em grupos de animais, na forma enzoótica ou epidêmica. *M. haemolytica*, *B. trehalosi* e *P. multocida* são mais comumente envolvidas como causas da doença. À semelhança do mencionado para bezerros, outros fatores, incluindo infecção concomitante por patógenos virais, fatores ambientais estressantes e imunidade inadequada do hospedeiro exacerbam a capacidade de *P. multocida* provocar broncopneumonia em pequenos ruminantes.

Mastite. Mastite em pequenos ruminantes pode ser causada por várias espécies de *Mannheinemia* ou por *P. trehalosi*. Com frequência, a doença se manifesta no final da lactação, quando grandes cordeiros machucam o úbere e transferem o inóculo de sua flora orofaringiana. Sintomas sistêmicos agudos acompanham a infecção do úbere, partes do qual sofrem necrose (*blue bag*) e podem se desprender.

Suínos

Rinite atrófica. A rinite atrófica de suínos jovens (com 3 semanas a 7 meses de idade), que ocasiona destruição de osso turbinado e complicações secundárias, deve-se a infecções nasais sinérgicas por *P. multocida* (geralmente do sorogrupo D ou A) e *B. bronchiseptica*. Além disso, a amônia (às vezes, em concentração observada em criações de suínos) atua de forma sinérgica com a Pmt.

Os sintomas incluem espirros, epistaxe e mancha na face causada pela obstrução do ducto lacrimal. As deformidades ósseas ocasionam desvio lateral do focinho ou rugas em decorrência de compressão rostrocaudal. A pneumonia secundária se deve, em parte, à eliminação dos ossos turbinados como uma defesa do sistema respiratório.

Pneumonia. Assim como acontece com ruminantes, é possível a ocorrência de broncopneumonia em suínos após o transporte, ou em grupos de suínos, nos quais a doença ocorre na forma enzoótica ou epidêmica. Nesses casos, comumente se isola *P. multocida* ssp. *multocida*. Assim como em ruminantes, é provável que outras condições, como infecção respiratória viral primária, fatores ambientais, como superpopulação e baixa qualidade do ar, e imunidade inadequada do hospedeiro exacerbem a capacidade de *P. multocida* causar broncopneumonia.

Coelhos

Doenças do sistema respiratório. Obstrução nasal, ou *snuffles*, uma rinossinusite mucopurulenta de coelhos causada por *P. multocida* ssp. *multocida*, instala-se quando a bactéria, que reside normalmente na nasofaringe, provoca doença após estresse de prenhez, de lactação ou de manejo inadequado. Infecção concomitante por outros patógenos, particularmente *B. bronchiseptica*, pode exacerbar a doença. As complicações incluem broncopneumonia, infecção de orelhas média e interna, conjuntivite e septicemia.

Doença do sistema genital. No sistema genital, *P. multocida* pode provocar orquite, balanopostite e piometra.

Aves

Coriza infecciosa. Coriza infecciosa (causada por *A. paragallinarum*) é uma doença contagiosa aguda de filhotes de aves que, geralmente, restringe-se ao sistema respiratório superior. Acomete aves de praticamente todas as idades. Os sinais clínicos incluem secreção nasal, tumefação de seio (ou *sinus*) nasal, edema facial e conjuntivite. Nos casos graves pode haver envolvimento de saco aéreo e pulmão. Quando a doença não é complicada, a taxa de mortalidade é baixa e a perda de produção é a consequência mais relevante. As infecções sobrepostas por micoplasmas e helmintos parasitas exacerbam e prolongam o surto da doença. Entre outras espécies aviárias, apenas a codorniz-japonesa é altamente suscetível.

Cólera aviária. A cólera aviária é uma infecção sistêmica causada por *P. multocida* ssp. *multocida* (mais comumente do sorogrupo A), adquirida pela ingestão ou inalação da bactéria, que acomete principalmente perus, aves aquáticas e filhotes de aves. A forma hiperaguda mata quase 60% das aves infectadas, sem sintomas prévios da doença. A doença aguda, caracterizada por apatia, anorexia, diarreia e secreção nasal e ocular, pode durar vários dias, com taxa de mortalidade ao redor de 30%. A forma subaguda é principalmente respiratória e se manifesta com estertores e secreção nasal mucopurulenta. Na cólera aviária crônica, notam-se lesões caseosas. Aves carreadoras aparentemente não infectadas parecem ter importante participação na epidemiologia da cólera aviária. Às vezes, nos casos crônicos isola-se *Avibacterium gallinarum*.

Cães e gatos

Doenças causadas por microrganismos da cavidade bucal. *P. multocida* (gatos) e *P. canis* (cães) estão presentes na flora predominantemente anaeróbica, nas infecções da cavidade bucal, nas infecções decorrentes de ferimentos por mordida, na serosite (p. ex., piotórax em gatos) e nas lesões de cavidade bucal causadas por corpo estranho.

Equinos

Doenças do sistema respiratório. Observa-se *Pasteurella caballi* na doença respiratória de equinos, geralmente em associação a *Streptococcus equi* ssp. *zooepidemicus*.

Animais de laboratório roedores. *P. pneumotropica*, uma bactéria comensal comum, pode contribuir na ocorrência de infecções oportunistas, como pneumonia. Microrganismos fenotipicamente similares em outros hospedeiros provavelmente pertencem a diferentes espécies (p. ex., *P. dagmatis*).

Imunidade

Princípios fundamentais da imunidade

O anticorpo circulante representa proteção significativa contra septicemia hemorrágica e cólera aviária. Os antígenos capsulares tipo-específicos são imunógenos essenciais na septicemia hemorrágica. Em aves que se recuperam de infecção por *A. paragallinarum*, a imunidade propicia proteção heteróloga contra vários tipos de antígenos capsulares.

Em outras apresentações de doença associadas a *Pasteurella* e *Mannheimia*, o quadro clínico é menos evidente. Ambos, anticorpos antibacterianos e antitoxinas, são importantes na proteção; por exemplo, anticorpos antileucotoxina representam importante necessidade para a imunidade contra doença grave induzida por desafio com *M. haemolytica*.

Vacinação

Vacinas contra *A. paragallinarum* estão comercialmente disponíveis e podem proteger filhotes de aves da doença, após exposição experimental à bactéria, mas as vacinas devem conter o sorotipo da cepa-desafio para serem mais efetivas.

Vacinas para prevenção de broncopneumonia causada por *P. multocida*, em suínos e bovinos, e de broncopneumonia ou pleuropneumonia causada por *M. haemolytica*, em bovinos, estão disponíveis no mercado. Essas vacinas podem evitar doenças ocasionadas por um desafio experimental, mas sua eficácia no campo é menos consistente. Às vezes, vacinas destinadas a bovinos são administradas em ovinos e caprinos, mas, em geral, é improvável que propiciem benefício relevante porque nas vacinas destinadas a bovinos não são incluídos diferentes sorotipos de *Mannheimia* e *Pasteurella*, os quais são mais comumente associados à ocorrência de doenças em pequenos ruminantes.

Nos países onde ocorre septicemia hemorrágica bovina, as vacinas são utilizadas para prevenção de doenças e podem ser efetivas por até 2 anos. Antissoro é útil para a proteção de curta duração.

As características essenciais de uma vacina efetiva contra cólera aviária não são conhecidas. A eficácia das bacterinas no campo tem sido inconsistente. Mais promissoras têm sido as vacinas vivas contendo microrganismos atenuados. A atenuação parece ser inversamente proporcional à imunogenicidade.

Bacterinas de *P. multocida* e *B. bronchiseptica* com toxoide estão disponíveis no mercado e são úteis no controle de rinite atrófica.

Diagnóstico laboratorial

Isolamento e identificação

Bactérias dos gêneros *Avibacterium, Bibersteinia, Mannheimia* e *Pasteurella*, mantidas por uma noite (35°C a 37°C) em meio contendo sangue ou soro, são identificadas utilizando-se testes diferenciais. Podem ser feitas tipagens somática e capsular, mas esses testes são mais frequentemente utilizados em pesquisas e podem não estar disponíveis para os laboratórios de diagnóstico veterinário regionais. Sondas (*probes*) e iniciadores (*primers*) de DNA destinados à amplificação de regiões específicas do cromossomo bacteriano, por meio de PCR, podem ser utilizados para identificar bactéria espécie-específica. Em geral, a identificação definitiva de bactérias da família Pasteurellaceae é concluída mediante o sequenciamento do gene do RNA ribossômico 16S e, se necessário, o sequenciamento do gene de rpoB (subunidade beta da RNA polimerase), mas tal procedimento está além do alcance dos principais laboratórios de diagnóstico.

Tratamento e controle

Bactérias dos gêneros *Avibacterium, Bibersteinia, Mannheimia* e *Pasteurella* são suscetíveis a vários antimicrobianos efetivos contra bactérias gram-negativas. As cepas oriundas de carnívoros geralmente são suscetíveis a quase todos os antimicrobianos; a suscetibilidade das cepas isoladas de ruminantes e suínos pode ser mais variável. A administração metafilática dos antimicrobianos oxitetraciclina, tilmicosina ou florfenicol é utilizada na prevenção de febre do transporte associada à infecção por *M. haemolytica*, em bovinos.

A vacinação é utilizada para controlar a doença associada a infecção por *M. haemolytica*, em bovinos, por *P. multocida*, em suínos, bovinos e aves, e por *A. paragallinarum*, em filhotes de aves. Embora as vacinas contra esses microrganismos sejam efetivas na prevenção de doenças após infecção experimental, a eficácia no campo é mais variável e provavelmente depende de vários fatores relacionados com a patogenicidade relativa da bactéria-desafio, com a capacidade de os animais vacinados responderem adequadamente à vacinação e com a gravidade dos fatores de estresse ambientais que exacerbam a suscetibilidade do hospedeiro à doença.

O. rhinotracheale

O. rhinotracheale é um bastonete gram-negativo que se assemelha a algumas bactérias da família Pasteurellaceae. É um anaeróbio facultativo cuja multiplicação é exacerbada pelo dióxido de carbono; é oxidase-positivo e fermenta carboidratos. Não requer hemina (fator X), tampouco β-NAD (fator V). No entanto, é importante lembrar que não é um microrganismo da família Pasteurellaceae e, na verdade, não faz parte de qualquer grupo de microrganismos. Com base na sequência da codificação do DNA, o RNA ribossômico 16S, ele está mais estreitamente relacionado com *Riemerella* e *Capnocytophaga*. Há 12 sorotipos (A a L), sendo o sorotipo A o mais comum.

O. rinotracheale causa (por mecanismos desconhecidos) doença do sistema respiratório (sinusite, saculite e pneumonia) em aves (domésticas e selvagens). Em perus e filhotes de aves, a doença do sistema respiratório pode ser relativamente discreta, resultando em baixo desempenho, ou pode ser grave, com alta taxa de mortalidade. A transmissão é horizontal (aerossóis e fômites contaminados) ou vertical; não está claro se a transmissão vertical é transovariana ou por meio da contaminação cecal dos ovos.

Com o surgimento de cepas de *A. paragallinarum* não dependentes de NAD (ver seção "Características da multiplicação"), pode ser difícil a diferenciação entre *A. paragallinarum* e *O. rinotracheale* por meio de técnicas de culturas clássicas. Um teste com base em PCR diferencia, de modo rápido e fácil, os dois microrganismos.

A maioria dos isolados de *O. rinotracheale* é suscetível a ampicilina, eritromicina, penicilina, tetraciclina e tilosina. A vacinação com bacterinas autógenas pode reduzir a taxa de morbidade.

Leitura sugerida

Dabo SM, Taylor JD, and Confer AW (2007) *Pasteurella multocida* and bovine respiratory disease. *Anim Health Res Rev*, 8, 129–150.

Dousse F, Thomann A, Brodard I *et al.* (2008) Routine phenotypic identification of bacterial species of the family Pasteurellaceae isolated from animals. *J Vet Diagn Invest*, 20, 716–724.

Harper M, Boyce JD, and Adler B (2006) *Pasteurella multocida* pathogenesis: 125 years after Pasteur. *FEMS Microbiol Lett*, 265, 1–10.

Rice JA, Carrasco-Medina L, Hodgins DC, and Shewen PE (2007) *Mannheimia haemolytica* and bovine respiratory disease. *Anim Health Res Rev*, 8, 117–128.

12 Pasteurellaceae | Actinobacillus*

Bradley W. Fenwick e Amelia R. Woolums

A família Pasteurellaceae inclui os gêneros *Actinobacillus*, *Gallibacterium*, *Haemophillus*, *Histophillus*, *Lonepinella*, *Mannheimia*, *Pasteurella* e *Phocoenobacter*. A maioria desses gêneros, se não todos, contém espécies de importância médica, como patógenos oportunistas que geralmente causam septicemia e sequelas associadas.

Embora geneticamente distintos, há sobreposição fenotípica entre os gêneros *Actinobacillus*, *Gallibacterium* e *Pasteurella*. À semelhança do que acontece com o gênero *Pasteurella*, o gênero *Actinobacillus* passa por consideráveis modificações taxonômicas. No gênero *Actinobacillus*, há relato de 17 espécies e duas subespécies, várias das quais associadas à ocorrência de doenças em animais (Quadro 12.1). O gênero *Gallibacterium*, cuja definição é relativamente recente, inclui isolados de aves anteriormente classificados como bactérias semelhantes a *Pasteurella haemolytica*, *"Actinobacillus salpingitidis"* ou *Pasteurella anatis*. Essas bactérias podem ser isoladas de uma variedade de aves com salpingite, peritonite, bacteriemia/septicemia e outras infecções. O gênero *Volucribacter*, recentemente caracterizado, inclui bactérias isoladas principalmente de psitacídeos e de frangos com sintomas de doença respiratória ou bacteriemia/septicemia.

Ainda que tenham sido desenvolvidos métodos moleculares e técnicas baseadas no fenótipo, a fim de identificar e diferenciar alguns dos táxons mais comuns, a restrita variação do hospedeiro e as condições de doença características associadas a cada espécie possibilitam um diagnóstico etiológico presumível confiável. Assim como outros gêneros, o gênero *Actinobacillus* tem sido submetido à reclassificação taxonômica e, provavelmente, continuará nesta reclassificação. Dependendo do nível de avaliação, o gênero *Actinobacillus* contém 21 espécies ou táxons espécie-semelhantes, muitos dos quais associados à ocorrência de doenças em várias espécies animais (ver Quadro 13.1). Pode-se considerar que metade desses não tem suficiente relação com *Actinobacillus sensu stricto* e estes microrganismos devem ser reagrupados em diferentes gêneros. Atualmente, *Actinobacillus actinomycetemcomitans* é classificado como *Aggregatibacter actinomycetemcomitans*.

Neste capítulo são discutidos *Actinobacillus equuli* ssp. *equuli* (anteriormente denominado *A. equuli*, causa de septicemia de potros neonatos), *A. equuli* ssp. *haemolytica* (anteriormente conhecido como uma bactéria semelhante a *A. suis*, que é um patógeno de equinos associado principalmente a doença do sistema respiratório nesta espécie animal), *A. lignieresii* (a causa de doenças inflamatórias piogranulomatosas, principalmente de ruminantes), *A. suis* (associado a doença respiratória, septicemia e infecções localizadas em suínos) e *A. pleuropneumoniae* (a causa de pleuropneumonia em suínos).

Todas as bactérias da família Pasteurellaceae são cocobacilos gram-negativos. São anaeróbios facultativos e, em geral, oxidase-positivos (que os diferencia das bactérias da família Enterobacteriaceae). A maioria é microrganismo comensal do sistema respiratório e da cavidade bucal de animais e, esporadicamente, provoca doença nos indivíduos. A exceção mais notável é *A. pleuropneumoniae* que, à semelhança de outros actinobacilos que podem ser carreados por indivíduo assintomático, é considerado um patógeno primário em razão de sua capacidade, dependendo da dose infectante, em causar importantes surtos da doença em suínos sadios, caracterizados por altas taxas de morbidade e de mortalidade.

Características descritivas

Morfologia e coloração

As bactérias do gênero *Actinobacillus* são cocobacilos gram-negativos não móveis, com, aproximadamente, 0,5 μm de largura e comprimento variável, que resulta em uma configuração que lembra o código Morse – como séries de pontos e traços. Em meios de cultura mais velhos, observa-se maior grau de pleomorfismo.

Estrutura e composição

Cápsulas e polissacarídio. A parede celular é típica de microrganismo gram-negativo, sendo constituída principalmente de lipopolissacarídio (LPS) e proteínas. Têm-se empregado esforços consideráveis para a caracterização química estrutural detalhada do LPS e da cápsula de vários actinobacilos, especialmente dos diferentes sorotipos de *A. pleuropneumoniae*. Determinou-se a base genética, além dessas diferenças estruturais. As variações nas estruturas do LPS e da cápsula para um grau maior são responsáveis

*Capítulo original escrito por Dr. Dwight C. Hirsh e Dr. Ernst L. Biberstein.

Quadro 12.1 Algumas bactérias dos gêneros *Actinobacillus, Gallibacterium* e *Volucribacter* importantes como causas de doença em animais.

Gênero e espécie	Anormalidade ou local associado
Actinobacillus arthritidis	Bacteriemia e septicemia em potros
Actinobacillus capsulatus	Artrite em coelhos
Actinobacillus delphinicola	Bacteriemia e septicemia em mamíferos marinhos
Actinobacillus equuli ssp. *equuli*[a]	Bacteriemia/septicemia em potros, doença respiratória em equinos, pericardite em equinos, aborto em éguas (síndrome da perda reprodutiva da égua), bacteriemia/septicemia em suínos
Actinobacillus equuli ssp. *haemolyticus* (anteriormente conhecida como bactéria semelhante a *A. suis*)[a]	Doença respiratória em equinos, pericardite em equinos, aborto em éguas (síndrome da perda reprodutiva da égua)
Actinobacillus indolicus	Doença respiratória em suínos
Actinobacillus lingnieresii[a]	Glossite piogranulomatosa crônica em bovinos ("língua de madeira"), piogranuloma na porção proximal do sistema gastrintestinal de bovinos
Actinobacillus minor	Doença respiratória em suínos
Actinobacillus muris	Doença respiratória em roedores
Actinobacillus pleuropneumoniae[a]	Doença respiratória em suínos
Actinobacillus porcinus	Doença respiratória em suínos
Actinobacillus rossii	Infecção do sistema genital de porcas
Actinobacillus scotiae	Bacteriemia e septicemia em toninha-do-porto
Actinobacillus seminis	Epididimite em carneiros
Actinobacillus succinogenes	Flora ruminal normal
Actinobacillus suis	Doença respiratória e bacteriemia/septicemia em suínos
Gallibacterium anatis	Salpingite, peritonite, bacteriemia/septicemia e outras infecções em aves
Gallibacterium melopsittaci	Salpingite, bacteriemia/septicemia em psitacídeos
Gallibacterium salpingitidis	Salpingite em patos
Gallibacterium trehalosifermentans	Bacteriemia/septicemia em periquitos-australianos
Volucribacter psittacicida	-
Volucribacter amazonae	-

[a]Microrganismos que causam doença de particular importância, definida como identificação relativamente frequente de infecção e gravidade relativa da doença associada à infecção.

pela diferenciação do sorotipo e por algumas diferenças no grau de virulência entre os sorotipos, sendo a base dos testes sorológicos sorotipo-específicos e da imunidade induzida por vacinas. Têm-se demonstrado similaridades na sequência e nas reações antigênicas cruzadas das moléculas de LPS de diferentes espécies de actinobacilos. A expressão de proteínas dependente da condição de crescimento dos microrganismos (especialmente a disponibilidade de ferro) e da quantidade de polissacarídio da superfície da bactéria tem sido descrita *in vitro*, com evidência indireta de sua expressão *in vivo*.

Actinobacillus tem uma cápsula de polissacarídio; ainda não está definido se as bactérias do gênero *Gallibacterium* apresentam uma cápsula. A parede celular das bactérias desse gênero é típica de microrganismos gram-negativos e contém, principalmente, LPS e proteínas. Algumas dessas proteínas são reguladas pelo ferro (*i. e.*, são expressas em condição de baixo teor de ferro).

Produtos celulares de interesse médico

Adesinas. Com frequência, a colonização representa a primeira etapa da ocorrência de doença. A função das adesinas, como acontece em outros microrganismos, é possibilitar a expressão da bactéria de modo a aderir às células que revestem determinado nicho, bem como à superfície das células-alvo, antes do início da doença (em alguns casos, o nicho pode ser as próprias células-alvo). A expressão de adesinas depende de vários fatores ambientais e requer ambos, um local de colonização (carreador *vs.* doença) e o potencial de transmissão. É provável que todas as bactérias da família Pasteurellaceae que colonizam os animais expressem várias adesinas. É possível que isso seja particularmente verdadeiro para os actinobacilos, pois o *habitat* da maioria desses microrganismos é a cavidade bucal e o sistema respiratório (em especial, as tonsilas).

Com exceção de *A. pleuropneumoniae,* pouco se sabe sobre as adesinas de outros actinobacilos que causam doenças em animais. *A. pleuropneumoniae* adere a diferentes tipos de células, ao epitélio da cavidade nasal e às criptas da tonsila (como acontece nos animais carreadores), e, em grau maior, às células dos bronquíolos terminais e dos alvéolos (antes da doença). Não se sabe se é necessária a colonização bacteriana do sistema respiratório superior para a ocorrência de doença do sistema respiratório inferior, mas a demora de 48 h verificada para o desenvolvimento da doença clínica aguda experimental, após o desafio com a bactéria por via nasal ou por meio de aerossol, sugere que seja necessária.

A. pleuropneumoniae produz, pelo menos, duas estruturas que atuam como adesinas. A primeira causa uma adesão no sentido clássico, ou seja, é uma estrutura composta de subunidades de proteínas cuja principal função é se ligarem à superfície das células hospedeiras. Essas adesinas são fímbrias tipo 4 que, no caso de *A. pleuropneumoniae*, aderem às células do epitélio pulmonar primeiramente colonizados, mas são expressas apenas em condições de crescimento nas quais há quantidade limitada do dinucleotídio nicotinamida-adenina (NAD), em algumas, mas não em todas as cepas. Também há relato de uma proteína de membrana externa com 55 kDa e outra com 60 kDa, assim como uma protease autotransportadora, como participantes de adesão dependente da condição da cultura bacteriana. Além disso, relata-se que *A. pleuropneumoniae* se liga ou interage com muco do sistema respiratório, colágeno, fibronectina e DNA de fita dupla. A outra estrutura, o LPS da parede celular, geralmente não é considerada uma molécula de adesão. Todavia, o LPS (em particular, a porção do núcleo) de *A. pleuropneumoniae* provavelmente está envolvido na aderência desse microrganismo às células do sistema respiratório inferior, por meio da interação com glicoproteínas da superfície celular específicas. A expressão do gene após o contato com as células pulmonares de suínos e o envolvimento de genes específicos do *locus tad* sugerem que o mecanismo de ocorrência de fenótipos rugosos (cerosos) é comum na cultura primária, mas se perde após a passagem em meios de cultura no laboratório (mucoides).

Cápsulas. A cápsula tem funções essenciais, sendo as mais importantes a interferência na fagocitose (antifagocítica) e a proteção da membrana externa adiante a deposição de complexos de ataque à membrana produzidos pela ativação do sistema complemento (resistência sérica). Além disso, as cápsulas (talvez em associação ao LPS) propiciam espaço suficiente entre os complexos de ataque à membrana ativada na superfície induzidos por anticorpos antipolissacarídios e a parede celular, de tal modo que o microrganismo sobreviva. No caso de *A. pleuropneumoniae,* a cápsula é a base primária de resistência à morte mediada por complemento de soro imune e soro normal, bem como de opsonofagocitose. A quantidade de cápsulas produzidas é regulada pelas condições de crescimento bacteriano, sendo inversamente proporcional à quantidade de ferro disponível. *In vivo*, condição em que o conteúdo de ferro disponível é baixo, a quantidade de cápsulas formadas é menor (porém suficiente para proteger os microrganismos de fagocitose e de lise mediada por complemento).

Biofilmes. Biofilmes são agregados de bactérias estruturados revestidos pela matriz de polímero por elas produzido para sustentar sua fixação e propiciar proteção em ambientes desfavoráveis, inclusive perante as respostas imunes do hospedeiro e os antibióticos. São boas as chances de que a maioria dos actinobacilos, se não todos, possam estar em condições adequadas para formar biofilmes. As condições necessárias para induzir a expressão de biofilmes não são bem-conhecidas, e o fenótipo pode ser facilmente reprimido em condições de cultura laboratorial padrão. No caso de *A. pleuropneumoniae*, e provavelmente em outras espécies, a produção de biofilme é exacerbada por condição de anaerobiose. O biofilme produzido por *A. pleuropneumoniae*, quando desenvolvido em poliestireno, é uma poliglicosamina altamente hidratada.

Parede celular. O LPS estimula uma resposta inflamatória após associação à proteína ligadora de LPS (proteína sérica), que, por sua vez, transfere-o para o CD14 do sangue. O complexo CD14-LPS se liga às proteínas do receptor *Toll-like* (ver Capítulo 2) na superfície dos macrófagos, desencadeando a liberação de citocinas pró-inflamatórias. A parte externa do núcleo de LPS pode interagir com toxinas tipo RTX, por uma via dependente de Ca^{2+}, exacerbando os potenciais hemolíticos e citotóxicos. Também, o LPS participa como um fator antifagocitário, na resistência sérica e na sorotipagem.

Toxinas. Bactérias do gênero *Actinobacillus* produzem, pelo menos, dois produtos com atividade tóxica. O mais importante é uma toxina tipo RTX e o outro é a enzima urease:

1. *Toxina tipo RTX:* a toxina tipo RTX (*repeats in toxin*, assim denominada dada a característica comum de apresentar repetidas sequências ricas em glicina na proteína; ver também hemolisina de *Escherichia coli*, no Capítulo 7; leucotoxina de *Pasteurella/Mannheinemia*, no Capítulo 12; toxina adenilciclase de *Bordetella*, no Capítulo 15; e citotoxina de *Moraxella*, no Capítulo 18) é produzida por *A. pleuropneumoniae, A. suis* e *A. rossii*. A toxina é denominada Apx (de toxina de *A. pleuropneumoniae*). *A. equuli* ssp. *haemolytica* produz uma toxina semelhante, a Aqx (de toxina de *A. equuli*). Ainda que *A. lignieresii* contenha genes que codificam Apx, ele não os expressa (carece de um promotor de atividade). A importância central das toxinas Apx no desenvolvimento de doença clínica está bem estabelecida quanto à sua necessidade para uma virulência máxima, mas não são, em si, totalmente suficientes. Como acontece com outras toxinas tipo RTX, há um efeito de dose. Em baixas concentrações, essas toxinas interferem na função de macrófagos e neutrófilos por estimular a degranulação; em concentrações maiores, são citolíticas para macrófagos, neutrófilos e células do epitélio alveolar. Ademais, as toxinas RTX causam lise de eritrócitos (explicando a expressão do fenótipo hemolítico dos actinobacilos quando cultivados em ágar-sangue) e são responsáveis pela reação CAMP quando repicadas em placa com uma cepa de *Staphylococcus* produtora de betatoxina (ver Capítulo 26). É provável que a ação da toxina no eritrócito tenha pequena participação, caso tenha, no desenvolvimento de doença, exceto, talvez, por aumentar a disponibilidade de ferro. Há quatro tipos de toxinas Apx (ApxI, ApxII, ApxIII e ApxIV), cada uma delas com diferentes graus de citotoxicidade (ApxI é a mais potente das quatro, seguida de ApxIII e, então, de ApxII – a potência de ApxIV é desconhecida porque não é produzida *in vitro*, em condições laboratoriais padrão). Actinobacilos podem conter genes que codificam qualquer combinação dessas quatro toxinas. No caso de *A. pleuropneumoniae* (ver seção "Variabilidade"), os sorotipos 1, 5, 9, 10, 11 e 14 produzem ApxI e todos os sorotipos (exceto os sorotipos 10 e 14) produzem ApxII; os sorotipos 2, 3, 4, 6, 8 e 15 produzem ApxIII e todos os sorotipos produzem ApxIV, *in vitro*. *Actinobacillus rossi* produz ApxII e ApxIII, enquanto *A. suis* produz Apx I e Apx II
2. *Urease:* a urease produzida por *A. pleuropneumoniae* tem-se mostrado um fator de virulência (não se sabe se esta enzima participa no desenvolvimento de doenças causadas por outras espécies de actinobacilo urease-positivos). A urease é responsável pela liberação de amônia partindo

da ureia (a associação regular de *A. pleuropneumoniae* a urease é extremamente elevada, possibilitando uma efetiva relação com a concentração muito baixa de ureia verificada no sangue e nos fluidos teciduais). Além de atrair e ativar neutrófilos e macrófagos, a amônia inibe a fusão de fagolisossomos e aumenta o pH no interior desses fagolisossomos, reduzindo a efetividade de várias hidrolases ácidas. Esses efeitos não apenas resultam em diminuição da capacidade do hospedeiro em eliminar o microrganismo do pulmão, mas também sustentam a colonização do sistema respiratório superior, favorecendo a condição de portador (mutantes incapazes de produzir urease são eliminados mais rapidamente do sistema respiratório).

Aquisição de ferro. Como o ferro é uma necessidade fundamental para sua multiplicação, as bactérias desenvolveram vários sistemas de alta finidade para obtê-lo do ambiente ou do hospedeiro. Por várias razões, o ferro livre se mantém em concentração extremamente baixa (10^{-18} M) no hospedeiro, mediante a ação de várias proteínas ligadoras de ferro. Os actinobacilos adquirem ferro por meio de vários mecanismos, inclusive do complexo transferrina-ferro, em razão de as proteínas da membrana externa reguladas pelo ferro serem expressas em condições de baixo teor de ferro (também denominadas proteínas ligadoras de transferrina ou Tbps. O ferro é adquirido de complexos transferrina-ferro que se ligam à superfície do microrganismo por intermédio de uma lipoproteína de 60 kDa. Interessante é que, no caso de *A. pleuropneumoniae*, ocorre ligação apenas da transferrina suína, o que poderia reforçar o princípio de que somente os suínos são suscetíveis à bactéria. Além da aquisição de ferro via Tbp, *A. pleuropneumoniae* se liga à hemina e à hemoglobina, e utiliza sideróforos (hidroxamatos, catecóis e, possivelmente, outros) originados de outras espécies de bactérias, ainda que *A. pleuropneumoniae* não os produza.

Produtos diversos. Outras substâncias produzidas pelos actinobacilos (especificamente *A. pleuropneumoniae*) que podem participar no desenvolvimento de doença incluem proteases que atuam em IgA e IgG (impedindo a aderência e a opsonização, respectivamente) e superóxido dismutase periplasmática (considerada como uma estratégia para impedir a digestão no interior dos fagolisossomos, pela inativação de moléculas de superóxido). Além disso, os carboidratos de alto peso molecular da superfície associados à cápsula e ao LPS podem participar na inativação de radicais livres de oxigênio tóxicos. À semelhança do ferro, o níquel se mantém em baixa concentração no hospedeiro, mas é necessário para a ativação da urease. Para compensar isso, *A. pleuropneumoniae* apresenta um sistema de captação de níquel de alta afinidade. Por fim, embora os locais mais comuns de actinobacilos sejam ricos em oxigênio, no interior das lesões a concentração de oxigênio pode ser baixa. No caso de *A. pleuropneumoniae*, tem-se verificado a permuta de aceptores de elétron terminal e parece que ambientes com baixo teor de oxigênio induzem a expressão de alguns fatores de virulência.

Características de crescimento

Actinobacillus cresce em meio de cultura contendo sangue e soro, em temperatura de 20°C a 42°C, como anaeróbio facultativo. Após 24 h, as colônias atingem 1 a 2 mm de tamanho e podem ser muito viscosas, especialmente em culturas primárias. Alguns actinobacilos (*A. indolicus, A. minor, A. pleuropneumoniae* biotipo 1 e *A. porcinus*) precisam de NAD para seu crescimento, enquanto *A. pleuropneumoniae* tipo 2 não tem tal necessidade. Em ágar-sangue, apresentam graus variáveis de hemólise, dependendo da expressão de ApxI, ApxII ou Apx (toxinas com atividade hemolítica). A expressão de toxinas hemolíticas pode se alterar após a passagem *in vitro* das bactérias. Além disso, os eritrócitos de algumas espécies são mais sensíveis que os de outras.

Ocorre fermentação de carboidratos sem a produção de gás. Em geral, são verificados urease, ortonitrofenil-β-D-galactopiranosídios (ONPGase, "betagalactosidase") e nitratase; não há produção de indol e algumas cepas crescem em ágar MacConkey (mas muito pouco, com colônias muito pequenas). As colônias nas culturas morrem em 1 semana e pode ser difícil a recuperação da bactéria após um período tão curto quanto 3 dias. Geralmente, são bactérias oxidase-positivas.

Resistência

A. pleuropneumoniae contém plasmídios R que codificam a resistência a sulfonamidas, tetraciclinas e penicilina G.

Variabilidade

A. lignieresii e *A. equuli* são antigenicamente diferentes. Os seis tipos somáticos de *A. lignieresii* apresentam alguma relação quanto a predileção geográfica e espécies de hospedeiro, mas cepas autoaglutinantes são comuns. Há 15 sorotipos somáticos de *A. pleuropneumoniae* (1 a 15) e dois biotipos (biotipo 1, que requer NAD para seu crescimento, e biotipo 2, que não necessita de NAD). *A. suis* tem, pelo menos, dois sorotipos somáticos (1 e 2).

Ecologia

Reservatório

Actinobacilos (exceto, possivelmente, *Actinobacillus capsulatus*) são bactérias comensais presentes nas membranas mucosas, talvez adicionadas pela formação de biofilmes e produção de toxinas e proteases que interferem nas defesas do hospedeiro. *Actinobacillus pleuropneumoniae* coloniza tonsilas de suínos sadios, porém está mais estreitamente associada ao sistema respiratório de animais doentes ou em recuperação; é considerado um parasita obrigatório de suínos, pois nenhum outro hospedeiro foi identificado e é frágil em condições ambientais. *A. equuli* ssp. *haemolyticus* é um patógeno restrito de equinos.

Transmissão

Exceto em neonatos, nos quais as infecções possivelmente se originam de suas mães ou do ambiente, a maioria das actinobaciloses provavelmente é infecção endógena. Potros neonatos adquirem *A. equuli* ssp. *equuli* de suas mães, antes, durante ou logo após o nascimento, comumente pelo umbigo. No caso de *A. pleuropneumoniae*, a transmissão ocorre tanto por contato direto quanto por exposição a aerossóis, sendo a doença clínica, diferentemente da colonização, dependente da imunidade e da dose de exposição.

Patogênese

Mecanismos

A maioria das doenças causadas por bactérias do gênero *Actinobacillus* resulta de "contaminação" (infecção) de um local normalmente estéril comprometido por microrganismos presentes em um local (nicho) contíguo. Comprometimentos comuns incluem infecções virais, traumatismos ou estresse. Às vezes, é difícil determinar a natureza do evento precedente à infecção. Em neonatos com septicemia, suspeita-se de falha de transferência de imunidade passiva, pois frequentemente a imunidade materna é protetora. A deposição de actinobacilos em um local normalmente estéril resulta na iniciação de uma resposta inflamatória causada pelo LPS da parede celular e pela urease, se a cepa infectante produzir esta enzima. A cápsula interfere na fagocitose (ação antifagocítica) e protege a membrana externa da deposição de complexos de ataque à membrana, produzidos pela ativação do sistema complemento. As proteínas ligadoras de transferrina participam da aquisição de ferro. As toxinas tipo RTX (Apx e Aqx) exacerbam a resposta inflamatória pela ativação e lesão de neutrófilos e macrófagos. Se o processo infeccioso envolver os pulmões, as células do epitélio alveolar também podem ser danificadas. Actinobacilos produtores de urease que são fagocitados resistem à destruição porque produzem amônia e, provavelmente, superóxido dismutase. A opsonização é prejudicada pela produção de protease contra IgG, pelas bactérias.

No caso de septicemia neonatal (*A. equuli* ssp. *equuli*, em particular), o actinobacilo alcança a circulação sistêmica. Cápsulas e Tbp possibilitam a multiplicação na corrente sanguínea, resultando em endotoxemia (ver Figura 8.1).

Patologia

As lesões pulmonares (geralmente causadas por *A. equuli* ssp. *haemolytica, A. pleuropneumoniae* e *A. suis*) são supurativas. Células inflamatórias são evidentes, com surgimento e predomínio de eritrócitos, neutrófilos e células mononucleares, sucessivamente. A aparência do tecido se modifica, com coloração vermelho-enegrecida a vermelho, rósea e cinza. É comum a ocorrência de pleurite localizada ou mais generalizada, especialmente em suínos. As lesões pulmonares podem regredir quase que totalmente ao longo de vários meses, de modo que, dependendo da idade dos suínos, a doença pode não se manifestar até o momento do abate. A avaliação antes do abate não é um meio confiável para determinar o estado de saúde sanitária de um grupo de animais.

Em ruminantes, a lesão de tecido mole, principalmente aquela causada por *A. lignierisii,* é um granuloma crônico na língua e, ocasionalmente, em outros tecidos. No centro da lesão há uma colônia de *A. lignieresii* envolvida por infiltração eosinofílica semelhante a uma clava, formando uma "roseta". O complexo é circundado por neutrófilos e por tecido de granulação contendo macrófagos, plasmócitos, linfócitos, células gigantes e fibroblastos. Também, observam-se fibras vegetais. Após a fusão das lesões, é possível constatar granulomas maiores (com 1 cm, ou mais, de diâmetro). A infecção se propaga aos linfonodos, ocasionando a formação de granulomas ao longo do trajeto linfático. A reação tecidual proliferativa faz com que a língua se projete para fora da boca. Pode haver envolvimento de outros tecidos vizinhos, e ocasionalmente do sistema gastrintestinal, com os linfonodos adjacentes. Com frequência, as lesões superficiais apresentam ulceração. Em ovinos, nota-se infecção supurativa ao redor da cabeça e do pescoço, bem como na pele e na glândula mamária. O envolvimento da língua não é típico.

Padrões de doença

Ruminantes

Actinobacilose ou "língua de madeira", causada por *A. lignieresii*, acomete ruminantes e, raramente, cães, equinos e ratos. Em ruminantes, provavelmente a bactéria (habitante normal da nasofaringe e que pode ser isolada no rúmen) é inoculada por meio de traumatismo (fibras vegetais), iniciando a doença descrita. Assim, o fornecimento de feno de baixa qualidade tem sido apontado como o fator de aumento da ocorrência da doença em alguns rebanhos. O curso da doença é longo e a cicatrização é lenta. A interferência na ingestão de alimentos ocasiona perda de peso e desidratação. Às vezes, pode causar mastite.

Suínos

Pneumonia. *A. pleuropneumoniae* é cosmopolita (os sorotipos 1 e 5 são os mais comuns na América do Norte; o sorotipo 2 é mais comum na Europa); causa pneumonia primária em suínos (Figura 12.1). Dentre as doenças bacterianas, a doença clínica, em sua apresentação mais agressiva, é notável no que se refere a velocidade de desenvolvimento, gravidade dos sintomas e especificidade do hospedeiro. Em animais suscetíveis, a doença pode se manifestar em qualquer idade, porém os "surtos" relevantes são particularmente comuns em suínos com 2 a 6 meses de idade. A transmissão é favorecida pela aglomeração dos animais e por ventilação deficiente que, em condições convenientes, podem ocasionar exposição às bactérias em nível suficiente para provocar doença clínica. Os sintomas iniciais incluem claudicação, febre e inapetência, seguida de um dia, ou menos, de angústia respiratória aguda. Animais com a forma hiperaguda da doença podem morrer em 24 h, ou menos. A taxa de morbidade pode alcançar 40%, e a de mortalidade, 24%. Os sobreviventes apresentam tosse não produtiva intermitente e ganho de peso insatisfatório, independentemente do tratamento antimicrobiano.

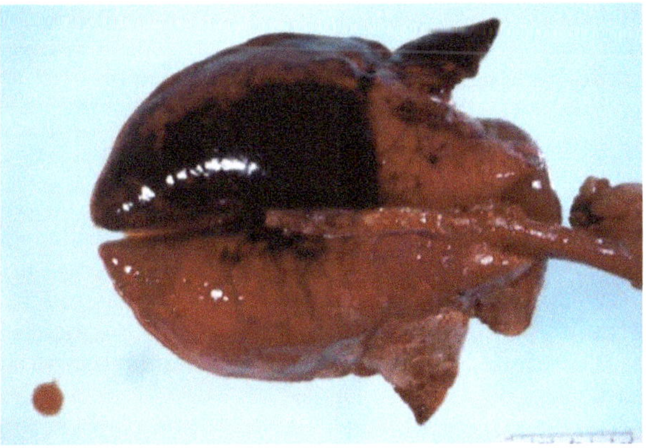

Figura 12.1 Lesão pulmonar consolidada em um suíno com 3 meses de idade infectado por *A. pleuropneumoniae*.

Infecções crônicas, frequentemente sem episódios agudos precedentes, são as causas de problemas persistentes no rebanho. As lesões consistem em pneumonia fibrinosa e pleurite. Ocorrem complicações como artrite, meningite e aborto. Em animais mais velhos, a pneumonia pode ser causada por *A. suis*, cuja diferenciação da infecção aguda por *A. pleuropneumoniae* é difícil.

Septicemia. A septicemia de suínos jovens, bem como artrite, hemorragias petequiais e endocardite, às vezes é causada por *A. suis* e *A. pleuropneumoniae*. Clinicamente, essa condição pode ser confundida com erisipela.

Equinos

Pneumonia. Em geral, a pneumonia bacteriana de equinos (em qualquer idade) é causada por uma infecção mista por estreptococos beta-hemolíticos (geralmente *S. equi* ssp. *zooepidemicus*) e microrganismos gram-negativos (comumente *A. equuli* ssp. *haemolytica*).

Septicemia. A septicemia de potros causada por *A. equuli* ssp. *equuli* ("doença do potro sonolento") ocorre alguns dias após o nascimento; é caracterizada por febre, inapetência, prostração e diarreia (ver Figura 74.1). Os animais que sobrevivem ao primeiro dia, em geral, desenvolvem claudicação causada por artrite ou poliartrite. Alguns potros desenvolvem infecções umbilicais por este microrganismo ("doença do umbigo"). Também pode ser isolado em aneurisma verminótico causado por *Strongylus vulgaris*. Esporadicamente, *A. equuli* ssp. *haemolyticus* está associado à ocorrência de metrite, aborto, endocardite, meningite e outras sequelas de septicemia.

Outras espécies

Em outras espécies, inclusive em humanos, há raras infecções causadas por actinobacilos (exceto *A. pleuropneumoniae*, que se limita a suínos), frequentemente associadas ao contato entre equinos e suínos.

Espécies aviárias

Bactérias do gênero *Gallibacterium* têm sido isoladas de aves com salpingite, peritonite e bacteriemia/septicemia. *Gallibacterium anatis* foi associada a essas infecções em diversas espécies de aves, embora atualmente tenha-se isolado *Gallibacterium melopsittaci* principalmente em psitacídeos e *Gallibacterium salpingitidis* em uma pata com salpingite. A patogênese dessas enfermidades ainda não foi definida.

Epidemiologia

Actinobacilos são patógenos oportunistas que causam doença quando há comprometimento da integridade do hospedeiro, como traumatismo, imaturidade ou outros fatores de estresse. Traumatismo a membranas mucosas de ruminantes ocasionado por alimento fibroso pode provocar surtos de infecção por *A. lignieresii* no rebanho, sugerindo uma doença transmissível.

No caso de pleuropneumonia de suínos, os portadores assintomáticos crônicos são os reservatórios e as causas de "surtos" inesperados da doença e a transmissão da doença entre os rebanhos. A doença se instala quando animais não imunes são expostos a indivíduos com infecção subclínica, os quais excretam, esporadicamente, a bactéria em quantidade suficiente para provocar infecção; em maior quantidade ocasiona doença clinicamente aparente. É provável que a maior prevalência nos meses mais frios se deva mais ao manejo (ou seja, a mistura de indivíduos com diferentes histórias de exposição à bactéria) que aos fatores climáticos.

Características imunológicas

A patologia da "língua de madeira" sugere hipersensibilidade mediada por célula. Durante a infecção surgem anticorpos cuja função protetora é desconhecida. Os benefícios do uso de bacterinas não foram estabelecidos. Anticorpos contra *A. pleuropneumoniae* sofrem opsonização e o colostro protege os leitões. Anticorpos contra toxina tipo RTX e aqueles de um hospedeiro que tiveram contato com outros antígenos protegem de doença clínica, mas não impedem, confiavelmente, a colonização ou a transmissão do microrganismo.

Diagnóstico laboratorial

A variação geralmente limitada do hospedeiro e as condições características das doenças causadas por várias espécies de *Actinobacillus* são auxílios consideráveis na obtenção de um diagnóstico etiológico presumível confiável. Com frequência, os actinobacilos podem ser vistos em exsudato corado pela técnica de Gram. Esses microrganismos crescem melhor em ágar-sangue, com maior concentração de dióxido de carbono (em temperatura de 35°C a 37°C). Frequentemente, as colônias são viscosas. Na maioria dos casos, a definição da espécie requer cultura microbiológica e testes bioquímicos, os quais são continuamente aperfeiçoados. Reação CAMP positiva é particularmente útil para a identificação de *A. pleuropneumoniae*. Em razão do alto grau de variabilidade, os métodos bioquímicos, exclusivamente, podem não ser adequados para identificar seguramente as espécies de bactérias. Cada vez mais, a sequência 16S rDNA é utilizada para confirmar a identidade das espécies bacterianas, especialmente quando isoladas de tecidos e de hospedeiros não usuais. Embora a sequência 16S rDNA seja considerada um meio confiável para determinar as espécies de microrganismos, há reconhecidas diferenças na virulência de cepas das mesmas espécies, identificadas por 16S rDNA.

O teste sorológico tem-se tornado o principal instrumento de controle de doença e de prevenção da transmissão de *A. pleuropneumoniae* dentro e entre os rebanhos. Métodos imunoenzimáticos destinados a várias espécies e antígenos sorotipo-específicos são mais confiáveis que os testes de fixação do complemento. As toxinas Apx são bons antígenos e os testes de neutralização da toxina representam meios para diferenciar os suínos vacinados dos infectados, uma vez que as vacinas geralmente falham em induzir alto título de neutralização da toxina.

Tratamento e controle

Bom manejo e práticas ambientais são fundamentais para controlar a transmissão e a doença causada por actinobacilos. A pleuropneumonia suína é controlada e tratada mediante a combinação de práticas de manejo, imunoprofilaxia e terapia antimicrobiana. As práticas de manejo, incluindo a minimização de contato de leitões com animais adultos (portadores) (p. ex., práticas de criação "todos dentro, todos fora", "segregação por idade" e "desmame precoce"; e a identificação e a eliminação de portadores por testes sorológicos, cultura e/ou reação em cadeia de polimerase utilizando *primers*) são os procedimentos mais úteis. As estratégias de vacinação incluem o uso de bacterinas (não evitam o estado de portador) e de vacinas vivas modificadas (*A. pleuropneumoniae* com mutantes de deleção de Apx e urease). As toxinas Apx são instáveis e a capacidade em induzir a produção de anticorpos neutralizantes na ausência de uma reação vacinal tem sido um desafio. Embora as vacinas auxiliem a reduzir a ocorrência e a gravidade de doença clínica aparente, não impedem a colonização e a excreção das bactérias. Interessante é que, enquanto a infecção com um sorotipo confere potente imunidade contra a doença causada por outro sorotipo, a proteção induzida por vacina é sorotipo-específica. Os medicamentos antimicrobianos potencialmente úteis incluem penicilina G, tetraciclina, gentamicina, canamicina, cefalosporinas, tilmicosina, tiamulina, florfenicol, ceftiofur, enrofloxacino e a combinação trimetoprima-sulfa.

Têm-se utilizado bacterinas autógenas, porém sem uma avaliação crítica quanto a prevenção ou controle da doença causada por *A. suis*, em leitões neonatos.

No caso de "língua de madeira", a administração de iodeto por via oral ou intravenosa reduz prontamente a tumefação inflamatória, que é o principal problema clínico. O não fornecimento de alimento seco e áspero reduz o risco de ocorrência dessa doença.

Boa higiene por ocasião da parição, inclusive desinfecção do umbigo, reduz a possibilidade de septicemia do potro. Ocasionalmente, o uso profilático de antimicrobianos é justificável. O tratamento antimicrobiano potencialmente efetivo de septicemia causada por *A. equuli* ssp. *equuli* inclui penicilina G, ceftiofur e gentamicina.

Actinobacillus equuli ssp. *haemolytica* é suscetível à maioria dos antibióticos.

Leitura sugerida

Chiers K, De Waele T, Pasmans F *et al.* (2010) Virulence factors of *Actinobacillus pleuropneumoniae* involved in colonization, persistence and induction of lesions in its porcine host. *Vet Res*, 41, 65–81.

Christensen H and Bisgaard M (2004) Revised definition of *Actinobacillus sensu strict* isolated from animals. A review with special emphasis on diagnosis. *Vet Microbiol*, 99, 13–30.

Dousse F, Thomann A, Brodard I *et al.* (2008) Routine phenotypic identification of bacterial species of the family Pasteurellaceae isolated from animals. *J Vet Diagn Invest*, 20, 716–724.

Ramjeete M, Deslandes V, Gouré J, and Jacques M (2008) *Actinobacillus pleuropneumoniae* vaccines: from bacterins to new insights into vaccination strategies. *Anim Health Res Rev*, 9, 25–45.

Rycroft AN and Garside LH (2000) *Actinobacillus* species and their role in animal disease. *Vet J*, 159, 18–36.

13 Pasteurellaceae | Haemophilus e Histophilus*

AMELIA R. WOOLUMS

A família Pasteurellaceae compreende vários microrganismos que contribuem para a ocorrência de doença em animais. Vários deles são habitantes normais dos sistemas respiratório superior e digestório, e provocam doença oportunista quando outros fatores exacerbam sua capacidade de avançar para níveis mais profundos desses sistemas orgânicos. Outros não frequentemente são isolados de indivíduos normais e provocam doença grave quando os animais são expostos a eles.

Desde a publicação da segunda edição deste livro ocorrem várias alterações na taxonomia da família Pasteurellaceae e, possivelmente, mais alterações devem ocorrer no futuro. Por ocasião da redação deste livro havia 16 gêneros incluídos nessa família: *Actinobacillus, Aggregatibacter, Avibacterium, Basfia, Bibersteinia, Chelonobacter, Gallibacterium, Haemophillus, Histophillus, Lonepinella, Mannheimia, Necropsobacter, Nicoletella, Pasteurella, Phocoenobacter* e *Volucribacter.* As bactérias do gênero que contribuem para a ocorrência de importantes doenças em animais são descritas neste capítulo e nos Capítulos 11 e 12. Neste capítulo são discutidos os gêneros *Haemophillus* e *Histophillus,* cujos membros têm importante participação na ocorrência de doença em várias espécies animais (Quadro 13.1).

Todas as bactérias da família Pasteurellaceae são cocobacilos gram-negativos. São anaeróbios facultativos e, em geral, oxidase-positivos (que os diferencia das bactérias da família Enterobacteriaceae). As bactérias do gênero *Haemophilus,* além de compartilharem as características da família Pasteurellaceae, requerem para sua propagação um, ou ambos, dos dois fatores de crescimento: porfirinas (hemina) ou dinucleotídio betanicotinamida-adenina (β-NAD), anteriormente denominados fator X (estável ao calor) e fator V (lábil ao calor), respectivamente. Algumas outras bactérias da família Pasteurellaceae também têm tais necessidades, ainda que não sejam geneticamente relacionadas com as bactérias do gênero *Haemophilus.*

Neste capítulo são discutidos os microrganismos *Haemophilus parasuis,* causa de uma doença septicêmica de suínos caracterizada por polisserosite, poliartrite e, às vezes, meningite (também conhecida como doença de Glässer), e *Histophilus somni,* causa de doença septicêmica dos sistemas respiratório e genital de bovinos e ovinos. *H. somni* é o nome atual dos microrganismos anteriormente denominados *"Haemophilus somnus"*, *"Haemophilus agni"* e *"Histophilus ovis"*.

*Capítulo original escrito por Dr. Dwight C. Hirsh e Dr. Ernst L. Biberstein.

Características descritivas

Morfologia e coloração

As bactérias dos gêneros *Haemophilus* e *Histophilus* são bastonetes gram-negativos, com < 1 μm de largura e, geralmente, 1 a 3 μm de comprimento; todavia, às vezes formam filamentos mais longos.

Estrutura e composição

Algumas bactérias do gênero *Haemophilus,* inclusive alguns isolados de *H. parasuis,* podem produzir cápsulas. Não há relato de produção de cápsula por *H. somni.* A parede celular das bactérias dos gêneros *Haemophilus* e *Histophilus* é semelhante à de outros microrganismos gram-negativos, a qual contém lipopolissacarídio (LPS), ou da parede celular de *Histophilus,* que contém lipoligossacarídio (LOS).

Quadro 13.1 Algumas bactérias dos gêneros *Haemophilus* e *Histophilus* importantes na ocorrência de doença em animais.

Gênero e espécie	Local ou doença associada
Haemophilus aegyptius	Meningoencefalite em ovinos
Haemophilus felis	Doença respiratória e conjuntivite em gatos
Haemophilus haemoglobinophilus	Cistite e (possivelmente) vaginite e balanopostite em cães; infecções em filhotes neonatos
Haemophilus paracuniculus	Enterite mucoide em coelhos
Haemophilus parahaemolyticus	Doença respiratória em suínos
Haemophilus parainfluenzae	Doença respiratória em coelhos e porquinhos-da-índia
Haemophilus parasuis[a]	Polisserosite fibrinosa, poliartrite e meningite (doença de Glässer) em suínos; doença respiratória em suínos
Histophilus somni[a]	Doença respiratória em ruminantes; bacteriemia/septicemia em bovinos; poliartrite séptica em bovinos; meningoencefalite tromboembólica em bovinos; infecção reprodutiva e aborto em ruminantes; abscessos de miocárdio ou pericardite em bovinos

[a]Microrganismos que provocam doença de particular importância, definida pela identificação relativamente frequente da infecção e pela gravidade relativa da doença associada à infecção.

A parede celular também contém outras proteínas, algumas das quais reguladas por ferro (ou seja, expressas em condições de baixo teor de ferro).

Produtos celulares de interesse médico

Adesinas. A função das adesinas, como em outros microrganismos, é possibilitar a adesão de bactérias que as expressam às células que revestem um nicho particular, bem como à superfície das células-alvo, antes do início da doença (em alguns casos, o nicho e as células-alvo podem ser as mesmas estruturas). A expressão de adesinas depende de vários fatores ambientais. Alguns microrganismos e, provavelmente todas as bactérias da família Pasteurellaceae, expressam adesinas (possivelmente mais de um tipo).

H. somni produz uma proteína de superfície particular, parecida com fibrilas, quando a bactéria é vista em microscópio eletrônico. Essas estruturas são responsáveis pela ligação do microrganismo às células endoteliais, nas quais desencadeiam apoptose e subsequente extravasamento vascular, deposição de fibrina e trombose (ver a seção "Mecanismos"). A proteína que participa dessa rede fibrilar é uma das duas proteínas ligadoras de imunoglobulinas (IgBP) produzidas por *H. somni* – em particular, denominada IgBP de alto peso molecular (ver a seção "Proteínas ligadoras de imunoglobulinas"). Além disso, pouco se sabe sobre as adesinas específicas expressas por *Haemophilus suis* ou por *H. somni*.

Parede celular. A parede celular de *H. parasuis* contém LPS, o qual pode estimular uma resposta inflamatória do hospedeiro após sua ligação com a proteína ligadora de LPS (uma proteína sérica), que, por sua vez, transfere-o para o CD14 da superfície dos leucócitos. Em seguida, o complexo CD14-LPS se liga ao receptor *Toll-like* 4 na superfície de macrófagos e de outros leucócitos, desencadeia a liberação de citocinas pró-inflamatórias e induz resposta inflamatória local ou sistêmica. No caso de *Histophilus*, o LPS da parede celular é denominado LOS. O LOS, sob o controle do gene *lob* (*LOS biosynthesis*), é submetido à variação de fase antigênica, resultando em alterações periódicas na expressão de epítopo, em razão das alterações periódicas na porção de carboidrato do LOS. Essa variação de fase do LOS auxilia *H. somni* a se evadir da proteção adaptativa da resposta imune do hospedeiro; também, torna a bactéria resistente à lise mediada por complemento (um componente importante da resposta imune inata). Em consequência, isolados que passam por variação de fase antigênica são mais virulentos. Tem se mostrado que isolados de campo oriundos de animais com a doença passam pela variação de fase, enquanto isolados da flora normal do sistema respiratório superior ou do sistema urogenital distal não passam pela variação de fase.

Proteínas ligadoras de imunoglobulinas. Há duas diferentes IgBP expressas na superfície de *H. somni*, uma proteína de 41 kDa e uma proteína de alto peso molecular de 100 a 350 kDa. Ambas as IgBP se ligam às imunoglobulinas, mas a proteína de alto peso molecular se liga, preferencialmente, à IgG_2. As moléculas de imunoglobulinas se ligam à IgBP na região Fc, tornando o anticorpo inefetivo para opsonização ou estimulando a ativação do complemento; isso ajuda *H. somni* a se livrar da resposta imune do hospedeiro. Além disso, a IgBP de alto peso molecular atua como uma adesina (ver a seção anterior "Adesinas").

Cápsula. Algumas cepas de *H. parasuis* podem produzir cápsulas; *H. somni* não produz cápsula. As cápsulas das bactérias têm várias funções, sendo as mais importantes a interferência com a fagocitose e a proteção da membrana externa da bactéria à deposição de complexos de ataque a membranas produzidos pela ativação do sistema complemento.

Aquisição de ferro. Como o ferro é uma necessidade fundamental para seu crescimento, as bactérias devem obter esse mineral do hospedeiro, para sua sobrevivência. As bactérias dos gêneros *Haemophilus* e *Histophilus* se ligam a complexos transferrina-ferro, porque as proteínas da membrana externa controladas pelo ferro são expressas em condições de baixo teor de ferro (denominadas proteínas ligadoras de transferrina, ou Tbp). O ferro é obtido dos complexos transferrina-ferro que se ligam à superfície do microrganismo.

Características de crescimento

As bactérias dos gêneros *Haemophilus* e *Histophilus* são anaeróbicas facultativas, em geral, oxidase-positivas, e fermentam carboidratos. *H. somni* pode produzir um pigmento amarelado. Teor de dióxido de carbono de 5 a 10% exacerba o crescimento de algumas espécies de *Haemophilus*, sendo essencial para o isolamento de *Histophilus*. Em 24 a 48 h, em temperatura de 35°C a 37°C e em meio de cultura apropriado, as bactérias desse gênero produzem turvação em meio líquido (caldo) ou originam colônias com 1 mm de diâmetro em meio sólido. Enquanto as bactérias do gênero *Haemophilus* geralmente requerem hemina (fator X) ou β-NAD (fator V), *H. somni* não tem tal necessidade. *H. parasuis* requer β-NAD, mas não hemina. Um meio que fornece ambos, hemina e β-NAD, é o "ágar chocolate", que é um ágar-sangue preparado com a adição de sangue quando o ágar dissolvido é submetido a 75°C a 80°C (acima de 50°C, temperatura utilizada na preparação do ágar-sangue padrão). Esse procedimento libera β-NAD das células e inativa as enzimas destruidoras de β-NAD.

Um modo alternativo de fornecimento de hemina e β-NAD, quando se tenta identificar a bactéria que requer essas substâncias, é a inoculação de uma bactéria *feeder* (p. ex., *Staphylococcus*) em placas semeadas com *Haemophilus*. A bactéria *feeder* produz, por meio de seu metabolismo, hemina e β-NAD necessários para o crescimento de *Haemophilus*. Por outro lado, em meio inadequado, o crescimento de pequenas colônias de *Haemophilus* pode ser notado apenas próximo à linha de semeadura da bactéria *feeder*, uma condição denominada "satelitismo" ou "colônias-satélite". Pode ser duplicado por papel-filtro impregnado com os fatores X e V disponíveis no mercado, colocado sobre a área inoculada no meio de cultura.

Resistência

Haemophilus e *Histophilus* são prontamente destruídos pelo calor e morrem rapidamente na cultura e durante o armazenamento, a menos que sejam congelados a seco ou armazenados a −70°C.

Variabilidade

Há pelo menos 15 sorovares de *H. parasuis*, sendo que diferentes sorovares apresentam diferentes graus de virulência. Embora tenha se demonstrado a variabilidade de isolados de *H. somni*, com base em avaliação da característica genética ou antigênica, por ocasião da redação deste texto os sorotipos de *H. somni* não haviam sido definidos.

Ecologia

Reservatórios

Assim como ocorre com várias bactérias da família Pasteurellaceae, os microrganismos dos gêneros *Haemophilus* e *Histophilus* são habitantes normais do sistema respiratório superior; ademais, podem ser encontrados na flora normal da parte distal do sistema urogenital. Essas bactérias podem se propagar desses locais para regiões dos sistemas orgânicos, normalmente estéreis, e causar doença. Como alternativa, podem atravessar o epitélio desses locais e se espalhar pelo organismo hospedeiro por meio do sistema vascular. *H. parasuis* habita a nasofaringe de suínos normais, enquanto *H. somni* é encontrada em bovinos e ovinos normais, tanto no sistema genital inferior (prepúcio e vagina) quanto no sistema respiratório superior.

Transmissão

Os mecanismos de transmissão de *H. parasuis* e *H. somni* não foram bem-caracterizados. É possível que a infecção ocorra quando bactérias endógenas do sistema respiratório superior ou da mucosa do sistema urogenital distal se transformam, por algum mecanismo, em um fenótipo invasivo, atravessam o epitélio da superfície mucosa desses locais e se disseminam, pela corrente sanguínea, para outros locais do corpo. Como alternativa, essas bactérias podem se propagar da superfície mucosa para locais mais profundos e estéreis destes sistemas orgânicos, quando outras lesões comprometem as barreiras físicas e funcionais propiciadas pela mucosa normal. Também, a transmissão é possível por meio de estreito contato com o indivíduo infectado ou pela pequena distância de fonte de aerossóis de outros animais infectados. A transmissão indireta (por meio de fômites) pode ser importante durante um surto de infecção por *H. parasuis*, em suínos.

Patogênese

Mecanismos

A doença se instala quando *H. parasuis* ou *H. somni* invade locais normalmente estéreis. Atualmente não se sabe se um fenótipo invasivo é estimulado por algum evento ainda não definido ou se há "contaminação" ao acaso de um local anteriormente estéril em razão de algum insulto primário, como traumatismo, infecção viral primária ou imunossupressão, associado a estresse por transporte ou por outras condições ambientais.

Na doença septicêmica causada por *H. somni*, o microrganismo é resistente à lise mediada por complemento e à resposta imune adaptativa dada a variação da fase antigênica do LOS. Ambos, *H. parasuis* e *H. somni*, podem resistir à morte no interior das células fagocíticas, embora não estejam definidos os mecanismos pelos quais isso acontece. O ferro é obtido da remoção desse mineral da transferrina plasmática do hospedeiro. Além disso, os anticorpos (especialmente aqueles do isótipo IgG_2) se ligam à IgBP de *H. somni* na região Fc da molécula do anticorpo. Anticorpos assim ligados não estimulam a ativação do sistema complemento, tampouco atuam como opsoninas. Por meio desses mecanismos, estas bactérias são capazes de se proliferar na corrente sanguínea e se propagar por todo o corpo, acometendo especialmente as articulações e o sistema nervoso central. *H. somni* também adere às células endoteliais por meio de IgBP de alto peso molecular e estimula a apoptose destas células. A morte das células endoteliais por meio de apoptose induz trombose que, provavelmente, contribui para a inflamação e necrose tecidual, em razão da hipoxia local decorrente da interrupção do fluxo sanguíneo pelos vasos de pequeno calibre. A multiplicação intravascular das bactérias e as lesões celulares induzem uma resposta inflamatória local ou sistêmica.

A propagação de *H. somni* ou *H. parasuis* no sistema respiratório inferior provavelmente estimula uma resposta inflamatória pela ação de LOS ou LPS presente em na parede celular destes microrganismos. O ferro é obtido da transferrina, auxiliando na sobrevivência da bactéria. No caso de *H. somni*, ocorre evasão do sistema imune causada pela variação de fase antigênica do LOS, bem como pela opsonização mediada por anticorpo direcionada à IgBP e à ativação do sistema complemento. Ambas as bactérias podem sobreviver no interior das células fagocíticas. Embora a patogênese da infecção do sistema genital causada por *H. somni* não esteja bem caracterizada, os mecanismos fisiopatogênicos descritos anteriormente provavelmente sejam os mais prováveis.

Em geral, as doenças causadas por bactérias dos gêneros *Haemophilus* e *Histophilus* geralmente são espécie-específicas.

Patologia

Todas as infecções apresentam componentes supurativos oriundos da parede celular de microrganismos gram-negativos, os quais estimulam a liberação de citocinas pró-inflamatórias pelos macrófagos, com resultante influxo de neutrófilos. A infecção de pulmão, cavidades corporais e articulações tendem a ser serofibrinosas ou fibrinopurulentas. Em razão da capacidade de *H. somni* induzir morte de células endoteliais, por mecanismo de apoptose, causando agregação plaquetária e formação de trombo, nas lesões causadas por *H. somni*, a trombose é o achado microscópico característico. Por exemplo, a colonização da microvasculatura do sistema nervoso central por *H. somni* causa vasculite trombótica, ocasionando encefalite e meningite. A trombose também provoca extravasamento vascular e redução do fluxo sanguíneo aos tecidos dos trombos; assim, com frequência, uma característica da doença causada por *H. somni* é a constatação de lesões hemorrágicas necrosantes.

Padrões de doença

Ruminantes

Meningoencefalite trombótica bovina. Meningoencefalite trombótica (também denominada "meningoencefalite tromboembólica infecciosa" – uma designação imprecisa, pois a formação de êmbolo não parece ser um componente da patogênese da doença) é uma consequência da septicemia causada por *H. somini*, que provoca lesão na parede endotelial e, em seguida, trombose na microvasculatura do cérebro e cerebelo. A formação de trombo provoca infarto, interrupção do fluxo sanguíneo e necrose, que causa inflamação e, desse modo, meningoencefalite. Os animais acometidos manifestam anormalidades clínicas atribuíveis ao processo inflamatório nas regiões acometidas do sistema nervoso central, sendo comum apatia e letargia. A fase pré-encefalite é marcada por febre alta.

Pneumonia e pleuropneumonia. *H. somni* pode causar broncopneumonia supurativa ou pleuropneumonia fibrinosa em ruminantes, mais comumente em bovinos. A bactéria, junto com vírus, micoplasmas, *Mannheimia haemolytica* e *Pasteurella multocida* ssp. *multocida* comumente contribui no desenvolvimento de "febre do transporte" em bovinos recentemente transportados. Bovinos com pneumonia causada por *H. somni* podem manifestar, concomitantemente, artrite séptica em uma ou mais articulações, também causada por *H. somni*.

Bacteriemia/septicemia. *H. somni* pode provocar bacteriemia e septicemia em ruminantes, resultando em sintomas característicos de resposta inflamatória sistêmica e, às vezes, com artrite, miocardite ou aborto.

Miocardite e pericardite. *H. somni* pode ocasionar miocardite, abscessos de miocárdio e/ou pericardite em bovinos; essas condições podem ser comuns em bovinos criados em confinamento, especialmente na região noroeste dos EUA e oeste do Canadá. Com frequência, os bovinos acometidos morrem rapidamente, sem sinais prévios da doença.

Aborto, infecções do sistema genital e mastite. Às vezes, em ruminantes, verifica-se aborto em decorrência da infecção por *H. somni*. Não se sabe se isso é mais frequentemente uma condição secundária à bacteriemia ou à infecção ascendente do sistema urogenital. Em ruminantes, infecção do sistema genital (como metrite ou epididimite) ou mastite também pode ser causada por *H. somni*.

Suínos

Bacteriemia/septicemia. Em suínos jovens desmamados, *H. parasuis* provoca polisserosite, poliartrite e, às vezes, meningite (também denominada doença de Glässer). A infecção ocasiona uma resposta inflamatória aguda, com polisserosite fibrinosa, que pode acometer pleura, peritônio, mediastino, pericárdio, articulações e meninges. Estresse de desmame, de transporte e de manejo são causas predisponentes. A doença surge esporadicamente, alguns dias após o evento predisponente. Com frequência, as taxas de morbidade e de mortalidade são baixas dada a ampla resistência adquirida, mas podem ser altas em rebanhos sem exposição prévia à bactéria (p. ex., rebanhos livres de patógenos). As manifestações da doença incluem febre e mal-estar geral, angústia respiratória, desconforto abdominal, claudicação e sinais de paralisia ou de convulsão. A doença pode ser letal ou o animal pode se recuperar, geralmente em 1 ou 2 semanas. Síndrome semelhante pode ser provocada por *Mycoplasma hyorhinis*.

Doença respiratória. *H. parasuis* pode ocasionar broncopneumonia em suínos; pode ser secundária à infecção viral (p. ex., influenza suína). Também, pode haver participação de outras bactérias (p. ex., *Pasteurella* spp. e *Mycoplasma* spp.).

Cães

Haemophilus haemoglobinophilus, uma bactéria comensal do sistema genital inferior de cães, às vezes causa cistite e infecção em neonatos. Sua participação na ocorrência de balanopostite e vaginite, em que raramente é encontrada, não está definida.

Gatos

Haemophilus felis pode causar conjuntivite e doença respiratória em gatos.

Imunidade

Base da imunidade

Indivíduos infectados produzem anticorpos circulantes protetores. A imunidade contra *H. parasuis* instala-se após infecção natural ou experimental; no entanto, a imunidade contra o sorotipo infectante é mais consistente que a imunidade cruzada protetora contra outros sorotipos.

Infecção de bovinos por *H. somni* ou vacinação contra a bactéria pode induzir a produção de IgE direcionada contra o microrganismo, o qual tem sido associado à ocorrência de doença de maior gravidade. Isso provavelmente se deve à degranulação de mastócitos e eosinófilos mediada por IgE e resultante liberação de mediadores inflamatórios. Em bovinos, tem-se mostrado que a infecção concomitante por vírus sincicial respiratório bovino (um vírus de sistema respiratório comum em bovinos) e por *H. somni* aumenta a produção de IgE específica contra *H. somni*, em maior grau que o verificado em bovinos infectados exclusivamente por *H. somni*.

Vacinação

Há disponibilidade de vacinas comerciais para impedir e controlar a doença respiratória causada por *H. somni*, em bovinos. Embora a vacinação possa diminuir a ocorrência da doença respiratória em animais em risco (como bovinos criados em confinamento), a proteção não é inevitável. A eficácia dessas vacinas na prevenção de meningoencefalite, poliartrite, doença de sistema genital ou doença cardíaca, em bovinos, não está bem caracterizada.

Nos EUA, no mercado há disponibilidade de uma vacina viva modificada para o controle da doença causada por *H. parasuis*, em suínos. Também, têm-se utilizado vacinas autógenas para evitar a doença ocasionada por *H. parasuis*. É importante que as cepas contidas em vacinas autógenas incluam o sorotipo virulento causador da doença; sorotipos não virulentos de *H. parasuis*, os quais podem não induzir imunidade protetora, podem ser isolados concomitantemente de animais doentes.

Diagnóstico laboratorial

Geralmente, é necessária a recuperação de bactérias dos gêneros *Haemophilus* e *Histophilus* de tecidos ou fluidos infectados para o estabelecimento do diagnóstico. No entanto, essas bactérias podem ser fastidiosas em relação a outros microrganismos comensais ou contaminantes que também podem estar presentes nas amostras. Desse modo, é importante que os veterinários que enviam as amostras aos laboratórios de diagnóstico solicitem, especificamente, o isolamento de *Haemophilus* ou *Histophilus,* quando há suspeita de que a doença se deve a esses microrganismos. A identificação do gênero e do DNA espécie-específico mediante a reação em cadeia de polimerase (PCR) pode ser mais fácil que a cultura dessas bactérias, caso o laboratório realize o teste. No entanto, o diagnóstico assim obtido não resulta em um isolado que possa ser utilizado para identificar o sorotipo (no caso de *H. parasuis*) ou o perfil de sensibilidade antimicrobiana. Também, alguns estudos mostraram que a PCR é menos sensível que a cultura para o isolamento de *H. parasuis*.

Microrganismos que requerem fator X não podem transformar ácido delta-aminolevulínico em urobilinogênio e porfirina. O teste de porfirina determina essa capacidade e a necessidade do fator X de modo mais confiável. Geralmente, a designação definitiva de uma espécie requer testes adicionais.

Tratamento e controle

Em geral, as bactérias dos gêneros *Haemophilus* e *Histophilus* são suscetíveis aos antimicrobianos efetivos contra microrganismos gram-negativos; também podem ser suscetíveis a antimicrobianos mais raramente escolhidos para tratamento de bactérias gram-negativas, como a penicilina. Atualmente, a resistência aos antimicrobianos não parece ser um problema relevante. Assim, é possível o tratamento efetivo da infecção causada por esses microrganismos, e alguns antibióticos são especificamente destinados ao tratamento de doença respiratória causada por *H. somni*, em bovinos. No entanto, pode ser difícil tratar efetivamente algumas infecções causadas por *Haemophilus* ou *Histophilus somni* se a natureza da lesão é tal que há necessidade de um protocolo terapêutico prolongado (p. ex., artrite séptica em um novilho criado em confinamento). Em tais casos, pode não ser exequível o tratamento efetivo de um animal em decorrência do manejo ou das limitações financeiras.

Em alguns casos, o controle da doença causada por essas bactérias pode ser auxiliado pela vacinação (ver seção "Vacinação"). O manejo para evitar ou limitar as causas primárias que podem aumentar a suscetibilidade à infecção, como infecção respiratória viral primária, também pode auxiliar no controle da doença causada por esses microrganismos.

Leitura sugerida

Dousse F, Thomann A, Brodard I *et al.* (2008) Routine phenotypic identification of bacterial species of the family Pasteurellaceae isolated from animals. *J Vet Diagn Invest*, 20, 716–724.

Nedbalcova K, Satran P, Jaglic Z *et al.* (2006) *Haemophilus parasuis* and Glässer's disease in pigs: a review. *Vet Med (Praha)*, 51, 168–179.

Oliveira S and Pijoan C (2004) *Haemophilus parasuis*: new trends on diagnosis, epidemiology, and control. *Vet Microbiol*, 99, 1–12.

Siddarampppa S and Inzana TJ (2004) *Haemophilus somnus* virulence factors and resistance to host immunity. *Anim Health Res Rev*, 5, 79–93.

14

Bordetella*

BRADLEY W. FENWICK

As bactérias do gênero *Bordetella* são cocobacilos gram-negativos pertencentes à família Alcaligenaceae e relacionados com os gêneros *Alcaligenes* e *Achromobacter.* Atualmente há nove espécies descritas, a maioria delas são importantes patógenos de seres humanos e de outros animais (Quadro 14.1), e vários isolados, com filogenia indefinida, os quais estão mais estreitamente associados a *Bordetella. Bordetella pertussis, B. parapertussis, B. bronchiseptica* e *B.avium* são consideradas espécies "clássicas" de *Bordetella. B. pertussis* e *B. parapertussis* apresentam estreita relação genética e evoluíram de uma linhagem histórica de *B. bronchiseptica. B. avium* é geneticamente diferente. Em razão da adaptação para ser um patógeno específico de seres humanos, *B. pertussis* apresenta genoma de tamanho reduzido, mas mantém os fatores de virulência presentes em outras espécies de *Bordetella.* Com base na sequência de 16S rDNA, *B. pertussis* e *B. holmesii* estão estreitamente relacionadas. Interessante é que, embora o gênero possa estar presente, a expressão dos fatores de virulência fundamentais varia entre as espécies clássicas de *Bordetella.* Por exemplo, apenas *B. pertussis* expressa a toxina *pertussis,* não sendo expressa por transcrição em *B. parapertussis* e *B. bronchiseptica.*

Todas as bactérias, com exceção de uma (*Bordetella petrii*), são aeróbicas altamente adaptadas para infectar o epitélio ciliar do trato respiratório. *B. petrii* é anaeróbica facultativa presente no ambiente e, ocasionalmente, causa infecção humana e doença em indivíduos com sistema imune comprometido. *B. pertussis* (e, raramente, *B. parapertussis* e *B. hinzii*) causa coqueluche ou doença semelhante à coqueluche, em pacientes humanos. Em raras ocasiões, *B. hinzii, B. ansorpii* e *B. avium* provocam infecções oportunistas em pessoas. De importância veterinária e o principal assunto de discussão neste capítulo é *B. bronchiseptica,* incriminada como causa de rinite atrófica em suínos, tosse do canil/gatil em cães e gatos e broncopneumonia em outras espécies, e *B. avium,* causa de rinotraqueíte em aves (principalmente perus). Para completar, as infecções por *B. parapertussis,* em ovinos, e por *B. hinzii,* em aves domésticas, são brevemente discutidas.

*Capítulo original escrito por Dr. Dwight C. Hirsh e Dr. Ernst L. Biberstein.

Características descritivas

Morfologia e coloração

Bordetelas são cocobacilos gram-negativos pleomorfos com, aproximadamente, 0,5 μm × 2,0 μm (no máximo) de tamanho.

Estrutura e composição

A parede celular é típica de bactérias gram-negativas, composta de lipopolissacarídio (LPS) e proteína. *B. bronchiseptica* produz uma cápsula. Todas as bactérias do gênero que foram avaliadas produzem adesinas fimbriais (*pili*) e biofilmes. *B. bronchiseptica* e *B. avium* são móveis, por flagelo peritricoso.

Produtos celulares de interesse médico

Com algumas exceções, *B. pertussis, B. parapertussis, B. bronchiseptica* e *B. avium* produzem (ou pelo menos têm os genes para produzir) vários dos mesmos produtos importantes na patogênese da doença (Quadro 14.2).

Quadro 14.1 Bactérias do gênero *Bordetella* e fontes usuais ou doenças associadas.

Espécie	Fonte usual ou doença associada
Bordetella pertussis	Coqueluche em seres humanos, chimpanzés
B. parapertussis	Doença semelhante à coqueluche humana; pneumonia não progressiva crônica em ovinos (cepas humanas e ovinas são diferentes)
B. bronchiseptica	Rinite atrófica em suínos; doença do trato respiratório em vários animais
B. avium	Rinotraqueíte em aves domésticas (especialmente coriza em perus) e aves selvagens
B. hinzii	Comensais em aves domésticas; doença respiratória rara em perus; septicemia em seres humanos
B. holmesii	Doença semelhante à coqueluche e septicemia em seres humanos
B. trematum	Infecções oportunistas em seres humanos
B. petrii	Infecções oportunistas em seres humanos
B. ansorpii	Infecções oportunistas em seres humanos

Quadro 14.2 Produtos celulares de interesse médico verificados em bactérias do gênero *Bordetella*.

Produto	*B. pertussis*	*B. parapertussis*	*B. bronchiseptica*	*B. avium*
Adesinas e outros				
Fímbria	+	+	+	+
Hemaglutinina filamentosa	+	+	+	+
Pertactina	+ (69 kDa)	+ (70 kDa)	+ (68 kDa)	–
Fator de colonização da traqueia	+	–	–	ND
Toxina *pertussis*	+	–[a]	–[a]	–
Biofilme	+	+	+	ND
Toxinas				
Citotoxina traqueal	+	+	+	+
Toxina dermonecrótica	+	+	+	+
Toxina adenilato ciclase	+	+	+	–
Toxina *pertussis*	+	–[a]	–[a]	–
Osteotoxina	+	–[a]	+	+
Outros				
Cápsula	–	–	+	–
Sequestrador de ferro	+	+	+	+
Sistema de secreção do tipo III	+	+	+	–
BrK	+	+	+	–
BatB	–	+	+	–

[a]Genes codificados, mas a proteína não é produzida.
ND = não determinado.

Adesinas. A função das adesinas, como acontece em outros microrganismos, é possibilitar às bactérias que as expressam a fixação às células de revestimento de um nicho particular, bem como à superfície das células-alvo, antes do início da doença (em alguns casos, nicho e células-alvo podem ser as mesmas estruturas). A expressão das adesinas depende de vários fatores ambientais. A ligação seguida de aderência parece ser, no mínimo, um processo de duas etapas envolvendo uma sequência de diferentes adesinas.

Bordetella produz várias das estruturas responsáveis por sua fixação às células hospedeiras. Essas adesinas incluem fímbrias (ou *pili*), hemaglutinina filamentosa (FHA), pertactina, LPS da parede celular, fator de colonização da traqueia (Tcf) e toxina *pertussis*. Todos são positivamente controlados pelo régulon BvgAS (ver seção "Controle de produtos celulares de interesse médico").

1. *Fímbrias:* fímbrias são estruturas de proteínas constituídas, em parte, de subunidades (pilinas) responsáveis pela fixação aos receptores das células hospedeiras. Embora não sejam requeridas para a colonização, as fímbrias de *Bordetella* aderem às células do epitélio ciliar e ao muco do trato respiratório e são necessárias para a permanência da bactéria. Pertencem ao mesmo grupo das fímbrias do tipo I produzidas pelas enterobactérias e são codificadas por quatro genes estruturais, fim2, fim3, fimX e fimA, os quais estão distribuídos no genoma. As proteínas fimbriais são fortemente antigênicas, são responsáveis pela aglutinação pelo soro imune e representam a base para diferenciação dos sorotipos (ver seção "Variabilidade"). A expressão das proteínas fimbriais é controlada pelo sistema BvgAS; ademais, pode sofrer variação de fase fimbrial causada pelo mau pareamento dos filamentos por deslocamento, durante a replicação. A localização independente dos genes fimbriais possibilita variantes de fase específicas da proteína, comutação de sorotipo e, às vezes, aumenta a sobrevivência diante da resposta imune do hospedeiro. A ligação ocorre por meio de glicoconjugados sulfatados das células epiteliais, que podem aumentar a expressão de integrina CR3, à qual se liga a FHA
2. *Hemaglutinina filamentosa:* FHA geralmente é um complexo proteína-adesina muito grande que apresenta diversas atividades associadas a vários domínios, na proteína. A FHA de *B. holmesii* é diferente. A FHA sofre modificação pós-translacional significante que resulta em uma proteína madura de 220 kDa, de um precursor de 370 kDa, formando uma molécula filamentosa de 50 nm de comprimento, que inclui um *hairpin fold*. Ela atravessa a membrana externa por meio de um sistema de secreção de dois componentes. A região N-proximal é semelhante a várias outras adesinas e toxinas produzidas por outros microrganismos gram-negativos. Variações mínimas em domínios de ligação críticos podem, em parte, explicar as diferenças espécie-dependentes e cepa-dependentes na especificidade, na virulência e na permanência da bactéria no hospedeiro. Há clara evidência da necessidade de FHA, mas não suficiente para a fixação nas células ciliadas do epitélio do trato respiratório e para a ligação aos macrófagos. Isso é consumado mediante ligação com heparina, ligação com carboidrato e/ou com uma sequência "Arg-Gly-Asp" (RGD) direcionada à integrina CR3. O domínio da ligação com heparina é responsável pela hemaglutinina, exceto em *B. avium*. A FHA também está envolvida na formação de biofilme e induz forte resposta de anticorpos protetores

3. *Pertactina:* Prn (de pertactina, assim denominada por ser um antígeno protetor) é uma proteína da membrana externa que atua como uma adesina e pertence a um grupo de proteínas denominadas "autotransportadoras", as quais agem como fatores de virulência em várias bactérias gram-negativas (p. ex., *Neisseria* produtora de IgA protease). Várias outras proteínas autotransportadoras foram identificadas em *Bordetella* (inclusive BatB), mas sua participação na ecologia da infecção por *Bordetella* e na patogênese da doença não é conhecida. À semelhança da FHA, a pertactina contém uma sequência "Arg-Gly-Asp", ou RGD, envolvida na ligação às integrinas da célula hospedeira. Ainda que uma célula-alvo hospedeira particular não tenha sido identificada por Prn, é possível que as células do epitélio ciliado do trato respiratório, bem como as células fagocíticas, sejam os alvos. Também contém duas regiões de aminoácidos repetidos (GGXXP e PQP), de quantidade variável, e é responsável pelos diferentes tamanhos da proteína madura (68 a 70 kDa) nas diferentes espécies e cepas; ademais, são epítopos protetores
4. *Fator de colonização da traqueia:* Tcf é uma proteína adesina semelhante à pertactina (p. ex., autotransportadora; contém sequências de Arg-Gly-Asp e regiões ricas em prolina), que se liga às células do epitélio ciliado do trato respiratório. Parece atuar na traqueia; é produzida por *B. pertussis*, mas não por *B. parapertussis* ou *B. bronchiseptica*
5. *Toxina pertussis:* Ptx (de *pertussis toxin*) é composta de 5 subunidades e age tanto como toxina, após ribosilação do ADP (ver seção "Exotoxinas"), quanto como adesina. Sintetizada apenas por *B. pertussis*, uma porção de Ptx é excretada da célula bacteriana e uma porção permanece aderida à sua superfície. É a parte fixada à superfície que atua como adesina. As células hospedeiras às quais a Ptx adere são células do epitélio ciliado do trato respiratório e células fagocíticas. Embora os genes para Ptx estejam presentes em ambas, *B. parapertussis* e *B. bronchiseptica*, não são expressos dada a grande quantidade de pontos de mutações, particularmente no promotor
6. *Biofilmes:* biofilmes são produzidos pela maioria das bactérias patogênicas, propiciando um grau de proteção contra fatores ambientais e do hospedeiro, bem como resistência a vários medicamentos antimicrobianos. Embora a poliglicosamina (PGA) não seja necessária para a formação de biofilmes por *Bordetella*, contribui para a estabilidade do biofilme. Também, um polímero de xilose é produzido como parte do biofilme. Assim como outros fatores de virulência, a proteção propiciada pelo biofilme é regulada pelo sistema BvgAS e há evidência de que a fímbria, FHA, e a pertactina possam estar envolvidas na formação e/ou estabilização de biofilmes. A avaliação *in vivo* mostra que o biofilme contribui para a fixação de *B. bronchiseptica* no epitélio nasal.

Cápsula. A cápsula tem várias funções, sendo as mais importantes a interferência na fagocitose (ação antifagocítica) e a proteção da membrana externa contra a deposição de complexos de ataque à membrana produzidos pela ativação do sistema complemento.

Parede celular. A parede celular das bactérias desse gênero é típica de bactéria gram-negativa, sendo composta de carboidratos, lipídios e proteínas. *Bordetella* tem LPS e proteínas de membrana externa, os quais são importantes determinantes de virulência:

1. *Lipopolissacarídio:* o LPS da parede celular de *B. avium*, e por interferência de *B. pertussis, B. parapertussis* e *B. bronchiseptica*, atua como uma adesina, por se ligar ao epitélio ciliado do trato respiratório, e como "proteção" que recobre a membrana externa, protegendo da ação de complexos de ataque à membrana produzidos pelo sistema complemento. O LPS da membrana externa é um importante determinante de virulência, interagindo com as respostas imunes inatas e adaptativas e, possivelmente, atuando junto a outras toxinas. Não apenas o lipídio A é um componente tóxico (endotoxina); o comprimento da cadeia lateral da unidade de antígenos O repetidos, também, dificulta a fixação dos complexos de ataque à membrana externa produzidos pelo sistema complemento e concede resistência às proteínas antimicrobianas (defensinas) presentes na secreção do trato respiratório e nos grânulos das células fagocíticas. O LPS se conecta à proteína ligadora de LPS, que o transfere para a fase de CD14 do sangue. O complexo CD14-LPS se liga às proteínas de receptores *toll-like* (ver Capítulo 2) na superfície dos macrófagos, estimulando a liberação de citocinas pró-inflamatórias, inclusive o fator de necrose tumoral. A composição do LPS (presença ou ausência da porção de antígenos O repetidos, seu comprimento, sua carga e as substituições de ácidos graxos) influencia o grau de proteção contra o sistema complemento e os peptídios antimicrobianos, e pode estar envolvida nos diferentes graus de virulência das cepas. *B. pertussis* tem dois tipos de LPS, o LPSI e o LPSII. A composição do LPS é regulada pelo régulon BvgAS (ver seção "Controle de produtos celulares de interesse médico")
2. *Proteína de membrana externa:* Brk (*Bordetella resistance to killing*, ou seja, resistência de *Bordetella* à morte) é uma proteína de membrana externa que propicia resistência contra a morte mediada por soro. Brk concede resistência contra a lesão pelo sistema complemento e também pode atuar como adesina (contém duas regiões Arg-Gly-Asp, bem como locais de ligação pelo glicoconjugado sulfatado). Brk é controlada pelo régulon BvgAS (ver seção "Controle de produtos celulares de interesse médico").

Exotoxinas. Há descrição de cinco exotoxinas produzidas por *Bordetella*, as quais têm importante participação na ocorrência de doenças causadas por bactérias desse gênero: citotoxina traqueal, toxina dermonecrótica (DNT), toxina adenilil ciclase, toxina *pertussis* e osteotoxina. Todas elas, exceto a osteotoxina e a citotoxina traqueal (uma porção da parede celular), são controladas pelo régulon BvgAS (ver seção "Controle de produtos celulares de interesse médico").

1. *Citotoxina traqueal:* produzida pela espécie "clássica" de *Bordetella*, mais *B. avium*, a citotoxina traqueal é um fragmento do peptidoglicano da parede celular de *Bordetella*, que é idêntico àquele anidropeptidoglicano ciliostático de *Neisseria gonorrhoeae* que, em outras bactérias gram-negativas, é reciclado e liberado, em vez de apenas liberado. Atuando em associação ao LPS, a citotoxina traqueal causa dano às células do epitélio ciliado por

interferir na síntese de DNA (LPS). A citotoxina traqueal também induz a produção de interleucina-1 (IL-1) e de quantidade excessiva de óxido nítrico pelos macrófagos

2. *Toxina dermonecrótica:* DNT é um membro de um grupo de toxinas com estruturas e atividades biológicas similares. As outras toxinas "dermonecróticas" incluem Pmt, produzida por *Pasteurella multocida* (ver Capítulo 11), e CNF1 e CNF2, produzidas por *E. coli* (ver Capítulo 7). Essas toxinas são assim denominadas porque ocorre necrose dérmica por ocasião de sua injeção na pele, o que naturalmente não acontece (DNT não é secretada). A DNT causa desaminação e transglutamatação (principalmente) da pequena proteína Rho de ligação de GTP, impedindo sua atividade GTPase (ou seja, as proteínas ativadoras de GTPase são incapazes de se ligarem corretamente à Rho modificada). Essas modificações resultam em alterações na actina do citoesqueleto das células acometidas (a actina causa tensão das fibras) e inibição da diferenciação de osteoblastos no tecido ósseo. É necessária a expressão de DNT para que *B. bronchiseptica* provoque atrofia de osso turbinado, em suínos, e pneumonia, em camundongos, e para que *B. avium* seja patogênica
3. *Toxina adenilil ciclase:* a toxina adenilil ciclase é uma proteína bifuncional com adenilil ciclase independente, bem como atividade hemolítica, produzida pela espécie clássica de *Bordetella,* mas não por *B. avium.* A toxina adenilil ciclase é a única exotoxina de *Bordetella* conhecida secretada sem clivagem proteolítica. Penetra na célula hospedeira e, após "ativação" pela calmodulina, aumenta a concentração intracelular de cAMP. As células acometidas perdem o controle do teor intracelular de cAMP, resultando em incapacidade de controle do fluxo de fluido e de íons para dentro e para fora das "células-alvo" (epitélio do trato respiratório). A perda de controle dos teores de cAMP nas células fagocíticas resulta em menor capacidade desta célula em realizar fagocitose e matar o microrganismo. A atividade hemolítica está associada a RTX (*repeats in toxin,* assim denominada por causa da característica comum de repetição, na proteína, de sequências ricas em glicina; veja, também, hemolisina de *E. coli,* no Capítulo 7; leucotoxina de *Pasteurella/Mannheimia,* no Capítulo 11; hemolisina de *Actinobacillus,* no Capítulo 12; e citotoxina de *Moraxella,* no Capítulo 18). Em razão da atividade da toxina do tipo RTX, a toxina adenilil ciclase também é uma proteína formadora de poro que atua em neutrófilos, macrófagos e linfócitos. Além do mais, a produção de adenilil ciclase é necessária para a instalação da infecção e tem participação fundamental na virulência do microrganismo
4. *Toxina pertussis:* a toxina *pertussis* (Ptx) é uma toxina que, após a ribosilação do ADP, causa ribosilação de proteínas G heterotriméricas "ativadas" (ligadas a GTP), impedindo que retornem à condição inativa (ligada a GDP). As proteínas G "ativadas" estimulam a adenilil ciclase, aumentando o teor intracelular de cAMP. A concentração anormalmente elevada de cAMP resulta na perda do fluxo de fluido e íons que entram e saem da célula e, se a célula tem atividade fagocítica, interfere na captação e morte intracelular do microrganismo. Embora a Ptx provoque considerável disfunção em várias vias metabólicas, a célula hospedeira geralmente não morre. A função da Ptx como uma adesina foi discutida anteriormente. Ptx induz uma resposta imune importante, totalmente protetora
5. *Osteotoxina:* osteotoxina é produzida por *B. avium, B. pertussis* e *B. bronchiseptica,* mas não por *B. parapertussis.* É letal às células da traqueia e dos ossos pela ação de produtos reativos da cisteína extracelular clivada.

Aquisição de ferro. Como o ferro é uma necessidade absoluta para a multiplicação dos microrganismos, eles devem adquirir este mineral para sobreviverem no hospedeiro. *Bordetella* adquire ferro por meio da secreção de um sideróforo e da utilização de sideróforos produzidos por outras espécies de microrganismos. Ademais, utilizam o ferro contido no radical heme e nas hemoproteínas.

Em condições de deficiência de ferro (como ocorre no hospedeiro), *Bordetella* secreta um sideróforo do tipo hidroxamato, denominado alcaligina. *Bordetella* também é capaz de utilizar enterobactina, um sideróforo produzido por bactérias da família Enterobacteriaceae, bem como xenosideróforos. Esses sideróforos (alcaligina e enterobactina) removem o ferro das proteínas ligadoras de ferro do hospedeiro (transferrina e lactoferrina), tornando-o disponível para a bactéria.

O radical heme e as hemoproteínas (albumina e hemopexina) são fontes adicionais de ferro. A proteína de membrana externa que liga estas substâncias, BhuR (*Bordetella heme uptake receptor,* ou seja, receptor da captação de heme por *Bordetella*), é regulada pelos teores de ferro disponível, por meio do fator sigma extracitoplasmático Rhu (*regulation of heme uptake,* ou seja, controle da captação de heme) e pelo régulon Fur (ver *E. coli,* Capítulo 7).

Sistema de secreção do tipo III. Um sistema de secreção do tipo III foi identificado em *B. bronchiseptica* e *B. parapertussis* (sob o controle do régulon BvgAS; ver seção "Controle de produtos celulares de interesse médico"). Embora os genes estejam presentes em *B. pertussis* e em cepas humanas de *B. parapertussis,* não há evidência de produção e parece que *B. avium* carece dos genes necessários. O sistema de secreção do tipo III consiste em um conjunto de proteínas (mais de 20) que formam uma estrutura tubular por meio da qual as proteínas efetoras são "introduzidas" nas "células-alvo" do hospedeiro. Ainda, as proteínas efetoras de *Bordetella* não foram identificadas, mas as "células-alvo" do hospedeiro (células epiteliais da traqueia, células fagocíticas) sofrem apoptose em consequência da "introdução" de proteína efetora, resultando na perda da integridade do epitélio, e escape do sistema imune do hospedeiro (redução da fagocitose e menor processamento do antígeno, o qual ocasiona redução das respostas imunes).

Controle de produtos celulares de interesse médico. Mediante transcrição, *Bordetella* é regulada por um sistema de dois componentes, os genes que codificam os produtos envolvidos na instalação da doença. Estes incluem os genes que codificam todas as adesinas (fímbrias, FHA, pertactina, a natureza do LPS da parede celular, Tcf e toxina *pertussis*), pertactina, Brk, toxinas (adenilil ciclase, DNT, toxina *pertussis*), alcaligina, biofilme e o sistema de secreção do tipo III. Todos são regulados pelos produtos dos genes codificados em bvgA e bvgS (*Bordetella virulence genes,* ou seja, genes de virulência de *Bordetella*) e são denominados régulon BvgAS. BvgS é uma histidina quinase que atua como "sensor" de fatores ambientais, resultando em autofosforilação de um de seus resíduos de histidina.

Em seguida, esse fosfato é transferido, em série, a um resíduo aspartato e, então, para outra histidina, antes de ser utilizado para a fosforilação de BvgA. O BvgA fosforilado é um ativador da transcrição dos genes que codificam os produtos anteriormente mencionados, sendo responsável pela modulação do fenótipo e pela variação de fase. Nem toda expressão do fator de virulência é regulada no mesmo grau, em diferentes condições ambientais, e, desse modo, origina uma série de fenótipos. Não estão claros quais são exatamente os fatores ambientais "percebidos" por *Bordetella*. O crescimento bacteriano em temperatura de 37°C e baixas concentrações de $MgSO_4$ e de ácido nicotínico ativa o régulon. Ainda que o crescimento em 37°C seja compatível com um estado infectante, não se sabe qual a participação das concentrações de $MgSO_4$ e de ácido nicotínico *in vivo*.

Características de crescimento

Com exceção de uma, todas as demais espécies de *Bordetella* são aeróbicas obrigatórias, obtendo energia da oxidação de aminoácidos. *B. petrii* (a exceção) é uma bactéria anaeróbica facultativa. São fastidiosas e sua cultura pode ser difícil, especialmente no primeiro isolamento, com formação de colônias maduras em 1 a 3 dias. A multiplicação bacteriana pode ser inibida por ácidos graxos, especialmente no caso de *B. pertussis,* que requer um meio de cultura específico. *B. bronchiseptica* e *B. avium* se multiplicam em meios de laboratório comuns (35°C a 37°C), inclusive em ágar MacConkey, em condições atmosféricas; a primeira ocasiona hemólise inconsistente em ágar-sangue. *B. bronchiseptica, B. avium* e *B. hinzii* são móveis.

Atividades bioquímicas

B. avium e *B. bronchiseptica* são catalase-positivas e oxidase-positivas, não fermentam carboidratos e utilizam citratos como fontes de carbono orgânico. *B. bronchiseptica, B. avium* e *B. hinzii* são oxidase-positivas. Apenas *B. bronchiseptica* reduz o nitrato e produz urease; *B. parapertussis* é fracamente urease-positiva.

Resistência

Bordetella spp. são mortas por calor ou por desinfetantes. São suscetíveis aos antibióticos de amplo espectro e à polimixina, mas não à penicilina. Sua sobrevivência no ambiente é epidemiologicamente relevante.

Variabilidade

Foi desenvolvida uma classificação dos esquemas de tipagem, principalmente para fins epidemiológicos. Há relato de, pelo menos, quatro sorotipos de *Bordetella*, com base na proteína Fim (ver seção "Adesinas"). Exceto para *fimA,* os genes fimbriais de *B. avium* não são compartilhados com bactérias do gênero *Bordetella*. Com base nas diferentes quantidades de repetições ricas em prolina, o tamanho e a característica antigênica de perctatina são variáveis entre as espécies de *Bordetella* e, também, entre as cepas de uma mesma espécie.

B. bronchiseptica se dissocia em quatro fases, as quais variam quanto às características das colônias, à atividade hemolítica, à estabilidade da suspensão em solução salina, à facilidade de colonização e à toxicidade. Algumas cepas parecem hospedeiro-específicas. Há cerca de 20 antígenos, sensíveis ao calor (K) e estáveis ao calor (O; 120°C/60 min). Vários deles são comuns a diversas espécies. Outros são espécie-específicos e tipo-específicos. *B. bronchiseptica* de suínos parece diferente das cepas de cães e de equinos (que também diferem entre si). Têm sido identificados fenótipos, diferenças moleculares e doenças cepa-específicas, e supõe-se que esses sejam a principal causa de falhas das vacinas.

Em *B. avium* foram identificados três sorotipos, com base nas aglutininas de superfície.

As cepas de *B. parapertussis* que infectam e provocam a doença em seres humanos são diferentes das que causam pneumonia não progressiva crônica em ovinos.

Ecologia

Reservatório

Bordetella spp. infectam principalmente o epitélio ciliado do trato respiratório. Estão presentes na nasofaringe de animais sadios. A doença causada por *B. bronchiseptica* (como infecção primária ou secundária) é verificada em animais carnívoros domésticos e silvestres, roedores silvestres e de laboratório, suínos, coelhos e, ocasionalmente, equinos, coalas, focas, outros herbívoros, primatas e perus.

B. avium habita o trato respiratório de aves domésticas e silvestres infectadas, resultando em doença, principalmente em perus (coriza).

Transmissão

Em mamíferos, as infecções são transmitidas principalmente pelo ar, mas, em alguns casos, a contaminação ambiental é um fator importante, embora seja comum a disseminação indireta por meio da cama dos animais e de água contaminadas, em perus (*B. avium*). Experimentalmente, uma quantidade de microrganismos tão baixa quanto 10 bactérias pode ocasionar infecção. A transmissão pode ser rápida, resultando em surtos relevantes de doença aguda. Condições ambientais (temperatura, umidade) e superpopulação de hospedeiros influenciam a prevalência e a gravidade da doença clínica. A hipótese aventada é que desvios fenotípicos (perda de adesinas) associados ao sistema BvgAS promovem transmissão e que, uma vez instalados em um novo hospedeiro, em ambiente apropriado, são reconhecidos e, então, reativam o sistema BvgAS, resultando em fixação e expressão da toxina.

Patogênese

Mecanismos

Bordetella "percebe" vários fatores ambientais, provocando a ativação do régulon BvgAS e a suprarregulação dos vários genes que codificam os produtos mencionados anteriormente (ver seção "Controle de produtos celulares de interesse médico"). A fixação de *Bordetella* às células do epitélio ciliado acompanha a expressão de adesinas (fímbrias, FHA, pertactina, LPS da parede celular, Tcf e biofilmes – ver Quadro 14.2, que reúne as adesinas produzidas por bactérias do gênero *Bordetella*). Ocorre multiplicação dos microrganismos (o ferro é sequestrado das proteínas ligadoras de ferro do hospedeiro – lactoferrina e transferrina, do radical heme e das hemoproteínas; a membrana externa de *Bordetella* é protegida dos complexos de ataque à membrana produzidos pelo sistema complemento, pelas cápsulas, pelo LPS e pela Brk) e inicia a inflamação (LPS; morte das células epiteliais causada pela "introdução" de proteínas efetoras; citotoxina traqueal). A inflamação e a perda da capacidade de controlar o fluxo de fluido e de íons para dentro e para fora das células epiteliais da traqueia (maior produção de cAMP em decorrência dos efeitos da maior atividade da adenilil ciclase) provocam maior secreção de muco e acúmulo de fluido no trato respiratório superior. As células do epitélio ciliado se tornam incapazes de eliminar as secreções (paralisia de cílios em razão do aumento do teor de cAMP e de alterações no citoesqueleto pela ação da DNT; morte de células ciliadas dadas a citotoxina traqueal e a proteína efetora não identificada "introduzida" por meio do sistema de secreção do tipo III). *Bordetella* não encapsulada adere às células inflamatórias (por meio de FHA, pertactina e toxina *pertussis*) e libera adenilil ciclase (que interfere na fagocitose e morte da bactéria) e toxina *pertussis* (que interfere na fagocitose e morte da bactéria) e "introduz" uma proteína efetora (que interfere na fagocitose). Se ocorre fagocitose, *Bordetella* sobrevive nos fagolisossomos (qualidade de seu LPS) e, também, escapa para os compartimentos endocíticos que não ocasionam fusão lisossomal.

As consequências das alterações causadas por *Bordetella* nas partes ciliadas do trato respiratório são diversas: depressão dos mecanismos de limpeza do trato respiratório, predispondo a complicações secundárias (p. ex., pneumonia); em suínos, *B. bronchiseptica* propicia irritação nasal, tornando os ossos turbinados suscetíveis à ação da DNT (Pmt) de *P. multocida*, a qual tem surgido como a principal causa de rinite atrófica ("rinite atrófica progressiva", ver Capítulo 11). Se não houver participação de *P. multocida*, a DNT, bem como todos os produtos mencionados, ocasiona hipoplasia de osso turbinado, discreta e reversível ("rinite atrófica não progressiva"). A pneumonia, se presente, é decorrente das respostas inflamatórias e da incapacidade de as células fagocíticas do hospedeiro e do sistema complemento eliminarem prontamente as bactérias do gênero *Bordetella*.

Patologia

A fixação de *Bordetella* ao epitélio respiratório ciliado e a destruição deste tecido é a característica da doença iniciada por esta bactéria. A doença é supurativa e acomete várias partes do trato respiratório (rinite, sinusite, traqueíte). O comprometimento dos mecanismos de limpeza do trato respiratório superior pode predispor à pneumonia supurativa e à infecção dos sacos aéreos pela própria *Bordetella* e, com frequência, pode ocasionar superinfecções secundárias por outras bactérias, podendo exacerbar significativamente a gravidade da doença.

Padrões de doença

Suínos

Rinite atrófica. A apresentação progressiva de rinite atrófica se deve à combinação de infecções por *P. multocida* e *B. bronchiseptica*, discutidas no Capítulo 11. A apresentação não progressiva dessa doença envolve a infecção apenas por *B. bronchiseptica*; é passageira e autolimitante, causando doença (espirro e secreção nasal), mais frequentemente, em suínos com 3 a 4 semanas de idade.

Pneumonia. Às vezes, o comprometimento das defesas do trato respiratório superior do hospedeiro predispõe à pneumonia secundária causada por *B. bronchiseptica* ou por outros microrganismos. A pneumonia primária causada por *B. bronchiseptica* acomete suínos neonatos (3 a 4 dias de idade), sendo caracterizada por tosse, dispneia e altas taxas de morbidade e de mortalidade. É provável que os surtos da doença estejam relacionados com a falha de transferência de imunidade passiva ou com a baixa imunidade materna.

Cães e gatos

Traqueobronquite infecciosa canina (tosse do canil). A tosse do canil é causada por *B. bronchiseptica*. A doença clínica é mais comum em cães jovens; em determinadas condições, os cães adultos vacinados são sujeitos à enfermidade. A doença natural pode ser acompanhada de infecção pelo vírus da influenza canina, adenovírus caninos 1 e 2, e herpes-vírus canino. Em canis e hospitais veterinários, os surtos da doença progridem rapidamente. O período de incubação é de, aproximadamente, 1 semana, seguido de tosse aguda e, na maioria dos casos graves, sufocamento e ânsia de vômito. Embora a maioria dos cães se recupere dentro de poucas semanas, sem tratamento, a bactéria pode persistir durante meses, sendo possível a ocorrência de recidiva. Foi comprovada a transferência da mesma cepa a gatos suscetíveis.

Pneumonia. Às vezes, *B. bronchiseptica* é isolada de amostras obtidas de pulmão de paciente com pneumonia, frequentemente de cães com cinomose.

Gatos. *B. bronchiseptica* causa discreta infecção do trato respiratório superior de gatos (traqueobronquite, conjuntivite), que regride espontaneamente em menos de 10 dias. A doença clínica é mais evidente em colônias de gatos (infecções do trato respiratório superior de gatos também são causadas por herpes-vírus, calicivírus, *Mycoplasma* e *Chlamydophila*). Tosse não é um sintoma comum. Os gatos, à semelhança dos cães, são portadores assintomáticos do microrganismo após a recuperação (até 19 semanas). Há relato de broncopneumonia secundária em filhotes de gatos e em gatos com imunossupressão. Foi demonstrada a transferência da mesma cepa a cães suscetíveis.

Aves domésticas

Coriza em perus. Perus jovens infectados por *B. avium* desenvolvem traqueobronquite, sinusite e infecção de saco aéreo. Os sintomas incluem exsudação nasal, conjuntivite, espirro, estertores traqueais e dispneia. A taxa de morbidade pode ser muito alta, mas a taxa de mortalidade, exceto na infecção secundária, geralmente é baixa ($< 5\%$). A recuperação pode iniciar-se após 2 semanas, embora em alguns casos da doença possa demorar 6 meses; a recuperação está associada a retardo no crescimento e colapso de traqueia. Filhotes de aves e outros pássaros podem ser infectados por *B. avium*, que pode causar doença oportunista. Com frequência, *B. hinzii* é considerada uma bactéria comensal, mas em condições ambientais apropriadas é capaz de causar doença respiratória discreta em perus. Têm ocorrido vários casos de infecção por *B. hinzii*, manifestada como uma doença semelhante a coqueluche e septicemia de seres humanos, particularmente em pacientes sem o baço.

Animais selvagens e de laboratório

Bordetelose em coelhos. Em coelhos, com frequência as infecções por *B. bronchiseptica* são assintomáticas, mas podem ocasionar doença discreta no trato respiratório superior (obstrução nasal). No entanto, quando associada a outros microrganismos infecciosos (p. ex., *P. multocida*), pode causar broncopneumonia. Em porquinhos-da-índia, os surtos de *B. bronchiseptica* podem ser clinicamente relevantes, resultando em doença respiratória com alta taxa de mortalidade. As aves selvagens comumente assintomáticas são carreadoras de *B. avium* e *B. henzii*.

Epidemiologia

A rinite atrófica acomete suínos com menos de 6 semanas de idade, quando a osteogênese e a remodelação óssea são mais ativas. Os suínos infectados disseminam *B. bronchiseptica*. As fontes finais das bactérias são as porcas portadoras, nas quais essa condição de portadora diminui com o avanço da idade.

Em geral, a tosse do canil acomete cães jovens não imunes ou cães adultos após a introdução de novas cepas da bactéria no canil, por animais portadores sadios que se recuperaram da doença. A contaminação ambiental pode ser um fator relevante.

B. avium causa doença principalmente em perus jovens, bem como doença oportunista em frangos e, às vezes, em outras aves. O ambiente contaminado é importante para a perpetuação e a transferência da infecção entre os grupos de animais.

Características imunológicas

Fatores patogênicos

Vários dos fatores de virulência produzidos por *Bordetella* atuam direta ou indiretamente, se sobrepondo à resposta imune inata do hospedeiro, resultando em infecção persistente, doença e transmissão. Na infecção experimental por *B. avium*, notou-se diminuição da resposta imune mediada por célula. *B. bronchiseptica* pode alterar a resposta das células dendríticas, resultando em menor produção de IL-10 e de interferona.

Função protetora

Acredita-se que os anticorpos locais impeçam a colonização de *B. bronchiseptica* em cães, mas isso não está claro e é questionável, visto que as vacinas aplicadas por via injetável propiciam proteção. O grau significante de antígenos comuns, bem como as espécies de *Bordetella* e as diferenças cepa-específicas dificultam a avaliação do grau de imunidade à infecção ou à doença.

O antissoro contra *B. avium* não é efetivo para proteger perus, mas a imunização materna reduz as perdas em uma progênie em risco. Anticorpos contra adesinas impedem a fixação da bactéria ao epitélio da traqueia.

Procedimentos de imunização

As vacinas parecem propiciar alguma proteção contra a doença, mas frequentemente não impedem a colonização pelo microrganismo. As bacterinas utilizadas em porcas prenhes propiciam alguma imunidade colostral aos leitões, especialmente quando nelas se incluem cepas de *P. multocida* toxigênicas. As preparações que contêm bacterina-toxoide protegem os leitões.

A administração parenteral de vacina morta e de extratos de antígenos, bem como de vacina viva atenuada, por via intratraqueal, tem sido benéfica, mas não propicia proteção confiável contra a tosse do canil, em cães e gatos. À semelhança da falha da vacina contra *B. pertussis* em seres humanos, isso provavelmente está relacionado com as diferenças antigênicas críticas, particularmente com a pertactina, entre cepas de *B. bronchiseptica* vacinais e aquelas cepas selvagens. Ocasionalmente, após a aplicação parenteral de vacinas, observa-se reação local típica de hipersensibilidade do tipo III. As vacinas contra *B. avium* que contêm microrganismos vivos atenuados, aplicadas por via intratraqueal, têm sido mais efetivas.

Diagnóstico laboratorial

Suabe nasal (rinite atrófica e tosse do canil), sedimento de lavado traqueal (traqueobronquite canina) e suabe de traqueia (coriza de perus) são cultivados em ágar-sangue e em ágar MacConkey. Meios de cultura seletivos ajudam a limitar o supercrescimento de bactérias de rápida multiplicação. Como acontece no primeiro isolamento de *B. pertussis*, o uso de ágar Bordet-Gengou e de ágar-sangue carvão pode ajudar na recuperação inicial de *B. bronchiseptica*. Colônias de *B. bronchiseptica* e de *B. avium* podem facilmente ser negligenciadas no primeiro isolamento porque, com frequência, apresentam menos de 1 mm de tamanho, após 48 h de incubação, e são variavelmente hemolíticas. Para a identificação da bactéria, são utilizados testes laboratoriais de rotina; a aglutinação diferencial de hemácias de ovinos e de porquinhos-da-índia é útil para diferenciar *B. avium* e *B. bronchiseptica*. Há disponibilidade de um teste com base na reação em cadeia de polimerase que utiliza *primers* destinados a ampliar vários segmentos de DNA espécie-específicos, a fim de determinar a presença de *Bordetella*, bem como para identificar os microrganismos.

Nos testes laboratoriais de rotina, *B. avium* reage de modo semelhante a *Alcaligenes faecalis* e pode ser diferenciada pela análise dos ácidos graxos celulares. Além disso, *B. avium* deve ser diferenciada de *B. hinzii*. Um teste de microaglutinação é utilizado como sorodiagnóstico.

Tratamento e controle

O fundamento para o controle da doença causada por *Bordetella* se baseia nos princípios básicos de controle das doenças infecciosas, com foco na prevenção da transmissão entre portadores sadios e novos hospedeiros, completamente suscetíveis, diretamente por meio de aerossóis ou indiretamente pela transferência mecânica do microrganismo. Ao contrário da infecção subclínica, surtos relevantes da doença frequentemente estão associados a condições ambientais inapropriadas. A vacinação reduz a possibilidade de ocorrência da doença clínica, mas parece ter pouco impacto no potencial de infecção.

Não há tratamento para a apresentação progressiva de rinite atrófica. As medidas preventivas incluem manutenção de um grupo de porcas de idade mais avançada com baixa taxa de animais portadores; prevenção da transmissão da doença da porca para o leitão mediante emprego de métodos de desmame precoce assistido e/ou em separado; limpeza e desinfecção completa dos locais de parição e das creches dos leitões, após cada parição (sistema de produção tudo dentro/tudo fora); vacinação (ver seção "Procedimentos de imunização"); uso profilático de sulfonamidas nos alimentos ou na água; e eliminação de porcas portadoras com base no exame de suabes nasais.

A resposta da traqueobronquite canina aos antibióticos é inconsistente. Vacinação (ver seção "Procedimentos de imunização"), fumigação de canis, ventilação adequada e isolamento de cães infectados são medidas de prevenção úteis. Infecção prévia, com ou sem doença clínica, não oferece proteção duradoura contra nova infecção. A tetraciclina ainda é o medicamento de escolha. Há ampla resistência às cefalosporinas.

B. avium é suscetível a tetraciclina, eritromicina e nitrofurantoína. Todavia, é resistente a penicilina G, estreptomicina e sulfonamidas. O tratamento durante a fase inicial de um surto da doença pode ser economicamente vantajoso. A vacinação e o tratamento em massa podem evitar surtos, sem eliminar a infecção.

15

Brucella

Steven Olsen e Brian Bellaire

O gênero *Brucella* compreende um grupo de bactérias gram-negativas que sobrevivem quase que exclusivamente nos hospedeiros infectados, de preferência instaladas nos compartimentos intracelulares das células fagocíticas, reticuloendoteliais e células epiteliais especializadas. Tradicionalmente, o gênero tem sido classificado em espécies, com base nas características microbiológicas e na preferência de hospedeiro, mas a maioria das espécies de *Brucella* é capaz de infectar vários hospedeiros. A doença clínica provocada pela infecção por bactéria desse gênero, conhecida como brucelose, geralmente está associada a infecções crônicas e lesões em tecidos do sistema genital.

Uma das características mais importantes de *Brucella* é a quantidade de espécies desse gênero que são capazes de causar infecções zoonóticas. A brucelose humana é uma importante zoonose cosmopolita, reemergente, com prevalência particularmente elevada no Oriente Médio, na Ásia Central e em países da região do Mediterrâneo. Como os sinais clínicos não são patognomônicos, com frequência a brucelose humana é mal diagnosticada. O controle da doença em animais que atuam como reservatórios das bactérias é a abordagem mais econômica para a prevenção de brucelose humana.

Características descritivas

Tradicionalmente, o gênero *Brucella* tem-se caracterizado por conter 6 espécies: *B. abortus*, *B. melitensis*, *B. suis*, *B. canis*, *B. ovis* e *B. neotomae*. O alto grau de homologia genômica levou a se propor que atualmente o gênero é composto de apenas uma espécie, *B. melitensis*, sendo as outras espécies clássicas consideradas como cepas de *B. melitensis*. Recentes isolamentos de novas espécies de *Brucella* de mamíferos marinhos, ratos-silvestres e raposas-austríacas, bem como em implante de mama prostético, podem aumentar o número de espécies do gênero *Brucella*. Algumas das espécies clássicas (*B. melitensis*, *B. abortus* e *B. suis*) são subdivididas em biovares, com base em suas propriedades bioquímicas, fenotípicas e antigênicas. Embora a divisão em biovares tenha sido utilizada para fins epidemiológicos, a biotipagem pode ser um tanto subjetiva porque se baseia em diferenças sutis, como a necessidade de maior teor de CO_2 para a multiplicação bacteriana, a produção de hidrogenossulfito, o crescimento em meio contendo corantes (tionina ou fucsina básica) e a aglutinação com antissoro A e M monoespecífico.

Morfologia e coloração

As bactérias do gênero *Brucella* são cocobacilos gram-negativos, frequentemente únicos, mas também podem se apresentar em pares ou em pequenos grupos. Em geral, os cocobacilos apresentam 0,6 a 1,5 μm de comprimento e 0,5 a 0,7 μm de largura. As formas pleomorfas são raras, exceto em culturas antigas. As brucelas não são móveis e não apresentam cápsula, tampouco formam esporos. Não se observa coloração bipolar verdadeira. Embora não sejam verdadeiramente microrganismos acidorresistentes, resistem à descoloração com ácidos fracos, portanto, coram-se em vermelho quando se utiliza o corante Ziehl-Neelsen modificado.

Considera-se que *B. abortus*, *B. suis*, *B. melitensis* e *B. neotomae* apresentam colônias com morfologia lisa, uma característica associada à expressão de lipopolissacarídio (LPS) com cadeia lateral O. Comparativamente, *B. ovis* e *B. canis* apresentam colônias com morfologia rugosa e não expressam o LPS com cadeia lateral O. As colônias lisas parecem arredondadas, brilhantes e de coloração azul-esverdeada e não absorvem o corante cristal-violeta. Em comparação, as colônias rugosas têm aparência granular seca, cor amarelo-esbranquiçada e se coram com cristal-violeta.

Estrutura e composição celular

A parede celular de *Brucella* é típica de bactéria gram-negativa. A membrana externa de, aproximadamente, 4 a 5 nm de espessura, é composta de camadas assimétricas de LPS e fosfolipídios, sendo sustentada por uma camada adjacente de 3 a 5 nm de peptidoglicano. Algumas proteínas, como a OmpA, ligam-se de modo covalente à camada de peptidoglicano e estabilizam a membrana externa. A região hidrofóbica da membrana propicia sustentação às proteínas e forma uma barreira funcional e estrutural entre o periplasma e a parte externa da célula. O espaço periplasmático varia de 3 a 30 nm. As porinas da membrana externa atuam como canais de comunicação com o interior da célula. Outras proteínas, como as lipoproteínas, também se fixam na membrana externa.

O LPS de *Brucella* é composto de lipídio A, de núcleo de oligossacarídios e de polissacarídios O. A estrutura do LPS de *Brucella* é diferente daquela de bactérias intestinais gram-negativas, pois a estrutura de sustentação de açúcar do lipídio A é diferente e o LPS apresenta baixo teor de fosfato. O LPS protege a bactéria da ação de peptídios catiônicos, de metabólitos de oxigênio e da lise mediada por complemento. O polissacarídio O do LPS, expresso pelas cepas lisas, é altamente imunogênico e pode expressar os antígenos A e/ou M, dependendo da espécie de *Brucella*. O envelope celular de *Brucella*, o LPS, as lipoproteínas e as flagelinas exibem reduzido padrão molecular associado ao patógeno (PAMP, *pathogen-associated molecular pattern*) para ser reconhecido pelo sistema imune inato, mais provavelmente dadas as partes hidrofóbicas da membrana externa, incluindo lipídios ornitina. O PAMP de *Brucella* alterado falha na indução de uma resposta imune inata potente, que contribui para a ação furtiva *in vivo* do patógeno.

Produtos celulares de interesse médico

Demonstrou-se que o lipídio A do LPS de *B. abortus* apresenta propriedades imunoestimulantes com baixa toxicidade, em comparação com o LPS de outras bactérias gram-negativas. Uma proteína de 14 kDa, presente em todas as espécies tradicionais de *Brucella*, pode atuar como uma lectina, por se ligar à IgG de várias espécies animais; ademais, é capaz de causar hemaglutinação. Bactérias do gênero *Brucella* e o LPS também são ativadores muito fracos do complemento. A potente capacidade de *B. abortus* mortas pelo calor, de seu LPS e/ou lipoproteínas em induzir a produção de betaquimiocinas e citocinas Th-1 e em estimular a expressão de moléculas estimulantes e de adesão nas células apresentadoras de antígenos tem levado a se propor seu uso como adjuvante em vacinas contra HIV, para humanos.

Nas células fagocíticas, *Brucella* spp. virulenta inibe a fusão de fagolisossomos e pode expressar as proteínas que se ligam às moléculas Rab GTPase de humanos e influencia o movimento intracelular e/ou a maturação de vacúolos derivados de fagossomos em vacúolos de replicação. *Brucella* também pode produzir guanosina monofosfato, adenina e outros compostos que interagem com neutrófilos, reduzindo a atividade mieloperoxidase, impedindo a liberação de grânulos primários e inibindo a produção de compostos de oxigênio reativos.

Características de multiplicação

As bactérias do gênero *Brucella* são aeróbicas e várias cepas necessitam de dióxido de carbono para sua multiplicação. Tiamina, nicotinamida e biotina também são necessárias para a multiplicação das bactérias. A adição de 5 a 10% de soro ao meio de cultura pode estimular o crescimento bacteriano, mas sais biliares, telurito e selenito inibem o crescimento. O crescimento em meio líquido frequentemente é lento, a menos que se propicie vigorosa aeração. Em geral, as colônias se tornam visíveis em meios sólidos após 3 a 5 dias, mas as amostras devem ser incubadas durante, pelo menos, 7 a 10 dias antes de serem consideradas negativas. As colônias típicas de cepas virulentas são arredondadas, com margens lisas, convexas, translúcidas e de cor branco-perolada.

Resistência

Embora as bactérias do gênero *Brucella* possam sobreviver ao congelamento e ao descongelamento, os ciclos de congelamento/descongelamento são associados a reduções na viabilidade. A sobrevivência prolongada em condições ambientais é maior em condições úmidas e frias, com mínima exposição à luz ultravioleta. *Brucella* é suscetível à maioria dos desinfetantes indicados para bactérias gram-negativas. Com frequência, em condições laboratoriais, utiliza-se a lise por bacteriófagos para definir o tipo de *Brucella*. A pasteurização do leite é efetiva para matar *Brucella*.

Diversidade

A maioria das bactérias do gênero *Brucella* apresenta dois cromossomos circulares que codificam, aproximadamente, 2,1 e 1,2 Mbp. O genoma do biovar 3 de *B. suis* é a exceção, pois tem um único cromossomo que codifica 3,1 Mbp. A origem da replicação do grande cromossomo é típica de cromossomos bacterianos, enquanto a do pequeno cromossomo é semelhante à do plasmídio. O conteúdo G+C dos dois cromossomos é quase idêntico, com um conteúdo médio entre, aproximadamente, 58 e 59%. O gênero é altamente homogêneo; estudos pareados DNA-DNA indicaram mais de 90% de homologia, em todas as espécies de bactérias. Apenas 7 mil polimorfismos de único nucleotídio foram identificados em 3,1 Mb de sequências genômicas compartilhadas entre as espécies de *Brucella*. As diferenças na estrutura genômica foram principalmente decorrentes da presença de ilhas genômicas e das deleções relacionadas com essas ilhas genômicas, encontradas em *B. abortus* e *B. ovis*. Ainda que várias dessas ilhas genéticas bacterianas codifiquem os fatores de patogenicidade, a maioria das ilhas genômicas de *Brucella* codifica proteínas e enzimas hipotéticas, comumente associadas ao DNA adquirido por via horizontal, como transporases e integrases. Os genomas das espécies de *Brucella* exibem média de identidade, com base nos nucleotídios, $> 94\%$; *B. abortus* e *B. melitensis* são mais estreitamente relacionados. Também, detectou-se estreita relação entre *B. canis* e *B. suis*, enquanto *B. neotomae* e *B. ovis* mostraram maior nível de divergência em comparação com outras espécies de *Brucella*. Com exceção do biovar 5, os isolados de *B. suis* se agregam, juntamente.

Brucella apresenta vários mecanismos de proteção contra a mutação do DNA, e o genoma é muito estável. Essa característica impede o uso de técnicas de polimorfismo de comprimento de fragmento de restrição para caracterizar as linhagens das cepas nos biovares. Nenhum mecanismo de troca genética foi constatado nesse gênero.

Ecologia

Reservatórios zoológicos e geográficos

Bactérias do gênero *Brucella* são patógenos intracelulares em hospedeiros mamíferos. A maioria das espécies de *Brucella* é representada por patógenos obrigatórios, pois não são comensais nem são encontrados em vida livre no ambiente. No entanto, a espécie mais recentemente identificada, ou seja, *Brucella microti*, pode apresentar diferenças genéticas que possibilitam uma vida livre, em comparação a um tipo de vida associada ao hospedeiro. Embora as espécies tradicionais de *Brucella* possam ser temporariamente recuperadas de amostras do ambiente em que havia animais infectados, é comum não se acreditar que a permanência dos animais no ambiente tenha importância epidemiológica. Em geral, como se considera que o contato direto ou estreito seja necessário para a transmissão da bactéria, a manutenção de brucelose em uma população animal ou humana com frequência requer infecção contínua dos hospedeiros suscetíveis.

O hospedeiro preferido de *B. abortus* é o bovino, mas também pode causar infecção natural em várias outras espécies, inclusive em bisão (*Bison bison*), alce (*Cervus elaphus*), camelo (*Camelus dromedaries* e *Camelus bactrianus*), iaque [espécie de boi do Tibete] (*Bos grunniens*), búfalo-africano (*Syncerus caffer*) e suínos. Os biovares 1 e 2 apresentam ampla distribuição cosmopolita, enquanto o biovar 3 é predominantemente constatado na Índia, no Egito e na África. Considera-se que vários países das regiões central e do norte da Europa, Canadá, Austrália, Japão e Nova Zelândia estejam livres deste patógeno.

Ovinos e caprinos são os hospedeiros preferidos de *B. melitensis*, mas essa espécie de *Brucella* também é considerada causa de infecção em bovinos, camelídeos e outras espécies. Considera-se que *B. melitensis* seja endêmica em partes da América do Sul e América Central, África, Ásia, Oriente Médio e países da região do Mediterrâneo. As áreas consideradas livres de *B. melitensis* incluem Canadá, EUA, Sudeste Asiático, norte e centro da Europa, Austrália e Nova Zelândia.

Suínos domésticos e selvagens são os hospedeiros preferidos dos biovares 1, 2 e 3 de *B. suis*. Os biovares 1 e 3 de *B. suis* também podem infectar bovinos e equinos. O biovar 2 pode causar infecção em lebres (*Lepus capensis*) e sua distribuição geográfica envolve uma ampla extensão, entre a Escandinávia e a região dos Bálcãs. O biovar 4 está, predominantemente, associado a infecção em caribu (*Rangifer tarandus*), mas também foi constatado em camundongos, raposas-do-ártico e lobos de regiões subárticas. O biovar 5 foi isolado exclusivamente de roedores selvagens, na antiga União Soviética. A brucelose suína (biovares 1, 2 e 3) está amplamente disseminada em suínos domésticos e selvagens, em todo o mundo, mas a taxa de prevalência é maior em algumas regiões, como o Sudeste Asiático e a América do Sul. Deve-se ressaltar que, diferentemente dos biovares 1, 3 e 4, não se considera o biovar 2 de *B. suis* importante causa de brucelose humana.

Cães e ovinos são os hospedeiros preferidos de *B. canis* e *B. ovis*, respectivamente, e ambas as espécies de *Brucella* apresentam ampla distribuição geográfica. *B. neotomae* foi isolada de ratos-de-madeira-do-deserto, no deserto do Great Salt Lake, no estado de Utah (nos EUA), e parece ter uma variação de hospedeiro restrita e distribuição geográfica limitada.

Cepas marinhas de *Brucella* foram identificadas nos oceanos Atlântico e Pacífico, embora o conhecimento atual não seja suficiente para caracterizar a distribuição geográfica e a população de hospedeiros. As informações sobre outras novas espécies de *Brucella* (ou seja, *B. microti* e *B. inopinata*) são insuficientes para determinar sua distribuição.

Transmissão

A transmissão de *Brucella* aos hospedeiros preferidos acontece principalmente por meio de aerossóis, por via oral e/ou por relação sexual, pela superfície mucosa. A transmissão pode ser mais bem descrita dividindo-se a espécie em grupos altamente virulentos (*B. abortus* e *B. melitensis*) e grupos de baixa virulência (*B. ovis* e *B. canis*); *B. suis* se diferencia por compartilhar as características de ambos os grupos. No caso de *B. abortus* e *B. melitensis*, a transmissão é, principalmente, horizontal, por meio de fluidos ou tecidos associados a parição ou aborto de fetos infectados, ou há a transmissão vertical à cria por meio da ingestão do leite. Eventos relacionados com aborto são os meios de transmissão mais importantes de *B. abortus* e *B. melitensis;* fluidos fetais e tecidos de placenta apresentam quantidade de bactérias tão alta quanto 10^9 a 10^{10} UFC/g. Não se considera importante a transmissão venérea de *B. abortus* ou de *B. melitensis*.

A transmissão venérea é uma importante via de transmissão de *B. suis, B. ovis* e *B. canis*, nos hospedeiros preferidos. *B. suis* e *B. canis* também podem ser excretadas na urina, no leite ou em superfícies mucosas; *B. canis* também tem sido recuperada nas fezes. As fêmeas caninas podem eliminar *B. canis* por 4 a 6 semanas após o aborto, e a secreção vaginal pode conter número de bactérias tão elevado quanto 10^{10} UFC/mℓ. Em geral, os animais infectados por *B. suis* e por *B. canis* transmitem *Brucella*, efetivamente, por período mais longo que os animais infectados por *B. abortus* e por *B. melitensis* por meio da excreção de bactérias em superfícies mucosas ou na urina.

Os mecanismos de transmissão de *Brucella* em mamíferos marinhos não são conhecidos, mas podem ser diferentes daqueles de outras brucelas. A demonstração de que *Brucella* marinha se localiza quase que exclusivamente no intestino e nos tecidos uterinos de vermes pulmonares (*Parafilaroides* e *Phocoena*), em uma foca-comum do Pacífico infectada e em uma toninha-do-porto, sugere uma intrigante possibilidade de que os parasitas possam participar na transmissão de *Brucella*.

Patogênese

Em geral, *Brucella* atravessa as membranas mucosas e, inicialmente, instala-se nos tecidos linfáticos que drenam o local de entrada. Se a bactéria não se instala no local e não é morta nos linfonodos regionais que drenam o local de infecção, os microrganismos podem se replicar e se propagar para outros tecidos linforreticulares e aos órgãos, por meio da linfa e do sangue. A distribuição aos tecidos reprodutores e mamários ocorre durante a fase de bacteriemia. Uma vez instalados em um ambiente imunologicamente privilegiado do útero prenhe ou do lúmen de ductos da glândula mamária, os mecanismos imunes para eliminação de *Brucella* são severamente reduzidos.

A internalização de *Brucella* nas células fagocíticas é diferente, dependendo se a bactéria é lisa ou rugosa. A cadeia lateral O do LPS de *Brucella* lisa não opsonizada interage com um grupo de lipídios que contêm glicosfingolipídios, colesterol e glicosilfosfatidil inositol, sustentado por proteínas, na superfície dos fagócitos. Inicialmente, as bactérias do gênero *Brucella* internalizadas se instalam no interior dos fagócitos, em um compartimento ligado à membrana acidificado (fagossomo), no qual são expostas a radicais livres de oxigênio produzidos pela explosão (*burst*) respiratória. β-1,2-glucanos cíclicos podem auxiliar no ataque a *Brucella* em seu nicho de replicação no retículo endoplasmático. A exposição a um ambiente acidificado induz a produção de um sistema de secreção do tipo IV que interfere na maturação do fagossomo e interage com o retículo endoplasmático para neutralizar o pH do fagossomo. O fagossomo modificado ("brucelossomo") resiste à maturação do fagossomo e a sua fusão com lisossomos. Embora a maioria das brucelas (aproximadamente 70 a 85%) seja destruída pela fusão do fagolisossomo, a formação de brucelossomos possibilita a sobrevivência intracelular de algumas bactérias. *Brucella* utiliza mecanismo fisiológico de fase estacionária e sideróforos para sequestrar ferro, como um meio de sobreviver por longo tempo em um ambiente pobre em nutriente do fagossomo modificado. *Brucella* apresenta vários mecanismos moleculares para inativação de radicais livres tóxicos, uma vez que a morte oxidativa é o principal mecanismo empregado pelos fagócitos do hospedeiro para controlar a replicação de patógenos intracelulares. A parede lateral O do LPS parece ser uma chave molecular para a invasão e proteção da morte oxidativa, de peptídios catiônicos e da lise mediada por complemento. A capacidade de *Brucella* em permanecer por longo tempo no interior de macrófagos serve como base para sua capacidade de instalação e persistência de uma infecção crônica.

Ao contrário da penetração das bactérias por meio de grupos de lipídios, a opsonização de cepas de *Brucella* aumenta a capacidade de penetração em 10 vezes, com a entrada das bactérias nos fagossomos, os quais se desenvolvem e se fundem com os lisossomos para formar os fagolisossomos. A instalação dos microrganismos nos compartimentos dos fagolisossomos aumenta taxa de morte intracelular de *Brucella* pelas células fagocíticas.

Durante a infecção persistente, algumas bactérias do gênero *Brucella* permanecem em estado latente, sem replicação, nas células fagocíticas. Com frequência, bezerros infectados por *B. abortus* em idade jovem não apresentam soroconversão antes de chegarem à puberdade. A recrudescência de brucelose clínica é um problema relevante em pacientes humanos. Até o momento não foram identificados os mecanismos moleculares de controle da recrudescência ou os mecanismos fisiológicos do hospedeiro que influenciam a replicação de *Brucella*, *in vivo*.

Os genes de eritritol são muito conservados em *B. abortus*, *B. suis* e *B. melitensis*, e o eritritol é preferencialmente metabolizado e pode promover a multiplicação de algumas cepas de *Brucella*. Embora avente-se a possibilidade de a localização preferencial de *B. abortus* no sistema genital estar relacionada com a alta concentração de eritritol na placenta, os dados sugerem que o eritritol não seja uma fonte essencial de carbono para *B. suis*, no ambiente intracelular.

Epidemiologia

A brucelose humana, causada por *B. melitensis*, *B. suis* e *B. abortus*, é de ocorrência cosmopolita, mas a prevalência tende a ser maior em regiões da bacia do Mediterrâneo, na América Central, na América do Sul, no Oriente Médio, na África subsaariana e na Ásia Central. Brucelose humana causada por *B. canis* ou por cepas de *Brucella* marinhas foi relatada na América do Sul e na Nova Zelândia. Estima-se que a brucelose infecte mais de 500 mil pessoas por ano, em países não industrializados, e considera-se que a prevalência da doença varie de < 1 caso para cada 100 mil pessoas no Reino Unido, nos EUA e na Austrália, a > 70 casos para cada 100 mil pessoas, em alguns países do Oriente Médio e da Ásia Central. Uma preocupação particular é que as crianças parecem representar alta proporção dos casos de brucelose humana. Instabilidade econômica, fatores socioeconômicos e programas de controle insuficientes nos rebanhos domésticos, ao longo dos últimos 10 a 15 anos, provavelmente são os fatores que contribuíram para a reemergência de brucelose em animais pecuários e em humanos, em vários países.

A brucelose humana é mais frequentemente uma doença de trabalhadores rurais, veterinários e funcionários de laboratórios ou de abatedouros, mas também pode ser ocasionada pelo consumo de produtos lácteos não pasteurizados. Contato direto com animais infectados ou materiais associados a aborto pode provocar infecção em humanos, por meio da penetração de partículas de aerossóis contaminadas nos tecidos do sistema respiratório, da ingestão de bactérias ou da penetração oportunista em lesões de pele. Os veterinários também podem desenvolver brucelose pela infecção por cepas vacinais de *B. abortus* ou de *B. melitensis*; a perfuração acidental com agulha é causa frequente de infecção. Como a prevenção de brucelose humana está relacionada principalmente com o controle da doença em animais, nos países em que há controle de brucelose no rebanho, a prevalência de brucelose humana é baixa.

Deve-se ressaltar que *B. suis* tem características zoonóticas particulares, em razão do longo período de bacteriemia e da excreção prolongada da bactéria pelos suínos infectados. Com frequência, o processamento de suínos infectados em abatedouros tem resultado em grande número de funcionários infectados por *Brucella*. Além da bacteriemia prolongada em suínos, as infecções constatadas em abatedouros também podem estar relacionadas com o fato de que *B. suis* pode ser facilmente isolada na urina de suínos infectados. O processamento de suínos infectados pode ocasionar contaminação por meio de aerossóis que contêm *B. suis* oriundo da urina ou de outros fluidos corporais.

Na infecção humana, o período de incubação é variável e pode ser de menos de 1 semana a vários meses. A fisiopatologia da brucelose humana é diferente da verificada na brucelose experimental em modelos animais. Em pacientes humanos, os sinais clínicos não são patognomônicos e podem incluir pirexia recorrente (febre ondulante), cefaleia, mal-estar, dores articulares e musculares, sudorese noturna e até manifestações neurológicas. *Brucella* pode se propagar para quase todos os tecidos, ou no local *in vivo*, com sintomas relacionados com lesões inflamatórias associadas à localização da bactéria. Doença osteoarticular é a complicação mais comum e pode incluir artrite periférica, sacroileíte e espondilite. Embora a brucelose humana geralmente esteja relacionada com baixa taxa de mortalidade, a endocardite associada à infecção, principalmente por *B. melitensis*, é a principal causa de morte de pacientes humanos. Mesmo que raramente, relata-se transmissão de brucelose entre as pessoas por meio de relação sexual ou do consumo de leite materno.

Caracterização da infecção nas populações animais

Como mencionado, a maioria das espécies de *Brucella* apresenta ampla distribuição cosmopolita nos rebanhos domésticos. A suscetibilidade à infecção, os efeitos clínicos e a prevalência da doença são influenciados pela condição vacinal, pela maturidade sexual e por prenhez. A instalação da bactéria no sistema genital ou na glândula mamária está associada a doença mais grave e maior capacidade de transmissão da infecção. Em geral, os hospedeiros preferidos são mais suscetíveis à infecção por *Brucella* durante a prenhez, embora até o momento não se tenha caracterizado os mecanismos do hospedeiro responsáveis pela maior suscetibilidade. Na ausência de vacinação, os rebanhos infectados frequentemente apresentam taxas de soroprevalência de 40 a 60%. Pode ocorrer transmissão vertical de brucelose à cria pela ingestão de leite infectado. No caso de *B. abortus*, tem-se demonstrado que a infecção em animais jovens pode permanecer latente até o início da puberdade.

A manifestação clínica mais comum de *B. melitensis*, *B. suis* e *B. abortus* em hospedeiros naturais é a perda da função reprodutiva. Com exceção de aborto no terceiro trimestre de prenhez, de nascimento de crias fracas e de infertilidade em machos e fêmeas, os sinais clínicos de brucelose nos hospedeiros naturais são relativamente raros. Nas espécies uníparas, geralmente o aborto é recente e a autólise é mínima. Nas fêmeas multíparas, o aborto pode não ser tão comum em razão dos mecanismos fisiológicos que mantêm a prenhez, com fetos viáveis no útero. Com frequência, *Brucella* infecta também as glândulas mamárias, provocando mastite e diminuição na produção de leite. Ocasionalmente, *Brucella* pode se instalar nas articulações, nos ossos ou em outros locais aberrantes dos hospedeiros naturais, ocasionando inflamação e doença associada. Em suínos infectados por *B. suis*, a osteomielite/meningite espinal pode provocar paralisia de membros pélvicos.

A transmissão de infecção por *B. ovis* em ovinos é comum durante a estação de acasalamento. Na transmissão da infecção entre os carneiros infectados e não infectados, as ovelhas atuam como vetores mecânicos. A atividade homossexual de carneiros pode ser outro mecanismo de transmissão da infecção. A manifestação clínica mais comum na infecção por *B. ovis* é a infertilidade em carneiros, sendo a palpação escrotal um procedimento de identificação de carneiros infectados.

Dada a possibilidade de transmissão venérea, as práticas de criação e de manejo podem contribuir para a introdução de *B. suis* e *B. canis* em rebanhos ou canis livres da infecção. A entrada da infecção pode ser decorrente da compra e introdução de animais infectados, machos ou fêmeas, ou do uso comum de um macho que pode transmitir a doença, mecanicamente, ou que pode excretar *Brucella* no sêmen. O uso de sêmen contaminado com *B. suis*, por meio de inseminação artificial, também é uma via potencial de introdução da infecção nos rebanhos de suínos.

Características imunológicas

Mecanismos imunes na patogênese

Em geral, as respostas imunocelulares têm importante participação na proteção contra os patógenos intracelulares, como *Brucella*. O desenvolvimento de imunidade adaptativa envolvendo a apresentação de epítopos pelas células apresentadoras de antígenos, produção de citocinas do tipo Th-1 (interferona-γ, fator de necrose tumoral, interleucinas 2, 12 e 18) e expansão clonal de linfócitos T CD4+ e CD8+ antígeno-específicos é a chave para o desenvolvimento de imunidade protetora. Com frequência, considera-se que aqueles antígenos derivados da parte externa da bactéria penetram na célula processadora de antígeno por meio de fagocitose, para sua destruição no fagolisossomo, e são apresentados pelo complexo de histocompatibilidade principal (MHC) classe II ou por via exógena. Por outro lado, os antígenos sintetizados no citoplasma da célula apresentadora de antígeno e transportados ao retículo endoplasmático são apresentados pelo MHC classe I e processados por vias endógenas. A localização intracelular ou a entrada do antígeno na célula é importante, pois as vias de processamento endógenas tendem a estimular uma resposta de Th-1 associada a respostas imunes mediadas por células. No entanto, os antígenos processados por vias endógenas tipicamente estão associados a uma resposta Th-2 não protetora. Isso pode explicar por que as vacinas contra brucelose eficazes são compostas de bactérias vivas, enquanto as vacinas com bactérias mortas geralmente falham na indução de uma proteção adequada.

Com frequência, considera-se que os anticorpos têm mínima participação na proteção a longo prazo contra brucelose, embora possam opsonizar as bactérias e facilitar sua fagocitose, bem como ocasionar processamento/apresentação de epítopos de *Brucella* nas células apresentadoras de antígeno. Linfócitos T citotóxicos podem ter importante participação na proteção *in vivo* mediante morte de células infectadas e liberação de bactérias intracelulares nas células, para fagocitose e destruição por macrófagos ativados. Como algumas cepas de *Brucella* de colônias lisas causam infrarregulação dos genes associados a apoptose, a prevenção de apoptose da célula hospedeira também pode ser um mecanismo utilizado por *Brucella* para favorecer sua sobrevivência e permanência no ambiente intracelular.

A função dos receptores *toll-like*, que facilitam as interações entre as bactérias e as células fagocíticas, tem despertado interesse por induzir imunidade inata e adaptativa. As células dendríticas são de interesse particular, pois expressam receptores que atuam *in vivo* como sensores imunológicos para detecção de patógenos. Quando os receptores de reconhecimento de patógenos são estimulados, as células dendríticas integram os sinais e migram para as regiões da célula T dos órgãos linfoides secundários e estimulam as células T nativas. A constatação de que *Brucella* exibe sinais PAMP reduzidos às células dendríticas pode ser um mecanismo que a bactéria utiliza para escapar das respostas imunes inatas.

Mecanismos de resistência e recuperação

A proteção a longo prazo contra brucelose está associada à estimulação da imunidade celular, embora se considere que os anticorpos tenham participação mínima na proteção. Embora atualmente não se conheça a relação específica da imunidade protetora, acredita-se que a proteção seja mediada pelo subconjunto Th-1 de linfócitos CD4+ e esteja associada à produção de IFN-γ e de outras citocinas relacionadas com a imunidade celular. A capacidade dos hospedeiros preferidos em eliminar a infecção, com ou sem tratamento, ainda é controversa, em razão da localização intracelular do patógeno e das constatações de recrudescência da infecção em condições de campo.

Vacinação

A vacinação é um procedimento fundamental para o controle ou erradicação de brucelose que impede, principalmente, as consequências clínicas da doença (ou seja, aborto ou cria infectada) responsáveis pela transmissão de *Brucella*. Há disponibilidade de vacinas aprovadas para prevenção de *B. abortus*, em bovinos, e de *B. melitensis*, em ovinos e caprinos. As vacinas aprovadas não estão disponíveis para outros hospedeiros de *Brucella*, embora a vacina contra *B. melitensis* Rev-1 tenha sido recomendada para uso na prevenção de infecção por *B. ovis*. Quanto aos hospedeiros preferidos de *B. melitensis* e *B. abortus*, os programas de vacinação não têm incluído machos, pois não se considera significativa a participação dos machos na transmissão da doença. As vacinas mais efetivas são as compostas de cepas vivas atenuadas, frequentemente aplicadas em animais pré-pubescentes. Para fins de diagnóstico, têm-se utilizado vacinas compostas de cepas rugosas de *B. abortus* (ou seja, RB51 ou 45/20 morta), que não expressam a cadeia lateral O do LPS, as quais atuam como vacinas diferenciais (diferenciação de animais infectados daqueles vacinados). A administração de cepas vacinais por via conjuntival também tem sido utilizada, especialmente em animais adultos, na tentativa de minimizar as respostas positivas nos testes sorológicos para brucelose. As cepas vacinais de *Brucella* também têm desvantagens, visto que podem induzir aborto e ser excretadas no leite de animais lactantes, além de serem possíveis causas de zoonose.

Diagnóstico laboratorial

Amostras

Como a brucelose é uma das infecções mais comumente adquiridas em laboratórios, as culturas vivas de cepas zoonóticas de *Brucella* spp. devem ser manuseadas sob condições de biossegurança nível 3, utilizando-se procedimentos de segurança apropriados. Todo o trabalho deve ser realizado em câmaras biológicas de segurança e devem-se evitar procedimentos que ocasionem formação de partículas em aerossóis. Recomendam-se condições de biossegurança nível 2 durante o processamento de amostras clínicas de rotina, de origem humana ou animal. Nos EUA, *B. abortus*, *B. melitensis* e *B. suis* (sem considerar cepas vacinais) classificam-se como armas biológicas potenciais e devem ser manuseados de acordo com as recomendações do programa Select Agent norte-americano.

As amostras microbiológicas ideais para o diagnóstico de brucelose incluem leite ou suabes vaginais de animais vivos; conteúdo pulmonar e/ou gástrico de feto abortado; ou tecidos, como útero, glândula mamária, tecidos do sistema genital de machos, tecidos linfáticos associados à glândula mamária ou ao sistema genital obtidos durante a necropsia; ou fluido de bursite/higroma. Embora o sangue coletado em tubo com anticoagulante possa ser útil para o isolamento de *B. canis* e *B. suis*, geralmente não é uma boa amostra para a avaliação bacteriológica de outras bactérias do gênero *Brucella*, dado o fato de que a bacteriemia associada à infecção é com frequência de duração muito curta.

Exame direto

Lesões macroscópicas provocadas por *Brucella* spp. não são patognomônicas e podem incluir grau variável de necrose de cotilédone-placenta, espessamento de regiões intercotilédones e retenção de placenta. Lesões histológicas comuns de tecidos maternos incluem placentite necrótica e mastite intersticial linfossupurativa ou linfoistiocítica. Em machos, relatam-se orquite com vários abscessos, epididimite, adenite vesicular e degeneração testicular. A lesão fetal mais frequente é a broncopneumonia histiocítica multifocal, com ou sem infiltrados supurativos. As lesões fetais também podem incluir focos variáveis de arterite necrosante, necrose e granulomas no pulmão e em outros tecidos.

Outras lesões causadas pela infecção por *B. suis*, em suínos, incluem artrite fibrinopurulenta em articulações grandes ou compostas; osteomielite na epífise de vértebra lombar; e nódulos de *B. abortus* miliares no útero, conhecidos como causas de bursite e higroma em bovinos. Equinos são hospedeiros aberrantes de *B. abortus* e podem apresentar bursite granulomatosa supurativa na região supraespinhosa (fístula da cernelha) ou na bursa supra-atlantal.

Isolamento

Como as bactérias do gênero *Brucella* apresentam crescimento lento em relação a outras bactérias, no meio de cultura, os microrganismos contaminantes podem superar o crescimento das brucelas e prejudicar muito o isolamento de *Brucella* spp. Por esse motivo, as amostras obtidas para cultura devem ser coletadas, preferencialmente, de maneira asséptica. Como alternativa, foi desenvolvido um meio seletivo (ou seja, meio de Farrell ou meio de Kuzda e Morse), a fim de inibir o crescimento de microrganismos contaminantes e facilitar o isolamento de *Brucella* spp. Não obstante, para que as colônias de *Brucella* spp. se tornem visíveis no meio de cultura, devem-se esperar, no mínimo, 72 h; essas amostras devem incubadas durante, pelo menos, 7 a 10 dias antes que se defina o resultado como negativo.

Identificação

Tradicionalmente, após o isolamento de cocobacilos gram-negativos cujas características bioquímicas e de cultura sejam compatíveis com as de *Brucella*, a diferenciação das espécies se baseia no fago e na sensibilidade do corante, na necessidade de CO_2 para sua multiplicação, na produção de H_2S e em testes de soroaglutinação. No entanto, como o isolamento microbiano pode ser lento e cansativo, foram desenvolvidos outros métodos mais rápidos de identificação. A classificação dos isolados de *Brucella* em biovares tem sido utilizada para fins epidemiológicos, mas, às vezes, é subjetiva porque se baseia em diferenças sutis, inclusive na necessidade de maior teor de CO_2 para a multiplicação, na produção de hidrogenossulfito, no crescimento em meio de cultura que contém corante (tionina ou fucsina básica) e na aglutinação com antissoro A e M monoespecífico.

Testes sorológicos

Para a detecção de *B. suis*, *B. abortus* e *B. melitensis* nos hospedeiros preferidos, o antígeno imunodominante envolvido na resposta sorológica é a cadeia lateral O do LPS. A maioria dos testes sorológicos padrão para brucelose (aglutinação, fixação de complemento, teste de polarização fluorescente e teste imunoenzimático [ELISA]) utiliza a cadeia lateral do polissacarídio O de *B. abortus* como antígeno e, inicialmente, foi desenvolvida para a detecção de *B. abortus* em bovinos. Embora considerados apropriados para a detecção de infecção por *B. melitensis* em pequenos ruminantes e bovinos, geralmente têm mostrado sensibilidade e especificidade baixas para a detecção de infecção por *B. suis*, em suínos. A sensibilidade e a especificidade dos testes sorológicos padrão para brucelose podem ser diferentes entre as espécies de hospedeiros e *Brucella* spp. que causam infecção. O componente estrutural da cadeia lateral O (repetição de resíduos de 4-foramamindo-4, 6-didesoximanose, ligados na conformação α-1,2 ou α-1,3) também é semelhante aos epítopos do LPS de outras bactérias, como *Yersinia enterocolitica* O:9, *Escherichia coli* O:157, além de outras, e em algumas condições pode ocasionar menor especificidade.

Para a detecção de *B. ovis*, em ovinos, tem-se utilizado teste de fixação de complemento, ELISA e imunodifusão em ágar gel (AGID). Para detecção de infeção por *B. canis*, em canil, tem-se recomendado teste de aglutinação em tubo, AGID, ELISA, fluorescência indireta e teste de aglutinação rápida em lâmina.

Em vários países, tem-se empregado a reação de hipersensibilidade do tipo retardada (teste alérgico cutâneo), com base no uso de proteínas citoplasmáticas S-LPS de *Brucella* livre (comumente denominada brucelina) extraídas da cepa 115 de *B. melitensis* rugosa, no diagnóstico da infeção. O teste da brucelina tem sido útil para diferenciar resposta soropositiva causada pela infecção por *Y. enterocolitica* O:9.

Testes moleculares

Atualmente, há disponibilidade de várias técnicas baseadas na reação em cadeia de polimerase (PCR) para a diferenciação das espécies de *Brucella*. No entanto, as técnicas de PCR atuais não têm sido úteis na diferenciação de todos os biovares de todas as espécies de *Brucella*.

Em razão da estabilidade dos genomas de *Brucella*, os testes moleculares destinados à avaliação das relações genéticas entre os isolados (*i. e.*, polimorfismo do comprimento do fragmento de restrição) não são úteis em investigações epidemiológicas ou nas comparações entre cepas. Tem-se utilizado uma nova técnica molecular, denominada número variável de repetições juntas umas às outras, a qual avalia repetidas sequências de nucleotídios em locais de não codificação do cromossomo, a fim de comparar as relações genéticas e epidemiológicas entre as cepas. Entretanto, a biotipagem molecular é mais complicada que a técnica de PCR padrão e requer equipamento especial, o que pode limitar seu uso em laboratórios de diagnóstico.

Tratamento

Em geral, não se recomenda o tratamento de hospedeiros preferidos de *B. abortus*, *B. suis* e *B. melitensis* dadas a necessidade de tratamento prolongado e a impossibilidade de assegurar, confiavelmente, a eliminação total de *Brucella* de seu nicho intracelular e a prevenção da reemergência da infecção, em programas de controle de brucelose. Em alguns países, tem-se utilizado tratamento antimicrobiano (oxitetraciclina), sozinho ou com o abate seletivo de animais positivos para a doença, com o intuito de minimizar os impactos clínicos e econômicos da brucelose em fazendas criadoras de ovinos ou suínos.

Normalmente, o tratamento de pacientes humanos envolve terapia antimicrobiana de longa duração, não sendo rara a recidiva da infecção nos indivíduos tratados. Em geral, as recidivas não estão associadas ao surgimento de cepas resistentes aos antibióticos.

Controle e prevenção

Métodos de controle de B. abortus, B. melitensis e B. suis

Vários países empregam programas de controle ou erradicação das espécies de *Brucella* que causam zoonose (*B. abortus*, *B. melitensis* e *B. suis*), em rebanhos domésticos. Embora a brucelose possa causar relevantes prejuízos econômicos aos pecuaristas, a maioria dos programas de controle de brucelose foi elaborada para reduzir a ocorrência de brucelose em animais hospedeiros da bactéria, como um meio de evitar a infecção em humanos. Vários estudos mostram que a melhor relação custo/benefício para o controle de brucelose humana é o controle de brucelose nos animais hospedeiros.

Como as bactérias do gênero *Brucella* são patógenos intracelulares, a maioria dos testes e dos programas de controle se baseia na remoção de animais positivos nos testes sorológicos que detectam anticorpos ao longo da cadeia lateral O imunodominante do LPS de *Brucella*. Embora os anticorpos indiquem que o sistema imune do indivíduo respondeu à infecção por *Brucella*, vale ressaltar que um resultado positivo no teste sorológico não significa, necessariamente, que, no momento do exame, o animal estava infectado ou era capaz de transmitir brucelose.

A despovoação completa, com retirada de todos os animais da propriedade infectada, é a melhor estratégia para o controle de brucelose. Todavia, como essa estratégia pode ser muito onerosa ou não ser aceita pelo proprietário, pode ser necessário o emprego de outros procedimentos.

Medidas de controle da doença em bovinos e pequenos ruminantes podem incluir programas sanitários para impedir a transmissão da doença, programas de vacinação para reduzir a suscetibilidade do rebanho e programa de teste e remoção para eliminar animais com brucelose. Vacinas efetivas são ferramentas eficazes tanto em programa de controle quanto em programas de erradicação da doença. Embora a vacinação seja altamente efetiva na redução das perdas de produção causadas por brucelose (*i. e.*, ocorrência de aborto ou de nascimento de crias fracas), é menos efetiva na prevenção da infecção após a exposição a cepas de campo ou na soroconversão pós-exposição. Ainda que a vacinação seja efetiva no controle de brucelose, seu uso exclusivo não tem sido suficiente na erradicação dessa doença. Com exceção do procedimento de despopulação, a maioria dos programas efetivos de controle de brucelose inclui a combinação de medidas sanitárias, vacinação e procedimentos que envolvem a realização de teste e a remoção dos animais infectados.

Para o controle da infecção por *B. suis*, em suínos, os esforços, incluindo a vigilância sorológica para controle ou erradicação de *B. suis* em suínos, devem ser direcionados mais aos rebanhos que aos animais individualmente. Em razão da carência atual de medidas efetivas de controle de brucelose em suínos, a eliminação de todo o grupo de animais parece ser a única opção viável para erradicar *B. suis* em plantéis de suínos domésticos. Se suínos selvagens ou outros reservatórios selvagens forem as fontes de infecção, pode ser necessária a modificação das práticas de manejo para evitar a reintrodução de brucelose no rebanho.

Métodos de controle de B. ovis

O emprego do procedimento de teste e de abate de animais infectados com base na palpação escrotal e/ou em exame sorológico (fixação de complemento, ELISA ou teste de difusão em gel) tem sido utilizado com sucesso na erradicação de *B. ovis*. Como a excreção da bactéria no sêmen pode ser intermitente, uma única amostra negativa não é confiável. A resposta de anticorpos também não é confiável, pois apenas 35% dos carneiros infectados desenvolvem lesões detectáveis. Considera-se a vacinação o método mais viável de controle, sendo, atualmente, mais recomendado o uso de vacina que contém a cepa *B. melitensis* Rev-1. Como mencionado, a terapia antibiótica por 7 a 21 dias resulta na cessação da excreção da bactéria e melhora a motilidade dos espermatozoides em 80 a 100% dos carneiros. Em alguns casos, o descarte de todo o plantel de carneiros pode ser o procedimento mais econômico para a erradicação de *B. ovis*.

Método de controle de B. canis

Em canis infectados, a melhor medida de controle é a remoção dos cães soropositivos e a castração dos animais infectados. Recomenda-se a desinfecção do canil após a remoção dos cães infectados. O tratamento de cães infectados não é animador, em razão da frequente falha dos protocolos antimicrobianos ou da ocorrência de recidiva da infecção. Os melhores resultados foram obtidos com o tratamento prolongado (90 dias), utilizando uma combinação de antibióticos junto com o monitoramento da reversão para a condição negativa no teste sorológico (AGID). Faz-se necessário repetir o teste 3 a 6 meses após um resultado negativo, a fim de verificar possível reincidência da infecção. É possível a recidiva da doença. Os proprietários devem ser alertados sobre possíveis infecções zoonóticas de pessoas por *B. canis*. A prevenção de nova ocorrência de brucelose no canil é obtida mediante o isolamento dos novos animais introduzidos no canil e a realização de testes sorológicos.

16 Burkholderia mallei e Burkholderia pseudomallei

Sanjeev Narayanan

As bactérias do gênero *Burkholderia* são bastonetes gram-negativos aeróbicos que pertencem ao filo Proteobacteria, classe Betaproteobacteria, ordem Burkholderiales e família Burkholderiaceae. Na ocasião da redação deste capítulo havia mais de 60 espécies pertencentes a esse gênero, a maioria das quais vive no solo e/ou causa doença em vegetais. As bactérias dos grupos das espécies *Burkholderia cepacia* e *B. gladioli* causam doença em pacientes humanos comprometidos (p. ex., naqueles com fibrose cística, doença granulomatosa crônica, imunossupressão e infecção hospitalar). Duas bactérias do grupo da espécie *Burkholderia pseudomallei*, *B. mallei* (que causa mormo, principalmente em equídeos) e *B. pseudomallei* (que causa melioidose, em diversas espécies animais) são importantes em medicina veterinária e são os temas discutidos neste capítulo. Ambas provocam doença piogranulomatosa e têm obtido notoriedade como agentes de bioterrorismo categoria B pelos Centers for Disease Control and Prevention (CDC) dos EUA, e são consideradas infecções emergentes e reemergentes de humanos pelo National Institute of Health daquele país.

B. mallei

B. mallei é uma bactéria intracelular facultativa que causa doença piogranulomatosa sistêmica denominada mormo, outrora uma enfermidade cosmopolita de animais da família Equidae; continua sendo uma doença endêmica em países da Ásia, África e América do Sul. Também há relato de ocorrência de surtos focais na antiga União Soviética, em 2007. Não há relato de casos de mormo de ocorrência natural na América do Norte desde os anos 1940. Tem-se relatado infecções naturais em cães, camelos, equinos, caprinos e ovinos, todavia os felídeos são particularmente suscetíveis. Porquinhos-da-índia e *hamsters* são altamente suscetíveis ao mormo e, assim, são utilizados em testes diagnósticos ou em estudos experimentais. A gravidade do mormo é variável, e a doença pode se manifestar de modo agudo, crônico ou latente.

Em alguns momentos, essa bactéria foi denominada *Pseudomonas mallei*, *Bacillus mallei*, *Actinobacillus mallei*, *Acinetobacter mallei*, *Malleomyces mallei*, *Pfeiferella mallei* e *Loefferella mallei*.

Características descritivas

Morfologia e coloração

B. mallei são bastonetes gram-negativos com 0,5 μm de largura e de comprimento variável. Os bacilos podem ser vistos isoladamente, em pares, em feixes paralelos ou na forma de paliçada.

Estrutura e composição

B. mallei produz uma cápsula de carboidrato. A parede celular é típica de bactéria gram-negativa, composta de lipopolissacarídio (LPS) e proteína. Como não é móvel, não produz flagelo (condição que a diferencia de *B. pseudomallei*, que é móvel).

Produtos celulares de interesse médico

Cápsulas. A única participação demonstrável da cápsula na ocorrência de doença causada por *B. mallei* é a proteção da membrana externa da ação de complexos de ataque à membrana, produzidos após a ativação do sistema complemento (que se manifesta como um fenótipo sororresistente). Mutantes que não têm cápsula apresentam redução significativa da virulência.

Parede celular. A parede celular de *B. mallei* é típica de bactéria gram-negativa. O LPS da membrana externa é um importante determinante de virulência. O LPS é composto de lipídio A, de uma região central e de antígenos (O) da parede celular. Não apenas o lipídio A, um componente tóxico (endotoxina), mas também o comprimento da cadeia lateral da unidade de antígenos O repetidos impedem a fixação do complexo de ataque à membrana, produzido pelo sistema complemento, na membrana externa. O LPS se une à proteína ligadora de LPS, no soro, que o transfere para a fase de CD14 no sangue. O complexo CD14-LPS se liga à proteína-4 do receptor *Toll-like* (ver Capítulo 2), na superfície das células apresentadoras de antígeno, estimulando a liberação de citocinas pró-inflamatórias e quimocinas.

Produtos diversos. *B. mallei* apresenta *pili* do tipo IV, sistema de secreção do tipo III (tipos de animais e plantas) e sistema de secreção do tipo VI. Embora tenham sido identificadas várias proteínas efetoras introduzidas nas células hospedeiras pelo sistema de secreção do tipo III, não se conhece sua exata função. Aventa-se a possibilidade de que vários efetores tenham participação ativa na sobrevivência da bactéria no ambiente intracelular (inclusive no citosol), nas células hospedeiras (predominantemente macrófagos).

Proteases, lipases e uma fosfolipase C têm sido constatadas em caldo de meio de cultura de *B. mallei*. Não se verificou participação importante de nenhum desses produtos na ocorrência de doença.

Características de multiplicação

O microrganismo se multiplica em meio bacteriológico de rotina, porém os meios que contêm glicerol ou sangue são os melhores. As colônias não hemolíticas se desenvolvem ≥ 48 h, em temperatura de 20°C a 41°C (o ideal é 37°C). A forma dessas colônias varia de mucoides a rugosas. É comum o crescimento confluente. *B. mallei* não se multiplica em ágar MacConkey ou a 42°C. *B. mallei* cresce em ágar MacConkey de modo variável (11 a 70%).

Características bioquímicas

B. mallei é aeróbica, não móvel, com ação oxidase variável, catalase-positiva, indol-negativa e resistente à colistina e à polimixina B; reduz nitrato (sem formação de gás) e hidrolisa a ureia. A glicose é catabolizada por meio de reação de oxidação.

Resistência

A resistência é pouco notável, embora em ambientes escuros, úmidos e frios, o microrganismo possa sobreviver durante meses. Aminoglicosídios, cloranfenicol, fluoroquinolonas, macrolídios, sulfonamidas, trimetoprima, imipeném, ceftazidima, piperacilina e tetraciclinas inibem *B. mallei*, *in vitro*.

Ecologia

Reservatório. Animais da família Equidae infectados são os reservatórios.

Transmissão. A transmissão dos microrganismos ocorre por meio de alimentos, água e fômites contaminados, e, às vezes, pela inalação e por contaminação de ferimentos. Exsudatos cutâneos e secreções respiratórias são as fontes mais comuns de infecção em equídeos, especialmente em condições de superpopulação e insalubridade. Os carnívoros podem ser infectados pela ingestão de carne de animais infectados.

Patogênese

Patologia. *B. mallei* produz piogranulomas típicos, caracterizados por apresentar um núcleo central composto de restos celulares necrosados misturados com fibrina e neutrófilos íntegros e degenerados (Figura 16.1). Esse núcleo é revestido por uma camada de histiócitos, macrófagos epitelioides e células gigantes multinucleadas. Todo o nódulo é circundado por uma margem externa de uma cápsula de colágeno que contém infiltrados de linfócitos, pequenos ou grandes, e alguns plasmócitos. Nas infecções sistêmicas, é comum notar uma distribuição multifocal e coalescente; nas lesões próximas às superfícies epiteliais é comum verificar ulceração. Os tipos de cepas determinam a predominância de lesão supurativa *versus* lesão granulomatosa.

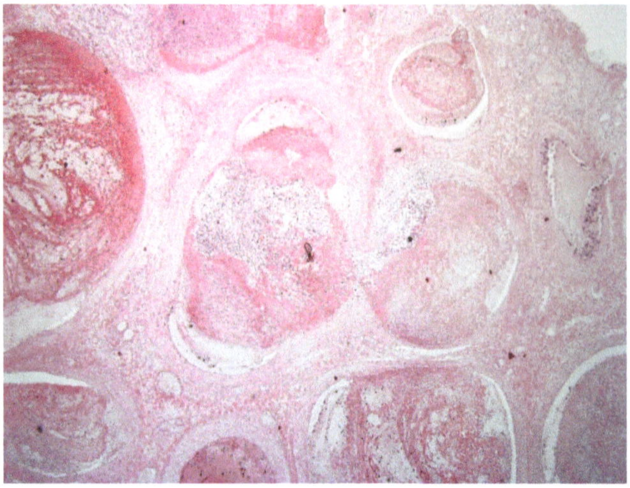

Figura 16.1 Corte histológico de cavidade nasal de equino com infecção por *B. mallei* (H&E). Nota-se vasculite leucocitoclástica em diversos vasos cujos lumens contêm trombos.

Mecanismos. Embora haja suspeita de participação de toxinas na patogênese, os mecanismos não estão definidos. As lesões primárias se formam no local de entrada da bactéria – a faringe, por exemplo. A infecção se dissemina ao longo dos vasos linfáticos, ocasionando lesões nodulares no trajeto até os linfonodos, e pela corrente sanguínea, por meio da qual o microrganismo se propaga. Suspeita-se que monócitos e macrófagos sejam carreadores de bactérias aos linfonodos responsáveis pela drenagem da região infectada, pois *B. mallei* é uma bactéria intracelular facultativa capaz de sobreviver e se multiplicar no citosol de macrófagos. Lesões metastáticas se formam nos pulmões ou em outros órgãos, como baço, fígado e pele, originando o mormo cutâneo (farcinose). As lesões de septo nasal podem ser primárias, podem se instalar por via hematógena ou podem ser secundárias a um foco pulmonar.

Padrões de doença

Mormo. A doença acomete, predominantemente, os sistemas respiratórios superior e inferior e a pele. Observam-se vários nódulos e úlceras nas vias respiratórias superiores e na cavidade nasal, os quais se rompem e liberam espessa secreção nasal mucopurulenta. As lesões pulmonares são piogranulomas, multifocais e coalescentes, com centro caseoso ou calcificado. O mormo cutâneo (farcinose) é caracterizado pela formação de abscessos subcutâneos. Linfadenopatia local, regional ou generalizada é típica, em todos os tipos de mormo.

Infecções agudas são caracterizadas por febre, secreção nasal e linfadenite na cabeça e no pescoço, com inchaço ao longo do sistema respiratório superior. Essas infecções tendem a progredir para a morte dentro de, aproximadamente, 2 semanas, sendo mais predominante em asnos e felídeos, menos em mulas.

Em equinos, são típicas as infecções crônicas e subclínicas prolongadas; os sintomas, se presentes, incluem febres ocasionais, anormalidades respiratórias persistentes, abscessos cutâneos (nódulos farcinosos) e endurecimento nodular de linfonodos craniais.

Em humanos, as infecções naturais são semelhantes à doença aguda de equinos e podem se manifestar como doença aguda ou crônica.

Epidemiologia

A persistência de mormo depende da população de equinos infectados. O trânsito de animais contribui para a disseminação da doença nas instalações e em áreas geográficas. Animais não equídeos suscetíveis adquirem mormo de equinos infectados ou de carne de cavalo contaminada e parecem ser os hospedeiros finais.

Características imunológicas

Notam-se respostas humoral e mediada por célula.

Em condições naturais, tem-se constado recuperação aparente do mormo, inclusive com perda da hipersensibilidade cutânea, porém sem aumento da resistência à reinfecção.

Preparações com células inteiras mortas, preparações à base de polissacarídio e bactérias vivas atenuadas foram testadas como possíveis vacinas e mostraram propiciar alguma proteção. No entanto, não há vacina disponível no mercado.

Diagnóstico laboratorial

Amostras de conteúdo nodular são cultivadas em ágar-sangue ou ágar glicerol. Podem ser submetidas a exame para bastonete gram-negativo e à imunofluorescência.

Porquinhos-da-índia e *hamsters* são altamente suscetíveis às infecções fatais por cepas virulentas.

Todos os isolados suspeitos devem ser enviados a um laboratório de referência qualificado. É importante a diferenciação de *B. pseudomallei*.

Sorologicamente, o mormo é diagnosticado por meio de teste de fixação de complemento, empregando-se extratos bacterianos aquosos como antígenos. Em alguns países são utilizados teste imunoenzimático (ELISA), hemaglutinação indireta, contraimunoeletroforese, *immunoblotting* e teste de fluorescência indireta, para fins de diagnóstico. No entanto, o teste de fixação de complemento e o ELISA são aprovados para fins de comércio internacional de animais. O teste da maleína intradermopalpebral detecta a hipersensibilidade mediada por célula, que indica infecção, e tem sido o procedimento básico para a erradicação de mormo. Maleína é um extrato obtido pelo aquecimento de culturas em caldo antigas de *B. mallei*.

Testes com base na reação em cadeia de polimerase apresentam alta sensibilidade para detecção da doença; no entanto, dada a alta variabilidade genética de *B. pseudomallei*, a diferenciação entre *B. mallei* e *B. pseudomallei*, utilizando técnicas baseadas no DNA, é complexa.

Na lista de diagnóstico diferencial de mormo, em equinos, incluem-se garrotilho (*Streptococcus equi*), linfangite epizoótica (*Histoplasma farciminosum*), esporotricose (*Sporothrix schenckii*), linfangite ulcerativa (*Corynebacterium pseudotuberculosis*) e melioidose (*B. pseudomallei*).

Tratamento e controle

Embora o tratamento de mormo seja possível com o uso de vários antimicrobianos (ver seção "Resistência", anteriormente), ele não é apropriado em países comprometidos com a erradicação da doença. Equinos importados de regiões endêmicas são submetidos ao teste da maleína e aqueles positivos ao teste são eliminados.

B. pseudomallei

B. pseudomallei são bastonetes gram-negativos intracelulares facultativos que causam uma doença piogranulomatosa denominada melioidose, um pouco parecida com o mormo. Importantes diferenças são: (1) a melioidose acomete ampla variedade de hospedeiros; e (2) o microrganismo é saprófita (um endossimbionte de ameba que vive no ambiente), cuja prevalência não é influenciada pela eliminação dos animais infectados.

Sinônimos anteriormente utilizados para essa bactéria incluem *Pseudomonas pseudomallei, Bacillus pseudomallei, Bacterium whitmori, Malleomyces pseudomallei* e *L. mallei.*

Características descritivas

Morfologia e coloração

B. pseudomallei são bastonetes gram-negativos com 0,5 μm de largura e comprimento variável. Com frequência, apresentam-se como feixes longos de microrganismos, bem compactados. Em amostras clínicas, ocasionalmente a bactéria pode ter aparência bipolar (em formato de alfinete).

Estrutura e composição

B. pseudomallei produz uma cápsula de carboidrato. A parede celular é típica de bactéria gram-negativa, composta de LPS e proteína. Como é móvel, produz flagelo (o que a diferencia de *B. mallei*, que não é móvel).

Produtos celulares de interesse médico

Adesina. *B. pseudomallei* adere aos trofozoítos de espécies de *Acanthamoeba* antes de ser captado (e por inferir da aderência às células fagocíticas). A aderência se faz por meio da proteína flagelar Fli (de flagelina). Foram caracterizadas as proteínas da superfície de *B. pseudomallei* (BoaA e BoaB) que interferem em sua aderência ao epitélio respiratório.

Cápsula. A única função evidente da cápsula de *B. pseudomallei* é proteger a membrana externa da ação dos complexos de ataque à membrana, produzidos após ativação do sistema complemento (que se manifesta como um fenótipo sororresistente). As cápsulas podem ter participação ativa na sobrevivência desta bactéria no ambiente intracelular; as cepas mutantes que perdem os genes funcionais que codificam a cápsula não são virulentas.

Parede celular. A parede celular de *B. pseudomallei* é típica de bactéria gram-negativa. O LPS da membrana externa é um importante determinante de virulência. Não apenas o lipídio A, um componente tóxico (endotoxina), mas também o comprimento da cadeia lateral da unidade de antígenos O repetidos impedem a fixação do complexo de ataque à membrana, causado pelo sistema complemento, na membrana externa. O LPS se une à proteína ligadora de LPS (uma proteína sérica), que o transfere para a fase de CD14 no sangue. O complexo CD14-LPS se liga às proteínas dos receptores *toll-like* da superfície de macrófagos, estimulando a liberação de citocinas pró-inflamatórias.

Produtos diversos. O cromossomo de *B. pseudomallei* apresenta, pelo menos, uma ilha de patogenicidade (um aglomerado de genes que codificam determinante(s) de virulência, uma proteína integrase, um local de inserção específico, e mobilidade) que codifica um sistema de secreção tipo III. Estudos mostraram que o sistema secretor do tipo III de *B. pseudomallei* é amplo, e o genoma contém, no mínimo, três diferentes aglomerados de genes. Um sistema de secreção do tipo III Bsa tem-se mostrado vital para que essa bactéria se livre dos endossomos primários do citoplasma de células hospedeiras e, assim, tem participação fundamental na multiplicação e na permanência na célula hospedeira. Também, há um sistema secretor do tipo VI.

Proteases, lipases e uma fosfolipase C têm sido demonstradas em meio de cultura líquido para *M. pseudomallei* cultivada *in vitro*. Nenhum desses produtos mostrou ter participação importante na ocorrência da doença.

Características de multiplicação

B. pseudomallei pode se multiplicar em meio de cultura bacteriológica de rotina, especialmente naqueles que contêm sangue. No ágar-sangue ovino, o microrganismo aparece como pequenas colônias lisas que, após alguns dias, parecem secar e enrugar. Diferentemente de *B. mallei*, *B. pseudomallei* multiplica-se em ágar MacConkey, com 2% de cloreto de sódio e em temperatura de 42°C.

Características bioquímicas

B. pseudomallei é aeróbica móvel, oxidase-positiva, catalase-positiva, indol-negativa e resistente a colistina e polimixina B; reduz nitrato em gás nitrogênio (com frequência, produz apenas uma pequena bolha de ar) e hidrolisa a ureia.

Resistência

B. pseudomallei é destruída por desinfetante e não sobrevive em ambiente frio e ao congelamento, em amostras biológicas. Em geral, é suscetível a imipeném, doxiciclina e minociclina. A maioria das cepas clínicas apresenta resistência a amoxicilina, ticarcilina, cefoxitina, cefoperazona, cefsulodina e aztreonam. Está aumentando a resistência à ceftazidima (o fármaco de escolha). A maioria dos isolados clínicos também é resistente a fluoroquinolonas, aminoglicosídios e macrolídios.

Ecologia

Reservatório. *B. pseudomallei* é considerado um habitante de solo e água (mais provavelmente um endossimbiótico de ameba). Embora seja mais prevalente em latitudes entre 20° norte e sul, há focos extratropicais, por exemplo, na França, Irã, China e América do Norte.

Transmissão. Contato direto com solo e com superfície de água provavelmente é o modo inicial da infecção. Inalação, ingestão, contaminação de feridas, via transplacentária (em cabras) e, possivelmente, picadas de artrópodes introduzem a infecção. As transmissões sexual e entre animais são raras. Em humanos, a inalação da bactéria e o consumo de produtos de origem animal contaminados podem ser relevantes.

Patogênese

Patologia. As lesões são, principalmente, piogranulomatosas. Nódulos caseosos ou supurativos, únicos ou múltiplos, podem ser a característica predominante nos órgãos acometidos. Pulmão, baço, fígado e linfonodos associados são comumente infectados. Os pequenos abscessos tendem a se unir originando um foco supurativo maior ou granulomas.

Mecanismos. Como um endossimbiótico de ameba, *B. pseudomallei* é adaptado para sobreviver no interior de células fagocíticas do hospedeiro. Os microrganismos são captados por meio de um mecanismo de fagocitose "espiralado" e sobrevivem no interior das células, resistindo aos produtos lisossomais (p. ex., defensinas) e podem se livrar de fagossomos e fagolisossomos. Tem-se observado motilidade baseada na ação da actina, no interior das células fagocíticas (ver Capítulos 11 e 33), e "brotos" associados à actina se formam de células infectadas para células não infectadas. As células hospedeiras infectadas por *B. pseudomallei* liberam citocinas pró-inflamatórias e sofrem apoptose.

Padrões de doença

Melioidose. Também denominada doença de Whitmore, é, em geral, sistêmica, embora possa se instalar em sistemas orgânicos específicos (como acontece na melioidose pulmonar). A doença pode ser aguda, crônica, subclínica, latente ou fulminante. As manifestações clínicas dependem da extensão e da distribuição das lesões. Demonstrou-se que as diferenças entre cepas e a condição imune adaptativa e inata geral do hospedeiro influenciam a introdução e a manifestação da doença. Em equinos, a doença mimetiza mormo. Em bovinos, as infecções agudas e crônicas podem se instalar no pulmão, nas articulações e no útero. Em ovinos, notam-se artrite e linfadenite. Caprinos manifestam perda da condição corporal, anormalidades do sistema nervoso central e do sistema respiratório, artrite e mastite. Sintomas semelhantes são verificados em suínos, acompanhados de aborto e diarreia. Os cães desenvolvem uma doença febril, com focos supurativos localizados.

Epidemiologia

Geralmente a doença clínica é esporádica. A variedade de hospedeiros é praticamente ilimitada. Há relato de melioidose em ovinos, caprinos, suínos, bovinos, equinos, veados, camelos, alpacas, cães, gatos, golfinhos, cangurus de raça pequena, cangurus comuns, coalas e primatas. Foram documentados casos da doença em não mamíferos, como em aves, peixes tropicais e répteis. Em humanos, a infecção varia desde uma doença rapidamente letal até uma enfermidade subclínica. A exposição está relacionada com ambiente úmido, como terreno alagadiço ou varjão. Vários estudos recentes mostraram que pessoas com diabetes não controlado são altamente propensas à melioidose.

Características imunológicas

Durante a infecção são produzidos anticorpos detectados em teste de hemaglutinação indireta e em teste de fixação do complemento. Demonstrou-se hipersensibilidade mediada por célula, em caprinos infectados. Relata-se vacinação bem-sucedida em equinos e animais de zoológico.

Diagnóstico laboratorial

Os métodos de isolamento e identificação de *B. mallei* são aplicados a *B. pseudomallei*. Devem-se evitar resfriamento e congelamento das amostras. Características de motilidade, multiplicação em meio com citrato, crescimento em temperatura de 42°C e redução de nitrato em nitrogênio gasoso diferenciam *B. pseudomallei* de *B. mallei*. Há disponibilidade de testes com base na reação em cadeia de polimerase para detecção e identificação desses microrganismos. No entanto, esses testes não são efetivos para diferenciar *B. pseudomallei* e *B. mallei*.

Tratamento e controle

O tratamento de animais é oneroso, prolongado e frequentemente ineficaz. Animais de companhia e animais de zoológico podem ser tratados após a verificação da suscetibilidade aos antimicrobianos (antibiograma) em laboratório. Não há disponibilidade de vacinas no mercado.

Leitura sugerida

Maxie GM (ed.) (2007) *Pathology of Domestic Animals*, vol. 2, 5th edn, Saunders-Elsevier, pp. 623–624, 633–634.

NCBI. *Bacterial Taxonomy*, http://www.ncbi.nlm.nih.gov/Taxonomy/ (accessed January 8, 2013).

Quinn PJ, Carter ME, Markey B, and Carter GR (1999) *Clinical Veterinary Microbiology*, Mosby, pp. 237–242.

Snyder JW (2008) *Sentinel Laboratory Guidelines for Suspected Agents of Bioterrorism—Burkholderia mallei and B. pseudomallei*, American Society for Microbiology.

17

Francisella tularensis

Peter C. Iwen

Introdução

Francisella tularensis é uma bactéria intracelular facultativa que causa uma doença zoonótica aguda conhecida como tularemia (febre do coelho, febre da mosca-do-veado ou febre do lemingue). Em geral, a doença é caracterizada por sintomas sistêmicos, frequentemente com formação de úlcera cutânea localizada. Embora haja relato da doença por todos os EUA, a maioria dos casos ocorre nos estados do sul e centro-sul, incluindo Missouri, Kansas, Arkansas, Oklahoma e Texas, com relato de média anual de 123 casos em pessoas, desde 2000, nos EUA (CDC, 2012). Nesse país, a tularemia é uma doença de notificação obrigatória junto ao National Public Health Surveillance System dos EUA. Considera-se relato de caso quando a doença é clinicamente compatível com os resultados de exames laboratoriais confirmatórios.

Classificação

F. tularensis é uma espécie que pertence a um grande grupo de bactérias intracelulares que incluem micobactérias, *Listeria*, *Legionella*, *Brucella*, *Coxiella* e *Rickettsia*. O gênero *Francisella,* nomeado por Edward Francis, um bacteriologista americano que estudou extensivamente o agente etiológico e a patogênese de tularemia, compreende sete espécies validadas e oito subespécies (www.bacterio.cict.fr/f/francisella.html, acessado em 19 de fevereiro de 2013). Entre essas espécies, apenas *F. tularensis* é considerada um verdadeiro patógeno para as pessoas e para os animais. O cognome *tularensis* se refere ao Condado de Tulare, Califórnia, onde a doença foi descrita pela primeira vez, em roedores. *F. tularensis* tem três subespécies amplamente aceitas e que sabidamente causam infecções. Essas incluem *F. tularensis* ssp. *tularensis* (também denominada tipo A), *F. tularensis* ssp. *holarctica* (também denominada tipo B) e *F. tularensis* ssp. *mediasiatica*. Também, tem-se proposto uma quarta espécie, *F. tularensis* ssp. *novicida*, mas essa não foi amplamente reconhecida e atualmente foi promovida à condição de espécie validada (*F. novicida*) (Johansson *et al.*, 2010). A maioria dos casos de tularemia é provocada pelas cepas dos tipos A e B. Essas cepas foram tipificadas por meio de eletroforese em gel de campo pulsado; constatou-se que a cepa do tipo A contém dois tipos distintos de genótipos do tipo A: o tipo A.I e o tipo A.II (Kugeler *et al.*, 2009). Essas cepas e subtipos parecem ter características patológicas e distribuições geográficas distintas. Os tipos de cepas para cada subespécie são descritos no Quadro 17.1.

Epidemiologia

A bactéria *F. tularensis* é endêmica na Europa, na Ásia e na América do Norte. As cepas do tipo A são constatadas, principalmente, na América do Norte, enquanto as cepas do tipo B encontram-se mais disseminadas na Europa e na Ásia, bem como na América do Norte. Por outro lado, *F. tularensis* spp. *mediasiatica* foi isolada apenas no Cazaquistão e no Turcomenistão. Quanto aos subtipos do tipo A, as cepas A.I parecem mais comuns na região leste dos EUA, enquanto as cepas A.II são mais comumente notadas no oeste dos EUA (Farlow *et al.*, 2005). Ambas as cepas, dos tipos A e B, estão associadas a surtos esporádicos de tularemia nos EUA. Tem-se constatado *F. tularensis* em diversos ambientes, incluindo mais de 100 espécies de mamíferos selvagens, animais domésticos, artrópodes hematófagos, água e solo. Os animais que manifestam a doença aguda após a exposição à bactéria incluem roedores, como rato almiscarado, ratazana-de-água, camundongo doméstico

Quadro 17.1 Descrição de subespécies de *F. tularensis*.

Subespécie	Tipo PFGE	Designação da cepa	Tipos de cepas[a]	Informação do isolado
tularensis	A.I	SCHU S4	FSC 237	Úlcera em pessoas, 1941, Ohio
tularensis	A.II	B-38	ATCC 6223 FSC 230	Linfonodo em pessoas, 1920, Utah
holarctica	B	LVS	ATCC 29684 FSC 155	Cepa de vacina viva, Rússia, 1936
mediasiatica	NA		FSC 147 GIEM 543	Esquilo-da-mongólia, 1965, Cazaquistão

PFGE = eletroforese em gel de campo pulsado; FSC = coleção de cepa de *Francisella*, Swedish, Defense Research Agency, Umea, Suécia; ATCC = *American Type Culture Collection*, Manassas, Virgínia, EUA; GIEM = Gamaleya Scientific Research Institute of Epidemiology and Microbiology, Moscou, Rússia; NA = não aplicável.

[a]Elaborados da lista de nomes procarióticos estabelecidos na nomenclatura, curador J. P. Euzeby, Société de Bactériologie Systématique et Vétérinaire, França, www.bacterio.cict.fr/ (acessado em 19 de outubro de 2012).

e cão-da-pradaria, rato e castor; lagomorfos, como coelho-rabo-de-algodão, lebre e grande coelho americano; e insetívoros, como musaranho-de-dente-vermelho. Entre os animais domésticos, incluem-se ovinos e gatos. Com frequência, os surtos da doença em seres humanos são acompanhados de aumento de casos de tularemia em animais.

Em razão da ampla associação a animais e ambiente, há vários modos de transmissão de *F. tularensis*. A transmissão inclui o contato direto com mamíferos infectados (p. ex., pele de coelhos), picadas de artrópodes infectados (p. ex., carrapatos e mosca-do-veado), ingestão de água ou alimento contaminado (p. ex., leite cru e carne malcozida), inalação de aerossóis ou de poeira contaminada e mordidas de animais infectados (p. ex., gatos) (WHO, 2007). No entanto, não há evidência de transmissão entre pessoas. A transmissão da bactéria de animais infectados para humanos pode ocorrer de diversas maneiras. Artrópodes são vetores frequentes para a transmissão da doença, sendo os carrapatos considerados meio comum de transmissão no leste das Montanhas Rochosas, e as moscas, vetores comuns nos estados de Utah, Nevada e Califórnia (Petersen *et al.*, 2009). Os casos de tularemia decorrentes de exposição ocupacional e recreativa a carrapato contaminado com *F. tularensis* tendem a ser sazonais e ocorrem no final da primavera e no verão. Ademais, a tularemia é considerada uma das principais doenças transmitidas por carrapatos nos EUA (Graham *et al.*, 2011). Os carrapatos vetores mais comumente associados à transmissão da doença são *Amblyomma americanum* (carrapato-estrela, centro-sul e leste dos EUA), *Dermacentor andersoni* (carrapato-da-madeira das Montanhas Rochosas, oeste da América do Norte) e *Dermacentor variabilis* (carrapato de cão americano, leste, centro e sul da América do Norte). É necessário obter o diagnóstico diferencial da tularemia em relação a outras doenças transmitidas por carrapatos, após a manifestação inicial da doença em um paciente. A tularemia se caracteriza por febre alta, cefaleia, contagem normal de leucócitos e alta atividade das transaminases hepáticas, sem exantema (característico da doença de Lyme e da febre maculosa das Montanhas Rochosas) ou anemia (sinal típico de erliquiose e babesiose).

Manifestações clínicas

F. tularensis ssp. *tularensis* é um dos patógenos mais infecciosos de humanos. Uma dose infectante tão pequena quanto 10 microrganismos, como se sabe, provoca infecção aguda. A tularemia causada pelo tipo A geralmente está associada a doença mais grave; o subtipo A.I provoca doença mais grave que o sorotipo A.II. Em geral, a tularemia causada pelo tipo B está associada a sintomas mais discretos e, com frequência, instala-se após a exposição à bactéria em córrego, lagoa, lago ou rio contaminado com *F. tularensis* ou em animal semiaquático infectado, como rato almiscarado e castor. Portanto, às vezes, considera-se que essa enfermidade seja uma doença transmitida pela água. *F. tularensis* ssp. *mediasiatica* raramente tem sido relatada como causa de doença em humanos e considera-se que *F. novicida* tenha baixa virulência e apenas ocasionalmente provoque doença em pacientes com imunossupressão. O período de incubação após a exposição às cepas dos tipos A e B geralmente é de 3 a 5 dias, variando de 1 a 21 dias. A tularemia é uma doença infecciosa potencialmente letal, caracterizada por sete diferentes síndromes clínicas (WHO, 2007).

Síndrome **ulceroglandular** é a condição reconhecida mais comum; instala-se após exposição a tecidos de animais infectados (contato direto) ou pela picada de um inseto vetor que se alimentou em um animal infectado. Essa condição é caracterizada pela formação de uma úlcera primária (lesão maculopapular dolorida) que se desenvolve no local do contato com a bactéria, com inflamação aguda em um linfonodo regional. A doença **glandular** se caracteriza por linfadenopatia regional, sem úlcera, e pode ter se originado de uma úlcera primária, porém, por ocasião da consulta, a úlcera não pode ser detectada. A apresentação **orofaringiana** acomete indivíduos que ingerem água ou alimento contaminado com *F. tularensis*. O paciente com essa manifestação da doença apresenta estomatite ulcerativa exsudativa e faringite, com ou sem envolvimento das tonsilas. A doença também está associada a uma ampla linfadenite regional no pescoço (linfadenopatia cervical), que pode mimetizar uma doença estreptocócica. Essa enfermidade também pode se manifestar em pacientes que foram expostos a um inseto infectado ou a picada de carrapato na região da cabeça e do pescoço, sem detecção de lesão ulceroglandular. A apresentação **pneumônica** ou respiratória de tularemia é contraída pela inalação de aerossóis contendo *F. tularensis*. Essa apresentação se instala após exposição a carcaças de roedores ou de lagomorfos, presentes no ambiente, após a morte por tularemia (Matyas *et al.*, 2007). A tularemia respiratória pode se manifestar com sintomas de pneumonia, inclusive tosse, dor no peito e aumento da frequência respiratória. Espera-se que uma liberação intencional de aerossóis contendo *F. tularensis* do tipo A resulte em manifestação clínica semelhante àquela verificada na tularemia respiratória de ocorrência natural (febre, tosse seca, dor no peito e adenopatia hilar). Outras formas raras de tularemia incluem doença **oculoglandular**, caracterizada por conjuntivite grave e linfadenopatia pré-auricular; tularemia **tifoide**, caracterizada por febre alta, hepatomegalia e esplenomegalia; e doença **intestinal**, caracterizada por cólica intestinal, vômito e diarreia.

Patogênese

F. tularensis é um patógeno intracelular, e a patogênese desse microrganismo depende de sua capacidade em se multiplicar e sobreviver no interior dos macrófagos (Foley e Nieto, 2010). Embora a progressão da infecção envolva a disseminação do microrganismo a vários sistemas orgânicos, inclusive pulmão, fígado, baço e sistema linfático, o curso final da doença difere de acordo com a via de infecção. A superfície celular de *F. tularensis* contém um carboidrato, que é um tipo particular de lipopolissacarídio (LPS), o qual induz a fagocitose por meio da formação de alças de pseudópodos assimétricas. Uma vez no interior da célula, *F. tularensis* impede a fusão de fagolisossomos, sai do fagossomo e é capaz de se multiplicar no citosol das células (Cowley e Elkins, 2011). Após um período de multiplicação, as bactérias são liberadas da célula e rapidamente infectam outra célula fagocítica. A capacidade de causar doença está relacionada com um grande conjunto de genes de virulência, inclusive *mgl*A e *mgl*B (*macrophages growth locus*, ou seja, *locus* de crescimento de macrófagos), e a uma ilha de patogenicidade de *Francisella* (FPI) (Backer e Klose, 2007). A FPI contém 19 genes que codificam as qualidades essenciais ao crescimento intracelular e à virulência (Foley e Nieto, 2010). Observa-se que ambas as cepas, dos tipos A e B, causam doença; no entanto, tem-se notado diferentes graus de virulência entre os subtipos A e entre as cepas dos tipos A e B. O subtipo A.I tende a causar uma modalidade de apresentação grave de tularemia, com taxa de mortalidade mais elevada, enquanto o subtipo A.II e a cepa do tipo B ocasionam infecções menos graves, raramente fatais, em seres humanos. Há evidência de que essa diferença de virulência esteja relacionada com as propriedades genômicas das cepas, que, potencialmente, provocam uma variação de imunossupressão mais ampla que, possivelmente, contribui para maior virulência.

Imunologia

A maior parte dos dados sobre as respostas imunes à infecção por *F. tularensis* foi obtida por meio de modelos de infecção em mamíferos e pelo estudo das respostas em pacientes humanos, após vacinação (Elkins *et al.*, 2003; Cowley e Elkins, 2011). Informação adicional foi compilada de pesquisas em indivíduos que apresentavam infecção de ocorrência natural. Estudo com a administração de vacina atenuada de cepa de *F. tularensis* do tipo B, denominada LVS (*live vaccine strain*, ou seja, cepa de vacina viva), tem servido de modelo para patógenos intracelulares, embora tal informação não deva ser aplicável diretamente à cepa de *Francisella* totalmente virulenta. Essa vacina não foi aprovada pela agência norte-americana Food and Drug Administration (FDA), em razão da carência de conhecimento sobre a base de atenuação e o mecanismo patogênico. Essa vacina atenuada foi obtida por meio de passagens repetidas de uma cepa de vacina russa em ágar peptona-cisteína e subsequentes manipulações, inclusive liofilização e passagens seriadas em camundongos. A cepa LVS é administrada por via dérmica utilizando-se o método de escarificação, a fim de provocar lesão ulceroglandular no local da inoculação. Após a imunização, ocorre potente resposta com produção de anticorpos específicos contra *Francisella*; no entanto, tem-se constatado pouca contribuição dos linfócitos B na imunidade protetora contra infecções intracelulares (Elkins *et al.*, 2003). Por outro lado, é sabido que a ativação da resposta de linfócitos T específica envolvendo as células de memória induz resposta protetora após vacinação e doença natural. À semelhança de outros patógenos intracelulares, a imunidade protetora de longa duração contra a infecção por *Francisella* se baseia principalmente nas células T. As células T utilizam uma variedade de mecanismos, solúveis e dependentes de contato, para, enfim, controlar e eliminar a infecção por *Francisella*. Vários grupos de pesquisadores estudam a participação essencial de vários subconjuntos de células T para caracterizar os mecanismos que propiciam proteção contra tularemia.

Vacinação

Têm sido empregadas diversas abordagens para a produção de uma vacina contra tularemia, desde extratos de cultura crua até subunidades de vacinas (Oyston, 2009; Conlan, 2011). Até o presente momento, essas abordagens falharam na obtenção de bons níveis de proteção contra as cepas virulentas. LPS parece ser um componente-chave reconhecido pelo sistema imune humano, com busca contínua de outros antígenos protetores. Parte da esperança de desenvolvimento de uma subunidade de vacina é a disponibilidade de novos adjuvantes, como os complexos imunoestimulantes. No entanto, o uso desse sistema adjuvante não foi avaliado em pacientes humanos. Desse modo, a cepa atenuada de *F. tularensis* do tipo B (LVS) continua sendo a única vacina disponível para proteção, em seres humanos. Embora tenha sido utilizada com sucesso durante décadas, na imunização de grandes grupos de pessoas, essa vacina não foi aprovada pelas agências reguladoras. Há várias razões para isso; no entanto, a falta de conhecimento sobre a base de atenuação e a incapacidade de realização de estudos clínicos, dada a natureza infecciosa do microrganismo, são alguns dos motivos fundamentais da não disponibilidade de uma vacina universal. Em 2002, a FDA emitiu um novo regulamento que representa uma via de licença alternativa para produtos farmacêuticos, o qual abrange patógenos altamente letais (Crawford, 2002). Esse regulamento, denominado por alguns como "regulamento animal", tem sido utilizado no desenvolvimento de vacinas como biodefesa. Isso possibilita a aprovação do produto com base nos dados sobre a eficácia em animais, obtidos sob o controle do Good Laboratory Practice e nos dados de segurança humana e de imunogenicidade obtidos sob o controle do Good Clinical Practice, que sustentam a correlação da proteção definida no modelo animal (Sullivan *et al.*, 2009). O regulamento animal se destina ao uso como um meio de revisão reguladora apenas quando não há outros modos para licenciar uma vacina. No entanto, o uso desse regulamento ainda requer a compreensão do mecanismo patogênico, ainda não disponível. Adicionalmente, as respostas imunológicas em animais se diferenciam de modo significativo daquelas de seres humanos. Isso torna improvável que estudos em animais prevejam na totalidade o que acontece em seres humanos. Atualmente, a cepa LVS continua sendo a indicada para proteger os indivíduos, no caso de uma contaminação acidental, com base em sua longa história de uso em seres humanos.

Diagnóstico laboratorial

O diagnóstico laboratorial de tularemia se baseia na recuperação do agente causador, na detecção de antígeno ou de DNA específico em uma amostra clínica ou na detecção de uma resposta sorológica para *F. tularensis*. O Council of State and Territorial Epidemiologists relata, com base em critérios laboratoriais, um caso presumível de tularemia com alto título sérico de anticorpos contra o antígeno de *F. tularensis* (sem a elevação documentada de título de quatro vezes, ou mais), em um paciente sem história de vacinação contra tularemia ou de detecção de *F. tularensis* em amostra clínica por meio de teste de fluorescência. Confirma-se um caso de tularemia quando se isola *F. tularensis* em uma amostra clínica ou se constata um aumento de quatro vezes, ou mais, no título sérico de anticorpo contra o antígeno específico de *F. tularensis* (quando se examina o soro de um paciente em convalescença ou com doença aguda).

Rede de resposta laboratorial

São necessários cuidados especiais quando se trabalha com culturas ou amostras suspeitas de *F. tularensis*, pois esse microrganismo é considerado um agente de risco do grupo 3, pelos National Institutes of Health dos EUA, e uma bactéria que representa sério risco à saúde humana, animal e vegetal (*select agent*) pelo governo federal norte-americano (CDC, 2005; DHHS, 2009). Como parte do programa de alerta contra bioterrorismo, nos EUA, para a avaliação de amostras e isolados que, potencialmente, contenham *F. tularensis*, os Centers for Disease Control and Prevention (CDC) desenvolveram uma rede de laboratórios de microbiologia clínica como sentinela, a qual compreende parte do Laboratory Response Network (LRN), também norte-americano. O CDC e a Association of Public Health Laboratories, sob a coordenação da American Society for Microbiology, têm desenvolvido protocolos destinados a auxiliar esses laboratórios sentinelas, com informações e técnicas para a exclusão de microrganismos que podem ser suspeitos de atuar como agentes de bioterrorismo (como *F. tularensis*) ou para encaminhar isolados suspeitos aos laboratórios de referência do LRN (p. ex., laboratórios de saúde pública), para a realização de testes confirmatórios.

Métodos sorológicos

A sorologia é o procedimento mais comumente utilizado para a confirmação do diagnóstico de tularemia. A resposta com produção de anticorpos contra *F. tularensis* é detectada nos pacientes, cerca de 10 a 20 dias após a infecção. Os testes de aglutinação utilizando antígenos, como LPS específico de *Francisella*, uma fração carboidrato-proteína da membrana externa, ou células inteiras mortas, são utilizados para determinar a resposta imune. É necessário o exame de amostras de soro de paciente com doença aguda e de paciente em fase convalescente da enfermidade, para demonstrar um aumento de quatro vezes no título de anticorpos específicos, a fim de confirmar o diagnóstico de tularemia.

Morfologia e coloração

F. tularensis é um minúsculo cocobacilo intracelular facultativo, pleomorfo, gram-negativo e não móvel (medindo 0,2 a 0,5 μm por 0,7 a 1,0 μm) (Figura 17.1). Em meio de cultura, o microrganismo se cora fracamente e pode ser difícil sua identificação em razão do tamanho pequeno e da fraca coloração (Figura 17.1).

Isolamento em meio de cultura

F. tularensis pode ser isolada em amostras de sangue, pele, úlceras, secreção de linfonodos, lavado gástrico, sistema respiratório, em casos de tularemia. O isolamento de *F. tularensis* em meio de cultura propicia a confirmação de diagnóstico de tularemia, bem como fornece um isolado para testes moleculares, epidemiológicos e de suscetibilidade (Splettstoesser *et al.* 2005). Como uma bactéria aeróbica fastidiosa, esse microrganismo tem preferência de crescimento em meio suplementado com cisteína (p. ex., ágar hemoglobina-cisteína), mas também se multiplica em outros meios enriquecidos, como ágar chocolate e ágar Thayer-Martin modificado. No entanto, normalmente há pouco crescimento em ágar-sangue ovino. Em geral, a multiplicação adequada demora ≥ 48 h, em temperatura de 35°C a 37°C, em ambiente com 5% de CO_2; após esse tempo, as colônias têm de 2 a 4 mm de diâmetro, coloração branca a cinza-opaca, apresentam-se achatadas e com margem íntegra, e são lisas e de superfície brilhante (Figura 17.2). *F. tularensis* não cresce em meio de cultura seletivo/diferencial para microrganismos gram-negativos, como ágar MacConkey ou ágar eosina-azul de metileno, mas se multiplica em ágar-sangue comercial (Figura 17.2).

Reações bioquímicas preliminares

F. tularensis é oxidase-negativa, fracamente catalase-positiva (peróxido de hidrogênio 3%), betalactamase-positiva (p. ex., reagente ao teste de cefinase), urease-negativa (p. ex., ágar Christensen), não origina satelitismo e parece não necessitar do fator X (hemina) e do fator V (dinucleotídio nicotinamida-adenina) para sua multiplicação. Os laboratórios sentinelas, que não podem excluir uma potencial presença de *F. tularensis*, neste ponto, precisam consultar seu laboratório de referência LRN para determinar a próxima etapa, para o envio da amostra para teste confirmatório.

Limitações da cultura bacteriológica

Os sistemas de identificação comercial não devem ser utilizados para a identificação de *F. tularensis*, pois há alta

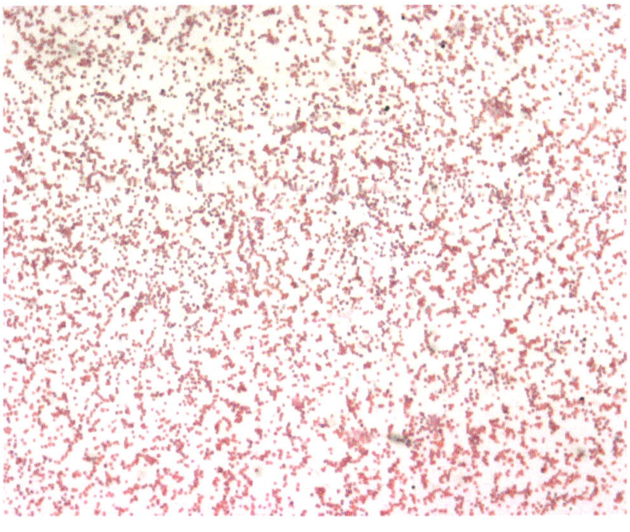

Figura 17.1 Coloração de *F. tularensis* pelo método de Gram mostrando fraca coloração de um minúsculo cocobacilo gram-negativo, observado principalmente como células únicas; aumento original de 1.000×. (Cortesia de Larry Stauffer, CDC Public Health Imagem Library.)

Figura 17.2 Cultura de *F. tularensis* em ágar cisteína-coração, após 72 h de incubação, mostrando colônias de 2 a 4 mm, lisas, íntegras, branco-esverdeadas com brilho opalescente. (Cortesia de Larry Stauffer, CDC Public Health Imagem Library.)

probabilidade de identificação errônea da bactéria, com risco potencial de produção de aerossóis durante o procedimento. A identificação errônea mais comum de *F. tularensis* é com *Haemophilus influenzae* (que geralmente produz satelitismo ou tem necessidade dos fatores X e V para sua multiplicação) e com *Actinobacillus actinomycetemcomitans* (que geralmente é betalactamase-negativo).

Métodos de detecção de antígenos

Os métodos de detecção de antígenos são mais úteis na detecção direta de *F. tularensis* em amostras clínicas. Comumente se emprega coloração de anticorpos por meio de fluorescência direta, utilizando-se anticorpos de coelhos marcados com isotiocianato de fluoresceína (FITC), direcionados contra a célula morta íntegra de *F. tularensis*. Adicionalmente, pode-se fazer coloração imuno-histoquímica, utilizando um anticorpo monoclonal direcionado contra o LPS, a fim de visualizar *F. tularensis* em amostras de tecidos fixados em formalina.

Métodos moleculares

Vários métodos que empregam reação em cadeia de polimerase (PCR) têm sido descritos para a detecção molecular de *F. tularensis* em amostras clínicas e para a confirmação da identificação de isolados na cultura bacteriológica (Larson *et al.*, 2011). A maioria dos testes que empregam PCR envolve PCR convencional ou PCR em tempo real, direcionados aos genes *fopA* ou *tul4*, os quais codificam as proteínas da membrana externa (Backer e Klose, 2007). O aumento da sensibilidade e da especificidade, juntamente com a rapidez em relação a outros métodos diagnósticos, tornam o teste molecular atrativo para diagnósticos futuros. No entanto, a falta de padronização dos testes e de protocolos de validação dos testes limita o uso de métodos moleculares para a confirmação do teste, no presente momento. Os métodos genômicos que se baseiam na comparação de análises sequenciais também têm sido utilizados para a identificação acurada de isolados recuperados de meios de cultura. Tem-se mostrado que alvos presentes no complexo rDNA (p. ex., 16S rDNA) são úteis para fins de identificação. Alvos adicionais avaliados para completar os genomas de espécies de *F. tularensis* atualmente estão disponíveis ao público (*holarctica* ssp., acesso ao GenBank nº CP000803 e nº CP000437; *mediasiatica* ssp., nº CP000915; e *tularensis* ssp., nº CP001633 e nº NC006570).

Tratamento

A administração parenteral de aminoglicosídio é o tratamento de escolha para tularemia, em pacientes adultos e crianças (WHO, 2007). O medicamento de escolha é a gentamicina, na dose de 5 mg/kg, fracionada em duas ou três doses, monitorando-se a concentração sérica do fármaco. Esse medicamento, quando disponível, é uma alternativa viável, podendo ser administrado por via intramuscular, na dose diária de 2 g, por até 10 dias. Por outro lado, a estreptomicina não é amplamente utilizada em razão de seu potencial para provocar toxicidade vestibular e da possibilidade frequente de causar reação de hipersensibilidade em pessoas envolvidas em sua administração. Para profilaxia pós-exposição, em que sabidamente ocorreu exposição acidental do pessoal do laboratório, recomenda-se terapia com ciprofloxacino (1.000 mg/dia, fracionados em duas doses) ou doxiciclina (200 mg/dia, fracionados em duas doses), por até 14 dias. Nos casos em que há possibilidade de exposição à bactéria, mas sem comprovação, as pessoas potencialmente expostas devem ser orientadas a ficarem atentas ao desenvolvimento de febre dentro de 14 dias após a exposição, e a disponibilidade para o tratamento é justificável. O teste de suscetibilidade antimicrobiana (antibiograma) para *F. tularensis* não é rotineiramente realizado, uma vez que não se registrou resistência natural aos antibióticos utilizados na prática clínica. No entanto, o risco do uso de *F. tularensis* em bioterrorismo torna a resistência um motivo de preocupação. Desse modo, há disponibilidade de métodos padronizados para testes de suscetibilidade antimicrobiana de *F. tularensis* para vários antibióticos, inclusive aminoglicosídios (gentamicina e estreptomicina), tetraciclinas (doxiciclina e tetraciclina), quinolonas (ciprofloxacino ou levofloxacino) e cloranfenicol (CLSI, 2010).

Medidas de segurança

Ambos, o público em geral e os profissionais de laboratório, encontram-se em alto risco de infecção, quando expostos a artrópodes infectados, animais infectados ou quando manuseiam culturas de bactérias em laboratórios. Para evitar a exposição ambiental, os indivíduos devem ser protegidos contra picadas de artrópodes mediante o uso de roupas protetoras e pelo uso de repelentes contra insetos, com frequentes inspeções para remoção de carrapatos da pele e do couro cabeludo. As crianças devem ser orientadas a não manusear animais doentes ou mortos. Jardineiros devem ter consciência do risco de infecção por meio de inalação, quando se criam aerossóis (p. ex., durante o corte de grama), nos quais pode haver carcaças infectadas (Matyas *et al.* 2007). Caçadores e preparadores de alimentos devem ser instruídos a calçar luvas de borracha ou outra proteção, durante o manuseio de carcaças de coelhos selvagens e outros animais possivelmente infectados. Também, carnes de caças devem ser totalmente cozidas. Pessoal de laboratório e pesquisadores que manuseiam amostras e culturas devem ter cuidados especiais. Relata-se que a tularemia é a quarta infecção mais comumente associada à infecção em laboratório, em todo o mundo, atrás de brucelose, febre Q e febre tifoide (Singh, 2009). O Department of Health and Human Services dos EUA disponibiliza um guia de orientação ao laboratório, por ocasião do manuseio de *F. tularensis* (DHHS, 2007). Adicionalmente, os CDC publicaram um guia para lidar com exposições potenciais a *F. tularensis* em laboratório (http://www.cdc.gov/tularemia/, acessado em 26 de outubro de 2011). Esse guia fornece orientação sobre como determinar se o indivíduo exposto deve ser tratado, mediante a verificação de febre, e quem se beneficiaria de profilaxia imediata.

F. tularensis como arma biológica

A alta virulência do patógeno em humanos, a pequena dose infectante (10 a 50 microrganismos) e a facilidade de disseminação por meio de aerossóis têm causado preocupação quanto ao uso de *F. tularensis* como arma biológica. Assim, o governo dos EUA classifica *F. tularensis* como uma bactéria que representa sério risco à saúde humana, animal e vegetal (*select agent*), a qual requer manuseio e posse altamente controlados (CDC, 2005). Todo laboratório (humano ou veterinário) que realize teste diagnóstico deve documentar a destruição de culturas confirmadas de *F. tularensis* ou ser registrado no National Select Agent Program, informando que detém culturas da bactéria.

Referências bibliográficas

Backer J and Klose K (2007) Molecular and genetic basis of pathogenesis in Francisella tularensis. *Ann NY Acad Sci*, 1105, 138–159.

Centers for Disease Control and Prevention (2005) Possession, use, and transfer of select agents and toxins, final rule. *Fed Regist*, 70, 13293–13325.

Centers for Disease Control and Prevention (2012) Summary of notifiable diseases—United States, 2010. *Morbidity and Mortality Weekly Reports*, 59, 97–99.

Clinical and Laboratory Standards Institute (2010) *Methods for Antimicrobial Dilution and Disk Susceptibility Testing of Infrequently Isolated or Fastidious Bacteria; Approved Guideline*, M45-A2, Clinical and Laboratory Standards Institute, Wayne, PA.

Conlan JW (2011) Tularemia vaccines: recent developments and remaining hurdles. *Future Microbiol*, 6, 391–405.

Cowley SC and Elkins KL (2011) Immunity to Francisella. *Front Microbiol*, 2, 1–21.

Crawford LM (2002) New drug and biological drug products: evidence needed to demonstrate effectiveness of new drugs when human efficacy studies are not ethical or feasible. *Fed Regist*, 67, 37988–37998.

Department of Health and Human Services (2007) *Biosafety in Microbiology and Biomedical Laboratories*, 5th edn, US Government Printing Office, Washington, DC.

Department of Health and Human Services (2009) *NIH Guidelines for Research Involving Recombinant DNA Molecules, September 2009*, US Government Printing Office, Washington, DC.

Elkins KL, Cowley SC, and Bosio CM (2003) Innate and adaptive immune responses to an intracellular bacterium, *Francisella tularensis* live vaccine strain. *Microbes Infect*, 5, 135–142.

Farlow J, Wagner DM, Dukerich M *et al.* (2005) *Francisella tularensis* in the United States. *Emerg Infect Dis*, 11, 1835–1841.

Foley JE and Nieto NC (2010) Tularemia. *Vet Microbiol*, 140, 332–338.

Graham J, Stockley K, and Goldman RD (2011) Tick-borne illnesses, a CME update. *Pediatr Emerg Care*, 27, 141–150.

Johansson A, Celli J, Conlan W *et al.* (2010) Objections to the transfer of Francisella novicida to the subspecies rank of *Francisella tularensis*. Int *J Syst Evol Microbiol*, 60, 1717–1718.

Kugeler KJ, Mead PS, Janusz AM *et al.* (2009) Molecular epidemiology of *Francisella tularensis* in the United States. *Clin Infect Dis*, 48, 863–870.

Larson MA, Fey PD, Bartling AM *et al.* (2011) *Francisella tularensis* molecular typing using differential insertion sequence amplification. *J Clin Microbiol*, 48, 2786–2797.

Matyas BT, Nieder HS, and Telford SR, III (2007) Pneumonic tularemia on Martha's Vineyard: clinical, epidemiologic, and ecological characteristics. *Ann NY Acad Sci*, 1105, 351–377.

Oyston PCF (2009) *Francisella tularensis* vaccines. *Vaccine*, 27, D48–D51.

Petersen JM, Mead PS, and Schriefer ME (2009) *Francisella tularensis*: an arthropod-borne pathogen. *Vet Res*, 40, 1–9.

Singh K (2009) Laboratory-acquired infections. *Clin Infect Dis*, 49, 142–147.

Splettstoesser WD, Tomaso H, Al Dahouk S *et al.* (2005) Diagnostic procedures in tularemia with special focus on molec- ular and immunological techniques. *J Vet Med*, 52, 249- 261.

Sullivan JJ, Martin JE, Graham BS, and Nabel GJ (2009) Correlates of protective immunity for Ebola vaccines: implications for regulatory approval by the animal rule. *Nat Rev Microbiol*, 7, 393–401.

World Health Organization (2007) *WHO Guidelines on Tularemia*, WHO Press, World Health Organization, Geneva, Switzerland.

18

Moraxella

Huchappa Jayappa e D. Scott McVey

Bactérias do gênero *Moxarella* são bastonetes e cocos gram-negativos pertencentes à família Moraxellaceae (ou Gammaproteobacteria). O gênero *Moraxella* era anteriormente subdividido em dois subgêneros: *Moraxella* (contendo microrganismos do gênero em formato de bastonetes) e *Branhamella* (microrganismos cocoides). Algumas das espécies cocoides também anteriormente eram classificadas como *Neisseria*. Há várias bactérias desse gênero (Quadro 18.1), algumas das quais associadas à ocorrência de doenças em pacientes humanos. Em medicina veterinária, *Moraxella bovis* é a bactéria mais importante do grupo. *M. bovis* causa ceratoconjuntivite infecciosa bovina (CIB), a doença ocular mais comum em bovinos.

Características descritivas

Morfologia e coloração

Moraxellae são bastonetes gram-negativos, curtos e arredondados, com 11,5 µm × 1,5 a 2,5 µm de tamanho, frequentemente distribuídos em pares ("bacilos duplos") ou em cadeias curtas (Figura 18.1).

Estrutura e composição

A parede celular é típica de bactérias gram-negativas, constituída de lipopolissacarídio (LPS) e proteína. O LPS de *Moraxella* não contém as unidades repetidas do antígeno O, de maneira diferente de vários outros microrganismos gram-negativos (p. ex., bactérias da família Enterobacteriaceae).

As adesinas fimbriais (*pili*) de *M. bovis* são determinantes de virulência e podem se perder em subcultura (ver seção "Variabilidade"). Cápsulas podem estar presentes em isolados frescos.

Produtos celulares de interesse médico

Adesinas. A função das adesinas, como acontece em outros microrganismos, é possibilitar que as bactérias as expressem para aderirem às células que revestem um nicho particular, bem como à superfície das células-alvo, antes do início da doença (em alguns casos, nicho e células-alvo podem ser as mesmas estruturas). *M. bovis* produz um *pilus* (fímbria) tipo 4 que adere às células do epitélio da córnea e da conjuntiva. Esse *pilus* é semelhante àquele de *Pseudomonas aeruginosa*, *Neisseria gonorrhoeae*, *Dichelobacter nodosus*, *Pasteurella multocida* e *Vibrio cholerae*. Mutantes incapazes de produzir essa adesina não são virulentos.

Cápsula. A cápsula tem várias funções, sendo as mais importantes a interferência na fagocitose (ação antifagocítica) e a proteção da membrana externa da deposição de complexos de ataque à membrana produzidos pela ativação do sistema complemento.

Parede celular. A parede celular das bactérias desse gênero é típica de bactéria gram-negativa (exceto pela ausência das unidades de repetição do antígeno O). O LPS da membrana externa é um importante determinante de virulência.

Quadro 18.1 Bactérias do gênero *Moraxella* e sua fonte usual ou doença associada.

Espécie	Fonte usual ou doença associada
Moraxella atlantae (CDC grupo M-3)	Septicemia em pacientes humanos
M. boevrei	Sistema respiratório normal de caprinos
M. bovis	CIB, em bovinos
M. bovoculi	Sistema respiratório e superfície ocular de bovinos
M. cuniculi	Sistema respiratório de coelhos
M. canis	Sistema respiratório de cães e gatos normais
M. caprae	Sistema respiratório de caprinos e ovinos normais
M. catarrhalis	Infecção de orelha média em crianças; infecção do sistema respiratório superior em pacientes humanos
M. caviae	Sistema respiratório de porquinhos-da-índia
M. lacunata	Conjuntivite e queratite em pacientes humanos
M. lincolnii	Sistema respiratório de pacientes humanos
M. nonliquefaciens	Sistema respiratório de pacientes humanos normais; sangue, fluido cerebroespinal e pulmões de pacientes comprometidos
M. ovis e *M. oblonga*	Ceratoconjuntivite em ovinos
M. osloensis	Nematódeos; várias doenças em pacientes humanos
M. phenylpyruvica	Sistema respiratório de pacientes humanos normais; corrente sanguínea de pacientes humanos comprometidos

CIB = ceratoconjutivite infecciosa bovina.

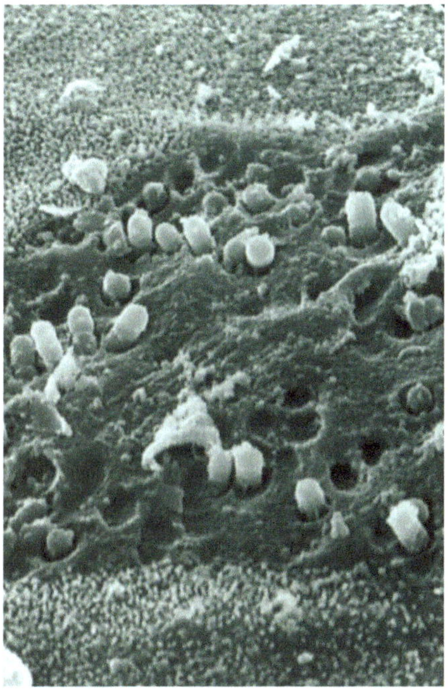

Figura 18.1 *M. bovis* na córnea de um bezerro experimentalmente infectado. Há evidência de "digestão" de substância corneal ao redor das células bacterianas. Micrografia obtida em microscópio de varredura eletrônica, 22.000×. (Cortesia de Dr. Doug Rogers, University of Nebraska Veterinary Diagnostic Center.)

O LPS se liga à proteína ligadora de LPS (uma proteína sérica), que o transfere para a fase CD14 do sangue. O complexo CD14-LPS se liga às proteínas do receptor *Toll-like* (ver Capítulo 2) na superfície de macrófagos, estimulando a liberação de citocinas pró-inflamatórias.

Exotoxinas. A toxina mais notável produzida por *M. bovis* é uma RTX (*repeats in toxin*, assim denominada por causa das repetidas sequências ricas em glicina contidas na estrutura da proteína), um tipo de citocina (ver também hemolisina de *Escherichia coli*, no Capítulo 7; leucotoxina de *Pasteurella/Mannheimia*, no Capítulo 11; hemolisina de *Actinobacillus*, no Capítulo 12; e adenilil ciclase de *Bordetella*, no Capítulo 14). Essa citotoxina, às vezes mencionada como "hemolisina" por causa de seu comportamento em placas de ágar-sangue, é denominada Mbx (*M. bovis toxin*, ou seja, toxina de *M. bovis*). Mbx é uma toxina formadora de poro, com especificidade para células do epitélio de conjuntiva e de córnea, bem como para neutrófilos. Os mutantes incapazes de produzir Mbx não são virulentos.

Aquisição de ferro. O ferro é uma necessidade absoluta para a multiplicação das bactérias, que devem adquirir esse mineral para sobreviverem no hospedeiro. *Moraxella* adquire ferro de proteínas ligadoras de ferro do hospedeiro (transferrina e lactoferrina) por meio da expressão de Tbp e Lbp (*transferrin-binding and lactoferrin-binding proteins*, ou seja, proteínas ligadoras de transferrina e de lactoferrina, respectivamente) em sua superfície. Tbp e Lbp se ligam a suas respectivas proteínas, possibilitando a obtenção de ferro pela *Moraxella*.

Produtos diversos. Várias proteínas com atividades tóxicas são produzidas por *M. bovis*, *in vitro*. Essas incluem proteases degradadoras de complemento, lipases, fosfoamidases, peptidases e proteases. Há pouca evidência da função de quaisquer dessas proteínas, *in vivo*.

Características de crescimento

M. bovis se multiplica melhor em temperatura de 35°C, na presença de soro e sangue. Não ocorre crescimento em ágar MacConkey ou em ambiente anaeróbico. No intervalo de 48 h, os isolados frescos produzem colônias achatadas, hemolíticas e friáveis com cerca de 1 mm de tamanho, as quais corroem o ágar e se autoaglutinam quando suspensas em solução salina.

Atividades bioquímicas

M. bovis é oxidase-positiva, sacarose-negativa e não fermentadora, com reação variável à catalase. Não ocorre digestão de nitrato e ureia, mas há digestão de proteínas. A maioria das outras espécies de *Moraxella* reduz nitrato e nitrito.

Resistência

A resistência aos agentes físicos e químicos não é notável. Geralmente a *Moraxella* é suscetível aos antibióticos comumente utilizados, inclusive penicilina. Alguns isolados de *M. bovis* são resistentes às tetraciclinas e à tilosina. *Moraxella catarrhalis* é a única espécie que comumente produz betalactamase.

Variabilidade

Em meio de cultura, *M. bovis* sofre dissociação de colônias (variação de fase), produzindo colônias butirosas lisas compostas de células, as quais perdem *pili* (dada a inversão do gene que codifica *pili*) e a capacidade de infecção e são menos autoaglutinantes. *Pili* são imunogenicamente diferentes – característica responsável por um esquema de classificação que se baseia nas semelhanças sorológicas. As variantes não hemolíticas não são patogênicas.

Ecologia

As bactérias da família Moraxellaceae geralmente estão presentes na flora normal da superfície mucosa do sistema respiratório superior e da superfície ocular. A maioria dessas bactérias não é patogênica.

Reservatório

A ocorrência de *M. bovis* é cosmopolita; a bactéria se instala na conjuntiva ocular e na mucosa do sistema respiratório de bovinos, frequentemente sem manifestação clínica.

Transmissão

A disseminação ocorre por contato direto e indireto, inclusive por meio de insetos voadores e, possivelmente, por outros modos de transmissão pelo ar.

Patogênese

Mecanismos

A doença causada por *M. bovis* está estreitamente relacionada com citotoxina (Mbx) e *pili*. A fixação (por meio de

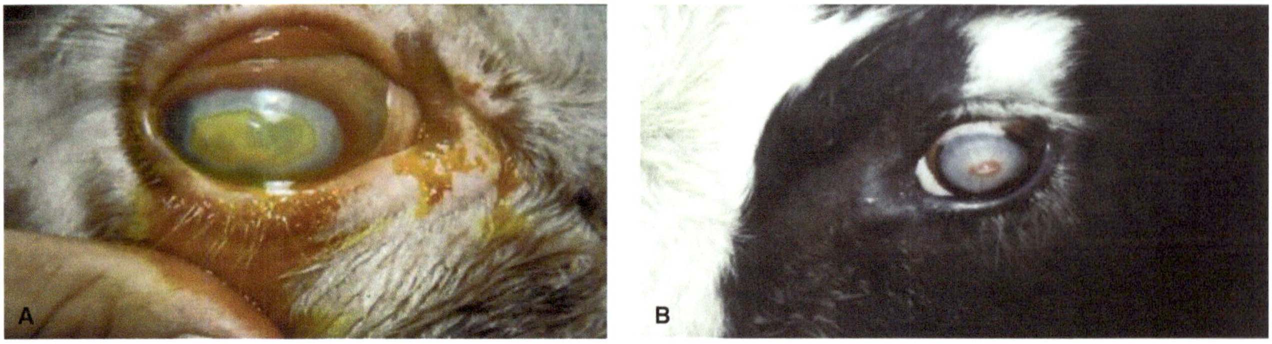

Figura 18.2 A e B. Bezerros com ceratoconjuntivite infecciosa bovina.

pili) ao epitélio da conjuntiva é seguida de destruição (por Mbx) de células conjuntivais e corneanas. A multiplicação de *M. bovis* nas lesões de conjuntiva e córnea ocasiona inflamação (dada a parede celular de bactéria gram-negativa). A lise de neutrófilos mediada por Mbx exacerba a inflamação e a destruição tecidual.

Fatores ambientais envolvidos incluem radiação ultravioleta, moscas, poeira e pastagens fibrosas, os quais contribuem para a irritação dos tecidos-alvo. Infecções concomitantes por vírus, como herpes-vírus bovino tipo 1 (vírus da rinotraqueíte infecciosa bovina) e adenovírus, bem como por micoplasma (*Mycoplasma bovoculi*), bactéria (*Listeria monocytogenes*) e nematódeo (Thelazia), podem complicar a doença.

Patologia e padrão da doença

Ceratoconjuntivite infecciosa bovina (CIB). A CIB se inicia com a invasão da conjuntiva e da córnea por *M. bovis,* resultando em edema, com resposta inflamatória predominantemente neutrofílica. Pode progredir desde discreta epífora e turvação de córnea até a instalação de edema intenso, opacidade de córnea, vascularização, ulceração e ruptura, causando prolapso de úvea e pan-oftalmia (Figura 18.2 e Capítulo 74). A cicatrização da úlcera inicia-se a partir da periferia e demora várias semanas. A cicatrização central pode persistir durante meses. Embora seja uma doença autolimitante, ocorre perda porque os animais com visão comprometida não pastejam e emagrecem.

Epidemiologia

CIB é uma doença altamente infecciosa que acomete principalmente bovinos de corte. Os animais jovens são preferencialmente acometidos em razão, provavelmente, da carência de imunidade adquirida. A ausência de pigmentação na pálpebra e a posição proeminente dos olhos são aparentes fatores predisponentes, bem como a deficiência de vitamina A.

A prevalência da doença é maior no verão e início do outono, quando o estresse ambiental é máximo.

Características imunológicas

Durante a infecção são produzidos anticorpos de todos os isótipos, com predomínio de IgA secretora no local. Após a recuperação, ocorre resistência temporária a nova infecção. A participação relativa das respostas imunes geral *versus* local e humoral *versus* mediada por célula na imunidade e recuperação não foi estabelecida.

Experimentalmente, bacterinas e antígenos fimbriais estimulam ótima resistência ao desafio homólogo. Aparentemente, proteínas fimbriais, Mbx e enzimas proteolíticas induzem proteção. Há disponibilidade de vacinas fimbriais no mercado.

Diagnóstico laboratorial

O microrganismo pode ser identificado em esfregaços de exsudato, principalmente por meio de imunofluorescência (como uso de anticorpos específicos contra antígenos de *M. bovis*). O exsudato é cultivado em ágar-sangue e a identificação de *Moraxella* se baseia nas características das colônias, na atividade oxidase, na hemólise, na proteólise e na falha em fermentar carboidratos. Conjugados com anticorpos fluorescentes específicos podem ser aplicados diretamente nas colônias suspeitas, nas placas, para identificação mesmo das colônias dissociadas (epifluorescência). Para a detecção e identificação do microrganismo, há disponibilidade de testes que se baseiam na reação em cadeia de polimerase que utilizam *primers* específicos para *M. bovis*.

Tratamento e controle

Os animais acometidos devem ser colocados em uma baia escura, livre de poeira e de moscas. A aplicação tópica de corticosteroides pode aliviar a inflamação; o uso tópico ou sistêmico de antimicrobianos pode ser benéfico. Consideram-se a tetraciclina de ação prolongada e o florfenicol os antimicrobianos de escolha.

As vacinas fimbriais são os produtos profiláticos específicos mais promissores. No entanto, a imunidade é específica do sorotipo e geralmente não há cobertura antigênica de amplo espectro.

Leitura sugerida

Alexander D (2010) Infectious bovine keratoconjunctivitis: a review of cases in clinical practice. *Vet Clin North Am Food Anim Pract*, 26 (3), 487–503.

19

Pseudomonas

Sanjeev Narayanan

As bactérias do gênero *Pseudomonas* são bastonetes aeróbicos gram-negativos. Embora haja mais de 200 espécies e subespécies de *Pseudomonas*, caracterizadas e não caracterizadas, em medicina veterinária, a maioria das doenças é provocada por *Pseudomonas aeruginosa*. Anteriormente denominadas pseudômonas de importância veterinária, *Pseudomonas mallei* e *Pseudomonas pseudomallei* foram transferidas para o gênero *Burkholderia* (ver Capítulo 16).

P. aeruginosa muito raramente causa doença primária, embora seja extremamente importante na clínica médica. A maioria das cepas é resistente aos antimicrobianos comumente utilizados e quando, portanto, contaminam um local comprometido, às vezes, sua eliminação é difícil.

Características descritivas

Morfologia e coloração

Os microrganismos são bastonetes gram-negativos, medindo 1,5 a 5,0 μm de comprimento e 0,5 a 1,0 μm de largura.

Composição e anatomia celular

Pseudômonas apresentam uma parede celular típica de bactéria gram-negativa, circundada por uma cápsula contendo carboidrato. Todas as bactérias do gênero são móveis, por terem flagelos polares. Pseudômonas produzem *pili* (adesinas fimbriais).

Produtos celulares de interesse médico

Adesinas. *P. aeruginosa* produz vários produtos que atuam como adesinas, incluindo uma fimbrial com afinidade por algumas glicoproteínas das células epiteliais. Além disso, há adesinas não fimbriais, uma proteína de membrana externa com afinidade para mucina, e outra, o lipopolissacarídio (LPS) da parede celular, que tem afinidade por proteínas de canal de cloreto. Adesinas fimbriais induzem citocinas pró-inflamatórias via receptores *Toll-like* (ver Capítulo 2) na superfície de macrófagos.

Cápsula. A cápsula protege a membrana externa do complexo de ataque à membrana produzido pelo sistema complemento. A cápsula também inibe a aderência da bactéria às células fagocíticas do hospedeiro e a fagocitose.

Parede celular. A parede celular das bactérias desse gênero é típica de bactéria gram-negativa. O LPS, presente na membrana externa, é um importante determinante de virulência. Não apenas o lipídio A é um componente tóxico (endotoxina); a extensão da cadeia lateral das unidades repetidas do antígeno O impede a fixação do complexo de ataque de membrana do sistema complemento à membrana externa. O LPS se liga à proteína ligadora de LPS, que o transfere para o CD14 do sangue. O complexo CD14-LPS se liga a proteínas do receptor *toll-like*, estimulando a liberação de citocinas pró-inflamatórias.

Sistemas de aquisição de ferro. Ferro é uma necessidade absoluta para a multiplicação de todos os organismos vivos. *P. aeruginosa* produz os sideróforos que adquirem ferro, a pioquelina e a pioverdina, bem como utiliza os sideróforos produzidos por outras bactérias que vivem em seu ambiente (p. ex., enterobactina e aerobactina). Esses produtos são utilizados para remover o ferro das proteínas ligadoras de ferro do hospedeiro.

Exotoxinas. *P. aeruginosa* produz várias exotoxinas proteicas: exotoxinas A, S, T, U e Y, elastase e várias outras proteínas com atividade biológica (proteases e fosfolipases). As exotoxinas S, T, U e Y são "injetadas" nas células hospedeiras por meio do sistema de secreção tipo III (um grupo de proteínas – mais de 20 – que formam uma estrutura tubular pela qual as proteínas efetoras são "injetadas" nas células hospedeiras-"alvo"):

1. *Exotoxina A:* a exotoxina A inibe a síntese proteica por meio da ribosilação do fator de alongamento 2, seguido de endocitose mediada pelo receptor
2. *Exotoxinas S e T:* as exotoxinas S e T induzem ribosilação de proteínas ligadoras de GTP da célula hospedeira, interrompendo as funções da célula que dependem da actina do citoesqueleto (p. ex., fagocitose)
3. *Exotoxina U:* a exotoxina U é citotóxica, mas por um mecanismo não conhecido
4. *Exotoxina Y:* a exotoxina Y é uma adenilato ciclase que aumenta a quantidade de cAMP (AMP cíclica) intracelular a níveis prejudiciais.

Produtos diversos. *P. aeruginosa* produz bacteriocinas (piocinas) e pigmentos (piocianinas). As piocinas são úteis no rastreamento epidêmico no ambiente hospitalar. A piocianina tem atividade tóxica; é utilizada como método auxiliar na identificação laboratorial de *P. aeruginosa*. A piocianina reage com oxigênio para formar radicais de oxigênio reativos, os quais são tóxicos aos organismos eucarióticos e procarióticos. Tem-se constatado que a piocianina inibe a proliferação de linfócitos no hospedeiro. *P. aeruginosa* se protege dos efeitos tóxicos da piocianina pelo aumento da síntese de catalase e de superóxido dismutase.

Regulação do produto. A regulação da expressão e excreção de produtos celulares envolvidos na patogênese da doença, produzidos por *P. aeruginosa*, é um processo complexo. A secreção de produtos pelo sistema tipo III (exotoxinas S, T, U e Y) é iniciada após a interação da bactéria com a célula hospedeira. Os demais produtos celulares das bactérias são controlados pelo sistema *quorum-sensing* (ou seja, sistema de comunicação entre os microrganismos) de *P. aeruginosa*. Os genes que codificam esses produtos são expressos quando as concentrações de lactonas homosserinas produzidas pela bactéria alcançam um limiar (um *quorum*). Todas as células *P. aeruginosa* excretam lactonas homosserinas, porém em quantidade muito baixa para estimular a expressão do gene de virulência; esse estímulo ocorre quando um número crítico de células bacterianas é alcançado. Por fim, a exotoxina A e uma endoprotease também são reguladas pela quantidade de pioverdina. Quando a concentração de ferro livre é baixa (como acontece *in vivo*), essas duas proteínas são expressas e excretadas.

Características de multiplicação

P. aeruginosa é aeróbica obrigatória que obtém energia da oxidação de materiais orgânicos e pelo uso de oxigênio como um aceitante de elétron terminal. A bactéria se multiplica em todos os meios de cultura comumente utilizados, em uma ampla variação de temperatura, de 4°C a 41°C.

Ecologia

Reservatório

A maioria das bactérias do gênero *Pseudomonas* vive no solo e na água. Também é possível encontrar *P. aeruginosa* em fezes de animais normais, mas não como uma bactéria da flora normal (ou seja, elas são transitórias).

Transmissão

A exposição ambiental ou endógena é constante, e a maioria das infecções é secundária ao comprometimento dos sistemas de defesa do hospedeiro.

Patogênese

Mecanismos

P. aeruginosa pode causar infecção em quase todas as partes do hospedeiro, embora não cause doença clínica em um hospedeiro sadio. *P. aeruginosa* contamina as regiões do corpo com quantidade de flora microbiana normal reduzida. A alteração da flora normal quase sempre se deve ao uso de antimicrobianos. *P. aeruginosa* substitui a flora normal por ser resistente à maioria dos medicamentos antimicrobianos comumente utilizados. Se o local colonizado pela bactéria estiver comprometido ou for contíguo a um local comprometido, há risco de infecção neste local. A destruição tecidual se deve à liberação de exotoxinas e de piocianina pela bactéria e à liberação de citocinas pró-inflamatórias e de produtos intermediários de oxigênio reativo do hospedeiro.

Isola-se também *P. aeruginosa* de alguns locais de animais não submetidos à terapia antimicrobiana.

Padrões de doença

Cães e gatos

A infecção por *P. aeruginosa* causa otite externa, infecção do sistema urinário inferior, piodermatite e, ocasionalmente, infecção ocular.

Equinos

P. aeruginosa causa metrite (vaginite) secundária ao tratamento prolongado com antimicrobianos, queratite e conjuntivite, após tratamento tópico de úlcera de córnea com a combinação esteroide-antibiótico.

Bovinos

P. aeruginosa associa-se à ocorrência de mastite (incomum).

Diversos

P. aeruginosa é uma causa rara de septicemia em animais como imunossupressão, mas é uma causa frequente de bacteriemia em pessoas com queimaduras, leucemia ou fibrose cística.

Epidemiologia

O microrganismo está presente em todo ambiente, portanto, é impossível impedir a exposição a ele. Os determinantes de doença, portanto, dependem muito do hospedeiro e de seu ambiente imediato. A bactéria não é fastidiosa. E, em um hospital veterinário, há diversas condições que favorecem a seleção desse microrganismo. *P. aeruginosa* se multiplica em ambientes úmidos pouco aerados do hospital, especialmente em salas de cirurgia com bolsas de suporte vital dos animais não adequadamente secas, em tubos de equipamentos de anestesia que não foram limpos e secos apropriadamente ou em solução desinfetante que não é trocada com frequência. Essas condições resultam em aumento do número de pseudômonas no ambiente no qual se encontra o animal comprometido (local), elevando, assim, o risco de infecção (contaminação).

Características imunológicas

Respostas imunes específicas parecem não ter tanta importância na patogênese ou na resistência, ainda que tenha se constatado proteção artificial em animais vacinados com extrato do microrganismo ou com exotoxina A. O fato mais importante é a redução do risco de infecção com a diminuição do número de microrganismos no ambiente em que vive o paciente, além de reduzir o grau de infecção com, por exemplo, a realização de limpeza e secagem de um ouvido infectado.

Diagnóstico laboratorial

P. aeruginosa se multiplica bem em ágar-sangue. As colônias são relativamente grandes, com > 1 mm de diâmetro, de cor cinza (metálica), rugosas e geralmente com uma zona de hemólise. Uma placa que contém *P. aeruginosa* tem odor característico, semelhante àquele de tortilhas de milho. Além de ser uma bactéria oxidase-positiva, uma característica que a torna diferente das bactérias da família Enterobacteriaceae, torna o ágar ferro-açúcar triplo ligeiramente alcalino (sem gás), utiliza glicose por meio de reação de oxidação, multiplica-se em temperatura de 42°C e forma um pigmento azul-esverdeado solúvel em clorofórmio, a piocianina. A resistência a alguns antimicrobianos se deve à permeabilidade da barreira constituída pela parede celular de *Pseudomonas*; a resistência a outros antimicrobianos se deve à inativação por produtos codificados por genes, com base no plasmídio (plasmídios R).

Tratamento e controle

O tratamento envolve o controle da infecção e, se necessário, o emprego de medicamento antimicrobiano. Em geral, *P. aeruginosa* é suscetível a gentamicina, tobramicina, amicacina, carbenicilina, ciprofloxacino e à combinação ticarcilina-ácido clavulânico; estes antimicrobianos são utilizados no tratamento de infecções de tecidos moles. No sistema urinário de cães, as tetraciclinas alcançam concentração suficiente para matar a maioria das bactérias. A maior parte das pseudômonas é suscetível às concentrações propiciadas pelas preparações auriculares dos antimicrobianos: enrofloxacino, neomicina, polimixina, cloranfenicol e gentamicina. Deve-se ressaltar que não há teste *in vitro* que preveja a suscetibilidade/resistência de uma bactéria isolada de uma infecção tratada com medicamento de uso tópico (p. ex., para infecção na orelha).

Leitura sugerida

Greene CE (ed.) (2006) *Infectious Diseases of Dog and Cat*, Saunders-Elsevier, pp. 320–321, 815–817, and 884–885.

NCBI. *Bacterial Taxonomy*, http://www.ncbi.nlm.nih.gov/Taxonomy/ (accessed January 8, 2013).

Quinn PJ, Carter ME, Markey B, and Carter GR (1999) *Clinical Veterinary Microbiology*, Mosby, pp. 237–242.

20 Taylorella*

MEGAN E. JACOB

As bactérias do gênero *Taylorella* são bastonetes ou cocobacilos gram-negativos não móveis. Equídeos parecem ser o hospedeiro natural de *Taylorella*. O gênero contém duas espécies conhecidas: *Taylorella equigenitalis*, que causa metrite equina contagiosa (MEC), e *Taylorella asinigenitalis*, a qual tem sido associada a doença de sistema genital de garanhões ou asnos. Enquanto *T. equigenitalis* tem importância clínica e econômica, *T. asinigenitalis* raramente tem sido relacionada com infecção natural.

T. equigenitalis

T. equigenitalis é o agente causador de uma doença aguda supurativa autolimitante do útero de éguas, denominada MEC. A doença foi inicialmente descrita na Europa, em 1977; em 1978, a MEC foi classificada como doença de notificação obrigatória nos EUA. MEC pode resultar em infertilidade temporária ou, raramente, aborto no início da prenhez, em éguas. O microrganismo é altamente contagioso e portadores crônicos assintomáticos de *T. equigenitalis* podem causar a infecção inicial. Os garanhões não manifestam sinais clínicos, mas são portadores crônicos importantes. Em razão dos custos associados à investigação de surtos, aos testes e à perda da eficiência reprodutiva, a MEC tem importantes implicações econômicas na criação de equinos.

Características descritivas

Morfologia e coloração. *T. equigenitalis* é um cocobacilo ou bastonete gram-negativo curto com, aproximadamente, 0,8 mm de comprimento e 5 a 6 mm de largura (Figura 20.1). O microrganismo pode exibir coloração bipolar e não é móvel.

Estrutura e composição. A estrutura da parede celular de *T. equigenitalis* é típica de bactéria gram-negativa, composta de lipopolissacarídio e proteína. Apresenta fímbrias inconsistentes (em geral, no meio de cultura) e a membrana externa é recoberta por uma cápsula. A proteína da membrana externa imunodominante parece ser semelhante às proteínas porinas de *Bordetella pertussis* e de várias espécies de *Neisseria*.

Características de multiplicação. *T. equigenitalis* é um microrganismo exigente; a temperatura ideal para sua multiplicação situa-se entre 35°C e 37°C, em condição microaeróbica. Em geral, a bactéria cresce bem em meio base enriquecido com 5% de chocolate-sangue de ovino; pode-se adicionar antimicrobiano ao meio para melhorar a seletividade do teste. Colônias visíveis podem ser observadas 48 a 72 h após a incubação, embora o crescimento possa demorar até 14 dias. Protocolos atuais recomendam período de incubação de 7 dias, antes de confirmar um resultado negativo para a amostra. O crescimento excessivo de outros microrganismos do sistema urogenital pode interferir na cultura e identificação de *T. equigenitalis*; no entanto, o uso de antimicrobianos suplementares pode facilitar a recuperação da bactéria. As colônias de *T. equigenitalis* apresentam tamanhos variáveis (2 a 3 mm de diâmetro) e aparência brilhante, lisa e cinza-amarelada. O microrganismo é oxidase-positivo, catalase-positivo e fosfatase-positivo; por outro lado, não induz reação bioquímica, de modo que não produz ácido a partir de carboidrato.

Resistência. Embora haja dois biotipos de *T. equigenitalis* – um suscetível à estreptomicina e outro resistente a esse

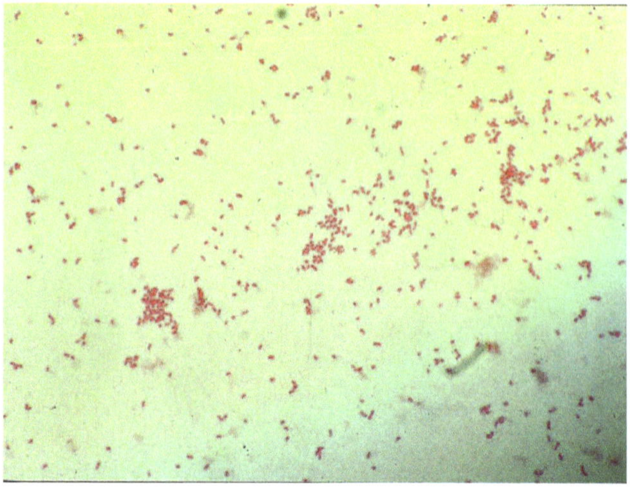

Figura 20.1 Coloração de *T. equigenitalis* pelo método de Gram. (Cortesia de Peter Timoney e Mike Donahue.)

*Capítulo original escrito por Dr. Ernst L. Biberstein e Dr. Dwight C. Hirsh, com ilustrações de Dr. Peter Timoney.

antibiótico –, os isolados de *T. equigenitalis* geralmente são suscetíveis a uma ampla variedade de antimicrobianos, sem padrão de resistência evidente, e a vários desinfetantes.

Variabilidade. Métodos moleculares, como amplificação aleatória de DNA polimorfo e eletroforese em gel de campo pulsado de DNA obtido por digestão de endonuclease de restrição, têm identificado diferentes cepas de *T. equigenitalis*. Alguns relatos sugerem que a diferenciação entre as cepas varia em função de sua capacidade em causar doença clínica em éguas expostas. No entanto, essa associação não está totalmente esclarecida. Além disso, as cepas podem diferir quanto a sua suscetibilidade à estreptomicina; não se sabe qual a relevância clínica dessa observação.

Ecologia

Reservatório. O sistema genital de equinos é, sabidamente, o único *habitat* natural de *T. equigenitalis*. Éguas e garanhões portadores do microrganismo assintomáticos são os principais reservatórios. Em éguas, os focos de transmissão incluem *sinus* e fossa clitoriana; nos garanhões, o microrganismo é, geralmente, um contaminante de superfície da genitália externa ou de membranas de sistema urogenital, incluindo uretra, fossa uretral, *sinus* da uretra e bainha peniana. Os garanhões, em particular, são portadores crônicos de *T. equigenitalis*, até por vários anos. Embora tenha se constatado anticorpos em outras espécies além de equinos, não há relato de infecção natural.

Transmissão. *T. equigenitalis* é contagiosa, com taxa de transmissão extremamente alta. A bactéria é mais comumente transmitida por via sexual, com frequência, pelo garanhão portador assintomático. Potros filhos de éguas infectadas também podem adquirir a infecção e tornam-se portadores crônicos de *T. equigenitalis*. Pode ocorrer transmissão indireta por fômites e mãos contaminadas ou por meio de inseminação artificial. Não há evidência de que o microrganismo possa persistir no ambiente por longo tempo e que possa ser transmitido sem a participação de equino.

Patogênese

A infecção de éguas por *T. equigenitalis* pode resultar em doença clínica variável, desde assintomática até aguda e evidente. Em geral, o período de incubação varia de 2 a 14 dias. Nos casos clínicos agudos, há instalação de endometrite mucopurulenta, com quantidade variável de secreção, dentro de alguns dias (2 a 12) após a infecção (Figura 20.2). A principal lesão situa-se no epitélio uterino (exclusivamente nas glândulas), o qual se torna recoberto por exsudato neutrofílico. O infiltrado celular no estroma endometrial é predominantemente mononuclear. O epitélio pode apresentar lesões erosivas ou várias alterações degenerativas graves. Em geral, a infecção uterina regride espontaneamente dentro de várias semanas. A reparação do endométrio é total e não há prejuízo permanente à atividade reprodutora. A infecção foi constatada em placentas e em potros recém-nascidos, porém é rara a ocorrência de aborto. Não há febre ou outro sinal de doença. O único sinal aparente pode ser falha na concepção. Nos casos crônicos, frequentemente observa-se menor quantidade de secreção e inflamação uterina mais discreta. Éguas e garanhões portadores permanecem assintomáticos, mas continuam sendo fontes altamente infectantes.

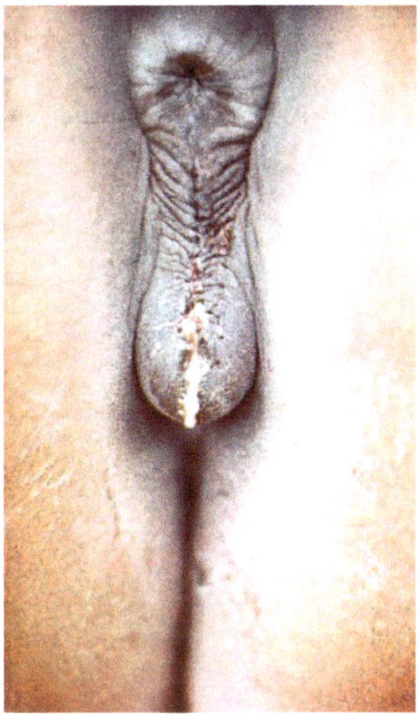

Figura 20.2 Égua com secreção vaginal causada pela infecção por *T. equigenitalis*. (Cortesia de Peter Timoney e Donald Simpson.)

Epidemiologia. A condição de portador de garanhões e éguas tem sido relatada como o único fator importante na disseminação e persistência de *T. equigenitalis* nas populações de equinos. Mais comumente, a propagação da infecção se limita aos procedimentos de acasalamento e a movimentação e uso de animais infectados. MEC foi relatada em populações de equinos por todo o mundo, inclusive na Europa, África, Japão, Austrália, América do Norte e América do Sul. Alguns países erradicaram o microrganismo com sucesso. Recentemente, em 2011, os National Veterinary Services Laboratories do United States Department of Agriculture (USDA) confirmaram resultado positivo para infecção em um garanhão, nos EUA. Casos anteriores haviam sido descritos em 2008 e 2010; a origem dos casos de 2008 tinha relação com 27 outros equinos positivos para *T. equigenitalis*.

Características imunológicas

A imunidade ao *T. equigenitalis* é fraca e pode ocorrer reinfecção; no entanto, os animais recuperados apresentam maior resistência à doença por vários meses, manifestada pela ocorrência de sintomas mais discretos e menor quantidade de bactérias. O mecanismo de resistência não está totalmente esclarecido.

Em éguas, os anticorpos séricos podem persistir durante 3 a 7 semanas após uma infecção aguda; no entanto, podem não ser detectáveis até 15 a 21 dias após a recuperação. O título de anticorpos não está relacionado com a condição de portador. Há anticorpos no muco vaginal, mas sua relação com a infecção é desconhecida. Garanhões não apresentam maior resposta de anticorpos frente à colonização por *T. equigenitalis*.

Diagnóstico

Há disponibilidade de vários testes diagnósticos para a infecção por *T. equigenitalis*; no entanto, para fins de importação e exportação de rotina, há normas federais que requerem que o exame seja realizado em laboratórios credenciados. O diagnóstico de confirmação de MEC e de portadores de *T. equigenitalis* requer a constatação do microrganismo no sistema genital. Nos casos clínicos, a bactéria pode ser demonstrada em exsudato uterino por meio do método de coloração de Gram; no entanto, isto é apenas um teste sugestivo, e não confirmatório, de MEC. Mais comumente, *T. equigenitalis* é diagnosticada com base em cultura bacteriana positiva, em meio seletivo. Em éguas, os locais de coleta de amostras mais apropriados para cultura são útero, cérvix, *sinus* e fossa clitoriana, ou exsudato vaginal, se presente. Amostras apropriadas de garanhões incluem fossa e *sinus* da uretra, uretra distal e superfície externa do pênis. As amostras enviadas para cultura de *T. equigenitalis* devem ser transportadas em meio apropriado (ou seja, meio de transporte Amies com carvão). Isolados que exibam características de *Taylorella* (cocobacilos gram-negativos de crescimento lento, oxidase-positivos) devem ser avaliados quanto à reação com antissoro.

Outros testes disponíveis incluem sorologia (p. ex., teste de fixação de complemento). Com frequência, esses testes têm valor limitado porque podem detectar apenas as éguas que apresentam infecção aguda; éguas e garanhões portadores não exibem resposta com produção de anticorpos. O teste sorológico não foi confiável como teste único de diagnóstico e controle de *T. equigenitalis*.

Teste de acasalamento é uma estratégia para avaliar garanhões como portadores de *T. equigenitalis*. Envolve o acasalamento de um garanhão com duas éguas pré-testadas, com resultado negativo para *T. equigenitalis*. São obtidas amostras de éguas para a detecção de *T. equigenitalis* durante um período de até 35 dias após o acasalamento, antes de considerar que o garanhão é negativo para a infecção.

Por fim, há relatos de vários testes moleculares destinados a identificação e diferenciação de *T. equigenitalis* de outras espécies de *Taylorella* (*T. asinigenitalis*). Foi desenvolvido um teste com base em reação em cadeia de polimerase (PCR), no qual se constatou ser mais sensível que as técnicas de cultura tradicionalmente utilizadas para identificar isolados e animais infectados por *T. equigenitalis*; no entanto, não é rotineiramente utilizado em laboratórios credenciados para diagnóstico de MEC. Mais recentemente, foi desenvolvido um teste PCR em tempo real, na Europa. Esses novos testes são promissores e podem facilitar o diagnóstico de *T. equigenitalis*; no entanto, é necessária outra validação antes de seu uso na rotina.

Tratamento e controle

O tratamento com antibióticos e desinfetantes foi bem-sucedido na eliminação de *T. equigenitalis*. O tratamento tópico de éguas portadoras acometidas consiste em limpeza da fossa clitoriana com solução de clorexidina a 4%, seguido de aplicação de unguento à base de nitrofurazona (0,2%), durante 5 dias. Em garanhões, tem-se recomendado limpeza completa do *sinus* e da fossa uretral, do prepúcio e do pênis, com solução de clorexidina a 2%, e aplicação de unguento de nitrofurazona a 0,2%, durante 5 dias consecutivos. Tem-se sugerido cirurgia ou ablação do *sinus* clitoriano em éguas portadoras. Tem-se utilizado infusão uterina de desinfetante ou de antimicrobiano e tratamento sistêmico com antibiótico, na tentativa de minimizar a gravidade e a duração da doença, e, talvez, eliminar a condição de portadora. Atualmente não há vacina efetiva disponível para o controle da infecção por esse microrganismo; consegue-se controle impedindo a transmissão por animais infectados.

Nos países nos quais a MEC é endêmica, as tentativas de controle têm incluído exame veterinário compulsório, cultura negativa de todos os animais destinados à reprodução e supervisão do transporte de equinos. A detecção da doença pode ser um desafio causado pela ocorrência de infecção subclínica ou pela condição de portador assintomático dos garanhões. É muito importante o emprego de medidas de biossegurança, de modo a impedir a introdução e transmissão de *T. equigenitalis* no plantel. Nos EUA, o USDA estabeleceu normas para importação e exportação de equinos, as quais incluem tratamento de MEC e exigência de teste de éguas e garanhões importados de países com casos de MEC.

T. asinigenitalis

T. asinigenitalis é um bastonete gram-negativo fenotipicamente semelhante a *T. equigenitalis*. Os dois microrganismos podem ser distinguidos por meio de PCR e diferenciados após a análise da sequência de 16S rRNA. *T. asinigenitalis* pode apresentar reação cruzada com alguns testes de identificação de *T. equigenitalis;* no entanto, tende a crescer mais lentamente em meio de cultura e pode produzir colônias com aspecto ligeiramente diferente.

Há relatos de *T. asinigenitalis* no sistema genital de asno e de garanhão naturalmente infectados. A bactéria pode ser transmitida a éguas durante a monta natural. Dependendo da cepa de *T. asinigenitalis* utilizada, algumas éguas infectadas desenvolvem uma doença clínica semelhante à MEC. No entanto, as éguas se apresentam positivas quando se utiliza o teste de fixação de complemento para identificar animais infectados por *T. equigenitalis*. Isso, mais o fato de que isolados de *T. asinigenitalis* e *T. equigenitalis* são fenotipicamente semelhantes, dificulta a identificação de equinos infectados por *T. equigenitalis* (que causa uma doença economicamente devastadora). No momento, não se sabe qual a importância (além de dificultar o controle de MEC) de *T. asinigenitalis*.

Leitura sugerida

Bleumink-Pluym NMC and Van Der Zeijst BAM (2005) Genus IX. *Taylorella*, in *The Proteobacteria, Parts A–C, Bergey's Manual of Systematic Bacteriology*, vol. 2 (eds GM Garrity, DJ Brenner, NR Krieg, and JT Staley), Springer, Verlag.

Heath P and Timoney P (2008) Contagious equine metritis, in *OIE Terrestrial Manual, World Animal Health Information Database*, pp. 838–844.

Kristula M (2007) Contagious equine metritis, in *Equine Infectious Diseases* (eds DC Sellon and MT Long), Saunders- Elsevier, St. Louis, MO, pp. 351–353.

Timoney PJ (1996) Contagious equine metritis. *Comp Immun Microbiol Infect Dis*, 19, 199–204.

Timoney PJ (2011) Contagious equine metritis: an insidious threat to the horse breeding industry in the United States. *J Anim Sci*, 89, 1552–1560.

United States Department of Agriculture Animal and Plant Health Inspection Service (2009) *Veterinary Services Fact- sheet. Questions and Answers: Contagious Equine Metritis*, http://www.aphis.usda.gov/publications/animal_health/ content/printable_version/faq_CEM09.pdf (accessed January 9, 2013).

21 Microrganismos Espirais e Curvos I | Borrelia

Rance B. LeFebvre

Borrelia são espiroquetas transmitidos e mantidos principalmente por carrapatos. As infecções causadas têm fases transmitidas pelo sangue, acompanhadas ou seguidas de manifestações generalizadas ou localizadas.

Como patógenos animais incluem-se *Borrelia anserina*, agente etiológico de espiroquetose aviária; *Borrelia theileri*, um patógeno discreto que infecta principalmente bovinos; e *Borrelia burgdorferi lato sensu*, que compreende três genoespécies e causa doença de Lyme em cães, pessoas, equinos e, possivelmente, outros mamíferos. A febre recorrente humana causada por *Borrelia*, transmitida por carrapatos, manifesta-se de maneira assintomática em mamíferos, aves e répteis selvagens.

Características descritivas

Morfologia e coloração

As bactérias do gênero *Borrelia*, gram-negativas, medem 0,2 a 0,5 μm por 8 a 30 μm. Para a detecção em microscopia óptica, é melhor utilizar cepas policromais (coradas pelos métodos de Giemsa e Wright). Exame em microscópio de campo escuro revela bactérias espirais e móveis.

Composição e anatomia celular

As bactérias do gênero *Borrelia* apresentam estrutura semelhante a outros espiroquetas, constituída de uma bainha externa que recobre as fibrilas axiais constituídas de 15 a 20 endoflagelos (dependendo da espécie).

Dentre os procarióticos, as espécies de *Borrelia* são ímpares, pois apresentam um cromossomo de filamentos duplo linear de aproximadamente 900 kbp e uma variedade de plasmídios lineares e circulares, os quais podem, na verdade, constituir os componentes do genoma. Genes que expressam importantes proteínas da superfície externa podem ser encontrados em quaisquer dos elementos genéticos.

Características de multiplicação

Entre as espécies de *Borrelia* patogênicas aos animais, *B. anserina* se multiplica em ovos embrionados de galinhas e *B. burgdorferi lato sensu* é cultivada em temperatura de 33°C, em meio Barbour-Stoenner-Kelly (BSK) modificado, um caldo de soro enriquecido seletivo no qual se adicionam canamicina e 5-fluoruracila.

Os microrganismos são microaerófilos de multiplicação lenta (tempo binário: 12 a 18 h). Fermentam glicose e, possivelmente, outros carboidratos.

Bactérias do gênero *Borrelia* sobrevivem em coágulos de sangue, cerca de 1 semana, em temperatura ambiente, por vários meses, em 4°C, e, por tempo indefinido, em < 20°C.

Variabilidade

Vários genes que codificam as proteínas de superfície externa têm sido identificados em diversas espécies de *Borrelia*. Os espiroquetas controlam a expressão desses genes em nível de transcrição. Na febre recorrente causada por *Borrelia*, a variabilidade antigênica que os espiroquetas apresentam é utilizada para o microrganismo escapar do sistema imune do paciente. Espiroquetas causadores da doença de Lyme também podem expressar uma ampla variedade de proteínas da superfície externa, em nível intra e intergênico. Embora não utilizada como na febre recorrente causada por *Borrelia*, a capacidade de escape do sistema imune ainda pode estar envolvida na manutenção e expressão, nesses espiroquetas.

Ecologia

Reservatório e transmissão

As bactérias do gênero *Borrelia* patogênicas aos animais são transmitidas por carrapatos. Os carrapatos se infectam em alguma fase de seu ciclo biológico, durante o repasto de sangue de animais infectados. Outros artrópodes podem atuar como vetores, por curto período. As infecções são transmitidas por meio de contaminação de ferimentos, geralmente durante o repasto de sangue por carrapatos infectados. Há relato de transmissão por meio da placenta, do leite e da urina. Durante um surto em aves, a infecção pode se instalar em decorrência de coprofagia e canibalismo.

Borreliose animal

B. anserina

B. anserina causa espiroquetose aviária em galinhas, perus, gansos, patos, faisões, pombos, canários e em algumas espécies de aves selvagens. O início da doença é caracterizado por febre, apatia e anorexia. As aves acometidas apresentam cianose e manifestam diarreia com fezes esverdeadas. Os sintomas posteriores podem incluir paralisia e anemia. A taxa de mortalidade varia de 10 a quase 100%. A necropsia revela esplenomegalia e hemorragia difusa. O fígado, aumentado, pode conter focos de necrose. Com frequência, o sangue periférico é estéril.

Espiroquetose aviária é relatada em todos os continentes e em aves de todas as idades. Em aves jovens, observa-se alta taxa de mortalidade e morte em estágio mais precoce de septicemia. Após um surto, geralmente a granja torna-se livre da bactéria dentro de 30 dias.

O vetor principal, *Argas persicus*, pode permanecer infectado por 1 ano e transmitir o microrganismo por via transovariana.

Após a recuperação, verifica-se imunidade temporária, aparentemente mediada por anticorpo. O antissoro confere proteção por várias semanas. Vacinas inativadas preparadas de sangue infectado ou de *B. anserina* cultivada em ovo são benéficas.

Os espiroquetas são vistos no sangue por meio de microscopia em campo escuro, em esfregaço corado ou por imunofluorescência. Amostra de material suspeito (ou seja, sangue, baço ou suspensão de tecido hepático) pode ser inoculada no saco vitelino de ovos embrionados de 5 ou 6 dias. Os espiroquetas surgem dentro de 2 ou 3 dias. Pode-se detectar antígeno ou anticorpo em teste de difusão em ágar gel.

B. anserina é suscetível a penicilina, tetraciclina, cloranfenicol, estreptomicina, canamicina e tilosina. Soro imune tem efeito protetor; as bacterinas induzem imunidade de longa duração.

É fundamental o controle de ectoparasitas.

B. theileri

B. theileri causa anemia febril discreta, mais frequentemente em bovinos africanos e australianos e, ocasionalmente, em ovinos e equinos. A ocorrência da doença está associada a várias espécies de carrapatos ixodídeos. O mecanismo patogênico não foi esclarecido. A maior parte das informações é oriunda de casos de campo, os quais podem ser complicados por outras infecções transmitidas por carrapatos. Embora não rotineiramente tratados, os animais respondem à tetraciclina. Recomenda-se o controle de carrapatos.

Doença de Lyme

A doença de Lyme, ou borreliose de Lyme, é causada por *B. burgdorferi lato sensu*, um espiroqueta patogênico. Atualmente a análise genética define três genoespécies da bactéria: *B. burgdorferi stricto sensu*, *B. garinii* e *B. afzelii*. O patógeno predominante na América do Norte é *B. burgdorferi stricto sensu*.

Distribuição e transmissão

As regiões endêmicas incluem os estados norte-americanos que margeiam o oceano Atlântico, Minnesota e Wisconsin, partes da América do Sul e Extremo Oeste, a maior parte da Europa continental, além de Grã-Bretanha, Rússia, Ásia, Japão e partes de Nova Gales do Sul, na Austrália. A prevalência máxima da enfermidade é observada entre os meses de maio e outubro. A maior propagação da doença é atribuída ao aumento da população de cervídeos, ao maior movimento de pessoas nas áreas rurais e à disseminação de carrapatos infectados por aves migrantes. O microrganismo é carreado pelos vários carrapatos ixodídeos (principalmente *Ixodes scapularis* e *Ixodes pacificus* na América do Norte). O carrapato tem um ciclo biológico de 2 anos, que inclui as fases de larva, ninfa e adulta, necessitando repasto sanguíneo em cada exúvia. Cervídeos e camundongos de patas brancas e outros pequenos roedores atuam como reservatórios de espiroquetas. *B. burgdorferi* foi isolada de urina de cães e vacas, bem como de leite de vacas infectadas, atuando como vias potenciais alternativas de exposição e infecção.

A doença de Lyme humana, causada por *B. burgdorferi*, em geral inicia-se com uma lesão de pele (eritema migratório) frequentemente seguida, semanas a meses depois, de complicações nervosas, cardíacas e articulares. Pode haver envolvimento de endotoxina, hemolisina, complexos imunes e imunossupressão na patogênese da enfermidade.

Entre os animais, os cães são os mais frequentemente acometidos, com manifestação de poliartrite, febre e anorexia, o sintoma mais comum. Mal-estar, linfadenopatia, cardite e doença renal também foram verificados em cães.

Também há relato de borreliose em equinos e bovinos. Em equinos, relatam-se poliartrite, envolvimento ocular e neural e morte de potros.

Diagnóstico

O diagnóstico envolve a demonstração do microrganismo em tecidos e fluidos (microscopia de campo escuro com imunofluorescência), dosagem de anticorpo no soro ou em outros fluidos (teste de imunofluorescência indireta e teste imunoenzimático) ou amplificação de DNA em amostras de tecido ou de fluido utilizando *primers* de DNA específicos do gênero e reação em cadeia de polimerase.

A cultura da bactéria é laboriosa e frequentemente pouco compensadora. No entanto, em cães e camundongos infectados, a cultura de amostra de orelha, obtida por biopsia com *punch*, mostrou-se confiável. Também, é possível realizar cultura de fluido sinovial de articulações acometidas. BSKII é um bom meio de isolamento. Os espiroquetas crescem melhor em temperatura de 33°C.

Tratamento e controle

Em geral, tetraciclina, doxiciclina, enrofloxacino, eritromicina e penicilina são efetivos, ainda que variavelmente. O controle de carrapato é fundamental. A evidência de resistência antibiótica pode ser resultante da formação de biofilme e pode explicar a ocorrência de infecções crônicas persistentes.

Fatores imunológicos

Uma resposta imune humoral parece fundamental para a proteção contra *B. burgdorferi*, como acontece em todas as infecções causadas por espiroquetas. A maioria dos animais parece ser autoimunizada, com pouca ou nenhuma manifestação clínica aparente após a exposição ao espiroqueta.

Prevenção

Anticorpos produzidos em resposta à vacinação com *B. burgdorferi* têm se mostrado efetivos na prevenção da infecção em animais de laboratório. Tal fato levou ao desenvolvimento de uma bacterina constituída de célula bacteriana total para uso em cães, disponível no comércio. No entanto, a imunidade protetora parece ser de curta duração e limitada por sua variação. Além disso, o potencial de indução de resposta autoimune tem desviado o foco da vacina de célula total para o uso de vacina constituída por subunidade da célula bacteriana. As vacinas com subunidades estão disponíveis no mercado.

Leitura sugerida

Barbour A and Hayes SF (1986) Biology of *Borrelia species*. *Microbiol Rev*, 50, 381.

Burgess E, Gendron-Fitzpatrick A, and Wright WQ (1987) Arthritis and systemic disease caused by *Borrelia burgdorferi* in a cow. *J Am Vet Med Assoc*, 191, 1468.

Cohen ND (1996) Borreliosis (Lyme disease) in horses. *Eq Vet Educ*, 4, 213–215.

Gross WB (1984) Spirochetosis, in *Diseases of Poultry*, 8th edn (eds MS Hofstad *et al.*), Ames, Iowa.

Johnson RC, Hyde FW, Schmid GP, and Brenner DJ (1984) *Borrelia burgdorferi* sp. nov.: etiologic agent of Lyme disease. *Int J Syst Bacteriol*, 34, 496.

Johnson SE, Klein GC, Schmid GP *et al.* (1984) Lyme disease: a selective medium for isolation of the suspected etiological agent, a spirochete. *J Clin Microbiol*, 19, 81.

Kiptoon JC, Maribel JM, Kamau LJ *et al.* (1979) Bovine borreliosis in Kenya. *Kenya Vet*, 3, 11.

Levy SA (1992) Lyme borreliosis in dogs. *Canine Pract*, 17, 5–14.

Madigan JE and Teitler J (1988) *Borrelia burgdorferi* borreliosis. *J Am Vet Med Assoc*, 192, 892.

Magnarelli LA, Anderson JF, Schreier AB, and Ficke CM (1987) Clinical and serologic studies of canine borreliosis. *J Am Vet Med Assoc*, 191, 1089.

Schmid GR (1985) The global distribution of Lyme disease. *Rev Inf Dis*, 7, 41.

Schwann TG (1996) Ticks and Borrelia: model systems of investigating pathogen-arthropod interactions. *Infect Agents Dis*, 5, 167–181.

Smibert RM (1975) Spirochetosis, in *Isolation and Identification of Avian Pathogens* (eds SB Hitchner, CH Domermuth, HG Purchase, and JE Williams.), American Association of Avian Pathologists, College Station, Texas, pp. 66–69.

Smith RD, Miranpuri GS, Adams JH, Ahrens EH (1985) *Borrelia theileri*: isolation from ticks (*Boophilus microplus*) and tick-borne transmission between splenectimized calves. *Am J Vet Res*, 46, 1396.

Tunev SS, Hastey CJ, Hodzic E *et al.* (2011) Lymphadenopathy during Lyme borreliosis is caused by spirochete migration-induced specific B cell activation. *PLoS Pathog*, 7 (5), e1002066. doi:10.1371/journal.ppat.1002066.

Von Stedingk LV, Olsson I, Hanson HS *et al.* (1995) Polymerase chain reaction for detection of *Borrelia burgdorferi* DNA in skin lesions of early and late Lyme borreliosis. *Eur J Clin Microbiol*, 14, 1–5.

22 Microrganismos Espirais e Curvos II | Brachyspira (Serpulina) e Lawsonia*

Jerome C. Nietfeld

As bactérias do gênero *Brachyspira* e *Lawsonia* são bacilos gram-negativos, em formato espiral e curvo, associadas à ocorrência de enterite em várias espécies animais. As bactérias do gênero *Brachyspira* são anaeróbicas obrigatórias que toleram oxigênio, pertencentes à família Spirochaetaceae. *Lawsonia intracellularis*, o único microrganismo do gênero, é uma bactéria intracelular obrigatória da família Desulfovibrionaceae e não parece estar filogeneticamente relacionada com quaisquer outras espécies de bactérias patogênicas.

Brachyspira

Todas as bactérias do gênero colonizam o intestino grosso e são capazes de se movimentar em meio fluido por rotação de seu flagelo, uma característica de todos os espiroquetas. Sete espécies são reconhecidas e 3 foram propostas (Quadro 22.1). Entre as 10 espécies de *Brachyspira*, apenas *B. aalborgi* e *"B. canis"* foram isoladas em aves e somente *B. aalborgi*, *"B. canis"* e *"B. pulli"* não foram isoladas em suínos. *B. aalborgi* foi isolada apenas em seres humanos e primatas não humanos, enquanto *B. pilosicoli* foi constatada em vários mamíferos e aves.

A espécie mais importante, e de longe a melhor caracterizada, é *Brachyspira hyodysenteriae* (anteriormente denominada *Treponema hyodysenteriae, Serpula hyodysenteriae* e *Serpulina hyodysenteriae*); causa disenteria em suínos, colite muco-hemorrágica de ocorrência mundial em suínos desmamados em fase de crescimento. *B. hyodysenteriae* também é apontada como causa de tiflocolite necrosante em emas.

Brachyspira pilosicoli (*Anguillina coli*) causa espiroquetose intestinal em suínos e espiroquetose intestinal em aves, caracterizadas por diarreia discreta crônica em suínos, e diarreia, redução na produção de ovos e aumento da taxa de mortalidade em galinhas poedeiras adultas e, ocasionalmente, em perus e aves de caça. *Brachyspira intermedia* e *Brachyspira alvinipulli* também causam espiroquetose intestinal aviária. Ademais, *B. pilosicoli* foi isolada de primatas não humanos, cães, equinos, camundongos e gambá, com ou sem diarreia. Em seres humanos, a bactéria é considerada a causa de diarreia aquosa mucoide moderada, denominada espiroquetose intestinal ou espiroquetose intestinal humana. Bacteriemia por *B. pilosicoli* raramente é relatada em pacientes humanos, e os indivíduos acometidos geralmente apresentam imunossupressão. O microrganismo também é comumente isolado de pessoas sadias, especialmente aquelas que vivem em áreas rurais economicamente subdesenvolvidas. *B. aalborgi* é outra causa de espiroquetose intestinal humana, mas *B. pilosicoli* é uma causa mais comum. Os animais são considerados reservatórios potenciais de *B. pilosicoli* para a infecção humana.

Além de estarem associadas à ocorrência de espiroquetose aviária, *B. pilosicoli, B. intermedia* e *B. alvinipulli* comumente são isoladas de galinhas sadias. *Brachyspira innocens, B. murdochii* e *"B. pulli"* são consideradas parte da flora normal do intestino grosso de galinhas. Relatos sugerem que *B. intermedia* e *B. murdochii* raramente causam tiflocolite discreta em suínos, mas nenhuma dessas espécies é considerada patogênica para suínos, tampouco *B. innocens*.

"B. canis" é a espécie de *Brachyspira* mais comumente isolada em fezes de cães com ou sem diarreia. A maioria das pesquisas não relata uma correlação significativa entre a presença do microrganismo e a ocorrência de diarreia. Em algumas pesquisas, relata-se relação entre a ocorrência de diarreia e o isolamento de *B. pilosicoli* em amostras de fezes de cães.

Quadro 22.1 Espécies de *Brachyspira*, seus hospedeiros primários e as principais doenças associadas.

Espécie	Hospedeiro(s) primário(s)	Principal doença
B. hyodysenteriae	Suínos	Disenteria suína
B. pilosicoli	Suínos, aves, humanos	Espiroquetoses suína, aviária e humana
B. intermedia	Suínos, aves	Espiroquetose aviária
B. innocens	Suínos, aves	Nenhuma identificada
B. murdochii	Suínos, aves	Nenhuma identificada
B. alvinipulli	Aves	Espiroquetose aviária
B. aalborgi	Seres humanos	Espiroquetose humana
"B. canis"	Cães	Nenhuma identificada
"B. suanatina"	Suínos, patos selvagens	Diarreia em suínos
"B. pulli"	Aves	Nenhuma identificada

Os nomes de espécies propostas encontram-se entre aspas.

*Capítulo original escrito por Dr. Dwight C. Hirsh. Contribuição nº 12-193-B da Kansas Agricultural Experiment Station.

"Brachyspira suanatina" foi isolada em suínos com doença semelhante à disenteria e em patos selvagens sadios, na Suécia e na Dinamarca. Com base nas características bioquímicas e de crescimento, não é possível diferenciar *"B. suanatina"* de *"B. hyodysenteriae"*, mas os dois microrganismos são geneticamente distintos. Experimentalmente, a bactéria provoca diarreia em suínos desmamados, mas não em patos selvagens.

Pesquisadores de vários países, inclusive dos EUA, isolaram espécies de *Brachyspira* em suínos com doença semelhante à disenteria suína, com características fenotípicas de *B. hyodysenteriae,* mas geneticamente diferentes de *B. hyodysenteriae* e *"B. suanatina"*. Alguns desses isolados possivelmente representam novas espécies.

Características descritivas

Morfologia e coloração

As bactérias do gênero *Brachyspira* são espiroquetas helicoidais com 3 a 19 μm de comprimento e 0,25 a 0,6 μm de largura. Coram-se fracamente como microrganismo gram-negativo – essa característica não é utilizada para sua identificação ou detecção. Corantes do tipo Romanovsky (p. ex., Wright e Giemsa), azul Victoria 4R, corantes que impregnam prata ou cristal violeta são mais úteis para a demonstração desses microrganismos (Figura 22.1).

Composição e anatomia celular

As células são típicas de espiroquetas. São constituídas de um cilindro protoplasmático envolvido por uma membrana celular interna fracamente fixada à membrana celular externa. As duas membranas são separadas por um espaço periplasmático que contém flagelos periplasmáticos, cuja quantidade é variável de acordo com a espécie. O filamento axial de *B. hyodysenteriae* é constituído de 8 a 12 flagelos, inseridos em ambas as extremidades, que se justapõem no centro da célula bacteriana. *B. innocens* tem de 10 a 13 flagelos e *B. pilosicoli* contém de 4 a 6 flagelos.

Produtos celulares de interesse médico

Parede celular. As bactérias do gênero *Brachyspira* apresentam uma parede celular gram-negativa, um tanto diferente de várias bactérias gram-negativas. O lipopolissacarídio (LPS) não tem camada externa de cadeias laterais de polissacarídios repetidas (antígenos O) ou tem apenas uma camada parcial, irregularmente espaçada, de cadeias laterais de polissacarídios. Com frequência, o LPS é relatado como lipo-oligossacarídio (LOS); é uma apresentação inacabada ou semi-inacabada de LPS. O LOS de diferentes espécies é variável; o LOS de *B. pilosicoli* apresenta cadeias laterais de antígeno O mais completas e, desse modo, é mais acabada que o LOS de *B. hyodysenteriae*. O LOS tem várias das atividades biológicas do LPS e, provavelmente, é um determinante de virulência. O componente lipídio A (endotoxina) é toxico e se liga à proteína ligadora de LPS (LBP) do plasma, que, em seguida, liga-se ao CD14. O complexo CD14-LPS se une aos receptores *toll-like* da superfície de macrófagos e de células dendríticas, desencadeando a liberação de citocinas pró-inflamatórias. A extensão das cadeias laterais do antígeno O é importante para impedir a fixação do complexo de ataque do sistema complemento à membrana externa. O LOS de bactérias do gênero *Brachyspira* é fortemente imunogênico, sendo a base para a sorotipagem.

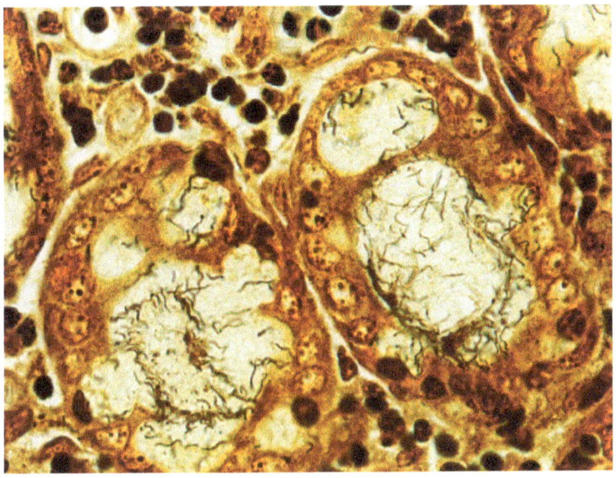

Figura 22.1 *B. hyodysenteriae* nas criptas do cólon de um suíno com disenteria. Corante de prata Warthin-Starry.

Hemolisina/citotoxina. Um importante fator de virulência de *B. hyodysenteriae* é sua atividade hemolítica e citotóxica. *B. hyodysenteriae* é fortemente beta-hemolítica, enquanto outros microrganismos do gênero são fracamente beta-hemolíticos, exceto a espécie recentemente proposta *"B. suanatina"*, que também é fortemente beta-hemolítica. *B. hyodysenteriae* produz uma beta-hemolisina codificada pelo gene *hlyA*, citotóxica para linhagens de células contínuas múltiplas, células de suínos de cultura primárias e células epiteliais em alças intestinais de suínos ligadas. A bactéria também tem três genes reguladores de hemolisina: *tlyA*, *tlyB* e *tlyC*. Isolados que apresentam mutações no gene *hlyA* ou *tly* não são hemolíticos, e sua virulência é significativamente menor em suínos.

Flagelos. Flagelos são necessários para a virulência da bactéria. Motilidade é necessária para o microrganismo penetrar no muco intestinal e alcançar as células-alvo do intestino grosso. As mutações induzidas em genes de flagelos (*flaA* e *flaB*) de *B. hyodysenteriae* reduzem significativamente a motilidade e a virulência. As cepas de *B. hyodysenteriae* virulentas, mas não as avirulentas, são atraídas pela mucina intestinal de suínos, e tanto a motilidade quanto a quimiotaxia para mucina são necessárias para uma virulência total. As cepas de *B. pilosicoli* isoladas de suínos, cães, aves e pessoas apresentam quimiotaxia variável pela mucina intestinal de suínos, mas o efeito da quimiotaxia na virulência não foi estudado.

Fosfato de dinucleotídio nicotinamina-adenina (NADH) oxidase. Embora as espécies *Brachyspira* sejam anaeróbicas obrigatórias, toleram breve exposição ao oxigênio, e, quando cultivadas em caldo, sua multiplicação é exacerbada pela adição de 1% de oxigênio no ambiente anaeróbico. Essa resistência à toxicidade do oxigênio se deve, basicamente, à NADH oxidase, sendo um importante fator de virulência *in vivo*. A virulência de mutantes defeituosos para NADH é significativamente menor em suínos que em seus ancestrais. A tolerância ao oxigênio possivelmente auxilia na colonização da superfície mucosa oxigenada do intestino grosso e na sobrevivência do microrganismo no ambiente, após sua excreção nas fezes.

Agente de transferência do gene de B. hyodysenteriae, VSH-1

O genoma de *B. hyodysenteriae* codifica um agente de transferência de gene semelhante a bacteriófago, induzido por mitomicina C, denominado VSH-1. As partículas VSH-1 induzidas se transferem aleatoriamente a fragmentos genômicos de 7,5 kb, entre as células de *B. hyodysenteriae*. Carbadox, um agente antimicrobiano comumente utilizado no tratamento e na prevenção de doenças intestinais de suínos, e o metronidazol, um composto comumente empregado no tratamento de infecções anaeróbicas em pessoas e em pequenos animais, recentemente mostraram que induzem VSH-1. As partículas VSH-1 induzidas transmitiram resistência às cepas suscetíveis de *B. hyodysenteriae* à tilosina e ao cloranfenicol. É provável que VSH-1 seja importante na continuidade do desenvolvimento de resistência de *B. hyodysenteriae* a antibióticos. O gene para VSH-1 também foi identificado em várias outras espécies de *Brachyspira*.

Plasmídio de B. hyodysenteriae

Cepas virulentas de *B. hyodysenteriae* contêm um plasmídio de 36 kb. Em suínos, a virulência das cepas que carecem do plasmídio é significativamente menor, sugerindo que o plasmídio carreia importantes genes de expressão da doença.

Características de crescimento

As bactérias do gênero *Brachyspira* são anaeróbicas obrigatórias, de crescimento lento. Após 2 a 5 dias de incubação em ágar-sangue, em temperatura de 37°C a 42°C, podem ser vistas como uma névoa plana na superfície do ágar, circundadas por uma zona de hemólise (Figura 22.2). *B. hyodysenteriae* é fortemente beta-hemolítica, uma característica utilizada para diferenciá-la de outras espécies de *Brachyspira* isoladas de suínos (*B. innocens*, *B. intermedia*, *B. murdochii* e *B. pilosicoli*), que são fracamente beta-hemolíticas. No entanto, "*B. suanatina*" e cepas de *Brachyspira* não classificadas, ocasionalmente isoladas de suínos com doença semelhante à disenteria suína, também são fortemente beta-hemolíticas.

As bactérias do gênero *Brachyspira* são resistentes à alta concentração de vários antibióticos, uma característica utilizada para isolá-las das fezes. *B. hyodysenteriae* e *B. pilosicoli* permanecem infectantes por longo período, quando envolvidas por matéria orgânica, especialmente por fezes, em temperaturas de 5°C a 25°C. Não resistem ao ressecamento ou à exposição a luz solar direta e são sensíveis à maioria dos desinfetantes.

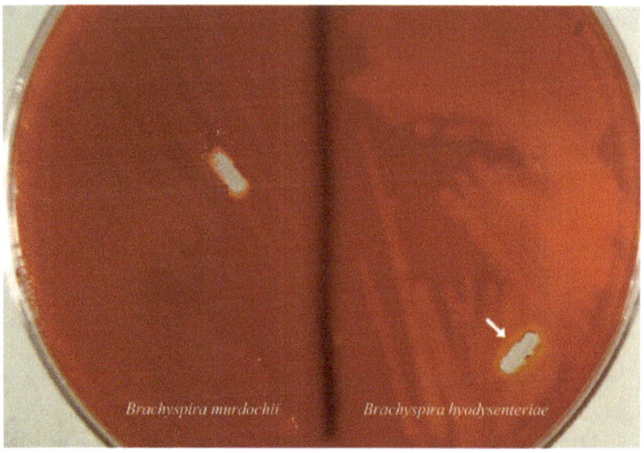

Figura 22.2 Intensa beta-hemólise causada por *B. hyodysenteriae* e fraca beta-hemólise ocasionada por *B. murdochii* após 4 dias de incubação. Observe o anel de exacerbação de hemólise (fenômeno do anel) circundando as colônias de *B. hyodysenteriae* na metade da placa à direita (*seta*). (Cortesia de Joann M. Kinyon e Dr. Kent Schwartz, Iowa State University, Ames, IA.)

Variabilidade

Há pelo menos 12 sorotipos LOS de *B. hyodysenteriae*. No entanto, a virulência de cepas do mesmo sorotipo frequentemente é muito variável; ademais, duas cepas do mesmo sorotipo podem ser geneticamente muito diferentes. Em consequência, raramente se realiza sorotipagem. O *fingerprinting* molecular de isolados, por meio de polimorfismos do comprimento de fragmentos de restrição do DNA de célula total, comparação de sequências de DNA de genes RNA ribossômicos, eletroforese de enzimas de *loci* múltiplos, tipagem da sequência de *loci* múltiplos e análises repetidas em tandem em número variável de *loci* múltiplos, tem mostrado marcante heterogenicidade de *B. hyodysenteriae* e de outras bactérias deste gênero. Por exemplo, 111 isolados de *B. hyodysenteriae* foram distribuídos em 67 tipos de sequências e 46 tipos de aminoácidos, por meio de tipagem de sequência de *loci* múltiplos. Utilizando a mesma técnica, 77 isolados de *B. intermedia* foram distribuídos em 71 tipos de sequências e 64 tipos de aminoácidos. Análises repetidas em tandem em número variável de *loci* múltiplos distinguiram 172 isolados de *B. hyodysenteriae* em 44 tipos. Além de mostrar o alto grau de variabilidade genética, o *fingerprinting* molecular possibilita que isolados de determinada espécie de *Brachyspira* sejam alinhados em complexos clonais, com cada complexo contendo múltiplos tipos de sequências. Ao longo do tempo, os isolados de *B. hyodysenteriae* oriundos de criações de suínos individuais tendem a permanecer confinados a um único complexo clonal, mas os isolados de *B. pilisicoli* de aves de uma única granja frequentemente participam de vários complexos clonais.

Ecologia

Reservatório e transmissão. O reservatório de *B. hyodysenteriae* é o sistema gastrintestinal de suínos, especialmente de portadores assintomáticos que se recuperaram de disenteria suína. O microrganismo pode sobreviver no solo, em lagos e nas fezes dos suínos durante semanas a meses, dependendo da temperatura e das condições ambientais. A transferência de microrganismo entre piquetes e instalações pelos calçados de funcionários e por equipamentos é um importante meio de disseminação das bactérias. Tem-se isolado *B. hyodysenteriae* de fezes de cães, ratos e camundongos que vivem em propriedades rurais contaminadas pela doença. É provável que os camundongos representem uma preocupação real, porque, experimentalmente, mostrou-se que excretam *B. hyodysenteriae* por até 6 meses, enquanto os ratos excretam a bactéria por apenas 2 dias. Também, *B. hyodysenteriae* foi isolada em patos-selvagens, emas e galinhas, mas qualquer participação das aves na transmissão é desconhecida. Os suínos portadores assintomáticos são, de longe, os reservatórios mais importantes. Várias propriedades rurais eliminaram disenteria suína e, enquanto não introduzirem suínos infectados no plantel, a reincidência da doença será rara.

B. pilosicoli foi isolado de várias espécies animais, inclusive cães, aves, suínos, equinos, camundongos, gambás, primatas não humanos e seres humanos. A preocupação é que as pessoas possam adquirir *B. pilosicoli* de animais infectados ou de produtos de origem animal contaminados. Espécies de bactérias normalmente associadas a aves, como *B. alvinipulli*, *B. intermedia* e *"B. pulli"*, ocasionalmente são isoladas de cães, possivelmente infectados pela ingestão de produtos aviários crus ou malcozidos. Espécies de *Brachyspira* isoladas em patos-selvagens incluem *B. hyodysenteriae*, *"B. suanatina"*, *"B. pilosicoli"*, *B. intermedia*, *B. alvinipulli* e *"B. pulli"*. Não se sabe se a infecção causa diarreia ou se os patos-selvagens atuam como reservatórios de *Brachyspira* para os animais domésticos. Em todas as espécies, a transmissão de *Brachyspira* ocorre por via orofecal.

Patogênese e sinais clínicos

A disenteria suína pode ser reproduzida por inoculação oral convencional de suínos com cultura pura de *B. hyodysenteriae*, porém os suínos livres de germes não desenvolvem a doença. Para o desenvolvimento da doença clínica, são necessárias as bactérias anaeróbicas que fazem parte da flora normal do intestino grosso, especialmente bactérias das espécies *Fusobacterium* e *Bacteroides*, com *B. hyodysenteriae*. As dietas influenciam o desenvolvimento de disenteria suína porque dietas com baixo teor de fibras e alto teor de carboidratos altamente fermentáveis exacerbam a gravidade da doença. *B. hyodysenteriae* se multiplica e ocasiona lesão apenas no intestino grosso. A presença de flagelos e a quimiotaxia para mucina possibilitam que as bactérias penetrem na camada de muco que reveste a mucosa e façam estreito contato com as células epiteliais que recobrem a superfície do lúmen intestinal e das criptas do cólon. Isso resulta em necrose de coagulação superficial e perda (possivelmente em decorrência de hemolisina/citotoxina) de células epiteliais, edema, hiperemia, hemorragia e influxo de neutrófilos na mucosa e na submucosa. Observa-se hiperplasia de células caliciformes acompanhada de maior produção de muco. Verifica-se grande quantidade de espiroquetas no lúmen das criptas (Figura 22.1), podendo também ser notadas na lâmina própria e nas células epiteliais, especialmente nas células caliciformes. Não há necessidade de fixação e invasão celular para causar doença. A diarreia se deve à menor absorção no cólon. Não se constatou evidência de aumento da secreção de fluido resultante da ação de enterotoxina ou secundário à inflamação.

Disenteria suína é mais comum em suínos desmamados, com 2 a 4 meses de idade, mas pode acometer em suínos tão jovens quanto aqueles com 2 a 3 semanas de vida. É rara a ocorrência da doença em leitões lactentes e em suínos adultos. Em geral, o período de incubação é de 10 a 14 dias. Embora os suínos possam morrer subitamente, sem manifestar diarreia, o sintoma mais consistente é diarreia crônica. Os suínos apresentam febre e inapetência; inicialmente excretam fezes semissólidas, amarela a acinzentada, sem sangue. Após alguns dias, as fezes tornam-se mais aquosas e contêm grande quantidade de muco e aumenta a quantidade de sangue. Os suínos acometidos manifestam desidratação e perda de peso. A taxa de morbidade em suínos suscetíveis pode situar-se próximo a 90%, e a taxa de mortalidade em plantéis não tratados pode ser de 20 a 40%. A duração da doença varia de alguns dias a diversas semanas. Com exceção de emaciação e desidratação, as lesões pós-morte se limitam ao intestino grosso.

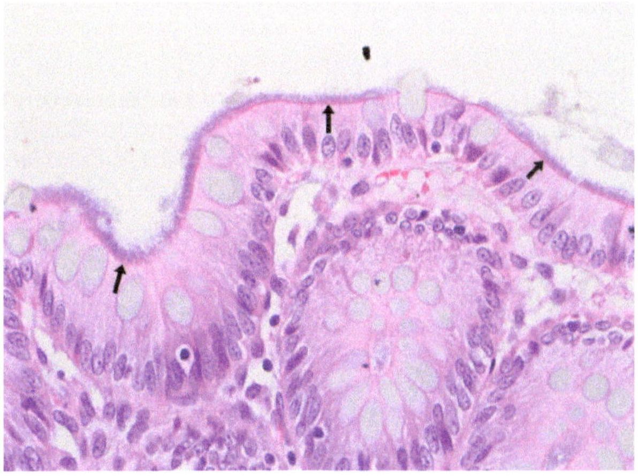

Figura 22.3 *B. pilosicoli* formando uma falsa borda em escova (*setas*) na borda apical do epitélio do cólon de um macaco. Corante hematoxilina-eosina.

A parede do intestino grosso torna-se espessa, apresenta erosão e fica recoberta por fibrina e muco contendo estrias de sangue. Os pacientes que sobrevivem podem se tornar permanentemente apáticos e continuar como portadores assintomáticos da bactéria.

A espiroquitose intestinal de suínos desmamados, galinhas, primatas não humanos e cães, causada por *B. pilosicoli*, caracteriza-se por diarreia discreta persistente, menor ganho de peso e baixa taxa de mortalidade. Não há relato de doença clínica em frangos, mas as galinhas poedeiras de uma granja com espiroquetose intestinal clínica com frequência crescem mais lentamente que o normal. Não raro, amostras obtidas por biopsia do cólon acometido contêm uma camada de espiroquetas aderidos por uma extremidade terminal à superfície apical do epitélio do lúmen, formando uma falsa borda em escova (Figura 22.3). Essa fixação "terminal" sabidamente ocorre apenas com *B. pilosicoli* e *B. aalborgi*. Acredita-se que a diarreia se deva à má absorção decorrente da alteração de microvilosidades da superfície apical do epitélio do cólon. Na espiroquetose aviária causada por *B. intermedia* e *B. alvinipulli*, as bactérias não se fixam ao epitélio e permanecem livres no lúmen e nas criptas do cólon. Muito pouco se sabe sobre a patogênese da doença causada por estes dois últimos microrganismos.

Características imunológicas

As características imunológicas destas doenças são pouco conhecidas. Alguns suínos que se recuperaram de disenteria são resistentes à nova infecção por até, aproximadamente, 4 meses; todavia, vários suínos continuam suscetíveis. A infecção induz à produção de IgG, no sangue, e de IgA, no cólon, específicas contra *B. hyodysenteriae*, mas nenhuma delas propicia alta proteção. As bacterinas apresentam eficácia limitada e a imunidade que induzem é específica para o sorotipo, de modo que a vacina deve conter o sorotipo ao qual o suíno é exposto. Ocorrem respostas imunes mediadas por célula e alterações nas populações de linfócitos CD4+ e CD8+, porém suas participações na imunidade e/ou na indução da doença não são conhecidas. Aves e mamíferos com espiroquetose intestinal permanecem persistentemente infectados e se a infecção é eliminada por meio de tratamento antimicrobiano, tornam-se suscetíveis à nova infecção.

Diagnóstico laboratorial

Coleta de amostras. O conteúdo de toda a extensão do cólon ou os conteúdos de cólon de vários animais recentemente submetidos à necropsia é o ideal; contudo, amostras de fezes de animais clinicamente acometidos são satisfatórias. As amostras devem ser resfriadas, mas não congeladas, e transportadas até o laboratório o mais rápido possível. É importante impedir o ressecamento das amostras durante o transporte.

Exame direto. Esfregaços de fezes ou raspados de mucosa do cólon podem ser examinados em microscópio de contraste de fase ou de campo escuro ou corados com um corante do tipo Romanovsky (p. ex., Wright e Giemsa), carbol fucsina, azul Victoria 4R ou cristal violeta e examinados por microscopia óptica convencional (Figura 22.4). A constatação de espiroquetas frouxamente espiralados é evidência presumível de infecção por bactérias do gênero *Brachyspira*, mas são necessários testes adicionais para diferenciar as espécies patogênicas daquelas não patogênicas.

Isolamento. O isolamento das espécies de *Brachyspira* em amostras de fezes é realizado mediante a inoculação da amostra em placas de ágar-sangue contendo antibióticos, de modo a impedir o crescimento excessivo de bactérias intestinais de crescimento mais rápido. Em geral, as placas de ágar para isolamento de *B. hyodysenteriae* contêm 400 μg/mℓ de espectinomicina ou alguma combinação de espectinomicina, rifampicina, espiramicina, vancomicina, polimixina ou colistina. Em razão das diferentes sensibilidades das bactérias do gênero *Brachyspira* aos antibióticos, recomenda-se como meio de cultura geral para estas bactérias o ágar-sangue com 400 μg/mℓ de espectinomicina e 25 μg/mℓ de cada uma, colistina e vancomicina. As placas são incubadas em ambiente anaeróbico contendo 10% de dióxido de carbono. Após 2 a 5 dias de incubação, é possível observar *B. hyodysenteriae* como uma zona de intensa beta-hemólise, contendo um filme na superfície, no qual as colônias são muito pequenas e de difícil identificação.

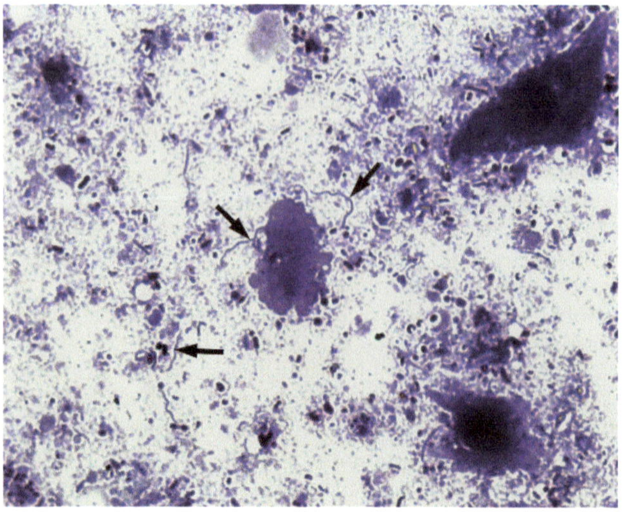

Figura 22.4 *Brachyspira* spp. (*setas*) em um esfregaço preparado com raspado da mucosa do intestino grosso de um suíno sem diarreia. Corante cristal violeta.

Outras espécies são circundadas por uma zona de hemólise fraca. A realização de cortes no ágar ajuda na identificação de *B. hyodysenteriae*, porque uma zona de hemólise acentuada (denominada fenômeno do anel) se desenvolve ao longo dos cortes, nas placas que contêm isolados fortemente hemolíticos, mas não aqueles fracamente hemolíticos (Figura 22.2). As placas sem multiplicação devem ser incubadas novamente e reexaminadas a cada 2 dias, durante 10 dias. Para a identificação fenotípica, é importante obter uma cultura pura por meio da clonagem do isolado. Isso é difícil, especialmente em placas muito contaminadas, requer considerável experiência e pode demorar 2 semanas ou mais. Para teste de detecção de antígeno e para métodos com base em ácido nucleico, como reação em cadeia de polimerase (PCR), a clonagem do isolado não é uma necessidade crítica.

Têm-se desenvolvido testes de PCR para a maioria das espécies de *Brachyspira* e teste PCR multiplex que, simultaneamente, identificam diferentes combinações de *B. hyodysenteriae*, *B. pilosicoli*, *L. intracellularis* e espécies de *Salmonella*. Em alguns casos, a PCR é realizada diretamente nas fezes, e os resultados são obtidos entre 1 e 2 dias. Em outros casos, a PCR é utilizada para identificar microrganismos isolados em ágar-sangue, o que reduz muito o tempo necessário para a identificação de bactérias do gênero *Brachyspira*. Obtêm-se os melhores resultados quando se utilizam, simultaneamente, cultura bacteriológica e PCR. Isolados de *Brachyspira* não classificados em suínos e aves não são raros, e, quando se utilizam apenas os testes PCR para o diagnóstico, as cepas não classificadas não são detectadas.

Identificação. Após o isolamento, as espécies de *Brachyspira* devem ser identificadas para diferenciar as cepas patogênicas das não patogênicas. Com frequência, isso é realizado mediante a verificação do grau de beta-hemólise e dos resultados das reações bioquímicas. Os testes comumente utilizados são: produção de indol, hidrólise de hipurato e testes de alfagalactosidase, alfaglucosidase e betaglucosidase (Quadro 22.2); no entanto, há certa variabilidade nos resultados dos testes bioquímicos entre as cepas de determinada espécie e é possível que ocorra identificação errônea ao se utilizarem critérios fenotípicos. Por exemplo, isolado fortemente beta-hemolítico e indol-positivo, em suínos, é

Quadro 22.2 Características fenotípicas das espécies de *Brachyspira*.

Espécie	Hemólise	Ind[a]	Hip[b]	α-Gal[c]	α-Gluc[d]	β-Gluc[e]
B. hyodysenteriae	Forte	+[f]	–	–	+	+
B. intermedia	Fraca	+	–	–	+	+
B. innocens	Fraca	–	–	+	±	+
B. murdochii	Fraca		–	–	–	+
B. pilosicoli	Fraca	–[f]	+[g]	±	±	–
B. alvinipulli	Fraca	–	+	–	–	+
B. aalborgi	Fraca	–	+	–	–	–
"*B. canis*"	Fraca	–	–	–	+	+
"*B. suanatina*"	Forte	+	–	–	+	+
"*B. pulli*"	Fraca	–	–	+		+

[a]Produção de indol. [b]Hidrólise de hipurato. [c]Atividade de alfagalactosidase. [d]Atividade de alfaglucosidase. [e]Atividade de betaglucosidase. [f]Foram identificadas cepas de *B. hyodysenteriae* indol-negativas e cepas de *B. pilosicoli* indol-positivas. [g]Foram identificadas cepas de *B. pilosicoli* hipurato-negativas.

identificado como *B. hyodysenteriae* e isolado fracamente beta-hemolítico e indol-positivo é identificado como *B. intermedia*. No entanto, algumas cepas de *B. hyodysenteriae* são indol-negativas. Ademais, *"B. suanatina"* é indol-positivas e fortemente beta-hemolítica. De modo semelhante, isolado fracamente hemolítico e hipurato-positivo, em suínos, é identificado como *B. pilosicoli*, mas cepas ocasionais de *B. pilosicoli* são hipurato-negativas. Assim, cada vez mais, os laboratórios têm identificado isolados de *Brachyspira* por meio de PCR espécie-específica, sequenciamento do gene 16S rRNA ou por meio de *fingerprinting* molecular. Os alvos mais comuns da PCR espécie-específica são os genes 23S rDNA e NADH oxidase.

Tratamento, controle e prevenção

Ao longo dos anos, foram utilizados diversos medicamentos no tratamento de disenteria suína, mas vários foram retirados do mercado e outros apresentam eficácia limitada em razão do desenvolvimento de resistência antimicrobiana. Os medicamentos mais comumente utilizados são tiamulina, valnemulina, tilosina e lincomicina. Dada a resistência à tilosina e à lincomicina, atualmente as pleuromutilinas (tiamulina e valnemulina) são os antimicrobianos mais efetivos, mas há relato de resistência a tiamulina e valnemulina, em alguns países. Nos EUA, utiliza-se carbadox, que, geralmente, é efetivo; entretanto, seu uso é aprovado apenas para suínos com peso inferior a 34 kg, e não é aprovado no Canadá e na Europa. Às vezes, os suínos gravemente acometidos necessitam tratamento inicial com antibiótico injetável; contudo, a via de administração geralmente preferida é a água bebida pelos animais. Provavelmente, o mesmo medicamento pode ser utilizado no tratamento de suínos com infecção por *B. pilosicoli*. Recomenda-se o uso de metronidazol no tratamento de cães com espiroquetose intestinal. Nenhum medicamento foi aprovado para o tratamento de espiroquetose intestinal aviária. Recentemente, relatou-se que todos os 30 isolados de *Brachyspira* de aves foram sensíveis a tilosina, valnemulina, tiamulina e doxiciclina. Dois isolados apresentavam menor sensibilidade à lincomicina. Um problema no tratamento de aves é que a doença acomete galinhas poedeiras adultas e seria necessário um longo período de carência, antes que os ovos pudessem ser utilizados para consumo humano. Ademais, possivelmente as aves apresentem reinfecção quando se interrompe o tratamento medicamentoso.

O melhor procedimento de prevenção de disenteria suína é a adoção de rigorosas medidas de biossegurança, de modo que apenas os suínos de rebanhos livres de disenteria sejam introduzidos nas granjas. Até o momento, as vacinas têm apresentado eficácia limitada e não são comumente utilizadas. Ainda não se constatou a eficácia das vacinas contra *B. pilosicoli*.

Lawsonia

L. intracellularis é a única bactéria do gênero *Lawsonia*; causa enteropatia proliferativa, uma doença diarreica caracterizada pelo espessamento da mucosa intestinal causado pela hiperplasia de enterócitos. A bactéria é um microrganismo intracelular obrigatório que se multiplica no citoplasma apical dos enterócitos (Figura 22.5). Enteropatia proliferativa de suínos é uma doença mundial, diagnosticada pela primeira vez nos anos 1930. Ileíte proliferativa ou doença intestinal proliferativa é uma enfermidade comum de *hamsters* sírios; enteropatia proliferativa equina é uma importante doença emergente de potros desmamados. Têm-se relatado casos esporádicos de enteropatia proliferativa causada pela infecção por *Lawsonia* em furões, raposas, cães, ratos, coelhos, ovinos, cervídeos, casuares, avestruzes, porquinhos-da-índia e primatas não humanos, porém não em pessoas. Nos anos 1970, uma bactéria semelhante a *Campylobacter* foi inicialmente observada no citoplasma apical de enterócitos e uma variedade de espécies de *Campylobacter* foram propostas como possíveis causas. Em 1991, *L. intracellularis* foi isolada em cultura celular e utilizada para reproduzir a doença.

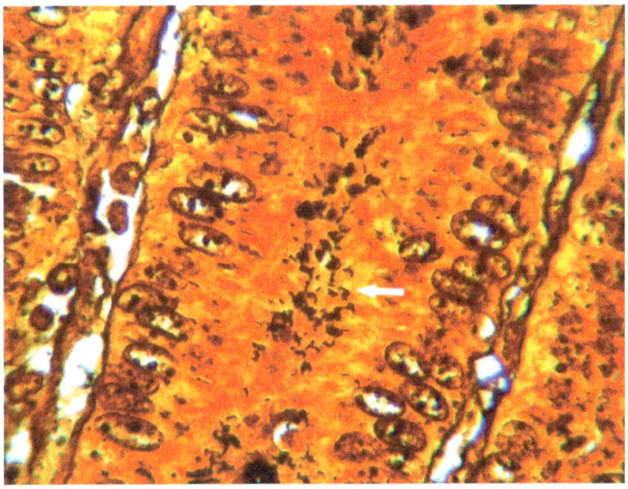

Figura 22.5 *L. intracellularis* (*seta*) no citoplasma apical de enterócitos, no íleo de potro desmamado que apresentava enteropatia proliferativa equina. Corante de prata Warthin-Starry.

Características descritivas

Morfologia e anatomia celular

L. intracellularis são bacilos retos a encurvados, com 1,25 a 1,75 μm de comprimento e 0,25 a 0,45 μm de largura. Apresentam um único flagelo polar, não têm fímbrias e não formam esporos. As bactérias extracelulares que se multiplicam em cultura celular apresentam movimentos rápidos.

Produtos celulares de interesse médico

Parede celular. A parede celular de *L. intracellularis* é típica de bactéria gram-negativa. Pouco se sabe, especificamente, sobre os efeitos biológicos do LPS de *L. intracellularis*, mas, em geral, o LPS é um importante determinante de virulência. O componente lipídio A é tóxico e a extensão das cadeias laterais de polissacarídios repetidas (antígenos O) impedem a morte da bactéria pelo complemento. O LPS também se une à proteína ligadora de LPS, a qual inicia uma série de eventos que desencadeiam na liberação de citocinas pró-inflamatórias.

Sistema de secreção tipo III. Os sistemas de secreção tipo III são responsáveis pela translocação de proteínas bacterianas nas células hospedeiras. Recentemente foram identificados componentes proteicos de um sistema de secreção tipo III (IscN, IscO e IscQ, do componente de secreção de *L. intracellularis*) em várias cepas de *L. intracellularis*. A função das proteínas Isc é desconhecida, mas são expressas durante a infecção natural e os suínos reagem imunologicamente a elas.

Antígeno A da superfície de Lawsonia. O antígeno A da superfície de *Lawsonia* (LsaA) é uma proteína expressa *in vitro* e *in vivo*. A função exata da proteína é desconhecida, mas está envolvida na fixação e invasão de células epiteliais. Os suínos respondem imunologicamente, e o LsaA tem sido utilizado como antígeno no desenvolvimento de imunoensaios enzimáticos para identificação de suínos e coelhos infectados.

Características de multiplicação

L. intracellularis foi isolada apenas em células eucarióticas em multiplicação ativa, mantidas em atmosfera microaeróbica com 82,2% de nitrogênio, 8,8% de dióxido de carbono e 8% de oxigênio.

Ecologia

Reservatório. Os reservatórios de *L. intracellularis* são o sistema gastrintestinal e o ambiente dos animais infectados, em que permanecem viáveis nas fezes durante várias semanas, em temperatura de 5°C a 15°C. Roedores aprisionados em propriedades de suínos e equinos comumente infectados são possíveis reservatórios.

Transmissão. A infecção ocorre após a ingestão de material contaminado com fezes de animais infectados.

Patogênese

Enteropatia proliferativa foi reproduzida em suínos domésticos, *hamsters* e equinos, por meio de inoculação oral de cultura pura de *L. intracellularis*. No entanto, a doença não se desenvolveu após a inoculação oral de suínos livres de germes. Para a instalação de enteropatia proliferativa, é necessária a interação entre *L. intracellularis* e a flora intestinal normal, não identificada.

Após a inoculação oral de suínos e *hamsters* e a inoculação *in vitro* de células epiteliais cultivadas, ocorre fixação de *L. intracellularis* à borda apical das células epiteliais-alvo, que, então, são internalizadas nos vacúolos fagocíticos. Não foram identificadas adesinas ou fatores de fixação específicos. A bactéria não precisa ser viável ou invadir as células, mas os tratamentos que inibem o metabolismo celular impedem a invasão bacteriana. Depois da internalização, os microrganismos escapam dos vacúolos citoplasmáticos, onde se multiplicam e inibem a maturação celular, por um mecanismo desconhecido. A divisão celular continua, e as células-filhas, após passarem por mitose, albergam bactérias, o que contribui para a disseminação das bactérias por toda a extensão das criptas. *L. intracellularis* também invade e se dissemina na lâmina própria do intestino, fato que, provavelmente, contribui para a infecção de enterócitos por toda a extensão das criptas intestinais. Enterócitos secretores imaturos, normalmente presentes nas criptas, substituem as células caliciformes e os enterócitos de absorção das vilosidades intestinais. Isso resulta em prolongamento das criptas, encurtamento das vilosidades, maior perda de fluido, menor absorção e perda de proteínas nas fezes. A inflamação é variável e pode estar ausente ou consistir em infiltrados de neutrófilos, macrófagos e linfócitos.

Após a infecção experimental, a maior parte da invasão e multiplicação das bactérias ocorre, inicialmente, no jejuno distal e no íleo. Acredita-se que as lesões de intestino grosso sejam infecções secundárias causadas por bactérias que escapam dos enterócitos infectados do intestino delgado.

Características clínicas e lesões. A enteropatia proliferativa de suínos (frequentemente denominada enterite proliferativa ou ileíte proliferativa) é uma doença complexa que pode se manifestar de quatro formas: (1) adenomatose intestinal, uma manifestação crônica caracterizada pelo espessamento da mucosa causado pela hiperplasia do epitélio da cripta intestinal (Figura 22.6); (2) enterite necrótica, uma manifestação crônica na qual ocorre necrose extensa e substituição da mucosa por uma membrana necrótica (Figura 22.6); (3) ileíte regional, uma manifestação crônica caracterizada por espessamento da parede do músculo liso, resultando em um segmento encurtado liso do intestino delgado (às vezes denominado "intestino semelhante à mangueira de jardim"); e (4) enteropatia hemorrágica proliferativa, uma manifestação aguda caracterizada por espessamento da mucosa do intestino delgado e hemorragia aguda no lúmen intestinal. A localização mais consistente de lesões macroscópicas é o jejuno distal e o íleo, seguidos do ceco e do cólon espiral. Lesões macroscópicas em equinos e *hamsters* também consistem em hiperplasia e espessamento da mucosa do intestino delgado distal (Figura 22.7).

Em geral, a enteropatia hemorrágica proliferativa acomete suínos com 4 a 12 meses de idade, enquanto as demais manifestações da doença com frequência acometem suínos mais jovens, com 6 semanas a 5 meses de idade. Enteropatia proliferativa equina acomete principalmente potros desmamados. Em geral, os *hamsters* manifestam a doença logo após o desmame e, experimentalmente, são resistentes até 10 a 12 semanas de idade. Os suínos, equinos e *hamsters* clinicamente acometidos manifestam diarreia,

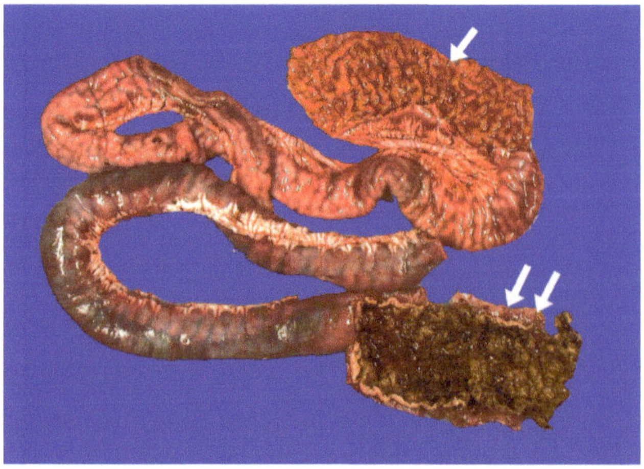

Figura 22.6 Intestino delgado de um suíno com enteropatia proliferativa. Observe o aspecto rugoso difuso da serosa e a aparência espessa e rugosa da mucosa, características de adenomatose intestinal (*seta única*). Também, note a substituição da mucosa por uma membrana necrótica, característica de enterite necrótica (*setas duplas*).

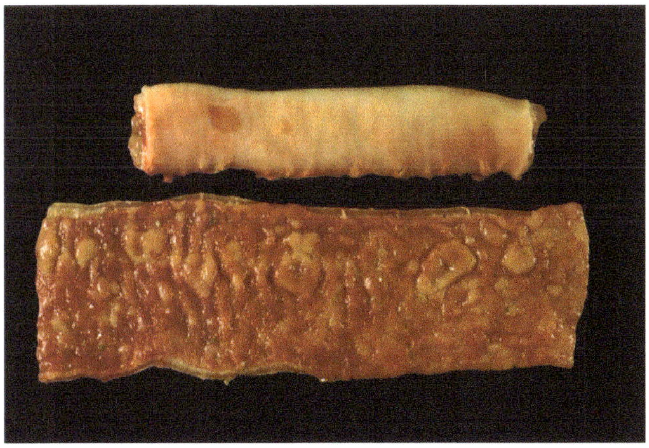

Figura 22.7 Intestino delgado de potro com enteropatia proliferativa equina.

desidratação e perda de peso. Em potros, é comum verificar hipoproteinemia e edema na região ventral do pescoço, no tronco e/ou nos membros. Com frequência, baixo ganho de peso é a única manifestação da infecção subclínica em suínos e, possivelmente, em outras espécies.

Epidemiologia. *L. intracellularis* é de ocorrência mundial em suínos e, provavelmente, em equinos. Há relato de doença clínica em equinos, nos EUA, no Canadá, na Europa, na África do Sul e na Austrália. Pesquisas sorológicas indicam que a infecção esteja disseminada em equinos dos EUA, Canadá e Europa. A maior parte dos plantéis de suínos das regiões onde há criação desses animais está infectada. Isolados de suínos, equinos, *hamsters* e cervídeos apresentam homologia de DNA superior a 98%, porém não há evidência de que a transmissão entre espécies seja importante. Experimentalmente, observou-se que isolados de suínos infectaram *hamsters* e equinos e que um isolado de equino infectou *hamster*. No entanto, as espécies-alvo apresentavam imunossupressão e a infecção foi discreta ou subclínica.

Características imunológicas

Em suínos e equinos, após a infecção são induzidas respostas imunes sistêmicas, humoral e mediada por célula. Os suínos, e mais provavelmente outras espécies, produzem IgA específica e resposta mediada por célula, na mucosa intestinal. Os suínos que se recuperam de enteropatia proliferativa tornam-se resistentes a nova infecção. Há disponibilidade de uma vacina viva atenuada de *L. intracellularis* para suínos; essa é efetiva e amplamente utilizada. Estudos preliminares com vacinas em potros mostraram resultados promissores.

Diagnóstico laboratorial

Coleta de amostra. Amostras de intestino frescas e fixadas em formalina, raspados intestinais e/ou fezes de animais acometidos são utilizados no diagnóstico.

Exame direto. A coloração esfregaço de mucosa intestinal com corante acidorresistente modificado e corante de Giminez mostra pequenos bacilos encurvados nos enteró-

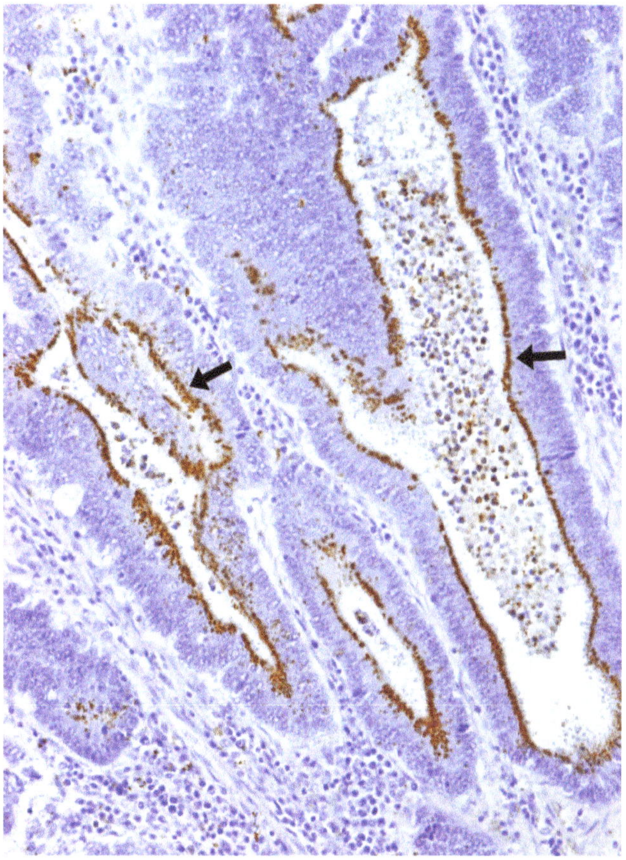

Figura 22.8 *L. intracellularis* no citoplasma apical de enterócitos de intestino delgado (*setas*) de suíno com enteropatia proliferativa. Corante imuno-histoquímico com um corante oposto, a hematoxilina.

citos de animais com enteropatia proliferativa. As alterações histológicas intestinais são características e podem ser utilizadas como diagnóstico presumível. Corantes de prata e corantes para imuno-histoquímica são utilizados para detectar a bactéria no tecido fixado (Figuras 22.5 e 22.8).

Isolamento. *L. intracellularis* pode se multiplicar apenas em células vivas e foi isolado apenas por poucos pesquisadores. O isolamento não é exequível para o diagnóstico.

Identificação. A combinação de lesões microscópicas e macroscópicas e a identificação de bactérias intracelulares nos enterócitos são consideradas diagnósticas de infecção por *L. intracellularis*. Pode-se fazer a identificação específica por meio de anticorpo fluorescente ou imuno-histoquímica (Figura 22.8). A PCR que detecta *L. intracellularis*, sozinho ou em combinação com uma ou mais bactérias que comumente causam diarreia em suínos (*B. hyodysenteriae*, *B. pilosicoli* e espécies de *Salmonella*), é utilizada por vários laboratórios veterinários.

Tratamento

Os antimicrobianos mais comumente empregados no tratamento de enteropatia proliferativa de suínos são tetraciclinas, tilosina, tiamulina, lincomicina e, quando disponível, carbadox. Há pouca evidência de desenvolvimento de resistência aos antibióticos. Em equinos, o tratamento envolve o uso de antibióticos macrolídios, sozinhos ou em combinação com cloranfenicol, tetraciclinas ou rifampicina.

É difícil eliminar o microrganismo dos plantéis de suínos, pois a doença ocorre em várias criações isoladas, com "alto grau de sanidade". O método mais comum de controle é a vacinação oral, utilizando vacina viva atenuada. Se a vacinação não for possível, com frequência se faz a prevenção mediante o fornecimento de antibióticos durante 2 a 3 semanas, começando imediatamente antes do início esperado da doença clínica. Estudos experimentais com vacinas atenuadas e inativadas em equinos têm mostrado resultados promissores, mas necessitam de mais avaliações.

Leitura sugerida

Bellgard MI, Wanchanthuek P, La T *et al.* (2009) Genome sequence of the pathogenic intestinal spirochete *Brachyspira hyodysenteriae* reveals adaptations to its lifestyle in the porcine large intestine. *PLoS One*, 4 (3), e4641.

Boutrup TS, Boesen HT, Boye M *et al.* (2010) Early pathogenesis in porcine proliferative enteropathy caused by *Lawsonia intracellularis*. *J Comp Pathol*, 143, 101–109.

Hampson DJ and Swayne DE (2008) Avian intestinal spirochetosis, in *Diseases of Poultry*, 12th edn (eds YM Saif *et al.*), Blackwell Publishing Ltd, Ames, Iowa, pp. 922–940.

Hidalgo Á, Rubio P, Osorio J, and Carvajal A (2010) Prevalence of *Brachyspira pilosicoli* and "*Brachyspira canis*" in dogs and their association with diarrhea. *Vet Microbiol*, 146, 356–360.

Jacobson M, Fellström C, and Jensen-Waern M (2010) Porcine proliferative enteropathy: an important disease with questions remaining to be solved. *Vet J*, 184, 264–268.

Jansson DS, Fellström C, Råsbäck T *et al.* (2008) Phenotypic and molecular characterization of *Brachyspira* spp. isolated from laying hens in different housing systems. *Vet Microbiol*, 130, 348–362.

Kroll JJ, Roof MB, Hoffman LJ *et al.* (2005) Proliferative enteropathy: a global enteric disease of pigs caused by *Lawsonia intracellularis*. *Anim Health Res Rev*, 6 (2), 173–197.

Primus A, Oliveira S, and Gebhart C (2011) Identification of a new potentially virulent *Brachyspira* species affecting swine. American Association of Swine Veterinarians 42nd Annual Meeting Proceedings, March 5–8, 2011, Phoenix, Arizona, pp. 109–110.

Pusteria N and Gebhart C (2009) Equine proliferative enteropathy caused by *Lawsonia intracellularis*. *Equine Vet Educ*, 21 (8), 415–419.

Råsbäck T, Jansson DS, Johansson K-E, and Fellström C (2007) A novel enteropathogenic, strongly haemolytic spirochaete isolated from pig and mallard, provisionally designated "*Brachyspira suanatina*" sp. nov. *Environm Microbiol*, 9 (4), 983–991.

Stanton TB, Humphrey SB, Sharma VK, and Zuerner RL (2008) Collateral effects of antibiotics: carbadox and metronidazole induce VSH-1 and facilitate gene transfer among *Brachyspira hyodysenteriae* strains. *Appl Environ Microb*, 74 (10), 2950–2956.

23 Microrganismos Espirais e Curvos III | Campylobacter e Arcobacter*

Jerome C. Nietfeld

As bactérias dos gêneros *Campylobacter* e *Arcobacter* (anteriormente classificadas como pertencentes ao gênero *Campylobacter*) são pequenos bastonetes gram-negativos encurvados associados à ocorrência de doenças dos sistemas genital e gastrintestinal. Ambos os gêneros envolvem bactérias da família Campylobacteraceae.

Características descritivas

Morfologia e coloração

As bactérias dos gêneros *Campylobacter* e *Arcobacter* são bastonetes gram-negativos encurvados, que não formam esporos, com 0,5 a 5 μm de comprimento e 0,2 a 0,9 μm de largura. Apresentam cápsulas e se movimentam por meio de um flagelo polar, em uma ou em ambas as extremidades. Quando duas ou mais células bacterianas se posicionam juntas, podem apresentar formato de "S" ou de "gaivota alada", que podem parecer "espirais" (Figura 23.1).

Campylobacter

Esse gênero contém 23 espécies identificadas, várias das quais causam doença dos sistemas genital e gastrintestinal, em animais e pessoas. Outras espécies são bactérias comensais do sistema gastrintestinal de seres humanos, de mamíferos domésticos e selvagens, de aves e de moluscos. As espécies de importância veterinária são *Campylobacter fetus, C. jejuni* ssp. *jejuni, C. coli, C. lari, C. hyointestinalis, C. sputorum, C. helveticus, C. mucosalis* e *C. upsaliensis* (Quadro 23.1). *C. fetus* e *C. jejuni* são importantes causas de falha reprodutiva em ruminantes. Várias espécies, especialmente *C. jejuni* e *C. coli*, são importantes agentes etiológicos de gastrenterite em pessoas e menos importantes em animais.

Há duas subespécies de *C. fetus*: *venerealis* e *fetus*. Com frequência, a doença causada por esses dois microrganismos são referidas como vibriose porque *C. fetus* anteriormente era classificado como bactéria do gênero *Vibrio*. *C. fetus* ssp. *venerealis* é o hospedeiro adaptado aos bovinos e causa campilobacteriose bovina venérea ou genital, que é uma doença venérea caracterizada por morte embrionária precoce e infertilidade. O microrganismo é de importância maior porque no comércio internacional há normas para evitar a transmissão. *C. fetus* ssp. *venerealis* também provoca abortos esporádicos em vacas. *C. fetus* ssp. *fetus* e *C. jejuni* ssp. *jejuni* são causas mundiais de surtos de abortos em ovelhas e de abortos esporádicos em cabras e vacas. *C. fetus* ssp. *fetus* foi isolado de feto abortado de alpaca. *C. coli* também provoca aborto em ovelhas, porém muito menos comumente que *C. fetus* ou *C. jejuni*. Em várias espécies animais, ocorre colonização gastrintestinal por *C. jejuni*. Com frequência, a infecção é acompanhada de diarreia autolimitante em ruminantes jovens e em filhotes de cães e gatos, mas a infecção em animais mais velhos geralmente é assintomática. Em aves, a ocorrência de infecção assintomática persistente é especialmente elevada, mas não se sabe se nesses animais *C. jejuni* causa doença clínica. *C. coli* é mais comumente isolado do intestino de aves e de suínos sadios.

As bactérias do gênero *Campylobacter* são as principais causas de gastrenterite bacteriana humana transmitida por alimento. Mais de 90% dos casos humanos são provocados por *C. jejuni* e *C. coli*, sendo *C. jejuni*, de longe,

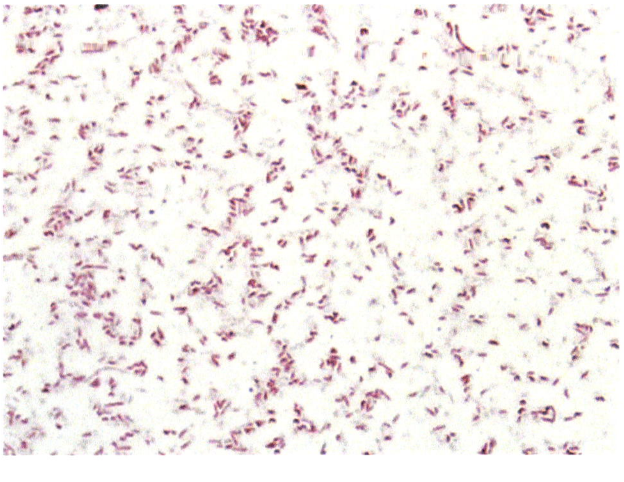

Figura 23.1 *C. jejuni* em placa de ágar-sangue. Coloração de Gram.

*Capítulo original escrito por Dr. Dwight C. Hirsh.

Quadro 23.1 Espécies de *Campylobacter* de importância veterinária.

Espécie	Animal(is) hospedeiro(s)	Doença em animais[a]	Doença em seres humanos[a]
C. fetus ssp. *fetus*	Ovinos, caprinos, bovinos	Aborto	Bacteriemia, diarreia
C. fetus ssp. *venerealis*	Bovinos	Infertilidade, aborto	Nenhum relato
C. jejuni ssp. *jejuni*	Aves, ruminantes, cães, gatos, seres humanos	Aborto, diarreia, assintomático	Diarreia, bacteriemia
C. coli	Suínos, aves, ovinos	Assintomático, aborto	Diarreia, bacteriemia
C. upsaliensis	Cães, gatos, aves	Assintomático, diarreia	Diarreia, bacteriemia
C. lari	Aves selvagens, cães	Nenhum relato	Diarreia, bacteriemia
C. hyointestinalis	Bovinos, suínos, ovinos, aves, animais de companhia, pássaros	Nenhum relato	Diarreia
C. helveticus	Gatos, cães	Assintomático, diarreia	Nenhum relato
C. sputorum	Bovinos, ovinos	Nenhum relato	Diarreia
C. mucosalis	Suínos	Nenhum relato	Nenhum relato

[a]A primeira entrada é a mais comum.

a principal causa. Outros agentes etiológicos menos comuns de gastrenterite em pessoas incluem *C. fetus* ssp. *fetus*, *C. upsaliensis*, *C. lari*, *C. hyointestinalis* e *C. sputorum* (Quadro 23.1). A maioria das infecções humanas se deve à ingestão de alimento contaminado cru ou malcozido, leite não pasteurizado ou água contaminada. O consumo de aves ou de produtos aviários é o principal fator de risco de enterite causada por *Campylobacter* em pessoas. Embora a infecção humana seja rara, *C. fetus* ssp. *fetus* é a bactéria do gênero *Campylobacter* que mais provavelmente ocasiona bacteriemia e infecção extraintestinal, em pessoas.

C. helveticus é mais comumente isolado de fezes de cães e gatos normais, mas alguns estudos mostram que o isolamento é mais frequente em animais de companhia com diarreia. Não se sabe se a bactéria causa doença em pessoas.

C. hyointestinalis e *C. mucosalis* foram propostos como causas de enteropatia proliferativa em suínos; posteriormente, confirmou-se que a doença é causada por *Lawsonia intracellularis*. *C. hyointestinalis* é causa rara de gastrenterite em pessoas, mas não se sabe se *C. mucosalis* provoca doença em animais ou seres humanos.

C. lari foi originalmente isolada em fezes de gaivotas assintomáticas (vem daí sua denominação). Daí em diante, o microrganismo foi isolado de fezes de cães, de aves selvagens e de equinos. Considera-se que *C. lari* seja causa esporádica de diarreia e causa rara de bacteriemia em pessoas, mas não se sabe se provoca doença em animais.

Há três biovares de *C. sputorum* – *sputorum*, *faecalis* e *paraureolyticus* –, que são comensais da cavidade bucal de pessoas, do sistema gastrintestinal de ruminantes e do sistema genital de bovinos. Os biovares não são específicos, tal como os locais de infecção. É importante a diferenciação entre *C. sputorum* e *C. fetus*. Cepa do sistema genital de bovinos anteriormente classificada como *C. sputorum* biovar *bubulus* foi reclassificada como biovar *sputorum*. *C. sputorum* está associado à ocorrência de gastrenterite em pessoas.

C. upsaliensis é a bactéria do gênero *Campylobacter* mais comum em fezes de cães. Gatos também são comumente infectados; ademais, o microrganismo foi isolado em aves. A bactéria causa diarreia em filhotes de cães, porém gatos e cães adultos geralmente são assintomáticos. Relata-se que esse microrganismo causa doença intestinal, bacteriemia e aborto em mulheres.

Características descritivas

Produtos celulares de interesse médico

Parede celular. Bactérias do gênero *Campylobacter* apresentam parede celular típica de microrganismos gram-negativos. Embora o componente lipídio A do lipopolissacarídio (LPS) seja capaz de se unir à proteína ligadora LPS no soro e estimular o sistema imune do hospedeiro, o LPS de *C. fetus* tem atividade biológica muito discreta, em comparação com as bactérias da família Enterobacteriaceae. Isso provavelmente é importante para o microrganismo desenvolver uma infecção persistente. A extensão das cadeias laterais do polissacarídio repetidas (antígeno O) do LPS é importante na resistência das bactérias à morte no soro, pela ação do complemento; cepas de *C. fetus* resistentes no soro apresentam longos antígenos O. O LPS de *C. jejuni* carece de cadeias laterais de polissacarídio repetidas; é uma apresentação rugosa de LPS denominada lipo-oligossacarídio (LOS). A maioria dos isolados de *C. jejuni* é oriunda do intestino e são sensíveis ao soro. Com frequência, isolados de sangue ou de outros locais extraintestinais são resistentes no soro, mas isso se deve a sua cápsula e não ao LOS. O LOS de *C. jejuni* é importante para a resistência à morte por peptídios antimicrobianos catiônicos (CAP), ou defensinas, produzidos pelas células hospedeiras como parte da resposta imune inata. Isolados intestinais de *C. jejuni* apresentam LOS danificado e são mais sensíveis à morte pelos CAP, em comparação com isolados de meninges e de sangue. Mutações nos genes de LOS também reduzem a aderência e a invasão de células epiteliais. Diferentes formas de LOS são expressas por *C. jejuni* em temperatura de 37°C a 42°C, fato que, possivelmente, auxilia a bactéria a se adaptar às diferentes temperaturas dos intestinos de mamíferos e de aves.

Cápsula. Circundando a membrana externa há uma cápsula de polissacarídio altamente variável. As mutações nos genes das cápsulas de cepas de *C. jejuni* resistentes no soro aumentam a suscetibilidade à ação bactericida do soro. A cápsula auxilia a proteger o LOS da ação dos receptores das células hospedeiras, como os receptores *Toll-like*, os quais ajudam a impedir a estimulação da resposta imune inata. A cápsula tem participação na fixação de *C. jejuni* às células epiteliais; isolados que não apresentam cápsula não colonizam eficientemente o intestino de aves jovens. Há variação na expressão de antígenos capsulares por causa da fase de variação na expressão dos genes responsáveis, o que auxilia o microrganismo, temporariamente, a escapar da ação do sistema imune. Os antígenos capsulares também são utilizados para sorotipagem.

Microcápsula ou camada S de C. fetus ssp. fetus. Uma microcápsula proteica denominada camada S (*surface layer*) circunda *C. fetus* ssp. *fetus*, sendo um importante fator de virulência. A camada S resiste à fagocitose e aos efeitos bactericidas do soro, por inibir a ligação com o fator C3b do sistema complemento. Em ovinos, a camada S é necessária para causar infecção sistêmica e aborto. São produzidos anticorpos protetores contra os antígenos da camada S, mas a fase de variação na expressão de proteínas da camada S auxilia o microrganismo, temporariamente, a escapar da ação do sistema imune.

Adesinas. CadF é uma proteína da membrana externa altamente preservada em *C. jejuni* e *C. coli* que se liga à proteína fibronectina da matriz celular e atua como mediadora na fixação das bactérias às células hospedeiras. Em modelos animais, as mutações no gene CadF reduzem a capacidade de fixação das bactérias e sua virulência. Peb 1 (também denominada CBF1) é uma adesina de *C. jejuni* presente no espaço periplasmático que se liga a aspartato e glutamato. Mutantes com deficiência de Peb 1 não colonizam eficientemente o intestino de camundongos. CapA é uma lipoproteína que contribui para a fixação de *C. jejuni* às células epiteliais, sendo importante na colonização e no estabelecimento de infecção persistente no intestino de aves jovens.

Flagelos. Os flagelos de *C. jejuni* são fundamentais na motilidade bacteriana e na quimiotaxia para mucina e para aminoácidos presentes em teores elevados no intestino de frangos, os quais são importantes para a colonização intestinal. *C. jejuni* apresenta um aparato de exportação de flagelo que atua de modo semelhante ao sistema de secreção tipo III (um grupo de proteínas que forma uma estrutura tubular por meio da qual as proteínas são "introduzidas" nas células-"alvo" do hospedeiro). Mutações nos genes de flagelina (*fla*), que codificam as proteínas mais importantes dos flagelos, impedem a motilidade e secreção de proteínas Cia (*Campylobacter invasion antigens*), necessárias para a invasão celular.

Toxina expansora citoletal. A toxina expansora citoletal (CDT) é produzida por *C. jejuni*, *C. coli*, *C. lari*, *C. fetus* e *C. upsaliensis*, sendo a única toxina comprovadamente produzida por bactérias do gênero *Campylobacter*. A toxina provoca apoptose em decorrência da parada celular na transição entre as fases G_2/M do ciclo celular. Sua participação na ocorrência de doença não foi determinada. Em pessoas, a CDT estimula a produção de interleucina-8, que recruta células dendríticas, macrófagos e neutrófilos, e, assim, exacerba a inflamação. No entanto, em seres humanos, a doença clínica causada por cepas de *C. jejuni* que não produzem CDT foi indistinguível da doença causada por cepas que produzem CDT.

Sistema de secreção tipo II. *C. jejuni* tem um sistema de secreção tipo II que se liga ao DNA livre no ambiente e o transporta ao citoplasma. Uma vez no citoplasma, o DNA é incorporado no genoma ou, no caso de um plasmídio, pode se replicar livremente. A capacidade em adquirir DNA do ambiente é conhecida como competência natural.

Sistema de secreção tipo IV (T4SS). O genoma de *C. fetus* ssp. *venerealis* contém um único segmento de DNA (denominado ilha genômica) que contém genes, os quais, acredita-se, sejam responsáveis pela adaptação de *C. fetus* ssp. *venerealis* ao sistema genital de bovinos. Na ilha genômica, há genes para T4SS, que é um sistema que atua como mediador na transferência de DNA e/ou proteína entre bactérias e/ou entre células eucarióticas hospedeiras. As mutações nos genes T4SS reduzem a virulência de *C. fetus* ssp. *venerealis*.

Características de crescimento

As bactérias do gênero *Campylobacter* são microaeróbicas e necessitam uma atmosfera que contenha de 3 a 10% de oxigênio e de 3 a 15% de dióxido de carbono. Todas as espécies crescem em temperatura de 37°C, mas algumas, como *C. jejuni*, *C. coli* e *C. lari*, são termotolerantes e crescem bem em temperatura de 42°C – uma característica frequentemente considerada no isolamento dos microrganismos nas fezes. A maioria das espécies não se multiplica em temperatura abaixo de 30°C, e sua quantidade é muito reduzida pelo congelamento e descongelamento. No entanto, podem permanecer viáveis durante dias a semanas em matéria orgânica, como fezes, carne ou leite, especialmente quando resfriadas. Diferentemente dos microrganismos da família Enterobacteriaceae, as bactérias do gênero *Campylobacter* são oxidase-positivas. Não fermentam ou oxidam carboidratos, mas produzem energia da oxidação de aminoácidos ou de produtos intermediários do ácido tricarboxílico, por uma via respiratória.

Variabilidade

As bactérias do gênero *Campylobacter* originalmente foram classificadas com base nos antígenos A, B e C do LPS, estáveis ao calor. *C. fetus* ssp. *fetus* apresenta os sorovares A-2 e B, e *C. fetus* ssp. *venerealis* apresenta sorovares A-1 e A-sub 1. As cepas que expressam antígenos C se multiplicam em temperatura de 42°C e são classificadas como *C. jejuni* e *C. coli*. O sistema de sorotipagem Penner se baseia nos antígenos capsulares estáveis ao calor extraíveis; *C. jejuni* tem 42 sorotipos e *C. coli* tem 18. Mais de 100 sorotipos de *C. jejuni*, *C. coli* e *C. lari* são identificados por um sistema proposto por Lior, com base nos antígenos flagelares e nos antígenos de superfície, termolábeis. A tipagem sorológica é realizada apenas por alguns laboratórios de referência, em razão do grande número de tipagem sérica necessária. A maioria das tipagens é obtida por métodos moleculares, como ribotipagem, análise de endonuclease de restrição, eletroforese em gel de campo pulsado, polimorfismo do comprimento dos fragmentos amplificados e PCR com análise da sequência genômica. A análise genética também indica que há variabilidade genética marcante individual nas espécies de *Campylobacter* intestinais, como *C. jejuni*. No entanto, em 2008, um estudo de isolados de *C. jejuni* oriundo de materiais de aborto de ovelhas de diferentes regiões dos EUA constatou que 66 dos 71 isolados analisados eram oriundos de um único clone.

Ecologia

Reservatório

C. fetus ssp. venerealis. O principal reservatório é a cripta do prepúcio de touros portadores de infecção persistente. Entre 1 e 2% das vacas tornam-se portadores persistentes do microrganismo na vagina e também são considerados reservatórios.

C. fetus ssp. fetus. Os reservatórios são o sistema gastrintestinal e a vesícula biliar de ruminantes infectados.

C. jejuni e Campylobacter intestinal. Em ovinos portadores, os principais reservatórios de *C. jejuni* são o sistema gastrintestinal e a vesícula biliar. Aves domésticas, vários pássaros, bovinos, ovinos, cães, gatos e suínos também são carreadores de *C. jejuni*; suínos e aves domésticas são os principais reservatórios de *C. coli*. Acredita-se que o reservatório de outras bactérias do gênero *Campylobacter* seja o sistema gastrintestinal de animais infectados (Quadro 23.1).

Transmissão

Doença reprodutiva. A infecção por *C. fetus* ssp. *venerealis* ocorre predominantemente durante o coito, mas é possível a transmissão por meio de inseminação artificial com equipamento e/ou sêmen contaminado. A infecção por *C. fetus* ssp. *fetus* e *C. jejuni* ocorre por meio da ingestão do microrganismos em alimento ou água contaminada por fezes de ruminantes carreadores ou mediante exposição a fluidos fetais e membranas de fetos abortados.

Doença intestinal. A infecção por *Campylobacter* associada a doença intestinal (*C. jejuni, C. coli* etc.) ocorre por via oral, mediante ingestão de alimento e água contaminados. Em seres humanos, o consumo de produtos oriundos de aves domésticas é o único fator de risco de relevância para gastrenterite causada por *C. jejuni*; o consumo de outros tipos de carne, de leite não pasteurizado e de água contaminada também é importante. Raramente ocorre transmissão entre pessoas.

Patogênese e sinais clínicos

Doença reprodutiva (bovinos). *C. fetus* ssp. *venerealis* se instala em uma fêmea suscetível por meio de um touro infectado, durante o coito. Os microrganismos se multiplicam na vagina, mas não penetram no útero antes do final do cio, possivelmente em razão do alto número de neutrófilos no útero durante o estro. No útero, ocorre multiplicação adicional e, possivelmente, invasão ativa da bactéria, resultando em endometrite. A infecção não interfere na fertilização, mas origina um ambiente inapropriado para a sobrevivência do embrião. Em geral, a fêmea retorna ao cio após um intervalo superior a 25 dias (o normal é 21 dias). O processo se repete, por si só, até que a fêmea induza uma resposta imune suficiente para eliminar os microrganismos do útero. Em seguida, a endometrite regride, e a vaca torna-se prenhe e leva a gestação até seu final. Em média, as vacas infectadas passam por até cerca de 5 ciclos estrais antes de levar a gestação a termo.

Clinicamente, os sinais da infecção são repetidos acasalamentos, ciclos estrais irregulares, aumento dos intervalos entre partos e aumento da taxa de vacas que não emprenham. Se o rebanho permanece fechado, as vacas desenvolvem imunidade e a taxa de fertilidade e os intervalos entre partos gradativamente retornam ao normal, porém não retornam à normalidade sem intervenção.

Doença reprodutiva (ovinos). Após ingestão, *C. fetus* ssp. *fetus* e *C. jejuni* alcançam a corrente sanguínea; na ovelha prenhe, instala-se na placenta. Isso resulta em placentite, infecção fetal e aborto, comumente 3 a 4 semanas após a infecção, mas pode demorar tanto quanto 2 meses. Placenta, fluidos uterinos e feto contêm grande quantidade de microrganismos. Em geral, os abortos ocorrem na segunda metade da prenhez. Com frequência, observam-se "surtos" envolvendo até 50% das ovelhas prenhes, embora o mais comum seja uma taxa de aproximadamente 25%. Na maioria dos casos, a lesão macroscópica consiste apenas em placentite, que não é específica da infecção por *Campylobacter*, mas é sugestiva de infecção bacteriana (Figura 23.2). Ocasionalmente, o fígado do feto contém focos de necrose marrons a avermelhados, frequentemente com aparência semelhante a alvo ou rosquinha (Figura 23.3). Geralmente, em vacas e cabras infectadas por *C. fetus* ssp. *fetus* e *C. jejuni* ocorre aborto como casos isolados e esporádicos.

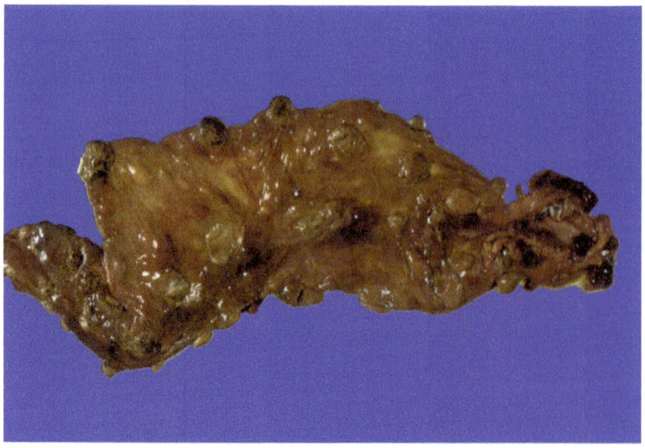

Figura 23.2 Placentite em placenta de um feto de ovelha infectado por *Campylobacter fetus* ssp. *fetus*.

Doença intestinal. *C. jejuni* adere e invade células epiteliais da parte distal do intestino delgado e do cólon. Ocorre transferência de bactérias pelo epitélio da lâmina própria. A invasão de *C. jejuni* lesiona o epitélio e ocasiona hemorragia e inflamação, com recrutamento de neutrófilos e produção de interleucinas e prostaglandinas. Em animais e em pessoas, os sinais clínicos incluem febre, cãibras abdominais e diarreia aquosa a sanguinolenta, que, geralmente, regride espontaneamente dentro de alguns dias a semanas. Os efeitos

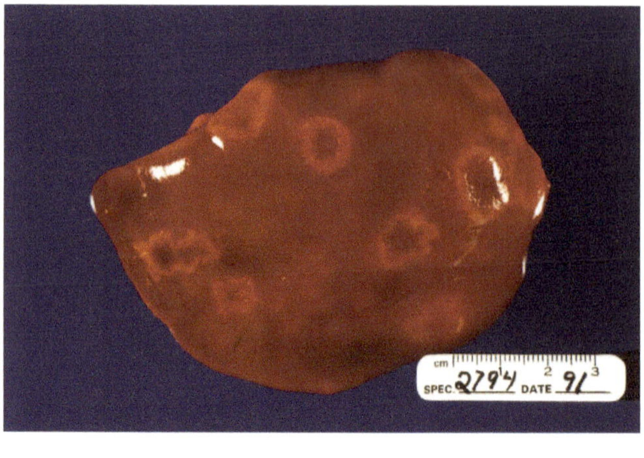

Figura 23.3 Lesões necróticas semelhantes a alvo ou rosquinha no fígado de feto ovino infectado por *C. jejuni*. *Campylobacter fetus* ssp. *fetus* provoca lesões idênticas.

bactericidas do soro inativam a maioria das bactérias do gênero *Campylobacter* que alcançam os vasos linfáticos e a circulação sanguínea sistêmica. Apenas um pequeno número de cepas é sororresistente e provoca infecção sistêmica, com localização extraintestinal. A exceção é *C. fetus* ssp. *fetus*, no qual quase todas as cepas são resistentes à morte pelos efeitos antimicrobianos do soro e pela fagocitose. Consequentemente, *C. fetus* é mais importante como causa de doença sistêmica.

Epidemiologia

Doença reprodutiva (bovinos). Campilobacteriose venérea é uma doença mundial, que acomete principalmente bovinos de corte concebidos por monta natural. O uso de inseminação artificial praticamente eliminou o microrganismo em rebanhos de bovinos leiteiros, porque é facilmente inativado no sêmen e no equipamento de inseminação.

Doença reprodutiva (ovinos). Abortos provocados por bactérias do gênero *Campylobacter* ocorrem em todas as criações de ovinos. Historicamente, *C. fetus* ssp. *fetus* foi a causa mais importante de campilobacteriose nesta espécie, mas, a partir do final dos anos de 1980, os abortos causados por *C. jejuni* se tornaram mais comuns e em alguns países excede o número de abortos causados por *C. fetus*. *C. coli* provoca abortos esporádicos em ovelhas, mas não é uma bactéria comum na maioria dos países. No entanto, em algumas regiões isola-se *C. coli* em até 20% dos abortos causados por bactérias do gênero *Campylobacter*.

Doença intestinal. As fezes de animais infectados são fontes de infecção para outros animais. Carnes de aves domésticas contaminadas, bem como outros tipos de carne, cruas, malcozidas e inadequadamente manipuladas, leite cru e água contaminadas são fontes de infecção humana. O ceco de, aproximadamente, 50% dos frangos contém *C. jejuni*. No abate, o microrganismo contamina o ambiente e, como consequência, quase todas as carcaças de frangos à venda no comércio encontram-se contaminadas. Animais de companhia e animais pecuários infectados são fontes potenciais da infecção. Bactérias do gênero *Campylobacter* são encontradas nas fezes de animais de companhia sadios, mas em prevalência e quantidade de bactérias menores que aquelas verificadas em pacientes com diarreia. Cães e gatos de abrigos e cães alimentados com dietas preparadas no próprio domicílio provavelmente carreiam mais *C. jejuni*. *C. jejuni* é comumente isolado em fezes de bovinos e, ocasionalmente, em casos de mastite, fato que pode auxiliar na explicação dos surtos de infecção humana após ingestão de leite não pasteurizado.

Características imunológicas

Doença reprodutiva (bovinos). A imunidade protetora contra *C. fetus* ssp. *venerealis* se desenvolve no útero, e, embora a IgM seja inicialmente produzida, a imunidade se baseia principalmente na ação de IgG. Os anticorpos revestem a bactéria e iniciam a cascata do complemento, resultando em lise bacteriana. Os anticorpos IgG também atuam como opsonizadores e se ligam aos antígenos capsulares, resultando em fagocitose e destruição das bactérias. As moléculas de IgA, IgG e IgM secretadas se ligam aos antígenos de superfície e impedem a fixação dos microrganismos às células epiteliais. Todos os isótipos de anticorpos específicos contra antígenos flagelares impedem a transferência da bactéria da vagina para o útero. Na vagina, tem-se principalmente uma resposta de IgA não opsonizante, que é menos efetiva na eliminação dos microrganismos que a resposta de IgG no útero. A maioria das vacas destrói *C. fetus* ssp. *venerealis* do útero dentro de 2 a 3 meses; entretanto, frequentemente demora 6 meses, ou mais, para destruir as bactérias presentes na vagina. A eliminação dos microrganismos da vagina raramente demora mais que 10 meses; todavia, entre 1 e 2% das vacas se tornam portadores persistentes da bactéria na vagina. Em 30 a 70% das vacas que eliminaram os microrganismos, uma nova exposição a *C. fetus* ssp. *venerealis* ocasiona infecção vaginal que não se propaga ao útero.

Touros com menos de 4 anos de idade raramente permanecem infectados por mais que alguns dias, porém os mais idosos podem permanecer infectados pelo restante da vida, a menos que tratados. A explicação mais comumente aceita é que as criptas prepuciais de touros mais velhos são mais profundas e mais receptivas que as de touros mais jovens. A resposta imune estimulada pela infecção natural não é efetiva na eliminação da bactéria de touros. No entanto, a vacinação estimula a produção de anticorpos IgG específicos no soro e na secreção mucosa, podendo impedir ou eliminar a infecção em machos e fêmeas.

Doença reprodutiva (ovinos). Ovelhas ficam imunes após aborto ou vacinação, principalmente pela presença dos anticorpos IgM e IgG na corrente sanguínea e nos tecidos. Isso resulta em remoção dos microrganismos pelas células fagocíticas e iniciação da cascata do complemento, culminando em lise bacteriana.

Doença intestinal. Após a fixação e a invasão da mucosa intestinal pela bactéria, ocorre produção de anticorpos circulantes e de anticorpos de mucosa. Isso resulta na eliminação de *Campylobacter* da mucosa intestinal, mas não do lúmen intestinal. A resposta imune não impede nova colonização do intestino, mas auxilia na prevenção dos sinais clínicos.

Diagnóstico laboratorial

Coleta de amostras

Doença reprodutiva (bovinos). É muito mais provável que as amostras obtidas de machos sejam positivas que as amostras coletadas de fêmeas. Obtém-se esmegma ou raspado de prepúcio por meio de aspiração na extremidade de uma pipeta de inseminação. As amostras de fêmeas são coletadas utilizando-se um tampão colocado na parte anterior da vagina. As amostras devem ser resfriadas, mas não congeladas; caso não seja possível enviá-las ao laboratório dentro de 6 a 8 h, devem ser colocadas em um meio de transporte, como o meio Clark ou Lander, ou em caldo de tioglicolato. Deve-se obter amostras de todos os touros ou de 20 fêmeas ou de 10% do rebanho, o que for maior.

Doença reprodutiva (ovinos). Fluido abomasal, pulmão e fígado de feto abortado são as melhores amostras. A contaminação dificulta muito o isolamento dos microrganismos da placenta.

Doença intestinal. Utilizam-se amostras de fezes para o diagnóstico das infecções causadas por *Campylobacter*.

Exame direto

Doença reprodutiva (bovinos). Em razão do baixo número de bactérias, é muito improvável a visualização direta de *C. fetus* ssp. *venerealis* em esfregaços corados, obtidos de touros e/ou vacas infectadas. Preparações com anticorpos corados fluorescentes são úteis e, às vezes, são empregadas em combinação com a cultura bacteriológica para aumentar a sensibilidade do teste.

Doença reprodutiva (ovinos). As preparações de conteúdo estomacal de feto abortado coradas pela técnica de Gram ou com corantes do tipo Romanovsky frequentemente contêm pequenos bastonetes curvos. Uma característica das bactérias do gênero *Campylobacter* é a rápida movimentação "em espiral ou em saltos" que pode ser observada em preparações úmidas de conteúdo abomasal, em microscópio de campo escuro ou de contraste de fase. A detecção de focos necróticos arredondados ou em formato de alvo no fígado (Figura 23.3) também sustenta um diagnóstico presuntivo de infecção por *Campylobacter*.

Doença intestinal. Em esfregaços de fezes corados, notam-se vários bastonetes gram-negativos curvos delgados, sangue, muco, neutrófilos e fragmentos celulares.

Isolamento

Doença reprodutiva (bovinos). Esmegma, raspado de prepúcio, fluido vaginal ou conteúdo estomacal são colocados em placas com meio seletivo contendo substâncias antimicrobianas, a fim de minimizar o crescimento de microrganismos contaminantes. Vancomicina, polimixina B ou C, e trimetoprima são comumente utilizados para reduzir a multiplicação de bactérias, e anfotericina B é, às vezes, incluída para inibir o crescimento de fungos. É importante que não se utilize meio seletivo destinado ao isolamento de *C. jejuni* e *C. coli* que contém o antibiótico cefalotina, como os meios Butzler e Campy-BAP, porque ambas as subespécies de *C. fetus* são sensíveis à cefalotina. As placas são incubadas em temperatura de 37°C, em atmosfera com 6% de oxigênio e 5 a 10% de dióxido de carbono, e examinadas após 48 h.

Doença reprodutiva (ovinos). Conteúdo abomasal, pulmão e/ou fígado de feto são colocados em placas de ágar-sangue (com ou sem antimicrobianos, dependendo do grau de contaminação), as quais são incubadas em temperatura de 37°C, em atmosfera com 6% de oxigênio e 5 a 10% de dióxido de carbono. As placas são examinadas após 48 h.

Doença intestinal. As bactérias intestinais do gênero *Campylobacter* são mais bem isoladas de amostras obtidas do intestino, em meio seletivo contendo substâncias antimicrobianas (p. ex., meio Campy-CVA com cefoperazona, vancomicina e anfotericina B, ou meio Skirrow). Meios de cultura que contêm cefalotina (como meio Butzler e meio Campy-BAP) são apropriados para o isolamento de *C. jejuni, C. coli* e *C. lari,* mas não para *C. fetus* ou *C. upsaliensis*. Em razão do pequeno tamanho das bactérias do gênero *Campylobacter,* um método alternativo é a filtração das amostras em filtro com poros de 0,45 μm ou de 0,65 μm, a fim de reduzir a contaminação, e colocação em placa com ágar-sangue sem antibiótico. As placas são incubadas em temperatura de 37°C e/ou de 42°C, em atmosfera com 6% de oxigênio e 5 a 10% de dióxido de carbono.

Identificação

Pequenos bastonetes gram-negativos, curvos e oxidase-positivos que crescem em temperatura de 37°C ou de 42°C, em um ambiente microaeróbico, podem ser presumivelmente identificados como espécies de *Campylobacter* ou de *Arcobacter*. É difícil diferenciar os dois gêneros com base nas diferenças fenotípicas, porém isolados que crescem em ambiente aeróbico, em temperatura inferior a 30°C, podem ser presumivelmente identificados como *Arcobacter*. A capacidade de crescimento em ágar MacConkey, em ambiente microaeróbico e em temperatura de 37°C, é outra evidência de que o isolado é uma espécie de *Arcobacter*, porém a falha em crescer em ágar MacConkey exclui a possibilidade de que seja *Arcobacter*. Isolados de *Campylobacter* que se multiplicam em temperatura de 42°C e são hipurato-positivos são identificados como *C. jejuni*; no entanto, há relato de cepas hipurato-negativas. Os isolados podem ser identificados como espécies com base nas características fenotípicas (Quadro 23.2), mas há variabilidade entre os isolados das mesmas espécies e pode haver erros de identificação. Em razão da dificuldade de diferenciação das espécies de *Campylobacter*, também se têm utilizado métodos moleculares, como PCR espécie-específica, *fingerprinting* genômico e sequenciamento dos genes de RNA ribossômico.

Sorodiagnóstico. *C. fetus* ssp. *venerealis* não induz à produção de anticorpos detectáveis no soro, mas os anticorpos presentes no fluido vaginal são utilizados para o diagnóstico. O teste de aglutinação do muco vaginal identifica cerca de 50% das vacas infectadas, o que é útil para o rebanho, mas não para o diagnóstico individual da vaca. O título de aglutinação é maior 30 a 70 dias após a infecção e persiste por, aproximadamente, 7 meses. As amostras devem ser coletadas 1 a 2 dias antes ou 4 a 5 dias após o cio, a fim de evitar diluição excessiva dos anticorpos pela maior quantidade de secreção durante o cio. A presença de sangue invalida os resultados do teste; o exame não possibilita diferenciar animais infectados de vacinados. Os anticorpos do muco vaginal também podem ser detectados por imunoensaio enzimático (ELISA), que apresenta maior sensibilidade e especificidade. O teste ELISA pode ser utilizado para detectar IgA e diferenciar bovinos infectados de vacinados.

Tratamento

Doença reprodutiva (bovinos). A aplicação de dose dupla de duas doses de vacina, com intervalo de 3 semanas, elimina a infecção persistente por *C. fetus* ssp. *venerealis* em touros. O uso sistêmico de estreptomicina, a aplicação tópica de estreptomicina e o uso tópico de neomicina e eritromicina podem ser efetivos no tratamento de touros; entretanto, se não vacinados, tornam-se suscetíveis à nova infecção. A vacinação anual é efetiva no tratamento e na prevenção da doença em fêmeas.

Campilobacteriose venérea bovina é mais bem controlada por meio de prevenção. O uso de touros virgens oriundos de rebanhos sabidamente negativos, evitando a reposição no rebanho de fêmeas com histórico desconhecido, e o não compartilhamento de pastagem são bons métodos de prevenção. A inseminação artificial é um meio muito efetivo de controle e de eliminação da doença.

Doença reprodutiva (ovinos e caprinos). Tradicionalmente, o tratamento de surtos de abortos causados por *Campylobacter*

Quadro 23.2 Características fenotípicas das espécies de *Campylobacter* e *Arcobacter* importantes.

	↑ em 25°C	↑ em 37°C	↑ em 42°C	↑ aeróbico	Catalase	Urease	↑ em glicina a 1%	Hidrólise de hipurato	Hidrólise de acetato indoxil	H_2S em TSI	Redução de selenito	↑ em NaCl a 4%	Sensibilidade à cefalotina
C. fetus ssp. *fetus*	+	+	(−)[a]	−	+	−	+	−	−	−	V		S
C. fetus ssp. *venerealis*	+	+	(−)[a]	−	+	−	−	−	−	−	V		S
C. jejuni ssp. *jejuni*	−	+	+	−	+	−	+	+[b]	+	−	V		R
C. coli	−	+	+	−	+	−	+	−	+	V	+		R
C. upsaliensis	−	+	(+)	−	−	−	+	−	+	−	+		S
C. hyointestinalis ssp. *hyointestinalis*	−	+	+	−	+	−	+	−	−	+	+		S
C. hyointestinalis ssp. *lawsonii*	−	+	+	−	+	+	V	−	−	+	+		S
C. sputorum biovar *sputorum*	−	+	+	−	−	−	+	−	−	+	V		S
C. sputorum biovar *faecalis*	−	+	+	−	+	−	+	−	−	+	V		S
C. sputorum biovar *paraureolyticus*	−	+	+	−	−	+	+	−	−	+	V		S
C. lari	−	+	+	−	+	V	+	−	−	−	V		R
C. helveticus	−	+	+	−	−	−	V	−	+	−	−		S
C. mucosalis	−	+	+	−	−	−	V	−	−	+	V		S
A. butzleri	+	+	(−)[a]	+	V	−	+	−	+	−	−	−	R
A. cryaerophilus	+	+	−	+	V	−	V	−	+	−	−	−	R
A. skirrowii	+	+	−	+	+	−	V	−	+	−	NT	+	S
A. thereius	+	+	−	+	+	−	+	−	+	−	−	−	NT

[a](−) = a maioria das cepas não cresce nessa temperatura. [b]Cerca de 5 a 10% dos isolados de *C. jejuni* são hipurato-negativos.
↑ = crescimento; V = resultados variáveis; NT = não testado; R = resistente; S = suscetível; TSI = ágar triplo açúcar-ferro.

tem consistido em tetraciclina, por via parenteral, seguido de fornecimento de tetraciclina com a ração. No entanto, é cada vez mais comum a constatação de aumento da resistência de *C. jejuni* à tetraciclina. Em estudo de 2008, no qual a grande maioria de isolados de *C. jejuni* de material de aborto de ovelhas era oriunda de um único clone, observou-se que todos os isolados eram resistentes à tetraciclina. Alternativas medicamentosas potenciais incluem tilmicosina, eritromicina, tilosina e florfenicol. A vacinação com bacterinas de *C. fetus* ssp. *fetus* e *C. jejuni* em surtos de abortos tem auxiliado na redução da taxa de abortos. A vacinação antes do acasalamento auxilia a evitar a doença.

Doença intestinal. Em geral, a enterite causada por *C. jejuni* e por outras espécies de *Campylobacter* é autolimitante, mas ocasionalmente requer tratamento. Antibióticos macrolídios são os medicamentos de escolha. Com frequência, as tetraciclinas são efetivas, quando não é possível o uso de macrolídios; no entanto, a constatação de resistência à tetraciclina está cada vez mais comum. A maioria das bactérias do gênero *Campylobacter* de animais é suscetível aos antibióticos fluoroquinolonas. No entanto, dada a alta taxa de resistência mutacional, as fluoroquinolonas não são os fármacos de escolha.

Em hospitais veterinários e canis, o controle requer o emprego de medidas higiênicas rigorosas, como lavagem das mãos, limpeza e protocolos de desinfecção.

Não há vacinas efetivas para impedir enterite ou colonização por *C. jejuni*.

Arcobacter

As bactérias do gênero *Arcobacter* estão associadas a ocorrência de diarreia em animais de produção; mastite em vacas; abortos em animais de produção, especialmente em porcas; e gastrenterite em seres humanos. O gênero foi estabelecido em 1991, para incluir duas espécies de *Campylobacter* aeróbicas; atualmente conta com 12 espécies. As 6 espécies isoladas de animais são *Arcobacter butzleri*, *A. cryaerophilus*, *A. skirrowii*, *A. thereius*, *A. cibarius* e *A. trophiarium*. As demais espécies são oriundas de moluscos, de água salgada, de vegetais e de esgoto.

A. butzleri, *A. cryaerophilus* e *A. skirrowii* são as únicas espécies isoladas em fezes de animais de produção e de pessoas com diarreia, e são as espécies mais provavelmente patogênicas aos animais, as quais foram isoladas de amostras de fezes de suínos, bovinos, ovinos e equinos, com ou sem diarreia, e de cães sem diarreia. Em seres humanos, *A. butzleri* é uma causa emergente de gastrenterite transmitida por alimento e água; ademais, foi isolada do sangue. *A. cryaerophilus* e *A. butzleri* foram isoladas de casos de mastite bovina; experimentalmente, um isolado de *Arcobacter* de leite provocou mastite. Ambas as espécies também foram isoladas do leite de vacas sem mastite. Todas as 3 espécies são isoladas em bezerros, carneiros e leitões abortados, sendo especialmente comum o isolamento de *A. cryaerophilus* de leitões abortados. No entanto, os microrganismos não estão associados à ocorrência de lesões; ademais, as bactérias também são isoladas em leitões sadios infectados no útero e em fluido amniótico de ninhadas normais.

A. thereius foi isolada em leitões abortados e em cloaca de patas sadias. Sua participação como causa de aborto em suínos não está comprovada. *A. cibarius* foi isolada em carcaças de frangos em abatedouros, e *A. trophariu*m, em fezes de suínos sadios. Nenhum microrganismo foi associado à ocorrência de doença. Bactérias do gênero *Arcobacter* são comumente isoladas em fezes de aves domésticas sadias e não resultam em enfermidade. A participação de todas as espécies de *Arcobacter* como causa de doença em animais é indefinida.

Características descritivas

Produtos celulares de interesse médico. Bactérias do gênero *Arcobacter* apresentam parede celular típica de microrganismos gram-negativos e flagelos polares. LPS, LOS e flagelos de várias bactérias gram-negativas, como as espécies de *Campylobacter,* têm importante participação na patogênese bacteriana. No entanto, a participação de LPS, de LOS e de flagelos de *Arcobacter* não foi avaliada e permanece indefinida. Não foi constatada evidência de produção de toxina e praticamente nada se sabe sobre quais genes estão envolvidos na virulência.

Características de crescimento. As bactérias do gênero *Arcobacter* se multiplicam tanto em condições aeróbicas quanto microaeróbicas e em temperatura tão baixa quanto 15°C. Exceto algumas cepas de *A. butzleri,* essas bactérias não se multiplicam em temperatura de 42°C.

Ecologia

Reservatório. Os reservatórios de *Arcobacter* são, presumivelmente, o sistema gastrintestinal e o ambiente do animal infectado. Suínos, bovinos, aves domésticas e, possivelmente, outros animais assintomáticos podem atuar como importantes reservatórios para seres humanos.

Transmissão. É provável que a maioria dos animais seja infectada pela ingestão do microrganismo ou por sua penetração por outras superfícies mucosas. Alguns animais são infectados no útero.

Patogênese

Muito pouco se sabe sobre as interações de *Arcobacter* com o hospedeiro.

Epidemiologia. É comum a ocorrência de infecção assintomática do sistema gastrintestinal de animais de produção domésticos e de aves domésticas. Também, ocorre infecção assintomática em cães e equinos, provavelmente com menor prevalência. As bactérias também são isoladas no ambiente do animal, em leite cru e na água, os quais atuam como reservatórios para outros animais e para as pessoas.

Características imunológicas

Foram constatados anticorpos específicos contra *Arcobacter* no colostro de porcas naturalmente infectadas que pariram leitões com infecção congênita por *A. cryaerophilus*. Duas semanas após a parição, a maioria dos leitões infectados já não excreta *A. cryaerophilus* nas fezes; todavia, a participação de anticorpos colostrais não é conhecida.

Diagnóstico laboratorial

Coleta de amostra. Bactérias do gênero *Arcobacter* foram isoladas em amostras de conteúdo estomacal, rins, fígado e placenta de fetos abortados e de leite de vacas. As amostras de fezes são utilizadas no diagnóstico de diarreia causada por *Arcobacter* e na identificação de animais portadores da bactéria.

Exame direto. Em estudos relacionados com aborto em porcas, nos quais amostras do feto foram submetidas a exame direto para a detecção de espécies de *Arcobacter,* não se constatou bactéria. É impossível diferenciar *Arcobacter* de *Campylobacter,* sem que se utilize algum teste específico, como a coloração de anticorpos fluorescentes.

Isolamento. O mesmo meio de cultura empregado para o isolamento de *Campylobacter* pode ser utilizado para o isolamento de bactérias do gênero *Arcobacter*. O isolamento nas fezes é facilitado pelo uso de caldo de enriquecimento comercial para *Arcobacter* e de ágar suplementado com agentes antimicrobianos que reduzem a multiplicação de outras bactérias e fungos. Uma combinação utilizada contém cefoperazona, anfotericina B e teicoplanina; outro procedimento inclui 5-fluoruracila, anfotericina B, cefoperazona, novobiocina e trimetoprima. As placas com o meio de cultura são incubadas em temperatura de 25°C a 30°C e de 37°C e examinadas diariamente, durante 3 a 5 dias. Não se comprovou se é melhor a incubação em ambiente aeróbico ou microaeróbico. Práticas comuns envolvem a incubação de todas as placas em condição microaeróbica ou a incubação em ambiente aeróbico em temperatura de 25°C a 30°C e em condição microaeróbica, em 37°C.

Identificação. Pequenos bastonetes gram-negativos curvos, oxidase-positivos, catalase-positivos e capazes de hidrolisar acetato de indoxil e que se multiplicam em ambientes aeróbico e microaeróbico, em temperatura de 25°C a 30°C são presumivelmente identificados como espécies de *Arcobacter.* Crescimento em ágar MacConckey, em 37°C, é uma evidência adicional de que o isolado é uma espécie de *Arcobacter*. As reações de fermentação são utilizadas para classificar os isolados de *Arcobacter*, porém os resultados frequentemente não são definitivos (Quadro 23.2). Métodos moleculares, como PCR e sequenciamento do gene 16SrRNA, são mais confiáveis.

Tratamento

A maioria das infecções causadas por *Arcobacter* em seres humanos é autolimitante, mas, nos casos de doença crônica ou grave, comumente se realiza o tratamento, mais comumente, com fluoroquinolonas e tetraciclinas. No entanto, há relato de resistência da bactéria ao ácido nalidíxico e ao ciprofloxacino. O tratamento de doenças causadas por *Arcobacter*, em animais, é pouco documentado.

Leitura sugerida

Blaser MJ, Newell DG, Thompson SA, and Zechner EL (2008) Chapter 23: Pathogenesis of *Campylobacter fetus*, in *Campylobacter*, 3rd edn (eds Nachamkin I, Szymanski CM, and Blaser MJ), American Society for Microbiology Press, Washington, DC, pp. 401–428.

Chaban B, Ngeleka M, and Hill JE (2010) Detection and quantification of 14 *Campylobacter* species in pet dogs reveals an increase in species richness in feces of diarrheic animals. *BMC Microbiol*, 10, 73.

Collado L and Figueras MJ (2011) Taxonomy, epidemiology, and clinical relevance of the genus *Arcobacter*. *Clin Microbiol Rev*, 24(1), 174–192.

Dasti JI, Tareen AM, Lugert R *et al.* (2010) *Campylobacter jejuni*: A brief overview on pathogenicity-associated factors and disease-mediating mechanisms. *Int J Med Microbiol*, 300, 205–211.

Gorkiewicz G, Kienesberger S, Schober C *et al.* (2010) A genomic island defines subspecies-specific virulence features of the host-adapted pathogen *Campylobacter fetus* subsp. *venerealis*. *J Bacteriol*, 192(2), 502–517.

Ho TKH, Lipman LJA, van der Graaf-van Bloois L *et al.* (2006) Potential routes of acquisition of *Arcobacter* species by piglets. *Vet Microbiol*, 114, 123–133.

Merga JY, Leatherbarrow AJH, Winstanley C *et al.* (2011) Comparison of *Arcobacter* isolation methods, and diversity of *Arcobacter* spp. in Cheshire, United Kingdom. *Appl Environ Microbiol*, 77(5), 1646–1650.

Mshelia GD, Amin JD, Woldehiwet Z *et al.* (2010) Epidemiology of bovine venereal campylobacteriosis: Geographic distribution and recent advances in molecular diagnostic techniques. *Reprod Domes Anim*, 45, e221–e230.

Oporto B and Hutado A (2011) Emerging thermotolerant *Campylobacter* species in healthy ruminants and swine. *Food-borne Pathog Dis*, 8(7), 807–813.

Sahin O, Plummer PJ, Jordan DM *et al.* (2008) Emergence of a tetracycline-resistant *Campylobacter jejuni* clone associated with outbreaks of ovine abortion in the United States. *J Clin Microbiol*, 46(5), 1663–1671.

Young KT, Davis LM, and DiRita VJ (2007) *Campylobacter jejuni*: molecular biology and pathogenesis. *Nat Rev Microbiol*, 5(9), 665–679.

24 Microrganismos Espirais e Curvos IV | Helicobacter*

Megan E. Jacob

Microrganismos em formato de espiral são verificados por todo o trato gastrintestinal dos animais há mais de um século. Após o isolamento de *Helicobacter pylori* do tecido gástrico de pacientes humanos nos anos 1980, as bactérias do gênero *Helicobacter* foram identificadas em animais, inclusive em furões, aves, primatas não humanos, cães, gatos e suínos (Quadro 24.1). Esses microrganismos têm produzido muito interesse em decorrência de sua participação como causa de doença gástrica. Em pessoas, *H. pylori* pode provocar gastrite persistente e úlcera peptídica; também, relaciona-se com o desenvolvimento de adenocarcinoma gástrico e linfoma em mucosa gástrica. Outras espécies de *Helicobacter* identificadas em todo o trato gastrintestinal, inclusive boca e/ou fígado, da maioria dos animais estão associadas à ocorrência de sinais clínicos que variam de câncer a gastrite, em portadores assintomáticos.

A taxonomia das bactérias do gênero *Helicobacter* é complexa e isso, ao menos em parte, se deve à rápida expansão da lista de microrganismos desse gênero e ao desenvolvimento de métodos de identificação de bactérias. Os microrganismos do gênero *Helicobacter* apresentam taxonomia diferente daqueles do gênero *Campylobacter*, no qual foram originalmente classificados dada a semelhança morfológica. Parece haver dois amplos grupos de *Helicobacter* – uns associados ao tecido gástrico e outros a regiões do intestino inferior e fígado. Em geral, as espécies de *Helicobacter* de ambos os grupos são consideradas patógenos diretos ou oportunistas e há crescente identificação de patógenos dos grupos como microrganismos de importância zoonótica.

Características descritivas

Morfologia e coloração

As bactérias do gênero *Helicobacter* são gram-negativas, cuja morfologia varia desde um formato espiral firmemente enrolado (p. ex., *H. pylori*, *H. felis* e *H. suis*) até bastonetes ligeiramente curvos (p. ex., *H. mustelae* e *H. baculiformis*). O tamanho desses microrganismos é variável, com 1,5 a 10 μm de comprimento e 0,3 a 1,2 μm de largura. Todas as espécies de *Helicobacter* conhecidas apresentam flagelos, que as tornam móveis; o número de flagelos (varia entre 4 e 23) e sua localização (bipolar, monopolar etc.) são diferentes entre as espécies.

Fatores de virulência

As bactérias do gênero *Helicobacter* têm vários produtos celulares de importância; no entanto, nem todas produzem todos os produtos. Alguns dos fatores de virulência expressos por microrganismos deste gênero incluem:

Flagelos. A motilidade, por meio de vários flagelos, é característica das bactérias do gênero *Helicobacter*; é fundamental para o microrganismo penetrar no muco e se fixar às células epiteliais do estômago. A quantidade e a localização dos flagelos diferem entre as espécies; no entanto, todas as espécies têm flagelos e a maioria é revestida por uma bainha.

Fibrilas periplasmáticas. Essas fibras (presentes isoladamente ou em grupos) enrolam-se, em espiral, ao redor de algumas espécies de *Helicobacter* (p. ex., *H. felis* e *H. bilis*), mas não em todas as bactérias desse gênero. Embora associada à motilidade do microrganismo, as fibrilas periplasmáticas são distintas dos flagelos e se localizam sob a membrana externa.

Urease. A urease hidrolisa a ureia em amônio e carbono. Os íons amônio neutralizam o ácido estomacal, possibilitando que a bactéria viva no ambiente gástrico. A urease também está associada a inflamação. A maioria das cepas de *Helicobacter* produz urease; no entanto, parece ser produzida, variavelmente, por algumas bactérias êntero-hepáticas.

Adesinas. As adesinas são proteínas que atuam como mediadores de fixação das bactérias às células-alvo do trato gastrintestinal, inclusive o nicho da cepa. *H. pylori* expressa, pelo menos, duas adesinas específicas do epitélio gástrico – adesina ligadora de ácido siálico (SabA) e adesina ligadora de antígeno de grupo sanguíneo (BabA). Tais adesinas não foram identificadas em todas as bactérias do gênero *Helicobacter*.

Lipopolissacarídio. O lipopolissacarídio (LPS) da membrana externa é um importante determinante de virulência. Não apenas o lipídio A é o componente tóxico (endotoxina); também, a extensão das cadeias laterais da unidade O

*Capítulo original escrito por Dr. James G. Fox.

Quadro 24.1 Exemplos de espécies de *Helicobacter* selecionadas, relatadas em hospedeiros animais.

	Espécie animal						
	Canina	Felina	Suína	Ovina	Bovina	Humana	Outras
H. pylori		+		+		+	Primatas não humanos
H. felis	+	+				+	Coelhos
Candidatus			+				Primatas não humanos
H. suis							
H. canis	+	+				+	
H. salomonis	+	+					Coelhos
"Flexispira rappini" ou *H. rappini*	+	+		+		+	
H. bizzozeronii	+	+	+			+	Primatas não humanos
H. mustelae							Furões
H. bilis	+		+				Camundongos
H. hepaticus							Camundongos
Candidatus					+		
H. bovis							
H. pullorum						+	Aves, camundongos
H. cetorum							Golfinhos, baleias

repetidas impede a fixação do complexo de ataque à membrana produzido pelo sistema complemento à membrana externa. O LPS de *Helicobacter* é importante na resposta imune pelo fato de ser, por fim, responsável pela liberação de citocinas pró-inflamatórias; ademais, está associado ao mecanismo de fixação das bactérias aos tecidos gástricos.

Ilha de patogenicidade cag e CagA. A ilha de patogenicidade (PAI) cag (*cytotoxin-associated gene*) está associada à patogênese de cepas de *H. pylori*. Especificamente, a PAI cag codifica um sistema de secreção tipo IV que atua como mediador da translocação da proteína CagA em células hospedeiras. Uma vez no interior da célula, a CagA sofre fosforilação, resultando em rearranjo da actina. A PAI é heterogênea entre as cepas de *H. pylori*, diferenciando-se no número de sequências de inserções e na virulência associada. Vários fragmentos da PAI cag e sistemas de secreção tipo IV foram verificados em outras bactérias do gênero.

Citotoxina vacuolizante (Vac). A citotoxina vacuolizante, bem descrita em *H. pylori*, tem sido associada à colonização e persistência do microrganismo na barreira do epitélio celular gástrico e à estimulação de uma resposta inflamatória. Estudos prévios mostraram associação entre a atividade de VacA *in vitro* e o estado da doença. O gene VacA codifica a citotoxina que assegura a disponibilidade de ureia, entre outras funções. VacA tem sido assunto de pesquisa na intervenção de vacina.

Toxina expansora citoletal. A toxina expansora citoletal (CDT) presente em *H. hepaticus* e *H. pullorum* apresenta alta homologia com a toxina CDT produzida por *Campylobacter jejuni*, que está relacionada com a cessação do ciclo celular em células eucarióticas.

Outros produtos celulares, incluindo superóxido dismutase e catalase, também foram descritos em bactérias do gênero *Helicobacter*.

Características de crescimento

Microrganismos do gênero *Helicobacter* se multiplicam sob condições microaerofílicas, em temperatura de 37°C, e geralmente se apresentam como colônias achatadas, não pigmentadas, branco-acinzentadas, não hemolíticas e com, aproximadamente, 1 a 2 mm de tamanho. No entanto, algumas espécies não formam colônias distintas e parecem mais um delgado filme de bactérias espalhado. Pode ser necessário longo período de incubação (até 1 semana) para visualizar o crescimento de colônias de *Helicobacter*. Esses microrganismos não se multiplicam em condições aeróbicas. Contudo, a multiplicação de algumas espécies pode ser exacerbada pelo hidrogênio da atmosfera, pela variação de pH ou por uma etapa de enriquecimento. A capacidade de as espécies de *Helicobacter* se multiplicarem em temperatura de 42°C também é variável e pode auxiliar na identificação.

Variabilidade

Observa-se alto grau de variabilidade entre as espécies e nas espécies de *Helicobacter*. Em razão da alta heterogenicidade genômica, é comum verificar variabilidade das características fenotípicas e de crescimento, bem como dos fatores de virulência e de sensibilidade aos antimicrobianos. A produção de urease, a redução de nitrato e a hidrólise de idoxil acetato podem ser variáveis entre as espécies de *Helicobacter*. Essa variabilidade é, com frequência, porém nem sempre, diferente entre as espécies de bactérias comuns do trato gastrintestinal, em comparação com as êntero-hepáticas. Além disso, algumas espécies de *Helicobacter* podem se multiplicar em temperatura de 42°C e algumas necessitam de hidrogênio para sua multiplicação. A diferença mais notável entre as espécies de *Helicobacter* é o número e a disposição de flagelos e a presença de fibrilas periplasmáticas. Em termos genômicos, o conteúdo percentual de moles G+C pode variar de 30 a 48% nas diferentes espécies de *Helicobacter*.

Ecologia

Reservatórios

Em animais, as bactérias do gênero *Helicobacter* foram isoladas de vários locais, incluindo estômago, fígado, ducto biliar, intestino delgado e intestino grosso. O grau em que as espécies *Helicobacter* ocupam, exclusivamente, nichos específicos nos animais não foi bem estabelecido, com possível exceção das espécies êntero-hepáticas que infectam camundongos. Em geral, as espécies de *Helicobacter* gástricas se instalam na camada de muco ou se fixam ao tecido epitelial gástrico. Enquanto algumas bactérias do gênero *Helicobacter* podem infectar diversas espécies de animais, outras são mais específicas e infectam apenas determinado hospedeiro. Tem sido mostrado que várias espécies de *Helicobacter* infectam uma única espécie animal.

Estima-se que uma grande proporção (> 50%) da população humana carreia *H. pylori* e, potencialmente, outras espécies em seu trato gastrintestinal. Bactérias do gênero *Helicobacter* também parecem ser altamente prevalentes em cães e gatos; estudos constataram infecção em 80 a 100% dos casos com, no mínimo, uma espécie. Diversas espécies não consideradas *H. pylori* foram identificadas em cães, inclusive *Helicobacter bizzozeronii*, *H. felis*, *H. heilmannii* e *H. bilis*, entre outras. Estudos realizados em abatedouros os quais avaliaram a taxa de prevalência de *Helicobacter suis* em suínos constataram a presença da bactéria em, pelo menos, 60% dos animais examinados. As espécies de *Helicobacter* êntero-hepáticas (*H. hepaticus* e *H. bilis*) são particularmente prevalentes e importantes na população de camundongos (inclusive animais de laboratórios); ademais, há relato > 60% de prevalência de *H. pullorum* nas populações de aves domésticas. As bactérias do gênero *Helicobacter* têm sido isoladas em praticamente todos os animais examinados, incluindo ovinos, macacos, furões, baleias, golfinhos, gansos e vários outros animais; contudo, as taxas de prevalência de *Helicobacter* e a distribuição das espécies específicas para essas populações são bem menos definidas.

Transmissão

Supostamente, a transmissão das bactérias do gênero *Helicobacter* ocorre tanto pela via oral-oral quanto orofecal. Há alguma evidência que indica a propagação por ambas as vias. A capacidade dos microrganismos de sobreviverem fora do trato gastrintestinal e se propagarem por outros meios é controversa e não foi definida. Embora possa haver outros meios de transmissão, esses não são considerados principais.

Potencial zoonótico

Há fortes indícios de que as bactérias do gênero *Helicobacter* podem ser transferidas entre humanos e animais, como uma zoonose. As pessoas são infectadas por diferentes espécies de *Helicobacter*, e o contato com animais de diferentes espécies tem sido associado à ocorrência de infecção. Há alguma evidência da presença de cepas similares em humanos e seus animais de estimação. As espécies de *Helicobacter* também foram isoladas de produtos lácteos, em várias ocasiões. A transmissão zoonótica ocorre principalmente nas espécies não consideradas *H. pylori,* em que a prevalência destas espécies em pessoas (estimada em 6%) é, em geral, menor que a prevalência de *H. pylori* (estimada em 50%); no entanto, há relato de gatos portadores de *H. pylori*, com risco zoonótico.

Patogênese

Vários estudos mostraram que as espécies de *Helicobacter* gástricas alteram a fisiologia do estômago. Também, parece haver vários mecanismos pelos quais isso acontece. Embora o grau de enfermidade, o local de infecção e as espécies de *Helicobacter* sejam diferentes entre as espécies animais, uma ocorrência comum na infecção clínica é a indução de resposta inflamatória crônica. Trabalho prévio com cães experimentalmente infectados por *H. felis* não constatou correlação entre a quantidade de microrganismos que colonizavam os animais e o grau de inflamação gástrica. Bactérias semelhantes à espécie de *Helicobacter* gástrica, em gatos, mostraram boa correlação entre o grau de colonização e os folículos linfoides. No entanto, a correlação não foi evidente em cães. A falta de critérios padronizados para a avaliação das alterações histológicas dificulta a interpretação desses resultados; todavia, parece que fatores individuais do hospedeiro contribuem muito para o grau e o mecanismo patogênicos: alguns indivíduos podem permanecer assintomáticos. Em várias espécies de *Helicobacter,* foram identificados genes relacionados com motilidade, aclimatação/neutralização ácida, quimiotaxia e fixação dos microrganismos. Essas condições, além dos fatores de virulência como LPS, VacA, urease e PAI cag, provavelmente contribuem para a resposta imune e, subsequentemente, para a manifestação clínica.

Características imunológicas

O sistema imune é um importante mediador da patogênese induzida por *Helicobacter.* Uma resposta inflamatória crônica, em geral, está associada à infecção. Contudo, o controle da resposta imune também pode ser comprometido. O mecanismo da resposta imune que ocasiona a doença tem sido mais comumente estudado em camundongos; no entanto, possivelmente é diferente entre as espécies de *Helicobacter* e os animais hospedeiros. Como exemplo, um estudo com *H. felis* em camundongos revelou que o infiltrado celular era composto de neutrófilos, linfócitos B e linfócitos T CD4. Desses, os linfócitos T mostraram-se mais importantes na doença. *H. hepaticus,* que pode ocasionar hepatite em camundongos, foi associado à ocorrência de uma resposta imune mediada por Th1. A resposta exata da infecção causada por diferentes espécies de *Helicobacter*, em animais distintos, não está totalmente esclarecida.

Em geral, os animais infectados por *Helicobacter* apresentam uma resposta com produção significativa de IgG contra os microrganismos. A pesquisa de anticorpos séricos IgG específicos contra a espécie de *Helicobacter* gástrica, em animais, tem sido utilizada no diagnóstico de infecção natural e de infecção experimental em animais. O exame do soro e da secreção mucosa por meio de testes imunoenzimáticos, em gatos naturalmente infectados por *H. pylori*, mostrou uma resposta com produção de IgG específica contra *H. pylori* e alta concentração de anticorpos IgA contra *H. pylori* nas secreções salivar e gástrica. À semelhança do que acontece em humanos, ainda que útil no diagnóstico, nem a resposta com produção de anticorpos secretores nem aquela com produção de anticorpos séricos parecem proteger da infecção.

Diagnóstico laboratorial

Exame direto

Não é possível estabelecer o diagnóstico de gastrite crônica causada por *Helicobacter* no exame macroscópico visual por meio de endoscopia. Outros métodos de diagnóstico apresentam graus de sensibilidade variáveis. É possível observar bactérias espirais no exame citológico de uma impressão tecidual (*imprint*) ou no tecido gástrico homogeneizado corado pelo método de Gram. Pode-se realizar o exame citológico do raspado gástrico obtido durante a endoscopia de rotina. As células e o muco que aderem à escova do raspado são colocados em uma lâmina de vidro, secas ao ar e coradas com o corante de Giemsa. Para a visualização da espécie de *Helicobacter* gástrica faz-se o exame microscópico em aumento 100×, em óleo de imersão. Com frequência, a atividade da urease nessas bactérias gástricas é utilizada como teste diagnóstico, particularmente para *H. pylori*. O teste da urease, disponível no mercado, detecta a atividade da urease no tecido gástrico dentro de 15 min a 3 h. Adicionalmente, pode-se obter uma amostra de fragmento do estômago, por meio de biopsia gástrica, a qual é colocada diretamente em caldo de ureia, e uma reação positiva obtida dentro de 1 h propicia um diagnóstico presuntivo.

Isolamento e identificação

Amostras obtidas por meio de biopsia de estômago ou intestino são ideais para a detecção de *Helicobacter*, utilizando-se meio de cultura ou métodos moleculares (ver seção "Métodos moleculares"). Pode-se enviar amostra de conteúdo gástrico ou intestinal, ou de fezes, embora a recuperação da bactéria na cultura seja menos previsível. Amostras obtidas por biopsia hepática também podem ser enviadas para exame quando, realmente, suspeita-se que o paciente esteja infectado. As bactérias do gênero *Helicobacter* são fastidiosas, microaerofílicas e não causam reações bioquímicas. Em geral, teores mais elevados de hidrogênio facilitam a recuperação das espécies êntero-hepáticas de *Helicobacter* na cultura; no entanto, essas podem ser isoladas no mesmo meio de cultura utilizado para espécie de *Helicobacter* gástrica. Em geral, os microrganismos são isolados empregando-se um meio enriquecido, como ágar-sangue para *Brucella* com antibióticos, incluindo trimetoprima, vancomicina e polimixina B. Ainda assim, é difícil o isolamento de algumas espécies que requerem pH ou técnicas de enriquecimento específicos, e até mesmo pode não ser possível a cultura de algumas espécies. Como as bactérias do gênero *Helicobacter* podem apresentar diferentes suscetibilidades aos antibióticos, a inclusão de antibióticos adequados no meio de cultura pode auxiliar para um isolamento bem-sucedido. Por fim, tem-se recomendado o uso de filtro com 0,45 ou 0,65 mícron, para a filtragem seletiva das fezes, de modo a minimizar a contaminação por outros microrganismos intestinais durante a cultura inicial em ágar seletivo.

Métodos moleculares

Na literatura há relato do uso de *primers* de DNA para genes que codificam proteínas de virulência de *Helicobacter* específicas, bem como de *primers* específicos para segmentos de DNA que codificam 16S rRNA. Protocolos especiais que empregam reação em cadeia de polimerase são cada vez mais utilizados na detecção de "DNA de *Helicobacter*" com base no conteúdo intestinal de várias espécies animais. Além disso, tem-se sequenciado e relatado o genoma completo de várias espécies de *Helicobacter*, inclusive *H. pylori*, *H. suis* e *H. felis*, auxiliando na rápida expansão das técnicas de identificação molecular. Novos métodos, inclusive testes FISH (*fluorescence in situ hybridization*) e *Western blot*, foram recentemente descritos como técnicas de diagnóstico para amostras de humanos.

Tratamento e controle

O tratamento da infecção por *Helicobacter* é controverso e acredita-se que a infecção seja, mais comumente, subclínica. Ademais, mostrou-se que os microrganismos desse gênero desenvolvem, rapidamente, resistência aos antimicrobianos; portanto, o tratamento de infecções causadas por *Helicobacter* deve-se basear nas lesões que causam a doença clínica. Comumente tem-se relatado o emprego de uma combinação de amoxicilina e metronidazol ou de claritromicina com omeprazol ou famotidina, no tratamento de cães e gatos com infecções causadas pela espécie de *Helicobacter* gástrica; no entanto, a terapia tripla pode não resultar na erradicação do microrganismo do hospedeiro, por tempo prolongado.

Leitura sugerida

Haesebrouck F, Pasmans F, Flahou B *et al.* (2009) Gastric *Helicobacters* in domestic animals and nonhuman primates and their significance for human health. *Clin Microbiol Rev*, 22, 202–223.

Harbour S and Sutton P (2008) Immunogenicity and pathogenicity of *Helicobacter* infections of veterinary animals. *Vet Immunol Immunopathol*, 122, 191–203.

Mobley HLT, Mendz GL, and Hazell SL (eds) (2001) *Helicobacter pylori: Physiology and Genetics*, ASM Press, Washington, DC.

Neiger R and Simpson KW (2000) *Helicobacter* infection in dogs and cats: facts and fiction. *J Vet Intern Med*, 14, 125–133.

Smet A, Flahou B, Mukhopadhya I *et al.* (2011) The other *Helicobacters*. *Helicobacter*, 16 (Suppl. 1), 70–75.

25 Microrganismos Espirais e Curvos V | Leptospira

Rance B. LeFebvre

As bactérias do gênero *Leptospira* são espiroquetas, morfológica e fisiologicamente semelhantes, porém sorológica e fisiologicamente distintas. Os animais domésticos mais comumente acometidos são cães, bovinos, suínos e equinos. Aborto em final de gestação é a manifestação característica em qualquer fêmea prenhe, inclusive em mulheres, exposta a *Leptospira* pela primeira vez. Os quadros clínicos mais comuns na leptospirose canina são de natureza septicêmica, hepática e renal. Em bovinos e suínos, a doença séptica praticamente se limita aos animais jovens, enquanto aborto é a principal manifestação nas fêmeas adultas. Aborto e uveíte recorrente equina ou cegueira noturna são os sinais clínicos mais comuns em equinos. Leões-marinhos da Califórnia são suscetíveis à infecção aguda septicêmica causada por *Leptospira*. Outras espécies hospedeiras, ainda que suscetíveis à infecção, manifestam sinais clínicos menos frequentemente. Em humanos, a leptospirose, em geral, apresenta-se como uma doença febril aguda.

Estudos da taxonomia de *Leptospira*, com base em testes de DNA, propiciaram a descrição de 8 espécies patogênicas: *Leptospira borgpetersenii*, *L. inadai*, *L. interrogans* (*stricto sensu*), *L. kirschneri*, *L. meyeri*, *L. noguchii*, *L. santarosai* e *L. weilii*. Historicamente, *Leptospira* tem sido classificada com base em sua composição antigênica; são distribuídas em 23 sorogrupos e mais de 200 sorovares. A referência aos sorovares é mais comum no ambiente clínico. Os sorovares importantes na América do Norte e seus principais hospedeiros e os hospedeiros clínicos (entre parênteses) são:

- *Leptospira icterohaemorrhagiae:* roedores (cães, equinos, bovinos e suínos)
- *Leptospira gryppotyphosa:* roedores (cães, bovinos e suínos)
- *Leptospira canicola:* cães (suínos e bovinos)
- *Leptospira pomona:* bovinos e suínos (equinos, ovinos e leões-marinhos)
- *Leptospira hardjo:* bovinos
- *Leptospira bratislava:* suínos (equinos e leões-marinhos).

Características descritivas

Morfologia e coloração

As bactérias do gênero *Leptospira* são microrganismos espirais finos (do grego *leptos* = fino) medindo 6 a 20 μm × 0,1 μm. Fracamente coradas, essas bactérias requerem exame em microscópio de campo escuro ou de contraste de fase, para sua visualização. As espirais são mais bem-observadas em microscópio eletrônico. As células típicas apresentam uma espécie de gancho em cada extremidade, o que confere à bactéria um formato de S ou C. Preparações úmidas revelam que esses microrganismos apresentam alta mobilidade.

As bactérias do gênero *Leptospira* são gram-negativas, mas não são identificadas em esfregaços fixados e corados, como se faz na rotina. Podem ser demonstradas pelo emprego de anticorpos fluorescentes ou por impregnação pela prata.

Composição e anatomia celular

As células de *Leptospira* apresentam uma bainha externa, fibrilas axiais ("endoflagelos") e um cilindro citoplasmático. A bainha externa combina as características da cápsula e da membrana externa. O cilindro citoplasmático é recoberto por uma membrana celular e pela camada de peptidoglicano da parede celular.

Na parede celular há uma endotoxina relativamente lábil. Uma hemolisina, a esfingomielinase C, está presente em alguns sovares, e sua citotoxidade tem sido demonstrada *in vivo*.

Características de crescimento

As bactérias do gênero *Leptospira* são aeróbicas obrigatórias, cuja temperatura ideal para sua multiplicação é de 29°C a 30°C. O tempo médio para produção de colônias é cerca de 12 h. Não se verifica multiplicação em ágar-sangue ou em outros meios de cultura utilizados na rotina. O meio tradicional essencial é soro de coelho (< 10%) em soluções compostas desde salina normal até misturas de peptonas, vitaminas, eletrólitos e tampões. Alguns meios mais recentes substituíram polissorbatos e albumina bovina por soro de coelho. Não há necessidade de proteína. Diferentemente da maioria das células procarióticas, as leptospiras não são capazes de sintetizar suas próprias pirimidinas; desse modo, adiciona-se 5-fluoruracila ao meio de cultura, a fim de inibir o crescimento de outras bactérias.

A maioria dos meios é de aspecto fluido ou semissólido (0,1% de ágar). No meio fluido desenvolve-se pequeno grau de turvação. Em meio semissólido, o crescimento se concentra em um disco, aproximadamente, 0,5 cm, abaixo da superfície denominada zona de Dinger.

Reações bioquímicas

As bactérias do gênero *Leptospira* são oxidase-positivas e catalase-positivas; várias delas exibem atividade lipase. Algumas produzem urease. A identificação além do gênero se baseia em exame sorológico. No entanto, o desenvolvimento de *primers* de DNA espécie-específico, mais a reação em cadeia de polimerase (PCR), é um procedimento recente promissor para uma caracterização mais acurada de *Leptospira* patogênica.

Resistência

Bactérias do gênero *Leptospira* são microrganismos frágeis; são destruídas por dessecação, congelamento, calor (50°C/10 min), sabão, sais biliares, detergentes, ambiente ácido e putrefação. Persistem em ambiente úmido, de temperatura temperada e pH neutro a ligeiramente alcalino (ver seção "Epidemiologia").

Variabilidade

Há mais de 200 sorovares de leptospiras patogênicas. Esses variam de acordo com o hospedeiro, a distribuição geográfica e os fatores de virulência e, desse modo, diferem quanto à patogenicidade.

Ecologia

Reservatório

As bactérias do gênero *Leptospira* spp. colonizam os túbulos renais de mamíferos. Embora as leptospiras tenham sido isoladas de aves, répteis, anfíbios e invertebrados, a importância epidemiológica de tais associações não foi estabelecida.

Roedores são os carreadores mais frequentes de *Leptospira*, seguidos de carnívoros selvagens. Nenhum mamífero pode ser excluído da condição de possível hospedeiro. Em geral, os hospedeiros reservatórios manifestam mínimos, se houver algum, sinais de doença. Aborto sempre é um problema nas fêmeas prenhes expostas à bactéria pela primeira vez. A ocorrência de *Leptospira* e dos sorovares *L. icterohaemorrhagiae, L. canicola, L. pomona, L. hardjo* e *L. gryppotyphosa* foi relatada em todos os continentes.

Transmissão

A exposição à bactéria ocorre por meio de contato de membrana mucosa ou pele com água, fômites ou alimentos contaminados com urina. Outras fontes incluem leite de vaca com infecção aguda e secreção genital de bovinos e suínos, machos ou fêmeas.

Patogênese

As manifestações clínicas e patológicas sugerem a participação de mecanismos tóxicos. Filtrados de fluidos teciduais de animais experimentalmente infectados contêm fatores citotóxicos que causam lesões vasculares.

Os espiroquetas penetram na corrente sanguínea após a inoculação do microrganismo na membrana mucosa, ou no trato reprodutivo, e colonizam, particularmente, o fígado e os rins, onde causam lesões degenerativas. Pode haver envolvimento de outros órgãos, como músculos, olhos e meninges, com instalação de meningite não supurativa. *Leptospira* lesiona o endotélio vascular, resultando em hemorragias. Todos os sorovares ocasionam essas lesões, em graus variáveis. Em bovinos, *L. pomona* provoca hemólise intravascular em razão da ação de uma exotoxina hemolítica. Um mecanismo autoimune também pode contribuir para tal ocorrência. Alterações secundárias incluem icterícia, causada por lesão hepática e hemólise, e nefrite aguda, subaguda ou subcrônica, em decorrência de lesão de túbulos renais. O exsudato celular predominantemente contém linfócitos e plasmócitos. Nos animais sobreviventes, as leptospiras desaparecem da circulação após a produção de anticorpos séricos; todavia, persiste nos rins durante várias semanas.

Padrões de doença

A maioria das infecções causadas por *Leptospira* apresenta um curso inaparente, ou subclínico, provavelmente decorrente de infecção do animal por um sorovar adaptado ao hospedeiro. As infecções clínicas, que manifestam sintomas evidentes, se devem principalmente às infecções causadas por sorovar não adaptado ao hospedeiro. Essas doenças clínicas se manifestam principalmente em cães, bovinos e suínos; cada vez mais em leões-marinhos; ocasionalmente em equinos, caprinos e ovinos; e excepcionalmente em gatos.

Cães

Os sorovares envolvidos na ocorrência de leptospirose incluem *L. icterohaemorrhagiae* e *L. canicola*, sendo o último o microrganismo mais comum. Tem-se relatado aumento dos casos de insuficiência renal aguda decorrentes de infecções causadas por *L. gryppotyphosa*.

A apresentação aguda mais comum acomete principalmente filhotes de cães, provoca febre sem a localização de sintomas e, comumente, ocasiona morte dentro de alguns dias. Com frequência, observam-se hemorragias nas membranas mucosas e na pele, antes da morte do paciente, ou o paciente manifesta epistaxe ou fezes e vômito tingidos de sangue. Não se constata icterícia.

A progressão da doença ictérica é mais lenta, e as hemorragias são menos evidentes. Icterícia é marcante. A localização renal causa retenção de nitrogênio, enquanto cilindros renais e leucócitos surgem na urina.

O tipo urêmico, cujos alvos são os rins, deve-se à natureza da infecção descrita anteriormente ou pode se desenvolver em sua ausência. Pode ser aguda e rapidamente fatal, com sinais de distúrbios gastrintestinais, expiração de ar com odor urêmico e úlcera no trato digestório anterior; pode ter um curso lento, com início retardado.

Bovinos

A manifestação predominante na leptospirose bovina é aborto, geralmente no final da gestação, embora possa ocorrer em qualquer momento após a infecção. O aborto se deve mais à morte do feto primária do que à infecção placentária. É comum notar retenção fetal com autólise progressiva. O aborto atribuído a *L. hardjo*, o sorogrupo adaptado ao hospedeiro para bovinos, é principalmente um problema de novilhas leiteiras, em razão das práticas de manejo diferentes entre os bovinos de corte e os bovinos leiteiros. As infecções por *L. hardjo* se instalam no feto e provocam aborto ou a "síndrome do bezerro fraco". Com frequência, essas infecções são subclínicas ou podem levar à "síndrome da queda na produção de leite", falha reprodutiva e infertilidade. Infecção renal crônica e excreção de leptospiras na urina são ocorrências comuns.

Leptospirose aguda causada por *L. pomona* acomete principalmente bezerros e, às vezes, bovinos adultos. É caracterizada por febre, hemoglobinúria, icterícia, anemia e taxa de mortalidade de 5 a 15%.

Em alguns países, *Leptospira grippotyphosa, L. icterohaemorrhagiae* e *L. canicola* causam leptospirose em bovinos.

Suínos

Os sorovares apontados como causas de leptospirose em suínos incluem *L. pomona, L. icterohaemorrhagiae, L. canicola, L. tarassovi, L. bratislava* e *L. muenchen.* À semelhança do que acontece na leptospirose bovina, septicemia com icterícia e hemorragia acomete principalmente leitões, enquanto aborto e infertilidade são verificados em porcas.

Equinos

Leptospirose equina é atribuída mais frequentemente aos sorovares *L. pomona, L. grippotyphosa* e *L. icterohaemorrhagiae.* Os sinais clínicos das infecções naturais são febre, icterícia discreta e aborto. Provavelmente, leptospirose está envolvida em casos de iridociclite recorrente equina (oftalmia periódica).

Outros animais

Em pequenos ruminantes, a leptospirose, geralmente causada por *L. pomona,* é semelhante à infecção por *Leptospira* manifestada por bovinos. Também ocorrem infecções por *L. hardjo* e *L. grippotyphosa.* Epidemias ocasionadas por *L. pomona* têm provocado, periodicamente, alta taxa de mortalidade em leões-marinhos da Califórnia, desde os anos 1940.

Humanos

As pessoas são suscetíveis a todos os sorovares, sem identificação de cepas adaptadas ao hospedeiro. As infecções provocam febre, icterícia, dores musculares, exantemas e meningite não supurativa. Essas manifestações são variáveis de acordo com os sorovares envolvidos. Uma apresentação maligna, mais frequentemente associada a *L. icterohaemorrhagiae,* pode provocar doença hepática ou renal mortal.

Epidemiologia

Leptospirose é perpetuada por vários hospedeiros tolerantes e pela condição de portador crônico. A exposição indireta depende de condições apropriadas e úmidas que favoreçam a sobrevivência da leptospira no ambiente. A transferência mais direta ocorre por meio de aerossóis de urina em salas de ordenha e em abrigos de bovinos ou pelo hábito de "cortejo" dos cães, fato que pode explicar a propensão do macho em adquirir leptospirose canina.

Acúmulos de água contaminada são importantes fontes de infecção aos animais de produção, aos mamíferos aquáticos e às pessoas. Manipuladores de animais, encanadores, trabalhadores rurais, mineiros e veterinários têm alto risco de exposição.

Características imunológicas

Mecanismos imunes da doença

Os mecanismos imunológicos podem estar relacionados com algumas das seguintes características da leptospirose:

1. A anemia hemolítica, característica de leptospirose septicêmica causada por *L. pomona* em ruminantes, está associada à presença de hemaglutininas frias, sugerindo uma condição autoimune. As participações relativas destas e da hemolisina bacteriana não foram definidas
2. Nefrite intersticial crônica canina é comum e pode ser uma lesão subsequente à infecção por *Leptospira.* A evidência de formação de biofilme poderia explicar a degeneração crônica do tecido renal e a excreção intermitente de leptospira em animais sadios. Sugere-se uma etiologia com a participação de leptospira decorrente do frequente histórico de leptospirose e da presença de anticorpo contra leptospira, especialmente na urina
3. A forte evidência de participação de leptospira em casos de iridociclite equina recorrente (uveíte, oftalmia periódica e cegueira noturna) se deve, em parte, à cultura positiva de leptospira em fluido dos olhos de equinos enfermos, ao resultado positivo no teste PCR de amostras de humor aquoso e aos títulos de leptospirose no soro de equinos acometidos.

Mecanismos de resistência e recuperação

A recuperação de leptospirose aguda coincide com a cessação de septicemia e o aparecimento de anticorpos circulantes, geralmente na segunda semana de infecção. O anticorpo protetor é o isótipo IgG e IgM e é direcionado principalmente aos antígenos da bainha externa.

Anticorpo aglutinante (principalmente IgM), o qual pode persistir durante anos após a recuperação, não é indicativo de imunidade, tampouco da condição de paciente que excreta a bactéria, a qual pode ocorrer na ausência de anticorpo ou ter terminado antes de seu desaparecimento. A evidência de formação de biofilme pelas leptospiras pode explicar a ocorrência de infecções crônicas refratárias.

Em geral, a imunidade adquirida após a recuperação é sólida e sorovar-específica, mas repetidos abortos causados por *L. hardjo* têm sido verificados em vacas.

Imunização artificial

Em cães, utilizam-se vacinas com bacterinas (vacina bivalente, contendo *L. icterohaemorrhagiae* e *L. canicola*; ou vacina multivalente, na qual se adicionam *L. pomona* e *L. gryppotyphosa* à vacina bivalente). Em bovinos e suínos, utiliza-se, pelo menos, uma bacterina pentavalente contendo *L. hardjo, L. pomona, L. canicola, L. icterohaemorrhagiae* e *L. gryppotyphosa*; em algumas vacinas, adicionam-se o sorovar *L. bratislava* e um segundo componente de *L. hardjo.* Pessoas podem ser vacinadas, dependendo de sua ocupação, como encanadores e funcionários de abatedouros. A proteção é temporária e específica para o sorovar, havendo necessidade de reforços, pelo menos, anualmente. A vacinação evita a doença evidente, mas não necessariamente a infecção.

Diagnóstico laboratorial

O diagnóstico de leptospirose deve ser definido por meio de confirmação laboratorial.

Coleta de amostra

Em animais vivos, realizam-se exames de amostras de sangue, de urina, de fluido cerebroespinal, de fluido uterino e de cotilédones placentários. Em geral, o exame de sangue é negativo após a primeira fase febril. Leite destrói as leptospiras e não é uma amostra promissora para cultura bacteriológica. Amostras de urina sempre devem ser examinadas.

Em cadáveres, inclusive fetos abortados, é mais provável que os rins abriguem leptospira. Nos casos de morte por septicemia (inclusive em fetos abortados), vários órgãos podem conter a bactéria, em especial o fígado, o baço, o pulmão, o cérebro e os olhos.

A cultura bacteriológica é realizada imediatamente após a coleta da amostra, embora a leptospira possa sobreviver no sangue oxalatado de humanos por 11 dias.

Exame direto

Os métodos de constatação visual direta envolvem preparações úmidas examinadas em microscópio de campo escuro (ou em microscópio de contraste de fase), colorações imunofluorescentes e impregnação do tecido fixado por prata.

A microscopia de campo escuro de rotina deve se limitar ao exame de urina. Outros fluidos corporais contêm artefatos semelhantes à leptospira. Centrifugação breve em baixa velocidade limpa as partículas interferentes das amostras, mas não sedimenta as leptospiras. São descritos métodos que utilizam amostras de urina formalinizadas, porém a formalina inibe a motilidade. A motilidade auxilia na identificação de leptospira. Em exames diretos, os resultados negativos não excluem a possibilidade de leptospirose.

Tem-se utilizado anticorpos fluorescentes no exame de fluidos, de cortes teciduais, de homogenatos, *imprints* obtidos de órgão e, mais efetivamente, em fetos bovinos abortados, nos quais o exame do rim é mais satisfatório. Os resultados de exames de cortes teciduais impregnados com prata devem ser interpretados com cautela, pois as fibrilas de tecidos agirofílicos podem se assemelhar a leptospiras.

A ampliação de DNA utilizando PCR e *primers* de DNA específicos tem-se tornado um excelente procedimento diagnóstico para a detecção de leptospira nos fluidos e tecidos de animais.

Isolamento e identificação

O meio Ellinghausen-McCullough-Johnson-Harris (EMJH) é um bom meio de isolamento, especialmente para *L. hardjo*, o sorovar de crescimento mais lento dentre os sorovares comuns. Faz-se a replicação de inóculos em meio líquido, com e sem inibidores seletivos (5-fluoruracila, neomicina e ciclo-heximidina). Durante a incubação, o meio é examinado por microscopia, em intervalos, por até vários meses.

A inoculação em animais (*hamsters* ou porquinhos-da-índia) elimina contaminantes menos importantes do inóculo primário, injetado por via intraperitoneal. Periodicamente, obtêm-se amostras de sangue para cultura, iniciando alguns dias após a inoculação. Após 3 a 4 semanas, os animais são sacrificados e os rins são examinados e submetidos à cultura para leptospira. Se infectados pela bactéria, os animais produzem anticorpos. Todo isolado recuperado dessa maneira pode ser identificado morfologicamente como *Leptospira* sp. A identificação definitiva é realizada por laboratórios de referência (Center for Disease Control, Atlanta, GA, National Animal Disease Center, Ames, IA).

Sorologia. Como o exame direto frequentemente não é confiável e a cultura é trabalhosa e de alto custo, o exame sorológico é método diagnóstico mais comumente empregado. O teste de aglutinação microscópica que utiliza antígeno vivo é mais amplamente realizado. Outros exames laboratoriais incluem teste de aglutinação em tubo e macroscópico de placas, bem como fixação de complemento e testes imunoenzimáticos. Amostras pareadas são as preferidas: uma amostra é obtida no início da manifestação da doença, e outra, 2 semanas depois. Se há infecção por *Leptospira* nesse intervalo, observa-se um aumento de quatro vezes, ou mais, no título de anticorpos contra a bactéria. No caso de aborto bovino, isso pode não ocorrer. O motivo é a infecção de bovinos por *L. hardjo* estimular uma resposta imune muito fraca, provavelmente decorrente de sua adaptação a essa espécie animal.

Os anticorpos persistem por longos períodos após a infecção. Os títulos pós-vacinais são mais baixos e diminuem bem antes da imunidade induzida pela vacinação. O título de aglutinação é específico do tipo de bactéria. Geralmente os laboratórios de diagnóstico fazem exames sorológicos para todos os sorovares comuns.

Tratamento e controle

Leptospiras são sensíveis a penicilina, tetraciclina, cloranfenicol, estreptomicina e eritromicina. O tratamento, para ser efetivo, deve ser instituído no início da doença, possivelmente mesmo de modo profilático nos casos de exposição conhecida à bactéria. Doxiciclina é utilizada no tratamento de pacientes humanos, de modo profilático. Estreptomicina ou di-hidroestreptomicina é rotineiramente utilizada com intuito de eliminar a condição de animal portador. No entanto, não é rara a persistência da infecção por *Leptospira* nos rins e no trato reprodutor de bovinos, após o tratamento antibiótico, sugerindo, novamente, a formação de biofilme pelas leptospiras.

Em geral, a vacinação evita a doença. Não impede a infecção, tampouco a excreção da bactéria.

Mais informações

CFSPH Technical Facts Sheets. Leptospirose, no endereço http://www.cfsph.iastate.edu/DiseaseInfo/CDC. Leptospirose em http://www.cdc.gov/ncidod/dbmd/diseaseinfo/lepstopirosis_g_pet.htm.

Leitura sugerida

Acierno MJ (2011) Continuous renal replacement therapy in dogs and cats. *Vet Clin North Am Small Anim Pract.* 41, 135–146.

Adler B and de la Peña Moctezuma A (2010) Leptospira and leptospirosis. *Vet Microbiol*, 140, 287–296.

Burke RL, Kronmann KC and Daniels CC (2012) A review of zoonotic disease surveillance supported by the Armed Forces Health Surveillance Center. *Zoonoses Public Health*, 59, 164–175.

Ellis WA (2010) Control of canine leptospirosis in Europe: time for a change? *Vet Rec*, 167, 602–605.

Ellis WA and Little TWA (eds) (1986) *The present state of leptospirosis diagnosis and control*. Proceedings of the Seminar of the EEC Programme of Coordination of Research on Animal Pathology, 10–11 October 1984, Belfast, Northern Ireland. Martinus Nijhoff Publishers, Dordrecht/Boston/Lancaster, for the Commission of the European Communities, pp. 247.

Goldstein RE (2010) Canine leptospirosis. *Vet Clin North Am Small Anim Pract*, 40, 1091–1101.

Hartskeerl RA, Collares-Pereira M and Ellis WA (2011) Emergence, control and re-emerging leptospirosis: dynamics of infection in the changing world. *Clin Microbiol Infect*, 17, 494–501.

Koizumi N and Yasutomi I (2012) Prevalence of leptospirosis in farm animals. *Jpn J Vet Res*, 60 (Suppl), S55–S58.

Leshem E, Meltzer E and Schwartz E (2011) Travel-associated zoonotic bacterial diseases. *Curr Opin Infect Dis*, 24, 457–463.

Marr JS and Cathey JT (2010) New hypothesis for cause of epidemic among native Americans, New England, 1616– 1619. *Emerg Infect Dis*, 16, 281–286.

Revich B, Tokarevich N and Parkinson AJ (2012) Climate change and zoonotic infections in the Russian Arctic. *Int J Circumpolar Health*, 23, 18792.

Tulsiani SM, Graham GC, Moore PR *et al.* (2011) Emerging tropical diseases in Australia. Part 5. Hendra virus. *Ann Trop Med Parasitol*, 105, 1–11.

26

Staphylococcus

Mark S. Smeltzer e Karen E. Beenken

Estafilococos são bactérias gram-positivas que se distribuem em múltiplos planos para formar aglomerados irregulares. Outras características que definem estas bactérias incluem produção de catalase, uma composição de peptidoglicano própria e conteúdo guanina+citosina (G+C) inferior a 40%. Os estafilococos estão presentes na pele e nas superfícies epiteliais de todos os animais de sangue quente. Com base nos modernos esquemas de tipagem molecular, o número de espécies de estafilococos continua a aumentar, mas a principal diferenciação continua sendo a produção de coagulase – uma enzima capaz de ativar a protrombina, favorecendo a coagulação do plasma. Essa distinção é importante porque *Staphylococcus aureus* é, sem dúvida, a causa mais importante de doença em pessoas e animais e, diferentemente da maioria das outras espécies de estafilococos, é coagulase-positiva. Na verdade, dado o predomínio de *S. aureus*, com frequência as outras espécies coagulase-positivas são subvalorizadas e algumas dessas são de particular importância em medicina veterinária. Um exemplo é a espécie do grupo *Staphylococcus intermedius* (SIG), a qual é uma causa importante, se não a predominante, de piodermatite em cães. Também é importante ressaltar que praticamente todas as espécies coagulase-negativas (CNS) de *Staphylococcus* são capazes de causar infecção em pessoas e em animais, sendo a mastite bovina um importante exemplo em medicina veterinária. A caracterização molecular também tem propiciado a identificação de linhagens clonais dentro de cada espécie e, em alguns casos, estas também parecem estar associadas, de modo geral, à ocorrência de infecções em animais. Por exemplo, isolados de *S. aureus* da linhagem clonal ST398 são importantes causas de infecções em suínos e há evidência que indica que isso possa ser decorrência de adaptações que favoreçam a colonização de suínos pelo microrganismo. Desse modo, é importante considerar os estafilococos no contexto específico da medicina veterinária, no nível de ambas as espécies e de distinções clonais. O objetivo deste livro não é tão abrangente a ponto de discutir esse assunto, mas preferencialmente fornecer ao leitor conhecimento suficiente de tais diferenças, de modo a propiciar a experiência necessária aos clínicos veterinários para diagnosticar e tratar efetivamente as infecções estafilocócicas, bem como para estimular novas pesquisas para investigar e aplicar clinicamente tais diferenças.

Espécies de Staphylococcus

O número de espécies de estafilococos continua a aumentar principalmente em razão do desenvolvimento de técnicas de tipagem molecular especiais. Um trabalho divulgado em 1999 listou 39 espécies e subespécies e propôs normas para a identificação de novas espécies de estafilococos com base em critérios fenotípicos e genotípicos. Desde então, novas espécies têm sido identificadas e um exemplo notável de particular importância em medicina veterinária é a espécie *Staphylococcus pseudintermedius*, do grupo SIG. Embora as diferenciações entre as espécies incluam a verificação de características fenotípicas, a referência é a diferenciação que ocorre pela verificação da divergência das sequências de DNA, como mostrado em estudos de hibridização DNA-DNA ou em comparações mais focadas entre genes altamente conservados, sendo os mais notáveis aqueles que codificam RNA ribossômico. Há crescente evidência sugerindo que essa diferenciação de espécies também é importante na definição da variação do hospedeiro; exemplos específicos são *Staphylococcus caprae* (caprinos), *S. delphini* (golfinhos), *S. equorum* (equinos), *S. felis* (gatos), *S. gallinarum* (aves domésticas), *S. lentus* (caprinos), *S. hyicus* (suínos), *S. intermedius* e *S. pseudintermedius* (cães) e *S. simiae* (macacos). No entanto, nenhuma dessas associações a hospedeiros é absoluta. Todavia, mesmo uma pesquisa bibliográfica superficial revela relatos de isolamento de cada uma dessas espécies por meio de outros hospedeiros, inclusive pessoas, frequentemente associadas à ocorrência de doença. Como exemplo, *S. hyicus* é mais comumente relacionado com a dermatite exsudativa, em suínos, mas também é uma causa importante de mastite bovina e, recentemente, foi descrito como causa de bacteriemia em um agricultor, ou seja, uma causa de infecção zoonótica.

Nos últimos anos, também tem sido reconhecida a grande importância das linhagens clonais dentro de uma mesma espécie de estafilococo. Como era esperado, isso é especialmente verdadeiro para *S. aureus*. Os métodos comumente utilizados para tais diferenciações incluem eletroforese em gel de campo pulsado (PFGE), tipagem de sequência de genes que codificam a proteína A (tipagem *spa*) e tipagem de sequência multilócus (MLST), um método que se baseia na divergência de sequências entre sete genes de organização altamente conservados. Os tipos relacionados com MLST (ST), às vezes, são incluídos no mesmo complexo clonal (CC). Para as cepas resistentes à meticilina, particularmente aquelas de *S. aureus*, as espécies do SIG e a cepa coagulase-negativa (CNS) de *Staphylococcus epidermidis* também foram desenvolvidos métodos de tipagem com base na variação da sequência no cassete cromossômico estafilocócico que contém o gene *mecA* (SCC*mec*), o qual codifica a proteína ligadora de penicilina alternativa, o principal determinante de resistência à meticilina em todas as espécies de estafilococos. Como há evidência sugerindo que algumas espécies de estafilococos exibem padrões distintos de colonização de hospedeiros e, consequentemente, de infecção, não há evidência de que isso seja verdadeiro para as linhagens clonais, em particular aquelas de *S. aureus*. No entanto, assim como as próprias espécies, nenhuma é absoluta, talvez por causa da crítica transferência horizontal disseminada de genes de fator de virulência entre as espécies de estafilococos. Por exemplo, isolados da linhagem ST398 de *S. aureus* inicialmente foram reconhecidos como importantes causas de infecções em suínos, e, desde então, tem-se demonstrado que os veterinários que cuidam de animais pecuários também se encontram em maior risco de infecção por isolados da linhagem clonal de ST398 resistentes à meticilina.

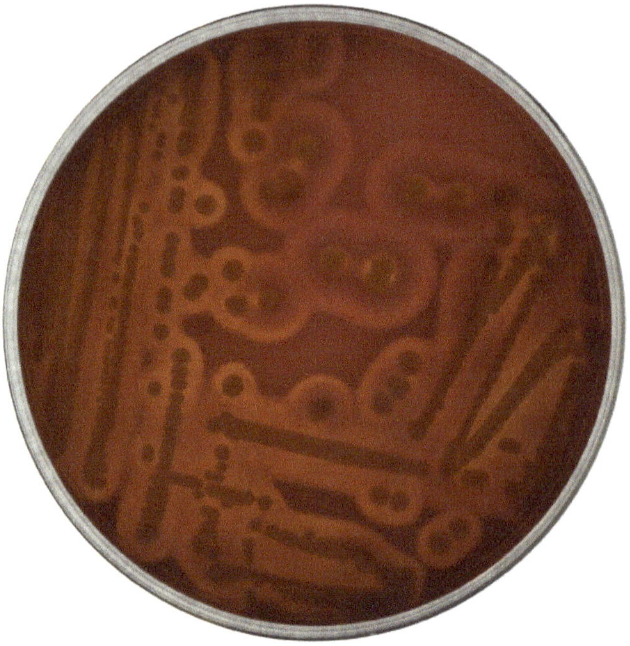

Figura 26.1 Colônias de *Staphylococcus aureus* hemolítico em ágar-sangue.

Características descritivas

Morfologia e coloração

Os estafilococos apresentam 0,5 a 1,5 μm de diâmetro e coloração fortemente gram-positiva. Nos exsudatos, formam aglomerados, pares ou cadeias curtas de colônias. Não formam esporos, mas são extremamente resilientes e podem sobreviver em ambientes inóspitos e em objetos inanimados por longo tempo. Embora frequentemente subvalorizada, não há dúvida de que essa resiliência seja um importante fator que contribui para a patogênese de todas as infecções estafilocócicas porque possibilita que as bactérias permaneçam no ambiente onde vivem seus hospedeiros, propiciando a oportunidade de infecção naqueles hospedeiros suscetíveis. Os estafilococos não têm flagelos e não são móveis. Em ágar-sangue, as colônias são arredondadas e relativamente grandes (3 a 5 mm). Uma diferença inicial entre as espécies é que *S. aureus* produz pigmentos carotenoides que conferem uma coloração dourada, especialmente em alguns meios de cultura, enquanto colônias de outras espécies geralmente são brancas. Essa não é uma diferença irrelevante, pois a produção destes pigmentos tem sido diretamente relacionada com o aumento de virulência de *S. aureus*.

Diferentemente dos estafilococos coagulase-negativos, a maioria das cepas de *S. aureus* e um pouco menos de cepas de outras espécies de estafilococos coagulase-positivos são toxigênicas. Uma evidência disso é que essas bactérias causam hemólise em ágar-sangue (Figura 26.1). As toxinas detectadas em ágar-sangue incluem as toxinas alfa, beta e delta (α, β e δ), cada uma das quais com propriedades únicas. A alfatoxina é uma toxina formadora de poros que provoca lise total de eritrócitos suscetíveis, mais notavelmente naqueles de coelhos. Por outro lado, a betatoxina é uma esfingomielinase com maior atividade em eritrócitos de ovinos. A betatoxina também ocasiona hemólise incompleta, exacerbada pela incubação em temperatura de 4°C. Por isso a betatoxina é denominada como hemolisina "quente-fria". A deltatoxina é uma modulina solúvel em fenol, estreitamente relacionada com o sistema regulador *agr* (*accessory gene regulator*) (ver seção "Controle da patogênese"). As atividades de alfatoxina e de betatoxina são antagônicas, enquanto as atividades de betatoxina e de deltatoxina são sinérgicas. Como os estafilococos e os estreptococos causam infecções semelhantes em pessoas e animais, é importante distinguir essas reações hemolíticas das ocasionadas por estreptococos. Especificamente entre as espécies de estreptococos, a "beta-hemólise" se refere à lise total dos eritrócitos, a qual, nos estafilococos, é característica de alfatoxina. A lise incompleta, que é característica de betatoxina estafilocócica, também tem sido utilizada para auxiliar no diagnóstico. Por exemplo, *Streptococcus agalactiae* é uma espécie pertencente ao grupo B de Lancefield que, à semelhança de *S. aureus,* é causa comum de mastite bovina; produz um fator extracelular que atua de modo sinérgico com a betatoxina estafilocócica, originando um padrão CAMP característico, com maior atividade hemolítica quando as duas espécies se multiplicam em ágar-sangue, em estreita proximidade uma com a outra (Figura 26.2). É interessante que a maioria dos isolados de *S. aureus* que causam infecções em bovinos produz betatoxina, enquanto a maioria dos isolados humanos não tem essa capacidade dada a presença de um prófago lisogênico no gene *hlb* correspondente.

Quando se consideram a morfologia da colônia e as reações hemolíticas, é importante lembrar que vários dos isolados primários de ambos, animais e humanos, multiplicam-se como variantes de colônias pequenas (SCV). Estas são variantes metabolicamente inativas que produzem colônias muito menores (< 1 mm) e, em geral, não causam hemólise, independentemente da espécie, e, talvez, o mais importante: apresentam baixa suscetibilidade aos antibióticos, mesmo na ausência de fatores de resistência antibiótica adquirida. Essa última característica

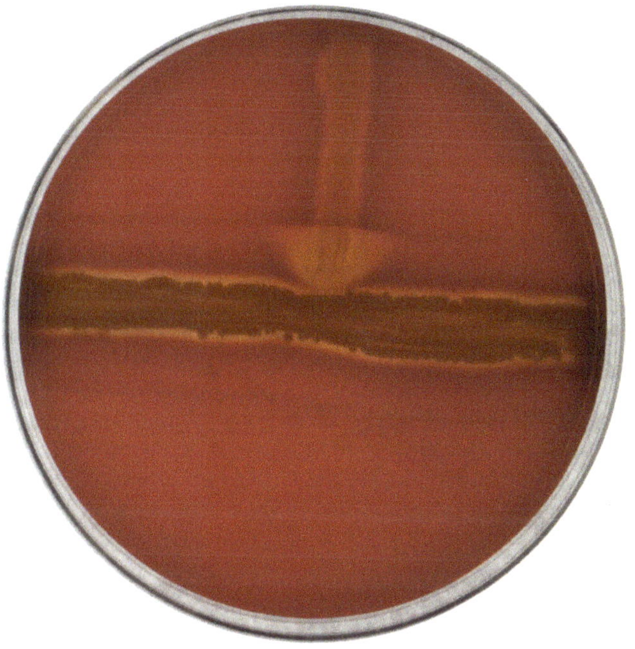

Figura 26.2 Reação hemolítica no teste de CAMP em ágar-sangue, mostrando zona de hemólise exacerbada na intersecção entre *Staphylococcus aureus* do grupo A e estreptococos beta-hemolíticos.

complica muito o tratamento de infecções estafilocócicas em humanos e animais, quase certamente porque as SCV são responsáveis pelas infecções persistentes, inclusive mastite bovina. No laboratório de diagnóstico, este é um fenótipo reversível, pois a subcultura de SCV em meio rico em nutrientes resulta em padrões de atividade hemolítica e morfologias de colônias mais típicas, mas persiste uma importante consideração que pode interferir em questões fundamentais, inclusive a falha no diagnóstico apropriado da infecção.

A maioria das cepas de *S. aureus* apresenta cápsula. Alguns relatos sugerem que há cerca de 11 sorotipos capsulares. No entanto, quatro desses (1, 2, 5 e 8) são, de longe, os principais sorotipos de interesse médico. Isolados de sorotipos 1 e 2 são fortemente encapsulados a ponto de apresentarem aparência mucoide no meio de cultura, mas raramente são isolados, em comparação com os isolados microencapsulados dos sorotipos 5 e 8, independentemente da espécie do hospedeiro. Polissacarídios capsulares contribuem para a patogênese da infecção por limitarem a fagocitose mediada por neutrófilos, que é a defesa primária contra todos os tipos de infecção estafilocócica. As espécies de estafilococos coagulase-negativos também apresentam cápsulas, as quais, no entanto, não foram bem-caracterizadas. Por outro lado, as cepas de *S. aureus* e de vários estafilococos coagulase-negativos, mais notavelmente *S. epidermidis*, podem produzir um segundo exopolissacarídio, com importante participação na formação do biofilme. É chamado de polissacarídio intercelular adesina (PIA), uma designação que reflete diretamente sua participação na formação de biofilme, ou de PNAG, uma denominação que reflete sua identidade estrutural como uma β-1,6 poli-*N*-*a*cetil*g*lucosamina. Tem-se utilizado ágar vermelho-Congo (CRA) como indicador de produção de PIA e da capacidade relativa em formar biofilme. As cepas produtoras de biofilme apresentam cor preta no meio de cultura. Também, há relato sugerindo que ambos, *S. epidermidis* e *S. aureus*, produzem uma β-1,6 *p*oli-*N*-*s*uccinil*g*lucosamina (PNSG), particularmente *in vivo*.

Caracterização bioquímica

A maior parte das espécies de estafilococos é anaeróbica facultativa, mas, pelo menos, 2 espécies e/ou subespécies (*S. aureus* ssp. *anaerobius* e *S. saccharolyticus*) contemplam cepas que não se multiplicam em meio aeróbico. Essas são as únicas espécies de estafilococos que não produzem catalase, uma enzima que transforma peróxido de hidrogênio em água e oxigênio. A produção de catalase por todas as outras espécies de estafilococos possibilita sua fácil diferenciação de outros cocos gram-positivos de relevância médica, inclusive espécies de estreptococos e enterococos, todas catalase-negativas. Todas as espécies de estafilococos são capazes de se multiplicar em altas concentrações de sais e em faixa de variação de temperatura relativamente ampla.

Em todas as espécies, a distinção das características incluem padrões de fermentação/oxidação de carboidratos e outros testes bioquímicos, inclusive aqueles para nitrato redutase, fosfatase alcalina, arginina di-hidrolase, ornitina descarboxilase, urease e citocromo oxidase. No entanto, a classificação das espécies com base em tais métodos tem sido amplamente substituída pelo uso de técnicas moleculares. Exceções incluem a produção de coagulase e a atividade hemolítica, anteriormente mencionadas; ambas continuam sendo os principais testes diagnósticos. Novamente, embora os isolados de estafilococos hemolíticos catalase-positivos e coagulase-positivos frequentemente sejam identificados como *S. aureus*, outras espécies também exibem tais características e são capazes de causar infecções em humanos e animais. Os exemplos mais evidentes são as espécies do grupo SIG, cujas bactérias principais incluem *S. intermedius*, *S. pseudintermedius* e *S. delphini*. Essas espécies foram isoladas de cães, gatos, equinos e aves, sendo difícil sua diferenciação de *S. aureus* sem o emprego de técnicas moleculares, pois, além de serem coagulase-positivas, todas produzem proteínas extracelulares semelhantes, inclusive hemolisinas e uma nuclease termoestável. No entanto, é típico que as espécies do grupo SIG não produzam fator de aglutinação e, em consequência, geralmente sejam negativas nos *kits* de identificação rápida de *S. aureus* disponíveis no mercado. Outras espécies coagulase-positivas ou, pelo menos, "coagulase-variáveis", que às vezes também são confundidas com *S. aureus* são *S. schleiferi* ssp. *coagulans*, *S. lutrae*, *S. agnetis* e *S. hyicus*. Como exemplo dessa confusão e da possibilidade de infecção zoonótica, um relato recente descreveu um caso clínico de bacteriemia causada por *S. hyicus* em um agricultor, possivelmente resultante do estreito contato com suínos. Inicialmente, o diagnóstico foi de infecção por *S. aureus* atribuído, principalmente, aos resultados positivos nos testes de catalase e coagulase.

Estrutura e composição

O envelope celular dos estafilococos é altamente complexo. Seu núcleo é formado por uma espessa camada de peptidoglicano fortemente unida. Suas ligações cruzadas consistem em uma única ponte de pentaglicina. Essas ligações cruzadas propiciam às espécies de estafilococos resistência à lisozima, mas continuam sensíveis à lisostafina, uma enzima que atualmente é pesquisada para fins terapêuticos. Outros componentes incluem ácidos teicoicos, que podem se ligar de modo covalente aos peptidoglicanos (parede de ácidos teicoicos) ou se fixar às membranas da célula (ácidos lipoteicoicos). As duas modalidades contribuem para a resistência de *S. aureus* e, talvez, de outras espécies de estafilococos, aos peptídios antimicrobianos catiônicos; na espécie *S. aureus* atuam, ao menos, como adesinas, promovendo a colonização bacteriana. Esses componentes também atuam de modo sinérgico para provocar choque séptico, condição que os qualifica na estreita definição de endotoxinas.

A camada de peptidoglicano exposta na superfície é uma estrutura notável de proteínas capazes de se ligar em uma estrutura igualmente diversa de proteínas do hospedeiro. Assim como acontece com os ácidos teicoicos, algumas se ligam de modo covalente ao peptidoglicano, enquanto outras se fixam na membrana celular e/ou são excretadas ao ambiente extracelular. A fixação covalente ocorre por meio de LPXTG, sendo mediada pela enzima sortase A. As proteínas de superfície fixadas ao peptidoglicano por esse mecanismo foram denominadas "componentes da superfície microbiana que reconhecem as moléculas de adesão da matriz" (MSCRAMM). Como exemplo, o protótipo de *S. aureus* é a proteína A, mas essa bactéria produz, pelo menos, 19 proteínas semelhantes, várias das quais foram demonstradas como altamente imunogênicas e são pesquisadas como candidatas a vacinas. A membrana de sustentação e as proteínas secretadas, estas últimas sendo coletivamente denominadas "moléculas de adesão de compartimento de secreção expansível" (SERAM), apresentam-se em quantidade muito menor, mas são muito importantes.

Quando juntas, essas proteínas de superfície têm importante participação na colonização dos tecidos do hospedeiro. A maioria delas é altamente preservada nas diferentes cepas de *S. aureus,* mas algumas não – fato que pode ser importante na definição da especificidade do hospedeiro. O gene *cna*, que codifica uma MSCRAMM ligadora de colágeno, por exemplo, é relativamente raro nos isolados de *S. aureus,* mas um relato recente indicou que todos os isolados ST398 de aves domésticas continham o gene *cna*. Outra MSCRAMM muito importante é a *bbp*, inicialmente descrita com base na capacidade da adesina correspondente (Bbp) em se ligar à sialoproteína óssea. No entanto, relato recente mostrou que a Bbp também se liga ao fibrinogênio humano e, mais importante, que não se liga ao fibrinogênio de gatos, cães, bovinos, ovinos, suínos e camundongos. Ao mesmo tempo, outro relato mostrou isolados de *S. aureus* de "alta virulência" e de "baixa virulência" obtidos de coelhos e constatou-se que a *bbp* foi preservada nas cepas de alta virulência. De modo semelhante, a *bap* (*biofilm-associated protein*) está presente em um subconjunto de cepas *S. aureus* e de vários estafilococos coagulase-negativos, mas até o momento foi verificada quase que exclusivamente em isolados de animais, mais notavelmente nos associados à ocorrência de mastite bovina. Por fim, em geral, a produção de coagulase é avaliada utilizando-se plasma de coelho. Todavia, um relato recente descreveu variantes de *S. aureus* que, preferencialmente, coagulam plasma de outras espécies hospedeiras. Isso foi atribuído a novas variantes de uma proteína ligadora do fator de von Willebrand; os genes que codificam tais variantes situam-se em uma ilha de patogenicidade móvel (SaPI) que apresenta especificidade de variação de hospedeiro suficiente para justificar a designação espécie-dependente (p. ex., SaPIbov4 *vs.* SaPIeq1). Ainda não se sabe se quaisquer dessas variantes apresentam relação causa e efeito que contribua para a variação de hospedeiro e/ou para a propensão para causar infecção nas diferentes espécies de hospedeiros; no entanto, tais relatos sugerem que a divergência entre as cepas de *S. aureus,* bem como entre as diferentes espécies de estafilococos, podem ter importante participação na definição da especificidade do hospedeiro à infecção estafilocócica.

Embora mais bem caracterizada em *S. aureus,* observam-se adesinas expostas na superfície, funcionalmente semelhantes, nos grupos SIG e nos estafilococos coagulase-negativos. Na verdade, uma proteína ligadora de imunoglobulina semelhante à proteína A de *S. aureus* foi identificada nas espécies SIG, *S. pseudintermedius* e *S. hycus*. As principais proteínas do hospedeiro que se ligam a essas adesinas são fibronectina e fibrinogênio; embora, como mencionado, haja diferenças muito importantes entre as espécies de hospedeiros no que diz respeito a especificidade de ligação. Também, há relatos de que polissacarídios capsulares possam mascarar a ação dessas adesinas, pelo menos em *S. aureus,* porém apenas quando presentes em grande quantidade. Embora não haja comprovação, isso poderia explicar a predominância das cepas dos sorotipos 5 e 8, em comparação com os sorotipos 1 e 2 fortemente encapsulados.

Toxinas

Em geral, a produção de toxinas se limita às espécies de estafilococos coagulase-positivos, o que, sem dúvida, contribui para sua predominância como causa de infecções graves. As cepas de todas essas espécies também produzem, em geral, várias enzimas extracelulares, inclusive proteases, lipases e uma nuclease termoestável. A lista de toxinas é extensa, especialmente para *S. aureus,* mas, de modo geral, enquadram-se em uma das 5 categorias funcionais. Todavia, há sobreposição entre elas: hemolisinas/citotoxinas, modulinas solúveis em fenol (PSM), enterotoxinas, toxinas esfoliativas e superantígenos. O exemplo do protótipo de um superantígeno é a toxina-1, envolvida na síndrome choque tóxico; contudo, várias enterotoxinas também são superantígenos. À semelhança do número de espécies de estafilococos, a quantidade de toxinas continua a aumentar dada a disponibilidade de métodos mais precisos de diferenciação das variantes. No entanto, talvez o ponto mais importante seja o fato de praticamente todas as cepas de *S. aureus* e a maioria das espécies de bactérias do grupo SIG produzirem alguma combinação dessas exotoxinas, possivelmente até o ponto que a torna o principal fator que contribui para sua maior virulência.

Evidência também sugere que a produção de toxinas específicas possa influenciar tanto a variação do hospedeiro quanto a capacidade relativa de causar doença. Por exemplo, as toxinas esfoliativas produzidas por *S. aureus* são serinas proteases que apresentam extraordinária especificidade para desmogleína-1, uma glicoproteína desmossômica, que responde pelas lesões cutâneas características da síndrome da pele escaldada estafilocócica, em pacientes humanos. *S. hyicus* é uma causa notável de infecção cutânea em suínos, e essa espécie de bactéria produz um tipo de toxina esfoliativa que, em comparação com a desmogleína-l humana, degrada seletivamente a desmogleína-1 suína. De modo semelhante, foram examinados 178 isolados de bactérias do grupo SIG e constatou-se que apenas um tinha o gene C da enterotoxina humana (*sec*), enquanto praticamente todos

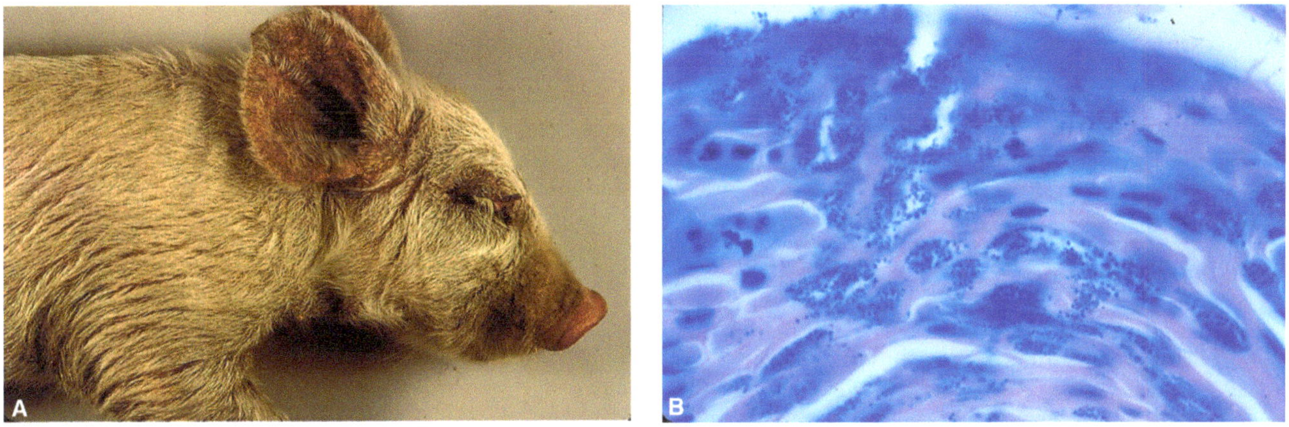

Figura 26.3 Dermatite suína causada por *Staphylococcus hyicus*. A. Dermatite generalizada denominada eczema úmido do suíno. B. Histopatologia da pele mostrando inflamação e várias bactérias (coloração de Giemsa, 400×). (Cortesia de Dr. Alan Doster, University of Nebraska, Lincoln, Veterinary Diagnostic Center.)

apresentavam uma variante canina. Esses isolados também continham o gene para uma toxina esfoliativa particular denominada toxina esfoliativa de *S. intermedius*; é provável que esta toxina colabore para a importante participação das espécies SIG como causa de piodermatite canina. As espécies SIG também, em geral, produzem uma hemolisina semelhante à betatoxina de *S. aureus*. Isso é muito importante porque quase que todos os isolados de *S. aureus* que causam infecção em pacientes humanos são lisogenizados com um fago que converte *hlb* e, consequentemente, não produzem betatoxina. Por outro lado, isso raramente acontece com isolados de *S. aureus* associados à ocorrência de várias apresentações de infecção animal, inclusive piodermatite canina e mastite bovina (Figura 26.3). Com base nisso, parece razoável sugerir que a produção de betatoxina pode, até certo grau, contribuir para a variação do hospedeiro, na infecção estafilocócica. Tem-se afirmado que esse fago também converte positivamente outros fatores de virulência, vários dos quais, sabidamente, modulam a resposta imune do hospedeiro e, assim, aumentam a possibilidade de que essa distinção muito importante não esteja diretamente relacionada com a própria produção de betatoxina.

Até recentemente, a importante participação de PSM na patogênese da infecção estafilocócica era quase completamente negligenciada. Isso se devia, em parte, ao fato de essas moléculas serem muito pequenas e seus genes não terem sido identificados nas tentativas iniciais de determinação do genoma. No entanto, estudos recentes confirmaram que a participação de PSM é fundamental em vários tipos de infecção humana, em razão de sua capacidade de causar lise de neutrófilos. Na verdade, a produção de grande quantidade de PSM, juntamente com alta produção de α-hemolisina, parece ter papel definido na hipervirulência de algumas linhagens clonais de *S. aureus*, mais notavelmente da linhagem clonal USA300 definida por PFGE. Embora a participação específica de PSM na infecção de animais não tenha sido pesquisada, um relato recente mostrou que vários isolados de *S. aureus* causadores de mastite bovina, inclusive a cepa RF122 sequenciada, produzem quantidade muito elevada de alfatoxina. Isso foi associado a um polimorfismo de nucleotídio único (SNP) na região promotora do gene correspondente (*hla*). Assim, permanece indefinido se sua abrangência inclui a alta produção de PSM. No entanto, esses mesmos isolados de mastite bovina exibiram maiores níveis de transcrição de reguladores positivos específicos da transcrição de *hla*, inclusive AgrA (ver seção "Controle da patogênese"), que também regula positivamente a produção de PSM. Assim, parece possível que PSM também possa ter participação fundamental, pelo menos em algumas apresentações de infecção em animais. *S. pseudintermedius* também produz um biocomponente, a leucotoxina (LukI) semelhante à leucocidina Panton-Valentine. Esta toxina é codificada pelos genes cotranscritos *lukS* e *lukF*; embora tais toxinas também sejam cepa-dependentes, constatou-se a presença desses genes em todos os isolados de *S. pseudintermedius* oriundos de cães.

Controle da patogênese

Para se adaptar às diferentes condições do hospedeiro, qualquer que seja o hospedeiro, também é importante que uma bactéria patogênica controle a produção de fatores de virulência críticos. Os circuitos reguladores envolvidos na mediação desse controle são notavelmente complexos, pelo menos os definidos para *S. aureus*. Por exemplo, na análise de dados da sequência no genoma, dos isolados N315 e Mu50 de *S. aureus* oriundos de pacientes humanos, foram identificados 124 genes que codificam o que foram considerados "reguladores de transcrição". Isso incluiu 17 sistemas de transdução de sinal de dois componentes e 63 reguladores que eram, supostamente, proteínas ligadoras de DNA, com base na constatação de moléculas HTH (*helix-turn-helix*). A maior parte é preservada nas diferentes cepas de *S. aureus*, inclusive nas que causam infecções em animais, mas algumas não são. Várias delas também apresentam homólogos nas espécies de estafilococos coagulase-negativos (CNS), embora na maioria dos casos isso permaneça uma área pouco estudada. Os níveis de expressão também são muito variáveis entre as cepas; dados recentes sugerem fortemente que isso seja um fator clinicamente relevante em pessoas e animais. Tais variações, mais o uso de diferentes modelos animais de doença, também contribuem para vários relatos contrastantes na literatura, o que dificulta uma afirmação definitiva sobre a contribuição desses elementos reguladores nas diferentes apresentações de infecção humana e animal. No entanto, está se tornando claro que, assim como os próprios fatores de virulência, os circuitos reguladores que modulam tais processos apresentam similaridades e diferenças importantes entre as espécies de estafilococos que causam doença em pessoas e animais.

Mutações têm sido produzidas em pouco mais de 30 elementos reguladores de *S. aureus*; uma ampla discussão sobre o assunto estaria além do objetivo deste capítulo. Para isso, recomenda-se ao leitor a consulta de revisão previamente publicada, com o alerta de que o foco dessa revisão se refere quase exclusivamente a *S. aureus* e infecções humanas. Aqui optou-se pela descrição de dois sistemas reguladores considerados os mais importantes e mais altamente preservados nas diferentes espécies de estafilococos. São eles o *agr* e o regulador acessório estafilocócio (*sarA*), os quais mostraram ter um importante impacto na produção de toxina e de outros fenótipos clinicamente relevantes, inclusive a capacidade de formar biofilme. O sistema regulador *agr* tem sido estudado em várias espécies de estafilococos, inclusive *S. aureus*, espécies do grupo SIG e dos estafilococos coagulase-negativos (CNS) de *S. epidermidis* e de *S. lugdunensis*. A indução de *agr* resulta em maior produção de proteínas extracelulares, inclusive toxinas, e em menor produção de fatores de virulência de superfície celular. O sistema regulador *agr* inclui dois promotores divergentes (P2 e P3) que levam à produção de produtos de transcrição denominados RNAII e RNAIII, respectivamente. RNAII circunda um óperon (*agrACDB*) que codifica os elementos de um sistema de dois componentes que viabiliza a comunicação intra e interbacteriana. Especificamente, *agrC* codifica um sensor ligado à membrana, que responde ao acúmulo de um peptídio autoindutor (AIP) codificado por *agrD*, cuja produção requer processamento e exportação pelo agrB fixado à membrana. A ligação do AIP ao sensor AgrC inicia uma cascata de fosforilação que resulta na ativação do regulador da resposta de AgrA e maior transcrição de ambos os promotores, P2 e P3. O resultado funcional da ativação de *agr* é maior expressão do promotor P3, levando ao aumento da produção de RNAIII. O RNAIII transcrito circunda o gene *hld*, que codifica deltatoxina. Todavia, tem sido conclusivamente demonstrado que os efeitos reguladores de *agr* são mediados por RNAIII, sem restrição da produção de deltatoxina. O interessante é que a deltatoxina é uma PSM e recentemente demonstrou-se que o AgrA fosforilado também se liga aos elementos *cis* das sequências básicas de ácido nucleico que prosseguem na direção oposta (*up stream*) dos aglomerados de genes *psm* e induz a produção de PSM. Considerando isso, tem-se sugerido que a base evolucionária de regulação mediada por *agr* girou em torno do controle da produção de PSM mediado por AgrA e que os efeitos reguladores de RNAIII surgiram depois, como um modo de obter um controle regulatório mais global.

O fenótipo de um mutante RNAIII é caracterizado por importantes alterações no nível da transcrição. No entanto, o próprio RNAIII atua principalmente no nível pós-transcrição, sendo as alterações de transcrição associadas a sua produção o resultado de seu impacto na produção de fatores de transcrição acessórios. Por exemplo, a transcrição do gene que codifica a proteína A dos estafilococos (*spa*) aumenta na ausência de RNAIII, mas isso se deve ao fato de que o RNAIII normalmente reprime a produção de outros fatores de transcrição (p. ex., SarT, Rot e, por fim, SarS), os quais, por outro lado, promoveriam a transcrição de *spa*. Assim, na ausência de RNAIII, não ocorre essa repressão, o que resulta em continuada expressão de *spa*, em nível elevado. Adicionalmente, o RNAIII se liga ao mRNA de *spa*, de modo que ambos limitam a translação e promovem a degradação mediada por RNase III. Esse mecanismo também tem importante participação na indução da produção de toxina mediada por RNAIII, por vias direta e indireta. Por exemplo, a transcrição de *hla* cria uma estrutura em forma de laço que sequestra a sequência Shine-Dalgarno, limitando a translação e a produção de alfatoxina. O RNAIII supera isso pela ligação ao transcripto *hla* e liberação da estrutura em forma de laço. Assim, na presença de RNAIII a translação de *hla* é suprarregulada por meio da interação direta de RNAIII e *hla* mRNA. Em outros casos, as funções reguladoras são indiretamente mediadas pela interação de RNAIII e transcripto *rot*. Especificamente, as funções reguladoras de *rot* (*repressor of toxins*, ou seja, repressor de toxinas) e de *agr* são antagonistas; o RNAIII limita a produção de Rot pela ligação à sequência Shine-Dalgarno do transcripto *rot* e, assim como acontece com o transcripto *spa*, ambos inibem a translação e direcionam o transcripto existente para a degradação pela RNase III.

O sistema regulador *agr* também é definido pela presença de subtipos dentro de uma única espécie. Por exemplo, em *S. aureus*, o sistema *agr* tem quatro subtipos (I-IV), que definem os grupos de interferência *agr*. Especificamente, as variações no sensor AgrC e no feromônio AgrD definem os grupos que ativam *agr*, quando associados um ao outro, mas inibem a expressão de *agr*, quando há erro de associação. Um trabalho recente examinou populações mistas de *S. aureus* em um modelo experimental com inseto e constatou que essa interferência acontece *in vivo*. No momento, não está claro se isso tem impacto na variação do hospedeiro; todavia, não ocorre interferência entre as espécies. Por exemplo, Lina *et al.* (2003) demonstraram que, em humanos, a colonização por *S. epidermidis* geralmente impede a colonização concomitante por *S. aureus*, e parece razoável sugerir que tais interferências de espécies poderiam afetar a variação do hospedeiro para as diferentes espécies de estafilococos. Quanto a isso, uma possibilidade intrigante foi a demonstração de que as espécies SIG, as quais produzem um novo AIP, diferente de *S. aureus*, inibem todos os quatro subtipos de *S. aureus agr*.

Vários relatos mostraram que mutações no *agr* atenuam a virulência da infecção estafilocócica em modelos animais. Ademais, cada vez mais fica evidente que o aumento da virulência de alguns isolados de *S. aureus*, mais notavelmente daqueles da linhagem clonal USA300, está relacionado com sua expressão de *agr* e do aumento de produção de fatores de virulência extracelulares críticos, inclusive alfatoxina e PSM. Como mencionado, alguns isolados de *S. aureus* oriundos de mastite bovina também exibem níveis de expressão de *agr* que excedem até mesmo aqueles de isolados USA300, sugerindo que isso é um determinante crítico de virulência nas infecções de animais e de pessoas. No entanto, isso não significa que a expressão de *agr* tenha uma participação definida em todas as apresentações de infecção estafilocócica. Entretanto, a formação de biofilme é um componente fundamental em várias apresentações de infecção, e a expressão de *agr* em alto nível tem sido associada à menor capacidade de formação de biofilme tanto em *S. aureus* quanto em *S. epidermidis*. Há até uma evidência que sugere que a ativação de *agr* possa ser um meio específico de dispersão de um biofilme. Na verdade, Yarwood *et al.* (2004) demonstraram que as variantes *agr*-negativas surgem espontaneamente nos biofilmes de *S. aureus* e que, com o passar do tempo, essas variantes se tornam a subpopulação dominante. Em humanos, também há vários relatos de isolamento de mutantes *agr* de pacientes infectados. Desse modo, embora o alto nível de expressão de *agr* esteja claramente associado à virulência, em pessoas e animais, isso também pode ter algum custo ao patógeno em relação à carga metabólica exigida na célula bacteriana e à capacidade de buscar meios alternativos de evitar as defesas do hospedeiro; um exemplo muito importante é a capacidade de formar biofilme nos tecidos do hospedeiro e/ou em dispositivos médicos implantados.

Um segundo *locus* regulador com importante participação no contexto específico dessas infecções associadas ao biofilme é o *sarA*. À semelhança de *agr*, o *sarA* tem um impacto global nos fenótipos de virulência de *S. aureus* e é preservado nas diferentes espécies de estafilococos. O *locus sarA* codifica três transcriptos que se sobrepõem, todos compartilhando uma terminação comum, e contém o gene *sarA*. Esse gene codifica uma proteína ligadora de DNA que interfere na transcrição gênica, pelo menos em *S. aureus*, por ambas as vias, *agr*-dependente e *agr*-independente. Mais diretamente, tem-se mostrado que SarA se liga aos elementos *cis* associados ao *agr*, de modo que aumenta a expressão de *agr*, uma observação que sugere que mutantes *agr* e *sarA* exibiriam fenótipos semelhantes. Em certo grau, isso é verdadeiro; um exemplo é que ambos os mutantes, *agr* e *sarA*, tipicamente produzem pequena quantidade de toxinas extracelulares essenciais, inclusive alfatoxina e PSM. No entanto, um estudo recente mostra que os mecanismos-base para esses fenótipos deficientes em toxinas são diferentes. Especificamente, o *agr* interfere na produção dessas exotoxinas nos níveis de transcrição e/ou translação, como descrito anteriormente, embora a interferência do *sasA* pareça estar relacionada com seu impacto na produção de proteases extracelulares; observa-se maior produção de proteases em mutantes *sarA*, resultando mais em menor acúmulo que em menor produção dessas exotoxinas. Na verdade, esse é um exemplo direto da importância da via *agr*-independente, na qual a mutação de *agr* frequentemente resulta em baixa produção dessas proteases, enquanto a mutação de *sarA* tem efeito oposto.

O impacto disso é mais evidente no contexto clínico e terapêutico, no que diz respeito à formação de biofilme, em que a mutação de *agr* exacerba essa formação, enquanto a mutação de *sarA* tem efeito oposto; uma constatação que em ambos os casos tem sido relacionada com o impacto dessas mutações na produção de proteases extracelulares. Em razão da importante participação do biofilme na limitação da eficácia terapêutica dos antibióticos convencionais, qualquer uma dessas constatações pode ser potencialmente explorada para obter vantagens terapêuticas. Por exemplo, a introdução de *agr* AIP resultaria em maior expressão de *agr*, maior produção de proteases extracelulares e menor capacidade para formar biofilme, e, quando administrada com um antibiótico, poderia melhorar significativamente a resposta terapêutica nas infecções de humanos e animais. No entanto, isso teria consequências potencialmente adversas por aumentar a produção de toxina. Por outro lado, poderiam ser utilizados inibidores da expressão e/ou da função de *sarA*, a fim de exacerbar a produção de proteases e limitar a formação de biofilme e a produção de toxina. Em razão da importância dos estafilococos como causas de infecção em pessoas e animais e o surgimento de resistência persistente aos antibióticos em praticamente todas as espécies de estafilococos (ver seção "Resistência e tratamento antibiótico"), essas importantes observações poderiam ser consideradas pelos pesquisadores que estudam as infecções estafilocócicas, independentemente da espécie hospedeira envolvida. Quanto a isso, deve-se ressaltar que, embora existam relatos que descrevem a participação de *agr* no contexto da medicina veterinária, praticamente não há conhecimento de que isso tenha se estendido a outros elementos reguladores estafilocócicos, inclusive *sarA*.

Aquisição de ferro

A abundância de dados referentes aos estafilococos e sua participação como causa de doença em pessoas e animais é quase que esmagadora. Neste capítulo, tentou-se concentrar-se em questões mais críticas que distinguem as espécies de estafilococos e que, de fato, podem contribuir para a variação de hospedeiros e a ocorrência de infecção nas espécies, exceto em humanos. Considerando esse objetivo, optou-se por mencionar considerações específicas sobre os mecanismos de aquisição de ferro. Um dos motivos é um estudo recente mostrando que o receptor de hemoglobina associado à superfície de *S. aureus*, IsdA, preferencialmente se liga à hemoglobina humana, em comparação com a modalidade murina, uma condição que, possivelmente, torna necessário o uso de alta dose infectante em modelo de infecção murino. Isso sugere que diferenças similares também podem contribuir para a relativa propensão de diferentes espécies de estafilococos em causar infecção em hospedeiros distintos; novamente, uma área pouco estudada no contexto específico da medicina veterinária. *S. aureus* também apresenta pelo menos dois sistemas que o capacitam a obter ferro das proteínas heme. Um deles é denominado Isd (*iron-responsive surface determinants*, ou seja, determinantes de superfície responsivos ao ferro) e inclui 5 unidades de transcrição (*isdA, isdB, isdCDEFsrtBisdG, isdH* e *isdI*). O segundo sistema (HtsABC – *heme transport system*, ou seja, sistema de transporte de heme) foi identificado em pesquisa de genoma para proteínas similares aos transportadores de ferro tipo ABC (ver a seguir). Os genes do sistema Isd foram inicialmente identificados na tentativa de encontrar homólogos da sortase A (*srtA*) no genoma de *S. aureus*. Isso possibilitou a identificação do gene (*srtB*) que codifica sortase B, que é parte de um óperon do gene seis denominado *isdCDEF-srtBisdG*. Um desses genes (*isdC*) codifica uma proteína com uma molécula de fixação NPQTN particular, que é o único substrato de sortase B conhecido. Em um modelo de abscesso renal murino, demonstrou-se que a mutação de *srtB* teve pouca influência na virulência, nos estágios iniciais da infecção, porém atenuou significativamente a virulência à medida que a infecção progrediu; com base nisso, sugeriu-se que o *IsdC* propicia importante contribuição para manter a infecção, em razão das alterações contínuas no hospedeiro. Dois outros genes (*isdA* e *isdB*) se localizam em direção oposta à expressão (*upstream*) do óperon *isdCDEFsrtBisdG* e são diferentemente transcritos como mensagens monocistrônicas. Cada um desses genes, bem como o próprio óperon *isdCDEFsrt-BisdG*, subsequentemente mostrou conter uma sequência *Fur box*[1] e ser

[1]N.R.T. Proteínas Fur que se ligam fortemente a sequências repetidas invertidas de 19pb.

estreitamente controlado pela quantidade de ferro disponível. IsdA se liga a hemoglobina, a transferrina e a proteínas da matriz extracelular, fibronectina e fibrinogênio. Isso sugere que IsdA possa atuar na obtenção de ferro e como uma adesina. No entanto, Torres *et al.* (2007) constataram que a mutação de IsdA teve pouco impacto na capacidade de aquisição de ferro de proteínas que contêm o grupo prostético heme, em comparação com IsdB. Kuklin *et al.* (2006) também demonstraram que a imunização com IsdB protege contra sepse causada por estafilococos, em um modelo murino e em macacos *rhesus*. IsdB e IsdH são imunologicamente similares, pois o surgimento de anticorpos contra IsdB induz reação cruzada com IsdH; ademais a imunização com IsdH purificada também resultou em menor colonização nasal em modelo experimental com rato do algodão. Outras proteínas Isd são responsáveis pelo transporte de ferro ligado ao grupo heme por meio da membrana citoplasmática ou pela remoção do ferro do grupo heme, uma vez no interior das células.

Reniere *et al.* (2007) propuseram três possíveis destinos do ferro do grupo heme, assim que penetra nas células estafilocócicas. No primeiro, o grupo heme intracelular é degradado pelas mono-oxigenases IsdG e IsdI, liberando o ferro que, possivelmente, liga-se à ferritina dos estafilococos (FtnA), uma proteína que armazena ferro em uma apresentação não tóxica, para ser utilizado quando o teor de ferro é restrito. No segundo, o grupo heme intacto pode ser complexado com um fator de ligação associado à membrana e utilizado como um cofator para as enzimas específicas de *S. aureus* envolvidas na produção de energia e/ou na proteção contra radicais de oxigênio reativos; um exemplo específico desse último é a enzima catalase. No terceiro, dada a toxicidade do grupo heme em alta concentração, o excesso de grupos heme no ambiente intracelular pode ser transportado para fora da célula por meio de uma bomba de efluxo tipo ABC HrtAB (*heme-regulated transporter*). Nesse sistema de transporte, os mutantes anômalos apresentam menor capacidade de crescer em meio de cultura que contém grupos heme como única fonte de ferro. Contudo, paradoxalmente, exibem maior virulência em modelo de infecção murino. Esse efeito foi relacionado com a redução do número de fagócitos recrutados para o local da infecção. Ademais, mutantes *hrtA* produzem maior quantidade de proteínas imunomoduladoras extracelulares, as quais inibem o recrutamento/ativação de fagócitos e a opsonofagocitose. Com base nisso, supõe-se que, uma vez o *S. aureus* presente em ambiente rico em grupos heme, aumenta o risco disso, em razão da alta atividade hemolítica; evita-se a toxicidade dos grupos heme pela ativação do sistema HrtAB para promover efluxo de ferro do grupo heme enquanto, simultaneamente, reduz-se a produção de fatores de virulência específicos que ocasionariam dano tecidual ao hospedeiro e liberação adicional de heme. Outros componentes desse sistema incluem *hssRS*, que codifica a resposta reguladora (HssR), e os componentes sensores (HssS) do sistema de transdução de sinal de dois componentes bacterianos, o que modula a expressão de *hrtAB*. Isso parece ser um sistema regulador altamente específico, em que a expressão de *hrtAB* não é influenciada por outros fatores ambientais, inclusive pelos reguladores globais *agr* e *sarA*.

S. aureus também tem seus sistemas de obtenção de ferro com base na disponibilidade de sideróforos. Até o momento foram identificados quatro sideróforos, incluindo estafiloferrina A, estafiloferrina B, aureoquelina e estafilobactina. As enzimas necessárias para a produção de estafilobactina são codificadas no óperon de nove genes *sbnABCDEFGHI*; mostrou-se que a mutação em um desses genes (*sbnE*) resultou em reduzida multiplicação de bactérias em meio com restrição de ferro e em menor virulência, em um modelo de abscesso renal murino. Assim que os sideróforos se ligam ao ferro extracelular, estes são levados de volta à célula por vários sistemas de transporte ABC regulado pelo ferro, os quais incluem lipoproteínas ligadoras de ferro, uma ATPase e proteínas de membranas íntegras. Park *et al.* (2005) concluíram que a captação mediada por sideróforos tem uma "função dominante e essencial" na obtenção de ferro da transferrina, embora, como mencionado, algumas das proteínas Isd também promovam captação de ferro da transferrina. Modum *et al.* (1999) também identificaram uma proteína associada à parede celular (Tpn), de peso molecular 42 kDa, que se liga à transferrina humana e é produzida por *S. aureus* e *S. epidermidis*. A caracterização adicional confirmou que essa proteína, na verdade, é a enzima glicolítica gliceraldeído-3-fosfato desidrogenase (GAPDH) e que pode se ligar à transferrina sem comprometer sua atividade enzimática. É semelhante à GAPDH dos estreptococos do grupo A (subsequentemente renomeada como desidrogenase de superfície estreptocócica), a qual também é capaz de se ligar à proteína da matriz extracelular, fibronectina, mantendo sua atividade enzimática. Taylor e Heinrichs criaram um mutante GAPDH (*gap*) em *S. aureus* e mostraram que as frações da parede celular dos mutantes, na verdade, não apresentavam atividade da enzima GAPDH. No entanto, as mesmas frações da parede celular mantiveram a capacidade de ligação à transferrina. Isso possibilitou a identificação de uma proteína ligadora de transferrina adicional (SbtA), produzida apenas quando *S. aureus* se multiplica em condição com restrição de ferro. A mutação no gene correspondente (*sbtA – staphylococcal transferrin-biding protein A*) sugeriu que a SbtA, mais que a Tpn (GAPDH), é responsável pela ligação de transferrina em *S. aureus*.

Como *S. aureus* pode obter ferro de diferentes proteínas do hospedeiro, Skaar *et al.* (2004) realizaram estudos direcionados, a fim de determinar se há preferência por uma fonte de ferro, em relação a outra. Os resultados desse estudo indicaram que o grupo heme foi a fonte preferida, embora a proporção de captação heme:transferrina tenha diminuído em amostras obtidas ao final do crescimento. Isso levou à sugestão de que *S. aureus* utiliza preferencialmente a captação de ferro do radical heme por meio do sistema de transporte HtsABC, nos estágios iniciais da infecção e em local rico em proteínas heme e, então, substitui esse modo de obtenção de ferro pela captação de ferro mediada por sideróforo, assim que a disponibilidade de proteínas heme se torna limitada. Assim como outros aspectos desta revisão, há vários outros componentes desses sistemas de obtenção de ferro e não se sabe se a interferência relativa desses componentes é diferente nas diversas espécies de estafilococos, de modo a interferir em sua capacidade de causar infecções em diferentes hospedeiros mamíferos. Dito isso, em razão da necessidade de ferro, sem exceção, a provável participação de hemolisinas na promoção de captação de ferro mediada por grupos heme e das diferentes atividades hemolíticas entre as espécies de estafilococos, parece provável que há importantes diferenças que ainda precisam ser pesquisadas.

Resistência e tratamento antibiótico

Como os estafilococos são cocos gram-positivos, os principais medicamentos antimicrobianos utilizados para o tratamento de infecção estafilocócica são aqueles que inibem a biossíntese da parede celular. Os principais exemplos incluem os betalactâmicos, principalmente aqueles derivados da meticilina, e as cefalosporinas de primeira geração, bem como a vancomicina. No entanto, várias classes de antibióticos são efetivas contra estafilococos; o problema é que é muito difícil predizer qual desses antimicrobianos pode ser utilizado no tratamento de uma infecção causada por determinado isolado de estafilococo. Isso se reflete na ocorrência de resistência aos antibióticos disseminada entre os estafilococos e enfatiza a necessidade de métodos de diagnóstico rápidos que podem ser utilizados não apenas para identificar o patógeno envolvido, mas também para obter informações que podem ser utilizadas como referência para definir a terapia antimicrobiana. A reação em cadeia de polimerase tem sido amplamente utilizada e com imensa vantagem, embora, novamente, esse teste tenha sido explorado principalmente na infecção por *S. aureus* e, em especial, no contexto específico de resistência à meticilina.

Na ausência de problemas relacionados com a resistência adquirida, a penicilina continua sendo o antibiótico de escolha, mas tem-se tornado amplamente ineficaz, em todas as suas apresentações, em razão da extensa produção de betalactamase por todas as espécies de estafilococos. A alternativa preferida é o uso de penicilinas semissintéticas representadas pela meticilina, mas seu uso também tem sido cada vez mais comprometido pelo persistente surgimento de resistência. Isso é verdade para todas as espécies de estafilococos, inclusive *S. aureus* e espécies SIG, com o aumento constante do surgimento de cepas que causam infecções em pessoas e animais, resistentes à meticilina, nos últimos anos. A resistência à meticilina é influenciada por vários fatores, mas o principal determinante é o gene *mecA*, o qual codifica uma proteína ligadora de penicilina alternativa denominada PBP2A ou PBP2. O gene *mecA* está associado a alguma variante de uma inserção cromossômica maior denominada elemento SCC*mec*. Este elemento ocorre de vários modos e, pelo menos em humanos, geralmente pode ser classificado como elementos maiores, tipicamente associados a isolados que causam infecções hospitalares, e elementos relativamente menores, constatados em isolados que causam infecção em comunidades. Em razão da organização dos genomas de células procarióticas, não é surpresa que essas diferenças de tamanho reflitam a ausência de outros genes e, em vários casos, esses incluem outros genes de resistência a antibióticos. Desse modo, os isolados que apresentam os elementos SCC*mec* maiores são mais provavelmente resistentes a outras classes de antibióticos e, com isso, limitam, adicionalmente, o emprego de opções terapêuticas alternativas.

No momento, a vancomicina ainda é considerada o antibiótico "de último recurso" para o tratamento de infecções causadas por estafilococos resistentes à meticilina, mas mesmo assim seu uso está ameaçado pelo surgimento de cepas de *S. aureus* resistentes à vancomicina (VRSA) e cepas de *S. aureus* com resistência intermediária à vancomicina (VISA). Felizmente, a ocorrência de VRSA ainda é rara em isolados humanos e não se tem conhecimento de relato em qualquer isolado animal. VISA é muito mais comum, especialmente em pacientes submetidos a tratamento de longa duração, mas, no momento, isso também parece ser um problema relevante principalmente em pacientes humanos. Entretanto, o crescente aumento da prevalência de cepas resistentes à meticilina em todas as espécies de estafilococos, inclusive do grupo SIG, torna imperativo que os veterinários considerem a existência de VISA e a necessidade de adotar alternativas terapêuticas, quando possível. Também, há disponibilidade de várias novas alternativas, inclusive o uso de daptomicina, telavancina, linezolida, tigeciclina e cefalosporinas de geração mais recente (p. ex., ceftobiprol), todas efetivas mesmo contra cepas resistentes à meticilina.

Resumo

Apesar de décadas de pesquisas intensivas, os estafilococos continuam sendo os mais importantes de todos os patógenos bacterianos, em pessoas e animais. Em razão da notável quantidade de espécies de estafilococos, da diversidade de fatores de virulência produzidos por estas diferentes espécies e do fato de que praticamente todas as espécies são capazes de causar doença em diversos hospedeiros mamíferos, é impossível uma completa discussão sobre sua importância. Também, é muito importante saber que a propagação entre as espécies de hospedeiros e a permuta genética entre as espécies de estafilococos criam um ambiente muito dinâmico que interfere em todos os aspectos da patogênese da infecção por estafilococos, não apenas agora, mas também em um futuro previsível próximo. Torna-se, então, fundamental que se permaneça atento e parte dessa atenção envolve o conhecimento dos problemas que acometem pacientes humanos e, inevitavelmente, influenciam as infecções animais, e vice-versa. Esse é principal problema, pois enfatiza o fato de que o controle das infecções estafilocócicas deve ser integrado e com esforços conjuntos de todos os clínicos, independentemente de estarem envolvidos em saúde pública, em suprimento de alimentos para o mundo ou na importante participação de animais de companhia melhorando nossas vidas e suas próprias vidas. Este capítulo foi escrito na esperança de incentivar a discussão sobre o assunto e propiciar informações que possam ser úteis para promover essa meta indispensável.

Referências bibliográficas

Lina G, Boutite F, Tristan A *et al.* (2003) Bacterial competition for human nasal cavity colonization: role of Staphylococcal *agr* alleles. *Appl Environ Microbiol*, 69, 18–23.

Modun B and Williams P (1999) The staphylococcal transferrin-binding protein is a cell wall glyceraldehyde-3-phosphate dehydrogenase. *Infect Immun*, 67, 1086–1092.

Leitura sugerida

Atalla H, Gyles C, and Mallard B (2011) *Staphylococcus aureus* small colony variants (SCVs) and their role in disease. *Anim Health Res Rev*, 12, 33–45.

Atalla H, Wilkie B, Gyles C *et al.* (2010) Antibody and cell-mediated immune responses to *Staphylococcus aureus* small colony variants and their parental strains associated with bovine mastitis. *Dev Comp Immunol*, 34, 1283–1290.

Beenken KE, Mrak LN, Griffin LM *et al.* (2010) Epistatic relationships between *sarA* and *agr* in *Staphylococcus aureus* biofilm formation. *PLoS One*, 5, e10790.

Boerlin P, Kuhnert P, Hüssy D, and Schaellibaum M (2003) Methods for identification of *Staphylococcus aureus* isolates in cases of bovine mastitis. *J Clin Microbiol*, 41, 767– 771.

Casanova C, Iselin L, von Steiger N *et al.* (2011) *Staphylococcus hyicus* bacteremia in a farmer. *J Clin Microbiol*, 49, 4377–4378.

Deurenberg RH, Vink C, Kalenic S *et al.* (2007) The molecular evolution of methicillin-resistant *Staphylococcus aureus*. *Clin Microbiol Infect*, 13, 222–235.

Devriese LA, Vancanneyt M, Baele M *et al.* (2005) *Staphylococcus pseudintermedius* sp. Nov., a coagulase-positive species from animals. *Int J Syst Evol Microbiol*, 55, 1569–1573.

Futagawa-Saito K, Sugiyama T, Karube S *et al.* (2004) Prevalence and characterization of leukotoxin-producing *Staphylococcus intermedius* in isolates from dogs and pigeons. *J Clin Micorbiol*, 42, 5324–5326.

Kelesidis T and Tsiodras S (2010) *Staphylococcus intermedius* is not only a zoonotic pathogen, but may also cause skin abscesses in humans after exposure to saliva. *Int J Infect Dis*, 14, e838–e841.

Kuklin NA, Clark DJ, Secore S *et al.* (2006) A novel Staphylococcus aureus vaccine: iron surface determinant B induces rapid antibody responses in rhesus macaques and specific increased survival in a murine S. aureus sepsis model. *Infect Immun*, 74, 2215–2223.

Park RY, Sun HY, Choi MH, Bai YH, and Shin SH (2005) Staphylococcus aureus siderophore-mediated iron-acquisition system plays a dominant and essential role in the utilization of transferrin-bound iron. *J Microbiol*, 43, 183–190.

Nickerson SC (2009) Control of heifer mastitis: antimicrobial treatment-an overview. *Vet Microbiol*, 134, 128–135.

Reniere ML, Torres VJ, Skaar EP (2007) Intracellular metalloporphyrin metabolism in Staphylococcus aureus. *Biometals*, 20, 333–345.

Skaar EP, Humayun M, Bae T, DeBord KL, and Schneewind O (2004) Iron-source preference of Staphylococcus aureus infections. *Science*, 305, 1626–1628.

Smeltzer MS, Lee CY, Harik N, and Hart ME (2009) Molecular basis of pathology, in *Staphylococci in Human Disease*, 2nd edn (eds KB Crossley, KK Jefferson, GL Archer, and VG Fowler), West Sussex, UK, pp. 65–108.

Smetlzer MS, Gillaspy AF, Pratt FL *et al.* (1997) Prevalence and chromosomal map location of *Staphylococcus aureus* adhesion genes. *Gene*, 196, 249–259.

Stranger-Jones YK, Bae T, and Schneewind O (2006) Vaccine assembly from surface proteins of *Staphylococcus aureus*. *Proc Natl Acad Sci USA*, 103, 16942–16947.

Torres VJ, Stauff DL, Pishchany G *et al.* (2007) A Staphylococcus aureus regulatory system that responds to host heme and modulates virulence. *Cell Host Microbe*, 1, 109–119.

Vuong C, Kocianova S, Yao Y *et al.* (2004) Increased colonization of indwelling medical devices by quorum-sensing mutants of *Staphylococcus epidermidis in vivo*. *J Infect Dis*, 190, 133–139.

Werckenthin C, Cardoso M, Martel JL, and Schwarz S (2001) Antimicrobial resistance in staphylococci from animals with particular reference to bovine *Staphylococcus aureus*, porcine *Staphylococcus hyicus*, and canine *Staphylococcus intermedius*. *Vet Res*, 32, 341–362.

Yarwood JM, Bartels DJ, Volper EM, and Greenberg EP (2004) Quorum sensing in Staphylococcus aureus biofilms. *J Bacteriol*, 186, 1838–1850.

27 Streptococcus e Enterococcus

George C. Stewart

Estreptococos

Estreptococos são cocos gram-positivos catalase-negativos que se apresentam em pares e cadeias; com considerável diversidade ecológica, fisiológica, sorológica e genética. Atualmente, são conhecidas 98 espécies do gênero, mas apenas algumas são bactérias patogênicas importantes (Quadro 27.1).

Em ágar-sangue, os estreptococos exibem vários graus de hemólise, que podem ser utilizados em uma etapa inicial de identificação de isolados clínicos. A hemólise produzida por colônias em ágar-sangue e o grupo sorológico de Lancefield são importantes características para uma identificação presumível.

Estreptococos alfa-hemolíticos não ocasionam lise de eritrócitos, mas produzem uma zona de cor esverdeada ao redor das colônias (oxidação do peróxido de hidrogênio da hemoglobina e sua transformação em metemoglobina). A maioria dos estreptococos comensais de animais é alfa-hemolítica. Estreptococos que assim se comportam às vezes são denominados "estreptococos *viridans*".

Estreptococos beta-hemolíticos causam lise de eritrócitos e produzem uma zona completa de hemólise ao redor de colônias. Os estreptococos patogênicos tendem a ser beta-hemolíticos.

Estreptococos γ não são hemolíticos. A maioria não é patogênica.

Esquemas de classificação mais antigos agrupavam as espécies de estreptococos com base em suas propriedades biológicas. Essas incluíam:

1. *Grupo piogênico:* estreptococos que causam infecções piogênicas em pessoas e animais; geralmente são beta-hemolíticos
2. *Grupo oral:* são, principalmente, estreptococos comensais da pele e de membranas mucosas; são alfa-hemolíticos ou não causam hemólise
3. *Grupo láctico:* estão associados a leite e produtos lácteos. Atualmente se enquadram no gênero *Lactococcus*
4. *Grupo enterococo:* estreptococos da flora intestinal normal; patógenos oportunistas. Atualmente a maioria deles pertence ao gênero *Enterococcus*
5. *Grupo anaeróbico:* incluem as espécies anaeróbicas de *Streptococcus* não relacionado com os anaeróbicos *Peptococcus* e *Peptostreptotoccus*. A maior parte dessas espécies foi transferida para outros gêneros.

Esquema de agrupamento de Lancefield

Os estreptococos estão divididos em 20 grupos (designados de A até V, mas sem I ou J), utilizando-se um teste de precipitina com base nos antígenos de carboidrato grupo-específico extraíveis. Os grupos de Lancefield são adicionalmente subdivididos em tipos, com base nos antígenos proteicos. Os antígenos tipo-específicos são as proteínas M, R e T. Embora os anticorpos contra os antígenos dos grupos de Lancefield não sejam protetores, as proteínas M, R e T são protetoras, apesar dos antígenos tipo-específicos. *Streptococcus pyogenes* tem mais de 100 sorotipos, definidos com base na proteína M e em outras proteínas, enquanto *Streptococcus pneumoniae* tem mais de 90 tipos de polissacarídios capsulares.

Características descritivas

Morfologia e coloração. A morfologia dos estreptococos varia de célula esférica a ovoide; apresenta cerca de 1 μm de diâmetro. Sua multiplicação ocorre em uma superfície, com produção de colônias em pares e em cadeias, evidentes em meio de cultura líquido ou em amostras clínicas. Algumas espécies, como *S. pneumoniae*, predominantemente formam pares de colônias.

Nas culturas novas, essas bactérias apresentam coloração gram-positiva. Nos exsudatos e em culturas mais velhas (> 18 h), com frequência, os microrganismos apresentam coloração gram-negativa, possivelmente por causa dos efeitos do enfraquecimento das autolisinas da parede celular.

Estrutura e composição. Os estreptococos apresentam uma estrutura típica de parede celular de microrganismo gram-positivo. Algumas espécies produzem cápsula. Também, há formas de parede celular deficiente (em "L").

Características de crescimento. Os estreptococos são razoavelmente exigentes quanto ao meio de crescimento; o meio que melhor satisfaz essas exigências é o que contém sangue ou soro. Após incubação por uma noite em temperatura de 37°C, os estreptococos produzem colônias claras, geralmente com < 1 mm de diâmetro. As variações encapsuladas, como *Streptococcus equi* ssp. *equi*, produzem colônias mucoides maiores. Espécies patogênicas crescem melhor em 37°C, em ambiente com alto teor de CO_2, como em jarra de anaerobiose ou em incubadora de CO_2.

Quadro 27.1 Espécies de *Streptococcus* de importância clínica.

Grupo de Lancefield	Nome da espécie	Tipo de hemólise	Hospedeiros mais importantes	Doenças
A	*S. pyogenes*	β	Humanos	Infecções respiratórias, febre reumática, glomerulonefrite
B	*S. agalactiae*	α, β, γ	Humanos, bovinos	Sepse neonatal, mastite
Nenhum	*S. pneumoniae*	α	Humanos, equinos, primatas NH, animais de laboratório	Pneumonia
C	*S. equi* ssp. *equi*	β	Equinos	Garrotilho
C	*S. equi* ssp. *zooepidemicus*	β	Equinos, suínos, bovinos e humanos	Infecções piogênicas
C	*S. dysgalactiae* ssp. *equisimilis*	β	Equinos, suínos, bovinos e humanos	Infecções piogênicas
C	*S. dysgalactiae* ssp. *dysgalactiae*	α, β, γ	Equinos, suínos, bovinos e humanos	Infecções piogênicas, mastite
E	*Streptococcus porcinus*	β	Suínos	Linfadenite cervical
G	*S. canis*	β	Cães	Metrite, mastite, infecção neonatal
L	*Streptococcus* grupo L	β	Cães	Infecção urogenital
D, R, S, T	*S. suis*	α	Suínos	Meningite, pneumonia, septicemia
?	*S. uberis*	α, γ	Bovinos	Mastite
?	*S. parauberis*	α, γ	Bovinos	Mastite

? = grupo de Lancefield desconhecido; NH = não humano.

Atividades bioquímicas. Estreptococos são bactérias catalase-negativas e obrigatoriamente fermentativas (podem se multiplicar na presença de oxigênio, mas não o utilizam, obtendo energia exclusivamente da fermentação).

Produtos celulares e atividades de interesse médico. A relação de produtos específicos de estreptococos que participam na patogênese da infecção estreptocócica é, em grande parte, especulativa, com as exceções mencionadas a seguir. A cápsula de *S. pneumoniae*, comprovadamente, é um fator de virulência. A proteína M é um importante determinante de virulência e os anticorpos contra ela são protetores.

Adesinas. Estreptococos produzem várias proteínas de superfície que se ligam a diversas proteínas da matriz extracelular do hospedeiro (fibronectina, fibrinogênio, colágeno, vitronectina, laminina, decorina e proteoglicanos contendo sulfato de heparina). Estas adesinas têm sido denominadas MSCRAMM (*microbial surface components recognizing adhesive matrix molecules*). Algumas MSCRAMM, especificamente a proteína M ligadora de fibrinogênio, propiciam uma propriedade antifagocítica à célula estreptocócica. Acredita-se que o revestimento de células estreptocócicas com proteínas do hospedeiro resulte em mascaramento dos locais de ativação do sistema complemento (e, assim, diminua a opsonização), bem como aqueles reconhecidos por proteínas séricas (coletinas/ficolinas) que opsonizam partículas estranhas. A proteína SeM de *S. equi* ssp. *equi* é uma proteína de superfície celular ligadora de fibrinogênio e de imunoglobulina, ou seja, é um importante fator de virulência dessa bactéria.

A proteína M é um importante fator de virulência de *S. pyogenes* e *S. equi* ssp. *equi*. Liga-se ao fibrinogênio, confere propriedades antifagocíticas, exacerba a fixação das bactérias nas células epiteliais da mucosa nasal e pode estar associada à ocorrência de doença imune pós-infecção em equinos (púrpura hemorrágica). A proteína FbsA é a proteína ligadora de fibrinogênio de *Streptococcus agalactiae*. A proteína FOG é a análoga em *Streptococcus dysgalactiae* ssp. *equisimilis* do grupo G, e a proteína Szp equivale à M de *S. equi* ssp. *zooepidemicus*.

A cápsula de ácido hialurônico de *S. pyogenes* é uma adesina (bem como concede efeitos antifagocíticos; ver seção "Cápsula"), com afinidade às células epiteliais de humanos, via CD44, uma glicoproteína ligadora de ácido hialurônico. Não se sabe se a cápsula de ácido hialurônico dos estreptococos de importância veterinária também atua como adesina.

A proteína BibA de *S. agalactiae* se liga especificamente à proteína ligadora de C4 humana, um regulador da via clássica do sistema complemento, e sua deleção reduz muito a capacidade de os estreptococos do grupo B resistir à morte por opsonofagocitose pelos neutrófilos.

Outras adesinas são responsáveis pela ligação dos estreptococos às células do hospedeiro. A proteína F e outras proteínas, como Fnb e SFS, ligam-se à fibronectina e têm sido associadas a fixação e internalização das bactérias. PsaA (*pneumococcal surface adhesin*) é uma lipoproteína presente em *S. pneumoniae, S. equii* ssp. *equi e S. equi* ssp. *zooepidemicus*; é responsável pela fixação das bactérias às células de revestimento das vias respiratórias superiores e inferiores. E-caderina, a proteína de junção celular nas células do epitélio respiratório, mostrou ser um receptor de PsaA.

Cápsula. Algumas espécies de estreptococos produzem cápsula. As cápsulas dos estreptococos dos grupos A e C são constituídas de ácido hialurônico. O ácido hialurônico, também um constituinte do tecido conectivo de mamíferos, é fracamente antigênico e não se liga facilmente aos componentes do sistema complemento (portanto, é antifagocítico). As cápsulas dos microrganismos dos grupos B, E e G são constituídas de polissacarídios, mas não apresentam ácido hialurônico.

Parede celular. A parede celular gram-positiva contém proteínas e polissacarídios de interesse médico. Os ácidos lipoteicoicos e o peptidoglicano da parede da célula gram-positiva interagem com os macrófagos, resultando na liberação de citocinas pró-inflamatórias.

Superantígenos da toxina pirogênica estreptocócica. Os superantígenos se ligam simultaneamente a importantes moléculas do complexo de histocompatibilidade classe II e a moléculas de receptor dos linfócitos T, originando uma região V-β particular. Essa ligação resulta na ativação de grande número de células apresentadoras de antígeno e de linfócitos T, com subsequente liberação sistêmica de altas concentrações de citocinas. Parte dos sintomas sistêmicos observados nas infecções estreptocócicas pode estar relacionada com a liberação excessiva de citocinas resultante da estimulação do linfócito T, em grande escala, induzida por essas toxinas. Os superantígenos da toxina pirogênica estreptocócica (SPE) produzidos por *S. pyogenes* (estreptococo do grupo A) são os mais estudados. *S. pyogenes* produz vários SPE: SPEA, SPEC, SPEG, SPEH, SPEI, SPEJ, SPEK, SPEL, SPEM, SSA e SMEZ (*streptococcal mitogenic exotoxin Z*). Todos os SPE conhecidos (com exceção de SMEZ, SPEG e SPEJ) localizam-se nos elementos de DNA móveis. Como consequência, cada isolado de *S. pyogenes* geralmente transporta os genes para SMEZ, SPEG e SPEJ, além de uma combinação variável de outros genes para SPE. Relata-se que *S. equi* ssp. *equi* produz SPE, inclusive SeeI, SeeL e SeeM. Tem-se mostrado que esses estimulam a proliferação de células mononucleares do sangue periférico de equinos. Esses SPE são prófagos codificados. Em *S. equi* ssp. *zooepidemicus* foram identificados três SPE (a saber, SzeF, SzeN e SzeP) e mostrou-se que esses estimulam a proliferação de células mononucleares do sangue periférico de equinos e a produção de fator de necrose tumoral α (TNF-α) e interferona γ (IFN-γ).

Toxinas e enzimas diversas. Os estreptococos produzem várias proteínas que atuam, potencialmente, como fatores de virulência:

1. *Estreptolisinas O e S:* hemolisinas lábeis ao oxigênio (O) e hemolisinas estáveis ao oxigênio (S) são, adicionalmente, citolisinas que provocam lise de neutrófilos, macrófagos e plaquetas. Estreptolisina S é responsável pela grande área de beta-hemólise verificada em placas de ágar-sangue de ovinos. O espectro citolítico da estreptolisina S é amplo, incluindo membranas de eritrócitos, leucócitos, plaquetas, células de cultura tecidual e organelas subcelulares, como lisossomos e mitocôndrias. As hemolisinas lábeis ao oxigênio e ativadas pelo tiol, estreptolisina O e suilisina O de *S. suis*, ligam-se ao colesterol, nas membranas. A toxina sofre oligomerização na membrana-alvo para formar um complexo proteico hidrofóbico integrado na membrana, com um canal hidrofílico formando o centro. Os poros resultantes são relativamente grandes (com até 30 nm)
2. *Estreptoquinase:* é codificada em um prófago e ativa a transformação de plasminogênio em plasmina. A plasmina é uma protease que atua nas proteínas do hospedeiro, inclusive nas fibrinas e, assim, degrada os coágulos.

A peptidase estreptocócica C5a, ScpB, de *S. agalactiae* é uma proteína multifuncional verificada em todos os isolados clínicos de *Streptococcus* do grupo B; é necessária para a colonização de mucosas. Relata-se que a ScpB inibe a quimiotaxia de neutrófilos por meio da clivagem enzimática do componente C5a do sistema complemento.

As enzimas com participação potencial na virulência produzidas pelos estreptococos incluem hialuronidase, DNases (p. ex., SPEF), NADases e proteases.

Controle de produtos celulares de interesse médico. A expressão de genes relacionados com a virulência de *S. pyogenes* é controlada por, no mínimo, três sistemas globais (não se sabe se há tais sistemas em outros estreptococos). O primeiro é um "sinal relacionado com a fase de multiplicação", que ainda não foi definido. Todavia, alguns genes (inclusive aqueles que codificam estreptolisina S e DNases) são suprarregulados durante a fase estacionária, enquanto outros (inclusive aqueles que codificam cápsula, estreptoquinase, estreptolisina O e uma proteína denominada regulador multigenes de estreptococos do grupo A, ou Mga) são suprarregulados durante a última fase exponencial de multiplicação.

A regulação ocorre por meio de ambas, ativação e repressão da expressão do gene pelas proteínas reguladoras da transcrição e pelos sistemas reguladores de dois componentes. As principais proteínas reguladoras incluem Mga, responsável pela ativação da expressão durante a multiplicação exponencial de genes envolvidos na fixação, internalização e evasão imune das bactérias; proteínas semelhantes a RofA, inclusive RofA e Nra, que regulam os genes envolvidos na subsistência, FasA, que estão envolvidas no controle da fase de multiplicação da expressão do gene de virulência; e Rgg (RopB), que ativa a expressão de proteínas extracelulares, como a cisteína protease SpeB. A própria Mga é regulada pela fase de multiplicação, bem como por outros fatores ambientais não definidos.

O sistema regulador de dois componentes CovRS (controle da virulência) controla, direta ou indiretamente, 15% do genoma. A expressão de vários genes de virulência importantes é diretamente controlada pela proteína reguladora da resposta, CovR, inclusive aqueles que codificam o óperon da cápsula de ácido hialurônico, a estreptolisina S, a estreptoquinase, o *speB* e o *sda* (codificam a enzima DNase estreptodornase).

Resistência. Estreptococos beta-hemolíticos podem sobreviver em secreção purulenta seca durante semanas. São mortos quando expostos a temperatura de 55°C a 60°C, por 30 min, e inibidos quando expostos à solução de cloreto de sódio 6,5%, solução de bile 40% (exceto *S. agalactiae*), solução de azul de metileno 0,1% e temperatura baixa (10°C) e elevada (45°C). As bactérias do gênero *Enterococcus* toleram tais condições. A resistência dos estreptococos *viridans* quanto ao calor e à presença de bile é variável. Apenas *S. pneumoniae* é solúvel em bile. Os estreptococos toleram solução de azida sódica a 0,02%, utilizada em meio de cultura para isolamento de estreptococos.

Em geral, os estreptococos patogênicos são suscetíveis a penicilinas, cefalosporinas, macrolídios, cloranfenicol e trimetoprima-sulfonamida; com frequência, são resistentes a aminoglicosídios, fluoroquinolonas e tetraciclinas.

Ecologia

Reservatório. A maioria dos estreptococos de interesse veterinário vive de modo comensal nos tratos respiratório superior, alimentar e genital inferior.

Transmissão. Os estreptococos são transmitidos por meio de inalação e ingestão, por via sexual e de modo congênito, ou indiretamente pelas mãos e fômites contaminados.

Patogênese

Os estreptococos provocam infecções piogênicas principalmente na pele, no trato respiratório, no trato reprodutor, no coto umbilical e na glândula mamária. Septicemia pode ser decorrência da propagação hematógena desde o local de infecção primário. Clinicamente, em geral as doenças causadas por estreptococos são caracterizadas, em algum estágio, por sintomas de febre, sozinhos ou associados a sinais de septicemia. No local da infecção, observa-se secreção purulenta, que pode estar drenando pela lesão. Quando há impedimento a esta drenagem formam-se abscessos. Toxemia e lesões imunomediadas são sequelas comuns da doença.

Patologia

O mecanismo patológico básico se assemelha àquele da infecção estafilocócica; ou seja, a lesão típica é um abscesso, um foco inflamatório no qual as células foram destruídas pelas ações combinadas das atividades das células inflamatórias e bacterianas. Essa confrontação entre os leucócitos e os microrganismos origina secreção purulenta, que é uma mistura de fragmentos de células hospedeiras e bactérias vivas e mortas. No abscesso, o pus é circundado por leucócitos íntegros e filamentos de fibrinas. A menos que o pus seja drenado, forma-se gradativamente uma cápsula de tecido fibroso.

Padrões de doença

Equinos. Garrotilho é uma rinofaringite altamente contagiosa provocada por *S. equi* ssp. *equi* (*See*). Após a deposição nas membranas mucosas do trato respiratório superior, o *See* se fixa às células epiteliais pela ação de MSCRAMM (proteína M, proteína ligadora de fibronectina, proteína ligadora de fibrinogênio, Psa) e à cápsula de ácido hialurônico. A fixação estimula a internalização e subsequente localização nos espaços subepiteliais. Os constituintes da parede celular e a exotoxina pirogênica (SPEH e SPEI) iniciam uma resposta inflamatória aguda. Cápsula, proteína M e Scp protegem *S. equi* de opsonização e fagocitose. A estreptolisina pode destruir as células hospedeiras por ocasionar dano às membranas. Os sinais clínicos sistêmicos podem ser decorrentes dos efeitos do superantígeno de exotoxinas pirogênicas (SPEH e SPEI). Outras enzimas e toxinas podem contribuir no processo de digestão de DNA (DNases), fibrina (estreptoquinase) e ácido hialurônico (hialuronidase). A doença é caracterizada por secreção nasal serosa ou purulenta, aumento difásico da temperatura, dor local, tosse e anorexia. Nos linfonodos regionais, desenvolvem-se abscessos que, em geral, rompem-se e drenam a secreção dentro de 2 semanas. Em seguida, ocorre recuperação. A taxa de mortalidade total situa-se abaixo de 2%. Entre as complicações, incluem-se "garrotilho bastardo" (maligno), que resulta de metástase de *See* para os linfonodos bronquiais, mediastinos ou mesentéricos, os quais podem drenar seu conteúdo internamente. Pode ocorrer disseminação piêmica para meninges, pulmões, pericárdio e vísceras abdominais ou se estender às bolsas guturais. Púrpura hemorrágica – um quadro de hipersensibilidade do tipo III manifestada como tumefações subcutâneas, hemorragia de mucosa e febre – pode acompanhar uma doença aguda durante cerca de 3 semanas; está relacionada com taxa de mortalidade (50%) relevante.

Em equinos, a ocorrência de pneumonia/piotórax bacteriano quase sempre está associada a estreptococos beta-hemolíticos, sendo *S. equi* ssp. *zooepidemicus* (*Sez*) o mais comumente isolado. Além disso, um microrganismo gram-negativo (*Actinobacillus* é o mais comum) frequentemente é isolado junto com *Sez*. O processo infeccioso é endógeno. Os microrganismos envolvidos são parte da flora normal do trato respiratório superior, que, então, contamina um pulmão comprometido (p. ex., após pneumonia viral). *Sez* e outras bactérias são depositadas nos pulmões e iniciam ou exacerbam um processo inflamatório preexistente (constituintes da parede celular, exotoxinas pirogênicas). A intensidade da resposta inflamatória não é tão extrema quanto aquela reação iniciada por *See*, tampouco os sinais clínicos são tão graves. No entanto, possivelmente os mecanismos envolvidos na patogênese são semelhantes. Provavelmente o piotórax é uma extensão do processo pneumônico já mencionado. À semelhança do que acontece na pneumonia, *Sez* é o isolado mais comum, junto com um microrganismo gram-negativo. Diferentemente do que ocorre na pneumonia, frequentemente se constata, também, uma bactéria anaeróbica obrigatória (*Bacteroides* e *Fusobacterium* são os mais comuns).

Em equinos, a doença do trato genital está associada a *Sez*, o qual comumente está associado a cervicite e metrite. Infecções em potros recém-nascidos, que frequentemente apresentam infecções umbilicais (doença do umbigo, piossepticemia, doença articular e poliartrite), propagam-se, pela corrente sanguínea, até as articulações e o córtex renal. Os microrganismos surgem do trato genital da mãe (parte de sua flora normal).

Estreptococos beta-hemolíticos (*Sez* é o mais comum) estão associados à ocorrência de várias enfermidades mistas em equinos, inclusive osteomielite, artrite, abscessos e feridas. Todas são doenças endógenas causadas por uma cepa infectante oriunda da flora normal.

Suínos. Linfadenite cervical de suínos (abscesso mandibular) é uma doença contagiosa de suínos. Essa condição está associada a *Streptococcus porcinus* (anteriormente denominado "*Streptotococcus* do grupo E"). A doença é semelhante ao garrotilho, mas clinicamente é menos grave e com frequência não é diagnosticada antes do abate. Sua característica mais prejudicial é a condenação da carcaça.

Às vezes, a ocorrência de pneumonia secundária em suínos está associada à infecção por *S. dysgalactiae* ssp. *equisimilis*.

Streptococcus suis, S. dysgalactiae ssp. *equisimilis* e estreptococos pertencentes aos grupos L e U causam septicemia neonatal, broncopneumonia supurativa, artrite, meningite, polisserosite, endocardite, problemas reprodutivos e abscessos. Há relato da "síndrome do suíno fraco" em grupos de suínos infectados. Em geral, os animais apresentam sinais clínicos e lesões macroscópicas relacionadas com o sistema respiratório ou o SNC, mas não em ambos. A transmissão ocorre de um suíno portador (trato respiratório superior e tonsilas) e provavelmente as portas de entrada das bactérias são as tonsilas palatinas. Em geral, constata-se a doença em suínos com 3 a 12 semanas de idade, mas animais de todas as idades podem ser acometidos. A suilisina produzida por *S. suis* pode ser a causa de algumas das lesões teciduais associadas à doença.

S. suis capsular do tipo II tem potencial zoonótico. Causa infecções graves em humanos, as quais podem resultar em graves incapacidades (surdez e ataxia). O contato com o suíno infectado pode ser um fator predisponente à infecção.

Ruminantes. O agente causador de mastite estreptocócica é *S. agalactiae*. Causas menos frequentes são *S. dysgalactiae* ssp. *dysgalactiae* e *S. uberis*. Eles provocam mastite subaguda crônica com exacerbações agudas periódicas.

S. agalactiae (estreptococos do grupo B) é uma importante causa de sepse e meningite em neonatos humanos e gestantes. No entanto, as cepas que causam doença em bovinos não provocam doença em humanos.

Cães e gatos. Às vezes, a pneumonia secundária verificada em cães está associada a *Streptococcus canis*. *S. canis* causa septicemia em filhotes de cães recém-nascidos e uma síndrome semelhante a choque tóxico (síndrome do choque tóxico estreptocócico; STSS) e fasciite necrosante (NF) em cães. STSS é caracterizado por choque séptico, com falência múltipla de órgãos. Também, pode haver fasciite necrosante. NF é uma celulite de rápido desenvolvimento em tecidos moles e fáscia, geralmente em um membro, caracterizada por necrose de tecido mole. Com frequência é acompanhada de STSS.

Os gatos tendem a ser mais resistentes às infecções estreptocócicas e quando tais infecções ocorrem são mais comuns em filhotes de gatos ou em gatos com imunossupressão. As infecções são semelhantes àquelas notadas em cães.

Primatas. *S. pneumoniae* é uma importante causa de pneumonia, septicemia e meningite em primatas. Em macacos, a progressão da pneumonia pneumocócica é aguda, com alta taxa de mortalidade. As lesões são semelhantes àquelas verificadas na pleuropneumonia fibrinosa. Transporte recente e infecção viral são fatores predisponentes comuns.

Espécies diversas. Linfadenite cervical em porquinhos-da-índia é causada por *Streptococcus zooepidemicus* ssp. *zooepidemicus*.

Doença septicêmica em peixes de aquicultura de água doce e de ambientes com água salgada tem sido associada a *Streptococcus iniae*, um estreptococo beta-hemolítico sem classificação nos grupos de Lancefield. O manuseio (limpeza/necropsia) de peixes infectados é um fator de risco para o desenvolvimento de celulite, endocardite ou artrite, possivelmente em decorrência da autoinoculação.

Doença septicêmica em focas está associada a *Streptococcus phocae*, um estreptococo beta-hemolítico que reage com o antissoros C e F do grupo de Lancefield.

Em gambás, doença septicêmica e dermatite estão associadas a *Streptococcus didelphis*, um estreptococo beta-hemolítico não associado a grupos de Lancefield conhecidos.

Epidemiologia

Indivíduos sadios podem carrear todos os estreptococos mencionados, e várias infecções provavelmente são endógenas e relacionadas com estresse. As infecções em neonatos comumente são de origem materna.

Garrotilho e linfadenite suína são doenças contagiosas que, preferivelmente, acometem animais jovens (após a infância). *S. equi* e *S. porcinus* se disseminam por meio de alimentos, água potável ou utensílios contaminados e por animais que se recuperaram da doença e que podem excretar as bactérias, mesmo que clinicamente sadios, durante meses. Equipamentos de ordenha, desconhecimento de procedimentos de tratamento intramamário e práticas de ordenha não higiênicas frequentemente disseminam *S. agalactiae* entre as vacas leiteiras.

Características imunológicas

Mecanismos imunes de doença. Em pacientes humanos, as doenças pós-estreptocócicas (febre reumática e glomerulonefrite aguda) são atribuídas a mecanismos imunopatológicos. De modo semelhante, púrpura hemorrágica equina, pós-garrotilho, provavelmente é mediada por um complexo imune.

Recuperação e resistência. As principais defesas contra as infecções estreptocócicas são as atividades fagocíticas; a proteína M antifagocítica induz a produção de anticorpos protetores. Os animais que se recuperam de garrotilho ou de linfadenite cervical ficam, pelo menos temporariamente, imunes à nova infecção.

Cápsulas de polissacarídios de *S. agalactiae* e *S. pneumoniae* induzem a produção de anticorpos opsonizantes. Na pneumonia estreptocócica, o surgimento desses anticorpos indica a recuperação da infecção. Na mastite bovina, não se desenvolve imunidade protetora; as vacas, ao menos que tratadas, permanecem infectadas. Evidência experimental sugere que o anticorpo anticapsular do tipo IgG_2 é protetor.

Toda imunidade é sorotipo-específica.

Imunização artificial. Há disponibilidade de uma vacina com uma bacterina de célula total e com uma proteína M, para vacinação contra garrotilho. Não é uniformemente efetiva e, com frequência, provoca reação no local da injeção. Há disponibilidade de vacina viva avirulenta de aplicação intranasal que estimula a produção local de anticorpos. O fornecimento de bactérias vivas avirulentas junto com o alimento induz imunidade contra linfadenite cervical (abscesso de mandíbula) de suínos.

Diagnóstico laboratorial

Coleta de amostra. Aspirados de lesões fechadas, em seringas estéreis ou frascos estéreis são as amostras preferidas. O envio de suabe em meio de transporte é aceitável. A amostra de leite é coletada em frascos, em condições estéreis.

Exame direto. Esfregaços de exsudato ou de sedimento de fluido suspeito são fixados e corados pela técnica de Gram. Os estreptococos se apresentam como cocos gram-positivos, em pares, em cadeias curtas e, em alguns casos, em cadeias muito longas (verificadas geralmente em aspirado de pus obtido de linfonodos cervicais de equinos infectados por *S. equi*). Os estreptococos tendem a perder sua coloração gram-positiva e, às vezes, coram-se fracamente como gram-positivos ou como gram-negativos.

Cultura. Amostras de exsudato, leite, tecido, urina, aspirado transtraqueal e fluido cerebroespinal são cultivadas diretamente em ágar-sangue de bovino ou ovino. Prefere-se incubação em temperatura de 37°C em ambiente com 3 a 5% de CO_2. As colônias de estreptococos se apresentam lisas ou mucoides dentro de 18 a 48 h.

A identificação se baseia na combinação de técnicas clássicas (p. ex., determinação do grupo de Lancefield e testes bioquímicos) e técnicas moleculares (p. ex., determinação da sequência de DNA que codifica a subunidade 16S ribossômica do DNA ou realização de PCR com uso de *primers* espécie-específicos). Há disponibilidade de *kits* comerciais para ambos os exames. Outros testes diagnósticos úteis incluem:

1. *Teste CAMP (nome oriundo das iniciais de Christie, Atkins e Munch-Petersen):* reflete o sinergismo hemolítico entre a toxina β dos estafilococos (uma esfingomielinase) e uma toxina de *S. agalactiae* (proteína CAMP, às vezes, denominada cocitolisina). Inocula-se a β-toxina estafilocócica, em cruz, em uma placa de ágar-sangue de ovino ou bovino. Nos ângulos retos dessas linhas e, aproximadamente, a 0,5 cm dela, faz-se a semeadura de *S. agalactiae* suspeito. Após incubação, a hemólise causada pela bactéria CAMP-positiva é exacerbada na zona da β-toxina (Figura 27.1). A ação combinada dessas duas toxinas em ágar-sangue ovino ou bovino origina zonas maiores e mais claras de hemólise que quando se cultivam essas bactérias isoladamente
2. *Sensibilidade à bacitracina:* discos de bacitracina (0,04 unidade) inibem o crescimento de *S. pyogenes* em ágar-sangue. Essa reação não é totalmente consistente ou específica
3. *Teste de ágar bile-esculina:* avalia a capacidade da bactéria que tolera 40% de sais biliares em hidrolisar a esculina, uma característica dos estreptococos que pertencem ao grupo de Lancefield
4. *Sensibilidade à optoquina:* o crescimento de *S. pneumoniae*, mas não de outros estreptococos alfa-hemolíticos, é inibido ao redor do disco impregnado com optoquina (cloridrato de etil-hidrocupreina).

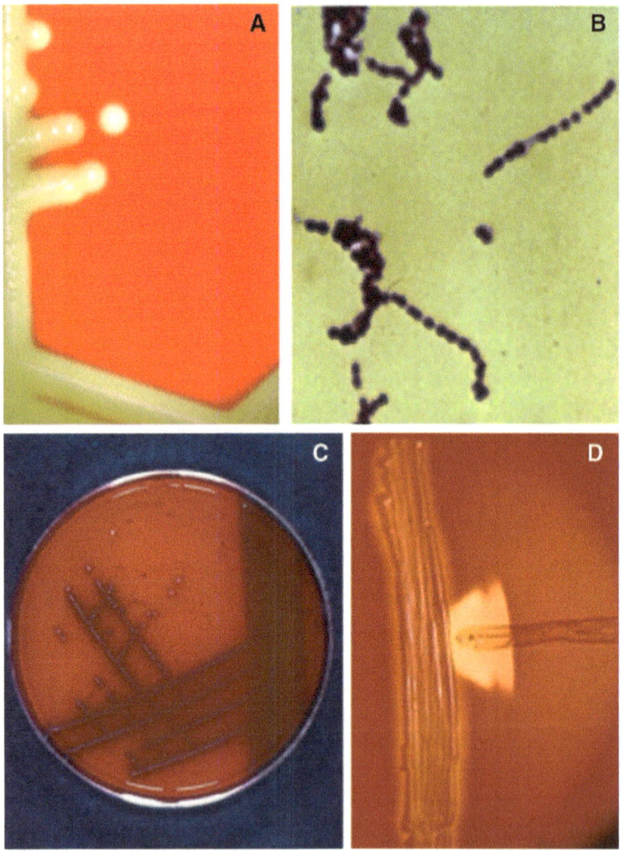

Figura 27.1 **A.** *S. equi* ssp. *zooepidemicus* em placa de ágar-sangue de ovino mostrando beta-hemólise. **B.** Coloração de *S. equi* ssp. *zooepidemicus* pela técnica de Gram. **C.** *E. faecalis* mostrando típica alfa-hemólise em placa de ágar-sangue de ovino. **D.** Reação CAMP em ágar-sangue de ovino. A listra vertical representa o crescimento de *S. aureus*, ladeada por uma zona de atividade de betatoxina. Perpendicular ao *S. aureus* há uma listra de *S. agalactiae*. A secreção do fator CAMP pelos estreptococos resulta em lise completa de eritrócitos, danificados pela beta-hemolisina, originando a região característica de "ponta de seta" de lise, na zona de beta-hemólise da listra de *S. aureus*.

Tratamento e controle

As lesões supurativas localizadas drenam pus.

Para o tratamento sistêmico, penicilina G e ampicilina são efetivas na maioria das infecções causadas por estreptococos beta-hemolíticos e estreptococos *viridans*. As alternativas são cefalosporinas, cloranfenicol e trimetoprima-sulfa. A endocardite estreptocócica é tratada com a associação de penicilina e gentamicina. A suscetibilidade às fluoroquinolonas é imprevisível. Choque tóxico estreptocócico e fasciite necrosante são tratados com penicilina G e clindamicina (a clindamicina diminui a produção de toxina e a penicilina G é bactericida).

As penicilinas (de uso intramamário) são efetivas no tratamento de mastite causada por *S. agalactiae* e de infecções causadas pela maioria dos outros estreptococos. Várias alternativas disponíveis podem ser consultadas em textos especializados. Os aspectos importantes no controle de mastite se baseiam em adoção de medidas higiênicas e no manejo do rebanho.

No caso de garrotilho, é mais benéfico tratar os animais acometidos e expostos antes da formação de abscessos e continuar até cessar a febre. O tratamento inapropriado de garrotilho é considerado a causa de prolongamento da doença e ocasiona "garrotilho bastardo" (formação de abscessos disseminados, com manifestações sistêmicas). As populações em risco devem ser vacinadas. Os equinos infectados ou suspeitos devem ser rigorosamente isolados.

Enterococos

Anteriormente os enterococos foram classificados como estreptococos do grupo D. Diferentemente da maioria das verdadeiras bactérias do gênero *Streptotoccus*, esses microrganismos apresentam características fenotípicas (resistência ao sal, à bile e ao azul de metileno e multiplicação em temperaturas elevadas) que os diferenciam. As análises genéticas moleculares mostraram que são bactérias particulares e motivaram o estabelecimento de um novo gênero, *Enterococcus*.

No gênero *Enterococcus*, há 41 espécies, a maioria das quais vive no trato intestinal de mamíferos e aves. São principalmente microrganismos oportunistas que infectam locais já comprometidos e causam doença. Alguns (*Enterococcus durans*, *E. hirae* e *E. villorum*) foram associados à ocorrência de doença intestinal em animais neonatos (leitões, potros, bezerros e filhotes de cães e de gatos), bem como em cães e gatos adultos. Os enterococos são alfa-hemolíticos ou gama-hemolíticos, em placas de ágar-sangue contendo eritrócitos de ovino ou bovino.

Características descritivas

Morfologia e coloração. A morfologia dos enterococos varia de células esféricas a células bacilares curtas, com cerca de 1 μm de diâmetro. Sua multiplicação ocorre na superfície do meio de cultura, com colônias em pares e em cadeias.

Estrutura e composição. Os enterococos apresentam estrutura da parede celular típica de bactérias gram-positivas. Algumas espécies produzem cápsula constituída de polissacarídio. A maioria dos enterococos detém carboidrato do grupo D de Lancefield.

Produtos celulares e atividades de interesse médico. Muito do que se sabe quanto aos produtos celulares e às atividades de interesse médico é oriundo de estudos com *Enterococcus faecalis* e *Enterococcus faecium*, os enterococos mais comumente causadores de doenças em pacientes humanos. Possivelmente, algo do que se sabe sobre essas duas espécies também se aplica a outras bactérias do gênero.

Substância de agregação. A substância de agregação é uma proteína de superfície que favorece a fixação dos enterococos uns a outros (para formar agregados) e às superfícies epiteliais (é uma adesina). É um importante componente da transferência de plasmídios de conjugação induzida por feromônio.

Cápsula. Alguns enterococos produzem cápsulas de polissacarídio. A cápsula impede a ligação das bactérias com as células fagocíticas por interferir na deposição do complemento e concedendo uma capacidade hidrofílica relativa à superfície do microrganismo.

Parede celular. Peptidoglicano e ácidos lipoteicoicos da parede celular iniciam uma resposta inflamatória, após sua interação com macrófagos.

Pili. Os *pili* de bactérias gram-positivas têm sido envolvidos na fixação a vários tipos de células humanas e na formação de biofilme, duas condições fundamentais na patogênese de várias doenças bacterianas. *E. faecalis* e *E. faecium* abrigam aglomerados de gene de *pili*.

MSCRAMM (microbial surface components recognizing adhesive matrix molecules) de enterococos. A disponibilidade de informaçoes sobre sequências de genomas de *E. faecalis* V583 e de *E. faecium* TX0016 mostra a presença de 17 e 15 MSCRAMM, respectivamente. Até o momento, 7 MSCRAMM de enterococos foram caracterizados em detalhes: Ace (*adhesion of collagen of E. faecalis*), Fss1, Fss2 e Fss3 (*E. faecalis surface protein*), Acm (*adhesin of collagen of E. faecium*), Scm (*second collagen adhesin of E. faecium*) e EcbA (*E. faecium collagen-binding protein A*). Ace se liga aos colágenos dos tipos I e IV, à laminina e à dentina, e mostrou-se que está envolvido na patogênese da endocardite experimental. Fss1, Fss2 e Fss3 se ligam ao fibrinogênio.

Citolisina. Citolisina é uma citotoxina cujo mecanismo de destruição celular não foi esclarecido. Também, é uma toxina hemolítica que ocasiona lise de hemácias de pessoas e de equinos (porém não de ovinos ou bovinos, as quais são as hemácias mais frequentemente utilizadas em placas de ágar-sangue). A produção de citolisina é controlada por um sistema que limita a ocorrência de determinados comportamentos, apenas acima de uma densidade populacional específica (denominado *quorum-sensing*).

Superóxido extracelular. Alguns enterococos secretam um superóxido que parece propiciar alguma proteção contra a morte por células fagocíticas.

Gelatinase. Alguns enterococos produzem uma gelatinase cuja expressão é controlada por um sistema regulador de dois componentes, *fsr*; é importante na produção de biofilme e na virulência. Especificamente, a gelatinase reduz a exposição de Ace na superfície celular e, desse modo, pode interferir na capacidade de fixação da bactéria à célula.

Aquisição de ferro. Os enterococos produzem uma variação de sideróforo do tipo hidroxamato, em resposta ao baixo teor de ferro.

Proteína da superfície de enterococos. O determinante da proteína da superfície dos enterococos (*esp*) é codificado em uma ilha de patogenicidade do genoma de *E. faecalis* e de *E. faecium*. É importante para a formação de biofilme, a colonização do trato urinário e a patogênese de endocardite e de infecções do trato urinário.

Características de crescimento. Os enterococos produzem colônias de coloração clara a cinza, com 1 a 2 mm de diâmetro (alfa-hemolítica ou gama-hemolítica), após incubação durante uma noite, em temperatura de 37°C; todavia, multiplicam-se em temperatura de 10°C a 45°C. Os enterococos se multiplicam em solução de cloreto de sódio 6,5%, em solução de bile 40% e em solução de azul de metileno 0,1%.

Atividades bioquímicas. Os enterococos são anaeróbicos facultativos e catalase-negativos. Obtêm energia por meio da fermentação.

Resistência. Enterococos são microrganismos resistentes que sobrevivem no ambiente por longo tempo. São capazes de se multiplicar em solução de cloreto de sódio 6,5%, solução de bile 40% e solução de azul de metileno 0,1%, em temperaturas baixa (10°C) ou alta (45°C). São intrinsecamente resistentes aos antibióticos betalactâmicos (inclusive cefalosporinas e penicilinas resistentes à penicilinase), aminoglicosídios, clindamicina, fluoroquinolonas e trimetoprima-sulfonamida. (Os enterococos são sequestradores efetivos de timidina, presente em exsudatos; assim, livram-se da ação de combinações de trimetoprima-sulfonamidas.) São capazes de adquirir resistência a altas doses dos antibióticos betalactâmicos e aminoglicosídios, bem como a glicopeptídios (vancomicina), tetraciclinas, eritromicina, fluoroquinolonas, rifampicina e cloranfenicol.

Ecologia

Reservatório. Os enterococos vivem no trato intestinal de mamíferos e aves, como parte da flora normal dessas espécies. Não se sabe se os enterococos que causam doença primária,

E. durans, E. hirae e *E. villorum*, diferentemente daqueles que causam doença oportunista, fazem parte da flora normal.

Transmissão. Enterococos que causam doenças oportunistas fazem parte da flora normal do hospedeiro.

Patogênese

Exceto no caso de doença causada por *E. durans, E. hirae* e *E. villorum*, os enterococos endógenos infectam um local já comprometido (p. ex., bexiga, canal auricular externo úmido e cateter). O peptidoglicano e os ácidos lipoteicoicos da parede celular iniciam uma resposta inflamatória. A cápsula, a citolosina e o superóxido exacerbam a reação inflamatória.

E. durans, E. hirae e *E. villorum* se fixam às vilosidades (desde a extremidade até a cripta) do intestino delgado de animais infectados. A diarreia associada não parece se dever à ação de enterotoxina ou de lesão da célula epitelial.

Padrões de doença

Cães e gatos. Em geral, otite externa é decorrência de infecção (por bactérias e um fungo, *Malassezia*) do canal auricular externo já comprometido. A bactéria envolvida geralmente é um microrganismo do ambiente (p. ex., *Pseudomonas* e *Proteus*) ou uma bactéria da flora normal do paciente (p. ex., *Enterococcus* e *Staphylococcus pseudintermedius*).

Enterococos são comumente isolados de cães com infecção do trato urinário inferior. *Enterococcus* spp. (*E. durans, E. hirae* e *E. villorum*) estão associadas à ocorrência de diarreia em cães e gatos, filhotes e adultos. Quase todos os locais comprometidos podem ser infectados por *Enterococcus*.

Equinos. *Enterococcus* spp. (*E. durans, E. hirae* e *E. villorum*) estão associadas à ocorrência de diarreia em potros. Deve-se esperar a presença de *Enterococcus* spp. em qualquer afecção que resulte de contaminação de um local comprometido por material fecal (p. ex., lesão causada por cravo de ferradura/ferida e abscesso de sola).

Bovinos. *Enterococcus* spp. (*E. durans, E. hirae* e *E. villorum*) estão associadas à ocorrência de diarreia em bezerros. Deve-se esperar a presença de *Enterococcus* spp. em qualquer afecção que resulte de contaminação de um local comprometido por material fecal (p. ex., ferida).

Suínos. *Enterococcus* spp. (*E. durans, E. hirae* e *E. villorum*) estão associadas à ocorrência de diarreia em leitões. Deve-se esperar a presença de *Enterococcus* spp. em qualquer afecção que resulte de contaminação de um local comprometido por material fecal (p. ex., ferida).

Espécies diversas. *Enterococcus* spp. (*E. durans, E. hirae* e *E. villorum*) estão associadas à ocorrência de diarreia em ratos jovens.

Epidemiologia

A maior parte das infecções das quais se isolam enterococos se deve à contaminação por bactérias da flora normal. Nas instalações hospitalares, a propagação de enterococos (p. ex., por meio de fômites, mãos de enfermeiros e calçados contaminados) a ambientes comprometidos é uma preocupação importante. A epidemiologia da diarreia causada por enterococos (*E. durans, E. hirae* e *E. villorum*) é desconhecida.

Cepas de enterococos resistentes à vancomicina representam um grave problema em medicina humana, porque as bactérias desse gênero (especialmente *E. faecalis* e *E. faecium*) são os principais microrganismos envolvidos na infecção hospitalar. Os genes resistentes à vancomicina são codificados em um elemento transportável (Tn1546). Os enterococos são muito resistentes aos fármacos antimicrobianos. A vancomicina (um antibiótico glicopeptídio) é um dos poucos antimicrobianos efetivos no tratamento dessas infecções. As cepas de enterococos resistentes à vancomicina surgiram na Europa, após o início do fornecimento de avoparcina, outro glicopeptídio (promotor de crescimento), aos animais de produção. Embora no início as cepas resistentes à vancomicina se limitassem ao trato intestinal de animais que recebiam esse antibiótico, logo se disseminaram, assim como aconteceu com os genes que codificam a resistência a este antibiótico (*vanA*), para o trato intestinal de pessoas. Nos EUA (onde o uso de avoparcina não é permitido), o emprego indiscriminado de vancomicina em hospitais humanos culminou em problema semelhante, ou seja, elevação da pressão seletiva, resultando em aumento da colonização por enterococos resistentes à vancomicina (especialmente em hospitais).

Diagnóstico laboratorial

Coleta de amostra. Preferem-se amostras de aspirados de lesões fechadas, em seringas ou frascos estéreis. Suabes em meio de transporte são aceitáveis. As amostras de urina são obtidas por meio de cistocentese antepúbica (punção de bexiga), pela cateterização ou por micção espontânea após desprezar o primeiro jato.

Exame direto. São examinados esfregaços de exsudatos corados (pelo corante de Gram ou do tipo Romanovsky, como Wright ou Giemsa). Pode-se examinar amostra de urina não corada ou corada (corante de Gram ou corante do tipo Romanovsky). Para demonstrar a fixação característica de bactérias em forma de cocos às vilosidades, são necessários cortes histopatológicos do intestino delgado de animais que apresentavam enterite enterocócica.

Cultura. As amostras são semeadas na superfície do ágar-sangue, em placas, e incubadas em temperatura de 37°C, durante a noite. Os enterococos produzem colônias claras a acinzentadas, com 1 a 2 mm de diâmetro (alfa-hemolíticas ou gama-hemolíticas). A identificação preliminar das bactérias requer o teste de produção de catalase (negativa) e a verificação da capacidade de multiplicação em solução de cloreto de sódio a 6,5% e em solução de bile a 40%. Na maioria dos isolados, é possível identificar a espécie utilizando-se *kits* disponíveis no comércio, por sequenciamento do gene que codifica a subunidade 16S do RNA ribossômico ou mediante a combinação de ambos os testes.

Tratamento e controle

O controle da doença primária é o aspecto mais importante do tratamento da maioria das infecções das quais se isolam enterococos. Em alguns casos, a remoção da estrutura comprometida é suficiente para iniciar o processo de eliminação do enterococos do hospedeiro (por não apresentarem determinantes de virulência potentes). Esse é um fator importante porque os enterococos tendem a ser muito resistentes aos antimicrobianos. Nas doenças infecciosas de etiologia polimicrobiana (e também na estrutura comprometida), pode-se obter êxito mediante o controle da parte comprometida e a terapia antimicrobiana destinada a outros microrganismos (geralmente mais suscetíveis).

Os enterococos isolados do trato urinário inferior de cães geralmente são suscetíveis às concentrações urinárias de amoxicilina-clavulanato, cloranfenicol e tetraciclina. Ainda que a maioria das cepas de enterococos isolados da urina apresente suscetibilidade à combinação trimetoprima-sulfonamida, deve-se ter cautela na interpretação dos resultados dos testes *in vitro* em razão da capacidade de sequestro da timidina por esse grupo de microrganismos.

Os enterococos que causam otite externa em cães são tratados por meio de correção da lesão primária e aplicação auricular de preparações que contêm antimicrobiano. (Em geral, as concentrações tópicas dos principais antimicrobianos presentes nessas preparações excedem a concentração inibitória mínima necessária para coibir a multiplicação dos enterococos.)

Não foram definidas as opções de tratamento da doença diarreica causada por *E. durans*, *E. hirae* e *E. villorum*.

Abiotrophia e Granulicatella (variantes nutricionais de estreptococos)

Foram descobertas bactérias do gênero *Abiotrophia* e *Granulicatella* como pequenas colônias que crescem como satélite ao redor de outras colônias de bactérias, quando as amostras obtidas de superfície mucosa de pacientes humanos sadios (olhos, trato genital, boca e trato respiratório) foram inoculadas em placas de ágar-sangue. As bactérias presentes nessas colônias são cocos gram-positivos e catalase-negativos que precisam de vitamina B_6 para sua multiplicação (essa necessidade é satisfeita pela adição de 0,002% de cloridrato de piridoxal ao meio de cultura). Esses microrganismos foram provisoriamente denominados "variantes nutricionais de estreptococos"; posteriormente foram definidos como microrganismos dos gêneros *Abiotrophia* e *Granulicatella*, com base na sequência do gene que codifica a subunidade 16S do RNA ribossômico.

Em condições clínicas, as bactérias desses gêneros foram isoladas da corrente sanguínea, de abscessos, de placa dental, de articulações, de úlceras de córnea, de endoftalmite pós-operatória aguda e de colônias de valva cardíaca de pacientes humanos. Foram isoladas do trato genital, do trato respiratório, de abscessos e de olhos de equinos e ruminantes.

Em *Granulicatella adiacens* foi identificada e caracterizada uma proteína ligadora de fibronectina, a Cha.

Leitura sugerida

Cole JN, Barnett TC, Nizet V, and Walker MJ (2011) Molecular insight into invasive group A streptococcal disease. *Nat Rev Microbiol*, 9, 724–736.

Feng Y, Zhang H, Ma Y, and Gao GF (2010) Uncovering newly emerging variants of *Streptococcus suis*, an important zoonotic agent. *Trends Microbiol*, 18, 124–131.

Moschioni M, Pansegrau W, and Barocchi MA (2010) Adhesion determinants of the *Streptococcus* species. *Microb Biotechnol*, 3, 370–388.

Priestnall S and Erles K (2011) *Streptococcus zooepidemicus*: an emerging canine pathogen. *Vet J*, 188, 142–148.

Sava IG, Heikens E, and Huebner J (2010) Pathogenesis and immunity in enterococcal infections. *Clin Microbiol Infect*, 16, 533–540.

Waller AS, Paillot R, and Timoney JF (2011) *Streptococcus equi*: a pathogen restricted to one host. *J Med Microbiol*, 60, 1231–1240.

28

Arcanobacterium

T. G. Nagaraja

As espécies do gênero *Arcanobacterium* (termo que significa "bactéria secretora") são bastonetes gram-positivos, frequentemente pleomorfos, não formam esporos e não são móveis. As bactérias desse gênero apresentam formato "difteroide", não são filamentosas e várias espécies foram, em um momento, incluídas no gênero *Corynebacterium* (p. ex., *Corynebacterium pyogenes*) e, posteriormente, no gênero *Actinomyces* (p. ex., *Actinomyces pyogenes*). Análises da sequência do gene que codifica a subunidade 16S do RNA ribossômico de várias espécies de *Actinomyces* sugeriram a inclusão dessas espécies em um gênero denominado *Arcanobacterium*.

As espécies do gênero *Arcanobacterium* incluem *A. bernardiae, A. bialowiezense, A. bonsai, A. haemolyticum, A. hippocoleae, A. phocae, A. pluranimalium* e *A. pyogenes*.* *Arcanobacterium bialowiezense* e *Arcanobacterium bonsai* foram isolados do prepúcio de um touro bisão-europeu que apresentava balanopostite. *Arcanobacterium haemolyticum* e *Arcanobacterium bernardiae* são patógenos humanos, e o envolvimento de *A. bernardiae* nas infecções é raro. *A. haemolyticum* causa faringite, tonsilite e exantema cutâneo, mais frequentemente em adolescentes e adultos jovens. *Arcanobacterium phocae, A. pluranimalium* e *A. hippocoleae* foram isolados do trato respiratório de focas, do baço de uma toninha do porto, do pulmão de um cervídeo e de exsudato vaginal de égua, respectivamente. Estudo recente sugere que os ovinos são mais frequentemente infectados por *A. pluranimalium*. A maioria dos isolados era oriunda de tecidos de aborto. *Arcanobacterium pyogenes* é a principal espécie de importância veterinária. Está envolvida na ocorrência de doenças supurativas em todos os animais, mais comumente em bovinos, ovinos e suínos.

Arcanobacterium pyogenes

Características descritivas

Morfologia e coloração. *A. pyogenes* apresenta morfologia que varia de cocobacilos a bastonetes curtos (até 0,5 μm × 2 μm), sozinhos ou em pares. Também são constatados tipos difteroides curtos no formato de pequenas clavas, especialmente em culturas novas. O microrganismo carece de cápsulas e grânulos metacromáticos. As bactérias de culturas mais antigas (> 24 h) podem apresentar coloração de Gram variável.

Estrutura e composição. O peptidoglicano da parede celular contém lisina, ramnose e glicose. Diferentemente das bactérias dos gêneros *Corynebacterium* e *Rhodococcus*, os microrganismos do gênero *Arcanobacterium* não contêm ácidos micólicos.

Produtos celulares de interesse médico

Parede celular. Os ácidos lipoteicoicos e o peptidoglicano da parede da célula gram-positiva interagem com os macrófagos, induzindo a liberação de citocinas pró-inflamatórias.

A. pyogenes produz vários produtos extracelulares e proteínas expostas na superfície, os quais contribuem para fixação, colonização e lesão ao hospedeiro:

1. *Piolisina O (PLO):* é uma exotoxina hemolítica produzida por todas as cepas de *A. pyogenes*; é o principal fator de virulência. A hemolisina é ativa contra eritrócitos de ovinos, equinos, humanos, coelhos e porquinhos-da-índia e, também, é citotóxica para neutrófilos polimorfonucleares; em animais de laboratórios tem atividade dermonecrótica e letal. É uma toxina formadora de poros que faz parte do grupo de citolisinas ativadas por tiol presentes em várias bactérias gram-positivas, como estreptolisina O de estreptococos, listeriolisina O de *Listeria* e perfringolisina O de clostrídio. A denominação desse grupo de citolisinas se baseia na sensibilidade de sua atividade ao oxigênio e restauração de sua atividade por compostos redutores (ativação por tiol). Considera-se que a PLO seja o principal fator de virulência na infecção por *A. pyogenes*
2. *Neuraminidases:* também denominadas sialidases, induzem a clivagem do ácido siálico terminal de carboidratos ou glicoproteínas. *A. pyogenes* produz duas neuraminidases. Uma é uma proteína de 107 kDa associada à parede celular (NanH), codificada pelo gene *nanH*. O nanH é produzido por todas as cepas de *A. pyogenes* até o momento examinadas. A proteína é semelhante a várias outras

*Atualmente, propõe-se que as espécies *bernardiae, bialowiezense, bonsai* e *pyogenes* devem ser reclassificadas como bactérias de um novo gênero, *Trueperella*.

neuraminidases bacterianas. A segunda neuraminidase (NanP) é uma proteína de 186,8 kDa, codificada pelo gene *nanP*, preferencialmente associada a cepas bovinas, e não constatada em todas as cepas testadas
3. *Proteínas ligadora de matriz extracelulares:* essas são proteínas da superfície de *A. pyogenes* que se ligam à matriz extracelular do hospedeiro, constituída de glicoproteínas estruturais, como fibronectina, colágeno, fibrinogênio, laminina e elastina. Há relato de uma proteína, a CbpA, que se liga ao fibrinogênio e à fibrinoctina. Essa proteína apresenta 50,4% de similaridade à proteína Cna de *Staphylococcus aureus*, a qual se liga ao colágeno. Há relato de uma proteína ligadora de fibronectina, de 20 kDa, associada à parede celular
4. *A. pyogenes* secreta, pelo menos, quatro diferentes proteases, possivelmente serina proteases, e uma DNase. Embora se tenha estudado algumas características dessas enzimas, não há evidência que sustente a participação de quaisquer delas na patogênese da infecção por *A. pyogenes*.

Características de crescimento. *A. pyogenes* é anaeróbio facultativo, com metabolismo fermentativo. Para sua ótima multiplicação, necessita de alto teor de CO_2. Em ágar-sangue, o microrganismo forma colônias minúsculas com zonas distintas de beta-hemólise. Em geral, a área de hemólise corresponde a duas ou três vezes o diâmetro da colônia.

Atividades bioquímicas. *A. pyogenes* é uma bactéria catalase-negativa; fermenta lactose e digere proteína (gelatina, caseína e soro coagulado).

Resistência. *A. pyogenes* é sensível a dessecamento, calor (60°C), desinfetantes e antibióticos betalactâmicos. É resistente às sulfonamidas e, cada vez mais, resistente à tetraciclina.

Ecologia

Reservatório. *A. pyogenes* é um habitante normal dos tratos respiratório superior, urogenital e gastrintestinal de bovinos, suínos e outros animais domésticos. Em bovinos, foi isolado do epitélio ruminal. O microrganismo não parece fazer parte da flora normal de pacientes humanos.

Transmissão. Como *A. pyogenes* é uma bactéria comensal da pele e de membrana mucosa, a maioria das infecções é endógena. Relata-se que na "mastite de verão" a propagação do microrganismo entre as vacas envolve a participação de moscas.

Patogênese

Mecanismos. A penetração de *A. pyogenes* em tecidos mais profundos requer uma lesão ou algum tipo de estresse, como ferimento, infecção bacteriana ou viral primária. O microrganismo pode se disseminar e até mesmo causar aborto. Com mais frequência, resulta em infecções supurativas em articulações, pele e vísceras, geralmente complicada por outras bactérias comensais potencialmente patogênicas, especialmente bactérias gram-negativas anaeróbicas que não produzem esporos (*Bacteroides*, *Dichelobacter*, *Fusobacterium*, *Porphyromonas*, *Prevotella* e *Peptostreptococcus*). A constatação de que *A. pyogenes* quase sempre está associado a *Fusobacterium necrophorum* tem sugerido sinergismo patogênico entre essas duas bactérias. Tal interação sinérgica foi demonstrada em camundongos de laboratório. Os mecanismos envolvidos nesse sinergismo podem incluir o suprimento de substrato energético (ácido láctico, de *A. pyogenes*), proteção contra fagocitose (leucotoxina, de *F. necrophorum*) e criação de um ambiente anaeróbico (uso de oxigênio por *A. pyogenes*). Piolisina é um importante determinante de virulência; isso é evidenciado pela baixa virulência verificada em mutantes carentes da toxina e pelo fato de que os anticorpos produzidos contra a proteína inativada protegem o hospedeiro. A participação exata da piolisina na patogênese da infecção por *A. pyogenes* não é conhecida, mas o efeito prejudicial à membrana de células do hospedeiro provavelmente é um mecanismo-chave. Neuraminidases participam na fixação das bactérias às células epiteliais. Ademais, essas enzimas podem reduzir a viscosidade do muco, facilitando a colonização microbiana. As neuraminidases também podem prejudicar a resposta imune do hospedeiro por meio da dessialilação de IgA, aumentando sua suscetibilidade à proteólise. A capacidade de *A. pyogenes* em se ligar às proteínas da matriz extracelular, mediada pelas proteínas de superfície, pode promover a fixação da bactéria e sua subsequente colonização. As proteases podem participar na invasão e destruição dos tecidos, na evasão das defesas do hospedeiro e na modulação do sistema imune do hospedeiro, durante a infecção e a inflamação. A DNAse pode despolimerizar o DNA viscoso liberado das células do hospedeiro que sofreram lise e desintegração nas lesões supurativas. O exsudato (pus) contém bactérias, neutrófilos (vivos ou mortos) e fragmentos de células do hospedeiro.

Patologia. As lesões incluem abscessos, empiemas ou piogranulomas. Com frequência, os abscessos são fortemente encapsulados. Todo odor pútrido se deve às bactérias anaeróbicas.

Padrões de doença. *A. pyogenes* está envolvido na ocorrência de infecções purulentas locais, regionais ou metastáticas, sozinho ou juntamente com outros microrganismos, de origem traumática ou oportunista. Com frequência, é isolado de várias infecções piogênicas de pulmão, pericárdio, endocárdio, pleura, peritônio, fígado, articulações, útero, córtex renal, cérebro, ossos e tecido subcutâneo, de todos os animais, porém mais frequentemente de ruminantes e suínos.

As infecções mais comuns e economicamente importantes são:

1. *Abscessos no fígado de bovinos: A. pyogenes* é a segunda bactéria mais comumente isolada (depois de *F. necrophorum*) em abscessos do fígado de bovinos em confinamento. O microrganismo se origina da parede ruminal e alcança o fígado pela veia porta. Em geral, a prevalência de *A. pyogenes* em abscessos de fígado varia de 2 a 25%, mas em algumas condições (bovinos alimentados exclusivamente com grãos) a taxa de prevalência é notavelmente alta
2. *"Mastite de verão"em vacas e novilhas: A. pyogenes* causa mastite grave caracterizada por secreção purulenta espessa, com frequência em vacas secas e novilhas antes

ou no momento da parição e, ocasionalmente, em vacas lactantes, geralmente após lesão de teta ou úbere. A fonte de infecção inclui feridas, abscessos e trato genital, e a infecção se dissemina no rebanho por causa do contato das tetas com um ambiente contaminado, como o local de parição. Na Europa, a doença é comum em vacas secas e em novilhas mantidas em pastagem, daí a denominação "mastite de verão". A prevalência sazonal também está associada à estação de moscas, pois a picada dessas está envolvida na entrada do microrganismo nas tetas e na disseminação do microrganismo entre os animais

3. *Artrite séptica em porcas:* a artrite surge após a parição, sugerindo que a fonte de infecção seja o útero.

Outras infecções nas quais *A. pyogenes* é isolado com frequência são infecções umbilicais de bezerros, reticulite traumática em vacas, pododermatite em bovinos.

Epidemiologia. Como *A. pyogenes* é parte da flora normal de hospedeiros suscetíveis, a ocorrência da doença é esporádica e depende de fatores predisponentes relacionados com estresse ou traumatismo. "Mastite de verão" é mais prevalente no norte da Europa.

Características imunológicas

A resposta imune a *A. pyogenes* não é bem-compreendida. Há relatos de tentativas de vacinação de camundongos, bovinos e ovinos com bacterinas ou com sobrenadante de *A. pyogenes* bruto inativado por formalina. Os resultados desses estudos não foram muito convincentes. Em camundongos, a vacinação com PLO recombinante purificado resultou na produção de anticorpos neutralizantes que protegeu camundongos contra desafios por *A. pyogenes*. Como a infecção por *A. pyogenes* é esporádica, a vacinação não é um procedimento viável.

Diagnóstico laboratorial

Esfregaços de tecidos ou exsudatos corados pela técnica de Gram revelam bastonetes gram-positivos curtos a pleomórficos, frequentemente em infecção mista com outras bactérias. O material no qual se suspeita haver *A. pyogenes* deve ser cultivado em ágar-sangue, em incubadora com 5% de CO_2. Em geral, as colônias minúsculas em ágar-sangue, com área de hemólise distinta, porém estreita, obtidas de uma amostra de pus, indicam a participação de *A. pyogenes*. Para a identificação desse microrganismo, são utilizados testes bioquímicos de rotina. Tem-se relatado o uso de *primers* destinados à amplificação de DNA específico de *A. pyogenes*, em reação em cadeia de polimerase.

Tratamento e controle

Incisão e drenagem dos abscessos são procedimentos fundamentais. *A. pyogenes* é sensível a penicilina, ampicilina, cloranfenicol, eritromicina, sulfametazina, tilosina e tetraciclina. *In vivo*, a resposta aos antimicrobianos é ineficiente em razão do encapsulamento dos abscessos e da presença de proteínas ligadoras de antibióticos no pus.

Leitura sugerida

Billington SJ and Jost BH (2000) Thiol-activated cytolysins: structure, function and role in pathogenesis. *FEMS Microbiol Lett*, 182, 197–205.

Billington SJ, Songer JG, and Jost BH (2001) Molecular characterization of the pore-forming toxin, pyolysin, a major virulence determinant of *Arcanobacterium pyogenes*. *Vet Microbiol*, 82, 261–274.

Jost BH and Billington SJ (2005) *Arcanobacterium pyogenes:* molecular pathogenesis of animal opportunist. *Ant Van Leeuwenhock*, 88, 87–102.

Ramos CP, Foster G, and Collins MD (1997) Phylogenetic analysis of the genus *Actinomyces* based on 16S rRNA gene sequences: description of *Arcanobacterium phocae* sp. nov., *Arcanobacterium bernardiae* com. nov., and *Arcanobacterium pyogenes* comb. *Nov Int J Syst Bacteriol*, 47, 46–53.

Yassin AF, Hupfer H, Siering C, and Schumann P (2011) Comparative chemotaxonomic and phylogenetic studies on the genus Arcanobacterium Collins *et al.* 1982 emend. Lehnen *et al.* 2006: proposal for Trueperella gen. nov. and emended description of the genus Arcanobacterium. *Int J Syst Evol Microbiol*, 61, 1265–1274.

29

Bacillus

George C. Stewart e Brian M. Thompson

As bactérias do gênero *Bacillus* são bastonetes anaeróbicos facultativos gram-positivos que produzem endósporos; geralmente habitam solo e água. São onipresentes na natureza e comumente são isolados de ampla variedade de superfícies, solos e subprodutos oriundos de animais. O número médio de *Bacillus* spp. no solo varia entre 10^6 e 10^7 microrganismos por grama de solo. Durante os períodos de privação de nutrientes, a célula de *Bacillus* passa por um processo conhecido como esporulação, por meio do qual produz um espesso endósporo resistente. Os endósporos são resistentes ao calor, à dessecação, à radiação ultravioleta e ionizante, aos desinfetantes e a vários outros fatores ambientais adversos. Eles podem permanecer viáveis no solo e na água por décadas, à espera de nutrientes ou, no caso de bactérias patogênicas do gênero *Bacillus*, da entrada de esporos em seus respectivos hospedeiros.

Três espécies são consideradas patogênicas. *Bacillus anthracis* é um patógeno zoonótico; é o microrganismo causador de antraz, ou carbúnculo hemático. *Bacillus cereus* causa intoxicação alimentar e *Bacillus thuringiensis* é um patógeno de insetos lepidópteros. Estudos genômicos, inclusive hibridização DNA-DNA, comparações de sequências 16S rRNA e 23S rRNA, tipagem de sequência multilócus, eletroforese de enzimas multilócus e análise do polimorfismo do comprimento do fragmento amplificado, têm revelado alto grau de parentesco entre esses microrganismos, levando a propor que *Bacillus anthracis, Bacillus cereus* e *Bacillus thuringiensis* podem ser considerados como uma única espécie. Suas virulências e variações de hospedeiros são determinadas pelo seu conteúdo de plasmídio codificador do gene de virulência. Por exemplo, a virulência de *B. anthracis* requer a presença dos plasmídios pXO1 e pXO2, necessários para a produção da toxina e da cápsula de *B. anthracis*, respectivamente.

Bacillus anthracis

Características descritivas

Morfologia e coloração. *B. anthracis* são bastonetes gram-positivos grosseiramente retangulares, não móveis, com extremidades em ângulo reto (medindo cerca de 1 μm × 3 a 5 μm) (Figura 29.1). É comum verificar cadeias de bastonetes. Acredita-se que a formação de cadeias contribua para a capacidade da bactéria em resistir à morte opsonofagocítica. Os esporos são produzidos no interior das células durante condições de privação de nutrientes e não causam tumefação da célula bacteriana. Uma cápsula é formada *in vivo* ou *in vitro*, em meio de cultura suplementada com bicarbonato e mantida em atmosfera com alta concentração de CO_2.

Composição celular. *B. anthracis* apresenta uma parede celular típica de microrganismos gram-positivos. Recobrindo a parede celular há uma estrutura paracristalina proteinácea denominada camada S. Embora não se tenha demonstrado que a camada S seja essencial para a virulência, relata-se que as cepas mutantes que não apresentam camada S são mais sensíveis à ligação ao componente C3 do sistema complemento.

Os esporos são as variações infectantes de *B. anthracis*. São imunogênicos e tem se mostrado que a adição de esporos inativados aumenta o grau de imunidade contra cepas altamente virulentas de *B. anthracis*, em modelos de infecção em animais. Os esporos contêm várias camadas (Figura 29.2). O núcleo do esporo é a célula bacteriana inerte. É circundado pelo córtex, uma camada de peptidoglicano modificado, que é envolvida pelas camadas de revestimento interna e externa, camadas de proteínas que conferem

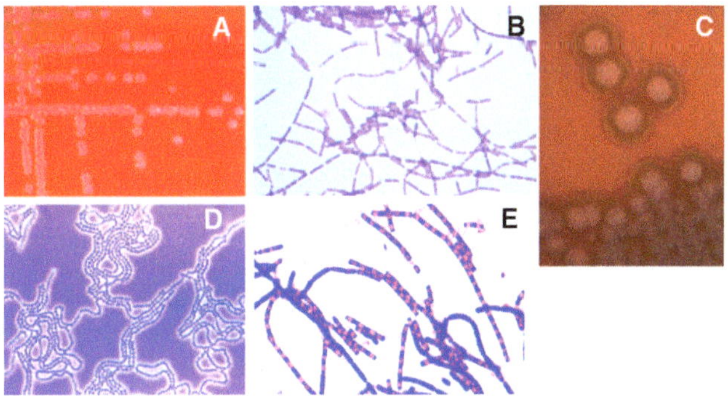

Figura 29.1 **A.** Colônias de *B. anthracis* em uma placa contendo ágar-sangue de ovino. **B.** Coloração de *B. anthracis* pela técnica de Gram. **C.** *B. cereus* em uma placa contendo ágar-sangue de ovino, com hemólise evidente. **D.** Resultado positivo para *B. anthracis* no teste de "colar de pérolas". **E.** Esporos de *B. anthracis* corados.

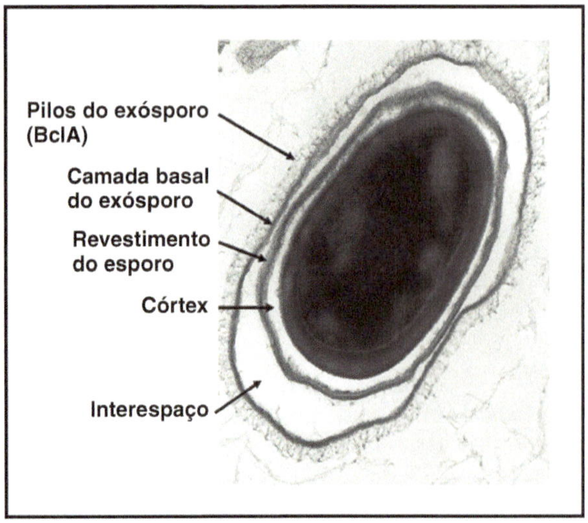

Figura 29.2 Microscopia eletrônica de transmissão de um esporo de *B. anthracis* corado por vermelho de rutênio. Esse corante exacerba a visualização da camada pilosa de glicoproteína do exósporo BclA. Estruturas externas do esporo estão marcadas.

a maioria das propriedades de resistência do esporo. A camada mais externa do esporo é a camada exósporo, que é separada da camada de revestimento por uma camada interespaço. O exósporo é constituído de uma camada basal paracristalina, e sua superfície externa é recoberta por filamentos de pelos semelhantes a fios de cabelo, composta de uma glicoproteína semelhante ao colágeno BclA. Como o exósporo é a estrutura mais externa do esporo, é provável que tenha importante participação nas interações com o ambiente e com o sistema imune do hospedeiro. Relata-se que o exósporo de *B. anthracis* participa na limitação de acesso a indutores de respostas de citocinas, *in vitro*, nos macrófagos. Tem-se mostrado que a fagocitose de esporos pelos macrófagos envolve interações entre BclA e integrina Mac-1 (CR3). Os esporos que não apresentam a glicoproteína BclA não alcançam especificamente tais células e, mais comumente, ligam-se às células epiteliais. Relata-se que os esporos que não contêm BclA se ligam aos componentes da matriz extracelular, como laminina e fibronectina. As fibras de BclA da superfície do esporo podem promover fagocitose pelos "fagócitos profissionais" e inibir as interações inespecíficas dos esporos de *B. anthracis* com os fagócitos "não profissionais", na fase inicial da infecção.

Produtos celulares de interesse médico

1. *Toxina letal (LeTx): B. anthracis* produz duas toxinas codificadas por pXO1, associadas à virulência do microrganismo. A LeTx é uma toxina binária composta de "antígeno protetor" (PA) e "fator letal" (LF). O PA é responsável pela ligação de LeTx às "células-alvo", enquanto o LF é responsável por sua atividade tóxica. PA e LF se associam apenas após a ligação de PA a seu receptor e, em seguida, são submetidos à proteólise pelas endopeptidases da família furina. O PA processado forma um anel homoeptamérico (ou homoctomérico) na superfície da célula-alvo. O PA pode, então, atuar como um componente de ligação à proteína LF ou à toxina do edema. A toxina sofre endocitose e, na redução de pH no endossomo, ocorrem alterações de sua conformação e o PA forma um canal transmembrana para liberar LF no citosol. LF é uma metaloprotease composta de zinco que inibe proteinoquinases ativadas por mitógeno (quinases MAPK), mediante a clivagem de suas sequências N-terminais, resultando no comprometimento das vias sinalizadoras no interior das células infectadas e na inibição da proliferação celular e, por fim, na apoptose das células acometidas. Relata-se que macrófagos de várias espécies reagem à exposição à LeTx, mediante apoptose contínua. O termo LeTx se deve a seus efeitos letais em modelos de infecção animal, inclusive em porquinhos-da-índia, ratos e camundongos. A LeTx ocasiona colapso-vascular (edema pleural e choque agudo); ademais, a exposição à LeTx purificada frequentemente resulta na ausência de achados histopatológicos. Acredita-se que a atividade da toxina no tecido cardíaco ocasione edema pulmonar. Em algumas cepas de camundongo, a exposição à LeTx resulta em rápida lise de macrófagos e produção de citocinas inflamatórias. No entanto, outras cepas não mostram tal propriedade. A lise de macrófago não é uma ocorrência comum em outros modelos animais. A exposição à LeTx resulta em apoptose de diversos tipos celulares e morte celular, independentemente da perda da função de barreira das células epiteliais e endoteliais, *in vitro*. A produção de LeTx é controlada pelo produto do gene regulatório AtxA (*anthrax toxin activator*, ou seja, ativador da toxina de antraz), o qual responde a fatores ambientais ainda desconhecidos; AtxA também é codificado por pXO1. A produção LeTx por células cultivadas *in vitro* é suprarregulada pela presença de bicarbonato no meio de cultura e pela atmosfera com alto teor de CO_2, por um mecanismo dependente de AtxA, sugerindo que esta possa ser a condição reconhecida pelo AtxA. A toxina letal é produzida em concentração 5 vezes maior que a da toxina do edema
2. *Toxina do edema:* o fator do edema (EF), o componente enzimaticamente ativo da toxina edema (EdTx), também é codificado pelo pXO1. EdTx é uma toxina binária que contém o receptor PA, o qual liga a subunidade e o EF. O PA libera EF no citoplasma das células-alvo pelo mesmo mecanismo da toxina letal. EF é uma adenilil ciclase dependente da calmodulina que aumenta o teor de cAMP nas células acometidas. Isso altera as vias de sinalização celulares, resultando em alterações fisiológicas específicas ao tipo celular. Em modelos de infecção animal, a EdTx purificada causa lesões hemorrágicas em múltiplos órgãos, acompanhadas de hipotensão e bradicardia. A EdTx não se mostrou citotóxica em vários tipos de células. Relata-se que a EdTx suprime a agregação plaquetária induzida pela trombina e a coagulação. A produção de EdTx também é controlada pela AtxA
3. *Cápsula:* a variante vegetativa de *B. anthracis* produz uma cápsula constituída de um polímero do ácido poli-γ-D-glutâmico. Os genes que codificam essa estrutura encontram-se no plasmídio pXO2. A expressão dos genes que codificam a cápsula é controlada por dois produtos de genes reguladores, AtxA e AcpA (*anthrax toxin activator* e *anthrax capsule activator*, ou seja, ativador da toxina de antraz e ativador de cápsula de antraz, respectivamente), os quais respondem aos fatores ambientais. As cápsulas capacitam a forma vegetativa, de modo a evitar a fagocitose. A virulência da cepa da vacina Sterne é atenuada porque carece do plasmídio pXO2, que codifica a cápsula

4. *Produtos diversos associados à virulência:* vários homólogos de proteínas se mostraram importantes na virulência de outros microrganismos descobertos na sequência de DNA do genoma de *B. anthracis*. Esses incluem genes que codificam importantes proteínas envolvidas na sobrevivência da bactéria no interior dos fagolisossomos e nas superfícies mucosas (InhA e MprF) e no escape de fagolisossomos e células fagocíticas (antrolisinas)
   a. *InhA:* o inibidor imune A (InhA) é uma metaloprotease semelhante à produzida por *B. cereus*. Contribui na patogenicidade por meio de vários mecanismos, inclusive clivagem de proteínas antibacterianas, escape da bactéria da ação dos macrófagos, controle da coagulação sanguínea e degradação de proteínas associadas à matriz. Recentemente aventou-se a possibilidade de que o InhA tenha participação crescente na permeabilidade da barreira hematencefálica e que contribua na incidência de hemorragias cerebrais
   b. *MprF:* o genoma de *B. anthracis* contém o gene que codifica o homólogo de MprF (*multiple peptide resistance factor*, ou seja, fator de resistência a múltiplos peptídios) de *Staphylococcus aureus*. Tem-se mostrado que é conferida resistência às defensinas (presentes no interior dos fagolisossomos e nas secreções que revestem as superfícies mucosas), mediante a lisinilação de fosfolipídios da membrana da célula bacteriana
   c. *Antrolisinas:* o genoma de *B. anthracis* contém genes que codificam antrolisinas (também denominadas antralisinas), três das quais são homólogas à fosfolipase C, além da antrolisina O, que é uma citolisina formadora de poro ligadora de colesterol. Embora essas antrolisinas sejam dispensáveis para a virulência, a perda de todas as quatro resulta em atenuação da patogenicidade. Supõe-se que elas sejam importantes no escape dos microrganismos da ação dos fagolisossomos, após a germinação dos esporos nos macrófagos. A antrolisina O é fracamente expressa por *B. anthracis* (motivo por que *B. anthracis* não é hemolítico). Isso acontece porque seu regulador, PlcR, é inativo em decorrência do truncamento de sua sequência de codificação. A antrolisina O recombinante é letal para monócitos, neutrófilos, macrófagos e linfócitos de pacientes humanos
   d. *Óxido nítrico sintase:* bacilos e endósporos de *B. anthracis* exibem atividade de óxido nítrico sintase, que pode proteger a germinação de esporos da produção de óxido nítrico pelos macrófagos das células hospedeiras, pelo uso de substrato composto de um *pool* de arginina disponível.
5. Controle de produtos celulares de interesse médico.

Há duas proteínas, AtxA e AcpA, que são produzidas em resposta aos fatores ambientais. Não se sabe quais são esses fatores, *in vivo*. No entanto, em condições apropriadas, a AtxA aumenta a produção de LeTx, EdTx e de proteínas envolvidas no escape da bactéria da ação de fagolisossomos e macrófagos. A produção de AcpA é exacerbada em atmosfera com maior teor de CO_2 (5% ou mais). Nesse aspecto, a AtxA atua de modo sinérgico com a AcpA. Os genes que codificam AtxA e AcpA encontram-se nos plasmídios pXO1 e pXO2, respectivamente. O regulador da transcrição de *B. anthracis* CodY ativa a expressão do gene da toxina mediante a regulação pós-translação do acúmulo do regulador do gene de virulência AtxA. O CodY também é necessário para a utilização do radical heme com uma fonte de ferro.

Características de crescimento. *B. anthracis* é um anaeróbico facultativo que se multiplica em meio de cultura comum, em temperatura de 15°C a 40°C. As colônias alcançam o diâmetro de 2 mm, ou mais, em 24 h, em 37°C (Figura 29.1). As colônias que se multiplicam em ambiente aeróbico apresentam superfície opaca e margens irregulares formadas por fileiras de cadeias de bactérias (colônias do tipo "cabeça de Medusa"). As células não apresentam cápsula, a menos que as bactérias se multipliquem em ambiente com mais de 5% de dióxido de carbono em meio contendo 0,7% de bicarbonato, no qual as colônias se apresentam mucoides. As bactérias não produzem zona de hemólise.

Constata-se esporulação em condições de privação de nutrientes, *in vitro*. A esporulação requer oxigênio e não ocorre enquanto presente em um animal hospedeiro vivo. Nos tecidos ou fluidos infectados expostos ao ar (ou seja, carcaça aberta), os microrganismos esporulam após várias horas.

Resistência. Embora geralmente sensíveis a antibióticos, todas as cepas de *B. anthracis* sequenciadas contêm um gene de betalactamase latente, cuja transcrição é silenciosa. Foram identificadas cepas nas quais esse gene é ativado e induz resistência à penicilina.

Em carcaças fechadas, as bactérias na variante vegetativa podem sobreviver por até 1 a 2 semanas, mas os esporos podem permanecer em ambiente estável seco durante décadas. Os esporos são mortos em autoclave (121°C, por 15 min) e em calor seco (150°C, por 60 min), mas não pela fervura (100°C) por menos que 10 min. Não são muito sensíveis aos desinfetantes fenólicos, alcoólicos e aos à base de amônio quaternário. Aldeídos, desinfetantes oxidantes e clorados, β-propiolactona e óxido etileno são mais efetivos. Os esporos são eficientemente inativados pela exposição à solução de cloro a 10%. A fixação de esfregaço da amostra ao calor não mata os esporos.

Variabilidade. A natureza hiperaguda da doença infecciosa e o ciclo biológico com base nos esporos indicam que *B. anthracis* passa por uma quantidade limitada de divisões nos hospedeiros infectados e que não se replicam enquanto dormentes no solo. Desse modo, esses microrganismos têm sido submetidos a um número muito menor de ciclos de replicação que outras formas de bactérias patogênicas. Isso resulta em alteração mutacional de suas sequências genômicas muito menor e variação muito limitada entre as cepas. O genoma é mais homogêneo que com outros patógenos.

Ecologia

Reservatório. O solo é a fonte de infecção de antraz para herbívoros. Outras espécies, inclusive as pessoas, são expostas por meio de animais e produtos de origem animal infectados.

Transmissão. O esporo é o modo de infecção, a qual geralmente ocorre após ingestão de alimento ou água contaminado. Pode ocorrer exposição por meio de ferimentos infectados e picadas de artrópodes.

Infecções humanas sucedem a exposição aos esporos de pele infectada ou de outros produtos animais e ao solo ou a exposição ao sangue ou ao tecido animal infectado.

Patogênese

Mecanismo

Os esporos são adquiridos do ambiente (p. ex., do solo e de produtos animais) e são fagocitados por macrófagos ou por células dendríticas (neutrófilos polimorfonucleares não parecem participar no processo da doença). Os esporos germinam no compartimento do fagolisossomo. As bactérias na variante vegetativa escapam da ação dos fagolisossomos e, posteriormente, das células fagocíticas. Durante a replicação intracelular, as células fagocíticas se deslocam para os linfonodos regionais. A liberação da bactéria possibilita o acesso dos microrganismos na corrente sanguínea.

Patologia

Nos tecidos, os esporos germinam e a variante vegetativa prolifera, causando edema gelatinoso. As reações inflamatórias são mínimas. A infecção se dissemina a locais reticuloendoteliais, e, quando estes se saturam, ocorre bacteriemia terminal, com grande quantidade de microrganismos na circulação sanguínea. Não se constata lesão patognomônica consistente e observam-se lesões com semelhanças consideráveis com as de outras causas tóxicas e infecciosas de morte aguda. Os achados pós-morte incluem hemorragias disseminadas; baço friável, congesto e escuro; sangue com aspecto de alcatrão, sem coagulação; e ausência de *rigor mortis*. É comum notar hemorragia nos orifícios naturais do corpo.

A transmissão experimental de *B. anthracis* mostrou que os bovinos são resistentes à inoculação parenteral de esporos, mas são sensíveis a esporos introduzidos por via oral. Possivelmente, a DL_{50} é inferior a 10^7 esporos. No caso de ovinos, a DL_{50} situa-se entre 50 e 250 esporos, quando inoculados por via subcutânea. Os suínos são resistentes às infecções letais por esporos de *B. anthracis*. Também, outras espécies, inclusive cães, coelhos e frangos, são muito resistentes à infecção por antraz.

Padrão de doença

Ruminantes. O mecanismo de doença descrito no texto anterior é típico para a maioria das espécies suscetíveis – bovinos e ovinos. A progressão da enfermidade, após um período de incubação de 1 a 5 dias, varia desde algumas horas até 2 dias. Alguns animais morrem sem manifestar sinais clínicos evidentes. Outros desenvolvem febre alta, agalaxia e pode ocorrer aborto. Observa-se congestão de membranas mucosas, hematúria, diarreia hemorrágica e, com frequência, edema regional, as quais, em geral, são apresentações fatais da doença. Ocasionalmente, alguns animais são acometidos de edema apenas localizado ou lesão cutânea ulcerativa e se recuperam.

Equinos. Os equinos manifestam cólica e diarreia. Também, desenvolvem edema, especialmente de partes dependentes e nos locais de infecção (p. ex., intestino ou garganta), podendo provocar morte por asfixia. De modo alternativo, a progressão da doença pode ser septicêmica, como acontece em ruminantes.

Suínos. Em suínos, a instalação das bactérias nos tecidos faringianos é típica. Uma lesão ulcerativa na porta de entrada do microrganismo está associada a linfadenite regional. Edema obstrutivo pode provocar morte. Às vezes, é possível notar enterite ulcerativa hemorrágica e linfadenite mesentérica.

Carnívoros. Carnívoros (inclusive martas) raramente são infectados. Quando infectados, o padrão da doença é semelhante ao verificado em suínos, embora a ingestão de grande quantidade de carne estragada possa ocasionar septicemia.

Humanos. Apresentam três modalidades distintas de doença, dependendo da porta de entrada do esporo, no paciente. A contaminação de escoriações ou feridas cutâneas resulta em antraz cutâneo, o qual representa 95% das infecções humanas de ocorrência natural. A lesão característica é a pústula maligna recoberta por uma crosta (escara) escura. Possíveis complicações incluem edema subcutâneo e septicemia. A taxa de mortalidade em decorrência de antraz cutâneo varia de 10 a 20%. A inalação de esporos ocasiona antraz pulmonar ou "doença do classificador de lã", uma condição altamente fatal, se não tratada, e com taxa de mortalidade de 50% a mais de 90%, mesmo se empregada terapia antibiótica. O prognóstico desfavorável se deve aos sintomas semelhantes à influenza, não verificados no estágio inicial da doença, fato que retarda o diagnóstico correto e a rápida progressão da infecção. A evidência radiográfica de aumento de linfonodo mediastino é característica. Edema pulmonar, pneumonia hemorrágica e meningite foram relatados em pacientes acometidos. Antraz pulmonar é a apresentação de doença humana mais preocupante, do ponto de vista de bioterrorismo.

Epidemiologia

Um solo rico em cálcio e nitrato, com pH de 5 a 8, favorece a esporulação e a proliferação das bactérias em temperatura acima de 15,5°C, especialmente após inundações. A geografia e a sazonalidade dos surtos refletem tais condições. Em bovinos, ovinos e, possivelmente, equinos, os surtos se iniciam com alguns casos cuja contaminação foi oriunda do solo. Após a disseminação da contaminação do local com excreções e secreções, depois da morte do animal, surgem novos casos da doença. Enchentes e efluentes industriais de fábricas que industrializam carcaças de animais, curtumes, tecelagem de carpetes, fábricas de escovas, ou onde quer que haja manipulação de carcaças, podem contaminar as áreas. Farinha de osso, um suplemento alimentar de origem animal, é um veículo comum de contaminação em áreas não endêmicas. Carnívoros (martas) geralmente são contaminados pelo consumo de carne contaminada.

Contaminações humanas ocorrem em atividades que lidam com animais e seus derivados como, couro, lã e ossos. A ocorrência de antraz em condições industriais frequentemente é a apresentação letal da doença transmitida pelo ar. Contaminações não industriais recentemente foram associadas a produtos como tambores de percussão decorativos. A manifestação usual de contaminação não industrial é o antraz cutâneo.

Características imunológicas

O emprego de soro hiperimune pode impedir e reduzir a gravidade da doença. Acredita-se que haja envolvimento de fatores antibacterianos e antitóxicos. Na maioria das espécies, a imunidade é direcionada contra o antígeno protetor (PA). O polipeptídio capsular falha na estimulação da produção de anticorpo protetor.

Na imunização de animais pecuários têm-se empregado, principalmente, vacinas de esporo vivo modificado, as quais, atualmente, são produzidas com mutantes avirulentos (não encapsulados). A de utilização mais ampla é a vacina Sterne (uma cepa de *B. anthracis* que não contém o plasmídio pXO2). Em pacientes humanos expostos ao antraz industrial, em pesquisadores que trabalham com *B. anthracis* ou em vítimas de acontecimentos com suspeita de bioterrorismo envolvendo *B. anthracis*, tem-se utilizado uma vacina livre de célula, constituída de um filtrado de cultura concentrado. São recomendadas cinco aplicações por via intramuscular, ao longo de um programa de 18 meses. Vacinas recombinantes que têm por base o PA se mostram promissoras.

Diagnóstico laboratorial

Coleta de amostras. Na coleta de amostras, é importante tomar precauções em relação à contaminação do ambiente. É possível se obter a amostra de sangue de um vaso superficial. O humor aquoso tem a vantagem de estar distante das fontes de contaminação no período pós-morte inicial. Para o exame direto, coletam-se amostras de secreções sanguinolentas presentes nos orifícios naturais do organismo.

Se a carcaça foi aberta, pode-se coletar material do baço.

B. anthracis é classificado como um microrganismo de notificação obrigatória às agências de saúde oficiais norte-americanas; uma vez identificado, é submetido a normas rígidas de posse ou transporte. Apenas instalações e pessoas registradas podem ter posse de ou trabalhar com patógenos ou toxinas de microrganismos de notificação obrigatória. Os regulamentos estão disponíveis no *site* dos Center for Disease Control and Prevention (http://www.cdc.gov/phpr/dsat.htm, acessado em 11 de janeiro de 2013).

Exame direto. Esfregaços de sangue e de órgãos são corados com o corante de Gram e com um corante de cápsula, como o azul de metileno de McFadyean. As cadeias de bastonetes encapsulados gram-positivos, não formadores de esporos, são sugestivas de *B. anthracis*. As espécies de *Bacillus* contaminantes geralmente não apresentam cápsula, tampouco a aparência retangular do bacilo de antraz. A pesquisa de anticorpo fluorescente auxilia na diferenciação.

Isolamento e identificação. *B. anthracis* cresce em meio de cultura laboratorial comum. Não há evidência de zonas de hemólise ao redor das colônias, embora essa característica seja verificada em alguns outros *Bacillus* contaminantes, tampouco do teste de "colar de pérolas" (o arredondamento celular peculiar do contato de *B. anthracis* com penicilina, que origina uma cadeia de células esféricas [Figura 29.1]). A identificação definitiva é realizada pela sensibilidade ao γ-bacteriófago.

Inocula-se o material suspeito por via subcutânea, em animais experimentais (camundongos, porquinhos-da-índia). A morte por antraz ocorre 24 h após a inoculação. As lesões incluem hemorragias, exsudato gelatinoso próximo ao local de inoculação e congestão do baço. A bactéria encapsulada é verificada no sangue e nos tecidos.

Imunodiagnóstico. Os antígenos de *B. anthracis* podem ser detectados em extratos de produtos contaminados por meio de um teste de precipitação que utiliza antissoro preparado em coelhos mediante a imunização subcutânea, com a cepa Sterne (teste de Ascoli). O teste não apresenta alta especificidade, pois os antígenos termoestáveis de *B. anthracis* também são comuns a outras espécies de *Bacillus*; ademais, o teste depende da probabilidade de que haja proliferação de apenas *B. anthracis* por todo o organismo e que ocorra deposição de antígeno em quantidade suficiente para propiciar reação positiva. Atualmente, parece ser utilizado somente na Europa Oriental.

Técnicas moleculares. Têm-se desenvolvido testes de PCR voltados ao pXO1, ao pXO2, bem como ao gene específico do cromossomo-alvo.

Tratamento, prevenção e controle

B. anthracis normalmente não apresenta resistência aos antibióticos. O tratamento deve ser mantido por, pelo menos, 5 dias. Em algumas regiões, administra-se antissoro, simultaneamente. Nos EUA, não há disponibilidade de antissoro. No caso de antraz agudo, o tratamento antimicrobiano, com frequência, não é efetivo.

Populações em risco são vacinadas anualmente.

Quando ocorre um surto ou um caso de antraz, as autoridades de saúde animal são notificadas para supervisionar as medidas de controle. O descarte de carcaças envolve incineração (preferida) ou enterramento profundo (> 2,0 m) sob uma camada de cal virgem (óxido de cálcio anidro). Os animais sobreviventes são isolados e tratados. O rebanho suscetível é vacinado. As propriedades ficam sob quarentena durante as 3 semanas subsequentes ao último caso diagnosticado. O leite de fêmeas infectadas é descartado, adotando-se cuidados apropriados. Celeiros e cercas são desinfetados com barrela (hidróxido de sódio a 10%). A fervura de utensílios durante 30 min mata os esporos. A descontaminação da superfície do solo com esporos é realizada pelo tratamento com solução de ácido peracético a 3%, no volume de 8 ℓ/m². Alguns outros materiais podem ser esterilizados a gás, com óxido de etileno.

A prevenção de exposição ao antraz por contato com produtos de origem animal importados de regiões endêmicas requer a desinfecção desses artigos, como pelos e lã, com formaldeído. Farinha de osso é esterilizada por calor seco (150°C durante 3 h) ou por vapor (115°C durante 15 min).

Bacillus cereus

B. cereus é uma bactéria que forma esporo, comumente encontrada no solo; produz células e colônias semelhantes às de *B. anthracis*. *B. cereus* tende a ser móvel e produzir colônias com zona de hemólise completa, em placas com ágar-sangue de ovinos. Nessa espécie, a formação de cápsula é uma característica variável. Com frequência observa-se resistência aos antibióticos betalactâmicos.

B. cereus pode causar infecções oportunistas, em especial aborto e mastite em vacas. Frequentemente a infecção mamária é aguda, gangrenosa e rapidamente fatal, ou provoca destruição de todo o quarto mamário. Fatores predisponentes comuns incluem cirurgia de úbere e infusão de medicamento por via intramamária.

Também, *B. cereus* é responsável por várias apresentações de intoxicação alimentar em pacientes humanos, manifestadas por diarreia ou vômito, estando a primeira associada a vários alimentos e a última principalmente à ingestão de arroz. Entre as toxinas, estão: uma toxina emética (cereulida) e três enterotoxinas secretórias (HBL, NHE e T).

Os esporos sobrevivem ao cozimento e se mantêm em temperaturas que possibilitam a replicação das bactérias e a produção de toxina.

B. cereus é responsável pela ocorrência de endoftalmia, geralmente após lesão ocular traumática. Os esporos introduzidos no humor vítreo germinam e se multiplicam. Dor intensa acompanha uma rápida redução da acuidade visual, exacerbada pela formação de abscesso no anel da córnea, edema periorbital e proptose. Os sintomas sistêmicos são: febre, leucocitose e mal-estar geral. Entre as várias consequências clínicas, incluem-se perda total da percepção de luz e necessidade de enucleação ou evisceração.

Há relato de doença semelhante ao antraz (hemorragia intensa nos pulmões, intestinos e outros órgãos, e edema e lesões características nos pulmões) causada por cepa de *B. cereus* que contém fatores de virulência transmitidos por plasmídios semelhantes aos de *B. anthracis*. As cepas foram isoladas de um chimpanzé e de um gorila, mortos entre 2001 e 2004, no Taï National Park, na Costa do Marfim, e na Dja Reserve, na República de Camarões. As análises das sequências revelaram *B. cereus* que continha os plasmídios pXO1 e pXO2. O microrganismo isolado produziu uma cápsula cuja composição era mais de carboidrato que de ácido poli-γ-D-glutâmico.

Bacillus subtilis

Antes dos anos 1950, os bacilos aeróbicos que formavam esporos frequentemente eram identificados como *Bacillus subtilis*. Assim, várias das infecções inicialmente associadas a *B. subtilis* eram, mais provavelmente, causadas por outras bactérias patogênicas do gênero *Bacillus*. *B. subtilis* é um contaminante comum de solo, água, subprodutos de origem animal e instrumentos cirúrgicos; não é de surpreender sua detecção ocasional em ferimentos de pacientes humanos e animais. Foram relatados raros isolamentos de *B. subtilis* em casos de aborto em vacas e ovelhas, bem como de mastite; todavia, jamais se comprovou ser *B. subtilis* o verdadeiro agente etiológico. Em pacientes humanos, raras infecções por *B. subtilis* provocaram bacteriemia, endocardite, pneumonia e septicemia, mas todos os casos de infecção ocorreram em pessoas com imunossupressão.

Leitura sugerida

Beierlein JM and Anderson AC (2011) New developments in vaccines, inhibitors of anthrax toxins, and antibiotic therapeutics for *Bacillus anthracis*. *Curr Med Chem*, 18(33), 5083–5094. PMID: 22050756.

Beyer W and Turnbull PC (2009) Anthrax in animals. *Mol Aspects Med*, 30(6), 481–489.

Driks A (2009) The *Bacillus anthracis* spore. *Mol Aspects Med*, 30(6), 368–373.

Ndiva Mongoh M, Dyer NW, Stoltenow CL *et al.* (2008) A review of management practices for the control of anthrax in animals: the 2005 anthrax epizootic in North Dakotacase study. *Zoonoses Public Health*, 55(6), 279–290.

Schwartz M (2009) Dr. Jekyll and Mr. Hyde: a short history of anthrax. *Mol Aspects Med*, 30(6), 347–355.

Twenhafel NA (2010) Pathology of inhalational anthrax animal models. *Vet Pathol*, 47(5), 819–830.

30

Corynebacterium

T. G. Nagaraja

As espécies do gênero *Corynebacterium* (da palavra grega *koryne*, que significa "clava") são bastonetes gram-positivos pleomorfos e imóveis, que não formam esporos. Microscopicamente, sua aparência varia de cocoide a bastonete; algumas se assemelhando ao formato de clava. As corinebactérias apresentam arranjos celulares característicos descritos como um "V", compactadas em agrupamentos de células paralelos, denominados "paliçadas", ou como linhas cruzadas que se assemelham a "letras chinesas". O padrão (morfologia e organização) é denominado "difteroide", em razão da espécie *Corynebacterium diphtheriae*, um patógeno humano que causa difteria em crianças e adultos jovens. As células bacterianas também contêm corpúsculos de inclusão, denominados grânulos metacromáticos, os quais são compostos de polifosfatos inorgânicos que podem ser visíveis após coloração com azul de metileno.

As corinebactérias apresentam certa similaridade com os gêneros *Mycobacterium* e *Nocardia*, pois exibem grande quantidade de guanina (G) e citosina (C), bem como apresentam constituição específica da parede celular, composta de peptidoglicano, arabinogalactano e ácidos micólicos. As extensões da cadeia de ácidos micólicos são consideravelmente mais curtas (28 a 40 carbonos) que as de *Mycobacterium* (60 a 90 carbonos) e *Nocardia* (40 a 56 carbonos), e, em geral, são saturadas ou apresentam uma única ligação dupla.

As espécies do gênero *Corynebacterium* podem ser isoladas em diversos locais, como solo, água, plantas e superfícies animais. Há diversas espécies, mas apenas algumas são patogênicas. Há duas espécies associadas à ocorrência de doenças em animais: *Corynebacterium pseudotuberculosis*, um patógeno intracelular facultativo que provoca abscessos em ruminantes e equinos, e *Corynebacterium renale*, que causa infecção de trato urinário em ruminantes. Também, incluem-se neste capítulo: *Actinobaculum suis* (anteriormente denominado *Eubacterium suis* e *Corynebacterium suis*), causa de infecção de trato urinário de porcas, e *Corynebacterium auriscanis*, associado à ocorrência de otite externa e dermatite em cães.

C. pseudotuberculosis

Características descritivas

Morfologia e coloração. *C. pseudotuberculosis* (Figura 30.1) é um microrganismo difteroide típico pleomorfo, cuja morfologia varia de cocoide a filamentosa e seu comprimento é de 0,5 μm a mais de 3,0 μm. Não produz cápsula, é imóvel, frequentemente contém grânulos e apresenta fímbrias.

Estrutura e composição. A parede celular é típica de bactéria gram-positiva, com a adição de ácido mesodiaminopimélico, arabinogalactano e ácidos micólicos. A parede celular contém alto teor de lipídios.

Produtos celulares de interesse médico. Fato interessante é que não há relato de cepa virulenta de *C. pseudotuberculosis*. Também, nenhum plasmídio foi identificado nos isolados de *C. pseudotuberculosis*. Os dois principais fatores de virulência são fosfolipase D (PLD) e lipídios da parede celular. PLD é uma esfingomielinase que hidrolisa esfingomielinas da membrana de células hospedeiras, possivelmente contribuindo para a disseminação da infecção. A toxina atua nas células endoteliais, ocasiona lise de eritrócitos de ovinos e bovinos, apresenta citotoxidade a macrófagos de caprinos, provoca necrose cutânea e é letal a vários animais de laboratórios. O gene, *pld*, foi clonado e sequenciado; um mutante que dele careça não provoca o clássico abscesso de linfonodo em ovinos. A antitoxina contra PLD, também,

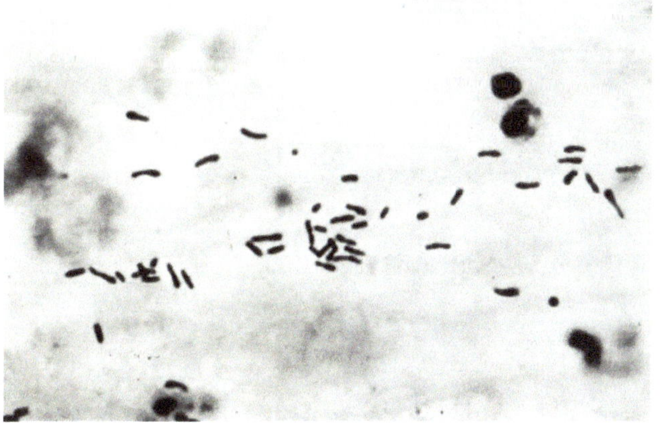

Figura 30.1 *C. pseudotuberculosis* em amostra de pus de um abscesso de tórax de equino. Observe o formato de clava, o agrupamento de bactérias, o padrão de "letras chinesas" e o pleomorfismo (coloração de Gram, 1.000×).

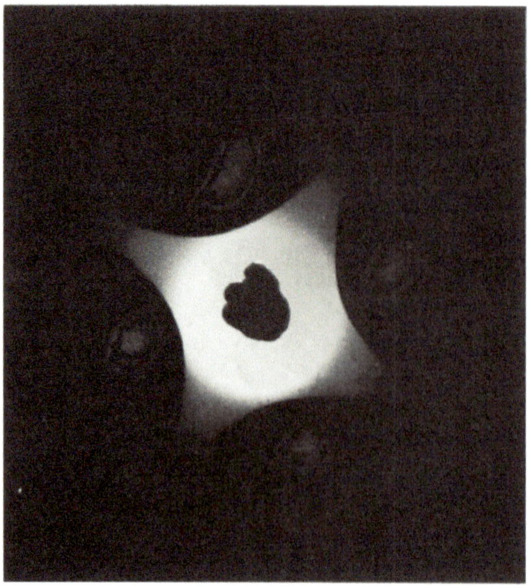

Figura 30.2 Inibição da atividade de betatoxina estafilocócica (fosfolipase C) em ágar-sangue de bovino pela exotoxina de *C. pseudotuberculosis* (fosfolipase D).

limita a disseminação da infecção. A PLD inibe a betatoxina produzida por *Staphylococcus aureus* (Figura 30.2) e a alfatoxina produzida por *Clostridium perfringens* e sua atividade nos eritrócitos é exacerbada na presença do fator extracelular de *Rhodococcus equi*.

Lipídios da parede celular. O revestimento ceroso de ácido micólico da superfície da parede celular tem atividades citotóxicas bem definidas, sendo um importante fator contribuinte na patogênese. A toxicidade do material lipídico extraído foi demonstrada pela indução de necrose hemorrágica por meio de sua injeção subcutânea em camundongos e porquinhos-da-índia. O revestimento ceroso propicia à bactéria uma proteção mecânica, e possivelmente bioquímica, contra as enzimas lisossomais presentes no interior das células fagocíticas. A proteção possibilita que o microrganismo sobreviva como um patógeno intracelular facultativo e facilita a propagação das bactérias do local de entrada a um eventual local de formação de abscesso. Na verdade, a toxicidade do ácido micólico é um fator que contribui na formação de abscessos. Há uma relação direta entre a quantidade de ácido micólico nos isolados e sua capacidade para provocar abscessos, em camundongos.

Outro fator que contribui para a virulência pode ser o sistema de aquisição de ferro.

C. pseudotuberculosis tem um aglomerado de 4 genes – *fagA*, *fagB*, *fagC* e *fagD* (*Fe acquisition gene*) – situado na terminação da fita de DNA (*downstream*) do gene *pld* – que codifica as proteínas envolvidas na captação de ferro. O sistema de captação é semelhante ao mencionado para enterobactina (um sideróforo do tipo catecol existente em bactérias da família Enterobacteriaceae). A deleção dos genes *fagA* a *fagD* atenua a virulência. Uma serina protease de 40 kDa (CP40), secretada, mostrou ser um antígeno protetor.

Características de crescimento. *C. pseudotuberculosis* é um anaeróbico facultativo. Multiplica-se melhor em meio de cultura que contém sangue ou soro. Em ágar-sangue, após 48 h (35°C a 37°C), as colônias apresentam coloração branco-pérola, opacas, fracamente beta-hemolíticas e com, aproximadamente, 1 mm de diâmetro. Podem se espalhar pelo ágar sem se desintegrarem (condição descrita como "quase um disco de hóquei"); dispersam-se fracamente em meio líquido, em razão de seu revestimento ceroso.

Atividades bioquímicas. A bactéria é catalase-positiva. Todas as cepas produzem ácido, mas não gás, de glicose, frutose, maltose, manose e sacarose.

Resistência. Desinfetantes e calor (60°C) matam *C. pseudotuberculosis*, porém os microrganismos sobrevivem bem em ambiente com alto teor de matéria orgânica e alta umidade. Penicilinas (inclusive ceftiofur), eritromicina, cloranfenicol, lincomicina, tetraciclina, enrofloxacino e a combinação trimetoprima-sulfonamida são inibidores, *in vitro*. A bactéria é resistente aos aminoglicosídios.

Variabilidade. Sugere-se a possibilidade de haver biotipos de *C. pseudotuberculosis* "ovino/caprino" e "equino/bovino", os quais são semelhantes em outros aspectos (estrutura antigênica e fatores de virulência). Isolados de equinos, e principalmente aqueles de origem bovina, reduzem nitrato em nitrito (nitrato-positivo); isolados "ovino/caprino" de origem ovina e caprina e alguns de origem bovina não o fazem (nitrato-negativo).

Ecologia

Reservatório. O biotipo ovino (ver seção "Variabilidade") de *C. pseudotuberculosis* é encontrado em lesões, no trato gastrintestinal de ovinos sadios e no solo de piquetes de ovinos. Não se conhece o reservatório do tipo equino.

Transmissão. Os ovinos se infectam por meio de lesão cutânea (p. ex., ferimentos decorrentes de tosquia, castração, colocação de brinco e caudectomia); os caprinos provavelmente se infectam após traumatismo ocasionado por chifrada; e os equinos após lesão de pele (p. ex., picada de moscas). O microrganismo é capaz de sobreviver por várias semanas no ambiente, condição que contribui para sua propagação no rebanho ou no grupo de animais. Em bovinos, tem-se mostrado que as moscas domésticas transmitem a bactéria, mecanicamente.

Patogênese

Mecanismos

C. pseudotuberculosis é um patógeno intracelular facultativo; sua sobrevivência nos fagócitos se deve à proteção propiciada pelos lipídios da superfície bacteriana. Entre as ações da PLD, incluem-se aumento da permeabilidade das células do endotélio vascular, ativação de vias complementares do sistema imune inato e prejuízo da quimiotaxia de neutrófilos. Após a infecção, formam-se abscessos, os quais permanecem localizados quando exotoxina e/ou protease são ausentes ou neutralizadas.

Patologia

As alterações iniciais se caracterizam por infiltração neutrofílica e lesão endotelial. As lesões se apresentam como abscessos. A distribuição, a progressão e a aparência das lesões diferem de acordo com as espécies e com as vias de inoculação, mas o envolvimento linfático é uma característica consistente. A natureza do pus varia muito em função do tempo da lesão, o qual, macroscopicamente, tem aparência de cremoso a seco e friável ("lesão caseosa"). Abscessos antigos são constituídos de macrófagos mortos e, na periferia, neutrófilos, células gigantes e tecido fibroso. As lesões quase sempre contêm apenas *C. pseudotuberculosis*.

Padrão de doença

Ovinos e caprinos. *C. pseudotuberculosis* causa linfadenite caseosa, uma doença contagiosa crônica de ovinos e caprinos criados na América do Norte, na Europa, na Austrália e na Nova Zelândia. A doença ocasiona prejuízos econômicos consideráveis aos produtores de ovinos e caprinos em decorrência da menor produção de lã, carne e leite, da menor eficiência reprodutiva dos animais acometidos e da condenação de couros em abatedouros. A doença é caracterizada pela formação de abscessos na pele, nos linfonodos internos e externos e nos órgãos internos. Mais comumente, o microrganismo penetra no corpo por meio de lesões de pele ou de membranas mucosas. Após a penetração, a bactéria estimula uma inflamação difusa seguida de formação de abscesso que coalesce e sofre encapsulação. As células inflamatórias atravessam a cápsula, adicionando uma camada de supuração e uma nova cápsula. Vários ciclos desses originam lesões, especialmente em ovinos, com aparência de "anéis de cebola". As lesões mais antigas apresentam cápsulas fibrosas espessas. Há duas apresentações da doença: a "externa", caracterizada por infecção do tecido subcutâneo e dos linfonodos regionais (parotídeo, mandibular, cervical superficial, subilíaco, poplíteo e mamário) no local de entrada; e a "interna", caracterizada pela formação de abscessos em órgãos internos, como pulmões, fígado, rins, útero, baço e estruturas internas (mediastinais, brônquicas e lombares). Ambas as apresentações da doença podem acometer o mesmo animal. A apresentação interna é subclínica e comumente está associada a perda de peso progressiva e definhamento, uma condição denominada síndrome da ovelha magra. A maioria das apresentações de infecção é crônica.

Equinos. Em equinos, as infecções por *C. pseudotuberculosis* podem se manifestar de três modos: linfangite ulcerativa, abscessos externos e abscessos internos. Na linfangite ulcerativa, que não é muito comum, a infecção corresponde à celulite que alcança os vasos linfáticos, geralmente dos membros pélvicos, iniciando no boleto. Sua progressão em direção à região inguinal é marcada por tumefação e formação de abscesso, cuja ruptura deixa úlceras ao longo de seu trajeto. A disseminação hematógena é rara. Em geral, esses equinos apresentam febre e manifestam dor e claudicação no membro acometido. Na apresentação da doença com abscesso externo, geralmente observa-se um único abscesso, com frequência grande, na parte inferior do abdome ou na região peitoral. O abscesso tende a apresentar uma cápsula espessa (alguns centímetros) preenchida com pus amarelo a marrom-claro. Os termos "febre do pombo" e "febre do osso do peito" são frequentemente utilizados quando há abscesso peitoral porque a lesão tem aparência de peito de pombo. O mecanismo da infecção não foi esclarecido, mas o pico sazonal da doença (outono) e sua restrição geográfica (principalmente na Califórnia) sugerem a participação de um artrópode como vetor. Lesões ocasionadas por habronemose cutânea ventral e dermatite na região medioventral decorrente da mosca do chifre (*Haematobia irritans*) são possíveis portas de entrada. A acne contagiosa ("varíola equina canadense") é uma foliculite equina incomum causada por *C. pseudotuberculosis*. É difícil detectar abscessos internos; os sintomas mais comuns são perda de peso, febre, apatia e cólica. O órgão que mais comumente apresenta abscesso interno é o fígado; todavia, é possível o desenvolvimento de abscesso também nos rins, nos pulmões e no baço. Septicemia é uma ocorrência rara e pode resultar em aborto, abscessos renais, debilitação e morte. Após a drenagem, as lesões superficiais cicatrizam lentamente.

Bovinos. Os bovinos ocasionalmente desenvolvem infecções cutâneas com envolvimento de linfonodo. Com frequência, tais episódios são manifestações agudas e podem ser epidêmicos. O local de infecção mais comum é a parede lateral do corpo, sugerindo que um traumatismo que ocasione lesão de pele predisponha à doença.

Seres humanos. A ocorrência de infecção humana por *C. pseudotuberculosis* é rara; vários dos casos relatados estão relacionados com a exposição ocupacional (p. ex., tosquiadores de ovinos). Em geral, pessoas infectadas apresentam linfadenite e abscessos.

Epidemiologia

Atualmente, considera-se que *C. pseudotuberculosis* é um parasita de animais e apenas um habitante acidental do solo. Em ovinos, a tosquia, a caudectomia e o banho de imersão são importantes fatores de propagação da doença. Em caprinos, deve-se considerar a possibilidade de disseminação por meio de contato direto, ingestão e vetores artrópodes. A taxa de prevalência da infecção aumenta de acordo com a idade. Linfadenite caseosa é uma das importantes infecções bacterianas de pequenos ruminantes.

Tem-se considerado a hipótese de exposição equina. Não se observou predileção por faixa etária. Acredita-se que a linfangite ulcerativa reflita um manejo inapropriado. Atualmente sua ocorrência é rara. A "febre do pombo" se limita praticamente apenas à região oeste dos EUA. A taxa de prevalência anual é variável, sendo aparentemente maior após um inverno úmido.

Características imunológicas

A participação de anticorpos e de respostas mediadas por células durante as infecções não foi definida. A antitoxina contra PLD limita a disseminação de abscessos.

Bacterinas, sobrenadantes de cultura ou a combinação de ambos propiciam alguma proteção contra a doença. A eficácia de sobrenadante de cultura é atribuída aos efeitos protetores dos anticorpos produzidos contra a exotoxina PLD. A vacinação não elimina uma infecção instalada, mas impede o estabelecimento da infecção e reduz a disseminação de uma infecção instalada. Uma vacina composta de antígeno de parede celular completa inativado e de toxoide PLD está disponível no mercado, para uso em ovinos, nos quais a vacina é administrada por via subcutânea, após 3 meses de idade, seguida de uma dose de reforço após 4 semanas.

Os ovinos adultos são vacinados anualmente. Em geral, a maioria das vacinas é combinada com vacinas contra outros patógenos, particularmente *Clostridium*. Vacinas com DNA experimentais têm sido avaliadas e os resultados têm se mostrado promissores.

Diagnóstico laboratorial

Embora a presença de abscessos externos em ovinos e caprinos seja altamente sugestiva de linfadenite caseosa, é necessária cultura bacteriológica para confirmação ou exclusão de infecção por *Arcanobacterium pyogenes*, outra bactéria que causa abscesso. Microrganismos intra ou extracelulares em formato difteroide podem ser constatados em esfregaços diretos de material obtido de lesões, corados (Figura 30.1). Em placas com ágar-sangue semeadas com material de abscessos e incubadas durante 24 a 48 h (35°C a 37°C), observam-se pequenas colônias de coloração branco-pérola fracamente hemolíticas que podem ser espalhadas intactas ("efeito do disco de hóquei") na superfície do ágar. A inibição da betatoxina estafilocócica (Figura 30.2) e a hemólise sinérgica com *R. equi* (Figura 30.3) confirmam a identificação de *C. pseudotuberculosis*. Têm sido desenvolvidos iniciadores (*primers*) específicos para o gênero e a espécie, a fim de amplificar o DNA por meio da reação em cadeia de polimerase.

É difícil detectar animais com abscessos internos, embora os com abscessos pulmonares possam ser detectados por meio de radiografia e de aspirado transtraqueal; abscessos em outros órgãos podem ser visualizados por ultrassonografia. O teste de inibição da hemolisina sinérgico pode ser útil para detectar anticorpos contra a exotoxina PLD. Há alta correlação entre títulos elevados e a ocorrência de abscessos internos. Vários testes têm sido desenvolvidos, a fim de detectar anticorpos anti-PLD, mas a maioria carece de sensibilidade ou de especificidade. A utilidade de vários desses testes como instrumentos de diagnóstico ou de exclusão é contestável. Relata-se que alguns testes ELISA são efetivos em programas de controle e erradicação da doença.

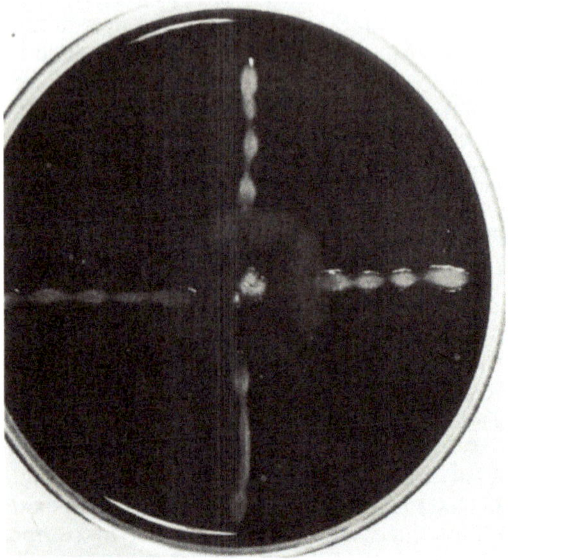

Figura 30.3 Hemólise sinérgica causada por *C. pseudotuberculosis* (*centro*) e *R. equi* (*periferia*). A hemólise é máxima onde as zonas de difusão dos dois microrganismos se sobrepõem.

Tratamento e controle

Em geral, os abscessos de linfadenite caseosa são refratários ao tratamento antibiótico, em razão de sua espessa cápsula. No entanto, em ovinos e caprinos, a terapia antimicrobiana sistêmica (penicilinas ou eritromicinas, frequentemente em combinação com rifampicina lipossolúvel), de longa duração (4 a 6 semanas), pode ser efetiva no tratamento de abscessos internos e na redução do risco de recidiva de abscessos externos. O controle visa a adotar medidas que limitem a exposição à bactéria, por meio de segregação ou descarte de animais infectados, bem como cuidados sanitários rigorosos durante atividades como tosquia, banho de imersão e procedimentos cirúrgicos.

Em equinos, os abscessos, se forem externos, são tratados cirurgicamente. Quando os abscessos são lancetados e há possibilidade de drenagem, a lesão se cura sem complicações. Utiliza-se terapia prolongada com penicilina para impedir ou tratar linfangite ulcerativa ou a apresentação da doença com abscessos internos.

Grupo C. renale

O grupo é constituído de três espécies, *renale, pilosum* e *cistitidis*, originalmente classificadas como tipos sorológicos de *C. renale* I, II e III. As três espécies colonizam o trato urogenital inferior de bovinos e, às vezes, de ovinos. Todas causam cistite e pielonefrite em bovinos, mas *C. renale*, a mais comum das três, ocasiona infecção mais grave. Ocasionalmente *C. renale* pode causar cistite e pielonefrite em ovinos e osteomielite em caprinos. Mais comumente, *C. renale* causa balanopostite ulcerativa ("necrose de pênis") em ovinos e caprinos.

Características descritivas

Morfologia e coloração

Bactérias do grupo *C. renale* são difteroides típicos. As células bacterianas variam de cocoides a filamentosas, as bactérias não são acidorresistentes, não produzem cápsulas e, com frequência, contêm grânulos.

Estrutura e composição

A parede celular é típica de bactéria gram-positiva, com adição de ácido mesodiaminopimélico, arabinogalactano e ácidos micólicos (ácidos graxos de cadeia ramificada, com comprimento de cadeia característico de bactérias do gênero *Corynebacterium* de C22-C38).

Produtos celulares de interesse médico

Pili. Todas as três espécies do grupo *C. renale* apresentam *pili*.

Urease. Todas as três espécies do grupo *C. renale* produzem urease, considerada um importante fator de virulência. Em um modelo experimental com ratos, a enzima mostrou ter participação crucial no desenvolvimento de pielonefrite.

Parede celular. A parede celular gram-positiva contém polissacarídios e lipídios de interesse médico. Os ácidos lipoteicoicos e o peptidoglicano da parede celular gram-positiva interagem com macrófagos, resultando na liberação de citocinas pró-inflamatórias.

Características de crescimento

As bactérias do grupo *C. renale* são anaeróbicas facultativas capazes de se multiplicar nos meios de laboratório mais comuns, como colônias não hemolíticas de coloração branco-pérola que, em ágar-sangue, desenvolvem-se dentro de 48 h, em temperatura de 37°C.

Atividades bioquímicas

As bactérias do grupo *C. renale* apresentam potente atividade de urease, constatada na maioria das cepas dentro de minutos de contato com a ureia. A glicose é lentamente fermentada. A fermentação de outros carboidratos é variável. Todas as cepas são catalase-positivas. As bactérias do grupo *C. renale* produzem uma proteína extracelular, a renalina, que ocasiona lise de eritrócitos em sinergia com a beta-hemolisina de *S. aureus* (teste CAMP positivo; ver *Streptococcus agalactiae,* Capítulo 27).

Resistência

Os microrganismos não são particularmente resistentes ao calor, aos desinfetantes ou aos medicamentos antimicrobianos.

Ecologia

Reservatório. Bactérias do grupo *C. renale* habitam o trato genital inferior, especialmente a região vulvar, de vacas aparentemente sadias, bem como o prepúcio de novilhos e touros e, às vezes, de outros ruminantes. Ocasionalmente, estão envolvidas em infecções do trato urinário de ovinos, equinos, cães e primatas não humanos. Não há relato de infecção em pessoas.

Transmissão. Os microrganismos são transmitidos entre animais por meio de contato direto ou indireto. Vários casos clínicos provavelmente são endógenos. As bactérias podem sobreviver no solo por longo tempo; é possível que a pastagem seja uma fonte de infecção ou de reinfecção.

Patogênese

A infecção se inicia com a fixação das bactérias no epitélio do trato urinário inferior. A fixação ao epitélio da bexiga mediada por *pili* e a produção de amônia por meio da hidrólise da ureia são consideradas fatores críticos na patogênese.

Patologia

Uma infecção crônica envolve, sucessivamente, bexiga, ureter(es), pelve renal e parênquima renal na pielonefrite em bovinos. Uma resposta inflamatória semelhante ocorre em pequenos ruminantes, mas geralmente situada na uretra distal.

Padrões de doença

Bovinos. Pielonefrite bovina é uma infecção de trato urinário ascendente, iniciando com cistite hemorrágica, seguida de ureterite e pielonefrite. A palpação retal revela espessamento da bexiga e da parede do ureter, distensão de ureteres e aumento de volume dos rins com perda das lobulações. Os sinais clínicos incluem febre, anorexia e cifose. A urina é expelida em pequenos volumes, em intervalos frequentes, e contém grande quantidade de albumina, leucócitos, fibrina e, geralmente, pequenos coágulos de sangue. As infecções crônicas progridem para debilitação e morte em decorrência da uremia. *Corynebacterium cystitidis* causa cistite hemorrágica grave com ulceração da bexiga, que progride para ureterite e pielonefrite. *Corynebacterium pilosum* é menos patogênico, e a infecção resulta em cistite discreta e, raramente, ocasiona infecção ascendente e causa pielonefrite.

Ovinos e caprinos. Postite ovina ("necrose de pênis" ou "necrose de bainha prepucial"), a apresentação mais comum de infecção em ovinos, é uma inflamação necrosante do prepúcio e tecidos adjacentes de carneiros castrados ou não. A doença se desenvolve quando há bactéria produtora de urease em um local constantemente umedecido por urina. Acredita-se que a amônia inicie o processo inflamatório. Observa-se uma condição semelhante em caprinos. Nos casos de postite ovina, foram detectados apenas *C. renale* e *C. pisolum.*

Epidemiologia

A pielonefrite bovina é constatada principalmente em vacas no período próximo ao parto, na apresentação de uma infecção oportunista por um microrganismo comensal. Os touros raramente são acometidos, mas são hospedeiros comensais das três espécies e a única fonte comensal de *C. cystitidis.* Em geral, observa-se "necrose do pênis" em animais submetidos à dieta com alto teor proteico ou naqueles que se alimentam de pastagens ricas em leguminosas, ou seja, com alto teor de proteínas, as quais aumentam a excreção de ureia que, quando hidrolisadas pela urease bacteriana, produz amônia e provoca irritação, inflamação e ulceração da pele. É possível notar tumefação do prepúcio e retenção de urina na bainha prepucial. O acúmulo de urina e de exsudato purulento no interior do prepúcio pode causar necrose. Em ovelhas, a doença se apresenta como vulvovaginite ulcerativa.

Características imunológicas

Durante a progressão da infecção não se desenvolve imunidade efetiva. Há anticorpos no soro sanguíneo. Na pielonefrite bovina (não na cistite), detectam-se anticorpos de revestimento (principalmente IgG) da bactéria na urina.

Não há microrganismos que induzam imunização.

Diagnóstico laboratorial

O exame macroscópico da urina pode revelar a presença de eritrócitos e alta alcalinidade (pH 9,0). Microscopicamente, observam-se agregados de bastonetes difteroides pleomorfos gram-positivos (Figura 30.4). O microrganismo é facilmente cultivado do sedimento urinário. Um inóculo abundante de colônias semeadas em um ponto da superfície de ágar ureia de Christensen inclinado provoca desvio alcalino, indicando a hidrólise da ureia, minutos após a inoculação. Um microrganismo difteroide isolado da urina capaz de provocar essa reação e de fermentar glicose provavelmente pertence ao grupo *C. renale.*

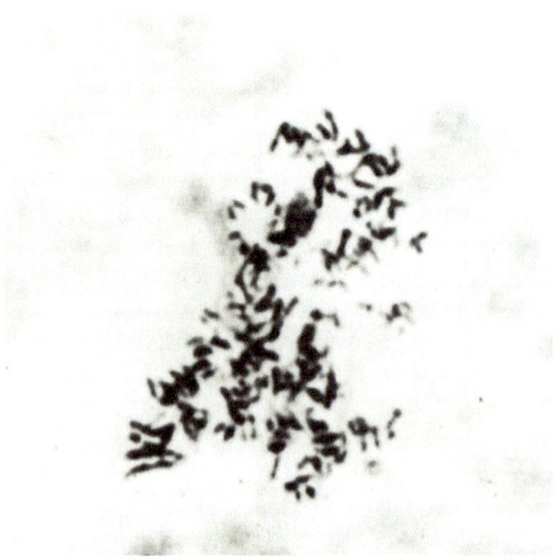

Figura 30.4 *C. renale* no sedimento urinário de uma vaca com pielonefrite. Observe as formas "difteroides", inclusive em paliçadas e "letras chinesas" (coloração de Gram, 3.000×).

Tratamento e controle

Bactérias do grupo *C. renale* são suscetíveis à penicilina, porém a terapia com antibiótico é efetiva apenas nos estágios iniciais da infecção.

A postite ovina é tratada por meio de abordagens cirúrgicas das lesões, aplicações locais de antissépticos, restrição alimentar e administração de testosterona.

Corynebacterium ulcerans

C. ulcerans é uma bactéria que causa várias infecções em diversos animais, inclusive mastite em vacas leiteiras e em outros animais, infecções respiratórias em símios do gênero *Macaca*, linfadenite em ovinos e caprinos e secreção nasal em gatos e cães. Em pessoas, mais frequentemente está envolvida com a ocorrência de faringite que, em alguns casos, está relacionada com o consumo de leite de vaca. O microrganismo produz uma exotoxina, PLD, semelhante àquela de *C. pseudotuberculosis*. Algumas cepas isoladas de casos de difteria humana mostraram-se carreadoras de prófago com o gene *tox*, o qual codifica uma toxina semelhante àquela da difteria. Outros fatores de virulência potenciais incluem urease e sistemas de sequestro de ferro.

C. auriscanis

C. auriscanis é um típico difteroide isolado de várias doenças de cães, principalmente otite externa e piodermatite. Foi isolado em secreção vaginal de cadelas sadias.

Actinobaculum suis

Actinobaculum suis, outrora denominado *Corynebacterium suis*, *Actinomyces suis* e *Eubacterium suis*, é um difteroide anaeróbico. O novo gênero se justifica, porque *A. suis* apresenta 10 a 14% de divergência na sequência 16S rRNA em relação a um agregado de espécies de *Actinomyces bovis* e 8 a 11% de divergência nesta sequência em relação a espécies de *Arcanobacterium*.

Características descritivas

Morfologia e coloração. O microrganismo é um bastonete pleomorfo delgado (1 a 3 × 0,5 μm), arranjado isoladamente, em pares (frequentemente em um ângulo entre eles ou em paliçadas) ou como pequenos agregados. A coloração das células é gram-positiva, mas culturas antigas são facilmente descoradas. Não é uma bactéria acidorresistente, tampouco forma esporos ou produz cápsula.

Produtos celulares de interesse médico. O microrganismo contém *pili* e produz urease.

Características de crescimento. Em placas de ágar-sangue as colônias apresentam diâmetro de 0,5 a 3 mm, depois de 48 h de incubação, e frequentemente mostram centros ligeiramente proeminentes (aparência de ovo frito) e não ocorre hemólise. Após 1 semana, tornam-se ligeiramente maiores (3 a 5 mm) e mais achatadas. O microrganismo cresce melhor em pH entre 7 e 8, mas não se multiplica em pH igual ou inferior a 5.

Atividades bioquímicas. O microrganismo apresenta um metabolismo estritamente fermentativo. Entre os carboidratos, apenas maltose, amido e glicogênio são fermentados. A bactéria é urease-positiva, mas é negativa a outros testes bioquímicos comuns.

Transmissão

O microrganismo é um habitante normal da bolsa prepucial de suínos. Um grande número de varrões pode ser carreador.

Patogênese

O microrganismo se fixa ao epitélio do trato urinário por meio de *pili*. A produção de amônia com a atividade ureolítica, e subsequente elevação do pH da urina, pode promover a multiplicação bacteriana.

Padrões da doença

A. suis é um patógeno de suínos. Causa cistite e pielonefrite em porcas, ocasionando insuficiência renal aguda ou crônica (ver Figura 74.3). A doença é mundial e diagnosticada, principalmente, não apenas na Grã-Bretanha e outros países da Europa, mas também na América do Norte, na Austrália e em Hong Kong. A doença é mais prevalente em porcas mais velhas mantidas em baias de gestação, possivelmente por causa do maior risco de contaminação fecal da região perineal, da falta de atividade física, da menor ingestão de água e da micção infrequente. Varrões são carreadores frequentes. O acúmulo de urina favorece a multiplicação bacteriana. À semelhança da pielonefrite bovina, parece que a doença é uma infecção ascendente. Na fase aguda da infecção, o animal apresenta anorexia e indisposição a se levantar. A urina pode conter pus ou sangue. Em geral, a urina apresenta coloração vermelho-amarronzada e odor fétido. A taxa de mortalidade decorrente de infecções não tratadas pode ser alta, até 100%. Quando o animal sobrevive à infecção pode apresentar perda de peso e manifestar poliúria e polidipsia. Em geral, a porca se torna uma fêmea repetidora de cio e, em consequência, apresenta baixo desempenho reprodutivo, sendo descartada do rebanho.

Em geral, o diagnóstico se baseia nos sinais clínicos. O exame microscópico de material purulento da urina ou da parede da bexiga, do ureter e da pelve renal mostra grande quantidade de microrganismos. A amostra de urina e outros tipos de amostras devem ser cultivados em condições anaeróbicas e incubados durante 48 a 72 h, para a visualização das colônias.

O microrganismo é suscetível aos antibióticos efetivos contra bactérias gram-positivas ou aos antimicrobianos de amplo espectro (penicilinas, cefalosporinas, eritromicina, clindamicina e tetraciclinas). No entanto, raramente o tratamento é efetivo.

Leitura sugerida

Baird GJ and Fontaine MC (2007) *Corynebacterium pseudotuberculosis* and its role in ovine caseous lymphadenitis. *J Comp Path*, 137, 179–220.

Coyle MB and Lipsky BA (1990) Coryneform bacteria in infectious diseases: clinical and laboratory aspects. *Clin Microbiol Rev*, 3, 227–246.

Dorellaa FA, Pachecoa LGC, Oliveirab SC *et al.* (2006) *Corynebacterium pseudotuberculosis*: microbiology, biochemical properties, pathogenesis and molecular studies of virulence. *Vet Res*, 37, 201–218.

Williamson LH (2001) Caseous lymphadenitis in small ruminants. *Vet Clin North Am Food Anim Pract*, 17, 359–371.

Yanagawa R (1986) Causative agents of bovine pyelonephritis: *Corynebacterium renale*, *C. pilosum*, and *C. cystitidis*. *Prog Vet Microbiol Immun*, 2, 158–174.

31 Erysipelothrix

TIMOTHY FRANA

Erysipelothrix rhusiopathiae provoca erisipela, uma doença importante em suínos e aves, e uma enfermidade esporádica em ovinos e cordeiros. Os sinais clínicos incluem septicemia, artrite, endocardite vegetativa e lesões cutâneas generalizadas. O microrganismo comumente é isolado do trato alimentar e de tecidos linfoides de animais sadios, bem como da camada externa viscosa de peixes. *E. rhusiopathiae* pode sobreviver por longo tempo sem replicação no solo e em ambientes marinhos. Em seres humanos, *E. rhusiopathiae* causa erisipeloide, uma doença ocupacional de peixeiros, açougueiros e veterinários, que geralmente resulta em infecção autolimitante nas mãos.

Uma segunda espécie, *Erysipelothrix tonsillarum*, foi descrita para algumas cepas anteriormente denominadas como sorotipos de *E. rhusiopathiae*. Dos pontos de vista bioquímico e morfológico, *E. tonsillarum* é semelhante a *E. rhusiopathiae*, mas é geneticamente distinta por homologia DNA-DNA. *E. tonsillarum* apenas ocasionalmente causa doença clínica. Além disso, não é patogênica para suínos. Há relatos de outra espécie, *E. inopinata*, e de grupos menores de *Erysipelothrix*.

Características descritivas

Morfologia e coloração

E. rhusiopathiae é um bacilo gram-positivo, imóvel, que não forma esporos, não é acidorresistente e cujo tamanho varia de 0,2 a 0,4 μm × 0,8 a 2,5 μm. Em subcultura, as colônias rugosas podem se desenvolver e produzir formas filamentosas com comprimento maior ou igual a 60 μm.

Estrutura e composição

E. rhusiopathiae apresenta parede celular típica de microrganismo gram-positivo. Contém mureína do tipo delta B1. O ácido diamino do peptidoglicano da parede celular é a lisina. A composição base do DNA é 35 a 40 mol% de guanina+citosina (G+C). Foi descrita uma cápsula de polissacarídio, relacionada com a virulência. Uma proteína protetora, a SpaA, compartilha similaridades na região C-terminal com as proteínas ligadoras de colina de *Streptococcus pneumoniae*. Atualmente, são identificados 4 diferentes tipos de spa em *Erysipelothrix* spp. (spaA, spaB1, spaB2 e spaC). Outras proteínas de superfícies incluem uma hemolisina de 16 kDa e um antígeno com 64 a 66 kDa. Tem-se sugerido que o anticorpo contra a última proteína tenha atividade protetora.

Produtos celulares de interesse médico

Adesão. Duas proteínas de superfície de adesão (RspA e RspB) foram identificadas e mostraram alto grau de ligação à fibronectina e aos colágenos dos tipos I e IV. Acredita-se que estas proteínas participem do início da formação do biofilme e, portanto, exacerbem a virulência.

Cápsula. *E. rhusiopathiae* produz uma cápsula de polissacarídio lábil ao calor que propicia resistência à fagocitose. Cepas mutantes de *E. rhusiopathiae* que não apresentam cápsula foram suscetíveis à fagocitose por leucócitos polimorfonucleares, em murinos, e não causaram doença em camundongos.

Parede celular. A parede celular das bactérias desse gênero é típica de bactéria gram-positiva. Os ácidos lipoteicoicos e o peptidoglicano de parede celular de microrganismo gram-positivo interagem com macrófagos, resultando na liberação de citocinas pró-inflamatórias.

Neuraminidase. Neuraminidases são enzimas que clivam os ácidos siálicos terminais de sialoglicoconjugados de células hospedeiras, causando alteração de várias funções, bem como facilitando a formação de biofilme. A produção de neuraminidase varia entre as cepas de *E. rhusiopathiae*, e a virulência está diretamente relacionada com a quantidade de enzimas produzidas.

Hialuronidase. Acredita-se que a hialuronidase destrua a matriz de polissacarídio que mantém unidas as células animais, o que possibilita a disseminação de um patógeno nos tecidos. A maioria das cepas de *E. rhusiopathiae* produz hialuronidase, mas não parece haver relação entre a virulência e a ação dessa enzima.

Características de crescimento

E. rhusiopathiae se multiplica facilmente na maioria dos meios de cultura padrão. No entanto, a multiplicação é exacerbada em meio ligeiramente alcalino (pH de 7,2 a 7,6), com adição de soro e glicose. *E. rhusiopathiae* é um anaeróbio facultativo que prefere um ambiente com baixo teor de oxigênio, contendo 5 a 10% de CO_2. Uma ótima multiplicação ocorre após 24 a 48 h de incubação em temperatura de 30°C a 37°C. No entanto, é capaz de se multiplicar em temperatura na faixa de 5°C a 42°C e em pH entre 6,7 e 9,2.

Resistência

E. rhusiopathiae é resistente a dessecação, salmoura, conserva e defumação. Sobrevive por até 6 meses em fezes de suínos e em limo de peixes, em temperaturas frias. É destruída por calor úmido (55°C), em 15 min, mas se multiplica na presença de telurito de potássio (0,05%), cristal violeta (0,001%), fenol (0,2%) e azida sódica (0,1%). *E. rhusiopathiae* é sensível à penicilina, cefalosporinas, clindamicina e fluoroquinolonas, mas é resistente a novobiocina, sulfonamidas e aminoglicosídios. Tem-se constatado resistência a eritromicina, oleandomicina, oxitetraciclina e di-hidroestreptomicina. Parece que a resistência não é mediada por plasmídio.

Variabilidade

Antígenos lábeis ao calor comuns são responsáveis pelas reações cruzadas entre as cepas da bactéria. Os antígenos somáticos estáveis ao calor respondem pela existência de, no mínimo, 25 sorotipos. Não se verificou qualquer relação entre as espécies hospedeiras e os sorotipos. Os sorotipos 3, 7, 10, 14, 20, 22 e 23 apresentam maior grau de homologia DNA-DNA com o tipo de cepa de *E. tonsillarum* que com o tipo de cepa de *E. rhusiopathiae*. As culturas se dissociam com repetidas passagens, de colônias convexas, circulares e lisas, com margens inteiras, a colônias rugosas de margens onduladas. Há relato de formas em "L".

Ecologia

Reservatório

E. rhusiopathiae está amplamente distribuída na natureza e frequentemente é isolada de efluentes de esgoto, abatedouros, limo da superfície de peixes de água doce e de água salgada e do solo. Foi isolada em mais de 50 espécies de mamíferos, inclusive suínos, ovinos, cordeiros, bovinos, equinos, cães, camundongos e coelhos, além de 30 espécies de aves silvestres como perus, frangos, gansos, faisões e pombos. *E. rhusiopathiae* pode ser isolada de tonsilas e trato gastrintestinal de suínos aparentemente sadios, considerado o reservatório mais importante.

Transmissão

A transmissão da bactéria entre os animais se dá principalmente pela ingestão de material contaminado (alimento, solo, água e fezes). Infecções de ferimentos e picadas de artrópodes são outras vias de transmissão possíveis.

Patogênese

Mecanismos

A virulência das cepas de *E. rhusiopathiae* é variável, por motivo não totalmente compreendido. A neuraminidase é considerada um importante fator de virulência, sendo mais provável que as cepas que produzem grande quantidade dessa enzima na fase de crescimento logarítmico resultem em maior taxa de infecções septicêmicas agudas, em comparação com as cepas que não a produzem. A neuraminidase cliva o ácido siálico presente na superfície celular, provocando lesão vascular e formação de trombos hialinos. A neuraminidase também tem importante participação na fixação e penetração das bactérias nas células. Os anticorpos contra neuraminidase protegem contra infecções experimentais em camundongos. Ademais, há relato de formação de cápsula, condição que parece participar na resistência à fagocitose por leucócitos polimorfonucleares. A sobrevivência no interior de fagócitos profissionais é importante para a patogenicidade. Em soro normal, os mutantes sem cápsula não sobrevivem no interior dos fagócitos, enquanto os microrganismos encapsulados sobrevivem e se multiplicam. Em soro imune, as bactérias opsonisadas são prontamente destruídas por macrófagos e leucócitos polimorfonucleares.

Durante a fase aguda da septicemia, ou no período pós-recuperação, é possível notar lesões cutâneas, em animais. Essas se devem à inflamação do endotélio vascular e consequente vasculite, trombose, diapedese e deposição de fibrina. As lesões cutâneas também podem parecer uma infecção não sistêmica em razão da imunidade parcial do hospedeiro e da infecção por cepas de baixa virulência.

A instalação de *E. rhusiopathiae* nas articulações de suínos provoca exsudação fibrinosa e formação de tecido sinovial inflamatório que recobre as cartilagens articulares (*pannus*). Aa alterações proliferativas subsequentes se devem, principalmente, à resposta imune pela produção de complexos imunes, ativação do sistema complemento e presença de neutrófilos, a qual lesiona a cartilagem articular e os tecidos sinoviais. A deterioração articular torna-se crônica e progride ao longo de anos. Embora nessa fase já não seja possível a cultura de *E. rhusiopathiae* com base em fluido articular, o microrganismo ou os antígenos bacterianos podem persistir. Endocardite valvar é menos comum que o envolvimento articular e acredita-se que seja iniciada por êmbolos de bactérias e inflamação vascular, resultando em lesões e alterações crônicas nas valvas cardíacas. Lesões vegetativas podem causar insuficiências valvar e cardíaca congestiva ou liberação de êmbolos que podem provocar morte súbita.

Patologia

Os suínos que morrem em decorrência de infecções agudas causadas por erisipelas apresentam hemorragias na serosa gástrica, nos músculos esqueléticos e cardíacos e no córtex renal. É comum notar congestão de pulmão, fígado, baço, pele e bexiga. Microscopicamente, constatam-se lesões vasculares com microtrombos. Na maioria dos casos, há predomínio de infiltrado mononuclear. Lesões cutâneas róseas a púrpura proeminentes resultam de vasculite, trombose e isquemia.

Nas articulações, com frequência observa-se sinovite aguda após alterações articulares mais crônicas. As membranas sinoviais tornam-se hiperplásicas e com vilosidades e apresentam infiltrado de células mononucleares. Pode haver propagação de tecido de granulação nas superfícies articulares e erosão da cartilagem articular. Anquilose articular pode ser o resultado final. A localização das bactérias nos discos intervertebrais ocasiona discoespondilite destrutiva.

Na endocardite valvar, a valva mitral é mais comumente envolvida com o desenvolvimento de grandes vegetações

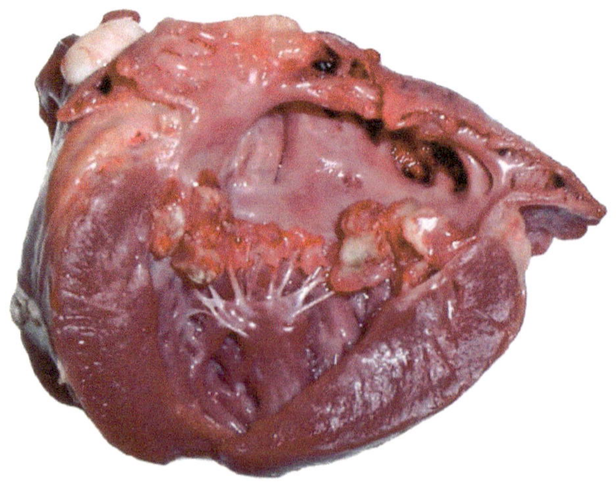

Figura 31.1 Lesões de endocardite valvar, às vezes observadas em suínos com infecção causada por *Erysipelothrix*. (Cortesia de Iowa State University Veterinary Diagnostic Laboratory.)

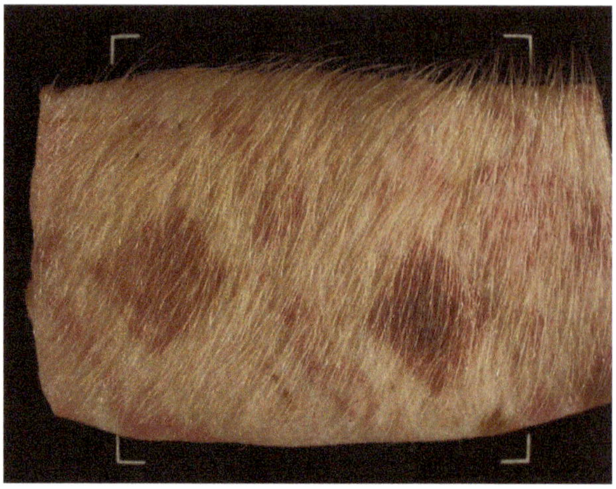

Figura 31.2 Lesões cutâneas romboides causadas por erisipela em formato de diamante, observadas em suínos. (Cortesia de Iowa State University Veterinary Diagnostic Laboratory.)

valvares decorrente da deposição de fibrina e da proliferação de tecido conjuntivo. O êmbolo pode causar infarto no baço, rim e outros órgãos internos.

Em perus, geralmente a doença causada por infecção por erisipela é marcada por congestão e hemorragias intramuscular e subpleural, acometendo particularmente os músculos do tórax e dos membros (Figura 31.1). Também constatam-se hemorragias na mucosa da moela e do intestino delgado, bem como nas superfícies serosas do coração. Com frequência, o fígado e o baço se apresentam aumentados, e, na gordura abdominal, observam-se hemorragias petequiais. É frequente uma área cianótica, com tumefação e hiperemia cutânea difusa.

Em cordeiros com poliartrite, as articulações acometidas se apresentam edemaciadas e espessadas, com tecido de granulação na superfície interna da cápsula articular. Nota-se um fluido claro a turvo com quantidade variável de infiltrados de leucócitos polimorfonucleares.

Padrões da doença

Suínos. Os suínos com a variante septicemia da doença apresentam febre, anorexia, depressão, vômito, andar rígido e relutância em caminhar. As lesões cutâneas urticarianas podem ser palpáveis antes de se tornarem visíveis. Podem ser róseas ou, em casos graves, púrpura, especialmente no abdome, coxas, orelhas e cauda. Nos casos graves, a pele apresenta necrose e se desprende. Se não tratada, a taxa de mortalidade dessa variação de doença é alta.

Em uma apresentação menos grave de erisipela suína, as lesões se limitam à pele, mas podem ser acompanhadas de febre discreta. As lesões cutâneas são romboides, de cor vermelha a púrpura ("doença da pele de diamante") (Figura 31.2). As lesões podem progredir para necrose ou regredir, deixando discreta mancha na pele. Raramente essa modalidade da doença causa morte do paciente.

A instalação da bactéria em alguns tecidos ocasiona tipos crônicos da infecção, os quais podem representar sequelas de estágios agudos ou pode não ter havido doença prévia. Endocardite vegetativa se manifesta como sintomas de insuficiência cardíaca ou com morte súbita. Artrite é outra apresentação crônica da doença constatada em suínos. Os sinais clínicos incluem claudicação, andar rígido e aumento de volume das articulações acometidas. Raramente a infecção por *Erysipelothrix* causa aborto, em porcas.

Aves. A erisipela em aves, especialmente em perus, geralmente se manifesta como septicemia. Os perus apresentam pele cianótica, apatia e podem morrer. Se presente, uma área cianótica edemaciada é considerada quase que patognomônica. A taxa de mortalidade varia de 2 a 25%. As manifestações crônicas incluem endocardite vegetativa e artrite. Perus com endocardite se apresentam fracos e emaciados ou morrem repentinamente sem sintomas prévios. Outras espécies aviárias suscetíveis incluem frangos, perdizes, patos, casuares, gansos, papagaios, pavões, faisões e pombos.

Ovinos. Poliartrite é a manifestação mais comum da infecção por *E. rhusiopathiae* em ovinos. Acredita-se que a porta de entrada da bactéria seja o umbigo ou ferimentos decorrentes de castração, caudectomia ou tosquia. Os animais acometidos apresentam andar rígido e, com frequência, tumefação em articulações. Todas as articulações podem ser acometidas, porém mais comumente há envolvimento das articulações de joelho, cotovelo, jarrete e rótula. Os animais podem ter dificuldade em se levantar e deitar. Ademais, ocorre infecção cutânea em ovinos após banho de imersão. Há ainda relato de septicemia, pneumonia e aborto em ovinos.

Espécies diversas. *E. rhusiopathiae* causa artrite e endocardite em cães. *E. tonsillarum* pode, também, ser um patógeno de cães e tem sido isolado de pacientes com endocardite. Há relato de septicemia e urticária causadas por *E. rhusiopathiae* em golfinhos. Em pacientes humanos, as infecções de pele e tecido subcutâneo são denominadas erisipeloides e são observadas principalmente em pessoas que manipulam animais, inclusive peixes. Septicemia, endocardite e poliartrite são ocorrências raras. A "erisipela" humana é uma infecção causada por estreptococos.

Epidemiologia

Suínos com idade inferior a 3 meses e acima de 3 anos são os menos suscetíveis. Os graus de imunidades passiva e ativa são variáveis e provavelmente respondem pela suscetibilidade relacionada com a idade. Os fatores predisponentes incluem estresse ambiental, alteração dietética, fadiga e aflatoxicose subclínica.

Em perus, o macho é mais comumente infectado. É possível que a porta de entrada da infecção seja ferimentos decorrentes de brigas. A inseminação de galinhas com sêmen contaminado é uma importante fonte de infecção. Há relato de surtos após contato com ovinos, inclusive ovinos mantidos sob criação extensiva.

Em ovinos, os cordeiros com 2 a 6 meses de idade são os mais comumente acometidos. Em geral, a infecção está associada a condição higiênica inapropriada por ocasião da parição, castração ou caudectomia. Há relato de uma variante particular de erisipela associada a contaminação fecal de fluidos de tanques utilizados para banhos de imersão de ovinos.

Características imunológicas

Mecanismos imunes na patogênese

A persistência de antígeno no tecido articular atua como um estímulo crônico para reação imune e desenvolvimento de artrite. Além do mais, uma doença autoimune secundária à erisipela pode ser responsável por algumas das alterações articulares crônicas.

Mecanismos de resistência e recuperação

Ocorre resposta mediada por célula e resposta humoral contra neuraminidase, proteína de superfície protetora e outros componentes da parede celular. Opsoninas séricas parecem ter participação decisiva. A fagocitose é realizada principalmente por fagócitos mononucleares.

Imunização artificial

Tem-se utilizado vacina viva atenuada e bacterinas para a vacinação de suínos e perus. O uso dessas vacinas propicia imunidade por 6 a 12 meses, e a eficácia é variável. Embora efetivo contra as apresentações agudas da doença, nenhum tipo de imunização parece induzir alta proteção contra as manifestações crônicas de erisipela. As vacinas atenuadas são administradas por vias oral, parenteral ou, em alguns países, por meio de aerossol. Bacterinas obtidas de célula total e antígeno solúvel são administrados por via subcutânea ou intramuscular. A maioria das vacinas comerciais é preparada com o sorotipo 2. Tem-se demonstrado proteção cruzada contra a doença aguda causada pelos sorotipos 1 e 2. No entanto, algumas cepas foram refratárias à imunidade induzida pela vacina. Há disponibilidade de bacterinas adsorvidas em hidróxido de alumínio e inativadas por formalina, para perus, e parecem ser efetivas.

Estudos recentes têm visado antígenos de proteção de superfície (spa) como potenciais candidatos à vacina, mas atualmente não há produtos para comercialização.

Imunidade passiva

No passado, foi induzida proteção temporária (< 2 semanas) pela administração de soro imune específico. No entanto, o tratamento deve ser iniciado em estágio precoce da doença e os anticorpos podem interferir na eficácia da vacina, se administrados concomitantemente. Esse procedimento raramente é utilizado.

Diagnóstico laboratorial

Amostras

As amostras são coletadas de locais apropriados, com base nos sintomas. Hemocultura de vários animais acometidos é útil no diagnóstico de septicemia. Amostras obtidas durante a necropsia incluem fígado, baço, rim, coração e tecido sinovial. Também é possível o isolamento de microrganismos em amostras de lesões cutâneas. Nas apresentações mais crônicas, o sucesso em culturas de amostras de articulações ou valvas cardíacas é menor.

Exame direto

As amostras são examinadas pela técnica de coloração de Gram para a pesquisa de bastonetes gram-positivos. Um resultado negativo não exclui a possibilidade da infecção.

Cultura e isolamento

Métodos de cultura para o isolamento de *E. rhusiopathiae* tradicionalmente envolvem o uso de meios seletivo e de enriquecimento. Um caldo de enriquecimento comumente utilizado é o caldo seletivo para *Erysipelothrix* (ESB), que contém soro de equino, canamicina, neomicina e vancomicina. Outros caldos de enriquecimento incluem meio de Bohm contendo azida sódica, canamicina, fenol e água-azul e caldo de enriquecimento de Shimoji contendo caldo de soja tríptica, Tween 80, tris-aminometano, cristal violeta e azida sódica. Adicionalmente, tem-se relatado o uso de ágar seletivo contendo azida sódica cristal violeta, ácido nalidíxico e ágar-sangue azida modificado. Esses meios têm a vantagem de verificar a resistência do microrganismo a vários antimicrobianos e produtos químicos. O ESB talvez seja o caldo de enriquecimento mais comumente utilizado, em associação a um meio seletivo. Um estudo constatou que o ESB combinado com ágar seletivo (ácido nalidíxico colistina ou azida sódica cristal violeta) aumentou muito a possibilidade de detecção de *E. rhusiopathiae* em tecidos, em comparação com a cultura direta. Em ágar-sangue incubado em temperatura de 37°C, em ambiente com 10% de CO_2, com frequência as colônias se apresentam não hemolíticas e minúsculas, após 24 h de incubação. Após 48 h, é possível observar hemólise esverdeada. *E. rhusiopathiae* é uma bactéria imóvel catalase-negativa e oxidase-negativa. A inoculação em ágar ferro tríplice açúcar inclinado ocasiona uma reação ácida e produção de H_2S, ao longo de linha trespassada (Figura 31.3). Um tipo de crescimento "escova de tubo" é notado em culturas trespassadas com gelatina de colônias rugosas mantidas em temperatura ambiente durante 3 a 5 dias. *E. rhusiopathiae* não causa hidrólise de esculina ou ureia, não reduz nitrato, tampouco produz indol. Sua atividade de fermentação é fraca. Carboidratos fermentáveis incluem glicose, lactose, levulose e dextrina. *E. tonsillarum* geralmente fermenta sacarose, enquanto *E. rhusiopathiae* não fermenta esse açúcar.

Sorologia

Foram desenvolvidos testes sorológicos para o diagnóstico de infecções por erisipela. Entre eles, incluem-se aglutinação em placa, em tubo e por microtitulação, inibição da hemaglutinação, fixação de complemento, imunoensaio enzimático e imunofluorescência indireta. No entanto, nenhum propicia diagnóstico conclusivo das infecções agudas

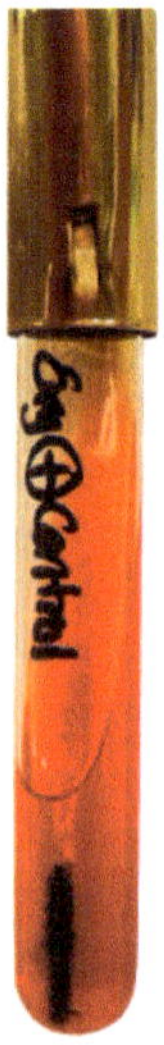

Figura 31.3 Produção de sulfeto de hidrogênio por *E. rhusiopathiae* ao longo da linha trespassada, em ágar ferro de Kligler inclinado. (Cortesia de Iowa State University Veterinary Diagnostic Laboratory.)

e os exames apenas têm valor como testes de rebanho nos casos de infecção crônica. Sorotipagem é útil como instrumento de pesquisa, e mais comumente se utiliza um teste de precipitação em ágar gel duplo. Em suínos, 76 a 80% dos isolados dos sorotipos 1 ou 2 e do sorotipo 1a têm sido associados a infecções agudas, enquanto o sorotipo 2a é mais prevalente nas apresentações crônicas da doença.

Identificação molecular

Foram descritos vários métodos moleculares para detecção de *E. rhusiopathiae*. Desses, a reação em cadeia de polimerase (PCR) é mais útil em um laboratório de diagnóstico. Foram desenvolvidos testes PCR convencionais e PCR em tempo real. Um teste PCR específico do gênero, visando a uma região no gene da subunidade 16S rRNA, é muito sensível porque pode detectar menos de 20 bactérias em tecido do baço de camundongos. No entanto, o teste não diferencia *E. rhusiopathiae* de *E. tonsillarum*. Há relato de PCR específica para *E. rhusiopathiae*, porém o nível de detecção é de cerca de 1.000 bactérias por reação, mesmo com enriquecimento. Foram descritos dois testes PCR multiplex convencionais que possibilitam diferenciar as espécies de *Erysipelothrix* e alguns sorotipos. Esses testes têm múltiplos alvos de identificação, mas não são quantitativos e requerem processamento pós-PCR. Recentemente foram descritos testes PCR multiplex em tempo real, com e sem enriquecimento, de alta sensibilidade e especificidade. Foram descritos outros métodos moleculares, como eletroforese em gel de campo pulsado, polimorfismo no comprimento do fragmento de restrição, DNA polimorfo aleatoriamente amplificado e tipagem de spaA, mas esses são utilizados principalmente em estudos epidemiológicos ou na diferenciação entre cepas de campo e cepas vacinais.

Tratamento, controle e prevenção

O tratamento com penicilina, durante, no mínimo, 5 dias, é efetivo nas apresentações agudas de erisipela suína e, em geral, resulta em melhora marcante dentro de 24 a 36 h. Outros antimicrobianos aos quais *E. rhusiopathiae* parece muito sensível são ampicilina, ceftiofur, clindamicina, enrofloxacino, eritromicina, tiamulina, tilmicosina e tilosina. Sensibilidade intermediária é observada para clortetraciclina, florfenicol, gentamicina, oxitetraciclina e trimetoprima. Parece muito alta a resistência a apramicina, neomicina, sulfadimetoxina, sulfaclorpiridazina e sulfatiazol. Às vezes, utiliza-se antissoro (de origem equina), juntamente com terapia antimicrobiana. A eficácia do tratamento das apresentações crônicas é muito menor.

Boas condições de higiene e de nutrição são benéficas na prevenção de surtos. Carcaças infectadas devem ser descartadas de modo apropriado, e os animais de reposição devem permanecer isolados por, pelo menos, 30 dias antes da introdução no rebanho. Há disponibilidade de várias vacinas contendo *E. rhusiopathiae*, sozinha ou em combinação. Em regiões com histórico de erisipela, recomenda-se imunização com vacina viva atenuada ou com bacterina morta.

Em perus, a penicilina é o antibiótico de escolha. Recomendam-se injeção subcutânea de penicilina e vacinação com bacterina de erisipela, se possíveis. A adição, por 4 a 5 dias, de penicilina na água do bebedouro tem sido efetiva no controle de alguns surtos. Eritromicina injetável é o tratamento alternativo recomendado.

Boas práticas de manejo, inclusive prevenção de brigas entre machos, adoção de procedimentos apropriados de inseminação de fêmeas de perus, criação rotacionada de perus longe de áreas contaminadas e uso de vacina em regiões com histórico de ocorrência de erisipela, são medidas preventivas e de controle úteis.

Leitura sugerida

Bender JS, Irwin CK, Shen HG *et al.* (2011) *Erysipelothrix* spp. genotypes, serotypes, and surface protective antigen types associated with abattoir condemnations. *J Vet Diagn Invest*, 23, 139–142.

Bender JS, Kinyon JM, Kariyawasam S *et al.* (2009) Comparison of conventional direct and enrichment culture methods for *Erysipelothrix* spp. from experimentally and naturally infected swine. *J Vet Diagn Invest*, 21, 863–868.

Bender JS, Shen HG, Irwin CK *et al.* (2010) Characterization of *Erysipelothrix* species isolates from clinically affected pigs, environmental samples, and vaccine strains from six recent swine erysipelas outbreaks in the United States. *Clin Vaccine Immunol*, 17, 1605–1611.

Nagai S, To H, and Kanda A (2008) Differentiation of *Erysipelothrix rhusiopathiae* strains by nucleotide sequence analysis of a hypervariable region in the spaA gene: discrimination of a live vaccine strain from field isolates. *J Vet Diagn Invest*, 20, 336–342.

Opriessnig T, Hoffman LJ, Harris DL *et al.* (2004) *Erysipelothrix rhusiopathiae*: genetic characterization of midwest US isolates and live commercial vaccines using pulsed-field gel electrophoresis. *J Vet Diagn Invest*, 16, 101–107.

Pal N, Bender JS, and Opriessnig T (2010) Rapid detection and differentiation of *Erysipelothrix* spp. by a novel multiplex real-time PCR assay. *J Appl Microbiol*, 108, 1083–1093.

Riley TV, Brooke CJ, and Wang Q (2002) *Erysipelothrix rhusiopathiae*, in *Molecular Medical Microbiology*, vols 1–3 (ed. M Sussman), Academic Press, London, pp. 1057–1064.

Takahashi T, Fujisawa T, Umeno A *et al.* (2008) A taxonomic study on *Erysipelothrix* by DNA-DNA hybridization experiments with numerous strains isolated from extensive origins. *Microbiol Immunol*, 52, 469–478.

Wang Q, Chang BJ, and Riley TV (2010) *Erysipelothrix rhusiopathiae*. *Vet Microbiol*, 140, 405–417.

32

Listeria

Sanjeev Narayanan

Listeriose é uma doença esporádica que acomete várias espécies animais, inclusive aves, sendo uma importante zoonose. Das 8 espécies de *Listeria* reconhecidas – *L. grayi, L. innocua, L. ivanovii, L. marthii, L. monocytogenes, L. recourtiae, L. seeligeri* e *L. welshimeri* –, *L. monocytogenes* e *L. ivanovii* são os patógenos de relevância veterinária. Duas subespécies de *Listeria ivanovii* foram identificadas: *Listeria ivanovii* ssp. *ivanovii* e *Listeria ivanovii* ssp. *londoniensis*.

Os ruminantes são os animais domésticos mais frequentemente acometidos. As principais apresentações de listeriose incluem septicemia, encefalite e aborto. Em ovinos e bovinos, aborto é a manifestação usual de infecções por *L. ivanovii*. Listeriose é uma enfermidade mundial, especialmente em regiões de clima temperado.

Características descritivas

Morfologia e coloração

Listeria é uma bactéria intracelular facultativa em formato de bastonete gram-positivo, que não forma esporo, não é acidorresistente, não produz cápsula e cujo tamanho varia de 0,5 a 2 μm × 0,4 a 0,5 μm.

Estrutura e composição

Listeria apresenta uma parede celular típica de microrganismo gram-positivo. O ácido mesodiaminopimélico é o principal ácido diamino. Os polissacarídios da parede celular determinam a estrutura do antígeno O. Em temperatura de 22°C, observam-se flagelo peritricoso e motilidade. Em 37°C, a motilidade é baixa.

Produtos celulares de interesse médico

Adesinas. Tem-se sugerido que várias adesinas, inclusive a proteína de adesão de *Listeria* (LAP), têm importante participação na fixação e invasão da bactéria no hospedeiro. No entanto, 2 proteínas adesinas são consideradas fundamentais.

ActA. A proteína ActA é importante na movimentação intracelular porque polimeriza a actina; também acredita-se que tenha importante participação no trofismo celular (adesão) e na invasão bacteriana.

Internalinas. As internalinas A e B são proteínas de superfície responsáveis pela fixação, ou adesão, e pela entrada das bactérias nas células-alvo.

Parede celular. A parede celular das bactérias desse gênero é típica de microrganismo gram-positivo. Os ácidos lipoteicoicos e o peptidoglicano da parede celular gram-positiva interagem com macrófagos, resultando na liberação de citocinas pró-inflamatórias. A camada de peptidoglicano atua como sustentação para um grupo de proteínas expressas na superfície, a qual tem uma molécula de LPxTG conservada em sua terminação C. Uma transpeptidase, denominada sortase, é fundamental para a imobilização covalente dessas proteínas. Algumas adesinas de superfície, inclusive LAP (ver seção "Adesinas", anteriormente), são sustentadas por essa enzima.

Hemolisina. Ver seção "Listeriolisina O".

Listeriolisina O. LLO (listeriolisina O) é uma citolisina dependente do colesterol e forma poro dependendo do pH; é um importante determinante de virulência para essa bactéria (mutantes que carecem dessa proteína apresentam menor virulência; anticorpos contra ela são protetores). A principal função da LLO é a liberação de *Listeria monocytogenes* do fagossomo para o citosol, após a acidificação do fagossomo, em cujas condições a LLO é mais ativa. Outras funções incluem lise de vacúolos de ferritina e seu efeito nas vesículas secundárias que se formam durante a transferência de *L. monocytogenes* de uma célula para outra. A LLO induz apoptose por meio das dinâmicas modulações mitocondriais e da liberação de granzimas pela célula hospedeira. Ivanolisina, outra citolisina dependente do colesterol, é uma toxina semelhante de *L. ivanovii* (ver, também, estreptolisina O de estreptococos, no Capítulo 27; perfringolisina O de clostrídio, no Capítulo 35; e piolisina de arcanobactéria, no Capítulo 28).

Fosfolipase C. A fosfolipase C específica de fosfatidilinositol e a lecitinase são importantes na mediação da lise de membrana.

Produtos diversos. Uma hidrolase presente em sais biliares pode propiciar a sobrevivência e persistência de *Listeria* no lúmen intestinal. Uma proteína denominada p60 pode participar na fixação da bactéria às células-alvo.

Características de crescimento

Listeria é um microrganismo anaeróbico facultativo que cresce melhor em baixa concentração de oxigênio e maior concentração de dióxido de carbono. O crescimento ocorre em 4°C a 45°C, sendo ideal a temperatura de 30°C a 37°C. O meio de cultura simples de laboratório sustenta o crescimento, preferivelmente em pH alcalino ou neutro. Em ágar-sangue de ovino, a maioria das cepas de *L. monocytogenes* produz uma estreita zona de hemólise. Em geral, as colônias têm 1 a 2 mm de diâmetro e aparência azul-esverdeada em luz obliquamente transmitida, em meio sólido como o ágar triptose. As colônias de *L. ivanovii* geralmente produzem uma zona de hemólise maior e mais intensa. No mercado são comercializados vários meios seletivos para *Listeria*. A maioria deles contém substâncias que inibem o crescimento de microrganismos que não sejam *Listeria*. As substâncias incluem cicloeximida, colistina, acriflavina, anfotericina B e cefotetana.

Listeria tolera a presença de 0,04% de telurito de potássio, 0,025% de acetato de tálio, 3,75% de tiocianato de potássio, 10% de NaCl e 40% de bile no meio de cultura. A maioria das cepas se multiplica na faixa de pH entre 5,5 e 9,6. Apresenta maior tolerância ao calor que qualquer bactéria não formadora de esporos; no entanto, a pasteurização em alta temperatura por curto período é efetiva na destruição de *Listeria*.

Variabilidade

Há 13 sorovares de *L. monocytogenes* reconhecidos com base nos antígenos somático (O) e flagelar (H). A maioria dos isolados clínicos pertence aos sorovares 1/2a, 1/2b e 4b; a maior parcela das cepas presentes em alimentos pertence ao sorovar 1/2c. Embora não haja correlação entre os sorovares e as espécies, as cepas do sorovar 5 são *L. ivanovii*. Não se constatou qualquer relação entre os sorovares e a especificidade do hospedeiro. Têm se utilizado vários métodos com base no ácido nucleico para a diferenciação adicional entre as cepas de *Listeria*, a fim de estudo epidemiológico e triagem das cepas. Recentemente o sequenciamento total do genoma de espécies do gênero *Listeria* identificou vários genes nas espécies virulentas, os quais estavam ausentes nas espécies não virulentas.

Observam-se variantes lisas e rugosas. Nas colônias rugosas, é possível verificar filamentos com comprimento maior ou igual a 20 μm. As formas em "L" se desenvolvem em meio de cultura contendo penicilina e foram isoladas em casos clínicos, em pacientes humanos.

Ecologia

Reservatório

Listeria é uma bactéria de ocorrência mundial, porém mais frequentemente em regiões de clima temperado e mais frio. Foi isolada de solo, silagem, efluentes de esgoto, água corrente e em mais de 50 espécies de animais, inclusive ruminantes, suínos, equinos, cães, gatos e várias espécies de aves. Em algumas regiões, relata-se que até 70% das pessoas são portadoras assintomáticas do microrganismo nas fezes. Vários isolados de amostras obtidas no ambiente, anteriormente denominados *L. monocytogenes*, atualmente seriam identificados como espécies não patogênicas com base nos critérios taxonômicos vigentes.

Transmissão

Inalação e ingestão de alimentos contaminados são os principais meios de transmissão de *Listeria*. Silagem de baixa qualidade, com pH superior a 5,5, comumente está implicada como causa de listeriose e, com frequência, é denominada "doença da silagem". Um carreador assintomático pode ser foco de contaminação adicional do ambiente e, portanto, uma fonte indireta de infecção.

Patogênese

Mecanismo

A exposição à *Listeria* ocorre por via oral (VO) ou, menos comumente, por via nasal. A maioria das espécies patogênicas de *Listeria* é destruída pelos ácidos gástricos. O uso de antiácidos e bloqueadores H_2 aumenta a taxa de sobrevivência do microrganismo, sendo considerado fator de risco para o desenvolvimento de listeriose. A translocação intestinal parece ser um processo passivo que pode envolver as células do epitélio intestinal e as células M que recobrem as placas de Peyer. Internalinas A e B, duas proteínas de superfície, interagem com os receptores da célula hospedeira para mediar a entrada da bactéria. A internalina A interage com a molécula de adesão celular E-caderina, enquanto a internalina B interage com o receptor Met do fator de crescimento de hepatócito. Após a passagem da bactéria pela barreira intestinal, é possível observar *Listeria* nas células fagocíticas, no interior da lâmina própria. Ocorre disseminação adicional pela corrente sanguínea. Foram identificados vários ligadores bacterianos de aderência, incluindo aqueles da família internalina, ActA e p60. Células não fagocíticas podem internalizar *Listeria* por meio de um mecanismo do tipo "zíper". Após a internalização, a *Listeria* escapa dos fagossomos, liga-se a filamentos de actina no citoplasma que a impulsiona à membrana do plasmócito, por meio da união polar de filamentos de actina (ActA). Desse modo, a *Listeria* é capaz de passar para as células vizinhas, nas protuberâncias da membrana plasmática e, assim, evitar os mecanismos de defesa do hospedeiro.

Nas infecções do sistema nervoso central (SNC), tem-se proposto uma via alternativa de entrada da bactéria no hospedeiro, pelas lesões na superfície bucal, nasal ou ocular, por meio da bainha neural de terminações de nervos periféricos, particularmente do nervo trigêmeo. Aventa-se a possibilidade de que a migração centrípeta ao longo dos nervos cranianos cause infecção do sistema nervoso central. Tem-se constatado o microrganismo em axônios mielinizados do nervo trigêmeo e no citoplasma de neurônios medulares. A ausência de envolvimento visceral sustenta uma via além da hematógena, embora a participação de uma via hematógena primária não possa ser desconsiderada.

Patologia

O tronco cerebral é a região mais comumente envolvida na apresentação encefálica da infecção. O fluido cerebroespinal pode se apresentar turvo e há congestão em vasos

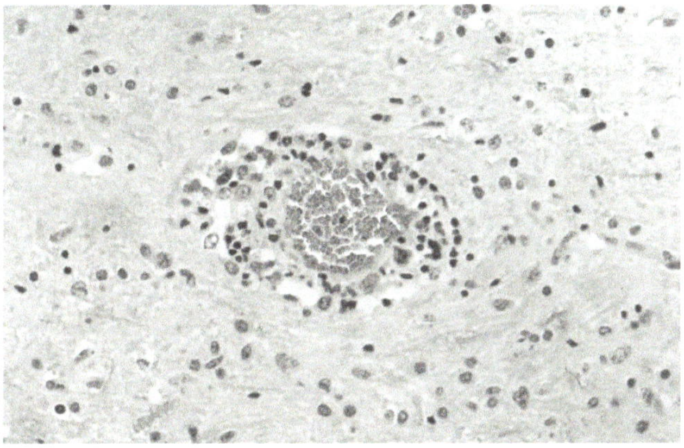

Figura 32.1 Corte do cérebro de uma vaca com a apresentação encefálica de listeriose. Observa-se manguito perivascular (H&E). Foi isolada *L. monocytogenes*.

das meninges. Ocasionalmente, observam-se áreas de amolecimento (malacia) na medula. No exame histológico, é comum notar manguito perivascular multifocal com predomínio de linfócitos e histiócitos (Figura 32.1). Necroses focal e microglial e infiltrados neutrofílicos são verificados no tecido parenquimal. Os microabscessos resultantes são caracterizados pela liquefação do neurópilo. Pode haver lesões distribuídas por todo o tronco cerebral ou, mais frequentemente, são unilaterais, sustentando, adicionalmente, que ocorre migração do nervo ao cérebro.

Na apresentação septicêmica, é possível observar necrose multifocal ou difusa no fígado (Figura 32.2) e, menos frequentemente, no baço.

Em fetos de ruminantes abortados, as lesões macroscópicas são mínimas. Em geral, nota-se autólise porque o feto permanece retido no útero por certo período, antes de ser expelido.

Padrões de doença

A consequência clínica depende da quantidade de microrganismos ingeridos, das propriedades patogênicas da cepa

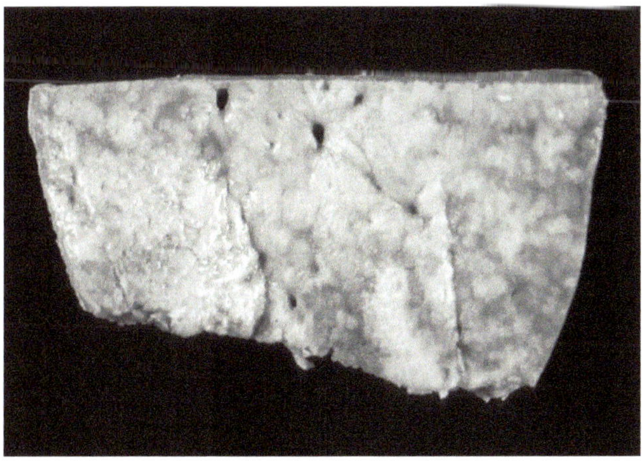

Figura 32.2 Corte do fígado de um potro com 5 semanas de vida que morreu em decorrência de septicemia por *L. monocytogenes*. Havia uma grave hepatite necrosante difusa.

de *Listeria* e da condição imune do hospedeiro. Septicemia, encefalite e aborto são as principais apresentações da doença.

Ruminantes

Meningoencefalite. A apresentação encefálica, às vezes denominada "doença do andar em círculo", é a mais comum em ruminantes. Em bovinos a enfermidade é subaguda a crônica. Os sintomas incluem apatia, anorexia e tendência de andar em círculo na mesma direção, pressão da cabeça contra obstáculo imóvel ou desvio da cabeça para um lado, paralisia unilateral dos nervos facial e trigêmeo, e ceratoconjuntivite bilateral. Sinais clínicos semelhantes são constatados em ovinos e caprinos, mas a evolução da doença é mais aguda e frequentemente fatal.

Aborto. Aborto é comum em ruminantes, mas também ocorre em outras espécies. Em geral, o aborto acontece no final da gestação – após 7 meses em vacas e 12 semanas em ovelhas. O feto pode se apresentar macerado ou nascer fraco e moribundo. Também é possível ocorrer retenção de placenta e metrite. Sintomas sistêmicos são raros em vacas, a menos que haja retenção do feto, que desencadeia septicemia fatal. Embora a ocorrência de aborto geralmente seja esporádica, tem-se verificado taxa de abortamento de até 10%. É rara a ocorrência da apresentação encefálica e de aborto em um mesmo surto.

Conjuntivite. A ocorrência de conjuntivite em ruminantes, não associada a aborto, foi relacionada com o consumo de silagem contaminada, em comedouros elevados.

Infecção localizada, como mastite aguda ou crônica, frequentemente é subclínica e, portanto, sua prevalência pode ser subestimada. O diagnóstico e tratamento precoce de mastite causada por *Listeria* é uma importante medida de prevenção da transmissão pelo leite.

Monogástricos e neonatos

A apresentação septicêmica, caracterizada por apatia, inapetência, febre e morte, é mais comum em animais monogástricos, pré-ruminantes e neonatos. Necrose hepática multifocal é a lesão mais comum nessa apresentação da doença.

Chinchilas

Chinchilas são especialmente suscetíveis à septicemia por *Listeria*.

Equinos

Septicemia em neonatos é a manifestação mais comum em equinos.

Seres humanos

Em pessoas, a meningite (ou meningoencefalite) é a apresentação mais comum de listeriose. Sintomas relacionados com o trato reprodutor incluem aborto, natimortos, nascimento de prematuro ou septicemia no recém-nascido. Hidrocefalia é uma sequela frequente de meningite em recém-nascidos. Outras condições clínicas incluem endocardite infecciosa, doença oculoglandular e dermatite.

Epidemiologia

A ampla distribuição dos casos de *Listeria* associados a fatores ambientais e do próprio animal dificulta a localização da origem de determinado surto.

Silagem contaminada é uma origem clássica da infecção. Outras fontes incluem, especialmente, resíduos orgânicos (p. ex., cama de frango). Fatores estressantes que predispõem à doença clínica incluem deficiências nutricionais, condições ambientais (inclusive alta concentração de ferro), doença primária e prenhez. Em geral, os casos são esporádicos e podem envolver até 5% do rebanho bovino ou 10% do rebanho ovino, ao longo de 2 meses. Em animais, geralmente os casos de listeriose ocorrem no inverno e na primavera.

A maioria dos casos humanos é verificada em ambientes urbanos, durante o verão. Há relatos ocasionais de dermatite causada por *Listeria* em veterinários e em outras pessoas, após o manuseio de restos de tecidos oriundos de aborto causado por *Listeria*. Por outro lado, os animais são fontes improváveis de infecção direta de pessoas. Tem-se reconhecido epidemias em humanos ocasionadas por alimentos de origem animal, inclusive leite, queijo branco fresco, cachorro-quente e patê de fígado. Há relato de um surto ocasionado pelo consumo de salada preparada com repolho oriundo de uma propriedade com histórico recente de listeriose ovina. Outro surto recente foi associado ao consumo de melão inteiro da espécie cantalupo. Em vários casos, constatou-se que a contaminação por *Listeria* ocorreu após o processamento. Também, com frequência, há condição apropriada para o crescimento seletivo de *L. monocytogenes*, durante longo período de refrigeração.

Características imunológicas

A maioria dos casos de listeriose humana acomete indivíduos com imunossupressão, pessoas com idade avançada, neonatos e gestantes. Igualmente, em animais, os neonatos e as gestantes são mais predispostos; no entanto, em alguns casos, constata-se um fator imunossupressor predisponente.

Como um microrganismo intracelular facultativo, a multiplicação de *Listeria* é principalmente contida por respostas mediadas por células. Os fatores humorais podem ter alguma participação limitada na defesa do hospedeiro.

Nenhuma vacina tem sido significativamente efetiva na imunização. As vacinas mortas não têm sido eficientes, enquanto a vacina viva atenuada propicia alguma proteção aos ovinos. A natureza esporádica da doença não justifica o uso de vacina como principal meio de prevenção da doença.

Diagnóstico laboratorial

Amostras

O diagnóstico laboratorial se baseia no isolamento do microrganismo. Faz-se o cultivo de amostra de fluido espinal, sangue, tecido cerebral, baço, fígado, fluido abomasal e/ou mecônio, dependendo dos sinais clínicos, das lesões e dos tecidos disponíveis.

Exame direto

Nos casos de aborto e septicemia, o esfregaço direto de amostra de tecido infectado pode revelar vários bastonetes gram-positivos; no entanto, na apresentação encefálica geralmente constata-se menor quantidade de microrganismos (Figura 32.3). Resultados negativos são inconclusivos. A coloração imuno-histoquímica com antissoro específico também é útil no diagnóstico de listeriose encefálica.

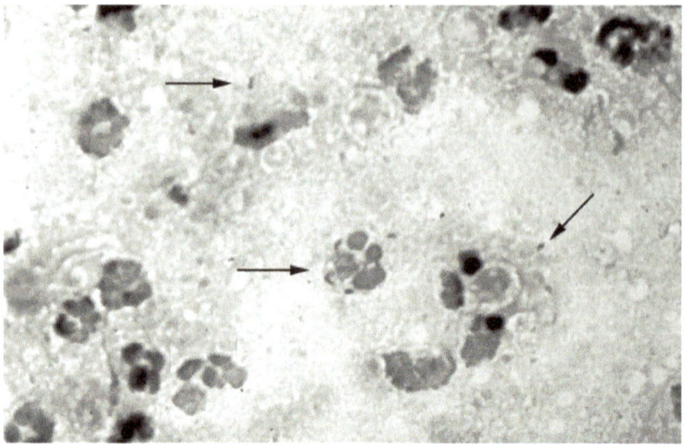

Figura 32.3 Esfregaço por *imprint* corado pela técnica de Gram obtido do tronco cerebral de um caprino com listeriose. Nota-se rara a pequena quantidade de bastonetes regulares gram-positivos (*setas*).

Isolamento

As amostras são semeadas em ágar-sangue de ovino e incubadas em temperatura de 35°C, em ambiente com 10% de CO_2. O isolamento de *L. monocytogenes* em amostras de tecido cerebral pode ser exacerbado por métodos de inoculação em profundidade em placa (*pour plate*). Após tentativa de isolamento inicial, o tecido remanescente é armazenado em temperatura de 4°C para "enriquecimento frio". Esse tecido é subcultivado semanalmente por até 12 semanas. Não é necessário enriquecimento frio para isolamento em amostra oriunda de aborto ou de septicemia por *Listeria*.

No caso de amostra na qual é provável haver contaminação, recomendam-se o enriquecimento e o uso de meio seletivo (ágar cloreto de lítio-feniletanol-moxalactamo, meio Oxford ou meio seletivo para *Listeria* PALCAM). Caldo da Universidade de Vermon modificado, caldo de enriquecimento para *Listeria* MOPS-tamponado, caldo de Fraser e ágar Oxford modificado são componentes essenciais para os métodos de isolamento recomendados pelo USDA, para produtos alimentares. Há relatos de vários métodos com base no DNA e na captura de antígeno, para detecção de *Listeria*, especialmente em produtos alimentares.

Identificação

Colônias características constituídas de bastonetes regulares gram-positivos são sugestivas de *Listeria*, que é catalase-positiva, móvel em temperatura de 25°C e hidrolisa esculina. *L. monocytogenes* é CAMP-positiva quando a linha de semeadura se cruza com *Staphylococcus aureus* produtor de betatoxina, em ágar com 5% de sangue de ovino lavado. Verifica-se fenômeno semelhante quando a linha de semeadura de *L. ivanovii* cruza com aquela de *Rhodococcus equi*. Às vezes, observa-se uma reação fraca semelhante à reação CAMP entre *L. monocytogenes* e *R. equi* (Figura 32.4). Em meio semissólido de motilidade incubado em temperatura ambiente,

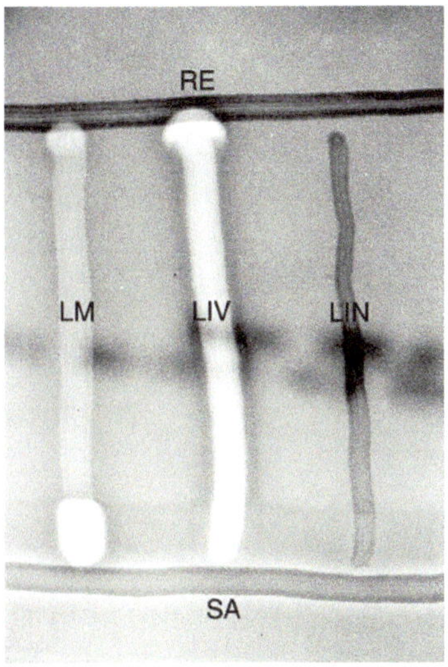

Figura 32.4 Reações CAMP-positivas de *L. monocytogenes* (*LM*) com *S. aureus* (*SA*) e de *L. ivanovii* (*LIV*) com *R. equi* (*RE*). Observa-se uma reação fraca entre *L. monocytogenes* e *RE*. Não se detecta reação com *Listeria innocua* (*LIN*). A variação no grau de intensidade da hemólise provocada por *L. monocytogenes* em comparação com a causada por *L. ivanovii* é evidente. *L. innocua* não é hemolítica.

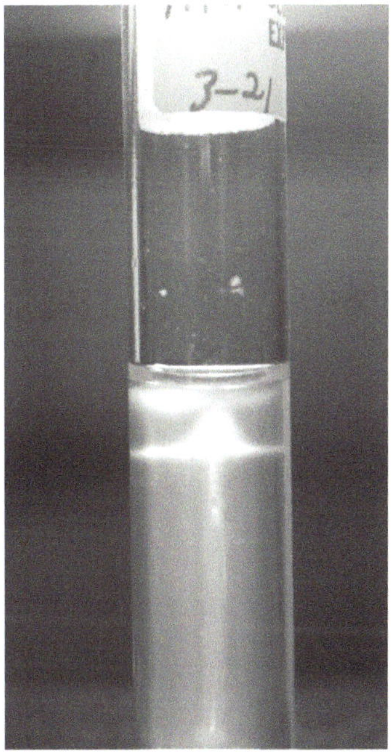

Figura 32.5 Motilidade tipo "guarda-chuva" de *L. monocytogenes* em meio semissólido de motilidade incubado em temperatura ambiente.

desenvolve-se um padrão de motilidade tipo "guarda-chuva" 3 a 4 mm abaixo da superfície, dada a natureza microaerofílica de *Listeria* (Figura 32.5). Nas preparações com gota pendente, constata-se um tipo de motilidade oscilante de extremo a extremo, com períodos intermitentes de imobilidade. Há produção de ácido com glicose e L-ramnose, mas não de D-manitol ou de D-xilose por *L. monocytogenes*. *L. ivanovii* difere pela fermentação de D-xilose, mas não de L-ramnose. Coloração de anticorpo fluorescente ou aglutinação com antissoro específico é um procedimento útil.

A inoculação em camundongos provoca morte dentro de 5 dias, com focos de necrose no fígado. Esse procedimento possibilita a diferenciação entre *L. monocytogenes* e espécies não patogênicas de *Listeria;* no entanto, raramente é necessário para a identificação definitiva.

Imunodiagnóstico

Sorologia não tem sido útil no diagnóstico em razão da ocorrência de títulos positivos em animais aparentemente sadios e por causa da reação cruzada com *S. aureus, Enterococcus faecalis* e *Arcanobacterium pyogenes*.

Tratamento, controle e prevenção

L. monocytogenes é sensível *in vitro* a penicilina, ampicilina, cloranfenicol, eritromicina, enrofloxacino, lincomicina, noseptida, rifampicina, salinomicina, tetraciclina, vancomicina e virginiamicina. Estudos recentes relataram que alguns isolados são resistentes às tetraciclinas, fluoroquinolonas e penicilina. As concentrações inibitórias mínimas para a morte das bactérias estão aumentando. Clortetraciclina e penicilina podem ser efetivas no tratamento, em tempo apropriado, de bovinos com meningoencefalite. O tratamento de ovinos tem sido menos efetivo.

Medidas de controle incluem redução ou cessação do fornecimento de silagem, especialmente de silagem de baixa qualidade. Todas as apresentações de estresse devem ser minimizadas. Os animais acometidos devem ser isolados, e o material infectado deve ser descartado de modo adequado.

A vacinação não mostrou alta efetividade e pode não ser justificável dada a ocorrência esporádica da doença.

Leitura sugerida

Maxie GM (ed.) (2007) *Pathology of Domestic Animals*, 5th edn, Saunders-Elsevier, vol. 1, pp. 405–408, vol. 3, pp. 492–493.

NCBI. *Bacterial Taxonomy*, http://www.ncbi.nlm.nih.gov/Taxonomy/ (accessed January 8, 2013).

Quinn PJ, Carter ME, Markey B, and Carter GR (1999) *Clinical Veterinary Microbiology*, Mosby, pp. 170–174.

Summers BA, Cummings JF, and de Lahunta A (1995) *Veterinary Neuropathology*, Mosby, pp. 133–135.

33 Rhodococcus

Seth P. Harris e Joshua B. Daniels

Rhodococcus é um gênero de bactérias intracelulares facultativas classificadas como membros da família Nocardiaceae. Entre as várias espécies de bactérias do gênero *Rhodococcus*, *Rhodococcus equi* é a única geralmente considerada patogênica. A doença clínica se manifesta como pneumonia piogranulomatosa ou enterite em potros com menos de 6 meses de idade. Ocasionalmente, equinos adultos com imunossupressão e outras espécies animais, inclusive seres humanos, podem desenvolver doença clínica. As bactérias estão presentes no ambiente, e os potros são expostos a essas nos primeiros dias de vida. A infecção é sazonal e ocorre, em geral, nos meses secos do verão.

R. equi

Características descritivas

Morfologia e coloração. *R. equi* é um cocobacilo pleomorfo fortemente gram-positivo (Figura 33.1). Em meio de crescimento sólido, as formas celulares se apresentam predominantemente cocoides, medindo cerca de 1 a 5 μm. *R. equi* pode ser fracamente acidorresistente, em ambas as técnicas, de Ziehl-Neelsen e de Kinyoun, e a intensidade da coloração acidorresistente varia de acordo com a idade da cultura e o meio de crescimento. A visualização direta do microrganismo em amostras de aspirado de traqueia e de lavado broncoalveolar pode ser conseguida após coloração pelo método de Gram, uso de corante acidorresistente de Fite e uso de corante de prata metenamina de Grocott. As colônias de *R. equi* apresentam coloração salmão característica.

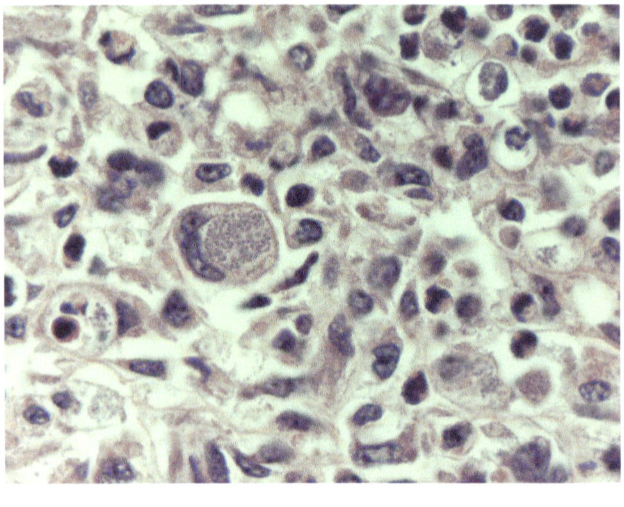

Figura 33.1 Histopatologia da pneumonia em um potro. Observe que o citoplasma deste macrófago está distendido pelo cocobacilo gram-positivo (coloração de Gram, 600×).

Estrutura e composição. O envelope celular de *Rhodococcus*, rico em lipídio, é relativamente resistente à dessecação, possibilitando que a bactéria sobreviva durante meses no solo e confere a ela uma coloração acidorresistente característica. A estrutura básica da parede celular é semelhante a outras bactérias do táxon supragenérico Mycolata; consiste em ácidos graxos e ácidos micólicos, perpendicularmente ligados a um polissacarídio arabinogalactano. A parte externa da parede contém diversos lipídios, inclusive ácidos micólicos, lipoarabinomananos, trealose monomicolato, trealose dimicolato e cardiolipina. Os ácidos micólicos de *R. equi* se encontram ligados de modo covalente à parede celular. A lipoproteína VapA, associada à virulência de isolados de equinos, está presente ao longo da superfície da membrana externa. A estrutura da VapA possibilita sua fixação no interior do envelope celular. A VapA pode ser isolada juntamente com outros antígenos de superfície, por meio de sonicação.

Produtos celulares de interesse médico

Proteínas associadas à virulência. Cepas patogênicas de *R. equi* contêm um plasmídio de virulência de, aproximadamente, 85 a 90 kb. Bactérias que carecem deste plasmídio de virulência não são consideradas infectantes aos potros, mesmo quando experimentalmente infectados com alta dose de bactérias. *R. equi* avirulento é efetivamente destruída pelo sistema imune de equinos adultos e potros. A perda do plasmídio de virulência pode ser induzida por passagens seriadas da bactéria em meio de cultura.

O plasmídio de virulência contém genes de proteínas associadas à virulência (Vap), dos quais o VapA é imunodominante em isolados virulentos de equinos. VapA é uma lipoproteína de 15 a 17 kDa, a qual é fixada à parede celular e cuja ação possibilita a sobrevivência da bactéria no interior de macrófagos. Faz isso pelo impedimento da fusão do fagossomo com o lisossomo. O gene *vapA* requer a expressão de outros fatores de virulência pelo plasmídio, tais como os reguladores positivos *virR* e *orf8*. VapA se liga ao receptor *Toll-like* 2 (TLR2) em macrófagos e células dendríticas. Tem-se mostrado que a VapA purificada induz a produção de fator de necrose tumoral, uma citocina pró-inflamatória; IL-12p40; e óxido nítrico, nos macrófagos. Nas células dendríticas, a VapA purificada causa suprarregulação de CD40 e CD86, que são moléculas coestimuladoras expressas na superfície.

VapB é uma proteína Vap relacionada com a VapA. No entanto, VapB é ligeiramente maior, em aproximadamente 20 kDa, e, em geral, é constatada em cepas de *R. equi* de suínos, em vez de cepas de *R. equi* de equinos. Os genes *vapA* e *vapB* nunca são expressos simultaneamente nos mesmos isolados de *R. equi*, indicando que representam subpopulações de plasmídios distintas.

Historicamente, os isolados de *R. equi* de bovinos são considerados carentes em plasmídio de virulência, pois não expressam o gene *vapA*, tampouco o gene *vapB*. No entanto, recentemente verificou-se que os isolados de bovinos contêm um plasmídio de virulência que carece de ambos os genes, *vapA* e *vapB*; um achado compatível com a presença de uma terceira subpopulação particular de plasmídio.

Os homólogos adicionais de *vapA* que foram encontrados incluem os pseudogenes funcionais *vapC*, *vapD*, *vapE*, *vapG* e *vapH*, e os pseudogenes não funcionais *vapF*, *vapI* e *vapX*. As proteínas VapC, VapD e VapE são proteínas secretadas e, à semelhança da VapA, sua expressão é significativamente alta em temperatura de 38°C e pH inferior a 8. Essas condições que favorecem a expressão das proteínas Vap estão associadas ao ambiente encontrado no interior do fagossomo hospedeiro.

Lipoarabinomanano. Liporabinomanano (LAM) é um lipídio do envelope celular que atua como fator de virulência. O LAM de *R. equi* apresenta uma estrutura particular, quando comparado com outras bactérias da família Norcadiaceae, como *Mycobacterium tuberculosis*, em razão de seu menor tamanho e baixo conteúdo de arabinose. Embora não se tenha determinado a exata função *in vivo* do LAM de *R. equi*, especula-se que ele influencie o mecanismo de fagocitose pelos macrófagos e subsequente produção inicial de citocinas pelos macrófagos. No caso da bactéria "aparentada" *M. tuberculosis* , o LAM é necessário para o crescimento e a viabilidade bacteriana; ademais, é reconhecido pelo sistema imune do hospedeiro por meio de TLR. Pode ter função semelhante na infecção por *R. equi*.

Lipídios da parede celular. Os principais lipídios extraíveis da parede celular de *R. equi*, utilizando a técnica do clorofórmio-metanol, incluem trealose monomicolato, trealose dimicolato e cardiolipina. A estrutura química de trealose monomicolato é $C_{48}H_{92}O_{13}$, de trealose dimicolato é $C_{84}H_{162}O_{15}$ e de cardiolipina é $C_{79}H_{154}O_{17}P_2$. Com base nesses lipídios da parede celular, tem-se mostrado que os linfócitos T citotóxicos reconhecem e ocasionam lise de macrófagos oriundos do sangue, os quais apresentam trealose monomicolato e cardiolipina, mas não trealose dimicolato. A manifestação desses antígenos lipídicos não é controlada por antígeno de leucócitos de equinos (moléculas do complexo de histocompatibilidade principal equina) e acredita-se que envolva moléculas CD1. Essas três frações de lipídios podem induzir a suprarregulação da produção de IFN-γ nos linfócitos. Isso sugere que podem ser reconhecidas pelas células T CD4+ ou, possivelmente, células T γδ ou células T *natural killers*, além das células T citotóxicas anteriormente mencionadas. A extensão das cadeias de carbono nos lipídios da parede celular em *R. equi* e em outras espécies *Rhodococcus* ambientais é variável, a qual pode interferir na posição dos lipídios nas moléculas CD1 e subsequente reconhecimento pelo sistema imune.

In vitro

Características de crescimento. *R. equi* é uma bactéria aeróbica obrigatória que se multiplica facilmente em diversos meios de crescimento não seletivo (p. ex., ágar soja tripticase com 5% de sangue ovino), quando incubado em ar ambiente. Em temperatura de 35°C a 37°C, as colônias minúsculas geralmente são constatadas em 24 h, mas depois de 48 h apresentam uma aparência mucoide de "gotas de leite" característica (Figura 33.2), com colônias, em geral, de diâmetro variando de 3 a 10 mm, e que frequentemente se aglomeram em áreas de densa multiplicação bacteriana. Durante o crescimento das colônias, a maioria dos isolados de *R. equi* desenvolve uma coloração salmão, após 3 a 4 dias, dada a produção do pigmento γ-caroteno. Nas fezes de animais e no solo, o microrganismo pode multiplicar-se em temperatura tão baixa quanto 10°C.

Atividades bioquímicas. A bactéria é catalase-positiva e urease-positiva; tipicamente, ocasiona redução do nitrato. *R. equi* não fermenta carboidrato (assacarolítico); é oxidase-negativa. Uma característica fenotípica adicional útil para a identificação laboratorial é a atividade de *R. equi* no teste CAMP (Christie Atkins Munch-Petersen). *R. equi* produz fosfolipases ("fatores equi") que exacerbam as atividades hemolíticas de betatoxina de *Sthapylococcus aureus* e de fosfolipase C de *Corynebacterium pseudotuberculosis* (Figura 33.3).

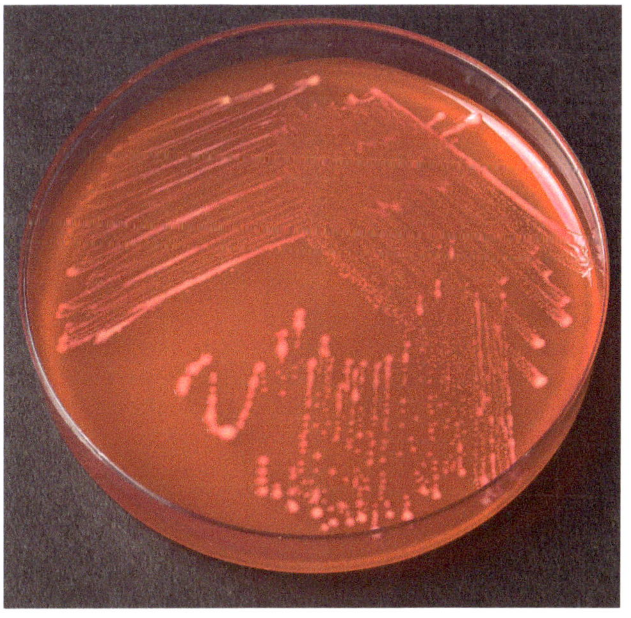

Figura 33.2 Colônias de *R. equi* com aparência de "gotas de leite", em placa com meio de cultura.

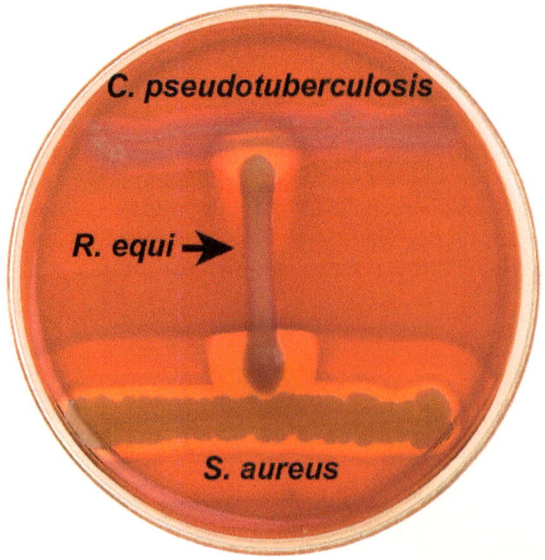

Figura 33.3 Fosfolipases de *R. equi* exacerbam as atividades hemolíticas da betatoxina de *S. aureus* e da fosfolipase C de *C. pseudotuberculosis* (placa do teste CAMP).

Resistência. *R. equi* é notavelmente resistente a ácidos. Isso é compatível com a capacidade do microrganismo em persistir nos fagolisossomos de macrófagos alveolares – um ambiente com pH baixo e considerável grau de estresse oxidativo. Sua resistência a ácidos pode ser útil quando se tenta isolar o microrganismo de um substrato intensamente contaminado, como solo ou fezes. *R. equi* também tolera exposição à luz ultravioleta, da luz solar direta, e resiste à dessecação, características que o auxiliam a persistir nos ambientes onde vivem os equinos.

In vitro, R. equi é sensível à maioria dos antimicrobianos efetivos contra bactérias gram-positivas, com exceção dos antibióticos betalactâmicos e da tetraciclina. *In vivo,* os antimicrobianos lipofílicos são mais efetivos, especialmente a rifampicina e os macrolídios – eritromicina, claritromicina e azitromicina. Para a morte das bactérias, obtém-se efeito sinérgico quando se associa a rifampicina a um macrolídio.

Variabilidade. Relata-se a existência de mais de 27 tipos capsulares antigenicamente distintos de *R. equi.*

Ecologia

Reservatório. Constata-se a existência de *R. equi* no solo de qualquer local onde haja equinos. Essa bactéria pode se tornar endêmica em regiões com alta densidade populacional de equinos. Os potros infectados representam a principal fonte de contaminação do ambiente; eles podem excretar de 10^6 a 10^8 bactérias por grama de fezes. Embora os equinos adultos também possam excretar a bactéria nas fezes, isso tende a ocorrer esporadicamente e em quantidade muito menor de bactérias. Comumente os adultos excretam menos de 2 mil unidades formadoras de colônias por grama de fezes. As bactérias excretadas pelos equinos podem ser cepas ambientais que carecem de um plasmídio de virulência codificado pelo gene *vapA*. Potros com pneumonia podem excretar a bactéria pelo ar expirado, mas é questionável se essa via respiratória é importante na contaminação do ambiente.

Transmissão. A contaminação por bactérias do ambiente ocorre, em geral, por meio de ingestão ou inalação. Como *R. equi* pode sobreviver no solo e os potros se apresentam, naturalmente, coprofágicos, é provável que vários potros sejam inicialmente expostos após a ingestão de estrume nos primeiros dias de vida. No entanto, as cepas ingeridas podem incluir bactérias virulentas ou não, e as bactérias podem ser tornar parte da flora intestinal normal. *R. equi* ingerido do ambiente pode colonizar rapidamente o trato gastrintestinal e tem sido detectado nas fezes de potros na primeira semana de vida. Considera-se que a inalação seja a principal via de infecção de potros, a qual ocasiona doença respiratória. Normalmente a infecção por meio de inalação ocorre durante os meses de verão, quando o estrume contaminado com *R. equi* virulento se torna ressecado, provocando aerossolização de partículas virais e subsequente inalação. A via de infecção (ingestão *vs.* inalação), juntamente com a dose infectante e os fatores imunológicos podem interferir na ocorrência ou não da doença em um potro.

Patogênese

Mecanismos. *R. equi* é um patógeno intracelular facultativo que pode sobreviver no interior dos macrófagos após a fagocitose. A fagocitose é mediada pelo sistema complemento ou pela opsonização de anticorpos, e isso interfere na capacidade de sobrevivência intracelular do microrganismo. As bactérias opsonizadas com anticorpos penetram nos macrófagos por meio do receptor Fcγ e são mortas quando o fagolisossomo se torna maduro. No entanto, as bactérias opsonizadas com o componente do sistema complemento C3b penetram na célula por meio do receptor Mac-1 (CD11b/CD18) e são capazes de sobreviver no compartimento intracelular, impedindo a maturação e a acidificação do fagossomo. A capacidade de a bactéria sobreviver no meio intracelular depende da presença do plasmídio associado à virulência que expressa a lipoproteína de superfície VapA. Desse modo, *R. equi* que não apresenta plasmídio de virulência não é virulento a equinos, e as infecções são eliminadas sem que haja manifestação da doença, mesmo em potros. No entanto, os animais com imunossupressão podem se infectar com cepas de bactérias cujo plasmídio foi removido, não virulentas.

Patologia. *R. equi* é um parasita de macrófagos, que ocasiona o desenvolvimento de pneumonia piogranulomatosa (Figura 33.4). A gravidade da doença pode ser muito variável. Alguns potros naturalmente infectados desenvolvem infecção subclínica, enquanto outros sucumbem à doença. Os abscessos e granulomas são caracterizados por centros constituídos de neutrófilos e fragmentos necróticos circundados por macrófagos, células gigantes multinucleadas, linfócitos e uma cápsula fibrosa. As lesões mais agudas são menos organizadas e tendem a conter maior quantidade de neutrófilos e carecem de uma cápsula fibrosa bem-desenvolvida. As lesões crônicas são macroscopicamente visíveis e originam granulomas bem-definidos, com centro caseoso. Os abscessos que se rompem podem ocasionar grave pleurite fibrinosa ou peritonite, septicemia, choque e morte.

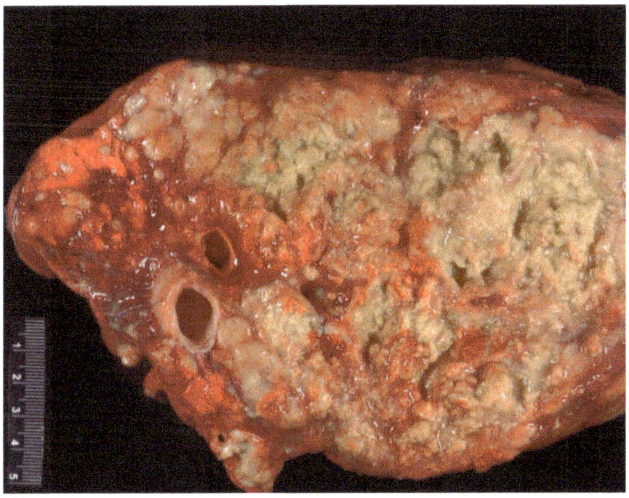

Figura 33.4 Pneumonia piogranulomatosa em um potro. As lesões variam de caseosas a sólidas. (Cortesia de Duncan Russell, Ohio State University.)

Padrões de doença

Equinos. Os equinos infectados quase sempre são potros com menos de 6 meses de idade, com maior ocorrência naqueles com 1 a 4 meses de idade. Nos potros acometidos a lesão mais comum é broncopneumonia piogranulomatosa. A porcentagem do pulmão acometido é muito variável. A taxa de sobrevivência relatada em pacientes com pneumonia causada por *Rhodococcus* pode variar de acordo com a idade do potro, o intervalo entre a infecção e o seu diagnóstico e o protocolo terapêutico. Estima-se que ocorram infecções extrapulmonares em, aproximadamente, 74% dos potros com infecção por *Rhodococcus*. Essas infecções podem ser complementares ou independentes da infecção respiratória. Várias infecções extrapulmonares são subclínicas e são diagnosticadas apenas durante a necropsia de potros que morrem por causa da doença respiratória. As manifestações clínicas extrapulmonares mais comuns incluem diarreia, polissinovite imunomediada, enterotiflocolite ulcerativa, abscessos intra-abdominais e linfadenite abdominal. Raramente, é possível ocorrerem outras doenças extrapulmonares, como uveíte, hepatite e osteomielite. Considera-se que praticamente quase todos os equinos adultos imunocompetentes são resistentes à doença e desenvolvem uma resposta imune efetiva quando experimentalmente infectados, mesmo quando expostos a alto desafio bacteriano. Os equinos adultos sem comprometimento imunológico conhecido raramente desenvolvem pneumonia. No entanto, esses animais podem apresentar imunodeficiência primária não diagnosticada. Isolados de *R. equi* de potros em animais com pneumonia contêm um plasmídio de virulência que codifica VapA.

Suínos. Isolou-se *R. equi* em amostras de linfonodos de suínos domésticos e selvagens. O linfonodo submaxilar é o local mais comum. Considera-se que os isolados de suínos apresentam virulência intermediária e contêm um plasmídio de virulência que codifica VapB.

Bovinos. Isolados de *R. equi* de bovinos são raros e estão associados a baixo grau de patogenicidade. Em geral, os isolados de bovinos causam granuloma em um único linfonodo, o qual se assemelha, macroscopicamente, à lesão constatada na tuberculose bovina e cuja diferenciação deve-se ser realizada utilizando-se outro teste diagnóstico adicional. Os linfonodos retrofaringianos, bronquiais e mediastinais são os mais comumente infectados. Nas vacas, a prevalência da infecção é menor que em novilhos de ambos os sexos; todavia, não há uma explicação para esse padrão epidemiológico. Acredita-se que os isolados de bovinos não contenham plasmídio de virulência, embora atualmente saiba-se que apresentam um plasmídio que não codifica VapA, tampouco VapB. Isso é diferente do que ocorre com isolados de equinos e suínos.

Caprinos. Infecções em caprinos são raras. Múltiplos abscessos hepáticos são as manifestações mais comuns. Outros locais acometidos incluem pulmão, linfonodos e, raramente, corpos vertebrais. O padrão dos abscessos de fígado e pulmão sugere que a patogênese bacteriana nessa espécie pode envolver o acesso da bactéria à circulação êntero-hepática. Esse acesso pode ser causado por lesão no trato gastrintestinal (p. ex., comprometimento da barreira mucosa ruminal em decorrência de acidose ruminal). Isso ainda precisa ser confirmado. Uma vez na corrente sanguínea, a bactéria pode se disseminar para outros sistemas orgânicos. *C. pseudotuberculosis* é o principal diagnóstico diferencial, por ser uma causa comum de abscessos em caprinos. Em casos suspeitos, deve-se realizar cultura bacteriológica para a confirmação. Não há relato de associação a plasmídio de virulência.

Seres humanos. A prevalência de *R. equi* em pacientes humanos tem aumentado com o crescente número de pessoas com imunossupressão. A epidemia de AIDS, os pacientes que receberam transplante de órgão e as pessoas submetidas à quimioterapia encontram-se particularmente em risco. Há raros relatos a respeito de infecção por *R. equi* em pessoas imunocompetentes, as quais, contudo, tendem a apresentar infecções mais localizadas e apresentam taxa de mortalidade muito menor que aquelas com comprometimento do sistema imune. Em pacientes humanos, as infecções pulmonares podem ser semelhantes à tuberculose. Pode-se realizar cultura bacteriológica para diferenciar os microrganismos. Diferentemente de algumas outras espécies animais anteriormente mencionadas, não há necessidade de associação de um plasmídio de virulência aos isolados de *R. equi* em pacientes humanos. Alguns isolados humanos contêm um plasmídio de virulência que codifica VapA ou VapB, enquanto outros não apresentam plasmídio.

Outros. Há relatos esporádicos de infecção por *R. equi* em várias espécies animais, inclusive em gatos, cães, ovinos, cervídeos, lhamas, búfalos, coalas, focas, saguis, jacarés, crocodilos e camelos. A infecção por *R. equi* pode ser uma doença emergente em camelos adultos, pois todos os isolados nestes animais estão associados ao plasmídio de virulência que contém VapA. Tem-se constatado *R. equi* nas fezes de várias espécies de animais clinicamente sadios, e essa bactéria pode ser parte da flora intestinal normal desses animais ou pode estar presente nas fezes como uma bactéria ambiental que foi ingerida.

Epidemiologia

Sempre que há estrume de herbívoros, tem-se a presença de *R. equi* no ambiente. Regiões com alta concentração de equinos reprodutores apresentam elevado número de bactérias no solo. A ocorrência da doença dependente da estação do ano, de ambiente seco e empoeirado, desde o final da primavera até o verão, predispõe à formação de aerossóis de estrume e solo dessecado, ocasionando maior exposição dos potros ao *R. equi*. Potros jovens são particularmente suscetíveis dada a deficiência na estimulação de uma reposta imune do tipo I protetora.

Características imunológicas

A maioria das características da resposta imune protetora contra *R. equi* foi esclarecida por meio de estudos em camundongos, bem como mediante a comparação das respostas imunes de equinos adultos e potros. Esses estudos mostraram que o tipo de resposta imune desenvolvida influencia diretamente o curso da infecção. A resposta imune do tipo I (induz imunidade mediada por célula) é protetora, enquanto a resposta imune do tipo II (induz imunidade humoral) é prejudicial. A resposta imune do tipo I protetora inclui tanto os linfócitos T CD4+ quanto os linfócitos T CD8+. Os linfócitos T CD4+ atuam como produtores predominantes de IFN-γ, enquanto os linfócitos T CD8+ são citotóxicos. A produção de IFN-γ pelos linfócitos T CD4+ exacerba a maturação e acidificação do fagossomo, o qual mata as bactérias intracelulares sem ocasionar lise do macrófago hospedeiro. Linfócitos T citotóxicos matam as bactérias intracelulares por meio da lise direta dos macrófagos infectados por *R. equi*.

Considera-se que a pneumonia por *Rhodococcus* é uma doença com tendência de envolvimento do sistema imune à qual os potros são particularmente suscetíveis. Em geral, considera-se que potros e neonatos apresentam resposta imune funcionalmente prejudicada durante o período neonatal. Esse prejuízo possivelmente é decorrente da combinação de falta de exposição prévia ao patógeno e subsequente resposta de memória imune, bem como diferenças quanti e qualitativas na capacidade do sistema imune em reconhecer e reagir apropriadamente aos patógenos envolvidos. Por exemplo, na maioria das vezes, os neonatos (diferentemente dos equinos adultos) desenvolvem mais uma resposta imune do tipo II que uma resposta do tipo I, que é prejudicial na infecção causada por *R. equi*. A diferença no sistema imune de neonato envolve tanto as células apresentadoras de antígenos (macrófagos e células dendríticas) quanto os linfócitos. As células apresentadoras de antígenos não expressam citocinas e moléculas coestimuladoras, e não são capazes de estimular adequadamente os linfócitos durante o período neonatal. Pode ser, portanto, necessária maior quantidade de moléculas de superfície ou maior dose de antígenos diferentes para estimular uma resposta imune inicial. Do mesmo modo, linfócitos T CD4+ de neonatos tendem a produzir menor quantidade de IFN-γ que aqueles de adultos. Além disso, linfócitos T CD8+citotóxicos específicos contra *R. equi* se perdem precocemente na vida. A quantidade de IFN-γ produzida por linfócitos T CD4+ aumenta gradativamente à medida que a idade dos potros avança, enquanto observa-se ausência de linfócitos T citotóxicos específicos contra *R. equi*, os quais surgem em quantidade semelhante à de adultos quando os potros alcançam 6 a 8 semanas de vida. Apesar desse prejuízo, em condições experimentais selecionadas, os potros são capazes de superar algumas de suas deficiências imunes. Potros experimentalmente inoculados com *R. equi* virulento, por via intrabrônquica, são capazes de produzir IFN-γ em quantidade próxima à verificada em adultos. Potros inoculados com *R. equi* virulento por via oral (VO), nas 2 primeiras semanas de vida, podem produzir linfócitos T citotóxicos específicos contra *R. equi* quando completam 3 semanas de vida. Vários fatores ambientais (p. ex., idade por ocasião da exposição à bactéria, via de exposição e dose do microrganismo) podem, portanto, influenciar o curso da doença nos animais, individualmente.

Embora se acredite que o anticorpo participe na proteção do paciente, não se considera que apenas ele seja suficiente para proteger contra a doença. O anticorpo pode atuar alterando a via de fagocitose dada a utilização do receptor Fc. A fagocitose via receptor Fc está associada à baixa sobrevivência da bactéria, em comparação com a sobrevivência da bactéria opsonizada com complemento que utiliza o receptor Mac-1. Com base nesse conhecimento, está disponível no mercado comercialização de plasma hiperimune na prevenção da doença em potros que vivem em áreas de alto risco. O plasma hiperimune contém diversos tipos de anticorpos, além de outros componentes, que podem potencializar o sistema imune humoral. No entanto, a eficácia do plasma hiperimune pode ser muito variável. A variabilidade pode ser atribuída às diferenças dos produtos fornecidos por fabricantes distintos, bem à falta de uniformidade no uso dos produtos pelos consumidores. As empresas que produzem plasma hiperimune empregam técnicas de formulação de medicamento não reveladas, fato que impede uma avaliação independente da qualidade de seu produto. Por conseguinte, fatores como cepa bacteriana, tipo de adjuvante e via de administração, os quais podem influenciar a eficácia do plasma hiperimune, continuam sendo variáveis desconhecidas.

Até o momento, não foi produzida vacina comercial efetiva contra a infecção de potros causada por *R. equi*. É possível que o sistema imune imaturo do neonato, aliado à exposição precoce às bactérias do ambiente, seja um obstáculo que não pode ser superado pelas técnicas de vacinação tradicionais. Tem-se tentado meios alternativos de vacinação, inclusive o uso de vacinas com DNA, a vacinação de éguas com o intuito de aumentar a concentração de anticorpos no colostro consumido por potros neonatos e a vacinação oral. Embora as vacinas com DNA mostrem-se promissoras na indução de resposta imune do tipo I durante o período perinatal em camundongos, elas não parecem efetivas em potros. Além disso, a utilização de antígeno extraído com tríton X na vacinação de éguas resulta em alto título de anticorpos IgG opsonizantes, porém não confere proteção contra pneumonia por *R. equi* em potros que consumiram o colostro. Atualmente, uma técnica que se mostrou mais promissora é a vacinação VO. Tem-se utilizado, com êxito, a vacinação oral para obter proteção contra patógenos em outras espécies animais, como ocorre na vacinação contra poliomielite em humanos. Como os potros, com frequência, são inicialmente expostos a *R. equi* por meio da ingestão da bactéria presente no ambiente, uma vacina oral pode simular a exposição natural e induzir uma resposta imune mais apropriada, em comparação com a vacinação parenteral. Os potros experimentalmente vacinados contra *R. equi* vivo virulento VO, nas 2 primeiras semanas de vida, não se mostraram suscetíveis à doença após um desafio por meio de transmissão da bactéria pelo ar. São necessários mais estudos de segurança, inclusive o monitoramento específico de infecções extrapulmonares, como enterite e linfadenite. No momento, a estratégia de vacinação oral não é apropriada para uso disseminado, em razão do risco potencial de contaminação do ambiente com a bactéria virulenta excretada nas fezes.

Diagnóstico laboratorial

Não há padrão-ouro para o diagnóstico laboratorial da doença. Considera-se que o exame do lavado transtraqueal seja o melhor procedimento diagnóstico. O fluido do lavado pode ser submetido a exame citológico, cultura bacteriana ou PCR utilizando *primers* específicos para *R. equi*. No exame citológico, a bactéria pode ser vista predominantemente no ambiente intracelular de macrófagos espumosos, com o formato de semente de melancia. Em alguns casos, pode ser difícil a diferenciação entre a forma de bactéria e cocos verdadeiros. A cultura pode indicar resultado falso-negativo, dependendo da qualidade da amostra. Além disso, o resultado pode ser dificultado quando há bactéria contaminante na amostra. A reação em cadeia de polimerase (PCR) é um teste mais sensível para detecção da bactéria que a cultura microbiológica, embora apresente risco de resultado falso-positivo e precise ser interpretada juntamente com o histórico clínico do paciente. No caso de exame de lavado transtraqueal negativo, podem-se realizar radiografias do tórax para auxiliar na obtenção do diagnóstico. As infecções iniciais exibem um padrão alveolar com áreas de consolidação pulmonar pouco definidas. As infecções crônicas podem se apresentar como massas nodulares nos pulmões e como linfadenopatia. Testes sorológicos, como ELISA ou AGID, não diferenciam adequadamente potros doentes e sadios.

Tratamento e controle

O prognóstico da pneumonia causada por *R. equi*, em potros, é reservado. Em regiões nas quais a doença é endêmica, cerca de 44% dos potros com infecção subclínica se recuperam sem terapia antimicrobiana. Os potros com doença clínica são tratados com a combinação de um antibiótico macrolídio e rifampicina. A claritromicina é um macrolídio mais efetivo que a azitromicina ou a eritromicina, quando associada à rifampicina. Raros isolados de *R. equi* podem ser resistentes aos macrolídios ou à rifampicina, e a taxa de mortalidade de potros infectados com estes isolados é maior. Embora haja relatos de que o enrofloxacino propicie um tratamento efetivo, há risco de toxicidade à cartilagem articular e não deve ser utilizado em animais jovens. Em propriedades rurais em que a doença é endêmica, devem se tentar a detecção e o tratamento precoce da infecção. Os sintomas iniciais da infecção incluem pirexia e hiperfibrinogenemia, os quais podem ser monitorados mediante a aferição da temperatura retal e da obtenção do hemograma completo e da mensuração do teor de fibrinogênio. Alguns potros manifestam sinais clínicos inespecíficos, como diarreia e perda de peso. Os casos iniciais podem não ser detectados por semanas, ou por mais tempo.

Leitura sugerida

Byrne BA, Prescott JF, Palmer GH *et al.* (2001) Virulence plasmid of *Rhodococcus equi* contains inducible gene family encoding secreted proteins. *Infect Immun*, 69, 650–656.

Dawson TR, Horohov DW, Meijer WG, and Muscatello G (2010) Current understanding of the equine immune response to *Rhodococcus equi*. An immunological review of *R. equi* pneumonia. *Vet Immunol Immunopathol*, 135, 1–11.

Flynn O, Quigley F, Costello E *et al.* (2001) Virulence-associated protein characterisation of *Rhodococcus equi* isolated from bovine lymph nodes. *Vet Microbiol*, 78, 221–228.

Garton NJ, Gilleron M, Brando T *et al.* (2002) A novel lipoarabinomannan from the equine pathogen *Rhodococcus equi*. Structure and effect on macrophage cytokine production. *J Biol Chem*, 277, 31722–31733.

Giguere S, Jacks S, Roberts GD *et al.* (2004) Retrospective comparison of azithromycin, clarithromycin, and erythromycin for the treatment of foals with *Rhodococcus equi* pneumonia. *J Vet Intern Med*, 18, 568–573.

Harris SP, Hines MT, Mealey RH *et al.* (2011) Early development of cytotoxic T lymphocytes in neonatal foals following oral inoculation with *Rhodococcus equi*. *Vet Immunol Immunopathol*, 141, 312–316.

Harris SP, Fujiwara N, Mealey RH *et al.* (2010) Identification of *Rhodococcus equi* lipids recognized by host cytotoxic T lymphocytes. *Microbiology*, 156, 1836–1847.

Hooper-McGrevy KE, Wilkie BN, Prescott JF (2005) Virulence-associated protein-specific serum immunoglobulin Gisotype expression in young foals protected against *Rhodococcus equi* pneumonia by oral immunization with virulent *R. equi*. *Vaccine*, 23, 5760–5767.

Kinne J, Madarame H, Takai S *et al.* (2011) Disseminated *Rhodococcus equi* infection in dromedary camels (*Camelus dromedarius*). *Vet Microbiol*, 149, 269–272.

Meijer WG and Prescott JF (2004) *Rhodococcus equi*. *Vet Res*, 35, 383–396.

Ocampo-Sosa AA, Lewis DA, Navas J *et al.* (2007) Molecular epidemiology of *Rhodococcus equi* based on *traA*, *vapA*, and *vapB* virulence plasmid markers. *J Infect Dis*, 196, 763–769.

Patton KM, McGuire TC, Hines MT *et al.* (2005) *Rhodococcus equi*-specific cytotoxic T lymphocytes in immune horses and development in asymptomatic foals. *Infect Immun*, 73, 2083–2093.

Reuss SM, Chaffin MK, and Cohen ND (2009) Extrapulmonary disorders associated with *Rhodococcus equi* infection in foals: 150 cases (1987–2007). *J Am Vet Med Assoc*, 235, 855–863.

Sutcliffe IC (1997) Macroamphiphilic cell envelope components of *Rhodococcus equi* and closely related bacteria. *Vet Microbiol*, 56, 287–299.

Venner M, Rodiger A, Laemmer M, and Giguere S (2012) Failure of antimicrobial therapy to accelerate spontaneous healing of subclinical pulmonary abscesses on a farm with endemic infections caused by *Rhodococcus equi*. *Vet J*, 192, 293–298.

34 Anaeróbicos Gram-negativos que não Formam Esporos

T. G. Nagaraja

Os anaeróbicos gram-negativos que não formam esporos comumente são constatados em diversas amostras clínicas obtidas de animais. A maioria dessas bactérias é parte da flora normal das mucosas que revestem a boca, o intestino e os tratos respiratório superior, urinário e genital dos animais. Esses microrganismos são, portanto, patógenos oportunistas e geralmente causam infecção após comprometimento da barreira mucosa e penetração das bactérias em locais do corpo normalmente estéreis. Por exemplo, o comprometimento da barreira do epitélio ruminal possibilita que *Fusobacterium necrophorum*, uma bactéria da flora ruminal, alcance o fígado pela circulação porta, com formação de abscesso. Nos últimos anos, a taxonomia e a nomenclatura dos anaeróbicos gram-negativos que não formam esporos têm passado por ampla reorganização em razão das abordagens taxonômicas baseadas na filogenia, principalmente com base na sequência de nucleotídios da subunidade 16S do rRNA. Bacilos anaeróbicos gram-negativos que não formam esporos clinicamente importantes, exceto aqueles incluídos como *Fusobacterium*, eram agrupados principalmente no gênero *Bacteroides*, e o gênero foi considerado fenotipicamente heterogêneo. Na verdade, a taxonomia dos anaeróbicos gram-negativos está passando por constantes revisões, com a descrição de novos gêneros e espécies. Tem-se reclassificado os táxons existentes e as espécies antigas têm sido renomeadas. No momento, bacilos gram-negativos que não formam esporos de importância clínica em animais pertencem principalmente aos gêneros *Bacteroides*, *Dichelobacter*, *Fusobacterium*, *Porphyromonas* e *Prevotella*.

Características descritivas

Morfologia e coloração

Anaeróbicos gram-negativos que não formam esporos incluem microrganismos nas formas de espiral, filamentos, cocos e bastonetes, que são os mais comuns.

Anatomia e composição celular

A estrutura e a composição da parede celular são semelhantes às de bactérias gram-negativas aeróbicas facultativas.

Produtos celulares de interesse médico

A capacidade das bactérias anaeróbicas patogênicas em criar um microambiente anaeróbico (baixo potencial de redução-oxidação, também denominado potencial redox) ou em tolerar a exposição ao oxigênio é um pré-requisito para o microrganismo causar a infecção. O microambiente anaeróbico pode ser estabelecido pela ação de alguns fatores de virulência (p. ex., lipopolissacarídio endotóxico (LPS), hemolisina e fator de agregação plaquetária) ou pelo sinergismo com bactérias facultativas. A tolerância ao oxigênio possibilita a sobrevivência dos anaeróbicos nos tecidos infectados, até que as condições se tornem mais adequadas à multiplicação e à invasão bacteriana. Vários anaeróbicos gram-negativos patogênicos são aerotolerantes. *Bacteroides fragilis* e *F. necrophorum*, por exemplo, não apenas sobrevivem, mas podem se multiplicar em ambiente com baixo teor de oxigênio. A enzima superóxido dismutase e, em alguns casos, a catalase protegem as bactérias dos efeitos tóxicos do oxigênio. Nos microrganismos anaeróbicos gram-negativos, há quantidades variáveis de superóxido dismutase.

Os fatores de virulência dos anaeróbicos gram-negativos que não formam esporos são pouco conhecidos. Embora tenham sido identificados vários fatores de virulência, os mecanismos exatos pelo quais os anaeróbicos gram-negativos ocasionam doença não estão bem estabelecidos. No entanto, à semelhança de bactérias facultativas, os anaeróbicos gram-negativos são dotados de estruturas celulares (p. ex., cápsula, fímbria, flagelo, aglutininas, adesinas, LPS e proteínas de membranas externas) e produzem exotoxinas (p. ex., enterotoxina, hemolisina e leucotoxina) e enzimas extracelulares (p. ex., neuraminidase, protease, DNase e lipase), as quais facilitam sua fixação, colonização, invasão e destruição tecidual. Ademais, alguns produtos de fermentação das bactérias anaeróbicas (p. ex., ácido láctico, ácido butírico, ácido succínico e amônia) têm ações inflamatórias e citotóxicas e contribuem na patogênese.

A característica da infecção causada por anaeróbicos gram-negativos que não formam esporos é a formação de abscessos, embora ocasionalmente possam ser constatadas doenças septicêmicas. Em geral, os abscessos são formados próximo às superfícies mucosas ou em locais onde ocorreu o contato direto com a bactéria, embora possa haver formação de abscessos distantes em decorrência da disseminação hematógena. Com frequência, as infecções supurativas causadas por bacilos anaeróbicos gram-negativos são polimicrobianas e incluem bactérias anaeróbicas e bactérias facultativas, sugerindo que os microrganismos anaeróbicos gram-negativos possam ter baixa virulência e que os fatores de virulência possam ser pouco potentes. Por exemplo, com base na estrutura química e na atividade biológica, os anaeróbicos gram-negativos apresentam LPS "convencional". No entanto, vários estudos mostraram que o LPS de bactérias anaeróbicas gram-negativas é biologicamente menos potente que o LPS de *Salmonella* ou de *Escherichia coli*. A associação de alguns microrganismos pode contribuir para um efeito sinérgico, resultando em alguns casos de exacerbação do poder de infecção dos anaeróbicos. Os mecanismos envolvidos nessa sinergia podem ser supridos por substrato energético e por fatores de multiplicação essenciais ou, no caso de bactérias facultativas, pela criação de um baixo potencial redox. A frequente associação de *F. necrophorum* ou de *Dichelobacter nodosus* a *Arcanobacterium pyogenes* é um exemplo clássico de interação sinérgica.

Cápsula. Produtos capsulares protegem a membrana externa da ação do complexo de ataque à membrana produzido pelo sistema complemento (no caso de anaeróbicos gram-negativos) e inibem a fixação das bactérias e sua ingestão pelas células fagocíticas do hospedeiro. As cápsulas de *B. fragilis*, de *Prevotella* pigmentada e de *Porphyromonas* estimulam uma intensa resposta inflamatória. O polissacarídio da cápsula de *B. fragilis* pode produzir abscessos, mesmo na ausência de células vivas.

Parede celular. Anaeróbicos gram-negativos têm uma parede típica, constituída de ácidos lipoteicoicos, peptidoglicano, LPS e proteína. O LPS da membrana externa é um importante determinante de virulência. O LPS de anaeróbicos gram-negativos sempre tem sido considerado biologicamente menos potente que o LPS típico das bactérias da família Enterobacteriaceae. Têm-se sugerido várias explicações conflitantes, inclusive diferenças na composição de lipídio A. No entanto, há informação de que o LPS de *Fusobacterium* sp. seja tão potente quanto o LPS de *E. coli*. Relata-se que as interações dos ácidos lipoteicoicos e do peptidoglicano com os macrófagos induzem a liberação de citocinas pró-inflamatórias. Foi descrita a composição proteica das membranas interna e externa de alguns anaeróbicos gram-negativos (*B. fragilis*).

Fímbrias. As fímbrias, quando presentes nos anaeróbicos, têm importante participação na fixação do microrganismo, um evento inicial na interação bactéria-hospedeiro. Um exemplo de anaeróbico gram-negativo com fímbria é *D. nodosus*, o principal agente etiológico da necrobacilose, ou podridão de casco, em ovinos.

Produtos extracelulares. Tem-se demonstrado a presença de exotoxinas, enzimas e produtos de fermentação metabólica com atividade tóxica. As duas exotoxinas bem-caracterizadas são a leucotoxina, produzida por *F. necrophorum*, e uma enterotoxina, secretada por *B. fragilis*. Vários microrganismos produzem enzimas proteolíticas, além de outras, as quais podem participar no mecanismo patogênico. IgA proteases, as quais têm mostrado que são produzidas por espécies altamente patogênicas de bactérias gram-negativas facultativas, também são produzidas por *Porphyromonas levii*. É fato também que os ácidos graxos de cadeia curta, os quais são produzidos em grande quantidade por anaeróbicos e se acumulam nos locais da infecção (contribuem para o odor pútrido), prejudicam as funções fagocíticas do hospedeiro.

Características de crescimento

Os anaeróbicos não utilizam oxigênio como um aceptor final de elétrons e são capazes de produzir adenosina trifosfato sem o uso desse elemento. Alguns são anaeróbicos "obrigatórios", porque o oxigênio molecular pode ser tóxico e o grau de sensibilidade varia de acordo com a espécie e, até mesmo, com a cepa. Quando expostos ao oxigênio molecular, os anaeróbicos obrigatórios formam produtos oxidantes potentes, como peróxido de hidrogênio, ânion superóxido, oxigênio singleto e outros radicais de oxigênio, que interagem com macromoléculas, proteínas e ácidos nucleicos da célula para provocar lesão celular letal. Os anaeróbicos obrigatórios não apresentam mecanismos e sistemas enzimáticos, como superóxido dismutase e catalase, para neutralizar os produtos tóxicos. Em geral, os anaeróbicos gram-negativos de importância clínica são aerotolerantes porque muitos deles detêm superóxido dismutase e podem resistir à exposição ao oxigênio. A duração da resistência varia de acordo com a espécie. Geralmente, os anaeróbicos de relevância clínica podem crescer em meio de cultura não submetido à pré-redução e são capazes de crescer na superfície do ágar tão logo a incubação seja realizada em atmosfera livre de oxigênio.

Ecologia

Reservatório e transmissão

Os anaeróbicos gram-negativos que não formam esporos causadores de lesões pionecróticas geralmente fazem parte da flora bacteriana normal, mas às vezes são transmitidos por picada de inseto ou por traumatismo causado por fômite contaminado.

Patogênese

A doença resulta da extensão da flora normal (tanto de bactérias anaeróbicas obrigatórias quanto facultativas) em um local comprometido, por meio da contaminação de um ferimento pela flora normal próxima a ele ou pela inoculação no tecido por meio de mordida ou de instrumentos contaminados. Os tipos de anaeróbicos constatados nas amostras desses materiais refletem o local da lesão ou a população bacteriana da fonte de inoculação. O início da infecção requer a proliferação de anaeróbicos, a qual é facilitada pela instalação de condições anaeróbicas decorrentes de traumatismo, dano vascular ou infecção concomitante por bactérias facultativas ou aeróbicas. Ocorre interação sinérgica entre as bactérias facultativas anaeróbicas e aeróbicas. As bactérias facultativas inativam o oxigênio, reduzem a fagocitose do componente anaeróbico, propiciam nutrientes (p. ex., ácido láctico) e podem produzir enzimas (p. ex., betalactamase) que protegem um microrganismo-parceiro anaeróbico, obrigatório ou facultativo, sensível à penicilina (e vice-versa). Também, no tecido comprometido, as células inflamatórias e as bactérias facultativas inoculadas concomitantemente reduzem o potencial redox (Eh) o suficiente para a multiplicação dos anaeróbicos. Alguns anaeróbicos produzem cápsula a qual, dada sua característica química, é um potente indutor de formação de abscessos.

Diagnóstico laboratorial

Condições clínicas indicativas de infecções causadas por microrganismos anaeróbicos incluem lesões e secreções com odor pútrido, presença de gás nos tecidos, infecções profundas nas superfícies da pele e das mucosas, e necrose ou gangrena tecidual. Amostras que exibem bactérias no exame direto, mas são negativas na cultura bacteriológica de rotina, e infecções que não respondem à terapia com aminoglicosídios também sugerem o envolvimento de bactérias anaeróbicas.

Coleta de amostras

A cultura de microrganismos anaeróbicos é demorada, onerosa e requer algum nível de habilidade no manuseio da amostra e no isolamento e na identificação da bactéria. As amostras obtidas de locais com flora anaeróbica normal (fezes, cavidade bucal e vagina) geralmente não são submetidas à cultura anaeróbica. Raramente se justifica a cultura anaeróbica de rotina de amostra de urina ou de suabe de ouvido, conjuntiva ou nariz. Lesões supurativas e necróticas são as fontes mais promissoras de bactérias anaeróbicas clinicamente relevantes.

As amostras de fluidos para cultura anaeróbica são coletadas em frascos contendo pouco, se algum, espaço de ar ou oxigênio. O modo mais fácil é coletar a amostra diretamente na seringa e retirar todo o ar. Os materiais coletados com suabes ou escovas bronquiais devem ser colocados imediatamente em cultura ou em ambiente anaeróbico (meio de transporte anaeróbico). No mercado há disponibilidade de vários aparatos para coleta de amostras ou para transporte de bactérias anaeróbicas.

Exame direto

O exame de esfregaços corados preparados diretamente com o material coletado pode propiciar informações úteis quanto à presença de bactéria anaeróbica, especialmente se a cultura aeróbica for negativa. Vários anaeróbicos obrigatórios apresentam morfologia particular típica: em geral, os bastonetes são estreitos e têm aparência semelhante a filamentos. Alguns apresentam extremidades afiladas ou abauladas. A maioria das bactérias gram-negativas se cora fracamente com a safranina utilizada na técnica de Gram (assim, em esfregaços corados por essa técnica, os microrganismos apresentam coloração pálida). Quando há microrganismos anaeróbicos, o material pode apresentar odor pútrido.

Isolamento

Em geral, as técnicas anaeróbicas para exame bacteriológico se baseiam nos seguintes princípios:

1. Espécimes e amostras devem ser protegidos do oxigênio (deve-se minimizar a exposição ao ar) antes das análises bacteriológicas
2. O meio de cultura utilizado deve apresentar baixo potencial redox. Em geral, o meio utilizado inclui caldo de carne cozida, meio de tioglicolato sódico e infusão cérebro-coração (BHI) ou ágar *Brucella* contendo substâncias redutoras (meio de cultura previamente submetido a redução, em ambiente anaeróbico)
3. Os meios de cultura devem ser incubados em atmosfera livre de oxigênio. Os dois métodos de incubação mais comumente utilizados são jarra de anaerobiose e câmara microbiológica anaeróbica. O ambiente anaeróbico é instalado pela interação de um gás que contém hidrogênio com o oxigênio encontrado no ar, na presença de um catalisador de paládio, em um recipiente fechado, como uma jarra de anaerobiose ou uma câmara anaeróbica. Uma importante vantagem da câmara anaeróbica com incubadora acoplada é que as placas inoculadas podem ser examinadas a qualquer momento, sem exposição ao oxigênio.

É sempre prudente examinar as amostras destinadas à cultura anaeróbica o mais breve possível. Se não for processada imediatamente após a coleta, a amostra deve ser mantida em um frasco livre de oxigênio, geralmente um recipiente no qual há um fluxo de gás sem oxigênio (p. ex., CO_2 livre de O_2). A amostra é semeada em ágar-sangue (em geral, BHI ou ágar base *Brucella*) que foi armazenado em ambiente anaeróbico. Após a inoculação, a placa é colocada em ambiente anaeróbico e incubada em temperatura de 37°C.

A maioria dos anaeróbicos obrigatórios se multiplica lentamente, em especial durante os estágios iniciais, e as placas não são examinadas nas primeiras 48 h, a menos que possam ser examinadas em um ambiente livre de O_2 (p. ex., em câmara anaeróbica). Como as bactérias facultativas podem se multiplicar em ambiente anaeróbico, as colônias que crescem em tal ambiente devem ser testadas quanto à aerotolerância.

Identificação

Após se constatar que um microrganismo isolado é um anaeróbico obrigatório, o gênero ao qual pertence é determinado com base na morfologia, nas características da coloração de Gram, na multiplicação em presença de vários antibióticos e nos subprodutos metabólicos formados de diversos substratos, determinados por meio de cromatografia gás-líquido. As reações no meio de pré-redução esterilizado em condição anaeróbica contendo diferentes substratos auxiliam na definição das espécies. Sistemas rápidos e miniaturizados para identificação de anaeróbicos de importância clínica encontram-se disponíveis no mercado.

Tratamento, controle e prevenção

O tratamento de doenças infecciosas causadas por microrganismos anaeróbicos normalmente envolve a drenagem dos abscessos e o uso de medicamentos antimicrobianos. Em geral, as informações sobre suscetibilidade não são disponibilizadas antes de 48 a 72 h após a coleta das amostras. Antes disso, se a manifestação clínica, o exame do esfregaço direto e outras condições (odor) sugerirem a presença de bactéria anaeróbica, pode-se utilizar um dos seguintes antimicrobianos: penicilina (ampicilina e amoxicilina), cloranfenicol, tetraciclinas, metronidazol e clindamicina. Embora a maioria das bactérias anaeróbicas se apresente "sensível" à combinação trimetoprima-sulfonamidas, *in vitro*, essa combinação tem um efeito imprevisível *in vivo*, dada a presença de timidina no material necrosado. Os microrganismos anaeróbicos obrigatórios são resistentes a todos os antibióticos aminoglicosídios, bem como à maioria das fluoroquinolonas (trovafloxacino é uma exceção). Cerca de 10 a 20% dos isolados, geralmente bactérias do grupo *B. fragilis,* são resistentes às penicilinas (penicilina G, ampicilina e amoxicilina) e às cefalosporinas de primeira e segunda gerações, em razão da produção da enzima cefalosporinase, e, com frequência, também à tetraciclina. Bactérias resistentes são sensíveis à combinação ácido clavulânico-amoxicilina, à clindamicina, ao metronidazol e ao cloranfenicol. A terapia antimicrobiana deve ser direcionada tanto às bactérias anaeróbicas facultativas quanto às obrigatórias.

D. nodosus

O microrganismo, anteriormente denominado *Bacteroides nodosus*, é o principal agente etiológico da necrobacilose interdigital, ou podridão de casco, em ovinos e caprinos. A necrobacilose interdigital é uma doença de casco, contagiosa e debilitante, que se inicia como dermatite interdigital que progride para a formação de lesões na parede interdigital do casco, provocando a separação do casco queratinoso do tecido subjacente. Os sinais clínicos evidentes são claudicação e perda de condição corporal, em decorrência da redução na ingestão de alimento e, em alguns casos, morte causada pela combinação de inanição, sede e infecção bacteriana sistêmica em ovinos que permanecem em decúbito por longo tempo. Além de *D. nodosus,* há envolvimento de outra bactéria anaeróbica gram-negativa, *F. necrophorum* (descrito posteriormente) e de uma bactéria gram-positiva facultativa, *A. pyogenes*. Em testes em piquetes, constatou-se a necessidade da presença de *F. necrophorum* para a instalação da infecção do casco por *D. nodosus*; ademais, foi demonstrada uma forte associação das duas bactérias em casos de campo de necrobacilose interdigital na Nova Zelândia. Relata-se que *F. necrophorum*, associado à ocorrência de necrobacilose interdigital em ovinos, pode ser uma variante diferente de *F. necrophorum* envolvida na ocorrência de necrobacilose interdigital, ou podridão de casco, em bovinos.

Características descritivas

Estrutura

D. nodosus é um bastonete reto ou ligeiramente encurvado, com tamanho de 1 a 1,7 até de 3 a 10 μm. Em esfregaços de lesões, os bastonetes apresentam tumefação terminal, o que lhes confere a aparência de "haltere" (Figura 34.1). No entanto, essa característica é menos perceptível quando os isolados clínicos são subcultivados em caldo. O microrganismo não apresenta flagelo, mas sim apêndices filamentosos longos, denominados fímbrias tipo IV, em decorrência de sua localização polar e da preservação das estruturas da principal proteína da subunidade fimbrial (semelhante ao tipo IV de *Moraxella bovis, Neisseria gonorrhoeae, Pasteurella multocida* e *Pseudomonas aeruginosa*). As fímbrias do tipo IV conferem motilidade independente de flagelo, denominada motilidade espasmódica (*twitching*). As proteínas fimbriais são altamente imunogênicas e representam a base para a sorotipagem de *D. nodosus*.

Produtos celulares de interesse médico

Fímbrias. As fímbrias estão envolvidas na fixação de *D. nodosus* às células epiteliais da epiderme interdigital.

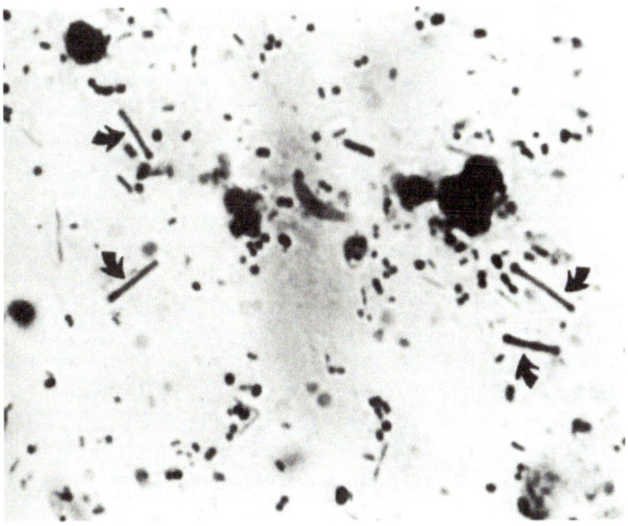

Figura 34.1 Exsudato de necrobacilose interdigital (podridão de casco) de ovinos. Observe a mistura de espécies de bactérias, com a identificação de *D. nodosus* como grandes bastonetes com tumefação nas extremidades: "halteres" (*setas*) (corante de Gram, 1.000×).

A participaçao das fímbrias na ocorrência de necrobacilose interdigital envolve, inicialmente, a promoção de estreito contato entre *D. nodosus* e as células hospedeiras. A motilidade *twitching* possibilita a transferência do microrganismo para um microambiente mais anaeróbico, necessário para a multiplicação bacteriana e produção de protease extracelular e, por fim, originando a lesão. A motilidade *twitching* e a produção de proteases extracelulares são, portanto, mecanismos fundamentais para a virulência do microrganismo.

Parede celular. As características físico-químicas e biológicas do LPS de *D. nodosus* são semelhantes às do LPS de outras bactérias gram-negativas.

Proteínas da membrana externa. Não se sabe se essas proteínas têm participação direta na patogênese, mas acredita-se que interfiram na resposta imune do hospedeiro. As proteínas da membrana externa são altamente antigênicas e expressam variante de fase, como resultado de inversões local-específicas nos genes das proteínas de membrana externa. A variante de fase possibilita que *D. nodosus* sofra desvios antigênicos para escapar do sistema imune durante o curso da infecção.

Serina proteases. As cepas de *D. nodosus* secretam três serina proteases estreitamente relacionadas. Aventa-se a possibilidade de que sejam responsáveis pela lesão tecidual que ocorre na necrobacilose interdigital, ou podridão de casco. Todas as proteases apresentam estrutura similar e são sintetizadas com uma pré-pró-região no N-terminal da protease madura e uma extensão do C-terminal. A clivagem de ambas as regiões resulta em proteases ativas. As cepas altamente virulentas produzem duas proteases ácidas, AprV2 e AprV5, e uma protease básica, BprV. A AprV2 tem-se mostrado fundamental para a virulência porque um mutante que não apresenta *aprV2* não causa doença. As cepas que provocam lesões benignas produzem proteases similares denominadas AprB2, AprB5 e BprB, as quais apresentam apenas diferenças mínimas nas sequências de aminoácidos, em comparação com as proteases de cepas virulentas. Os genes de protease situam-se nas ilhas de patogenicidade (um grupo de genes que codificam determinante(s) de virulência, uma proteína integrase, um local de inserção específico e a motilidade), sugerindo que podem ter se originado de fontes extracromossômicas.

As cepas de *D. nodosus* apresentam ampla variação de virulência e são classificadas como virulentas, benignas e intermediárias. A virulência pode ser testada *in vitro*, verificando-se a presença e a atividade de alguns fatores de virulência (p. ex., proteases e motilidade *twitching*). Alguns genes, como o *intA* (anteriormente denominado *vap*) e o *vrl* (*virulence-related locus*, ou seja, *locus* relacionado com a virulência), têm sido associados à virulência do microrganismo. Estes genes não codificam qualquer fator de virulência conhecido. Possivelmente, participam como reguladores das expressões de genes.

Características de crescimento

D. nodosus requer dióxido de carbono e um meio de cultura rico em nutrientes, preferivelmente contendo proteína para sua multiplicação. Ainda que as colônias possam ser visíveis em placas após 2 dias, há necessidade de, no mínimo, 4 a 5 dias de incubação para se observarem colônias lisas com cerca de 1 a 2 mm de diâmetro.

Resistência

Embora descrito como um anaeróbico "obrigatório", o microrganismo é altamente aerotolerante e pode sobreviver em placas expostas ao ar por até 10 dias. *D. nodosus* sobrevive no ambiente durante 2 a 3 dias; é morto pela ação de desinfetantes e de vários antibióticos. O microrganismo pode sobreviver no solo e por meio dele ser transmitido. Também pode persistir durante meses como uma infecção subclínica na pele interdigital ou nas pequenas fissuras de casco.

Variabilidade

A variação morfológica da colônia e a virulência estão relacionadas com a abundância de fímbrias. A virulência também varia dependendo da atividade proteolítica das cepas. São reconhecidos 10 sorogrupos importantes (A-I e M), fundamentado nas diferentes constituições antigênicas das adesinas fimbriais. Com base na variação estrutural da proteína fimbrial FimA e na organização genética do gene *fimA*, os isolados de *D. nodosus* dos 10 sorogrupos são agrupados em duas classes principais. Os isolados dos sorogrupos A-C, E-G, I e M que apresentam gene *fimB* (próximo ao gene *fimA*), os quais não são necessários para a síntese de fímbrias, pertencem à classe I. Os isolados dos sorogrupos D e H, que contêm três genes adjacentes ao *fimA*, *fimC*, *fimD* e *fimZ*, de função desconhecida, pertencem à classe II. As subunidades fimbriais dos isolados da classe II têm características mais em comum com *P. aeruginosa* e *M. bovis*.

Ecologia

Reservatório. O casco de ovino ou caprino infectado é um importante reservatório da bactéria. Cepas de bovinos e suínos apresentam baixa virulência.

Transmissão. A transmissão ocorre por contato direto ou indireto. O breve período de sobrevivência do microrganismo no ambiente requer a colonização de novos hospedeiros.

Patogênese. Os mecanismos patogênicos incluem a fixação à célula hospedeira mediada por fímbrias, atividade proteolítica e sinergismo com *F. necrophorum*, para o qual *D. nodosus* propicia fatores de multiplicação.

Padrões de doença. A necrobacilose interdigital, ou podridão de casco, caracteriza-se por inflamação exsudativa, seguida de necrose, de tecidos epidérmicos do casco. São reconhecidas três diferentes formas da doença: virulenta, intermediária e benigna. A virulência de um surto específico é controlada pelo tipo de população de *D. nodosus* e por vários fatores que influenciam as infecções, inclusive fatores ambientais. A apresentação virulenta de necrobacilose interdigital é caracterizada por destruição do tecido córneo e por erosão da junção pele-tecido córneo, que atinge os tecidos adjacentes e ocasiona perda da lâmina. A variante virulenta também é altamente contagiosa e tem impacto significativo na produtividade dos animais. Na apresentação benigna, nota-se inflamação da pele interdigital, com dermatite, mas sem destruição dos tecidos adjacentes e sem a perda da lâmina. Em geral, a sequência de eventos é:

1. A epiderme interdigital torna-se amolecida e facilmente lesionada dada a umidade persistente
2. *F. necrophorum*, um microrganismo telúrico, infecta a pele lesionada e provoca inflamação superficial, hiperqueratose, paraqueratose e necrose
3. *D. nodosus* coloniza (com auxílio de fímbrias) e prolifera na lesão iniciada por *F. necrophorum*, provocando tumefação interdigital. A invasão das estruturas epidérmicas começa na face medial das unhas e, provavelmente com ajuda de proteases secretadas, avança até a matriz epidérmica do casco e, por fim, desprende-a dos tecidos dérmicos adjacentes ("alteração dos passos").

Invasores secundários auxiliam a manter ou agravar a doença. O resultado é claudicação extrema, que se torna imobilizante quando duas ou mais patas são envolvidas.

Epidemiologia. Embora *D. nodosus* seja específico de ovinos e caprinos, relata-se a presença do microrganismo em lesões podais de outros animais, inclusive de bovinos, equinos, suínos, cervídeos e outros animais. Há relato da doença em todos os continentes. É mais grave nas regiões de clima ameno e com períodos de chuvas abundantes (> 500 mm). A disseminação de *D. nodosus* no ambiente praticamente cessa em temperatura média inferior a 10°C. Não ocorre necrobacilose interdigital (podridão de casco) em regiões áridas, e, em áreas endêmicas, a incidência da doença diminui nos períodos de seca. Animais de qualquer idade, depois do desmame, são suscetíveis, mas há diferença genética na suscetibilidade. As raças de lã fina são as mais gravemente acometidas. O microrganismo é eliminado das pastagens contaminadas dentro de 2 semanas.

Características imunológicas. A resistência está relacionada com os anticorpos antifimbriais circulantes; é sorogrupo-específica. A infecção natural não induz imunidade. Mesmo os ovinos recentemente recuperados da necrobacilose interdigital são suscetíveis à reinfecção.

Diagnóstico laboratorial

Em geral, o diagnóstico se baseia nos sinais clínicos óbvios. Esfregaços diretos da lesão do casco podem revelar bastonetes robustos com tumefação terminal (Figura 34.1). Rotineiramente, não se faz o diagnóstico com base na cultura bacteriológica em razão da multiplicação fastidiosa e lenta do microrganismo. Um teste que determina a digestão de elastina (atividade da elastase) mostrou boa correlação com a virulência. Uma rápida alternativa ao teste da elastase é o teste do gel de gelatina, que se baseia na termoestabilidade das proteases secretadas. O emprego de técnicas moleculares utilizando sondas para genes, reação em cadeia de polimerase (PCR) (genes que codificam as adesinas fimbriais ou gene *intA*) e anticorpos monoclonais (contra proteases) tem melhorado o diagnóstico e a determinação da associação de cepas virulentas.

Tratamento e controle

O tratamento começa com a remoção e exposição dos tecidos lesionados mediante o corte do casco (desbaste do casco); em seguida fazem-se aplicações tópicas de desinfetantes ou antibióticos, tais como repetidos tratamentos com formalina 5 a 10%, sulfato de cobre 5%, sulfato de zinco 10 a 20% ou tintura de tetraciclina 5%. Formalina, sulfato de cobre e sulfato de zinco são utilizados em pedilúvios. O tratamento com três imersões em solução de sulfato de zinco 20%, com duração de 1 h, em intervalos semanais, tem se mostrado efetivo, sem desbaste do casco. O tratamento sistêmico com altas doses de penicilina e estreptomicina tem sido bem-sucedido, sem terapia tópica.

As vacinas têm se mostrado efetivas no tratamento e prevenção de necrobacilose interdigital, ou podridão de casco. A vacinação é um procedimento extensivamente utilizado nos países produtores de ovinos, em particular na Austrália e na Nova Zelândia, sendo parte de um programa de erradicação da doença. A vacinação também propicia algum benefício terapêutico por acelerar a cicatrização. As vacinas efetivas são as que utilizam como base as proteínas fimbriais como antígeno protetor. Há uma correlação razoável entre o título sérico de aglutinina antifimbrial e a resistência de ovinos vacinados à infecção homóloga. A limitação do uso da vacina é a necessidade de proteger contra infecções causadas por multicepas e a inclusão de várias cepas em uma vacina reduz sua efetividade dada a competição antigênica. As vacinas disponíveis para comercialização no mercado contêm 8 a 10 cepas dos sorogrupos comuns. O uso de vacina monovalente é útil, mas requer isolamento e identificação do sorogrupo.

Obtém-se o controle da doença por meio de uma combinação de exames seriados, vacinação, tratamento dos casos ativos e segregação dos animais com doença ativa de rebanhos sadios. Deve-se ter cuidado para evitar a introdução de animais infectados no rebanho. Lotes contaminados não devem receber novos animais por 2 semanas. Deve-se instituir programa de controle durante o período de clima seco.

F. necrophorum

O nome *Fusobacterium* se origina da palavra latina *fusus*, que significa "fuso". No entanto, nem todas as espécies de fusobactérias apresentam células com formato próprio de fuso. Uma característica bioquímica comum das bactérias desse gênero é a produção de ácido butírico, como principal produto da fermentação. Embora as fusobactérias apresentem coloração gram-negativa, os microrganismos estão mais relacionados com o filo gram-positivo. Por exemplo, as espécies de fusobactérias são sensíveis aos antibióticos de espectro antibacteriano geralmente de microrganismos gram-positivos, como penicilinas, tilosina e virginiamicina. Atualmente, o gênero *Fusobacterium* inclui as seguintes espécies: *F. canifelinum*, *F. equinum*, *F. gonidiaformans*, *F. mortiferum*, *F. naviforme*, *F. necrogenes*, *F. necrophorum*, *F. nucleatum*, *F. perfoetans*, *F. periodonticum*, *F. plautii*, *F. polysaccharolyticum*, *F. russi*, *F. simae*, *F. ulcerans* e *F. varium*. Dessas, *F. nucleatum* e *F. necrophorum*, as duas espécies de *Fusobacterium* mais encontradas nas amostras clínicas, são, adicionalmente, classificadas em duas ou mais subespécies.

Fusobacterium canifelinum, *F. mortiferum*, *F. naviforme*, *F. nucleatum*, *F. periodonticum*, *F. ulcerans* e *F. varium* foram isolados principalmente de amostras clínicas de pacientes humanos. *F. canifelinum* e *F. russi* são bactérias da flora de cães e de gatos e foram isolados de ferimentos provocados por mordida de cães ou gatos infectados, em pessoas. *Fusobacterium nucleatum* é um dos principais microrganismos envolvidos na ocorrência de gengivite e de doenças periodontais, especialmente em crianças e adultos jovens. *Fusobacterium equinum*, *F. necrogenes* e *F. simiae* são isolados principalmente de infecções de animais. *F. equinum* é uma espécie relativamente nova, fenotipicamente semelhante a *F. necrophorum*; foi isolado da cavidade bucal normal e de doenças associadas à cavidade bucal de equinos.

F. necrophorum é um importante patógeno que infecta seres humanos e animais; faz parte da flora bacteriana da cavidade bucal, dos tratos gastrintestinal e geniturinário de animais e humanos. O nome da espécie é oriundo da frequente associação do microrganismo à ocorrência de lesões necróticas em humanos e animais. Em pessoas, *F. necrophorum* é uma causa importante de faringite, especialmente em adultos jovens; à frente dele estão apenas os estreptococos do grupo A. Ocasionalmente, está associado a uma condição denominada síndrome de Lemierre, que acomete principalmente pessoas sadias e jovens. A infecção inicia-se como dor de garganta com secreção purulenta, febre alta e linfadenopatia cervical e submandibular, que rapidamente progride para abscessos metastáticos disseminados, frequentemente ocorrendo tromboflebite séptica da veia jugular interna. Nos animais, *F. necrophorum* é considerado um importante patógeno de bovinos em virtude de seu envolvimento com a ocorrência de algumas doenças economicamente importantes. É um dos anaeróbicos mais comumente isolados em abscessos na região abdominal e no trato respiratório dos animais.

Características descritivas

F. necrophorum é classificado como três biotipos ou biovares: A, B e AB. O biotipo AB foi isolado de abscessos de patas de ovinos e apresenta as características de ambos os biotipos, A e B, inclusive a sequência da subunidade 16S ribossômica do RNA. Atualmente, a classificação taxonômica do biotipo AB não está definida. Os biotipos foram nomeados como subespécies (ssp.). O biotipo A é ssp. *necrophorum*, e o biotipo B é ssp. *funduliforme*. Essas duas subespécies diferem quanto a morfologia celular, características da colônia, padrão de multiplicação em caldo, enzimas extracelulares,

Quadro 34.1 Características bioquímicas, biológicas, moleculares e de crescimento de *F. necrophorum* ssp. *necrophorum* e *F. necrophorum* ssp. *funduliforme* isolados de abscessos hepáticos de bovinos.

Características	ssp. *necrophorum*	ssp. *funduliforme*
Multiplicação em caldo, sedimentação	–	+
Características bioquímicas		
Produção de indol	+	+
Fosfatase	+	–
Proteases	++	+
DNAse	+	–
Lipase	+	–
Virulência em camundongo, % de mortalidade	92 a 97	8 a 10
Atividades biológicas		
Produção de leucotoxina	+++	+ ou –
Título de hemaglutinina	+++	+ ou –
Lipídio A, % de LPS	15	4
Características moleculares[a]		
Gene *RpoB*	+	+
Gene de hemaglutinina (*hem*)	+	–
Comprimento do promotor do óperon *lkt* (bp)	548	337

[a]Métodos de amplificação PCR.

propriedades de hemaglutinação, atividades hemolíticas, atividades da leucotoxina, composição química do LPS e virulência em camundongos de laboratórios (Quadro 34.1). As cepas de *F. necrophorum* que causam infecções humanas parecem ser diferentes de ssp. *necrophorum*, que provocam infecções em animais, e parecem ser mais estreitamente semelhantes a ssp. *funduliforme*.

Morfologia e coloração. *F. necrophorum* é uma bactéria gram-negativa em formato de bastonete (pleomórfica), imóvel e não produz esporo. Microscopicamente, as duas subespécies podem ser facilmente diferenciadas; ssp. *necrophorum* é altamente pleomórfica e vários bastonetes são filamentosos (2 a 100 μm), enquanto ssp. *funduliforme* é, em geral, mais uniforme e os bastonetes são curtos. Há relato de uma parede de mucopolissacarídio em *F. necrophorum*, visualizada em microscópio eletrônico.

Características de crescimento. O microrganismo é anaeróbico, porém é aerotolerante. Isolados clínicos crescem bem em ágar-sangue ou em ágar *Brucella*, tão logo incubado em condições anaeróbicas. As morfologias das colônias das duas subespécies são diferentes. As colônias de ssp. *necrophorum* são lisas, opacas, proeminentes, com margens irregulares e brancas a acinzentadas; as colônias de ssp. *funduliforme* são pequenas, cerosas, proeminentes e amareladas. Embora o microrganismo secrete uma hemolisina, geralmente não se observa zona de hemólise. Quando cultivadas em caldo (cresce bem em caldo BHI, previamente submetido a redução e esterilização anaeróbica), as células de ssp. *necrophorum* precipitam-se no fundo do tubo. A multiplicação de ssp. *funduliforme* torna o caldo uniformemente turvo. Em geral, a bactéria não fermenta carboidrato algum, embora algumas cepas fermentem fracamente a glicose. O ácido láctico é o principal substrato energético, o qual é fermentado principalmente em acetato, butirato e pequena quantidade de propionato. Uma importante característica bioquímica útil na identificação bacteriana é a produção de indol utilizando o triptofano.

Produtos celulares de interesse médico. Entre os produtos celulares (fatores de virulência) envolvidos na patogênese de *F. necophorum,* incluem-se leucotoxina (ou leucocidina), LPS endotóxico, hemolisina, hemaglutinina, cápsula, adesinas, fator de agregação plaquetária, toxina dermonecrótica e várias enzimas extracelulares, incluindo proteases e desoxirribonucleases. Esses fatores contribuem para a penetração, colonização, proliferação e estabelecimento do microrganismo no hospedeiro e para o desenvolvimento de lesões pionecróticas. À semelhança de outras bactérias gram-negativas, a membrana externa de *F. necrophorum* contém LPS endotóxico. A composição química do LPS de *F. necrophorum* varia dependendo da subespécie. Também, o LPS de ssp. *necrophorum* tem se mostrado biologicamente mais potente que o de ssp. *funduliforme*. A leucotoxina é considerada o principal fator de virulência nas infecções causadas por fusobactérias em animais.

Leucotoxina. Leucotoxina de *F. necrophorum* é uma proteína secretada que tem mostrado atividade citotóxica aos neutrófilos, macrófagos, hepatócitos e, possivelmente, às células do epitélio ruminal. A toxina é uma proteína de alto peso molecular (336 kDa), instável ao calor e relativamente ímpar na carência do aminoácido cisteína; é consideravelmente maior que as leucotoxinas de outras bactérias, sem similaridade de sequência significante com qualquer outra toxina bacteriana. O óperon de leucotoxina consiste em 3 genes – *lktB*, *lktA* e *lktC* – dos quais *lktA* é o gene estrutural. A proteína LktB provavelmente está envolvida em secreção e não se conhece a função de LktC. A importância da leucotoxina como fator de virulência é indicada pela correlação entre a produção da toxina e a capacidade de causar abscessos em animais de laboratórios; cepas que não produzem leucotoxina não são capazes de ocasionar abscesso de casco de bovinos, após inoculação intradérmica, tampouco de induzir um título de anticorpos antileucotoxina e proteção contra a infecção, em estudos com desafios experimentais. *F. necrophorum* ssp. *necrophorum* produz mais leucotoxina que *F. necrophorum* ssp. *funduliforme,* fato que pode explicar o porquê de a subespécie *necrophorum* estar mais frequentemente associada a infecções, particularmente abscessos hepáticos em bovinos, que a subespécie *funduliforme*. A participação da leucotoxina na patogênese inclui impedimento de tentativas em conter a infecção, modulação do sistema imune do hospedeiro por meio de sua toxicidade, incluindo ativação celular de neutrófilos polimorfonucleares, e morte de fagócitos e células imunes efetoras mediadas por apoptose. A liberação de mediadores inflamatórios e de células imunes efetoras ativadas pode ter uma participação fundamental na fisiopatologia das infecções causadas por fusobactérias.

Ecologia

Reservatório. *F. necrophorum* é um habitante normal do trato gastrintestinal de animais e humanos. Com frequência, a bactéria é isolada de hospedeiros sadios, embora em quantidade relativamente baixa. As fezes de pacientes humanos normais contêm quantidade relativamente alta de *Fusobacterium*, com predomínio da espécie *F. necrophorum*. O microrganismo também faz parte da flora normal da cavidade bucal e do trato genital feminino de pacientes humanos e animais. Em bovinos, *F. necrophorum* é um habitante normal do rúmen e foi isolado de conteúdo ruminal de bovinos alimentados com diversas dietas. A quantidade no rúmen varia de 10^5 a 10^7 bactérias/g de conteúdo ruminal, sendo maior em bovinos alimentados com grãos, em comparação com aqueles alimentados com dieta à base de forrageira. Como *F. necrophorum* utiliza lactato como principal substrato, e não açúcar, a maior população de bactérias em bovinos que recebem dieta com alto teor de grãos provavelmente se deva à maior disponibilidade de lactato. Ambas as subespécies de *F. necrophorum* foram isoladas em conteúdo ruminal.

No rúmen, as fusobactérias se encontram flutuando livremente ou aderidas à parede do epitélio ruminal. As fusobactérias são preferencialmente adaptadas ao nicho da parede ruminal por causa de sua aerotolerância e da capacidade de se multiplicar melhor em pH fisiológico (7,4). Possivelmente, a fixação da bactéria é mediada por proteínas da superfície celular, denominadas hemaglutininas, as quais são responsáveis pela aglutinação de eritrócitos de várias espécies. Relatos sobre isolamento de *F. necrophorum* na parede ruminal são limitados e sempre estão associados a lesões ruminais.

Transmissão. Em animais, as infecções causadas por fusobactérias são endógenas, geralmente iniciadas pela entrada em tecidos comprometidos, como mucosa bucal ou parede ruminal. Na necrobacilose interdigital, ou podridão de casco, a fonte de infecção pode ser o solo que, provavelmente, foi contaminado por fezes.

Patogênese

Padrão de doença em animais. *F. necrophorum* está comumente associado à ocorrência de várias infecções anaeróbicas clinicamente importantes. No entanto, ainda se acredita que a prevalência de infecção por *F. necrophorum* seja subestimada. *F. necrophorum* está relacionado com diversas doenças necróticas, geralmente denominadas "necrobacilose"; mais frequentemente, a infecção é comum no fígado (abscessos hepáticos), nas patas (necrobacilose interdigital ou podridão de casco), na glândula mamária (mastite), no útero (metrite e piometra) e na mucosa orofaringiana (laringite necrótica ou difteria de bezerros, em bovinos, e abscessos mandibulares em antílopes, marsupiais e animais selvagens). Mais frequentemente, as infecções causadas por fusobactérias são polimicrobianas, com envolvimento de diversas espécies anaeróbicas e facultativas, porém as mais comuns são *A. pyogenes*, *D. nodosus* e *P. levii*.

Considera-se *F. necrophorum* um importante patógeno de bovinos. Esta espécie animal causa três doenças economicamente importantes: abscessos hepáticos, necrobacilose interdigital e laringite necrótica.

Abscessos hepáticos (necrobacilose hepática). Os abscessos hepáticos se instalam em bovinos de todos os tipos e todas as idades, em diferentes países, mas são mais comuns em bovinos de corte criados em confinamento nos EUA, no Canadá, no Japão e na África do Sul. Os abscessos hepáticos são secundários ao foco primário da infecção na parede ruminal. Em razão da estreita relação entre a ocorrência da doença ruminal e do desenvolvimento de abscessos hepáticos em bovinos, com frequência se utiliza o termo "complexo ruminite-abscesso hepático". Embora não se tenha demonstrado a exata patogênese da infecção, admite-se que a rápida fermentação dos grãos da dieta por microrganismos ruminais e o consequente acúmulo de ácidos orgânicos resultem em acidose ruminal. A ruminite induzida por ácido e a lesão da superfície mucosa protetora frequentemente se agravam pela presença de corpos estranhos (p. ex., partículas de alimentos pontiagudos e pelos), condição que predispõe a parede ruminal a invasão e colonização por *F. necrophorum*. O microrganismo origina abscessos na parede ruminal, que, em seguida, desprendem êmbolos bacterianos para a circulação porta. As bactérias presentes na circulação portal são retidas no fígado, resultando em infecção e formação de abscesso (Figura 34.2). Os abscessos hepáticos verificados no momento do abate frequentemente estão bem capsulados, com espessas paredes fibrosadas (Figura 34.3). Histologicamente, um abscesso típico se apresenta piogranulomatoso, com centro necrosado, encapsulado e frequentemente circundado por uma área inflamatória. Das duas subespécies de *F. necrophorum*, a ssp. *necrophorum* é frequentemente mais constatada nos

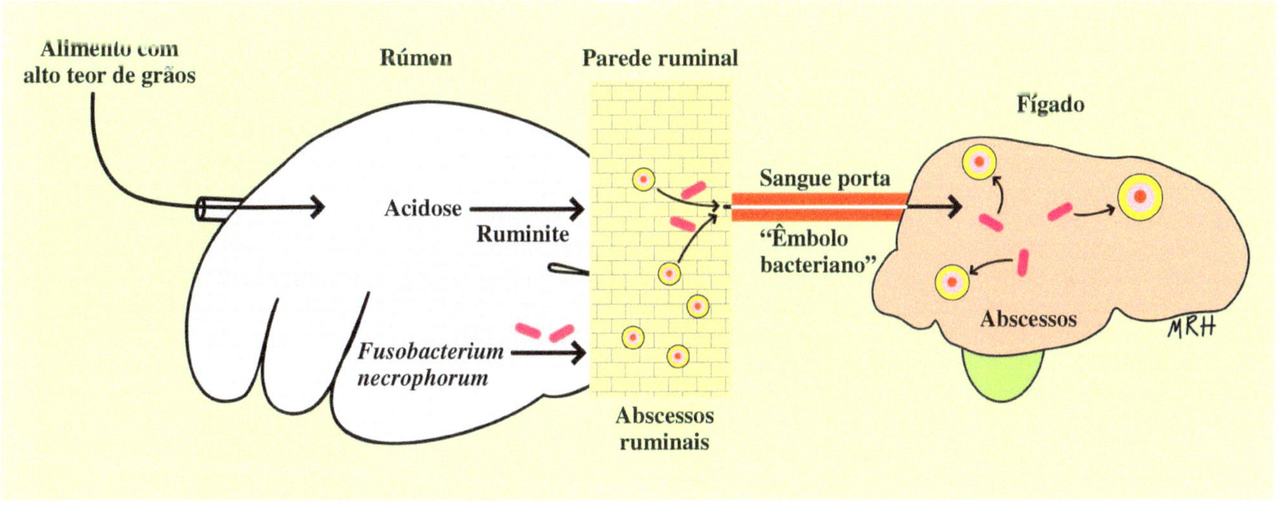

Figura 34.2 Patogênese de abscessos hepáticos em bovinos alimentados com dieta com alto teor de grãos.

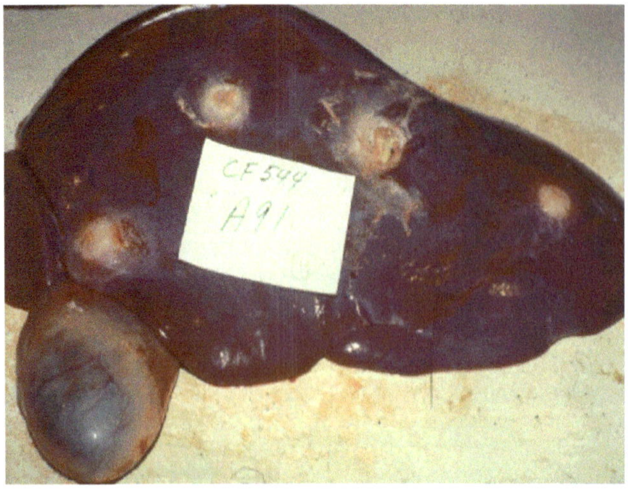

Figura 34.3 Fígado com abscesso, verificado no momento do abate.

abscessos hepáticos que a ssp. *funduliforme*. A diferença nas prevalências reflete a diferença na virulência, particularmente quanto à produção de leucotoxina. Na maioria dos abscessos hepáticos, *A. pyogenes* é o segundo patógeno mais frequentemente isolado. A origem de *A. pyogenes* também é o rúmen, e há evidência de patogenicidade sinérgica entre *A. pyogenes* e *F. necrophorum*.

Laringite necrótica (difteria do bezerro). A infecção acomete bovinos com até 3 anos de idade. É caracterizada por necrose da membrana mucosa da laringe, particularmente da cartilagem aritenoide lateral e das estruturas adjacentes. As lesões se assemelham a erosões, as quais progridem originando úlceras e abscessos. Como *F. necrophorum* é um habitante normal do trato respiratório de bovinos, a fonte de infecção é endógena. A infecção pode ser aguda ou crônica e não é contagiosa. Clinicamente, febre inicial é seguida de dispneia, que provoca um ruído crepitante durante a inspiração ("respiração difícil") e, em casos graves, observam-se dor à deglutição e tosse. As lesões constatadas durante a necropsia incluem necrose de laringe e cordas vocais e membrana mucosa recoberta por exsudato inflamatório. Ocasionalmente é possível notar broncopneumonia.

Necrobacilose interdigital (fleimão interdigital ou podridão de casco). Essa forma de necrobacilose (podridão de casco ou abscesso de casco) é caracterizada por infecção necrosante aguda ou subaguda, envolvendo a pele e o tecido mole adjacente ao casco. A infecção é a principal causa de claudicação em bovinos leiteiros e de corte. O prejuízo econômico é resultante da menor produtividade (produção de leite e ganho de peso). Os fatores predisponentes envolvidos na patogênese da podridão de casco incluem solo úmido e lesão na pele da área interdigital. Acredita-se que a excreção fecal de *F. necrophorum* seja a principal fonte da infecção que ocasiona necrobacilose interdigital e abscessos. Além disso, *F. necrophorum*, *P. levii*, *Porphyromonas asaccharolytica*, *Prevotella melaninogenica* e *Prevotella intermedia* comumente são isolados de lesões da podridão de casco. As lesões são caracterizadas, inicialmente, por celulite discreta e tumefação interdigital. Após alguns dias, notam-se fissuras com exsudato crostoso que, por fim, torna-se pus, nas margens das fissuras. Febre e claudicação são sinais clínicos comuns. Em geral, a cicatrização é rápida, desde que o abscesso seja drenado. O diagnóstico se baseia na constatação da lesão interdigital necrótica característica, acompanhada de secreção com odor pútrido.

Características imunológicas

São verificados anticorpos séricos contra *F. necrophorum* tanto em pacientes humanos e animais sadios quanto naqueles infectados, fato que aumenta a dúvida quanto à importância da imunidade contra *F. necrophorum* na prevenção da infecção. A produção de anticorpos pode ser induzida pela presença normal de *F. necrophorum*. Outra preocupação é se a exposição persistente a *F. necrophorum* ocasiona imunossupressão. Vários pesquisadores tentam induzir imunidade protetora contra *F. necrophorum* mediante o uso de bacterinas, toxoides ou outros componentes celulares.

Suscetibilidade antimicrobiana

F. necrophorum é sensível aos antibióticos betalactâmicos (penicilinas e cefalosporinas); tetraciclinas (clortetraciclina e oxitetraciclina); macrolídios (eritromicina, tilosina e tilmicosina); lincomicinas (clindamicina e lincomicina); e cloranfenicol, novobiocina e virginiamicina. O microrganismo não é sensível aos aminoglicosídios (gentamicina, canamicina, neomicina e estreptomicina que, em geral, são menos efetivos contra bactérias anaeróbicas) e ionóforos (monensina). A ação *in vitro* das penicilinas e das cefalosporinas contra isolados de *F. necrophorum* é um fato interessante, pois o microrganismo é gram-negativo, com base na estrutura da parede celular. A sensibilidade de *F. necrophorum* à virginiamicina e à tilosina não corresponde à regra geral, porque esses antibióticos são efetivos, principalmente, contra bactérias gram-positivas.

Diagnóstico laboratorial

A necrobacilose, em particular a podridão de casco e a laringite necrótica, pode ser diagnosticada com base nos sinais clínicos. No entanto, os abscessos hepáticos são detectados apenas no momento do abate porque os bovinos, mesmo aqueles que apresentam múltiplos abscessos pequenos ou vários abscessos grandes, raramente manifestam qualquer sintoma. Ademais, os exames hematológicos e os testes de função hepática não têm se mostrado bons indicadores de abscessos hepáticos. A utilidade das enzimas séricas como indicadores de disfunção hepática em bovinos com abscessos que se desenvolveram naturalmente é mínima, em razão da inespecificidade dos testes, bem como da ampla variação das atividades séricas destas enzimas em bovinos clinicamente normais. A ultrassonografia, que possibilita a visualização do fígado, tem aplicação limitada porque no exame não é possível visualizar todo o fígado, especialmente o lado visceral e as partes dos lobos recobertas pelos pulmões e rins. A comprovação do envolvimento de *F. necrophorum* requer o isolamento e a identificação da bactéria. *F. necrophorum* é um dos anaeróbicos gram-negativos que pode facilmente ser isolado e identificado em amostras clínicas. É possível a identificação presumível com base na origem da amostra e na morfologia das colônias em ágar-sangue. *Kits* comerciais para identificação rápida (p. ex., RapID ANA II, Innovative Diagnostic Systems, Atlanta, GA) têm sido úteis na identificação das espécies e mesmo de subespécies de *F. necrophorum*.

Tratamento e controle

O tratamento de laringite necrótica e de necrobacilose interdigital geralmente se baseia na administração sistêmica de antibióticos. Sulfonamidas e tetraciclinas, sozinhas ou em associação, comumente são utilizadas no tratamento de laringite necrótica. No caso de necrobacilose interdigital, a administração sistêmica de penicilina ou tetraciclina é efetiva, particularmente nos estágios iniciais da infecção. O tratamento de abscessos hepáticos não é uma boa opção dada a natureza insidiosa da infecção. Em geral, a prevenção se baseia no uso de antimicrobianos em suplementos alimentares. O antibiótico mais comumente utilizado em animais de confinamento é a tilosina, na dose de 10 g/t de alimento (90 a 100 mg/cabeça/dia). A taxa de redução na prevalência de abscessos hepáticos varia de 30 a 70%. Como a leucotoxina é um importante fator de virulência, tem-se desenvolvido uma vacina à base de leucotoxoide (leucotoxina inativada) para a prevenção de abscessos no fígado. Além da inclusão de antimicrobianos no alimento, o manejo apropriado da silagem com o intuito de minimizar o desequilíbrio ruminal é considerado fator fundamental para o controle efetivo de abscessos hepáticos.

F. equinum

F. equinum é indistinguível de *F. necrophorum* (ambas as subespécies) com base nas características morfológicas e bioquímicas. Foi desenvolvida uma técnica PCR para diferenciar *F. equinum* e *F. necrophorum*. *F. equinum* é um habitante normal dos tratos gastrintestinal, respiratório e geniturinário de equinos. É um patógeno oportunista e geralmente está associado à ocorrência de abscessos e de várias infecções necrosantes em equinos, particularmente infecções bucais, parabucais e do trato respiratório inferior. Pouco se sabe a respeito dos fatores de virulência relacionados com infecções por *F. equinum*, em equinos; todavia, esta bactéria contém genes de leucotoxina e tem atividade leucotóxica.

Bacteroides

O gênero *Bacteroides* inclui várias espécies, mas apenas uma espécie, *B. fragilis*, é clinicamente importante. *B. fragilis* faz parte da flora do cólon normal de seres humanos e animais, sendo o microrganismo anaeróbico mais comumente isolado em amostras clínicas de pacientes humanos. Está associado a formação de abscessos, geralmente intra-abdominais, e infecções de tecidos moles, em animais. O polissacarídio capsular é o principal fator de virulência para a formação de abscessos. Em animais de laboratório, é possível induzir a formação de um abscesso mediante a injeção do polissacarídio capsular purificado, sem bactéria. Há relato de que algumas cepas de *B. fragilis* produzem uma enterotoxina que provoca diarreia em cordeiros, bezerros, leitões, potros e coelhos jovens. Essas cepas também foram associadas à ocorrência de diarreia em pessoas, especialmente em crianças.

B. fragilis enterotoxigênico

Cepas de *B. fragilis* enterotoxigênicas (estimulam a secreção de fluidos em alças do íleo ligadas, em cordeiros) foram inicialmente identificadas em uma doença diarreica de cordeiros recém-nascidos. Subsequentemente, *B. fragilis* enterotoxigênico (ETBF) foi isolado de bezerros, potros e leitões com enterite. A enterotoxina, denominada toxina de *B. fragilis* ou fragilisina, é uma proteína de aproximadamente 20 kDa e instável ao calor, que provoca secreção de fluido nas alças intestinais, bem como exacerba a internalização das bactérias nos enterócitos e modula a permeabilidade epitelial. Na verdade, a toxina é um metaloprotease de zinco, sugerindo que as propriedades tóxicas se devam a sua atividade proteolítica. As cepas enterotoxigênicas podem ser identificadas por meio da amplificação do gene *bft* (por meio de PCR), e o diagnóstico da infecção por ETBF também pode ser obtido pela detecção direta do gene *btf* no DNA extraído de fezes.

Prevotella e Porphyromonas

Esses 2 gêneros de bactérias anaeróbicas gram-negativas que não formam esporos incluem microrganismos sacarolíticos (*Prevotella*) e assacarolíticos (*Porphyromonas*), espécies pigmentadas e não pigmentadas, anteriormente incluídas no gênero *Bacteroides*. As bactérias desses dois gêneros fazem parte da flora normal da cavidade bucal e do trato gastrintestinal de animais e de seres humanos.

Atualmente, o gênero *Prevotella* inclui cerca de 50 espécies. As espécies associadas a infecções humanas ou de animais são constatadas principalmente na cavidade bucal, nos tratos respiratório superior e urogenital. A maioria das espécies de *Prevotella* foi isolada da cavidade bucal de pessoas. Em animais, cerca de 6 espécies foram isoladas do rúmen ou da cavidade bucal.

O gênero *Porphyromonas* inclui 17 espécies, várias delas de origem animal. As cepas isoladas do sulco gengival de vários animais, distintas das cepas humanas de *Porphyromonas gingivalis* relacionadas, atualmente são incluídas na nova espécie *Porphyromons gulae*. O microrganismo é assacarolítico e forma colônias com pigmentação preta e, à semelhança de *P. gingivalis*, contém uma proteína fimbrial de 41 kDa, que é um importante fator de colonização na doença periodontal. Além de *P. gulae*, outras espécies de *Porphyromonas* identificadas foram *P. canoris, P. cangingivalis, P. canis, P. cansulci, P. gingivicanis* e *P. crevioricanis*.

Doenças

Como as espécies de *Prevotella* e *Porphyromonas* são bactérias da flora bucal de todos os animais, elas têm participação relevante nas infecções bucais e nas feridas causadas por mordeduras. Doença periodontal é a doença bucal mais comum em animais adultos e inclui gengivite, periodontite e abscessos periodontais iniciados por bactérias presentes em placas dentárias. As doenças periodontais acometem uma ampla variedade de animais, incluindo cães, gatos, ovinos, bovinos e animais selvagens de vida livre ou mantidos em cativeiro. Estima-se que aproximadamente 80% dos cães e gatos apresentem algum grau de doença periodontal nos primeiros 4 anos de idade. Em cães e gatos, a periodontite pode ser uma infecção grave, ocasionando anorexia, perda de peso, tumefação de gengiva, enfraquecimento dental, amolecimento de dentes, fratura ou perda de dente e, até mesmo, fratura do osso mandibular. Se não tratada, a bactéria da lesão periodontal pode se disseminar para outros locais do corpo e ocasionar infecção no rim, na coronária ou no fígado. Não é surpresa a constatação de que *Prevotella* e *Porphyromonas* são anaeróbicos frequentemente isolados de feridas infectadas de humanos causadas por mordeduras de cães e gatos.

Com frequência, *P. levii* é o microrganismo predominantemente associado à ocorrência de necrobacilose interdigital, ou podridão de casco, em bovinos. No entanto, não se determinou se as cepas isoladas contemplam totalmente os postulados de Koch. Não se sabe muito mais a respeito da origem do microrganismo e dos fatores de virulência envolvidos. Acredita-se que a bactéria apresente sinergismo com *F. necrophorum*, para ocasionar a infecção.

Leitura sugerida

Bennett GN and Hickford JGH (2011) Ovine foot: New approaches to an old disease. *Vet Microbiol*, 148, 1–7.

Botta G, Arzese A, Minisini R, and Train G (1994) Role of structural and extracellular virulence factors in gram-negative anaerobic bacteria. *Clin Infect Dis*, 18, S260–S264.

Duerden BI (1994) Virulence factors in anaerobes. *Clin Infect Dis*, 18, S253–S259.

Kennan RM, Han X, Porter CJ, and Rood JI (2011) The pathogenesis of ovine footrot. *Vet Microbiol*, 153, 59– 66.

Nagaraja TG and Chengappa MM (1998) Liver abscesses in feedlot cattle: a review. *J Anim Sci*, 76, 287–298.

Nagaraja TG, Narayanan SK, Stewart GC, and Chengappa MM (2005) *Fusobacterium necrophorum* infections in animals: Pathogenesis and pathogenic mechanisms. *Anaerobe*, 11, 239–246.

Tadepalli S, Narayanan SK, Stewart GC *et al.* (2009) *Fusobacterium necrophorum:* A ruminal bacterium that invades liver to cause abscesses in cattle. *Anaerobe*, 15, 36–43.

Tan ZL, Nagaraja TG, and Chengappa MM (1996) *Fusobacterium necrophorum* infections: virulence factors, pathogenic mechanism and control measures. *Vet Res Comm*, 20, 113–140.

35

Clostridium*

John F. Prescott

As bactérias do gênero *Clostridium* são bastonetes anaeróbicos gram-positivos que formam esporos, caracterizados pela produção de potentes toxinas extracelulares. Neste capítulo, as doenças causadas por bactérias desse gênero (Quadro 35.1) são discutidas em três categorias: enterotóxica, incluindo enterotoxemias e diarreias provocadas por *C. perfringens*, *C. colinum*, *C. difficile*, *C. piliforme*, *C. septicum*, *C. spiroforme* e *C. sordellii*; histotóxica, causada por *C. perfringens*, *C. chauvoei*, *C. haemolyticum*, *C. novyi*, *C. septicum* e *C. sordelli*; e neurotóxica, causada por *C. botulinum* e *C. tetani*.

Infecções clostridianas são graves dadas as potentes toxinas produzidas pelos clostrídios, entre as quais, várias têm sido controladas, com êxito, por meio de imunização quase que desde o início da bacteriologia. No entanto, outras infecções clostridianas estão surgindo como doença cada vez mais comum e mais relevante, talvez, em parte, por ser capaz de formar esporos resistentes, propiciando aos microrganismos uma vantagem seletiva de crescimento no trato intestinal sempre que se administram antibióticos. Contudo, muito ainda precisa ser esclarecido.

Características descritivas do gênero Clostridium

Morfologia e coloração

As bactérias do gênero *Clostridium* são bastonetes gram-positivos que medem 0,2 a 4 μm por 2 a 20 μm. A localização e o formato dos endósporos são semelhantes dentro de uma espécie. Sua predisposição para formar esporos é crucial para a persistência das bactérias no intestino e no ambiente. Além disso, contribui para a dificuldade de seu controle.

Estrutura e composição

Pouco se sabe sobre a relevância médica da ultraestrutura e da composição dos clostrídios. Uma estrutura associada à superfície, caracterizada pelo conjunto ordenado de proteínas paracristalinas (camada S) na parede celular de *Clostridium difficile*, pode corroborar o fato de essa bactéria ser capaz de resistir aos peptídios antimicrobianos presentes no intestino. Alguns clostrídios formam *pili* (*Clostridium perfringens* e *C. difficile*), enquanto outros produzem estruturas de fixação, possivelmente proteínas da parede celular, mas sua participação na ocorrência de doença não está bem-definida. Há considerável diversidade antigênica intraespecífica celular, bem como reação cruzada interespecífica, mas isso é menos importante que as propriedades

Quadro 35.1 Bactérias selecionadas do gênero *Clostridium* e sua fonte usual ou condição associada.

Espécies de *Clostridium*	Fonte usual ou condição associada
C. botulinum	Botulismo
C. chauvoei	Carbúnculo sintomático em ruminantes; miosite iatrogênica em equinos
C. colinum	Enterite ulcerativa e hepatite em aves
C. difficile	Tiflocolite associada a uso de antibiótico, em porquinhos-da-índia, *hamsters*, equinos, seres humanos, suínos, coelhos e outras espécies
C. haemolyticum	Hemoglobinúria bacilar em ruminantes
C. novyi	Gangrena gasosa e "falso carbúnculo sintomático", doença da "cabeça grande" em carneiros, "hepatite necrótica" (*black disease*) em ruminantes, miosite iatrogênica em equinos
C. perfringens	Doença intestinal e enterotoxemia, incluindo enterite necrótica de frangos, disenteria de cordeiros, gastrenterite hemorrágica e necrosante em animais pecuários neonatos e, às vezes, em animais mais velhos e de outras espécies, doença do "rim pulposo" em ruminantes, intoxicação alimentar em seres humanos, possivelmente, em cães; gangrena gasosa; mastite gangrenosa em vacas
C. piliforme	Doença de Tyzzer
C. septicum	Gangrena gasosa em ruminantes e suínos; "falso carbúnculo sintomático"; dermatite gangrenosa de aves; abomasite grave ("*braxy*") em cordeiros; miosite iatrogênica em equinos
C. sordellii	Gangrena gasosa e "falso carbúnculo sintomático"; abomasite grave em cordeiros; miosite atípica em equinos
C. spiroforme	Tiflocolite espontânea ou induzida por antibióticos, em coelhos
C. tetani	Tétano

*Capítulo original escrito por Dr. Dwight Hirsh e Dr. Ernie Bierstein.

antigênicas das toxinas, pois estas últimas são fundamentais para a imunidade. Os clostrídios móveis apresentam flagelos peritricosos ou "motilidade espasmódica (*twitching*)" mediada por *pilus*. Entre as espécies patogênicas, *C. perfringens* e *C. difficile* podem formar cápsulas.

Características de crescimento

Clostrídios são anaeróbios, mas a exata necessidade anaeróbica varia entre as espécies. Por exemplo, *C. difficile* é muito mais facilmente destruído pela exposição ao ar que o *C. perfringens*. Em geral, os clostrídios se caracterizam pela simplicidade de suas necessidades de multiplicação, ou crescimento, embora alguns necessitem de meio relativamente rico e complexo; a ocorrência de sangue no meio é benéfica. A temperatura ideal é 37°C. A multiplicação é observada entre 1 e 2 dias. Com frequência, as colônias apresentam forma e contornos irregulares. Vários clostrídios se agregam em meio de cultura de ágar úmido, sem formação de colônias. A maioria dos clostrídios produz hemólise em ágar-sangue. Em meio líquido, os clostrídios frequentemente se multiplicam no ar disponível, contendo um agente redutor (pedaços de carne cozida e tioglicolato), embora a multiplicação das bactérias se dê apenas nas áreas anaeróbicas do meio de cultura.

Atividades bioquímicas

A maioria dos clostrídios apresenta metabolismo altamente ativo, sendo especializada em metabolizar carboidratos, proteínas, lipídios e ácidos nucleicos. Em geral, as culturas de clostrídios exalam um odor pútrido em decorrência da produção de ácidos graxos voláteis e de sulfeto de hidrogênio durante a degradação fermentativa de carboidratos e proteínas. Reações bioquímicas e seus produtos finais propiciam a base para a identificação da espécie.

Resistência

A variante vegetativa é tão suscetível ao estresse ambiental e aos desinfetantes como são outras bactérias. Os endósporos propiciam resistência à dessecação, ao calor, à irradiação e aos desinfetantes (Figura 35.1).

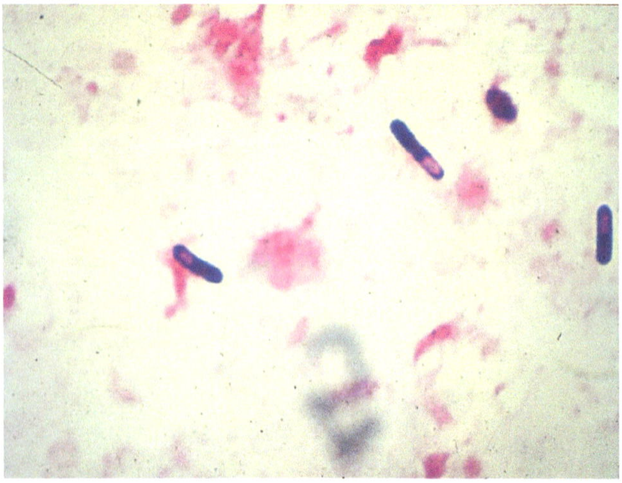

Figura 35.1 Espécies de *Clostridium* coradas pela técnica de Gram; observam-se esporos característicos do gênero.

Clostrídios enterotóxicos

C. perfringens

Características descritivas. *C. perfringens* é um bastonete anaeróbico gram-positivo, encapsulado, imóvel e geralmente origina esporos que produzem diversas toxinas. Quatro dessas toxinas são utilizadas para a tipificação das bactérias de tal espécie. Há 5 tipos de toxinas, denominadas de A a E (Quadro 35.2), embora atualmente o esquema de tipagem das toxinas seja amplamente reconhecido como inadequado para descrever a variação das doenças intestinais causadas por esse microrganismo.

C. perfringens está associado a doença enterotóxica e a outras doenças intestinais, incluindo diarreia em diversas espécies, bem como infecções histotóxicas, como infecção de ferimento (gangrena gasosa) e mastite grave. O conhecimento da participação de *C. perfringens* na doença intestinal dos animais, especialmente doenças entéricas hemorrágicas e necrosantes graves, é semelhante ao conhecimento da participação de *Escherichia coli* na doença entérica há 50 anos, quando se acreditava que era exclusivamente uma bactéria da flora normal. *C. perfringens* é uma bactéria tão dinâmica quanto *E. coli* e cada vez mais se reconhece, à semelhança de *E. coli*, a sua capacidade de se adaptar e provocar doença em diferentes espécies hospedeiras. Um fator

Quadro 35.2 Principais tipos de toxinas de *Clostridium perfringens* presentes nas doenças em animais.

	Principais toxinas produzidas				
Tipo	**Alfa**	**Beta**	**Épsilon**	**Iota**	**Doenças causadas**
A	+				Gangrena gasosa; mastite gangrenosa em vacas; gastrenterite hemorrágica esporádica e necrosante em várias espécies; abomasite hemorrágica em bezerros; enterite necrótica aviária (associada à toxina NetB); infecção transmitida por alimento associada a enterotoxina (humanos e, possivelmente, outras espécies). A ampla variação das doenças intestinais relacionadas com infecção por clostrídio tipo A e sua base associada à toxina ainda devem ser caracterizadas
B	+	+	+		Disenteria de cordeiro
C	+	+			Enterite hemorrágica e necrosante em animais pecuários neonatos (bezerros, potros, cordeiros e leitões), ovinos adultos "com doença de Romney Marsh"
D	+		+		Enterotoxemia em ovinos (raramente em bezerros); enterotoxemia e enterocolite em caprinos adultos
E	+			+	Gastrenterite hemorrágica em bovinos

importante em sua capacidade de adaptação é a presença de diferentes plasmídios conjugativos, os quais podem ser facilmente transferidos entre *C. perfringens*, no intestino. Além disso, a bactéria também pode adquirir elementos genéticos transferíveis que são carreadores de determinantes de virulência e, possivelmente, alteram-se por meio da recombinação de DNA.

Produtos celulares de interesse médico

Adesinas. *C. perfringens* apresenta genes que codificam proteínas ligadoras de fibronectina e proteínas de ligação ao colágeno. Acredita-se que essas proteínas estejam envolvidas na ligação do microrganismo à matriz extracelular durante a infecção.

Cápsula. A cápsula provavelmente atua impedindo a fagocitose. A encapsulação é um importante determinante de virulência nos ferimentos (p. ex., gangrena gasosa), mas provavelmente não na doença do trato intestinal.

Toxinas. *C. perfringens* produz grande variedade de toxinas proteicas e enzimas degradadoras de tecidos, compatíveis com sua adaptação, rápida e eficiente, ao dano tecidual. Essa bactéria é auxotrófica para 15 aminoácidos, a maioria dos quais precisa mais ser obtida que sintetizada. Em condições ideais, a bactéria se multiplica a cada 10 min — taxa de multiplicação considerada mais rápida que a de qualquer bactéria. Tem sido apropriadamente descrita como "comedora de carne anaeróbica". A maioria das toxinas é controlada por um sistema regulador global ("VirR/VirS", discutido na seção "Regulação de genes de toxinas"), o qual é controlado por um sistema verificado em bactérias que limita a ocorrência de determinados comportamentos apenas acima de uma densidade populacional específica (*quorum sensing*). As "principais toxinas" são a α, β, ε e ι, letais aos camundongos. Atualmente, as demais são consideradas "secundárias" — algumas são descritas neste capítulo.

Alfatoxina. A alfatoxina (Cpa), às vezes denominada Plc (*phospholipase* C), é produzida por todas as cepas de *C. perfringens*. É uma fosfolipase C (uma lecitinase) letal a camundongos, a qual hidrolisa a membrana da célula hospedeira, como parte de sua ação, destruindo tecidos para extrair nutrientes.

Betatoxina. Os genes que codificam a betatoxina (Cpb) situam-se em um plasmídio conjugativo. Betatoxina é uma toxina formadora de poro, letal aos camundongos, que lesiona as células-alvo do hospedeiro (células do epitélio intestinal e células endoteliais). Além disso, a betatoxina atua no tecido nervoso por interferir na distribuição de íons cálcio através de suas membranas, alterando a condução do estímulo nervoso normal. É sensível à atividade proteolítica da tripsina.

Toxina épsilon. O gene que codifica a toxina épsilon (Etx), letal aos camundongos, também se situa em um plasmídio conjugativo. Os alvos da toxina épsilon são microdomínios de lipídios (colesterol e esfingolipídios) presentes em membranas de células eucarióticas, ainda que a toxina se concentre no cérebro e nos rins. É uma permease que atua no citoesqueleto celular, resultando em aumento da permeabilidade das células epiteliais e endoteliais (ambas no intestino, mas especialmente na microvasculatura do cérebro, provocando o extravasamento da toxina nesse órgão). O alvo da toxina parece ser as células de grânulos neuronais, no cerebelo e em outras partes do cérebro, liberando o neurotransmissor glutamato. A Etx é secretada como uma protoxina, a qual é ativada no intestino pelas enzimas proteolíticas. A toxina pode retardar trânsito intestinal, em animais acometidos.

Toxina iota. A toxina iota (Itx) é uma toxina binária, letal aos camundongos, composta de uma porção de ligação (Ib) que liga a toxina às células epiteliais-alvo, e de uma porção enzimaticamente ativa (Ia). Após a ligação da toxina aos receptores específicos da superfície celular, a Ia é capaz de penetrar no citoplasma. Embora não esteja claro como exatamente ocorre sua entrada, parece que se forma um poro (composto de Ib) na membrana celular por meio do qual a Ia alcança o citoplasma. A Ia é uma toxina que causa ribosilação de adenosina difosfato (ADP) que ribosila a actina da célula hospedeira, resultando em desorganização do citoesqueleto celular e morte da célula acometida.

Enterotoxinas. Os genes que codificam enterotoxina de *C. perfringens* (Cpe) são oriundos de cromossomos (isolada em casos de doença gastrintestinal causada por alimento, em pessoas) ou de plasmídio conjugativo (isolada de cães com diarreia ou de pacientes humanos com diarreia não causada por alimento, às vezes associada ao uso de antibiótico). A enterotoxina é produzida durante a esporulação de *C. perfringens* que contém *cpe* (< 5% das cepas tipo A, nas quais a *cpe* é mais comumente constatada). Quando o endósporo é liberado, a enterotoxina também é liberada no ambiente adjacente. A enterotoxina é uma toxina bifuncional: inicialmente forma um poro na porção apical das células epiteliais do intestino delgado, resultando em anormalidades hidreletrolíticas, e propicia acesso às proteínas da junção íntima (especificamente claudinas e ocludinas). A interação de Cpe com proteínas da junção íntima resulta em perda adicional do controle de fluido e eletrólitos.

Toxina B da enterite necrótica. A toxina B da enterite necrótica (NetB) é uma toxina relacionada com a toxina Cpb de *C. perfringens*, que forma poros, regulada pelo sistema VirR/VirS, recentemente descrita, fundamental para provocar enterite necrótica em frangos. À semelhança de quase todas as toxinas de *C. perfringens* importantes (Cpb, Etx e Itx), está presente em um plasmídio conjugativo.

Exemplos de toxinas de menor importância, ou secundárias. A capatoxina é uma colagenase, daí sua denominação Col. Acredita-se que a Col auxilie na propagação dos clostrídios pelos tecidos. A toxina mi (Nag, ou seja, *N*-acetilgalactosaminidase) é uma hialuronidase. A Nag auxilia na disseminação de clostrídios pelos tecidos. A perfringolisina O (Pfo, toxina teta) é uma citolisina ligadora de colesterol (como novilisina e chauveolisina, descritas posteriormente; estreptolisina O, no Capítulo 28; e listeriolisina O, no Capítulo 32). A perfringolisina se liga aos microdomínios que contêm colesterol, da membrana de células eucarióticas, e forma um poro, o que resulta na morte da célula. A sialidase (neuraminidase, ou Nan) remove os resíduos de ácido siálico de glicoconjugados da parede celular de células eucarióticas, resultando alteração da matriz intracelular. A beta-2 toxina (Cpb2) foi recentemente descrita como uma toxina que, fracamente, forma esporo letal aos camundongos; apresenta-se como duas variantes, mas sua participação na ocorrência de doença não está bem caracterizada. O gene que codifica essa toxina também está um plasmídio e é regulado pelo sistema VirR/VirS.

Regulação de genes de toxinas. *C. perfringens* controla, total e sincronicamente, sua produção de toxina e das principais enzimas metabólicas por meio do sistema regulador de dois componentes, VirR/VirS. VirS é uma histidinoquinase que atua como um "sensor" de "avisos" ambientais, resultando em autofosforilação de um de seus resíduos de histidina. Em seguida, esse fosfato é transferido para um resíduo de aspartato e, então, para outra histidina, antes de ser utilizado na fosforilação de VirR, o "regulador". O VirR fosforilado é um ativador da transcrição do gene que codifica as proteínas mencionadas anteriormente. Os "avisos" ambientais percebidos por *C. perfringens* incluem a formação de microcolônia (por meio do fenômeno *"quorum sensing"*), *in vivo*.

Reservatório e transmissão. Constata-se *C. perfringens* tipo A no trato intestinal de humanos e de outros animais e na maioria dos solos. Os tipos B, C, D e E são verificados principalmente no trato intestinal de animais e sua sobrevivência no solo é variável. A transmissão ocorre por meio de ingestão e de infecção de ferimento.

Patogênese e padrão da doença. *C. perfringens* causa doença intestinal grave, inclusive enterotoxemia importante, e infecções histotóxicas.

Enterotoxemia e doença intestinal. A maioria das doenças de animais causadas por *C. perfringens* acomete o intestino e envolve todos os tipos de toxinas.

Tipo A. *C. perfringens* tipo A foi incriminado como causa de enterite, notavelmente das variantes hemorrágica e necrosante, em várias espécies; no entanto, o entendimento da base molecular envolvida nessas infecções (e, em consequência, o diagnóstico microbiológico ideal) é, em alguns casos, pouco claro. Por exemplo, *C. perfringens* tipo A provoca enterite necrótica em frangos e em outras aves (Figura 35.2). Apenas recentemente foi reconhecido que as cepas que causam essa infecção são caracterizadas pela produção da toxina NetB, o gene correspondente que se situa em um dos 3 *loci* de patogenicidade característicos de cepas que provocam enterite necrótica em frangos. Essa descoberta inesperada ilustra a capacidade provavelmente não reconhecida dessa bactéria patogênica de se adaptar e causar doenças distintas em diferentes espécies animais. *C. perfringens* tipo A é importante causa de abomasite necrosante e enfisematosa em bezerros jovens (Figura 35.3), bem como gastrenterite hemorrágica esporádica em várias espécies, inclusive cães e potros, embora a base dessas doenças ainda seja indefinida. Em geral, atribui-se à destruição tecidual aos determinantes de virulência importantes na gangrena gasosa, mas essa hipótese provavelmente está incorreta. *C. perfringens* produtor de Cpb2 pode estar associado a tiflocolite letal em equinos adultos, após tratamento com gentamicina. Extraordinariamente, em geral, o gene da toxina *cpb2* encontra-se desorganizado e, portanto, não perceptível em isolados de equinos, mas o tratamento com gentamicina pode provocar deformidade ribossômica, de modo que a transcrição de mRNA é perceptível e a toxina é produzida. Também, isolados tipo A estão envolvidos na ocorrência de intoxicação alimentar não enterotoxêmica, em pacientes humanos (cepas que contêm a enterotoxina Cpe codificada nos cromossomos e que são mais resistentes ao calor) e de diarreia associada ao uso de antibióticos em pessoas (associada aos genes carreadores *cpe* e *cpb2*, transmitidos por plasmídio). Suspeita-se que *C. perfringens* tipo A, que codifica a enterotoxina Cpe, possa estar envolvido na ocorrência de diarreia aquosa em cães e gatos, mas isso não está comprovado. Também há suspeita de que as cepas do tipo A, que têm Cpb2, possam causar diarreia discreta e retardo no crescimento de suínos neonatos; todavia, novamente, isso não está comprovado.

Figura 35.2 Enterite necrótica provocada por *C. perfringens* tipo A em um frango. (Cortesia de Department of Pathobiology, University of Guelph.)

Tipo B. A infecção por *C. perfringens* tipo B é uma doença do "velho mundo"; em geral, provoca "disenteria" em cordeiros recém-nascidos. A betatoxina é a principal causa de enterite hemorrágica que se instala por todo o intestino delgado. A sensibilidade da bactéria à tripsina explica, em parte, a maior prevalência da infecção em recém-nascidos,

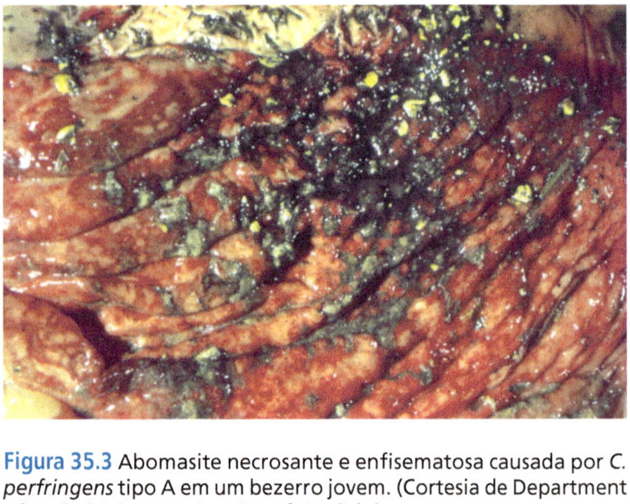

Figura 35.3 Abomasite necrosante e enfisematosa causada por *C. perfringens* tipo A em um bezerro jovem. (Cortesia de Department of Pathobiology, University of Guelph.)

uma vez que o colostro contém substâncias que atuam como antitripsina. Os sinais clínicos são apatia, anorexia, dor abdominal e diarreia. A progressão é rápida e a taxa de mortalidade situa-se próximo a 100%. Em animais mais velhos, observa-se uma forma crônica da doença. As lesões extraintestinais incluem congestão, edema, efusão em membrana serosa e hemorragias, em vários órgãos. Os sintomas e as lesões associados a essa doença se devem à ação de toxinas ativas (beta e épsilon) nas membranas. A toxina épsilon, sendo uma permease, aumenta a permeabilidade intestinal, assegurando sua absorção na circulação, onde ocasiona dano ao endotélio vascular, resultando em perda de fluido e edema, bem como prejuízo à função renal. Também, betatoxina e toxina épsilon acometem o sistema nervoso e a ocorrência de apatia intensa, a falha em responder ao tratamento corretivo e a alta taxa de mortalidade podem ser, em parte, resultantes de sua atividade. Como a toxina épsilon requer ativação por enzimas proteolíticas, sua participação na doença causada pelas cepas tipo B é menos importante que a participação de betatoxina.

Tipo C. A ocorrência de enterite hemorrágica causada por *C. perfringens* tipo C em bezerros, potros, leitões e cordeiros neonatos é mundial (Figura 35.4). Em outras espécies, inclusive em humanos e raramente em aves, o microrganismo também pode causar enterite necrótica. Uma toxemia intestinal rapidamente fatal frequentemente observada em ovinos mais velhos é denominada *"struck"* (como em *"struck dead"*, porque a morte súbita associada pode sugerir descarga elétrica por raio). A betatoxina é a principal causa de enterite hemorrágica; acomete o intestino delgado. Sua suscetibilidade à tripsina explica, em parte, a maior ocorrência da doença em recém-nascidos, pois o colostro contém antitripsina. Os sinais clínicos são apatia, anorexia, dor abdominal e diarreia. A progressão é rápida e a taxa de mortalidade situa-se próximo a 100%. Os sintomas e lesões associados a essa doença se devem à ação da betatoxina ativa na membrana. Em Nova Guiné, a enterite causada por *C. perfringens* tipo C (síndrome *"pig bel"*, ou enterite necrótica), em seres humanos, foi associada a consumo de banquetes de carne suína contaminada e malcozida, bem como de mandioca. A propriedade da mandioca que inibe a tripsina impede a destruição da betatoxina produzida por *C. perfringens* tipo C no intestino delgado.

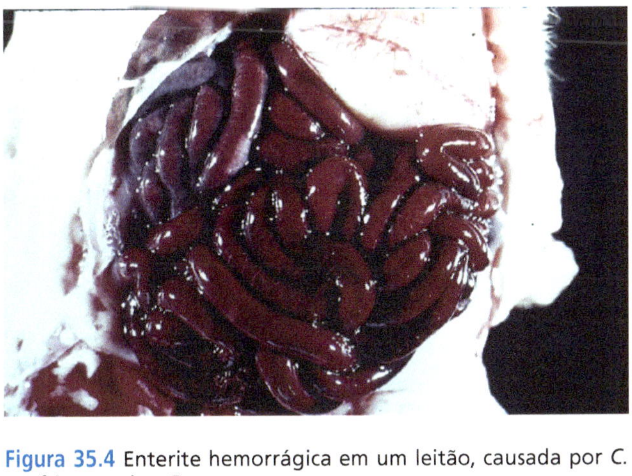

Figura 35.4 Enterite hemorrágica em um leitão, causada por *C. perfringens* tipo C.

Tipo D. *C. perfringens* tipo D provoca enterotoxemia ("doença da superalimentação" ou "doença do rim pulposo") em cordeiros mais velhos (< 1 ano), em caprinos de todas as idades e, ocasionalmente, em bezerros. A toxina épsilon é secretada como protoxina e ativada pelas proteases intestinais, explicando a maior ocorrência dessa doença em animais mais velhos, uma vez que o colostro contém antitripsina. A toxina épsilon aumenta a permeabilidade intestinal, assegurando sua absorção na circulação sanguínea, na qual lesiona o endotélio vascular e ocasiona perda de fluido e formação de edema. Ao ser aumentada a concentração de toxina, as células endoteliais dos capilares cerebrais acometidos são danificadas e o edema resultante eleva muito a pressão intracraniana. No entanto, quando o teor da toxina é menor, como pode ser notado em um animal parcialmente imunizado ou quando a quantidade de toxina produzida no trato intestinal é menor, ela lesiona células endoteliais de capilares cerebrais, pois o teor da toxina encontra-se aumentado nesse órgão, o que resulta em uma encefalomalacia focal simétrica. Além dessas alterações (que estão relacionadas com a dose de toxina), a toxina épsilon estimula a liberação de catecolaminas, resultando em ativação da adenilciclase, hiperglicemia associada a cAMP e glicosúria, um achado frequente na enterotoxemia.

Em cordeiros, pode-se constatar ausência de lesões macroscópicas e alta taxa de mortalidade. A autólise pós-morte é rápida em razão da lesão do endotélio vascular (Figura 35.5). Às vezes, notam-se hemorragias na subserosa e no subendocárdio e excesso de fluido nas cavidades corporais de cordeiros. Nos casos menos agudos, é comum verificar lesões degenerativas e hemorragia cerebral. O exame histopatológico pode revelar enterite. Os cordeiros podem morrer sem manifestação prévia dos sintomas, mas é possível observar convulsões nos estágios agônicos e diarreia nos casos crônicos. Bovinos e ovinos mais velhos manifestam sintomas neurológicos. Em caprinos adultos, é comum a ocorrência de enterite necrótica local, com diarreia. Em bezerros e caprinos, notam-se casos subagudos e crônicos, não fatais.

Tipo E. *C. perfringens* tipo E provoca uma apresentação relativamente rara de enterite hemorrágica em bezerros e, às vezes, em cordeiros. A toxina iota ativa na membrana

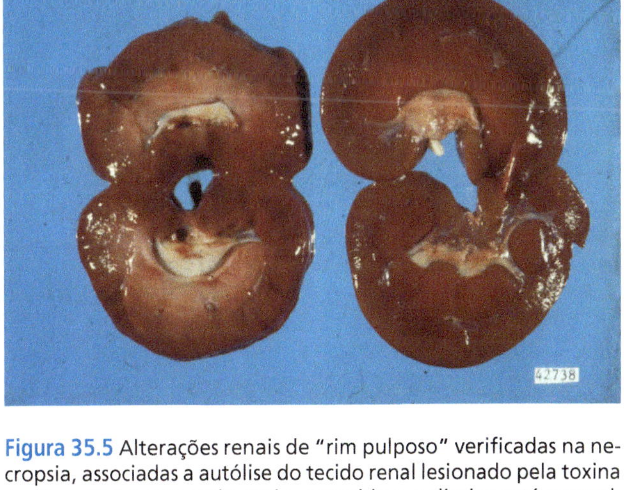

Figura 35.5 Alterações renais de "rim pulposo" verificadas na necropsia, associadas a autólise do tecido renal lesionado pela toxina épsilon. O rim esquerdo está acometido e o direito está normal. (Cortesia de Department of Pathobiology, University of Guelph.)

é a causa dessa doença. Enterite hemorrágica e abomasite ulcerativa são as lesões constatadas. A doença causada por *C. perfringens* tipo E foi erroneamente descrita em coelhos, uma vez que a toxina de *Clostridium spiroforme* é neutralizada por antissoro contra a toxina iota.

Diarreia não enterotoxêmica. A participação de *C. perfringens* na ocorrência de diarreia discreta não enterotoxêmica em animais ainda não foi comprovada. Por exemplo, leitões neonatos podem manifestar uma síndrome com perda de peso, subdesenvolvimento e diarreia causada por cepas de *C. perfringens* tipo A produtoras de β_2-toxina. É possível que ocorra diarreia não enteroxêmica em outras espécies, subsequente à interação da enterotoxina Cpe (com células do epitélio do intestino delgado, após a esporulação da bactéria no ambiente intestinal). Embora todos os tipos de *C. perfringens* possam abrigar os genes que codificam Cpe, o *C. perfringens* tipo A é o que mais comumente apresenta tais genes. Em pacientes humanos, essa doença é aquela de ocorrência mais comum relacionada com alimento. Além de alterar o fluxo de fluido e eletrólitos no epitélio, a Cpe lesiona as células epiteliais e junções íntimas, provocando desprendimento celular, juntamente com alterações inflamatórias.

Infecções histotóxicas. *C. perfringens* tipo A, sozinho ou com outras bactérias, provoca infecção em ferimentos (gangrena gasosa, às vezes denominada edema maligno, em animais), celulite anaeróbica gangrenosa após inoculação da bactéria em um local normalmente estéril. *C. perfringens* também é uma causa ocasional de mastite necrosante grave e fatal em vacas recém-paridas.

As toxinas ativas na membrana (alfatoxina e perfringolisina O) ocasionam importante destruição tecidual. A propagação da infecção é auxiliada pelas ações de colagenase, sialidase e hialuronidase. As várias proteases de degradação potentes, glicosidase, lipase e outras enzimas suprarreguladas pelo sistema VirR/VirS, auxiliam na destruição tecidual e assimilação de nutrientes, enquanto a cápsula auxilia o microrganismo a resistir à fagocitose. A doença se manifesta como celulite necrosante e mionecrose com edema, hemorragia, produção de gás e, com frequência, toxemia fatal. Em animais, esse tipo de infecção por *C. perfringens* é raro e se deve à introdução de clostrídios oriundos do ambiente em tecidos severamente traumatizados, condição na qual o traumatismo auxilia na produção de um ambiente anóxico adequado para a instalação dos clostrídios.

Epidemiologia. Vários animais sadios comumente são carreadores de *C. perfringens* em seu trato intestinal; provavelmente, isso é tão comum quanto o fato de carrearem *E. coli.* Durante os surtos de doença diarreica, as cepas patogênicas sobrevivem no solo por tempo suficientemente longo para infectar outros animais.

O determinante da doença enterotoxêmica (tipo D) é o ambiente intestinal, o qual é influenciado pela dieta e pela idade. Alimentação excessiva, especialmente com dieta com alto teor de proteína e energia (leite, forragem de leguminosa e grãos), é quase um pré-requisito. Em animais jovens, o excesso de alimento, com frequência, é inadequadamente digerido e transferido ao intestino, onde propicia um meio adequado para proliferação bacteriana e toxinogênese, para microrganismos aí residentes ou que são ingeridos. O excesso de alimentos reduz a motilidade intestinal, favorecendo a retenção de bactérias e absorção de sua toxina. Além disso, provavelmente há fatores bacterianos que promovem a colonização do intestino por microrganismos, mas esses não estão bem descritos. Em frangos, observa-se predisposição à enterite necrosante causada por coccidiose concomitante, bem como por dietas à base de farinha e outras que contenham inibidores da tripsina (como farinha de soja não submetida ao tratamento pelo calor).

A predileção etária dessas doenças entéricas se deve à dieta e ao trato digestório imaturo que, com frequência, carece de enzimas para inativar as toxinas. Em particular, a atividade antitripsina do colostro exacerba tal condição. Em carneiros mais velhos, a proliferação de *C. perfringens* tipo D, no qual a toxina épsilon requer ativação pela tripsina, parece ser favorecida pela alta ingestão de carboidratos.

A prevalência sazonal está relacionada com o aumento sazonal de populações suscetíveis e forragem rica. A alta temperatura favorece a proliferação de bactérias no ambiente.

A incidência de doenças causadas por *C. perfringens* tipo A é mundial. Relata-se disenteria de cordeiro provocada por *C. perfringens* tipo B na Europa e na África do Sul. Em ovinos e caprinos relata-se enterite causada por *C. perfringens* tipo B no Irã. A ocorrência de *C. perfringens* tipo C é mundial e a de *C. perfringens* tipo D ocorre onde quer que haja criação de ovinos. A enfermidade causada por *C. perfringens* tipo E é constatada na Grã-Bretanha, nos EUA e na Austrália. Uma toxina semelhante a sua toxina iota também é produzida por *C. difficile* e *C. spiroforme.*

Características imunológicas. A imunidade é mediada por anticorpos e está relacionada com a concentração de antitoxina. Com frequência, as vacinas incluem, também, componentes bacterianos. A imunização ativa é importante para o controle das doenças (ver seção "Tratamento e controle").

Diagnóstico laboratorial. *C. perfringens* é relativamente aerotolerante, sendo fácil de isolar e identificar em laboratório de diagnóstico. Raramente se constatam esporos em exsudato obtido de locais normalmente estéreis.

Faz-se o isolamento da bactéria após a inoculação em meio contendo ágar-sangue e incubação em ambiente anaeróbico. Quando *C. perfringens* é isolado de um ambiente contaminado (p. ex., conteúdo intestinal), inicialmente a amostra pode ser aquecida em temperatura de 80°C, durante 15 min, pois os endósporos resistem a esse tratamento, enquanto as formas vegetativas, não; em seguida, são colocados em meio de isolamento. As características diagnósticas incluem zona de hemólise dupla característica em ágar-sangue (Cpa, toxinas Pfo) e coagulação do leite seguida de alteração gasosa ("fermentação torrencial"). Nos casos de enterotoxemia, o conteúdo de intestino delgado corado (p. ex., corantes de Gram, de Wright e Giemsa) frequentemente contém grande quantidade de bastonetes gram-positivos robustos, típicos de *C. perfringens.* No entanto, esse teste tem valor limitado dada a rápida multiplicação das bactérias após a morte do paciente, em todas as partes do intestino. Foram desenvolvidos *primers* de DNA específicos para os vários genes que codificam as toxinas, para detecção nas fezes ou em meios de cultura, por meio de reação em cadeia de polimerase (PCR multiplex).

A demonstração da toxina no conteúdo de intestino delgado propicia o diagnóstico definitivo e envolve a inoculação de pequena quantidade de conteúdo intestinal purificado na veia caudal de camundongos. A morte logo alguns minutos após a injeção é evidência presumível de enterotoxemia; a toxina pode ser neutralizada pelo uso de antitoxina específica. Tal procedimento, ou teste de injeção intradérmica de toxina em porquinhos-da-índia, atualmente é considerado uma barbárie; a maioria dos laboratórios de diagnóstico, portanto, realiza PCR. Em geral, cordeiros com enterotoxemia causada por *C. perfringens* tipo D apresentam resultado positivo no teste de glicosúria.

Para estudos imunológicos, utiliza-se teste imunoenzimático (ELISA) para detecção de Cpe nas fezes de cães ou gatos acometidos. Embora se constate correlação entre a esporulação e a produção de Cpe, há discordância quanto à utilidade da determinação da presença de esporos em esfregaços de fezes corados, como um método de diagnóstico.

Tratamento e controle. Na maioria das vezes, a enterotoxemia é muito aguda, não possibilitando um tratamento bem-sucedido. O melhor método de prevenção de enterotoxemia é a imunização ativa das mães com duas injeções de uma combinação toxoide-bacterina, antes da parição. Em geral, as vacinas comerciais contêm *C. perfringens* tipos C e D. Isso assegura proteção passiva aos lactentes nas primeiras semanas de vida. Durante os surtos, às vezes administram-se antitoxinas e toxoides, com aplicação de uma segunda dose de toxoide algumas semanas depois. A proteção de cordeiros contra enterotoxemia tipo D requer duas vacinações, com intervalo de 1 mês. O procedimento deve ser finalizado 2 semanas antes que os cordeiros sejam submetidos a um sistema de alimentação completo. Cabras lactantes não respondem de modo satisfatório à imunização com vacinas contra a doença do rim pulposo (tipo D), portanto, a vacinação é repetida frequentemente, várias vezes no ano.

Pode-se administrar o tipo de antitoxina apropriado aos animais doentes e àqueles que se encontrem em condição de risco. A proteção dura entre 2 e 3 semanas. Como tratamento, as doses profiláticas, administradas por via subcutânea, podem ser duplicadas e aplicadas por via intravenosa. No entanto, atualmente, em geral, os antibióticos substituem as antitoxinas em decorrência do custo e da indisponibilidade de antissoro.

A prevenção de alimentação excessiva é uma medida valiosa, quando praticável. A adição de antibióticos de amplo espectro no alimento reduz a prevalência de enterotoxemia em cordeiros, mas origina outros problemas (ver Capítulo 4). A adição de antibióticos aos alimentos de aves domésticas previne a doença e a morte de frangos em decorrência de enterite necrótica provocada por *C. perfringens* tipo A. Diarreia em cães e gatos causada por *C. perfringens* tipo A produtor de Cpe responde bem ao tratamento com metronidazol, macrolídios (tilosina) ou ampicilina.

Clostridium colinum

C. colinum provoca a doença da codorniz, que se manifesta como enterite ulcerativa e hepatite necrosante de várias espécies de aves domésticas. O microrganismo é nutricionalmente exigente e forma escassos esporos. Seu ciclo biológico é desconhecido e não se constatou a produção de toxina. Em geral, a doença não tratada é fatal.

C. difficile

C. difficile é um bastonete anaeróbico gram-positivo, encapsulado, móvel e capaz de formar esporos. Essa espécie produz adesinas (*pili* ou fímbrias), e sua parede celular contém matriz de paracristalina (camada S) visível por meio de microscopia eletrônica.

C. difficile é uma importante causa de doença diarreica grave em pessoas, comumente associada ao uso de antibiótico, a qual pode progredir para colite pseudomembranosa fatal. Tem-se tornado um flagelo em hospitais humanos, particularmente em pacientes mais idosos (> 65 anos de idade), em razão da dificuldade em controlar os esporos, por meio de desinfecção, no ambiente hospitalar e de outras características que incluem o uso de alguns antibióticos e antiácidos estomacais. Também, em pessoas pode provocar doença diarreica não associada ao uso de antibiótico. Cada vez mais a bactéria *C. difficile* é reconhecida como importante causa de doença diarreica fatal em animais, notadamente em equinos, *hamsters*, porquinhos-da-índia e leitões. Contudo, sua importância em outros animais somente agora está sendo reconhecida. Outras espécies nas quais tem se relatado doença diarreica causada por *C. difficile* incluem cães, gatos, coelhos e ratitas. O microrganismo foi isolado em cães e gatos sintomáticos, com diarreia, bem como naqueles assintomáticos. A doença comumente surge após o uso de antibiótico de amplo espectro (p. ex., cefalosporina de terceira geração e clindamicina). Achados patológicos em equinos, *hamsters* e porquinhos-da-índia incluem enterocolite hemorrágica necrosante, tiflocolite e colite pseudomembranosa; em leitões, observam-se tiflocolite necrosante e edema de mesocólon. Em geral, há histórico de associação a medicamentos antimicrobianos, embora a doença causada por *C. difficile* tenha sido relatada em potros previamente normais, não medicados.

Características descritivas

Produtos celulares de interesse médico

Adesinas. *C. difficile* produz *pili* que atuam como adesinas, os quais provavelmente participam na fixação às células-alvo do intestino grosso. *C. difficile* também produz uma proteína de parede celular (Cwp66, ou seja, *cell wall protein*, com peso molecular de 66 kDa) que tem afinidade por células do epitélio intestinal.

Cápsula. *C. difficile* produz uma cápsula de carboidrato que o protege das células fagocíticas.

Toxinas. *C. difficile* produz três toxinas, as quais são responsáveis pela enterite causada por este microrganismo: toxina A ("enterotoxina"), toxina B ("citolisina") e ADP-ribosiltransferase.

A toxina A de *C. difficile* (TcdA) é uma glicosiltransferase que ocasiona glicosilação de Rho GTPases, tornando-as incapazes de interagir com seu substrato (ou seja, elas se tornam biologicamente inativas). Além disso, a glicosilação inibe a interação de Rho GDP com o fator de troca de guanina e a interação de Rho GTP com o fator de ativação de GTPase e, assim, impede o ciclismo da membrana. Ocorre alteração de várias vias sinalizadoras, resultando em desarranjo dos componentes do citoesqueleto das células acometidas, inclusive alteração das junções íntimas situadas entre as células do epitélio intestinal. Essas alterações resultam na morte da célula. A propriedade enterotóxica da TcdA, além dos efeitos citotóxicos descritos, deve-se à sua capacidade de estimular o influxo de neutrófilos polimorfonucleares (PMN) por meio do sistema nervoso entérico (mediante a liberação de substância P e a degranulação de mastócitos). A síntese de prostaglandina pelos PMN recrutados (e talvez, pelas células hospedeiras acometidas), bem como a ativação de diversas vias sinalizadoras de inositol nas células hospedeiras, resulta na secreção de íons cloreto e de água (diarreia).

A toxina B de *C. difficile* (TcdB), à semelhança da TcdA, é uma glicosiltransferase que ocasiona glicosilação de Rho GTPases. No entanto, a TcdB apresenta pouca atividade enterotóxica, porém sua atividade citotóxica é maior que a da TcdA.

C. difficile também produz uma ADP-ribosiltransferase (Cdt, *C. difficile* transferase). Cdt é uma toxina binária (ver toxina iota de *C. perfringens*, mencionada anteriormente, e *C. spiroforme*, descrito posteriormente) constituída de uma região de ligação (Cdtb), que se liga às células do epitélio do intestino, alvos, e de uma porção enzimaticamente ativa (Cdta). Após a ligação da toxina aos receptores específicos da superfície celular, a Cdta consegue penetrar no citoplasma. Embora não esteja exatamente claro como ocorre essa entrada no citoplasma, parece que há formação de um poro (composto de Cdtb) na membrana celular, pelo qual a Cdta atravessa. Cdta é uma toxina ribosilante de ADP que causa ribosilação da actina da célula hospedeira, resultando em desorganização do citoesqueleto celular e morte da célula acometida.

Reservatório e transmissão. *C. difficile* está presente no intestino grosso de animais sadios e de animais clinicamente acometidos. Os esporos são resistentes à maioria dos fatores estressantes do ambiente, fato que resulta em sua ampla disseminação nos locais onde os animais são abrigados. Há certa sobreposição entre as cepas que causam doenças em pacientes humanos e as que provocam enfermidades em animais.

Patogênese. *C. difficile* adere ao muco ou às células epiteliais do intestino grosso por meio de *pili*, bem como à proteína de superfície Cwp66. A doença ocorre mais frequentemente após um evento desencadeador (p. ex., antibióticos, anti-inflamatórios não esteroides e quimioterápicos) que resulta em relaxamento do controle da flora intestinal referente à quantidade de *C. difficile*. Em alguns casos, esses antibióticos podem controlar temporariamente o número de *C. difficile*, mas, uma vez cessado o seu uso, os microrganismos que sobreviveram a eles, na forma de esporos, podem proliferar rapidamente e causar doença. Além disso, a menor atividade ou quantidade de peptídios antimicrobianos, como parte das defesas inatas do intestino grosso de pacientes humanos mais idosos, também predispõe à infecção. Há produção de toxinas (TcdA, TcdB e Cdt), resultando na morte das células epiteliais, seguida de desarranjo da actina do citoesqueleto e das junções íntimas. A prostaglandina, ao lado de produtos da via inositol, proveniente da resposta inflamatória intensa (TcdA) resulta em secreção de fluido e de eletrólitos (Figura 35.6). Ocorre diarreia, com ou sem sangue.

Epidemiologia. Com frequência, a diarreia causada por *C. difficile* está associada a estresse e ao uso de antibióticos,

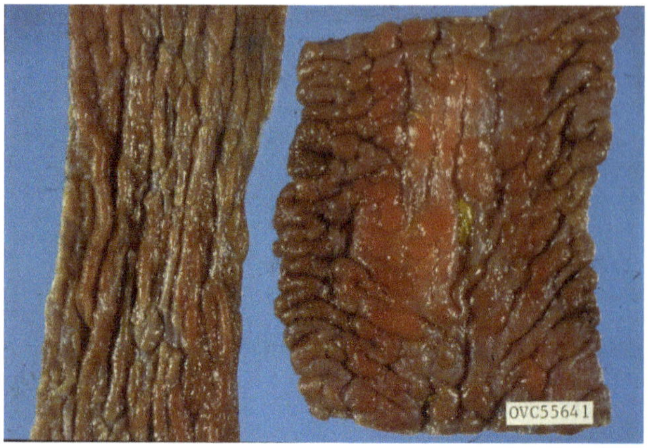

Figura 35.6 Colite necrosante fatal em um equino, causada por *C. difficile*. O cólon maior e o ceco do equino podem resultar em doença grave e frequentemente fatal, provocada por esta bactéria. (Cortesia de Department of Pathobiology, University of Guelph.)

quimioterápicos ou anti-inflamatórios não esteroides. Por esse motivo, a doença parece mais frequente e mais grave naquelas espécies que apresentam intestino grosso distendido (cólon e ceco), como equinos, coelhos e suínos. Tem-se demonstrado o desenvolvimento da doença em potros recém-nascidos, sem a participação de um evento desencadeador identificável; no entanto, o diagnóstico é complicado pela presença da toxina no intestino de alguns potros neonatos sadios, possivelmente protegidos de doenças pela ação dos anticorpos oriundos da mãe. A disseminação ocorre por meio da contaminação do ambiente por esporos. A quantidade excretada nas fezes de animais tratados com antibióticos pode ser alta e, assim, os esporos podem ser comumente encontrados em ambientes hospitalares. Os esporos são resistentes aos procedimentos de desinfecção e limpeza usuais.

C. difficile isolado de cães e gatos com diarreia comumente não contém os genes que codificam Cdt.

Características imunológicas. Provavelmente a imunidade envolve a ação contra toxina, embora não se conheça a participação dos anticorpos contra *C. difficile*. A administração oral de antitoxina (preparada em bovinos) protege pacientes humanos.

Diagnóstico laboratorial. Os genes que codificam a(s) toxina(s) podem ser detectados nas fezes por meio de testes com base em PCR. Há disponibilidade de testes imunológicos para a detecção de toxina (TcdA e TcdB) nas amostras de fezes. *C. difficile* também pode ser isolado de fezes mediante o uso de um meio seletivo, CCFA (ciclosserina, cefoxitina e frutose-ágar) e a detecção de tipos toxigênicos confirmados por PCR (Figura 35.7). Talvez, inesperadamente um procedimento ótimo para o diagnóstico laboratorial seja desenvolvido em medicina humana, pois os imunoensaios enzimáticos (EIA) para as toxinas A e B não são tão sensíveis quanto o teste de toxicidade direta e, além disso, nem sempre são específicos. O algoritmo atual para o diagnóstico em medicina humana envolve o uso de EIA para glutamato desidrogenase (GDH) e toxinas. Caso ambos sejam negativos, considera-se que o diagnóstico é negativo; com ambos positivos, é positivo. No entanto, se o resultado do teste GDH, mais sensível,

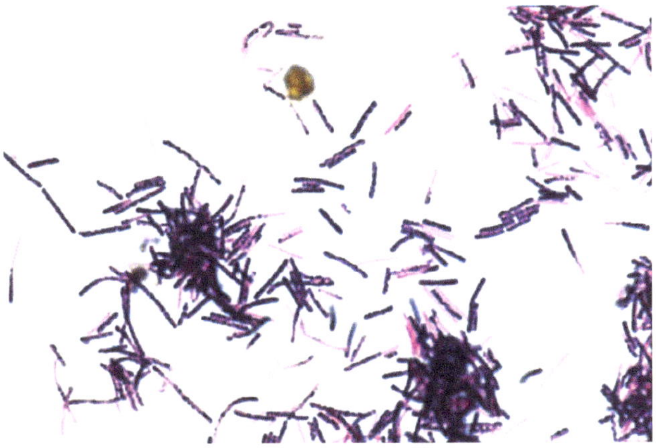

Figura 35.7 *C. difficile* corado pela técnica de Gram. À semelhança de vários clostrídios, alguns microrganismos parecem gram-negativos; os esporos não são facilmente visualizados neste esfregaço.

é positivo, e o teste da toxina é negativo, recomenda-se teste de citotoxidade ou PCR em tempo real para pesquisa dos genes de toxinas, como uma segunda etapa do teste. Atualmente, preferem-se os testes enzimáticos, em vez de testes alternativos, em razão da rapidez do diagnóstico, embora cada vez mais tenha sido utilizado PCR em tempo real porque é um exame rápido, embora caro. Não foi desenvolvido algoritmo ideal para o diagnóstico da doença em animais. A pesquisa de toxina continua sendo o teste de escolha. A cultura bacteriológica é demorada e, às vezes, também é dificultada pela morte do microrganismo em contato com o ar durante o transporte da amostra até o laboratório.

Tratamento e controle. A diarreia causada por *C. difficile* responde rapidamente ao tratamento com metronidazol. Infelizmente, há cepas resistentes a esse medicamento. Como alternativa, utiliza-se o antibiótico vancomicina, em pacientes humanos. Não há disponibilidade de vacinas. No entanto, o uso da levedura *Saccharomyces boulardii,* por via oral, tem se mostrado útil na prevenção da doença em pacientes humanos. Em suínos, a colonização com uma cepa não toxigênica tem impedido a infecção por bactéria toxigênica. A administração de probióticos concomitante ao uso de antibióticos parece reduzir a ocorrência de infecção por *C. difficile*. Em hospitais humanos, a lavagem das mãos pelo pessoal da enfermagem é um procedimento eficiente para restringir a propagação do microrganismo. Os desinfetantes não são efetivos contra os esporos.

Clostridium piliforme ("Bacillus piliformis")

A ocorrência de diarreia aguda fatal em camundongos de laboratório, acompanhada de necrose hepática focal (doença de Tyzzer), está associada a *C. piliforme*, um microrganismo que produz esporos e que se apresenta na forma de feixes no interior dos hepatócitos. Não é capaz de se multiplicar em meios que contenham células livres. *C. piliforme* está relacionado com a ocorrência de doenças idênticas em coelhos, lebres, gerbos, ratos, *hamsters*, ratos-almiscarados, cães, gatos, leopardos-da-neve, potros e macacos *rhesus*. Há relato de doença de Tyzzer em pessoas infectadas com o vírus da imunodeficiência humana, porém não em pessoas imunocompetentes.

Características descritivas. *C. piliforme* é um grande bastonete que se cora variavelmente pela técnica de Gram, produz esporos e apresenta motilidade decorrente do flagelo peritricoso. Preferem-se os corantes de Giemsa e de prata, em vez de hematoxilina-eosina e corante de Gram. Tem-se conseguido a multiplicação da bactéria em ovos de galinhas embrionados e em hepatócitos de camundongos cultivados.

As células vegetativas morrem mesmo quando submetidas ao congelamento profundo ou congelamento a seco. Os esporos sobrevivem ao descongelamento, congelamento e ao aquecimento moderado. A cama na qual o animal é mantido permanece como fonte de infecção durante meses. Quanto à patogenicidade e à morfologia, as cepas são semelhantes.

Reservatório e transmissão. A fonte da bactéria é o animal infectado. O microrganismo se propaga pelas via orofecal e transplancentária. Acredita-se que várias infecções sejam endógenas e estimuladas por estresse.

Patogênese. As lesões sugerem invasão hepática desde o intestino, por meios de vasos linfáticos e sanguíneos. Os focos de necrose de coagulação situam-se na região periporta (Figura 35.8). Pode haver disseminação ao miocárdio. As células infectadas incluem hepatócitos, bem como de miocárdio, músculo liso e epitélio do intestino, nas quais pode se instalar uma condição semelhante à disenteria. Em potros, constata-se linfadenite, especialmente em linfonodos hepáticos. Em geral, o curso da doença é inferior a 3 dias.

Epidemiologia. Com frequência, os surtos estão relacionados com estresse (superpopulação, radiação, administração de esteroide). Em colônias de animais de laboratório, a taxa de morbidade é alta. A taxa de mortalidade, especialmente em grupo de animais jovens, varia de 50 a 100%. Em várias colônias, a presença de indivíduos com infecção subclínica é evidente; em geral, esses animais são detectados em testes sorológicos.

Diagnóstico laboratorial. O diagnóstico laboratorial depende da demonstração de feixes típicos de bacilos intracelulares

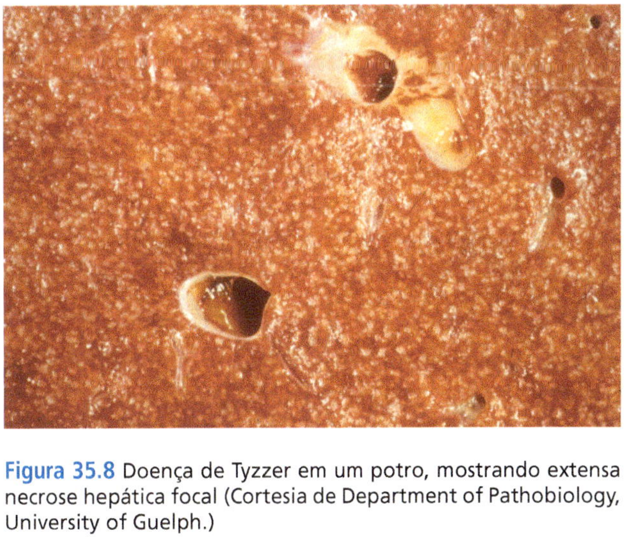

Figura 35.8 Doença de Tyzzer em um potro, mostrando extensa necrose hepática focal (Cortesia de Department of Pathobiology, University of Guelph.)

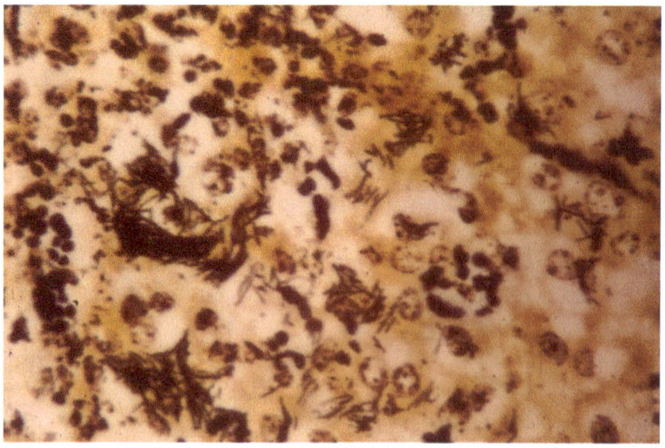

Figura 35.9 Tecido corado pela técnica de Gram obtido de paciente com doença de Tyzzer, mostrando acúmulo de *C. piliforme*. (Cortesia de Department of Pathobiology, University of Guelph.)

(0,5 μm × 8,0 a 10 μm), em especial nos hepatócitos que circundam as lesões (Figura 35.9). A pesquisa de anticorpos fluorescentes auxilia no diagnóstico.

Tem-se empregado um teste de fixação de complemento, no qual se utiliza fígado de camundongo infectado como antígeno, a fim de determinar o grau de infecção nas colônias de camundongos.

Tratamento e controle. O tratamento de casos clínicos geralmente não é efetivo. Como profiláticos, os antimicrobianos efetivos são eritromicina e tetraciclina.

C. spiroforme

Com frequência, *C. spiroforme* é isolado de coelhos com tiflocolite. À semelhança do que ocorre na infecção por *C. difficile,* o uso de antibiótico pode predispor à doença. A exotoxina de *C. spiroforme* é idêntica à toxina iota de *C. perfringens* tipo E e à ADP-ribosiltransferase de *C. difficile,* cuja atuação se dá por meio da ribosilação do ADP da actina celular.

Outros clostrídios causadores de doenças intestinais

A doença intestinal causada por *Clostridium septicum* e *Clostridium sordellii* é descrita na seção "Clostrídios histotóxicos".

Clostrídios histotóxicos. Os clostrídios histotóxicos são caracterizados por sua capacidade de causar graves infecções musculares, inclusive de tecidos moles, associadas à presença de ambiente anaeróbico, incluindo aqueles instalados após eventos traumáticos graves. Histologicamente associado a *C. perfringens*, foi brevemente descrito anteriormente. Alguns clostrídios histotóxicos também provocam infecções enterotóxicas.

Clostridium chauvoei

C. chauvoei é um bastonete gram-positivo, anaeróbico obrigatório, móvel e que produz esporo subterminal ou subcentral. *C. chauvoei* causa miosite endógena necrosante enfisematosa (carbúnculo sintomático ou *blackleg*), em bovinos.

Características descritivas

Produtos celulares de interesse médico. À semelhança de outros clostrídios, *C. chauvoei* produz várias exotoxinas proteicas potentes, as quais são responsáveis pelas doenças causadas pela bactéria. A alfatoxina é uma hemolisina estável em ambiente com oxigênio, à semelhança da alfatoxina letal de *C. septicum* que forma poro. Acredita-se que outros produtos extracelulares sejam importantes na patogênese, se a infecção inclui uma DNAase ("betatoxina") e uma neuraminidase (sialidase), as quais removem os resíduos de ácido siálico de glicoconjugados da parede celular de células eucarióticas, resultando em desarranjo da matriz intercelular. Chauveolisina ("gamatoxina") é uma citolosina ligadora de colesterol semelhante à perfringolisina O, descrita anteriormente, a qual se liga a microdomínios que contenham colesterol na membrana da célula eucariótica para formar um poro, o que resulta na morte da célula.

Reservatório e transmissão. *C. chauvoei* habita intestino, fígado e outros tecidos de espécies animais suscetíveis e resistentes. Carbúnculo sintomático ocorre em regiões endêmicas, mundialmente, nas quais se acredita que a infecção seja adquirida do solo, inclusive de solo contaminado com fezes de animais carreadores. A infecção do trato intestinal é seguida da disseminação do microrganismo aos tecidos pelo fígado; a bactéria, na forma de esporo, sobrevive nos músculos de todo o corpo. O microrganismo também pode ser introduzido em ferimentos traumáticos, a partir do solo; neste caso pode provocar gangrena gasosa.

Patogênese. A disseminação de esporos oriundos do intestino pelos tecidos, especialmente aos músculos esqueléticos, precede a ocorrência da doença em bovinos. Condições que favorecem a germinação dos esporos, com subsequente multiplicação bacteriana e produção de toxina, ocasionam lesões locais manifestadas por edema, hemorragia e necrose miofibrilar, bem como toxemia sistêmica. Em geral, não ficam evidentes quais fatores desencadeiam a germinação dos esporos, mas qualquer condição de anoxia local, inclusive contusão ou injeção de produto irritante, provoca a germinação. Suspeita-se que a debandada ("estouro") de grupos de bovinos jovens bem alimentados e, provavelmente, daqueles em compleição física discretamente inapropriada, para fugir de moscas "mordedoras", comuns no verão, seja o principal estímulo causador de anoxia muscular e ativação de esporos. A alfatoxina necrosante, juntamente com outras exotoxinas mencionadas, é responsável pelas lesões iniciais. O metabolismo bacteriano com produção de gás utilizando a fermentação pode ser um fator contribuinte. Os centros das lesões tornam-se secos, escuros e enfisematosos, em razão da natureza necrosante da infecção, enquanto a periferia das lesões é edematosa e hemorrágica (Figura 35.10). Um odor de manteiga rançosa é típico. Microscopicamente, notam-se alterações degenerativas de fibras musculares alteradas pelo edema, enfisema e hemorragia. A infiltração de leucócitos é mínima.

Clinicamente, constatam-se febre alta, anorexia e apatia. É comum o desenvolvimento de claudicação aguda. As lesões superficiais provocam tumefações visíveis, nas quais se observa crepitação ao serem palpadas. Embora o carbúnculo sintomático, em geral, acometa um dos principais músculos dos membros, às vezes, o local da infecção

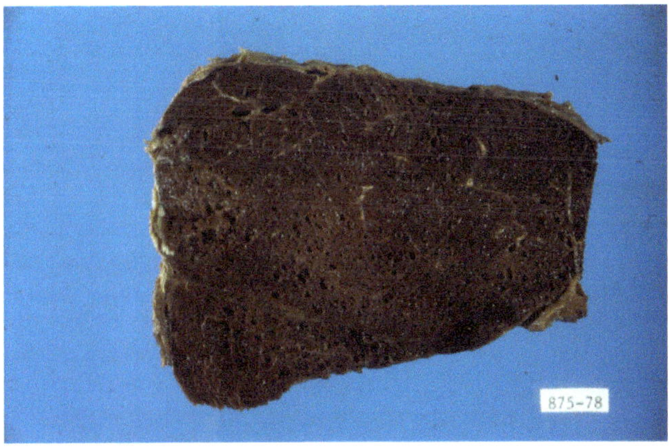

Figura 35.10 Carbúnculo sintomático em uma vaca, mostrando a coloração enegrecida característica do músculo acometido, com enfisema decorrente da produção de gás por *C. chauvoei*, no centro do músculo necrosado. (Cortesia de Department of Pathobiology, University of Guelph.)

envolve músculos menores, como diafragma, miocárdio ou língua. Alguns animais morrem subitamente, outros dentro de 1 ou 2 dias.

Às vezes, a ativação de esporos endógenos por injeção de substância química irritante provoca miosite iatrogênica fatal em equinos.

Epidemiologia. A ocorrência de carbúnculo sintomático é mundial. A taxa de prevalência da doença difere entre as regiões geográficas e dentro delas, o que sugere, como reservatório, o solo ou fatores climáticos ou sazonais ainda não definidos. Bovinos jovens bem alimentados (< 3 anos) são os preferencialmente acometidos. Como mencionado, suspeita-se de que exercício físico ou contusão sejam eventos desencadeadores.

Em ovinos e em algumas outras espécies animais, *C. chauvoei* geralmente provoca infecção de ferimentos que faz lembrar edema maligno ou gangrena gasosa. Outros clostrídios (*Clostridium novyi, C. septicum* e *C. sordellii*) podem estar presentes.

Características imunológicas. Anticorpos circulantes contra toxinas e componentes celulares parecem determinar a resistência a *C. chauvoei*. As vacinas comerciais com formalina e adjuvante incluem componentes de até 6 outras espécies de clostrídios (*Clostridium haemolyticum, C. novyi, C. perfringens* tipos C e D, *C. septicum* e *C. sordellii*).

Diagnóstico laboratorial. Bastonetes gram-positivos esporulados podem ser detectados em esfregaços de tecidos infectados e identificados com reagentes imunofluorescentes.

C. chauvoei requer condições anaeróbicas rigorosas e meio de cultura rico em cisteína e vitaminas hidrossolúveis. A bactéria se assemelha a *C. septicum* e frequentemente esses microrganismos são recuperados simultaneamente. Diferentemente de *C. septicum*, fermenta sacarose, mas não salicina, e não se multiplica em temperatura de 44°C. O uso de *primers* de DNA para ampliar as regiões espaçadoras 16S-23S do DNA (por meio de PCR) possibilita diferenciar *C. septicum* de *C. chauvoei*. Esse teste também pode ser utilizado para detectar microrganismos nos tecidos.

A detecção da bactéria nos tecidos ou sua identificação em meio de cultura também pode ser realizada pelo uso de *primers* de DNA destinados à ampliação de partes espécie-específicas do gene que codifica a proteína flagelar flagelina, por meio de PCR, e esses têm sido utilizados com sucesso para diferenciar os clostrídios histotóxicos.

Tratamento e controle. Com frequência, o tratamento é frustrante. Inicialmente, deve-se administrar penicilina, por via intravenosa, prosseguindo o tratamento com preparações de uso intramuscular.

Nas regiões endêmicas, os bovinos são vacinados contra carbúnculo sintomático aos 3 a 6 meses de idade e, em seguida, anualmente. A vacinação deve preceder a época de exposição em, pelo menos, 2 semanas. Durante um surto, todos bovinos são vacinados e tratados com penicilina de longa duração. As ovelhas prenhes são vacinadas 3 semanas antes da parição, época na qual frequentemente ocorre infecção. Os cordeiros podem necessitar de vacinação ao longo de seu primeiro ano de vida. Em razão da natureza infecciosa da doença, com frequência recomenda-se a mudança de pastagem ao se constatarem os primeiros casos.

C. haemolyticum

C. haemolyticum é um anaeróbio estrito, móvel, não encapsulado e que produz grandes esporos muito resistentes ao calor. *C. haemolyticum* (anteriormente denominado *C. novyi* tipo D) se assemelha a *C. novyi* tipo B em praticamente todas as características fenotípicas. Sua toxina, uma fosfolipase C, é idêntica à betatoxina de *C. novyi* tipo B, mas é produzida em quantidade muito maior. Foram constatadas variantes sorológicas e toxigênicas de *C. haemolyticum*.

C. haemolyticum causa hemoglobinúria bacilar ("urina vermelha"), em ruminantes.

Reservatório e transmissão. *C. haemolyticum* está presente no trato digestório de ruminantes, no fígado e no solo. Surgimento da doença em novas regiões, muito distintas, sugere que o transporte de bovinos participe em sua disseminação. A transmissão ocorre por meio da ingestão do microrganismo.

Patogênese. A patogênese de hemoglobinúria bacilar envolve ingestão de esporos, colonização do fígado, lesão hepática, germinação de esporos e toxinogênese (ver "hepatite necrótica" causada por *C. novyi* tipo B, na seção "Hepatite necrótica infecciosa"). A exotoxina é uma fosfolipase C potente que provoca crise hemolítica e morte dentro de horas ou dias. Outros efeitos patológicos incluem efusões serosas e hemorragias disseminadas. As lesões diagnósticas são áreas circunscritas de necrose hepática (erroneamente denominadas "infartos"), que se devem à ação de betatoxina (Figura 35.11). Clinicamente, observam-se febre, palidez, membranas mucosas ictéricas, anorexia, agalactia, dor abdominal, hemoglobinúria ("urina vermelha") e hiperpneia. As vacas podem abortar.

Epidemiologia. Hemoglobinúria bacilar foi diagnosticada na América do Norte, nas Montanhas Rochosas e nos estados da Costa do Pacífico, ao longo do Golfo do México, na América Latina, em partes da Europa e na Nova Zelândia. Embora as planícies pantanosas estejam associadas à

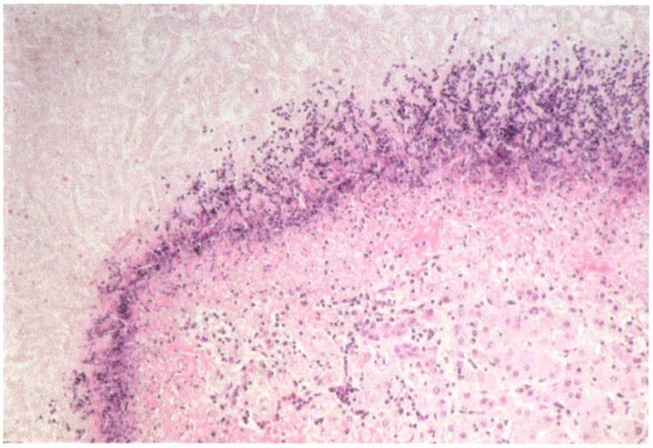

Figura 35.11 Corte histológico de fígado de uma vaca com hemoglobinúria bacilar, mostrando necrose de coagulação no alto da figura, envolvida por um zona de inflamação intensa (Cortesia de Department of Pathobiology, University of Guelph.)

ocorrência endêmica da doença e à inundação com disseminação da infecção, pouco se sabe a respeito da persistência da bactéria no solo. Os animais estabulados podem participar na disseminação do microrganismo.

A ocorrência da doença se concentra no verão e no outono, acometendo geralmente os animais bem alimentados, com 1 ano de idade ou mais. A correlação com a infecção por fascíola é menos condizente que aquela com "hepatite necrótica" (ver *C. novyi* tipo B, na seção "Hepatite necrótica infecciosa").

Características imunológicas. Imunidade envolve uma ação antitoxina. Em áreas endêmicas, os animais desenvolvem algum grau de imunidade. Cultura total de bacterina-toxoides tem efeito profilático efetivo.

Diagnóstico laboratorial. As lesões hepáticas são as melhores amostras para esfregaços positivos para a coloração de Gram e o teste de imunofluorescência. A cultura bacteriana requer ágar-sangue preparado recentemente e condição de anaerobiose rigorosa.

A detecção do microrganismo nos tecidos ou sua identificação em meio de cultura pode feita por meio de PCR, como mencionado anteriormente para outros clostrídios histotóxicos.

Tratamento e controle. O tratamento precoce dos animais doentes com antibiótico de amplo espectro (p. ex., tetraciclina), antitoxina (se disponível) e transfusão de sangue propicia bom resultado. Em áreas endêmicas, os animais são vacinados, no mínimo, a cada 6 meses e, preferivelmente, 3 a 4 semanas antes da exposição.

C. novyi

Características descritivas. *C. novyi* é um bastonete anaeróbico obrigatório, gram-positivo, não encapsulado, móvel e que produz grandes esporos ovais altamente resistentes ao calor. Há dois tipos patogênicos (A e B), os quais diferem quanto às características bioquímicas, epidemiológicas e patogênicas. Uma espécie diferente, *C. haemolyticum,* discutida anteriormente, é conhecida como *C. novyi* tipo D. *C. novyi* provoca gangrena gasosa, "doença da cabeça grande" e hepatite necrótica, em ruminantes, e, raramente, carbúnculo sintomático em bovinos.

Produtos celulares de interesse médico

Toxinas. *C. novyi* produz várias proteínas extracelulares que atuam como toxinas, responsáveis pela doença associada a ela. Destas, tem-se comprovado a participação das toxinas alfa e beta da citolisina novilisina ligadora de colesterol na ocorrência de doenças causadas por essa espécie de clostrídio.

Alfatoxina. A alfatoxina é produzida por *C. novyi* tipos A e B. É uma glicosiltransferase que ocasiona glicosilação de Rho GTPases, que as torna inefetivas na interação com seus substratos e, portanto, como sistemas de sinalização celulares. Ademais, a glicosilação impede a interação de Rho GDP com o fator de troca de guanina e a interação de Rho GTP com o fator de ativação de GTPase e, assim, impede a ciclagem da membrana. Como consequência, várias vias sinalizadoras são alteradas, resultando em desarranjo dos componentes do citoesqueleto da célula acometida, seguido da morte celular.

Betatoxina. A betatoxina é produzida por *C. novyi* tipo B. É uma fosfolipase C (uma lecitinase) que hidrolisa fosfotidilcolina e esfingomielina, constituintes da membrana da célula hospedeira, resultando na morte da célula. Essa toxina também é hemolítica.

Deltatoxina (novilisina). A deltatoxina ou novilisina é produzida por *C. novyi* tipo A. É uma citolisina ligadora de colesterol (ver, também, perfringolisina O, mencionada anteriormente). Novilisina se liga aos microdomínios que contêm colesterol, na membrana de célula eucariótica. Uma vez ligada, forma um poro resultando na morte da célula.

Toxinas diversas. *C. novyi* produz várias outras proteínas extracelulares que atuam como enzimas ou toxinas de menor importância, com participação indefinida na patogênese da doença. Essas incluem lecitinase, lipase e miosinase.

Reservatório e transmissão. *C. novyi* tipo A é comum no solo. Os tipos A e B estão presentes no intestino e no fígado de herbívoros sadios. Também, podem ser encontrados na forma de esporos que persistem no músculo. Todos eles penetram no hospedeiro por meio de sua ingestão ou por infecção de ferimento.

Patogênese. Entre as várias toxinas produzidas por *C. novyi,* as toxinas alfa, beta e novilisina são letais e necrosantes e têm reconhecida importância na patogênese da infecção. Não foi definida a participação das toxinas menos importantes, não letais, na patogênese.

Gangrena gasosa e carbúnculo sintomático. *C. novyi* tipo A está envolvido na ocorrência de gangrena gasosa ("infecção de ferimento por clostrídio") em pacientes humanos e animais. Uma apresentação particular dessa enfermidade, a "doença da cabeça grande de carneiros", inicia-se como lesão decorrente de briga no alto da cabeça de carneiros e pode ser consequência da ativação de esporos endógenos presentes nos músculos da cabeça. A lesão endotelial tóxica ocasiona edema envolvendo cabeça, pescoço e região cranial do tórax. O animal morre em 2 dias. A cor amarela do fluido do edema, que é clara e gelatinosa com hemorragia discreta, é uma alteração pós-morte. Raramente, *C. novyi* pode, também, provocar uma doença semelhante ao carbúnculo sintomático, às vezes denominada "falso carbúnculo sintomático" para diferenciá-la de doença semelhante causada por *C. chauvoei*. Às vezes, a ativação de esporos endógenos em decorrência da injeção de substância química irritante ocasiona miosite iatrogênica fatal em equinos.

Hepatite necrótica infecciosa. *C. novyi* tipo B provoca hepatite necrótica infecciosa (*black disease*) em ovinos e bovinos e, raramente, em equinos, suínos e outras espécies animais. Esporos oriundos do intestino alcançam o fígado e permanecem latentes nas células de Kupffer. Quando as células hepáticas são lesionadas, como comumente ocorre após a migração de fascíola (um trematódeo), as condições anaeróbicas resultantes possibilitam a germinação dos esporos. A multiplicação da variante vegetativa resulta em produção e disseminação da toxina. A morte pode ser súbita ou ocorrer dentro de 2 dias a contar do início dos sinais clínicos. Os sintomas incluem apatia, anorexia e hipotermia. A necropsia revela edema, efusão serosa e uma ou mais áreas de necrose hepática contendo bactérias. A congestão venosa subcutânea secundária ao edema pericárdico escurece a região subcutânea, daí o nome "*black disease*" para hepatite necrótica. Em suínos, surto ocasional pode estar associado à migração de ascarídeos pelo fígado.

Epidemiologia. O microrganismo é mundial. A "doença da cabeça grande" é relatada na Austrália, na África do Sul e na América do Norte. A distribuição da "*black disease*", ou hepatite necrótica, coincide, basicamente, com a observada na infecção do fígado por *Fasciola hepatica*. Ambas as doenças acometem principalmente ovinos adultos, durante o verão e o outono. A "*black disease*" acomete particularmente os animais bem alimentados.

Características imunológicas. Possivelmente, as antitoxinas circulantes (anticorpos contra as toxinas alfa, beta e novilisina) e os anticorpos contra componentes celulares do microrganismo representam a base da imunidade contra as infecções por *C. novyi*. Bacterinas e toxoides de cultura total têm valor profilático.

Diagnóstico laboratorial. As lesões hepáticas contêm grandes bastonetes gram-positivos ou de coloração Gram variável, com grandes esporos ovais subterminais que são identificados pelo uso de conjugados anti-*C. novyi* fluorescentes.

O isolamento da bactéria requer rigorosas condições anaeróbicas, especialmente *C. novyi* tipo B, que também é altamente exigente quanto aos nutrientes do meio de cultura. *C. novyi* pode ser detectado em fígado normal de herbívoros dentro de horas após a morte, portanto, há necessidade de diferenciação de bactérias invasoras pós-morte daqueles patógenos verdadeiros.

Cada vez mais, a detecção do microrganismo no tecido ou sua identificação na cultura é realizada por meio de PCR, inclusive em tempo real, teste que possibilita a quantificação da carga bacteriana. Têm-se utilizado, com êxito, *primers* de DNA destinados à ampliação de partes espécie-específicas do gene que codifica a proteína flagelar, flagelina, para diferenciar clostrídios histotóxicos.

Tratamento e controle. Não há tratamento efetivo. O controle objetiva eliminar fascíolas e outros agentes que causam lesão hepática. Em geral, a vacinação profilática com uma combinação bacterina-toxoide é efetiva.

C. septicum

Características descritivas. *C. septicum* é um bastonete gram-positivo, anaeróbico obrigatório, curto, robusto, móvel, pleomorfo e forma esporos. Em alguns exsudatos, constatam-se filamentos longos.

C. septicum causa infecção de ferimentos (gangrena gasosa = edema maligno) em animais pecuários e dermatite gangrenosa em aves; também, pode provocar abomasite fatal em ovinos e, raramente, carbúnculo sintomático ("falso carbúnculo sintomático") em ruminantes.

Produtos celulares de interesse médico. *C. septicum* produz várias exotoxinas proteicas responsáveis pelas doenças associadas à bactéria. No entanto, apenas a alfatoxina tem se mostrado, definitivamente, um fator de virulência. A alfatoxina é uma toxina letal que forma poro. Após sua secreção, liga-se a proteínas sustentadas pelo glicosilfosfatidilinositol na superfície de células eucarióticas (principalmente células endoteliais). Assim, a furina, uma enzima proteolítica que se liga à célula, causa sua clivagem, resultando em fragmentos que se inserem na membrana, formando poros e ocasionando a morte da célula. *C. septicum* também produz uma DNAase ("betatoxina") com atividade leucocitotóxica, uma hialuronidase ("gamatoxina"), uma citolisina ligadora de colesterol (septicolisina O) (com atividade semelhante àquelas de perfingolisina O e novilisina, e assim por diante) e diversos produtos extracelulares (quitinases, neuraminidases, lipases, sialidases e hemaglutininas), com participação indefinida na patogênese da doença.

Reservatório e transmissão. *C. septicum* é uma bactéria mundial encontrada no solo e no intestino de humanos e animais. É adquirida por infecção de ferimentos e/ou por meio da ingestão.

Patogênese. A infecção de ferimento causada por *C. septicum* frequentemente é denominada "edema maligno", mas o termo "gangrena gasosa" provavelmente é mais apropriado. É possível que todos os produtos tóxicos mencionados anteriormente participem na ocorrência dessa grave infecção necrosante, mas apenas comprovou-se, definitivamente, o envolvimento da alfatoxina. Acredita-se que os efeitos sistêmicos sejam resultantes da lesão endotelial que ocorre por todo o corpo, ocasionando grave desequilíbrio de fluidos e eletrólitos, bem como edema local. A ação das toxinas ativas na membrana, a dissolução de componentes de tecido conjuntivo, juntamente com a destruição de leucócitos polimorfonucleares e a liberação de suas enzimas digestivas podem ser responsáveis pela destruição tecidual observada. A infecção se irradia do local de inoculação do microrganismo, horas a dias após a exposição ao patógeno. Com frequência, um quadro hemorrágico, edematoso e necrosante se instala nos

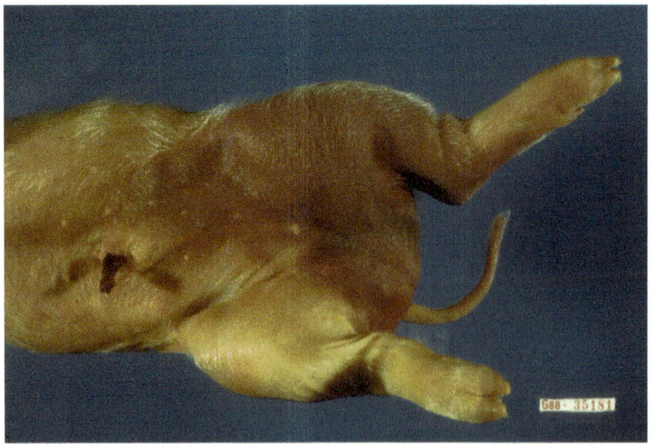

Figura 35.12 Gangrena gasosa em um leitão, possivelmente causada por injeção ou castração. O processo necrosante segue os planos fasciais. (Cortesia de Department of Pathobiology, University of Guelph.)

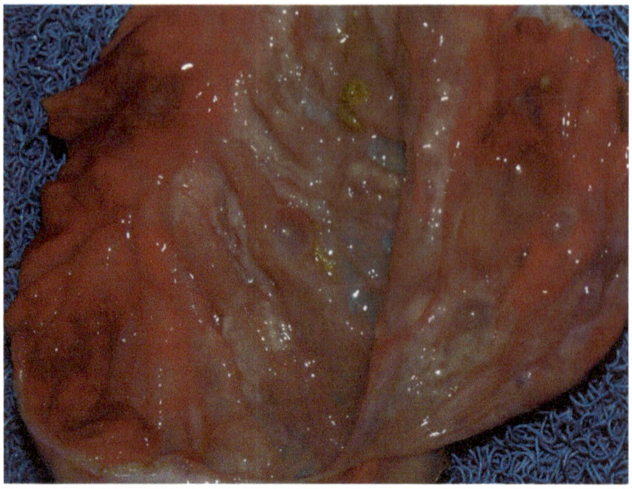

Figura 35.13 *"Braxy"* no abomaso de um cordeiro, mostrando extensa hemorragia, edema, produção de gás e áreas de necrose focal. (Cortesia de Department of Pathobiology, University of Guelph.)

planos fasciais, enquanto o músculo adjacente se torna escurecido (Figura 35.12). Com o envolvimento muscular e a formação de enfisema, é possível observar estreita semelhança dessa infecção com o carbúnculo sintomático (seção "Clostridium chauvoei"). As tumefações crepitantes podem variar de doloridas e quentes a indolores e frias. Os sinais clínicos incluem febre, taquicardia, anorexia e apatia. A progressão pode ser rápida e fatal, dentro de um dia. Os ferimentos são lesões traumáticas, mas podem incluir lesão de útero em fêmeas após a parição.

C. septicum provoca uma doença semelhante ao carbúnculo sintomático de bovinos, às vezes denominada "falso carbúnculo sintomático" para diferenciá-la de doença semelhante causada por *C. chauvoei.* A ativação de esporos endógenos pela injeção de substâncias químicas irritantes tem provocado miosite iatrogênica fatal em equinos.

C. septicum também causa dermatite gangrenosa, celulite necrosante fatal e mionecrose em aves, inclusive em perus e frangos. Pode haver infecção concomitante por *C. perfringens.* Os fatores predisponentes que às vezes tornam a infecção devastadora são indefinidos, mas incluem má condição higiênica, superpopulação e, possivelmente, contaminação fecal de feridas ocasionadas por pressão.

Abomasite grave e fatal (conhecida como *braxy*, na Escócia, ou *bradsot*, na Dinamarca) é uma doença de clima frio causada por *C. septicum*, em ovinos, nos quais essa bactéria provoca lesão necrosante da parede do abomaso, semelhante à lesão subcutânea descrita anteriormente. Os sinais clínicos são, principalmente, toxemia e distúrbio gastrintestinal. A maior parte das características fisiopatogênicas dessa doença incomum e grave, geralmente fatal, é pouco compreendida. A associação da ocorrência da infecção com a ingestão de alimento congelado, inclusive feno, pode sugerir lesão traumática da mucosa do abomaso (Figura 35.13).

Em pessoas, a infecção de ferimentos por *C. septicum* pode se manifestar como celulite grave e gangrena gasosa e está associada à injeção intravenosa de medicamento ilegal, aborto (que causa metrite séptica) em condições higiênicas precárias, câncer, infecções cutâneas, vasculopatia periférica associada ao diabetes e traumatismo grave. Em pacientes humanos, o microrganismo também provoca mionecrose "espontânea" não associada a ferimento ("gangrena gasosa"), cuja patogênese possivelmente é semelhante à do carbúnculo sintomático de bovinos.

Epidemiologia. É possível observar gangrena gasosa após procedimentos como castração, caudectomia, tosquia, colocação de brincos e injeções. Às vezes, as infecções genitais, após parição, devem-se a distocia e assistência obstétrica inexperiente. *"Braxy"* ou *"bradsot"* ocorre principalmente em países mais frios, como Canadá, Escócia e os da Escandinávia.

Características imunológicas. Provavelmente, a imunidade depende da antitoxina.

Diagnóstico laboratorial. Bastonetes esporulados podem ser detectados em exsudatos corados pela técnica de Gram ou por imunofluorescência.

C. septicum se multiplica rapidamente em ágar-sangue, em condições anaeróbicas, originando colônias hemolíticas com até 5 mm de diâmetro, dentro de 48 h. As colônias apresentam contorno rizoide e, com frequência, tendência em se aglomerar. Embora o isolamento e identificação desse microrganismo em cultura não sejam difíceis, os resultados positivos devem ser interpretados com cautela, pois *C. septicum* é um invasor pós-morte agressivo. Sua presença, portanto, pode não estar relacionada com a doença em questão e pode mascarar a presença de patógenos mais importantes, como *C. haemolyticum* e *C. chauvoei.*

É possível a detecção da bactéria no tecido ou sua identificação mediante a coloração de anticorpos fluorescentes ou a amplificação da alfatoxina por meio de PCR. Tem-se utilizado a amplificação de partes espécie-específicas do gene da flagelina pelo uso de PCR, a fim de diferenciar o microrganismo de outros clostrídios que provocam necrose tecidual grave.

Tratamento e controle. O prognóstico é reservado. A terapia possível inclui penicilina ou tetraciclina, administrada por via sistêmica e incisão e drenagem do ferimento e sua irrigação com antisséptico.

Os bezerros são vacinados com 3 a 4 meses de idade; os ovinos e caprinos são vacinados por ocasião do desmame. É importante a adoção de cuidados higiênicos nos momentos de provável exposição à bactéria.

C. sordelli

A participação de *C. sordelli* nas infecções graves de animais e pessoas pode ter sido subestimada ou a ocorrência de infecções pode estar aumentando. O microrganismo produz várias toxinas e, experimentalmente, é patogênico para várias espécies animais.

C. sordelli está associado à ocorrência de miosite fatal e de doença hepática em ruminantes e equinos, embora o mecanismo fisiopatogênico exato não seja conhecido. A miopatia aguda verificada em equinos criados em pastagem ("miopatia equina atípica", "miopatia da pastagem sazonal"), associada a rabdomiólise aguda e geralmente fatal, tem-se tornado um problema crescente nos últimos anos, em países europeus. A doença acomete especialmente equinos adultos jovens que se alimentam de pastagem, em clima muito frio e chuvoso, como ocorre no outono. A doença está associada a início repentino de fraqueza muscular, resultante da miodegeneração generalizada, apesar de o foco da infecção não ser definido. Pode ser o intestino. Demonstrou-se a presença da toxina letal de *C. sordelli* (TcsL) nas miofibras de equinos acometidos, por meio de teste imuno-histoquímico.

C. sordelli tem causado doença fatal em potros neonatos, após infecção do coto umbilical, bem como infecção uterina mortal em ovelhas, posterior à parição. Também, é um patógeno emergente em humanos, provocando infecções muito graves e frequentemente fatais, após aborto, e mionecrose "espontânea" não associada a ferimento ("gangrena gasosa"), semelhante ao carbúnculo sintomático.

Há crescente evidência de que o microrganismo possa causar doença intestinal grave, inclusive uma enfermidade semelhante à abomasite provocada por *C. septicium* ("*braxy*"), em cordeiros. O microrganismo foi isolado de doença intestinal fatal em leões.

As vacinas com a combinação de bacterina-toxoide de *Clostridium* para a prevenção de carbúnculo sintomático e gangrena gasosa geralmente contêm *C. sordelli*.

Clostrídios neurotóxicos

Clostridium botulinum (agente etiológico do botulismo) e *Clostridium tetani* (agente etiológico do tétano) causam doença estritamente pela ação de neurotoxinas, respectivamente, toxinas botulínica e tetânica. Embora as toxinas botulínica e tetânica apresentem mecanismos de ação semelhantes, causam diferentes doenças com manifestações notadamente distintas, em razão de seus diversos locais de ação no sistema nervoso.

As toxinas botulínica e tetânica bloqueiam a liberação de neurotransmissor. Ambas as toxinas são endopeptidases de zinco, as quais interferem na fusão de vesículas que contêm neurotransmissores com a membrana que reveste a fenda pré-sináptica. Essa interferência se deve à hidrólise das proteínas envolvidas com a "fixação", que precede a fusão das vesículas que contêm neurotransmissores com a membrana que reveste a fenda. A hidrólise dessas proteínas ocasiona degeneração da sinapse e bloqueio da neurotransmissão. O tempo de regeneração da sinapse varia de semanas a meses.

C. botulinum

C. botulinum é um bastonete gram-positivo anaeróbico obrigatório que forma esporos; causa botulismo, uma intoxicação neuroparalítica caracterizada por paralisia flácida. A intoxicação é provocada por qualquer uma das sete proteínas que atuam como neurotoxinas (A a G) (Quadro 35.3), cujos efeitos são semelhantes, mas com diferenças quanto a potência, propriedades antigênicas e distribuição. São produzidas por um grupo heterogêneo de clostrídios, denominado *C. botulinum* (*C. botulinum* grupo G foi renomeado como *C. argentinense*), com base nas toxinas, as quais em alguns tipos (C e D) são codificadas por bacteriófago.

Botulismo é diagnosticado principalmente em ruminantes, equinos, martas e aves, particularmente aves aquáticas. Entretanto, a infecção é cada vez mais diagnosticada em aves comerciais. Suínos, carnívoros e peixes raramente são acometidos.

Características descritivas

Morfologia. *C. botulinum* é um bastonete gram-positivo anaeróbico obrigatório, que forma esporos. Em pH próximo e acima da neutralidade, produz esporos ovais subterminais.

Quadro 35.3 Tipos clássicos de toxina botulínica: distribuição geral, origem e patogenicidade.

Tipo (toxina presente)	Distribuição geográfica	Origem	Espécies acometidas
A (A)	Oeste da América do Norte; antiga União Soviética	Vegetais, frutas (carne, peixes)	Seres humanos (aves domésticas, marta)
B (B)	Leste da América do Norte, Europa, antiga União Soviética	Carne, produtos suínos (vegetais, peixes)	Seres humanos (equinos, bovinos)
Cα (C_1)	Nova Zelândia, Japão, Europa	Vegetação, invertebrados, cadáver	Aves aquáticas
Cβ (C_1, D)	Austrália, África, Europa, América do Norte	Alimentos deteriorados, cadáver	Equinos, bovinos, marta (seres humanos)
D (D)	África, antiga União Soviética, sudoeste dos EUA, Europa	Cadáver, excremento de aves	Bovinos, ovinos, aves domésticas (equinos, seres humanos)
E	América do Norte, Norte da Europa, Japão, antiga União Soviética	Peixe cru, mamíferos marinhos	Seres humanos, peixes, aves que se alimentam de peixes
F	EUA, norte da Europa, antiga União Soviética	Carne, peixes	Seres humanos
G	Argentina	Solo	Seres humanos

Produtos celulares de interesse médico

Toxina. *C. botulinum* produz várias proteínas com atividade "tóxica" (toxina botulínica, toxina C_2 e exoenzima C_3), mas apenas a toxina botulínica tem participação fundamental na ocorrência de botulismo.

Há 7 tipos de toxina botulínica (BoNT, *botulinum neurotoxin*, ou seja, neurotoxina botulínica), diferenciadas pelas características antigênicas, embora recentemente tenha sido descrito um novo "mosaico" de toxinas. As letras A a G representam os tipos de toxinas (Quadro 35.3). O tipo de neurotoxina caracteriza a cepa de *C. botulinum* que a produz. Desse modo, uma cepa de *C. botulinum* que produz o tipo BoNT A é denominado *C. botulinum* tipo A.

Todos os sete tipos de BoNT são endopeptidases de zinco, cujas atividades são idênticas, ou seja, provocam hidrólise das proteínas de ligação necessárias para a fusão das vesículas que contêm neurotransmissores com a membrana pré-sináptica. Embora o resultado final seja o mesmo (bloqueio da liberação de neurotransmissor), os vários tipos de BoNT hidrolisam diferentes proteínas de ligação. Os tipos A e E hidrolisam SNAP (*synaptosomal-associated protein*, ou seja, proteína associada a sinaptossoma). Os tipos B, D, F e G hidrolisam VAMP (*vesicle-associated membrane protein*, ou seja, proteína de membrana associada à vesícula, também conhecida como sinaptobrevina) e o tipo C hidrolisa SNAP e sintaxina. Após a hidrólise, a sinapse se degenera e sua regeneração pode demorar semanas a meses.

BoNT é uma molécula de "cadeia dupla" constituída de uma cadeia leve (com atividade de endopeptidase de zinco), de uma cadeia pesada composta de um domínio de translocação (responsável pela formação de um poro pelo qual a cadeia leve passa) e de um domínio de ligação (responsável pela ligação às células nervosas). Acredita-se que várias proteínas "acessórias" que auxiliam na permanência da toxina no trato gastrintestinal sejam secretadas juntamente com BoNT.

BoNT se liga às células do nervo colinérgico; cada tipo de BoNT se liga a um diferente receptor. Após a ligação, a toxina é internalizada por meio da endocitose mediada por receptor. Vesículas que contêm BoNT permanecem na junção neuromuscular. Após a clivagem, a cadeia leve (endopeptidase de zinco) atravessa a membrana da vesícula e alcança o citosol da célula nervosa, onde hidrolisa as proteínas de ligação.

Ambas, a toxina C_2 e a exoenzima C_3, são ADP-ribosiltransferase e ocasionam a ribosilação de G-actina e Rho, respectivamente, resultando no desarranjo do citoesqueleto. Nenhuma enzima parece participar na fisiopatogenia da doença.

Resistência. Embora a resistência de esporos ao calor seja variável entre os grupos da cultura, os tipos de toxinas e as cepas, o calor úmido em 120°C durante 5 min geralmente é letal. Há exceções. O pH baixo e a alta salinidade exacerbam o efeito da esterilização pelo calor. Sal, nitrato e nitrito suprimem a germinação dos esporos nos alimentos. O aquecimento a 80°C durante 20 min inativa a toxina. Os 7 tipos de toxinas diferem quanto a antigenicidade, resistência ao calor e letalidade, nas diferentes espécies animais (provavelmente relacionadas com a quantidade de receptores na superfície do neurônio motor). Também, são reconhecidos quatro grupos em cultura.

Reservatório e transmissão. Os reservatórios de *C. botulinum* incluem solos e sedimentos aquáticos. As fontes de intoxicação são materiais oriundos de animais e plantas contaminados. Quando os animais morrem, os esporos de *C. botulinum*, comumente presentes no intestino e nos tecidos, germinam e produzem toxina, a qual pode contaminar o ambiente onde os animais são criados. Um exemplo disso é um animal morto durante a preparação do feno e enrolado com um fardo desse feno. Em vegetais em decomposição, ocorre um processo semelhante. Além da toxina ingerida, a ingestão de esporo e a contaminação de ferimento podem provocar botulismo. A ingestão de esporo é importante causa de botulismo em crianças. Em humanos e equinos raramente se instala botulismo em decorrência da infecção de ferimento.

Patogênese. A toxina botulínica é a principal proteína tóxica conhecida; 1 mg da toxina pode matar uma pessoa. A BoNT ingerida é absorvida na região glandular do estômago e no intestino delgado anterior e distribuída pela corrente sanguínea. Ademais, liga-se aos receptores e penetra nas células nervosas, após endocitose mediada por receptores. Não se sabe como a BoNT alcança a superfície das células nervosas desde a corrente sanguínea. As vesículas que contêm a toxina permanecem na junção mioneural. Um fragmento da toxina (cadeia leve) se transfere, através da membrana da vesícula, ao citosol da célula nervosa e, subsequentemente, hidrolisa uma proteína de "ligação" (cuja proteína depende da toxina botulínica). A sinapse se degenera e resulta em paralisia flácida dada a ausência de neurotransmissor (acetilcolina). Quando isso acomete os músculos respiratórios, o paciente morre em decorrência da insuficiência respiratória. Não há lesões primárias.

Os sinais clínicos incluem não coordenação muscular que leva ao decúbito, protrusão da língua e distúrbios de preensão de alimentos, de mastigação e de deglutição. Não ocorre alteração da consciência. A temperatura permanece normal, a menos que haja infecção secundária, como pneumonia por aspiração. Nos casos não fatais, a recuperação é lenta e os sintomas remanescentes podem persistir durante meses. Ainda há uma sugestão plausível, mas não comprovada, de que a disautonomia equina (*equine grass sickness*), uma condição comumente fatal que envolve o sistema nervoso entérico, esteja associada à ingestão de BoNT produzida por *C. botulinum* tipo C presente em folhas de gramíneas (como um biofilme).

Em aves, como patos, a doença é denominada "paralisia de pescoço", em razão da postura característica com cabeça caída que, frequentemente, ocasiona o afogamento de aves aquáticas.

Epidemiologia. Os tipos A e B são encontrados em todos os solos, inclusive em solos virgens; os tipos C, D, E e F estão presentes em ambientes úmidos – ou seja, solos lamacentos ou sedimentos aquáticos. Nos animais, predominam os tipos C e D. *C. botulinum* tipo C, que vive em biofilmes das superfícies de folhas de gramíneas, pode ser a fonte de BoNT na disautonomia equina, embora ainda não tenha sido definitivamente comprovado se essa é, realmente, resultado de botulismo. *C. botulinum* tipo E está associado a ambientes aquáticos; assim, em geral está associado a consumo de peixe infectado ou contaminado.

A presença de animais mortos (aves, roedores e gatos) nos alimentos pode ser a origem de surtos, bem como pode ser o material utilizado como cama de frango (que pode conter frangos mortos) quando utilizado como suplemento alimentar para bovinos e ovinos, como material de cama para esses animais ou quando é espalhada como fertilizante em pastagens nas quais os ruminantes têm acesso. O crescente uso, nos últimos anos, de "grandes fardos de silagem" e de fardos de feno redondos, nos quais a forrageira é ensilada sem acidificação em grandes envoltórios plásticos hermeticamente fechados ou embrulhadas em fardos redondos compactados, tem sido associado a maior ocorrência de botulismo em equinos e bovinos. É possível que essa seja uma combinação do corte de gramínea muito próximo ao solo, de modo que são coletados ninhos de aves jovens ou roedores juntamente com a forrageira, e condições anaeróbicas da ensilagem ou do enrolamento compacto do feno. Em geral, surtos em locais de criação de martas se devem ao consumo de carne estragada e surtos em incubadoras de peixes se devem ao alimento oriundo de peixe contaminado com esporos de *C. botulinum* tipo E, os quais germinam no fundo da lama. Vegetais em decomposição induzem surtos em aves aquáticas. Como a água dos lagos recua durante o verão, deixando margens lamacentas ou poças rasas, os vegetais apodrecidos tornam-se acessíveis. *C. botulinum* e sua toxina são ingeridos e, após a morte do animal, espalham-se pela carcaça, que serve de alimento para larvas de varejeiras, as quais absorvem a toxina. As aves aquáticas ingerem essas larvas e se intoxicam. A ocorrência de botulismo em frangos e galinhas poedeiras comerciais, causado por *C. botulinum* tipo C e tipo D, está aumentando, aparentemente como consequência da produção de toxina no intestino (botulismo "toxicoinfeccioso"), embora o motivo do aumento não tenha sido definido. Essa infecção intestinal pode estar relacionada com o aumento da prevalência de botulismo constatado em ruminantes expostos à cama de frangos.

Botulismo causado por *C. botulinum* tipo B foi verificado em bovinos e mulas. No "botulismo toxicoinfeccioso" de potros ("síndrome do potro tremedor") e de equinos adultos, não se detectou qualquer toxina, mas o microrganismo tem sido isolado dos tecidos de modo consistente.

O botulismo causado por *C. botulinum* tipo D está classicamente associado a pastagens deficientes em fósforo, onde os animais mantidos nelas se alimentam de carcaças e ossos que, com frequência, contêm toxina botulínica. Em bovinos da África do Sul, essa condição é denominada *lamziekte* ("doença da manqueira"), a qual se manifesta como claudicação associada à deficiência de fósforo. No Reino Unido, cada vez mais tem se verificado botulismo causado por *C. botulinum* tipo D em ruminantes expostos à cama de frangos.

Tem-se constatado botulismo causado por *C. botulinum* tipo E em aves que se alimentam de peixes, na região dos Grandes Lagos da América do Norte, como consequência de alterações ecológicas complexas induzidas no ambiente aquático por várias espécies invasoras. As aves migratórias que se alimentam de peixes capturam animais com botulismo, o que as deixam mais propensas a adquirir e sucumbir à intoxicação.

Em geral, botulismo humano é causado pelo consumo de carne, frutos do mar ou vegetais enlatados inadequadamente processados. Botulismo infantil envolve crescimento de clostrídios e toxinogênese no trato intestinal, ocasionando a "síndrome do bebê mole" e pode estar associado à ingestão de mel, pois este alimento frequentemente contém grande quantidade de esporos de *C. botulinum*. Botulismo por infecção de ferimento resulta de lesões externas contaminadas.

Características imunológicas. A resistência ao botulismo depende da antitoxina circulante. Alguns animais se alimentam de cadáver, como abutres, que parecem adquirir imunidade mediante repetidas exposições subletais à toxina.

Diagnóstico laboratorial. O diagnóstico de botulismo requer a constatação da toxina no plasma ou nos tecidos, antes da morte do paciente ou em carcaça de animal morto recentemente. O isolamento do microrganismo, especialmente do conteúdo intestinal, ou detecção de toxina após a morte não é um achado definitivo. A detecção de toxina em alimentos, conteúdo estomacal fresco ou material de vômito sustenta o diagnóstico de botulismo.

A toxina é extraída de material suspeito (exceto de fluidos) mantido por uma noite em solução salina. A mistura é centrifugada, e a porção limpa é esterilizada em filtro, colocada em solução de tripsina (1%, em 37°C durante 45 min). Por meio de injeção intraperitoneal, inoculam-se extrato, mistura de extrato e antitoxinas e extrato aquecido a 100°C, durante 10 min, em porquinhos-da-índia ou camundongos. A morte ocasionada por botulismo ocorre dentro de 10 h a 3 semanas (em média, 4 dias), precedida por fraqueza muscular, paralisia dos membros e dificuldade respiratória. A fim de confirmar que os animais morreram em razão da intoxicação, e não de peritonite, todas as toxinas devem ser neutralizadas por uma das antitoxinas de *C. botulinum*.

O isolamento de *C. botulinum* de tecidos ou de alimentos suspeitos começa com o aquecimento deste material suspeito em temperatura de 65°C a 80°C, durante 30 min, a fim de induzir a germinação dos esporos. Os esporos de *C. botulinum* tipo E requerem, além disso, tratamento com lisozima (5 mg/mℓ de meio de cultura). A cultura da bactéria é anaeróbica, em placas com ágar-sangue. Faz-se a identificação por meio de reações bioquímicas e produção de toxina. Imunofluorescência é utilizada para identificar alguns grupos de culturas. Podem ser usados *primers* destinados a ampliar os genes que codificam as várias toxinas (por meio de PCR), a fim de comprovar o isolamento de *C. botulinum*.

Tratamento e controle. Caso se suspeite de ingestão recente de material infectado, são úteis o esvaziamento do estômago e o emprego de purgantes. Às vezes, o tratamento com antitoxina após o início dos sintomas é benéfico, especialmente em martas e patos, mas prefere-se, infinitamente, a prevenção pelo uso de vacina. Martas e outros animais em risco devem ser vacinados com toxoides (tipos A, B, C e D). Estão sendo realizados testes clínicos para evitar disautonomia equina (*equine grass sickness*) em equinos com o uso de uma vacina composta de toxoide botulínico. A remoção de aves aquáticas infectadas para um local seco, se possível, salva muitas aves da exposição à toxina e de afogamento. A disponibilização de alimentos em solo seco pode atrair aves de áreas contaminadas. No Reino Unido, os proprietários rurais são obrigados a remover as carcaças da cama de frango, antes de vendê-la como fertilizante.

Guanidina e aminopiridina estimulam a liberação de acetilcolina, enquanto a germina exacerba os impulsos nervosos. São poucos e confusos os relatos clínicos sobre o uso dessas substâncias.

C. tetani

C. tetani é um bastonete gram-positivo anaeróbico obrigatório, que forma esporos; é a causa de tétano, uma intoxicação neuroparalítica caracterizada por espasmos musculares tetânicos e convulsões tônico-clônicas. A intoxicação se deve a uma proteína, a neurotoxina.

Todos os mamíferos são suscetíveis ao tétano, em diferentes graus; equinos, ruminantes e suínos são mais suscetíveis que carnívoros e aves domésticas. Em todos os animais, a taxa de mortalidade é alta. Humanos e equinos são as espécies mais suscetíveis.

Características descritivas

Morfologia. *C. tetani* é um bastonete gram-positivo anaeróbico obrigatório, que forma esporos. Uma característica morfológica distinguível de *C. tetani* é o formato esférico e a posição terminal de seus esporos (em forma de "coxa de galinha" ou "raquete de tênis"; Figura 35.1).

Produtos celulares de interesse médico. *C. tetani* produz duas toxinas (tetanolisina e toxina tetânica), embora somente a toxina tetânica tenha importância clínica.

Os genes que codificam a toxina tetânica (TeNT, *tetanus neurotoxin*, ou seja, neurotoxina tetânica, também denominada tetanoespasmina) situam-se em um grande plasmídio. TeNT é liberado durante a lise das células clostridianas. Há apenas um tipo de TeNT, uma endopeptidase de zinco, a qual hidrolisa as proteínas de ligação necessárias para a fusão das vesículas que contêm neurotransmissores com a membrana pré-sináptica. A TeNT hidrolisa a proteína de ligação VAMP (*vesicle-associated membrane protein*, ou seja, proteína de membrana associada à vesícula, também denominada sinaptobrevina). Assim, as proteínas de ligação são hidrolisadas, a sinapse se degenera e sua regeneração demora de semanas a meses.

TeNT é uma molécula de "cadeia dupla" composta de uma cadeia leve (com atividade de endopeptidase de zinco), de uma cadeia pesada constituída de um domínio de translocação (responsável pela formação de um poro pelo qual passa a cadeia leve) e de um domínio de ligação (responsável por sua ligação às células nervosas).

TeNT se liga às células do nervo colinérgico por meio de receptores diferentes daqueles identificados por BoNT. Esses receptores são constituídos de microdomínios que contêm lipídios e proteínas sustentadas pelo glicosilfosfatidilinositol. Após a ligação, a toxina é internalizada por meio de endocitose mediada por receptor. As vesículas que contêm TeNT são transportadas por uma via axônica retrógrada até os interneurônios inibidores do corno ventral da medula espinal. Após a clivagem, a cadeia leve (a endopeptidase de zinco) se desloca através da membrana da vesícula para o citosol da célula nervosa, onde hidrolisa as proteínas de ligação envolvidas com as vesículas que contêm os neurotransmissores ácido gama-aminobutírico e glicina.

A outra toxina, tetanolisina, é uma citolisina ligadora de colesterol, mas não se sabe se tem importância na fisiopatogenia do tétano.

Características de crescimento. *C. tetani* se multiplica em ágar-sangue, em condições anaeróbicas de rotina. Pode ocorrer agregação bacteriana. Suas reações diferenciais (fermentação de carboidrato, proteólise e produção de indol) variam de acordo com o meio utilizado. Os esporos resistem à fervura por até 1,5 h, mas não à autoclavagem (121°C, por 10 min). A desinfecção pelo uso de alguns compostos halogênicos (solução de iodo 3%) pode ser efetiva por várias horas. Todavia, as concentrações usuais de fenol, lisol e formalina não são efetivas.

Reservatório e transmissão. *C. tetani* está amplamente distribuído no solo e, com frequência, sua presença no intestino é transitória. Os esporos são introduzidos em ferimentos.

Patogênese. A germinação dos esporos requer um ambiente anaeróbico, como aquele verificado em tecidos desvitalizados por contusão, queimadura, laceração, comprometimento ao suprimento sanguíneo (p. ex., coto umbilical ou restos placentários) ou infecção bacteriana. Nessas condições, *C. tetani* prolifera e sua toxina se difunde pelos canais vasculares ou de troncos nervosos periféricos. A toxina se fixa aos receptores do nervo colinérgico mais próximo e é internalizada em uma vesícula, que se desloca em direção retrógrada no interior dos axônios, até os corpos celulares dos cornos ventrais da medula espinal. A cadeia leve da toxina se desloca através da membrana da vesícula para o citosol, onde hidrolisa as proteínas de ligação e suprime a liberação de substâncias mensageiras inibidoras aferentes (glicina e ácido gama-aminobutírico), fazendo com que os músculos inervados permaneçam em espasmos clônicos ou tônicos, sustentados. A toxina também se desloca da medula para outras partes, envolvendo outros grupos de músculos. Após a hidrólise das proteínas de ligação vesiculares, as sinapses degeneram; sua regeneração demora várias semanas.

A enfermidade relatada ("tétano ascendente") é característica de animais que não são muito suscetíveis à toxina tetânica (p. ex., cães e gatos). Apenas os troncos nervosos próximos ao local toxigênico absorvem toxina em quantidade suficiente para ocasionar sintomas evidentes.

"Tétano descendente" (uma toxemia generalizada) é típico de espécies altamente suscetíveis (equinos e humanos), nas quais quantidades efetivas de toxinas se disseminam pelos canais vasculares para as terminações nervosas de áreas remotas do local toxigênico. A toxina alcança o sistema nervoso central, em vários níveis, ocasionando tétano generalizado. Com frequência, inicia-se cranialmente, uma vez que os nervos cranianos estão próximos ao sistema nervoso central. A sequência reflete a suscetibilidade dos vários neurônios.

Padrões de doença. Os sintomas iniciais, após um período de incubação de alguns dias a várias semanas, incluem rigidez, tremores musculares e maior sensibilidade aos estímulos.

Em equinos, ruminantes e suínos, os quais geralmente desenvolvem tétano descendente, constata-se retração da terceira pálpebra (em razão de espasmos de músculos oftálmicos), orelhas eretas, ranger de dentes e rigidez de cauda. Em ruminantes, é comum a ocorrência de timpanismo. A alimentação torna-se impossível ("trismo mandibular"). A rigidez das extremidades ocasiona postura "de cavalete" e, por fim, decúbito. Inicialmente, os espasmos tetânicos se manifestam como uma resposta ao estímulo e posteriormente tornam-se permanentes. Observa-se retenção de fezes e urina, sudorese e febre alta. O paciente permanece consciente. Cordeiros e leitões morrem em decorrência da parada respiratória, na primeira semana; os animais adultos morrem entre 1 e 2 semanas. A recuperação completa demora de semanas a meses. A taxa de mortalidade é de, no mínimo, 50%, sendo maior em pacientes jovens.

Em carnívoros, o período de incubação tende a ser mais longo e, com frequência, o local (ascendente) de tétano (rigidez e tremores) é notado próximo ao ferimento original. A progressão pode ser mais lenta que em animais ungulados, mas os sinais clínicos e o curso da doença são semelhantes.

Epidemiologia. A ocorrência de tétano está associada à introdução de esporos de *C. tetani* em tecido traumatizado (ver seção "Patogênese"). Ferimentos penetrantes em pata ocasionados por prego, realização de cirurgia em curral, uso de fitas de borracha para castração e caudectomia em ovinos, colocação de brinco, injeção, ferimentos de tosquia, infecção uterina pós-parto, infecção umbilical do neonato, briga entre pequenos animais e amarração de membros predispõem ao tipo de lesão e à contaminação fecal e do solo associada ao tétano.

Características imunológicas. TeNT é antigenicamente homogênea. A resistência adquirida ao tétano depende da antitoxina circulante. Em ruminantes sadios, tem-se detectado pequena quantidade. Surpreendentemente, mas, dada sua alta toxicidade, os pacientes que sobrevivem ao tétano, com possível exceção de cães e gatos, são suscetíveis a nova infecção. Em cães e gatos, às vezes, a quantidade de toxina necessária para causar tétano é grande o suficiente para induzir uma resposta contra a toxina. As proteções passiva e ativa são obtidas pela administração de antitoxina e de vacina contendo toxoide, respectivamente (ver seção "Tratamento e controle").

Diagnóstico laboratorial. Um esfregaço de ferimento suspeito corado pela técnica de Gram pode revelar uma bactéria típica, "em formato de raquete de tênis" (Figura 35.1). Sua ausência não exclui a possibilidade de tétano, e sua presença é meramente sugestiva, quando a morfologia não é característica. Faz-se a semeadura do exsudato da ferida em ágar-sangue, em ambiente anaeróbico. O aumento do conteúdo de ágar (até 4%) inibe a agregação das bactérias, enquanto a colocação de uma gota de antitoxina inibe a hemólise nesta área da placa.

Tradicionalmente, as culturas em caldo de carne cozida são incubadas e algumas aquecidas a 80°C, por tempo variável (até 20 min), a fim de matar as bactérias, mas não os esporos. Todas as culturas são incubadas em temperatura de 37°C, por 4 dias, e faz-se a subcultura periodicamente em ágar-sangue, durante esse período. Aquelas culturas que não foram previamente aquecidas são submetidas ao aquecimento antes da subcultura. Isolados suspeitos são identificados por meio de testes diferenciais, e confirma-se uma cepa como produtora de toxina tetânica por meio da injeção intramuscular de cultura em caldo, de 48 h, em dois camundongos, sendo que um deles recebe a antitoxina. Atualmente, esse procedimento é raro porque a doença é tão característica que não há necessidade de diagnóstico laboratorial.

Também podem ser utilizados *primers* preparados para ampliar o gene que codifica a toxina tetânica (por meio de PCR), a fim de confirmar o isolamento de *C. tetani*.

Tratamento e controle. O tratamento objetiva neutralizar a toxina circulante, suprimir a produção de toxina e manter a vida e aliviar os sintomas do paciente. O primeiro objetivo é alcançado por meio da injeção de dose adequada de antitoxina, de 10 mil a 300 mil unidades, para equinos. Alguns clínicos sugerem a aplicação intratecal, desde que possa trazer algum benefício.

O tratamento do ferimento e a aplicação parenteral de penicilina ou metronidazol objetivam cessar a produção de toxina. O tratamento de suporte inclui o uso de sedativos e relaxantes musculares e a prevenção de estímulos externos. Pode ser necessária alimentação artificial por meio de um tubo estomacal ou por injeção intravenosa, após a fase de hiperestesia. Os cuidados de enfermagem são os mais importantes.

Os ferimentos devem ser adequadamente limpos e protegidos. Durante os procedimentos cirúrgicos, especialmente quando se trata de um grupo de animais, em condição de campo, devem ser adotados cuidados higiênicos apropriados. Em equinos, a menos que vacinados, administra-se antitoxina, após lesão ou cirurgia, e penicilina de longa duração.

Na imunização ativa, emprega-se toxoide formalizado, em duas doses, com intervalo de 1 a 2 meses e, em seguida, anualmente; todavia, é cada vez mais comum um sistema de imunização menos frequente. Todas as espécies altamente suscetíveis, em especial equinos, humanos e ovinos, devem ser vacinadas contra tétano. As recomendações contidas na bula devem ser obedecidas. Ao se administrar toxoide, ocorre transferência de imunidade passiva da égua imunizada ao potro recém-nascido, propiciando proteção durante cerca de 10 semanas.

36 Bactérias Filamentosas | Actinomyces, Nocardia, Dermatophilus e Streptobacillus*

Megan E. Jacob

Há relação entre as bactérias dos gêneros *Actinomyces*, *Nocardia*, *Dermatophilus* e *Streptobacillus*, em razão de terem a capacidade de se apresentar com formato filamentoso. Além dessa característica e da manifestação comum de inflamação piogranulomatosa, esses microrganismos têm pouco em comum. No Quadro 36.1, há um resumo das características diferenciais.

Actinomyces

Os microrganismos do gênero *Actinomyces* são bastonetes ramificados gram-positivos, anaeróbicos obrigatórios ou facultativos, considerados parte da flora normal na cavidade bucal e dos tratos gastrintestinal e urogenital de seres humanos e animais. Estão mais comumente associados à colonização da cavidade bucal, onde podem resultar em inflamação piogranulomatosa, após lesão da membrana mucosa. Esse gênero de bactérias é constituído de várias espécies e as manifestações clínicas podem ser semelhantes àquelas causadas por outros microrganismos morfologicamente semelhantes, como as espécies de *Nocardia*.

Características descritivas

Morfologia e coloração. As bactérias do gênero *Actinomyces* são bastonetes gram-positivos difteroides ou filamentosos e não são acidorresistentes. Esses microrganismos não formam esporos. A ramificação em filamentos, frequentemente em formato de "colar de pérolas", dada a coloração irregular, é mais facilmente observada em amostras patológicas. No meio de cultura, há predomínio da forma difteroide.

Estrutura e composição. As espécies de *Actinomyces* apresentam componentes da parede celular distintos, os quais as diferenciam de espécies morfologicamente semelhantes, inclusive de *Nocardia*. As fibrilas da superfície de *A. viscosus* podem atuar como adesinas para células hospedeiras ou para outras bactérias ("coagregação"). Os antígenos da superfície estão relacionados com atividades quimiotáticas e mitogênicas.

Características de crescimento. As espécies de *Actinomyces* são anaeróbicas facultativas ou obrigatórias, as quais requerem meio de cultura rico, preferivelmente contendo soro ou sangue, para sua multiplicação *in vitro*. O microrganismo tende a ser capnofílico e, assim, a multiplicação é exacerbada na presença de dióxido de carbono. O surgimento de colônias macroscópicas pode demorar vários dias (2 a 3), em incubação a 37°C. A morfologia das colônias é variável entre e dentro das espécies; raramente ocorre hemólise.

Resistência. As espécies de *Actinomyces* são facilmente destruídas pelo calor e por desinfetantes e necessitam passagens frequentes para sobreviverem no meio de cultura. O padrão de suscetibilidade antimicrobiana de *Actinomyces* é previsível, especialmente quanto à penicilina, e não há amplo relato de resistência. Não se constatou resistência às fluoroquinolonas.

Ecologia

Reservatório. As bactérias do gênero *Actinomyces* são participantes da flora normal e são mais frequentemente verificadas na membrana mucosa bucal ou nas superfícies dos dentes. No entanto, podem colonizar a membrana mucosa do trato urogenital e ser constatadas, secundariamente, no trato gastrintestinal de várias espécies animais. Não estão associadas ao ambiente.

Transmissão. A maioria das infecções causadas por *Actinomyces* é endógena; ou seja, é causada pela introdução de um microrganismo comensal no tecido suscetível do hospedeiro. Embora raramente, as mordidas representam outros meios de transmissão da bactéria.

Patogênese

As bactérias do gênero *Actinomyces* geralmente estimulam reação piogranulomatosa por meio de mecanismos em grande parte desconhecidos. As colônias de bactérias se formam nos tecidos, desencadeando respostas supurativas nos tecidos contíguos. Ao redor delas, granulação, infiltração mononuclear e fibrose fornecem elementos granulomatosos. As fístulas dos *sinus* carreiam exsudato para a área externa. Com frequência, o exsudato contém "grânulos de

---

*Capítulo original escrito por Dr. Ernst L. Biberstein e Dr. Dwight C. Hirsh.

Quadro 36.1 Características diferenciais dos gêneros *Actinomyces*, *Nocardia*, *Dermatophilus* e *Streptobacillus*.

	Actinomyces	*Nocardia*	*Dermatophilus*	*Streptobacillus*
Coloração de Gram	+	+	+	–
Coloração acidorresistente	–	Parcial +	–	–
Motilidade	–	–	Zoósporos móveis	–
Preferência atmosférica	Anaeróbico obrigatório ou facultativo	Aeróbico	Anaeróbico facultativo	Anaeróbico facultativo
Reservatório principal	Mucosa bucal	Solo	Pele	Faringe de roedores

enxofre" amarelos característicos. O tamanho desses grânulos pode ser maior que 5 mm; também são denominados colônias em formato de roseta ou de clava. As espécies de *Actinomyces* frequentemente fazem parte de uma infecção polimicrobiana.

Padrões de doença

Ruminantes. Em bovinos, a infecção por *Actinomyces bovis*, ou raramente *Actinomyces israelii*, em geral se manifesta como "inchaço da maxila", quando a bactéria é inoculada de um reservatório bucal, durante uma lesão traumática (p. ex., consumo de alimento de baixa qualidade) na região alveolar ou para-alveolar da maxila, iniciando um quadro de osteomielite crônica por rarefação óssea. Por fim, isso ocasiona a substituição de osso normal por um osso poroso, irregular e com aparência de favo de mel, com fístulas de *sinus* que contêm pus. Pode ocorrer desprendimento de dentes, incapacidade de mastigação e fratura de mandíbula. A lesão se expande, mas tem pouca tendência à disseminação vascular. Infecções semelhantes ocorrem em humanos e marsupiais. *A. bovis* também foi indicado como causa de infecção pulmonar em bovinos.

Equinos. Há relato de isolamento de *Actinomyces* de abscessos, suabe de córnea e pústula cutânea, em equinos. O microrganismo foi associado à ocorrência de fístulas de cernelha, com frequência acompanhando a infecção por *Brucella*. Além disso, como os equinos podem desenvolver linfadenite, a infecção por *Actinomyces* pode mimetizar a infecção por *S. equi* ssp. *equi*, conhecida como garrotilho ou adenite equina.

Cães e gatos. Tem-se apontado *Actinomyces* como causa de infecções torácicas e abdominais em animais de companhia. Em cães, a actinomicose pode estar associada à presença de corpos estranhos (p. ex., introduzido durante lambedura), especialmente farpas de gramíneas migrantes. Se esses corpos estranhos se alojam próximo às vértebras, podem provocar discoespondilite actinomicótica. Actinomicose cutânea é uma linfangite noduloulcerativa rara em cães.

Suínos. Em suínos, a infecção por *Actinomyces*, em geral *A. suis*, está associada à ocorrência de mastite, possivelmente iniciada durante a mamada dos leitões. Também, *Actinomyces* tem sido isolado de lesões pulmonares e de fetos abortados.

A semelhança dos sinais clínicos da infecção causada por *Actinomyces* com aqueles de outras doenças (p. ex., garrotilho em equinos) torna as infecções causadas por esses microrganismos diagnósticos diferenciais clinicamente importantes.

Epidemiologia

A actinomicose não é uma doença contagiosa, exceto quando ocorre mordida (um modo raro de transmissão). A contaminação da bursa ou de cavidades corporais pode ser hematógena ou resultante de perfuração do trato alimentar ou da parede corporal. Há relato de actinomicose associada a farpas de vegetais em cães mantidos em ambiente externo, em regiões semiáridas. Relata-se a ocorrência de doença associada *Actinomyces* em caprinos, ovinos, ruminantes selvagens, macacos, coelhos, esquilos, *hamsters*, marsupiais e ave, em todo o mundo.

Características imunológicas

As pessoas infectadas desenvolvem resposta imune mediada por células e resposta imune humoral. Os anticorpos circulantes, produzidos durante a infecção, não propiciam proteção. A resistência específica, se houver, é provável que seja do tipo mediado por célula. Os fagócitos matam *Actinomyces*. Não há disponibilidade de vacina no mercado.

Diagnóstico laboratorial

Aspirados obtidos de lesões fechadas ou de tecidos, preferivelmente incluindo grânulos, são ideais para o diagnóstico laboratorial. Em exsudatos suspeitos, pesquisa-se a presença de "grânulos de enxofre" – partículas amarelas, de consistência variável, com vários milímetros de diâmetro. Os grânulos são lavados, esmagados e examinados em microscópio. Formas de roseta são sugestivas de actinomicose, em especial quando os filamentos bacterianos se estendem até a margem claviforme.

Grânulos esmagados, exsudatos ou esfregaços de tecidos obtidos por impressão (*imprints*) podem ser corados pela técnica de Gram e com corante acidorresistente. A presença de microrganismos filamentosos ramificados, gram-positivos, não acidorresistentes, em formato de "colar de pérolas", sugere espécies de *Actinomyces*. A maioria das cepas de *Actinomyces* obtida de animais não requer incubação anaeróbica, mas é beneficiada pelo aumento de dióxido de carbono. Os grânulos propiciam a melhor chance de isolamento de uma flora geralmente mista. As colônias podem se desenvolver dentro de 48 a 72 horas, após incubação em temperatura de 35°C a 37°C. Os microrganismos cujas características de coloração e de morfologia são sugestivas de *Actinomyces* podem ser submetidos a testes bioquímicos para auxiliar em sua identificação. Na maioria dos testes bioquímicos comuns, as diversas espécies podem apresentar reações diferentes. Em geral, as colônias são brancas, não causam hemólise e podem ser lisas ou rugosas, e tendem a aderir à superfície do meio de cultura. A identificação das espécies importantes é facilitada pelo emprego de técnicas moleculares. *Primers* de DNA baseados na sequência de genes que codificam a subunidade 16S do ribossomo do RNA têm sido utilizados para a especificação de bactérias do gênero *Actynomices*.

Tratamento e controle

No tratamento de actinomicose bovina, têm-se utilizado compostos à base de iodo; no entanto, caso surjam sinais de toxicidade, o tratamento deve ser interrompido. Podem-se drenar ou extirpar as lesões de tecidos moles acessíveis. Com frequência, concomitantemente são administrados antimicrobianos, incluindo combinações de penicilinas e aminoglicosídios. O tratamento de actinomicose não restaura a estrutura óssea normal, mas a doença pode ser interrompida pelo uso sistêmico de medicamento, aliado a drenagem, lavagem (iodo) e desbridamento das lesões.

Em outras espécies, o procedimento cirúrgico (drenagem, lavagem, excisão e remoção de corpos estranhos) é discutível, mas pode ser utilizado juntamente com terapia antimicrobiana de longa duração suplementar. Derivados da penicilina (p. ex., ampicilina) são os medicamentos de escolha. Como alternativas incluem-se eritromicina, clindamicina, doxiciclina ou a combinação amoxicilina-ácido clavulânico. É comum a ocorrência de recidivas, especialmente se o tratamento é de curta duração ou quando há envolvimento torácico. É importante ressaltar que várias infecções causadas por *Actynomices* são polimicrobianas e podem requerer diferentes estratégias terapêuticas.

Nocardia

As espécies de *Nocardia* são bactérias filamentosas, aeróbicas, gram-positivas e saprófitas, presentes em qualquer ambiente, inclusive no solo e na água. A lista de espécies reconhecidas está aumentando rapidamente. No momento, é composta de mais de 80 bactérias, sendo cerca de metade delas de importância em medicina veterinária ou humana. Infecções atribuídas às espécies de *Nocardia* foram relatadas em mamíferos, peixes, moluscos e aves. Em razão da natureza oportunista desses microrganismos, com frequência são isolados em indivíduos com imunossupressão. As infecções causadas por *Nocardia* comumente iniciam-se como doença supurativa ou piogranulomatosa, que pode se tornar crônica. Contudo a capacidade das espécies de provocar doença pode ser variável. *Nocardia asteroides*, historicamente a espécie mais frequentemente associada à ocorrência de doenças, atualmente é denominada complexo *N. asteroides*, que contempla vários tipos e espécies de bactérias. Por esse motivo, na discussão que se segue não há designação das espécies que causam as várias doenças descritas, pertencentes ao gênero *Nocardia*, a menos que os isolados sejam identificados pelas técnicas (principalmente exame de DNA) atualmente aceitas para a identificação desse grupo de bactérias.

Características descritivas

Morfologia e coloração. As espécies de *Nocardia* são bactérias gram-positivas imóveis, as quais, quando coradas pela técnica de Gram, são difíceis de serem diferenciadas das espécies de *Actinomyces*. Com frequência, apresentam-se como filamentos ramificados em formato de "colar de pérolas", que podem se fragmentar e originar cocos ou bastonetes pleomorfos. São parcialmente acidorresistentes dada a presença de ácidos micólicos em sua parede celular, condição que pode distingui-las de gêneros morfologicamente semelhantes.

Estrutura e composição. A parede celular é típica de bactéria gram-positiva, com a adição de ácido mesodiaminopimélico (DAP), arabinogalactano e ácidos micólicos. A parede celular contém alto conteúdo de lipídios.

Características de crescimento. As espécies patogênicas de *Nocardia* são aeróbicos obrigatórios capazes de se multiplicar em meios de cultura simples (p. ex., meio Sabouraud) ou enriquecidos (ágar-sangue), em uma ampla faixa de variação de temperatura (10°C a 50°C). Pequenas colônias indistinguíveis podem surgir após 48 horas de incubação. As colônias mais antigas podem apresentar fenótipos variáveis, se apresentando opacas ou de pigmentação variável. A superfície das colônias é descrita como cerosa, pulverulenta e aveludada, dependendo da abundância de multiplicação aeróbica. A produção de hifa aeróbica auxilia na diferenciação das espécies de *Nocardia* daqueles gêneros "parentes". As colônias podem apresentar um aspecto enrugado à medida que envelhecem. Em caldo, produzem um sedimento ou uma película na superfície, mas ocasionam pouca turvação.

Resistência. As bactérias do gênero *Nocardia* se multiplicam no ambiente, ainda que suscetíveis aos desinfetantes. As espécies de *Nocardia* exibem padrões de resistência antimicrobiana variáveis, os quais são tradicionalmente utilizados na diferenciação das espécies. Relata-se que *Nocardia farcinica* é particularmente resistente aos antimicrobianos. Tem-se observado resistência à combinação sulfametoxazol-trimetoprima em grande número de isolados humanos de *Nocardia*, aos quais é considerada a medicação de escolha.

Ecologia

Reservatório. As espécies de *Nocardia* são habitantes comuns do ambiente, inclusive de solo, água e vegetais em decomposição; também, podem ser excretadas nas fezes de animais. A bactéria é de ocorrência mundial. No entanto, em determinadas regiões geográficas pode haver grupos de espécies. Em razão da natureza desses microrganismos, esses podem ser contaminantes ambientais ou, raramente, colonizar humanos ou animais assintomáticos. Em geral, quando isolados de uma amostra clínica são considerados patógenos.

Transmissão. As 3 principais vias de infecção são inalação, contato direto por meio de traumatismo e ingestão da bactéria. Poeira, solo e vegetais podem atuar como veículos. A espécie de *Nocardia* associada à ocorrência de mastite em vacas pode ser introduzida e disseminada por meio de equipamentos e pessoas. A via de transmissão está associada à manifestação clínica da doença.

Patogênese

As cepas patogênicas de *Nocardia* são microrganismos intracelulares facultativos que, inicialmente, sobrevivem no interior de vacúolos de fagócitos por impedir a formação de fagolisossomos. O conteúdo da parede celular e os ácidos micólicos exibidos durante a fase de multiplicação da bactéria facilitam sua sobrevivência no meio intracelular. A inibição pelo superóxido dismutase e pela enzima lisossômica protege a bactéria da morte fagocítica. Outros lipídios da parede celular podem estimular reações granulomatosas. As variações dos constituintes do envelope celular, entre as cepas e as fases da multiplicação, são acompanhadas de alterações na virulência e no potencial infeccioso da bactéria.

Nocardiose é uma doença predominantemente supurativa, com características granulomatosas variáveis. Os linfonodos são consistentemente envolvidos, em particular quando há ferimentos. As lesões, em especial do pulmão, podem destruir vasos sanguíneos e resultar na propagação da bactéria e formação disseminada de abscessos. O envolvimento do sistema nervoso central é raro em animais, ainda que razoavelmente comum em pacientes humanos. Em cães, a apresentação comum é um quadro de empiema torácico com serosite granulomatosa. O exsudato contém sangue e pus e, às vezes, pequenos grânulos moles (< 1 mm de diâmetro), os quais apresentam bactérias, neutrófilos e restos celulares ("semelhante a grânulo de enxofre"). Em geral, carecem das microestruturas dos grânulos de enxofre, às vezes observados nas infecções causadas por *Actinomyces* (ver seção "Actinomyces").

Padrões de doença

Com frequência, a nocardiose é negligenciada em razão de sua capacidade de coexistir com outras doenças "familiares" ou de ser mascarada por elas. Pode ser difícil diferenciar a infecção causada por uma espécie de *Nocardia* daquela ocasionada por micobactérias e *Actinomyces*, sem o diagnóstico laboratorial. As infecções podem ser regionais ou disseminadas. Os casos de nocardiose humana e animal quase sempre estão associados à condição imune do indivíduo.

Ruminantes. Mastite bovina é a manifestação mais comum da infecção por *Nocardia* em bovinos. Essa infecção geralmente está associada a más condições de higiene do rebanho. O início da doença é agudo, com febre, anorexia e secreção de leite anormal. A glândula infectada se apresenta com edema, hipertermia e dor. É possível observar fístulas por meio das quais flui a secreção. Em geral, a glândula infectada perde sua capacidade funcional. Em ruminantes, há raros relatos de pneumonia, aborto e linfadenite causados por espécies de *Nocardia*.

Equinos. Em equinos, relatam-se infecções locais ou disseminadas causadas por *Nocardia*, inclusive micetomas induzidos por esta bactéria, infecção pulmonar e aborto. "Placentite nocardioforme" é uma condição relativamente rara em éguas, a qual pode resultar em aborto no final da gestação, natimortos ou potros prematuros. Embora morfologicamente semelhante, a bactéria *Crossiella equi*, um microrganismo gram-positivo ramificado e filamentoso, não tem relação com *Nocardia*.

Cães e gatos. Com frequência, os cães e gatos desenvolvem uma doença febril e debilitante, com apatia e anorexia. Em cães, os achados comuns são pneumonia e pleurite supurativa com empiema. Ocorre disseminação ao fígado, rins, ossos, articulações e, raramente, sistema nervoso central. É comum notar infecção concomitante pelo vírus da cinomose canina. Formação de abscesso subcutâneo é a manifestação clínica mais comum em gatos. Contudo, também pode ocorrer doença pulmonar ou sistêmica. Nesses animais, a taxa de mortalidade é alta, embora a doença possa estar relacionada com fatores predisponentes, como imunossupressão ou infecção concomitante.

Suínos. Há raros relatos de pneumonia, aborto e linfadenite causados por *Nocardia*.

Outras espécies. A nocardiose verificada em aves (raramente), baleias e golfinhos é principalmente uma enfermidade respiratória, com sinais de disseminação da infecção. Em peixes, há relatos de granulomas nos músculos ou em órgãos internos.

Epidemiologia

A distribuição de espécies de *Nocardia* no ambiente é mundial. No entanto, algumas espécies se manifestam mais frequentemente em algumas regiões geográficas. Em seres humanos e animais, a doença está basicamente associada a imunodeficiência. Com frequência, a ocorrência de mastite bovina causada por *Nocardia* é mais provável quando as práticas higiênicas não são satisfatórias. Em geral, a infecção é introduzida durante o "período seco", por ocasião da terapia intramamária para mastite.

Características imunológicas

Durante a infecção por *Nocardia*, comumente se desenvolvem respostas imunes com produção de anticorpos e mediadas por célula, inclusive hipersensibilidade. Contudo, a nocardiose grave comumente está associada a imunossupressão, especialmente da resposta mediada por célula. Parece que os anticorpos conferem baixa proteção. Basicamente, a resistência específica é mediada por célula. Atualmente, na prática, não há disponível qualquer método de imunização.

Diagnóstico laboratorial

Microrganismos filamentosos ramificados gram-positivos e/ou formas cocobacilares mais curtas são constatados em esfregaços preparados com amostras de material infectado por *Nocardia*, bem como em esfregaços por impressão (*imprints*) e em cortes de tecidos contaminados pela bactéria. A presença desses microrganismos não possibilita diagnóstico definitivo de infecção por *Nocardia* dada a semelhança morfológica com outros gêneros de bactérias. Para a confirmação da infecção, as amostras devem ser enviadas para cultura ou identificação molecular.

As colônias de *Nocardia* verificadas em ágar-sangue incubado em 37°C inicialmente parecem pequenas e indistinguíveis; em culturas mais velhas, observam-se variações fenotípicas, desde colônias opacas, sem brilho, até colônias de cor alaranjada ou amarela. A superfície da colônia pode parecer aveludada ou pulverulenta, dependendo da intensidade da multiplicação aeróbica. Pode ser difícil desalojar as colônias com uso de alça de platina ou agulha, pois essas aderem à superfície do meio de cultura. Os corantes confirmam a morfologia de *Nocardia*; a bactéria pode se apresentar como bastonete pleomorfo, cocobacilo ou filamento ramificado. Na cultura, o microrganismo pode perder a característica acidorresistente. Entre as atividades bioquímicas, incluem-se produção de catalase, redução do nitrato e acidificação de vários carboidratos. No entanto, as propriedades bioquímicas e a suscetibilidade a vários medicamentos antimicrobianos tradicionalmente utilizados na identificação específica de *Nocardia* atualmente são consideradas insuficientes para diferenciar os microrganismos que compõem o complexo *N. asteroides*.

Testes sorológicos para detecção de *Nocardia* não estão amplamente disponíveis e sua confiabilidade não foi comprovada. Cada vez mais, empregam-se métodos moleculares na identificação de espécies de *Nocardia*. Têm-se determinado os padrões de enzimas de restrição do gene de uma proteína de choque térmico, a *hsp65*, para diferenciar as espécies; no entanto, a capacidade de diferenciação desse teste tem sido posta em dúvida. Tem sido proposto o sequenciamento do gene do DNA que codifica a subunidade 16S rRNA ou do gene de *hsp65* como procedimento útil na identificação de espécies de *Nocardia*. A utilidade dessas técnicas na rotina clínica não foi estabelecida.

Tratamento e controle

A terapia antimicrobiana de mastite causada por *Nocardia* pode ocasionar melhora clínica passageira e cessação da excreção da bactéria, mas não a cura definitiva. O controle envolve remoção de animais infectados, desinfecção completa da propriedade e de equipamentos e rigorosa higiene no estábulo e na ordenha.

Em outros tipos de nocardiose, as combinações trimetoprima-sulfonamidas têm sido consideradas a terapia de escolha. Amicacina, linezolida e alguns antibióticos betalactâmicos (imipeném, cefotaxima) também têm sido utilizados com sucesso em seres humanos e animais. Relata-se que as fluoroquinolonas apresentam valor terapêutico limitado. Em geral, o tempo de tratamento das infecções causadas por *Nocardia* é longo (meses); quando o período de tratamento é curto, é comum haver recidiva. Com frequência, os abscessos ou empiemas são tratados por meio de cirurgia e/ou drenagem, aliada à administração de antimicrobianos. Durante o tratamento, constatou-se resistência a antimicrobianos e foram estabelecidos perfis de suscetibilidade antimicrobiana associados à espécie.

Dermatophilus

Em geral, as espécies de *Dermatophilus* causam lesões de pele ou dermatite exsudativa em animais e, ocasionalmente, em seres humanos. A espécie predominante deste gênero é *Dermatophilus congolensis,* que causa dermatofilose ou estreptotricose (em bovinos e outras espécies), dermatofilose ou *rain rot* (equinos), quartela gordurosa (equinos), dermatite micótica (ovinos) e dermatite proliferativa (ovinos). *Dermatophilus chelonae* também é isolado, raramente, de lesões cutâneas de mais animais exóticos, embora recentemente a taxonomia deste microrganismo tenha sido alterada. As espécies de *Dermatophilus* são bastonetes gram-positivos, ramificados e filamentosos que apresentam um único ciclo biológico. Em regiões de clima temperado, com frequência, a dermatofilose é um problema cosmético controlado com o emprego de práticas de manejo apropriadas. Em ovinos e bovinos criados em regiões tropicais, a doença pode interferir sobremaneira na produtividade; ademais, pode ser um fator predisponente a outras doenças, inclusive miíase. Raramente se constata *Dermatophilus* em outros locais que não sejam a pele.

Características descritivas

Morfologia e composição. *D. congolensis* é uma bactéria gram-positiva que apresenta um único ciclo biológico que inclui a germinação de um "zoósporo" cocoide móvel, resultando em uma estrutura semelhante a um tubo. Em seguida, formam-se os septos transversal e longitudinal, originando um filamento espesso de várias camadas. A divisão binária dos constituintes celulares torna seu aspecto cocoide, com aparência de colunas paralelas. Completando o ciclo biológico são liberados zoósporos maduros móveis (flagelados). A parede celular de *Dermatophilus* contém mesoácido diaminopimélico (DAP), mas carece de galactose e arabinose.

Características de crescimento. *D. congolensis* se multiplica bem em meio de ágar-sangue, mas não em ágar Sabouraud-dextrose. É um microrganismo anaeróbico facultativo e capnofílico. As colônias, as quais se desenvolvem em 48 horas, variam de mucoide a viscosa e cerosa, de cinza-claro a amarelo e de lisa a enrugada. Há grande variação fenotípica, inclusive das atividades hemolítica e enzimática, entre os isolados de *D. congolensis*. Em geral, *D. congolensis* é altamente hemolítico em placas de ágar-sangue. Além disso, há relatos de variação antigênica nas espécies isoladas de amostras de campo. O teste da genotipagem sugere que a variação entre isolados esteja relacionada com a espécie hospedeira e não com a localização geográfica.

Ecologia

Reservatório. *D. congolensis* não se multiplica de modo saprófito; é um parasita obrigatório. Bovinos, ovinos e equinos são hospedeiros comuns; contudo, este microrganismo foi detectado em caprinos, suínos, cães, gatos, perus, primatas (inclusive seres humanos) e mamíferos selvagens, incluindo mamíferos marinhos. A distribuição de *D. congolensis* é mundial, porém sua importância econômica é maior nas regiões tropicais da África. Os animais mais jovens parecem ser mais suscetíveis que os mais velhos, possivelmente em razão do sistema imune imaturo.

Transmissão. A propagação de *D. congolensis* ocorre por meio de contato físico direto entre animais ou de contato indireto com a participação de artrópodes. Lesão ocasionada por plantas espinhosas na pastagem e por corte durante a tosquia pode ser a porta de entrada da infecção ou da inoculação do microrganismo. Em ambientes úmidos, a transmissão é exacerbada.

Patogênese

D. congolensis causa epidermite exsudativa. Sua principal atividade se restringe à epiderme viva. A infecção se instala após encharcamento ou traumatismo nessa região. Os zoósporos aí depositados se replicam em um gradiente de CO_2 e penetram em camadas mais profundas da célula. Durante a germinação, estruturas semelhantes a tubos (*germ tube*) e filamentos se ramificam na epiderme e colonizam os folículos pilosos. Uma camada de células inflamatórias (basicamente neutrófilos) se forma sob a epiderme infectada, que sofre queratinização. Abaixo da camada de neutrófilos, forma-se nova epiderme, que pode ser invadida. O resultado final é a formação de uma crosta composta de camadas de exsudato neutrofílico e epiderme queratinizada infectada. As crostas são facilmente desprendidas por pelos, os quais se projetam em ambas as superfícies das crostas. Os fatores de virulência de *D. congolensis*, inclusive fosfolipases e enzimas proteolíticas, participam aumentando a permeabilidade da epiderme e influenciando a resposta inflamatória.

As principais lesões causadas por *D. congolensis* são indolores e não são pruriginosas. A umidade favorece sua propagação. Picadas de artrópodes podem causar infecção de regiões corporais protegidas de encharcamento pela chuva, o que propicia etapas preparatórias de lesões de dorso ("dermatofilose", em equinos), patas e membros ("dermatite proliferativa", em ovinos; "quartela gordurosa", em equinos). A extensão da lesão varia desde poucas áreas crostosas de pelos ásperos, ou "dermatite micótica", até ampla perda da epiderme, ocasionando parasitose ou infecção secundária e, por fim, dano ao animal. Em geral, a doença mais grave está associada à infestação pelo carrapato *Amblyomma variegatum*, o qual ocasiona imunossupressão. A constituição genética do animal também pode contribuir na gravidade da doença. Dermatofilose em tecido não epidérmico, incluindo língua e linfonodos, apenas tem sido relatada raramente em gatos.

Epidemiologia. A infecção por *D. congolensis* está estreitamente relacionada com as condições ambientais e, desse modo, a prevalência pode ser significativamente variável. A taxa de prevalência de dermatofilose depende de: (1) animais infectados; (2) disseminação, por exemplo, por artrópodes ou vegetais espinhosos; e (3) exposição da epiderme do hospedeiro suscetível que possibilita a ocorrência de traumatismo ou encharcamento.

Características imunológicas

Anticorpos são amplamente verificados em bovinos criados em regiões endêmicas. Sua função protetora não foi bem esclarecida.

Diagnóstico laboratorial

A coloração da crosta esmagada ou de flocos de crostas com corante Gram ou Giemsa geralmente mostra as fases típicas do ciclo biológico de *D. congolensis* e propicia um diagnóstico presuntivo consistente. Nos casos subagudos e crônicos, os componentes bacterianos podem ser raros ou ausentes, por exemplo, filamentos de ramificação multicelular. Zoósporos se assemelham a grandes cocos. Essas e outras partes de *Dermatophilus* nos fragmentos de pele podem ser identificadas por meio de pesquisa de anticorpos fluorescentes. Esfregaços por impressão (*imprint*) da base das crostas recentemente removidas também podem ser úteis na identificação do microrganismo.

D. congolensis é cultivado, de amostras da face inferior de crostas frescas não contaminadas, em ágar-sangue em ambiente contendo 5 a 10% de dióxido de carbono, em temperatura de 35°C a 37°C. Geralmente, em 24 a 48 horas surgem pequenas colônias hemolíticas amarelo-acinzentadas. As colônias normalmente aderem ao meio de cultura e após prolongamento do tempo de incubação (3 a 4 dias) parecem maiores (3 mm), rugosas e enrugadas. Quando as colônias são coradas pela técnica de Gram, observam-se filamentos ramificados ou formas cocoides. Uma preparação úmida pode revelar zoósporos móveis. Os microrganismos não são acidorresistentes, são catalase-positivos, urease-positivos, indol-negativos e nitrato-negativos.

Tratamento e controle

Os casos de infecção aguda causada por *D. congolensis* frequentemente são autolimitantes. Os casos discretos se curam com a prática de escovação dos pelos e a remoção do animal do ambiente úmido. Vários pacientes podem ser tratados com antimicrobianos, inclusive com o uso de penicilina e estreptomicina, tetraciclinas e cloranfenicol. O controle deve ter como objetivo minimizar o risco de traumatismo cutâneo e a exposição à chuva e aos artrópodes. Tem-se pesquisado várias vacinas mortas e vivas para o controle de *D. congolensis* em ovinos e bovinos; no entanto, o emprego de vacinas não é amplo para verificar sua eficácia.

Streptobacillus

Streptobacillus moniliformis é a única espécie conhecida de um gênero várias vezes renomeado cuja taxonomia o enquadra atualmente na família Fusobactericeae. O microrganismo é o mais comum dos dois agentes zoonóticos (o outro é *Spirillum minus*) causadores da febre da mordida do rato.

Características descritivas

S. moniliformis é um bastonete pleomorfo gram-negativo, imóvel, que não forma esporo. Não apresenta cápsula. Com frequência, o microrganismo se multiplica em cultura e se apresenta como longos filamentos em formato de "colar de pérolas", exibindo irregularidades nodosas. Suas proteínas celulares variam dependendo da localização geográfica e das fontes patológicas. Formas em "L" carentes de parede celular, cuja multiplicação pode ser mais difícil, podem se originar rapidamente. Muito pouco se sabe sobre os produtos celulares e os fatores de virulência específicos. Entretanto, os antígenos expressos pelas duas apresentações podem não ser idênticos.

Ecologia

O principal reservatório de *S. moniliformis* é a faringe de roedores, principalmente ratos. Camundongos selvagens não são considerados reservatórios primários, e *S. moniliformis* foi apontado como a causa de grave doença clínica nestes animais. Outros carnívoros que se alimentam ou que mordem ratos também podem ser fontes de microrganismos. Em geral, a infecção é atribuída à mordida por um animal infectado que atua como reservatório. No entanto, a ingestão de material contaminado também pode resultar em infecção. Em seres humanos, a infecção por via oral causada pela ingestão do microrganismo geralmente se deve ao consumo de água, leite ou alimento contaminado com excremento de rato; esta condição é denominada "febre Haverhill".

As lesões por mordidas são acompanhadas de inflamação e, com frequência, são purulentas ou necrosadas. Os relatos da doença clínica em roedores variam desde tumefação de articulações e linfonodos até broncopneumonia, formação de abscessos no fígado e septicemia. Em perus e camundongos, as infecções septicêmicas ocasionam poliartrite ou sinovite e, frequentemente, morte. Em cães, a infecção clínica causada por *S. moniliformis* ocasiona vômito, diarreia e artrite em membros pélvicos. Outros animais em contato com um rato que atue como reservatório podem se infectar e desenvolver ampla variedade de sinais clínicos.

Em seres humanos, febre súbita, acompanhada de cefaleia, vômito e exantema em extremidades precede a instalação do microrganismo nas articulações, em 50 a 70% dos pacientes infectados por *S. moniliformis*. Pode haver outras complicações, inclusive endocardite, pneumonia, formação de abscessos nos órgãos e meningite. A taxa de mortalidade pode se aproximar de 10%, se o indivíduo não é tratado. O tratamento pode levar ao surgimento da forma em "L" de *S. moniliformis*, a qual pode persistir no organismo e provocar recidivas, inclusive com febre recorrente, após o fim do tratamento.

Características imunológicas

Embora durante a infecção sejam produzidos anticorpos contra *S. moniliformis*, a participação desses anticorpos na defesa imune não foi esclarecida.

Diagnóstico laboratorial

S. moniliformis é um microrganismo fastidioso, ainda que possa ser cultivado em laboratório ao se utilizar um meio enriquecido com sangue ou soro. Os exames laboratoriais apropriados para o diagnóstico da infecção incluem a cultura de amostras de sangue ou fluido de articulações, aspirado de abscesso, fluido sinovial e ferimentos. Alguns anticoagulantes presentes em hemocultura podem impedir a multiplicação de *S. moniliformis*. O microrganismo é anaeróbico facultativo e, em meio de cultura líquido enriquecido, tem uma aparência "inchada" característica. Nas placas com meio de cultura enriquecido, a incubação por 48 horas, ou mais, em temperatura de 35°C a 37°C origina colônias mucoides cinza visíveis. A identificação subsequente se baseia nas características morfológicas e bioquímicas. Embora *S. moniliformis* seja relativamente não reativo, sendo, inclusive, negativo nos testes de catalase, oxidase, indol, urease e nitrato, pode produzir ácido de determinados carboidratos, inclusive glicose. No meio de cultura, a produção de colônias da forma em "L" do microrganismo pode ser favorecida pelo uso de meio especial, com formação de colônias semelhantes àquelas de micoplasma, as quais são reconhecidas entre as colônias convencionais.

Mais recentemente, têm-se utilizado teste de anticorpo fluorescente direto e técnicas moleculares, inclusive PCR e sequenciamento, para a identificação diagnóstica desse microrganismo; em roedores, têm-se utilizado os testes ELISA e *immunoblot*.

Tratamento e controle

Penicilina é o antibiótico de escolha; no entanto, a tetraciclina também tem sido efetiva no tratamento de infecção causada por *S. moniliformis* em indivíduos alérgicos à penicilina. Embora não se acredite que a resistência antimicrobiana seja um problema relevante, há relato de resistência às cefalosporinas e aos aminoglicosídios. A medida preventiva mais efetiva é impedir o contato direto e indireto com prováveis carreadores.

Leitura sugerida

Burd EM, Juzych LA, Rudrik JT, and Habib F (2007) Pustular dermatitis caused by *Dermatophilus congolensis*. *J Clin Microbiol*, 45, 1655–1658.

Gaastra W, Boot R, Ho HTK, and Lipman LJA (2009) Rat bite fever. *Vet Microbiol*, 133, 211–228.

Larrasa J, Garcia A, Ambrose NC *et al.* (2002) A simple random amplified polymorphic DNA genotyping method for field isolates of *Dermatophilus congolensis*. *J Vet Med B: Infect Dis Vet Public Health*, 49, 135–141.

Larruskain J, Idigoras P, Marimon JM, and Perez-Trallero E (2011) Susceptibility of 186 *Nocardia* sp. isolates to 20 antimicrobial agents. *Antimicrob Agents Chemother*, 55, 2995–2998.

Norris BJ, Colditz IG, and Dixon TJ (2008) Fleece rot and dermatophilosis in sheep. *Vet Microbiol*, 128, 217–230.

Rodriguez-Nava V, Couble A, Devulder G *et al.* (2006) Use of PCR-restriction enzyme pattern analysis and sequencing database for *hsp65* gene-based identification of *Nocardia* species. *J Clin Microbiol*, 44, 536–546.

Saubolle M and Sussland D (2003) Nocardiosis: Review of clinical and laboratory experience. *J Clin Microbiol*, 41, 4497–4501.

Sullivan DC and Chapman SW (2010) Bacteria that masquerade as fungi: Actinomycosis/Nocardia. *Proc Am Thorac Soc*, 7, 216–221.

Wauters G, Avesani V, Charlier J *et al.* (2005) Distribution of *Nocardia* species in clinical samples and their routine rapid identification in the laboratory. *J Clin Microbiol*, 43, 2624–2628.

37

Mycobacterium*

Raul G. Barletta e David J. Steffen

As bactérias do gênero *Mycobacterium* são bastonetes aeróbicos acidorresistentes que contêm alto teor de guanina–citosina (GC) (cerca de 65%) em seus genomas. Esse gênero compreende, aproximadamente, 100 espécies e subespécies, e a maioria dessas bactérias é saprófita e vive no ambiente. No entanto, o gênero também inclui alguns dos principais patógenos temíveis, como aqueles que causam tuberculose em bovinos e seres humanos, hanseníase e várias doenças granulomatosas em mamíferos sadios ou comprometidos, aves, répteis e peixes.

Com base em sua taxa de multiplicação ou de crescimento, as micobactérias podem ser classificadas em de multiplicação rápida (as colônias se desenvolvem em placas de ágar em 7 dias ou menos; p. ex. *Mycobacterium smegmatis* e *Mycobacterium fortuitum*) e de multiplicação lenta (as colônias demoram mais de 7 dias para crescerem em placas de ágar; p. ex. *Mycobacterium tuberculosis* e *Mycobacterium avium*). A maioria das espécies patogênicas apresenta multiplicação lenta, com períodos de geração de 12 horas ou mais. Observa-se que mesmo as bactérias de multiplicação rápida apresentam período de geração consideravelmente mais longo, em comparação com as cepas típicas de *Escherichia coli*, as quais podem desenvolver colônias em placas de ágar após incubação de 1 dia para outro. Outra propriedade útil para a classificação das micobactérias é a presença de pigmentos carotenoides em algumas espécies ("cromogênicas" *vs.* "não cromogênicas") e a sua dependência à luz ("fotocromogênicas" *vs.* "escotocromogênicas").

Morfologia e coloração

As micobactérias, predominantemente, têm formato de bastonetes, com cerca de 0,5 μm de largura e comprimento variável; não apresentam flagelos. Do aspecto citoquímico, esses microrganismos são gram-positivos, mas frequentemente não se coram com o corante de Gram. No entanto, as micobactérias podem se corar com carbolfucsina (coloração de Ziehl-Neelsen, Figura 37.1) ou com corantes fluorescentes (p. ex., auramina-rodamina). Sua propriedade de coloração mais notada é a característica acidorresistente (*i. e.*, uma vez corada, resiste à descoloração pela solução de ácido hidroclórico a 3% em etanol). A multiplicação em ágar origina colônias de morfologia variável, porém geralmente são secas e enrugadas. Colônias de *M. avium* ssp. *hominissuis* geralmente apresentam formato de domo e a maioria das cepas virulentas é transparente e lisa, as quais gradativamente se transformam em opacas e rugosas, uma vez que a virulência pode se perder depois de repetidas culturas.

Por meio de microscopia crioeletrônica, foi demonstrada a presença de uma camada externa (cápsula) composta de proteínas e carboidratos fracamente ligados. Esse material é eliminado durante a multiplicação dos microrganismos em meio liquido, mas é facilmente visto *in vivo*. Algumas pesquisas indicam que as micobactérias podem formar esporos. Ainda há muitas dúvidas quanto a esses achados, que dependem muito do exame microscópico de culturas mais velhas.

Estrutura e composição

As micobactérias se caracterizam por apresentar parede celular rica em lipídios, os quais respondem pela característica acidorresistente e por algumas propriedades patogênicas e imunológicas. Os micosídeos de superfície (principalmente glicolipídios e peptidoglicolipídios) determinam as características das colônias, as especificidades sorológicas e as suscetibilidades a bacteriófagos. As camadas subsuperficiais, de ácidos micólicos de cadeia longa ramificada e seus ésteres, compõem o volume de lipídios da parede celular. Os ácidos micólicos são ligados à camada mais interna de peptidoglicanos por meio de arabinogalactanos (ver, também, os Capítulos 30 e 36). A determinação do comprimento da cadeia de ácido micólico tem importância diagnóstica na identificação do gênero e das espécies, pois as micobactérias apresentam cadeias mais longas, contendo 60 a 90 átomos de carbono. Alguns ácidos micólicos se ligam fracamente ao dissacarídio trealose, sob as formas de monomicolato de trealose (TMM) e de dimicolato de trealose (TDM). Um dos antígenos capsulares (antígeno 85) apresenta atividade enzimática, responsável pela formação de TMM e TDM. Recentemente, o TDM foi identificado como fator "corda", o componente das micobactérias que lhes confere aparência característica semelhante a serpentina, verificada na cultura em alguns meios líquidos. O TDM está associado a várias funções nos mecanismos fisiopatogênicos, protegendo as

*Capítulo original escrito por Dr. Dwight C. Hirsh e Dr. Ernst L. Biberstein.

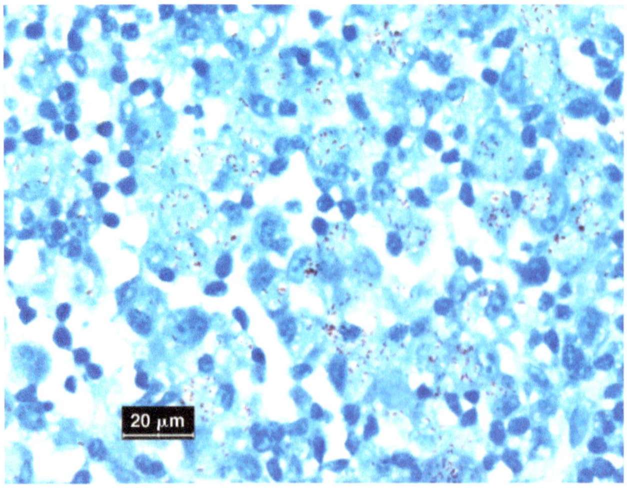

Figura 37.1 Coloração acidorresistente. O procedimento evidencia vários bastonetes no citoplasma dos macrófagos da lâmina própria do jejuno de um bovino com doença de Johne (coloração acidorresistente de Ziehl-Neelsen, 60×). (Amostra do University of Nebraska Veterinary Diagnostic Center.)

micobactérias da morte fagocítica e contribuindo para a lesão das células do hospedeiro dentro do granuloma.

O peptidoglicano da micobactéria também apresenta uma estrutura incomum, pois o componente da subunidade dipeptídio muramil tem uma mistura de 50% de moléculas *N*-acetiladas e 50% de moléculas *N*-glicosiladas, que é diferente dos 100% de típicas moléculas *N*-acetiladas da maioria das eubactérias. Essa composição particular parece estar diretamente relacionada com a capacidade desse componente de potencializar a resposta imune humoral e a resposta imune celular (adjuvanticidade) e isso é a base para a sua inclusão como um componente ativo do adjuvante completo de Freund.

As micobactérias têm membranas celulares típicas, compostas de dupla camada de lipídios, mas têm a notável característica de que um importante glicolipídio da parede celular (lipoarabnomanano, LAM) encontra-se ligado de modo covalente a esta membrana. LAM também está envolvido na patogênese da infecção causada por micobactérias (fagocitose e inibição de fusões de fagolisossomos; veja a seção "Resposta imune às infecções causadas por micobactérias"), especialmente por *M. tuberculosis*, pois o LAM é recoberto por resíduos de manose (ManLAM). Outros lipídios das micobactérias (glicolipídios, fosfolipídios, sulfolipídios e gorduras) também podem ter alguma participação nesses processos.

A arquitetura da parede celular das micobactérias é completada pela presença de purinas e de outras proteínas, tais como aquelas transportadoras envolvidas na aquisição de nutrientes. Algumas proteínas são antigênicas e grande quantidade delas pode ser facilmente detectada no fluido sobrenadante do caldo de cultura. Além do antígeno 85, anteriormente mencionado, as micobactérias "secretam" superóxido dismutase, L-alanina desidrogenase e glutamato sintetase.

Considerações gerais sobre espécies patogênicas, epidemiologia e evolução microbiana

O grupo de micobactérias estreitamente relacionadas e que causam tuberculose em seres humanos e animais é denominado complexo *M. tuberculosis*. Do ponto de vista médico, um complexo representa um grupo de microrganismos que causam doenças semelhantes, mas o termo não tem implicações taxonômicas. As bactérias *Mycobacterium bovis* e *M. tuberculosis* foram descobertas como agentes causadores de tuberculose em animais e humanos por Robert Koch, achados publicados em seus estudos pioneiros em 1882. Esses estudos foram a base para o estabelecimento dos postulados de Koch sobre a etiologia da doença. Os roedores, em particular camundongos e porquinhos-da-índia, são especialmente suscetíveis à infecção experimental por *M. bovis* e *M. tuberculosis*. No entanto, *M. tuberculosis* é um patógeno adaptado aos seres humanos e raramente infecta outros animais. A transmissão ocorre entre os indivíduos, por meio de aerossóis contaminados. Por outro lado, *M. bovis* é um microrganismo zoonótico que pode ser transmitido por meio de aerossóis, de modo bidirecional, de animais para as pessoas e de pessoas aos animais, cuja causa mais frequente é o leite não pasteurizado obtido de animais infectados (bovinos e outros ruminantes), os quais atuam como a principal fonte de infecção. O trabalho de Koch envolveu tanto amostras de pessoas quanto de animais. Assim, Koch trabalhou com ambos, *M. bovis* e *M. tuberculosis*, em uma época em que as diferenças discretas entre tais microrganismos não haviam sido definidas. Há duas micobactérias adaptadas ao hospedeiro, estreitamente relacionadas, que receberam nomes especiais com base nos hospedeiros infectados: *Mycobacterium pinnipedii* (focas) e *Mycobacterium caprae* (caprinos). As últimas publicações consideram *M. caprae* como uma subespécie de *M. bovis*. A vacina BCG (bacilo de Calmette-Guérin), contra tuberculose, contém cepa de *M. bovis* atenuada. O isolado original foi enviado a diferentes países, e cada isolado foi submetido a mutações independentes por ocasião das passagens em meios de cultura e da manutenção da amostra e foi definido como subcepas de BCG (p.ex., BCG Copenhagen, BCG Pasteur, BCG Tóquio e BCG Rússia).

Outro patógeno "aparentado" e restrito aos humanos é o tipo africano do bacilo da tuberculose, denominado *Mycobacterium africanum*. Outro microrganismo, *Mycobacterium canettii*, também foi descrito na África do Norte. A variação dos hospedeiros de *M. canettii* ainda não é conhecida. *Mycobacterium microti* é outra bactéria do complexo identificado como causa de tuberculose em ratos silvestres. Recentemente, foi isolada em alguns casos da doença em humanos. Estudos moleculares e genômicos estabeleceram que os genomas das micobactérias foram criados por evolução redutiva, envolvendo ambos, polimorfismos de nucleotídio único e deleções seriadas de materiais genéticos. As deleções surgiram em regiões de diferença nos genomas correspondentes e definiram os principais procedimentos de especificação. Essa análise leva à conclusão de que uma cepa ancestral de *M. canettii* é a precursora de *M. tuberculosis* e *M. bovis*. Assim, o antigo paradigma de que *M. tuberculosis* era oriundo de *M. bovis* (p. ex., a tuberculose humana se originou de tuberculose bovina) não é mais convincente. É interessante que *M. bovis*, a espécie que tem o menor genoma, apresenta uma variação de hospedeiros maior que aquela de *M. tuberculosis*. Isso tem sido atribuído às deleções de ilhas "avirulentas" (p. ex., codificação de elementos reguladores que modulam a expressão de determinantes de virulência) do genoma, possibilitando que *M. bovis* tenha maior variação de hospedeiros.

Mycobacterium leprae é um patógeno humano peculiar considerado um microrganismo intracelular obrigatório, pois nunca se multiplica *in vitro*. *Dasypus novemcinctus* (uma espécie de tatu) é um dos poucos hospedeiros experimentais que podem ser utilizados para a multiplicação do microrganismo, em condições laboratoriais. Em ambas as infecções experimentais, de tatus e de seres humanos, *M. leprae* tem preferência por regiões corporais de menor temperatura, como as extremidades, os pés e as mãos, seguidas de disseminação à face. A transmissão de hanseníase acontece por contato e pode ser ocasionada por aerossóis. Há relatos de raros casos de transmissão zoonótica. *M. leprae* infecta o sistema nervoso periférico, mas não o sistema nervoso central. Essas características resultam em pacientes com atividade mental normal, mas com desfigurações características ocasionadas por tais lesões periféricas. A doença foi bem-documentada em textos bíblicos, tanto no Velho quanto no Novo Testamento. Essa enfermidade foi popularizada no cinema, em 1959, no filme épico *Ben-Hur*. Desde a Antiguidade até os primeiros anos do século 20 os pacientes com hanseníase eram mantidos em locais isolados. Atualmente, a doença é facilmente controlada e apenas progride para um quadro grave se o paciente não for tratado ou quando ocorrem complicações durante o tratamento.

As infecções causadas pelo complexo *M. avium* (MAC) eram consideradas as infecções bacterianas oportunistas mais comuns em pacientes com AIDS. Os avanços no tratamento de AIDS resultaram em indivíduos que mantêm maior contagem de células T CD4, ainda que abaixo do normal, e, assim, melhor controle das infecções causadas por MAC. *M. tuberculosis*, a espécie de micobactéria mais virulenta, atualmente supera MAC como a principal causa de infecção concomitante complicadora em pacientes com AIDS. Todavia, as infecções causadas por MAC ainda representam um problema em pacientes não submetidos ao tratamento apropriado para AIDS. O complexo MAC inclui espécies distintas, porém aparentadas: *Mycobacterium intracellulare* e *M. avium* (em geral, as duas são agrupadas no complexo MAI, um termo sem relevância taxonômica) e os microrganismos de rápida multiplicação *Mycobacterium chelonae* e *M. fortuitum*. Com base nos resultados de análises bioquímicas e genéticas, atualmente a espécie *M. avium* é classificada em quatro subespécies: *M. avium* ssp. *avium*, que causa doença semelhante à tuberculose, em aves; *M. avium* ssp. *hominissuis*, o clássico *M. avium* da literatura médica, que infecta seres humanos e suínos e é considerado o principal exemplo de "micobactéria ambiental"; *M. avium* ssp. *paratuberculosis*, causador da doença de Johne em ruminantes e que está associada à ocorrência da doença de Crohn em pessoas; e *M. avium* ssp. *silvaticum*, que coloniza animais selvagens, como pombo-torcaz (*Columba palumbus*), cuja condição de patógeno não foi bem-estabelecida. Aerossóis e água contaminada foram associados à ocorrência da infecção, especialmente aquela causada pela subespécie *hominissuis*. No caso da subespécie *paratuberculosis*, a principal via de infecção em ruminantes é a oral. Em geral, os bezerros são infectados após o consumo de leite contaminado de suas mães ou pela ingestão de matéria fecal maternal oriunda de esterco contaminado. Tem-se mencionado como fonte potencial de infecção em seres humanos a exposição ambiental de indivíduos suscetíveis ou o consumo de leite não pasteurizado ou não apropriadamente pasteurizado (adulterado). Quanto à linhagem evolucionária, tem-se sugerido que uma cepa ancestral do MAC originou duas subespécies – *M. avium* ssp. *avium* e *M. avium* ssp. *hominissuis* – e a espécie *M. intracellulare*. A subespécie *paratuberculosis* parece ter se originado da subespécie *hominissuis*.

Outra espécie relevante é *Mycobacterium kansasii*, uma "parente" das bactérias do complexo MAC, que pode causar infecção disseminada em pacientes com AIDS, bem como doença pulmonar em pacientes previamente portadores de doença pulmonar não infecciosa. *Mycobacterium marinum*, um patógeno de peixes, também foi apontado como causa de granuloma cutâneo em usuários de piscinas. *Mycobacterium ulcerans* é um patógeno emergente que causa úlceras cutâneas graves, em indivíduos que vivem em regiões tropicais. Outras micobactérias, como *Mycobacterium aurum* e *M. smegmatis*, geralmente são espécies ambientais saprófitas, mas de tempos em tempos podem causar infecções oportunistas em hospedeiros humanos e animais.

Interação primária com células fagocíticas e início da doença

Com a entrada do microrganismo pela mucosa brônquico ou intestinal, os macrófagos residentes, alveolares ou intestinais, são mobilizados para fagocitar a micobactéria patogênica. Esse processo fagocítico é mediado por receptor e independe de anticorpo; há participação de receptores do sistema complemento, do receptor manose e/ou de integrinas. *Mycobacterium* se esquiva de receptores dependentes de anticorpos, os quais normalmente estimulam a ativação de macrófagos e a resposta bactericida, como acontece com várias bactérias patogênicas. Desse modo, as micobactérias permanecem nos vacúolos dos fagócitos, impedindo a ativação de fagossomos (produção de produtos intermediários reativos bactericidas) e a maturação (p. ex., acidificação de fagossomo e fusão com lisossomos). Assim, os bacilos micobacterianos são capazes de sobreviver e de se multiplicar nas células fagocíticas residentes. Há alguns relatos de que as cepas de *M. tuberculosis* altamente virulentas possam escapar dos fagossomos e alcançar o citosol, onde é possível o crescimento mais rápido.

Os monócitos (células fagocíticas do sangue) são, então, recrutados para o local da infecção, o qual, por fim, progride para granuloma ou tubérculo. Essa estrutura arredondada focal é evidente no exame patológico macroscópico como nodulação amarela próxima à entrada/saída dos vasos sanguíneos dos órgãos envolvidos (p. ex., o complexo de Ghon, nos pulmões). O tubérculo contém macrófagos infectados em seu centro, circundado por grandes fagócitos (células epitelioides), linfócitos e fibroblastos, envolvidos por uma camada de colágeno. No centro da lesão, instala-se necrose caseosa. Dependendo da progressão da doença, a lesão pode se calcificar, se a doença for controlada, ou se liquefazer, se ocorrer agravamento da doença. Os tubérculos podem se multiplicar, se unir e, por fim, ocupar partes relativamente grandes dos órgãos. Esses tubérculos são compostos principalmente de material caseoso.

No caso de infecção por *M. tuberculosis* em seres humanos, uma resposta imune favorável do hospedeiro pode evitar a doença, completamente, ou pode manter o bacilo restrito aos granulomas, os quais, por fim, calcificam-se. No entanto, os bacilos vivos ainda permanecem em uma condição na qual as bactérias são incapazes de se multiplicar, condição também conhecida como estado latente. Se a resposta do hospedeiro for fraca desde o início ou a resposta do hospedeiro diminuir após 40 a 50 anos, os focos infecciosos podem necrosar e liberar bacilos infecciosos que se disseminam por meio de tosse. Este último mecanismo é denominado reativação da latência. A clara sequência de latência e reativação não está bem-documentada em hospedeiros não humanos. É certa a formação de granulomas em hospedeiros animais, mas não está claro se ocorre um verdadeiro mecanismo de latência e reativação. Possivelmente, em decorrência de um ciclo de vida curto e de uma resposta mais fraca do indivíduo, em vários hospedeiros animais não humanos, a infecção causada por micobactérias pode progredir de enfermidade subclínica para doença clínica evidente, na ausência de terapia medicamentosa.

Resposta imune às infecções causadas por micobactérias

As micobactérias apresentam várias macromoléculas antigênicas, inclusive proteínas, lipídios, glucano e glicolipídios, as quais induzem imunidade humoral. No entanto, como as micobactérias são patógenos intracelulares, a resposta humoral é ineficiente no controle da infecção e surge no estágio intermediário ou final da doença. Desse modo, a resposta humoral apenas tem importância diagnóstica para determinar se um hospedeiro está infectado, bem como para indicar a progressão da doença. Todavia, pesquisas realizadas nos últimos anos mostraram a participação da imunidade humoral na defesa do hospedeiro contra as micobactérias patogênicas. Por exemplo, anticorpos contra determinantes de virulência de superfície que impedem a entrada das micobactérias nas células fagocíticas podem ter um efeito protetor, se administrados em momento oportuno.

A principal defesa do hospedeiro contra micobactérias patogênicas, contudo, é a resposta imune adquirida que resulta em ativação de macrófagos e produção de células T citotóxicas. As micobactérias podem ativar os macrófagos para um primeiro nível de receptividade por meio de um mecanismo imune inato mediado pela interação de produtos das micobactérias com receptores *Toll-like* presentes nas células fagocíticas. Isso resulta em células dendríticas e macrófagos que produzem o polipeptídio mensageiro interleucina-12 (IL-12, um tipo de citocina) e promovem a apresentação de antígenos das micobactérias às células T CD4+ auxiliadoras. Esse mecanismo de apresentação de antígeno requer degradação desse antígeno no fagossomo e a associação de peptídios degradados com moléculas do complexo de histocompatibilidade principal (MHC) classe II. Na presença de IL-12 e, possivelmente de outras citocinas como a IL-17, essas células sofrem diferenciação e se tornam células T_{H1}, com capacidade de produzir gamainterferona, que, adicionalmente, ativa os macrófagos, os quais são submetidos à explosão respiratória. Isso ocasiona maior elaboração de produto altamente bactericida denominado oxigênio reativo (ânion superóxido e peróxido de hidrogênio) e de intermediários do nitrogênio (óxido nítrico [NO] e nitrito). Parece que o NO e um produto combinado de nitrogênio e intermediários de oxigênio (peroxinitrito) têm a principal ação bactericida. Entretanto, as micobactérias resistem, parcialmente, a essa ação oxidativa mediante a produção de catalases – superóxido dismutase e alquil hidroperoxidase –, enzimas que inibem a ação destes produtos reativos intermediários por meio de um mecanismo de redução. O NO também tem participação imunoestimuladora, a qual resulta em secreção adicional de citocina e ativação da apoptose de macrófagos, a qual, adicionalmente, reduz a quantidade de células hospedeiras que podem ser utilizadas para a multiplicação das micobactérias. Com os eventos de acidificação de fagossomos e fusão de fagolisossomos, os macrófagos ativados também sofrem maturação e, desse modo, complementam a ação bactericida do NO e de outras substâncias intermediárias reativas.

As células T_{H1} ativadas por IL-12 (IL-17) também secretam IL-2, a qual desencadeia a diferenciação de células T CD8+ em células T citotóxicas. Sua função é provocar a lise de macrófagos infectados, os quais, então, liberam bacilos intracelulares. Esses microrganismos podem ser adicionalmente fagocitados e destruídos pelos macrófagos ativados. Desse modo, o controle efetivo das infecções causadas por micobactérias requer ambos os ramos da resposta celular adquirida: macrófagos e ativação de célula T citotóxica para apresentação do antígeno. Observa-se que a ativação de células CD8+ requer a apresentação de antígeno, com o auxílio de moléculas do MHC classe I. A apresentação de antígeno exigida por esse processo se dá por meio da transferência de antígenos micobacterianos do fagossomo para o citosol, do escape da micobactéria para o citosol e/ou de uma "conversação cruzada" efetiva entre as vias de apresentação de antígenos.

Dependendo da condição imune do hospedeiro, não ocorre diferenciação de células CD4+ em células T_{H1}. Os macrófagos infectados secretam IL-10 e IL-4, em vez de IL-12. Esse processo ocasiona maturação de células CD4+ pela via T_{H2}. As células T_{H2} secretam mais IL-4, a qual estimula a maturação das células B em células secretoras de anticorpo. Infelizmente, a resposta humoral retardada dependente das células T_{H2} não induz proteção alguma e as consequências são devastadoras para o hospedeiro. Por exemplo, na infecção tuberculosa, pode ocasionar tuberculose disseminada (miliar) e grande quantidade de bacilos que comprometem vários órgãos, além do pulmão. Na hanseníase, os casos de desfiguração acontecem pela ativação da resposta da célula T_{H2}.

Considerações gerais sobre padrões da doença em medicina veterinária

Aves. As aves são naturalmente suscetíveis, principalmente a *M. avium* ssp. *avium*. A porta de entrada da maioria das infecções das aves domésticas é o trato alimentar, do qual a bactéria se dissemina ao fígado e ao baço. Com frequência, ocorre comprometimento de medula óssea, pulmão e peritônio. Embora o microrganismo tenha sido isolado de ovos, é rara a infecção de filhotes pela via transovariana. Embora *M. avium* ssp. *avium* infecte várias espécies de aves, os psitacídeos são resistentes; todavia, são suscetíveis à infecção por *M. tuberculosis*. Os canários são, também, mais suscetíveis ao bacilo mamífero que ao bacilo aviário.

Bovinos. Em geral, os bovinos são infectados por *M. bovis*, e a infecção se instala no trato respiratório e nos linfonodos adjacentes e nas cavidades serosas. A doença é comumente progressiva, acometendo as vias respiratórias e os espaços aéreos. Ocorre disseminação hematógena que envolve fígado e rins. O útero pode ser a porta de entrada da infecção fetal, um padrão praticamente desconhecido em outros animais domésticos. Os bezerros que sobrevivem à doença comumente desenvolvem lesões no fígado e no baço. Infecção mamária é rara (< 2% dos casos), mas tem implicação relevante em saúde pública. Em geral, a infecção por *M. avium* ssp. *hominissuis* é subclínica. Ocorre aborto aparentemente em consequência da instalação do bacilo na parede uterina, em alguns casos repetidamente. Em infecções experimentais de bovinos, *M. tuberculosis* causa lesões não progressivas de menor importância.

Cervídeos. *M. bovis* infecta facilmente cervídeos domesticados e aqueles de vida livre e representa um problema em grupos de animais mantidos em cativeiro e criados junto com algumas populações de animais selvagens. As lesões e a progressão da doença são semelhantes às verificadas em bovinos, embora haja variação entre as espécies de cervídeos, particularmente no aspecto histológico. Em algumas espécies, as lesões são mais supurativas, com variação na quantidade de bactérias acidorresistentes e de células gigantes e no grau de encapsulação.

Cães e gatos. Cães e gatos são facilmente infectados por *M. bovis*, mas raramente por *M. avium* ssp. Os cães também são suscetíveis a *M. tuberculosis*. A localização intestinal e abdominal da infecção é mais comum em gatos que em cães, sugerindo que a via de exposição provavelmente seja o trato alimentar. Lesões cutâneas ulcerativas são mais comuns em gatos que em outros hospedeiros, bem como o envolvimento ocular, com coroidite tuberculosa que ocasiona cegueira. As lesões, especialmente em cães, frequentemente parecem mais uma reação induzida por corpo estranho que um tubérculo, uma vez que podem não apresentar células gigantes e células epitelioides típicas, tampouco material caseoso, calcificação e liquefação. Geralmente o curso da doença é progressivo.

Equinos. Equinos são raramente infectados; a infecção por *M. avium* ssp. *hominissuis* é mais frequente que por *M. bovis*. Em geral, a porta de entrada da infecção é o trato alimentar, com complexos primários relacionados com a faringe e o intestino. É possível notar lesões secundárias no pulmão, no fígado, no baço e em membranas serosas. As lesões de vértebra cervical podem ser decorrentes de periostite hipertrófica inespecífica secundária. As lesões macroscópicas são semelhantes a tumor: não apresentam material caseoso e calcificação macroscópica e contêm poucos linfócitos. Observa-se proliferação de fibroblastos, mas geralmente não há encapsulação firme.

Primatas. Primatas não humanos são suscetíveis a *M. tuberculosis* e *M. bovis*, mas resistentes a *M. avium*, a menos que se apresentem gravemente comprometidos, como acontece na infecção pelo vírus da imunodeficiência do símio ou na doença broncopulmonar preexistente. Esses indivíduos também são infectados por micobactérias não tuberculosas.

Ovinos e caprinos. Ovinos e caprinos são suscetíveis a *M. bovis* e, talvez um pouco menos suscetíveis a *M. avium* ssp. *hominissuis*; contudo, são resistentes à infecção progressiva causada por *M. tuberculosis*. Os padrões de doença são semelhantes aos mencionados para bovinos.

Suínos. Em geral, os suínos podem ser infectados pelo bacilo da tuberculose por via alimentar, mas apenas *M. bovis* causa doença progressiva com as lesões clássicas. As infecções causadas por *M. tuberculosis* não progridem além dos linfonodos regionais. A infecção por *M. avium* ssp. *hominissuis*, a modalidade predominante em vários países, pode disseminar-se a vísceras, ossos e meninges. As lesões não apresentam tubérculos organizados, mas contêm material granulomatoso. A presença de material caseoso, calcificação ou liquefação é irrelevante. Pode haver quantidade abundante de bactérias.

Animais selvagens e reservatórios da infecção. Com a quase total erradicação de tuberculose bovina na América do Norte e na Europa, os mamíferos domésticos, reservatórios tradicionais, podem ser menos preocupantes. No entanto, o ressurgimento da doença é um problema em que os esforços para sua erradicação estão perdendo apoio e a consolidação de empreendimentos pecuários torna a eliminação de grandes rebanhos infectados um custo proibitivo. Fazendas de recreação, parques de animais, zoológicos e grupos de animais selvagens isolados da infecção podem atuar como reservatórios de *M. bovis*. Em geral, a tuberculose é uma doença de animais domesticados e de animais mantidos em cativeiro. O aumento dos casos clínicos e a disseminação mais limitada em animais de vida livre contrastam com a alta taxa de transmissão em grupos de animais domesticados mantidos confinados. *M. bovis*, provavelmente oriundo de bovinos, é endêmico em animais nativos do sul da Inglaterra e em gambás rabo de escova da Nova Zelândia, considerados fonte de infecção para os animais pecuários. As infecções de guaxinins, gambás, raposas e coiotes também podem ser importantes na transmissão da doença aos bovinos, e de bovinos para estes animais, em ambientes compartilhados, e podem comprometer as medidas de controle da infecção. A interação coiote-veado também é comum e tem se proposto o exame de amostragens de coiotes como um meio de monitorar a disseminação da infecção em veados selvagens. A criação de animais exóticos em ambiente próximo aos ruminantes também implica risco significativamente maior de transmissão de tuberculose bovina, pois os cervídeos mantidos em cativeiro são muito suscetíveis à infecção causada por *M. bovis*. Com frequência, os casos esporádicos de tuberculose canina comprovam ser a infecção por *M. tuberculosis* oriunda de contato com pessoas – "zoonose reversa" – que também é verificada em primatas não humanos, em colônias de laboratório e em zoológicos.

Nas granjas de aves domésticas comerciais, a rápida troca da população animal (< 1 ano) e a eliminação de transmissão transgeração erradicou *M. avium* ssp. *avium* dessa população. As micobactérias continuam sendo um problema em grupos de animais mantidos instalações adjacentes a celeiros, aviários e parques zoológicos, principalmente porque os microrganismos podem sobreviver no solo durante vários anos. Aventa-se a possibilidade de que a ameba possa estar envolvida nos mecanismos de transmissão de *M. avium* ssp. *avium*. Essa hipótese tem sido sustentada por pesquisas que mostram que o bacilo que se multiplica em ameba tem alta infectividade e patogenicidade, maior que os microrganismos que se multiplicam em meio de cultura contendo ágar ou caldo.

Influência de idade, raça e sexo. Geralmente, em todas as espécies animais, com frequência os indivíduos jovens desenvolvem mais lesões graves que os mais velhos, frente a determinada infecção micobacteriana. Observam-se diferentes graus de suscetibilidade entre as raças: bovinos zebuínos são mais resistentes que bovinos de raças europeias. Cães das raças Fox Terrier e Irish Setter são mais frequentemente infectados que cães das raças Dachshund e Doberman Pinscher. A maior prevalência em bovinos leiteiros, comparativamente a bovinos de corte, pode ser decorrência de confinamento mais estreito e estresse causado por maior produtividade, em vacas leiteiras. A não ocorrência de gestação e lactação pode explicar a menor prevalência da doença em touros, em comparação às vacas, embora em cães verifique-se uma proporção inversa em relação ao sexo.

Diagnóstico laboratorial

Coleta de amostra

A coleta de amostras de esputo e soro é mais comum na doença humana. Em animais, especialmente ruminantes, as amostras incluem aspirados ou biopsias de lesões ativas, lavagens traqueobrônquica e gástrica, linfonodos (torácicos e abdominais), urina ou fezes e amostras de biopsia. Pulmão e linfonodos associados ao trato respiratório, inclusive da faringe, e linfonodos do trato intestinal são locais comuns de lesões, e deles são obtidas amostras seletivas no momento da necropsia, quando as lesões macroscópicas não são evidentes. O congelamento das amostras durante o transporte ou a preservação do tecido em solução de borato de sódio é um procedimento efetivo que mantém a viabilidade das micobactérias e reduz a multiplicação de microrganismos contaminantes.

Exame direto

Os fluidos são concentrados por meio de centrifugação, em recipientes hermeticamente fechados. Esfregaços de sedimento ou de tecido são processados utilizando-se coloração acidorresistente ou pelo emprego de auramina-rodamina se houver disponibilidade de microscópio de fluorescência. Os cortes histológicos são corados com hematoxilina-eosina e com corantes acidorresistentes. Resultados positivos na coloração acidorresistente devem ser confirmados por meio de cultura ou pela detecção de ácido nucleico.

Cultura e identificação

Recomendam-se digestão e descontaminação seletiva, especialmente quando a amostra provavelmente contiver mistura de microrganismos. A identificação da bactéria se baseia em suas características de multiplicação (rápida *vs.* lenta), de pigmentação (na presença ou ausência de luz) e em reações bioquímicas. No mercado há disponibilidade de sondas (*probes*) de DNA específicas para os principais grupos de micobactérias. Testes para ampliação de fragmentos de DNA específicos de micobactérias, utilizando a reação em cadeia de polimerase (PCR), têm se tornado os métodos de escolha para demonstrar ou identificar as bactérias do gênero.

Imunodiagnóstico

Teste de tuberculina. O teste cutâneo de tuberculina, ou teste de Mantoux, consiste na aplicação intradérmica de tuberculina (tuberculina purificada derivada de proteína; tuberculina PPD), que é um extrato, livre de células, de proteínas e peptídios liberados por *M. tuberculosis* no meio de cultura. Essa inoculação intradérmica em indivíduos infectados resulta em tumefação caracterizada por uma área endurecida 48 a 72 horas após a aplicação (reação de hipersensibilidade retardada). Em bovinos, uma dose de 0,2 a 0,3 mg de PPD bovina (PPD de *M. bovis*) é aplicada por via intradérmica na pele da região caudal, vulvar ou anal ou, em algumas situações, na pele do pescoço. Nos casos positivos, a tumefação (> 5 mm) se desenvolve dentro de 72 horas. Embora a tuberculina não possa induzir uma condição de hipersensibilidade, pode dessensibilizar os animais durante semanas ou meses. Um teste positivo implica infecção no passado ou no presente, exigindo que o animal reagente seja abatido e submetido à necropsia. Ocorrem reações falso-positivas, as quais são explicadas pela hipersensibilidade às bactérias não tuberculosas (p. ex., *M. avium*) e aos microrganismos aparentados, como aqueles da família Nocardiae. O uso simultâneo de "tuberculina" aviária (PPD de *M. avium*) frequentemente auxilia a decidir, por meio de avaliação comparativa do tamanho das duas reações, se a sensibilidade se deve a *M. bovis* ou a outra micobactéria. O resultado falso-negativo é comum em animais muito recentemente infectados e nos casos avançados, nos quais se desenvolve anergia (ausência de reatividade) em razão do excesso de antígeno ou da imunossupressão. Fatores inespecíficos, como desnutrição, estresse e parição iminente ou recente são outras causas de anergia. "Tuberculinas" de especificidade apropriada são utilizadas em suínos e aves domésticas. Nos suínos, a injeção é na orelha, e em aves, na barbela. A confiabilidade dos testes de tuberculina em equinos, ovinos, caprinos, cães e gatos não foi definida. Praticidade, sensibilidade e baixo custo do teste cutâneo o definem como o teste de triagem *ante mortem* mais efetivo em ruminantes.

Testes com gamainterferona. Esses testes se baseiam na liberação de gamainterferona do sangue total de animais infectados quando misturado com antígenos de micobactérias (p. ex., PPD), como resultado da ativação da resposta imune mediada por célula. Estudos recentes mostraram melhora da especificidade mediante a modificação dos antígenos utilizados para estimular a resposta da interferona. Outros estudos sugerem que a adição de citocinas às análises, como interleucina 1β, pode, também, aumentar a sensibilidade do teste.

Sorologia. Os testes sorológicos têm sido razoavelmente úteis. Esses testes são sensíveis, mas as reações ocorrem no estágio final da doença. O maior sucesso tem sido obtido na detecção de animais infectados por *M. avium* ssp. *paratuberculosis*.

Tratamento e controle

Os medicamentos de primeira escolha para o tratamento de tuberculose são: isoniazida (INH), rifampicina, pirazinamida, estreptomicina e etambutol. Os medicamentos de segunda linha são: ácido para-aminossalicílico, canamicina, ciclosserina, capreomicina e etionamida. Como é frequente o desenvolvimento de resistência quando se emprega um protocolo terapêutico de um único medicamento, comumente se utiliza uma combinação de fármacos; uma combinação preferida em medicina humana é INH-etambutol-rifampicina, administrada durante, no mínimo, 9 meses.

Em razão dos riscos à saúde pública decorrentes da manutenção de animais com tuberculose, não se recomenda o emprego de quimioterapia contra tuberculose aos animais. O tratamento profilático com INH pode ser utilizado em animais de estimação recentemente expostos a um indivíduo com tuberculose. Relata-se algum sucesso em pesquisas com INH na profilaxia e no tratamento de bezerros.

Nos países que adotam programa de erradicação, geralmente o tratamento é desaconselhável ou ilegal.

A tuberculose bovina é controlada mediante a identificação e eliminação dos animais infectados. Esse procedimento tem resultado na quase erradicação da infecção em vários países. É necessária vigilância continuada para evitar o ressurgimento da enfermidade. Esses esforços transformaram a tuberculose de uma doença clínica em bovinos e fonte comum de infecção zoonótica em uma doença frequentemente subclínica e rara fonte de infecção humana.

A vacinação de pessoas com BCG induz hipersensibilidade e imunidade temporária. Os benefícios da vacinação têm sido maiores quando a exposição é mais intensa; são irrelevantes onde a prevalência é baixa. A vacinação em seres humanos visa crianças e indivíduos negativos ao teste de tuberculina previamente expostos.

A vacina BCG tem sido utilizada em bezerros. Essa prática é inapropriada em países que tentam erradicar a tuberculose porque interfere na interpretação do resultado do teste de tuberculina. Há disponibilidade de vacinas de razoável eficácia contra *Mycobacterium paratuberculosis*, porém a maioria também interfere nos testes diagnósticos. Novos procedimentos incluem o desenvolvimento de novas vacinas mais efetivas, capazes de possibilitar a diferenciação de animais infectados daqueles vacinados (formulação DIVA).

M. avium ssp. paratuberculosis, o microrganismo causador da doença de Johne

M. avium ssp. *paratuberculosis* (MAP) é o agente etiológico de uma doença crônica debilitante irreversível de ruminantes, denominada doença de Johne. Os animais jovens são mais suscetíveis à infecção. Os animais mais velhos podem ser infectados, porém com inóculo maior. As perdas econômicas se devem a menor produção de leite e a problemas reprodutivos (p. ex., maior intervalo entre partos), maior ocorrência de mastite (não provocada por MAP) e pelo definhamento orgânico geral.

À semelhança dos demais gêneros de *Mycobacterium*, MAP é aeróbico, mas sua multiplicação é extremamente lenta (8 a 12 semanas de incubação, em 37°C) em meio de gema de ovo de Herrold. Os principais isolados clínicos requerem a adição, ao meio, do sideróforo micobactina (um composto ligador de ferro derivado do ácido hidroxâmico). Essa dependência à micobactina para a multiplicação bacteriana tem valor diagnóstico na identificação e confirmação de MAP nas amostras clínicas.

O reservatório de MAP é o trato intestinal de animais infectados, tanto aqueles clinicamente acometidos quanto, e mais importante, aqueles infectados, porém assintomáticos. Em um rebanho acometido, a quantidade de animais infectados assintomáticos que excretam o microrganismo nas fezes pode ser 20 vezes maior que aquela de pacientes com sinais clínicos. O animal infectado também pode excretar MAP no colostro e no leite, bem como transferir o microrganismo para o feto, no útero. MAP foi isolado em sêmen, túbulos seminíferos e próstata de touros infectados. Em geral, a infecção é adquirida pela ingestão ou contato com material contaminado com fezes (alimentos e fômites). Também, infecção uterina e ingestão de colostro ou leite contaminado são possíveis vias de transmissão da doença.

MAP provavelmente penetra na mucosa intestinal pelas células M; em seguida, após a ingestão, é visto no interior de macrófagos, na submucosa da região ileocecal e nos linfonodos adjacentes (ileocecal) (Figuras 37.2 a 37.4). O foco primário da infecção se instala no intestino. Inicialmente o animal não apresenta sinais de doença. O período de incubação, antes da manifestação clínica da doença, é de 12 meses ou mais. A progressão da doença segue o curso de outras infecções causadas por micobactérias, como mencionado anteriormente, com formação de lesões granulomatosas de progressão lenta.

Em alguns animais acometidos, o curso da doença é acompanhado de má absorção, enteropatia com perda de proteína e doença clínica evidente. No entanto, apenas 3 a 5% dos animais de um rebanho infectado progridem

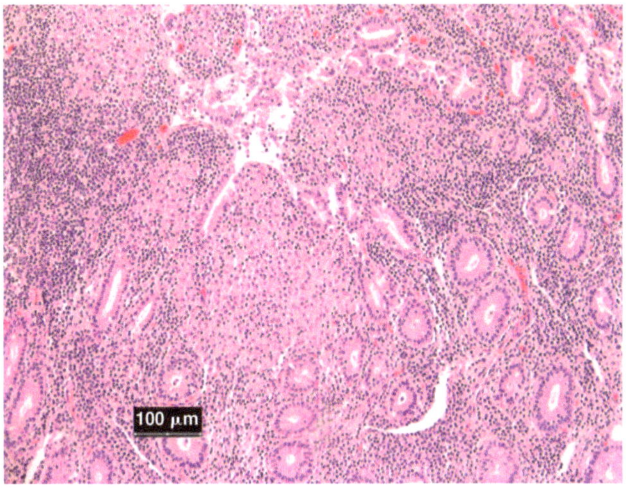

Figura 37.2 Histopatologia típica do jejuno de um bovino com doença de Johne. A lâmina própria encontra-se distendida pela abundante quantidade de macrófagos epitelioides; há raras criptas que contêm alguns restos celulares (coloração hematoxilina-eosina, 10×). (Amostra do University of Nebraska Veterinary Diagnostic Center.)

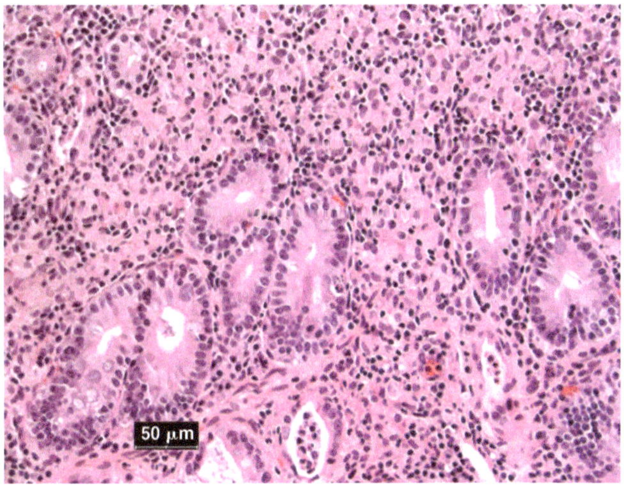

Figura 37.3 Grandes macrófagos epiteloides. Os macrófagos epitelioides são predominantes na superfície da lâmina própria e afastam as criptas no jejuno de um bovino com doença de Johne. Algumas células degeneradas são evidentes nas criptas (coloração hematoxilina-eosina, 20×). (Amostra do University of Nebraska Veterinary Diagnostic Center.)

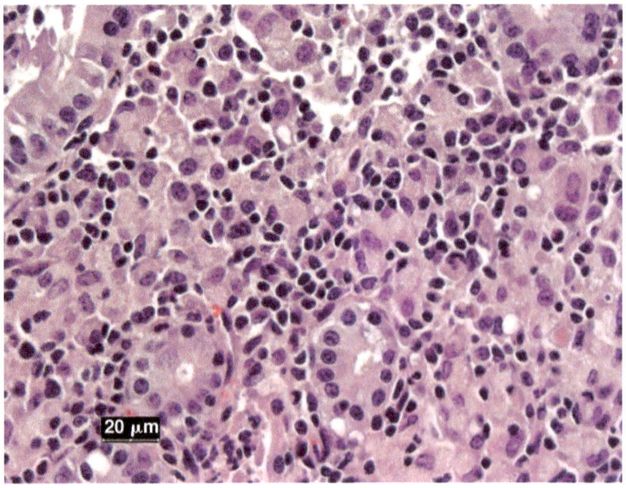

Figura 37.4 Grandes macrófagos epitelioides. Essas células são observadas entre as criptas do jejuno de um bovino com doença de Johne. Os núcleos são excêntricos e o citoplasma ligeiramente vacuolizado e, às vezes, granular (coloração hematoxilina-eosina, 40×). (Amostra do University of Nebraska Veterinary Diagnostic Center.)

para essa fase terminal. O epitélio da mucosa apresenta aparência característica (mucosa corrugada) que precede a síndrome de má absorção. Diarreia não é um sinal clínico comum da doença, em ovinos e caprinos. No entanto, em rebanhos de baixa produção, deve-se prontamente realizar exame para pesquisa de MAP. Em ovinos e caprinos, as lesões intestinais são menos evidentes que em bovinos. Em caprinos acometidos, a perda de peso tem sido um achado consistente.

Têm sido desenvolvidos vários testes de DNA para mostrar a presença de MAP, os quais utilizam uma sequência específica para o desenvolvimento de sondas ou para elaboração de *primers* necessários para a ampliação do DNA, por meio de PCR. Sequências específicas que têm sido exploradas são aquelas verificadas no gene que codifica a subunidade 16S ribossômica do RNA, a sequência de inserção IS900 (a escolha do *primer* apropriado é fundamental, pois há segmentos dentro desse elemento genético que compartilham sequências de inserção presentes em outras subespécies).

Atualmente não há antimicrobianos economicamente úteis efetivos contra MAP, *in vivo*. Os macrolídios mais recentes, como claritromicina, e algumas fluoroquinolonas experimentais são efetivas *in vitro*, mas são muito caras para o uso clínico. Como mencionado, vacinas vivas atenuadas e vacinas mortas são utilizadas em alguns países, porém não estão universalmente disponíveis.

A execução dos animais infectados e a prevenção de possível propagação no rebanho são meios efetivos de controle da doença. Entre os procedimentos de manejo que devem ser implantados, incluem-se separação dos neonatos de suas mães e de outros animais adultos; garantia de que a parição ocorra em área não contaminada; e não fornecimento de colostro ou leite não pasteurizado potencialmente infectante aos neonatos. Testes imunológicos e culturas são realizados para identificar imediatamente aqueles animais infectados e que excretam a bactéria.

A pasteurização é uma importante etapa no controle de produtos lácteos, assegurando que os bezerros recebam leite ou colostro livre de MAP. Em razão da forte relação entre MAP e a ocorrência da doença de Crohn, esse procedimento também é importante à saúde pública. Tem-se mostrado que a pasteurização por período curto e a alta temperatura não é 100% efetiva na destruição de MAP no leite naturalmente infectado, mas apenas quando a quantidade do microrganismo no leite é elevada. Isso provavelmente tem pouca consequência à saúde pública em regiões onde grande volume de leite é misturado com leite de várias fazendas, procedimento que ocasiona diluição de qualquer leite infectado. No entanto, isso pode ser importante aos produtores que processam o leite em uma única fazenda. A contaminação ambiental de reservatórios de água pode ser outra fonte de infecção por MAP, nos casos da doença de Crohn.

Síndrome da hanseníase felina

Não há hanseníase verdadeira em animais domésticos. Como em gatos a doença é denominada hanseníase felina, é apropriado comparar as características básicas da enfermidade protótipa (humana) com a doença em animais.

Na hanseníase, o quadro clínico varia entre dois extremos. Na hanseníase lepromatosa, observa-se intensa proliferação bacteriana. Formam-se lesões não destrutivas maldelineadas controladas por uma resposta monocítica, mas há outras pequenas reações inflamatórias. A imunidade mediada por célula é suprimida, porém a concentração de imunoglobulinas circulante é alta. Na hanseníase tuberculoide, as bactérias são raras. As lesões são granulomatosas e nota-se uma resposta inflamatória bem-desenvolvida, mediada por célula. Causam lesão nervosa que ocasionam anestesia, paralisia, distrofia, desfiguração e mutilação.

A síndrome hanseníase felina é uma infecção micobacteriana cutânea nódulo-ulcerativa crônica. Manifesta-se em duas apresentações histomorfológicas: a lepromatosa (com quantidade abundante de microrganismos) e a tuberculoide (paucibacilar). *Mycobacterium lepraemurium*, o bacilo que causa hanseníase em roedores, foi identificado na lesão tuberculoide e, ocasionalmente, na lesão lepromatosa. O agente etiológico é variável, e são propostas novas espécies de micobactérias denominadas *Mycobacterium visibile* e *Mycobacterium* sp. cepa Tarwin para definir os microrganismos detectados, por meio de PCR, em vários gatos, em relatos independentes da variante lepromatosa. Diversas outras espécies de micobactérias são descritas em relatos de casos individuais. Vários estudos não separam claramente a síndrome hanseníase de outras apresentações de micobacterioses e, em algumas condições, não é possível excluir a possibilidade de micobactérias contaminantes da superfície epidérmica. As fontes, o modo de propagação e os mecanismos patogênicos não estão bem-definidos. A localização de lesões na cabeça, no pescoço e nos membros torácicos sugere transmissão por mordida de roedores ou picadas de artrópodes. Notam-se nódulos cutâneos ou subcutâneos em vários locais, os quais são livremente móveis e indolores. A ocorrência de ulceração e o envolvimento de linfonodos são frequentes. A doença é mais comum em gatos mais velhos e sua progressão é lenta. A apresentação da doença não prediz, consistentemente, sua taxa de progressão. A saúde geral do gato pode não ser afetada. Microscopicamente, as lesões são basicamente granulomas de monócitos, com uma mistura variável de neutrófilos, linfócitos, plasmócitos e células gigantes. Observam-se necrose caseosa e envolvimento nervoso irregular. Neurotropismo não tem sido uma característica. Nota-se abundante quantidade de bactérias acidorresistentes no interior dos histiócitos. A cultura de rotina para micobactérias de rápida multiplicação ou para micobactérias que causam tuberculose é negativa. A técnica de PCR pode auxiliar na definição do diagnóstico.

O tratamento inclui extirpação cirúrgica dos locais acometidos, juntamente com o uso de antibióticos. Tem-se tentado, com sucesso variável, o uso de clofazimina, fluoroquinolonas, doxiciclina e claritromicina, individualmente ou em combinação. É necessário um período de tratamento tão longo quanto 3 a 6 meses, a fim de impedir a ocorrência de recidivas.

Síndrome do granuloma leproide canino

A síndrome do granuloma leproide canino é provocada por uma espécie de *Mycobacterium* saprófita não cultivável (com base em comparações das sequências de DNA obtidas de tecidos infectados por outras bactérias deste gênero, quanto ao gene que codifica o 16S ribossômico do RNA). O diagnóstico se fundamenta na demonstração de vários microrganismos acidorresistentes em amostras de biopsia ou de esfregaços de tecidos ou de locais infectados, corados (coloração de Ziehl-Neelsen). A doença acomete o tecido subcutâneo e a pele de orelha externa, face e membros torácicos. As lesões podem ser únicas, mas são comuns lesões múltiplas. As lesões grandes podem ulcerar. As características histológicas são de inflamação piogranulomatosa, com necrose e quantidade limitada de células gigantes. Os ramos nervosos não são envolvidos e, assim, a doença leproide se refere apenas à etiologia micobacteriana, mais que à similaridade patológica com a doença humana. A enfermidade pode ser autolimitante, sendo resolvida por meio da extirpação cirúrgica ou de tratamento antibiótico. A combinação de rifampicina e claritromicina tem sido efetiva, bem como o uso de enrofloxacino. A doença foi descrita pela primeira vez na África e foi bem-caracterizada na Austrália e no Brasil, tendo sido diagnosticada na América do Norte. Cães da raça Boxer podem ser predispostos. A doença é mais comum em animais de raças grandes, de pelos curtos e em cães mantidos em ambiente externo durante os meses de verão. A incidência no verão e a forte predileção por lesões na orelha sugerem que as lesões causadas por artrópodes podem contribuir na transmissão do microrganismo. Casos da doença verificados nos EUA, no Brasil e na Austrália compartilham uma identidade comum da sequência 16S ribossômica da micobactéria.

Dermatite ulcerativa de gatos e cães causada por micobactérias de rápida multiplicação

Os casos mais comuns de dermatite ulcerativa são crônicos (duram de meses a anos), com lesões cutâneas que não cicatrizam. Há uma tendência de formação de lesões nas regiões ventral e inguinal e de a doença ser progressiva e necessitar tratamento prolongado. O exame histopatológico de biopsia de tecidos infectados revela inflamação piogranulomatosa. Os microrganismos podem se corar fracamente ("fantasmas" e estruturas manchadas; acredita-se que sejam micobactérias não coradas ou fracamente coradas, respectivamente), quando se utiliza corante de Gram ou do tipo Romanovsky (p. ex., corantes de Wright e Giemsa). Quando as amostras são submetidas à coloração acidorresistente (coloração de Ziehl-Neelsen) os microrganismos não são frequentemente vistos. Áreas cavitárias não coradas podem conter agregados de bactérias.

A cultura em ágar-sangue padrão resulta no isolamento de colônias de rápida multiplicação (após 48 a 72 horas de incubação). Os isolados são identificados com base nas características bioquímicas e em testes de DNA. *M. fortuitum* é a bactéria mais comumente isolada no oeste da América do Norte. Um amplo grupo de micobactérias oportunistas foi identificado; cada caso clínico requer avaliação cuidadosa, se a intenção for o diagnóstico etiológico. Outras espécies identificadas nos casos de dermatite e paniculite incluem *M. smegmatis*, *M. chelonae*, *M. abscessus*, *M. microti*, *M. flavescens*, *M. massilience*, *M. ulcerans* e *Mycobacterium* sp. cepa Tarwin. Em casos individuais de dermatite felina também têm sido identificados *M. bovis* e *M. avium*. A localização geográfica dos estudos de isolados comuns foi variável, sugerindo que a distribuição das micobactérias oportunistas no ambiente é o fator crítico preditivo de que o microrganismo pode estar infectando gatos em determinada região.

A infecção de feridas percutâneas provavelmente é a porta de entrada dos microrganismos. As micobactérias que podem ser isoladas do solo e da água possivelmente ocasionam infecções oportunistas de feridas da pele. O tratamento inclui extirpação cirúrgica do local infectado, juntamente com tratamento antibiótico. Tem-se tentado, com sucesso variável, o uso de clofazimina, fluoroquinolona, doxiciclina e claritromicina, individualmente ou em combinação. Nos estudos publicados, limitados, o padrão de resistência antimicrobiana foi variável entre as espécies; assim, o diagnóstico etiológico pode ser fundamental para um tratamento médico apropriado. É necessário tratamento tão prolongado quanto 3 a 6 meses, a fim de impedir a ocorrência de recidivas.

Tópico especial

O paradigma de que *M. tuberculosis* se localiza no ambiente intracelular está mudando? Pesquisas prévias e recentes sugerem que pode ser este o caso, e um mecanismo tem sido proposto.

Leitura sugerida

Chacon O, Bermudez LE, and Barletta RG (2004) Johne's disease, inflammatory bowel disease, and *Mycobacterium paratuberculosis*. *Annu Rev Microbiol*, 58, 329–363.

Cole ST and Riccardi G (2011) New tuberculosis drugs on the horizon. *Curr Opin Microbiol*, 14, 570–576.

Conceição LG, Acha LM, Borges AS *et al.* (2011) Epidemiology, clinical signs, histopathology and molecular characterization of canine leproid granuloma: a retrospective study of cases from Brazil. *Vet Dermatol*, 22, 249–256.

De Leon J, Jiang G, Ma Y, *et al.* (2012) *Mycobacterium tuberculosis* ESAT-6 exhibits a unique membrane-interacting activity that is not found in its ortholog from non-pathogenic *Mycobacterium smegmatis*. *J Biol Chem*, 287, 44184–44191.

Dhama K, Mahendran M, Tiwari R *et al.* (2011) Tuberculosis in birds: Insights into the *Mycobacterium avium* infections. *Vet Med Int*, 2011, 712369. Epub July 4, 2011.

Fyfe JA, McCowan C, O'Brien CR *et al.* (2008) Molecular characterization of a novel fastidious *Mycobacterium* causing lepromatous lesions of the skin, subcutis, cornea, and conjunctiva of cats living in Victoria, Australia. *J Clin Microbiol*, 46, 618–626.

Gengenbacher M and Kaufmann SH (2012) *Mycobacterium tuberculosis:* Success through dormancy. *FEMS Microbiol Rev.* doi:10.1111/j.1574-6976.2012.00331.x.

Hunter RL, Olsen MR, Jagannath C, and Actor JK (2006) Multiple roles of cord factor in the pathogenesis of primary, secondary, and cavitary tuberculosis, including a revised description of the pathology of secondary disease. *Ann Clin Lab Sci*, 36, 371–386.

Kalscheuer R, Syson K, Veeraraghavan U *et al.* (2010) Selfpoisoning of *Mycobacterium tuberculosis* by targeting GlgE in an alpha-glucan pathway. *Nat Chem Biol*, 6, 376–384.

Kaufmann SH (2011) Fact and fiction in tuberculosis vaccine research: 10 years later. *Lancet Infect Dis*, 11, 633–640.

Kaur D, Guerin ME, Skovierová H *et al.* (2009) Chapter 2: Biogenesis of the cell wall and other glycoconjugates of *Mycobacterium tuberculosis*. *Adv Appl Microbiol*, 69, 23–78.

Kaur D, McNeil MR, Khoo KH *et al.* (2007) New insights into the biosynthesis of mycobacterial lipomannan arising from deletion of a conserved gene. *J Biol Chem*, 14, 282, 27133–27140.

Mishra AK, Driessen NN, Appelmelk BJ, and Besra GS (2011) Lipoarabinomannan and related glycoconjugates: structure, biogenesis and role in *Mycobacterium tuberculosis* physiology and host-pathogen interaction. *FEMS Microbiol Rev*, 35, 1126–1157.

Niederweis M, Danilchanka O, Huff J *et al.* (2010) Mycobacterial outer membranes: in search of proteins. *Trends Microbiol*, 18, 109–116.

Palmer MV, Waters WR, and Thacker TC (2007) Lesion development and immunohistochemical changes in granulomas from cattle experimentally infected with *Mycobacterium bovis*. *Vet Pathol*, 44, 863–674.

Palmer MV, Waters WR, and Whipple DL (2002) Lesion development in white-tailed deer (*Odocoileus virginianus*) experimentally infected with *Mycobacterium bovis*. *Vet Pathol*, 39, 334–340.

Russell DG (2007) Who puts the tubercle in tuberculosis? *Nat Rev Microbiol*, 5, 39–47.

Takayama K, Wang C, and Besra GS (2005) Pathway to synthesis and processing of mycolic acids in *Mycobacterium tuberculosis*. *Clin Microbiol Rev*, 18, 81–101.

Tsai MC, Chakravarty S, Zhu G *et al.* (2006) Characterization of the tuberculous granuloma in murine and human lungs: cellular composition and relative tissue oxygen tension. *Cell Microbiol*, 8, 218–232.

Van der Wel N, Hava D, Houben D, *et al.* (2007) *M. tuberculosis* and *M. leprae* translocate from the phagolysosome to the cytosol in myeloid cells. *Cell* 129, 1287–1298.

38

Chlamydiaceae

ROMAN R. GANTA

Características descritivas

A família Chlamydiaceae inclui bactérias patogênicas intracelulares obrigatórias capazes de sobreviver e se multiplicar apenas no interior da célula hospedeira. Também apresentam uma parede celular semelhante à maioria dos outros microrganismos gram-negativos, são sensíveis aos antibióticos (tetraciclinas e cloranfenicol) e contêm ribossomos, DNA e RNA. As bactérias da ordem Chlamydiales são transmitidas principalmente por meio de inalação de partículas de poeira e gotículas e pelo contato interpessoal; todos os meios de transmissão contêm clamídias (conhecidas como corpúsculos elementares). Tais microrganismos infectam as células epiteliais e as membranas mucosas do hospedeiro. O tropismo celular dos microrganismos da ordem Chlamydiales ao epitélio é similar àquele das várias espécies de *Mycoplasma*. Portanto, as infecções no tecido-alvo e as doenças causadas por *Chlamydia* e *Mycoplasma* são muito semelhantes. Com base nos sinais clínicos, às vezes é difícil distinguir uma infecção causada por *Chlamydia* de uma infecção por *Mycoplasma*. Do ponto de vista taxonômico, as bactérias pertencentes à ordem Chlamydiales apresentam apenas uma família, Chlamydiaceae, e os gêneros *Chlamydophila* e *Chlamydia*. Quatro patógenos conhecidos são *Chlamydophila psittaci*, *Chlamydophila pecorum*, *Chlamydia trachomatis* e *Chlamydia pneumoniae*. *C. psittaci* foi reclassificada em duas espécies: *C. psittaci* e *C. abortus*. *C. psittaci*, *C. trachomatis* e *C. pneumoniae* provocam infecções em pessoas. Os veterinários e os empregados de abatedouros de aves e matadouros se encontram em alto risco de adquirir infecções de aves e de animais pecuários.

Morfologia e coloração

As bactérias da ordem Chlamydiales são cocos curtos, cujo tamanho varia de 0,2 a 1,0 μm, ou seja, são semelhantes aos microrganismos da ordem Rickettsiales. Para a coloração dessas bactérias, utiliza-se corante de Giemsa ou outros corantes policromáticos.

Ciclo biológico e características da multiplicação

Os microrganismos infecciosos, denominados corpúsculos elementares, com 0,2 a 0,4 μm de tamanho, penetram nas células suscetíveis por meio de endocitose mediada por receptor. O fagossomo que contém o microrganismo não se funde com lisossomos; os corpúsculos elementares se transformam na apresentação não infecciosa replicante, que é metabolicamente ativa. A apresentação replicante é denominada corpúsculo reticulado, cujo tamanho é maior (0,6 a 1,0 μm) que aquele dos corpúsculos elementares. Os corpúsculos reticulados se multiplicam, ou se replicam, por meio de divisão binária, os quais, posteriormente, transformam-se em corpúsculos elementares e são liberados após lise total da célula hospedeira infectada ou mediante o mecanismo de exocitose.

As bactérias da ordem Chlamydiales não se multiplicam em meio bacteriológico padrão ou em placas com meio. Para sua multiplicação *in vitro*, necessitam de células eucarióticas ou saco vitelino de embriões de pintinhos. Os microrganismos de Chlamydiales se multiplicam no interior do fagossomo de uma célula hospedeira, por meio de divisão binária muito semelhante à dos patógenos da família Anaplasmataceae, dos gêneros *Ehrlichia*, *Anaplasma* e *Neorickettsia*. Os microrganismos da ordem Chlamydiales também apresentam ampla preferência por hospedeiros, semelhante ao que acontece com os membros da ordem Rickettsiales.

Diagnóstico, imunidade e controle

O diagnóstico quase sempre é definido por métodos sorológicos que detectam anticorpos contra clamídias. O diagnóstico se baseia nos sinais clínicos e na demonstração do microrganismo em esfregaços tipo *imprint* de tecido animal infectado, corado com Giemsa ou outros corantes policromáticos, em testes imunológicos e/ou técnicas moleculares. Também utiliza-se imunoensaio enzimático (ELISA), a fim de detectar antígenos de clamídias na amostra. Os testes sorológicos incluem fixação de complemento e ELISA, para localizar anticorpos no soro de um animal infectado. Há, ainda, disponibilidade de métodos moleculares para verificar a presença de ácidos nucleicos oriundos de clamídias associadas à infecção. Várias técnicas moleculares *in vitro*, diferentes e mais sensíveis, têm sido desenvolvidas para ampliar um alvo dos ácidos nucleicos das clamídias, que representam principalmente as subunidades 16S e 23S do DNA ribossômico ou do RNA ribossômico. As técnicas moleculares são os meios mais sensíveis de detecção rápida de uma infecção em uma amostra de tecido de animais ou pessoas clinicamente doentes ou de amostras coletadas de um paciente persistentemente infectado. As clamídias

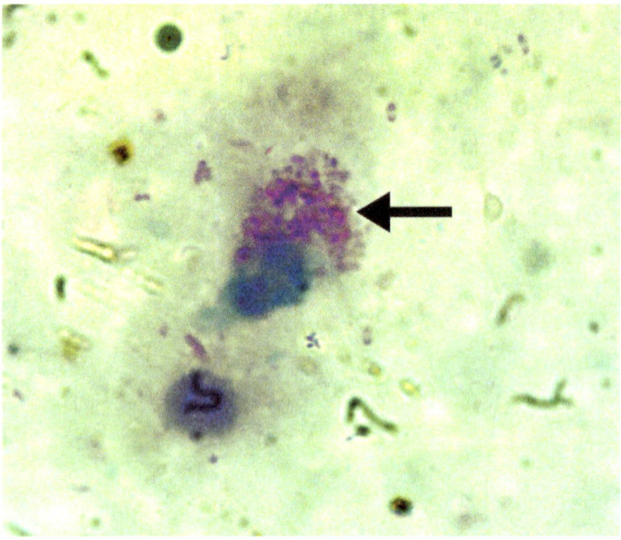

Figura 38.1 Inclusões de *C. abortus* detectadas em esfregaço tipo *imprint* de uma amostra preparada com material coletado da placenta abortada de uma ovelha infectada. A coloração do esfregaço foi realizada com corante Diff-Quick (ampliado, 1.000×). (A lâmina foi preparada por Dr. Jerome C. Nietfeld, Department of Diagnostic Medicine/Pathobiology, College of Veterinary Medicine, Kansas State University.)

também podem ser detectadas em um esfregaço tipo *imprint* em uma amostra de tecido infectado corado com corante do tipo Diff-Quick (Figura 38.1)

Como acontece com os microrganismos Rickettsiales, um hospedeiro infectado induz resposta imune mediada por célula e resposta imune humoral, resultando em aumento do título de anticorpos, mas a resposta imune não elimina os agentes infecciosos, tampouco auxilia na prevenção de reinfecção. As bactérias da ordem Chlamydiales causam infecção persistente no hospedeiro infectado. Tetraciclina é o antimicrobiano de escolha para o tratamento de infecções causadas por clamídias. É administrada como aditivo alimentar ou para cuidar de animais clinicamente doentes. A dose de tetraciclina para o controle das infecções é moderada e, para tratar infecções ativas, utiliza-se dose maior. A vacinação contra infecções por clamídias apresenta eficácia variável; as vacinas são compostas de microrganismos modificados ou mortos.

Patogenicidade e toxinas

As bactérias da ordem Chlamydiales infectam células epiteliais e membranas mucosas. Contêm hemaglutinina, a qual facilita a fixação dos microrganismos às células. A resposta imune mediada por célula basicamente é a responsável pela lesão tecidual que ocorre durante a inflamação. Lipopolissacarídios da parede celular de clamídias e oxidação da lipoproteína de baixa densidade pelas proteínas do choque térmico das clamídias estão envolvidas na patogenicidade.

Doenças causadas por bactérias da ordem Chlamydiales

Uma vez que as infecções por clamídias se instalam principalmente no epitélio, o trato respiratório, os olhos, o trato urogenital e as articulações são infectados, ocasionando doença respiratória, conjuntivite, infecção urogenital e poliartrite, respectivamente. Quanto à preferência por célula hospedeira, o modo de transmissão e as doenças que causam as infecções por clamídias se assemelham a várias das infecções causadas por *Mycoplasma*.

Infecções por C. psittaci e C. abortus

C. psittaci foi reclassificada em duas espécies: *C. psittaci* e *C. abortus*. *C. abortus* é o microrganismo causador de abortos em ovelhas e cabras, em vários países. Também é responsável por abortos em vacas, porcas e mulheres. *C. psittaci* é responsável pela maioria das infecções em diversos animais vertebrados. Essa espécie infecta aves, caprinos, ovinos, suínos, bovinos e humanos.

Aves. Em aves, a infecção causada por *C. psittaci* é denominada clamidiose aviária (CA), psitacose e febre do papagaio, em papagaios, e ornitose, em todas as demais espécies de aves. É uma importante causa de doença sistêmica em aves de companhia e em aves domésticas, e pode provocar grande perda econômica na indústria aviária, em todo o mundo. Há ampla variação na patogenicidade dessa espécie, em razão das variações específicas entre as cepas da bactéria. A CA pode ser uma doença assintomática, subaguda, aguda ou crônica. Os sinais clínicos e a taxa de mortalidade dependem da espécie de ave, da virulência da cepa, da dose infectante, de fatores estressantes, da idade e da duração do tratamento ou da profilaxia. As aves infectadas por *C. psittaci* geralmente manifestam sinais clínicos de letargia, anorexia e desarranjo das penas. Outros sintomas incluem secreções nasal e ocular, diarreia e excreção de uratos de coloração verde a amarelo-esverdeada. As aves infectadas podem morrer logo após o início da doença ou podem apresentar emaciação e desidratação antes da morte.

Bovinos. *C. psittaci* é bem reconhecido como importante patógeno de bovinos, em vários países. A infecção do neuroepitélio é considerada a causa da doença neurológica encefalomielite bovina esporádica (SBE), também denominada doença de Buss. A SBE é mais comum em bovinos com menos de 3 anos de idade e se caracteriza por encefalite, pleurite fibrinosa e peritonite. Manifesta-se sob a apresentação de depressão profunda e geralmente está associada a febre que persiste até a recuperação ou morte do animal. Com frequência, observa-se andar cambaleante, e alguns indivíduos infectados tendem a cambalear ou andar em círculos. A doença pode ser transmitida aos bezerros por meio da ingestão do leite de suas mães infectadas. Além de SBE, a infecção por *C. psittaci* pode causar poliartrite, pneumonite, conjuntivite, aborto e infertilidade. A infecção por *C. psittaci* pode ocasionar grandes perdas econômicas. *C. pecorum* também é isolada em bovinos e ovinos. É responsável por várias doenças, inclusive encefalite esporádica, poliartrite, pneumonia e diarreia.

Ovinos. Em ovinos, a infecção causada por *C. psittaci* ocasiona pneumonite, poliartrite e conjuntivite. *C. abortus* provoca aborto.

Caprinos. Pneumonite, aborto, enterite/diarreia e artrite em caprinos são causados por *C. psittaci*/*C. abortus*.

Equinos. Infecção por clamídias causada por *C. psittaci* também provoca pneumonite, artrite, aborto e infertilidade em equinos.

Gatos. Em gatos, a infecção causada por *C. psittaci* pode ser iniciada com conjuntivite e secreção nasal, seguidas de broncopneumonia intersticial.

Suínos. Em suínos, a infecção está associada a pneumonite, conjuntivite e poliartrite.

Outras espécies animais. *C. psittaci* também infecta porquinhos-da-índia, coelhos e camundongos, nos quais provoca conjuntivite e problemas de fertilidade.

Infecção causada por C. pecorum

C. pecorum infecta bovinos, ovinos e suínos. Os sinais clínicos da infecção por *C. pecorum* variam desde ausência de sintomas até doença grave envolvendo sistema nervoso central, sistema respiratório, sistema digestório, articulações e conjuntiva. Após a recuperação da doença clínica, vários animais permanecem portadores da infecção e excretam corpúsculos elementares por longo período.

Clamidiose, uma doença zoonótica

C. psittaci

Infecções de pessoas por *C. psittaci* são relatadas em todo o mundo. A doença é denominada psitacose; pode provocar pneumonia fatal. A maioria dos casos humanos é adquirida de microrganismos excretados por papagaios, pombos, perus, ovinos e caprinos. O agente etiológico da doença também pode ser transmitido de pessoa para pessoa. Aves e outros animais infectados excretam corpúsculos elementares nas fezes, na urina, na saliva, nas secreções ocular e nasal e "poeira" das penas. Essas partículas infecciosas são inaladas ou ingeridas por outras aves, por animais e pessoas. Em geral, os pacientes humanos se infectam por meio da inalação de partículas infectantes presentes no ar. O período de incubação varia entre 1 e 2 semanas. Geralmente os sintomas são semelhantes aos da influenza, como febre, diarreia, calafrios, conjuntivite e dor de garganta. A infecção causada por *C. psittaci*, tanto em pessoas quanto em aves, é tratada com doxiciclina ou tetraciclina. Em seres humanos, o tratamento dura 3 semanas, enquanto nas aves leva 45 dias.

C. trachomatis

Nos EUA, *C. trachomatis* é o patógeno de humanos mais comumente transmitido pela via sexual e é responsável por, aproximadamente, 3 a 4 milhões de casos por ano. A doença inflamatória pélvica (DIP), uma grave complicação da infecção por clamídia, tem sido constatada cada vez mais como causa de infertilidade em grupo de mulheres em idade de procriação. A infecção pode ser transmitida da mãe gestante ao recém-nascido durante o parto; também pode provocar conjuntivite e/ou pneumonia neonatal. A ocorrência de infecção por *C. trachomatis* é cinco vezes maior em fêmeas, em comparação aos machos. Também, com frequência, os sinais clínicos são mais discretos em machos, embora algumas fêmeas infectadas possam ser assintomáticas. Em ambos os sexos, a clamidiose pode resultar em doença grave e provocar esterilidade, dada a cicatrização da tuba uterina. Em pacientes humanos, a infecção causada por *C. trachomatis* também pode provocar cegueira. Há, ainda, relato de infecção por *C. trachomatis* em suínos, macacos e camundongos de laboratório.

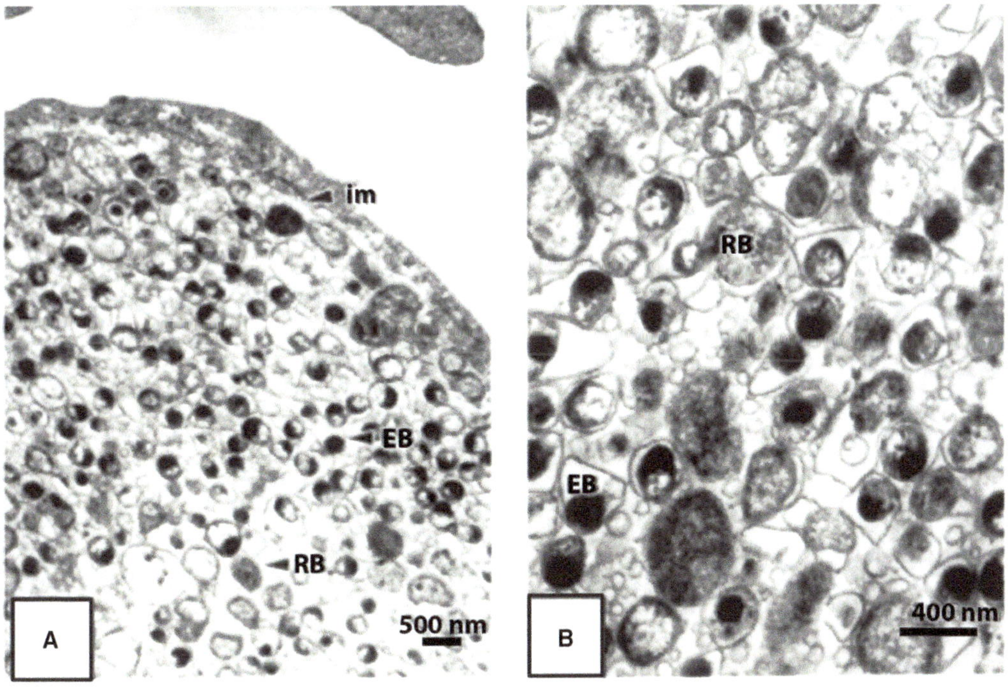

Figura 38.2 Infecção por *C. pneumoniae* em células HEp-2 (A e B), as quais contêm inclusões típicas no interior dos fagossomos das células infectadas. EB = corpúsculos elementares; RB = corpúsculos reticulados; im = membrana de inclusão. (Reproduzida, com autorização, da American Society for Microbiology, de Kutlin *et al.*, 2001.)

C. pneumoniae

C. pneumoniae causa doença respiratória em pessoas (Figura 38.2). A enfermidade é muito parecida com a pneumonia provocada por *Mycoplasma*. O meio de transmissão do microrganismo é a inalação. A infecção por *C. pneumoniae* também está envolvida na ocorrência de aterosclerose.

Referência bibliográfica

Kutlin A, Flegg C, Stenzel D *et al.* (2001) Ultrastructural study of *Chlamydia pneumoniae* in a continuous model. *J Clin Microbiol*, 39, 3721–3723.

Leitura sugerida

Bavoil PM and Wyrick PB (2006) *Chlamydia: Genomics and Pathogenesis*, Horizon Scientific Press.

Harvey JW (2012) *Veterinary Hematology: A Diagnostic Guide and Color Atlas*, Elsevier Inc.

Raskin RE and Meyer DJ (2010) *Canine and Feline Cytology, A Color Atlas and Interpretation Guide*, Elsevier Inc.

Stephens RS (1999) *Chlamydia: Intracellular Biology, Pathogenesis, and Immunity*, ASM Press.

Stuen S and Longbottom D (2011) Treatment and control of chlamydial and rickettsial infections in sheep and goats. *Vet Clin North Am Food Anim Pract*, 27 (1), 213–233. Epub December 13, 2010.

39

Mollicutes*

Erin L. Strait e Melissa L. Madsen

Mollicutes são bactérias da ordem Mycoplasmatales e da classe Mollicutes (do latim: *mollis,* macio; *cutis,* pele). Apenas os gêneros *Mycoplasma* e *Ureaplasma* apresentam espécies patogênicas importantes em medicina veterinária. Às vezes notam-se microrganismos *Acholeplasma*, mas geralmente são contaminantes. Mollicutes é o termo correto para se referir, coletivamente, às bactérias dessa ordem; no entanto, o nome comum *Mycoplasma*(*s*) também é utilizado para esse fim. Mollicutes são microrganismos presentes em toda parte. Espécies dessas bactérias, as quais também são contaminantes comuns em cultura de tecido, foram detectadas em mamíferos, répteis, peixes, artrópodes, insetos e vegetais. É provável que, ainda, apenas pequena parte do total de Mollicutes tenha sido identificada; parece que, sempre que se procura, uma nova espécie é encontrada. Foram identificados mais de 113 micoplasmas e cinco ureaplasmas em animais; há muito mais "candidatos" e, desses, mais de 45 genomas completos foram sequenciados. Ademais, as espécies de riquétsias hemotróficas dos gêneros *Haemobartonella* e *Eperythrozoon* foram reclassificadas no gênero *Mycoplasma*, em 2001, com base na análise da sequência do gene da subunidade 16S ribossômica do RNA. Coletivamente, receberam o nome comum de "hemoplasmas".

A natureza das infecções por Mollicutes é parasitária. São mais comumente subclínicas a discretas, mas muito debilitantes; às vezes, é possível constatar doença fatal. A maioria dos micoplasmas e ureaplasmas patogênicos infecta a mucosa do trato respiratório e/ou urogenital, mas também é constatada em outros locais do corpo, como conjuntiva, superfície sinovial e glândula mamária. Os hemoplasmas infectam as hemácias e, mais comumente, causam anemia hemolítica.

Características descritivas

Morfologia e coloração

A morfologia celular das bactérias Mollicutes é extremamente pleomorfa. O formato das células pode ser esférico, em anel, de pérola e de espiral, bem como filamentoso. Às vezes, as células parecem cadeias de pérolas, como resultado da divisão celular e de replicação genômica assincrônica. Também, têm-se verificado bactérias em formato de anéis em hemácias infectadas por hemoplasmas. O diâmetro da forma esférica varia de 0,3 μm a 0,8 μm. Por causa de seu tamanho e formato, esses microrganismos são capazes de passar por filtros de membrana de 0,22 μm e 0,45 μm, comumente utilizados para filtrar meio líquido estéril; portanto, é difícil obter linhagens celulares em cultura de tecido sem tais microrganismos.

Mollicutes se coram fracamente pelo corante de Gram por não apresentarem parede celular. Os corantes preferidos são Giemsa, Castañeda, Dienes, cresil violeta, orceína e laranja acridina.

Estrutura e composição

As bactérias Mollicutes não têm capacidade genética para produzir parede celular. Em vez disso, são ligadas por uma única membrana trilaminar composta de proteínas, glicoproteínas, lipoproteínas, fosfolipídios e esteróis. O colesterol da membrana propicia estabilidade osmótica. Em algumas espécies, tem-se relatado a presença de cápsulas de carboidratos.

As bactérias Mollicutes apresentam um genoma pequeno (de 540 a 1.380 kb), em comparação com o genoma de outras bactérias; são os menores microrganismos autorreplicantes já descritos. Sua composição básica é pobre em guanina e citosina (G+C); seu conteúdo G+C mol% de DNA varia de 24 a 40%. Estão mais estreitamente relacionadas com o grupo *Clostridium-Streptococcus-Lactobacillus*; com base nesse grupo, supõe-se que as bactérias Mollicutes se desenvolveram por meio de um mecanismo de evolução redutiva ou degenerativa. Em algumas espécies foram demonstrados transpósons, plasmídios e bacteriófagos.

Bactérias Mollicutes não hemotróficas

As bactérias Mollicutes "não hemotróficas" incluem os microrganismos do gênero *Ureaplasma* e os do gênero *Mycoplasma* que não infectam as hemácias. Diferentemente das Mollicutes "hemotróficas" (ver seção "Bactérias Mollicutes hemotróficas"), as não hemotróficas podem se multiplicar *in vitro*, em meio axênico (estéril). As manifestações clínicas incluem infecções dos tratos respiratório e urogenital, conjuntivite, artrite, mastite, septicemia e otite média.

*Capítulo original escrito por Richard L. Walker.

A maioria das espécies apresenta alto grau de especificidade ao hospedeiro; todavia, também são constatadas infecções cruzadas nas espécies hospedeiras, mais comumente em indivíduos com imunossupressão (Quadro 39.1).

Características de crescimento

Em geral, as bactérias Mollicutes não hemotróficas se multiplicam lentamente e, com frequência, necessitam um período de incubação de 3 a 10 dias (ou mais), antes que surjam as colônias no ágar. Geralmente a multiplicação *in vitro* é melhor em temperatura de 33°C a 38°C, em atmosfera com alto teor de CO_2. As bactérias Mollicutes são carentes de várias vias de biossíntese. São incapazes de sintetizar qualquer aminoácido e apresentam falta de habilidade, parcial ou total, para sintetizar ácidos graxos. Os micoplasmas necessitam esteroides exógenos, os quais são obtidos do soro. Em razão da alta demanda das bactérias Mollicutes por nutrientes, os meios que sustentam a multiplicação de vários micoplasmas e ureaplasmas comumente são altamente enriquecidos e complexos. A maioria deles se baseia na infusão de coração, peptona, extrato de levedura e soro, juntamente com vários outros suplementos. O pH ótimo para o crescimento de Mollicutes varia de 6,0 a 8,0, dependendo do ambiente do hospedeiro normal no qual se encontram. As colônias de Mollicutes são pequenas e difíceis de visualização a olho nu. O tamanho das colônias varia de 0,01 a 1,0 mm. Quando examinadas em microscópio de dissecção, ou microscópio estéreo, várias espécies exibem morfologia com formato de "ovo frito" (Figura 39.1). Essa aparência arredondada se deve à porção central da colônia incrustada no ágar, com uma zona periférica de crescimento na superfície. Algumas espécies produzem uma névoa, composta de colesterol e fosfolipídios, e se apresentam como uma película enrugada na superfície do meio de cultura. As diferenças na morfologia e no tamanho da colônia podem ser úteis para distinguir algumas das bactérias Mollicutes. Por exemplo, o tamanho da colônia de *Mycoplasma mycoides* ssp. *mycoides* isolado de caprinos é consistentemente maior que o de isolados de bovinos. Essa diferença de tamanho é útil para distinguir as duas variantes. As espécies de *Ureaplasma* produzem colônias substancialmente menores que as de outras bactérias Mollicutes e, com frequência, não apresentam a morfologia de colônia em formato de "ovo frito".

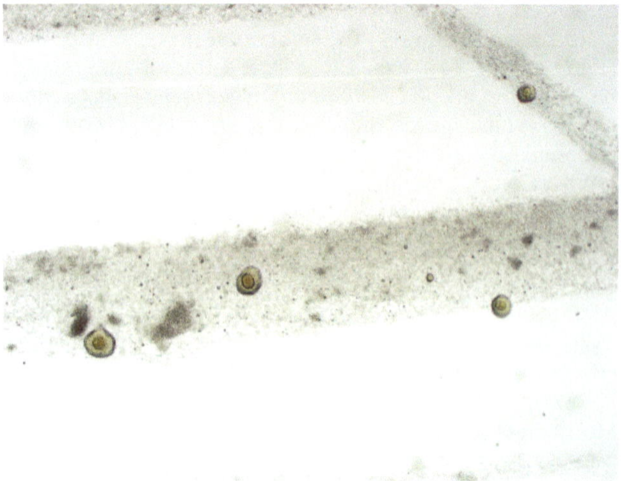

Figura 39.1 Morfologia de colônia em formato de "ovo frito", típica de várias espécies de *Mycoplasma*.

Ecologia

Reservatório. O principal reservatório de bactérias Mollicutes não hemotróficas é o próprio hospedeiro que infectam. Os animais com infecção subclínica carreiam microrganismos nas superfícies mucosas, inclusive dos tratos respiratórios superior e inferior, do trato urogenital, da conjuntiva, do trato digestório, das glândulas mamárias e/ou articulações. Em geral, as bactérias Mollicutes podem sobreviver fora do hospedeiro por longo tempo em ambiente úmido e frio. São muito sensíveis ao calor e à maioria dos detergentes (detergente *tween*) e desinfetantes (amônio quaternário, iodo e compostos à base de fenóis).

Transmissão e epidemiologia. Embora haja várias espécies de Mollicutes de importâncias clínica e econômica, os principais patógenos, como *M. mycoides* ssp. *mycoides* tipo colônia pequena (SC) de bovinos, são mais uma exceção que uma regra. As bactérias Mollicutes mais frequentemente causam doença discreta a moderada, que pode ser exacerbada por cofatores, inclusive idade, predisposição genética, condições ambientais, superpopulação e infecções concomitantes. Todos eles contribuem para a resistência, ou não, à infecção. A redução dos fatores estressantes minimiza a gravidade da doença. A virulência varia não apenas dentre as espécies, mas também dentre as cepas das espécies de Mollicutes, o que também responde por algumas das variações observadas na manifestação da doença.

A transmissão ocorre predominantemente por meio da propagação do microrganismo entre os animais, por contato direto, sendo causada por aerossóis de secreção respiratória ou por transmissão venérea. A introdução de um animal infectado em uma população não infectada é um meio comum de disseminação da infecção. Os portadores assintomáticos, geralmente com as superfícies mucosas colonizadas pelo microrganismo, atuam como fontes de manutenção da bactéria em determinada população. Pode ocorrer disseminação distante de *Mycoplasma* infectante por meio do vento, em condições ideais para o microrganismo. Por exemplo, isolou-se *Mycoplasma hyopneumoniae* distante a mais de 9 km de uma fonte, ou seja, um grupo de suínos infectados. A transmissão mecânica por meio de ordenhadeira é um meio de disseminação de mastite causada por micoplasma, em vacas e cabras. O leite contaminado pode ser uma fonte de infecção para bezerros e cabritos. Em galinhas poedeiras, a transmissão vertical por ovos chocos é um importante meio de disseminação de várias espécies patogênicas às aves. Pouco se sabe a respeito da participação de ectoparasitas e/ou insetos voadores na transmissão. No entanto, isolou-se uma espécie patogênica aos caprinos, de ácaros de suas orelhas.

Patogênese e imunidade. As bactérias Mollicutes utilizam várias estratégias para se instalar em ampla variedade de nichos de hospedeiros e para se manter como uma infecção parasitária crônica. Esses microrganismos apresentam uma complexa relação com seu(s) hospedeiro(s), em especial quanto à imunidade, dificultando a diferenciação entre a patogênese do microrganismo e a resposta imune própria

Quadro 39.1 Espécies patogênicas de *Mycoplasma* e seu(s) principal(is) hospedeiro(s).

Espécie animal	Microrganismo	Manifestações clínicas comuns
Gatos	*M. felis*	Conjuntivite
	M. feliminutum	Doença respiratória
	M. gatae	Artrite
Bovinos	*M. alkalescens*	Artrite, mastite
	M. bovigentialium	Infertilidade, mastite, vesiculite seminal
	M. bovis	Abscesso, artrite, mastite, otite, pneumonia
	M. bovoculi	Ceratoconjuntivite
	M. californicum	Artrite, mastite
	M. canadense	Artrite, mastite
	M. dispar	Alveolite, bronquiolite
	M. diversum	Infertilidade, pneumonia, vulvovaginite
	M. mycoides ssp. *mycoide* (SC)	Artrite, pleuropneumonia
	M. wenyonii	Anemia
Galinhas	*M. gallisepticum*	Doença respiratória
	M. synoviae	Saculite aérea, bursite esternal, sinovite
Cães	*M. canis*	Doença do trato urogenital
	M. cynos	Pneumonia
	M. spumans	Artrite
Felídeos	*M. felifaucium*	Doença respiratória
	M. leocaptivus	Doença respiratória
	M. leopharyngis	Doença respiratória
	M. simbae	Doença respiratória
Caprinos	*M. agalactiae*	Agalactia, artrite, conjuntivite
	M. capricolum ssp. *capricolum*	Artrite, mastite, pneumonia, septicemia
	M. capricolum ssp. *capripneumoniae*	Pleuropneumonia
	M. conjunctivae	Ceratoconjuntivite
	M. mycoides ssp. *mycoide* (LC)	Abscessos, artrite, mastite, septicemia
	M. mycoides ssp. *capri*	Pneumonia
	M. putrefaciens	Artrite, mastite
Equinos	*M. equigenitalium*	Infertilidade
	M. equirhinis	Doença respiratória (suspeita)
	M. fastidiosum	Doença respiratória (suspeita)
	M. felis	Pleurite
	M. subdolum	Infertilidade
Camundongos	*M. neurolyiticum*	Conjuntivite, doença neurológica
	M. pulmonis	Doença respiratória
Ratos	*M. arthritidis*	Artrite
	M. pulmonis	Doença respiratória, doença do trato genital
Ovinos	*M. agalactiae*	Agalactia
	M. conjunctivae	Ceratoconjuntivite
	M. ovipneumoniae	Pneumonia
Suínos	*M. hyopneumoniae*	Pneumonia enzoótica
	M. hyorhinis	Artrite, pneumonia, polisserosite
	M. hyosynoviae	Artrite
Perus	*M. gallisepticum*	Sinusite, doença respiratória
	M. iowae	Morte embrionária, deformidade de membros inferiores
	M. meleagridis	Saculite aérea, diminuição da porcentagem de ovos que chocaram, perose
	M. synoviae	Bursite esternal, sinovite

do hospedeiro contra ele. Na verdade, a resposta imune do hospedeiro está estreitamente envolvida com a patogênese da doença (imunopatologia).

A cronicidade das infecções causadas por bactérias Mollicutes sugere que a resposta imune não é efetiva a ponto de eliminar uma infecção já estabelecida; é comum a incidência de infecções latentes. Em razão da intensa resposta inflamatória que ocorre na fase aguda da infecção, geralmente os micoplasmas parecem capazes de evitar a eliminação e, ao menos em parte, as infecções de longa duração mantidas pelo hospedeiro. A variação antigênica é um mecanismo utilizado por algumas bactérias Mollicutes, a fim de escaparem das defesas do hospedeiro. A família do gene pMGA, a qual responde por 16% do genoma completo de *Mycoplasma gallisepticum*, produz variantes antigênicas de uma importante proteína de superfície. A incorporação de antígenos do hospedeiro pelos micoplasmas, uma condição denominada capeamento, auxilia, adicionalmente, algumas bactérias Mollicutes a escapar da detecção pelo sistema imune. A mudança de fase em *Mycoplasma hyorhinis* auxilia a escapar da resposta imune do hospedeiro, em razão da variação do tamanho das proteínas de superfície, de modo que se torna menos acessível às células do sistema imune. Alternativamente, os antígenos compartilhados pelas espécies de *Mycoplasma* e pelos tecidos do hospedeiro podem resultar em um mimetismo biológico por meio do qual o hospedeiro reconhece *Mycoplasma* como uma estrutura própria; assim, instalam-se infecções persistentes. De modo semelhante, o compartilhamento de hospedeiros e antígenos de *Mycoplasma,* como os galactanos presentes nos pulmões de bovinos e em *M. mycoides* ssp. *mycoides,* também pode resultar em doença autoimune. Outro mecanismo pelo qual se obtém a condição de hospedeiro portador é a formação de biofilme, que consiste em uma população de microrganismos individuais que revestem matriz de substância polimérica extracelular, como meio de evitar a resposta imune do hospedeiro e o tratamento antimicrobiano. Vários micoplasmas prontamente formam biofilmes (Figura 39.2). Fatores subjacentes como idade, superpopulação, infecção concomitante e estresse ocasionado por transporte induzem à manifestação da doença.

A primeira etapa no estabelecimento da infecção é a fixação do microrganismo às células do hospedeiro, sendo facilitada pela camada aniônica da superfície, verificada na maioria dos micoplasmas (Figura 39.3). Os receptores de fixação do hospedeiro são proteínas de superfície, especialmente glicoconjugados, que possibilitam a colonização de superfícies mucosas. Em algumas espécies, como *M. gallisepticum,* a fixação é mediada por uma estrutura apical especializada. Em algumas espécies, inclusive *M. gallisepticum*, tem-se verificado uma bolha polar que também contribui na fixação da bactéria à superfície da célula hospedeira. Essas bolhas auxiliam na motilidade dos micoplasmas que as contêm, condição denominada motilidade por deslizamento. Há evidência de que algumas espécies de *Mycoplasma* e *Ureaplasma* podem penetrar e se instalar em células não fagocíticas, protegendo-as do sistema imune e facilitando sua disseminação no hospedeiro. Alguns micoplasmas que causam pneumonia são capazes de induzir estase ciliar, o que compromete e impede a efetividade da barreira mucociliar, auxiliando na colonização pelas bactérias.

A infrarregulação do sistema imune inato, como inibição da atividade fagocítica dos macrófagos, foi associada à ocorrência de algumas infecções causadas por *Mycoplasma.* Alternativamente, quantidade abundante de lipoproteínas na membrana plasmática das bactérias Mollicutes ativa o sistema imune inato por meio dos receptores *Toll-like* 2 e 6, e estimula uma resposta pró-inflamatória mediada por citocinas e vários outros fatores. Ademais, os micoplasmas ativam a via clássica da cascata do sistema complemento, contribuindo na resposta inflamatória. A resposta inflamatória resulta em dano às células hospedeiras adjacentes, o qual pode beneficiar os micoplasmas em decorrência da liberação de nutrientes das células hospedeiras, necessários para a multiplicação desses microrganismos parasitas, ao mesmo tempo que assegura que a resposta imune não os destrua efetivamente.

A lesão ao tecido hospedeiro também pode ser induzida por outros mecanismos. Nos micoplasmas, os produtos do metabolismo, como os radicais peróxido de hidrogênio e superóxido, resultam em lesão local da célula hospedeira. Ureaplasmas também apresentam enzimas potentes, inclusive fosfolipases e urease. A persistência do antígeno em locais selecionados, como as articulações, possibilita dano adicional resultante do desenvolvimento de uma resposta

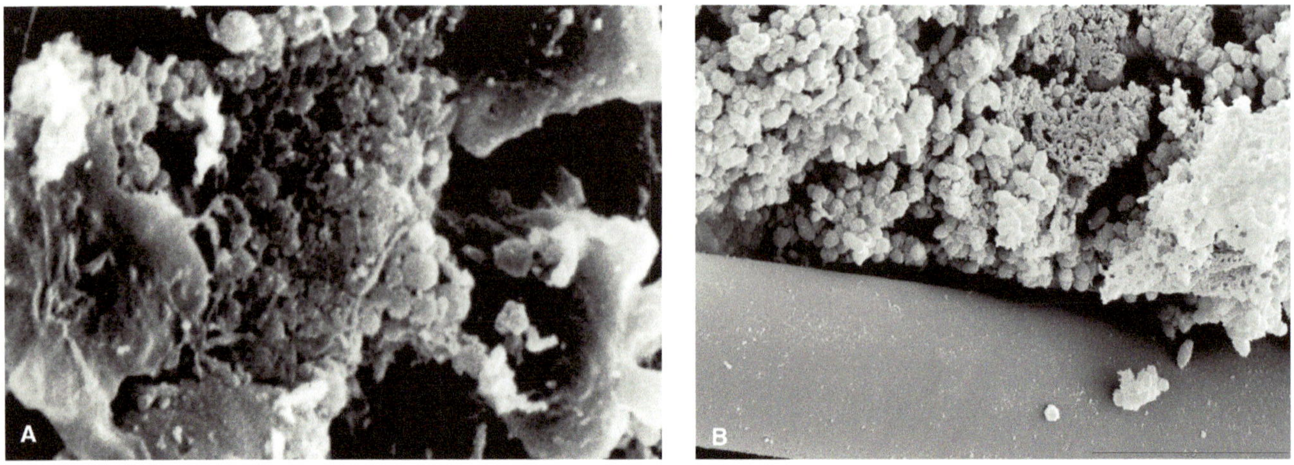

Figura 39.2 A. Colônias de *Mycoplasma* formando um biofilme aderido a um saco aéreo circundado por leucócitos. **B.** Formação *in vitro* de biofilme de *Mycoplasma* em lã de vidro (Cortesia do Dr. D. Trampel e do Dr. F. C. Minion, respectivamente.)

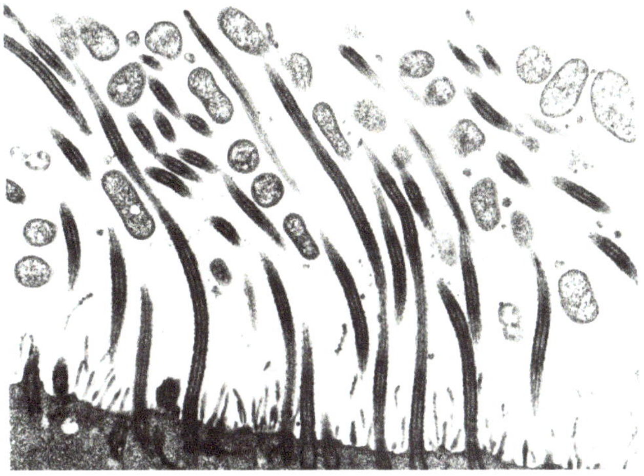

Figura 39.3 Micrografia de *M. hyopneumoniae* fixado aos cílios do epitélio respiratório, obtida por varredura eletrônica. (Cortesia do Dr. F. C. Minion.)

inflamatória mediada por um complexo imune. A produção de interleucina 1 (IL-1), IL-6, IL-12, IL-18 e do fator de necrose tumoral por macrófagos ativados ocasiona ativação de linfócitos T citotóxicos e resulta em um efeito semelhante ao das endotoxinas, no hospedeiro. As apresentações septicêmicas agudas da doença podem resultar em coagulopatia e trombose vascular disseminada, condição semelhante à septicemia causada por bactérias gram-negativas e, ao menos em parte, mediada por citocinas.

Tanto o sistema imune celular quanto o sistema imune humoral respondem à infecção por bactérias Mollicutes e tem-se mostrado que ambos participam no controle da quantidade de micoplasmas presentes no hospedeiro. Similar à resposta imune inata, as bactérias Mollicutes também são capazes de desorganizar esses mecanismos de resposta do hospedeiro. Por exemplo, foi demonstrado que *Mycoplasma bovis* suprime as respostas dos linfócitos. Por outro lado, foi relatado que várias espécies de *Mycoplasma* apresentam fatores mitogênicos particulares que induzem estímulo policlonal inespecífico de células B e/ou T. *Mycoplasma arthritidis* contém um pequeno peptídio, o MAM, que atua como superantígeno e estimula uma ampla população de linfócitos T. Embora o mecanismo de ação ainda não esteja esclarecido para todos os fatores mitogênicos e supressivos utilizados pelas bactérias Mollicutes, não há dúvida de sua importância na patogênese da infecção causada por esses microrganismos.

Padrões de doença. As infecções podem se manifestar de várias maneiras, inclusive como septicemia, infecção disseminada em múltiplos locais ou infecções localizadas. As manifestações comuns causadas pelas diferentes espécies patogênicas, nas principais espécies animais, estão reunidas no Quadro 39.1. Além das ações específicas relacionadas com *Mycoplasma*, os efeitos generalizados no sistema imune podem aumentar a suscetibilidade a infecções secundárias por outras bactérias e vírus patogênicos.

As lesões causadas pelas infecções por *Mycoplasma* variam de agudas a crônicas, dependendo do microrganismo envolvido e do local acometido. Nas infecções agudas, ocorre reação inflamatória com infiltração de neutrófilos, macrófagos e linfócitos, além de acúmulo de fibrina. Com frequência, nota-se infiltração de linfócitos e plasmócitos nas infecções por *Mycoplasma*, particularmente ao redor de vasos, nas vias respiratórias e na submucosa. Um achado característico na infecção do trato respiratório é um manguito linfoplasmocítico peribrônquico, peribronquiolar e perivascular. A intensa hiperplasia linfoide peribronquiolar e perivascular verificada em várias infecções se deve a efeitos mitogênicos inespecíficos, bem como à resposta imune específica contra micoplasma.

Infecções generalizadas ocasionam a formação de exsudato fibrinopurulento nas superfícies serosas e nas membranas sinoviais. Nas infecções localizadas persistentes, a destruição tecidual pode ser relevante. Em bezerros, é possível a formação de abscesso em regiões do corpo submetidas à pressão, caracterizado por necrose de coagulação eosinofílica com fibrosamento periférico. Nos casos de mastite causada por micoplasma, podem ser formados focos de exsudato purulento no tecido mamário acometido. Por fim, ocorre fibrosamento da glândula infectada. Na fase aguda da infecção articular por *Mycoplasma*, a articulação torna-se aumentada por fluido que contém fibrina. À medida que a infecção progride para a cronicidade, ocorre hipertrofia de vilosidades da sinóvia e se instala a artrite erosiva proliferativa.

Aves. Em aves domésticas, a micoplasmose tem importante consequência econômica. *M. gallisepticum* provoca doença respiratória crônica, em galinhas, e sinusite infecciosa, em perus; além disso, infecta várias outras espécies de aves domésticas. Os sinais clínicos incluem tosse, secreção nasal e estertores traqueais. Os perus podem desenvolver sinusite, com produção de um espesso exsudato mucoide que resulta em intensa tumefação dos seios infraorbitários (Figura 39.4). Ocasionalmente, observam-se sinais clínicos relacionados com o envolvimento do cérebro e das articulações. Também, ocorre redução na produção de ovos. *Mycoplasma synoviae* também infecta ampla variedade de espécies aviárias. Sinovite, resultando em claudicação, tumefação de articulações e de bainhas de tendão, e retardo no crescimento são manifestações comuns. Com frequência, também se verifica bursite esternal em perus. Inflamação de sacos aéreos, geralmente subclínica, é outro sinal clínico. As infecções causadas por *Mycoplasma meleagridis* e *Mycoplasma iowae* são limitadas, principalmente, aos perus.

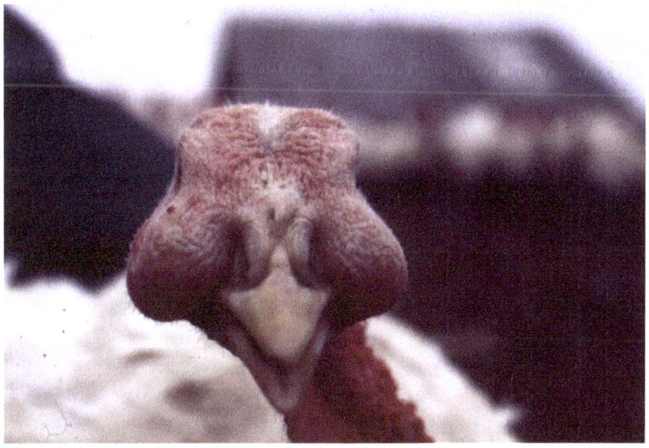

Figura 39.4 Sinusite infraorbital em um peru causada por *M. gallisepticum*. (Cortesia do Dr. D. Trampel.)

M. meleagridis causa doença respiratória, com predominância de inflamação dos sacos aéreos, frequentemente com quadro clínico discreto ou subclínico. Ocasionalmente, notam-se deformidades esqueléticas, inclusive arqueamento ou torção do osso tarsometatarsiano e vértebras cervicais. A redução da taxa de ovos chocos é uma séria consequência da infecção por *M. meleagridis*. Na infecção causada por *M. iowae* constatou-se inflamação de saco aéreo, deformidade de pernas e retardo do crescimento dos filhotes. Também, na infecção por *M. iowae* notou-se diminuição na taxa de ovos chocos. Surtos naturais de conjuntivite em criação de tentilhões, causados por *M. gallisepticum*, ocasionou importante diminuição da população destas aves na costa leste dos EUA.

Bovinos. *M. mycoides* ssp. *mycoides* variante SC é considerado o micoplasma mais virulento aos bovinos. Nessa espécie, causa uma doença respiratória, a pleuropneumonia bovina contagiosa (CBPP), cuja manifestação varia de infecção subclínica persistente a infecção aguda; às vezes é uma doença fatal. Os sinais clínicos incluem angústia respiratória, tosse, secreção nasal e relutância do animal em se movimentar. Nos casos graves, o animal permanece de pé, com pescoço estendido e boca aberta, de modo a facilitar a respiração. Os animais com infecção subclínica atuam como fonte de manutenção e disseminação da doença no rebanho. A maioria das infecções se limita ao trato respiratório, embora ocorra artrite em bezerros.

A mastite por micoplasma é causada por várias espécies. *M. bovis* é a causa mais comum e resulta em doença mais grave. *Mycoplasma californicum* e *Mycoplasma canadense* também, frequentemente, estão envolvidos na incidência de mastite. Às vezes, *Mycoplasma alkalescens* e *Mycoplasma bovigenitalium* são incriminados como agentes etiológicos. Em geral, nota-se diminuição na produção de leite. O leite torna-se espesso e misturado com secreção aquosa e pode se transformar em exsudato purulento. Com frequência, o úbere apresenta-se edemaciado, porém indolor. Às vezes, os quatro quartos mamários são acometidos. A mastite é destrutiva e frequentemente refratária ao tratamento. A maioria das infecções se limita à glândula mamária; todavia, ocorre artrite subsequente à bacteriemia. Em alguns casos, a infecção disseminada resulta em fasciite e envolvimento periarticular. A transmissão da doença entre as vacas está diretamente relacionada com práticas higiênicas e de manejo inadequadas.

Em bezerros, a infecção do trato respiratório causada por *Mycoplasma* frequentemente se manifesta como pneumonia, em associação a outros patógenos respiratórios de bovinos (Figura 39.5). *M. bovis* é a espécie predominantemente isolada. *Mycoplasma dispar* causa doença respiratória discreta caracterizada por bronquiolite e alveolite e, em geral, é desencadeada por estresse ambiental ou infecção viral primária. Ambos, *M. bovis* e *M. dispar*, podem ser isolados como microrganismos comensais do trato respiratório superior.

As infecções do trato urogenital são causadas por *M. bovigenitalium* e *Ureaplasma diversum*. Vesiculite seminal, em touros, e vulvite granular, vaginite, endometrite, infertilidade e aborto, em vacas, estão associadas a esses dois microrganismos. Ambos são encontrados como comensais normais do trato urogenital inferior.

Esporadicamente, observa-se artrite em bezerros. Embora várias espécies possam causar artrite, *M. bovis* é a bactéria mais frequentemente isolada. Outras manifestações menos comuns incluem otite média e abscessos de decúbito. Em geral, a otite média é notada juntamente com a doença respiratória. Abscessos de decúbito foram associados a condições de criação em confinamento. Novamente, *M. bovis* é o agente etiológico usual.

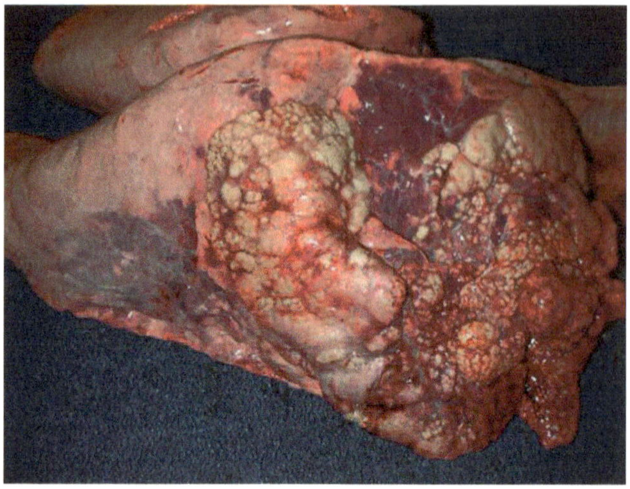

Figura 39.5 Pneumonia causada por *M. bovis* em vaca. (Cortesia do Dr. R. Rosenbusch.)

Cães. Várias espécies de *Mycoplasma* foram isoladas de cães. No entanto, pouco se sabe a respeito de sua participação na doença. Evidências clínicas e experimentais sugerem que *Mycoplasma canis* possa causar doença do trato urogenital, inclusive prostatite, cistite, endometrite, orquite e epididimite. A participação de *Mycoplasma* nas enfermidades reprodutivas de cadelas é incerta, embora a ocorrência de infertilidade tenha sido associada a infecção por micoplasma, especialmente em canis com manejo higiênico inapropriado. Doença respiratória infecciosa canina (CIRD) é uma infecção respiratória comum verificada, principalmente, em animais criados em canis. *Mycoplasma cynos* é o principal micoplasma associado à ocorrência da doença e constatou-se que exacerba a patogênese da CIRD. Há relato de artrite causada por *Mycoplasma spumans*.

Caprinos. Em caprinos, as infecções causadas por *Mycoplasma* são economicamente importantes e podem resultar em ocorrência epizoótica da doença. As infecções por *M. mycoides* ssp. *mycoides* (variante de colônia grande) se manifestam como mastite, pneumonia, bursite ou artrite, em animais adultos. Alguns indivíduos desenvolvem uma doença tóxica generalizada que pode ser fatal. Em filhotes, é comum a ocorrência de septicemia rapidamente fatal. Os animais que sobrevivem desenvolvem artrite destrutiva crônica e/ou bursite. *M. mycoides* ssp. *capri* causa pleuropneumonia semelhante à ocasionada por cepa caprina de *M. mycoides* ssp. *mycoides*. Tem-se proposto que *M. mycoides* ssp. *mycoides* (variante de colônia grande) seja considerado, juntamente com *M. mycoides* ssp. *capri*, uma única subespécie *capri*, com base na alta homologia do DNA que compartilham. Na infecção causada por *Mycoplasma capricolum* ssp. *capricolum*, ocorrem septicemia, artrite e mastite. *M. capricolum* ssp. *capripneumoniae* (anteriormente denominado *Mycoplasma* sp. F-38) causa pleuropneumonia contagiosa caprina (CCPP), semelhante à CBPP de bovinos.

Ambos, *Mycoplasma agalactiae* e *Mycoplasma putrefaciens*, causam mastite. A mastite causada por *M. putrefaciens* é de natureza purulenta, enquanto a infecção por *M. agalactiae* resulta em diminuição ou cessação total da produção de leite. As duas espécies podem causar artrite. *Mycoplasma conjunctivae* causa ceratoconjuntivite, que se manifesta como lacrimejamento, hiperemia de conjuntiva e ceratite. Às vezes, é evidente a ocorrência de *pannus*.

Equinos. *Mycoplasma felis* é a única espécie sabidamente associada à ocorrência de doença em equinos. É isolado do trato respiratório superior como uma bactéria comensal, mas pode causar pleurite, geralmente relacionada com alguma atividade física. A pleurite é autolimitante e, com frequência, sua cura é espontânea. Suspeita-se que *Mycoplasma equirhinis* e *Mycoplasma fastidiosum* causem doença respiratória, mas isso não foi confirmado. *Mycoplasma equigenitalium* e *Mycoplasma subdolum* foram isolados do trato genital de garanhões e éguas e são apontados como causa de infertilidade em éguas.

Gatos. Vários micoplasmas comensais foram isolados de superfícies mucosas de gatos. Um número relativamente pequeno de micoplasmas está associado à ocorrência de doença. *Mycoplasma gatae* foi isolado de gatos com artrite. *M. felis* foi associado a conjuntivite serosa a mucoide. Em geral, a conjuntiva se apresenta edemaciada. Todavia, não há envolvimento da córnea. Um microrganismo semelhante a *Mycoplasma* foi associado à formação de abscessos subcutâneos, mas nem a doença nem o microrganismo foram bem-caracterizados. *Mycoplasma* spp. foi isolado como parte da população polimicrobiana de exsudato de piotórax.

Murinos. *Mycoplasma pulmonis* causa doença respiratória discreta em ratos. A infecção envolve cavidade nasal, orelha média, laringe, traqueia e pulmões. O sinal clínico mais comum é chiado de baixa intensidade ou obstrução nasal por causa de exsudato nasal purulento. Com frequência, os sinais clínicos em camundongos são inaparentes, embora um ruído como um chilro e a esfregação contínua de olhos e nariz possam sugerir a existência de infecção na colônia. A taxa de mortalidade é baixa, e a morte, quando ocorre, está relacionada com pneumonia. Também, em ratos nota-se infecção do trato genital causada por *M. pulmonis*. *M. arthritidis* causa poliartrite em ratos e camundongos, embora várias infecções sejam subclínicas. Infecções experimentais em camundongos resultam em tumefação articular e, em alguns casos, em paralisia da região posterior do animal. Em geral, as infecções naturais por *Mycoplasma neurolyticum* não causam doença, embora haja relato de conjuntivite. A inoculação experimental de *M. neurolyticum* ou de filtrado livre de célula provoca uma síndrome neurológica denominada *rolling disease*.

Ovinos. Em comparação com outras espécies de ruminantes, a infecção por *Mycoplasma* em ovinos domésticos geralmente é discreta. As populações selvagens de ovinos da raça Bighorn parecem muito suscetíveis à infecção por *Mycoplasma ovipneumoniae*, os quais podem ser gravemente acometidos. Nestes ovinos, a doença frequentemente é fatal quando ocorre a infecção em população que não fora previamente infectada pelo microrganismo. *M. ovipneumoniae*

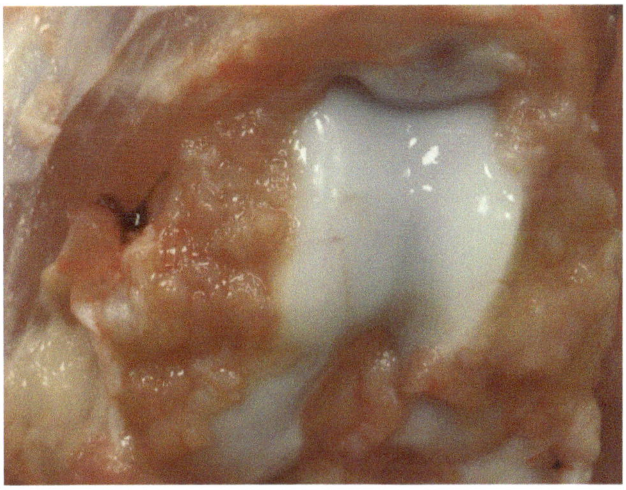

Figura 39.6 Artrite causada por *M. hyosynoviae* em suíno com proliferação de tecido sinovial viloso. (Cortesia do Dr. J. C. G. Neto.)

está associado à ocorrência de pneumonia e geralmente é constatado juntamente com outras bactérias patogênicas comuns do trato respiratório de ovinos. Surtos de ceratoconjuntivite têm sido atribuídos a *M. conjunctivae*. Mastite com agalactia, provocada por *M. agalactiae*, é semelhante à verificada em cabras. Os ovinos também podem ser infectados com várias outras espécies de bactérias que acometem os caprinos.

Suínos. Em suínos, várias doenças clínicas estão associadas a infecções por *Mycoplasma*. *M. hyopneumoniae* provoca uma doença respiratória crônica denominada "pneumonia enzoótica suína". A taxa de morbidade dessa doença é alta, mas a taxa de mortalidade é baixa. O principal sinal clínico é tosse não produtiva crônica; ademais, os suínos apresentam definhamento e prejuízo ao ganho de peso. *M. hyopneumoniae* é um importante fator predisponente do complexo doença respiratória de suínos (PRDC). É importante o consequente impacto negativo na produção de suínos e tem-se mostrado que *M. hyopneumoniae* exacerba a doença causada por outros microrganismos relacionados com este complexo, bem como a infecção pelo vírus da síndrome reprodutiva e respiratória de suínos. *M. hyorhinis* provoca infecção sistêmica em suínos com 3 a 12 semanas de idade. Os sintomas iniciais incluem febre, inapetência e apatia. Com frequência, também ocorrem artrite e claudicação. Nota-se polisserosite característica que envolve a serosa pleural, peritoneal e pericárdica. *Mycoplasma hyosynoviae* causa artrite em suínos em fase de crescimento, com 12 a 24 semanas de idade (Figura 39.6). Claudicação e dificuldade de locomoção são os principais sinais clínicos.

Diagnóstico laboratorial

Coleta de amostra. A amostra apropriada para a tentativa de isolamento depende do quadro clínico e inclui exsudato, suabe de locais acometidos, tecidos acometidos e leite. Após a coleta, as amostras devem ser enviadas ao laboratório o mais breve possível, em razão da natureza fastidiosa das bactérias Mollicutes. Durante o transporte, as amostras devem ser mantidas refrigeradas e úmidas. Vários meios comercialmente disponíveis (meios de Stuart e de Amie, sem carvão) são apropriados para o transporte de suabes. Caso se considere um tempo de transporte prolongado (> 24 h), as amostras devem ser enviadas congeladas e, preferivelmente, mantidas em gelo seco ou nitrogênio líquido.

Exame direto. A variabilidade na morfologia microscópica e a fraca coloração pelo método de Gram tornam o exame direto para a maioria das bactérias Mollicutes pouco compensador. Têm-se utilizado a pesquisa direta de anticorpos fluorescentes e a coloração do DNA por fluorocromo, particularmente para o diagnóstico de conjuntivite e mastite, mas esses testes não são amplamente empregados.

Têm-se empregado, com sucesso, as técnicas de coloração imunoperoxidase, imunofluorescente e imuno-histoquímica em cortes histológicos para a identificação de algumas espécies de bactérias nos tecidos, inclusive *M. bovis* em tecidos de bovinos, *M. hyopneumoniae* em pulmão de suínos e alguns micoplasmas em aves domésticas.

Isolamento. Nenhum meio de cultura formulado é adequado para a multiplicação de todas as bactérias Mollicutes. O meio selecionado deve levar em conta as especificidades da espécie ou do grupo de espécies de interesse. Em geral, é necessário um meio enriquecido e razoavelmente complexo. O soro é a fonte usual de esteroides e é necessário para a maioria das espécies. No entanto, espécies diferentes se multiplicam, ou crescem, melhor quando se utilizam diferentes fontes de soro. Extrato de levedura também é incluído como fonte de fatores de crescimento. A multiplicação de algumas espécies é exacerbada ou requer a inclusão de substâncias específicas, como muco vaginal (*M. agalactiae*) e dinucleotídio adenina nicotinamida (*M. synoviae*). Alguns micoplasmas de caprinos se multiplicam em ágar-sangue de ovino, como pequenas colônias que ocasionam hemólise do tipo α (*"greening"*). As bactérias Mollicutes são resistentes a vários antibióticos; comumente inibidores de crescimento, como nafcilina, bacitracina, cefobid, acetato de tálio e anfotericina B, são adicionados ao meio para inibir o crescimento de bactérias e fungos contaminantes. Soros imunes específicos contra micoplasmas comensais podem ser incluídos ao meio de cultura para possibilitar o isolamento seletivo de espécies patogênicas. Para o isolamento ideal, as amostras são inoculadas tanto em meio líquido quanto em meio sólido e incubadas em temperatura de 36°C a 38°C, em ambiente com 5 a 10% de CO_2 durante, no mínimo, 7 dias. Algumas espécies requerem período de incubação mais longo. Sêmen e fluido articular podem conter fatores inibidores e devem ser diluídos antes da cultura, de modo a aumentar a possibilidade de isolamento do microrganismo. Passagens cegas de um caldo para outro, em até três passagens, podem aumentar a chance de isolamento da bactéria. As espécies de *Ureaplasma* são suscetíveis às alterações de pH, resultantes da hidrólise da ureia adicionada ao meio de cultura e, com frequência, devem ser submetidas à subcultura para manter sua viabilidade, quando se tenta o isolamento. Nenhum dos hemoplasmas é cultivável.

Identificação. As culturas ágar devem ser examinadas com auxílio de microscópio de dissecção. As colônias com forma arredondada típica podem ser coradas diretamente no ágar, a fim de diferenciá-las de outras bactérias (Figura 39.7), ou podem ser examinadas em esfregaços preparados em lâmina de microscopia. As bactérias Mollicutes se coram fracamente pelo método de Gram porque não apresentam parede celular. O corante Dienes é comumente utilizado. Mollicutes se coram de azul dada sua incapacidade de ocasionar a redução do azul de metileno presente no corante. Outras bactérias reduzem o azul de metileno por utilizá-lo como aceptor de hidrogênio na oxidação da maltose. Portanto, não se coram pelo corante Dienes. Exceções são as bactérias com forma em "L", as quais apresentam morfologia de colônia e reação de coloração semelhantes às bactérias Mollicutes. As com esse formato devem ser diferenciadas de Mollicutes mediante a demonstração de reversão da forma em "L" da bactéria de volta a uma variante com parede celular. Outros corantes utilizados para a detecção de Mollicutes incluem Giemsa, Castañeda, Wright, cresil violeta, orceína e laranja acridina.

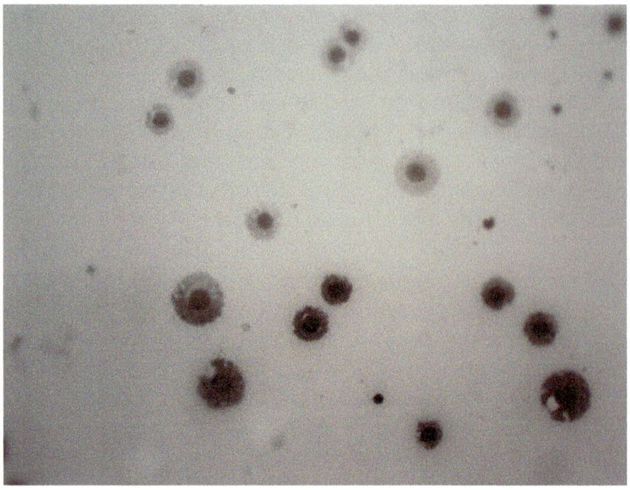

Figura 39.7 Método de coloração por imunoperoxidase utilizado para tipagem de isolados de *Mycoplasma* diretamente no ágar. Há dois tipos diferentes de *Mycoplasma* na amostra. Um tipo (*M. hyorhinis*) é corado quando se utiliza antissoro contra *M. hyorhinis* (colônias coradas escuras); as outras colônias de *M. hyosynoviae* não reagem significativamente com esse antissoro.

Pode-se utilizar o teste de sensibilidade da digitonina para a diferenciação entre *Mycoplasma* e *Ureaplasma* de *Acholeplasma*. Nota-se uma ampla área de inibição ao redor de discos de papel saturados com digitonina 1,5% quando há *Mycoplasma* e *Ureaplasma,* mas apenas uma pequena área, ou nenhuma, se houver *Acholeplasma.* Os testes bioquímicos comumente utilizados para caracterização adicional dos isolados das bactérias incluem determinação da atividade de fosfatase, fermentação da glicose e hidrólise de arginina ou ureia.

Embora alguns antígenos sejam compartilhados entre as bactérias Mollicutes, em geral, as diferenças antigênicas são suficientemente específicas para possibilitar a identificação da espécie. Vários métodos de identificação têm sido empregados, com base na capacidade do antissoro específico para inibir o crescimento ou o metabolismo ou na demonstração de reatividade com antissoro específico, utilizando-se sistema de detecção com base em cromógeno ou em fluorescência. Nos testes de inibição do crescimento, empregam-se discos impregnados com antissoro ou coloca-se antissoro em poços, em meio de cultura, verificando-se uma zona de inibição. Os testes de inibição metabólica utilizam a inibição de crescimento em meio líquido, bem como a alteração da cor com base no pH, como um sistema indicador. Outros testes utilizados para demonstrar a reatividade específica são: imunofluorescência direta ou indireta em *imprints* de colônia, epifluorescência de colônia e coloração por imunoperoxidase das colônias em placas com ágar.

Têm sido desenvolvidos vários testes imunodiagnósticos para diversas doenças importantes causadas por *Mycoplasma*, embora sejam comuns problemas com sensibilidade, especialmente relacionados com portadores assintomáticos, os quais podem dificultar a interpretação dos resultados. Outro problema é a perda de especificidade em decorrência da presença de anticorpos com reação cruzada.

Imunoensaios enzimáticos, aglutinação em placas e inibição da hemaglutinação são rotineiramente utilizados para detectar as infecções causadas por *M. gallisepticum*, *M. meleagridis* e *M. synoviae* em aves domésticas e representam importante parte de um programa de erradicação geral utilizado em granjas de aves domésticas comerciais.

Os testes que rapidamente estão substituindo os exames tradicionais descritos inicialmente são os testes moleculares, principalmente aqueles que se baseiam na reação em cadeia da polimerase (PCR). A ampliação de sequências de DNA específicas por meio da PCR, ou menos frequentemente pela análise de endonuclease de restrição de produtos da PCR, tem sido utilizada para identificação e caracterização dos isolados de bactérias. Várias técnicas PCR têm sido descritas para a identificação de espécies patogênicas diretamente de amostra clínica, as quais não necessitam cultura.

Tratamento, controle e prevenção

É muito escassa a compreensão atual da imunologia da(s) infecção(ões) causada(s) por *Mycoplasma* e *Ureaplasma*, e os componentes necessários para uma resposta imune protetora contra esses microrganismos não estão bem-definidos. Tanto as vacinas mortas quanto aquelas atenuadas têm induzido, ao menos parcialmente, uma resposta protetora contra a doença causada por *Mycoplasma*, mas não propiciam imunidade completa. Os animais vacinados desenvolvem menor quantidade de lesões e apresentam menor quantidade de microrganismos, em comparação com animais não vacinados. Todavia, a doença ainda é verificada em ambos os grupos. Na verdade, algumas preparações vacinais têm resultado em mais doença após infecção subsequente. O mecanismo pelo qual isso ocorre não é conhecido.

Uma vacina atenuada é utilizada para proteger bovinos criados em áreas onde a CBPP é enzoótica. A proteção demora, aproximadamente, 18 meses. Têm-se utilizado vacinas vivas e atenuadas, com adjuvantes, com sucesso variável, para controlar algumas infecções em caprinos, especificamente as causadas por *M. agalactiae*, *M. mycoides* ssp. *capri* e *M. capricolum* ssp. *capripneumoniae*. Em suínos, as vacinas mortas contra *M. hyopneumoniae* reduzem a gravidade da pneumonia causada por micoplasma, mas não evitam a doença ou a colonização. Em aves domésticas, são empregadas vacina viva (cepa atenuada) e vacina inativada para controlar a perda de produção de ovos e a doença respiratória associada à infecção por *M. gallisepticum*. Atualmente não há disponibilidade de vacina contra ureaplasma ou hemoplasma.

Antibióticos são utilizados no tratamento das infecções causadas por *Mycoplasma* e *Ureaplasma*. A carência de parede celular torna as bactérias Mollicutes resistentes à ação de medicamentos antimicrobianos que atuam na parede celular ou em sua síntese, como os glicopeptídios e os betalactâmicos; no entanto, estas bactérias são sensíveis aos medicamentos que interferem na síntese de proteína e ácido nucleico. Os micoplasmas são sensíveis aos seguintes antibióticos: tetraciclinas, macrolídios, lincosamidas, cetolídios, aminoglicosídios, cefalosporinas, pleuromutilinas e fluoroquinolonas. O sucesso do tratamento é variável, dependendo das espécies envolvidas, do local envolvido e do tempo de progressão da doença. Têm-se identificado isolados de micoplasmas e ureaplasmas resistentes a vários desses antibióticos, cuja resistência é mediada por diversos mecanismos. A ocorrência de resistência aos antibióticos não está bem-documentada em razão das dificuldades em se fazer a cultura desses microrganismos, a qual é um procedimento necessário para a realização da maioria dos testes de sensibilidade antimicrobiana; ademais, este teste é realizado apenas em laboratórios especializados.

As medidas de controle dependem da condição da doença no país, da doença específica e das espécies animais infectadas. Doenças como CBPP e CCPP, que acometem grandes populações de animais, são controladas por teste e abate dos rebanhos infectados, em países que tentam manter uma condição livre da doença. Vacinação, descarte de animais infectados e alterações de manejo para impedir a disseminação são procedimentos empregados em países onde a doença é enzoótica. Em geral, dada a baixa eficácia do tratamento dos animais infectados, o descarte de animais clinicamente doentes frequentemente é empregado como medida de controle nas populações infectadas, nas quais a aplicação de teste e abate não são exequíveis. A cultura microbiológica de rotina de amostras de leite de tanque de resfriamento é utilizada para monitorar a ocorrência de mastite causada por *Mycoplasma*, nas vacas e cabras do rebanho. Os animais identificados como eliminadores de microrganismos no leite geralmente são descartados. Os esforços realizados pelas indústrias, especialmente a aviária, têm delineado medidas para eliminar ou evitar a infecção. Tentativas para erradicar as infecções, particularmente em rebanhos reprodutores, incluem testes sorológicos, eliminação de animais positivos e tratamento de ovos chocos com antibiótico, a fim de produzir filhotes livres de *Mycoplasma*. Esse tratamento envolve a imersão de ovos aquecidos em uma solução de antibiótico resfriada, o que favorece a penetração do antibiótico no ovo.

A prevenção da infecção deve se basear na adoção de rigorosas práticas de biossegurança para impedir a introdução de animais infectados em rebanho livre de *Mycoplasma*. Animais novos devem ser mantidos em quarentena e ser submetidos a exames antes de serem introduzidos no rebanho; contudo, pode ser difícil identificar os animais com infecção subclínica. O procedimento de levar animais para exposições e feiras e trazê-los de volta ao rebanho também pode ser um modo de introdução da infecção no rebanho. Boas práticas de higiene e manejo são importantes para impedir a disseminação da bactéria entre os animais, em locais onde as infecções são enzoóticas. Como o leite pode ser uma fonte de infecção, especialmente em caprinos e bovinos, deve ser pasteurizado para evitar a infecção de animais jovens do rebanho.

Bactérias Mollicutes hemotróficas

As bactérias Mollicutes hemotróficas incluem microrganismos anteriormente incluídos nos gêneros *Haemobartonella* e *Eperythrozoon* (Quadro 39.2). Todos são parasitas de hemácias (Figura 39.8) e causam anemia hemolítica, que pode acometer animais de qualquer idade, mas frequentemente é verificada em indivíduos com imunossupressão ou naqueles estressados. Os animais com infecção subclínica representam o reservatório de hemoplasmas, os quais se disseminam por contato sangue-sangue. Vários microrganismos desse grupo são transmitidos por ectoparasitas. Diferentemente das Mollicutes não hemotróficas, as hemotróficas não têm sido cultivadas em meio axênico.

Infecções por hemoplasmas podem provocar icterícia, esplenomegalia e/ou hiperplasia da medula óssea. O diagnóstico se baseia nos sinais clínicos, na demonstração dos microrganismos em esfregaços de sangue periférico corados (p. ex., corante de Wright, Giemsa ou laranja acridina) ou na detecção por meio de PCR. O tratamento inclui a correção da anemia hemolítica e o tratamento com antibiótico, geralmente com tetraciclina.

Quadro 39.2 Espécies de *Mycoplasma* hemotrófico e seus principais hospedeiros.

Espécie animal	Microrganismos	Manifestações clínicas comuns
Gatos	*M. haemofelis*	Anemia (anemia infecciosa felina)
Bovinos	*M. wenyonii*	Anemia
Cães	*M. haemocanis*	Anemia
Camundongos	*M. coccoides* *M. haemomuris*	Anemia Anemia
Ovinos	*M. ovis*	Anemia
Suínos	*M. suis*	Anemia

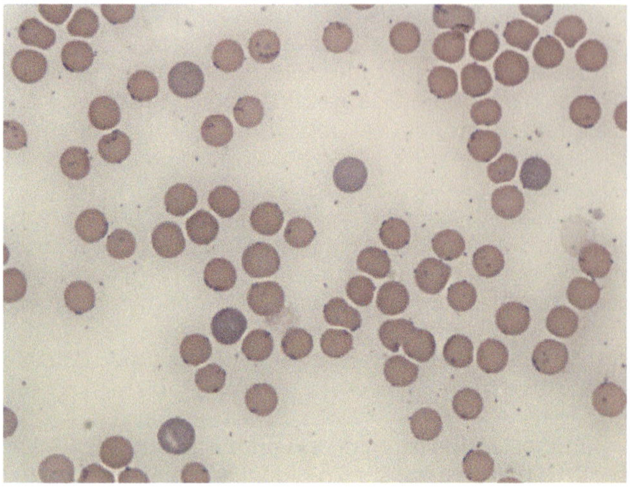

Figura 39.8 *Mycoplasma haemofelis* em hemácias de gato (corante de Wright modificado, 1.000×). (Cortesia do Dr. S. Hostetter.)

Leitura sugerida

Dybvig K and Voelker LL (1996) Molecular biology of mycoplasmas. *Ann Rev Microbiol*, 50, 25–57.

Herrmann R and Razin S (eds) (2002) *Molecular Biology and Pathogenicity of Mycoplasmas*, Springer, New York, NY.

Krieg NR, Staley JT, Brown DR *et al.* (eds) (2010) Division (= Phylum) III. Tenericutes, in *Bergey's Manual of Systematic Bacteriology*, Vol. 4, 2nd edn, *The Bacteroidetes, Spirochaetes, Tenericutes (Mollicutes), Acidobacteria, Fibrobacteres, Fusobacteria, Dictyoglomi, Gemmatimonadetes, Lentisphaerae, Verrucomicrobia, Chlamydiae, and Planctomycetes*, Springer, New York, NY, pp. 567–723.

Miles R and Nicholas R (1998) *Mycoplasma Protocols, Methods in Molecular Biology*, vol. 104, Humana Press, New York, NY.

40 Rickettsiaceae e Coxiellaceae | Rickettsia e Coxiella

Roman R. Ganta

Características descritivas

As bactérias da ordem Rickettsiales são pequenos microrganismos intracelulares obrigatórios gram-negativos. Nessa ordem, há duas famílias: Anaplasmataceae e Rickettsiaceae, ambas com vários patógenos importantes que causam doenças em vários animais vertebrados, incluindo seres humanos. A família Anaplasmataceae, da classe Alphaproteobacteria, abrange patógenos intrafagossômicos dos gêneros *Anaplasma*, *Ehrlichia* e *Neorickettsia*. No exame microscópico, estes microrganismos parecem muito similares, pois se localizam no interior de um fagossomo de uma célula hospedeira infectada. O tropismo celular é a principal característica de diferenciação para identificar os microrganismos em um hospedeiro vertebrado. A família Rickettsiaceae inclui patógenos do gênero *Rickettsia*, os quais invadem o endotélio vascular. A família Coxiellaceae, da classe Gammaproteobacteria, contém um patógeno, *Coxiella burnetii*, que infecta macrófagos.

As bactérias da ordem Rickettsiales são semelhantes aos vírus, pelo fato de estes se multiplicarem apenas no interior de uma célula hospedeira (intracelular). A maioria dos microrganismos dessa ordem, exceto as espécies *Ehrlichia* e *Anaplasma*, apresenta parede celular semelhante à maioria das bactérias gram-negativas, é sensível à ação de antibióticos (como os derivados de tetraciclina e cloranfenicol) e tem ribossomos, DNA e RNA. Apresentam-se como pequenos coccídeos ou até como bactérias em formato de bastonetes curtos. O diâmetro dos microrganismos varia de 0,2 a 0,5 μm, e o comprimento, de 0,8 a 2,0 μm. Essas bactérias são mais bem-coradas pelo corante de Giemsa ou por outros corantes policromáticos. Esses microrganismos aeróbicos patogênicos são responsáveis por várias infecções crônicas e fatais em seres humanos e animais, e não se multiplicam, ou crescem, em meio bacteriológico padrão. O crescimento *in vitro* requer a estreita associação a células eucarióticas, como saco vitelino de embrião de galinhas, macrófagos ou células epiteliais de vetores vertebrados ou artrópodes. Os patógenos se replicam por divisão binária, no interior do fagossomo ou no citoplasma, e dependem muito da energia de seu hospedeiro (ATP) e de outros nutrientes. Alguns patógenos (p. ex., as espécies de *Rickettsia*) apresentam a proteína ATP/ADP translocase, por meio da qual obtêm moléculas de ATP do hospedeiro, na troca por ADP.

A patogenicidade das bactérias da ordem Rickettsiales não está bem-definida e pode ser complexa, pois são microrganismos que pertencem a diversos gêneros, com associação a células hospedeiras e especificidades de hospedeiros muito diferentes. A virulência pode ser decorrência da liberação de endotoxinas (lipopolissacarídios), da produção de complexos imunes e de reações de hipersensibilidade. Os patógenos danificam principalmente o endotélio vascular ou as células hematopoéticas, e causam intensa debilitação dos mecanismos de defesa do hospedeiro. As bactérias da ordem Rickettsiales são altamente patogênicas e responsáveis por taxa de mortalidade alta em seres humanos e animais. Em geral, o diagnóstico se baseia no quadro clínico, na detecção dos microrganismos em células hospedeiras e organelas celulares específicas, no exame sorológico e em técnicas moleculares. Há disponibilidade de métodos de isolamento em cultura para algumas bactérias, mas são procedimentos muito demorados e não são práticos no diagnóstico de rotina. No entanto, os métodos de cultura *in vitro* são excelentes instrumentos de pesquisa para estudos desses patógenos. Os hospedeiros vertebrados produzem anticorpos, e várias espécies compartilham alta similaridade antigênica. Há reação cruzada de anticorpos entre as espécies; desse modo, é difícil utilizar testes de pesquisa de anticorpos como métodos diagnósticos específicos. Há disponibilidade de vacinas inativadas ou vacinas vivas atenuadas contra alguns patógenos, mas parecem perder rapidamente a eficácia, provavelmente por causa das contínuas alterações em suas proteínas expressas na membrana externa. Para algumas das infecções causadas por esses patógenos, o controle pode ser mais bem-obtido com a redução do grau de infestação de vetores.

Neste capítulo, são discutidos os patógenos da família Rickettsiaceae de importância veterinária. Os patógenos da família Anaplasmataceae são discutidos nos Capítulos 41 e 42. Os dois principais patógenos do gênero *Rickettsia* são *R. rickettsii* (microrganismo que causa febre maculosa das Montanhas Rochosas, em cães e pessoas) e *R. prowazekii* (agente etiológico do tifo epidêmico, ou tifo exantemático, em pessoas). As bactérias parasitas do gênero *Rickettsia* infectam o endotélio vascular. A transmissão de vetores artrópodes para os hospedeiros vertebrados ocorre durante o repasto sanguíneo dos artrópodes. O endotélio capilar é lesionado e, assim, instala-se exantema cutâneo. Os sintomas característicos da doença aguda são febre, hemorragias petequiais e cefaleia que não responde a tratamento. Os microrganismos escapam do fagossomo e se multiplicam livremente no citoplasma ou no núcleo. O gênero *Coxiella* contém um importante patógeno, *C. burnetii*, microrganismo que é transmitido de um hospedeiro a outro principalmente por meio de aerossóis e não requer um hospedeiro invertebrado para completar seu ciclo biológico. O microrganismo difere das espécies de *Rickettsia* por sua capacidade de se multiplicar no citoplasma da célula hospedeira. Em condições ácidas, replica-se nos vacúolos fagocíticos do citoplasma.

Rickettsia rickettsii

Ecologia

R. rickettsii é responsável por uma doença centenária, a febre maculosa das Montanhas Rochosas (RMSF), em cães e pessoas. A RMSF é comum nas Américas do Norte e do Sul, mas sua ocorrência é mundial. *R. rickettsii* é transmitida pelos carrapatos *Dermacentor andersoni* e *D. variabilis*. A migração de *R. rickettsii* entre as células partindo do interior do citoplasma da célula infectada é consequência da polimerização da actina da célula hospedeira, induzida pelo patógeno (Figura 40.1). A infecção pode resultar em um espectro de doenças que varia desde uma infecção subclínica até uma doença grave ou colapso de múltiplos órgãos fatal. O microrganismo causador da doença é mantido na natureza, em pequenos mamíferos e carrapatos. Cães e seres humanos são infectados após picada por carrapato infectado.

Patogênese

Com frequência, os sinais clínicos iniciais em cães são inespecíficos. Os testes laboratoriais geralmente indicam trombocitopenia, mas são necessários exames sorológicos para confirmar a infecção. A diferenciação, com base nos sinais clínicos, dos casos de RMSF e de erliquiose canina (descrita no Capítulo 41) frequentemente é difícil. Ambas as doenças, causadas por riquétsias transmitidas por carrapato, são caracterizadas por febre, apatia, linfadenopatia e sinais de disfunção neurológica. Exantemas avermelhados distintos, especialmente em pessoas, são importantes sintomas de RMSF. Esta e a maioria das outras doenças transmitidas por carrapatos tendem a ser sazonais, pois resultam da picada de carrapatos. Cães mais jovens e crianças com RMSF desenvolvem doença clínica mais aguda e grave.

R. rickettsii se replica no epitélio do carrapato infectado e é transferido às glândulas salivares e ao tecido ovariano. Após a infecção do hospedeiro suscetível por picada de carrapato, os patógenos penetram na corrente sanguínea do indivíduo e infectam as células do endotélio vascular por meio de endocitose e, em seguida, escapam do fagossomo e se multiplicam no citoplasma e no núcleo da célula. A fosfolipase e as proteases da riquétsia lesionam a membrana da célula endotelial, ocasionando necrose, vasculite, hemorragia, edema, baixa perfusão sanguínea, trombose e dispneia. Os cães infectados manifestam sinais clínicos que incluem febre alta (40°C), anorexia, vômito, diarreia, membranas mucosas com hemorragias petequiais ou equimose e hipersensibilidade, à palpação, de linfonodos, articulações e músculos. Podem-se observar, ainda, anormalidades do sistema nervoso central. Em alguns casos, o envolvimento do coração e dos rins ocasiona consequências fatais. Suspeita-se da participação de complexos imunes na patogênese da manifestação vascular terminal da RMSF. Verificam-se respostas imunes humoral e mediada por célula, sendo esta última especialmente importante para a remoção de microrganismos por macrófagos ativados. Não há disponibilidade de vacina contra a RMSF.

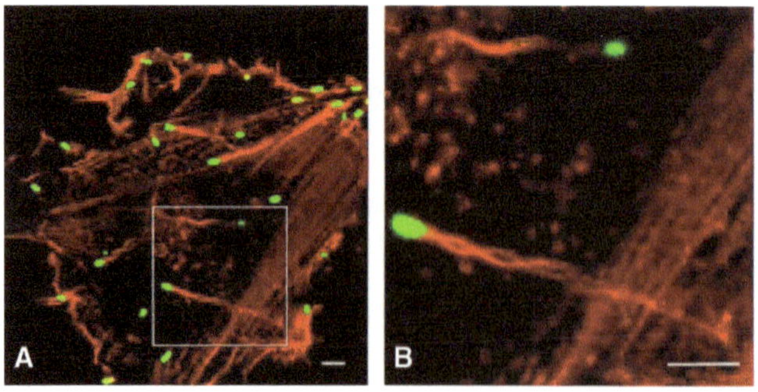

Figura 40.1 A. *R. rickettsii* com longas caudas de actina que, frequentemente, são formadas por vários ramos de F-actina, torcidos e distintos. B. Cauda de actina de *R. rickettsii* do painel A, em grande aumento, composta de dois ramos de F-actina. (Reproduzida, com autorização, da American Society for Microbiology, de Van Kirck *et al.*, 2000.)

Diagnóstico laboratorial

Pesquisas de anticorpos por fluorescência indireta (IFA) e imunoensaio enzimático (ELISA) são testes mais comumente utilizados para detectar anticorpos específicos contra antígenos de riquétsias; a produção de anticorpos detectáveis pode demorar, pelo menos, 2 semanas após a infecção por riquétsia. Os microrganismos também podem ser detectados nas células endoteliais do hospedeiro por meio de imunofluorescência direta. Há disponibilidade de métodos moleculares, como a reação em cadeia de polimerase, para o exame do DNA de *R. rickettsii*, em carrapatos e cães.

Tratamento e controle

O tratamento com tetraciclina, doxiciclina e cloranfenicol, durante 14 a 21 dias, é efetivo contra as infecções causadas por *R. rickettsii*. Os cães infectados e com sinais clínicos também devem receber terapia de suporte agressiva. Ademais, se obtém melhor controle de RMSF mediante a redução do grau de infestação e da exposição aos carrapatos.

Tifo epidêmico ou tifo exantemático epidêmico

O tifo epidêmico causado por *Rickettsia prowazekii* é uma doença altamente fatal que acomete seres humanos. A doença foi responsável pela morte de mais de 3 milhões de pessoas ao longo do último século (este grande número de óbitos é semelhante ao verificado durante guerras, como na Primeira e na Segunda Guerra Mundial). Esse tifo transmitido por piolho se dissemina rapidamente em regiões com superpopulação, em clima frio e condições higiênicas precárias. A taxa de mortalidade ocasionada por essa doença é muito alta (aproximadamente 30%). O microrganismo persiste em animais silvestres, como esquilos selvagens.

Coxiella burnetii

Ecologia

Coxiella burnetii é de ocorrência mundial e responsável por uma doença enzoótica em humanos, a febre Q. Esse microrganismo difere das outras bactérias da ordem Rickettsiales, pois é transmitida por meio de aerossóis. No entanto, esse patógeno também pode se instalar em vetores, como os carrapatos. Bovinos, ovinos e caprinos são os principais reservatórios da infecção por *C. burnetii*. Essa bactéria patogênica geralmente não causa doença clínica nesses animais; contudo, infecções por *C. burnetii* foram apontadas como causas de abortos em cabras e ovelhas. Em animais infectados, esse microrganismo é excretado no leite, na urina e nas fezes. Durante o parto, grande quantidade de bactérias é excretada no fluido amniótico e na placenta. *C. burnetii* é resistente ao calor, à dessecação e a vários desinfetantes comuns, condições que a possibilitam sobreviver por longo tempo no ambiente. Ademais, a inalação de um único microrganismo pode provocar a doença em uma pessoa.

Em geral, as infecções humanas ocorrem por meio da inalação de microrganismos transmitidos pelo ar, presentes em poeira de curral contaminada com material de placenta ressecada, fluidos de parição e excrementos de animais de rebanhos infectados. As pessoas, particularmente aquelas em estreito contato com os animais que excretam microrganismos, com frequência são muito suscetíveis a essa doença e uma quantidade tão pequena quanto um microrganismo é suficiente para provocar infecção e doença. Cerca de metade de todas as pessoas infectadas por *C. burnetii* manifestam sinais clínicos da doença. A maioria dos casos agudos de febre Q tem início súbito de um ou mais dos seguintes sintomas: febre alta, cefaleia intensa, mal-estar geral, mialgia, confusão mental, dor de garganta, tremores, sudorese, tosse não produtiva, náuseas, vômito, diarreia, dores abdominal e no peito. Em geral, a febre dura 1 a 2 semanas. É possível notar perda de peso, que persiste por algum tempo. *C. burnetii*, além de resistente ao calor e à dessecação, é um microrganismo altamente infeccioso, que pode ser transmitido pelo ar e inalado pelas pessoas. Como um único *C. burnetii* pode causar doença em uma pessoa suscetível, pode ser produzido para uso em guerra biológica, sendo considerado um potencial agente de bioterrorismo. No entanto, como a taxa de mortalidade é baixa, não é causa relevante de preocupação.

Patogênese

C. burnetii é adquirido por meio de inalação, ingestão ou picada de artrópodes e, em seguida, alcança os macrófagos dos pulmões. Replica-se no interior do fagossomo de um macrófago, à semelhança de *Ehrlichia canis, E. chaffeensis* e de espécies de *Neorickettsia*. Cerca de 50% das pessoas infectadas pelo patógeno não manifestam sinais clínicos ou exibem apenas discreta infecção autolimitante. Menos de 10% podem desenvolver doença grave, com sinais clínicos que incluem vasculite, pneumonite, esplenomegalia, febre e linfocitose. Em pacientes humanos, o óbito se deve, principalmente, a pneumonia, infecção hepática ou endocardite.

Características imunológicas

Em alguns países há disponibilidade de vacina, mas há relatos de pouca eficiência. Uma vacina com célula inteira morta pode propiciar proteção. Há considerável interesse no desenvolvimento de uma vacina contra febre Q, pois *C. burnetii* é considerado um microrganismo de notificação obrigatória, em razão do risco que representa à saúde pública e à segurança.

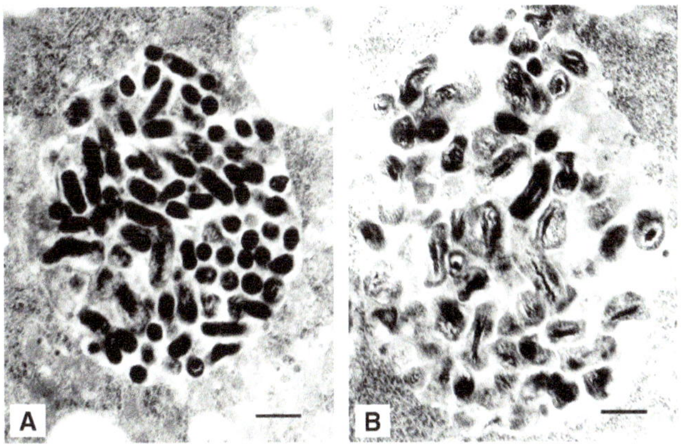

Figura 40.2 Imagem micrográfica obtida em microscópio eletrônico de transmissão mostrando um vacúolo típico em células J774A. 1 infectadas por *C. burnetii* (100 nm). (Reproduzida, com autorização, da American Society for Microbiology de Howe e Mallavia, 2000.)

Diagnóstico laboratorial

C. burnetii pode ser isolado após injeção em porquinhos-da-índia e camundongos, cultivo em ovos de galinhas ou pela multiplicação em culturas de células, procedimento não considerado um método de diagnóstico útil. Testes de imunofluorescência indireta, fixação de complemento ou ELISA são utilizados para detectar anticorpos. Na cultura celular, em ovos e nos tecidos de animais experimentais, a coloração por imunofluorescência direta auxilia na identificação dos microrganismos. Testes que empregam, como base, a reação em cadeia de polimerase também são utilizados para detectar DNA de *Coxiella* em amostra. Em meio de cultura, *C. burnetii* se multiplica no interior do fagossomo. Há duas apresentações do microrganismo: a variante grande replicante e a infecciosa, denominada variante pequena (Figura 40.2).

Tratamento e controle

O principal desafio para obter um tratamento efetivo é o fato de que o fagossomo, local onde *C. burnetii* se instala, é muito ácido e a maioria dos antimicrobianos não é efetiva em pH baixo. Mostrou-se que o emprego de células alcalinizadas por cloroquina melhora a eficácia clínica da tetraciclina. Medicamentos com moderada eficácia contra a infecção por *C. burnetii* incluem tetraciclina, cloranfenicol, claritromicina, enrofloxacino e a combinação trimetoprima-sulfa. A administração de tetraciclina de longa duração adicionada ao alimento é uma tentativa de controle da excreção de *C. burnetii* pelos animais. Ovelhas e cabras prenhes podem ser tratadas com tetraciclina, a fim de reduzir o risco de aborto.

Referências bibliográficas

Van Kirk LS, Stanley FH, and Robert AH (2000) Ultrastructure of Rickettsia rickettsii actin tails and localization of cytoskeletal proteins. *Infect Immun*, 68, 4706–4713.

Howe D and Mallavia LP (2000) Coxiella burnetii exhibits morphological change and delays phagolysosomal fusion after internalization by J774A.1 cells. *Infect Immun*, 68: 3815–3821.

Leitura sugerida

Dumler JS, Barbet AF, Bekker CP *et al.* (2001) Reorganization of genera in the families Rickettsiaceae and Anaplasmataceae in the order Rickettsiales: unification of some species of Ehrlichia with Anaplasma, Cowdria with Ehrlichia and Ehrlichia with Neorickettsia, descriptions of six new species combinations and designation of Ehrlichia equi and "HGE agent" as subjective synonyms of Ehrlichia phagocytophila. *Int J Syst Evol Microbiol*, 51(Pt 6), 2145–2165.

Harvey JW (2012) *Veterinary Hematology: A Diagnostic Guide and Color Atlas*. Elsevier Inc. ISBN: 978-1-4377-0173-9.

Raskin RE and Meyer DJ (2010) *Canine and Feline Cytology: A Color Atlas and Interpretation Guide*, Elsevier Inc. ISBN: 978-1-14160-4985-2.

Renvoisé A, Merhej V, Georgiades K, and Raoult D (2011) Intracellular Rickettsiales: Insights into manipulators of eukaryotic cells. *Trends Mol Med*, 17(10), 573–583. Epub July 15, 2011.

Rikihisa Y (2006) New findings on members of the family Anaplasmataceae of veterinary importance. *Ann N Y Acad Sci*, 1078, 438–445.

Stuen S and Longbottom D (2011) Treatment and control of chlamydial and rickettsial infections in sheep and goats. *Vet Clin North Am Food Anim Pract*, 27(1), 213–233. Epub December 13, 2010.

41 Anaplasmataceae | Ehrlichia e Neorickettsia

Roman R. Ganta

Características descritivas

As bactérias da ordem Rickettsiales são pequenos microrganismos intracelulares obrigatórios gram-negativos. Nessa ordem, há duas famílias: Anaplasmataceae e Rickettsiaceae; ambas com vários patógenos importantes que causam doenças em vários animais vertebrados, incluindo seres humanos. A família Anaplasmataceae, da classe Alphaproteobacteria, abrange patógenos intrafagossômicos dos gêneros *Anaplasma*, *Ehrlichia* e *Neorickettsia*. No exame microscópico, esses microrganismos parecem muito similares, pois se localizam no interior de um fagossomo de uma célula hospedeira infectada. O tropismo celular é a principal característica de diferenciação para identificar os microrganismos em um hospedeiro vertebrado. A família Rickettsiaceae inclui patógenos do gênero *Rickettsia*, os quais invadem o endotélio vascular.

As bactérias da ordem Rickettsiales são semelhantes aos vírus, pelo fato de eles se multiplicarem apenas no interior de uma célula hospedeira (intracelular). A maioria dos microrganismos dessa ordem, exceto as espécies *Ehrlichia* e *Anaplasma*, apresenta parede celular semelhante à maioria das bactérias gram-negativas, é sensível à ação de antibióticos (como os derivados de tetraciclina e cloranfenicol) e tem ribossomos, DNA e RNA. Apresentam-se como pequenos coccídeos ou até como bactérias em formato de bastonetes curtos. O diâmetro dos microrganismos varia de 0,2 a 0,5 μm, e o comprimento, de 0,8 a 2,0 μm. Essas bactérias são mais bem-coradas pelo corante de Giemsa ou por outros corantes policromáticos. Esses microrganismos aeróbicos patogênicos são responsáveis por várias infecções crônicas e fatais em seres humanos e animais, e não se multiplicam, ou crescem, em meio bacteriológico padrão. O crescimento *in vitro* requer a estreita associação com células eucarióticas, como saco vitelino de embrião de galinhas, macrófagos ou células epiteliais de vetores vertebrados ou artrópodes. Os patógenos se replicam por divisão binária, no interior do fagossomo ou no citoplasma, e dependem muito da energia de seu hospedeiro (ATP) e de outros nutrientes. Alguns patógenos (p. ex., as espécies de *Rickettsia*) apresentam a proteína ATP/ADP translocase, por meio da qual obtêm moléculas de ATP do hospedeiro, na troca por ADP.

A patogenicidade das bactérias da ordem Rickettsiales não está bem-definida e pode ser complexa, pois são microrganismos que pertencem a diversos gêneros, com associação a células hospedeiras e especificidades de hospedeiros muito diferentes. A virulência pode ser decorrente da liberação de endotoxinas (lipopolissacarídios), da produção de complexos imunes e das reações de hipersensibilidade. Os patógenos danificam principalmente o endotélio vascular ou as células hematopoéticas, e causam intensa debilitação dos mecanismos de defesa do hospedeiro. As bactérias da ordem Rickettsiales são altamente patogênicas e responsáveis por alta taxa de mortalidade em seres humanos e animais. Em geral, o diagnóstico se baseia no quadro clínico, na detecção dos microrganismos em células hospedeiras e organelas celulares específicas, no exame sorológico e em técnicas moleculares. Há disponibilidade de métodos de isolamento em cultura para algumas bactérias, mas são procedimentos muito demorados e não são práticos no diagnóstico de rotina. No entanto, os métodos de cultura *in vitro* são excelentes instrumentos de pesquisa para estudos desses patógenos. Os hospedeiros vertebrados produzem anticorpos, e várias espécies compartilham alta similaridade antigênica. Há reação cruzada de anticorpos entre as espécies. Desse modo, é difícil utilizar testes de pesquisa de anticorpos como métodos diagnósticos específicos. Há disponibilidade de vacinas inativadas ou vacinas vivas atenuadas contra alguns patógenos, mas parecem perder rapidamente a eficácia, provavelmente por causa das contínuas alterações em suas proteínas expressas na membrana externa. Para algumas das infecções causadas por esses patógenos, o controle pode ser mais bem-obtido com a redução do grau de infestação de vetores.

Neste capítulo, são discutidos os patógenos dos gêneros *Ehrlichia* e *Neorickettsia*, da família Anaplasmataceae, de importância veterinária. Os microrganismos patogênicos do gênero *Anaplasma* são discutidos no Capítulo 42, e os da família Rickettsiaceae, no Capítulo 40. As espécies de *Ehrlichia* são transmitidas de carrapatos infectados para hospedeiros vertebrados, enquanto as espécies de *Neorickettsia* são transmitidas por trematódeos. Os principais patógenos do gênero *Ehrlichia* que causam doenças em animais são *Ehrlichia canis* (um importante patógeno de cães com tropismo por monócito/macrófago), *Ehrlichia ruminantium* (a causa de *heartwater* em ruminantes, uma infecção do endotélio vascular de ampla variedade de ruminantes domésticos e selvagens), *Ehrlichia ewingii* (é, principalmente, um patógeno de cães que infecta granulócito) e *Ehrlichia chaffeensis* (o microrganismo que causa erliquiose monocítica humana; infecta, também, cães, caprinos e coiotes). Duas espécies de *Neorickettsia* que causam doenças em animais são: *Neorickettsia risticii* (agente etiológico da febre do cavalo Potomac) e *Neorickettsia helminthoeca* (que causa intoxicação por salmão, em cães). Ambas infectam monócitos e macrófagos.

E. canis, E. chaffeensis, E. ewingii e E. ruminantium

Ecologia

Reservatório e transmissão. *E. canis* (Figura 41.1) é o principal patógeno apontado como causa de erliquiose monocítica canina, que é transmitida pelo carrapato *Rhipicephalus sanguineus,* comumente denominado carrapato-marrom-do-cão. O microrganismo ocasiona doença clínica nas duas primeiras semanas após a infecção. Nos animais que sobrevivem à doença, o patógeno persiste por toda a vida, com alto título de anticorpos, mas o microrganismo, com frequência, não é detectado no sangue. Os animais infectados e os portadores também são importantes fontes de infecção para carrapatos. Cães jovens e da raça Pastor-alemão são os mais gravemente acometidos e manifestam sinais clínicos. A infecção por *E. canis* é prevalente nas regiões tropicais e subtropicais, sendo constatada em todos os continentes, exceto na Austrália. Na Venezuela, há relatos de alguns casos de erliquiose monocítica humana causada pela infecção por *E. canis*.

O vetor de *E. ewingii* (Figura 41.4), o microrganismo que causa erliquiose granulocítica canina, é o carrapato *Amblyomma americanum,* comumente conhecido como carrapato-estrela-solitária. *E. ewingii* é mais comum na região central da América do Norte; no entanto, como o carrapato encontra-se amplamente distribuído por todo o sudeste dos EUA, a ocorrência da doença também é relatada nas áreas costeiras. Casos da infecção causada por *E. ewingii* em pessoas, também transmitida pelo carrapato-estrela-solitária, são relatados na região centro-oeste dos EUA.

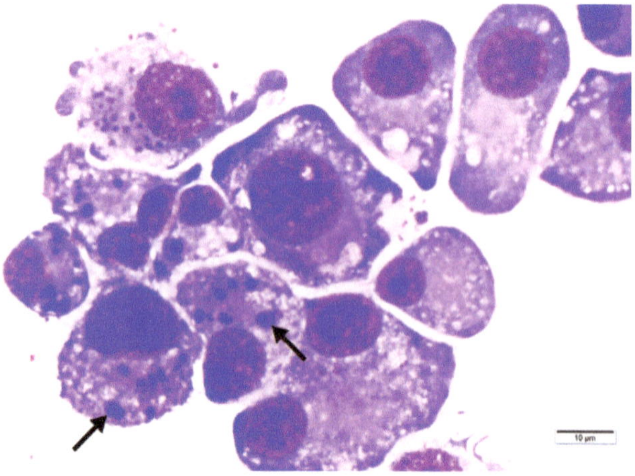

Figura 41.1 *E. canis* cultivada em linhagem celular de macrófago canino, DH82. As inclusões intracitoplasmáticas contêm vários microrganismos. Cultura *in vitro* transferida para uma lâmina e corada com corante policromático.

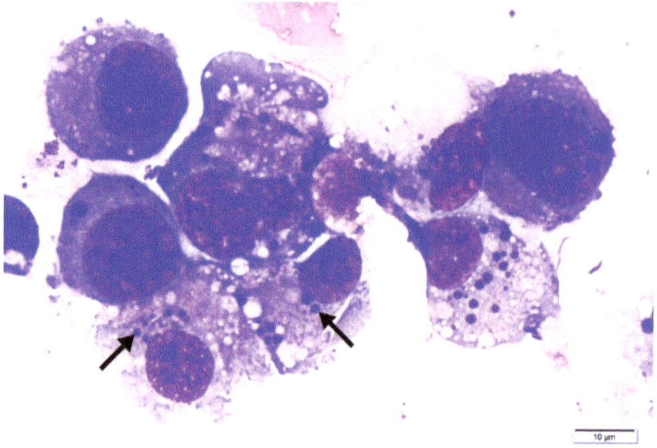

Figura 41.2 *E. chaffeensis* cultivada em linhagem celular de macrófago canino, DH82. As inclusões intracitoplasmáticas contêm vários microrganismos. Cultura *in vitro* transferida para uma lâmina e corada com corante policromático.

E. ruminantium (anteriormente denominado *Cowdria ruminantium*) é um importante patógeno transmitido por carrapatos, na África, na região subsaariana; é apontado como causa de *heartwater* em ruminantes domésticos e selvagens. Esse microrganismo infecta o endotélio vascular e provoca grave doença neurológica em bovinos, ovinos e caprinos. Os vetores do patógeno incluem vários carrapatos exóticos do gênero *Amblyomma*. A importação desses patógenos, juntamente com os carrapatos *Amblyomma*, de uma ilha do Caribe, resultou em grande preocupação, pois o patógeno poderia ser introduzido no continente americano, e, em especial, pelo fato de que, se o patógeno fosse introduzido em região não endêmica, as taxas de mortalidade podem alcançar 90% dos ruminantes domésticos e selvagens.

E. chaffeensis (Figuras 41.2 e 41.3) foi inicialmente identificado como causa de erliquiose monocítica humana. Subsequentemente, também foram relatadas infecções por esse microrganismo em cães, coiotes e caprinos. As quatro espécies de *Ehrlichia* apresentam estreita similaridade genética e, assim, os anticorpos contra um patógeno apresentam alto

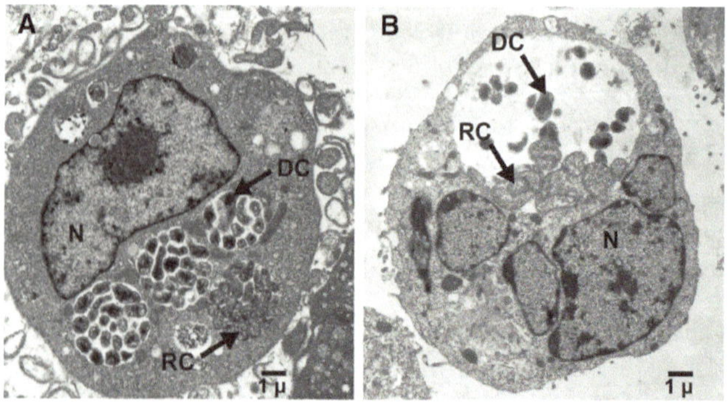

Figura 41.3 Micrografias obtidas em microscópio eletrônico de transmissão (TEM) da infecção por *E. chaffeensis* (mórula) no citoplasma de macrófagos de cães canino (linhagem DH82) (**A**) e em células de carrapato (**B**). Nestas imagens obtidas em TEM, é possível verificar mórulas contendo vários microrganismos do gênero *Ehrlichia*. (Reproduzida, com autorização, de Ganta *et al*., 2009.)

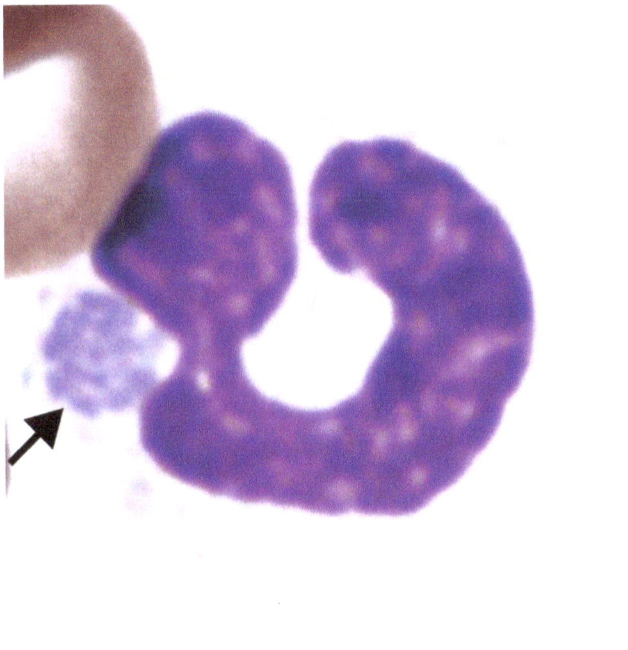

Figura 41.4 Infecção por *E. ewingii* (mórula) no citoplasma de um neutrófilo do sangue de um cão infectado (coloração Wright-Giemsa). (Reproduzida, com autorização, de Harvey, 2012.)

grau de reação cruzada com outras espécies de *Ehrlichia*. A ampla similaridade genética, a instalação de infecções persistentes e a reação cruzada no soro, juntamente com o tropismo celular compartilhado por alguns patógenos, representam um desafio ao diagnóstico acurado das doenças clínicas e à definição do tratamento. O veado-de-cauda-branca e outros animais selvagens têm importante participação na manutenção da persistência dos patógenos na natureza.

Patogênese. O início agudo da doença é mais comum 2 a 3 semanas após a transmissão de espécies patogênicas de *Ehrlichia* do carrapato para o animal, período no qual os microrganismos se multiplicam no interior do fagossomo de uma célula hospedeira infectada, por meio de divisão binária. Nos casos agudos graves, em que a doença pode durar até várias semanas, notam-se vários sinais clínicos que podem ser indistinguíveis, ocasionados por alguns dos patógenos. Por exemplo, há sobreposição dos sintomas nas infecções causadas por *E. canis*, *E. chaffeensis* e *E. ewingii*, que podem incluir febre alta, dor muscular, vômito, anorexia e apatia. É comum a ocorrência de leucopenia e anemia, pois nas infecções causadas por *Ehrlichia* a contagem de células sanguíneas diminui. Outros sinais clínicos incluem mal-estar, apatia, perda de apetite, perda de peso, linfadenopatia e dor articular (a dor articular é mais comum em cães e em pessoas infectadas por *E. ewingii*). A erliquiose monocítica canina é caracterizada por três fases: aguda, subaguda e crônica. Os cães infectados por *E. canis* mantêm a infecção por toda a vida e a persistência do patógeno é verificada mesmo após o tratamento do animal com o antibiótico doxiciclina. Na erliquiose canina, a fase crônica persiste por vários meses a vários anos e pode ocasionar redução de todos os tipos de células sanguíneas, condição que pode ser acompanhada de hemorragia, edema, dispneia, pneumonia intersticial, anemia e infecção secundária, bem como aumento de baço, fígado e linfonodos.

A *heartwater*, causada por *E. ruminantium*, é uma doença aguda fatal de ruminantes. Caprinos e ovinos são mais suscetíveis que bovinos. Os sinais clínicos da doença incluem febre alta súbita, apatia e sintomas neurológicos, os quais podem ocasionar a morte do animal. Hidropericárdio, hidrotórax e edema pulmonar são comumente associados a óbito do paciente. Os animais que sobrevivem à doença clínica, tanto ruminantes domésticos quanto selvagens, tornam-se portadores da infecção, como ocorre na erliquiose canina.

Características imunológicas

A infecção causada por *E. canis* induz potente resposta imune humoral e celular. O hospedeiro infectado pode produzir anticorpos contra várias proteínas da membrana externa; o título de anticorpos se eleva no período pós-infecção. Apesar da potente resposta humoral e celular, e mesmo depois de tratamento do animal com um antibiótico, como a doxiciclina, o microrganismo persiste no animal durante praticamente toda a vida. Após o desafio experimental com *E. canis* viva, foi detectada rápida resposta humoral anamnéstica no soro de cães imunizados, bem como produção primária de anticorpos no soro de cães do grupo-controle. A resposta imune contra *E. ruminantium* também foi associada ao aparecimento de alto título de anticorpos produzidos contra as principais proteínas da membrana externa. A resposta também inclui potente resposta mediada por célula. As respostas imunes contra *E. ewingii* e *E. chaffeensis* também são muito parecidas com as contra *E. canis* e *E. ruminantium*.

Diagnóstico laboratorial

Esfregaços sanguíneos de papa leucocitária ou de sangue total corados com o corante de Giemsa são, em geral, utilizados para avaliar a presença de inclusões intracelulares (comumente denominadas mórulas). No entanto, a visualização das inclusões é mais provável durante a fase aguda da infecção. As mórulas de todas as espécies de *Ehrlichia*, *Neorickettsia* e *Anaplasma* apresentam aparências muito similares. Desse modo, a distinção das características da infecção causada por um patógeno específico pode depender do tropismo pela célula hospedeira e das associações do hospedeiro e do vetor com o patógeno. Todas as espécies de *Ehrlichia*, exceto *E. ewingii*, podem ser cultivadas *in vitro*, utilizando linhagem de macrófago canino ou cultura de células de carrapatos. O diagnóstico sorológico por meio de pesquisa de anticorpos pelo método da imunofluorescência indireta ou por imunoensaio enzimático (ELISA), a fim de detectar anticorpos contra proteínas expressas na membrana externa do microrganismo, é comumente utilizado como procedimento diagnóstico. No entanto, com frequência, esse método resulta em reação cruzada sérica entre os antígenos das diferentes espécies de *Ehrlichia*. Foram desenvolvidas técnicas moleculares, como a reação em cadeia de polimerase, para o diagnóstico de um patógeno específico, e esse método é mais útil na detecção de infecção sanguínea ativa durante a fase clínica da infecção e antes do início do tratamento com anticorpo.

Tratamento e controle

Os derivados de tetraciclina são mais efetivos no tratamento da fase clínica inicial das infecções causadas por espécies de *Ehrlichia*, mas são menos efetivos na eliminação de infecções crônicas. O controle da carga de carrapatos e o uso de vacina viva contra a infecção em animais mais jovens e o protocolo de vacinação e tratamento são importantes etapas para reduzir a ocorrência de *heartwater*, doença causada por *E. ruminantium*, nos países da região subsaariana da África. Embora estejam em avaliação várias vacinas com subunidade ou com célula total inativada, ainda não se estabeleceu seu valor na proteção contra infecções causadas por *Ehrlichia*.

N. risticii

No final dos anos 1970, foi diagnosticada a febre do cavalo Potomac, no vale do rio Potomac, no estado de Maryland, nos EUA, como uma doença epidêmica em cavalos. O patógeno da família Anaplasmataceae, *N. risticii* (antigamente conhecido como *Ehrlichia risticii*), é o agente etiológico dessa doença. Os sinais clínicos incluem apatia, febre, inapetência e diarreia, frequentemente acompanhadas de laminite (aguamento). A ocorrência de diarreia é razoavelmente comum e pode variar de fezes profusas e aquosas a escassas e de consistência semelhante às fezes de vacas. Constata-se morte em 5 a 30% dos cavalos não tratados, a qual pode ser decorrência de toxemia, cólica ou eutanásia causada por laminite grave.

Ecologia

Reservatório, transmissão e patogênese. A infecção foi inicialmente diagnosticada na América do Norte; posteriormente, foi relatada, também, no Canadá e na Europa. *N. risticii* infecta monócitos, epitélio intestinal e mastócitos do cólon de equinos; é transmitido por cercárias de caramujos infectados liberadas na água; os cavalos se infectam ao beberem água contaminada. Clinicamente, a febre do cavalo Potomac é semelhante à erliquiose; observam-se febre, apatia, anorexia e graus variáveis de leucopenia. Diarreia e laminite são sintomas associados ao estágio final da doença e podem ocasionar taxa de mortalidade de até 30%.

Características imunológicas

Os fatores imunológicos não são completamente conhecidos, mas os animais infectados induzem resposta humoral. Os cavalos que se recuperam parecem ser imunes à doença, sugerindo que a resposta imune celular possa contribuir muito para a resistência à doença.

Diagnóstico laboratorial

O diagnóstico microbiológico implica a demonstração do microrganismo em monócitos examinados em esfregaços sanguíneos corados com corante de Wright. O diagnóstico sorológico é obtido mediante a pesquisa de anticorpos por meio de fluorescência indireta ou pelo ELISA. Testes para ácido nucleico, utilizando a reação em cadeia de polimerase, são descritos para o diagnóstico do patógeno.

Tratamento e controle

A tetraciclina, quando administrada precocemente, é considerada importante na redução da taxa de mortalidade. Também é necessário tratamento de suporte. No mercado, há disponibilidade de bacterina efetiva, mas parece ser menos efetiva contra as infecções em razão das variações entre as cepas do microrganismo.

N. helminthoeca

Características descritivas

N. helminthoeca (Figura 41.5) causa intoxicação por salmão, em cães. Esse patógeno se multiplica no citoplasma de monócitos e macrófagos. A infecção é muito parecida com as causadas por *E. canis* e *E. chaffeensis*, em cães, exceto pelo fato de que o microrganismo não é transmitido por carrapatos. Após a coloração da amostra com o corante de Giemsa, é possível visualizar os microrganismos como inclusões citoplasmáticas nos macrófagos de uma amostra de linfonodo ou em monócitos de um esfregaço de sangue preparado com amostra de um animal com doença clínica.

Ecologia

Reservatório e transmissão. O reservatório de *N. helminthoeca* é o trematódeo *Nanophyetus salmincola*. O ciclo biológico desse trematódeo inclui a passagem por um peixe e um caramujo. Os cães que ingerem peixe cru infectado com o trematódeo que contém *N. helminthoeca* possivelmente adquirem a infecção e manifestam a doença. A distribuição geográfica do microrganismo que causa intoxicação por salmão se limita às regiões onde há caramujo, o hospedeiro intermediário do trematódeo. Em particular, a distribuição do caramujo inclui regiões costeiras da América do Norte, como a costa norte de Califórnia, Oregon, Washington e Colúmbia Britânica. Os cães são os hospedeiros definitivos do trematódeo, mantendo os vermes adultos em seu intestino. Se o trematódeo infectado por *N. helminthoeca* penetra no cão que ingeriu peixe contaminado, a infecção pelo patógeno se instala neste cão. Os ovos do trematódeo são excretados nas fezes dos cães e originam miracídios, os quais entram nos caramujos presentes no ambiente. Dos caramujos infectados pelo trematódeo, surgem cercárias que se infiltram nos peixes.

Patogênese. A ingestão de peixe cru infectado, em uma área endêmica, é a principal causa de infecção de cães por *N. helminthoeca*, como resultado da penetração do trematódeo no peixe. Em seguida, o trematódeo se torna adulto no sistema gastrintestinal do cão, no qual ocorre liberação de

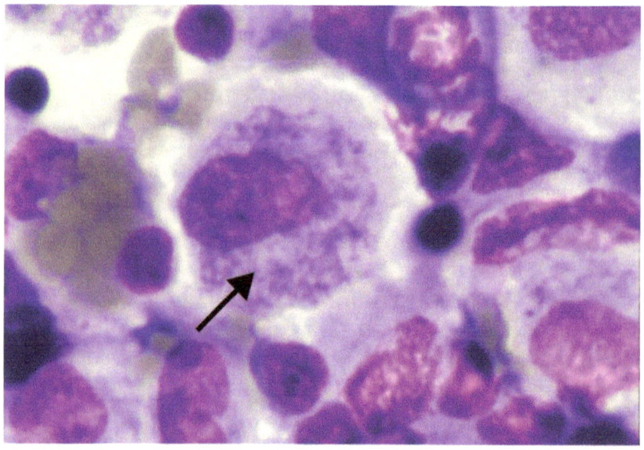

Figura 41.5 Inclusões de *N. helminthoeca* em aspirado de linfonodo periférico de cão (coloração de Romanovsky; maior aumento, em óleo de imersão). (Reproduzida, com autorização, de Raskin e Meyer, 2010.)

N. helminthoeca, que, em seguida, alcança a corrente sanguínea e os linfonodos do cão. No sangue, o microrganismo infecta monócitos. A multiplicação de *N. helminthoeca* no cão resulta em sinais clínicos associados à doença. Entre 1 e 2 semanas após a contaminação, os cães manifestam febre, anorexia, apatia, perda de peso, aumento de linfonodos e, frequentemente, enterite hemorrágica. Vômito e diarreia também são sintomas comuns. Em animais não tratados, a taxa de mortalidade pode ser de 90%; isso pode ser verificado em 2 semanas.

Características imunológicas

Os cães que se recuperam da doença clínica parecem se tornar protegidos da doença.

Diagnóstico laboratorial

A constatação do microrganismo no interior de vacúolos citoplasmáticos de monócitos, em esfregaço sanguíneo ou em aspirado de linfonodo corado, é uma evidência da doença. O microrganismo pode ser cultivado, mas esse procedimento é demorado. Podem ser empregadas técnicas moleculares para detectar ácidos nucleicos de riquétsias em uma amostra de sangue ou de linfonodo.

Tratamento e controle

Tetraciclina, cloranfenicol e sulfonamidas são antimicrobianos efetivos no tratamento da infecção causada por *N. helminthoeca*. É necessário, também, tratamento de suporte. A medida preventiva mais efetiva é a exclusão de salmão infectado da dieta dos cães. Trematódeos e *N. helminthoeca* são destruídos pelo cozimento em alta temperatura ou pelo congelamento por 24 h.

Referências bibliográficas

Ganta RR, Peddireddi L, Seo GM *et al.* (2009) Molecular characterization of *Ehrlichia* interactions with tick cells and macrophages. *Front Biosci*, 14, 3259–3273.

Harvey JW (2012) *Veterinary Hematology: A Diagnostic Guide and Color Atlas*, Elsevier Inc.

Raskin RE and Meyer DJ (2010) *Canine and Feline Cytology, A Color Atlas and Interpretation Guide*, Elsevier Inc.

Leitura sugerida

Dumler JS, Barbet AF, Bekker CP *et al.* (2001) Reorganization of genera in the families Rickettsiaceae and Anaplasmataceae in the order Rickettsiales: unification of some species of *Ehrlichia* with *Anaplasma*, *Cowdria* with *Ehrlichia* and *Ehrlichia* with *Neorickettsia*, descriptions of six new species combinations and designation of *Ehrlichia equi* and "HGE agent" as subjective synonyms of *Ehrlichia phagocytophila*. *Int J Syst Evol Microbiol*, 51 (6), 2145–2165.

Renvoisé A, Merhej V, Georgiades K, and Raoult D (2011) Intracellular Rickettsiales: Insights into manipulators of eukaryotic cells. *Trends Mol Med*, 17 (10), 573–583. Epub July 15, 2011.

Rikihisa Y (2006) New findings on members of the family Anaplasmataceae of veterinary importance. *Ann N Y Acad Sci*, 1078, 438–445.

Stuen S and Longbottom D (2011) Treatment and control of chlamydial and rickettsial infections in sheep and goats. *Vet Clin North Am Food Anim Pract*, 27 (1), 213–233. Epub December 13, 2010.

42 Anaplasmataceae | Anaplasma

Roman R. Ganta

Características descritivas

As bactérias da ordem Rickettsiales são pequenos microrganismos intracelulares obrigatórios gram-negativos. Nessa ordem, há duas famílias: Anaplasmataceae e Rickettsiaceae; ambas com vários patógenos importantes que causam doenças em vários animais vertebrados, incluindo seres humanos. A família Anaplasmataceae, da classe Alphaproteobacteria, abrange patógenos intrafagossômicos dos gêneros *Anaplasma*, *Ehrlichia* e *Neorickettsia*. No exame microscópico, esses microrganismos parecem muito similares, pois se localizam no interior de um fagossomo de uma célula hospedeira infectada. O tropismo celular é a principal característica de diferenciação para identificar os microrganismos em um hospedeiro vertebrado. A família Rickettsiaceae inclui patógenos do gênero *Rickettsia*, os quais invadem o endotélio vascular.

As bactérias da ordem Rickettsiales são semelhantes aos vírus, pelo fato de eles se multiplicarem apenas no interior de uma célula hospedeira (intracelular). A maioria dos microrganismos dessa ordem, exceto as espécies *Ehrlichia* e *Anaplasma*, apresenta parede celular semelhante à maioria das bactérias gram-negativas, é sensível à ação de antibióticos (como os derivados de tetraciclina e cloranfenicol) e tem ribossomos, DNA e RNA. Apresentam-se como pequenos coccídeos ou até como bactérias em formato de bastonetes curtos. O diâmetro dos microrganismos varia de 0,2 a 0,5 μm, e o comprimento, de 0,8 a 2,0 μm. Essas bactérias são mais bem-coradas pelo corante de Giemsa ou por outros corantes policromáticos. Esses microrganismos aeróbicos patogênicos são responsáveis por várias infecções crônicas e fatais em seres humanos e animais e não se multiplicam, ou crescem, em meio bacteriológico padrão. O crescimento *in vitro* requer a estreita associação com células eucarióticas, como saco vitelino de embrião de galinhas, macrófagos ou células epiteliais de vetores vertebrados ou artrópodes. Os patógenos se replicam por divisão binária, no interior do fagossomo ou no citoplasma, e dependem muito da energia de seu hospedeiro (ATP) e de outros nutrientes. Alguns patógenos (p. ex., as espécies de *Rickettsia*) apresentam a proteína ATP/ADP translocase, por meio da qual obtêm moléculas de ATP do hospedeiro, na troca por ADP.

A patogenicidade das bactérias da ordem Rickettsiales não está bem-definida e pode ser complexa, pois são microrganismos que pertencem a diversos gêneros, com associação a células hospedeiras e especificidades de hospedeiros muito diferentes. A virulência pode ser decorrente da liberação de endotoxinas (lipopolissacarídios), da produção de complexos imunes e de reações de hipersensibilidade. Os patógenos danificam principalmente o endotélio vascular ou as células hematopoéticas, e causam intensa debilitação dos mecanismos de defesa do hospedeiro. As bactérias da ordem Rickettsiales são altamente patogênicas e responsáveis por alta taxa de mortalidade em seres humanos e animais. Em geral, o diagnóstico se baseia no quadro clínico, na detecção dos microrganismos em células hospedeiras e organelas celulares específicas, no exame sorológico e em técnicas moleculares. Há disponibilidade de métodos de isolamento em cultura para algumas bactérias, mas são procedimentos muito demorados e não são práticos no diagnóstico de rotina. No entanto, os métodos de cultura *in vitro* são excelentes instrumentos de pesquisa para estudos desses patógenos. Os hospedeiros vertebrados produzem anticorpos, e várias espécies compartilham alta similaridade antigênica. Há reação cruzada de anticorpos entre as espécies. Desse modo, é difícil utilizar testes de pesquisa de anticorpos como métodos diagnósticos específicos. Há disponibilidade de vacinas inativadas ou vacinas vivas atenuadas contra alguns patógenos, mas parecem perder rapidamente a eficácia, provavelmente por causa das contínuas alterações em suas proteínas expressas na membrana externa. Para algumas das infecções causadas por esses patógenos, o controle pode ser mais bem-obtido com a redução do grau de infestação de vetores.

Neste capítulo, são discutidos os patógenos do gênero *Anaplasma*, da família Anaplasmataceae, de importância veterinária. Os microrganismos patogênicos do gênero *Ehrlichia* e *Neorickettsia* são discutidos no Capítulo 41, e os da família Rickettsiaceae, no Capítulo 40. O gênero *Anaplasma* inclui as espécies *Anaplasma marginale* e *Anaplasma centrale* (patógenos de hemácias de bovinos), *Anaplasma ovis* (agente etiológico de anaplasmose ovina, que infeta hemácias), *Anaplasma platys* (causador de trombocitopenia cíclica canina, que infecta trombócitos ou plaquetas) e *Anaplasma phagocytophilum* (patógeno que infecta granulócitos e provoca doença em ampla variedade de hospedeiros, inclusive bovinos, equinos, cães e pessoas).

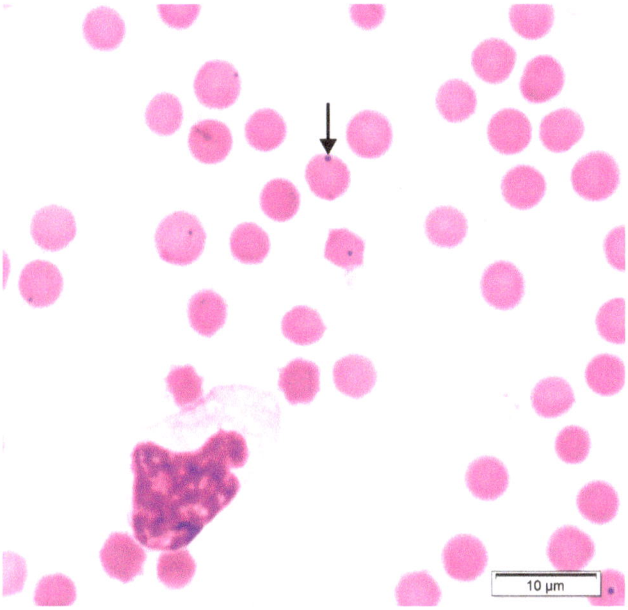

Figura 42.1 *A. marginale* em hemácias de bovinos (coloração de Wright-Giemsa, 1.000×).

A. marginale

Características descritivas

Em esfregaços sanguíneos corados com corante de Giemsa ou com corante policromático, *A. marginale* se apresenta como inclusões púrpura no citoplasma de hemácias de bovinos e, em geral, localiza-se próximo à margem das hemácias (Figura 42.1). Esses corpúsculos marginais (inclusões) são vacúolos fagocíticos ligados à membrana, contendo até 10 microrganismos. O microrganismo pode ser periodicamente disseminado por inoculação de agulha com sangue infectado de um animal para outro. Estudos recentes também possibilitaram o estabelecimento de cultura *in vitro* e passagens seriadas de *Ixodes scapularis* em cultura de célula de carrapato, em condições aeróbicas.

Ecologia

Reservatório e transmissão. Os ruminantes infectados são os principais reservatórios de *A. marginale*. Embora vários animais vertebrados possam ser infectados, a infecção por esse microrganismo é a principal causa de doença em bovinos, como resultado de transmissões mecânica e por carrapato. A ocorrência de anaplasmose bovina é relatada em todos os continentes. A transmissão por meio de agulhas contaminadas, de procedimentos de descorna ou do uso de outros instrumentos cirúrgicos é um importante meio de propagação da doença de um animal infectado. Na natureza, a transmissão ocorre mais frequentemente de carrapatos infectados, como *Dermacentor variabilis*, quando fazem repasto sanguíneo em animais nunca antes infectados. Outros meios de transmissão incluem a transmissão mecânica por insetos hematófagos voadores, como mutucas.

Patogênese. Os microrganismos infecciosos penetram nas hemácias mediante endocitose, após fixação à superfície celular por meio de suas proteínas expressas na superfície celular, e se replicam no interior de fagossomos, por divisão binária. Novos microrganismos infecciosos são liberados de hemácias infectadas, após lise celular. Também pode ocorrer destruição eritrocitária após uma resposta imune contra hemácias fagocitadas, resultando na remoção indiscriminada de eritrócitos pelos macrófagos. Os sinais clínicos de anaplasmose bovina incluem diarreia, febre, anemia, taquicardia, anorexia, apatia, constipação intestinal, aborto, fraqueza muscular, hipoxia miocárdica e, por fim, parada cardíaca.

A gravidade da doença é variável e depende da idade do animal infectado. Em geral, os bezerros infectados com menos de 6 meses de idade não manifestam sintomas, enquanto bovinos com 6 meses a 3 anos de idade podem desenvolver doença grave. Em bovinos com mais de 3 anos de idade, a taxa de mortalidade varia de 30 a 50%. No entanto, os animais que se recuperam da doença apresentam infecção crônica persistente, sem sinais aparentes de doença. Os animais portadores de infecção crônica atuam como fonte de infecção para carrapatos e para os animais que nunca foram infectados. Em bovinos adultos (> 3 anos), a taxa de mortalidade pode alcançar 50%. Em geral, a doença acomete bovinos com 1 ano de idade ou mais.

Características imunológicas. Os animais infectados por *A. marginale* induzem tanto resposta humoral quanto mediada por célula. Várias proteínas de superfícies importantes são expressas pelo patógeno durante sua multiplicação nas hemácias. Durante a multiplicação persistente do microrganismo em bovinos, a expressão de algumas de suas principais proteínas de superfície antigênicas é variável. Possivelmente, a variação antigênica auxilia o escape do patógeno da destruição pelo sistema imune do hospedeiro. Os animais que se recuperam dos estágios clínicos iniciais da infecção parecem normais, mas a infecção persiste e esses animais podem atuar como reservatório da infecção, para transmissão aos carrapatos e aos animais que nunca foram infectados pelo microrganismo. Portanto, a imunidade desenvolvida contra a doença clínica não indica que o patógeno foi eliminado.

A infecção por *A. centrale* provoca doença discreta. Os animais infectados por este microrganismo também são protegidos contra a infecção por *A. marginale*. Os bovinos podem ser protegidos da infecção por *A. marginale* com o uso de uma vacina composta de célula total inativada, a qual induz imunidade por vários meses. Uma vacina viva modificada também é conhecida por induzir imunidade protetora por longo tempo. A infecção após o tratamento com tetraciclina também é considerada um bom método para conferir proteção contra a manifestação clínica de anaplasmose bovina, mas esse procedimento não induz imunidade estéril.

Diagnóstico laboratorial

A. marginale é constatada em hemácias de esfregaço sanguíneo com corante policromático (Figura 42.1). Pode-se realizar teste de imunofluorescência utilizando soro policlonal contra o patógeno. Em esfregaço de sangue corado, pode não se detectar a infecção depois das primeiras semanas pós-infecção. Técnicas moleculares, como a reação em cadeia de polimerase utilizando *primer* específico para o gene, são mais confiáveis na detecção de *A. marginale*.

Tratamento e controle

Tetraciclina é o antibiótico mais efetivo contra a infecção por *A. marginale* em bovinos. A vacinação e o controle de vetores são efetivos na redução da ocorrência da doença em animais.

A. phagocytophilum e A. platys

Características descritivas

Em esfregaços de sangue de carrapatos com corante policromático, *A. phagocytophilum* (Figura 42.2) é visualizado nos neutrófilos como mórulas ligadas às membranas, composta de vários microrganismos. A infecção é comum em ruminantes, equinos, cães e humanos. A infecção por *A. platys* (Figuras 42.3 e 42.4) se instala no interior de plaquetas de cães e provoca trombocitopenia cíclica. Esse microrganismo também pode ser visto em esfregaço sanguíneo fino. É possível verificar esfregaço sanguíneo positivo durante a fase clínica inicial da infecção causada por ambos os microrganismos. As doenças clínicas causadas por estas riquétsias, como acontece com a maioria das outras enfermidades transmitidas por carrapatos, são relatadas mais provavelmente durante os meses de verão. *A. phagocytophilum* é transmitida aos hospedeiros vertebrados por espécies de carrapatos *Ixodes*. Todavia, ainda não foi definida a participação de carrapato na ocorrência de infecção por *A. platys*. Para prever provável infecção dos animais por *A. phagocytophilum* e *A. platys*, muito pode ser compreendido a respeito da doença, com base no quadro clínico e no histórico do paciente.

Ecologia, reservatório e transmissão

Roedores são considerados os principais reservatórios da infecção causada por *A. phagocytophilum*. Os reservatórios da infecção também podem ser significativamente diferentes em regiões geográficas distintas. No leste da América do Norte, o camundongo-de-pata-branca (*Peromyscus leukopus*) e o carrapato *I. scapularis* são os principais hospedeiros reservatórios e vetores, respectivamente. No oeste dos EUA, *Ixodes pacificus* pode ser um importante vetor. Na Europa, o principal vetor envolvido na transmissão é o carrapato *Ixodes ricinus*; várias espécies de roedores são apontadas como reservatórios da infecção. O(s) hospedeiro(s) reservatório(s) e o(s) vetor(es) de *A. platys* ainda não foram definidos, embora suspeite-se que a transmissão do patógeno aos cães ocorra por meio de picada de carrapato.

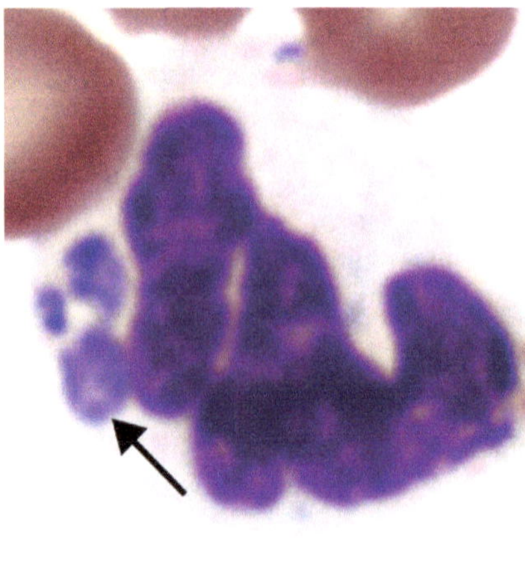

Figura 42.2 Infecção por *A. phagocytophilum* (mórula) no citoplasma de um neutrófilo do sangue de um cão infectado (coloração de Wright-Giemsa). (Reproduzida, com autorização, de Harvey, 2012.)

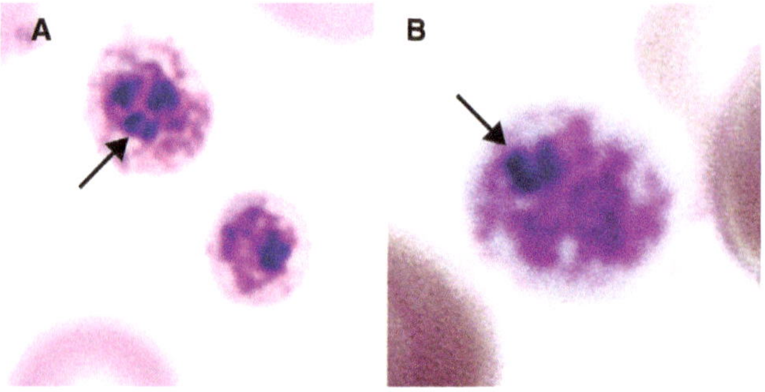

Figura 42.3 Infecção por *A. platys* (mórula) no citoplasma de plaquetas de sangue de um cão infectado (coloração de Wright-Giemsa). (Reproduzida, com autorização, de Harvey, 2012.)

Patogênese. Primeiramente, a infecção granulocítica causada por *A. phagocytophilum* foi documentada em ruminantes, na Europa, onde a doença comumente era denominada febre transmitida por carrapato. Posteriormente, a infecção pelo patógeno foi relatada em equinos, na América do Norte (inicialmente, o agente etiológico da erliquiose equina era denominado *Ehrlichia equi*). O patógeno também infecta pessoas e cães, na América do Norte. Todos os hospedeiros desenvolvem vasculite associada a trombose, trombocitopenia, edema e hemorragia. Em ruminantes, as alterações vasculares são mais perceptíveis nos testículos e nos ovários. As lesões resultantes da infecção por *A. phagocytophilum* podem incluir esplenomegalia e hemorragia. Os sinais clínicos incluem febre, apatia, hiperpneia, inapetência, edema, anemia, icterícia e ataxia. Essa última parece mais comum em equinos. Em vacas, a infecção também pode resultar em redução na produção de leite. Nos animais jovens, a doença é mais discreta. Em consequência da diminuição do número de neutrófilos, os animais infectados também são mais suscetíveis à infecção secundária. Alguns animais podem manifestar as complicações mais graves da doença, as quais podem incluir infecção respiratória e/ou laminite. Em cães, a infecção causada por *A. platys* resulta no desenvolvimento de trombocitopenia cíclica.

Características imunológicas

As respostas imunes do hospedeiro contra os patógenos incluem a celular e a humoral. A variação antigênica de ambos, *A. phagocytophilum* e *A. platys*, pode contribuir para a persistência do patógeno e "fuga" da ação da resposta imune. Embora tenha sido realizado número considerável de pesquisas para reforçar a compreensão da variação em alguns dos antígenos de *A. marginale* e *A. phagocytophilum* expressos na superfície externa desses microrganismos, pouco se sabe a respeito do mecanismo de variação antigênica de *A. platys*. No entanto, na infecção por *A. platys*, a trombocitopenia cíclica pode ser decorrente das alterações cíclicas nos graus de bacteriemia, ocasionando alterações cíclicas no número de plaquetas. Relata-se, ainda, diversidade significante nas principais proteínas de superfície expressas pelas cepas de *A. phagocytophilum* e *A. marginale*.

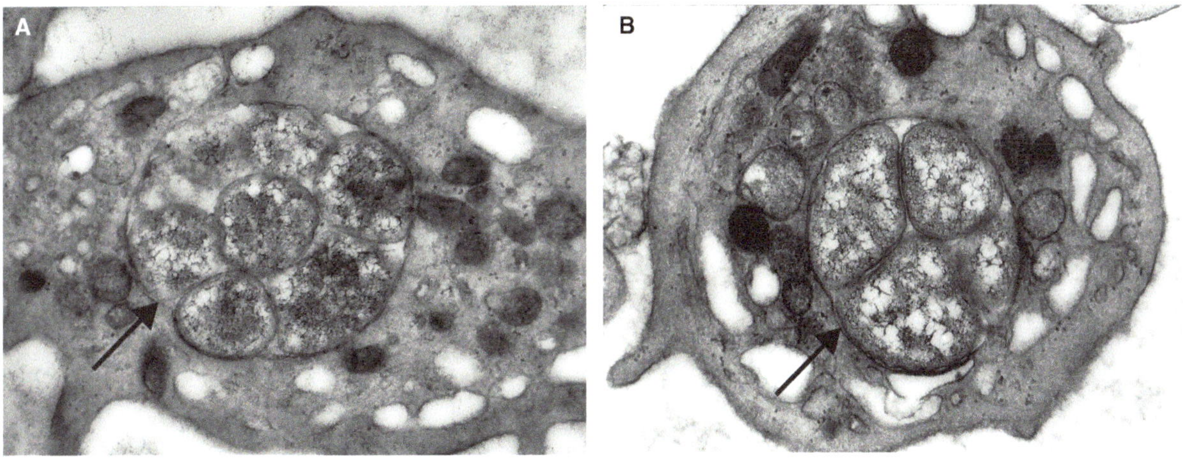

Figura 42.4 Micrografia obtida em microscópio eletrônico de transmissão de infecção por *A. platys* (mórula) no citoplasma de plaquetas do sangue de um cão infectado, com mórulas que contêm vários microrganismos visíveis (A) e quatro microrganismos visíveis (B) (Reproduzida, com autorização, de Harvey *et al.*, 1978.)

Diagnóstico laboratorial

Podem ser notadas inclusões citoplasmáticas (microrganismos que se replicam nos fagossomos) em granulócitos durante a fase clínica inicial da infecção em esfregaços espessos de amostra de sangue ou de papa leucocitária corados com corante policromático (como corante de Giemsa) (Figuras 42.2 e 42.3). Têm-se desenvolvido testes para pesquisa de anticorpos por meio de imunofluorescência indireta e imunoensaio enzimático (ELISA), utilizando-se neutrófilos de um hospedeiro infectado. Antígenos recombinantes geralmente são utilizados em ELISA. Os métodos moleculares, como reação em cadeia de polimerase, são empregados para detectar os patógenos durante a fase clínica da doença. De modo semelhante, em cães infectados, *A. platys* pode ser detectada em plaquetas com corantes policromáticos.

Tratamento e controle

Assim como mencionado para outras riquétsias, a tetraciclina é o antibiótico mais efetivo no tratamento de infecções causadas por *A. phagocytophilum* e *A. platys*. O controle de vetores pode ser efetivo na redução da prevalência da doença em animais. Atualmente, não há disponibilidade de vacina para o controle de infecção por *A. phagocytophilum* ou por *A. platys* em animais.

Referências bibliográficas

Harvey J (2012) *Veterinary Hematology: A Diagnostic Guide and Color Atlas*, Elsevier Inc.

Harvey JW, Simpson CF, and Gaskin JM (1978). Cyclic thrombocytopenia induced by a rickettsia-like agent in dogs. *J Infect Dis*, 137, 182–188.

Leitura sugerida

Dumler JS, Barbet AF, Bekker CP *et al.* (2001) Reorganization of genera in the families Rickettsiaceae and Anaplasmataceae in the order Rickettsiales: unification of some species of *Ehrlichia* with *Anaplasma*, *Cowdria* with *Ehrlichia* and *Ehrlichia* with *Neorickettsia*, descriptions of six new species combinations and designation of *Ehrlichia equi* and "HGE agent" as subjective synonyms of *Ehrlichia phagocytophila*. *Int J Syst Evol Microbiol*, 51 (6), 2145–2165.

Raskin RE and Meyer DJ (2010) *Canine and Feline Cytology, A Color Atlas and Interpretation Guide*, Elsevier Inc.

Renvoisé A, Merhej V, Georgiades K, and Raoult D (2011) Intracellular Rickettsiales: Insights into manipulators of eukaryotic cells. *Trends Mol Med*, 17 (10), 573–583. Epub July 15, 2011.

Rikihisa Y (2006) New findings on members of the family Anaplasmataceae of veterinary importance. *Ann N Y Acad Sci*, 1078, 438–445.

Stuen S and Longbottom D (2011) Treatment and control of chlamydial and rickettsial infections in sheep and goats. *Vet Clin North Am Food Anim Pract*, 27 (1), 213–233. Epub 2010 December 13, 2010.

43

Bartonellaceae

Bruno B. Chomel e Rickie W. Kasten

Os microrganismos da família Bartonellaceae são pequenos bastonetes gram-negativos. Até o início dos anos 1990, o gênero *Bartonella* consistia em apenas uma espécie, *Bartonella bacilliformis*. Atualmente, o gênero contempla todas as espécies outrora pertencentes aos gêneros *Bartonella*, *Rochalimaea* e *Grahamella*. O gênero *Bartonella* foi incluído na família Bartonellaceae (a qual foi excluída da ordem Rickettsiales). Os microrganismos do gênero *Bartonella* pertencem ao subgrupo α-2 das alfaproteobactérias, cuja maioria é composta de bacilos que aderem aos eritrócitos ou hemácias.

A família Bartonellaceae é composta por mais de 20 espécies ou subespécies e de várias espécies de *Candidatus*, ou Candidatas, das quais 14 espécies, subespécies ou espécies de *Candidatus* são patógenos humanos:

1. *Associadas a doenças em pacientes humanos: B. bacilliformis* é o agente etiológico da febre Oroya, uma infecção aguda com bacteriemia caracterizada por sepse e hemólise, e da verruga peruana, principalmente sob a apresentação de erupção vascular nodular cutânea, que representa a infecção crônica.

   Bartonella quintana, o microrganismo causador da febre das trincheiras, também foi considerado um dos agentes etiológicos da angiomatose bacilar (AB), uma lesão vascular proliferativa observada em indivíduos com imunossupressão, ou imunocomprometidos, principalmente em portadores da síndrome da imunodeficiência adquirida (AIDS). Em geral, a angiomatose bacilar causada por *B. quintana* acomete moradores de rua infestados por piolhos. Essa doença também pode ser provocada por *Bartonella henselae*.

   B. henselae causa, principalmente, a doença da arranhadura do gato (DAG) em indivíduos imunocompetentes.

   Bartonella elizabethae, *B. koehlerae*, *B. alsatica* e *Candidatus* B. mayotimonensis têm sido associadas à ocorrência de endocardite em pacientes imunocompetentes.

   Bartonella vinsonii ssp. *berkhoffii* e *B. washoensis* estão associadas a endocardite ou miocardite.

   Bartonella grahamii foi associada à ocorrência de neurorretinite.

   B. vinsonii ssp. *arupensis* foi isolada do sangue de um rancheiro que apresentava febre e sintomas neurológicos discretos e detectada em um paciente com endocardite.

   B. melophagi tem sido associado à ocorrência de pericardite e fadiga.

   Bartonella tamiae foi isolada de pessoas com febre, na Tailândia.

   Também suspeita-se que *Bartonella clarridgeiae* seja um agente etiológico de menor importância da DAG
2. *Associadas a doenças em animais:* recentemente, algumas espécies de *Bartonella* patogênicas aos seres humanos (*B. vinsonii* ssp. *bekhoffii*, *B. clarridgeiae*, *B. henselae*, *B. elizabethae*, *B. quintana*, *B. washoensis*, *B. grahamii*, *B. taylorii* e os novos genótipos BK1, KK1 e KK2) foram associadas à ocorrência de várias doenças clínicas, inclusive endocardite, em cães de estimação. Várias outras espécies foram diagnosticadas em cães, sem relato de doença clínica específica, como *B. vinsonii* ssp. *arupensis*, um microrganismo semelhante a *B. volans*, *B. bovis* ou cepa HMD (proposta como *Candidatus* B. merieuxii). Foram relatados, ainda, casos de endocardite em gatos, provocados por *B. henselae*, e em bovinos, causados por *B. bovis*.

   Muitas outras espécies de *Bartonella*, como *B. vinsonii* ssp. *vinsonii*, *B. doshiae*, *B. taylorii*, *B. peromysci*, *B. birtlesii*, *B. tribocorum*, *B. talpae*, *B. bovis*, *B. schoenbuchensis* e *B. capreoli*, também foram isoladas do sangue de várias espécies animais, inclusive de diversos roedores selvagens, esquilos, coelhos, felídeos, canídeos, bovídeos e cervídeos. Atualmente, essas espécies não são consideradas causa de qualquer doença específica em um animal infectado.

Características descritivas

Morfologia e coloração

Os microrganismos da família Bartonellaceae são bastonetes bacilares ou cocobacilares gram-negativos, pleomorfos, fastidiosos, aeróbicos, curtos (0,6 μm × 1,0 μm), os quais demoram de 5 a 15 dias, e até 45 dias, para formar colônias visíveis na primeira cultura, em meio de cultura enriquecida com sangue, pois são altamente dependentes de hemina (Figura 43.1). Nos tecidos infectados, a coloração por impregnação com prata pela técnica de Warthin-Starry revela pequenos bacilos que tendem a se apresentar como agregados de microrganismos firmemente compactados. De modo semelhante, pequenos microrganismos podem ser identificados em hemácias coradas pela técnica de May-Grünwald

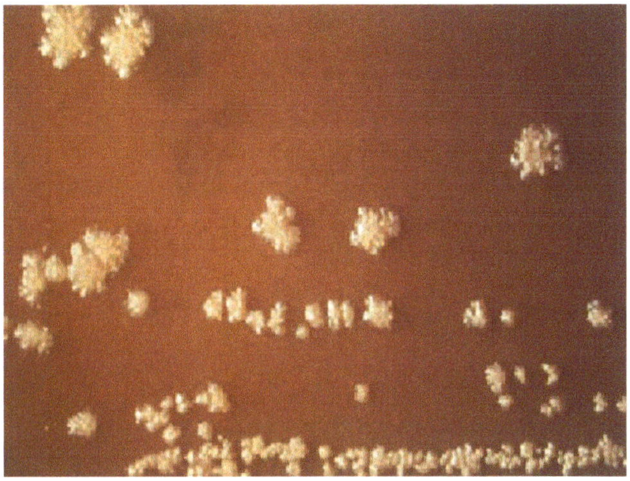

Figura 43.1 Colônias de *B. henselae* em hemocultura em ágar contendo 5% de sangue de coelho.

Giemsa. *Bartonella* tem uma estreita semelhança evolucionária com os microrganismos dos gêneros *Brucella*, *Agrobacterium* e *Rhizobium*.

Composição celular

B. bacilliformis e *B. clarridgeiae* são os únicos microrganismos do gênero móveis, por meio de flagelo unipolar. *B. quintana* e *B. henselae* apresentam motilidade "em arrancadas" associada a fímbrias ou *pili*. Em razão de sua lenta multiplicação, ou crescimento, os métodos bioquímicos padrão de identificação não são úteis para a identificação desses microrganismos. *Bartonella* é oxidade-negativa e catalase-negativa. Mensurações de enzimas pré-formadas e testes padrão têm revelado diferenças entre as espécies. A maioria das espécies é bioquimicamente inativa, exceto a produção de peptidase. Relata-se que o emprego de MicroScan Rapid Anaerobe Panel (Baxter Diagnostics, Deerfield, IL) propicia a identificação de espécies. A análise de ácidos graxos da célula íntegra (CFA) para o gênero mostrou-se útil na identificação, pois Bartonellae apresenta uma única e característica composição de CFA. Em cromatografia gás-líquido, Bartonellae tem um padrão de ácidos graxos composto principalmente de $C_{18:09}$, $C_{18:19}$ e $C_{16:0}$. Têm sido utilizadas técnicas de genética molecular, como polimorfismo de comprimento de fragmento de restrição (RFLP) de genes que codificam citrato sintase, subunidade 16S ribossômica de RNA (rRNA) ou região espaçadora 16S-23S rRNA, e, mais recentemente, teste com base na reação de cadeia de polimerase (PCR) de sequências palindrômicas extragênicas repetitivas aleatórias para distinguir as cepas e as espécies de *Bartonella*. RFLP e análise da sequência de DNA de genes que codificam 16S rRNA e citrato sintase, após ampliação por meio de PCR, diretamente de amostra ou de cultura microbiológica pura, têm sido utilizados amplamente na detecção e caracterização de *Bartonella*. A identificação é realizada, principalmente, mediante a ampliação do DNA de genes que codificam a região espaçadora intergênica 16S-23S rRNA (ITS) ou de genes que codificam proteínas. Os genes mais comumente utilizados são aqueles que codificam citrato sintase (gltA), proteína de choque térmico (groEL), riboflavina (ribC), proteína de divisão celular (ftsZ) e antígeno de 17 kDa).

Características de crescimento

Tradicionalmente, os microrganismos do gênero *Bartonella* são cultivados em ágar de nutriente semissólido contendo sangue de coelho fresco (ou sangue de ovino ou equino), em temperatura de 35°C (exceto para *B. bacilliformis*, que cresce melhor em 28°C), em ambiente com 5% de CO_2. Em um primeiro isolamento, algumas *Bartonella*, como *B. henselae*, *B. clarridgeiae*, *B. vinsonii* ou *B. elizabethae*, apresentam-se como colônias brancas, rugosas, secas, proeminentes e que se "descaroçam" no meio, além de serem duras de romper ou de serem transferidas. Outras espécies de *Bartonella*, como *B. quintana*, geralmente formam colônias menores, acinzentadas, translúcidas e, às vezes, pastosas ou ligeiramente mucoides. Desenvolveu-se um novo meio líquido de pré-enriquecimento para multiplicação de *Bartonella*/alphaproteobactérias (BAPGM), utilizado com sucesso na detecção de *Bartonella* em produtos biológicos.

Ecologia

Reservatório, transmissão e distribuição geográfica

A maioria dos microrganismos do gênero *Bartonella* é transmitida por vetores. Os reservatórios, os vetores e a distribuição geográfica são mostrados no Quadro 43.1.

Patogênese

Mecanismos

Clinicamente, *B. quintana* e *B. henselae* estão associadas à ocorrência de lesões neovasculares proliferativas (Figura 43.2). A patogênese da angiomatose bacilar (AB) envolve lesão e proliferação do endotélio vascular causadas por *B. henselae* e *B. quintana*. Essas bactérias ocasionam proliferação e migração de células endoteliais, *in vitro*. Identificou-se uma fração proteica como o fator angiogênico. A infecção por *Bartonella* (*in vitro*) estimulou a proliferação de células endoteliais e induziu alterações morfológicas evidentes decorrentes de modificações do citoesqueleto. Mostrou-se que *B. henselae* estimulam as células infectadas a produzir fator de crescimento do endotélio vascular, que, por sua vez, estimula a proliferação de células endoteliais e a multiplicação de *B. henselae*.

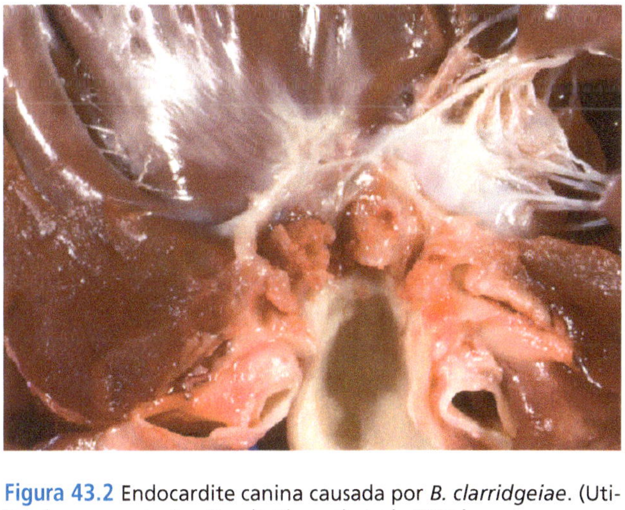

Figura 43.2 Endocardite canina causada por *B. clarridgeiae*. (Utilizada, com autorização, de Chomel *et al.*, 2001.)

Quadro 43.1 Espécies ou subespécies de *Bartonella* atualmente descritas, seus principais reservatórios e os vetores confirmados ou possíveis.

***Bartonella* spp.**	**Principal reservatório**	**Vetores ou vetores potenciais**
B. alsatica[a]	Coelhos (*Oryctolagus cuniculus*)	Pulgas (*Spilopsyllus cuniculi*)
B. bacilliformis	Seres humanos	Flebotomídeos (mosquitos-de-areia) (*L. verrucarum*)
B. quintana[a]	Seres humanos	Piolhos-do-corpo-humano (*Pediculis humanus corporis*)
B. henselae[a]	Gatos (*Felis catus*)	Pulgas (*Ctenocephalides felis*) Carrapatos?
B. clarridgeiae	Gatos (*Felis catus*)	Pulgas (*Ctenocephalides felis*)
B. koehlerae[a]	Gatos (*Felis catus*)	Pulgas (*Ctenocephalides felis*)
B. vinsonii ssp. *vinsonii*	Ratos-silvestres-de-campina (*Microtus pennsylvanicus*)	Ácaros de orelha (*Trombicula microti*)?
B. vinsonii ssp. *arupensis*[a]	Camundongos-de-patas-brancas (*Peromyscus leucopus*)	Pulgas?
B. vinsonii ssp. *berkhoffii*[a]	Coiotes (*C. latrans*) Cães (*Canis familiaris*)	Carrapatos? Pulgas?
B. talpae	Toupeiras (*Talpa europaea*)	Pulgas?
B. peromysci	Camundongos-do-campo (*Peromyscus* spp.)	Pulgas?
B. birtlesii	Camundongos-da-madeira (*Apodemus* spp.)	Pulgas?
B. grahamii[a]	Ratos-silvestres (*Clethrionomys glareolus*)	Pulgas (*Ctenophthalmus nobilis*)
B. taylorii	Camundongos-da-madeira (*Apodemus* spp.)	Pulgas (*Ctenophthalmus nobilis*)
B. doshiae	Ratos-silvestres-do-prado (*Microtus agresti*)	Pulgas?
B. elizabethae[a]	Ratos (*Rattus norvegicus*)	Pulgas
B. tribocorum[a]	Ratos (*Rattus norvegicus*)	Pulgas?
B. rochalimae[a]	Raposas-cinza e raposas-vermelhas (*Urocyon cinereoargenteus, Vulpes vulpes*) Guaxinins (*Prosyion lotor*)	Pulgas (*Pulex irritans, P. simulans*)
B. bovis (weissii)	Bovinos domésticos (*Bos taurus*)	Moscas mordedoras? Carrapatos?
B. chomelii	Bovinos domésticos (*Bos taurus*)	Moscas mordedoras? Carrapatos?
B. capreoli	Corça (*Capreolos capreolus*)	Moscas mordedoras? Carrapatos?
B. schoenbuchensis	Corça (*Capreolos capreolus*)	Moscas de cervídeos (*Lipoptena cervi, Lipoptena mazamai*)
B. aff. *schoenbuchensis*	Cervídeo-rusa (*Cervus timorensis russa*)	Moscas de cervídeos?
B. volans	Esquilo-voador-do-sul (*Glaucomys volans*)	Pulgas?
B. japonica	Pequeno-camundongo-do-campo-japonês (*Apodemus argenteus*)	Pulgas?
B. silvatica	Grande-camundongo-do-campo-japonês (*Apodemus speciosus*)	Pulgas?
B. tamiae	Ratos (*Rattus* spp.)?	Ácaros *chigger*? (*Leptotrombidium, Schoengastia, Blankarrtia*), carrapatos?
B. ratimassiliensis	Ratos (*Rattus norvegicus*)	Pulgas?
B. phoceensis	Ratos (*Rattus norvegicus*)	Pulgas?
B. australis	Canguru-cinza-oriental (*Macropus giganteus*)	Pulgas? Carrapatos
Candidatus B. melophagi[a]	Ovinos (*Ovis aries*)	Moscas de ovinos (*Melophagus ovinus*)
Candidatus B. washoensis[a]	Esquilos-terrícolas-da-califórnia (*Spermophilus beecheyi*)	Pulgas (*Oropsylla montana*)
Candidatus B. thailandensis[a]	Roedores	Pulgas?
Candidatus B. mayotimonensis[a]	Roedores? (Camundongos)?	Pulgas?
B. rattaustraliani	Roedores australianos	Pulgas?
B. queenslandensis	*Melomys* sp., *Uromys caudimaculatus, Rattus tunneyi, R. fuscipes, R. conatus, R. leucopus*	
B. coopersplainsensis	*Rattus leucopus*	
Candidatus B. antechini[a]	Antequinos-de-patas-amarelas (*Antechinus flavipes*)	Pulgas (*Acanthopsylla jordani*) Carrapatos (*Ixodes antechini*)
Candidatus B. bandicootii	Bandicoot-listrado-ocidental (*Perameles bouganville*)	Pulgas (*Pigiopsylla tunneyi*)
Candidatus B. woyliei	Betongue-de-rabo-em-escova (*Bettongia penicillata*)	Pulgas (*Pygiopsylla hilli*) Carrapatos (*Ixodes australiensis*)
Candidatus B. merieuxii (cepa HMD)	Chacal (*Canis aures*)	Carrapatos, pulgas?

[a]Espécies ou subspécies de *Bartonella* relatadas como zoonóticas.
? = espécies de vetores mais prováveis.

Parece que *B. henselae* e *B. bacilliformis* compartilham um mecanismo comum de mediação da patogênese. No sobrenadante da cultura de *B. henselae*, verificou-se uma partícula semelhante ao bacteriófago observado em *B. bacilliformis*. Esta partícula apresenta, pelo menos, três proteínas associadas, as quais contêm segmentos de DNA lineares de 14 kbp, cujas sequências são heterogêneas. Aventou-se a possibilidade de um ascendente de *B. henselae* e *B. bacilliformis* adquirir a capacidade de mediar a angioproliferação como meio de exacerbar sua disseminação ou sua habilidade em adquirir nutrientes do hospedeiro. É possível que um fago de transdução comum possa ser o mecanismo de troca genética por meio do qual os dois microrganismos adquirem essa característica patogênica.

Todas as espécies de *Bartonella* se multiplicam e permanecem nas hemácias. *B. bacilliformis* apresenta flagelo polar, o qual foi mostrado ser mediador da fixação da bactéria à hemácia. Nas espécies de *Bartonella* não flageladas, os *pili* formadores de ramificações, bem como as proteínas de superfície, podem participar na fixação do microrganismo à hemácia. Até recentemente, os mecanismos de persistência de bacteriemia por *Bartonella* em mamíferos não eram bem-compreendidos. Relatos recentes revelaram que a localização dessas bactérias no interior de hemácias é uma estratégia particular para a persistência da bactéria. A colonização intracelular não hemolítica de hemácias preserva os microrganismos para uma transmissão eficiente pelo vetor, protege *Bartonella* da resposta imune do hospedeiro e contribui para a redução da eficácia dos antimicrobianos. Demonstrou-se a persistência de infecção por *B. tribocorum* em um modelo experimental, em ratos. Após uma fase "oculta" de 5 dias após a infecção experimental, o microrganismo se multiplicou até alcançar, em média, 8 *Bartonella* por hemácia. Em seguida, os microrganismos permaneceram no interior das células durante a meia-vida da hemácia. Provavelmente, a colonização intracelular não hemolítica de hemácias é uma estratégia de persistência bacteriana que preserva as espécies de *Bartonella*, para transmissão potencial pelos artrópodes, uma vez que o hospedeiro reservatório atua como uma fonte de infecção aos artrópodes hematófagos, os quais, subsequentemente, infectam um novo hospedeiro.

Os sistemas de secreção do tipo IV das bactérias, os quais são transportadores supramoleculares que se relacionam com os sistemas de conjugação bacteriana de seus antepassados, são fatores de patogenicidade fundamentais, os quais têm contribuído para uma expansão radial da linhagem de *Bartonella* na natureza por facilitar a adaptação destes microrganismos em mamíferos hospedeiros particulares. Sob o aspecto molecular, o sistema de secreção tipo IV VirB/VirD4 é conhecido por transferir uma mistura de diferentes proteínas efetoras às células hospedeiras, o que compromete as múltiplas funções celulares, em benefício do patógeno infectante. Além disso, as adesinas bacterianas são mediadores de uma etapa inicial crítica na patogênese de bartolenose por se ligarem aos componentes da matriz extracelular das células hospedeiras, condição que ocasiona firme fixação da bactéria à superfície celular, como um pré-requisito para a eficiente transferência de proteínas efetoras de secreção tipo IV. Na bartolenose, as adesinas mais bem-estudadas são as adesinas autotransportadoras triméricas ortólogas, BadA, em *B. henselae*, e as da família Vomp, em *B. quintana*. A diversidade genética e a variabilidade das cepas parecem, também, aumentar a capacidade da *Bartonella* para invadir não apenas os hospedeiros reservatórios específicos, mas também os hospedeiros acidentais, como mencionado para *B. henselae*.

Padrões de doença e epidemiologia

Pacientes humanos

Doença por arranhadura de gato. A doença por arranhadura de gato (DAG) é causada por *B. henselae*. Nessa doença, ocorre um intervalo de 1 a 3 semanas entre a arranhadura ou mordida de um gato e a manifestação dos sinais clínicos. Em 50% dos casos, surge uma pequena lesão cutânea que, com frequência, se assemelha a uma picada de inseto, no local da inoculação, geralmente na mão ou no antebraço, a qual progride de uma pústula até uma vesícula e úlcera parcialmente cicatrizada. Essas lesões se resolvem no intervalo de poucos dias a poucas semanas. Nota-se linfadenite cerca de 3 semanas após o ferimento e, geralmente, é unilateral. Com frequência, acomete linfonodo epitroclear, axilar ou cervical. Em geral, a tumefação do linfonodo é dolorida e persiste por várias semanas a vários meses. Em 25% dos casos, observa-se supuração. Na maioria dos casos, veem-se sinais de infecção sistêmica: febre, tremores, mal-estar, anorexia e cefaleia. Em geral, a doença é benigna e se cura espontaneamente, sem sequela. Em 5 a 10% dos casos, constatam-se manifestações atípicas de DAG. A mais comum delas é a síndrome oculoglandular de Parinaud (linfadenopatia periauricular e conjuntivite palpebral), mas também é possível notar meningite, encefalite, lesões osteolíticas e púrpura trombocitopênica. Encefalopatia é uma das complicações mais sérias de DAG. Geralmente surge entre 2 e 6 semanas após o início de linfadenopatia. No entanto, comumente se resolve, com recuperação completa e com alguma, ou nenhuma, sequela.

Nos EUA, em 1992 foram estimados 22 mil casos de DAG em pessoas; cerca de 2 mil pacientes foram hospitalizados. O custo anual estimado para os casos de DAG foi superior a 12 milhões de dólares. De 55 a 80% dos pacientes com DAG têm menos de 20 anos de idade. A doença apresenta um padrão de ocorrência sazonal, com a maioria dos casos verificada no outono e inverno.

Há relato de novas manifestações clínicas associadas à infecção causada por *B. henselae* em pessoas imunocompetentes, inclusive neurorretinite ou bacteriemia, como causa de síndrome da fadiga crônica, bem como um caso de endocardite por *B. henselae* em um proprietário de gato. Além disso, recentemente *B. henselae* foi considerada uma causa frequente de febre prolongada e de febre de origem desconhecida, em crianças. Manifestações reumáticas decorrentes da infecção por *Bartonella* foram relatadas em crianças, inclusive um caso de miosite e um caso de artrite e nódulos cutâneos. Artrite também foi descrita em um número muito limitado de casos. Outras manifestações reumáticas relacionadas com a infecção por *Bartonella* em humanos incluem eritema nodoso, vasculite leucocitoclástica, febre de origem desconhecida acompanhada de mialgia e dor articular. Há relato de infecção crônica e bacteriemia em pacientes humanos, especialmente nos EUA.

Endocardite. Em pessoas, várias espécies de *Bartonella* foram reconhecidas como causas de miocardite ou endocardite, com hemocultura negativa, inclusive *B. henselae*, *B. quintana*, *B. elizabethae*, *B. vinsonii* ssp. *berkhoffii* e *B. vinsonii* ssp. *arupensis*, *B. alsatica* e *Candidatus* B. mayotimonensis. *Bartonella* spp. é responsável por, aproximadamente, 3% de todos os casos de endocardite humana, porcentagem semelhante à endocardite causada por *Coxiella burnetii*, o agente etiológico da febre Q (ver Capítulo 40).

Angiomatose bacilar. Em pessoas com imunossupressão, os sintomas e sinais clínicos de angiomatose bacilar (AB) são muito diferentes dos verificados na DAG. A AB, também denominada angiomatose epitelioide, é uma dermatopatia vascular proliferativa caracterizada pela presença de vários tumores císticos preenchidos por sangue. Em geral, caracteriza-se pelo surgimento de lesões cutâneas nodulares e papulares, violáceas ou incolores, as quais podem sugerir, clinicamente, sarcoma de Kaposi; contudo, histologicamente parecem hemangiomas epitelioides. Quando há envolvimento de vísceras parenquimatosas, a enfermidade é denominada hepatite da peliose bacilar, peliose esplênica ou AB sistêmica. Nas pessoas com AB disseminada, é possível observar febre, perda de peso, mal-estar e aumento de volume dos órgãos acometidos. Em pacientes com AB há, ainda, relato de endocardite.

Gatos

Em condições naturais, não há relato de sinais clínicos relevantes de DAG, em gatos; todavia, a infecção é muito comum, especialmente em filhotes novos. Estima-se que cerca de 10% dos gatos de estimação e até 30 a 50% de gatos errantes, em determinado momento, apresentem bacteriemia por *Bartonella*. No oeste da América do Norte (Califórnia), constatou-se taxa de prevalência de gatos com bacteriemia de 40%, na região de São Francisco-Sacramento. Em gatos experimentalmente infectados, são relatados sinais clínicos discretos que incluem febre, aumento de linfonodos, uveíte e sintomas neurológicos discretos. No entanto, vários casos de uveíte e alguns casos de endocardite causados por *B. henselae* foram diagnosticados em gatos de estimação. Também, há relato de estreita relação entre soropositividade ou bacteriemia e presença de lesões bucais (gengivite, estomatite). Além disso, em gatas com infecção experimental têm-se constatado disfunções reprodutivas (ausência de prenhez ou prenhez somente depois de repetidos acasalamentos, bem como a ocorrência de natimortos). Em geral, a bacteriemia persiste poucas semanas a poucos meses. Relata-se que os microrganismos se instalam no interior das hemácias e que os *pili* podem ser determinantes de patogenicidade das espécies de *Bartonella*. Os gatos podem produzir mais de 1 milhão de unidades formadoras de colônias (UFC) por mililitro de sangue. Em várias pesquisas, não se conseguiu transmissão direta de gato para gato, tampouco a transmissão vertical de gatas com bacteriemia a seus filhotes. A transmissão entre gatos foi obtida com sucesso por meio da colocação de pulgas infectadas, coletadas de gatos com bacteriemia, em filhotes não infectados. Mostrou-se que as fezes de pulgas provavelmente são o material infectante que transmite a infecção, quando inoculado pela arranhadura de gato. A participação da saliva como possível fonte de infecção ainda não foi totalmente demonstrada. Em pulgas infectadas, constatou-se DNA de *B. henselae*. Estudos epidemiológicos mostram claramente que a prevalência de anticorpos e de bacteriemia é maior nas populações de gatos errantes que vivem em locais quentes e úmidos, onde geralmente a infestação por pulgas é maior.

Cães

B. vinsonii ssp. *berkhoffii* foi identificada como importante causa de endocardite canina, especialmente em cães de raças grandes. Em um estudo prospectivo de 2 anos, a respeito da ocorrência de endocardite, quase um terço dos 18 casos estudados foi causado por espécies de *Bartonella*. *B. clarridgeiae*, *B. washoensis*, *B. rochalimae*, *B. quintana*, *B. koehlerae* e *B. henselae* foram associadas a casos de endocardite canina. O espectro clínico dessa infecção em cães também foi expandido e tem sido associado a arritmias cardíacas, endocardite e miocardite, linfadenite granulomatosa e rinite granulomatosa. Em alguns cães, a ocorrência de claudicação intermitente, dor óssea ou febre de origem desconhecida pode preceder o diagnóstico de endocardite instalada há vários meses. Em um cão com hepatite linfocítica, constatou-se DNA de *B. clarridgeiae*. DNA de *B. henselae* foi inicialmente detectado em um cão com hepatite por peliose, em um cão com doença hepática e em três cães com diferentes doenças clínicas. Estes três cães que apresentavam resultado positivo para DNA de *B. henselae* manifestavam anormalidades clínicas inespecíficas, como perda de peso grave, apatia com prostração e anorexia. Um quarto cão foi diagnosticado com infecção por *B. elizabethae*, por meio de ampliação e sequenciamento utilizando-se PCR, aumentando o número de espécies de *Bartonella* identificadas em cães infectados. Estudos sorológicos realizados na América do Norte e na Europa indicam que a infecção de cães de estimação por *Bartonella* é muito rara (menos de 5%); por outro lado, relata-se alta soroprevalência em cães criados em países tropicais (até 65% dos cães examinados no Sudão). Na América do Norte, especialmente na região sudeste, há relato de alta soroprevalência em cães que também são soropositivos para vários patógenos transmitidos por carrapatos (principalmente *Ehrlichia*, *Babesia* e *Anaplasma*). Há relato de alta soroprevalência (35%) em coiotes, na Califórnia. Em uma região específica da Califórnia, observou-se que 28% dos coiotes examinados apresentavam bacteriemia.

Roedores

A infecção experimental de fêmeas de camundongos de laboratórios prenhes por *B. birtlesii* comprometeu a função reprodutiva dessas. A bacteriemia foi significativamente maior em fêmeas virgens que em machos. Nas fêmeas infectadas antes da prenhez, a perda e a reabsorção fetal foram maiores nas infectadas que nas do grupo-controle. Além disso, o peso dos fetos viáveis de fêmeas infectadas foi significativamente menor que dos fetos de fêmeas de camundongos não infectadas. Também demonstrou-se transmissão transplacentária, uma vez que 76% dos fetos reabsorvidos apresentaram resultado positivo para *B. birtlesii* na cultura microbiológica. No exame histopatológico das placentas das fêmeas infectadas, verificaram-se lesões vasculares na placenta materna, o que pode explicar as disfunções reprodutivas verificadas. Relataram-se isolamento e caracterização do homólogo virB (virB2-11) completo e de um gene virD4 em *B. tribocorum*. Demonstrou-se participação fundamental deste VirB/VirD4 T4SS na instalação da infecção no interior das hemácias.

Características imunológicas

A infecção por microrganismos do gênero *Bartonella* estimula tanto a resposta imune celular quanto a resposta imune humoral. *B. henselae* e *B. quintana* induzem proliferação e migração de células endoteliais. Esses efeitos se devem a um fator sensível à tripsina que parece estar associado à membrana ou à parede da célula bacteriana ou a moléculas intracelulares. *B. henselae* infecta e ativa células endoteliais. Proteínas da membrana externa de *B. henselae* são suficientes para induzir a ativação de NFκβ e a expressão da molécula de adesão, seguida de aumento dos mecanismos de rolamento e aderência dos leucócitos.

Em indivíduos infectados, podem ser detectados anticorpos específicos no período de alguns dias até algumas semanas após a infecção. A maioria dos casos clínicos de DAG ou AB está associada a alto título de anticorpos contra *B. henselae* ou *B. quintana*. Em geral, nos casos de DAG, a imunidade é de longa duração. Com frequência, os casos de endocardite humana estão associados a títulos de anticorpos muito elevados (> 1:800) no teste de fluorescência indireta (IFA).

Em um modelo murino, observou-se proliferação das células do baço de camundongos C57BL/6 infectados especificamente após estimulação com antígenos de *Bartonella* morta pelo calor e linfócitos T CD4, principalmente mediada por respostas proliferativas. Essas respostas aumentaram durante a progressão da doença, com valor máximo de 8 semanas após a infecção. Interferona gama, mas não interleucina-4, foi produzida pelas células do baço de animais infectados, *in vitro*, após estimulação com antígenos de *Bartonella*. Como descrito também em pessoas, gatos e cães, os anticorpos IgG específicos contra *Bartonella* foram detectados no soro de camundongos infectados na segunda semana e a concentração máxima de anticorpos foi verificada 12 semanas após a infecção. Entre os anticorpos séricos IgG específicos contra *Bartonella*, a IgG_{2b} foi o isótipo predominante; portanto, em camundongos C57BL/6 imunocompetentes, *B. henselae* induz resposta imune mediada por célula, com um fenótipo T_{H1}.

Em gatos, os anticorpos contra *B. henselae* detectados pelo teste IFA ou por imunoensaio enzimático (ELISA) surgem entre 2 e 3 semanas após a inoculação experimental e, geralmente, persistem por vários meses. A maioria dos gatos infectados apresenta bacteriemia durante várias semanas, mesmo com o alto título de anticorpos. Apesar da resposta imune humoral, nos gatos é comum a ocorrência de bacteriemia crônica. Não há correlação direta entre o título de anticorpos e a magnitude da bacteriemia. No entanto, é mais provável que os gatos com título sérico de 512 ou acima disso, na IFA, apresentem mais bacteriemia que os gatos com títulos menores.

Com frequência, os cães com endocardite apresentam alto título de anticorpos. Em cães experimentalmente infectados, *B. vinsonii* ssp. *berkhoffii* causou infecção crônica, a qual pode resultar em supressão da resposta imune caracterizada por falha na fagocitose monocítica, um subconjunto de linfócitos T CD8 comprometidos e prejuízo à apresentação de antígeno no linfonodo.

Diagnóstico laboratorial

Durante anos, o diagnóstico de doença por arranhadura de gato (DAG) se baseou nos sinais clínicos, no histórico de exposição do gato, na falha em isolar outras bactérias e/ou no exame histológico de biopsia de linfonodos. Também foi utilizado um teste cutâneo com emprego de antígeno preparado de exsudato pasteurizado oriundo de linfonodos de pacientes com DAG no diagnóstico desta doença, mas o teste não foi padronizado e causa preocupação quanto à segurança de tal produto.

Testes sorológicos, como IFA e ELISA, e técnicas de isolamento do microrganismo de amostras de humanos, cães e gatos foram desenvolvidos a partir da metade dos anos de 1990. Como os microrganismos da família Bartonellae são bactérias que se instalam no interior das hemácias, a lise celular mediante emprego de uma técnica de lise-centrifugação facilita muito o isolamento da bactéria no sangue. No entanto, o isolamento do microrganismo no sangue raramente é obtido em casos de DAG em pessoas e em cães de estimação. Por outro lado, nos casos de angiomatose bacilar (AB) humana, para os quais a sorologia frequentemente é negativa, o isolamento é mais comumente bem-sucedido. O isolamento da bactéria no sangue de reservatórios naturais também é muito comum, com taxa de prevalência de bacteriemia variando de 10 a 20% (como acontece em felídeos selvagens e coiotes) ou até 95% (em bovinos de corte e cervídeos).

Em gatos, para a hemocultura coleta-se 1,5 mℓ de sangue em tubo para lise-centrifugação (Isostat Microbial System, Wampole Laboratories). Mais comumente, a obtenção de sangue do gato em tubo com EDTA, mantido sob congelamento em −270°C a −70°C por alguns dias ou semanas, tem sido uma alternativa preferida por causa da facilidade de manuseio e do menor custo. Pode-se coletar um volume maior de sangue (3 a 5 mℓ) de cães ou bovinos. O tubo é centrifugado, e o sedimento é espalhado em placa com ágar de infusão contendo 5% de sangue fresco de coelho, a qual é mantida em temperatura de 35°C, em uma câmara de alta umidade contendo 5% de CO_2, durante 3 a 4 semanas. Em sangue de gato, geralmente as colônias se formam após alguns dias, embora algumas cepas possam requer algumas semanas (Figura 43.1).

Isolamento bacteriano, ELISA ou IFA para pesquisa de anticorpos contra *Bartonella* spp. e ampliação do DNA de *Bartonella* spp. por meio de PCR, diretamente da amostra do paciente, são testes que apresentam importantes limitações diagnósticas. Anticorpos contra antígenos de *B. vinsonii* ssp. *berkhoffii* raramente são detectados (< 4%) em uma população de cães sadios ou doentes (< 1%). A detecção de anticorpos contra *B. vinsonii* ssp. *berkhoffii* em cães doentes propicia forte evidência clínica de exposição prévia ao microrganismo e infecção potencialmente ativa causada por este.

Outros meios de isolamento de *Bartonella* incluem o uso dos sistemas de hemocultura Bactec e de hemocultura BacT/Alert. É possível identificar isolados de *Bartonella* mediante o uso de sistema de identificação com base em enzimas, mas geralmente é confirmado pela ampliação do DNA por meio de PCR-RFLP. Várias endonucleases de restrição, como TaqI e HhaI para o gene de citrato sintase, são utilizadas para a digestão do único produto ampliado por *primers* específicos. Tem-se utilizado PCR, também, para identificar *Bartonella* spp. nos tecidos, na ausência de cultura. Em pessoas e cães, o diagnóstico de endocardite causada por *Bartonella* requer muito esta técnica, juntamente com a constatação de alto título de anticorpos.

Em seres humanos ou animais, a evidência de infecção pode ser detectada pela constatação de anticorpos por meio de IFA ou ELISA. Na IFA, um título de, pelo menos, 1:64 é considerado positivo. Podem ser detectados anticorpos contra *B. henselae*, apesar da bacteriemia concomitante, em gatos e, às vezes, em pacientes humanos.

Em 2005, Maggi *et al.* descreveram um novo meio de cultura líquido com base em inseto quimicamente modificado (BAPGM), o qual propicia o crescimento de, pelo menos, 7 subespécies de *Bartonella* spp. Este meio também possibilita culturas concomitantes de diferentes *Bartonella* spp. Subsequentemente, foi desenvolvida uma única plataforma diagnóstica que combina cultura de pré-enriquecimento utilizando BAPGM, seguida de um teste PCR de alta sensibilidade (ou seja, sensibilidade de 0,5 cópia do genoma bacteriano por microlitro de amostra do molde de DNA) cujo alvo é a região 16S-23S ITS ou Pap31, um gene associado a bacteriófago. Esse procedimento possibilitou a caracterização e a quantificação da infecção por *Bartonella* no sangue, no fluido cerebroespinal, no humor aquoso e no fluido articular, além de fluidos oriundos de seroma, transudato e transudato modificado de cães com efusões cavitárias idiopáticas e de amostras de tecidos obtidas por meio de biopsia durante a cirurgia.

Tratamento

Em seres humanos, geralmente indica-se terapia antimicrobiana aos pacientes com angiomatose bacilar (AB), peliose bacilar ou bacteriemia recidivante. Os pacientes com AB não têm resposta muito boa ao tratamento com antibióticos macrolídios. Em pessoas com imunossupressão, recomenda-se o tratamento com eritromicina, rifampicina ou doxiciclina durante, no mínimo, 2 a 3 meses. Contudo, pode haver recidivas. Em tais casos, os pacientes devem receber tratamento com um desses antibióticos por toda a vida. Na doença por arranhadura de gato (DAG) geralmente não se indica terapia antimicrobiana, porque os casos mais típicos não respondem à administração de antimicrobianos. A aplicação intravenosa de gentamicina e doxiciclina e a administração oral de eritromicina foram utilizadas com sucesso no tratamento de DAG disseminada e na terapia de pacientes com neurorretinite. Nos casos de endocardite causada por *Bartonella*, a recuperação total dos pacientes tratados com aminoglicosídios é mais provável. A sobrevivência dos pacientes tratados com aminoglicosídios durante, no mínimo, 14 dias é mais provável que dos submetidos à terapia por tempo menor.

Em cães cujo exame microbiológico indique infecção por *Bartonella* spp. ativa, recomenda-se tratamento com azitromicina. Um protocolo padrão de tratamento com azitromicina (5 a 10 mg/kg/dia, durante 7 dias, seguido de administração em dias alternados por um período adicional de 5 semanas) tem-se mostrado efetivo na maioria dos gatos e cães, mas não para todos. O uso de fluoroquinolona, sozinha ou em combinação com amoxicilina, também tem propiciado uma boa resposta terapêutica em cães, a qual é acompanhada de diminuição progressiva do título de anticorpos contra *B. vinsonii*. A doxiciclina pode ou não ser efetiva no tratamento de infecção por *B. vinsonii* ssp. *berkhoffii*, porém os dados relativos a gatos infectados, experimental ou naturalmente, com *B. henselae* ou *B. clarridgeiae* indicam que pode ser necessária alta dose de doxiciclina (10 mg/kg, em intervalos de 12 horas, durante 4 a 6 semanas) para eliminar a infecção causada por *Bartonella* em gatos, cães ou outros animais.

Tem-se mostrado que vários antibióticos (doxiciclina, eritromicina, enrofloxacino) reduzem a magnitude da bacteriemia em gatos experimentalmente infectados, mas não eliminam a infecção. Além disso, o grau de bacteriemia pode superar aquele da bacteriemia inicial poucas semanas após a cessação do tratamento.

Prevenção

Há um grande reservatório de *B. henselae*, e possivelmente de *B. clarridgeiae*, na população de 68,9 milhões de gatos de estimação que habitam um terço dos lares, na América do Norte. Por conseguinte, a publicidade negativa acerca dos riscos aos proprietários de gatos é provável, em especial às pessoas com imunossupressão. É provável que os gatos soronegativos não apresentem bacteriemia, porém é mais provável que os filhotes jovens, especialmente os filhotes de gatos confinados e os infestados por pulgas, apresentem bacteriemia. As pessoas que pretendem, portanto, adquirir um gato de estimação, em especial se apresentarem imunossupressão, devem procurar por um gato criado em gatil ou um gato adulto oriundo de ambiente submetido ao controle de pulgas. Infelizmente, não há correlação entre soropositividade e bacteriemia; essa última também pode ser transitória, com recidivas. Além disso, sugere-se a remoção das unhas dos gatos, mas tal procedimento tem valor limitado, porque as pulgas podem transmitir a infecção entre os gatos. Por conseguinte, o controle de pulgas parece ser uma das principais medidas de controle para a prevenção da infecção no gato e sua disseminação entre os gatos. Os meios mais efetivos para impedir a infecção por *B. henselae* incluem bom senso, higiene, controle de pulgas e, possivelmente, modificação de comportamento dos próprios proprietários de gatos. Lave as mãos imediatamente após o manuseio de animais de estimação e limpe com água e sabão cortes, mordidas ou arranhaduras.

No caso de bartonelose canina, quadro no qual a infestação por carrapatos pode ser um fator de risco à infecção, devem ser empregadas medidas de controle de carrapatos e pulgas durante a estação desses ectoparasitas. É altamente recomendada a inspeção sistemática do cão, verificando se há carrapatos, após um passeio em áreas infestadas.

Referência bibliográfica

Chomel BB *et al.* (2001) Aortic valve endocarditis in a dog due to *B. clarridgeiae*. *J Clin Microbiol*, 39(10), 3548–3554.

Leitura sugerida

Billeter SA, Levy MG, Chomel BB, and Breitschwerdt EB (2008) Vector transmission of *Bartonella* species with emphasis on the potential for tick transmission. *Med Vet Entomol*, 22(1), 1–15.

Breitschwerdt EB, Maggi RG, Chomel BB, and Lappin MR (2010) Bartonellosis: an emerging infectious disease of zoonotic importance to animals and human beings. *J Vet Emerg Crit Care (San Antonio)*, 20(1), 8–30.

Chomel BB, Boulouis HJ, Breitschwerdt EB *et al.* (2009) Ecological fitness and strategies of adaptation of *Bartonella* species to their hosts and vectors. *Vet Res*, 40(2), 29.

Chomel BB and Kasten RW (2010) Bartonellosis, an increasingly recognized zoonosis. *J Appl Microbiol*, 109(3), 743–750.

Tsai YL, Chang CC, Chuang ST, and Chomel BB (2011) *Bartonella* species and their ectoparasites: selective host adaptation or strain selection between the vector and the mammalian host? *Comp Immunol Microbiol Infect Dis*, 34(4), 299–314.

44 Fungos | Cryptococcus, Malassezia e Candida*

Lisa M. Pohlman e M. M. Chengappa

A classificação do fungo como mofo ou levedura se baseia na aparência microscópica verificada no tecido ou no meio de cultura de rotina (fase assexuada). Caso no exame microscópico se observem hifas, o fungo é denominado mofo. Caso se constate uma estrutura unicelular com brotamento, o fungo é denominado levedura. Em meio de cultura de rotina, o mofo, ou fungo, tem aparência "de flocos" ou "de lã", enquanto a morfologia e a uniformidade das colônias de levedura se assemelham às de bactérias. Alguns fungos patogênicos produzem estruturas semelhantes a hifas ou a leveduras, dependendo das condições nas quais se multiplicam. Esses fungos são denominados dimórficos (Capítulos 46 e 47).

Neste capítulo são discutidos três importantes representantes de fungos/leveduras: *Cryptococcus neoformans*, *Malassezia pachydermatis* e *Candida albicans*.

C. neoformans

C. neoformans geralmente está associado à produção de lesões ulcerativas nas membranas mucosas do trato respiratório superior (inclusive nos seios nasais), no sistema nervoso central (meninges) e nos olhos (coriorretinite); há relato em várias espécies animais, inclusive em gatos (o gato doméstico é mais comumente acometido), cães, furões, equinos, ovinos, caprinos, bovinos, lhamas, papagaios e alces. É a micose sistêmica mais comumente constatada em gatos, mas é uma causa incomum de mastite em vacas e raramente tem sido associada à ocorrência de doença intestinal, endometrite e aborto em equinos. No entanto, essa levedura é capaz de infectar todos os animais, inclusive os seres humanos. É um patógeno oportunista de humanos, especialmente pacientes com imunossupressão, em todo o mundo. Em todas as espécies há uma tendência de infectar o sistema nervoso central.

Características descritivas

Morfologia

C. neoformans é uma levedura. As células esféricas (com 2 a 20 μm de diâmetro) produzem (em geral) um único brotamento fixado por um pedúnculo fino, recoberto por cápsula de polissacarídio (Figura 44.1). É um fungo monomórfico com morfologia semelhante no tecido infectado e no ambiente. Apresenta uma cápsula bem espessa, muito característica desses fungos.

Produtos celulares de interesse médico

Cápsula. A cápsula de polissacarídio (composta principalmente de glicuronoxilomanana) é um importante fator de virulência que atua como mediador de vários efeitos que comprometem a resposta imune do hospedeiro. Esses efeitos prejudiciais incluem, mas não se limitam a: inibição da efetividade da fagocitose mediada por anticorpos, estimulação de linfócitos T reguladores (antigamente conhecidos como supressores), inibição da migração de leucócitos, prejuízo à produção de citocinas, inibição de moléculas coestimuladoras e limitação da ativação do complemento, por uma via alternativa. O tamanho da cápsula é influenciado significativamente pelo ambiente.

Melanina. A melanina (que é produzida de fenóis, por meio da fenol oxidase, pela via lácase) é um potente antioxidante (inibe radicais livres) e, assim, reduz a toxicidade dos radi-

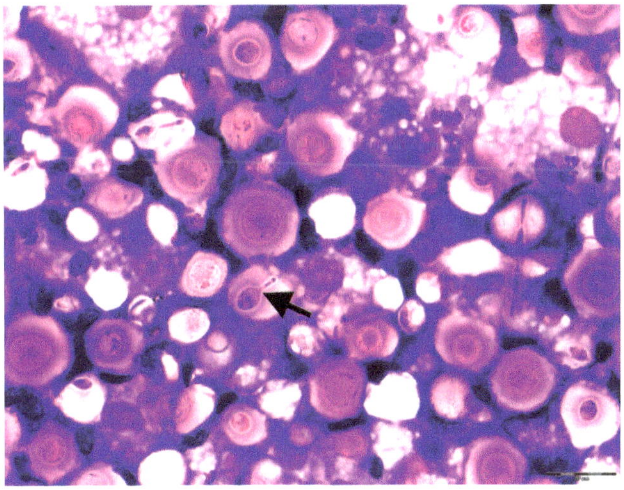

Figura 44.1 Esfregaço por impressão (*imprint*) de lesão bucal causada por *C. neoformans*, em um gato. Observe o brotamento de base estreita (*seta*) (coloração de Wright modificada, 1.000×).

*Capítulo original escrito por Dr. Dwight C. Hirsh e Dr. Ernst L. Biberstein.

cais hidroxila, superóxidos e oxigênio singleto, presentes no interior do fagolisossomo. Além disso, a melanina propicia tolerância à temperatura e protege o microrganismo contra degradação enzimática, radiação e metais pesados, ao mesmo tempo que possibilita a obtenção de nutrientes, a agregação de grânulos de melanina na parede celular reduz a entrada de compostos antifúngicos.

Fosfolipase. A fosfolipase é importante para a sobrevivência do microrganismo no interior dos macrófagos. Além disso, é necessária para a disseminação sistêmica da levedura do trato respiratório para o sistema nervoso central. Acredita-se que a fosfolipase esteja envolvida no dano da membrana, no hospedeiro.

Ácidos siálicos. Os ácidos siálicos presentes na parede celular têm como alvos as proteínas do sistema complemento, por via degradativa, mais que a produção de fragmentos de opsonização efetiva e anafilatoxinas.

Características de crescimento

C. neoformans se multiplica em meio laboratorial comum, em temperatura ambiente ou em 30°C. A encapsulação é ótima em placa com ágar chocolate (ver Capítulo 13), incubada em ambiente com 5% de dióxido de carbono, em temperatura de 37°C. A multiplicação das colônias pode ser evidente dentro de 2 dias. As colônias são convexas, branco-acinzentadas a brancas e mucoides, cujo diâmetro pode alcançar vários milímetros.

Reações bioquímicas

Cryptococcus spp. hidrolisa ureia. Seus padrões de assimilação de carboidrato são utilizados como procedimentos de identificação. *C. neoformans* (e alguns outros *Cryptococcus* spp.) utiliza creatinina e produz colônias pigmentadas por melanina em meio de cultura que contém compostos difenólicos e polifenólicos. Essas substâncias são utilizadas em meios seletivos de isolamento de *C. neoformans.*

Resistência

A concentração de ciclo-heximida presente em alguns meios de isolamento de fungos inibe *C. neoformans.* A replicação cessa em temperatura acima de 40°C. Ambientes de alta alcalinidade matam o microrganismo.

Variabilidade

Foram descritos 4 tipos antigênicos, A, B, C e D, com base na composição antigênica dos polissacarídios capsulares. As diferenças fenotípicas, genéticas e epidemiológicas entre os tipos antigênicos resultaram no estabelecimento de três variedades de *C. neoformans:* var. *grubii* (sorotipo A), var. *gattii* (sorotipos B e C) e var. *neoformans* (sorotipo D). As variedades *grubii e neoformans* predominam em regiões de clima temperado, exceto em uma área no sul da Califórnia, na qual predomina a variedade *gattii.*

Ecologia

Reservatório. *C. neoformans* (var. *grubii* e *neoformans*) vive em superfície empoeirada e suja. No solo, ele não compete bem com a flora residente. *Acanthamoeba,* uma ameba, fagocita e destrói algumas cepas de *Cryptococcus.* O interessante é que há outras cepas capazes de sobreviver no interior da ameba, usando as mesmas estratégias de sobrevivência intracelular empregadas para sua sobrevivência no interior de macrófagos. Assim, algumas cepas são destruídas, enquanto outras são endossimbiotes que utilizam as amebas como um nicho ambiental. Em excrementos secos de pombos (ricos em creatinina, a qual inibe outros microrganismos), o fungo alcança alta concentração e sobrevive por mais de 1 ano em um tamanho de célula e de cápsula muito reduzido. *C. neoformans* var. *gattii* atualmente é considerada uma espécie diferente de *Cryptococcus gattii.* Essa espécie vive principalmente em madeira em decomposição de eucaliptos do grupo *red river gum.* Ocasionalmente, *C. neoformans* var. *neoformans* e *C. neoformans* var. *grubii* são isolados de madeira em decomposição, em ocos de várias espécies diferentes de árvores.

Transmissão. Em geral, a transmissão do microrganismo ocorre por via respiratória e, raramente, pela via percutânea. A criptococose não é uma doença contagiosa.

Patogênese

Em um ambiente úmido e rico em nutrientes, *C. neoformans* produz pouco, se algum, material capsular. Em condições áridas, a cápsula colapsa e protege a levedura de desidratação. Em outras circunstâncias, o tamanho (cerca de 3 μm) é pequeno o suficiente para alcançar os alvéolos pulmonares. Em concentrações fisiológicas de bicarbonato, CO_2 e ferro livre, o microrganismo produz uma cápsula. A cápsula de *Cryptococcus* é um ativador muito eficiente da via alternativa do sistema complemento, resultando em deposição de C3b em sua superfície. Embora opsonizada, mesmo na presença de anticorpo anticapsular, a levedura é pouco fagocitada, pois os componentes da cápsula impedem a ligação de IgG por interferir na interação da porção Fc dos anticorpos ligados com os receptores de fagócitos do hospedeiro. O polissacarídio capsular exacerba a participação de linfócitos T reguladores (antigamente conhecidos como linfócitos T supressores) e reduz o processamento do antígeno, ocasionando baixa resposta de anticorpos. O polissacarídio capsular também reduz os efeitos quimiotáticos das anafilotoxinas C3a e C5a produzidas pela ativação da via alternativa do sistema complementar. Durante a fagocitose, a produção de melanina e manitol pela levedura inibe a ação de radicais livres e minimiza o ambiente hostil do interior do fagolisossomo por inativar os radicais superóxido, hidroxila e oxigênio singleto. Além disso, há produção de fosfolipase, diminuindo adicionalmente a capacidade das células fagocíticas para destruir o fungo. Desse modo, a resposta inflamatória é mínima e ocorre multiplicação de *Cryptococcus* em grandes tumores "mixomatosos" que ocupam espaço, compostos de limo capsular, leveduras e poucas células inflamatórias. Por fim, esses tumores adquirem histiócitos, inclusive macrófagos multinucleados e epitelioides.

O desenvolvimento de lesões pulmonares é errático. Com frequência, a infecção se instala no sistema nervoso central (talvez em decorrência da menor concentração de complemento no sistema nervoso central e da alta concentração de catecóis, um substrato para fenol oxidase, a enzima que a levedura utiliza para produzir melanina), após disseminação desde os pulmões; manifesta-se na apresentação de sintomas neurológicos (ver Figura 71.3, no Capítulo "Sistema Musculoesquelético"). O envolvimento ocular é relativamente comum, ocorrendo coriorretinite e cegueira.

Padrões de doença

Gatos e cães. Mais frequentemente, gatos e cães manifestam doença clínica. Os sintomas incluem lesões ulcerativas nas membranas mucosas de nariz, boca, faringe e seios nasais ou tumores nasais mixomatosos. É comum o envolvimento do sistema nervoso central. Essas lesões podem surgir de infecções localizadas. A maioria das lesões cutâneas é, provavelmente, de origem hematógena. A infecção é menos comum em cães que em gatos. Em geral, a doença acomete gatos com 3 a 7 anos de idade.

Bovinos. Os bovinos adquirem criptococose durante a administração de medicamento intramamário contaminado. Observam-se edema, endurecimento da glândula mamária e alterações gradativas na secreção láctea. A destruição do epitélio dos ductos lactíferos é extensa. Várias glândulas podem apresentar lesão irreversível. Raramente a doença progride além dos linfonodos regionais.

Equinos. Em equinos, *C. neoformans* causa meningite, granulomas nasais e, ocasionalmente, rinite e pneumonia granulomatosa. Em raras ocasiões, o fungo está associado à ocorrência de doença intestinal, endometrite e aborto.

Há relato de criptococose em outros animais, como aves domésticas, faisões, caprinos, ovinos, coalas, gambás e uma chita (leopardo-caçador). A criptococose não é comum em ovinos e caprinos.

Epidemiologia

Provavelmente *Cryptococcus* pode infectar qualquer mamífero. Sua ocorrência é esporádica e mundial. Com frequência, as aves, principalmente pombos, portam o microrganismo no conteúdo intestinal, o que contribui como reservatório do microrganismo. Raramente manifestam infecção clínica, na maioria das vezes em superfícies mucosas.

Com frequência, a criptococose humana está associada a imunossupressão (transplantes de órgão, doença de Hodgkin, prenhez, síndrome da imunodeficiência adquirida e câncer) ou exposição intensa ao fungo. Tentativas para relacionar as infecções animais com condições similares têm sido especulativas.

Em geral, a mastite criptocócica bovina se inicia como uma infecção iatrogênica causada pela inoculação do microrganismo.

Características imunológicas

Imunossupressão é um fator predisponente. Os polissacarídios capsulares ocasionam paralisia imune, depleção de complemento e "ocultam" os anticorpos.

A resposta imune humoral e a resposta imune mediada por célula (subpopulação de linfócitos T_{H1} que induzem ativação de macrófagos) evidentemente contribuem para a defesa contra a infecção criptocócica. Os macrófagos participam na eliminação do microrganismo. Há alguma evidência de que os linfócitos T (CD4 e CD8), bem como os linfócitos matadoras naturais, causem destruição ou inibição direta de *C. neoformans*.

A imunização experimental tem propiciado resultados controversos. Não há vacina disponível.

A criptococose não é mais comum em gatos com infecções por retrovírus (p. ex., vírus da imunodeficiência felina [FIV] e vírus da leucemia felina [FeLV]); todavia, é muito mais comum em pacientes humanos infectados com o vírus da imunodeficiência humana (HIV). Gatos positivos para FIV ou FeLV podem ou não responder a tratamento antifúngico apropriado; pacientes humanos positivos ao HIV respondem discretamente, quando respondem.

Diagnóstico laboratorial

Exame direto. Com frequência, na prática clínica utilizam-se preparações citológicas coradas com corantes do tipo Romanowsky (corantes de Wright e Giemsa) para o diagnóstico de infecção por *Cryptococcus* spp., por meio da visualização de uma cápsula clara ou púrpura/azul-clara que reveste a levedura corada de azul, a qual pode apresentar brotamento de base estreita (Figura 44.1). Para melhorar a visualização pode-se misturar pequena quantidade de sedimento de exsudato, lavado traqueobrônquico e fluido cerebroespinal com igual quantidade de tinta nanquim, na lâmina. Coloca-se uma lamínula sobre a amostra e faz-se o exame microscópico. Em exame microscópico em campo escuro, os microrganismos encapsulados se apresentam como uma lacuna circular brilhante que contém levedura em seu centro. Observam-se leveduras, com ou sem células de brotamento. Quando se utilizam os corantes hematoxilina e eosina, os microrganismos se apresentam como corpúsculos de levedura arredondados a ovais no interior de uma cápsula clara (não corada). Os corantes para fungos – por exemplo, ácido periódico de Schiff e metenamina de prata de Gomore – delimitam a parede celular, mas não a cápsula, a qual é corada por mucicarmina.

Nos cortes de amostras preparadas mediante o uso de métodos histológicos convencionais, as cápsulas se apresentam como halos não corados que separam as leveduras dos componentes teciduais ou as separam uma das outras.

Cultura. Os meios de ágar-sangue e Sabouraud (sem ciclo-heximida) são incubados, respectivamente, em 30°C e em temperatura ambiente (ver Capítulo 46). As colônias suspeitas são examinadas em uma preparação úmida corada com tinta nanquim. Caso se verifiquem leveduras encapsuladas, confirma-se a presença de *C. neoformans* por meio da demonstração de atividade da urease, ausência de lactose, melibiose e assimilação de nitrato. Há disponibilidade de *kits* comerciais para a identificação de *C. neoformans*.

Para amostras obtidas do ambiente, utilizam-se meios seletivos contendo fármacos antibacterianos e antifúngicos, creatinina e difenil.

Alguns cães e gatos sadios albergam pequena quantidade de *C. neoformans* em suas cavidades nasais. Portanto, deve-se ter cuidado ao se interpretarem resultados de cultura de amostras obtidas desse local. O exame de esfregaço direto (a quantidade de leveduras em esfregaços de animais clinicamente normais é muito baixa para se ver) e/ou o exame sorológico para pesquisa de antígeno capsular são métodos úteis auxiliares à cultura do microrganismo. O antígeno capsular não é detectado no soro de cães normais, independentemente de apresentarem *C. neoformans* em suas vias nasais.

Imunodiagnóstico. Tenta-se a demonstração de antígeno no soro e no fluido cerebroespinal para o diagnóstico e avaliação da progressão da doença no paciente. Suspensões de partículas de látex revestidas com anticorpo anticapsular são comercializadas como *kits* para teste de aglutinação em lâmina.

A demonstração de anticorpo é variável, em razão da ação de "absorção" dos antígenos capsulares circulantes. Sua presença (demonstrada em testes de pesquisa de anticorpo por fluorescência indireta ou pelo uso de partículas de látex revestidas com polissacarídio capsular) é um sinal favorável de redução do conteúdo de antígeno.

Há, também, disponibilidade de imunoensaio enzimático para o diagnóstico sorológico de criptococose em gatos e cães.

Tratamento e controle

O tratamento de escolha inclui fluconazol e itraconazol. A terapia alternativa é a 5-fluorocitosina, mas sua eficácia deve ser testada periodicamente porque as cepas podem ser resistentes ou se tornarem resistentes. A anfotericina B é utilizada nos casos de doença disseminada grave. Às vezes, é administrada juntamente com flucitosina.

O tratamento deve ser continuado até a cura dos sinais clínicos e o desaparecimento do antígeno no soro e no fluido cerebroespinal.

Superfícies contaminadas (pombal, poleiro de pombos) podem ser desinfetadas com solução de óxido de cálcio (450 gramas de óxido de cálcio hidratado em 11 ℓ de água), antes da limpeza física destas superfícies. A sujeira removida é colocada em recipientes e recoberta com pó de óxido de cálcio hidratado, o qual também pode ser utilizado em pisos e vigas expostas. Durante esse trabalho deve-se utilizar máscara de proteção.

M. pachydermatis

M. pachydermatis comumente está associado à ocorrência de doença em animais, mais frequentemente otite externa e dermatite em cães. No entanto, essa levedura dependente de lipídio foi isolada da pele e de condutos da orelha externa de cães, gatos, ruminantes e equinos, normais e clinicamente acometidos. Portanto, o motivo da detecção mais comum de *M. pachydermatis* pode ser a facilidade relativa com que essa espécie é demonstrada. Supõe-se que seja um patógeno oportunista de animais e humanos. Há várias outras espécies de *Mallassezia* que, acredita-se, estejam associadas à ocorrência de doenças em animais. No entanto, essas doenças ou condições são raras e em vários casos não são diagnosticadas por meio de procedimentos de identificação apropriados.

Características descritivas

Morfologia e composição. *M. pachydermatis* é uma levedura com brotamento em formato oval (2 μm × 5 μm). Em esfregaços diretos (de colônias obtidas em cultura), observa-se um único brotamento com fixação de base larga (0,9 a 1,1 μm) (Figura 44.2). Em geral, não se constatam filamentos, independentemente das condições da cultura. A parede celular é composta de glicoproteínas (75 a 80%), lipídios (15 a 20%) e quitina (1 a 2%).

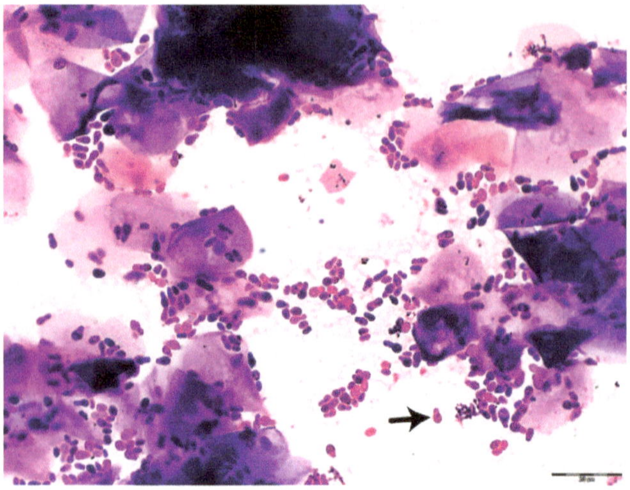

Figura 44.2 Exsudato de otite externa de cão contendo várias leveduras *M. pachydermatis*. Note o padrão característico de "marca de sapato" do brotamento das leveduras (*seta*) (coloração de Wright modificada, 1.000×).

Características de crescimento. Embora não necessitem de lipídios para seu crescimento, *M. pachydermatis* é lipofílico e seu crescimento é exacerbado quando se adiciona lipídio ao meio de cultura. A maioria das cepas de *M. pachydermatis* se multiplica em placas de ágar-sangue, porém as colônias são muito pequenas (< 1 mm de diâmetro e, às vezes, apenas uma coloração "esverdeada" é observada na superfície da placa), após vários dias de incubação (a temperatura ideal é de 37°C, embora cresça em temperatura de 25°C a 41°C). A levedura cresce em atmosfera aeróbica ou microaerofílica (não cresce bem em ambiente anaeróbico).

Reações bioquímicas. *M. pachydermatis* incorpora o carbono da glicose e o D-manitol, mas não fermenta carboidrato. A hidrólise da ureia depende da cepa. No entanto, as cepas de *M. pachydermatis* produzem enzimas, como proteinase, condroitina sulfatase, hialuronidase e fosfolipase, as quais, acredita-se, contribuem para a ocorrência da doença. Supõe-se, também, que a reação de hipersensibilidade imunomediada seja um fator que contribua para a manifestação da doença.

Resistência. *M. pachydermatis* é resistente à ciclo-heximida.

Variabilidade. Há vários biotipos de *M. pachydermatis*, como se observa na variabilidade na incorporação de D-manitol e sorbitol, na hidrólise da ureia e na concentração de ácidos graxos na parede celular.

Foram descritos sete tipos genéticos (Ia a Ig), utilizando a sequência de DNA, com a codificação da grande subunidade ribossômica como base para a comparação. Outros estudos relatam quatro tipos genéticos (A a D), pelo uso de ampliação aleatória de métodos de DNA pleomóficos, com comparações de sequências do gene que codifica quitina sintase.

Ecologia

Reservatório. *M. pachydermatis* vive na pele e no conduto da orelha externa de animais sadios, inclusive cães, gatos, furões, suínos e rinocerontes (dos quais advém seu nome).

A superfície de *M. pachydermatis* apresenta glicoproteínas que contêm manose, as quais são responsáveis pela ligação do microrganismo aos receptores de manose na superfície de corneócitos, possibilitando sua fixação nesse nicho. Raramente é isolado da pele humana ou do ambiente.

Transmissão. *M. pachydermatis* é um fungo oportunista que contribui para a progressão de uma doença em curso (p. ex., dermatite alérgica). A fonte da levedura é endógena (ou seja, um microrganismo da flora normal do paciente). Há relato de doença iatrogênica na transmissão da levedura de um cão com otite externa a um paciente humano, por meio das mãos de um cuidador (o proprietário do cão) que manipulou uma solução intravenosa rica em lipídios (para nutrição parenteral total) subsequentemente administrada ao paciente.

Patogênese

M. pachydermatis tem participação secundária, porém significativa, na ocorrência de otite externa e dermatite em diversos animais, mais comumente em cães e, em menor extensão, em gatos. A exata participação de *M. pachydermatis* ainda não foi esclarecida, e não se sabe o que faz com que a levedura se transforme de um microrganismo comensal inofensivo em um microrganismo que contribua para a ocorrência de doença. No entanto, acredita-se que a doença possa estar associada a imunossupressão e outras condições predisponentes. No entanto, se, ao se definir um protocolo terapêutico, a presença do microrganismo for ignorada, a resolução da doença torna-se problemática.

Epidemiologia. *M. pachydermatis* é um parasita de pele (inclusive do conduto auricular externo) de seres não humanos. Dermatite associada a *M. pachydermatis* é mais comumente relatada em cães das raças Australian Silky Terrier, Basset Hound, Cocker Spaniel, Dachshund, Poodle e West Highland White Terrier. A distribuição da levedura é mundial.

Características imunológicas

M. pachydermatis é uma levedura oportunista que contribui para lesões preexistentes de pele e orelha externa. Não se sabe qual o grau de contribuição de *M. pachydermatis* para a doença. No entanto, as cepas de *M. pachydermatis* produzem enzimas, como proteinase, condroitina sulfatase, hialuronidase e fosfolipase, as quais, acredita-se, contribuem para o processo da doença. Além disso, supõe-se que a reação de hipersensibilidade imunomediada seja um fator colaborador da doença.

Diagnóstico laboratorial

Exame direto. A quantidade de leveduras na pele e no conduto da orelha externa normais geralmente é muito baixa para ser visualizada em amostras obtidas nesses locais. Desse modo, é relativamente fácil determinar se *M. pachydermatis* é um fator colaborador na otite externa ou se é uma condição dermatológica, pois a quantidade de leveduras será alta o suficiente para ser vista em amostras obtidas de áreas acometidas. No entanto, alguns cães com dermatite atópica apresentam grande quantidade de *M. pachydermatis* tanto em áreas normais quanto nas infectadas.

Nos casos de otite externa, as amostras são mais facilmente obtidas com o emprego de cotonetes. Esses cotonetes, ou suabes, são "rolados" sobre a superfície de uma lâmina de microscopia. O esfregaço é seco ao ar e, em seguida, corado com um corante do tipo Romanowsky (corantes de Wright e Giemsa). O exame de esfregaços revela leveduras com morfologia característica em "formato de garrafa" ou "marca de sapato" (Figura 44.2). Caso o cotonete também seja passado na superfície de ágar-sangue de uma placa de Petri, observam-se pequenas colônias (ou uma coloração esverdeada) dentro de 24 a 48 horas após incubação em temperatura de 37°C. *M. pachydermatis* cresce bem em meio seletivo para fungo, como em placas Mycosel ou de ágar Sabouraud-dextrose incubadas em 37°C.

Técnicas moleculares. Pode-se realizar amplificação do DNA por meio de reação em cadeia de polimerase, que codifica a subunidade ribossômica pequena ou grande, com a região espaçadora transcrita interna, a fim de detectar *Malassezia* spp. A mesma técnica foi aplicada para caracterizar novas espécies da levedura.

Cultura. A realização de cultura como um meio de determinar se *M. pachydermatis* é um colaborador na otite externa não é útil porque a maioria das amostras obtidas em tais condições contém bactérias (p. ex., *Pseudomonas*) que se multiplicam abundantemente, de modo mais rápido que as leveduras de multiplicação mais lenta. Para determinar se há envolvimento de *M. pachydermatis*, pode-se realizar, mais rapidamente, o exame microscópico das amostras.

A cultura é importante na avaliação da composição microbiológica das lesões cutâneas, bem como na formulação do protocolo terapêutico. O meio que tem se mostrado útil é o Mycosel ou o ágar Sabouraud-dextrose. As placas são incubadas em 37°C.

Tratamento e controle

A correção da condição primária é o procedimento mais importante no tratamento de otite externa ou dermatite causada por *M. pachydermatis*. Quase todas as preparações de uso tópico que contêm um antifúngico (nistatina, clotrimazol ou miconazol) disponíveis são efetivas no tratamento do componente fúngico da otite externa. Xampus que contenham medicamentos (p. ex., miconazol + clorexidina), associados à administração sistêmica de antifúngico (cetoconazol ou itraconazol), são efetivos para minimizar a ação de *M. pachydermatis* nas doenças cutâneas. Griseofulvina não é efetiva.

C. albicans

Em geral, a candidíase é causada por *C. albicans,* um parasita que habita as membranas mucosas da maioria dos mamíferos e aves. Das mais de 200 espécies de *Candida* presentes em vários diversos *habitats*, algumas estão associadas à ocorrência da doença em animais, sendo *C. albicans* o patógeno mais importante de animais e pessoas. Em geral, a doença causada por *C. albicans* acomete um hospedeiro com imunossupressão. Uso excessivo de antibióticos, administração de esteroides por tempo prolongado e terapia hormonal podem comprometer os mecanismos de defesa cutânea normais, causando candidíase nos animais e em pessoas.

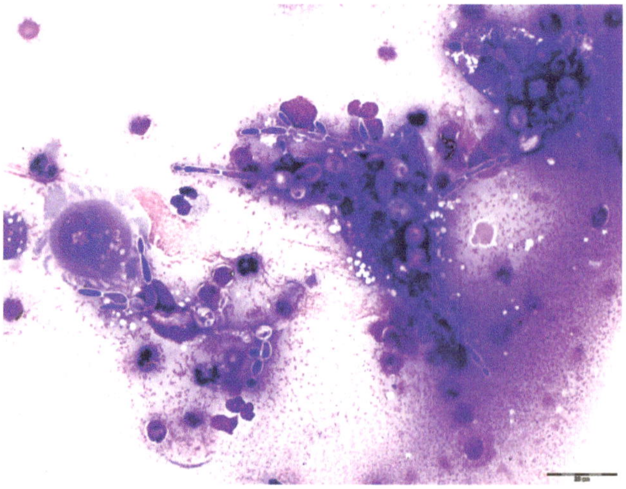

Figura 44.3 *C. albicans* no fluido peritoneal de um cão. Observe as células de leveduras (blastoconídios e pseudo-hifas) (coloração de Wright modificada, 1.000×).

Características descritivas

Morfologia e composição celular

Nos meios de cultura de uso na rotina laboratorial e nas membranas mucosas, *C. albicans* geralmente se multiplica como leveduras com brotamentos ovais (blastoconídios), com 5 a 8 μm de tamanho. Em determinadas condições de temperatura, pH, nutrição e atmosfera, as leveduras originam tubos germinativos (Figura 44.3) que se desenvolvem como micélios com ramificações septadas. "Pseudo-hifas" são produzidas pelo alongamento dos blastoconídios e por sua falha em se tornarem septados. O crescimento do micélio (um conjunto de hifas) ou de um pseudomicélio, *in vivo*, está associado a invasividade e proliferação ativa.

O clamidósporo (também denominado clamidoconídio) é uma estrutura esférica de parede espessa, cuja função é desconhecida, fixada por uma célula suspensora ao (pseudo)micélio e, essencialmente, restringe-se à multiplicação *in vitro* (Figura 44.4) de *C. albicans* (raramente outras *Candida* spp.).

A parede celular contém glicoproteínas; a porção polissacarídica é composta de glucanos e, especialmente, mananos, além de lipídios e quitina. As manoproteínas são verificadas na superfície celular. Os produtos celulares incluem enzimas peptideolíticas, as quais podem ser fatores de virulência. São identificados dois importantes sorogrupos de reação cruzada. Esses sorogrupos são denominados A e B e identificados em soro absorvido.

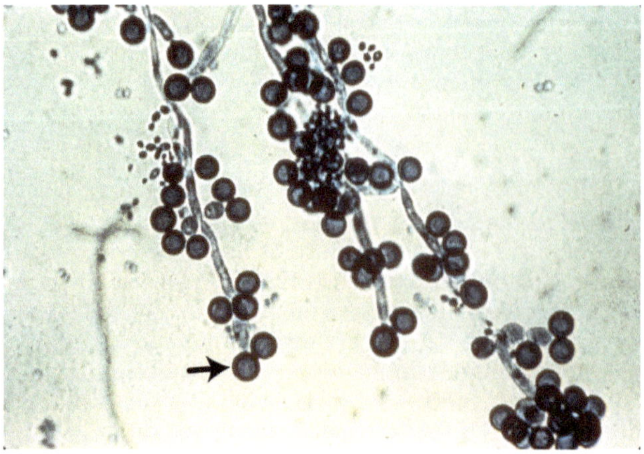

Figura 44.4 Cultura de *C. albicans* em ágar para clamidósporo, mostrando blastoconídios (*seta*).

Candida pode ser visualizada em microscópico óptico, quando corada com corantes do tipo Romanowsky (corante de Wright e Giemsa) (Figura 44.3), ácido periódico de Schiff, metenamina-prata de Gomori e outros corantes de fungos, mas geralmente é examinada em cultura não corada. Na coloração de Gram, as células de *Candida* apresentam coloração Gram variável.

Produtos celulares de interesse médico

Adesinas. Vários componentes da parede celular (quitina, manoproteínas e lipídios) têm sido associados à aderência do microrganismo às proteínas de matriz extracelular.

Produtos diversos. Tem-se sugerido que proteases e neuraminidases participem na patogênese da candidíase. A glicoproteína da parede celular tem atividade semelhante à endotoxina (ver Capítulos 7 e 8). Em *C. albicans*, tem se demonstrado fatores de virulência, como fosfolipases e proteases. Estas enzimas parecem promover invasão tecidual e fixação das leveduras às células hospedeiras, respectivamente.

Características de crescimento

C. albicans, um aeróbio obrigatório, cresce em meio de cultura comum, em ampla variação de pH e temperatura. Em 25°C a 30°C, surgem colônias brancas cremosas a pastosas compostas, predominantemente de leveduras, dentro de 24 a 48 horas. Com frequência, recomendam-se temperatura de incubação acima de 35°C, pH ligeiramente alcalino e meio fluido rico e livre de carboidrato. *C. albicans* cresce bem em diversos meios para fungos e bactérias não seletivos, inclusive em ágar Sabouraud-dextrose e ágar-sangue.

A diferente capacidade para fermentar ou incorporar carboidratos é a base para a identificação das espécies.

C. albicans é morta por aquecimento acima de 50°C, luz ultravioleta e desinfetante à base de cloro ou de amônio quaternário. Resiste ao congelamento e sobrevive bem em ambiente inanimado. É suscetível aos antimicóticos polienos e, geralmente, à flucitosina e aos compostos azóis.

Ecologia

Reservatório. *C. albicans* infecta regiões mucocutâneas, especialmente dos tratos alimentar e genital inferior de mamíferos e aves. No entanto, *C. albicans* pode se instalar em qualquer órgão do corpo e causar doença.

Transmissão. A maioria das doenças causadas por *Candida* surge de fonte endógena; ou seja, são causadas por uma cepa comensal. A infecção do úbere de vacas ocorre pela introdução do microrganismo, via canal da teta, durante a administração de medicamentos e a ordenha, pela transmissão entre vacas ou por contaminação ambiental. Também, relata-se que a propagação hematógena provoca infecção sistêmica causada por esse fungo.

Patogênese

Mecanismos

Na candidíase humana, quitina, manoproteína e lipídios são possíveis adesinas; tem-se mostrado que várias proteínas da matriz extracelular atuam como receptoras. Experimentalmente, a formação do tubo germinativo está relacionada com a patogenicidade; contudo, a participação da formação do micélio na virulência é controversa. Acredita-se que proteases e fosfolipases sejam fatores de virulência. As glicoproteínas da parede celular apresentam atividade semelhante à endotoxina.

Patologia

Mais frequentemente, a candidíase acomete as superfícies mucosas nas quais normalmente encontra-se o microrganismo, possivelmente no trato digestório anterior, desde a boca até o estômago. Em geral, a candidíase se restringe às áreas de epitélio escamoso. Pode haver, também, envolvimento do trato genital, da pele e das unhas. Ocasionalmente, ocorrem infecções respiratória, intestinal e septicêmica.

Nas superfícies epiteliais, a candidíase forma placas de coloração esbranquiçada a amarela ou acinzentada, delimitando áreas de ulceração com variáveis graus de inflamação. Podem surgir membranas diftéricas no intestino ou no trato respiratório; é possível a formação de abscessos nas vísceras. Lesões granulomatosas são raras. As respostas inflamatórias são, predominantemente, neutrofílicas.

Padrões de doença

Aves. Candidíase aviária acomete frangos, perus, pombos e outras aves. Nas espécies aviárias, a micose da coleta (tordo) é causada por *C. albicans*. O trato digestório das aves pode ser infectado, e a doença ocasiona taxa de mortalidade muito alta.

Suínos. Na candidíase do trato digestório de suínos, é possível notar lesões ulcerativas que podem ocasionar perfuração do local.

Equinos. Na candidíase do trato digestório de potros, observam-se lesões ulcerativas que podem ocasionar perfuração. As infecções genitais de equinos provocam infertilidade, metrite e aborto.

Bovinos. Candidíases pulmonar, intestinal e generalizada acometem bezerros submetidos a tratamento antibiótico intensivo. Em vacas leiteiras, a mastite causada por *Candida* geralmente é discreta e autolimitante, progredindo para recuperação espontânea em cerca de 1 semana. Há relato de aborto em vacas.

Cães e gatos. Em cães e gatos, as infecções localizadas são caracterizadas por lesões ulcerativas que não cicatrizam nas membranas mucosas da cavidade bucal, dos tratos respiratório superior e gastrintestinal e/ou do sistema geniturinário. Raramente os cães e gatos podem desenvolver doença disseminada; os sinais clínicos da enfermidade, em geral, refletem o envolvimento de um sistema orgânico específico.

Outros. Mamíferos marinhos e primatas inferiores podem apresentar candidíase mucocutânea.

Epidemiologia

Os microrganismos que comumente causam candidíase são comensais, e a maioria acomete espécies de sangue quente. A doença está associada a deficiência hormonal e imune, baixa resistência à colonização (uma indicação da "saúde" da flora normal) ou intensa exposição de hospedeiros enfraquecidos ou tecidos vulneráveis. Essas condições são responsáveis pela suscetibilidade de crianças, pacientes diabéticos, indivíduos submetidos a tratamento com antibióticos e esteroides, pacientes que utilizam cateter de demora e de glândulas mamárias de vacas lactantes.

Características imunológicas

Os indivíduos com imunossupressão são os alvos preferidos da infecção.

Neutrófilos polimorfonucleares e macrófagos ativados representam a principal defesa contra candidíase. A ação das opsoninas (anticorpo, complemento) é facilitar a fagocitose. Os macrófagos são ativados pela gamainterferona secretado pelas células T_{H1}, estimuladas pela interleucina-12 dos macrófagos ativamente envolvidos na fagocitose.

Não há vacina contra candidíase.

Diagnóstico laboratorial

No exsudato, *Candida* se apresenta como células fúngicas (blastoconídios) ou (pseudo-)hifas. Todas as apresentações são observadas em preparações úmidas não coradas ou em esfregaços fixados e corados com corante de Gram, corantes do tipo Romanowsky (Wright e Giemsa) ou corantes para fungos (p. ex., ácido periódico de Schiff e metenamina-prata de Gomori).

C. albicans cresce bem em ágar-sangue ou ágar Sabouraud, com ou sem inibidores (ver Capítulo 46). Outras *Candida* spp. podem ser inibidas pela ciclo-heximida. Isolados de fungos que produzem (pseudo)micélios podem ser considerados *Candida* spp. O isolamento de *Candida* spp. em membrana mucosa (mesmo em grande quantidade) sugere diagnóstico de candidíase, apenas quando há lesões compatíveis e abundantes formas de (pseudo-)hifas no exame de esfregaço direto.

A incubação em temperatura de 37°C por ≥ 2 horas de um tubo de soro discretamente inoculado produz tubos germinativos, caso o isolado seja de *C. albicans* (Figura 44.3), a qual também tenha produzido clamidósporos em ágar fubá com Tween 80 (Figura 44.4). No mercado há disponibilidade de *kits* para identificação de leveduras.

Os métodos moleculares e sorológicos para diagnóstico de candidíase não são empregados rotineiramente nos laboratórios de diagnóstico. No entanto, os testes de DNA estão disponíveis em laboratórios de referência.

Tratamento, controle e prevenção

A correção das condições primárias de candidíase clínica pode, por si só, levar à recuperação do paciente.

Nas aves domésticas, o uso de sulfato de cobre na água do bebedouro é um tratamento tradicional. Nistatina pode ser administrada no alimento ou na água. Também é aplicada topicamente nas apresentações de candidíase cutânea e de mucosa em mamíferos, bem como utilizam-se anfotericina B, itraconazol e miconazol. Fluconazol (preferido) ou flucitosina é útil no tratamento de cães e gatos com candidíase do trato urinário inferior.

Nas apresentações disseminadas da doença, os antifúngicos preferidos são fluconazol e flucitosina por via oral (VO). Aconselha-se a realização de teste de sensibilidade antimicrobiana (ou antibiograma). Às vezes, utiliza-se a combinação flucitosina-anfotericina B em seres humanos e, ocasionalmente, em animais.

Outras leveduras

Geotrichum candidum

Esse fungo semelhante à levedura está amplamente distribuído na natureza e provoca uma doença rara em animais denominada geotricose. A relevância diagnóstica desse fungo em amostras clínicas é sempre questionável. No entanto, sabe-se que esse microrganismo causa infecção de membranas mucosas de trato digestório, trato respiratório e glândulas mamárias em animais, incluindo bovinos, suínos, equinos, cães e aves, bem como em seres humanos. O microrganismo se multiplica rapidamente em meio de cultura para fungo; sua identificação se baseia nas características da colônia e no exame microscópico da cultura. É sensível à anfotericina B e à flucitosina.

Trichosporon beigelii

É um fungo imperfeito semelhante à levedura que se propaga pelo solo; causa tricosporonose. É um fungo oportunista que ocasiona infecções superficiais e profundas em animais e seres humanos com imunossupressão. Inicialmente as colônias se apresentam cremosas e lisas em ágar Sabouraud. O surgimento de colônias pode demorar entre 5 e 7 dias após incubação em temperatura de 37°C. A identificação definitiva se baseia em testes de assimilação, nas características de multiplicação e na aparência microscópica. O tratamento é semelhante ao mencionado para outras infecções fúngicas.

Leitura sugerida

Bond R (2006) Malassezia dermatitis in cutaneous fungal infections, in *Infectious Diseases of the Dog and Cat*, 3rd edn, Saunders Elsevier, pp. 565–569.

Greene CE and Chandler FW (2006) Candidiasis and rhodotorulosis, in *Infectious Diseases of the Dog and Cat*, 3rd edn, Saunders Elsevier, pp. 627–633.

Malik R, Krockenberger M, O'Brian CR *et al.* (2006) Cryptococcosis, in *Infectious Diseases of the Dog and Cat*, 3rd edn, Saunders Elsevier, pp. 584–598.

Quinn PJ, Markey BK, Carter ME *et al.* (2002) Veterinary microbiology and microbial diseases, in *Yeast and Disease Production*, Blackwell Publishing Ltd, pp. 233–239.

Songer JG and Post KW (2005) *Veterinary Microbiology: Bacterial and Fungal Agents of Animal Diseases*, Elsevier Saunders.

45

Dermatófitos*

M. M. Chengappa e Lisa M. Pohlman

A classificação do fungo como mofo ou levedura se baseia na aparência microscópica verificada no tecido ou no meio de cultura de rotina (fase assexuada). Caso se observem hifas, o fungo é denominado mofo; caso se constate uma estrutura unicelular com brotamento, o fungo é denominado levedura. Em meio de cultura de rotina, o mofo tem aparência "de flocos" ou "de lã", enquanto a morfologia e a uniformidade das colônias da levedura se assemelham às de bactérias. Alguns fungos patogênicos produzem estruturas semelhantes a hifas ou a leveduras, dependendo das condições nas quais se multiplicam. Esses fungos são denominados dimórficos (Capítulos 46 e 47).

Dermatófitos são mofos capazes de parasitar apenas estruturas epidérmicas queratinizadas: superfície da pele, pelos, penas, chifres, cascos, garras e unhas. Aqueles que têm uma fase reprodutiva sexuada pertencem aos ascomicetos. A infecção causada por dermatófito é denominada tinha ou dermatofitose. Ocasionalmente, leveduras e fungos saprófitos provocam infecções cutâneas que mimetizam as infecções provocadas por dermatófitos; consequentemente, utiliza-se o termo genérico dermatomicose para designar todas as infecções fúngicas da pele.

Características descritivas

Morfologia

Em sua condição não parasitária, inclusive em meio de cultura, os dermatófitos produzem hifas ramificadas septadas, coletivamente denominadas micélio. As unidades de reprodução assexuada (conídios) estão presentes no micélio aéreo e podem ser macroconídios: estruturas multicelulares semelhantes a vagem com até 100 μm de comprimento; ou microconídios: esferas ou bastonetes unicelulares menores que 10 μm de tamanho. Formato, tamanho, estrutura, organização e abundância de conídios são critérios para o diagnóstico. As particularidades das hifas – espirais, nódulos, em formas de raquete, de candelabro e clamidoconídios (clamidósporos) – são mais comuns em algumas espécies que em outras, mas raramente têm valor diagnóstico. Características das colônias e de pigmentação são úteis na diferenciação de dermatófitos.

Na condição de parasita, observam-se apenas hifas e artroconídios (artrósporos), outra unidade de reprodução assexuada. Exceto quanto às variações de tamanho, que se sobrepõem entre as espécies de dermatófitos, os artroconídios são indistinguíveis entre as espécies.

Esporos sexuados (ascósporos) estão ausentes na fase parasitária.

As características para diferenciação dos três gêneros de dermatófitos – *Microsporum*, *Trichophyton* e *Epidermophyton* – estão reunidas no Quadro 45.1. Apenas *Microsporum* e *Trichophyton* infectam, consistentemente, os animais. *Epidermophyton* é constatado principalmente em seres humanos.

Características de crescimento

O meio tradicional para a multiplicação de dermatófitos (e outros fungos patogênicos) é o ágar Sabouraud-dextrose contendo 2% de ágar, 1% de peptona e 4% de dextrose. Sua acidez (pH 5,6) confere discreta atividade bacteriostática e seletiva. A seletividade é exacerbada pela adição de ciclo-heximida (500 μg/mℓ), que inibe fungos saprófitos, e de gentamicina e tetraciclina (100 μg/mℓ de cada um) ou cloranfenicol (50 μg/mℓ), que inibem bactérias. Dermatófitos são aeróbios não fermentadores. Alguns atuam em proteínas e causam desaminação de aminoácidos. A temperatura ideal para sua multiplicação é de 25°C a 30°C; são necessários dias a semanas de incubação.

Quadro 45.1 Características dos gêneros de dermatófitos.

	Microsporum	*Tricophyton*	*Epidermophyton*
Macroconídio	Geralmente presente	Variável; frequentemente ausente	Presente
Parede	Espessa	Fina	Espessa
Superfície	Rugosa	Lisa	Lisa
Formato	Fusiforme, formato de cigarro	Clava (delgada)	Clava (larga)
Microconídio	Variável, frequentemente ausente	Usual	Ausente
Forma sexuada	*Nannizzia*	*Arthroderma*	Nenhuma conhecida

*Capítulo original escrito por Dr. Ernst L. Biberstein e Dr. Dwight C. Hirsh.

Alguns dermatófitos de pele e pelos (mas não em meio de cultura) produzem fluorescência verde dado o metabólito triptofano, que se torna visível em luz ultravioleta (366 nm), às vezes denominada lâmpada de Wood. Entre os dermatófitos de animais, apenas *Microsporum canis* produz tal reação.

Resistência

Os dermatófitos são sensíveis aos desinfetantes comuns, especialmente os que contêm cresol, iodo ou cloro. Sobrevivem anos em ambientes inanimados.

Variabilidade

Há várias cepas de espécies de *Microsporum* e *Trichophyton,* tornando difícil a preparação de produtos de imunização efetivos.

Ecologia

Reservatório

Relatam-se dermatófitos geofílicos, zoofílicos e antrofílicos quando se discutem os dermatófitos presentes em reservatórios de solo, de animais e de seres humanos, respectivamente. No Quadro 45.2, constam os importantes dermatófitos de animais. Os dermatófitos de animais podem infectar as pessoas por meio de contato direto; no entanto, os dermatófitos dos seres humanos raramente infectam os animais.

Transmissão

Os dermatófitos se disseminam por meio de contato direto e, em razão de sua persistência em fômites e nas instalações, por meio de contato indireto.

Patogênese

Mecanismos

As enzimas proteolíticas (elastase, colagenase, queratinase) podem determinar a virulência, especialmente no caso de doença inflamatória grave. A instalação na epiderme queratinizada tem sido atribuída à carência de ferro disponível em outras partes. Isso pode ser responsável pela frequente cessação de dermatofitose por ação de respostas inflamatórias (mediante o influxo de proteínas ligadoras de ferro) e por inibidores enzimáticos.

A unidade infectante, o conídio, penetra por meio de anormalidade no estrato córneo. A germinação do conídio é estimulada por causas desconhecidas. O tubo germinativo se desenvolve na ramificação da hifa em contato com o epitélio cornificado. Partes da hifa se diferenciam em artroconídios. Esse padrão de multiplicação na pele alopécica predomina em algumas infecções causadas por dermatófitos (*Microsporum nanum* e *Trichophyton rubrum*). A invasão de pelos, evidente na maioria das tinhas de animais, inicia-se com a germinação de um esporo próximo a um orifício folicular. Filamentos de hifas crescem nos folículos pilosos, ao longo das bainhas externas das raízes, e invadem os pelos em crescimento próximos às células vivas das raízes. As hifas crescem no córtex dos pelos, em cujas partes externas os artroconídios se formam e se acumulam na superfície dos pelos. O padrão de acúmulo de artroconídios na parte externa da bainha dos pelos é denominado ectotrix, enquanto o acúmulo de artroconídos na parte interna da bainha dos pelos é denominado endotrix.

Quadro 45.2 Importantes dermatófitos de animais.

Espécies de dermatófitos	Hospedeiros animais suscetíveis	Seres humanos suscetíveis
Microsporum canis[a]	Gatos, cães (equinos, ovinos, bovinos, suínos, outros)	+
M. gallinae	Aves domésticas (gatos, cães)	+
M. gypseum	Cães, equinos (bovinos, suínos, outros)	+
M. nanum	Suínos	+
Trichopyton equinum	Equinos (cães)	+
T. mentagrophytes	Cães (equinos, bovinos, ovinos, gatos, suínos, outros)	+
T. verrucosum	Bovinos (gatos, cães, ovinos, equinos, outros)	+
T. simii	Macacos, aves domésticas	+

[a]Ocasionalmente relatado em bovinos, ovinos, equinos e suínos.
( ) = hospedeiro incomum.

Patologia

A enfermidade inicia-se com a colonização, durante a qual ocorrem os eventos mencionados, mas induz pequena resposta do hospedeiro. É possível observar hipertrofia do estrato córneo com rápida queratinização e esfoliação, conferindo uma aparência escamosa e perda de pelos. Nos cães infectados por *M. canis*, isso, com frequência, é o efeito principal. Gatos adultos podem não manifestar sintomas. Sabe-se que os gatos adultos albergam esporos de *M. canis* na pele, sem exibir quaisquer sinais clínicos ou lesões de tinha.

A segunda fase da doença se inicia, aproximadamente, na segunda semana da inflamação, na margem da área parasitada. Os sintomas variam de eritema a reações vesiculopustulares e supuração. Apresentações discretas são observadas na infecção causada por *Trichophyton verrucosum*, em bezerros. Reações graves são típicas de infecção por *T. mentagrophytes*, em cães, e por *Microsporum gypseum*, em equinos. Placas locais ("quérion") podem se assemelhar a alguns tumores cutâneos, especialmente em cães. A reação inflamatória pode interromper a infecção fúngica e torna-se o principal problema em decorrência da infecção bacteriana supurativa secundária.

O padrão circular das lesões e suas margens inflamadas sugerem os termos *ringworm* (tinha, em português) e *tinea* (termo latino para parasita).

Padrões de doença

Os padrões de dermatofitose em animais domésticos estão resumidos no Quadro 45.3.

Em geral, a tinha regride espontaneamente dentro de algumas semanas ou meses, a menos que complicada por infecção bacteriana secundária ou por fatores constitucionais corporais. Os microrganismos podem persistir após a cura clínica.

Quadro 45.3 Importantes infecções por dermatófitos em animais domésticos.

Hospedeiro	Agente	Natureza das lesões
Equinos	*T. equinum*	Secas, escamosas e geralmente não inflamatórias (a menos que haja infecção secundária)
	M. gypseum	Frequentemente supurativas, em regiões com pele espessada alopécica
	M. equinum	Não mais que inflamação discreta, semelhante às lesões causadas por *T. equinum*
Bovinos	*T. verrucosum*	Placas de "amianto" brancas, espessas, indolores, alopecia local
Suínos	*M. nanum*	Disseminação centrífuga no tronco, crostosas, amarronzadas; indolores, margens ligeiramente inflamadas. Sem perda de pelos
Cães	*M. canis*	Em geral, não inflamatórias, escamosas, manchas alopécicas, quérion ocasional
	T. mentagrophytes	Extensamente escamosas a inflamatórias, frequentemente disseminadas, supuração secundária
	M. gypseum	Semelhantes às lesões causadas por *T. mentagrophytes*
Gatos	*M. canis*	Frequentemente subclínica, em adultos. Em geral, não inflamatórias, exceto em filhotes; podem se generalizar em filhotes debilitados. Micetomas ocasionais (gatos da raça Persa)
	T. mentagrophytes	Semelhantes às lesões de cães
Frangos	*M. gallinae*	Em geral, em locais sem penas. Escamas esbranquiçadas na crista e na barbela; não inflamatórias
	T. simii	Superficialmente semelhantes a *M. gallinae*, mas com frequência inflamatórias e até mesmo necrosantes. É um problema de aves domésticas apenas na Índia

Epidemiologia

Com frequência, as dermatofitoses acometem indivíduos jovens. A extensão e a gravidade da infecção são influenciadas por fatores ambientais. Superpopulação ou agregação de grande número de indivíduos frequentemente está associada a maior taxa de prevalência. Com frequência, o aumento da prevalência em bezerros ocorre após sua saída de abrigos úmidos, escuros e com superpopulação, no inverno, para o ambiente externo.

Os indivíduos da mesma espécie infectados perpetuam as importantes dermatofitoses de animais. A ocorrência esporádica de infecções causadas por *M. gypseum* oriundo do solo contrasta com as infecções discretas, mas endêmicas a epidêmicas, de suínos, causadas pelo geofílico *M. nanum*.

Os principais agentes etiológicos de tinha em animais apresentam distribuição no mundo todo.

Características imunológicas

Mecanismos imunes da doença

Os principais antígenos associados a infecções por dermatófitos são as queratinases (induzem respostas mediadas por células) e as glicoproteínas (moléculas de carboidratos que estimulam anticorpos; moléculas de proteínas que estimulam respostas mediadas por células).

Durante a progressão da dermatofitose, observa-se a ocorrência de hipersensibilidade mediada por anticorpos e hipersensibilidade mediada por células. Em geral, seu início coincide com o da fase inflamatória da infecção e pode contribuir para sua manifestação. A produção de lesões cutâneas é facilitada pela liberação de gamainterferona pelo hospedeiro.

Em pessoas com tinha, notam-se lesões cutâneas inflamatórias estéreis (fítides), que são reações alérgicas aos antígenos fúngicos circulantes.

Recuperação e resistência

Os anticorpos, na melhor das hipóteses, têm participação limitada na resistência à infecção. As evidências indicam que os mecanismos mediados por células são decisivos na proteção e recuperação do paciente.

Os indivíduos recuperados se tornam resistentes a nova infecção, embora as reações locais possam ser mais agudas e intensas que as verificadas na primeira infecção. O grau e a duração da resistência adquirida variam de acordo com o hospedeiro, a espécie de dermatófito e, possivelmente, a região anatômica acometida.

Imunização artificial

Vacinas com micélios de *T. verrucosum*, inativadas e vivas avirulentas, são utilizadas em bovinos, na Europa. Acredita-se que reduzam o número de rebanhos infectados e a ocorrência de novas infecções. O uso de misturas de *Microsporum* e *Trichophyton* – como vacina viva atenuada ou vacina morta – tem sido frustrante na proteção de gatos contra dermatofitose, ainda que dê a impressão de minimizar a propagação do microrganismo entre os gatos. Embora pareça que as vacinas vivas estimulam melhor resposta imune (protetora), a presença de várias cepas de *Microsporum* e *Trichophyton* torna difícil a preparação dessas vacinas.

Diagnóstico laboratorial

Exame direto

Em 50 a 70% dos casos, escamas obtidas de pele e pelos infectados por *M. canis* e *M. audouinii* podem emitir fluorescência amarelo-esverdeada brilhante, sob luz ultravioleta como, por exemplo, a lâmpada de Wood (λ = 366 nm).

Exame microscópico

Os raspados de pele e pelos são examinados em microscópio, pesquisando a presença de hifa e artroconídio. O raspado deve incluir material das margens de qualquer lesão e toda a espessura da epiderme queratinizada. Arrancam-se os pelos, de modo que se inclua a parte intrafolicular. A amostra é colocada em uma lâmina, banhada com hidróxido de potássio a 10 a 20%, e recoberta com lamínula; em seguida, é cuidadosamente aquecida. Esse procedimento clareia a amostra (torna-a "transparente"), porém preserva estruturas fúngicas e suficiente quantidade de pelos e epiderme, intactos, para visualizar o microrganismo fixado às estruturas parasitadas.

O exame microscópico deve começar em pequeno aumento (100×) e com luminosidade reduzida. Em grande aumento (400×), identificam-se artroconídios esféricos individuais nesses pelos.

Corantes e substâncias penetrantes e umidificantes (nanquim, lactofenol azul algodão, dimetilsulfóxido) melhoram a visualização. O reagente calcoflúor branco concede fluorescência às estruturas fúngicas e facilita o diagnóstico, quando há disponibilidade de microscópio de fluorescência.

Cultura

Raspados são cultivados em/na superfície de meio seletivo (ágar Sabouraud com cloranfenicol e ciclo-heximida – Dermatophyte Test Medium [DTM], Rapid Sporulation Medium [RSM]), incubado em 25°C (temperatura ambiente) por até 4 semanas. Quando se suspeita que a amostra contenha *T. verrucosum*, essa é incubada em 37°C. Nos meios DTM e RSM, uma reação alcalina sugere a presença de dermatófito. (Os dermatófitos, na presença de glicose e proteína, geralmente digerem primeiramente a proteína, originando produtos alcalinos; os fungos sapróbitas mais frequentemente utilizam glicose, originando subprodutos ácidos. Atenção: após a utilização do substrato preferido, o microrganismo faz o uso de outro, desviando o pH em outra direção.)

O isolado suspeito é examinado em microscópio. O lado aderente de uma fita adesiva de celofane claro é pressionado delicadamente sobre a colônia suspeita (obtida em RSM ou ágar Sabouraud com cloranfenicol e ciclo-heximida – os dermatófitos não esporulam bem em DTM) e sobre a lâmina deposita-se uma gota de lactofenol azul algodão e faz-se o exame microscópico (ver Quadro 45.1; Figuras 45.1, 45.2 e 45.3). A coloração da colônia (na superfície e no fundo da placa), a textura e a taxa de crescimento são importantes para a identificação dos dermatófitos, assim como o tamanho e o formato de macroconídios e microconídios dos dermatófitos. No caso de *Trichophyton* spp., na ausência de conídios para o diagnóstico, são utilizados testes auxotróficos para a determinação de novas espécies.

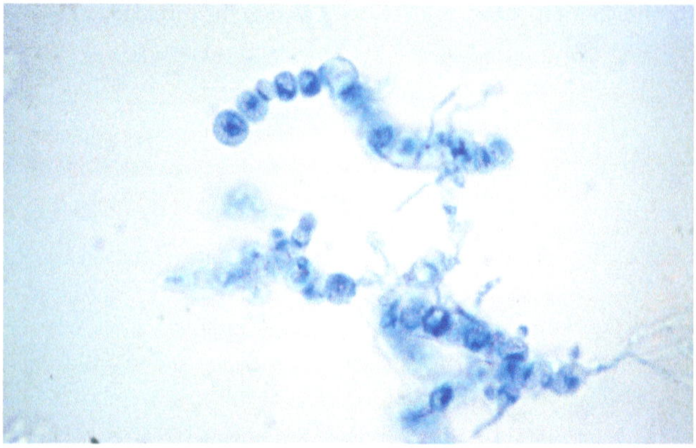

Figura 45.2 *Trichophyton verrucosum*. Preparação obtida de cultura em ágar Sabouraud-dextrose, em 37°C, corada com lactofenol azul algodão. Macroconídios, 400×.

O conhecimento da origem (espécie hospedeira e tipo de lesão) auxilia muito na identificação provisória dos dermatófitos de animais.

Técnicas moleculares

Há várias técnicas de exame de DNA disponíveis para o exame direto de amostras clínicas ou para o uso na identificação de um dermatófito isolado. Essas técnicas incluem a determinação da sequência de DNA que codifica produtos específicos (p. ex., gene da quitina sintase 1), a determinação da sequência da região espaçadora transcrita interna, a determinação da sequência de DNA que codifica a subunidade ribossômica grande (28S) e a produção de fragmentos de DNA únicos, após reação em cadeia de polimerase, arbitrária ou aleatória. Esses dois testes não são utilizados rotineiramente nos laboratórios de diagnóstico.

Tratamento e controle

Com frequência, prefere-se a combinação de tratamento sistêmico e aplicação tópica. Os medicamentos antifúngicos tópicos incluem, mas não se restringem a, produtos que

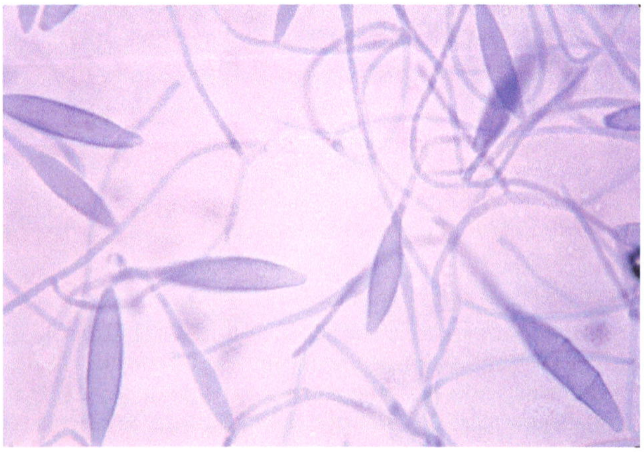

Figura 45.1 *Microsporum canis*. Preparação obtida de cultura em ágar Sabouraud-dextrose corada com lactofenol azul algodão. Observam-se macroconídios fusiformes, 400×.

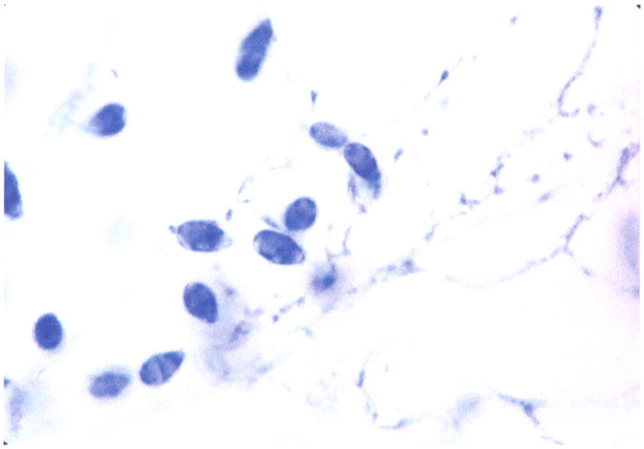

Figura 45.3 *Microsporum nanum*. Preparação obtida de cultura em ágar Sabouraud-dextrose corada com lactofenol azul algodão. Macroconídios em formato de pera, 400×.

contêm miconazol, econozol, cetoconazol, itraconazol e tiobendazol. Terbinafina (um antifúngico alilamina que inibe a biossíntese de ergosterol e se concentra na pele e nas unhas), fluconazol e itraconazol (eficaz especialmente em gatos) são fármacos de escolha e podem ser uma alternativa valiosa.

Spray antifúngico de uso em pomar é efetivo no tratamento de tinha em grandes e pequenos animais (Captan® 45%, em pó: 2 colheres de sopa/3,8 ℓ). Inicialmente, faz-se tricotomia das regiões acometidas. Em animais de grande porte, recomendam-se duas aplicações, com intervalo de 15 dias. Em cães, pode-se repetir o banho de imersão semanalmente, até se obter o efeito desejado. Deve-se evitar o contato com pele humana. Tiabendazol é utilizado em animais de pequeno e grande portes. Imersões em cal sulfurada, associadas ao uso sistêmico de miconazol ou outros azóis, são efetivas.

Iodo-povidona (Betadine®) e clorexidina (Nolvasan®), disponíveis nas apresentações de loção e unguento, são antissépticos de uso geral com ação antifúngica.

É fundamental a limpeza completa das instalações com desinfetante que contenha iodo, cloro ou fenol. Os utensílios e equipamentos são desinfetados com *spray* de uso em pomar, Captan® ou Bordeaux®.

Em canis e gatis, a identificação de indivíduos portadores pode ser feita por meio de cultura de escovas. A lâmpada de Wood é útil como teste de triagem em população de colônias de gatos em que *M. canis* é a única preocupação. Os indivíduos infectados devem ser isolados e tratados. Os animais expostos ao microrganismo devem ser submetidos a tratamento profilático.

Vacinação efetiva é amplamente empregada em bovinos europeus. Uma cepa viva atenuada (*T. verrucosum*) parece ser mais imunogênica. Vacinas vivas atenuadas e vacinas mortas não têm sido efetivas na prevenção de dermatofitose em gatos.

Leitura sugerida

Songer JG and Post KW (2005) *Veterinary Microbiology: Bacterial and Fungal Agents of Animal Diseases*. Elsevier Saunders.

46 Agentes Etiológicos de Micoses Subcutâneas*

LISA M. POHLMAN E M. M. CHENGAPPA

A classificação do fungo como mofo ou levedura se baseia na aparência microscópica verificada no tecido ou no meio de cultura de rotina (fase assexuada). Caso no exame microscópico se observem hifas, o fungo é denominado mofo; caso se constate uma estrutura unicelular com brotamento, o fungo é denominado levedura. Em meio de cultura de rotina, o mofo tem aparência "de flocos" ou "de lã", enquanto a morfologia e a uniformidade das colônias de levedura se assemelham às de bactérias. Alguns fungos patogênicos produzem estruturas semelhantes a hifas ou a leveduras, dependendo da condição nas quais se multiplicam. Esses fungos são denominados dimórficos, os quais são discutidos neste capítulo e no Capítulo 47.

Este capítulo se refere a fungos dimórficos e a microrganismos semelhantes a fungos que infectam a pele e o tecido subcutâneo. São discutidos *Sporothrix schenckii,* a causa de esporotricose em diversas espécies animais, porém mais frequentemente em seres humanos, equinos, cães e gatos; *Histoplasma capsulatum* var. *farciminosum,* causa de linfangite epizoótica em equídeos (equinos, asnos, mulas); os microrganismos causadores de oomicose (*Aphanomyces, Lagenidium, Pythium* e *Saprolegnia*), os quais causam uma variedade de doenças em peixes e mamíferos; e diversas doenças de pele e tecido subcutâneo, incluindo cromoblastomicose, feo-hifomicose e micetoma. Micoses sistêmicas, nas quais as lesões cutâneas podem ser um dos sinais clínicos, são descritas no Capítulo 47.

S. schenckii

Esporotricose é uma doença relativamente rara causada por espécies de *Sporothrix* (geralmente *S. schenckii,* embora várias outras espécies tenham sido recentemente relatadas como causa dessa doença), que são fungos dimórficos saprófitos. Em pessoas imunocompetentes, geralmente se manifesta como linfangite ulcerativa crônica de pele e tecido subcutâneo. Ocasionalmente observa-se doença sistêmica (disseminada) em pacientes humanos com imunossupressão (p. ex., etilistas, indivíduos infectados pelo vírus da imunodeficiência). Em geral, em equinos e cães imunocompetentes, a doença se restringe à apresentação cutânea ou cutaneolinfática e, em geral, os microrganismos são escassos ou raros nas lesões. Em equinos e cães, é muito rara a ocorrência de doença disseminada, a menos que o paciente apresente imunossupressão. Por outro lado, a maioria dos gatos com esporotricose desenvolve doença cutaneolinfática ou disseminada, independentemente de sua condição imune por ocasião da infecção. Além disso, nos gatos, geralmente os microrganismos são abundantes e facilmente constatados nas lesões e em exsudatos.

Características descritivas

Morfologia e coloração

S. schenckii é um fungo dimórfico, ou seja, apresenta morfologia diferente dependendo das condições nas quais cresce. Em temperatura ambiente (25°C, em ágar Sabouraud), *S. schenckii* cresce como um mofo. Essa fase denominada saprófita consiste em hifa septada, com conídios ovais ou em formato de lágrimas (2 a 3 μm × 3 a 6 μm) em aglomerados nos conidióforos e ao longo das hifas. Em temperaturas de 35°C a 37°C (no tecido ou em um meio de cultura rico, por exemplo, ágar-sangue, incubado nessa temperatura), o microrganismo se apresenta como leveduras pleomorfas com brotamentos (em geral, caracterizada pela aparência de "corpúsculos em formato de cigarro" singulares. Contudo, as leveduras também podem ser arredondadas) medindo até 10 μm em sua dimensão mais longa. O microrganismo em fase de levedura se cora pela coloração de Gram e essa fase aceita corantes do tipo Romanowsky (p. ex., Wright e Giemsa) (Figura 46.1) ou corantes de fungos (ácido periódico de Schiff, metenamina-prata de Grocott e Gridley).

Constituintes e produtos celulares

S. schenckii apresenta uma parede celular típica de fungo, contendo quitina e ergosterol. Vários glicoconjugados presentes na parede apresentam propriedades de adesão (ver seção "Produtos celulares de interesse médico", a seguir).

Produtos celulares de interesse médico

Adesinas. A parede celular de *S. schenckii* contém glicoconjugados com afinidade por proteínas da matriz extracelular (fibronectina, laminina e colágeno tipo II). Essa interação

*Capítulo original escrito por Dr. Dwight C. Hirsh e Dr. Ernst L. Biberstein.

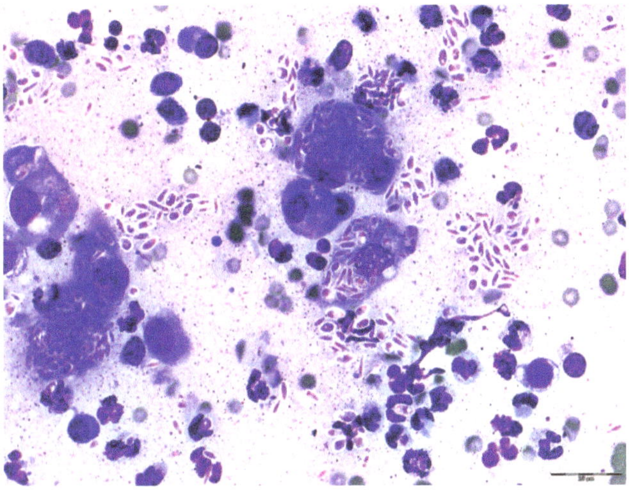

Figura 46.1 Exsudato obtido de lesão de esporotricose cutânea em gato. Observe o pleomorfismo das células de leveduras; varia de arredondado a oval até o formato de cigarro (corpúsculos em forma de cigarro) (coloração de Wright modificada, 1.000×).

não envolve a sequência de aminoácidos arginina-glicina-ácido aspártico, ou "Arg-Gly-Asp".

Parede celular. A parede celular de *S. schenckii* contém várias substâncias que podem participar na virulência desse microrganismo, as quais incluem lipídios, melanina, peptídio-ramnomanana e ácido siálico:

1. *Lipídio:* a porção lipídica da parede celular de *S. schenckii* inibe a fagocitose por monócitos e macrófagos
2. *Melanina:* a melanina presente na parede celular protege *S. schenckii* dos efeitos dos intermediários reativos do oxigênio nos fagolisossomos de células fagocíticas. A melanina é um inibidor de radicais livres (reduz a toxicidade de radicais hidróxidos, superóxidos e de oxigênio singleto, presentes nos fagolisossomos)
3. *Peptídio-ramnomanana:* a fração peptídio-ramnomanana da parede celular atua como imunossupressor por suprimir a liberação de citocinas pró-inflamatórias pelas células fagocíticas
4. *Ácidos siálicos:* os ácidos siálicos da parede celular inibem a captação de *S. schenckii* pelas células fagocíticas. O ácido siálico direciona as proteínas do sistema complemento mais para a via de degradação que para a produção de fragmentos de opsonização efetivos e de anafilatoxinas necessárias para a indução de uma resposta inflamatória efetiva.

Proteinases. *S. schenckii* produz duas proteinases: I e II. A importância dessas enzimas na patogênese da esporotricose não é conhecida. No entanto, acredita-se que causem hidrólise das células do estrato córneo humano, *in vitro*.

Características de crescimento

Após vários dias em ágar Sabouraud, em temperatura ambiente, inicialmente se desenvolvem colônias branco-sujo a pretas, úmidas, que se tornam enrugadas e em flocos. Em ágar-sangue, em temperaturas de 35°C a 37°C, em poucos dias surgem colônias de leveduras esbranquiçadas lisas. Em ágar dextrose-batata, em temperatura ambiente, as colônias se apresentam pretas e enrugadas.

Variabilidade

O exame do DNA mitocondrial (pela análise do polimorfismo do comprimento do fragmento de restrição) indica que há, pelo menos, 20 diferentes cepas de *S. schenckii* (1-20).

Ecologia

Reservatório. O microrganismo prefere solo rico em matéria orgânica e em decomposição; também, foi isolado de vegetais vivos, em todo o mundo. Ocasionalmente, é isolado de unhas de gatos clinicamente sadios, de membranas mucosas de animais hígidos e de produtos animais. A doença foi relatada em pessoas, cães, gatos, equinos, mulas, asnos, caprinos, bovinos, ratos, camundongos, *hamsters*, raposas, aves, camelos, golfinhos, tatus e chimpanzés. A enfermidade é mais comum em gatos, cães e equinos, nos quais se manifesta em várias apresentações. Com frequência, as infecções humanas acometem cuidadores de rosas (e comumente é denominada "doença do jardineiro"), uma vez que a infecção geralmente ocorre após um ferimento por perfuração traumática durante o manuseio de plantas e materiais vegetais. No entanto, o mais correto é considerar que qualquer planta espinhosa é possível fonte de infeção. Também, há relato de infecção por inalação de esporos, mas isso é muito menos comum.

Transmissão. A forma de micélio do microrganismo penetra no tecido por meio de inoculação traumática e, em seguida, transforma-se em levedura, ocorrendo proliferação local do microrganismo e resultando em nódulos ulcerados exsudativos na pele e no tecido subcutâneo. Essas lesões supurativas podem ser contagiosas, especialmente em gatos, nos quais a quantidade de microrganismo nos exsudatos é muito grande. Além disso, tem-se isolado o microrganismo de unhas de gatos infectados e de gatos clinicamente sadios que têm contato com indivíduos infectados. Os casos raros de infecção interna se devem à inalação ou à ingestão do microrganismo.

Patogênese

Após a inoculação, a proliferação local do microrganismo e a reação inflamatória associada resultam em feridas fistulosas que, inicialmente, se assemelham a abscessos por mordida de gato ou à celulite. Estas feridas, refratárias ao tratamento com antibióticos, progridem e tornam-se nódulos cutâneos ulcerados que envolvem a derme e o tecido subcutâneo. Em seguida, a região afetada se torna ulcerada e há formação de grandes crostas. A reação inflamatória típica é piogranulomatosa, com um centro purulento circundado por macrófagos epitelioides e multinucleados e, perifericamente, por linfócitos e plasmócitos. No entanto, ao remover as crostas, com frequência, observa-se exsudato purulento. O processo infeccioso acompanha os vasos linfáticos subcutâneos, às vezes, ocasionando úlceras supurativas. Essas cicatrizam lentamente, mas geralmente nota-se nova erupção. Com frequência, os vasos linfáticos se tornam espessados. Em pacientes imunocompetentes (exceto os gatos), em geral a doença se limita à apresentação cutânea ou cutaneolinfática. Novamente, com exceção dos gatos, a doença disseminada é muito rara, a menos que o paciente apresente imunossupressão. Por outro lado, a maioria dos gatos desenvolve doença cutaneolinfática ou disseminada, independentemente de sua condição imune por ocasião da infecção e, desse modo, é comum a disseminação do microrganismo às vísceras, articulações, ossos e sistema nervoso central, em gatos.

Proteinases são possíveis fatores de virulência, e tem-se constatado que os inibidores de proteinase suprimem a formação de nódulos. Os componentes da parede celular e as adesinas retardam a eliminação do microrganismo.

Epidemiologia. Esporotricose é adquirida de ambiente inanimado, mas é possível a transmissão por meio de lesões supurativas. O potencial zoonótico da infecção de gatos a humanos está bem-estabelecido. A transmissão da infecção de cães e equinos para humanos não está bem-documentada. Relata-se que a abundância de microrganismos nas lesões, nos exsudatos, nas fezes e sob as unhas de gatos infectados e a ausência relativa do microrganismo nas lesões de cães é a razão da diferença. No entanto, há relato de transmissão de gatos para humanos, mesmo quando as lesões nos gatos apresentam quantidade muito pequena de microrganismos. Além disso, não houve transmissão de cães aos proprietários expostos a lesões com abundante quantidade de microrganismos. Portanto, é provável que haja outros fatores que interfiram no potencial zoonótico e não simplesmente a quantidade de microrganismos na lesão. Não ocorre transmissão entre pessoas.

Características imunológicas

A reatividade mediada por célula está significativamente relacionada com a resistência. Não há modo de imunização artificial.

Diagnóstico laboratorial

Com frequência, o exame direto de exsudato é pouco compensador, exceto o exame de amostras de gatos ou de amostras de pacientes com imunossupressão, que, geralmente, contêm abundante quantidade de leveduras (microrganismos com formato arredondado e corpúsculos em forma de cigarro) (Figura 46.1). Se houver microrganismos na preparação citológica, sua identificação será direta, na hipótese de se constatarem as apresentações clássicas de leveduras, de oval a formato de cigarro (corpúsculos em forma de cigarro). No entanto, em raros casos, quando apenas se notam leveduras arredondadas, pode ser difícil diferenciar esses microrganismos de *H. capsulatum*. Em cortes de tecidos, também há relato de que *S. schenckii* foi confundido com *Cryptococcus neoformans*. Esse erro provavelmente se deve a um artefato de preparação da amostra em que o citoplasma se contrai da parede celular, resultando na visualização de uma grande cápsula afastada. Em outros hospedeiros, os corantes para fungos e a imunofluorescência podem auxiliar na detecção de leveduras.

O microrganismo se multiplica facilmente em meio de cultura. O diagnóstico definitivo requer a demonstração de ambas as fases, de mofo e de levedura. O uso de testes sorológicos (levedura e aglutinação em látex, em difusão em ágar gel) tem-se limitado aos animais. Têm-se empregado técnicas moleculares que utilizam reação em cadeia de polimerase (PCR), com *primers* específicos para a amplificação de segmentos do gene que codifica quitina sintase 1, a fim de detectar o fungo em amostras clínicas, bem como identificar os isolados (úteis quando um isolado resiste à conversão mofo-levedura).

Tratamento e controle

Em geral, a apresentação cutânea responde à administração oral de iodeto de sódio ou de potássio. Os medicamentos azóis, especialmente itraconazol e cetoconazol, são efetivos. Terbinafina (um antifúngico alilamina que inibe a biossíntese de ergosterol) tem mostrado alguma eficácia no tratamento de pacientes humanos com a apresentação cutânea de esporotricose. Anfotericina B e flucitosina são utilizadas nas apresentações profundas e disseminadas da infecção.

H. capsulatum var. farciminosum

H. capsulatum é um fungo dimórfico que se apresenta na forma de mofo, em temperaturas de 25°C a 30°C (fase saprófita) e na forma de levedura em temperatura de 37°C (fase de parasita). Esse fungo apresenta três variedades: *H. capsulatum* var. *capsulatum, H. capsulatum* var. *duboisii* e *H. capsulatum* var. *farciminosum*. As variedades *capsulatum* e *duboisii* causam histoplasmose, uma micose sistêmica discutida no Capítulo 47. A variedade *farciminosum* causa linfangite epizoótica (pseudomormo), uma doença piogranulomatosa crônica que, em geral, acomete a pele e os vasos linfáticos, em especial, de equinos, asnos e mulas; relatada, também, em camelos, bovinos e cães. Tem-se obtido sucesso na infecção experimental de camundongos, porquinhos-da-índia e coelhos. Raramente, pode haver envolvimento de órgãos internos.

Características descritivas

Morfologia e coloração. *H. capsulatum* var. *farciminosum*, um fungo dimórfico, produz leveduras com brotamento (2 a 3 μm × 3 a 4 μm) no tecido. Geralmente, origina hifa estéril em sua forma de micélio quando cresce em temperatura de 25°C ou em temperatura ambiente. Excepcionalmente, notam-se artroconídios, clamidoconídios e macroconídios esféricos de paredes espessas.

A fase de levedura é mais bem-demonstrada com o uso de um corante do tipo Romanowsky (p. ex., Wright ou Giemsa) ou de corantes de fungos (ácido periódico de Schiff, metenamina-prata de Grocott e Gridley).

Características de crescimento. *H. capsulatum* var. *farciminosum* cresce em meio de cultura comum de laboratório (ágar Sabouraud-glicose, infusão e meio suplementado com sangue com ou sem ciclo-heximida e fármacos antibacterianos), em ampla faixa de variação de temperatura. A temperatura ideal para a multiplicação de micélio é de 25°C a 30°C; demora várias semanas para a formação de uma colônia com aparência de algodão, de coloração branca a marrom. A pigmentação está relacionada com a quantidade de macroconídios. A fase de levedura requer um meio de cultura rico (p. ex., ágar-sangue, ágar glicose-cisteína e ágar-sangue infusão cérebro-coração) e temperaturas de 34°C a 37°C; demora vários dias para formar uma colônia semelhante à levedura, de coloração creme a marrom-clara. A transformação de mofo em levedura, em ágar-sangue, requer incubação a 37°C, em ambiente com 15 a 20% de CO_2. Podem ser necessárias várias passagens no meio de cultura para transformar mofo em fase de levedura.

Resistência. *H. capsulatum* var. *farciminosum* é muito resistente a agentes físicos e químicos. Sobrevive no solo, em temperatura ambiente, durante meses (várias semanas em currais e estábulos); em temperatura de refrigeração ou em uma forma dessecada sobrevive durante anos.

Ecologia

Reservatório. O principal reservatório das espécies de *Histoplasma* é o solo rico em nitrogênio.

Transmissão. Acredita-se que a infecção se instale em todas as feridas cutâneas. Os microrganismos infectantes podem se apresentar na forma de levedura e ser oriundos de lesões cutâneas ou exsudato nasal e/ou ocular de animais infectados ou podem se apresentar na forma de micélio, no ambiente (p. ex., solo). Fômites, como os materiais utilizados em escovação ou os arreios, também são fontes de infecção. Os microrganismos se disseminam mais facilmente quando se agrupa grande número de equídeos, em regiões de climas tropical e subtropical, uma vez que ambientes quentes e úmidos possibilitam que o microrganismo sobreviva no solo durante meses. Artrópodes podem participar na transmissão. Infecções gastrintestinais localizadas e infecções respiratórias, que são raras, provavelmente se instalam após a ingestão ou a inalação do microrganismo, respectivamente. No entanto, estudos experimentais não tiveram sucesso na indução da doença gastrintestinal após a administração oral de microrganismos.

Patogênese

O sintoma inicial é um nódulo cutâneo indolor livremente móvel, cujo tamanho aumenta com o passar do tempo e se transforma em abscesso; por fim, rompe-se resultando em uma lesão ulcerativa. Embora algumas lesões pareçam cicatrizar espontaneamente, o mais comum é que continuem ulceradas e cresçam, com períodos de granulação e cicatrização parcial, seguidos de desenvolvimento de novas lesões. Geralmente, os vasos linfáticos adjacentes desenvolvem nódulos ao longo de seu trajeto, mostrando a mesma atividade alternada. Os linfonodos regionais desenvolvem abscessos que drenam para o exterior por meio de fístulas; todavia, é rara a ocorrência de febre. É possível disseminação hematógena e envolvimento de vísceras. Histologicamente, a doença se apresenta como uma lesão supurativa a granulomatosa (piogranulomatosa) contendo linfócitos, macrófagos, células gigantes e, por fim, fibrose. Observam-se leveduras nos meios extracelular e intracelular, especialmente em macrófagos.

Lesões cutâneas, sobretudo na cabeça, no pescoço e nos membros são os sintomas predominantes. Comumente, a condição geral não se altera, exceto nos casos de infeções disseminadas ou de infecção primária do trato respiratório. Os casos discretos da doença não progridem além da lesão local.

Epidemiologia. As áreas endêmicas incluem partes da África, grande parte da Ásia, incluindo Índia, Japão, Paquistão, e o litoral do Mediterrâneo. A epidemiologia da infecção causada por *H. capsulatum* var. *farciminosum* não foi esclarecida. As manifestações da doença variam dependendo da região geográfica. Picos sazonais da infecção sugerem transmissão por artrópodes.

A doença acomete principalmente equídeos; todavia, bovinos, camelídeos e cães também podem ser infectados. Equinos jovens (com menos de 6 meses de idade) são mais suscetíveis.

Características imunológicas

A participação de mecanismos imunes na patogênese ou na resistência não é conhecida, mas provavelmente a imunidade mediada por célula é fundamental para a defesa do hospedeiro. Após a exposição, o indivíduo desenvolve sensibilidade cutânea, mesmo na ausência de doença. Anticorpos circulantes, detectados por fluorescência indireta, em difusão em ágar gel, em testes imunoenzimáticos ou em testes de aglutinação do soro, são indicativos de infecção.

Diagnóstico laboratorial

O diagnóstico diferencial inclui esporotricose (ver seção "S. schenckii") e linfangite ulcerativa causada por *Corynebacterium pseudotuberculosis* (ver Capítulo 30). Deve-se demonstrar a presença do microrganismo. O exame direto de exsudatos corados (coloração de Wright ou Giemsa) ou de material obtido por biopsia (corado com hematoxilina-eosina, ácido periódico de Schiff e metenamina-prata de Grocott) pode revelar a presença de leveduras intracelulares (no interior de macrófagos) ou extracelulares características.

H. capsulatum var. *farciminosum* cresce em ágar Sabouraud-glicose contendo inibidores (ciclo-heximida e cloranfenicol). Os extratos de micélio contêm antígenos específicos do gênero, demonstráveis em difusão em ágar gel ou em teste de aglutinação do soro. O padrão de multiplicação e a morfologia microscópica diferenciam *H. capsulatum* var. *farciminosum* de *H. capsulatum* var. *capsulatum* (Capítulo 47).

Tratamento e controle

A aplicação intravenosa de iodeto (com ou sem griseofulvina) tem sido relativamente efetiva. A anfotericina B tem sido empregada com algum sucesso. Também, podem ser utilizados itraconazol e fluconazol. Em regiões não endêmicas recomenda-se o extermínio dos animais infectados.

Oomicose

Oomicose é causada por membro de um grupo de microrganismos eucarióticos pertencentes ao reino Stramenopiles (que também contempla algas marrons e diatomáceas). São microrganismos saprófitos que geralmente vivem em água e solo úmido. Embora sejam morfologicamente semelhantes a fungos (produzem hifas nos tecidos e se multiplicam como colônias semelhantes a mofo em meio de cultura, *in vitro*), não pertencem ao reino Fungi. Os microrganismos deste grupo causam várias doenças em vegetais e animais. Historicamente, o mais notório é *Phytophthora,* a causa de escassez absoluta de batata na Irlanda, o qual, atualmente, é responsável pela morte de árvores de carvalho ao longo da costa do oceano Pacífico, na América do Norte. Os gêneros a seguir mencionados estão associados à ocorrência de doenças em animais: *Aphanomyces* (doença ulcerativa de peixes e crustáceos), *Lagenidium* (doença piogranulomatosa de cães e gatos, clinicamente semelhante à pitiose),

Pythium (doença piogranulomatosa, denominada pitiose, que acomete várias espécies animais) e *Saprolegnia* (doença sistêmica de salmonídeos criados em cativeiro). A discussão que se segue diz respeito a *Pythium insidiosum*, o agente etiológico de doença piogranulomatosa (pitiose) em cães ("câncer do pântano"), equinos ("corpúsculos granulares"), ovinos, gatos e pessoas.

Pitiose cutânea | "Câncer do pântano" — "corpúsculos granulares em equinos da Flórida"

O gênero *Pythium* contempla mais de 85 espécies, mas apenas *P. insidiosum* causa doença em animais. *P. insidiosum* provoca lesões cutâneas e subcutâneas eosinofílicas, fibrogranulomatosas ou piogranulomatosas em equinos, bovinos, cães e gatos, bem como doença gastrintestinal em cães. Também, tem sido apontado como causa de arterite, queratite e celulite periorbital em pessoas. É encontrado principalmente em regiões tropicais ou subtropicais – na América do Norte, a doença é mais frequentemente diagnosticada ao longo da Costa do Golfo. Cães e equinos são as espécies mais comumente acometidas. O microrganismo é um oomiceto aquático, com hifa larga (4 μm), escassamente septada. Em equinos, com frequência as lesões são tumefações exsudativas grandes, geralmente nas extremidades, na parte ventral do tronco ou na cabeça. Parece haver envolvimento da mucosa nasal. As hifas são verificadas no interior de coágulos granulomatosos (denominados "kunkers" ou "corpúsculos granulares", em equinos), compostos de macrófagos necrosados (inclusive macrófagos epitelioides e multinucleados) e de eosinófilos.

Os métodos de diagnóstico incluem exame citológico (no qual se observam amplos elementos de hifas ramificadas discretamente septadas, com inflamação piogranulomatosa eosinofílica), exame sorológico (imunoensaio enzimático), técnicas moleculares (que utilizam *primers* destinados à ampliação do DNA especifico de *P. insidiosum* por meio de PCR), exame imuno-histoquímico de exsudato e cultura microbiológica. As técnicas de cultura são cansativas e demoradas e exigem multiplicação de um microrganismo semelhante a mofo em ágar Sabouraud-dextrose ou em ágar infusão cérebro-coração, após 24 a 48 horas de incubação em temperatura de 30°C. A identificação requer a demonstração de zoósporos móveis e/ou reação de extratos do isolado com um antissoro de referência. O teste PCR mencionado é utilizado para definir a presença de *P. insidiosum* em amostras clínicas, bem como para identificar os isolados. O teste PCR também identifica, com sucesso, os microrganismos do gênero *Lagenidium* (outro oomiceto), que causam quadro clínico semelhante em cães e gatos.

O diagnóstico precoce é fundamental para o sucesso do tratamento, o qual inclui cirurgia e terapia antifúngica (anfotericina B). O uso de imunoterapia com microrganismos íntegros mortos ou com extratos tem-se mostrado promissor.

Cromoblastomicose e feo-hifomicose

Cromoblastomicose e feo-hifomicose são causadas por fungos pigmentados, de coloração escura (dematiáceos). A maior parte das, aproximadamente, 70 espécies envolvidas pertence aos gêneros *Alternaria, Bipolaris, Cladosporium, Cladophialophora, Curvularia, Exophiala, Fonsecaea, Phaeoacremonium* e *Phialophora*. Na cromoblastomicose, os elementos fúngicos no tecido são grandes "corpúsculos escleróticos" pigmentados (< 12 μm). As infecções nas quais se constatam hifas são denominadas feo-hifomicose.

A cromoblastomicose é rara em mamíferos não humanos, mas ocorre em rãs e sapos. Esporadicamente, nota-se feo-hifomicose em gatos, cães, equinos, bovinos e caprinos; a doença pode ser sistêmica. *Cladophialophora bantiana* é o fungo mais comumente detectado em cães e gatos; com frequência instala-se no sistema nervoso central.

Os microrganismos, sapróf itos associados ao solo e aos vegetais, penetram na pele e crescem no tecido subcutâneo, provocando reações piogranulomatosas. Não se constata colônia ou grânulo no tecido. Há desenvolvimento de tumefações maiores ou nodulares que podem ulcerar e eliminar pus.

Obtém-se o diagnóstico por meio de biopsia e cultura microbiológica. Corpúsculos escleróticos (cromoblastomicose) e hifas (feo-hifomicoses) são observados em cortes de amostras obtidas por biopsia corados (com hematoxilina-eosina, ácido periódico de Schiff e metenamina-prata de Grocott). Cultura microbiológica em ágar Sabouraud sem inibidores frequentemente requer incubação prolongada. As colônias resultantes variam de coloração verde-oliva a marrom até preta, dependendo da cor da espécie do fungo envolvido.

As lesões são extirpadas, mas pode ocorrer recidiva. O tratamento medicamentoso (flucitosina, itraconazol, anfotericina B e cetoconazol) tem mostrado resultados indefinidos.

Micetoma eumicótico

Tumefação, formação de grânulo e secreção fistular são características de micetoma. Pode estar associado a bactérias, mais notavelmente a actinomiceto, tal como um membro do gênero *Nocardia* ou *Actinomyces* (micetoma actinomicótico; ver Capítulo 36) ou um fungo (micetoma eumicótico). Há relatos ocasionais de micetomas em bovinos, equinos, cães e gatos. Com frequência, a apresentação cutânea é nodular e está associada a lesões nasais similares.

Os fungos associados a micetoma eumicótico incluem *Pseudallescheria boydii, Cochliobolus spiciferus* (as formas sexuadas de *Scedosporium apiospermum* e *Bipolaris spicefera*, respectivamente) e *Curvularia geniculata*. Todos são saprófitos e possivelmente entram no organismo mediante a contaminação de uma ferida. Não está claro o que estimula esse curso da patogênese, porque os mesmos microrganismos podem causar outros padrões de doença.

As colônias de fungos são circundadas por supuração margeada por reações granulomatosas. As fístulas carreiam pus e grânulos, compostos de microrganismos e componentes inflamatórios, para a superfície. A cor e a textura dos grânulos variam dependendo da espécie de fungo presente no micetoma. A lesão progride lentamente, envolvendo os tecidos adjacentes.

O tratamento requer a extirpação da lesão, se possível. Medicamentos antifúngicos (azóis e anfotericina B) têm mostrado resultados desapontadores.

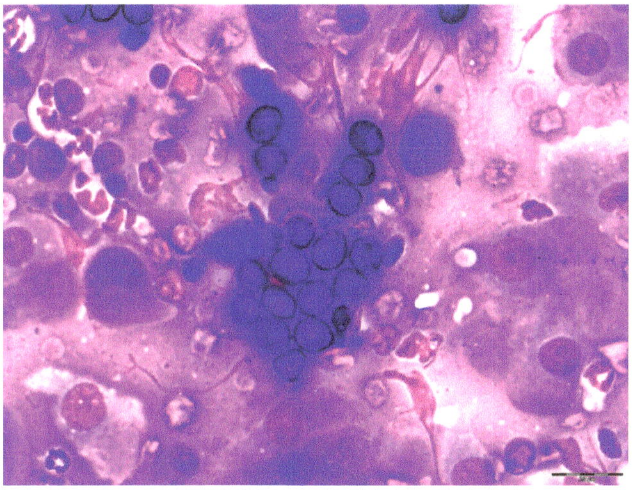

Figura 46.2 Esfregaço por impressão (*imprint*) de protuberâncias semelhantes a uma couve-flor na cavidade nasal de cão. Observe o aglomerado central de endósporos, juntamente com inflamação piogranulomatosa (coloração de Wright modificada, 1.000×).

Rinosporidiose

Essa doença é causada por *Rhinosporidium seeberi*; fungo que está presente na natureza e não tem sido cultivado em meios de cultura para fungos, mas se propagou em cultura de célula. Causa infecção granulomatosa crônica nas junções mucocutâneas de equinos, bovinos, mulas, cães, caprinos e aves aquáticas selvagens. A infecção, embora rara, acomete humanos. A formação de protuberâncias semelhantes a uma couve-flor, também conhecidas como pólipos, é muito característica da infecção causada por esse fungo. A doença ocorre principalmente em países tropicais e subtropicais; no entanto, há relato de casos esporádicos nos EUA. O diagnóstico se baseia no aspecto macroscópico da lesão e no exame microscópico de cortes de tecido ou da secreção dos pólipos. Em cortes de tecidos, a constatação de grande esporângio (200 a 300 μm) preenchido com endósporos é suficiente para confirmar o diagnóstico da doença. No entanto, em preparações citológicas raramente se visualiza esporângio e a constatação de vários endósporos é o achado típico (Figura 46.2). O tratamento não é efetivo. Faz-se a extirpação cirúrgica da lesão, mas há recidivas de várias lesões.

Leitura sugerida

Ginn PE, Mansell JEKL, and Rakich PM (2007) *Skin and Appendages in Jubb, Kennedy, and Palmer's Pathobiology of Domestic Animals*, vol. 1, 5th edn, Elsevier Saunders.

Greene CE (2006) *Infectious Diseases of the Dog and Cat*, 3rd edn, Elsevier Saunders.

Gross TE, Ihrke PJ, Walder EJ, and Affolter VK (2006) *Skin Diseases of the Dog and Cat: Clinical and Histopathologic Diagnosis*, 2nd edn, Blackwell Science.

Raskin R and Meyer D (2009) *Canine and Feline Cytology: A Color Atlas and Interpretation Guide*, 2nd edn, W.B. Elsevier Saunders Company.

Songer JG and Post KW (2005) *Veterinary Microbiology: Bacterial and Fungal Agents of Animal Diseases*, Elsevier Saunders.

47 Agentes Etiológicos de Micoses Sistêmicas

M. M. Chengappa e Lisa M. Pohlman*

A classificação do fungo como mofo ou levedura se baseia na aparência microscópica verificada no tecido ou no meio de cultura de rotina (fase assexuada). Caso, no exame microscópico, se observem hifas, o fungo é denominado mofo; caso se constate uma estrutura unicelular com brotamento, o fungo é denominado levedura. Em meio de cultura de rotina, o mofo tem uma aparência flocosa ou lanuginosa, enquanto a morfologia e a uniformidade das colônias de levedura se assemelham às de bactérias. Alguns fungos patogênicos produzem estruturas semelhantes a hifas ou a leveduras, dependendo da condição na qual crescem. Esses fungos são denominados dimórficos, os quais são discutidos neste capítulo e no Capítulo 46.

Os agentes etiológicos da maioria das micoses sistêmicas (ou "profundas") são fungos sapróftos. Morfológica e ecologicamente diversos, eles compartilham características relacionadas com a doença:

1. Vários fungos são dimórficos; ou seja, suas fases saprófita e de parasita diferem morfologicamente. *Coccidioides*, *Histoplasma*, *Blastomyces* e *Paracoccidioides* crescem como mofos em hábitat inanimado. Nos tecidos, *Coccidioides* produz esporângios, enquanto outros crescem como leveduras com brotamento
2. Geralmente a infecção se instala após a inalação do microrganismo
3. Com frequência, os fatores relacionados com os hospedeiros são determinantes da doença decisivos. Algumas micoses (aspergilose e zigomicoses) são observadas principalmente em animais com imunossupressão
4. As lesões tendem a ser granulomatosas ou piogranulomatosas. Após a infecção pulmonar primária, a progressão da doença é determinada pela efetividade das respostas imunes mediadas por célula. Caso sejam inadequadas, pode haver disseminação da infecção para os ossos, a pele, o sistema nervoso central ou as vísceras abdominais
5. Micoses sistêmicas não são contagiosas. Embora o agente etiológico frequentemente seja excretado, ele não é capaz de infectar indivíduos em contato
6. Como as lesões inflamatórias são granulomatosas ou piogranulomatosas, todas têm potencial para causar hipercalcemia no paciente, a qual se deve à resposta à inflamação granulomatosa, na qual os macrófagos ativados são estimulados a transformar os precursores da vitamina D em sua apresentação ativa (ou seja, calcitriol), de modo descontrolado. Esse capítulo discute os fungos dimórficos *Coccidioides immitis*, *Histoplasma capsulatum* e *Blastomyces dermatitidis*, bem como o mofo *Aspergillus*. O fungo *Pneumocystis* e a alga *Prototheca* são brevemente mencionados.

Coccidioides

Os microrganismos do gênero *Coccidioides* são fungos dimórficos. Esse gênero de microrganismos contempla duas espécies: *immitis* e *posadasii*. A doença, denominada coccidioidomicose, é causada por ambas as espécies. *C. immitis* e *C. posadasii* diferem quanto aos hábitats geográficos preferidos. Ambas as espécies são encontradas somente no hemisfério ocidental, na região habitada do deserto de Sonora, aparentemente em decorrência das propriedades peculiares do solo da região e dos padrões de temperatura e precipitação pluviométrica. *C. immitis* é constatado no Central Valley da Califórnia, nos EUA (principalmente no San Joaquin Valley), enquanto *C. posadasii* é encontrado em regiões fora da Califórnia (nos estados de Texas, New Mexico e Arizona, nos EUA, e na América do Sul). Entre os animais domésticos, os cães são mais comumente acometidos; os equinos são infectados ocasionalmente. Também, há menos relatos de infecção em gatos, suínos, ovinos, bovinos, humanos, primatas não humanos e em cerca de 30 espécies de mamíferos não domésticos.

Características descritivas

Morfologia, estrutura e composição

No solo, *Coccidioides* é um mofo composto de longas hifas septadas que crescem como ramos secundários mais espessos, em cadeias de artroconídios infectantes (artrósporos, artroaleuriósporos e artroaleurioconídios). São brotamentos com células de paredes espessas em formato de barril, com

*Capítulo original escrito por Dr. Dwight C. Hirsh e Dr. Ernst L. Biberstein.

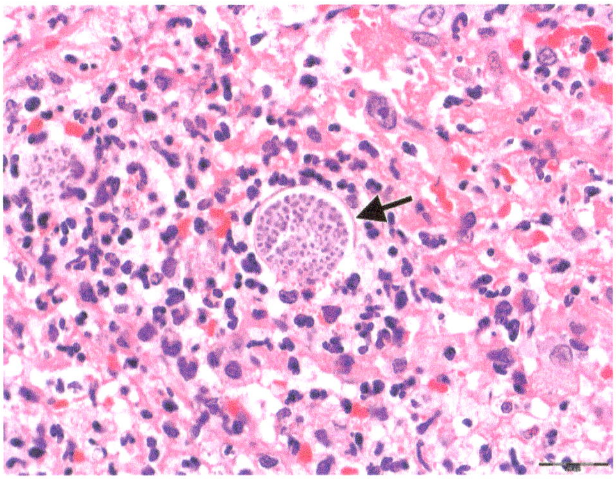

Figura 47.1 Corte de tecido de lesão de pele de cão. Observa-se uma grande esférula de *C. immitis* contendo endósporos (*seta*), circundada por inflamação piogranulomatosa (coloração hematoxilina-eosina, 1.000×).

2 a 4 μm × 3 a 6 μm, separadas por células vazias (disjuntores) nas quais ocorrem rupturas quando os artroconídios se dispersam.

No tecido, os artroconídios crescem no interior de esporângios esféricos com paredes birrefringentes, "esférulas" (10 a 100 μm de diâmetro), as quais, por meio de clivagem interna, produzem várias centenas de "endósporos" (2 a 5 μm de diâmetro) (Figura 47.1). As paredes se desintegram, possibilitando a disseminação de endósporos, cada um dos quais pode repetir o ciclo ou, em um substrato inanimado, propiciar a multiplicação de micélio (um conjunto de hifas). Embora apenas os artroconídios sejam naturalmente infectantes, experimentalmente os endósporos podem iniciar a doença. Não se conhecem esporos sexuados.

A "coccidioidina" presente no sobrenadante de caldo de cultura de micélios de *Coccidioides* basicamente é um polissacarídio, mas contém alguns aminoácidos nitrogenados. É utilizada em exames sorológicos e testes de hipersensibilidade cutânea. "Esferulina", um lisado de esférulas cultivadas, também é utilizada em testes cutâneos.

Produtos celulares de interesse médico

Adesinas. SOWgp (de *spherule outer wall glycoprotein*, ou seja, glicoproteína da parede externa de esférula) é uma adesina glicoproteica rica em prolina presente na superfície de esférulas. SOWgp apresenta afinidade às proteínas da matriz extracelular (laminina, fibronectina e colágeno). SOWgp estimula uma potente resposta de linfócito T_{H2}, resultando em alto título de anticorpos e supressão da resposta imune protetora mediada por célula. Os mutantes incapazes de produzir SOWgp apresentam virulência muito reduzida.

Produtos diversos

1. *β-glicosidase 2:* Bgl2 (de β-glicosidase 2) é a enzima secretada por endósporos de *Coccidioides* que mais possivelmente participa na morfologia de endósporos. Os anticorpos (isótipo IgM) contra Bgl2 são produzidos no início do processo infeccioso e têm valor diagnóstico (detectado pelo teste de precipitina) para sinalizar que houve uma infecção recente
2. *Quitinase 1:* Cts1 (de *chitinase 1*) é uma das várias quitinases envolvidas na formação e liberação de endósporos da esférula. Um importante alvo das enzimas do grupo quitinase é o "aparato de segregação" (uma estrutura entrelaçada semelhante a rede, contendo quitinas no interior das esférulas). Anticorpos (isótipo IgG) contra Cts1 são produzidos no final do processo infeccioso (na doença disseminada) e são úteis no diagnóstico (detectados pelo teste de fixação de complemento, ou seja FC)
3. *β-1,3-glucanosiltransferase:* gel (de *glucan-elongating glucanosyltransferase*) se localiza na superfície de endósporos. Gel estimula potente resposta de linfócito T_{H1}, resultando em alta concentração de γ-interferona, seguida de proteção contra a doença disseminada (macrófagos ativados)
4. *Serina proteases:* essas enzimas, que digerem elastina, colágeno e imunoglobulinas, atuam na estimulação da resposta inflamatória induzida por *Coccidioides*
5. *Urease:* embora sua participação na virulência seja desconhecida, a enzima urease (Ure) induz potente resposta imune protetora após a estimulação de linfócito T_{H1} (macrófagos ativados).

Características de crescimento

Coccidioides cresce em meio de cultura simples, em uma ampla variação de temperatura. Em ágar Sabouraud ou em ágar-sangue, ocorre multiplicação de micélios. Ao longo de vários dias, inicialmente se desenvolvem colônias cinza opacas com escasso micélio aéreo que, gradativamente, torna-se mais abundante. Os artroconídios são produzidos em 5 a 7 dias.

Esférulas (esporângios) podem ser demonstradas *in vitro* mediante multiplicação em temperatura de 40°C, em meio contendo hidrolisato de caseína, glicose, biotina, glutationa e mistura de sais (meio para esférula).

Ecologia

Reservatório. *Coccidioides* vive no solo, na parte baixa da região habitada do deserto de Sonora, inclusive em partes da Califórnia, na América de Norte (*C. immitis*), e na região sudoeste dos EUA, no México, na América Central e nos estados da borda nordeste e oeste da América do Sul, da Argentina e do Paraguai (*C. posadasii*). A alta prevalência está associada a precipitação pluviométrica anual de 127 mm a 508 mm e temperaturas médias de verão e de inverno acima de 26°C e 7°C, respectivamente.

Artroconídios resistem à dessecação e toleram calor e salinidade melhor que os microrganismos competidores do solo. No calor do verão, *Coccidioides* sobrevive nas camadas de solo mais próximas à superfície que seus competidores. Quando as condições favorecem, novamente, sua multiplicação, após a chuva, inicialmente *Coccidioides* repovoa a camada superficial do solo, assegurando sua disseminação. Artroconídios se propagam pelo vento. Em áreas endêmicas, as tocas de roedores apresentam grande quantidade de artroconídios. Com frequência, os cães são expostos ao fungo durante o ato de farejar tocas.

Transmissão. A infecção é causada principalmente pela inalação de artroconídios. O microrganismo é altamente infeccioso; para que a doença se instale, é necessário inalação de pouquíssimos artroconídios. É rara a ocorrência de infecções cutâneas primárias.

Patogênese

Mecanismos e patologia

Após a inalação, os artroconídios em formato de barril se transformam em endósporos arredondados que, após expansão e clivagem interna, transformam-se em esférulas multinucleadas (10 a 100 μm) contendo centenas de endósporos (2 a 5 μm), um processo que demora vários dias. As esférulas se rompem, liberando endósporos, e o ciclo se repete. Artroconídios, endósporos e esférulas estimulam resposta inflamatória no pulmão (as serina proteases são, em parte, responsáveis). Artroconídios e endósporos são fagocitados, mas não destruídos, pelos fagócitos e são transportados ao linfonodo hilar, onde se desenvolve outro foco de infecção (bem como mais esférulas). Em parte, a inflamação é estimulada por serina proteases liberadas durante a multiplicação dos fungos. Normalmente, as respostas imunes mediadas por célula interrompem a doença neste estágio, após a estimulação de linfócitos T_{H1} que ativam os macrófagos, possibilitando a destruição dos endósporos. Anticorpos contra Bgl2 são produzidos durante essa fase da infecção. No caso de inadequada imunidade mediada por célula (em decorrência de imunomodulação direcionada a SOWgp, composição genética e dose infectante), é possível ocorrer disseminação aos ossos, pele, vísceras abdominais, coração, trato genital e olhos (e, raramente, ao cérebro e meninges, em animais). Lesões macroscópicas são granulomas brancos que variam de nódulos miliares até massas irregulares. Ocorre efusão peritoneal, pleural e pericárdica. Os anticorpos contra Cts1 são produzidos durante essa fase da infecção. Microscopicamente, a resposta predominante é piogranulomatosa: a resposta aos artroconídios e endósporos é supurativa, e a resposta às esférulas é granulomatosa, sendo os macrófagos epitelioides o componente principal, misturado com células gigantes multinucleadas, linfócitos e neutrófilos (Figura 47.1).

Padrões de doença

Cães. Em cães, a doença disseminada é o padrão mais comumente notado pelos veterinários. As queixas incluem apatia, anorexia e perda da condição corporal. É possível verificar sintomas respiratórios (inclusive tosse), febre e claudicação, em razão do envolvimento ósseo ou de artrite, ou secreção fistular de lesões profundas.

Gatos. Em gatos, na doença disseminada há menor envolvimento ósseo e mais envolvimento visceral. As lesões cutâneas são as causas mais frequentes de procura por consulta ao veterinário.

Equinos. Assim como verificado em gatos, geralmente há menor envolvimento ósseo e mais envolvimento de vísceras.

Bovinos, ovinos e suínos. Nessas espécies, a doença geralmente é assintomática, restrita aos pulmões e linfonodos regionais e não diagnosticada antes do abate.

Seres humanos. Com frequência, a coccidioidomicose assintomática de ocorrência natural se manifesta em humanos. Os sinais clínicos variam de doença semelhante à influenza até pneumonia grave. É fatal em pacientes com imunossupressão.

Epidemiologia

Em todas as espécies, a doença evidente é uma exceção. A maior taxa de prevalência de coccidioidomicose sistêmica canina é constatada em cães machos, com 4 a 7 anos de idade, com ocorrências máximas da doença nos meses de janeiro a março e de maio a julho (em países do hemisfério norte). Esses picos podem representar um estresse sazonal e maior exposição, respectivamente. Fatores geográficos e climáticos têm sido mencionados. Cães jovens das raças Boxer e Doberman Pinscher parecem particularmente suscetíveis.

Características imunológicas

Hipersensibilidade mediada por células, determinada por testes cutâneos, desenvolve-se em uma ou mais semanas após a exposição e pode persistir indefinidamente. Sua presença é um indicador de resistência à doença progressiva. Sua ausência é uma regra nas infecções disseminadas e seu restabelecimento é um sinal favorável.

Anticorpo IgM (específico contra Bgl2), demonstrável no teste de partículas de látex ou no teste de precipitina em tubo, surge temporariamente após a infecção e geralmente desaparece. O título do anticorpo IgG (específico contra Cts1), detectável nos testes de fixação de complemento e de imunodifusão, aumenta na doença disseminada e permanece alto (1:16) até que a doença seja controlada.

Atualmente não há disponibilidade de vacina.

Diagnóstico laboratorial

Exame direto de amostras. Amostras de fluidos e tecidos animais são examinadas para pesquisa de esférulas em preparações úmidas, em solução salina contendo 10% de KOH. As esférulas apresentam diâmetro de 10 a 100 μm, parede espessa (< 2 μm) e contêm endósporos, quando maduras (ver Figura 47.1). Nas preparações úmidas, os endósporos livres parecem indistinguíveis, mas são reconhecíveis em esfregaços fixados e corados com corantes de fungos (p. ex., ácido periódico de Schiff, corante de Gridley e corante de metenamina-prata de Gomori).

Preparações citológicas, tais como aspirados ou *imprints* de lesões, coradas com corantes do tipo Romanowsky, geralmente revelam inflamação piogranulomatosa e podem apresentar esferas claras a azuis, grandes (10 a 100 μm de diâmetro) e duplo contorno, características, que variavelmente apresentam endósporos visíveis arredondados na parte interna. A presença de endósporos e a extrema variação no tamanho das esferas possibilitam diferenciar esse microrganismo de *B. dermatitidis*. Os cortes de tecidos corados (coloração hematoxilina-eosina, Figura 47.1, metenamina-prata de Gomori ou corante Gridley) mostram ambos, o microrganismo e a lesão característica.

Cultura. Ágar-sangue e ágar Sabouraud, com ou sem antibióticos, são inoculados, selados com fita adesiva e incubados em temperatura de 37°C e 25°C, respectivamente. Todos os procedimentos de cultura são realizados em capela microbiológica segura. A multiplicação de micélios deve ser evidente dentro de 1 semana, sendo pesquisada a presença de artroconídios em formato de barril em uma preparação úmida corada com lactofenol azul algodão. As colônias são brancas e têm aparência de algodão, com pigmentação marrom-clara, marrom, rósea ou amarela. O isolado pode ser novamente transformado na fase de esporângio mediante inoculação animal ou cultivo em um meio para esférula (ver seção "Características de crescimento"). Caso não haja disponibilidade de instalação de biossegurança apropriada, o cultivo e o manuseio da cultura devem ser evitados. Se a cultura não for manipulada apropriadamente, pode ocorrer, facilmente, a contaminação do laboratório por artrósporos.

No mercado, há disponibilidade de um *kit* de teste para "exoantígeno" que contém antissoros preparados para *Coccidioides*, *H. capsulatum* e *B. dermatitidis*, para serem testados contra extratos de culturas suspeitas em placa de imunodifusão em ágar, na qual se formam linhas de precipitação entre os extratos e seus antissoros homólogos.

Imunodiagnóstico. Os testes de fixação de complemento (FC) e de imunodifusão detectam a doença disseminada. Como é quantitativo, o teste FC determina a progressão e a cura da infecção, mais confiavelmente.

O teste cutâneo com coccidioidina tem sido utilizado no exame de animais.

Métodos moleculares. A maioria dos métodos moleculares utilizados na identificação ou detecção de *Coccidioides* emprega *primers* específicos para as sequências contidas no DNA que codifica o RNA ribossômico. Essas sequências são ampliadas utilizando-se reação em cadeia de polimerase.

Tratamento e controle

O uso de anfotericina B tem sido a base principal da terapia anticoccidioidal em pacientes humanos. As limitações são sua toxicidade e a via de administração intravenosa (IV), necessitando internação ou visitas frequentes. As preparações lipossomais de anfotericina B mostram-se promissoras, em razão de sua menor toxicidade, que possibilita o uso de doses maiores. Fluconazol (medicamento de escolha), cetoconazol e itraconazol também são utilizados em pequenos animais. Administrados por via oral (VO), durante meses, estimulam a cura permanente. Os efeitos tóxicos são relativamente menores, exceto durante a prenhez, quando pode haver morte de fetos. O título obtido no teste de fixação de complemento é utilizado para monitoramento da eficácia do tratamento.

Não há disponibilidade de vacinas.

H. capsulatum var. capsulatum

H. capsulatum é um fungo dimórfico que se apresenta como mofo, em temperaturas de 25°C a 30°C (fase saprófita), e como levedura, em 37°C (fase de parasita). Esse fungo contempla três variedades: *H. capsulatum* var. *capsulatum*, *H. capsulatum* var. *duboisii* e *H. capsulatum* var. *farciminosum*. A variedade *farciminosum* causa linfangite epizoótica (pseudomormo), uma doença piogranulomatosa crônica da pele de equinos, discutida no Capítulo 46. As variedades *capsulatum* e *duboisii* causam histoplasmose, uma doença fúngica sistêmica de mamíferos. A variedade *duboisii* é constatada somente na África, enquanto a variedade *capsulatum* é de ocorrência mundial, e a causa mais comum de histoplasmose. Neste capítulo, discute-se histoplasmose sem considerar a distinção de variedade; ou seja, *H. capsulatum* var. *capsulatum* e *H. capsulatum* var. *duboisii* são considerados *H. capsulatum*.

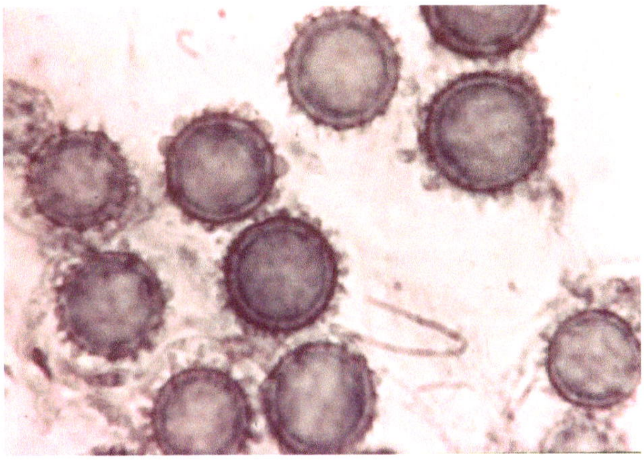

Figura 47.2 Fase de micélio de *H. capsulatum*. Preparação obtida de cultura que cresceu em 25°C, corada com lactofenol azul algodão. Observam-se macroconídios "tuberculados" com projeções semelhantes a dedos, 400×.

Características descritivas

Morfologia, estrutura e composição

A forma de vida livre de *H. capsulatum* consiste em hifas septadas que sustentam microconídios esféricos a piriformes, com 2 a 4 µm de diâmetro, e macroconídios "tuberculados", células esferoides de parede espessa, com 8 a 14 µm de diâmetro, com projeções semelhantes a dedos (Figura 47.2). Em hospedeiros animais ou em culturas apropriadas, o mofo se torna levedura, composta de células de brotamentos individuais, redondas ou ovais, com 2 a 4 µm de diâmetro. Tem-se descrito um estado sexuado de ascomiceto, *Ajellomyces capsulatus*.

As histoplasminas, utilizadas em imunodiagnóstico, são obtidas de filtrado de cultura de micélios. Contêm polissacarídios, com variáveis misturas de glicoproteínas e subprodutos celulares. As fases de micélio e de levedura diferem quanto aos componentes celulares, alguns dos quais (p. ex., glucano da parede celular) foram relacionados com a virulência.

Produtos celulares de interesse médico

Adesinas. Os microconídios inalados e as formas de levedura da fase de parasita são identificados por integrinas β-2 da superfície de neutrófilos e macrófagos, às quais eles se ligam. Não se sabe qual é a estrutura do fungo que está envolvida. Além disso, uma adesina desconhecida é responsável pela aderência de *H. capsulatum* aos receptores de fibronectina nas células dendríticas. A aderência desse modo aos neutrófilos, macrófagos ou células dendríticas possibilita ao fungo penetrar na célula sem estimular uma "explosão" oxidativa efetiva e a produção de oxigênio reativo e compostos nitrogenados intermediários.

Produtos diversos. *H. capsulatum* origina vários produtos que podem participar na ocorrência de histoplasmose:

1. *Proteína ligadora de cálcio:* na fase de levedura (de parasita) *H. capsulatum* produz uma proteína ligadora de cálcio (Cbp) que possibilita que a fase de levedura se multiplique em ambiente com baixo teor de cálcio (o fagolisossomo),

em razão da eficiente quelação de cálcio e sua liberação ao fungo. Adicionalmente, como Cbp quela o cálcio disponível no fagolisossomo, isso impede a efetividade de várias enzimas lisossomais, as quais necessitam de cálcio. A acidificação normal do fagolisossomo também é um evento dependente de cálcio. Os mutantes de *H. capsulatum* incapazes de produzir Cbp são avirulentos

2. *Antígeno H:* originalmente, as respostas imunes do hospedeiro ao antígeno H foram utilizadas como método de diagnóstico de histoplasmose. Subsequentemente, constatou-se que o antígeno H era uma β-glicosidase que estimulava uma resposta imune (protetora) mediada por célula, contra a fase de levedura (parasitária) de *H. capsulatum*
3. *Aquisição de ferro:* ferro é uma necessidade essencial para a multiplicação de *H. capsulatum* (como o é em todas as formas de vida). *H. capsulatum* adquire ferro de vários modos: produção de sideróforos hidroxamatos, capazes de remover ferro das proteínas ligadoras de ferro do hospedeiro (transferrina e lactoferrina); expressão de um receptor ligador de hemina na superfície das formas de levedura (parasitas); redutase férrica dependente de glutationa, que reduz Fe (III) em Fe (II), liberando as proteínas de ligação do ferro do hospedeiro; e várias enzimas ferro redutase da superfície da fase de levedura, pobremente definidas
4. *Antígeno M:* originalmente, a resposta imune do hospedeiro contra o antígeno M foi utilizada como método de diagnóstico de histoplasmose. Subsequentemente, constatou-se que o antígeno M era uma enzima catalase, que atua na sobrevivência da fase de levedura no interior dos fagolisossomos
5. *Melanina:* melanina é produzida por *H. capsulatum*. A melanina é um inibidor de radicais livres (reduzindo a toxicidade de radicais hidróxidos, superóxidos e de oxigênio singleto, constatada no interior do fagolisossomo)
6. *Acidificação de fagolisossomo:* os fagolisossomos normais apresentam pH < 5, um pH que otimiza a atividade de várias enzimas digestivas presentes nesse ambiente. *H. capsulatum* aumenta o pH do fagolisossomo para 6 a 6,5, reduzindo a atividade dessas enzimas lisossomais. Não se sabe como o fungo atua.

Características de crescimento

H. capsulatum cresce em meio de cultura comum de laboratório, em ampla variação de temperatura, situando-se a ideal para o crescimento do micélio entre 25°C e 30°C. O micélio aéreo, com aparência de algodão, é branco, marrom ou de cor intermediária. A pigmentação depende da abundância de macroconídios. A fase de levedura requer meio mais rico (p. ex., ágar-sangue cisteína-glicose) e temperaturas de 34°C a 37°C. O crescimento do microrganismo pode demorar 1 semana ou mais, antes que se observem colônias características.

H. capsulatum sobrevive em temperatura ambiente durante meses e em temperatura de refrigerador durante anos. Resiste ao congelamento e ao descongelamento e tolera calor de 45°C por mais de 1 h.

Variabilidade

Há três variedades de *H. capsulatum*: *capsulatum*, *duboisii* e *farciminosum*. As variedades *capsulatum* (mundial) e *duboisii* (África) causam histoplasmose; a variedade *farciminosum* causa linfangite epizoótica (pseudomormo) de equídeos (ver Capítulo 46). Embora *H. capsulatum* var. *capsulatum* ocorra no mundo inteiro, seu foco central situa-se nas Américas. Geneticamente, a variedade *capsulatum* se divide em seis classes: as classes 1 e 2 são constatadas na América do Norte; a classe 3 é verificada na América Central e na América do Sul; a classe 4 é constatada na Flórida (América do Norte); e as classes 5 e 6 são verificadas em pacientes humanos com síndrome da imunodeficiência adquirida, em Nova York (América do Norte) e no Panamá (América Central), respectivamente.

Ecologia

Reservatório. Embora a maioria dos microrganismos se concentre nas bacias hidrográficas dos rios Mississippi e Ohio, na América do Norte, a ocorrência de *H. capsulatum* é mundial. É encontrado nas camadas superficiais do solo, especialmente quando há dejetos de aves (principalmente de estorninhos, na América do Norte, e de frangos, na América do Sul) e de morcegos, que propiciam ambos, meio de enriquecimento (nitrogênio) e inóculo. As aves são principalmente carreadoras passivas, enquanto os morcegos são acometidos por doença intestinal infecciosa. *H. capsulatum* se favorece de ambiente de solo neutro a alcalino, com precipitação pluviométrica anual entre 890 e 1.270 mm e temperaturas médias entre 20°C e 32,5°C.

Transmissão. A transmissão se dá principalmente por inalação de microconídios ou de fragmentos de hifa, possivelmente pela ingestão e, raramente, pela infecção de ferimentos.

Patogênese

Mecanismos e patologia. Microconídios, fragmentos de hifas (do ambiente) ou células de leveduras (do ambiente de uma célula intrafagocítica) fixam-se aos macrófagos pulmonares por meio de uma integrina β-2. São imediatamente fagocitados, ocorre "explosão" respiratória mínima e resulta em um fagolisossomo após a fusão com lisossomos. Microconídios e componentes de hifas se diferenciam em levedura. Relata-se que a sobrevivência nos fagolisossomos está relacionada com a modulação do pH do fagolisossomo (entre 6 e 6,5), a secreção de antígeno M (uma catalase), a secreção de Cbp, melanina e aquisição efetiva de ferro das reservas de ferro intracelular. A levedura se multiplica nos fagolisossomos e, por fim, ocorre morte da célula e a liberação de células de levedura (as quais continuam o ciclo). A multiplicação intracelular continua até que ocorra uma resposta imune efetiva mediada por célula, resultando na ativação de macrófagos, os quais efetivamente controlam a multiplicação da levedura.

As lesões e os eventos iniciais se assemelham àqueles da tuberculose. Os linfonodos torácicos tornam-se aumentados e os pulmões podem conter nódulos branco-acinzentados. A resposta histológica varia de inflamação supurativa a granulomatosa. É comum necrose caseosa e calcificação.

Na doença disseminada, os linfonodos e os órgãos parenquimatosos apresentam-se aumentados e podem conter lesões nodulares macroscópicas. Pode haver ulcerações na pele e nas membranas mucosas, efusões abdominal e pleural, e envolvimento do sistema nervoso central (inclusive

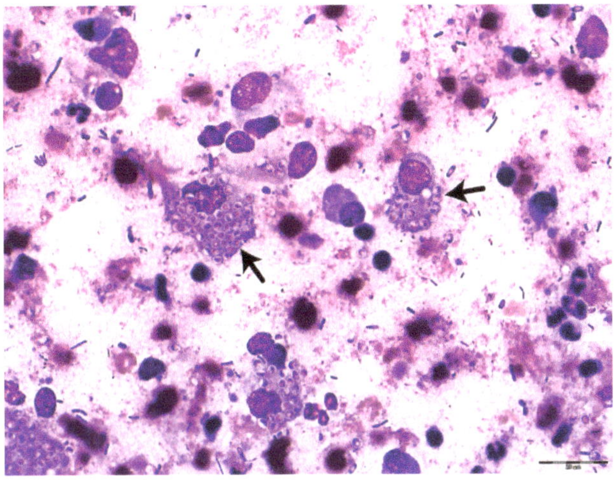

Figura 47.3 Raspado da região retal de cão com histoplasmose sistêmica. Observe as várias células de leveduras intrafagocíticas arredondadas a ovais e com diâmetro de cerca de 2 μm (coloração de Wright modificada, 1.000×).

os olhos), da pele e da medula óssea. O exsudato inflamatório é composto de elementos de macrófagos colonizados por células de leveduras (Figura 47.3).

Padrões de doença. Histoplasmose pode acometer quase todas as espécies animais, porém os cães e os gatos são os mais comumente infectados. A maioria dos cães e gatos acometidos são focos de disseminação até a ocasião em que são levados à consulta veterinária. Nesses pacientes, observa-se ampla variação de sinais clínicos inespecíficos, incluindo apatia, febre, letargia, anorexia, perda de peso, diarreia, desidratação e anemia. Hepatomegalia, esplenomegalia, linfadenite mesentérica e ascite podem provocar distensão abdominal. Tosse é relativamente comum em cães, mas não em gatos. No entanto, ambas as espécies frequentemente exibem dispneia e ruídos pulmonares anormais. Os sinais clínicos resultantes do envolvimento do trato gastrintestinal são muito comuns em cães acometidos, porém raros em gatos infectados.

Em pacientes humanos, os padrões de doença se assemelham àqueles descritos.

Epidemiologia. Em áreas endêmicas, é comum a ocorrência de histoplasmose subclínica em cães e gatos e em pessoas. A doença clínica é mais prevalente em cães com 2 a 7 anos idade, no início do outono (setembro a novembro) e final de inverno até o início da primavera (fevereiro a abril) – [no hemisfério norte]. Não há relato de predileção por sexo, mas as raças Weimaraner e Brittany Spaniel são mais suscetíveis. Histoplasmose disseminada em pessoas, cães e gatos ocorre em associação a imunossupressão.

Características imunológicas

Recuperação e resistência à doença são controladas pelas respostas imunes mediadas por célula; por outro lado, os anticorpos circulantes não apresentam função protetora evidente. A recuperação de histoplasmose parece conferir imunidade.

Não há disponibilidade de vacinas. No entanto, alguns antígenos de *H. capsulatum* parecem proteger camundongos contra desafios experimentais.

Diagnóstico laboratorial

Exame direto. Esfregaços de sangue e de papa leucocitária e preparações citológicas, como aspirados e *imprints* de tecidos, são corados com um corante do tipo Romanowsky (p. ex., Giemsa ou Wright) e examinados quanto à presença de células de leveduras arredondadas a ovais (não em formato de cigarro) e com diâmetro de, aproximadamente, 2 a 4 μm (cerca de um quarto a metade do tamanho de uma hemácia) (Figura 47.3). As leveduras se coram de azul-claro e apresentam coloração entre rósea e púrpura, com núcleos excêntricos. Os microrganismos são constatados principalmente no interior de macrófagos, mas também podem ser observados nos neutrófilos e nos monócitos do sangue periférico. Podem ser utilizados corantes de fungos (ácido periódico de Schiff, Gridley ou metenamina-prata de Gomori) para auxiliar na visualização do microrganismo, mas não são empregados rotineiramente nas preparações para exames citológicos.

Nos cortes corados com hematoxilina-eosina, *H. capsulatum* se apresenta como pontos finos circundados por halos. Uma duplicata de corantes de fungos (p. ex., ácido periódico de Schiff, Gridley ou metenamina-prata de Gomori) pode ser útil.

Tem-se utilizado imunofluorescência para identificar leveduras nos tecidos e em exsudatos.

Cultura. As amostras são inoculadas em ágar-sangue e ágar Sabouraud, com e sem inibidores, e incubadas em jarras ou bolsas plásticas em temperatura ambiente por até 2 meses.

A multiplicação das colônias pode parecer avermelhada e enrugada antes de parecer entre algodão amarronzado e micélio branco.

Microconídios e macroconídios são demonstrados em preparações úmidas coradas com lactofenol azul algodão. Deve-se comprovar o dimorfismo por sua transformação à fase de levedura, por meio da incubação em placas em temperatura de 37°C ou pela administração intravenosa em camundongos. Os camundongos morrem em poucas semanas. Seus macrófagos contêm as formas de levedura.

No mercado, há disponibilidade de um *kit* para teste com "exoantígeno" que contém antissoros preparados para *Coccidioides*, *H. capsulatum* e *B. dermatitidis*, para testes contra extratos de culturas suspeitas em placa de imunodifusão em ágar, na qual se formam linhas de precipitação entre os extratos e seus antissoros homólogos.

Imunodiagnóstico. O teste cutâneo com histoplasmina e o teste de fixação de complemento que utilizam antígenos de origem de micélio ou de levedura não têm propiciado auxílio diagnóstico confiável nas infecções de animais. A posição da banda de precipitina no teste de imunodifusão diferencia os casos humanos iniciais e casos recuperados (próximos ao poço no qual o soro foi colocado) daqueles casos ativos e progressivos (próximos ao poço no qual os antígenos foram aplicados). O uso limitado desses testes em animais tem propiciado resultados irregulares.

Há descrição de radioimunoensaio para a detecção de antígeno.

Técnicas moleculares. Os métodos moleculares utilizados para identificação ou detecção de *H. capsulatum* requerem o uso de *primers* para sequências específicas contidas no DNA, por exemplo, os genes que codificam o RNA ribossômico ou aqueles que codificam a proteína M. Essas sequências são ampliadas pelo uso de reação em cadeia de polimerase. Esses testes não são utilizados rotineiramente em laboratórios de diagnóstico.

Tratamento e controle

Azóis (cetoconazol, itraconazol e fluconazol) e anfotericina B têm sido utilizados com sucesso no tratamento de alguns casos de histoplasmose canina e felina.

A duração do tratamento é variável, dependendo da gravidade da infecção e da resposta do paciente. A resposta à terapia é monitorada mediante avaliação frequente da resolução dos sinais clínicos, das lesões radiográficas e das anormalidades nos perfis hematológico e bioquímico. Quando não se estende o tratamento por tempo apropriado (durante, no mínimo, de 4 a 6 meses), é comum a ocorrência de recidiva. O prognóstico para a doença disseminada é de reservado a grave.

Aplicação de formalina (3%) ou fenol (5%) parece auxiliar no controle de fungo no ambiente. A eliminação de ninhos de estorninhos e de pombos também pode auxiliar no controle de fungos.

B. dermatitidis

B. dermatitidis é um fungo dimórfico presente em mofo no solo (estágio saprófito) e na forma de levedura em tecido (estágio de parasita). Causa a micose sistêmica denominada "blastomicose", cuja ocorrência é mais comum no terço oriental da América do Norte. Esporadicamente, surgem casos da doença na África, na Ásia e na Europa. As pessoas e os cães são os pacientes mais frequentemente acometidos por blastomicose. No entanto, a doença foi relatada em vários animais, inclusive equinos, gatos, furões e várias espécies selvagens.

Características descritivas

Morfologia, estrutura e composição

Na fase saprófita (no solo ou em meio de cultura artificial, entre 25°C e 30°C), as hifas de *B. dermatitidis* produzem conidiósporos, com conídios de parede lisa esférica a oval, com 2 a 10 μm de diâmetro. No tecido ou em ágar-sangue, em 37°C, o microrganismo se apresenta como uma levedura de parede espessa, com 5 a 20 μm de diâmetro, a qual se reproduz por brotamentos individuais fixados por uma base larga. O fungo apresenta um tipo sexuado, *Ajellomyces dermatitidis*.

O extrato da parede celular contém de 3 a 10 partes de polissacarídios para 1 parte de proteínas. O conteúdo de proteínas é maior na fase de micélio, enquanto o teor de quitina é maior na fase de levedura. O conteúdo de lipídios em *B. dermatitidis* é maior que em outros fungos. Os teores de lipídios, proteínas e quitina variam diretamente com o grau de virulência.

Produtos celulares de interesse médico

Adesina. A fase de levedura de *B. dermatitidis* produz uma adesina proteica denominada Bad1 (de *Blastomyces adhesin 1*, ou seja, adesina 1 de *Blastomyces*), conhecida como WI-1. Bad1 apresenta duas funções relacionadas com a virulência do fungo: (1) Bad1 adere à integrina β-2 da superfície das células fagocíticas, estimulando a absorção da levedura, induzindo mínima "explosão" respiratória, e resultando em baixa produção de oxigênio reativo e de produtos nitrogenados intermediários; e (2) Bad1 atua como infrarregulador da produção de citocinas pró-inflamatórias (especialmente do fator de necrose tumoral) pelos macrófagos infetados. A sequência de aminoácidos de Bad1 é homóloga àquela da proteína de invasão produzida por *Yersinia* (ver Capítulo 10). Os mutantes de *B. dermatitidis* que não produzem Bad1 são avirulentos.

Produtos diversos. *B. dermatitidis* produz diversas enzimas extracelulares e produtos que podem estar envolvidos na ocorrência de doença, incluindo proteases, fosfatases, esterases e glicosidases. Os filtrados de cultura são leucotáticos para neutrófilos humanos. A participação desses produtos na ocorrência de doença é desconhecida.

Características de crescimento

B. dermatitidis cresce na maioria dos meios de cultura, em temperatura ambiente de 37°C. As colônias se desenvolvem dentro de 2 dias a mais de 7 dias. As colônias de mofos que se formam em temperatura ambiente (de 25°C a 30°C) têm aparência de algodão, de cor entre branca e marrom-clara, dependendo da abundância de conídios. As colônias de leveduras se desenvolvem em ágar-sangue, em 37°C, são opacas, de cor entre branco-suja e marrom-clara, de superfície rugosa e com consistência pastosa.

Variabilidade

Os dois sorotipos identificados estão relacionados com a origem geográfica das cepas. Relação geográfica similar é observada ao se utilizar sistema *fingerprinting* com base na reação em cadeia de polimerase.

Ecologia

Reservatório. Acredita-se que o solo seja o reservatório de *Blastomyces*. Umidade, pH baixo, resíduos animais e vegetais em decomposição parecem facilitar a colonização. A umidade favorece a liberação de conídios.

Transmissão. Mais comumente, a blastomicose se inicia pela inalação de microconídios. Provavelmente ocorre infecção percutânea em cães infectados com microrganismos que penetram no tecido durante inoculação traumática, mas geralmente as lesões solitárias devem ser consideradas como parte de uma doença sistêmica.

Patogênese

Microconídios ou fragmentos de hifas são inalados e se transformam na forma de levedura, nos espaços alveolares do trato respiratório. A levedura expressa Bad1, que, em seguida, é absorvida (com mínima "explosão" respiratória) pelas células fagocíticas. A infrarregulação da produção do fator de necrose tumoral pelos macrófagos infectados retarda a estimulação da imunidade mediada por célula (necessária para a destruição da levedura). Em cães, ocorre uma resposta inflamatória nos bronquíolos terminais, envolvendo macrófagos e neutrófilos, que resulta em lesões piogranulomatosas, seguida de reações similares nos linfonodos-satélite. A blastomicose é mais frequentemente progressiva que a histoplasmose e a coccioidomicose. Acredita-se que a disseminação ocorra por meio das vias vasculares e linfáticas. Em cães, os locais preferidos são linfonodos, pele, ossos, medula óssea, olhos, tecido subcutâneo, cérebro, testículos e narinas externas. Os locais de disseminação menos comuns incluem glândula mamária, próstata, fígado, coração, boca, vulva e trato urogenital. Embora os microrganismos geralmente penetrem no organismo por meio dos pulmões, ocasionalmente as lesões pulmonares se curam antes que o animal seja levado à consulta veterinária. As lesões nodulares podem ser semelhantes a tubérculos, com predomínio de células mononucleares, ou pode haver mistura com vários neutrófilos. Ocorrem liquefação e caseificação; todavia, calcificação e encapsulamento são ocorrências excepcionais.

Os sintomas incluem lesões cutâneas e angústia respiratória, acompanhadas de febre, apatia, anorexia e perda de peso. As anormalidades locomotoras se devem à infecção óssea ou articular ou, raramente, ao envolvimento do sistema nervoso central. Na blastomicose disseminada, é comum observar doença ocular. A maioria dos cães com envolvimento de múltiplos sistemas orgânicos morre dentro de meses. A ocorrência de uma apresentação benigna é incerta. Embora muito menos comum, a doença em gatos se assemelha à verificada em cães.

Epidemiologia. Em cães, a maior prevalência é verificada na primavera e no verão. Cães machos com menos de 4 anos de idade são mais frequentemente acometidos. Em geral, os cães de raças grandes são mais frequentemente infectados que os de raças pequenas. Em gatos, não se constatou predisposição por sexo, idade ou raça. Embora geralmente a doença não seja contagiosa, há relato de um caso da infecção em humanos, ocasionada por mordida de cão.

Características imunológicas

O comprometimento da resposta imune mediada por célula pode explicar a ocorrência de blastomicose canina disseminada.

A infecção induz resposta imune humoral e resposta imune mediada por célula. A imunidade mediada por célula é decisiva na determinação da resistência. Não há disponibilidade de método de imunização artificial.

Diagnóstico laboratorial

Exame direto. *B. dermatitidis* pode ser demonstrado em preparações úmidas de exsudatos e em esfregaços de tecido como uma levedura de parede espessa, com brotamentos individuais fixados em uma base larga. Nos cortes teciduais, é possível constatar leveduras intracelulares. Preparações citológicas, como os aspirados, e esfregaços por impressão (*imprints*) de tecidos são corados com corante do tipo Romanowsky (p. ex., Giemsa ou Wright) e examinados quanto à presença de células de leveduras com diâmetro de, aproximadamente, 5 a 20 μm e parede celular espessa com duplo contorno retrátil (Figuras 47.4 e 47.5). Microrganismos com brotamentos de base larga podem ser observados em algumas preparações. No entanto, a maioria dos microrganismos se apresenta como uma estrutura individual. *Blastomyces* é diferenciado de espécies de *Cryptococcus* pela ausência de cápsula clara, pela parede celular fortemente basofílica e pela presença de brotamento de base larga. Podem ser utilizados, também, corantes de fungos (ácido periódico de Schiff, Gridley ou metenamina-prata de Gomori) para auxiliar na visualização dos microrganismos; contudo, não são empregados rotineiramente em citologia.

Nos cortes teciduais corados com hematoxilina-eosina, *B. dermatitidis* se apresenta como levedura de parede espessa, com brotamento único fixado por uma base larga. Uma duplicata de corantes de fungos (p. ex., ácido periódico de Schiff, Gridley ou metenamina-prata de Gomori) pode ser útil.

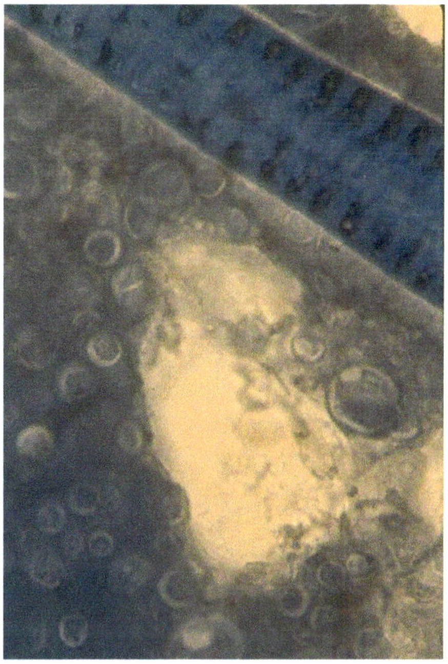

Figura 47.4 *B. dermatitidis*. Fase de levedura, em raspado de pele de cão (coloração hematoxilina-eosina, célula de levedura com brotamento, 1.000×).

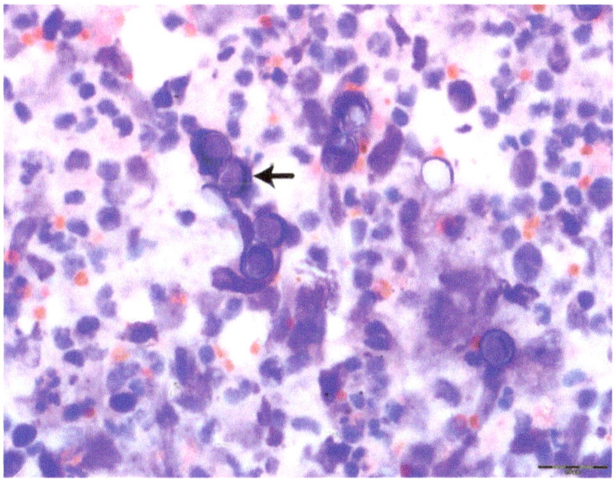

Figura 47.5 Exsudato do centro de um linfonodo necrosado de cão com blastomicose. Observe a coloração escura das leveduras de *B. dermatitidis*, caracterizadas por parede celular espessa de duplo contorno (*seta*) (coloração de Wright modificada, 1.000×).

Cultura. Cultura em ágar Sabouraud (com ou sem inibidores) é incubada em temperatura ambiente (de 25°C a 30°C) durante até 3 semanas. É difícil obter a forma de levedura no primeiro isolamento, mas é relativamente fácil a transformação de mofo em fase de levedura mediante o aumento da temperatura para 37°C.

No mercado há disponibilidade de um *kit* para teste com "exoantígeno" que contém antissoros preparados para testar *Coccidioides*, *H. capsulatum* e *B. dermatitidis* contra extratos de culturas suspeitas em placa de imunodifusão em ágar, na qual as linhas de precipitação se formam entre os extratos e seus antissoros homólogos.

Imunodiagnóstico. O teste cutâneo com blastomicina e o teste de fixação de complemento carecem de sensibilidade e especificidade aceitáveis. O teste de difusão dupla em gel de ágar disponível no mercado (que contém antígeno composto de parede celular autolisada denominado "antígeno A") parece ser específico (96%) e sensível (91%), mas o título de anticorpos persiste após tratamento bem-sucedido. A concentração de anticorpos contra Bad1, detectada de várias maneiras (p. ex., radioimunoensaio), aumenta durante a doença e diminui após tratamento bem-sucedido, tornando a detecção de anticorpos específicos contra Bad1 clinicamente mais útil. Um teste imunoenzimático que contém um antígeno, disponível no mercado, tem-se mostrado efetivo no diagnóstico de blastomicose.

Métodos moleculares. Os métodos moleculares utilizados para identificar ou detectar *B. dermatitidis* requerem o uso de *primers* para sequências específicas contidas no DNA que codifica o RNA ribossômico (p. ex., subunidade 28S do RNA; a região espaçadora internamente transcrita). Essas sequências são ampliadas pelo emprego de reação em cadeia de polimerase.

Tratamento e controle

Blastomicose é sensível à anfotericina B e ao cetoconazol (ou ambos, juntamente), e ao itraconazol (medicamento de escolha). O fluconazol apresenta eficácia moderada. Deve-se ter cuidado de modo a evitar a exposição durante a manipulação dos animais ou de tecidos suspeitos de blastomicose, ainda que a transmissão da doença de animais às pessoas seja extremamente rara.

Aspergillus spp.

Microrganismos do gênero *Aspergillus* são mofos saprófitos presentes em toda a parte, com padrão patogênico oportunista que depende do prejuízo, do comprometimento ou do desvio das defesas do hospedeiro. Entre cerca de 900 espécies, *Aspergillus fumigatus* é a causa mais frequente de infecções em animais e humanos.

Características descritivas

Morfologia e composição

Aspergillus spp. são mofos compostos de hifas septadas e estruturas produtoras de esporos assexuadas características, presentes nos conidiósporos. Os conidiósporos são ramos de hifas que se originam de uma célula-base do micélio vegetativo e terminam em uma vesícula expandida. A vesícula é recoberta por uma camada ou por camadas de fiálides em formato de cantil, das quais surgem cadeias de conídios pigmentados (unidades reprodutivas assexuadas) (Figura 47.6), que dão cor às colônias de fungos.

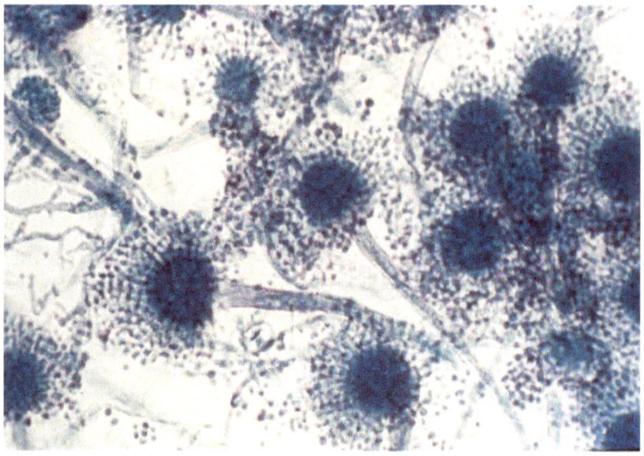

Figura 47.6 *A. fumigatus*. Preparação de cultura em ágar Sabouraud-dextrose corada com lactofenol azul algodão, 400×.

No tecido, observam-se apenas hifas. Nas cavidades aeradas (p. ex., vias nasais, sacos aéreos e lesões cavitárias), é possível constatar estruturas produtoras de esporos.

Os corpúsculos produtores de esporos são características importantes no diagnóstico de doença causada por *Aspergillus* spp., pois a partir desses identificam-se as espécies.

Produtos celulares de interesse médico

Adesinas. Os microrganismos do gênero *Aspergillus* produzem uma variedade de proteínas de superfície (de conídios e de hifas) que se ligam às proteínas da matriz extracelular (colágeno, fibronectina, fibrinogênio e laminina).

Parede celular. A parede celular de *Aspergillus* exibe um "padrão molecular associado ao patógeno" que é reconhecido por receptores *toll-like* (ver Capítulo 2) na superfície de macrófagos hospedeiros. A ligação a esses receptores induz à secreção de citocinas inflamatórias.

Enzimas extracelulares. *Aspergillus* produz várias enzimas com potencial para alterar a função, *in vivo*, do tecido hospedeiro, incluindo elastase, proteases e fosfolipases. Além disso, os microrganismos desse gênero produzem catalases, as quais reduzem os efeitos de radicais peróxidos produzidos pelas células fagocíticas.

Aquisição de ferro. *Aspergillus* produz vários sideróforos hidroxamatos (um ferrocromo e uma fusarinina), necessários para a aquisição de ferro das proteínas ligadoras de ferro do hospedeiro (transferrina e lactoferrina).

Pigmento (melanina). Conídios de *Aspergillus* são pigmentados. O pigmento, melanina, inibe a ação de radicais livres (reduzindo a toxicidade de radicais hidróxido, superóxido e de oxigênio singleto, presentes no interior do fagolisossomo).

Características de crescimento

Aspergillus cresce em todos os meios de cultura comuns de laboratório, em ampla variação de temperatura (até 50°C). Suas atividades bioquímicas não foram claramente relacionadas com a virulência, tampouco utilizadas como método de diagnóstico.

Aspergillus cresce no ambiente. Alguns são altamente resistentes ao calor e à dessecação. A maioria não se multiplica em meio de cultura para fungos que contenha ciclo-heximidina.

Ecologia

Reservatório. *Aspergilli* estão presentes no solo, na vegetação, nos alimentos e, secundariamente, no ar, na água e em objetos expostos a eles. Em matéria vegetal fermentada (p. ex., feno, silagem e adubo composto), há predomínio de *A. fumigatus* em relação à flora competidora. Com frequência, os surtos de doença em animal são oriundos de tais fontes.

Transmissão. Aspergilose é adquirida de fontes de contaminação do ambiente, geralmente por meio de inalação ou ingestão. A maioria dos casos de mastite causada por *Aspergillus* ocorre após a inoculação intramamária do microrganismo. Em vacas, a infecção intrauterina se deve à disseminação de infecção intestinal ou pulmonar, subclínica.

Patogênese

Mecanismo. Após a deposição de *Aspergillus* no tecido ou na superfície (as adesinas impedem sua remoção), seu reconhecimento (por meio do "padrão molecular associado ao patógeno") pelas células fagocíticas estimula uma resposta inflamatória. A inflamação, juntamente com a liberação de elastase, proteases e fosfolipases pelo fungo, resulta em lesão tecidual. O pigmento e a catalase retardam sua destruição pelas células fagocíticas.

Os fatores alergênicos, detectados na aspergilose humana, são pouco documentados na doença animal.

Patologia. Na infecção pulmonar, ocorre acúmulo de exsudato supurativo nos bronquíolos e no parênquima adjacentes. Esse exsudato circunda as colônias de micélio em multiplicação, as quais podem se estender aos vasos sanguíneos e originar vasculite e trombos infectados, ocasionando a disseminação do microrganismo. A infecção também pode se propagar diretamente aos espaços aéreos adjacentes. Desenvolvem-se granulomas; macroscopicamente visíveis como nódulos branco-acinzentados compostos de células mononucleares e fibroblastos. Nas lesões mais antigas, as colônias se apresentam enrugadas por clavas acidofílicas (corpúsculos asteroides) semelhantes às verificadas na actinomicose (ver Figura 37.2).

Nos pulmões de aves, as lesões são nódulos caseosos. Nas membranas serosas, os focos caseosos são revestidos por colônias macroscópicas de mofos, acompanhados de espessamento das membranas (p. ex., sacos aéreos). A resposta celular é do tipo supurativo agudo a granulomatoso crônico.

Em vacas, o aborto se deve à colonização hematógena de placentomas, que, possivelmente, é uma resposta a um fator de multiplicação do tecido placentário. Ocorre invasão de hifas em vasos sanguíneos, ocasionando vasculite e placentite hemorrágica necrosante. O feto sofre infecção disseminada, com sinais de emaciação e desidratação. Pode haver envolvimento de linfonodos, vísceras e cérebro. Com frequência, na pele do feto observam-se placas que se assemelham a tinha.

Nas superfícies mucosas (p. ex., conduto nasal e traqueia), as colônias de mofo se formam na superfície do tecido necrosado, o qual é circundado por uma zona hemorrágica.

Padrões de doença. Na maioria das espécies, ocorrem infecções pulmonares e doença disseminada, frequentemente envolvendo os rins e o sistema nervoso central.

Aviária. Aspergilose aviária, que acomete várias espécies de aves, às vezes de maneira epidêmica, reflete intensa exposição ou alto grau de estresse em plantel doméstico ou em viveiros de pássaros de estimação ou os efeitos de derramamento de petróleo em aves marinhas. Em geral, a doença se manifesta como infecção do trato respiratório, às vezes com disseminação hematógena. Em filhotes de galináceos e de perus, a enfermidade também é denominada "pneumonia de chocadeira". As aves jovens adquirem a doença por meio de inalação de grande quantidade de esporos na chocadeira. Os sintomas incluem inapetência, apatia, perda de peso, dispneia e, às vezes, diarreia e comportamento e postura anormais. Com frequência, observa-se envolvimento dos olhos. A taxa de mortalidade pode se aproximar de 50%, especialmente em aves jovens. Nos casos discretos, nota-se apenas dificuldade de respiração e hiperpneia. A progressão da doença varia de 1 dia a várias semanas.

Ruminantes. Em geral, o aborto em vacas acontece no final da prenhez e se assemelha a aborto decorrente de outras causas. Placas cutâneas fetais também são verificadas em outros abortos causados por micoses.

Relata-se que a prevalência de mastite causada por *A. fumigatus* é maior, especialmente na Europa. Geralmente a doença se desenvolve de maneira crônica progressiva, produzindo abscessos no úbere. Ocasionalmente, provoca diarreia em bezerros.

Cães e gatos. A aspergilose de membranas mucosas é comum em cães e rara em gatos. Acomete o conduto nasal ou o seio paranasal. Manifesta-se como espirros e secreção nasal unilateral ou bilateral persistente, que não responde ao tratamento medicamentoso. Pode-se observar secreção nasal purulenta em decorrência de infecção bacteriana secundária.

Aspergillus terreus e *Aspergillus deflectus* causam aspergilose disseminada em cães, especialmente nos da raça pastor-alemão. Osteomielite é uma característica comum.

Em gatos, há relato de aspergilose intestinal de maneira diarreica.

Equinos. A infecção da córnea por *Aspergillus* ocasiona queratomicose.

Sintomas vagos relativos ao trato respiratório superior podem indicar aspergilose da bolsa gutural de equinos. Em potros, a aspergilose intestinal pode provocar diarreia.

Seres humanos. Em pessoas, *Aspergillus* spp. podem ser patógenos primários ou secundários, dependendo da condição imune do indivíduo. Os tecidos envolvidos incluem pulmões, ossos, seios respiratórios, pele das orelhas e meninges.

Espécies diversas. Infecções raras envolvendo os pulmões também ocorrem em outros animais.

Epidemiologia. A intensidade de exposição é uma característica da aspergilose em animais. Surtos de abortos em vacas frequentemente estão relacionados com o consumo de forragem mofada. Em lotes de frangos, a aspergilose comumente coincide com o uso de cama altamente contaminada.

Em geral, nos surtos, identifica-se a participação de fatores estressantes. Nota-se aspergilose aviária em condições de manejo deficiente. Em aves marinhas recobertas com petróleo, há grave prejuízo à regulação da temperatura corporal. Nas vacas prenhes, a combinação de prenhez avançada com alimentação de baixa qualidade e clima e estabulação inadequados se juntam aos desafios graves.

Observa-se aspergilose nasal canina especialmente em cães jovens de raças dolicocefálicas.

Pode haver alguma deficiência de linfócito T.

Na queratomicose de equinos, o histórico de frequentes tratamentos tópicos com esteroides e antibacterianos sugere imunossupressão e comprometimento da resistência à colonização pelo microrganismo.

Características imunológicas

Em cães com aspergilose nasal, é possível constatar anticorpos circulantes, sem efeito protetor demonstrável (ver seção "Tratamento, controle e prevenção"). Acredita-se que imunidade mediada por célula seja o principal fator que limite a disseminação da infecção.

Não há disponibilidade de procedimentos de imunização.

Diagnóstico laboratorial

Exame direto. Com frequência, hifas, corpúsculos produtores de esporos e conídios podem ser demonstráveis em preparações úmidas de amostras com 10% de KOH ou com calcoflúor branco. Para esfregaços fixados-corados, os corantes de fungos (ácido periódico de Schiff, Gridley ou metenamina-prata de Gomori) são os melhores; corantes do tipo Romanowsky (p. ex., Wright e Giemsa) são satisfatórios e o corante de Gram tem uso limitado. Hifas com ramificação septada representa forte evidência de aspergilose. Outros fungos (*Penicillium, Pseudallescheria* e *Paecilomyces*) apresentam um quadro semelhante, mas são raros. É possível observar conídios nas vias respiratórias ou em outros sítios expostos, na ausência de infecção.

Nas preparações citológicas e nos cortes de tecidos corados, as únicas estruturas notadas são as hifas septadas que se separam, dicotomicamente, em ângulos agudos.

Isolamento e identificação. *Aspergillus* é facilmente cultivado. Como é um contaminante presente em toda a parte, a interpretação de culturas positivas frequentemente é problemática. A presença do microrganismo sempre deve ser relacionada com os achados clínicos e patológicos. A identificação de *Aspergillus* depende das características morfológicas e de multiplicação dos isolados.

Imunodiagnóstico. Os testes sorológicos são métodos auxiliares úteis no diagnóstico de aspergilose. Como os testes disponíveis são espécie-específicos, é necessário saber qual espécie de *Aspergillus* espera-se encontrar. Por exemplo, *A. fumigatus* é mais comumente isolado na aspergilose nasal de cães, enquanto aspergilose disseminada é causada por *A. defectus* ou *A. terreus*, nessa espécie animal. No mercado, há disponibilidade de um *kit* para imunodifusão para detectar anticorpos contra *A. fumigatus*. Um imunoensaio enzimático (ELISA) e a técnica de contraimunoeletroforese também estão disponíveis para o sorodiagnóstico de aspergilose humana.

Métodos moleculares. Há disponibilidade de *primers* destinados à ampliação do DNA que codifica o RNA ribossômico (inclusive a região "espaçadora de transcrição interna") para demonstrar ou identificar os microrganismos do gênero. Para a ampliação do DNA, utiliza-se reação em cadeia de polimerase.

Tratamento, controle e prevenção

Em cães, a apresentação nasal é tratada com medicação tópica, mediante a instilação de clotrimazol ou enilconazol nos condutos nasais e nos seios nasais. O itraconazol (administrado por via oral [VO]) é efetivo no tratamento de aspergilose nasal, quando não for possível o tratamento tópico.

O itraconazol tem sido útil no tratamento de aspergilose disseminada.

Não se estabeleceu tratamento para aspergilose mamária.

Na infecção intestinal de suínos, potros e bezerros recomenda-se a administração oral de nistatina.

A queratomicose é tratada mediante aplicação tópica de unguentos e soluções antimicóticas.

A prevenção de intensa exposição ao microrganismo requer a cessação do fornecimento de alimentos aos bovinos, especialmente de feno e silagem com deterioração evidente. *A. fumigatus* somente alcança alta concentração em condições de produção de "calor biológico", após a eliminação de outros microrganismos. No caso de cama de aves, o armazenamento adequado e mudanças frequentes da cama podem impedir tal situação.

Outros fungos patógenos oportunistas e saprófitos

Rhizopus spp., *Rhizomucor* spp., *Absidia* spp., *Mucor* spp. e *Mortierella* spp. causam aborto em vacas e infecções gastrintestinais caracterizadas por lesões ulcerativas e linfadenite mesentérica em ruminantes, suínos e cães, bem como infecções respiratória e hematógena que envolvem várias vísceras e o sistema nervoso central. As infecções causadas por esses microrganismos são secundárias ao estresse decorrente de inadequações e alterações dietéticas, supressão da flora gastrintestinal pelo uso de antibiótico, infecções concomitantes, parição recente ou traumatismo. Em seres humanos e em primatas não humanos, há relato de vários casos de infecções causadas por tais fungos. Esses microrganismos se multiplicam rapidamente em ágar Sabouraud, em temperatura ambiente. A anfotericina B é o medicamento preferido para o tratamento de ambos, animais e seres humanos.

Paecilomyces spp. causa paecilomicose canina e felina disseminada, com envolvimento ósseo. Além disso, há relato de uma epidemia de doença respiratória em tartarugas marinhas mantidas em cativeiro. *Conidiobolus* spp. e *Basidiobolus* spp. provocam granulomas nasais e infecção subcutânea em equinos, mulas, cães, ovinos, primatas não humanos e humanos. Os microrganismos são identificados por meio de exame direto de amostras clínicas e pelo emprego de técnicas de cultura microbiológica. É necessário considerável conhecimento para identificar as espécies em laboratório. A anfotericina B é o medicamento de escolha. Outros fármacos como fluconasol e 5-flurocitosina também são efetivos. *Diplorhinotricum gallopavum* causa dactilariose em perus e frangos. É uma doença que acomete o sistema nervoso central, com taxa de morbidade alta e taxa de mortalidade de, aproximadamente, 20%. O tratamento não é prático, porém é fundamental que haja boas instalações e adoção de medidas sanitárias na granja e na incubadora, para o controle da doença.

Pneumocystis

Os microrganismos do gênero *Pneumocystis* são fungos capazes de provocar pneumonia em indivíduos com imunossupressão. Foram isolados apenas em hospedeiros infectados (p. ex., humanos, cães, gatos, equinos, suínos, caprinos, furões, camundongos, ratos, chimpanzés e macacos). Atualmente, há duas espécies: *jiroveci* (que infecta pessoas) e *carinii* (que infecta as demais espécies). A taxonomia dos membros do gênero *Pneumocystis* ainda não foi esclarecida e requer estudos adicionais. *Pneumocystis carinii* apresenta, pelo menos, 30 variedades ou "apresentações especiais" e cada "apresentação especial" infecta um hospedeiro particular. Por exemplo, *P. carinii* f. sp. *ratti* infecta ratos, enquanto *P. carinii* f. sp. *muris* infecta apenas camundongos. Portanto, *Pneumocystis* é um fungo hospedeiro-específico, que é transmitido entre indivíduos da mesma espécie, mas não causa zoonose.

A propagação ocorre por meio de aerossóis. Em geral, os hospedeiros infectados apresentam imunossupressão. Todavia, há relato de animais sadios (sem evidência de imunossupressão ou de doença primária) que desenvolveram pneumonia causada por *Pneumocystis*, quando criados juntos com animais sabidamente infectados.

O fungo não se multiplica em sistema de cultura livre de célula. O diagnóstico se baseia no exame do material obtido de espaços alveolares, geralmente concentrado por meio de citocentrifugação e corado com um corante do tipo Romanowsky (p. ex., Giemsa ou Wright). Nessas preparações citológicas, verificam-se cistos arredondados nos compartimentos intracelular (no interior de macrófagos alveolares) e extracelular (com diâmetro de, aproximadamente, 4 a 7 μm) que contêm entre 4 e 8 corpúsculos basofílicos distribuídos em forma de círculo. Em geral, também se verificam vários trofozoítos ovoides ou em formato de lua crescente (com cerca de 1 a 2 μm). Corantes de prata (p. ex., metenamina-prata de Gomori) também podem ser utilizados para auxiliar na visualização do microrganismo. Além disso, têm-se empregado *primers* de DNA destinados à ampliação de segmentos específicos do genoma do fungo, de modo que é possível detectar e identificar o microrganismo por meio de reação em cadeia de polimerase.

O tratamento inclui um ou mais dos seguintes medicamentos: trimetoprima-sulfonamida, carbutamida, dapsona, atovaquona, pentamidina, clindamicina ou trimetrexato/leucovorina.

Prototecose

Prototheca é uma alga que não apresenta clorofila e se multiplica por meio de endosporulação, produzindo células esféricas rugosas com 8 a 25 μm de diâmetro. Ocasionalmente, *Prototheca zopfii* e *Prototheca wickerhamii* (que provavelmente pertence ao gênero *Auxenochlorella*) são patogênicas e crescem em meios de cultura para fungos (sem ciclo-heximida), em temperaturas de 25°C e 37°C, respectivamente, nos quais se apresentam como colônias opacas de cor marrom-clara, em menos de 1 semana, e são diferenciadas por meio de exame sorológico e testes de assimilação de carboidratos.

Prototheca spp. está disseminada na natureza. A infecção ocorre por meio de ingestão, por via percutânea ou, em vacas leiteiras, por inoculação intramamária do microrganismo.

A doença acomete cães, gatos, bovinos, veados, morcegos, cobras, peixes e pessoas. Em cães, geralmente é disseminada e acompanhada de diarreia hemorrágica. Com frequência, observam-se envolvimento do sistema nervoso central e lesões oculares. Em gatos e em pessoas, as manifestações são cutâneas. Suspeita-se de imunodeficiência. Em vacas, causa mastite progressiva crônica. As reações teciduais são do tipo piogranulomatoso.

A alga é facilmente cultivada e pode ser detectada em preparações úmidas de amostras não coradas ou em esfregaços fixados e corados com um corante do tipo Romanowsky (Wright ou Giemsa) ou com corantes de fungos (ácido periódico de Schiff, Gridley ou metenamina-prata de Gomori).

Em seres humanos, utilizam-se anfotericina B e cetoconazol. *In vitro*, as algas são sensíveis aos aminoglicosídios. Em animais, o tratamento não tem sido efetivo, embora o uso de preparações lipossômicas e de anfotericina B se mostre promissor.

Leitura sugerida

Greene CE (2006) *Infectious Diseases of the Dog and Cat*, 3rd edn, Elsevier Saunders.

Raskin R and Meyer D (2009) *Canine and Feline Cytology: A Color Atlas and Interpretation Guide*, 2nd edn, W B. Elsevier Saunders Company.

Songer JG and Post KW (2005) *Veterinary Microbiology: Bacterial and Fungal Agents of Animal Diseases*, Elsevier Saunders.

Parte 3

Vírus

48 Patogênese de Doenças Virais

MELISSA KENNEDY

Patogênese pode ser definida como o(s) processo(s) pelo(s) qual(is) um vírus produz doença no hospedeiro. O termo "virulência" é utilizado para descrever o grau de patogenicidade de um vírus – um vírus virulento é aquele que resulta em uma doença significante. A patogênese das infecções virais é um processo multifatorial e envolve tanto a condição do hospedeiro quanto as propriedades do vírus infectante. Portanto, a consequência da infecção viral (ou seja, a gravidade da doença ou morte) é determinada pela virulência do vírus e pela suscetibilidade do hospedeiro. A suscetibilidade do hospedeiro à infecção viral é definida por vários fatores, inclusive as características genéticas do hospedeiro, a espécie do animal hospedeiro infectado, o grau de imunidade, a imunocompetência do hospedeiro, a condição nutricional, a idade e a presença de infecção(ões) concomitante(s). Algumas das propriedades relacionadas com a virulência viral incluem indução de efeitos citotóxicos (diretos ou indiretos) pelo vírus, estratégias de replicação, tropismo tecidual, dose do vírus infectante e modo de exposição. A interação hospedeiro-vírus, delineada por esses fatores, pode ser avaliada no nível celular e no animal hospedeiro. O primeiro está relacionado com a capacidade de um vírus infectar e replicar-se em uma célula e os efeitos da replicação viral nesta célula, enquanto o segundo está relacionado com os efeitos cumulativos da infecção celular no animal hospedeiro. Portanto, o que se observa no hospedeiro é reflexo dos efeitos celulares do vírus.

Relação vírus-hospedeiro

Pode haver diferença na consequência de qualquer interação vírus-hospedeiro, dependendo de fatores críticos como as interações vírus-célula, a espécie do animal hospedeiro, o modo de exposição, a via de disseminação do vírus e a resistência do hospedeiro. A maioria dos animais infectados por vírus é levada à consulta veterinária por manifestar os sinais clínicos da infecção. No entanto, é muito importante saber que as infecções microbianas de animais frequentemente não resultam em doença clínica. Na verdade, grande parte das interações vírus-animal resulta em infecção assintomática ou subclínica; contudo, os vírus virulentos não infectam animais resistentes a eles. As consequências potenciais das relações vírus-animal são mostradas no Quadro 48.1.

Quadro 48.1 Consequências potenciais das relações vírus-animal.

1. O animal é resistente à infecção viral – não se estabeleceu relação
2. Infecção assintomática ou subclínica – recuperação ou infecção persistente
3. Infecção viral aguda – morte, recuperação ou infecção persistente
4. Infecção viral crônica – doença clínica recorrente ou infecção persistente
5. Formação de tumor

Há diversas vias importantes de penetração do vírus no hospedeiro: respiratória, digestória e urogenital, e transmissão direta (como se dá por picada de inseto ou mordida de animal). O estabelecimento efetivo da infecção viral depende da presença de receptores celulares apropriados e da natureza físico-química do agente viral. Para iniciar efetivamente a infecção no hospedeiro, o vírus deve ser capaz de sobreviver até que encontre um hospedeiro suscetível e tenha acesso a células/tecidos nos quais é capaz de se replicar (células permissivas). Isso requer que o vírus supere os mecanismos de defesa do hospedeiro, em tais locais. Por exemplo, os vírus que infectam o trato digestório dos animais geralmente resistem a um pH baixo e às potentes enzimas presentes no trato digestório.

Meios de disseminação do vírus no hospedeiro

Os vírus causam dois padrões básicos de infecção: localizada e generalizada (Figura 48.1). Nas infecções localizadas, a multiplicação do vírus e a lesão celular permanecem localizadas próximo à porta de entrada do microrganismo (p. ex., pele ou membranas mucosas dos tratos respiratório, gastrintestinal ou genital), de modo que o vírus infectante se dissemina apenas nas células vizinhas adjacentes ao local de infecção original. Por exemplo, as infecções de animais por rinovírus frequentemente se restringem ao epitélio nasal e não se disseminam sequer ao trato respiratório inferior. Outros vírus de trato respiratório, como o vírus da influenza e o vírus sincicial respiratório, replicam-se nos pulmões de animais infectados, mas a lesão tecidual provocada por esses vírus geralmente permanece confinada ao sistema respiratório. As infecções generalizadas se desenvolvem em várias etapas sequenciais: (1) o vírus passa por uma replicação primária no local de penetração e nos linfonodos regionais, (2) a progênie do vírus se dissemina por meio

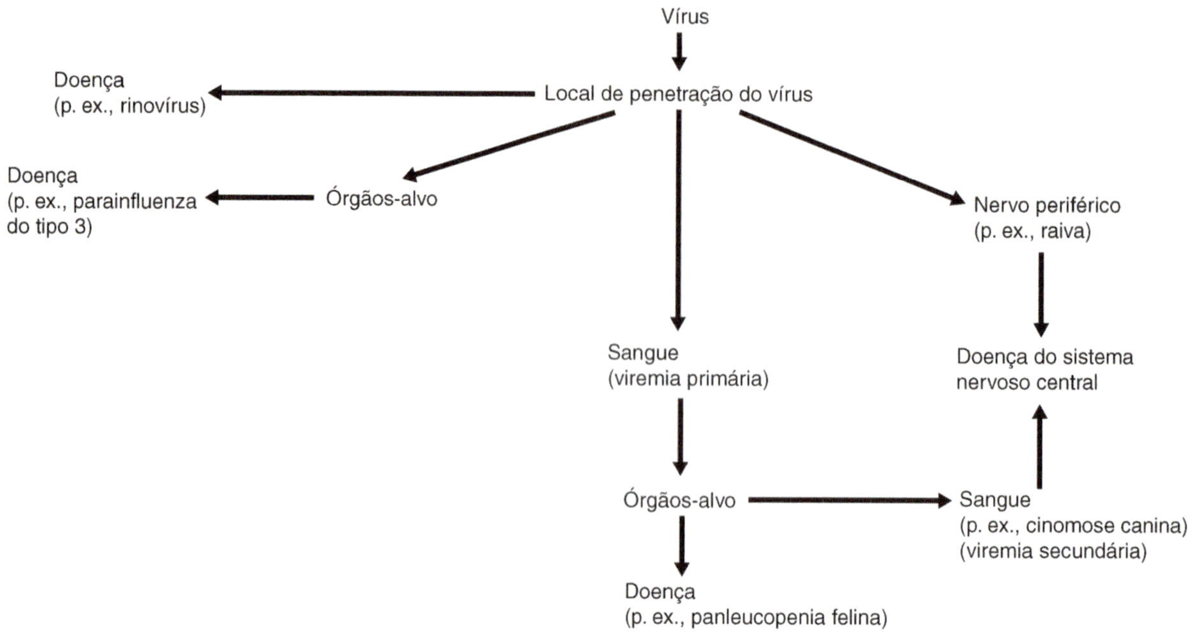

Figura 48.1 Modos de disseminação do vírus no hospedeiro.

do sangue (viremia primária) e dos vasos linfáticos para tecidos adicionais, em que (3) ocorre replicação adicional do vírus, (4) o vírus se dissemina a outros órgãos-alvo por meio de viremia secundária e (5) multiplica-se, adicionalmente, nesses tecidos-alvo, nos quais causam degeneração e/ou necrose celular, lesão tecidual e doença clínica.

O período de incubação corresponde ao período assintomático após a infecção até a manifestação da doença clínica. Nas infecções virais generalizadas, a doença evidente inicia-se apenas após a ampla disseminação do vírus pelo corpo e a indução de título máximo de anticorpos. Em geral, é nesse estágio da infecção que o veterinário é inicialmente alertado. A cinomose canina é um exemplo de infecção viral generalizada, em animais. O vírus da cinomose canina inicia a infecção no local de penetração e, em seguida, dissemina-se por meio do sangue ou do sistema linfático e causa infecção generalizada, com envolvimento de vários órgãos-alvo (Figura 48.2). A sequência de eventos verificada

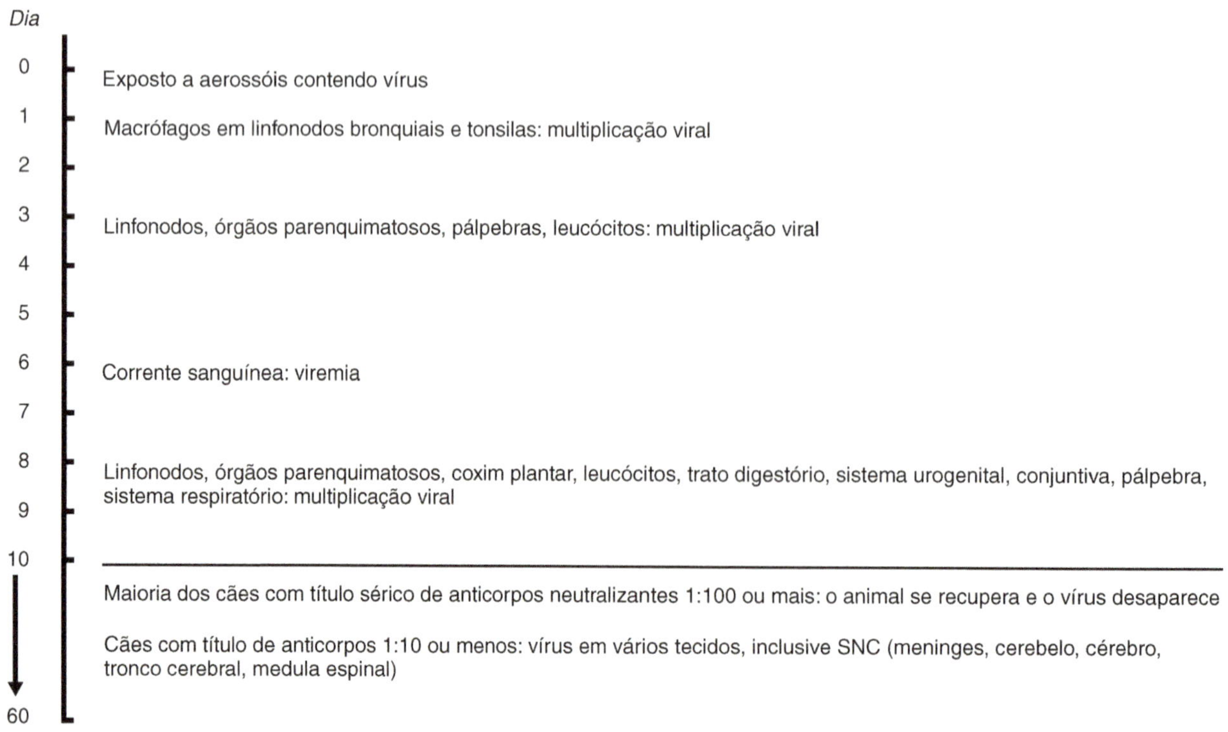

Figura 48.2 Patogênese da infecção causada pelo vírus da cinomose canina, em cães.

durante o período de incubação e o desenvolvimento dos sintomas da doença nas infecções experimentais pelo vírus da cinomose canina indicam que os diferentes sinais clínicos observados nos animais, individualmente, dependem de quais dos vários sistemas orgânicos são infectados pelo vírus. O vírus se dissemina para esses órgãos durante a viremia, que pode ser caracterizada pela presença de partículas virais livres no sangue, ou, no caso do vírus da cinomose canina, as células sanguíneas também podem atuar como carreadoras e disseminar o vírus aos órgãos-alvo (viremia associada à célula). Em geral, as viremias associadas às células envolvem leucócitos do sangue, mas alguns vírus, como o vírus causador de língua azul, o vírus da cólera suína ou o parvovírus, podem estar associados a hemácias do hospedeiro infectado. Pode ocorrer disseminação do vírus ao sistema nervoso central (SNC), por meio de viremia, ou, no caso de raiva, por transmissão ao longo dos nervos periféricos.

Tropismo viral

A restrição da infecção viral e/ou replicação a determinadas células ou tecidos é denominada tropismo. Alguns vírus apresentam um espectro muito amplo de tropismo, infectando diversos tipos de células, órgãos e espécies de hospedeiros. O vírus da pseudorraiva, um herpes-vírus, pode infectar o trato respiratório, o sistema nervoso central e o feto suíno. Além disso, esse vírus provoca infecção fatal na maioria dos mamíferos, exceto em primatas. O vírus da febre catarral maligna, também um herpes-vírus, infecta apenas uma subpopulação de linfócitos T em algumas espécies de ruminantes, inclusive bovinos e gnu (tipo de antílope). O tropismo viral é fundamental para a compreensão da doença resultante da infecção por determinado vírus.

O tropismo de um vírus, embora se manifeste no hospedeiro, basicamente é determinado no nível celular. A presença ou ausência de alguns fatores celulares determinam se um vírus pode infectar e/ou produzir progênie infectante em uma célula. A célula deve expressar um receptor celular apropriado para a adesão do vírus, a primeira etapa da replicação viral. Os vírus utilizam essas moléculas da superfície celular normal para penetrar na célula. Uma molécula/receptor particular da superfície celular pode ser utilizada por mais de um vírus. Por outro lado, um vírus pode ser capaz de utilizar diversos receptores celulares para sua fixação. A expressão do receptor celular apropriado é um importante fator na determinação da suscetibilidade da célula a um vírus específico. Para que um vírus complete seu ciclo de replicação após penetrar na célula, esta célula deve propiciar alguns fatores. A ausência desses fatores impede a produção de progênie viral infectante. Os fatores celulares que os vírus necessitam são variáveis. Alguns desses fatores celulares se tornam disponíveis apenas em alguns estágios do ciclo de desenvolvimento celular. Por exemplo, o parvovírus necessita DNA polimerase celular para a síntese de seu genoma. Essa enzima é expressa em abundância em células em fase de multiplicação ativa (ou seja, as células em fase S do ciclo de crescimento). Desse modo, a replicação do parvovírus ocorre nas células com alto índice mitótico, como as células hematopoéticas da medula óssea e as células das criptas intestinais cuja taxa de *turnover* celular é muito elevada. Vírus que infectam células do sistema imune são especialmente dependentes do estágio de diferenciação da célula. Em geral, linfócitos e macrófagos ativados são mais capazes de sustentar a replicação viral produtiva que as células em repouso, ainda que os mecanismos envolvidos não estejam esclarecidos. A progênie do papilomavírus é produzida somente em queratinócitos diferenciados.

Os fatores ambientais locais também podem determinar o tropismo tecidual para determinado vírus. Esses fatores incluem temperatura e pH. Herpes-vírus felino-1 (FHV-1) prefere temperatura de 33°C a 35°C para sua replicação – temperatura do trato respiratório superior. Desse modo, FHV-1 está associado a doença do trato respiratório superior, ou seja, rinotraqueíte. Enterovírus, da família Picornaviridae, é muito resistente ao pH ácido e pode sobreviver se deslocando do estômago ao intestino, o seu órgão-alvo. Rinovírus, que também pertence à família Picornaviridae, é destruído no pH ácido do estômago; portanto, permanece confinado ao trato respiratório superior.

A gravidade da consequência de uma doença viral em um animal é determinada, basicamente, pelo(s) órgão(s) afetado(s). A infecção de órgãos que não toleram dano tecidual mínimo, como o tecido nervoso, pode ocasionar a morte do paciente. Em outros tecidos, especialmente naqueles capazes de se regenerar, como o intestino, a infecção pode resultar em doença autolimitante discreta ou de curta duração. Nas fêmeas prenhes, os vírus que podem provocar doença discreta em animais adultos podem ser letais ao feto que está sendo gestado.

São muito comuns infecções virais que não ocasionam doença evidente e são muito importantes na disseminação do vírus. As infecções inaparentes podem conferir imunidade protetora significativa contra infecções subsequentes por cepas virulentas do mesmo microrganismo. Vários fatores estão envolvidos na ocorrência de infecções inaparentes: (1) a natureza do vírus (p. ex., cepas virulentas ou atenuadas), (2) o grau de imunidade do hospedeiro, (3) a ocorrência de interferência viral, e (4) a falha do vírus em alcançar o órgão-alvo (p. ex., em razão da barreira hematencefálica).

Respostas do hospedeiro às infecções virais

A resistência dos animais à infecção viral depende, em parte, de fatores que atuam, indiscriminadamente, na maioria dos vírus; denominados, portanto, fatores de resistência inespecíficos ou inatos. Incluem barreiras anatômicas, condições fisiológicas (p. ex., pH e temperatura), fatores hormonais, inibidores, exceto anticorpos, e fagócitos. A fagocitose é um importante mecanismo de defesa nas infecções bacterianas. No entanto, vários agentes virais são capazes de infectar linfócitos e/ou monócitos/macrófagos, e, desse modo, tais células, na verdade, podem atuar como meio de propagação do vírus no hospedeiro.

Interferona

Um importante componente da defesa contra as infecções virais é a produção e secreção de interferona, a qual consiste em um grupo de proteínas celulares (citocinas) capazes de modular o sistema imune, controlar a diferenciação de algumas células, propiciar resistência antiviral às células sensíveis e atuar como anticancerígeno. Diversos vírus induzem a síntese de interferona nas células infectadas, e vários tipos de células são capazes de sintetizar interferona após estimulação apropriada. Pelo menos 3 tipos diferentes de

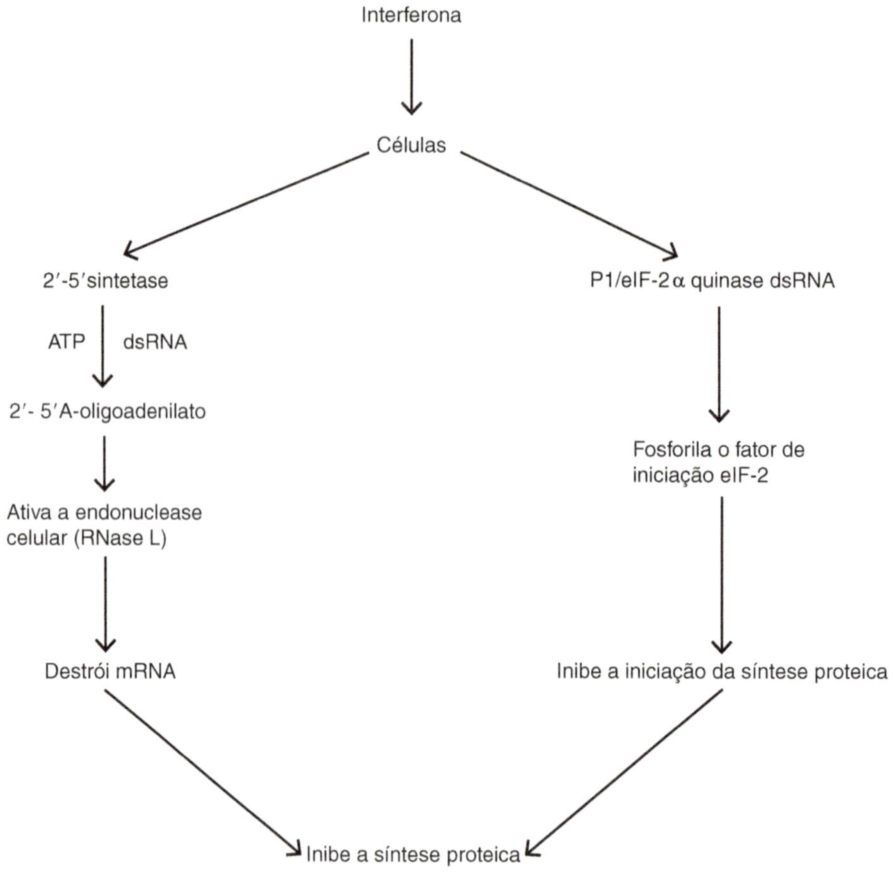

Figura 48.3 Mecanismos de ação da interferona na síntese proteica.

interferona podem ser produzidos no curso de uma infecção viral: α, β e γ. Dois mecanismos distintos têm sido identificados nas células tratadas com interferona (Figura 48.3). O primeiro envolve a produção de uma proteinoquinase (P1/eIF-2α quinase) em células tratadas com interferona, a qual, na presença de RNA de duplo filamento (dsRNA, do inglês *double-stranded* RNA), bloqueia o início da síntese de proteínas pela fosforilação do fator de iniciação da síntese proteica eIF-2. O outro mecanismo envolve uma enzima, a 2'-5'A sintetase, que, na presença de adenosina trifosfato e dsRNA, sintetiza um grupo de oligoadenilatos coletivamente conhecidos como 2'-5'A, que, por sua vez, ativa uma endonuclease específica que destrói o RNA viral e celular, e, desse modo, inibe a síntese proteica.

Além de sua participação na replicação do vírus, a interferona tem outros efeitos nas células, inclusive interfere na multiplicação celular e na regulação de funções celulares, como fagocitose, produção de anticorpos e linfocinas pelos linfócitos, expressão de antígenos na superfície celular e citotoxicidade da imunidade celular. A interferona tem uma importante participação na resistência do hospedeiro à infecção viral.

Imunidades humoral e celular

Os vírus são antigênicos e, em geral, induzem uma potente resposta imune específica após a infecção. As respostas imunes humorais envolvem a produção de anticorpos que podem ser demonstradas em exames sorológicos de rotina, como os testes de fixação de complemento, aglutinação, precipitação e difusão em gel. Os anticorpos, quando ligados a um vírus ou a uma proteína viral, atuam como mediadores de vários eventos antivirais, inclusive da neutralização viral, da aglutinação do vírus, da ativação do sistema complemento e de respostas imunes mediadas por célula dependente de anticorpo. Esses efeitos são importantes na terminação da infecção viral primária, na limitação da viremia e na prevenção de doença e de reinfecção. O anticorpo neutralizante é de particular importância nas infecções virais – quando se misturam preparações de vírus com antissoro apropriado e as misturas são inoculadas em hospedeiros suscetíveis, não ocorre infecção se o antissoro contém o anticorpo neutralizante contra o vírus. Três classes de imunoglobulinas – IgG, IgM e IgA – podem atuar como anticorpos neutralizantes. A interação de um vírus com um anticorpo, particularmente anticorpos específicos para antígenos virais responsáveis pela fixação a receptores celulares específicos, resulta na formação de um complexo vírus-anticorpo que impede a fixação do vírus aos receptores celulares e, em menor grau, inibe a penetração do vírus na célula suscetível. É possível recuperar o vírus infectante nessas misturas de vírus com anticorpos aparentemente inertes pela simples diluição ou centrifugação, sugerindo que o vírus e os anticorpos possam estar fracamente ligados, nos estágios iniciais da reação. A interação do vírus com o anticorpo não altera, fisicamente, a estrutura viral; no entanto, o sistema complemento e o anticorpo antiviral podem ocasionar lise aos vírus que apresentam envelope, bem como destruir células infectadas pelos vírus.

A imunidade celular, discutida no Capítulo 2, é outro importante fator na resistência do hospedeiro a algumas infecções virais. A destruição de células infectadas pelo vírus por linfócitos citotóxicos pode limitar a infecção e a disseminação do vírus, particularmente quando o vírus é transmitido de células infectadas para células não infectadas. Evidência recente também indica que os macrófagos participam na resistência do hospedeiro às infecções virais. Esses têm papel importante na resposta inflamatória e podem ser ativados pela interação com o vírus ou por produtos solúveis produzidos pelos vírus que reagem com linfócitos. Tem-se mostrado que os macrófagos ativados participam de ampla variedade de respostas do hospedeiro às infecções virais, inclusive na fagocitose de complexos vírus-anticorpo, produção de interferona, citotoxicidade às células infectadas por vírus e funções imunorreguladoras.

Nas infecções virais, as lesões celulares e teciduais se devem não apenas diretamente à infecção viral, mas também à resposta imune do hospedeiro produzida contra o patógeno invasor. As respostas celular e humoral atuam nos vírus, bem como nas células por esses infectadas. Além disso, ocorre destruição "circundante" de células próximas não envolvidas. Os mediadores citotóxicos liberados por neutrófilos, linfócitos T citotóxicos e células matadoras naturais podem atuar em células não infectadas muito próximas da infecção. Na maioria dos casos, este dano é mínimo e é um componente necessário no processo de recuperação de doenças virais porque as células infectadas pelo vírus devem ser destruídas. Entretanto, em algumas situações, como nas infecções persistentes, a resposta imune pode ser responsável pela ocorrência de doença. A presença de antígenos por longo tempo estimula, continuamente, as células imunocompetentes, induzindo uma resposta inflamatória exagerada. A resposta exagerada pode ser humoral e mediada por célula. O resultado final é lesão à célula, ao tecido e ao órgão, que se manifesta como doença.

Imunossupressão viral

Diversos vírus de importância veterinária podem infectar linfócitos, inclusive o vírus da cinomose canina, o vírus da panleucopenia felina, o vírus da leucemia felina, o vírus da diarreia viral bovina, o vírus da cólera suína, o vírus da doença de Newcastle e o vírus da doença infecciosa da bursa de aves. A destruição de linfócitos e a resultante atrofia de tecidos linfoides pelos vírus podem suprimir ou comprometer a resposta imune, predispondo o hospedeiro infectado a outras infecções virais ou bacterianas oportunistas. Menos comumente, é possível uma variedade de deficiências imunes primárias hereditárias em animais, as quais podem predispor a doenças infecciosas. Um bom exemplo é a infecção do trato respiratório fatal de potros da raça Árabe com anormalidade de imunodeficiência combinada (carência de produção de linfócitos B e T funcionais) causada por adenovírus equino.

Infecção viral persistente

As infecções virais persistentes e latentes são caracterizadas pelo fato de o vírus não ser eliminado do hospedeiro. Esses animais com infecção crônica podem ou não manifestar doença. Os mecanismos potenciais de persistência do vírus incluem infecção não citocida de células do hospedeiro, destruição de células efetoras imunes ou crescimento no interior desses tipos celulares, escape das respostas protetoras do hospedeiro, inclusive de citocinas e anticorpos, e integração do genoma viral com aquele da célula hospedeira. As infecções persistentes são aquelas nas quais o vírus encontra-se continuamente presente, com ou sem manifestação de doença. A doença, quando ocorre em animais persistentemente infectados, com frequência é resultante de mecanismos imunopatológicos. Infecções latentes são aquelas nas quais o vírus é demonstrável apenas quando ocorre reativação (recrudescência); altamente característico de infecções por herpes-vírus.

Excreção viral

O estágio final da infecção viral é a excreção do vírus pelo hospedeiro, no ambiente, o que pode ocorrer pela mesma superfície corporal pela qual o vírus penetrou no hospedeiro, mesmo quando há disseminação sistêmica. Por exemplo, diversos vírus que infectam o trato respiratório são excretados juntamente com a secreção respiratória. Em geral, os vírus que não se disseminam no hospedeiro são excretados do local de sua penetração. Papilomavírus infectam o paciente mediante a penetração em feridas cutâneas traumáticas abertas, replicam-se nas camadas da epiderme e são excretados de queratócitos diferenciados da superfície cutânea. Os vírus que infectam vários tecidos podem ser excretados de vários locais. O vírus da cinomose canina, que infecta diversas células epiteliais de todo o corpo do hospedeiro durante a doença generalizada, pode ser excretado nas fezes, nas secreções respiratórias, nas secreções oculares e na urina. Os vírus que infectam o trato gastrintestinal geralmente são excretados nas fezes. Sêmen e leite podem ser as fontes de alguns vírus, particularmente daqueles que infectam leucócitos. Vírus que infectam células hematopoéticas ou que causam viremia significante podem se disseminar pela corrente sanguínea. O sangue é a fonte de infecção da maioria dos vírus transmitidos por artrópodes, bem como dos vírus que se disseminam de modo iatrogênico, por meio de agulhas contaminadas e transfusão de sangue, entre outras maneiras.

Em algumas infecções virais pode não ocorrer excreção do vírus pelo hospedeiro, o que acontece mais frequentemente com os vírus que infectam um hospedeiro aberrante ou um hospedeiro "final". Por exemplo, o vírus da encefalite equina ocidental, um togavírus, normalmente circula em aves e mosquitos. Quando os equinos, que não são hospedeiros naturais desse vírus, são picados por mosquitos infectados, uma viremia transitória ocasiona infecção do sistema nervoso central. Como a viremia é muito transitória, os equinos normalmente não são fontes de vírus aos mosquitos e não ocorre excreção do vírus.

Leitura sugerida

Flint JS, Racaniello VJ, Krug R *etal.* (1999) *Principles of Virology: Molecular Biology, Pathogenesis, and Control*, ASM Press.

Norkin LC (2009) *Virology: Molecular Biology and Pathogenesis*, ASM Press.

MacLachlan NJ and Dubovi EJ (2010) *Fenner's Veterinary Virology*, 5th edn, Academic Press.

49 Parvoviridae e Circoviridae

Richard A. Hesse, Benjamin R. Trible e Raymond R. Rowland

Parvoviridae

Os vírus do gênero *Parvovirus,* da família Parvoviridae, são agentes etiológicos de doenças específicas em animais, porém não em seres humanos. Tendem a ser específicos para algumas espécie, mas nem sempre é o caso (p. ex., algumas cepas de parvovírus canino infectam não apenas cães, mas também gatos, lobos e raposas). O nome parvovírus é derivado do termo latino *parvus,* que significa pequeno. Parvovírus são alguns dos menores vírus conhecidos (de 18 a 26 nm). Não apresentam envelope, são estruturas icosaédricas e contêm um genoma de DNA de filamento único linear, com, aproximadamente, 5 mil nucleotídios, que, em geral, codifica duas fases de leitura aberta: uma codifica proteínas mediadoras das funções necessárias para transcrição e replicação do DNA, enquanto outra codifica capsídios proteicos que envolvem um genoma de DNA *minus sense* de filamento único. Uma característica útil desses vírus é que causam hemaglutinação (HA), e resposta de anticorpos após a infecção resulta na produção de anticorpos que inibem a hemaglutinação (HAI), que está relacionada com a neutralização do vírus. HA e HAI são testes úteis no estudo da patogênese, da proteção e da prevalência da infecção. O vírion icosaédrico propicia alta estabilidade às partículas virais, as quais são resistentes à inativação por pH, por solventes orgânicos e por temperaturas superiores a 60°C. São considerados os vírus mais estáveis conhecidos e são resistentes a fatores ambientais e a vários desinfetantes comerciais. Uma solução de cloro (hipoclorito de sódio) a 5% de uso doméstico é um desinfetante virucida prático e efetivo contra esses vírus.

Em razão da simplicidade desses vírus, há necessidade essencial de célula em fase de divisão ativa para uma replicação viral produtiva. A replicação do vírus ocorre no núcleo das células hospedeiras e, como o vírus carece de sua própria enzima DNA polimerase, a replicação do parvovírus requer células que estejam ciclando (final da fase S ou início da fase G2 do ciclo celular), de modo que possam utilizar enzimas da célula hospedeira para sua replicação.

As infecções por parvovírus felino, parvovírus canino, parvovírus suíno e parvovírus de marta causam as principais doenças de relevância econômica em animais de companhia e em animais de produção, as quais são discutidas em detalhes. Identificaram-se vários outros parvovírus em animais, inclusive o parvovírus de aves, o vírus da enterite de marta, o vírus minute de camundongos, o parvovírus 1 de camundongos e o parvovírus de guaxinins, além de diversos parvovírus não caracterizados, em várias espécies.

Panleucopenia felina

Doença

A panleucopenia felina, também conhecida como cinomose felina e enterite infecciosa felina, é uma doença viral aguda altamente contagiosa de gatos. A doença é caracterizada por febre alta, anorexia, apatia e vômito, acompanhados de desidratação, diarreia, e morte decorrente da perda de células das criptas do intestino delgado, a qual resulta em atrofia de vilosidades e consequente perda da capacidade de absorção de nutrientes e fluidos. A leucopenia também é uma característica marcante da panleucopenia felina. Com frequência, a gravidade clínica da doença está diretamente relacionada com a gravidade da leucopenia. Em geral, observam-se infecções bacterianas secundárias como resultado do comprometimento do sistema imune. Gatos de todas as idades são suscetíveis à infecção, mas a taxa de mortalidade é maior em filhotes. A infecção pode se instalar por via oral (VO) ou respiratória, e o período de incubação, após a infecção, é curto. Gatas prenhes podem apresentar infecção intrauterina causada pelo vírus da panleucopenia felina, a qual ocasiona morte neonatal ou anomalias congênitas no sistema nervoso central, manifestada como ataxia cerebelar em filhotes, após o nascimento. Essa síndrome também foi constatada em filhotes infectados pelo vírus, antes de 2 semanas de idade. A infecção de gatos adultos soronegativos sadios geralmente resulta em doença discreta ou inaparente.

Agente etiológico

O vírus da panleucopenia felina (VPF) é um parvovírus típico, quanto à estrutura do vírion, à organização genômica, às necessidades para replicação e às propriedades físicas e químicas, como anteriormente mencionado. O VPF está estreitamente relacionado com o parvovírus canino e com o vírus da enterite de marta. Embora sejam antigenicamente relacionados, esses três vírus podem ser diferenciados por análises de sequência. Um vírus muito estreitamente relacionado e antigenicamente indistinguível de VPF causa enterite em marta e pode provocar doença em guaxinins e em quatimundéus. No que diz respeito a ancestrais, o parvovírus canino do tipo 2 (PVC-2) é estreitamente relacionado com o VPF (discutido em detalhes na seção "Parvovirose canina"). Parvovírus canino dos tipos 2a, 2b e 2c são capazes de infectar felinos e causar uma doença indistinguível da panleucopenia felina. O VPF se multiplica em cultura de células renais de felino, primária ou contínua, mas não em cultura de células de caninos.

Relação hospedeiro-vírus

Distribuição, reservatório e transmissão. Todos os membros da família Felidae, bem como as martas, os furões e os guaxinins, provavelmente são suscetíveis à infecção por VPF; recentemente, expandiram para variantes caninas. A panleucopenia felina é mundial, e os gatos infectados são os principais reservatórios. Tanto os gatos infectados que apresentam doença aguda quanto os com infecção clinicamente inaparente excretam o vírus na urina, nas fezes e em várias secreções. O contato físico com camas, gaiolas e utensílios contaminados com VPF resulta em infecção e subsequente transmissão, a qual rapidamente se dissemina em situações de confinamento. O vírus é muito estável no ambiente, o que dificulta o seu controle.

Patogênese e patologia. A inalação ou a ingestão de secreções de animais infectados pelo vírus é o meio de transmissão mais comum. O vírus se replica nos tecidos e, em seguida, alcança a corrente sanguínea resultando em infecção generalizada. Em filhotes de gatos experimentadamente infectados pelo VPF, por via intranasal ou oral (VO), observa-se viremia, sem células, por vários dias. O vírus se dissemina por todo o corpo e infecta células que apresentam receptores apropriados. O parvovírus felino requer células que se multipliquem ativamente e que se apresentem na fase S do ciclo celular, particularmente, as células hematopoéticas presentes no interior da medula óssea e nos tecidos linfoides (timo, baço e linfonodos) ou as células das criptas intestinais. A infecção de células hematopoéticas e linfoides leva a leucopenia grave e prolongada, acometendo todos os tipos de leucócitos e ocasionando atrofia de tecidos linfoides. Por outro lado, a infecção das células das criptas intestinais causa destruição significativa do epitélio intestinal, resultando em diarreia por má absorção. Com frequência, as infecções graves terminam em morte do animal decorrente de infecção secundária ou desidratação grave. Em animais com infecção aguda, as lesões histológicas se caracterizam por necrose do epitélio das criptas intestinais e intensa destruição e depleção de linfócitos nos linfonodos, no timo e no baço. Animais que sobrevivem à infecção discreta apresentam hiperplasia linfoide regenerativa, seguida de recuperação.

A infecção intrauterina de fetos, no final da prenhez, e de filhotes de gatos muito jovens resulta na destruição de células da camada granular externa do cerebelo. Isso ocasiona hipoplasia cerebelar, degeneração, perda de células de Purkinje e atrofia causada por falha no desenvolvimento da camada granular interna. Os filhotes de gatos que desenvolvem tal condição manifestam tremores de cabeça e dificuldade em caminhar e em fazer outros movimentos. Infecções uterinas de ratas, hamsters, furões e camundongos, em estágios críticos da prenhez, por espécies apropriadas de parvovírus resultam em lesões congênitas semelhantes às verificadas em filhotes de gatos.

Respostas do hospedeiro à infecção. Em gatos, surgem anticorpos neutralizantes e anticorpos inibidores da hemaglutinação cerca de 1 semana após a infecção. Em geral, nota-se alto teor de anticorpos depois de 10 a 12 dias e, em gatos, esses anticorpos podem persistir por vários anos. A imunidade lactogênica decorrente de anticorpos maternos, com título de HAI neutralizante contra VPF acima de 80, protege os filhotes de gatos da infecção viral. No entanto, esses anticorpos também interferem na imunização ativa com vacina com VPF inativado ou vivo modificado. Resposta imune celular também é produzida durante a infecção e, possivelmente, é importante na limitação da replicação viral durante a infecção aguda.

Diagnóstico laboratorial

Em filhotes de gatos e em gatos jovens que manifestam sinais clínicos de febre alta, anorexia, apatia, vômito, diarreia e desidratação ou a presença de grave leucopenia, deve-se considerar o diagnóstico presumível de panleucopenia felina. O diagnóstico pode ser confirmado por um dos seguintes métodos laboratoriais:

1. O antígeno viral pode ser detectado nas fezes de animais vivos por meio de captura de antígeno em imunoensaio enzimático (ELISA), de amplificação do ácido nucleico viral por reação em cadeia de polimerase (PCR) ou mediante microscopia eletrônica
2. O vírus pode ser detectado nos tecidos de animais mortos por meio de captura de antígeno em ELISA, de coloração imunofluorescente ou imuno-histoquímica com um antissoro conjugado específico para VPF ou por meio de PCR
3. O vírus pode ser isolado em cultura de célula de amostra de fezes filtrada ou de amostra de tecido, utilizando células renais de felinos cultivadas.

O sorodiagnóstico de VPF após doença aguda ou com intuito de monitorar a concentração de anticorpos vacinais pode ser obtido pelo teste HAI (títulos de HAI > 80 são considerados protetores). Outros testes de pesquisa de anticorpos úteis para o monitoramento da exposição incluem ELISA e imunofluorescência indireta. Para confirmar o diagnóstico ou a "eficácia da vacina", são necessárias amostras de soro pareadas e aumento de quatro vezes no título.

Tratamento e controle

A terapia de suporte destinada ao restabelecimento do equilíbrio de fluidos e eletrólitos aumenta a taxa de sobrevivência de animais clinicamente acometidos. No entanto, não há tratamento específico que elimine o vírus da panleucopenia felina (VPF) do animal infectado. A prevenção da infecção é a chave para o controle desta doença. Vacinação, isolamento de gatos que sobreviveram à infecção e descontaminação rigorosa das instalações onde os gatos infectados viviam são procedimentos essenciais para conter este vírus altamente contagioso. Solução de cloro a 5% (diluição 1:20), de uso doméstico, ou produtos comerciais indicados contra parvovírus propiciam atividade virucida efetiva contra VPF e devem ser utilizados extensivamente.

No mercado, há disponibilidade de diversas vacinas efetivas que contêm VPF vivo modificado ou inativado. Os anticorpos maternos podem interferir na imunização de filhotes jovens; isso deve ser considerado como parte do protocolo de vacinação. Em geral, a concentração de anticorpos advindos da transferência de imunidade passiva diminui ao redor de 4 a 12 semanas de idade, e há necessidade de várias vacinações para imunizar os filhotes imediatamente antes da "janela de suscetibilidade", de modo a assegurar proteção uniforme.

Parvovirose canina

Doença

Em cães, a parvovirose é uma doença relativamente recente. É um tanto semelhante à doença causada pelo VPF em felinos, caracterizada por início súbito de diarreia, vômito, anorexia, febre, apatia, linfopenia e desidratação. A taxa de mortalidade é maior em filhotes que em adultos, e, às vezes, os filhotes muito jovens desenvolvem miocardite sem sinais clínicos de enterite.

A parvovirose canina (PC) foi primeiramente diagnosticada na América do Norte, em 1978. Estudos sorológicos retrospectivos indicam que o vírus se espalhou rapidamente por todo o mundo no início dos anos 1970 e causou uma pandemia global. A parvovirose canina é causada pelo parvovírus canino 2 (PVC2), que é uma variante do vírus da panleucopenia felina (VPF). O PVC2 continuou a se propagar desde o primeiro caso em cães. Novas variantes do PVC parecem ter surgido de pontos de mutações no capsídio proteico e são denominadas PVC dos tipos 2a, 2b e, mais recentemente, 2c. Outro parvovírus capaz de infectar os cães é o vírus minute de caninos, também conhecido como parvovírus canino do tipo 1 (PVC1), que não causa doença clínica.

Agente etiológico

Está claro que o PVC2 é uma variante do VPF que adquiriu a capacidade de infectar os cães após um pequeno número de mutações no capsídio proteico VP2. Essas mutações resultaram em modificações de resíduos expostos na superfície e possibilitou a ligação do vírus à molécula do receptor de transferrina do tipo 1 em cães. Entre 1979 e 1980, a denominação PVC2 foi modificada para PVC2a, o qual apresenta diferença na antigenicidade e na ligação ao receptor, mais que seu parente. PVC2a tem ampla variação de hospedeiros, sendo capaz de infectar vários carnívoros, inclusive felinos. PVC2a é um ancestral comum das variantes PVC2b e PVC2c que atualmente circulam em cães por todo o mundo. Dados recentes sobre a transmissão cruzada entre as espécies sugerem que o parvovírus de guaxinim e as subsequentes passagens cão-guaxinim, pode ter atuado como intermediário para a evolução da linhagem PVC2a e sua ampla variação de hospedeiros.

Resistência aos agentes físicos e químicos. O parvovírus canino (PVC) é um típico parvovírus; é muito estável no ambiente. É resistente aos fatores ambientais, como extremos de temperatura e pH, e à maioria dos desinfetantes. O vírus pode persistir por longo tempo nas instalações onde os cães infectados eram mantidos e pode ser transferido a outros locais por meio de fômites. Solução de cloro de uso doméstico, na diluição 1:20 (5%), ou produtos comerciais indicados contra parvovírus propiciam atividade virucida efetiva contra PVC e devem ser utilizados extensivamente.

Infectividade a outras espécies e outros sistemas de cultura. O PVC2 infecta cães de todas as raças, bem como outros membros da família Canidae, como lobos, raposas e coiotes. Gatos domésticos que não apresentam anticorpos contra o vírus são suscetíveis à infecção experimental, mas permanecem assintomáticos. PVC2a, PVC2b e PVC2c também infectam todas as raças de cães e todos os membros da família Canidae, mas, diferentemente do PVC2, esses vírus são capazes de infectar felinos e causar panleucopenia.

O parvovírus canino pode ser isolado e se disseminar em culturas celulares primárias de pulmão e rins de feto canino ou felino, bem como em linhagens celulares contínuas, como a linhagem celular A72 canina e as linhagens celulares NLFK e CRFK de felinos.

Relação hospedeiro-vírus

Distribuição, reservatório e transmissão. A infecção por PVC em cães e em outros membros da família Canidae, bem como na maioria dos carnívoros, é mundial. Cães infectados por parvovírus continuam a excretar o vírus infectante nas fezes por até 10 dias após o início da infecção, e o vírus é facilmente transmitido entre os cães pela via orofecal.

Patogênese e patologia. Em cães, a patogênese da infecção por PVC é semelhante à infecção de gatos pelo vírus da panleucopenia, embora não se verifiquem atrofia e hipoplasia cerebelar como consequência da infecção de cães, no útero. Miocardite é uma consequência potencial da infecção de filhotes jovens por parvovírus, embora isso não seja descrito em filhotes de gatos infectados pelo vírus da panleucopenia.

A inalação ou a ingestão de secreções de animais infectados pelo vírus é o meio de transmissão mais comum. O vírus se replica nos tecidos e, em seguida, alcança a corrente sanguínea e pode ocasionar infecção generalizada. A replicação viral requer a infecção de células em estágio de rápida multiplicação, do epitélio intestinal e dos tecidos linfoides, inclusive do timo, das tonsilas, dos linfonodos retrofaringianos e mesentéricos e do baço. Observa-se infecção disseminada na mucosa intestinal por volta do sexto dia após inoculação experimental. A excreção do vírus nas fezes inicia-se tão precocemente quanto no terceiro dia após a infecção e rapidamente alcança prevalência máxima. Na maioria dos cães, a excreção do vírus cessa no 12º dia após a infecção.

A hemorragia é a lesão mais notável na enterite causada por parvovírus, em cães; é verificada no lúmen do intestino delgado e acompanhada de edema e aumento de tamanho dos linfonodos mesentéricos. As lesões macroscópicas de miocardite, as quais se apresentam como faixas brancas mosqueadas no miocárdio, indicam envolvimento cardíaco, em filhotes de cães jovens.

As lesões histológicas resultantes da infecção por PVC se limitam aos órgãos que apresentam grande quantidade de células em estágio de rápida proliferação, como acontece no intestino delgado, nos linfonodos e na medula óssea. Os achados mais frequentes no intestino delgado são necrose do epitélio de criptas intestinais e atrofia do epitélio das vilosidades intestinais. Cães que sobrevivem à fase aguda da infecção entérica apresentam regeneração do epitélio intestinal. O parvovírus canino (PVC) infecta linfócitos no córtex do timo e nos centros germinativos dos linfonodos, o que resulta em linfocitólise e depleção celular no tecido linfoide. A apresentação de infecção do miocárdio ventricular pelo PVC resulta em degeneração e necrose de miofibras, acompanhada de infiltração de células mononucleares.

Resposta do hospedeiro à infecção. A resposta imune dos cães após a infecção por PVC é semelhante à de felinos. Em cães, HAI e anticorpos neutralizantes surgem cerca de 1 semana após a infecção. Em geral, observa-se alta concentração de anticorpos depois de 10 a 12 dias, e esses anticorpos podem persistir pelo resto da vida do animal. A imunidade lactogênica à base de anticorpos maternos, com título de anticorpos neutralizantes/HAI contra PVC acima de 80, protege o filhote contra a infecção viral; no entanto, esses anticorpos também interferem na imunização ativa quando se utiliza vacina com PVC inativado ou vivo modificado. Durante a infecção, também ocorre resposta imune celular que, possivelmente, é importante para limitar a replicação do vírus durante a infecção aguda.

Diagnóstico laboratorial

O diagnóstico laboratorial de parvovirose canina (PC) é muito parecido com o da parvovirose felina. Em filhotes ou em cães jovens que apresentam sinais clínicos de febre alta, anorexia, depressão, vômito, diarreia e desidratação ou presença de leucopenia grave, deve-se considerar o diagnóstico presumível de parvovirose. Pode-se confirmar o diagnóstico mediante um dos seguintes métodos laboratoriais:

1. O antígeno viral pode ser detectado nas fezes de animais vivos por meio de captura de antígeno por ELISA, pela amplificação do ácido nucleico viral por meio de PCR ou mediante microscopia eletrônica
2. O vírus pode ser detectado nos tecidos de animais mortos por captura de antígenos por ELISA, por coloração imunofluorescente ou imuno-histoquímica com antissoro conjugado específico para PVC, ou por meio de PCR
3. O vírus pode ser isolado em cultura de célula de amostra de fezes ou de amostras de tecidos filtradas, utilizando cultura de células de cães ou de felinos.

O sorodiagnóstico, após doença ou para monitorar a concentração de anticorpos vacinais, pode ser obtido pelo teste HAI (títulos HAI > 80 são considerados protetores). Outros testes de pesquisa de anticorpos úteis para monitorar a exposição ao vírus incluem ELISA e imunofluorescência indireta. Para confirmar o diagnóstico ou a "eficácia da vacina", são necessárias amostras de soro pareadas e aumento de quatro vezes no título de anticorpos.

Tratamento e controle

Casos graves de parvovirose canina são caracterizados por desidratação significativa e acidose metabólica. A terapia de suporte destinada ao restabelecimento do equilíbrio de fluidos e eletrólitos aumenta a taxa de sobrevivência de animais clinicamente acometidos. No entanto, não há tratamento específico para eliminar o parvovírus canino (PVC) de animais infectados. A prevenção da infecção é a chave para o controle dessa doença. Vacinação, isolamento de cães que sobrevivem à infecção e descontaminação rigorosa das instalações que abrigavam os animais acometidos são essenciais para conter a propagação desse vírus altamente contagioso. Solução de cloro, de uso doméstico, na diluição 1:20, ou produtos comerciais indicados para uso contra parvovírus propicia atividade virucida efetiva contra o parvovírus canino (PVC) e devem ser utilizados extensivamente. A concentração de anticorpos está diretamente relacionada com o grau de proteção contra a infecção por PVC. Há disponibilidade de várias vacinas que contêm parvovírus canino vivo modificado ou PVC inativado. Os anticorpos maternos podem interferir na imunização de filhotes de cães jovens; isso deve ser considerado como parte do protocolo de vacinação. Em geral, a concentração de anticorpos advindos da transferência materna passiva diminui ao redor de 4 a 12 semanas de idade, e são necessárias vacinações múltiplas para a imunização dos filhotes, imediatamente antes da "janela de suscetibilidade", de modo a assegurar proteção uniforme.

Infecção causada por parvovírus suíno

O parvovírus suíno (PVS) está presente em todos os grupos de suínos, em todo o mundo, sendo enzoótico na maioria das granjas de suínos, nos EUA. A infecção de porcas prenhes pelo PVS ocasiona falha reprodutiva ou síndrome SMEDI (de ***s**tillbirth*, ***m**ummification*, ***e**mbryonic **d**eath* e ***in**fertility*), caracterizada pela ocorrência de natimortos, mumificação, morte embrionária e infertilidade. Geralmente, o vírus infecta porcas prenhes soronegativas, resultando em infecção transplacentária dos fetos em desenvolvimento. Se a infecção fetal se instalar antes do desenvolvimento de imunocompetência, verificam-se infertilidade generalizada, morte embrionária, mumificação e suínos natimortos. A infecção da porca não prenhe pelo PVS resulta no desenvolvimento de resposta imune rápida e vitalícia contra o vírus, sem doença clínica aparente.

Agente etiológico

Propriedades físicas, químicas e antigênicas. O parvovírus suíno (PVS) é um típico parvovírus, com aparência e organização do genoma semelhantes àquelas do parvovírus felino (PVF) e do parvovírus canino (PVC). Atualmente, relatam-se quatro diferentes genomas de parvovírus suíno (1 a 4); no entanto, o genótipo 1 é o PVS mais comumente encontrado na América do Norte. À semelhança de outros parvovírus, o PVS é muito estável dado o fato de sua infectividade, atividade de hemaglutinação e antigenicidade resistirem a ampla variação de temperatura e de pH e a tratamentos enzimáticos. Considerando um controle apropriado das baias, o vírus pode ser inativado pela solução de cloro a 5%, de uso doméstico, e por desinfetantes comerciais "aprovados para uso contra parvovírus". Foi identificado apenas um sorotipo, e todos os isolados de PVS que foram comparados apresentaram antigenicidade semelhante entre eles. O PVS é antigenicamente diferente de outros parvovírus.

Infectividade a outras espécies e outros sistemas de cultura. A variação de hospedeiros de PVS parece se limitar aos suínos. O vírus pode se replicar nas células renais de fetos ou de suínos neonatos, bem como nas linhagens celulares existentes, PK-15 (de ***p**orcine **k**idney*, ou seja, rim de suíno) e ST (de ***s**wine **t**esticle*, ou seja, testículo de suíno).

Relação hospedeiro-vírus

Distribuição, reservatório e transmissão. O parvovírus suíno (PVS) está presente em todos os grupos de suínos, por todo o mundo; dados de sorovigilância indicam que a infecção é muito comum. O PVS se mantém no ambiente em razão da excreção do vírus nas secreções orais e nas fezes, após a infecção. Há evidência de que pode haver infecção uterina e imunotolerância, e os animais persistentemente infectados podem excretar o vírus por períodos prolongados. Em um estudo, as marrãs foram inoculadas com PVS antes de completarem 55 dias de prenhez. Como resultado, as crias que nasceram vivas e soronegativas continham o vírus em vários tecidos por até 8 meses de idade, quando o estudo foi concluído. O PVS pode persistir no ambiente por períodos extremamente longos, tornando as propriedades contaminadas importantes reservatórios para a infecção de suínos não anteriormente infectados. A transmissão venérea por meio de sêmen infectado também é um mecanismo de transmissão do PVS. Varrões imunotolerantes persistentemente infectados podem abrigar o vírus durante, pelo menos, 8 meses. Além disso, varrões soronegativos com infecção aguda podem abrigar o vírus por, no mínimo, 35 dias após a infecção.

A partir do momento que a maioria dos grupos de porcas foi infectada pelo PVS, esses animais se tornam fortemente imunes ao vírus e apresentam alta concentração de anticorpos, os quais, em seguida, são transferidos a suas proles por meio da ingestão de colostro. Suínos jovens são resistentes à infecção por PVS, até que o teor de anticorpos maternos diminua, geralmente ao redor de 3 a 6 meses de idade. As leitoas infectadas antes da prenhez produzem vigorosa resposta imune, sem doença clínica, e são refratárias a exposição e infecção subsequentes. A infecção de leitoas ou porcas durante a primeira metade da prenhez frequentemente resulta em infertilidade generalizada, morte embrionária, mumificação e suínos natimortos.

Patogênese e patologia. A infecção de porcas soronegativas não prenhes pelo PVS não resulta em doença clínica aparente. É acompanhada de uma potente resposta de anticorpos. A maioria dos grupos de porcas foi infectada pelo parvovírus suíno (PVS) e, assim, permanecem imunes ao vírus e mantêm concentração de anticorpos muito elevada, os quais, em seguida, são transferidos a sua prole por meio da ingestão de colostro. Os suínos jovens são resistentes à infecção pelo PVS, até que o teor de anticorpos maternos diminua, em geral, por volta de 3 a 6 meses de idade. As leitoas infectadas antes da prenhez produzem uma potente resposta imune, sem doença clínica, e mantêm a imunidade contra exposição e infecção subsequente. Infecção de leitoas ou porcas durante a prenhez frequentemente resulta em infertilidade generalizada, morte embrionária, mumificação e suínos natimortos.

A infecção pelo PVS que se instala no início da prenhez (< 30 dias) nem sempre é aparente, pois frequentemente resulta na morte do embrião e reabsorção do feto, o que pode ser mal-interpretado como infertilidade generalizada e retorno ao cio. No entanto, se o feto se infectar entre o 30º e o 70º dia de prenhez, geralmente ocorrem morte e mumificação fetal. Se o feto se infectar entre o 70º dia e o final da prenhez, é produzida uma resposta imune e, embora geralmente a cria nasça viva, com frequência a ocorrência da infecção no final da prenhez resulta em crias subdesenvolvidas.

Não há relato de lesão macroscópica em porcas prenhes infectadas pelo PVS. Após infecção experimental, as lesões microscópicas incluem extenso manguito de vasos miometriais e endometriais, com células mononucleares e acúmulo focal de linfócitos no útero. Com frequência, as alterações microscópicas no feto são inespecíficas; podem incluir focos de necrose e infiltração de células mononucleares nos órgãos, como no fígado, no coração, nos rins e no cérebro.

Respostas do hospedeiro à infecção. Nenhuma doença clínica é observada quando ocorre infecção de porcas soronegativas não prenhes pelo PVS. Após a infecção, os animais manifestam viremia e produzem uma potente resposta de anticorpos, que, na maioria dos casos, induz imunidade vitalícia. Porcas imunes propiciam alto grau de imunidade lactogênica à sua prole, por meio da ingestão de colostro. Suínos jovens permanecem resistentes à infecção pelo PVS, até que o teor de anticorpos maternos diminua, geralmente por volta de 3 a 6 meses de idade. Pode ocorrer doença reprodutiva, caso as leitoas soronegativas se infectem durante a prenhez.

Diagnóstico laboratorial

Deve-se considerar a possibilidade de infecção pelo PVS no diagnóstico diferencial de falha reprodutiva, quando houver evidência de morte embrionária ou fetal. Isso é especialmente verdadeiro quando as leitoas, mas não as porcas, são acometidas. A detecção direta de antígenos do PVS ou de ácido nucleico por tecidos de fetos mumificados ou natimortos possibilita um diagnóstico confiável de falha reprodutiva ocasionada por infecção pelo PVS. Coloração imunofluorescente ou imuno-histoquímica com um conjugado de antissoro específico para PVS e/ou reação em cadeia de polimerase (PCR) são as técnicas diagnósticas mais comumente utilizadas para confirmar a infecção por PVS. Isolamento do vírus em cultura celular, com base em amostras de tecidos, às vezes pode ser realizado utilizando cultivo de células de suínos, como substrato. No entanto, este não é um método muito confiável de detecção, pois as tentativas de isolamento nem sempre são bem-sucedidas.

O sorodiagnóstico após infecção ou o monitoramento da concentração de anticorpos vacinais em suínos adultos podem ser obtidos por meio de pesquisa de anticorpos neutralizantes ou de HAI (títulos HAI > 40 são considerados protetores). A detecção de anticorpos contra PVS no fluido torácico de feto mumificado ou natimorto indica infecção uterina.

Tratamento e controle

Não há tratamento para a falha reprodutiva ocasionada pela infecção pelo parvovírus suíno (PVS). Vacinação é o método preferido para o controle da infecção pelo PVS no grupo de reprodutores. Infecção e aclimatação controladas durante o desenvolvimento da leitoa induzem infecção em leitoas não prenhes, resultando em proteção subsequente contra falha reprodutiva. Tanto a vacinação quanto a aclimatação devem ser realizadas obedecendo rigorosamente ao tempo estabelecido, de modo a assegurar que os animais sejam imunizados e/ou infectados após a diminuição do teor de anticorpos obtidos por transferência materna passiva, mas antes que ocorra o acasalamento.

Doença aleutiana em marta

A doença aleutiana (DA), ou plasmocitose, de martas foi inicialmente reconhecida no meio da década de 1950, em martas criadas em fazendas. A marta acometida pela doença aleutiana apresenta uma fase de coloração cinza-bronze e tende a ser mais suscetível à infecção e à doença clínica ocasionada pelo vírus da doença aleutiana (VDA) que martas domesticadas com outras variações de cores. A doença aleutiana tende a ser uma doença letal em martas, com progressão lenta após a infecção, muitas vezes demorando até 1 ano para causar os sinais clínicos. A doença é caracterizada por baixo desempenho reprodutivo, perda gradativa de peso, sangramento bucal e gastrintestinal, insuficiência renal, uremia e, com frequência, morte do animal. O VDA infecta martas, furões e, possivelmente, outros membros da família Mustelidae. A doença aleutiana ocasiona prejuízo econômico significativo aos criadores de martas e, atualmente, parece estar se disseminando para as populações de martas selvagens. Além disso, está-se tornando um importante risco para furões de estimação.

Agente etiológico

Propriedades físicas, químicas e antigênicas. O vírus da doença aleutiana (VDA) é o único membro conhecido do gênero *Amdovirus*, da família Parvoviridae; é semelhante ao parvovírus "verdadeiro" do gênero *Parvovirus*. Os animais infectados pelo VDA excretam o vírus na saliva, nas fezes e na urina, e estas secreções podem ser infectantes durante meses ou anos. O VDA é um pequeno vírus sem envelope que contém um único filamento linear de DNA altamente resistente à inativação pelo pH de solventes, a temperaturas extremas e aos principais desinfetantes. Descontaminação das instalações infectadas é mais bem-obtida mediante limpeza por aquecimento a vapor, seguida de contato prolongado com solução de cloro a 5% ou com desinfetante comprovadamente efetivo contra parvovírus. O vírus é genética e antigenicamente distinto do vírus da enterite de martas, bem como de outros parvovírus de carnívoros.

Infectividade a outras espécies e outros sistemas celulares. O VDA infecta todos os tipos de marta (domésticas ou selvagens), embora a doença seja mais grave em martas que apresentam a fase de coloração aleutiana. Há alguma evidência sorológica de que o VDA esteja se propagando nas populações de martas selvagens no Canadá, situação que pode estar associada à diminuição desta população. Os furões podem ser infectados pelo VDA, mas nem sempre desenvolvem doença clínica, e os animais que manifestam doença frequentemente não exibem sinais clínicos aparentes até pouco antes da morte. Algumas cepas do vírus podem se multiplicar em cultura de célula do rim do feto de marta ou em linhagens celulares de felinos.

Relação hospedeiro-vírus

Distribuição, reservatório e transmissão. A doença aleutiana de martas é constatada em várias fazendas criadoras de marta por todo o mundo. Os animais infectados excretam o vírus no sangue, na saliva, nas fezes e na urina; o vírus é transmitido por via orofecal ou, possivelmente, respiratória. O reservatório histórico do VDA são as martas domésticas infectadas, com sinais clínicos evidentes, ou com infecções não detectadas. Recentemente, foi constatada a transmissão cruzada entre martas criadas em fazendas e de populações selvagens, no Canadá e na Europa. A doença aleutiana em furões de companhia está recebendo atenção porque os animais assintomáticos são carreadores do vírus e são capazes de transmitir este microrganismo em exposições de furões e em outros locais de aglomeração. Há relato recente de possível doença humana causada pelo VDA. Em dois incidentes não relacionados envolvendo criadores de martas com doença vascular e microangiopatia foram constatados anticorpos contra VDA e ácido nucleico viral.

Patogênese e patologia. O vírus da doença aleutiana (VDA) se replica rapidamente em martas experimentalmente infectadas, e observa-se título viral 10 dias após a inoculação. A maioria dos animais se torna persistentemente infectada e abriga vírus nas vísceras, no soro e na urina, pelo restante da vida. Após a infecção, a resposta de anticorpos alcança teor muito elevado, os quais se ligam ao VDA circulante para formar complexos imunes infectantes. Lesões de artérias e glomérulos, que são clássicas na doença aleutiana, são causadas pela deposição de complexos imunes e subsequente resposta inflamatória. A doença observada nas infecções naturais é um processo lentamente progressivo; pode demorar 1 ano para se manifestar e ocasionar sintomas perceptíveis. Durante esse período, as martas infectadas excretam o vírus na urina e nas fezes e podem infectar animais anteriormente não infectados. Martas infectadas não manifestam sintomas até várias semanas ou meses após a infecção, período em que é possível notar perda de apetite, diminuição das atividades, perda de peso, diarreia com fezes de cor de alcatrão e pelagem áspera. Assim que os sintomas se tornam evidentes, a morte da marta é inevitável. Lesões macroscópicas incluem esplenomegalia, glomerulonefrite e aumento dos linfonodos mesentéricos. Lesões histológicas são caracterizadas por infiltração de plasmócitos nos rins, no fígado, no baço, nos linfonodos e na medula óssea. A infecção de martas jovens resulta em um início mais rápido e a morte, com frequência, deve-se a pneumonia intersticial aguda. Em todos os casos, os animais apresentam imunossupressão e são predispostos a infecção secundária.

Ocasionalmente, a infecção em furões de estimação resulta em manifestação clínica muito semelhante à infecção de martas adultas; no entanto, a maioria dos furões infectados permanece assintomática e excreta o vírus ao longo do tempo.

Respostas do hospedeiro à infecção. Após a infecção, os teores de imunoglobulinas aumentam acentuadamente e os anticorpos se ligam aos vírus circulantes, formando complexos imunes infectantes que não são eliminados da circulação. A resposta de anticorpo após a infecção pode ser detectada por meio de vários testes, inclusive pesquisa de anticorpo fluorescente indireta e contraimunoeletroforese.

Diagnóstico laboratorial

Após a infecção, podem ser utilizados testes de imunofluorescência, imuno-histoquímica e PCR para detectar o vírus nas secreções e nos tecidos corporais. Os métodos sorológicos para a detecção de anticorpos após a infecção incluem pesquisa de anticorpos por fluorescência indireta e contraimunoeletroforese. Ambos os testes são úteis para identificar os animais infectados carreadores, os quais devem ser descartados ou mantidos em quarentena, separados de martas anteriormente não infectadas. Esses dois testes também são úteis para monitorar a condição da infecção em furões de estimação que possivelmente estão excretando o vírus.

Tratamento e controle

Tanto para martas quanto para furões, a biossegurança é o único procedimento de controle efetivo para manter os animais soronegativos. A separação física segura de populações de martas domésticas daquelas de martas selvagens deve ser providenciada, a fim de minimizar o risco de transmissão do vírus. Todos os animais introduzidos em uma fazenda de criação de martas soronegativas devem ser submetidos à pesquisa de anticorpos antes de seu ingresso no grupo de animais. Caso se constatem animais soropositivos em uma fazenda de criação de martas, estes devem ser separados, fisicamente, e mantidos distantes de animais soronegativos e, em seguida, excluídos do grupo. Os furões soropositivos devem ser separados daqueles animais soronegativos, de modo a impedir a transmissão horizontal do microrganismo. As instalações contaminadas devem ser rigorosamente limpas, de preferência com tratamento a vapor seguido de exposição prolongada a uma solução Clorox® a 5% ou a um desinfetante indicado para uso contra parvovírus.

Circoviridae

O termo "circovírus" se origina do arranjo circular, por meio de firmes ligações covalentes, do genoma de filamento único característico deste vírus. Atualmente, dois gêneros, *Circovirus* e *Gyrovirus*, estão incluídos na família Circoviridae. O gênero *Circovirus* contém 11 espécies, inclusive *Porcine circovirus* dos tipos 1 (PCV1) e 2 (PCV2), *Canary circovirus, Duck circovirus, Finch circovirus, Goose circovirus, Gull circovirus, Pigeon circovirus, Starling circovirus, Swan circovirus* e vírus da doença do bico e da plumagem (VDBP). Outras espécies de circovírus foram relatadas em chimpanzés, morcegos, bovinos, peixes e cães. No entanto, não se sabe se esses têm participação relevante na ocorrência da doença. Embora o vírus da anemia de galinhas seja o único membro do gênero *Gyrovirus*, têm-se relatado mais espécies de *Gyrovirus* em outras espécies de aves e em humanos. Recentemente, foi proposto um novo gênero, denominado *Cyclovirus*, na família Circoviridae. As sequências de *Cyclovirus* foram identificadas em chimpanzés, caprinos, ovinos, camelos, morcegos, aves e libélulas. Além disso, as sequências de *Cyclovirus* foram constatadas em produtos derivados de carne bovina e em amostras de fezes de pessoas. Atualmente, o conhecimento de *Cyclovirus* se baseia estritamente nos dados da sequência genômica.

A família Circoviridae inclui alguns dos menores vírus conhecidos, com genomas que variam de 1 a 4 kb. O pequeno tamanho do genoma limita sua capacidade em apenas os genes mais essenciais, incluindo uma replicase viral e um capsídio proteico. À semelhança do parvovírus, os membros da família Circoviridae necessitam de enzimas do hospedeiro durante seu ciclo biológico. A propagação do vírus no hospedeiro requer uma célula em fase ativa de replicação.

Características físicas e propriedades químicas

Os vírus da família Circoviridae são caracterizados como vírus com DNA circular de filamento único, sem envelope, com genomas que variam de 1 a 4 kb. Os vírions apresentam tamanho de cerca de 17 a 28 nm e são constituídos de 60 subunidades de capsídios proteicos arranjados em simetria icosaédrica T = 1. Os vírions apresentam densidade oscilante de 1,37 g/mℓ, em um gradiente de CsCl.

Resistência aos agentes físicos e químicos. Os circovírus são estáveis em pH 3,0 e em temperaturas de 56°C durante 1 hora, ou de 70°C por até 15 minutos. Os desinfetantes destinados à dissolução de lipídios, como os à base de álcool, clorexidina, iodo e fenol, não são efetivos. A inativação do vírus requer desinfetantes alcalinos (hidróxido de sódio), agentes oxidantes (hipoclorito de sódio) ou compostos de amônio quaternário.

Doença do bico e da plumagem

Doença

Embora a medicina específica para aves tenha evoluído significativamente ao longo dos anos, apenas informações mínimas estão disponíveis para psitacídeos. Doenças infecciosas virais, como a doença de bico e plumagem, também denominada doença do bico e da plumagem de psitacídeos (DBPP), são alguns dos problemas mais comuns em psitacídeos. A DBPP foi inicialmente constatada na Austrália, no início dos anos 1970. Desde então, tem surgido em vários países. O início e a gravidade da doença dependem da idade do hospedeiro. Em geral, na DBPP se verifica plumagem necrótica ou anormal, como penas dobradas, com hemorragias ou que se desprendem prematuramente. A infecção crônica pode ocasionar deformidades no bico e nas unhas. As aves neonatas são particularmente suscetíveis à doença aguda grave, caracterizada por pneumonia, enterite, perda de peso rápida e morte.

Agente etiológico

Infectividade a outras espécies e outros sistemas de cultura. Os principais hospedeiros do agente etiológico da DBPP, o VDBP, são os psitacídeos. Atualmente, não há disponibilidade de sistema de cultura celular disponível para a multiplicação do vírus.

Relação hospedeiro-vírus

Distribuição, reservatório e transmissão. Há relato de DBPP em aves de vários países, inclusive Japão, Alemanha, Itália, Nova Zelândia, África do Sul, Taiwan, Tailândia, EUA e Austrália. O deslocamento de psitacídeos australianos infectados possivelmente é a causa da disseminação, uma vez que o VDBP é endêmico em populações de vida livre de várias espécies de psitacídeos na Austrália. O VDBP foi detectado em mais de 60 espécies de psitacídeos de vida livre e de psitacídeos mantidos em cativeiros. A transmissão do vírus ocorre por meio das vias horizontal e vertical.

Patogênese e patologia. Na maioria das aves de vida livre e daquelas criadas em cativeiro, a exposição ao VDBP resulta em infecção subclínica. No entanto, a consequência da infecção depende de vários fatores, como a idade da ave por ocasião da exposição inicial, a presença e o grau de proteção propiciado pelos anticorpos maternos e a via e o título do vírus infectante. O período de incubação do VDBP pode ser prolongado, com manifestação dos sinais clínicos muito tempo após a infecção inicial. Em aves jovens, os sintomas podem ser inapetência, letargia, estase do papo, anormalidades progressivas da plumagem e, por fim, morte. Em alguns casos, as infecções secundárias decorrentes da imunossupressão da ave são as principais causas de morte. As lesões histológicas dependem de vários fatores, inclusive da duração e da gravidade da doença. No entanto, pode haver corpúsculos de inclusões intracitoplasmáticos e intranucleares característicos nos macrófagos no timo, na bursa e em outros tecidos linfoides, bem como nas células epiteliais que revestem a bainha das penas.

Respostas do hospedeiro à infecção. A exposição ao VDBP resulta em resistência à reinfecção. Anticorpos maternos provavelmente propiciam proteção passiva às aves recém-nascidas contra a infecção por este vírus, durante várias semanas após o nascimento.

Diagnóstico laboratorial

O diagnóstico de DBPP se baseia na constatação de sinais clínicos e alterações histológicas e macroscópicas características nos tecidos de aves acometidas. Os testes para a identificação da infecção pelo VDBP incluem hibridização *in situ*, hemaglutinação e HAI, microscopia eletrônica, PCR e PCR em tempo real.

Tratamento e controle

O método mais efetivo de controle de DBPP envolve a eliminação de aves carreadoras ou sua colocação em quarentena, a fim de evitar a transmissão do VDBP. Atualmente, não há vacina contra DBPP disponível no mercado, embora haja pesquisas experimentais, em andamento, envolvendo o capsídio proteico do VDBP recombinante.

Anemia infecciosa de galinhas

A anemia infecciosa de galinhas (AIG) foi inicialmente identificada em 1979 como uma doença altamente contagiosa de aves jovens (2 a 4 semanas de idade). A doença clínica resultante da infecção pelo vírus da anemia de galinhas (VAG), o agente etiológico de AIG, é rara em razão de ampla prática de vacinação. No entanto, a apresentação subclínica da doença, que ocorre em todos os estágios de produção, permanece prevalente em todo o mundo. Em aves jovens, os sinais clínicos incluem anemia aplásica, atrofia linfoide generalizada e profunda imunossupressão, que, com frequência, resulta em infecções virais, bacterianas e fúngicas secundárias. A apresentação subclínica da doença, caracterizada por viremia prolongada e baixo crescimento, ocasiona importante perda econômica à indústria aviária. Na família Circoviridae, o VAG é o vírus mais distinto, com uma organização genética que se assemelha mais estreitamente aos vírus pertencentes à família Anelloviridae. Foram identificadas cepas de VAG geneticamente distintas, embora semelhantes quanto à antigenicidade e virulência.

Agente etiológico

Infectividade a outras espécies e outros sistemas de cultura. Galinhas são os principais hospedeiros do VAG. Esse vírus pode se multiplicar em embriões de aves, nas principais células mononucleares do sangue de aves e na linhagem celular MDCC-MSB-1, *in vitro*.

Relação hospedeiro-vírus

Distribuição, reservatório e transmissão. O VAG está presente em todos os plantéis de galinhas comerciais e livres de patógenos específicos. Embora aves de todas as idades sejam suscetíveis à infecção, as aves mais velhas são mais resistentes à doença clínica. A transmissão do vírus ocorre pelas vias horizontal e vertical.

Patogênese e patologia. Em pintinhos não protegidos, o VAG alcança os hemocitoblastos, na medula óssea, e os linfócitos, no timo, ocasionando anemia aplásica, leucopenia, trombocitopenia e atrofia do timo. Em geral, os sinais clínicos surgem entre 7 e 14 dias após a infecção, observando-se lesões gangrenosas nas asas. Além disso, a imunossupressão frequentemente resulta em infecções oportunistas por outros vírus, bactérias ou fungos. Pesquisas iniciais indicam que os anticorpos maternos têm importante participação na prevenção da doença. No entanto, aves mais velhas são suscetíveis à infecção por VAG, pois a concentração de anticorpos maternos diminui, o que pode resultar na apresentação subclínica da doença. Além da baixa taxa de crescimento, recentemente a imunossupressão foi identificada como manifestação da doença em galináceos mais velhos.

Respostas do hospedeiro à infecção. Os anticorpos maternos propiciam proteção passiva contra a infecção causada pelo VAG e a doença, durante várias semanas após o nascimento. Quando ocorre redução do teor de anticorpos maternos, a exposição ao VAG pode resultar em infecção persistente, resultando em baixa taxa de crescimento e imunossupressão.

Diagnóstico laboratorial

O diagnóstico clínico de AIG se baseia no histórico do plantel, nos sinais clínicos e nos achados patológicos. Os testes para confirmar a infecção pelo VAG incluem isolamento do vírus, PCR, PCR em tempo real ou coloração imuno-histoquímica de amostras de tecidos com anticorpos específicos contra VAG. Testes sorológicos para detecção de infecção por VAG incluem ELISA, imunofluorescência indireta (IFA) e teste de neutralização do vírus.

Tratamento e controle

O procedimento de controle mais efetivo de VAG envolve vacinação do plantel de reprodutoras com vírus vivo modificado, que impede a transmissão vertical do vírus e propicia anticorpos maternos protetores. Não há disponibilidade de tratamento específico para aves infectadas pelo vírus.

Doença associada ao circovírus suíno

Doença

Circovírus suíno (CVS) foi inicialmente identificado como um contaminante de cultura celular, nos anos 1970. Naquela época, o vírus foi considerado não patogênico e presente em todos os plantéis de suínos. No início dos anos 1990, uma nova síndrome debilitante foi relatada em suínos. Subsequentemente, o agente etiológico foi identificado como um CVS que compartilha cerca de 60% de semelhança com a sequência do vírus previamente identificado. Desde então, os vírus foram denominados CVP1 e CVP2, a fim de distinguir os vírus não patogênicos e patogênicos, respectivamente. Atualmente, a infecção por CVP2 está vinculada à ocorrência de diversas síndromes, coletivamente denominadas doença associada ao circovírus suíno (DACS).

A DACS representa um grupo de síndromes multifatoriais complexas que ocorrem em todos os estágios da produção de suínos. As manifestações da DACS podem variar desde sinais clínicos não evidentes até morte súbita. Em geral, os sintomas se manifestam como debilidade, diarreia, angústia respiratória, dermatite ou falha reprodutiva. A DACS surgiu primeiramente no início dos anos 1990 e continua sendo uma doença impactante na indústria suína em todo o mundo. O principal fator para o surgimento de DACS é a infecção por CVP2. Os isolados de CVP2 são divididos em dois genótipos principais denominados CVP2a e CVP2b. Recentemente, propôs-se um novo esquema de classificação para descrever as síndromes DACS. As síndromes DACS típicas incluem: síndrome debilitante multissistêmica suína (SDMS), enterite associada a CVP2, doença respiratória associada a CVP2, pneumonia proliferativa e necrosante, falha reprodutiva associada a CVP2, dermatite suína e síndrome da nefropatia e edema pulmonar agudo.

Agente etiológico

Infectividade a outras espécies e outros sistemas de cultura. Suínos domésticos e selvagens são os principais hospedeiros de CVP2. As células epiteliais dos rins e dos testículos de suínos sustentam a replicação de CVP2 nos sistemas de cultura celular. Foram definidos modelos de infecção experimental com CVP2, em camundongos.

Relação hospedeiro-vírus

Distribuição, reservatório e transmissão. Historicamente, isolados de CVP2 foram classificados com base nas similaridades com isolados da América do Norte (CVP2a) ou Europa (CVP2b). No entanto, ambos os genótipos são considerados endêmicos na população de suínos do mundo. CVP2 induz uma infecção a longo prazo; é excretado na secreção oronasal, na urina, no sangue e nas fezes de suínos durante até 28 semanas de idade, em propriedades onde há doença associada ao circovírus suíno (DACS). A transmissão, mais frequentemente, ocorre de suíno para suíno, por via horizontal. Adicionalmente, CVP2 é muito estável no ambiente, fato que, possivelmente, é importante na transmissão do vírus.

Patogênese e patologia. A manifestação clínica e a gravidade da DACS estão associadas a diversos cofatores, como doença potencial causada pelo isolado de CVP2, presença de infecções patogênicas ou oportunistas, características genéticas do hospedeiro e uso de agentes imunoestimulantes, como vacinas.

Em geral, os sinais clínicos e patológicos são específicos da síndrome. Os sintomas da síndrome do definhamento multissistêmico suíno (SDMS), a mais comum das DACS,

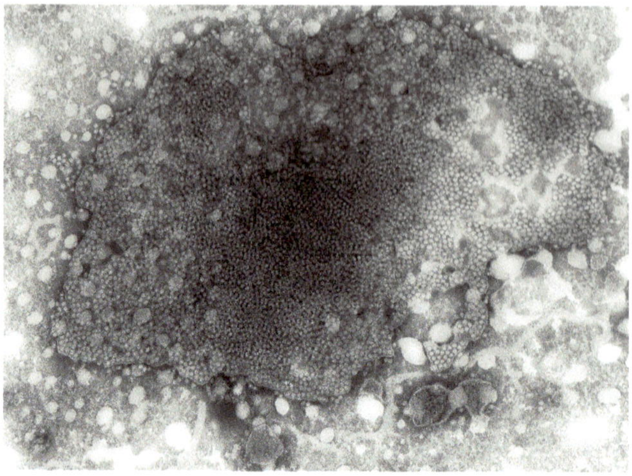

Figura 49.1 Imagem de células de testículo de suíno infectadas com CVP2, obtida em microscópio eletrônico.

incluem letargia, diarreia, linfadenopatia, manchas na pele, icterícia e debilitação. Os sinais patológicos macroscópicos incluem aumento dos linfonodos submandibulares, inguinais e bronquiais, pulmões mosqueados não colapsados, infartos ocasionais de baço, manchas e atrofia do fígado e enterite. As características histopatológicas da SDMS podem abranger depleção de linfócitos com inflamação granulomatosa de tecidos linfoides, a qual pode incluir corpúsculos de inclusão intracitoplasmáticos, pneumonia intersticial granulomatosa a linfo-histiocitária, hepatite linfo-histiocitária, nefrite intersticial e enterite granulomatosa. Na Figura 49.1, há uma imagem de um corpúsculo de inclusão provocado por CVP2a, após infecção de células de testículo de suíno, obtida em microscópio eletrônico.

Resposta do hospedeiro à infecção. A infecção por CVP2 resulta em significativa resposta imune humoral e resposta imune mediada por célula que, em geral, não são capazes de eliminar a infecção viral. Os anticorpos advindos da mãe, produzidos em resposta à infecção natural, geralmente propiciam proteção mínima contra a infecção por CVP2.

Diagnóstico laboratorial

Os sinais clínicos, o histórico e os exames histopatológicos são úteis para o diagnóstico presumível de DACS. Os procedimentos laboratoriais utilizados para confirmar a infecção por CVP2 incluem:

1. Isolamento de CVP2 do soro ou de tecidos de animais infectados em culturas de células suscetíveis ou pela identificação do ácido nucleico do CVP2 nos tecidos infectados, por meio de PCR
2. Detecção de antígenos de CVP2 em cortes histológicos de lesões de pulmão ou de tecido linfoide por meio de coloração imunofluorescente ou imuno-histoquímica com anticorpo específico para o vírus
3. Detecção de anticorpos específicos contra CVP2 no soro utilizando-se testes sorológicos, como IFA, teste de neutralização viral ou ELISA. A Figura 49.2 mostra uma típica coloração de CVP2 em amostra de soro com resultado positivo na IFA.

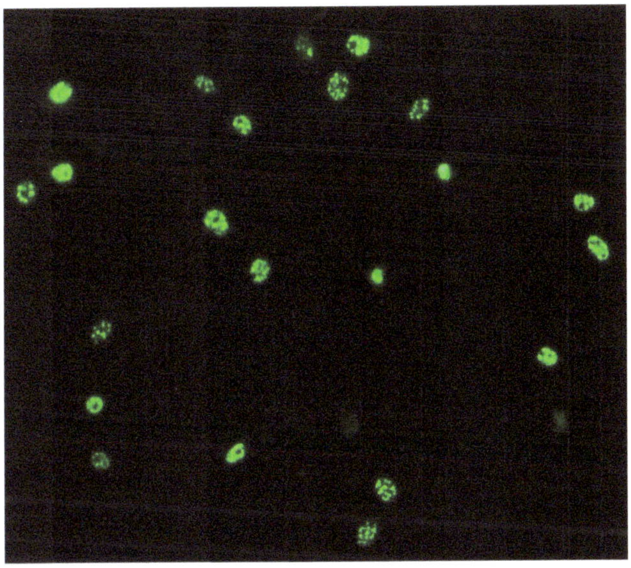

Figura 49.2 Coloração imunofluorescente de antígenos de CVP2 em células de testículo de suíno.

Tratamento e controle

Antes do advento das vacinas, diversas medidas foram adotadas, com efeitos variáveis. Essas incluíam acomodação apropriada dos animais, redução do estresse, prática da política "tudo dentro, tudo fora" e prevenção da mistura de animais de diferentes idades. Outros procedimentos utilizados com mínimo sucesso consistiam em antibióticos para controle de infecção secundária, soroterapia e despovoação. Atualmente, o método mais efetivo para o controle de CVP2 é a vacinação. Experimentos com vacina, no campo e experimental, mostraram que tal procedimento impede a ocorrência de doença associada ao circovírus suíno (DACS), reduz a viremia e aumenta a taxa de crescimento.

Atualmente, várias vacinas comerciais contêm o antígeno de CVP2a ORF2, o qual pode ser expresso no baculovírus, CVP2 inativado, ou a quimera CVP1/2 inativada. Das cinco vacinas comerciais atualmente disponíveis, quatro são recomendadas para uso em leitoas e apenas uma em porcas. O protocolo de vacinação de leitoas é de uma ou duas doses, sendo a primeira administrada com 3 semanas de idade. No caso de duas doses, administra-se a segunda 3 semanas depois. Recomenda-se a vacinação de porcas entre 2 e 5 semanas antes do parto.

Leitura sugerida

Allison AB, Harbison CE, Pagan I *et al.* (2012) Role of multiple hosts in the cross-species transmission and emergence of pandemic parvovirus. *J Virol*, 86, 865–872.

American Ferret Association (2012) *Aleutian Mink Disease: A Hidden Danger to Your Ferret*, http://www.ferret.org/read/aleutianarticle.html (accessed January 11, 2013).

Bachmann PA, Sheffy BE, and Vaughan JT (1975) Experimental in utero infection of fetal pigs with a porcine parvovirus. *Infect Immun*, 12, 455–460.

Balamurugan V and Kataria JM (2006) Economically important non-oncogenic immunosuppressive viral diseases of chicken—current status. *Vet Res Commun*, 30, 541–566.

Battilani M, Balboni A, Ustulin M *et al.* (2011) Genetic complexity and multiple infections with more *Parvovirus* species in naturally infected cats. *Vet Res*, 42, 43.

Bonne N, Shearer P, Sharp M *et al.* (2009) Assessment of recombinant beak and feather disease virus capsid protein as a vaccine for psittacine beak and feather disease. *J Gen Virol*, 90, 640–647.

Cheng F, Chen AY, Best SM *et al.* (2010) The capsid proteins of Aleutian mink disease virus activate caspases and are specifically cleaved during infection. *J Virol*, 84, 2687–2696.

Cutlip RC and Mengeling WL (1975) Pathogenesis of in utero infection of eight and ten-week-old porcine fetus with porcine parvovirus. *Am J Vet Res*, 36, 1751–1754.

Ettinger SJ and Feldman EC (1995) *Textbook Vet. Internal Med*, W.B. Saunders Company.

Farid AH, Rupasinghe P, Mitchell JL, and Rouvinen-Watt K (2010) A survey of Aleutian mink disease virus infection of feral American mink in Nova Scotia. *Can Vet J*, 51, 75–77.

Gillespie J, Opriessnig T, Meng XJ *et al.* (2009) Porcine circovirus type 2 and porcine circovirus-associated disease. *J Vet Intern Med*, 23, 1151–1163.

Grau-Roma L, Fraile L, and Segalés J (2011) Recent advances in the epidemiology, diagnosis and control of diseases caused by porcine circovirus type 2. *Vet J*, 187, 23–32.

Hoerr FJ (2010) Clinical aspects of immunosuppression in poultry. *Avian Dis*, 54, 2–15.

Ikeda Y, Mochizuki M, Naito R *et al.* (2000) Predominance of canine parvovirus (CPV) in unvaccinated cat populations and emergence of new antigenic types of CPVs in cats. *Virol*, 278, 9–13.

Jepsen JR, d'Amore F, Baandrup U *et al.* (2009) Aleutian mink disease virus and humans. *Emerg Infect Dis*, 15, 2040–2042.

Johnson RH (1973) Isolation of swine parvovirus in Queensland. *Aust Vet J*, 49, 257–259.

Johnson RH and Collings DF (1971) Transplacental infection of piglets with a porcine parvovirus. *Res Vet Sci*, 12, 570–572.

Jones TC (1997) *Vet. Patho*, Blackwell Publishing Ltd. Katoh H, Ogawa H, Ohya K, and Fukushi H (2010) A review of DNA viral infections in psittacine birds. *J Vet Med Sci*, 72, 1099–1106.

Lobetti R (2003) Canine parvovirus and distemper. Proceedings 28th World Congress. World Small Animal Veterinary Association.

Mengeling WL and Cutlip RC (1975) Pathogenesis of in utero infection: Experimental infection of 5-week-old porcine fetuses with porcine parvovirus. *Am J Vet Res*, 36, 1173–1177.

Mengeling WL, Cutlip RC, and Barnett D (1978) Porcine parvovirus: Pathogenesis, prevalence, and prophylaxis. *Proc Int Congr Pig Vet Soc*, 5, 15.

Miller MM and Schat KA (2004) Chicken infectious anemia virus: an example of the ultimate host-parasite relationship. *Avian Dis*, 48, 734–745.

Nituch LA, Bowman J, Beauclerc KB, and Schulte-Hostedde AI (2011) Mink farm predicts Aleutian disease exposure in wild American mink. *PLoS One*, 6, 7.

Opriessnig T and Halbur PG (2012) Concurrent infections are important for expression of porcine circovirus associated disease. *Virus Res*, 164 (1–2), 20–32.

Redman DR, Bohl EH, and Ferguson LC (1974) Porcine parvovirus: Natural and experimental infections of the porcine fetus and prevalence in mature swine. *Infect Immun*, 10, 718–723.

Segalés J (2012) Porcine circovirus type 2 (PCV2) infections: clinical signs, pathology and laboratory diagnosis. *Virus Res*, 164 (1–2) 10–19.

Segalés J, Allan GM, and Domingo M (2012) Porcine circoviruses, in *Diseases of Swine*, 10th edn, Blackwell Publishing Ltd, Ames, pp. 405–417.

Tapscott B (2010) *Aleutian Disease in Mink*, Ministry of Agriculture, Food and Rural Affairs, Ontario.

Trible BR and Rowland RRR (2012) Genetic variation of porcine circovirus type 2 (PCV2) and its relevance to vaccination, pathogenesis and diagnosis. *Virus Res*, 164 (1–2), 68–77.

Varsani A, Regnard GL, Bragg R *et al.* (2011) Global genetic diversity and geographical and host-species distribution of beak and feather disease virus isolates. *J Gen Virol*, 92, 752–767.

50 Asfarviridae e Iridoviridae

Melissa Kennedy

Asfarviridae

A família Asfarviridae inclui apenas um gênero, o gênero *Asfivirus,* do qual o *vírus da febre suína africana* é a espécie.

Vírus da febre suína africana

A febre suína africana (FSA) é uma doença altamente contagiosa que acomete suínos domésticos e algumas espécies de suínos selvagens. Em suínos infectados pelo vírus da FSA, a doença varia de hiperaguda a crônica e inaparente. Na África subsaariana, os principais reservatórios naturais do vírus são os javalis africanos e os vetores artrópodes. Embora presente em seu hospedeiro de vida selvagem por longo tempo, o vírus foi primeiramente detectado em suínos domésticos no ano de 1921, no Quênia. Foi constatado pela primeira vez fora da África, em Portugal, no ano de 1957. Depois disso, o vírus foi identificado em várias ocasiões, em países da Europa e nas ilhas do Caribe. Nos últimos anos, ocorreram surtos da infecção na Rússia (Costard *et al.*, 2009). A invasão do vírus em populações de animais domésticas e, geralmente, em criações de suínos, resulta em grandes surtos de FSA aguda. As apresentações subaguda e crônica se manifestam após o estabelecimento do vírus na população de suínos. A febre suína africana (FSA), se endêmica ou recentemente introduzida, representa profundo impacto na economia e na segurança alimentar. Em razão da suscetibilidade de várias espécies de suínos selvagens e domésticos, bem como de carrapatos vetores, a infecção continua sendo um risco mundial.

Doença

A FSA aguda grave apresenta alta taxa de mortalidade e, com frequência, aproxima-se de 100%. O animal tende a morrer antes do desenvolvimento de sinais clínicos. A doença é caracterizada por febre alta e leucopenia, frequentemente acompanhada de eritema (áreas cutâneas avermelhadas), fraqueza, respiração e pulso acelerados, vômito, diarreia sanguinolenta e secreção nasal e conjuntival. FSA subaguda é caracterizada por sinais clínicos menos significativos e morte ou recuperação entre 3 e 4 semanas. Em geral, os suínos acometidos apresentam febre alta; aborto é comum e pode ser o único sinal da doença. Suínos com FSA crônica apresentam falha de desenvolvimento (retardo e emaciação) e exibem tumefações articulações e claudicação, ulcerações cutâneas e pneumonia.

Agente etiológico

Propriedades físicas, químicas e antigênicas. O vírus da FSA possui DNA, apresenta envelope, tem núcleo de nucleoproteínas de 70 a 100 nm circundado por camadas de lipídios e um capsídio icosaédrico de 170 a 190 nm de diâmetro (Figura 50.1). O genoma é uma grande molécula individual (170 a 190 kb) de DNA de duplo filamento que inclui, aproximadamente, 150 fases de leitura aberta. Os

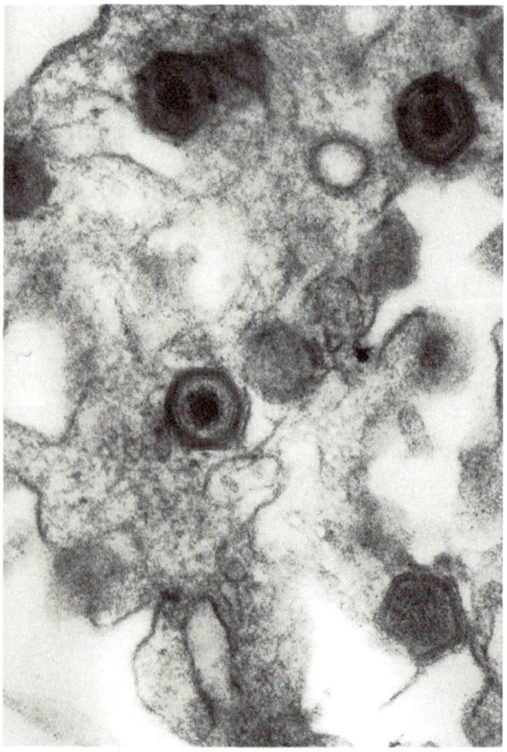

Figura 50.1 Vírus da febre suína africana (FSA) em corte fino de células de cultura de tecido infectado (58.000×). (Cortesia de I. C. Pang.)

vírions contêm mais de 50 proteínas diferentes, inclusive uma grande quantidade de enzimas e proteínas necessárias para a replicação viral. O genoma do vírus também codifica proteínas que parecem modular a resposta antiviral protetora do hospedeiro.

Vários grupos geneticamente distintos do vírus da FSA foram identificados por meio da análise de endonuclease de restrição dos genomas dos vírus da FSA isolados em diferentes partes do mundo. Em suínos, a virulência das cepas de vírus da FSA pode ser muito variável. A maior variação genética foi observada nas regiões onde ocorre o ciclo selvagem.

Resistência aos agentes físicos e químicos. O vírus da FSA é estável nos tecidos e nas excreções. Pode resistir a considerável variação de pH (de 4 a 13). O vírus é inativado pelo aquecimento a 60°C durante 20 minutos, por solventes de lipídios e por alguns desinfetantes (os desinfetantes para-fenilfenólicos são muito efetivos contra o vírus).

Infectividade a outras espécies e outros sistemas de cultura. O vírus da FSA infecta suínos domésticos e selvagens (inclusive javalis selvagens europeus), javali africano, porco-gigante-da-floresta e porco-do-rio-vermelho, ou porco de Bush. Os carrapatos moles do gênero *Ornithodoros* transmitem o vírus e atuam como vetores biológicos. Apenas suínos domésticos e selvagens (porcos selvagens e javalis europeus) manifestam doença clínica; os suínos africanos selvagens não a manifestam.

O vírus da FSA se replica em macrófagos de suíno e pode se multiplicar *in vitro* em culturas de células da medula óssea, em monócitos e em macrófagos alveolares de suínos. O vírus pode, também, se adaptar a várias linhagens celulares já definidas (rim de suíno, VERO e rim de hamster neonato).

Relação hospedeiro-vírus

Distribuição, reservatório e transmissão. A FSA foi inicialmente descrita em suínos domésticos europeus, no Quênia, no início dos anos 1900; desde então, a doença tem surgido regularmente em outras partes do mundo. A doença se propagou para fora da África pela primeira vez em 1957, quando surgiu na Península Ibérica e, subsequentemente, na Europa mediterrânea (Espanha, França, Itália, Malta e Sardenha), no norte da Europa (Bélgica e Países Baixos), no Caribe (Cuba, República Dominicana e Haiti) e América do Sul (Brasil). Relata-se a ocorrência de FSA por quase toda a África.

O vírus da FSA apresenta dois ciclos de infecção distintos: primeiro, um ciclo selvagem em carrapatos e suínos selvagens, na África; e, segundo, ciclos epidêmico e endêmico em suínos domésticos. Na África, os reservatórios do ciclo selvagem da infecção causada pelo vírus da FSA são as infecções persistentes ou inaparentes em suínos selvagens africanos (em particular, o javali africano) e em carrapatos moles que atuam como vetores. A transmissão vertical do vírus da FSA em carrapatos vetores os torna um reservatório do vírus especialmente eficiente. O vírus se dissemina entre os suínos domésticos por meio de picada de carrapato infectado ou pela ingestão de tecido de um suíno portador do vírus. Em seguida, o vírus é rapidamente transmitido aos suínos suscetíveis por meio de contato direto, inclusive por aerossóis e fômites. O vírus é facilmente transmitido a longas distâncias em razão de sua estabilidade nos tecidos infectados, inclusive em produtos não cozidos e alguns produtos curados, oriundos de suínos. É importante que os carrapatos moles se infectem com o vírus após o repasto em suínos com viremia e, em seguida, tornem-se reservatórios do vírus, após alcançarem regiões anteriormente não infectadas. Os suínos que sobrevivem à infecção pelo vírus da FSA tornam-se portadores do vírus.

Patogênese e patologia. Após a exposição bucal ou nasal de suínos domésticos ao vírus da FSA, segue-se replicação viral, inicialmente no trato respiratório superior, e subsequente disseminação aos linfonodos adjacentes. Em seguida, ocorre disseminação sistêmica do vírus por meio de leucócitos e/ou hemácias aos linfonodos e à corrente sanguínea, o que se dá dentro de 3 dias após a infecção e está estreitamente relacionado com o início da pirexia. O vírus se replica em macrófagos, portanto o maior título viral é verificado nos tecidos com maior número deles.

A FSA aguda grave é caracterizada por edema e hemorragia em órgãos internos, particularmente nos linfonodos e no baço, os quais podem apresentar aumento marcante de tamanho e hemorragia intensa. Também é comum a ocorrência de edema pulmonar e congestão e hemorragia intestinal. As lesões observadas na FSA subaguda são semelhantes, porém menos significativas; animais com FSA crônica podem apresentar pleurite e pericardite fibrinosa, consolidação de lobo pulmonar, tumefação de articulações e áreas de necrose cutânea. As lesões em leitões abortados são relativamente inespecíficas, mas podem incluir hemorragias petequiais disseminadas.

As lesões microscópicas são mais evidentes nos tecidos linfoides e incluem extensa necrose, tanto de células fagocíticas mononucleares quanto de linfócitos. Nos casos fulminantes de FSA aguda, é comum notar necrose de células endoteliais e trombose em vaso pulmonar.

Resposta do hospedeiro à infecção. Os suínos que sobrevivem à infecção causada pelo vírus da FSA desenvolvem uma potente resposta imune humoral (produção de anticorpos). No entanto, essa resposta é extremamente inefetiva na neutralização do vírus. Não se sabe o motivo disso, mas está claro que é um reflexo das propriedades inerentes do próprio vírus da FSA. Assim, os esforços para a produção de uma vacina efetiva são complicados pela incapacidade do suíno para produzir alto título de anticorpos neutralizantes contra o vírus. Parece que a imunidade mediada por célula é um importante fator de proteção.

Diagnóstico laboratorial

Testes laboratoriais são necessários para diferenciar cólera suína e FSA porque, em suínos suscetíveis, as duas doenças ocasionam sinais clínicos e lesões muito semelhantes, incluindo febre, alta taxa de mortalidade e hemorragia em órgãos internos. Os tecidos submetidos aos exames laboratoriais incluem baço, fígado, linfonodos e sangue. O isolamento viral pode ser utilizado para identificar o vírus da FSA e, então, confirmar o diagnóstico pelo teste de hemoadsorção. A coloração, por imunofluorescência ou pela imunoperoxidase, de cortes de tecidos de suínos infectados utilizando antissoro específico para o vírus da FSA é um método rápido de diagnóstico. Além disso, podem ser utilizadas técnicas que se baseiam na reação em cadeia de polimerase para detectar, rapidamente, a presença do vírus da FSA no material genômico.

Tratamento e controle

Não há vacina ou tratamento efetivo para FSA. A erradicação da doença implica sacrifício e descarte de todos os suínos expostos, após o vírus alcançar novas regiões. No entanto, essas medidas drásticas podem não impedir a propagação do vírus nas populações locais de carrapatos moles vetores e de suínos selvagens. As propriedades submetidas aos procedimentos de erradicação não apenas devem sacrificar todos os suínos, como também devem ser tratadas com inseticidas e desinfetantes que contenham O-fenilfenol com surfactantes. Além disso, devem permanecer livres de animais durante, no mínimo, 1 mês. Antes da introdução de um novo grupo de animais nessa propriedade, devem-se introduzir animais sentinelas suscetíveis, a fim de comprovar a erradicação do vírus.

Nas regiões endêmicas, deve-se evitar o contato entre suínos domésticos e selvagens. O diagnóstico precoce é fundamental para o controle de surtos em suínos domésticos. A erradicação da doença localizada, com o estabelecimento de regiões livres de FSA, é benéfica e pode dar mais suporte aos programas de erradicação, em escala maior.

Iridoviridae

A família Iridoviridae inclui cinco gêneros (*Iridovirus*, *Chloriridovirus*, *Ranavirus*, *Lymphocystisvirus* e *Megalocytivirus*), os quais são sorologicamente distintos. Os vírus dos gêneros *Megalocytivirus* e *Lymphocystisvirus* causam doenças significativas em peixes, enquanto os vírus do gênero *Ranavirus* são importantes patógenos de répteis e anfíbios, bem como de peixes. Em particular, *Megalocytivirus* e *Ranavirus* têm surgido como causas de doença sistêmica economicamente importante em ambientes marinho e de água doce (Whittington, 2010).

Iridovírus são vírus que apresentam envelope, morfologia icosaédrica e um vírion com 120 a 200 nm de diâmetro e, ocasionalmente, até 350 nm. O genoma é uma molécula única com DNA de duplo filamento que contém pares de 140 a 300 kb. O iridovírus, à semelhança do asfarvírus, é estruturalmente complexo, com grande quantidade de proteínas específicas ao vírus (pelo menos 36) codificadas pelo genoma. Uma única proteína constitui a maior parte do capsídio externo. O genoma de DNA de duplo filamento é circular e terminalmente redundante, com vários dos resíduos da citosina interna sendo altamente metilados. A replicação viral ocorre no núcleo e no citoplasma das células infectadas. Esses vírus são resistentes à dessecação e podem persistir na água durante meses. O diagnóstico definitivo é mais bem-obtido por meio de isolamento do vírus e/ou caracterização do genoma com emprego de técnicas de biologia molecular.

Lymphocystisvirus infecta ampla variedade de peixes e causa lesões cutâneas semelhantes à verruga, pouco evidentes. Essas lesões consistem em proliferações benignas de células infectadas pelo vírus (fibroblastos e osteoblastos) hipertrofiadas, na pele, no peritônio e no mesentério. Em geral, as lesões cicatrizam e a taxa de mortalidade é mínima. O vírus se dissemina com o contato direto por meio de abrasões, especialmente quando há superpopulação de peixes. Assim sendo, a doença causada por *Lymphocystisvirus* é especialmente importante em peixes criados em aquários e em algumas instalações de aquicultura comerciais. Foram descritas 2 cepas de vírus que causam doença linfocística ou linfociste (LCDV): LCDV-1 causa doença em linguado e LCDV-2 causa doença em peixe-chato de diversas espécies do gênero *Pleuronectes*.

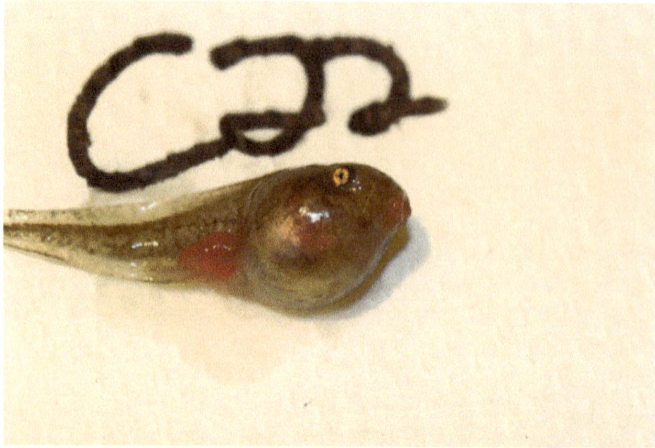

Figura 50.2 Larva de rã de árvore cinzenta de Cope (*Hyla chrysoscelis*) experimentalmente exposta ao *Ranavirus*. O corpo e os membros estão edemaciados e há hemorragia nos membros, compatível com a doença causada por *Ranavirus*.

Por outro lado, o gênero *Ranavirus* foi associado a alta taxa de mortalidade em peixes de cativeiro e vida livre. Esse iridovírus patogênico que causa doença sistêmica fatal está estreitamente relacionado com o vírus 3 de rã, sendo o último o protótipo do *Ranavirus*. Relata-se que membros desse gênero causam necrose hematopoética epizoótica e doença hemorrágica sistêmica em peixes. *Ranavirus* de anfíbios é virulento para anuros larvários, embora a suscetibilidade seja variável entre as diferentes espécies. Surtos recentes de mortalidade em massa em populações de anfíbios podem ser decorrentes de uma combinação de imunidade do hospedeiro, estresse natural ou provocado pelo homem e surgimento de novas cepas (Figura 50.2). *Megalocytivirus* infecta ampla variedade de peixes marinhos e de água doce tropicais, ocasionando doença sistêmica com taxa de mortalidade significativa. A transferência e o intercâmbio comercial de peixes, anfíbios e répteis podem contribuir com o surgimento de novos iridovírus (Gray *et al.*, 2009).

Referências bibliográficas

Costard S, Wieland B, de Glanville W *et al.* (2009) African swine fever: how can global spread be prevented? *Phil Trans R Soc B*, 364, 2683–2696.

Gray MJ, Miller DL, and Hoverman JT (2009) Ecology and pathology of amphibian ranaviruses. *Dis Aquat Organ*, 87, 243–266.

Whittington, RJ, Becker JA, and Dennis MM (2010) Iridovirus infections in finfish—critical review with emphasis on ranaviruses. *J Fish Dis*, 33, 95–122.

51 Papillomaviridae e Polyomaviridae

MELISSA KENNEDY

Papillomaviridae

Papilomavírus encontram-se disseminados entre os mamíferos; foram detectados em bovinos, ovinos, caprinos, cervídeos, alces, equinos, coelhos, cães, macacos, suínos, gambás, camundongos, elefantes e várias espécies de aves. *Cottontail rabbit papilomavirus* é a espécie-tipo. Papilomas provocados por vírus são proliferações epiteliais hiperplásicas benignas da pele ou de membranas mucosas que, em determinadas situações, podem se transformar em neoplasias malignas. Alguns papilomavírus também provocam proliferações de tecidos mesenquimais na pele, com ou sem proliferações epiteliais associadas. Quando com proliferações exclusivamente epiteliais, são denominados papilomas, enquanto os que apresentam proliferações de ambos os tecidos, mesenquimal (tecido fibroso) e epitelial, são chamados fibropapilomas. Papilomavírus são altamente específicos de algumas espécies e, desse modo, geralmente são contagiosos apenas para as espécies animais nas quais ocorrem naturalmente. Papilomas cutâneos provocados por vírus são comuns em equinos e bovinos e pouco frequentes em cães, ovinos e caprinos. Em alguns casos, os papilomavírus também podem participar no desenvolvimento de neoplasia, como acontece em humanos.

Agentes etiológicos

Papilomavírus apresentam capsídios icosaédricos sem envelope, com cerca de 55 nm de diâmetro (Figura 51.1). O genoma viral é uma molécula circular única com DNA de duplo filamento que codifica 8 a 10 proteínas; 2 são proteínas estruturais (L1 e L2) e as restantes são não estruturais essenciais para a replicação do vírus.

Tipos de papilomas

Papilomavírus são diferenciados por sua especificidade ao hospedeiro, pelo tropismo tecidual e celular, e pela sequência do genoma. No entanto, alguns papilomavírus podem infectar precocemente outras espécies, ocasionando formação neoplásica, como sarcoide em equino causado por papilomavírus dos tipos 1 (BPV-1) e 2 (BPV-2) de bovinos.

Papilomavírus também são diferenciados com base nas lesões que provocam, incluindo papiloma cutâneo, proliferação de epitélio escamoso não estratificado (pólipo) e fibroma subcutâneo, com ou sem papiloma cutâneo associado (fibropapiloma).

Papilomavírus bovino. Pelo menos 6 tipos de vírus de papiloma bovino são diferenciados com base na homologia da sequência de nucleotídios e em sua antigenicidade. Podem ser adicionalmente diferenciados com base na natureza das lesões que provocam em bovinos. Isso levou ao estabelecimento dos três gêneros de papilomavírus bovino: *Xipapillomavirus,* que é epiteliotrópico; *Deltapapillomavirus,* que forma fibropapiloma; e *Epsilonpapillomavirus,* que tem propriedades de ambos os anteriores. No entanto, a maioria dos papilomavírus bovinos é denominada com base no número dos tipos, dos quais existem, no mínimo, 10. Fibropapilomas cutâneos provocados por papilomavírus dos tipos 1, 2 e 5 comumente são verificados em bezerros com menos de 2 anos de idade. Mais frequentemente, desenvolvem-se na cabeça, em especial na pele ao redor dos olhos. Podem surgir, também, nas laterais do pescoço e, menos comumente, em outras partes do corpo. Iniciam-se como pequenas estruturas nodulares

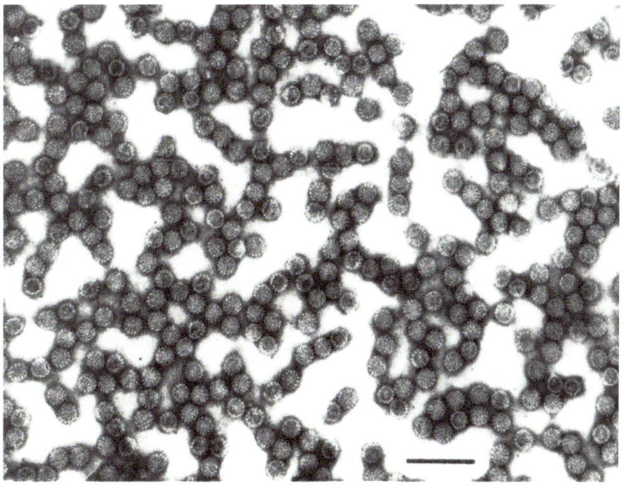

Figura 51.1 Preparação de papilomavírus equino corada negativamente (75.000×). (Reproduzida, com autorização, de Sundberg e O'Banion, 1986.)

que, em seguida, crescem rapidamente originando massas secas, cornificadas, esbranquiçadas e semelhantes à couve-flor que, eventualmente, regridem espontaneamente. A aparência histológica é uma mistura variável de tecido fibroso dérmico em proliferação e epitélio de revestimento. Papilomas infecciosos (sem um componente de tecido fibroso) que se localizam na pele e nos tetos de vacas leiteiras também estão associados à infecção pelo vírus do papiloma bovino, assim como algumas proliferações epiteliais (pólipos) que se desenvolvem na bexiga e no trato gastrintestinal, particularmente as que afetam esôfago, pré-estômagos e intestinos.

Fibropapiloma é um tumor provocado por papilomavírus que se desenvolve no pênis de touros jovens e nas vagina e vulva de novilhas. É uma proliferação multinodular carnuda proeminente que contém grande quantidade de tecido fibroso recoberto por epitélio de espessura variável.

Por fim, a resposta imune do hospedeiro controla a infecção por papilomavírus, porque a maioria das verrugas persiste por períodos variáveis e geralmente regride espontaneamente. Assim, o hospedeiro é imune à reinfecção pelo mesmo vírus, mas não a outros tipos de papilomavírus bovino. Ocasionalmente, as lesões podem progredir para câncer de origem epitelial ou mesenquimal. Em bovinos que consomem samambaia, BPV-2 e BPV-4 têm sido associados à ocorrência de tumor de bexiga e de trato gastrintestinal superior, respectivamente. Por outro lado, DNA de BPV foi detectado na pele normal de bovinos, indicando que o vírus pode persistir em estado latente sem causar sinais clínicos. O tratamento de papilomatose bovina com administração de tecido de verruga finamente moído, suspenso em solução de formalina a 0,4%, tem sido utilizado há vários anos, a fim de controlar surtos da doença. É difícil, porém, avaliar a eficácia desse procedimento, pois a doença é autolimitante e a duração da lesão é variável entre os animais. Aparentemente, um número significativo de animais vacinados falha em eliminar as verrugas após a vacinação com preparações autólogas de tumores. Bovinos vacinados com a proteína estrutural L2 do BPV-4 não desenvolveram papiloma no trato digestório, quando desafiado com tal tipo de vírus.

Papilomavírus equino e sarcoide equino. Verrugas cutâneas de equinos não são tão comuns quanto as verificadas em bovinos. Desenvolvem-se mais frequentemente no nariz e ao redor dos lábios de equinos jovens, apresentando-se como pequenas massas papilares (córneas) proeminentes. Também se desenvolvem nas partes mais internas da orelha (placas auriculares). O vírus que causa tais lesões se propaga por contato direto de material infeccioso, por meio de ferimentos e abrasões cutâneas. O vírus pode ser experimentalmente transmitido aos equinos mediante inoculação intradérmica de uma suspensão de tecido da verruga, mas não em outras espécies animais. Em geral, os papilomas de equinos são autolimitantes e desaparecem espontaneamente entre 4 e 8 semanas, embora, em raros casos, possam progredir para carcinoma de célula escamosa (CCE). A infecção natural propicia imunidade sólida.

Sarcoides são tumores cutâneos comuns de equinos que, macroscópica e histologicamente, assemelham-se ao fibropapiloma de bovinos. É interessante ressaltar que se observa o genoma de BPV-1 ou de BPV-2 em alguns desses tumores, mas não se nota o genoma do papilomavírus equino. Têm-se reproduzido sarcoides por meio da inoculação direta do papilomavírus bovino em equinos suscetíveis. Os tumores variam desde neoplasia basicamente epitelial até intensamente fibroblástica, e o diagnóstico histológico depende da constatação de ambos os componentes, epitelial e mesenquimal, no tumor. Em equinos acometidos, os sarcoides frequentemente são múltiplos e comumente ulcerados. É comum a ocorrência de recidiva após a remoção cirúrgica, mas não há relato de metástase; assim, não são tumores malignos, apesar de seu comportamento localmente agressivo.

Papilomavírus canino bucal. O papilomavírus canino provoca verrugas na boca dos cães. Em geral, as verrugas se desenvolvem nos lábios e se propagam para membranas mucosas, língua, palato e faringe. As verrugas geralmente são benignas e desaparecem espontaneamente após alguns meses. Às vezes, os papilomas podem interferir na alimentação ou comprometer a respiração, sendo necessária sua extirpação. Os cães recuperados de uma infecção desenvolvem imunidade à reinfecção. A infecção é altamente contagiosa e, com frequência, dissemina-se em todos os cães de um canil. Relata-se que os cães com imunossupressão são mais suscetíveis ao desenvolvimento de papilomatose.

Verrugas foram experimentalmente transmitidas por meio de esfregação de parte do tecido da verruga na membrana mucosa escarificada de cães suscetíveis. Em tais condições, o período de incubação foi de 4 a 6 semanas. Papilomas (verrugas) venéreos infecciosos também foram descritos em cães.

A azitromicina, um antibiótico macrolídio, tem-se mostrado efetiva no tratamento de papilomatose humana. Estudos recentes indicam sua possível efetividade também no tratamento de papilomatose canina. Embora seu mecanismo de ação seja desconhecido, pode auxiliar na cura dos casos crônicos.

Papilomavírus felino. Recentemente, foi detectado DNA de um papilomavírus em placas virais de felinos. Em geral, tais lesões cutâneas têm pouca importância clínica; contudo, às vezes, podem progredir para CCE. Atualmente, pelo menos dois novos papilomavírus, denominados papilomavírus de felinos domésticos (PVFd) 1 e 2, têm sido associados à formação de placas virais em felinos. A detecção de DNA do papilomavírus tem levado à especulação de que tal vírus possa participar no desenvolvimento dessa neoplasia em gatos. No entanto, assim como em outros papilomavírus, o DNA viral foi encontrado em pele de felinos normais. É necessário mais pesquisa para definir a participação, caso haja, do PVFd na ocorrência de placas virais e de carcinoma de célula escamosa, em gatos.

Polyomaviridae

Poliomavírus não foram associados à ocorrência de doenças em animais domésticos, com a notável exceção de um poliomavírus aviário que causa infecção aguda generalizada em filhotes de periquitos australianos. Os poliomavírus não têm envelope, apresentam 40 nm de diâmetro, seu capsídio é icosaédrico e contém um genoma de uma única molécula de DNA de duplo filamento circular. O genoma codifica, no mínimo, 3 proteínas estruturais e 5 proteínas não estruturais.

O poliomavírus aviário causa doença em filhotes de periquitos australianos, caracterizada por distensão abdominal, anormalidades de plumagem e morte súbita. Atualmente, são conhecidos, no mínimo, 4 poliomavírus em aves, alguns deles acometendo outras espécies além de psitacídeos, incluindo tentilhões e corvos. A transmissão do vírus é horizontal e vertical. Seu alvo são as células endoteliais e os macrófagos, e pode ser encontrado em qualquer tecido. Filhotes e aves jovens são mais suscetíveis e os adultos assintomáticos são as principais fontes de infecção. O diagnóstico se baseia nos sinais clínicos e na detecção do vírus por meio de reação em cadeia de polimerase. Não há tratamento.

Referência bibliográfica

Sundberg JP and O'Banion MK (1986) Cloning and characterization of an equine papillomavirus. Virology, 152, 100.

Leitura adicional

Borzacchiello G and Roperto F (2008) *Bovine papillomaviruses*, papillomas and cancer in cattle. *Virus Res*, 39, 45.

Hiroshi K, Ogawa H, Ohya K, and Fukushi H (2010) A review of DNA viral infections in psittacine birds. *J Vet Med Sci*, 72 (9), 1099–1106.

Potti J, Blanco G, Lemus JA, and Canal D (2007) Infectious offspring: how birds acquire and transmit an avian polyomavirus in the wild. *PLoS One*, 2, e1276.

52

Adenoviridae

Melissa Kennedy e D. Scott McVey

Os adenovírus foram isolados em várias espécies de animais, mas é provável que existam outros adenovírus animais ainda não identificados. Com frequência, a variação individual de hospedeiros de adenovírus é muito limitada. Embora as infecções de animais por adenovírus, em geral, sejam assintomáticas ou subclínicas, alguns adenovírus são patogênicos e provocam doenças respiratórias e/ou sistêmicas. No Quadro 52.1, há uma lista de doenças de animais domésticos causadas por adenovírus.

A família Adenoviridae é composta por 4 gêneros: *Mastadenovirus,* o qual inclui vários adenovírus que infectam os mamíferos, e *Aviadenovirus,* que contém adenovírus que infectam aves. Nos últimos anos, alguns vírus desses gêneros foram reclassificados em outros gêneros: *Atadenovirus,* que contém adenovírus de répteis, bem como o agente etiológico da síndrome da queda de postura, em galinhas; e *Siadenovirus,* o qual inclui o agente causador da enterite hemorrágica de perus e da doença do fígado marmorizado de faisões. Os vírus desses gêneros não compartilham um grupo comum de antígenos. Os vírions de adenovírus são icosaédricos, não apresentam envelope, têm 70 a 90 nm de diâmetro e são constituídos de 252 capsômeros. Fibras alongadas se projetam da superfície do vírion e são úteis na fixação do vírus às células-alvo. O genoma do adenovírus é uma molécula grande (26 a 45 kb) de DNA de duplo filamento linear. Cerca de 40 diferentes proteínas são codificadas pelo genoma do adenovírus. Os adenovírus se replicam intensamente no núcleo das células infectadas, inibem a síntese de proteínas e de DNA, e ocasionam morte celular.

Hepatite canina infecciosa (adenovírus canino 1)

Doença

A hepatite canina infecciosa (HCI) é causada pelo adenovírus canino 1 (CAV-1). Embora seja uma doença predominante em cães, a ocorrência da HCI é cada vez mais rara em grande parte dos países, talvez em razão do combate a ela por meio de amplo emprego de vacinação. Ainda são constatados surtos da doença nas regiões onde a vacina contra CAV não é rotineiramente utilizada. A maioria das infecções é assintomática. Todavia, em cães suscetíveis, a doença se caracteriza por febre, necrose hepática e hemorragia disseminada em consequência da lesão vascular. Os cães infectados por vezes manifestam polidipsia, anorexia, tonsilite, hemorragias petequiais nas membranas mucosas e diarreia. Além disso, esses pacientes relutam em se movimentar. Durante a fase aguda da doença, os cães também tendem a desenvolver conjuntivite e fotofobia. A ocorrência da HCI grave é mais comum em filhotes não imunes à doença.

A maioria dos cães que sobrevive à HCI aguda recupera-se por completo. No entanto, às vezes, ocorre breve edema de córnea no período de convalescença após o desaparecimento dos sinais agudos. Verifica-se também que o CAV-1 causa hepatite progressiva crônica e nefrite intersticial, mas a ocorrência espontânea dessas enfermidades em cães, em virtude de CAV-1, é altamente conjetural (na verdade, é muito improvável que isso aconteça).

Quadro 52.1 Doenças de animais domésticos causadas por adenovírus.

Vírus	Tipo de doença
Mastadenovirus	
Adenovírus bovino, tipos 1 a 10	Conjuntivite, pneumonia, diarreia, poliartrite
Adenovírus canino, tipo 1 (CAV-1; hepatite canina infecciosa)	Hemorrágica e hepática
Adenovírus canino, tipo 2	Respiratória
Adenovírus equino, tipos 1 e 2	Respiratória
Adenovírus ovino, tipos 1 a 6	Respiratória e intestinal
Adenovírus suíno, tipos 1 a 4	Diarreia e/ou meningoencefalite
Adenovírus de cervídeos	Vasculite sistêmica, com hemorragia e edema pulmonar
Aviadenovirus	
Adenovírus aviário, tipos 1 a 12	Doença respiratória, intestinal, síndrome da queda de postura, anemia aplásica, atrofia da bursa de Fabricius
Adenovírus de perus, tipos 1 a 4	Doença respiratória, enterite, doença do baço marmorizado

Propõe-se que os adenovírus de cervídeos, o vírus da síndrome da queda de postura em aves domésticas, o adenovírus bovino tipo 4 e o de patos tipo 1 formem um novo gênero, os *Atadenovirus;* do mesmo modo, propõe-se que o vírus da enterite hemorrágica de perus e o da doença do baço marmorizado de faisões formem outro novo gênero, os *Siadenovirus.*

Agente etiológico

Propriedades físicas, químicas e antigênicas. O CAV-1 é antigenicamente relacionado, porém distinto do CAV-2. A morfologia do CAV-1 é similar à de outros adenovírus. Entretanto, sua antigenicidade é diferente.

Resistência aos agentes físicos e químicos. O CAV-1 é resistente a éter, álcool e clorofórmio. É estável durante, pelo menos, 30 minutos em uma ampla variação de pH (3 a 9); é, também, estável em material contaminado, em temperatura ambiente por vários dias. A infectividade viral se perde após aquecimento em 50°C a 60°C durante 10 minutos. A limpeza a vapor e o tratamento com iodo, fenol, hidróxido de sódio ou Lysol® são meios efetivos de desinfecção.

Infectividade a outras espécies e outros sistemas de cultura. O CAV-1 causa doença clínica em cães e em outros canídeos (lobos, raposas e coiotes). Jaritatacas e ursos também são suscetíveis. Foram ainda detectados anticorpos contra o CAV em mamíferos marinhos, bem como em outros carnívoros terrestres. Por vezes, em raposas, as infecções manifestam-se como encefalite. O CAV-1 se replica bem nas células de rins de caninos.

Embora algumas cepas de CAV-1 e CAV-2 sejam oncogênicas em hamsters inoculados, tais vírus não têm sido associados à ocorrência de doença neoplásica em cães.

Relação hospedeiro-vírus

Distribuição, reservatório e transmissão. A HCI é encontrada em todo o mundo, embora a doença clínica seja cada vez mais rara. A infecção se propaga por meio da urina de cães infectados, os quais podem reter o vírus nos rins e excretá-lo pela urina durante meses após a infecção.

Patogênese e patologia. Após a infecção por meio de aerossóis, o vírus se instala nas tonsilas e se dissemina pelos linfonodos regionais e, em seguida, pela circulação sistêmica. A viremia resulta na rápida disseminação do vírus por todos os tecidos corporais e pelas secreções, inclusive saliva, urina e fezes. O vírus tem um tropismo particular pelos hepatócitos e pelas células endoteliais, o qual causa os sinais clínicos característicos da doença. A lesão endotelial provocada pelo vírus ocasiona coagulopatia de consumo (coagulopatia intravascular disseminada) e tendência a sangramento generalizado (diátese hemorrágica), condições refletidas por anormalidades nos parâmetros de coagulação.

Em geral, os cães que morrem durante a fase aguda da doença apresentam edema e hemorragia em linfonodos superficiais e tecido subcutâneo cervical. Com frequência, a cavidade abdominal contém um fluido cuja cor vermelha varia de clara a brilhante. Notam-se hemorragias em todas as superfícies de serosas. Um exsudato fibrinoso recobre o fígado, o qual pode se tornar edemaciado e congesto. A vesícula biliar apresenta característica edematosa, e é possível notar, ainda, grandes corpúsculos de inclusão intranucleares característicos nos hepatócitos, no endotélio vascular e nos macrófagos.

As lesões oculares que se desenvolvem em alguns cães que se recuperam da HCI são resultado da deposição de complexos imunes nos corpos ciliares dos olhos desses animais. É comum também ocorrer nefrite intersticial, como consequência de deposição de complexos imunes, de 1 a 3 semanas após a recuperação.

Resposta do hospedeiro às infecções. A recuperação da HCI, independentemente da gravidade da doença, resulta em imunidade de longa duração, talvez pelo resto da vida. Além disso, os animais que se recuperam apresentam alta concentração de anticorpos neutralizantes contra o CAV-1.

Diagnóstico laboratorial

É possível confirmar o diagnóstico de HCI por meio de procedimentos sorológicos (fixação de complemento, inibição da hemaglutinação ou teste imunoenzimático), os quais mostram o aumento na concentração de anticorpos contra o CAV-1; por meio de detecção do ácido nucleico do vírus na reação em cadeia de polimerase (PCR); do isolamento do vírus em tecidos acometidos; ou de coloração imuno-histoquímica de tecidos, com anticorpos específicos contra o CAV-1. Para a identificação do vírus, antes da morte do paciente, são utilizados suabes de secreção ocular ou orofaríngea, amostras de fezes e de urina.

Tratamento e controle

O tratamento de cães que apresentam HCI consiste em terapia de suporte e tratamento sintomático. Obtém-se o controle da doença mediante vacinação e emprego de rigorosas medidas sanitárias no estabelecimento afetado, mantendo-se os cães expostos em quarentena. As vacinas disponíveis abrangem tanto vírus inativo quanto variedades de vírus vivo modificado, o que inclui vacinas contra o CAV-2, as quais induzem proteção heteróloga contra o CAV-1. As vacinas contra o CAV-2 não ocasionam uveíte por deposição de complexos imunes nos cães, como é o caso de algumas vacinas compostas de vírus vivo modificado. É necessário assegurar que os anticorpos maternos não interfiram na imunização ativa de filhotes de cães, pois a eficácia da vacinação está diretamente relacionada com o teor de anticorpos neutralizantes.

Adenovírus canino tipo 2

Tem-se isolado o CAV-2 de cães com tosse aguda. Tal adenovírus é um dos vários agentes infecciosos envolvidos na ocorrência de traqueobronquite infecciosa (tosse do canil). A infecção experimental ocasiona discreta faringite, tonsilite e traqueobronquite, e o vírus persiste no trato respiratório por até 28 dias. Diferentemente do CAV-1, o CAV-2 não provoca doença generalizada, não é excretado na urina nem causa lesão renal ou ocular. O CAV-2 é antigenicamente relacionado com o CAV-1. As vacinas contra o CAV-2 foram desenvolvidas para combater a HCI, uma vez que não ocasionam lesão ocular após a vacinação.

Adenovírus bovino

Atualmente, os adenovírus bovinos (BAV) são classificados em 10 sorotipos (de BAV-1 a BAV-10), dentre os quais o BAV-3 e o BAV-5 parecem ser os mais patogênicos. Em geral, os adenovírus provocam pneumonia ou enterite, mas apenas em bovinos muito jovens ou com imunossupressão. Com frequência, os adenovírus são isolados de bovinos aparentemente normais. Pesquisas sorológicas indicam que a infecção assintomática ou subclínica por BAV em bovinos ocorre em todo o mundo. O BAV-3 tende a ocasionar pneumonia leve em bezerros suscetíveis, com necrose do epitélio que reveste as vias respiratórias terminais nos pulmões, causando bronquiolite necrosante, com corpúsculos de inclusão intranucleares característicos nas células epiteliais infectadas.

Bezerros imunocompetentes inoculados com BAV produzem anticorpos neutralizantes de 10 a 14 dias, e a imunidade após a infecção natural é de longa duração. O diagnóstico requer isolamento do vírus ou exame sorológico. Os adenovírus bovinos podem ser isolados de suabe retal, nasal ou conjuntival. A maioria dos sorotipos não induz os efeitos citopatogênicos característicos antes que ocorram várias "passagens cegas" do vírus.

Não há licença para o uso de vacinas contra os BAV nos EUA e o uso de vacinas contra BAV-1, BAV-3 e BAV-4 é limitado na Europa.

Adenovírus equino

É raro a infecção por adenovírus ter como consequência doença do trato respiratório em equinos sadios, e é comum os potros imunocompetentes desenvolverem infecções subclínicas ou assintomáticas. No entanto, os potros da raça Árabe com imunodeficiência combinada grave (IDCG) são altamente suscetíveis à infecção pelo adenovírus equino tipo 1. Em potros dessa raça com IDCG, a doença respiratória ocasionada pelo adenovírus equino é prolongada e se caracteriza por tosse, dispneia e febre. Tais potros também desenvolvem infecções generalizadas por adenovírus, com envolvimento de diversos órgãos e tecidos.

Há 2 sorotipos de adenovírus equino, determinados por meio de soroneutralização. Para o diagnóstico laboratorial, o vírus é isolado de tecido infectado, material de suabes nasal e ocular em culturas de rins de fetos equinos ou de células de derme fetal. É possível identificar os vírus por meio de microscopia eletrônica, mediante coloração imunofluorescente (IF) ou imuno-histoquímica de tecidos infectados. O ácido nucleico do adenovírus também é detectado por meio de PCR. Testes de neutralização viral e teste de inibição da hemaglutinação são utilizados para detectar a presença e o aumento do título de anticorpos para diagnóstico sorológico de infecções causadas por adenovírus.

Não há vacina disponível no mercado.

Adenovírus ovino

Esses adenovírus foram isolados de amostras de fezes de ovinos aparentemente normais e de cordeiros com doença respiratória. A partir daí, foram identificados seis sorotipos. A participação patogênica da maioria dos adenovírus ovinos é incerta, uma vez que, em geral, causam apenas infecção leve ou inaparente do trato respiratório ou gastrintestinal. No entanto, relatam-se surtos de pneumonia e enterite ocasionados por adenovírus em cordeiros, bem como casos esporádicos de infecções generalizadas (sistêmicas) em cordeiros muito jovens.

Adenovírus de cervídeos

Recentemente, um único adenovírus foi identificado como causa de uma doença hemorrágica sistêmica fatal em veados-mula (inclusive nos veados-de-cauda-preta). O vírus foi originalmente identificado como causa de grandes surtos de doença fatal em veados-mula na América do Norte (estado da Califórnia), tanto naqueles mantidos em cativeiro quanto nos de vida livre, sendo, entretanto, mais adiante reconhecido como um vírus de distribuição mais ampla. Uma doença similar também foi identificada em alces. O adenovírus causador tem característica genética particular e relaciona-se sorologicamente com alguns adenovírus de bovinos (BAV) e caprinos. Propõe-se que o adenovírus de cervídeos seja incluído no gênero *Atadenovirus*, com o BAV-4, o adenovírus de patos tipo 1 e outros adenovírus. O vírus provoca lesão vascular localizada ou sistêmica, resultante da infecção das células endoteliais, e subsequente trombose, levando a grave edema pulmonar, úlcera na cavidade bucal e no trato gastrintestinal e hemorragia disseminada. A taxa de mortalidade tende a ser alta, especialmente em corços. O vírus se dissemina em culturas primárias de células do epitélio respiratório de cervídeos, no entanto, o diagnóstico baseia-se nas lesões histológicas e macroscópicas características, na coloração imuno-histoquímica com antissoro contra o BAV e em procedimento com microscópio eletrônico.

Adenovírus aviário

Esses tipos de adenovírus infectam aves domésticas e outras espécies de aves pelo mundo todo. Embora, com frequência, sejam isolados de aves aparentemente normais, doenças específicas também estão associadas à infecção por adenovírus. Tais doenças incluem a síndrome da queda de postura, uma condição verificada tanto em aves selvagens quanto domésticas, caracterizada pela produção de ovos que carecem de casca ou apresentam cascas anormalmente moles, a enterite hemorrágica de perus e a doença do baço marmorizado de faisões, doenças semelhantes caracterizadas por hemorragia intestinal e aumento do baço das aves acometidas. Os adenovírus responsáveis são classificados como *Siadenovirus*. Aviadenovírus estão associados à ocorrência de hepatite por corpúsculos de inclusão, em geral notada em aves entre 3 e 7 semanas de idade, e com a bronquite da codorniz. A taxa de mortalidade é significativa em aves jovens. Uma síndrome relativamente nova em frangos, chamada hidropericárdio ou doença de Angara, foi associada ao adenovírus aviário tipo 4. A taxa de mortalidade é de, aproximadamente, 75% em aves jovens entre 3 e 5 semanas de idade.

Em psitacídeos, o adenovírus foi associado à apatia clínica e à diarreia com hemorragia de cloaca, causadoras da morte das aves infectadas. Foram detectadas, ainda, lesões no fígado, no baço, nos rins, nos pulmões e no trato gastrintestinal dessas aves. Com frequência, notam-se inclusões intracelulares basofílicas associadas à necrose hepática e esplênica.

53 Herpesviridae

Rebecca P. Wilkes

Os herpes-vírus são verificados em praticamente todas as espécies pesquisadas e causam doenças significativas em animais domésticos, exceto ovinos. Nesse grupo de vírus, há ampla variação nas propriedades biológicas, inclusive na patogenicidade e no potencial oncogênico. Os herpes-vírus são morfologicamente similares, apresentam um núcleo de DNA de duplo filamento e um capsídio icosaédrico, constituído de 162 capsômeros, circundado por uma zona granular composta de proteínas globulares (tegumento) e envolvido por um envelope de lipídio (Figura 53.1). O genoma do herpes-vírus tem um tamanho considerável, de 125 a 290 kilobases (kb), e codifica uma variedade de diferentes proteínas, cujas funções codificadas pelo genoma do vírus incluem replicação viral, proteínas estruturais do vírus e uma diversidade de proteínas que controlam o crescimento celular e modulam a resposta antiviral do hospedeiro.

A replicação viral e a encapsidação ocorrem no núcleo; o envelope é obtido por brotamento oriundo da camada interna do envelope nuclear. Corpúsculos de inclusão intranucleares são característicos da infecção por herpes-vírus (Figura 53.2). Essa infecção é latente e vitalícia, com subsequente recrudescência e excreção intermitente ou contínua do vírus.

Os herpes-vírus não sobrevivem bem fora do hospedeiro. Em geral, a transmissão requer contato estreito, porém a propagação de gotículas respiratórias é importante nas instalações que mantêm populações confinadas, como acontece em confinamento de bovinos e em abrigos de animais. Esses vírus tendem a durar mais tempo em ambiente úmido e frio, e os animais com infecção latente atuam como reservatórios para a transmissão.

O herpes-vírus foi designado como membro da ordem Herpesvirales, a qual contém três famílias distintas: Herpesviridae, que inclui herpes-vírus de aves, mamíferos e répteis; Alloherpesviridae, dos herpes-vírus de peixes e rãs; e Malacoherpesviridae, com um único vírus isolado de ostras (herpes-vírus de ostras tipo 1). A família Herpesviridae consiste em 3 principais subfamílias, sejam elas, alfa-herpesvirinae, beta-herpesvirinae e gama-herpesvirinae, inicialmente distinguidas por variação de hospedeiros, tempo de replicação, ciclo reprodutivo, citopatologia e pelas características da infecção latente. Em geral, os vírus alfa-herpesvirinae são altamente citopáticos em cultura celular, apresentam ciclo de replicação relativamente curto (24 horas) e, com frequência, provocam infecções latentes nos gânglios sensoriais. A maioria desses vírus é limitada quanto à variação de hospedeiros, indicando que evoluíram com seus hospedeiros por longo período. Os vírus beta-herpesvirinae infectam várias espécies hospedeiras e têm ciclo de replicação longo; com frequência, o tamanho das células infectadas aumenta (citomegalia), daí sua denominação como citomegalovírus. O estado latente é estabelecido em vários tecidos, inclusive nas glândulas secretoras e nos tecidos linforreticulares. Os vírus gama-herpesvirinae, com algumas exceções, tendem a apresentar tropismo por linfócitos B ou T (linfotrópicos), replicam-se em células linfoblastoides e causam infecções líticas em alguns tipos de células epiteliais e fibroblásticas. Por vezes, a infecção cessa no estágio pré-lítico, com expressão mínima e persistente do genoma viral na célula, e, com frequência, o estado latente se estabelece no tecido linfoide. A variação de hospedeiro é pequena; hospedeiros experimentais, em geral, limitam-se à ordem do hospedeiro natural.

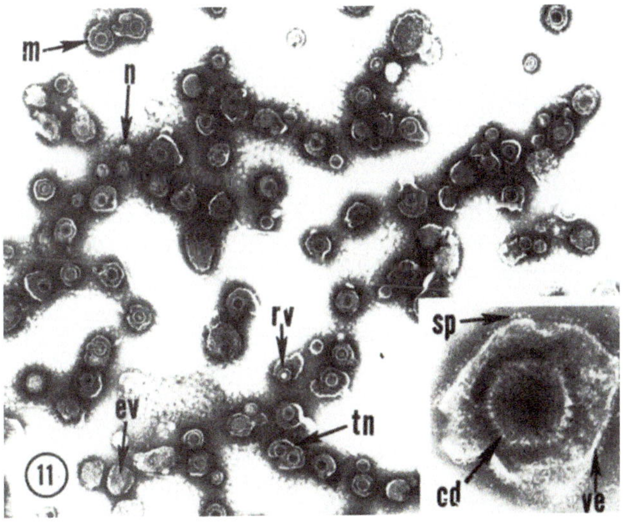

Figura 53.1 Preparação com coloração negativa do vírus da rinotraqueíte bovina infecciosa. *n:* nucleocapsídio; *ev:* envelope; *rv:* vírus com envelope; *tn:* nucleocapsídios gêmeos. 17.000×. Em destaque: minúsculas projeções no envelope de um vírus maduro. *sp*: "ferrão" do vírus; *cd*: núcleo do vírus; *ve:* envelope do vírus. 100.000×. (Reproduzida, com permissão, de Talens e Zee, 1976.)

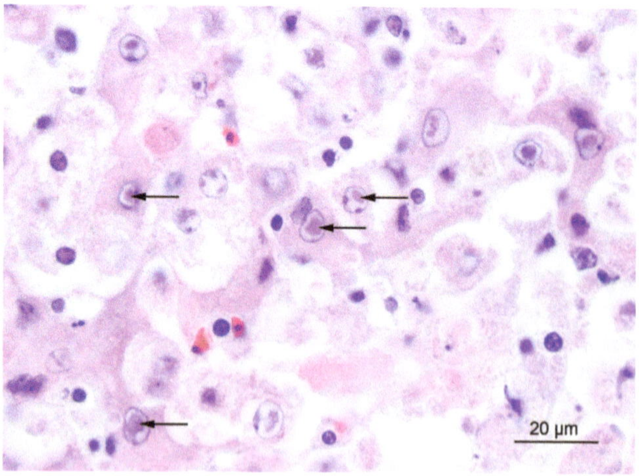

Figura 53.2 Fotomicrografia do fígado (100×) corada com hematoxilina e eosina. Os vários núcleos com cromatina na periferia e corpúsculos de inclusão intranucleares eosinofílicos de herpes-vírus são indicados por setas. (A foto é cortesia do Dr. Robert Donnell, da Universidade do Tennessee.)

Herpes-vírus equino

Em equídeos, foram identificados alfa-herpes-vírus e gama-herpes-vírus. Alfa-herpes-vírus isolados de equinos domésticos incluem herpes-vírus equino tipo 1 (EHV-1; vírus do aborto equino), EHV-3 (vírus do exantema coital equino [ECE]) e EHV-4 (vírus da rinopneumonite equina). Alfa-herpes-vírus também foram isolados de asnos, inclusive EHV-6 (herpes-vírus asinino tipo 1) e EHV-8 (herpes-vírus asinino tipo 3). O herpes-vírus asinino tipo 1 provoca uma doença semelhante à causada pelo EHV-3 e o tipo 3 está relacionado com o EHV-1. Além de infectar asnos, esses vírus atingem zebras e burros. Outro alfa-herpes-vírus equídeo é o EHV-9, o qual é geneticamente similar ao EHV-1 e inicialmente foi isolado de gazelas de Thomson. A infecção provoca pouca ou nenhuma doença nos equídeos e aventa-se a hipótese de que as zebras sejam os hospedeiros e os reservatórios naturais de EHV-9. O EHV-9 apresenta patogenicidade neurotrófica em animais não equídeos e foi associado à ocorrência de encefalite em girafas e ursos-polares.

Gama-herpes-vírus equino incluem EHV-2, EHV-5 e EHV-7 (herpes-vírus asinino tipo 2). Alguns outros gama-herpes-vírus foram isolados de asnos com doença neurológica ou pneumonia intersticial grave, mas estes vírus não foram bem-caracterizados.

EHV-1 | Vírus do aborto equino

Doença

O EHV-1 provoca aborto em éguas, doença do trato respiratório e doenças neurológicas ocasionais. Embora em éguas o aborto ocorra tão precocemente quanto aos 4 meses de prenhez, com mais frequência acontece do 7º ao 11º mês de gestação e, em geral, sem qualquer sinal clínico. Os potros infectados no útero podem nascer vivos, porém são fracos e morrem entre 2 e 3 dias. A doença respiratória de ocorrência natural causada pelo EHV-1 se caracteriza por febre, anorexia, secreção nasal de gravidade variável e secreção ocular. Experimentalmente, o EHV-1 provoca doença respiratória muito mais grave do que aquela ocasionada pelo herpes-vírus equino tipo 4 (vírus da rinopneumonite equina).

A mieloencefalopatia por herpes-vírus equino (MHE), com sintomas neurológicos variáveis, desde ataxia, incontinência urinária e paresia dos membros até paralisia e morte, tem sido associada a algumas cepas de EHV-1. A MHE é manifestação relativamente incomum da infecção por EHV-1, todavia, recentemente, surtos têm sido relatados com maior frequência e tendem a ocasionar grandes perdas. Um estudo mostrou que a prevalência de cepas do EHV-1 com maior propensão genética para provocar doença neurológica continua a aumentar no reservatório latente do vírus, levando a maior risco de surto de MHE.

Agente etiológico

Propriedades físicas, químicas e antigênicas. Os herpes-vírus equinos têm morfologia característica e não são diferenciados uns dos outros com base em sua morfologia. No entanto, são antigenicamente distintos e podem ser diferenciados por meio de exames sorológicos.

Resistência aos agentes físicos e químicos. Os herpes-vírus equinos são inativados por éter, meio ácido (pH 3), dessecamento, exposição ao calor de 56°C durante 30 minutos e por detergentes e desinfetantes utilizados para essa finalidade.

Infectividade a outras espécies e outros sistemas de cultura. É comum o EHV-1 infectar apenas cavalos; no entanto, a doença ocular causada por EHV-1, caracterizada por vitrite, retinite e neurite óptica com cegueira, foi relatada em camelídeos do Novo Mundo (alpacas, lhamas). O EHV-1 também causa encefalite e morte aguda nessas espécies. Há, ainda, relato de aborto provocado pelo EHV-1 em vacas e zebras.

EHV-1 pode se disseminar para o rim do feto de éguas, de coelhos e células L (fibroblastos de camundongos), resultando em efeito citopático (CPE) e corpúsculos de inclusão intranucleares.

Relação hospedeiro-vírus

Distribuição, reservatório e transmissão. O EHV-1 é prevalente em equinos em todo o mundo. Embora o vírus persista em equinos, é possível que cães, raposas e aves de rapina consigam levar o vírus de uma propriedade para outra em fragmentos de fetos abortados. A transmissão ocorre por contato direto com os vírus presentes nos fetos abortados ou na placenta. Considera-se menos importante a transmissão por meio de aerossóis do que por contato direto ou pela disseminação em secreções contidas nos fômites, entre equinos, pelos tratadores.

Patogênese e patologia. Ocorre replicação primária de EHV-1 nas células epiteliais do trato respiratório superior e nos linfonodos locais, resultando em viremia associada a leucócitos. Na infecção aguda, tal viremia mostrou ser pré-requisito para a ocorrência de aborto e de mieloencefalopatia por herpes-vírus equino (MHE), pela iniciação da replicação de EHV-1 no revestimento de células endoteliais dos vasos sanguíneos no útero gestante ou no sistema nervoso central (SNC). A infecção disseminada dos vasos sanguíneos do endométrio tem como consequências vasculite grave e trombose multifocal, condição que, por vezes, causa aborto de um feto negativo ao vírus. A doença vascular uterina menos extensa possibilita a transferência focal de vírus através da barreira uteroplacentária e aborto do feto infectado pelo vírus. A infecção transplancetária pelo EHV-1 próximo ao parto pode resultar no nascimento de potros vivos infectados, os quais, em geral, morrem alguns dias depois – condição conhecida como doença neonatal do potro. É provável que essas diferenças quanto ao potencial para causar aborto estejam relacionadas com os distintos graus de viremia ou com a infecção das células do endotélio induzida por diferentes cepas de vírus.

Macroscopicamente, as lesões mais evidentes no feto infectado pelo vírus são icterícia, hemorragias petequiais em membranas mucosas, edema subcutâneo e pleural, esplenomegalia com folículos linfoides proeminentes e necrose hepática focal. Histologicamente, verifica-se bronquiolite, pneumonite, necrose grave da polpa branca do baço e necrose hepática focal, todas acompanhadas pela presença de corpúsculos de inclusão intranucleares. No início (< 3 meses), o feto apresenta pouca ou nenhuma resposta à infecção viral. No entanto, nos últimos 4 meses de gestação, o feto apresenta marcante capacidade de reação específica na presença do vírus. No feto com menos de 7 meses de idade as lesões são diferentes daquelas notadas em fetos mais velhos, sugerindo que as lesões representam uma resposta do feto ao vírus.

Na MHE, os sintomas neurológicos não se devem à lesão direta às células neuronais ou gliais em decorrência da infecção pelo vírus; eles resultam da mieloencefalopatia multifocal difusa secundária a vasculite, hemorragia, trombose e lesão neuronal isquêmica por causa da replicação viral nas células endoteliais que revestem as arteríolas do SNC. As lesões são focais e os sintomas neurológicos dependem dos sítios e da extensão da infecção do SNC. Inicialmente, os sinais clínicos refletem anormalidades do neurônio motor inferior, incluindo disúria inicial, constipação intestinal, analgesia perineal, protrusão do pênis, disfunção locomotora que varia de ataxia discreta a paralisia grave e possível tetraplegia. Quando há envolvimento do córtex ou do tronco cerebral pode haver sintomas encefálicos, inclusive convulsões.

Respostas do hospedeiro à infecção. O vírus persiste nos leucócitos circulantes por até 9 dias após a infecção. Pode ocorrer aborto em éguas, até 90 a 120 dias após a infecção. No soro de equinos infectados surgem tanto anticorpos fixadores de complemento quanto anticorpos que neutralizam o vírus. Em geral, os anticorpos que fixam complemento são demonstráveis durante 6 meses após a infecção, enquanto os anticorpos que neutralizam vírus persistem por mais tempo. Os anticorpos IgG contra o envelope viral neutralizam os vírus, enquanto aqueles anticorpos contra nucleocapsídios não são capazes de neutralizar os vírus. Resultados de um estudo de desafio experimental não mostraram qualquer relação significante entre o título de anticorpo neutralizante do vírus na pré-exposição e a magnitude da viremia após a infecção por EHV-1. A localização intracelular do EHV-1 durante a maior parte de seu ciclo de infecção nos equinos pode limitar a eficácia dos anticorpos que neutralizam os vírus no controle da viremia por EHV-1 associada à célula. Experimentalmente, as éguas prenhes que apresentam anticorpos contra EHV-1 podem abortar quando desafiadas com EHV-1.

Também, não há correlação entre a concentração de anticorpos antes da inoculação do vírus e a proteção contra o desafio com EHV-1 neuropatogênico. Embora os mecanismos imunes específicos necessários ao controle da doença neurológica causada por EHV-1 sejam praticamente desconhecidos, dados sugerem que a presença de uma alta frequência de pré-exposição de linfócitos T citotóxicos de memória específicos para EHV-1 está significativamente relacionada com imunidade protetora contra a ocorrência de MHE. Um estudo prévio também mostrou associação entre a alta frequência de linfócitos T citotóxicos de memória e a resistência ao aborto, em pôneis expostos ao EHV-1. Acredita-se que as cepas neuropatogênicas do EHV-1 se repliquem mais eficientemente do que as cepas não neuropatogênicas; a quantidade de vírus circulante que acompanha a infecção por EHV-1 foi definida como importante fator de risco para o desenvolvimento pós-exposição de doença do SNC causada por EHV-1; os linfócitos citotóxicos T parecem participar na manutenção do controle imunológico da viremia por EHV-1.

Diagnóstico laboratorial

Nos casos de aborto, o diagnóstico se baseia nas lesões características, com presença de inclusões intranucleares no fígado, no baço, no pulmão e no timo de feto. Os mesmos tecidos propiciam uma boa fonte de vírus, que pode ser demonstrada pela coloração de cortes dos tecidos por meio de imunofluorescência ou imuno-histoquímica. O exame histopatológico do cérebro e da medula espinal é fundamental para confirmar a infecção por EHV-1 em um equino com suspeita de MHE. Vasculite e trombose de pequenos vasos sanguíneos na medula espinal ou no cérebro são alterações compatíveis e detecta-se o vírus no SNC por meio de imuno-histoquímica, hibridização *in situ* ou reação em cadeia de polimerase (PCR). Nos casos de aborto pode-se realizar o isolamento do vírus para confirmar o diagnóstico, mas nos casos de MHE é difícil seu isolamento em tecidos neurais.

PCR tem se tornado o teste diagnóstico de escolha como consequência de sua alta sensibilidade e especificidade; a detecção de EHV-1 por meio de PCR é rotineiramente realizada em suabe de secreção nasal ou nasofaringiana ou de amostras de sangue não coagulado. Uma região variável do gene da DNA polimerase do EHV-1 (ORF 30) envolvida na replicação viral inicial nas células foi associada à ocorrência de MHE. Testes PCR com base na ORF 30 foram desenvolvidos e utilizados para diferenciar isolados de EHV-1 de equinos com ou sem doença neurológica (Allen, 2007). No entanto, a genotipagem de isolados de campos requer interpretação cuidadosa, pois cerca de 14 a 24% dos isolados de EHV-1 de equinos com MHE não apresentam este marcador neuropatogênico (Nugent *et al.*, 2006; Perkins *et al.*, 2009). A caracterização da cepa pode ser importante; a probabilidade de ocorrência de doença neurológica quando há infecção pelo genótipo EHV-1 neurotrópico, comparativamente ao genótipo não neurotrópico, é 162 vezes maior.

Exames sorológicos com indicação de aumento de quatro vezes, ou mais, no título de anticorpos séricos, utilizando testes de soroneutralização em amostras obtidas nas fases aguda e de convalescença, em intervalo de 7 a 21 dias, propiciam evidência presumível de infecção. O soro de égua pode, embora nem sempre, apresentar aumento do título de anticorpos. Também, vários equinos com MHE não exibem um aumento de quatro vezes no título de soroneutralização porque o título aumenta rapidamente e pode atingir o valor máximo quando surgem os sintomas neurológicos.

Assim, medidas de controle da doença são importantes para prevenir a propagação do vírus. Sugere-se limitar o trânsito, interno e externo, de grupos de éguas reprodutoras e de potros recém-desmamados, minimizar o estresse de éguas prenhes e separar as éguas gestantes do restante do plantel, a fim de auxiliar na prevenção de doença e aborto.

Tratamento e controle

Tanto as vacinas vivas modificadas quanto as inativadas estão disponíveis no mercado e são amplamente utilizadas; no entanto, as vacinas não impedem a infecção, o desenvolvimento de viremia ou o estabelecimento de um estado de latência. Tem se notado que a vacinação regular das éguas reduz o risco de aborto causado por EHV-1, mas atualmente nenhuma vacina propicia proteção contra o desenvolvimento de MHE e essa doença tem sido constatada em equinos regularmente vacinados contra EHV-1, depois de 3 a 5 meses, com vacina inativada ou com vacina viva modificada. Para se obter proteção efetiva contra mieloencefalopatia ocasionada pelo EHV-1, por meio de vacinação, a vacina deve ser capaz de estimular a resposta imune do equino para a produção de linfócitos T citotóxicos efetores funcionais. Os proprietários de equinos têm de entender a necessidade de vacinação, com reforço da imunidade do plantel, para auxiliar na proteção dos equinos, um a um, mais do que ter a expectativa (até agora inatingível) de que a assistência veterinária possa proteger, confiavelmente, um equino do desenvolvimento de MHE potencialmente fatal pela administração de uma das vacinas atualmente disponíveis.

Assim, medidas de controle da doença são importantes para prevenir a disseminação de vírus. Limitar o tráfego entre grupos de éguas reprodutoras e potros desmamados, minimizar o stress das éguas prenhes e separá-las do restante da população são medidas sugeridas no tocante a prevenir a doença abortiva.

Sabe-se que a secreção nasal de equinos com MHE contém grande quantidade de vírus replicantes. Essa secreção, em particular, contribui para a propagação da doença a outros indivíduos suscetíveis. Assim, os equinos com suspeita de MHE são removidos do estábulo do modo mais rápido possível e mantidos em rigoroso isolamento, até que se apresentem assintomáticos por 21 dias. O tratamento de MHE é um desafio, e a resposta terapêutica está diretamente relacionada com a gravidade dos déficits neurológicos nos equinos acometidos. Como não há disponibilidade de tratamento específico, o manejo dos animais doentes se baseia em cuidados de enfermagem e nutricional de suporte e na redução da inflamação do SNC. Os equinos acometidos que permanecem em pé têm um bom prognóstico e a melhora, em geral, é aparente dentro de alguns dias, ainda que alguns pacientes permaneçam com déficits neurológicos residuais.

Herpes-vírus equino tipo 2

Doença

EHV-2 é prevalente em equinos do mundo todo e foi isolado tanto de equinos clinicamente sadios quanto de doentes. Foi isolado em casos de hiperplasia folicular linfoide faringiana superficial e crônica, doença respiratória discreta, em equinos com úlceras gastresofágicas, potros com pneumonia e em potros com ceratoconjuntivite. Também tem sido associado à ocorrência de dermatite granulomatosa e aborto. Há considerável ceticismo de alguns profissionais quanto a sua participação na ocorrência da doença. A relação entre EHV-2 e a ocorrência da doença é incerta porque o vírus está presente em todas as populações de equinos. O fato de que o gama-herpes-vírus está otimamente adaptado aos seus hospedeiros naturais significa que é rara uma expressão clínica significante da infecção.

Agente etiológico

Propriedades físicas, químicas e antigênicas. EHV-2 é um típico gama-herpes-vírus.

Resistência aos agentes físicos e químicos. O vírus é lábil no ambiente, e sua capacidade de infecção é inibida por calor, dessecamento, detergentes e desinfetantes comuns.

Sistemas de cultura. As células de rim de coelho e da derme de equinos, bem como de embriões de hamsters, são utilizadas para o isolamento do vírus.

Relação hospedeiro-vírus

Distribuição, reservatório e transmissão. EHV-2 foi isolado de equinos, em todo o mundo. Noventa e sete por cento desses animais com menos de 1 ano de idade apresentam anticorpos contra EHV-2; em um estudo, notou-se que o vírus pode ser isolado de leucócitos em 88,7% dos equinos normais. De modo semelhante, o vírus foi isolado de 68 dos 69 potros dos quais se obtiveram amostras entre 1 e 8 meses de idade. Tanto os equinos "sadios" quanto aqueles clinicamente acometidos atuam como reservatório para o vírus. Em pôneis experimentalmente inoculados com EHV-2, o vírus foi recuperado em até 118 dias após a inoculação. O vírus permanece em estado latente nos linfócitos B e, com frequência, é isolado de suabe nasofaringiano depois da infecção ou de sua recrudescência. Em geral, os potros excretam maior quantidade de EHV-2 na secreção nasal no início da infecção e quantidade progressivamente menor com o avanço da idade.

Patogênese e patologia. Pouco se sabe a respeito da patogênese do EHV-2. Sugere-se que a infecção se inicie nas tonsilas, com replicação em outros sítios, com base na constatação de viremia e sua natureza associada à célula. É possível que os potros jovens sejam infectados pelas próprias mães, mesmo quando eles apresentam anticorpos maternos. O vírus pode, então, propagar-se por meio de transmissão horizontal aos potros em contato. Há sequências heterogêneas entre cepas, e é provável que os equinos sejam infectados por mais de uma cepa ao mesmo tempo. Um estudo sugere que a heterogenicidade seja em virtude da seleção positiva, ocasionando variação em um domínio de neutralização; no entanto, a variação de cepas e a carga viral não estão relacionadas com qualquer manifestação clínica da doença. Pesquisa recente sugere que uma doença causada por EHV-2 tende a ser imunologicamente mediada, como acontece com a mononucleose infecciosa provocada pelo gama-herpes-vírus relacionado, vírus Epstein-Barr (herpes-vírus humano tipo 4). Febre em potros individuais foi associada a aumento nas respostas de células mononucleares do sangue periférico (CMSP) específicas para EHV-2, ainda que os resultados não tenham sido estatisticamente significativos. Vários aspectos da resposta imune dos potros e do estado da infecção por EHV-2 não foram relacionados com a ocorrência da doença clínica nesses animais.

Diagnóstico laboratorial

Não há características de diagnóstico especificamente associadas à infecção por EHV-2. O vírus é isolado de suabe nasal, faringiano e da papa leucocitária sanguínea, sendo identificado por meio de PCR. EHV-2 induz, lentamente, efeito citopático (ECP) na cultura e não pode ser diferenciado de outro gama-herpes-vírus equino, como o EHV-5, apenas com base em suas características de crescimento. Em geral, o efeito citopático do EHV-2 é verificado dentro de 12 a 21 dias.

Tratamento e controle

Não foram estabelecidos métodos de controle nem há vacina contra EHV-2 disponível.

EHV-3 | Vírus do exantema coital equino

Doença

O exantema coital equino (ECE), causado pelo EHV-3, é uma doença aguda sexualmente transmitida, caracterizada pela formação de pápulas, vesículas, pústulas e úlceras no pênis e no prepúcio de garanhões e na genitália externa e pele perineal de éguas. É normal as lesões cicatrizarem após, aproximadamente, 14 dias. Raramente notam-se lesões ao redor dos lábios, nas narinas externas, na membrana mucosa nasal e na conjuntiva ocular. O vírus não causa doença sistêmica, tampouco infertilidade ou aborto. O impacto negativo desse vírus se deve às potenciais consequências econômicas graves decorrentes da alteração temporária de atividade sexual, ou de acasalamento, dos animais acometidos (em especial, equinos da raça puro-sangue). Atribui-se também esse impacto ao risco de disseminação iatrogênica do EHV-3 e de surtos de ECE em locais onde se realizam inseminação artificial e transferência de embrião.

Agente etiológico

Propriedades físicas, químicas e antigênicas. EHV-3 é um alfa-herpes-vírus típico; é antigenicamente, geneticamente e patogenicamente distinto de outros herpes-vírus de equídeos.

Resistência a agentes físicos e químicos. O vírus não resiste às condições do ambiente, e sua capacidade de infecção é inibida por calor, dessecamento, detergentes e desinfetantes comuns.

Infectividade a outras espécies e outros sistemas de cultura. O único reservatório do vírus conhecido é o equino; o EHV-3 apenas se replica em culturas de células de origem equina.

Distribuição, reservatório e transmissão. A princípio, EHV-3 foi isolado no ano de 1968, concomitantemente na América do Norte e na Austrália; é endêmico na maioria das populações de equinos reprodutores em todo o mundo. A transmissão venérea é um modo usual de transmissão, porém o EHV-3 tende a se propagar sem que haja coito. Em potencial, o EHV-3 é transmitido ao ser ejaculado mediante o contato do pênis com a vagina artificial ou a luva e, como consequência, pelo sêmen fresco ou congelado. A infecção também se dissemina por meio de fômites; os insetos podem atuar como carreadores mecânicos. Há necessidade de lesão da vulva e da vagina para que ocorra infecção. Sugere-se que, em algumas éguas e alguns garanhões infectados, o EHV-3 se torne latente fora da estação de acasalamento, sendo reativado durante a estação de monta. O sítio anatômico que abriga o EHV-3 latente é desconhecido, mas supõe-se que o vírus ocasione uma infecção latente nas células dos gânglios ciático e/ou sacral.

Patogênese e patologia. A replicação viral se limita ao epitélio estratificado do tecido epidérmico da pele ou das margens mucocutâneas. A destruição do epitélio provocada pela infecção lítica do vírus induz uma vigorosa resposta inflamatória localizada, a qual provoca a formação de lesões cutâneas características de ECE. O exame microscópico do tecido vulvar revela erosões rasas e inclusões intranucleares típicas ocasionais dispersas pelo epitélio germinativo ou nos restos nucleares em áreas necrosadas.

Respostas do hospedeiro à infecção. A imunidade contra EHV-3 não tem sido estudada em detalhes; o equino responde à infecção pelo EHV-3 com produção sérica de anticorpos, os quais neutralizam o vírus (VN) e de anticorpos de fixação do complemento (FC), cujas concentrações máximas são verificadas 14 a 21 dias após a infecção.

Diagnóstico laboratorial

As lesões genitais causadas por ECE, em éguas e garanhões, em geral são suficientemente características para a definição do diagnóstico clínico, com razoável segurança. Um diagnóstico presumível é constatado com procedimentos laboratoriais, pelo isolamento do vírus. Esse diagnóstico também é confirmado por meio da detecção do DNA de EHV-3 por PCR ou da demonstração de soroconversão ou de aumento de quatro vezes, ou mais, no título de anticorpos em amostras de soro pareadas. A reativação de latência da infecção viral pode estar associada a título de anticorpos neutralizantes baixo ou diminuído.

Tratamento e controle

Atualmente, não há disponibilidade de vacina contra ECE no mercado, tampouco há pesquisa sobre vacinas para prevenir a doença. O tratamento inclui limpeza diária das áreas acometidas com antisséptico, além da utilização de medicamentos anti-inflamatórios, a fim de reduzir a inflamação. Nesses casos, são usados também antimicrobianos, para impedir a ocorrência de infecções bacterianas secundárias. A recuperação de ECE é completa dentro de 2 a 3 semanas; não há sequelas permanentes. A prevenção de ECE em garanhões requer o exame das éguas antes do acasalamento; no entanto, como a reativação do vírus latente não é evitável e como ocorre excreção assintomática do vírus, a base para o controle de surtos de ECE na instalação de acasalamento é a restrição da propagação da infecção. Os animais clinicamente acometidos não devem ser acasalados até que as lesões tenham cicatrizado e a excreção de vírus tenha cessado. A transmissão mecânica do vírus é impedida pela identificação precoce de novos casos clínicos e a adoção de rigorosos procedimentos de higiene.

EHV-4 | Vírus da rinopneumonite equina

Em especial, manifestações clínicas de EHV-4 são notadas em potros e equinos mais jovens, quando a proteção oriunda de anticorpos maternos diminui. Embora a condição clínica de rinopneumonite equina historicamente esteja associada a EHV-1, atualmente esse agente etiológico é denominado EHV-4. Com frequência, os sinais clínicos incluem mal-estar e temperatura elevada, de até 40,5°C, que pode persistir por 2 a 5 dias; secreção nasal aquosa, mucopurulenta nos estágios finais; congestão da conjuntiva; e, em raras vezes, aumento dos linfonodos submandibulares. A proliferação de bactérias nas vias nasais é um fator colaborador no desenvolvimento de rinopneumonite. Os casos esporádicos de aborto equino também têm sido associados a esse vírus. Ao contrário do mencionado para EHV-1, a patogênese do EHV-4 não foi bem-estudada. Viremia associada a leucócito não é uma característica consistente com a infecção por EHV-4. O vírus parece ter distribuição mundial. No entanto, seu isolamento é raro. EHV-1 e EHV-4 compartilham vários antígenos, resultando em reação sorológica cruzada entre estes vírus. É possível obter proteção contra EHV-4 mediante o uso de vacina contra EHV-1. Além disso, há vacinas disponíveis que contêm ambos, EHV-1 e EHV-4. Utilizam-se tanto vacinas com vírus vivo modificado quanto aquelas com vírus inativado, mas os resultados não são uniformemente favoráveis. Com um imunoensaio enzimático (ELISA) específico, atualmente disponível, distingue-se, sorologicamente, EHV-1 de EHV-4. Por meio de testes PCR, também é possível identificar as infecções causadas por EHV-1 e EHV-4.

Herpes-vírus equino tipo 5

Em um estudo com diversos isolados de EHV-5, notou-se que vários dos genomas diferiam, de modo significativo, quanto a sua composição proteica. Propôs-se, então, a inclusão de EHV-5 nesse grupo de vírus, isolados do trato respiratório de equinos. EHV-5 foi isolado de linfócitos de sangue periférico e de suabe nasal de equinos adultos clinicamente normais, na Nova Zelândia, na Austrália e nos EUA. Também, é possível realizar cultura de EHV-5 de amostras de equinos com doença respiratória clínica. O vírus foi associado à ocorrência de fibrose pulmonar multinodular equina (FPME), uma nova doença com lesões pulmonares histopatológicas e macroscópicas características. Há relato de fibrose intersticial pulmonar de parênquima alveolar, com acúmulo intraluminal de neutrófilos e macrófagos no interior de alvéolos e vias respiratórias. É rara a presença de corpúsculos de inclusões virais intranucleares eosinofílicos nos macrófagos. Não se conhece a participação patogênica exata desse vírus na FPME; EHV-5 pode ser o agente etiológico ou um cofator no desenvolvimento de FPME. EHV-5 é isolado em célula RK13, rim de feto equino, na derme de equinos e nas células Vero. O lento desenvolvimento do efeito citopático é descrito em 3 a 4 passagens, com evidência de degeneração em balão, que resulta na formação sincício nas células dérmicas de equinos.

Herpes-vírus em ruminantes

Herpes-vírus, representados por alfa-herpes-vírus e gama-herpes-vírus, são responsáveis por uma ampla variedade de enfermidades em ruminantes, incluindo doenças neurológicas, genitais, fetais e respiratórias. As infecções variam desde assintomática até fatal. Vários herpes-vírus infectam bovinos (herpes-vírus bovino [BHV]): vírus da rinotraqueíte bovina infecciosa (IBR) (BHV-1), vírus da mamilite bovina (BHV-2) e vírus da encefalite bovina (BHV-5) são alfa-herpes-vírus. BHV-1 causa tanto doença respiratória (IBR) quanto genital (vulvovaginite pustular infecciosa [IPV]) em bovinos. BHV-4 é um gama-herpes-vírus, mas sua participação como causador de doença não está clara. Outro gama-herpes-vírus, o herpes-vírus alcelaphine tipo 1 (AlHV-1), é a causa de febre catarral maligna africana (FCM) associada a gnu, um tipo de antílope; o gama-herpes-vírus, herpes-vírus ovino tipo 2 (OvHV-2), é a causa de FCM em ovinos. Alfa-herpes-vírus também foi isolado de caprinos (CpHV-1) e cervídeos (CerHV-1 e CerHV-2), e o CpHV-1 acarreta doença do trato reprodutor de caprinos.

Herpes-vírus bovino

Herpes-vírus bovino tipo 1 | Vírus da IBR e da IPV

Doença

É comum infecção por BHV-1 em bovino manifestar-se como doença ocular, genital e respiratória. A doença respiratória tipicamente se manifesta como rinotraqueíte (IBR); pode causar broncopneumonia grave, com frequência, fatal, além de conjuntivite. Por vezes, há envolvimento da córnea e é possível haver pan-oftalmite. BHV-1 pode infectar a genitália, provocando balanopostite e vulvovaginite (IPV). BHV-1 foi isolado de lesões vesiculares do úbere e tetos de uma vaca com mastite. Atualmente, relatos prévios de meningoencefalite em bezerros jovens associados a BHV-1 são atribuídos a um BHV-5 diferente. É raro o BHV-1 atingir o cérebro de bovinos infectados. Todavia, relatam-se poucos casos de encefalite causada por BHV-1 em bovinos.

Agente etiológico

Infectividade a outras espécies e outros sistemas de cultura. Embora os bovinos pareçam ser as principais espécies infectadas por BHV-1, o vírus tem sido incriminado como causa de vaginite e balonite em suínos e foi isolado de suínos natimortos e recém-nascidos. Cerca de 11% dos suínos examinados em regiões da América do Norte (Iowa e Texas) apresentavam anticorpos contra IBR. O vírus foi isolado de veado-vermelho com doença ocular e foi possível sua reativação em búfalos da Malásia mediante a administração de esteroides. Não parece que o vírus BHV-1 seja um patógeno importante de caprinos. Somente 3% de 1.146 amostras de soro de ruminantes mantidos em cativeiro, em zoológicos dos EUA, apresentavam anticorpos contra o vírus da IBR.

O vírus BHV-1 replica-se em ampla variedade de células, inclusive de bovinos, caninos, felinos, equinos, ovinos, coelhos, macacos e humanos, nas quais ocasiona um efeito citopático característico.

Relação hospedeiro-vírus

Distribuição, reservatório e transmissão. A doença é de ocorrência mundial, ainda que vários países da União Europeia (UE) tenham erradicado o vírus. Tem-se sugerido que animais selvagens têm importante participação na transmissão da doença; contudo, tendo em vista a recrudescência viral comprovada, os bovinos são considerados o principal reservatório desse microrganismo. O vírus é transmitido por meio de secreções respiratória, genital e conjuntival de bovinos infectados.

Patogênese e patologia. É comum IBR ser diagnosticada em bovinos mantidos em confinamento, por causa do estreito contato entre os bovinos e a transmissão por meio de gotículas de secreção respiratória. O vírus ocasiona lesão na mucosa respiratória, a qual se torna hiperêmica. As lesões das cavidades nasais progridem desde áreas de necrose epitelial focal até grandes áreas de ulceração recobertas por uma pseudomembrana composta de fibrina e de restos celulares oriundos da intensa resposta inflamatória ao vírus. A lesão predispõe o bovino a infecção bacteriana e subsequente broncopneumonia bacteriana (complexo da febre do transporte). O vírus é recuperado nas secreções nasais por até 2 semanas após a infecção. Embora seja difícil a demonstração de viremia, as infecções experimentais têm induzido a replicação do vírus em vários órgãos, talvez em consequência da viremia associada a leucócitos.

No caso de infecção por BHV-1, é comum a ocorrência de conjuntivite. Tipicamente, ela se manifesta com lacrimejamento abundante e, por vezes, a lesão se estende até a córnea, resultando em queratite. Em alguns bovinos, é possível notar hiperplasia linfoide multifocal na conjuntiva palpebral.

Infecções genitais são mais comuns em bovinos leiteiros e têm maior probabilidade de envolver transmissão venérea, ainda que a transmissão mecânica entre touros seja possível nos centros de inseminação artificial. Esse tipo de inseminação com emprego de sêmen infectado também causa infecção genital. As lesões constituídas de pústulas e, mais adiante, de placas fibronecróticas, em geral, restringem-se à vulva e à parte posterior da vagina. Lesões semelhantes são notadas no prepúcio dos touros acometidos. Tipicamente, tais lesões cicatrizam dentro de 10 a 14 dias, e vários casos são subclínicos. A doença respiratória foi induzida por isolados de genitais, e as lesões genitais têm sido induzidas por isolados do trato respiratório. É rara a ocorrência de surtos naturais de doença respiratória e doença genital, simultaneamente. É possível constatar aborto em vacas prenhes que apresentam IBR ou, ocasionalmente, após a vacinação com vacina com vírus vivo modificado. O período entre a infecção da mãe e a morte do feto varia de 15 a 60 dias. Como a morte do feto ocorre vários dias antes do aborto, com frequência o feto está em estado avançado de autólise. Verifica-se edema fetal, em especial, das membranas do feto, além de extenso edema hemorrágico no tecido perirrenal. Nota-se, ainda, extensa necrose hemorrágica do córtex renal, com necrose focal do fígado e, em geral, dos linfonodos. Por vezes, ocorre algum grau de necrose nos placentomas, os quais costumam ser boas fontes de vírus para tentativas de isolamento.

Sítios de latência do vírus são os gânglios trigêmeo e ciático, após doença respiratória e genital, respectivamente. A excreção de vírus recrudescentes foi constatada naturalmente e em resposta à administração de corticosteroide.

Resposta do hospedeiro à infecção. A resposta imune ao BHV-1 envolve vários fatores, além da estimulação de anticorpos neutralizantes, a maioria dos quais direcionados às glicoproteínas de superfície. Os anticorpos IgG e IgM surgem 7 dias após a exposição.

Diagnóstico laboratorial

As placas fibronecróticas, em geral, notadas nas narinas externas e no septo nasal de bovinos com IBR, são bons materiais para o isolamento do vírus. A forma conjuntival é diagnosticada por tentativas, mediante a constatação de lesões brancas multifocais na conjuntiva palpebral. Na sua ausência, é necessário o isolamento do vírus ou a detecção do DNA viral por meio de PCR. O vírus é facilmente isolado de suabe da conjuntiva. Nesse caso, talvez seja difícil o diagnóstico de aborto, pois o feto, com frequência, apresenta-se autolisado. Se a placenta estiver disponível e relativamente fresca, tenta-se o isolamento viral de placentomas. A coloração imuno-histoquímica de tecidos de fetos abortados, bem como a detecção do DNA viral por PCR, são utilizadas para o diagnóstico. Por vezes, o diagnóstico sorológico é difícil, porque os animais, com frequência, apresentam alto título por ocasião do aborto, independentemente da causa, sendo difícil constatar o aumento do título. A detecção de BHV-1 no sêmen é possível por meios de técnicas com base no teste PCR.

Tratamento e controle

Tanto as vacinas contra BHV-1 preparadas com vírus vivo modificado quanto aquelas que contêm vírus inativados estão disponíveis e são utilizadas extensivamente em regiões onde a ocorrência do BHV-1 é endêmica. Foram, ainda, desenvolvidas vacinas experimentais com DNA recombinante. Nesses casos, os animais reprodutores são vacinados antes do coito, a fim de evitar aborto; a vacinação antes do desmame ou de transporte também é útil para manter a imunidade do rebanho durante situações estressantes. A vacinação não impede a infecção, no entanto, reduz a prevalência e a gravidade da doença.

Erradicação

Vários países da UE erradicaram, com êxito, o BHV-1 (Dinamarca, Finlândia, Suíça, Suécia, Áustria, província de Bolzano, na Itália) ou adotaram um programa compulsório aprovado pela UE (Alemanha). O uso de vacinas com vírus atenuado ou total é proibido nessas regiões, e as rigorosas restrições de importação impedem a reintrodução de animais e embriões positivos ao vírus ou a obtenção de sêmen de touros positivos.

BHV-2 | Vírus de mamilite bovina

BHV-2 foi isolado de bovinos com doença cutânea generalizada (doença cutânea pseudonodular), mamilite e estomatite. BHV-2 se replica em ampla variedade de células, mas a cultura de células de rim bovino é mais utilizada. Os bovinos parecem ser principalmente infectados com doença experimental discreta induzida em ovinos, caprinos e suínos.

BHV-2 foi isolado de infecção da pele e de membrana mucosa de bovinos nos EUA, na África, na Europa e na Austrália. A princípio, o vírus foi isolado de bovinos da África do Sul, com doença cutânea generalizada, subsequentemente denominada doença cutânea pseudonodular. Mamilite causada pelo BHV-2 foi descrita na África e na Inglaterra e, depois, nos EUA. Tem-se relatado estomatite em bezerros bovinos e bubalinos causada pela amamentação em vacas com mamilite. Os modos de infecção sugeridos incluem transmissão durante a ordenha e transmissão por insetos ou ativação de vírus em estágio latente. A inoculação intravenosa provoca lesões cutâneas generalizadas caracterizadas por intenso edema intercelular na epiderme, juntamente com sincício com inclusões intranucleares. Nota-se célula mononuclear epidérmica e infiltrado neutrofílico, com infiltração perivascular dérmica mononuclear e linfocítica.

O diagnóstico da doença cutânea pseudonodular e de mamilite fundamenta-se nos sinais clínicos e no isolamento do vírus em cultura celular. O exame sorológico de amostras pareadas comprovam aumento da concentração de anticorpos.

Herpes-vírus bovino tipo 4

BHV-4 consiste em um grupo de gama-herpes-vírus isolados de bovinos sadios e naqueles com diversas síndromes clínicas. Sua importância como patógenos é incerta. Há relato de que apenas a cepa DN-599 provoque conjuntivite e doença respiratória. Os vírus relacionados com esse grupo foram isolados, repetidamente, de casos de metrite em bovinos, na América do Norte, e suspeita-se, ainda, que causem vaginite em novilhas. Não há relação etiológica entre o vírus e essas doenças; quando inoculados experimentalmente em bovinos suscetíveis não provoca doença. As cepas da América do Norte e da Europa parecem estreitamente relacionadas. Tem-se sugerido que este grupo de vírus permanece em estado latente, pois parece ser reativado em resposta a outras doenças inflamatórias.

Herpes-vírus bovino tipo 5

BHV-5 é um alfa-herpes-vírus que causa meningoencefalite não supurativa em bovinos jovens; está estreitamente relacionado, antigenicamente e geneticamente, ao BHV-1. Embora haja relato de um caso de doença decorrente de BHV-5, na Europa, e alguns surtos nos EUA e na Austrália, a atual distribuição geográfica da infecção pelo BHV-5 se restringe, principalmente, à América do Sul, em especial no Brasil e na Argentina. No entanto, como o vírus está bastante relacionado com o BHV-1 e atualmente os testes sorológicos disponíveis não diferenciam anticorpos contra cada um dos vírus, a real prevalência da infecção por BHV-5 permanece desconhecida. Os métodos com base no teste PCR podem distinguir os dois vírus; anticorpos monoclonais também são utilizados para a diferenciação sorológica. Bovinos são hospedeiros naturais, e bovinos com infecção latente são reservatórios de BHV-5. Também, relata-se a ocorrência natural de anticorpos contra BHV-5 em ovinos. Com base em evidência experimental, os ovinos e caprinos são reservatórios potenciais do vírus. Há dados escassos quanto à transmissão de BHV-5. DNA viral e vírus infectante foram detectados no sêmen de touros com infecção subclínica. Inicialmente, o BHV-5 infecta células epiteliais da porta de entrada do microrganismo. Após a primeira replicação, é comum a propagação do vírus ocorrer por três vias, como descrito anteriormente para o BHV-1: disseminação local, propagação sistêmica por viremia e propagação neuronal. A disseminação sistêmica por viremia não parece ter participação importante na patogênese do BHV-5. A infecção por BHV-5 induz infecção subclínica ou doença de gravidade moderada em bovinos adultos, porém pode causar encefalite letal em animais jovens (com menos de 6 meses de idade). Embora BHV-5 e BHV-1 sejam microrganismos relacionados, eles diferem quanto à capacidade de invasão neural e de virulência ao tecido nervoso. A invasão neural por BHV-1 geralmente não vai além do neurônio de primeira ordem localizado no gânglio trigêmeo, onde a infecção latente está estabelecida, enquanto o BHV-5 é capaz de infectar diferentes regiões do cérebro. As principais lesões macroscópicas relatadas após a infecção por BHV-5 consistem em amolecimento do tecido parenquimal, hemorragia meningiana focal nas regiões frontal e/ou ventral e focos de hemorragia na ponte e no lobo parietal esquerdo. Lesões macroscópicas do trato respiratório, como congestão nasal, hemorragias petequiais e congestão das mucosas da faringe e da laringe, bem como broncopneumonia, também foram relatadas. É possível o BHV-5 ser reativado e reexcretado sem sinais clínicos ou os bovinos manifestarem sinais clínicos de encefalite semelhantes àqueles verificados durante a infecção aguda. Vacinas específicas contra BHV-5 ainda estão em fase experimental. Portanto, considera-se que o uso de vacinas contra BHV-1 seja a opção mais adequada para proteger contra BHV-5. No entanto, vários estudos mostram que é difícil obter proteção total contra a infecção por BHV-5 com a administração de uma vacina contra BHV-1.

Herpes-vírus alcelaphine tipo 1 e herpes-vírus ovino tipo 2

A febre catarral maligna (FCM), uma infecção comumente fatal que acomete vários bovinos e cervídeos, manifesta-se por meio de duas doenças epidemiologicamente diferentes: FCM associada a gnu, um tipo de antílope, e FCM associada a ovinos. Herpes-vírus alcelaphine tipo 1 (AIHV-1) é responsável pela FCM oriunda de gnu (ou africana), a qual ocorre quando bovinos ou outros ruminantes selvagens e gnu suscetíveis pastejam juntos. Essa apresentação da doença é verificada na África e tem ocorrido em zoológicos que abrigam animais ungulados africanos. A FCM associada a ovinos foi relatada em bovinos, bisões e cervídeos, fora da África, e em zoológicos nos quais os animais tinham contato com ovinos. O agente etiológico da FCM associada a ovinos não foi isolado. Contudo, é provável que a FCM seja transmitida aos bovinos ou bisões por meio de aerossóis de secreções nasais de ovinos que excretam herpes-vírus ovino tipo 2 (OvHV-2), implicando o OHV-2 como causa dessa manifestação de FCM. O genoma de OHV-2 foi completamente sequenciado e, geneticamente, está estreitamente relacionado com o AIHV-1. AIHV-1 e OvHV-2 são gama-herpes-vírus e não são reconhecidos como causas importantes de doença em seus hospedeiros naturais, gnu e ovinos, respectivamente.

A FCM causada por AIHV-1 está associada à mistura de gnus e bovinos durante o período de parição de gnus. Bezerros gnus recém-nascidos excretam vírus nas secreções nasais e oculares com até 3 meses de idade. Também, ocorre excreção do vírus pelos gnus adultos tratados com corticosteroides. Não há evidência de infecção congênita de ovinos pelo OvHV-2. Todavia, os cordeiros parecem se infectar no primeiro ano de vida e, tipicamente, não excretam o vírus até completarem 5 meses de idade. Em bovinos, embora a FCM associada a ovinos tenha sido relacionada com a parição, parece que os cordeiros recém-nascidos não têm a mesma participação que os gnus recém-nascidos. Além disso, a princípio, todos os ovinos domésticos dos EUA são portadores do OvHV-2. Os bovinos são considerados os hospedeiros finais do OvHV-2, pois não se demonstrou a transmissão entre vacas.

Ambos, AIHV-1 e OvHV-2, provocam doença clínica similar em bovinos. Os animais acometidos manifestam secreção nasal e ocular mucopurulenta e opacidade de córnea bilateral. Pode haver lesões bucais na forma de múltiplas erosões precedidas de hiperemia difusa e salivação profusa. Anormalidades do SNC são frequentes; diarreia é comum.

As lesões histológicas são aquelas verificadas em uma doença linfoproliferativa, caracterizada por infiltração mononuclear perivascular, vasculite necrosante e infiltração de tecido linfoide, resultando em linfonodos aumentados, edematosos e hemorrágicos em potencial. Há relato de deposição de imunoglobulina e de complemento nos glomérulos de bovinos acometidos, o que indica uma doença imunomediada. Em geral, o animal morre 2 a 7 dias após o início dos sinais clínicos. Histórico clínico, sintomas e histopatologia sugerem o diagnóstico de FCM. A confirmação do diagnóstico de infecção por AIHV-1 é feita mediante o isolamento do vírus em leucócitos de sangue periférico em células de tireoide de bezerros ou pela detecção do DNA do vírus por meio de PCR. OvHV-2 não foi isolado em cultura celular, mas o DNA do vírus pode ser detectado em tecidos de animais infectados, pelo emprego de PCR. Atualmente, não há disponibilidade de vacina contra FCM, e o controle implica a prevenção do contato entre os hospedeiros suscetíveis e os carreadores do vírus.

FCM causada por OvHV-2 também foi relatada em suínos. Detectou-se DNA no sangue e no sêmen de varrões assintomáticos e no cérebro de porcas e leitoas com FCM sintomática, talvez transmitida por inseminação artificial. Porcas e leitoas sintomáticas manifestam apatia; febre; anorexia; aborto seguido de sintomas neurológicos, inclusive ataxia, tremores, convulsões e comportamento agressivo; e morte. Os suínos que sobrevivem apresentam paralisia dos membros torácicos. Os suínos são os hospedeiros terminais e não se acredita que propaguem o vírus.

Herpes-vírus caprino tipo 1

Herpes-vírus caprino tipo 1 (CpHV-1) é um alfa-herpes-vírus com disseminação mundial, onde houver criação de caprinos. Nos EUA, não se conhece o predomínio de caprinos soropositivos, tampouco a prevalência da doença causada por este microrganismo. CpHV-1 é geneticamente e antigenicamente relacionado com o BHV-1, e, embora o vírus infecte bovinos, ele não tem sido associado à ocorrência de doença nessa espécie animal.

O CpHV-1 causa infecção generalizada, com frequência letal, em cabritos com 1 a 2 semanas de idade. As lesões macroscópicas se restringem ao trato gastrintestinal, notando-se necrose e úlcera no rúmen, no ceco e no cólon. Verificam-se inclusões intranucleares nas células epiteliais próximas às áreas de necrose. Nos caprinos adultos, a infecção é discreta ou subclínica, e os animais acometidos manifestam sinais clínicos muito discretos de angústia respiratória, vaginite, balanopostite ou, em algumas ocasiões, aborto.

CpHV-1 causa infecções latentes, mas diferentemente de outros herpes-vírus, sua reativação é extremamente difícil para ser demonstrada em ambas as condições, naturais e experimental. Na infecção natural, ocorre reativação do CpHV-1 durante o cio, mas apenas em animais com baixo título de anticorpos neutralizantes. Após a infecção primária, os anticorpos neutralizantes são detectados no soro de 1 a 2 semanas após a infecção; atingem valor máximo na terceira ou na quarta semana e diminui, de maneira lenta, depois de, aproximadamente, 6 a 10 meses. Se nesse estágio os animais estiverem estressados, pode haver reativação e excreção de CpHV-1, em especial, pela via genital. Em resposta à reativação, ocorre estímulo (efeito *booster*) da resposta imune humoral e da resposta imune mediada por célula. Deve-se lembrar que persiste uma atividade soroneutralizante residual mesmo após anos depois da infecção primária por CpHV-1.

A doença pode ser diagnosticada mediante isolamento do vírus de secreções nasais e de material fecal. O CpHV-1 se replica nas células de cães, coelhos, felinos, equinos, bovinos e cordeiros. Além disso, há disponibilidade de testes PCR para detecção de DNA. A soroneutralização é padrão-ouro para o diagnóstico sorológico; também foi desenvolvido um teste ELISA.

Atualmente, não há vacina contra CpHV-1 disponível nos EUA, sendo improvável que tal vacina seja desenvolvida, em razão de sua baixa comercialização. Anticorpos contra BHV-1 reagem com o CpHV-1; desse modo, foi sugerido que vacinas contra BHV-1 podem ser utilizadas em caprinos para protegê-los da infecção causada por CpHV-1. No entanto, um estudo de desafio constatou que a vacinação de caprinos com uma vacina contra BHV-1, com vírus atenuado, induziu apenas proteção parcial contra infecção por CpHV-1. Nenhum estudo avaliou se a vacinação evita aborto provocado por CpHV-1.

Herpes-vírus suíno tipo 1 | Pseudorraiva; vírus da doença de Aujeszky

Doença. Pseudorraiva suína é uma doença de notificação obrigatória, a qual ocasiona importantes perdas econômicas à indústria suína nos países onde o vírus infecta suínos domésticos, em especial, os animais mais jovens. Esse microrganismo comumente infecta o sistema nervoso, e a taxa de mortalidade varia de 5 a 100%. A infecção de porcas na metade ao final da gestação tende a provocar aborto, morte do feto, mumificação fetal ou natimortos. Nos suínos adultos, é rara a ocorrência de doença nervosa grave e, em geral, a pseudorraiva se manifesta como uma doença vaga, com febre transitória, apatia, inapetência, falta de coordenação e ataxia. Doença respiratória também é notada em suínos de várias idades, sendo mais comum em animais em crescimento e em fase de terminação. Em suínos mais velhos, a doença não aparente ou discreta pode não ser detectada ou ser maldiagnosticada. Pseudorraiva também atinge várias outras espécies, inclusive bovinos, ovinos, cães, gatos e guaxinins, nos quais os sinais clínicos costumam ser neurológicos e há prurido intenso.

Agente etiológico

Propriedades físicas, químicas e antigênicas. O vírus da pseudorraiva (PRV) é um alfa-herpes-vírus denominado herpes-vírus suíno tipo 1 (SuHV-1). Apenas um sorotipo foi identificado. No entanto, tem-se demonstrado a variabilidade da cepa em diferentes regiões geográficas mediante a digestão do vírus pelo uso de endonuclease de restrição. Verificou-se que cepas atenuadas apresentam uma deleção em seu genoma, sugerindo que regiões específicas estão associadas à virulência.

Sensibilidade a agentes físicos e químicos. O PRV é, razoavelmente, sensível à alta temperatura e é estável no fluido de cultura celular com pH 6 a 8, em temperaturas mais frias.

Tem-se notado que o vírus sobrevive em água não clorada por 7 dias, e, durante 2 dias, em uma lagoa anaeróbica. Os produtos químicos que clivam o cloro parecem ser os desinfetantes mais eficazes.

Infectividade a outras espécies e outros sistemas de cultura. É mais comum a doença ocorrer em bovinos, ovinos, caninos, gatos e ratos. Em todos os animais, exceto suínos adultos, a doença quase sempre é fatal; isso demonstra que os outros animais são considerados, em sua essência, hospedeiros "finais". Embora haja um relato de infecção humana, o PRV não é facilmente transmitido às pessoas.

O vírus se replica facilmente em culturas celulares de vários tecidos e espécies animais, a exemplo de gatos, cães, bovinos, texugos, coiotes, cervídeos, bútios, frangos e gansos.

Relação hospedeiro-vírus

Distribuição, reservatório e transmissão. A pseudorraiva foi erradicada de suínos domésticos em diversas partes da Europa, do Canadá, da Nova Zelândia e dos EUA. No entanto, é reconhecida como uma das mais relevantes doenças de suínos domésticos, em particular nas regiões com densas populações de suínos, inclusive em algumas regiões remanescentes na Europa, além de América Latina e Ásia. O principal reservatório de PRV parece ser o suíno, e a transmissão é, com frequência, de suíno para suíno. O vírus é transmitido por meio de ingestão e inalação; durante o coito, o vírus pode ser transmitido do varrão à porca e vice-versa. O vírus não é excretado na urina e nas fezes. É possível ocorrer transmissão em ambientes contaminados, quando há superpopulação de animais.

O suíno selvagem tende a transmitir o vírus ao doméstico. Infecções endêmicas nas populações de suínos selvagens, nos EUA e na Europa, representam um constante risco de reintrodução do PRV em rebanhos de suínos domésticos e nas regiões livres do microrganismo. O suíno é a principal fonte de propagação do vírus para outras espécies. Há, inclusive, relato de casos em cães que consumiram tecidos de suínos selvagens. O gato parece ser mais sensível; constatou-se a infecção em 51% das propriedades infectadas por PRV nas quais havia gatos.

Patogênese e patologia. O vírus se replica, em especial, no epitélio do trato respiratório superior, inclusive nos tecidos das tonsilas, sendo isolado no cérebro 24 horas após a infecção, o que sugere que a via de infecção é o axoplasma. É difícil demonstrar viremia; no entanto, a excreção viral é capaz de persistir na secreção nasal por até 14 dias. Com frequência, resulta em infecção do trato respiratório inferior e há envolvimento cardíaco e dos gânglios esplâncnicos.

O vírus provoca meningoencefalomielite não supurativa, com extenso dano aos neurônios, manguito perivascular disseminado e gliose. O tronco cerebral é particularmente acometido, porém as lesões também tendem a se instalar por todo o córtex cerebral e cerebelo. Pode haver corpúsculos de inclusões intranucleares em todos os tipos de células. Na forma respiratória da doença, o paciente manifesta pneumonia e traqueíte necrosante, as quais resultam em perda do epitélio das vias respiratórias e necrose das células alveolares.

Nos fetos abortados, as lesões microscópicas incluem necrose em vários órgãos, mas principalmente no fígado, no baço, nos linfonodos viscerais e nas glândulas adrenais. Com frequência, notam-se corpúsculos de inclusão intranucleares nos hepatócitos em degeneração, nas células do córtex adrenal e, às vezes, nas células fagocíticas mononucleares do baço e dos linfonodos. As lesões placentárias são caracterizadas por degeneração e necrose de trofoblastos e de células mesenquimais do córion.

Resposta do hospedeiro à infecção. De início, anticorpos IgM são detectáveis, por volta do quinto dia após a infecção, seguidos de anticorpos IgG mensuráveis em torno do 7º, notando-se teor máximo entre o 12º e o 14º dias.

Diagnóstico laboratorial

Com frequência, o diagnóstico clínico é difícil, em virtude de os sintomas da doença em suínos variarem amplamente, de acordo com a idade do animal, a dose de vírus inoculada, a cepa viral e a via de exposição.

No laboratório, é possível obter o diagnóstico definitivo de pseudorraiva mediante o isolamento do vírus ou a detecção do DNA viral por meio de PCR. A coloração imunofluorescente de tecidos congelados de tonsilas ou de cérebro propicia um diagnóstico rápido. Testes ELISA são utilizados para diferenciar a resposta de anticorpos à vacina com gene deletado e a infecção de campo e têm sido empregados em programa de erradicação da infecção. Em um surto agudo, os exames sorológicos talvez não sejam úteis, por causa do tempo necessário para a produção de anticorpos pelo animal.

Prevenção e controle

Em regiões livres de PRV, mantém-se a biossegurança, de modo a impedir o contato entre suínos domésticos e os selvagens infectados. É necessário o monitoramento sorológico anual dos suínos domésticos, a fim de manter o plantel livre de pseudorraiva. Nas áreas com doença endêmica em suínos domésticos, adotam-se esforços com intuito de evitar a ocorrência da doença no grupo de reprodutores. Nos rebanhos infectados, a quarentena é a necessidade mais urgente e recomenda-se que o trânsito de suínos se limite apenas ao abatedouro. Vacinas com vírus vivo atenuado estão disponíveis, e seu uso tem sido efetivo na redução de perdas por morte, nas regiões endêmicas. Essas vacinas não impedem a reinfecção pelo vírus de campo virulento, tampouco a excreção desses vírus durante períodos variáveis. Os animais com infecção latente e vacinados, embora assintomáticos, podem excretar o vírus por tempo indeterminado.

As vacinas inativadas estão disponíveis no mercado. Seu uso principal é em porcas suscetíveis, nas regiões endêmicas, a fim de propiciar anticorpos colostrais para a proteção de suínos recém-nascidos durante as primeiras semanas de vida. Nas regiões livres de pseudorraiva e certificadas, a vacinação é proibida.

Herpes-vírus canino tipo 1

Doença

Herpes-vírus canino tipo 1 (CHV-1) provoca infecção sistêmica fatal em filhotes recém-nascidos e infecção relativamente discreta em cães mais velhos. O CHV foi isolado de cães com doença respiratória e, com outros vírus e outras bactérias, pode ser a causa da "tosse do canil". É possível que o CHV-1 esteja associado a surtos de infecções oculares altamente contagiosas em cães adultos suscetíveis, sem doença sistêmica evidente concomitante. CHV-1 pode causar lesões genitais em cães, machos e fêmeas. Os animais infectados parecem sadios, mas frequentemente apresentam histórico de infertilidade.

Agente etiológico

Propriedades físicas, químicas e antigênicas. Herpes-vírus canino é um alfa-herpes-vírus típico. Não há neutralização cruzada entre CHV-1 e os vírus de herpes simples, PRV ou IBR. No entanto, CHV-1 parece ser antigenicamente relacionado ao vírus do herpes simples. Apenas um sorotipo de CHV-1 é reconhecido. Todavia, a análise de isolados CHV-1, por meio de endonuclease de restrição, detectou diferenças genotípicas entre os vírus. Atualmente, não há qualquer relação entre os diferentes genomas de CHV-1 e os padrões da doença.

Infectividade a outras espécies e outros sistemas de cultura. Os hospedeiros do CHV-1 se restringem aos canídeos domésticos e selvagens. Nota-se crescimento limitado em células de pulmão humano e nas de rins de bezerros, macacos, suínos, coelhos e hamsters.

Relação hospedeiro-vírus

Distribuição, reservatório e transmissão. CHV-1 tem distribuição mundial. Em várias populações de cães domésticos, a soroprevalência de CHV-1 é alta e, em geral, acredita-se que, na maioria dos cães, a infecção primária ocorra em idades jovens. O cão é o único reservatório conhecido de CHV-1 em todas as regiões geográficas, com possível exceção de coiotes nos EUA. Filhotes de cães provenientes de cadelas soronegativas são infectados por via oronasal, pela fêmea ou por outros cães infectados, em consequência da excreção do vírus na secreção venérea, ocular ou nasal.

Patogênese e patologia. A manifestação clínica e a gravidade da doença na infecção primária por vários alfa-herpes-vírus, inclusive CHV-1, dependem da idade do hospedeiro. Nos filhotes de cães com menos de 4 semanas de idade, a infecção primária por CHV-1 pode ocasionar doença generalizada grave em virtude da propagação hematógena do vírus. Isto provoca vasculite necrosante em vários órgãos, e a doença, com frequência, é fatal. Macroscopicamente, os rins apresentam aspecto mosqueado e pode haver congestão e edema pulmonar, esplenomegalia, linfadenite e meningoencefalite não supurativa. Focos disseminados de necrose e hemorragia caracterizam as lesões histológicas nos órgãos acometidos, como rins, fígado, pulmão e trato gastrintestinal. Pode haver inclusões intranucleares nas áreas adjacentes às lesões necróticas, em especial no fígado. A infecção primária por CHV-1 em cães adultos ocasiona conjuntivite e, com menos frequência, queratite. Viremia não é típica de infecção por CHV-1 em cães adultos imunocompetentes. No entanto, há relato de doença generalizada resultante de viremia em um cão adulto com imunossupressão.

Resposta do hospedeiro à infecção. Anticorpos neutralizantes são produzidos em cães inoculados com CHV-1, sendo detectáveis no 7º dia após a inoculação. O título atinge valor máximo por volta de 21 dias e diminui lentamente, persistindo por, aproximadamente, 8 meses após a inoculação. Constatou-se reativação do CHV-1 em cães filhotes e adultos experimentalmente infectados, depois da administração de corticosteroides. A infecção latente se instala nos neurônios dos gânglios sensoriais. Durante a reativação viral, o título de neutralização de CHV-1 torna-se detectável e eleva-se em tempo tão breve quanto 7 dias. Contudo, diminui de modo rápido, em questão de semanas, após a resolução da infecção ativa.

Diagnóstico laboratorial

Os sinais clínicos e os exames histopatológicos são úteis no diagnóstico, o qual é definido mediante o isolamento do vírus e, de modo mais rápido, por meio de coloração imunofluorescente de tecidos acometidos ou pela detecção do DNA genômico por PCR.

Prevenção e controle

Não há disponibilidade de vacinas comerciais contra CHV, nos EUA; na Europa, está disponível uma vacina com vírus morto. O uso de globulina hiperimune é útil, mas difícil de obter, visto que o vírus é pouco imunogênico. Recomenda-se a remoção ou a separação dos animais infectados. A temperatura ideal para a replicação viral é de, aproximadamente, 33°C. Em razão da baixa capacidade dos filhotes de cães em controlar sua temperatura corporal até que completem cerca de 4 semanas de idade, os filhotes mais jovens são suscetíveis à doença grave. A manutenção da temperatura corporal normal em filhotes de cães expostos pode ter valor terapêutico.

Herpes-vírus felino tipo 1 | Vírus da rinotraqueíte felina

Doença

Herpes-vírus felino tipo 1 (FHV-1) é a causa de rinotraqueíte felina viral (FVR). A infecção primária provoca rinite aguda e conjuntivite, em geral, acompanhada de febre, apatia e anorexia. Queratite ulcerativa é uma sequela frequente da infecção por FHV-1 recorrente, e este vírus deve ser considerado a causa de úlcera de córnea em gatos, a menos que haja prova contrária. O vírus também tem sido associado à ocorrência de estomatite ulcerativa, aborto, pneumonia e dermatite facial.

Agente etiológico

Propriedades físicas, químicas e antigênicas. FHV-1 é um alfa-herpes-vírus típico. Comparações sorológicas sugerem que o FHV-1, em todo o mundo, pertença a um único sorotipo conhecido; no entanto, diferenças têm sido constatadas nas manifestações clínicas provocadas por vários isolados. A análise do DNA viral sugere diferenças genéticas entre as cepas.

Sensibilidade a agentes físicos e químicos. O vírus é inativado pela maioria dos detergentes, desinfetantes e antissépticos comercialmente disponíveis. O vírus do fluido de cultura celular perde 90% de sua viabilidade dentro de 6 horas, em 37°C; de 6 dias, em 25°C; e de 1 mês, em 4°C. O vírus é mais estável em pH 6 e perde por completo sua atividade em 3 horas, em pH 3 e pH 9. O FHV é recuperado em até 18 horas, em um ambiente úmido, em 15°C, e em menos de 12 horas em um ambiente seco.

Infectividade a outras espécies e outros sistemas de cultura. Infecções naturais por FHV-1 têm sido constatadas não apenas em gatos. A replicação de FHV-1 *in vitro* se limita às células de origem felina. O vírus se propaga e origina alto título de anticorpos, com demonstração de efeitos citopáticos em culturas de células primárias de testículo, pulmão e rins de felinos.

Relação hospedeiro-vírus

Distribuição, reservatório e transmissão. Estudos sorológicos mostram que o FHV-1 está disseminado na população felina de todo o mundo, com relato de taxa de exposição de até 97%. Os gatos atuam como reservatórios, sendo que os assintomáticos com infecção latente por FHV-1 podem excretar vírus quando estressados e após a administração de corticosteroides; tem-se detectado transcrição viral no gânglio trigêmeo de gatos com infecção latente. A principal via de propagação do FHV-1 é o contato direto entre gatos, por meio de secreções infectantes, em especial, secreção respiratória. Ambiente com superpopulação e contato estreito entre animais aumentam muito o risco de transmissão viral, porque o FHV-1 tem vida breve no ambiente. A transmissão indireta ou por meio de fômites via ambiente, pessoas ou alimento e material de limpeza contaminados, parece importante apenas em situações que envolvam vários gatos, como acontece em gatis, abrigos e domicílios com vários gatos. Atenção rigorosa quanto à higiene deve ser suficiente para impedir essa via de infecção. Como se tem mostrado que a parição e a lactação favorecem a excreção viral, é muito provável que ocorra infecção neonatal. Além disso, é típico a infecção primária acometer os filhotes de gatos. Nas infecções naturais, não se demonstrou infecção transplacentária.

Patogênese e patologia. FHV-1 apresenta tropismo por epitélio conjuntival, nasal e faringiano. A patogênese da infecção difere, dependendo da via de inoculação. Com frequência, a infecção por FHV-1 afeta o trato respiratório superior; foram realizados estudos experimentais com inoculação pelas vias nasal e ocular. Quando introduzido por via intranasal, o vírus provoca rápida infecção citolítica nas células epiteliais das vias nasais. Em geral, o vírus permanece no trato respiratório por 2 semanas. Na doença aguda, a lesão aos ossos turbinados nasais predispõe alguns gatos à rinite crônica. No caso de rinossinusite crônica, o vírus não se replica, sugerindo que a doença se perpetua por meio de mecanismos imunomediados.

Embora vários gatos manifestem conjuntivite durante a doença primária, poucos desenvolvem doença de córnea. A reativação da infecção latente por FHV-1, em geral, está associada à conjuntivite e é acompanhada de invasão do epitélio da córnea, associada à ulceração epitelial, a princípio, de maneira dendrítica patognomônica (Figura 53.3), mas que progride, rapidamente para uma forma geográfica irregular maior. Notam-se numerosos corpúsculos de inclusão intranucleares no epitélio escamoso estratificado da conjuntiva, com lesões de conjuntiva e córnea. Histologicamente, as úlceras de córnea revelam desorientação e degeneração das células epiteliais, algumas das quais contêm inclusões nucleares. Várias dessas úlceras apresentam cicatrização lenta, ocasionando uma progressão mais demorada do que aquela notada na doença primária. Queratite crônica é uma lesão imunomediada que se origina pela persistência de um antígeno viral no estroma corneal, e ocasiona vascularização e infiltração de células inflamatórias na córnea. É possível notar sequestro corneal secundariamente a qualquer queratite ulcerativa crônica, inclusive úlcera causada por FHV-1.

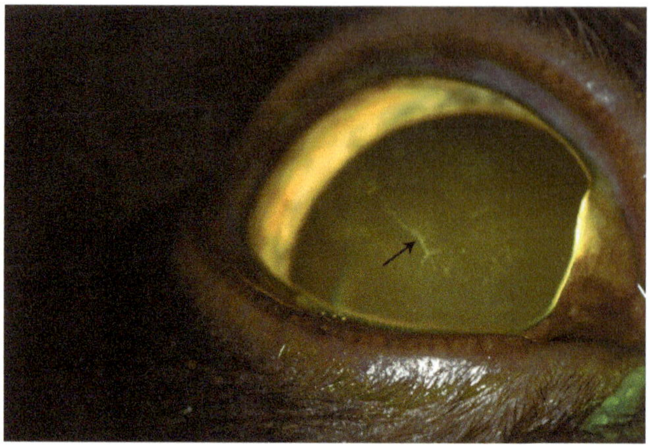

Figura 53.3 Úlcera de córnea dendrítica (seta), patognomônica da infecção por herpes-vírus. (A foto é cortesia da Dra. Diane Hendrix, da Universidade do Tennessee.)

Resposta do hospedeiro à infecção. Em geral, a resposta imune protege contra a doença, mas não contra a infecção, e foram verificados sinais clínicos discretos após a reinfecção, apenas 150 dias depois da infecção primária. A resposta imune primária de gatos contra a infecção intranasal determinada pela presença de anticorpos soroneutralizantes não é significativa. Em geral, os anticorpos persistem por 1 a 3 meses, embora tenha sido verificado que, em gatos, o título oscile ao longo de um período de 12 meses. A relação entre a presença de anticorpos e a resistência à infecção não é absoluta. Assim como acontece com outros alfa-herpesvírus, a imunidade mediada por célula tem importante participação na proteção porque os gatos vacinados, sem anticorpos detectáveis, não são necessariamente suscetíveis à doença. Por outro lado, tem-se mostrado relação entre a soroconversão e a proteção contra o desafio com FHV virulento. Nesses casos, os anticorpos atuam como indicador de resposta imune celular, porque os linfócitos T são necessários para a manutenção da função dos linfócitos B. Como o FHV é um patógeno do trato respiratório, a resposta humoral e a resposta celular da mucosa são importantes. Embora exista uma relação entre os anticorpos contra FHV e a proteção contra os sinais clínicos, não há teste disponível para prever a proteção de gatos, de modo individual.

Diagnóstico laboratorial

A coloração imunofluorescente pode mostrar antígenos virais em tecidos de gatos infectados. No entanto, o teste não é particularmente sensível, e o uso de corantes, como fluoresceína, tende a ocasionar resultados falso-positivos. PCR tem se tornado o principal procedimento para diagnóstico de infecção por FHV-1. Por vezes, a detecção do vírus indica reativação coincidente de uma infecção latente, reativação em consequência de outra enfermidade ou a causa da doença. Herpes-vírus felino tipo 1 também é isolado de amostras de tecidos e de suabes da mucosa ocular, nasal ou orofaríngea. O vírus é cultivado por 14 a 21 dias após a infecção, porém, com mais relevância, na primeira semana. Nos casos crônicos, o isolamento do vírus é mais difícil. Os anticorpos que neutralizam o vírus podem ser detectados no soro de gatos convalescentes. Os exames sorológicos são complicados por vírus vacinais, e o título positivo independe de sinais clínicos. O título é baixo tanto na doença aguda quanto na crônica. Portanto, no diagnóstico da infecção por FHV-1, os testes sorológicos têm apenas valor limitado.

Prevenção e controle

Há disponibilidade de vacinas de uso parenteral, tanto preparadas com vírus vivo modificado quanto com o inativado. Vacinas contendo subunidade de FHV e as de uso intranasal com vírus vivo modificado não estão mais disponíveis na Europa. A vacinação protege contra a doença, mas não necessariamente contra a infecção. No entanto, esse recurso pode reduzir a excreção do vírus durante a infecção. A determinação da duração da imunidade é complicada: a vacinação não fornece proteção total, mesmo que por breve período, após a vacinação, nem protege contra a reativação e excreção do vírus. Além disso, o grau de proteção diminui com o tempo. Mesmo os gatos vacinados permanecem em algum risco porque ambas as vacinas contra FHV-1, parenteral e intranasal, conferem apenas imunidade parcial contra os sinais clínicos e nenhuma proteção contra a reativação/excreção do vírus. Anticorpos maternos propiciam algum grau de proteção humoral aos filhotes de gatos com até, aproximadamente, 8 semanas de idade; portanto, a primeira dose de vacina tem de ser administrada por volta de 9 semanas de idade, com uma segunda dose 2 a 4 semanas depois; em especial, doses de reforço anuais são importantes para gatos em situação ou ambiente de alto risco. No entanto, aos gatos em condição de baixo risco (p. ex., aqueles mantidos apenas em ambiente interno, sem contato com outros gatos), recomenda-se dose de reforço a cada 3 anos. Deve-se ter cuidado para evitar a introdução de gatos com infecção em desenvolvimento, subclínica ou latente, em uma colônia.

Herpes-vírus símio tipo 1 | Vírus B de macacos

Herpes-vírus B provoca uma infecção natural em *Macaca* um gênero de macacos do Velho Mundo (espécies rhesus e cinomolgo). Em macacos, a infecção é caracterizada por vesículas bucais semelhantes às feridas frias causadas pelo herpes-vírus simples em pessoas. A doença é comum em macacos; não é fatal e o vírus pode permanecer latente nos gânglios trigêmeo e lombossacral dos animais infectados. O contato direto é o meio mais comum de propagação do vírus em macacos, pois o vírus é recuperado na saliva e em tecido do SNC de animais assintomáticos, persistentemente infectados.

O vírus tende a provocar infecção do SNC fatal em humanos e animais de laboratório, como coelhos e camundongos lactentes. A maioria das infecções humanas ocorre por mordida de macaco, o qual secreta vírus infectante, embora o manejo de culturas de células primárias de rim de macaco infectado pelo vírus também cause infecção. Em pessoas, o período de incubação varia de 10 a 20 dias. Em geral, nota-se inflamação local no sítio da mordida, seguida de formação de vesículas e necrose da área. O vírus atinge o SNC por meio dos nervos periféricos e, na maioria dos casos, a morte do paciente se deve à encefalite ou encefalomielite aguda.

Os herpes-vírus B é morfologicamente semelhante a outros alfa-herpes-vírus; é inativado por detergentes com facilidade. O vírus pode ser cultivado na membrana corioalantoica de ovos de galinha embrionados e em culturas de células de coelhos, macacos e humanos, originando corpúsculos de inclusão intranucleares e formação de sincício. Há forte reação cruzada entre o herpes-vírus simples humano e o herpes-vírus B.

É possível diagnosticar a infecção pelo vírus B mediante o isolamento do vírus de tecidos do SNC de casos humanos fatais. Um teste com base na PCR foi desenvolvido para a identificação do vírus. A detecção diagnóstica de anticorpos específicos contra herpes-vírus B é difícil, e uma vacina efetiva ainda não foi desenvolvida. O diagnóstico precoce e o rápido início do tratamento com fármacos antivirais, como aciclovir, são úteis e, por vezes, impedem a morte ou a incapacidade permanente em pacientes que sobrevivem à doença. Cautela e uso de vestimenta de proteção durante o manuseio de macacos são os meios mais adequados de prevenção da infecção.

Herpes-vírus gallid tipo 1 | Vírus da laringotraqueíte infecciosa

Doença

O vírus da laringotraqueíte infecciosa (ILTV), em geral, causa doença aguda em aves e representa um sério problema nas áreas de intensa criação de aves domésticas. O vírus ocasiona sinais de angústia respiratória e tosse, além de frequente secreção sanguinolenta. A forma enzoótica discreta da infecção por ILTV tem como consequência queda na produção de ovos, conjuntivite e secreção nasal persistente, com tumefação nasal e dos seios infraorbitários. A forma enzoótica discreta é a maneira mais comum da infecção nas criações de aves domésticas modernas.

Agente etiológico

Propriedades físicas, químicas e antigênicas. ILTV é um alfa-herpes-vírus típico também denominado herpes-vírus gallid tipo 1 (GaHV-1). Há um sorotipo do vírus, mas ocorre variação genética dentre as cepas de diferentes regiões.

Sensibilidade a agentes físicos e químicos. ILTV é inativado por solução de cresol 3%, de hidróxido de sódio 1% e de hidróxido de potássio 1%, pela exposição ao éter por 24 horas e por período de 10 a 15 minutos em 55°C. O vírus é armazenado por longo tempo, por meio de liofilização e congelamento.

Infectividade a outras espécies e outros sistemas de cultura. ILTV causa, em especial, doença em aves, mais comumente com 4 a 18 meses de idade. A doença também foi relatada em faisões e pavões da Ásia. Perus jovens foram infectados experimentalmente, porém a infecção natural é rara em perus. Constatou-se que estorninhos, pardais, corvos, pombos, patos e galinhas-d'angola são resistentes ao ILTV. Não se sabe se as aves selvagens atuam como reservatórios deste vírus.

Cultura de monocamada de célula de rim de frangos, ovos de galinha embrionados e cultura de célula de embrião de galinha (rim, fígado e pulmão) têm sido utilizados para cultura do ILTV.

Relação hospedeiro-vírus

Distribuição, reservatório e transmissão. ILTV foi identificado em quase todos os países; ocorre, com mais frequência, em áreas com grandes populações de aves. ILTV continua a provocar doença, em especial, nas Américas e na Austrália. Supõe-se que as aves sejam o principal reservatório, e a transmissão ocorra por contato direto por meio de gotículas das secreções ocular e respiratória. Pode haver transmissão mecânica por meio de equipamentos e cama contaminados. Não se comprovou a transmissão do ILTV pelo ovo. Aves com doença subletal tendem a se tornar carreadoras; ILTV foi isolado de aves depois de 2 anos da infecção. Aves não vacinadas são suscetíveis à infecção transmitida pelas vacinadas, e essas, por sua vez, podem se tornar carreadoras do vírus. As aves com infecção aguda representam uma fonte maior de vírus do que as aves carreadoras clinicamente recuperadas.

Patogênese e patologia. Em condições naturais, o ILTV penetra no trato respiratório superior e no sistema ocular. Na doença natural, constata-se maior concentração de ILTV na traqueia, e o vírus se replica apenas na cavidade nasal, na traqueia e no trato respiratório inferior. O vírus latente foi detectado no gânglio trigêmeo. Não há relato de viremia.

Pode ocorrer infecção letal por ILTV em virtude de asfixia resultante da extensa formação de membrana diftérica, a qual bloqueia a bifurcação da traqueia. O exame histopatológico indica laringotraqueíte fibrinosa, com desprendimento do epitélio da traqueia e corpúsculos de inclusão intranucleares grandes nas células desprendidas, achados que representam a base para um forte diagnóstico presumível.

Resposta do hospedeiro à infecção. Em geral, os primeiros sinais da infecção causada por ILTV surgem 6 a 12 dias após a exposição natural. É comum a resistência à doença, depois de infecção ou vacinação, persistir por, aproximadamente, 1 ano. As aves infectadas produzem anticorpos precipitantes e soroneutralizantes; contudo, a resposta mediada por célula parece ser importante na resistência à infecção. A imunidade plena é demonstrada em aves submetidas à bursectomia, na ausência de uma resposta humoral.

Diagnóstico laboratorial

O vírus pode ser isolado em tecidos da traqueia e do pulmão, em ovos de galinha embrionados e em cultura de célula; o DNA do ILTV é detectado por meio de PCR. A coloração imunofluorescente da traqueia pode mostrar o antígeno viral em até 14 dias após a infecção. Exames sorológicos fundamentados no ELISA são amplamente utilizados.

Prevenção e controle

O uso de vacina com ILTV vivo resulta em carreadores que podem excretar o vírus e infectar aves suscetíveis não vacinadas. As cepas vacinais têm sido associadas à ocorrência de surtos em algumas granjas após a reversão das cepas à condição de virulência. Como o vírus é capaz de sobreviver durante 10 dias em temperaturas de 13°C a 23°C, a higienização das propriedades infectadas é muito importante. A retirada das aves e a desinfecção completa da granja são realizadas em prol do controle da doença.

O uso de vacina contendo vírus atenuado é uma prática comum em granjas de aves reprodutoras e poedeiras, ainda que a vacinação não proteja contra a infecção por vírus virulento ou a infecção latente. O desenvolvimento de vacina por meio de engenharia genética mantém a esperança de estratégias para um melhor controle da infecção.

Herpes-vírus gallid tipo 2 | Vírus da doença de Marek

Doença

A doença de Marek (DM) é uma enfermidade linfoproliferativa de aves, sendo o linfoma a lesão mais comum; pode acometer vários tecidos, em especial, os nervos. Antes do desenvolvimento de vacina, a DM foi responsável por grandes perdas; o aumento dessas perdas ocasionadas pela DM em plantéis de aves vacinadas tem sugerido uma evolução para maior virulência.

Paralisia progressiva de uma ou mais extremidades, falta de coordenação, asas caídas e cabeça abaixada são os sinais mais comuns de DM. A taxa de mortalidade varia de 10%, na DM moderada, a mais de 50%, em aves não vacinadas.

Agente etiológico

Propriedades físicas, químicas e antigênicas. Herpes-vírus gallid tipo 2 (GaHV-2) é um alfa-herpes-vírus, e a virulência é muito variável entre as cepas.

Resistência a agentes físicos e químicos. O vírus fora da célula é rapidamente inativado em temperaturas superiores a 37°C; é apenas relativamente estável em 25°C (4 dias) e em 4°C (2 semanas). O vírus da DM (MDV) é mantido por longo tempo, em 27°C. O vírus é inativado em pH 3 e pH 11. A infectividade de penas secas infectadas por MDV é inativada por cloro, iodo orgânico, composto de amônio quaternário, ácido cresílico, fenol sintético e hidróxido de sódio.

Infectividade a outras espécies e outros sistemas de cultura. As aves são o principal hospedeiro natural do MDV; a doença é rara em outras espécies, exceto em codorniz. Mostrou-se que o vírus da DM não infecta qualquer animal que não seja ave. Não se demonstrou associação etiológica alguma entre o MDV e a ocorrência de câncer humano. Com frequência, o vírus é cultivado em fibroblastos de embriões de galinhas ou de patas. Tem-se utilizado célula de rim de frangos.

Relação hospedeiro-vírus

Distribuição, reservatório e transmissão. A DM é uma doença relevante em granjas de aves domésticas, em todo o mundo. O vírus tende a permanecer altamente associado à célula, mas a liberação de vírus infectantes livres de células está relacionada com a infecção produtiva de células epiteliais na base dos folículos das penas; em geral, as aves são infectadas mediante a inalação destes vírus. O vírus pode permanecer na cama e na poeira das granjas de aves, e não é transmitido *in ovo*.

Patogênese e patologia. A prevalência de DM é variável, dependendo da cepa do vírus e da idade da ave. Em geral, ocorre em aves com 2 a 5 meses de idade e não costuma acometer aves com mais de 22 semanas; no entanto, a doença foi detectada em aves tão jovens quanto aquelas com 3 a 4 semanas e em galinhas poedeiras com 60 semanas de idade. O vírus infecta, principalmente, o sistema nervoso, embora órgãos viscerais e outros tecidos também sejam afetados. As lesões envolvem os nervos periféricos e as raízes espinais. O tronco nervoso principal infectado apresenta lesões macroscópicas na forma de tumefação cinza-esbranquiçada, as quais, histologicamente, caracterizam-se por extensas infiltrações linfocíticas. Com frequência, o aumento de tamanho dos nervos é unilateral. Pode haver edema e ser evidente a degeneração da mielina da bainha do nervo.

Linfomatose ocular é outra consequência possível da infecção por MDV, com resultante cegueira em virtude do envolvimento da íris. Histologicamente, nota-se infiltração similar de linfócitos, que também ocorre no nervo óptico.

Na forma visceral, tumores linfoides de graus variáveis de gravidade se infiltram nas gônadas, no fígado, no pulmão e na pele. As aves infectadas apresentam dilatação de órgãos viscerais, com focos nodulares ou miliares brancos. Aterosclerose oclusiva foi verificada na infecção experimental.

Resposta do hospedeiro à infecção. A resposta imune ao MDV é complexa em aves normais que desenvolvem ambas, imunidade humoral e imunidade mediada por célula (IMC). As aves submetidas à bursectomia sobrevivem à infecção experimental, sugerindo que a IMC é importante. Em pintinhos, acredita-se que os anticorpos adquiridos de modo passivo limitam mais a extensão da infecção do que previnem ou eliminem o vírus. Os anticorpos específicos contra o vírus surgem dentro de 1 a 3 semanas após a infecção, e os anticorpos neutralizantes persistem por toda a vida da ave. O genoma do vírus da DM incorporou o gene *onc,* o qual resulta na transformação de células T infectadas e produção de linfoma de célula T, seguida de infiltração e proliferação destas células modificadas. Após a infecção, é comum a supressão transitória da IMC; pode persistir em aves que desenvolvem neoplasia. A resistência genética está relacionada com aves que carreiam o aloantígeno B21 do grupo de hemácias B. A base para esta resistência não foi totalmente caracterizada.

Diagnóstico laboratorial

Quanto à necropsia, lesões macroscópicas são comuns nos nervos periféricos, na raiz do gânglio e na raiz espinal. As lesões linfomatosas são tipicamente compostas de pequenos linfócitos, linfoblastos e células reticulares. Com frequência, notam-se lesões de aterosclerose nas artérias. A confirmação do diagnóstico se faz mediante isolamento do vírus ou pela detecção de antígeno, com utilização de anticorpos fluorescentes ou imunoperoxidase ou pela detecção do DNA viral por meio de PCR. Os anticorpos podem ser detectados por meio de teste de imunodifusão em ágar gel, imunofluorescência indireta, neutralização viral e ELISA.

Prevenção e controle

Experimentalmente, os plantéis livres de MDV são mantidos mediante isolamento rigoroso, vigilância constante e monitoramento frequente do vírus e dos anticorpos. Todavia, essas técnicas apresentam uso comercial limitado. Há disponibilidade de vacinas comerciais, as quais são efetivas na redução da prevalência de DM. A vacinação não previne a infecção ou a excreção do MDV virulento, mas impede a formação de tumor, em especial em órgãos viscerais. As lesões de nervos periféricos continuam a ocorrer, porém em menor grau. As cepas de herpes-vírus de perus (HVT; MDV sorotipo 3) são antigenicamente relacionadas com os vírus rotineiramente utilizados em vacinas, mas o surgimento de cepas mais virulentas de GaHV-2 resultou em falha das vacinas e no maior uso de herpes-vírus gallid tipo 3 (MDV sorotipo 2) avirulento ou cepas de GaHV-2 de baixa patogenicidade, para vacinação. Nos EUA, as aves são vacinadas, todos os anos, e a maioria é vacinada *in ovo.*

Referências bibliográficas

Allen GP (2007) Development of a real-time polymerase chain reaction assay for rapid diagnosis of neuropathogenic strains of equine herpesvirus-1. J Vet Diag Invest, 19, 69–72.

Nugent J, Birch-Machin I, Smith KC *et al.* (2006) Analysis of equid herpesvirus 1 strain variation reveals a point mutation of the DNA polymerase strongly associated with neuropathogenic versus nonneuropathogenic disease outbreaks. J Virol, 80(8), 4047–4060.

Perkins GA, Goodman LB, Tsujimura K *et al.* (2009) Investigation of the prevalence of neurologic equine herpes virus type 1 (EHV-1) in a 23-year retrospective analysis (1984–2007). Veterinary Microbiology, 139(3–4), 375–378.

Talens LT and Zee YC (1976) Purification and buoyant density of infectious bovine rhinotracheitis virus. Proc Exp Biol Med, 151, 132.

Leitura sugerida

Allen GP (2008). Risk factors for development of neurologic disease after experimental exposure to equine herpesvirus-1 in horses. *Am J Vet Res*, 69 (12), 1595–1600.

Azevedo Costa E, de Marco Viott A, de Souza Machado G, *et al.* (2010) Transmission of ovine herpesvirus 2 from asymptomatic boars to sows. *Emerg Infect Dis*, 16 (12), 2011–2012.

Baigent SJ, Smith LP, Nair VK, and Currie RJW (2006) Vaccinal control of Marek's disease: Current challenges, and future strategies to maximize protection. *Vet Immunol Immunopathol*, 112, 78–86.

Barrandeguy M and Thiry E (2012) Equine coital exanthema and its potential economic implications for the equine industry. *Vet J* 191 (1), 35–40.

Borchers K, Lieckfeldt D, Ludwig A *et al.* (2008) Detection of equid herpesvirus 9 DNA in the trigeminal ganglia of a Burchell's zebra from the Serengeti ecosystem. *J Vet Med Sci*, 70 (12), 1377–1381.

Brault SA, Blanchard MT, Gardner IA *et al.* (2010) The immune response of foals to natural infection with equid herpesvirus-2 and its association with febrile illness. *Vet Immunol Immunopathol*, 137, 136–141.

Brault SA, Bird BH, Balasuriya UBR, and MacLachlan NJ (2011) Genetic heterogeneity and variation in viral load during equid herpesvirus-2 infection of foals. *Vet Microbiol*, 147, 253–261.

Davison AJ (2010) Herpesvirus systematics. *Vet Microbiol*, 143 (1–2), 52–69.

Del Medico Zajac MP, Ladelfa MF, Kotsias F *et al.* (2010) Biology of bovine herpesvirus 5. *Vet J*, 184, 138–145.

Donovan TA, Schrenzel MD, Tucker T *et al.* (2009) Meningoencephalitis in a polar bear caused by equine herpesvirus 9 (EHV-9). *Vet Pathol*, 46 (6), 1138–1143.

Fortier G, van Erck E, Pronost S *et al.* (2010) Equine gammaherpesviruses: pathogenesis, epidemiology and diagnosis. *Vet J*, 186, 148–156.

Hartley C (2010). Aetiology of corneal ulcers assume FHV-1 unless proven otherwise. *J Feline Med Surg*, 12, 24–35.

House JA, Gregg DA, Lubroth J *et al.* (1991) Experimental equine herpesvirus-l infection in llamas *(Lama glama). J Vet Diag Invest*, 3, 137–143.

Jones RC (2010) Viral respiratory diseases (ILT, aMPV infections, IB): are they ever under control? *Br Poult Sci*, 51 (1), 1–11.
Kasem S, Syamada S, Kipuel M *et al.* (2008) Equine herpesvirus type 9 in giraffe with encephalitis. *Emerg Infect Dis*, 14 (12), 1948–1949.
Kleiboeker SB, Schommer SK, Johnson PJ *et al.* (2002) Association of two newly recognized herpesviruses with interstitial pneumonia in donkeys (*Equus asinus*). *J Vet Diag Invest*, 14, 273–280.
Ledbetter EC, Dubovi, EJ, Kim, SG *et al.* (2009) Experimental primary ocular canine herpesvirus-1 infection in adult dogs. *Am J Vet Res*, 70 (4), 513–521.
Ledbetter EC, Kim SG, Dubovi EJ. (2009) Outbreak of ocular disease associated with naturally-acquired canine herpesvirus- 1 infection in a closed domestic dog colony. *Vet Ophthalmol*, 12 (4), 242–247.
Malone EK, Ledbetter EC, Rassnick KM *et al.* (2010) Disseminated canine herpesvirus-1 infection in an immunocompromised adult dog. *J Vet Inter Med*, 24, 965–968.
Marinaro M, Bellacicco AL, Tarsitano E *et al.* (2010) Detection of caprine herpesvirus 1-specific antibodies in goat sera using an enzyme-linked immunosorbent assay and serum neutralization test. *J Vet Diag Invest*, 22 (2), 245–248.
McCoy MH, Montgomery DL, Bratanich AC *et al.* (2007) Serologic and reproductive findings after a herpesvirus-1 abortion storm in goats. *J Am Vet Med Assoc*, 231 (8), 1236–1239.
Muller T, Han EC, Tottewitz F *et al.* (2011) Pseudorabies virus in wild swine: a global perspective. *Arch Virol*, 156, 1691–1705.
Nardelli S, Farina G, Lucchini R *et al.* (2008) Dynamics of infection and immunity in a dairy cattle population undergoing an eradication programme for Infectious Bovine Rhinotracheitis (IBR). *Prev Vet Med*, 85, 68–80.
Patel JR, and Heldens J (2005) Equine herpesviruses 1 (EHV- 1) and 4 (EHV-4)—epidemiology, disease and immunoprophylaxis: A brief review. *Vet J*, 170, 14–23.
Pusterla N, Wilson W, David M *et al.* (2009) Equine herpesvirus-1 myeloencephalopathy: A review of recent developments. *Vet J*, 180, 279–289.
Schrenzel MD, Tucker TA, Donovan, TA *et al.* (2008) New Hosts for Equine Herpesvirus 9. *Emerg Infect Dis*, 14 (10), 1616–1619.
Smith KL, Allen GP, Branscum AJ *et al.* (2010) The increased prevalence of neuropathogenic strains of EHV-1 in equine abortions. *Vet Microbiol*, 141 (1–2), 5–11.
Thiry E, Addie D, Belak S *et al.* (2009) Feline herpesvirus infection ABCD guidelines and prevention and management. *J Feline Med Surg*, 11, 547–555.
Vengust M, Wen X, and Bienzle D (2008) Herpesvirus-associated neurological disease in a donkey. *J Vet Diagn Invest*, 20, 820–823.
Williams KJ, Maes R, Del Piero F *et al.* (2007) Equine multinodular pulmonary fibrosis: a newly recognized herpesvirus-associated fibrotic lung disease. *Vet Pathol*, 44 (6), 849–862.
Wong DM, Belgrave RL, Williams KJ *et al.* (2008) Multinodular pulmonary fibrosis in five horses. *J Am Vet Med Assoc*, 232 (6), 898–905.

54 Poxviridae

Gustavo A. Delhon

Os vírus da família Poxviridae estão entre os maiores e mais complexos que infectam os animais. Os vírions do poxvírus (vírus da varíola) apresentam-se, de modo grosseiro, no formato de tijolos, pleomorfos, com envelope, e medem de 220 a 450 nm de comprimento e 140 a 260 nm de largura, exatamente o limite do poder de resolução do microscópio óptico; compreendem cópias de, aproximadamente, 80 diferentes proteínas virais. Estruturas tubulares características revestem as superfícies do vírion (Figura 54.1 A). O tamanho e a morfologia das partículas de poxvírus são tão distintas, que vários laboratórios de virologia veterinária empregam exame em microscopia eletrônica de material de lesão corado negativo para o diagnóstico preliminar rápido da infecção causada por esse vírus.

O genoma do poxvírus consiste em uma molécula de DNA de duplo filamento linear, com pares de comprimento, os quais variam de 134 a 300 kb e codificam 130, ou mais de 300 genes. Os genes que participam da estrutura e morfogênese e da transcrição e replicação do DNA viral são agregados em uma grande região central do genoma e preservados nos vírus do gênero *Poxvirus*. As partes que circundam a região genômica central são menos conservadas e contêm genes cujas funções envolvem evasão do sistema imune, variação de hospedeiro e virulência. Vários genes das regiões circundantes do genoma viral exibem homologia com os genes do hospedeiro que participam da imunidade inata, sugerindo que o poxvírus, por vezes, interfere nas respostas antivirais do hospedeiro. Acredita-se que a modulação das respostas antivirais do hospedeiro seja relevante quanto à infecção pelo poxvírus e consequente ocorrência de doença. Excepcionalmente, para um vírus DNA, o poxvírus se replica no citoplasma das células infectadas, e isto implica que pode dispensar as funções nucleares do hospedeiro. A presença de quantidade relativamente grande de genes virais replicativos nos genomas de poxvírus reflete a independência dos fatores e de enzimas nucleares do hospedeiro. A replicação citoplasmática do poxvírus se dá no compartimento citoplasmático induzido pela infecção pelo vírus, conhecido como *viroplasma* ou *"fábrica de vírus"*, em que acontece a replicação do genoma viral e o agrupamento de vírions.

Os vírus da família Poxviridae são classificados em duas subfamílias, Chordopoxvirinae (poxvírus que infectam vertebrados) e Entomopoxvirinae (poxvírus que infectam insetos). No Quadro 54.1, há uma classificação atual de chordopoxvírus. Alguns poxvírus são altamente específicos para certas espécies de hospedeiros, enquanto outros infectam diversas espécies. Vários poxvírus mantidos em animais provocam infecções zoonóticas em humanos.

Um aspecto comum de chordopoxvírus é que, em algum estágio da infecção do hospedeiro, eles colonizam, replicam-se e ocasionam lesão de pele e, em menor extensão, de membranas mucosas selecionadas. As lesões cutâneas tendem a ser localizadas ou a se espalhar em uma grande área. Com frequência, as lesões de pele se manifestam na forma de exantema, passando pelas fases de eritema, pápula e escamas, com ou sem verificação clara dos estágios de pústula e vesícula intermediários. Algumas doenças causadas por poxvírus se caracterizam por lesões cutâneas nodulares, ao passo que outras têm aspecto predominantemente proliferativo. Em determinadas enfermidades (p. ex., varíola suína), as lesões cutâneas são a única manifestação da infecção. Em outras, as lesões cutâneas são acompanhadas de febre e outras manifestações sistêmicas da doença, a exemplo de lesões em órgãos internos (p. ex., varíola de ovinos e varíola de camundongos) e linfadenopatia generalizada.

Em geral, a principal célula-alvo da pele, de chordopoxvírus, é o queratinócito. Os queratinócitos são constatados em diferentes estágios de diferenciação, na epiderme, e associados a folículos pilosos, formando múltiplos estratos de células-tronco basais para corneócitos apicais (ou seja, escamas de queratina, ou queratina). Os achados histopatológicos típicos da infecção por poxvírus, durante o estágio de pápula, são hiperplasia da epiderme, degeneração em balão de queratinócitos do estrato espinhoso e queratinização aberrante (Figura 54.2 A). Em microscopia eletrônica, são verificadas partículas virais em diferentes estágios de maturação nos queratinócitos infectados (Figura 54.1 B).

Uma característica evidente das células infectadas por poxvírus é a presença de corpúsculos de inclusão citoplasmáticos, e dois tipos deles são conhecidos. A maioria dos poxvírus induz à formação de corpúsculos de inclusão de Guarnieri, ou do tipo B, os quais são ligeiramente basofílicos e constituídos de partículas de vírus e agregados de proteínas (ver destaque da Figura 54.2 A). Além disso, alguns poxvírus (p. ex., vírus da varíola bovina e vírus ectromelia), causam a formação de corpúsculos de inclusão

Quadro 54.1 Poxvírus que infectam espécies de animais vertebrados.

Gênero	Vírus, exemplos[a]	Reservatório hospedeiro	Outros hospedeiros infectados	Distribuição geográfica
Orthopoxvirus	Vírus da varíola bovina	Roedores selvagens	Gatos, humanos, bovinos, animais de zoológicos	Europa, Ásia
	Vírus da varíola de macaco	Roedores provavelmente selvagens	Macacos, humanos, animais de zoológico	África
	Vírus da varíola	Humanos	Nenhum	*Erradicado*
	Vírus da vacínia	Desconhecido	Humanos, bovinos, búfalos	Mundial
	Vírus da varíola de camelídeos	Camelos	Nenhum	África, Ásia
	Vírus da varíola equina	Desconhecido	Equinos	Ásia?
	Vírus ectromelia	Desconhecido	Camundongos de laboratórios	Europa
Leporipoxvirus	*Vírus do mixoma*	Coelhos selvagens	Coelho comum ou europeu	Américas, Europa, Austrália
	Vírus do fibroma de coelhos	Coelhos selvagens	Coelho comum ou europeu	Europa
	Vírus do fibroma de esquilos	Esquilos-cinza	Marmota	América do Norte
Suipoxvirus	*Vírus da varíola suína*	Suínos	Nenhum	Mundial
Capripoxvirus	*Vírus da varíola ovina*	Ovinos, caprinos	Nenhum	África, Ásia
	Vírus da varíola caprina	Caprinos, ovinos	Nenhum	África, Ásia
	Vírus da doença cutânea nodular	Desconhecido	Nenhum	África
Cervidpoxvirus	*Vírus da varíola de veados*	Cervídeos	Desconhecido	América do Norte
Yatapoxvirus	*Vírus do rio Tana*	Macacos	Humanos, macacos	África
	Vírus do tumor de macaco Yaba	Macacos	Humanos	África
Parapoxvirus	*Vírus orf*	Ovinos, caprinos	Humanos, camelos, mamíferos selvagens	Mundial
	Vírus da estomatite papular bovina	Bovinos	Humanos	Mundial
	Vírus da pseudovaríola bovina	Bovinos	Humanos	Mundial
	Parapoxvírus dos veados-vermelhos	Veados-vermelhos	Desconhecido	Nova Zelândia, Europa
Molluscipoxvirus	*Vírus Molluscum contagiosum*	Humanos	Nenhum	Mundial
Avipoxvirus	Vírus da varíola de canários	Canários	Desconhecido	Mundial
	Vírus da varíola aviária	Frangos	Desconhecido	Mundial
	Vírus da varíola de pombos	Pombos	Desconhecido	Mundial
	Vírus da varíola de psitacídios	Psitacídios	Desconhecido	Mundial

[a]O vírus protótipo do gênero é indicado em itálico.

tipo A ou tipo ATI, os quais são acidofílicos e compostos, basicamente, de agregados de um tipo de proteína viral. Nas doenças provenientes de poxvírus, o tamanho e o tipo de corpúsculos de inclusão, bem como o tempo em que são detectados durante a infecção, variam amplamente.

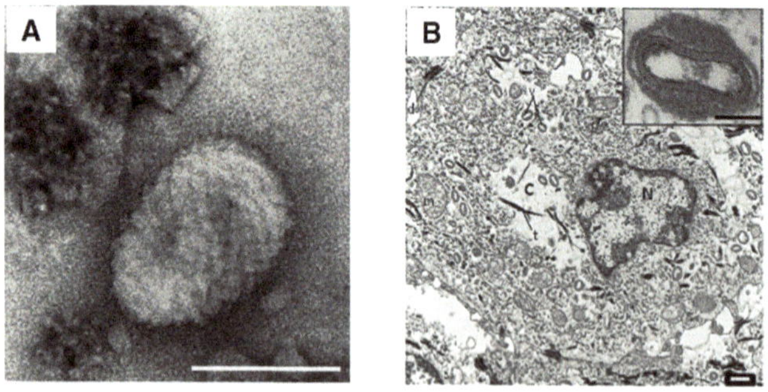

Figura 54.1 A. Micrografia de um vírion de ectima contagioso, obtida em microscópio eletrônico de transmissão. Note o formato ovoide da partícula e o padrão na forma de desenho em linhas cruzadas das estruturas nas superfícies tubulares. Coloração negativa; barra = 200 nm. B. Micrografia de um corte de queratinócito infectado por vírus da varíola caprina, obtida em microscópio eletrônico de transmissão. N: núcleo; C: citoplasma; V: partícula viral; T: tonofilamentos; d: desomossomos; m: mitocôndria. Barra = 500 nm. No destaque: aumento de uma partícula viral madura. Barra = 100 nm.

A detecção desses corpúsculos de inclusão em cortes de tecido de lesões auxilia no diagnóstico de certas doenças causadas por poxvírus.

Poxvírus não infecta a pele íntegra. O contato de materiais infectantes (p. ex., crostas, secreções e fômites) com a pele lesionada ou lacerada é uma via comum de transmissão de poxvírus. Embora alguns desses vírus tenham se adaptado para a transmissão por meio de aerossóis (p. ex., vírus da varíola ovina), outros são mecanicamente transmitidos por picada de artrópodes (p. ex., vírus do mixoma e vírus da varíola aviária).

Orthopoxvírus

Os membros do gênero *Orthopoxvirus* são os poxvírus mais bem-conhecidos. Uma razão para tanto é que esse vírus, o patógeno humano que provoca *varíola*, é um orthopoxvírus. Historicamente, a varíola foi uma das doenças humanas mais devastadoras até sua erradicação em 1980. Com taxa de mortalidade próxima de 35% e transmissão por via respiratória, o vírus da varíola provocou grandes epidemias, as quais ocasionaram impacto na demografia humana por todo o mundo. Em sua mais frequente manifestação (varíola usual), a doença era caracterizada por febre, enantema na faringe e na cavidade bucal e exantema generalizado. A complicação mais grave da doença foi broncopneumonia, em decorrência de replicação viral e/ou infecção bacteriana

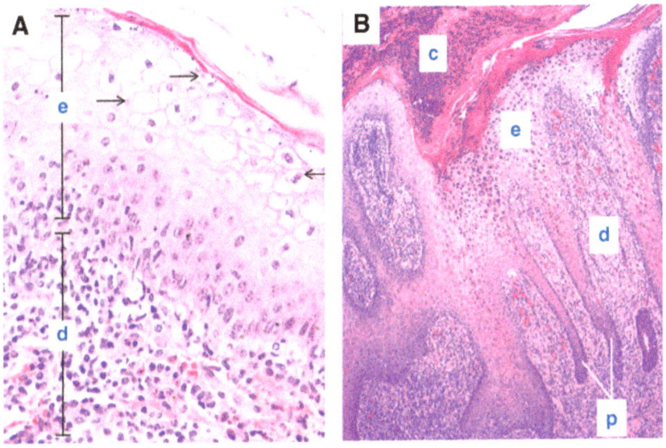

Figura 54.2 Características histopatológicas de lesão de pele causada pela infecção por poxvírus (ectima contagioso). A. Cinco dias após a infecção. A epiderme (e) exibe hiperplasia de queratinócitos, com mais frequência no estrato espinhoso, com degeneração em balão das células superiores do estrato. Corpúsculos de inclusão citoplasmáticos pálidos são verificados em alguns queratinócitos (*setas*). A derme (d) está infiltrada por neutrófilos e células mononucleares inflamatórias. H&E, 400×. B. Vinte dias depois da infecção. A epiderme hiperplásica (e) cresce para dentro e forma cavilhas (p) epidérmicas interdigitadas com a derme (d) infiltrada; c = crosta. H&E, 100×.

secundária no trato respiratório. Orthopoxvírus que provocam enfermidade em animais incluem vírus da varíola bovina, vírus da vacínia, vírus da varíola de camelídeos e vírus ectromelia.

Varíola bovina

As infecções por meio do vírus da varíola bovina são endêmicas na Europa e na Ásia Ocidental. O vírus se mantém em roedores e causa infecção natural em humanos e em várias espécies animais. O nome vírus da varíola bovina se refere à sua capacidade de causar lesões pustulares nos tetos de vacas em lactação, atualmente uma ocorrência rara. Mais recentemente, as infecções pelo vírus da varíola bovina são verificadas em gatos, cães, camundongos e vários animais de zoológicos, inclusive elefantes, grandes felídeos, raposas, tamanduás e rinocerontes.

O vírus da varíola bovina penetra no hospedeiro através de lesão de pele. Na maioria das espécies, inclusive em humanos, a infecção tem como consequência lesões cutâneas, com frequência, erosivas e pustulares autolimitantes localizadas, as quais se transformam em lesões crostosas dentro de alguns dias, e em tumefação fistulosa do linfonodo. Contudo, em gatos domésticos, a infecção pelo vírus da varíola bovina apresenta uma característica sistêmica. Nesses animais, ocorre infecção primária no sítio de entrada do vírus, seguida de viremia. Entre 7 e 10 dias depois, notam-se múltiplas lesões, em especial, na pele da cabeça, do pescoço e dos membros e, às vezes, na cavidade bucal. Alguns gatos manifestam conjuntivite e febre. Em raros casos, a infecção é fatal, com lesões em órgãos internos, como fígado e pulmões. Em gatos, a maioria das infecções pelo vírus da varíola bovina ocorre no final do verão e no outono, em virtude da maior população de roedores potencialmente infectados. É possível ocorrer transmissão entre os gatos, mas, em geral, resulta em infecção subclínica. Nos felinos em questão, a soroprevalência do vírus da varíola bovina varia de 0 a 16%.

A transmissão zoonótica do vírus da varíola bovina às pessoas é em decorrência do contato com animais infectados. Relata-se que a transmissão aos humanos é feita, em geral, por gatos, especialmente em crianças, mas também por bovinos, camundongos e animais de zoológico.

Vacínia

Imunologicamente, o vírus da vacínia, protótipo do orthopoxvírus, está estreitamente relacionado com os vírus das varíolas humana e bovina. Várias cepas de vírus da vacínia são utilizadas, com êxito, em vacinas, durante a campanha de erradicação de varíola humana pelo mundo todo, da Organização Mundial da Saúde. O nome vacínia se origina da palavra latina *vacca*, que significa vaca, porém não há evidência de que o vírus se origine desses animais. Dessa maneira, o hospedeiro natural do vírus da vacínia permanece desconhecido.

Embora a vacinação contra varíola humana tenha sido suspensa há 30 anos, infecções pelo vírus da vacínia são, de modo esporádico, relatadas em diversas espécies. Por exemplo, há relatos de infecções por várias cepas do vírus da vacínia em vacas leiteiras e em ordenhadores no Brasil. Nas vacas, a doença conhecida como *vacínia bovina* é indistinguível da varíola bovina; manifesta-se na forma de pápulas, vesículas e crostas no úbere e nos tetos. Sem proteção, os ordenhadores se infectam pelo contato e podem disseminar a doença nos bovinos. A cepa do vírus vacínia foi isolada em roedores selvagens, em áreas de ocorrência de vacínia bovina, bem como nas florestas brasileiras, o que propiciou a hipótese de manutenção do vírus na natureza e a ocorrência de surtos em bovinos.

À semelhança dos vírus da varíola e da vacínia bovinas, o vírus da varíola de búfalos, o qual circula em rebanhos de búfalos no norte da Índia e, em menor extensão, no Paquistão, no Egito e na Indonésia, provoca lesões pustulares nos tetos e no úbere de búfalas leiteiras. A varíola bubalina é transmitida, de modo enzoótico, aos ordenhadores não protegidos, causando lesões nas mãos e na face desses profissionais. O vírus da varíola de búfalos e o da varíola de coelhos (ou seja, o agente causador de uma doença de coelhos de laboratório transmitida pelo ar, altamente letal) são considerados cepas de vírus da vacínia que se adaptaram aos búfalos e coelhos, respectivamente. Aventa-se a possibilidade de que o escape vacinal seja responsável pela origem das cepas do vírus da varíola bubalina e da vacínia bovina.

Varíola de camelídeos

Varíola de camelídeos é uma doença economicamente importante no Oriente Médio e em países da Ásia e da África com populações de camelos nativos, nas quais a enfermidade é endêmica. Os camelídeos do Novo Mundo também são suscetíveis. O sequenciamento de DNA e a análise do genoma do vírus mostraram que o vírus da varíola de camelídeos é mais parecido com o da varíola. De fato, no passado, os camelos eram protegidos, com êxito, contra varíola, mediante o emprego de vacinas à base do vírus de vacínia.

Acredita-se que a entrada do vírus da varíola de camelídeos no hospedeiro ocorra pela via respiratória e por contato com lesões cutâneas. Os vetores artrópodes, inclusive carrapatos e moscas picadoras, também são transmissores desse vírus (tema revisado por Bhanuprakash *et al.*, 2010). A varíola de camelídeos manifesta-se em várias formas clínicas, desde infecção cutânea local discreta até infecção sistêmica de moderada a grave. O período de incubação sistêmico varia de 8 a 13 dias, o qual é seguido de febre e vários graus de exantema e linfadenopatia. Exantema cutâneo surge de 1 a 3 dias após o início de febre, com subsequente formação de mácula, pápula, vesícula, pústula e, por fim, crosta. No início, as lesões são notadas na cabeça e, depois, no pescoço e nos membros. Nas infecções mais graves (varíola generalizada), as lesões cutâneas se propagam por toda a superfície corporal e nas membranas mucosas da cavidade bucal e dos tratos respiratório e gastrintestinal. Nos casos não complicados, as lesões se resolvem em 4 a 6 semanas. Por vezes, os camelos manifestam lacrimejamento, salivação e secreção nasal. Nos casos complicados, o paciente morre em consequência de infecções bacterianas secundárias. Nas epizootias de animais jovens, a taxa de mortalidade tende a ser tão elevada quanto 25%. Verifica-se alta taxa de aborto. Há relatos recentes da transmissão zoonótica de varíola de camelídeos em pessoas com estreito contato com os camelos doentes. O diagnóstico de varíola baseia-se nos sinais clínicos. O exame de microscopia eletrônica de material da lesão e o isolamento do vírus confirmam o envolvimento de um orthopoxvírus. Em camelídeos, as formas discretas de varíola são confundidas com infecção pelo vírus Ausdyk, um parapoxvírus pouco caracterizado que provoca lesões cutâneas, em especial, na face. Ambas as vacinas, com vírus inativado e com vírus vivo atenuado, são utilizadas para proteger os camelos contra varíola.

Varíola de camundongos

A varíola de camundongos é uma doença fatal rara de camundongos de laboratório causada pelo vírus da varíola de camundongos (vírus ectromelia). Embora haja relato de infecção natural pelo vírus da varíola de camundongos em camundongos selvagens, não se conhece o reservatório natural do vírus. O vírus da varíola de camundongos penetra no corpo através de lesões cutâneas e causa uma doença sistêmica aguda, resultando em necrose hepática extensa, bem como necrose de baço, linfonodos e placas de Peyer. Se o camundongo sobreviver à doença aguda, ele desenvolve um exantema cutâneo generalizado, além de necrose e ulcerações nas partes distais das patas, no focinho e na cauda. Com frequência, nota-se conjuntivite associada à varíola de camundongos, com excreção de grande quantidade de vírus nas secreções oculares.

A suscetibilidade dos camundongos à varíola depende da cepa do vírus e da idade, da condição imune e das características genéticas do camundongo (p. ex., as cepas de camundongo Balb/c e A/J são bastante suscetíveis, enquanto camundongos AKR e C57BL6 resistem à doença grave). As cepas de camundongos altamente suscetíveis morrem rapidamente após a disseminação da infecção, sem excretar quantidade significativa de vírus. Poucos vírus também são excretados por cepas resistentes que manifestam infecção limitada. Dessa maneira, os camundongos com suscetibilidade intermediária são mais importantes na propagação do vírus em uma colônia do que aqueles que desenvolvem doença generalizada e sobrevivem tempo suficiente para disseminar o vírus a outros animais.

É comum os surtos de varíola de camundongo causarem impacto significativo nas colônias de camundongos de laboratório. A prevenção e o controle se fundamentam na adoção de quarentena e no controle do trânsito de camundongos. De maneira periódica, em colônias de camundongos de alto valor, são realizados exames sorológicos, como teste imunoenzimático (ELISA).

Parapoxvírus

Vírus do gênero *Parapoxvirus* infectam propriedades pecuárias e animais selvagens por todo o mundo. O gênero inclui vírus do ectima contagioso, vírus da estomatite papular bovina, vírus da pseudovaríola bovina e parapoxvírus de veado-vermelho, na Nova Zelândia. Uma diferente subclasse de parapoxvírus infecta focas e leões-marinhos. As partículas virais são ovoides, com 260 nm de comprimento e 160 nm de largura e exibem um arranjo regular de estruturas superficiais semelhantes a túbulos organizados em um padrão na forma de desenho em linhas cruzadas característico (Figura 54.1 A). O tamanho e a morfologia das partículas virais possibilitam diagnóstico rápido da infecção por parapoxvírus, em exame por microscopia eletrônica de material da lesão. Em geral, parapoxvírus provoca doença localizada, não sistêmica e autolimitante da pele e da membrana mucosa bucal, com preferência por áreas de transição mucocutâneas. Vários parapoxvírus infectam, zoonoticamente, pacientes humanos; a infecção de pessoas imunocompetentes é discreta e autolimitante.

Ectima contagioso

Ectima contagioso, *orf* ou dermatite pustular contagiosa, é uma enfermidade presente em toda parte, altamente contagiosa, a qual acomete ovinos e caprinos. Essa doença é caracterizada por lesões maculopapulares e proliferativas na pele ao redor da boca, das narinas e da região interdigital, bem como nos tetos e na mucosa bucal (Figura 54.3). A propagação em um rebanho é rápida e ocorre por contato com animais acometidos ou com crostas infectadas que se desprendem. O ectima contagioso infecta, em especial, animais com menos de 1 ano de idade; em rebanhos suscetíveis, a taxa de morbidade pode atingir 90%. Em geral, a taxa de mortalidade é baixa. Contudo, as lesões de lábios e úbere tendem a impedir que os cordeiros e os cabritos mamem, o que resulta em rápido definhamento. É comum as lesões se limitarem às áreas que circundam os sítios de entrada do vírus, envolvendo os estágios de eritema, pápulas e crostas. O exame histológico mostra lesões clássicas do poxvírus, com hiperplasia da epiderme, degeneração em balão de queratinócitos, hiperqueratose, corpúsculos de inclusão ocasionais, infiltração da derme e da epiderme por células inflamatórias e deposição de escamas e crostas na superfície da pele (Figura 54.2 A). É raro microvesículas e micropústulas intraepidérmicas se unirem para formar vesículas e pústulas macroscópicas. Com frequência, há evidência de angiogênese na derme infiltrada. À medida que a infecção progride, a epiderme cresce, profundamente, na derme, e cria uma rede epitelial intrincada (rede de clavilhas) que persiste após a resolução macroscópica das lesões (Figura 54.2 B). As lesões avançadas, em especial ao redor da boca, evoluem para um estágio mais ou menos proliferativo proeminente, como crescimento papilomatoso (Figura 54.3 B). Na ausência de infecção secundária, é possível a cura das lesões em 6 a 8 semanas; no entanto, há relato de infecção persistente. O vírus do ectima contagioso é altamente epiteliotrófico, e os queratinócitos e suas

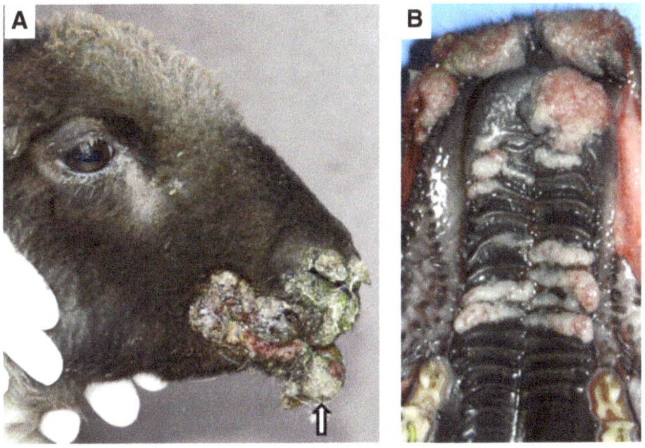

Figura 54.3 A. Ectima contagioso em cordeiro. Crostas espessas circundam a boca e as narinas. A seta indica massa que prolifera a partir do lado interno do lábio inferior. B. Lesões proliferativas papilomatosas na membrana mucosa que reveste o palato duro e o lábio superior. (Cortesia de Francisco A. Uzal.)

contrapartes da mucosa bucal representam o mais importante, se não o único tipo celular que sustenta a replicação do vírus. O antígeno viral, mais abundante na segunda e na terceira semana após a infecção, é constatado nos queratinócitos em regeneração.

Apesar de uma resposta imune vigorosa e típica do tipo T auxiliar 1 (Th1) contra o vírus, a imunidade estimulada pelo vírus do ectima contagioso é breve e os animais são infectados de maneira repetida, embora as lesões sejam menores e se resolvam mais rapidamente do que as infecções primárias. Ectima contagioso é uma doença zoonótica que acomete pessoas em contato estreito com os animais infectados. Em geral, as lesões são solitárias, nodulares, e atingem mais as mãos. Há evidência de que o vírus do ectima contagioso infecte camelos e mamíferos selvagens, inclusive *chamois* (espécie de cabra-montês), íbex (cabra selvagem da Europa, Ásia ou África), boi-almiscarado e bode-antílope-japonês.

As ovelhas prenhes podem ser tratadas por meio de vacina com vírus não atenuado obtido de crosta coletada de animais doentes. As vacinas são aplicadas na pele previamente escarificada, que ocasiona uma lesão local. Embora a imunidade assim induzida seja breve, os animais vacinados e suas proles são menos propensos ao ectima contagioso.

Estomatite papular bovina

Estomatite papular bovina é uma doença discreta de bovinos, caracterizada pela presença de pápulas, com frequência discretamente erosivas, no focinho, nos lábios, nas narinas, no coxim dental, no palato, na língua e no úbere. Em algumas ocasiões, é possível notar lesões no esôfago e nos pré-estômagos. Histologicamente, as lesões são semelhantes, porém menos amplas e proliferativas, àquelas verificadas no ectima contagioso. A doença abrange todo o mundo, e sua prevalência é maior em rebanhos leiteiros e em animais com idade inferior a 1 ano. À semelhança do que acontece no ectima contagioso, é comum constatar reinfecção pelo vírus da estomatite papular bovina, sugerindo que a infecção pelo vírus não confere imunidade relevante. Em razão de sua semelhança com a febre aftosa, a enfermidade é notificada às autoridades veterinárias para fins de diagnóstico diferencial. À semelhança de outras infecções por parapoxvírus, a estomatite papular bovina é uma doença zoonótica ocupacional.

Pseudovaríola bovina

Pseudovaríola bovina é uma infecção enzoótica mundial, frequente em bovinos, provocada pelo vírus da pseudovaríola. Essa infecção é discreta e acomete tetos e úberes de vacas leiteiras e, algumas vezes, a transição mucocutânea ao redor da boca e nas narinas de bezerros lactentes. As lesões típicas provocadas pelo parapoxvírus se desenvolvem nesses locais. A remoção manual ou o desprendimento natural de crostas deixam o tecido granulomatoso exposto, o qual cicatriza em forma centrífuga e cria um anel circular crostoso característico, cujo desenvolvimento demora de 1 semana a 2 semanas. Há relato de infecções crônicas. A infecção se dissemina lentamente nos rebanhos, talvez por meio de amamentação cruzada de bezerros e transmissão mecânica de vírus por moscas. As vacas tendem a ser reinfectadas nas lactações seguintes. O procedimento por microscopia eletrônica de homogenato de crostas mostra partículas de parapoxvírus, o que exclui a possibilidade de infecção por vírus da varíola bovina e da vacínia e de lesões mecânicas. A pseudovaríola bovina pode se propagar dos bovinos para as pessoas por meio de contato, e provoca lesões nodulares doloridas, em geral nas mãos, denominadas nódulos do ordenhador.

Capripoxvírus

Os 3 capripoxvírus identificados – vírus da varíola ovina, da varíola caprina e vírus da doença cutânea nodular – são os agentes etiológicos de varíola ovina, varíola caprina e doença cutânea nodular, respectivamente, consideradas enfermidades mais graves causadas por poxvírus em animais de produção. Essas são doenças sistêmicas que acometem ruminantes domésticos em regiões da Ásia e da África. Além de morte direta, as doenças provenientes do vírus da varíola caprina estão associadas a queda na produção de leite, alta taxa de aborto, ao baixo ganho de peso e a maior suscetibilidade às infecções bacterianas secundárias. As doenças provocadas por esse vírus influenciam, de maneira negativa, o comércio internacional de animais e estão na lista da Organização Mundial para Saúde Animal referente às principais doenças animais que requerem notificação obrigatória. O vírus não foi detectado nas Américas, no Sudeste Asiático nem na Australásia. Embora a Europa tenha permanecido livre do vírus da varíola caprina durante décadas, foram relatados surtos de varíola ovina na Grécia recentemente.

As partículas dos vírus são ovoides, medem 300 nm × 270 nm, e morfologicamente indistinguíveis entre esses três vírus (Figura 54.1 B). A comparação das sequências do DNA do genoma dos vírus da varíola ovina, da varíola caprina e da doença cutânea nodular comprovou que os vírus são estreitamente relacionados. Um reflexo disso é que a infecção causada por qualquer destes vírus induz proteção cruzada contra o vírus da varíola caprina heterólogo. Embora o vírus da doença cutânea nodular acometa apenas os bovinos, algumas cepas do vírus da varíola ovina e da caprina podem infectar ambos, ovinos e caprinos, e a maioria das cepas de vírus provoca doença mais grave no hospedeiro homólogo. A varíola ovina e a caprina são clinicamente indistinguíveis e relatadas como uma mesma doença.

Varíola ovina e varíola caprina

Varíola ovina e varíola caprina ocorrem na África ao norte do Equador, no sudoeste e na região central da Ásia e no Oriente Médio. As doenças variam desde enfermidade inaparente até doença generalizada grave. Os fatores que influenciam a manifestação da doença são raça, idade e condição imune dos animais, bem como a cepa do vírus. Em sua manifestação mais frequente, de doença aguda, o período de incubação varia de 6 a 12 dias. Febre é o primeiro sinal clínico, seguida de exantema cutâneo 2 a 4 dias depois. As lesões cutâneas iniciam como eritemas, os quais progridem para pápulas com 0,5 a 1,0 cm de diâmetro (Figura 54.4 A). A princípio, as lesões cutâneas situam-se em áreas sem lã, como axilas, face interna das coxas, regiões inguinal e perineal e face. Dentro de alguns dias, essas lesões tendem a se unir, em especial, nos lábios, nas pálpebras e ao redor do nariz. Por fim, as lesões cutâneas podem recobrir toda a superfície corporal. Concomitante ao surgimento de pápulas, os animais manifestam salivação excessiva e secreções nasal e conjuntival. À medida que a temperatura retal diminui, nota-se aumento dos linfonodos superficiais. Se os animais sobrevivem a esse estágio, as pápulas, posteriormente, originam crostas, com ou sem estágios vesiculares e pustulares intermediários. As crostas, as quais persistem por 6 a 8 semanas, permanecem infectantes durantes meses após o desprendimento da pele. Broncopneumonia é uma complicação frequente nos casos fatais e, em geral, está associada a um segundo pico de temperatura retal. Embora o vírus provoque lesões nodulares primárias nos pulmões, acredita-se que a infecção bacteriana secundária seja responsável pela broncopneumonia. Além disso, são observadas lesões nodulares no trato gastrintestinal, inclusive no fígado e nos rins (Figura 54.4 C). As lesões do trato respiratório superior e da cavidade bucal duram pouco; as úlceras representam uma importante fonte de vírus infectante (Figura 54.4 B). Histologicamente, com frequência, as lesões de varíola ovina contêm células com núcleo distintamente vacuolizado e cromatina marginada, as quais são denominadas células da varíola ovina. Essas células são as epiteliais e fagocíticas infectadas pelo vírus e, talvez, ainda outros tipos de células (Figura 54.4 D e E).

Em animais jovens, a taxa de mortalidade tende a ser tão alta quanto 50 a 70%, e a taxa de casos fatais pode se aproximar de 100%. Em animais adultos, essa taxa varia de 1 a 10%. Os vírus da varíola ovina e da caprina se propagam, em especial, por meio de aerossóis, requerendo estreito contato entre os animais. Em ovinos e caprinos, as infecções experimentais sugerem a ocorrência de excreção prolongada do vírus na secreção após a recuperação clínica. Sugere-se, ainda, a possibilidade de transmissão mecânica do vírus por insetos vetores. Foi detectada alta concentração de vírus infectantes em animais doentes, mesmo na pele normal, entre as lesões, o que é uma descoberta interessante.

Nas áreas endêmicas, os sinais clínicos e os achados de necropsia são suficientes para definir o diagnóstico. Vários testes são propostos para a confirmação laboratorial de varíola ovina e de caprina, incluindo ELISA e imunodifusão em ágar, a fim de detectar o antígeno do vírus da varíola caprina; reação em cadeia de polimerase (PCR) e PCR em tempo real. O isolamento do vírus em cultura primária de células de ovinos (p. ex., células de rim ou de testículo de cordeiro) pode ser conseguido por meio de amostras de pele ou de secreção nasal ou bucal como fonte do vírus. A neutralização viral é o teste utilizado com mais frequência para pesquisa de anticorpo.

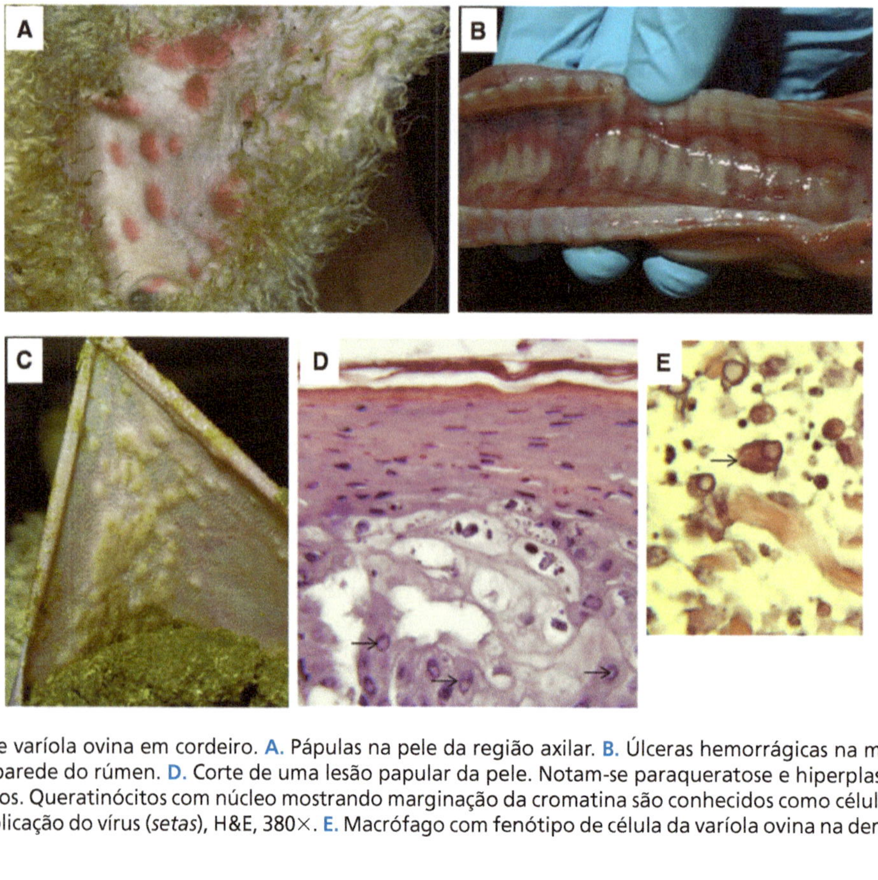

Figura 54.4 Lesões de varíola ovina em cordeiro. A. Pápulas na pele da região axilar. B. Úlceras hemorrágicas na mucosa da traqueia. C. Lesões nodulares na parede do rúmen. D. Corte de uma lesão papular da pele. Notam-se paraqueratose e hiperplasia e degeneração em balão de queratinócitos. Queratinócitos com núcleo mostrando marginação da cromatina são conhecidos como células da varíola ovina, as quais são locais de replicação do vírus (*setas*), H&E, 380×. E. Macrófago com fenótipo de célula da varíola ovina na derme (*seta*), H&E, 400×.

Cepas de vírus atenuado por passagens seriadas em cultura de células têm sido usadas com êxito em vacinas, ainda que tenha sido relatada decomposição química da vacina e curto período de proteção.

Doença cutânea nodular

A doença cutânea nodular ocorre na África Subsaariana, embora exista relato de surtos no Egito e em Israel. Em essência, essa enfermidade é característica em bovinos, com taxa de morbidade variando de 10 a 85%, e de mortalidade de 1%, mas taxa de mortalidade acima de 75% já foi relatada. Embora tenha se detectado, em algumas ocasiões, atividade de neutralização do vírus em espécies selvagens selecionadas, não há comprovação definitiva da participação destas espécies como reservatórios do vírus da varíola caprina.

A doença cutânea nodular é subaguda ou aguda generalizada, caracterizada por extensas lesões cutâneas. Após um período de incubação de 4 a 14 dias, o paciente manifesta febre de 40°C a 41°C, a qual persiste por 1 a 2 semanas. Nesse período, os animais apresentam apatia, salivação, secreção nasal e ocular e aumento de volume de linfonodos superficiais. As lesões cutâneas eritematosas surgem na primeira ou segunda semana após o início da doença; elas rapidamente progridem para nódulos firmes, bem-delimitados, com 0,5 a 5 cm de diâmetro. No início, notam-se nódulos na cabeça, no pescoço e no períneo; contudo, subsequentemente eles podem recobrir toda a superfície corporal. Alguns nódulos persistem durante semanas ou meses, antes de se tornarem duros e secos. Por fim, os nódulos se desprendem, deixando úlceras que cicatrizam em poucas semanas, se não complicadas por infecção bacteriana secundária.

A transmissão da doença cutânea nodular entre os bovinos é ineficiente. A enfermidade é mais prevalente na estação úmida, quando há abundância de insetos, e diminui com o início da estação seca. Há relato de transmissão experimental da doença a bovinos suscetíveis pelo pernilongo *Aedes aegypti*. Essa constatação sugere que a transmissão por meio de picada de insetos vetores é relevante no caso de surtos epizoóticos.

Cepas de campo de vírus vivo da doença cutânea nodular têm sido atenuadas mediante passagens seriadas em cultura de tecido ou em membrana corioalantoide de ovos embrionados de galinhas e têm sido utilizadas, com êxito, em vacinas.

Avipoxvírus

Os avipoxvírus foram identificados como agentes causadores de doença em mais de 200 espécies de aves, inclusive aves domésticas, aves de estimação e nas selvagens. Eles são classificados com base na espécie hospedeira, nas características da doença, nas propriedades de crescimento dos vírus e na antigenicidade. Os genomas dos vírus da varíola aviária, o tipo de membro do gênero do vírus e o vírus da varíola de canários foram sequenciados, revelando que os avipoxvírus são os poxvírus mais complexos conhecidos nos dias atuais. Uma característica distinta do vírus da varíola aviária é a presença, em várias cepas de campo e cepas de vacinas, de um provírus da reticuloendoteliose de comprimento quase total integrado no genoma viral (Hertig *et al.*, 1997). O vírus da reticuloendoteliose é um retrovírus imunossupressor aviário, o qual provoca linfoma em aves domésticas. Embora a vantagem seletiva dessa recombinação natural para o vírus seja desconhecida, alguns especulam que a imunossupressão induzida pelo vírus da reticuloendoteliose favoreça a infecção pelo vírus da varíola aviária no hospedeiro e subsequente transmissão viral.

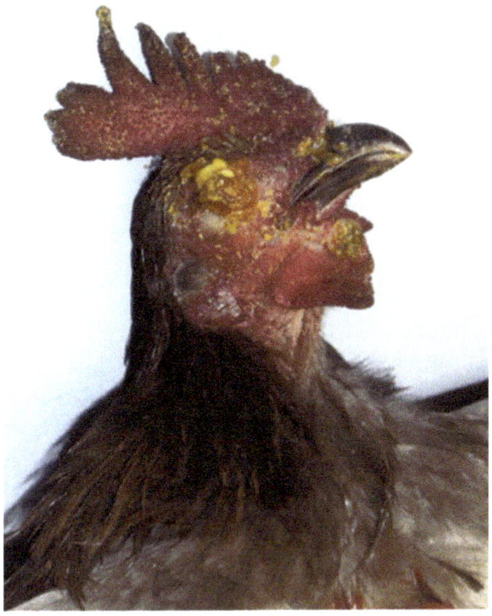

Figura 54.5 Forma cutânea da varíola aviária. As lesões, em estágio de crostas, são vistas em partes da cabeça desprovidas de penas, como nas pálpebras, obliterando completamente os olhos. (Cortesia de Francisco A. Uzal.)

Varíola aviária

Varíola aviária é uma doença grave, mundial e de propagação lenta, que acomete galinhas e perus. A transmissão ocorre mediante contato com pele com escoriação e por meio de picada de insetos. Em sua manifestação mais frequente, *forma cutânea* ou forma de varíola seca, a doença se caracteriza por lesões proliferativas, mais restritas à pele das partes do corpo desprovidas de penas, como pálpebras, crista, barbela, pernas, pés e base do bico. Quando as lesões acometem as pálpebras, é comum o fechamento total dos olhos (Figura 54.5). As lesões variam de pequenos nódulos a tumores semelhantes a verrugas, com escoriações antes da cicatrização. Histologicamente, a epiderme hiperplásica apresenta queratinócitos degenerados, os quais contêm grandes corpúsculos de inclusões citoplasmáticos eosinofílicos (H&E) denominados corpúsculos de Bollinger. Nos casos não complicados, as lesões cicatrizam em 3 semanas.

Embora a taxa de mortalidade por varíola aviária seja baixa, a queda transitória na produção de ovos em galinhas poedeiras e a reduzida taxa de crescimento em aves jovens podem ser economicamente significativas. Uma forma grave menos comum da doença, denominada *varíola aviária diftérica* ou varíola úmida, é caracterizada pela presença de placas caseosas ou pseudomembranas necróticas firmemente aderidas ao revestimento da mucosa do trato respiratório superior e do esôfago. As manifestações cutânea e diftérica tendem a acometer, simultaneamente, o mesmo animal. Tem-se sugerido que os aerossóis agem na transmissão de difteria aviária.

O diagnóstico de varíola aviária baseia-se nos sinais clínicos e na histopatologia (presença de corpúsculos de inclusão). É possível isolar o vírus por meio de inoculação de material da lesão em cultura de células de aves, com a verificação da característica do efeito citopático ou do desenvolvimento de lesões pustulares na membrana corioalantoide de embriões de galinhas. Embora a maioria das cepas do vírus ocasione a formação de pústulas na membrana dentro de 3 a 5 dias, nem todos os isolados crescem bem em ovos embrionados. PCR possibilita a detecção sensível e específica das sequências do DNA do vírus da varíola aviária, bem como a distinção entre as cepas de vírus de campo e de vírus vacinais.

Programas de controle de inseto e higienização das instalações são importantes para reduzir o risco de surtos de varíola aviária. Cepas de vírus vivo atenuado de varíola aviária e de varíola de pombos são utilizadas a fim de proteger as aves domésticas de varíola aviária. Em geral, as vacinas são aplicadas mediante inoculação na asa, um método trabalhoso em grandes instalações. Há vacinas altamente atenuadas obtidas por passagens seriadas *in vitro* ou pelo emprego de tecnologia de DNA recombinante, para inoculação *in ovo*.

Doenças causadas por poxvírus em outras espécies de aves

Os avipoxvírus infectam uma variedade de aves selvagens e engaioladas, inclusive pinguins, avestruzes, canários, papagaios e pardais. A manifestação da doença varia desde lesões cutâneas na cabeça e nos pés até a forma diftérica grave. Em canários, em geral, a enfermidade é sistêmica, com necrose hepática e nódulos pulmonares; a taxa de mortalidade pode se aproximar de 90%. Alguns criadores de canários realizam vacinação. Com exceção do vírus da varíola de canários, pouco se sabe sobre a biologia dos vírus causadores, da variabilidade das cepas e de sua relação com avipoxvírus conhecidos. É frequente o uso de aves domésticas para determinar a patogenicidade de novos isolados, no entanto, muitos vírus não são patogênicos ou são discretamente patogênicos para essas espécies (p. ex., vírus da varíola de pombos), indicando que haja isolados específicos para certas espécies.

Avipoxvírus como componentes de vacina em medicina veterinária

Como uma alternativa às vacinas convencionais, tem-se produzido poxvírus com o intuito de expressar genes heterólogos e utilizados como componentes de vacinas. Para este propósito, os genes que codificam proteínas de patógenos imunogênicos são introduzidos nos genomas de poxvírus atenuados e expressos na infecção de aves que recebem a vacina. Avipoxvírus, a exemplo do vírus da varíola aviária, servem como componentes de vacinas contra influenza aviária, doença de Newcastle e laringotraqueíte infecciosa. A importante constatação de que o avipoxvírus penetra nas células de mamíferos e ocasiona infecção não produtiva (*i. e.*, não produz a progênie do vírus) possibilita o desenvolvimento de uma vacina segura de avipoxvírus recombinante, para mamíferos. Há vacinas compostas de canarypoxvírus licenciadas para uso contra raiva, cinomose canina e infecções pelo vírus do oeste do Nilo, vírus da leucemia felina e vírus da influenza equina.

Varíola de suínos

A varíola de suínos, uma doença aguda discreta de suínos do mundo inteiro, é caracterizada pela manifestação de lesões cutâneas típicas, as quais são causadas por poxvírus. A enfermidade é provocada pelo vírus da varíola suína, o único membro do gênero *Suipoxvirus* da família Poxviridae. O vírion é morfologicamente semelhante àquele do vírus da vacínia, com estrutura semelhante a tijolos de, aproximadamente, 320 × 240 nm, em corte longitudinal.

A taxa de morbidade da varíola suína tende a ser tão elevada quanto 100%, mas, em geral, a taxa de mortalidade é irrelevante (< 5%). Os animais jovens são os mais suscetíveis; é comum os pacientes adultos desenvolverem uma discreta manifestação da doença, autolimitante. Com frequência, lesões cutâneas múltiplas são constatadas nos flancos, no abdome, na barriga, na parte interna dos membros, nas orelhas e, de ocorrência menos comum, na face dos animais acometidos.

Em geral, a varíola suína está associada a condições de higiene precárias, algo raro de acontecer em instalações de criação modernas. O vírus da varíola suína é transmitido por via mecânica, por piolhos (*Haematopinus suis*), os quais interferem na extensão e distribuição das lesões cutâneas que, com frequência, são notadas nas regiões abdominal e inguinal menos queratinizadas. No entanto, tem-se relatado varíola suína sem evidência de envolvimento de piolhos, sugerindo a participação de outros insetos vetores ou a possibilidade de transmissão horizontal. A transmissão vertical do vírus da varíola suína é sugerida pela ocorrência de casos esporádicos de infecção congênita que resultam em fetos natimortos, com lesões generalizadas.

É comum os sinais clínicos e os dados epidemiológicos serem suficientes para o diagnóstico de varíola suína. Visto que a doença é de impacto econômico relativamente baixo, nenhuma vacina foi desenvolvida. Deve-se, portanto, praticar bom manejo animal, com o controle de ectoparasitas.

Infecções de equinos causadas por poxvírus

Embora tenham sido relatadas, com frequência, no século 19 e início do 20, as infecções de equinos causadas por poxvírus são muito raras nos dias atuais. Várias formas clínicas de doença causada por esses vírus foram relatadas em equinos, mas apenas em alguns casos o vírus foi incriminado como agente causador. Constatou-se que um orthopoxvírus isolado de cavalos Mongóis com dermatite pustular grave, denominada varíola equina, era muito semelhante, porém distinto do vírus da vacínia. Durante as campanhas de erradicação de varíola humana, notou-se que as infecções pelo vírus da vacínia eram relativamente frequentes em cavalos. Recentemente, um surto de doença causada por orthopoxvírus foi relatado em equinos no Brasil. Os animais acometidos manifestavam lesões papulares ao redor do focinho e dos lábios, as quais progrediam para vesículas e crostas antes da cicatrização. Uma doença denominada Uasin Gishu, caracterizada por lesões cutâneas papilomatosas, acomete equinos em algumas regiões da África; é provocada por um vírus antigenicamente relacionado com os orthopoxvírus. Um vírus morfologicamente semelhante ao *Molluscum contagiosum*, um poxvírus que infecta pessoas (Quadro 54.1), foi constatado em pequenas lesões persistentes da pele de equinos.

Referências bibliográficas

Bhanuprakash V, Prabhu M, Venkatesan G *et al.* (2010) Camelpox: epidemiology, diagnosis and control measures. *Expert Rev Anti-Infective Ther*, 8, 1187–1201.

Hertig C, Coupar BE, Gould AR, and Boyle DB (1997) Field and vaccine strains of fowlpox virus carry integrated sequences from the avian retrovirus, reticuloendotheliosis virus. *Virology*, 235, 367–376.

Nollens HH, Gulland FMD, Jacobson ER *et al.* (2006) Parapoxviruses of seals and sea lions make up a distinct subclade within the genus Parapoxvirus. *Virology*, 349, 316–324.

Leitura sugerida

Babiuk S, Bowden TR, Boyle DB *et al.* (2008) Capripoxviruses: an emerging worldwide threat to sheep, goats, and cattle. *Transbound Emerg Dis*, 55, 263–272.

Balinsky CA, Delhon G, Smoliga G *et al.* (2008) Rapid preclinical detection of sheeppox virus by a real-time PCR assay. *J Clin Microbiol*, 46, 438–42.

Baxby D and Bennett M (1997) Cowpox; a re-evaluation of the risk of human cowpox based on new epidemiological information. *Arch Virol*, 11(Suppl), 1–12.

Bennett M, Gaskell CJ, Gaskell RJ *et al.* (1986) Poxvirus infections in the domestic cat: some clinical and epidemiological investigations. *Vet Rec*, 118, 387–390.

Bennett M, Gaskell CJ, Gaskell RJ *et al.* (1989) Studies on poxvirus infections in cat. *Arch Virol*, 104, 19–33.

Bera BC, Shanmugasundaram K, Barua S *et al.* (2011) Zoonotic cases of camelpox infection in India. *Vet Microbiol*, 152, 29–38.

Bhanuprakash V, Indrani BK, Hosamani M, and Singh RH (2006) The current status of sheep pox disease. *Comp Immunol Microbiol Infect Dis*, 29, 27–60.

Bowden TR, Babiuk SL, Parkyn GR *et al.* (2008) Capripoxvirus tissue tropism and shedding: a quantitative study in experimentally infected sheep and goats. *Virology*, 371, 380–393.

Boyle DB (2007) Genus *Avipoxvirus*, in *Poxviruses* (eds AA Mercer, A Schmidt and O Weber), Birkhäuser Verlag, Basel-Boston-Berlin, pp. 217–251.

Brum MC, Anjos BL, Nogueira CE *et al.* (2010) An outbreak of orthopoxvirus-associated disease in horses in southern Brazil. *J Vet Diagn Invest*, 22,143–147.

Carn VM and Kitching RP (1995a) The clinical response of cattle experimentally infected with lumpy skin disease (Neethling) virus. *Arch Virol*, 140, 503–513.

Carn VM and Kitching RP (1995b) An investigation of possible routes of transmission of lumpy skin disease virus (Neethling). *Epidemiol Infect*, 114, 219–226.

Chihota CM, Rennie LF, Kitching RP, and Mellor PS (2001) Mechanical transmission of lumpy skin disease virus by *Aedes aegypti* (Diptera: Culicidae). *Epidemiol Infect*, 126, 317–321.

Davies FG (1991) Lumpy skin disease, an African capripox virus disease of cattle. *Br Vet J*, 147, 489–503.

de Boer GF (1975) Swinepox, virus isolation, experimental infections and the differentiation from vaccinia infections. *Arch Virol*, 49, 141–150.

de la Concha-Bermejillo A, Guo J, Zhang Z, and Waldron D (2003) Severe persistent orf in young goats. *J Vet Diagn Invest*, 15, 423–431.

Delhon GA, Tulman ER, Afonso CL, and Rock DL (2007) Genus *Suipoxvirus*, in *Poxviruses* (eds AA Mercer A Schmidt and O Weber), Birkhäuser Verlag, Basel-Boston-Berlin, pp. 203–215.

Diallo A and Viljoen GJ (2007) Genus *Capripoxvirus*, in *Poxviruses* (eds AA Mercer A Schmidt and O Weber), Birkhäuser Verlag, Basel-Boston-Berlin, pp. 167–181.

Essbauer S and Meyer H (2007) Genus *Orthopoxvirus*: Cowpox virus, in *Poxviruses* (eds AA Mercer A Schmidt and O Weber), Birkha user Verlag, Basel-Boston-Berlin, pp. 75–88.

Essbauer S, Pfeffer M, Meyer H. (2010) Zoonotic poxviruses. *Vet Microbiol*, 140, 229–236.

Fenner, F (1981) Mousepox (infectious ectromelia): past, present, and future. *Lab Anim Sci*, 31, 553–559.

Fleming SB and Mercer AA (2007) Genus *Parapoxvirus*, in *Poxviruses* (eds AA Mercer, A Schmidt and O Weber), Birkhäuser Verlag, Basel-Boston-Berlin, pp. 127–165.

Garner MG, Sawarkar SD, Brett EK *et al.* (2000) The extent and impact of sheep pox and goat pox in the state of Maharashtra, India. *Trop Anim Health Prod*, 32, 205–223.

Griesemer RA and Cole CR (1961) Bovine papular stomatitis. II. The experimentally produced disease. *Am J Vet Res*, 22, 473–481.

Haenssle HA, Kiessling J, Kempf VA *et al.* (2006) Orthopoxvirus infection transmitted by a domestic cat. *J Am Acad Dermatol*, 54, S1–4.

Haig DM and Mercer AA (1998) Ovine diseases. Orf. *Vet Res*, 29, 311–326.

Haig D M and McInnes CJ (2002) Immunity and counterimmunity during infection with the parapoxvirus orf virus. *Virus Res*, 88, 3–16.

Heine HG Stevens, MP, Foord AJ, and Boyle DB (1999) A capripox virus detection PCR and antibody ELISA based on the major antigen P32, the homolog of the vaccinia virus H3L gene. *J Immunol Methods*, 227, 187–196.

Hinrichs U, van de Poel PH, and van den Ingh TS (1999) Necrotizing pneumonia in a cat caused by an orthopox virus. *J Comp Pathol*, 121, 191–196.

Jenkinson, DM, Mc Ewan PE, Moss VA *et al.* (1990) Location and spread of orf virus antigen in infected ovine skin. *Vet Dermatol*, 1, 189–195.

Jubb TF, Ellis TM, Peet RL, and Parkinson J (1992) Swinepox in pigs in northern Western Australia. *Aust Vet J*, 69, 99.

Kasza L, Griesemer RA (1962) Experimental swine pox. *Am J Vet Res*, 23, 443–450.

Knowles DP (2011) Poxviridae, in *Fenner's Veterinary Virology*, 4th edn (eds NJ MacLachlan and EJ Dubovi), Academic Press, pp. 151–165.

Lange L, Marett S, Maree C, and Gerdes T (1991) Molluscum contagiosum in three horses. *J S Afr Vet Assoc*, 62, 68–71.

Mazur C and Machado RD (1989) Detection of contagious pustular dermatitis virus of goats in a severe outbreak. *Vet Rec*, 125, 419–420.

Moss B (2007) Poxviridae: the viruses and their replication, in *Fields Virology*, vol. 2, 5th edn (eds DM Knipe and PM Howley), Williams & Wilkins, Lippincot, pp. 2905–2945.

Munz E and Dumbell K (1994) Horsepox, in *Infectious Diseases of Livestock—with Special Emphasis to Southern Africa*, vol. 1, (eds JAW Coetzer, GR Thomson and RC Tustin), Oxford University Press, Oxford United Kingdom, pp. 631–632.

Paton DJ, Brown IH, Fitton J, and Wrathall AE (1990) Congenital pig pox: a case report. *Vet Rec*, 127, 204.

Pfeffer M and Meyer H (2007) Poxvirus diagnosis, in *Poxviruses* (eds AA Mercer, A Schmidt and O Weber), Birkhäuser Verlag, Basel-Boston-Berlin, pp. 355–373.

Rao TVS, Negi BS, and Bansal MP (1997) Development and standardization of a rapid diagnosis test for sheep pox. *Indian J Comp Microbiol, Immunol Infec Dis*, 18, 47–51.

Silva-Fernandes AT, Travassos CE, Ferreira JM *et al.* (2009) Natural human infections with vaccinia virus during bovine vaccinia outbreaks. *J Clin Virol*, 44, 308–313.

Singh RK, Hosamani M, Balamurugan V *et al.* (2007) Buffalopox: an emerging and re-emerging zoonosis. *Anim Health Res Rev*, 8, 105–114.

Tripathy DN (1993) Avipox viruses, in *Virus Infections of Birds* (eds JB McFerran and MS McNulty), Elsevier, London, pp. 5–15.

Tulman ER, Delhon G, Afonso CL *et al.* (2006) Genome of horsepox. *J Virol*, 80, 9244–9258.

Vikøren T, Lillehaug A, Åkerstedt J *et al.* (2008) A severe outbreak of contagious ecthyma (orf) in a free-ranging musk ox (*Ovibos moschatus*) population in Norway. *Vet Microbiol*, 127, 10–20.

Weli SC and Tryland M (2011) Avipoxviruses: infection biology and their use as vaccine vectors. *Virol J*, 8, 49–63.

55 Picornaviridae

Luis L. Rodriguez e Peter W. Krug

Introdução

A família Picornaviridae compreende 12 gêneros, com a maioria destes contendo vírus de importância veterinária (Quadro 55.1). As características comuns da família são genoma constituído de um RNA de filamento único de sentido positivo (ssRNA+) e um pequeno capsídio icosaédrico, sem envelope. Embora inclua alguns dos menores vírus, os picornavírus ocasionam alguns dos maiores problemas de saúde animal, a exemplo da febre aftosa (FA), uma das doenças mais contagiosas e economicamente devastadoras de rebanhos de animais pecuários. Picornavírus são caracterizados por rápido ciclo de replicação, estabilidade notável no ambiente e rápida propagação entre os hospedeiros suscetíveis. Essas três características gerais são as principais razões pelas quais alguns picornavírus de animais estão associados com a alta taxa de morbidade e grande perda econômica. Neste capítulo, são discutidos picornavírus de importância veterinária quanto à perspectiva de virologia geral, patogênese, diagnóstico e controle.

Estrutura do vírion, características genômicas e replicação

O exame de picornavírus em microscópio eletrônico mostra partículas virais icosaédricas com morfologia semelhante a esferas e sem projeções (Figura 55.1). O capsídio viral é constituído de 60 unidades idênticas (protômeros), cada uma composta de três proteínas de superfície – 1B, 1C e 1D, ou VP3, VP2 e VP1, respectivamente, e de uma proteína interna 1A, ou VP4.

As propriedades físico-químicas dos vírions variam dentre os diferentes gêneros; alguns vírus apresentam instabilidade em pH abaixo de 7 (p. ex., aphthovírus) e outros são altamente resistentes às alterações de pH (p. ex., enterovírus). Todos os vírions são insensíveis à ação de solventes orgânicos, como éter e clorofórmio.

O genoma consiste em uma molécula de ssRNA+, com tamanho entre 7,0 e 8,8 kb e uma única fase de leitura aberta (ORF, do inglês *Open Reading Frame*). Esse genoma contém, ainda, uma cauda poli-A, de extensão variável, localizada na extremidade 3' e uma pequena proteína (3B ou VPg) de 2,2 a 3,9 kDa, ligada de modo covalente à extremidade 5'. Há uma região 5' não traduzida (5'-UTR) bastante estruturada, a qual tem sequências de sinais, como um sítio de entrada de ribossomo interno (IRES), que inicia a tradução da poliproteína viral, bem como um fragmento "S" em forma de folha de trevo, essencial para a replicação viral.

Replicação viral

Após a entrada na célula mediante a interação do capsídio viral com receptores de células suscetíveis, o genoma viral é liberado no citoplasma e atua tanto como mRNA quanto como um molde para a replicação do genoma. A síntese proteica se inicia por meio do recrutamento de complexos ribossômicos celulares pelo IRES viral. A tradução do ORF único produz um precursor da poliproteína de 240 a 250 kDa, a qual sofre clivagem por proteases do vírus e do hospedeiro nas proteínas estruturais virais (SPs) oriundas da região P1 e nas não estruturais (NSPs), oriundas das regiões P2 e P3. A replicação do RNA viral nas células infectadas se deve, principalmente, à ação da RNA polimerase dependente do RNA viral (3Dpol), com outras proteínas virais ou celulares. O RNA é transcrito em um RNA de filamento negativo, a partir do qual a síntese da progênie de RNA de múltiplos filamentos é copiada em um complexo intermediário de replicação multifilamentada. O RNA de sentido negativo age como um molde para a síntese de várias cópias do genoma de RNA, algumas das quais são traduzidas, enquanto outras são compactadas nas partículas virais. Em razão da carência de revisão da atividade da RNA polimerase dependente do RNA viral (3Dpol), são gerados erros em uma frequência de 1/10.000 bases incorporadas durante a replicação, cada um deles resultando em um novo genoma com, pelo menos, uma mutação. Portanto, a população de vírus consiste em um conjunto de vírus geneticamente diferentes (quase da mesma espécie), o qual possibilita ao vírus a capacidade de responder, de maneira rápida, à pressão seletiva exercida por fatores do hospedeiro (p. ex., resposta imune).

Gênero Aphthovirus

Vírus da febre aftosa

O *vírus da febre aftosa* (VFA), espécie do gênero *Aphthovirus,* é antigenicamente variável, com 7 sorotipos: A, O, C, Ásia-1 e SAT (*South African Territories*) 1, 2 e 3. A infecção por um sorotipo não propicia proteção cruzada contra outros sorotipos e, às vezes, mesmo nos múltiplos subtipos dos sorotipos individuais. Dessa maneira, a imunização efetiva requer vacinas específicas para o subtipo e com vários sorotipos. VFA provoca uma doença altamente contagiosa em animais domésticos e em animais selvagens que apresentam cascos fendidos, inclusive bovinos, búfalos, suínos, ovinos, caprinos e veados. O vírus se replica rapidamente no hospedeiro e logo se propaga nos animais suscetíveis por meio de contato e mediante aerossóis. A doença é caracterizada por febre, claudicação e lesões vesiculares na língua, nas patas, no focinho e nos tetos, e tem como consequência alta taxa de morbidade, porém baixa taxa de mortalidade, nos animais adultos. No entanto, a taxa de mortalidade tende a ser alta em animais mais jovens, geralmente em virtude da cardiopatia ocasionada pelo vírus. Febre aftosa é considerada a doença mais contagiosa de animais, e os surtos requerem notificação obrigatória imediata, em países membros da Organização Mundial de Saúde Animal (OIE). Os surtos resultam em proibição e restrições do comércio de animais suscetíveis e seus produtos, com consequências econômicas devastadoras aos países acometidos.

O VFA é enzoótico em vários países e foi detectado em todos os continentes, exceto na Antártica. A doença foi erradicada da Europa e da América do Norte. Grande parte da América do Sul controla essa enfermidade mediante vacinação. No entanto, continuam a ocorrer surtos da doença em vários locais endêmicos da América do Sul, nas regiões Leste, Sudeste e Central da Ásia, na África do Sul, no norte da África e Oriente Médio. A partir desses locais, os vírus alcançam países livres do VFA – por exemplo, Taiwan, em 1997; Reino Unido, em 2001; Japão, em 2001 e 2010; e vários surtos na República da Coreia, em 2010 e 2011, inclusive um surto em 2011 considerado o maior na história daquele país. Alguns desses surtos foram controlados sem o uso de vacina, por meio do abate de milhões de animais ao custo de bilhões de dólares. Apesar desse esforço, a República da Coreia precisou realizar vacinação geral para controlar a doença.

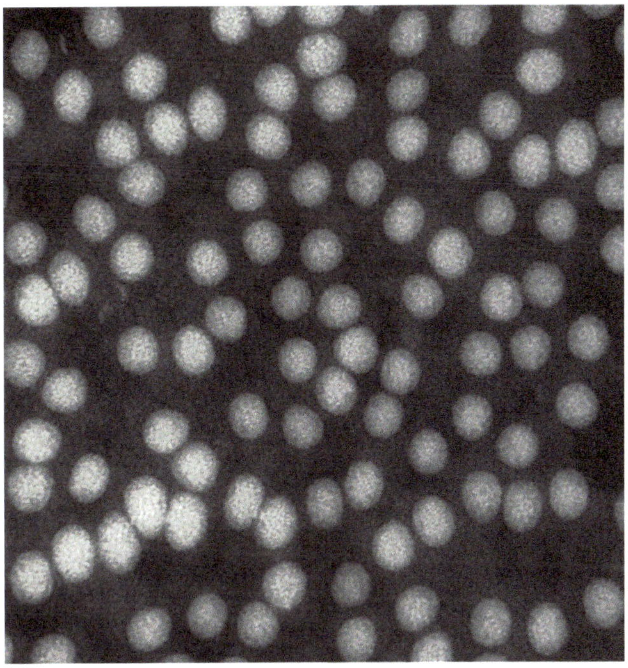

Figura 55.1 Vírus da febre aftosa purificado de células de cultura de tecido infectado, coradas negativamente com solução de ácido fosfotúngstico 2% (aumento de 300.000×). (Cortesia de T.G. Burrage. Imagem viral, celular e molecular, Departament of Homeland Security, Science and Technology Directorate, Plum Island Animal Disease Center.)

Quadro 55.1 Picornaviridae de importância veterinária.

Gênero	Espécie de importância veterinária	Doença importante associada
Aphthovirus	*Vírus da febre aftosa (VFA)*	Doença vesicular, claudicação
	Vírus da rinite equina tipo A	Doença respiratória
	Vírus da rinite bovina	Doença respiratória
Erbovirus	*Vírus da rinite equina tipo B*	Doença respiratória
Enterovirus	*Vírus da doença vesicular suína*	Doença vesicular, doença do SNC
	Enterovírus bovino	Enterite
Sapelovirus	*Sapelovirus suíno*	NMMEI, gastrenterite, doença respiratória
	Sapelovírus aviário	Inibição do crescimento
Kobuvirus	*Kobuvirus* bovino	Enterite
Teschovirus	*Teschovirus suíno tipo 1*	Encefalomielite, NMMEI
	Teschovirus suíno tipos 2 a 11	NMMEI, doença de Talfan
Tremovirus	*Vírus da encefalomielite aviária*	Encefalomielite
Avihepatovirus	*Vírus da hepatite tipo A de patos*	Doença do SNC, hepatite
	Vírus da hepatite de patos tipos 1 e 3	Doença do SNC, hepatite
	Vírus da hepatopancreatite de perus	Doença do SNC, hepatite
Cardiovirus	*Vírus da encefalomiocardite*	Miocardite
Senecavirus	*Vírus do Vale Seneca*	Desconhecida

SNC = sistema nervoso central; NMMEI = natimorto, mumificação, morte embrionária e infertilidade.

Patogênese

O VFA pode ser transmitido por contato direto ou indireto com animais infectados, com suas secreções ou por meio de produtos alimentares contaminados; relata-se que o vírus pode se deslocar em grandes distâncias, invadindo propriedades anteriormente livres deste microrganismo. A infecção natural de bovinos e ovinos por VFA acontece, com maior frequência, através do trato respiratório, por vírus presentes em aerossóis. No caso de suínos, esses são infectados pelo consumo de alimento contaminado com o vírus ou por meio de contato de lesões de pele ou de membranas mucosas com animais infectados ou com a secreção desses animais. Estudos recentes mostraram que, após a exposição aos aerossóis infectantes, o sítio primário da replicação viral se situava nas células epiteliais da nasofaringe, seguido de infecção do epitélio pulmonar e início da viremia, a qual resulta na disseminação do microrganismo por todo o corpo; todavia, a replicação com alto título viral ocorre apenas em sítios de predileção de lesões, a exemplo do epitélio interdigital, de bandas coronárias dos cascos, da cavidade bucal e, com menos frequência, do miocárdio. Os fatores específicos que determinam o tropismo e a replicação com alto título viral nos locais da lesão ainda não foram definidos. Após a fase aguda, até 50% dos ruminantes infectados pelo VFA, independente se vacinados ou se são animais não expostos previamente ao vírus (animal *naïve*), tornam-se portadores assintomáticos crônicos do vírus. Animais portadores são aqueles a partir dos quais o vírus vivo pode ser isolado 28 dias depois da infecção. A participação dos animais portadores na epidemiologia, na ecologia e na manutenção do VFA por longo tempo na população animal permanece incerta. Contudo, em bovinos domésticos e em búfalos-africanos, a condição de portador, por vezes, dura até de 3,5 a 5 anos. Além disso, há alguns relatos que documentam a transmissão do vírus de bovinos aos búfalos-africanos portadores.

Patogênese molecular

O VFA penetra nas células através de receptores celulares específicos (integrinas $\alpha v\beta 1$, $\alpha v\beta 3$, $\alpha v\beta 6$ e $\alpha v\beta 8$). *In vitro*, o VFA se liga às integrinas celulares por meio de uma sequência RGD (arginina, glicina, ácido aspártico) altamente conservada, situada na alça G-H da proteína do capsídio VP1. Estudos em animais sugerem que a integrina $\alpha v\beta 6$ é o principal receptor do vírus, uma vez que é expressa constitutivamente em concentração significativa na superfície de células epiteliais dos tecidos suscetíveis ao VFA, além de ser expressa na superfície de células epiteliais infectadas por VFA. Após a ligação às células, a penetração do vírus acontece por meio de endocitose dependente de clatrina, seguida de acidificação de endossomos, ocasionando quebra do capsídio e liberação do RNA viral.

Depois do desprendimento e da liberação do RNA viral no citoplasma, inicia-se a tradução, internamente, mediante um mecanismo de capeamento independente, na IRES localizada a, aproximadamente, 1.500 bases da extremidade 5' do genoma. Há 2 códons de iniciação (AUG) de estrutura funcional, porém a tradução começa, principalmente, no segundo AUG. Em seguida, essa tradução causa uma poliproteína única, a qual é processada pela proteína 2A e pelas proteinases L^{pro} e $3C^{pro}$, codificadas pelo vírus, a fim de produzir SPs e NSPs. Quatro SPs (Vp1 a Vp4) formam o capsídio e são necessárias 10 NSPs para a replicação e encapsulação do vírus. Uma vez traduzidas e processadas, algumas NSPs interagem com fatores celulares para exacerbar a replicação viral. As proteínas virais têm diversas funções; por exemplo, a atividade da polimerase no alongamento do RNA ocorre em 3D; 2C é uma ATPase que contém uma sequência de nucleotídios de ligação; e 2B é essencial para a associação às membranas celulares e formação de complexos de replicação. A proteína VPg (3B no aphthovírus) atua como um facilitador da transcrição, após sofrer uridilação para formar VPgpUpUOH, por um elemento de replicação atuante no *cis* do genoma do vírus e na polimerase viral 3D.

A replicação do RNA viral nas células infectadas é realizada, principalmente, pela ação da RNA polimerase dependente do RNA viral (3Dpol), com outras proteínas do vírus ou das células. A montagem do vírus começa com a formação de uma partícula viral contendo três proteínas de superfície, VP1-VP3, e uma proteína interna, VP4. As etapas finais da formação do vírus infectante incluem a clivagem de maturação de VP4 e VP2 (a partir de VP0) e o encapsulamento do RNA viral de múltiplos filamentos.

Interferência do vírus na resposta imune do hospedeiro

O VFA apresenta uma diversidade de estratégias para interferir na resposta do hospedeiro (defesa) contra a infecção viral. A proteína denominada *leader* (L^{pro}), além de fazer a clivagem da poliproteína viral, cliva o fator de alongamento e IF4 G, o qual está envolvido na identificação do mRNA capeado, pelo ribossomo, a fim de iniciar a tradução da proteína. Essa clivagem impede, efetivamente, a tradução mediada pelo mRNA capeado do hospedeiro. No entanto, a tradução do RNA viral continua mediada pelo sinal do IRES da UTR-5' viral. Além desse mecanismo geral de interferência na tradução da proteína hospedeira, a L^{pro} interfere, em especial, na resposta inata do hospedeiro por meio da translocação do núcleo durante a infecção viral e com a sinalização da resposta da interferona pela degradação de NF-κB, que regula na transcrição de β-interferona.

A infecção de suínos pelo VFA tem como consequência linfopenia transitória durante a fase aguda da infecção, que está relacionada com viremia e disfunção de células T. Todavia, isso se resolve logo após o início da infecção. Outro efeito na resposta inata ocasionado pela infecção por VFA em suínos é a menor produção de α-interferona pelos vários tipos de células dendríticas durante a fase aguda. Esta imunopatologia induzida pelo vírus resulta em resposta inata reduzida e retardada. Pode haver outros efeitos na resposta imune celular de suínos, inclusive prejuízo à função dos linfócitos matadores naturais (*natural killer cells*). Ainda que as respostas inatas sejam inibidas, uma sólida resposta de anticorpos se desenvolve rapidamente, dentro de 4 a 6 dias após o início da infecção, a qual protege contra reinfecção causada por cepas antigenicamente relacionadas com o VFA, do mesmo sorotipo.

Outro mecanismo do VFA que altera a resposta imune do hospedeiro é a degradação de moléculas do complexo de histocompatibilidade principal classe I, prejudicando a resposta de linfócito T citotóxico. Em resumo, a infecção pelo VFA apresenta efeitos dramáticos nos graus de respostas moleculares, celulares e do hospedeiro, alguns dos quais ainda não totalmente compreendidos. A compreensão destes mecanismos virais de patogênese auxiliará no desenvolvimento de vacinas mais efetivas e de estratégias bioterapêuticas antivirais contra essa doença devastadora.

Controle e recuperação

Os procedimentos de controle de febre aftosa (FA) adotados por diferentes países são muito variáveis e dependem, principalmente, da condição da doença (endêmica *vs.* livre de FA), do comércio internacional de animais e de produtos de origem animal e da situação política. A Food and Agriculture Organization elaborou orientações, em estágios, que podem ser seguidas pelos países em um programa de controle progressivo de FA (para detalhes, visite http://www.fao.org/ag/againfo/commissions/en/eufmd/pcp.html, acessado em 25 de janeiro, 2013). Os países no estágio 0 não monitoram ou controlam FA. Aqueles em estágio 1 a 3 adotam vários graus de monitoramento e diversas estratégias de controle, inclusive vacinação, a qual resulta em não circulação do vírus (estágio 4). Já os países em estágio 5, mesmo sem vacinação (p. ex., condição livre de FA e sem vacinação) não apresentam casos de doença. Nos países em estágio 2 ou 3, os procedimentos para controle dos surtos tendem a envolver algum grau de controle de trânsito de animais e vacinação em áreas-alvo e, em alguns casos, abate de animais de propriedades infectadas. Em países livres de FA e que realizam vacinação, os procedimentos para controle dos surtos incluem, por vezes, o abate de alguns animais e a revacinação de populações animais em risco. Em nações livres de FA e que não utilizam vacinação, em geral, a principal estratégia de controle da doença é o abate, com mínimo uso de vacinação. Isso tem ocasionado consequências devastadoras, com milhões de animais abatidos, com um custo muito elevado, não apenas econômico, mas também social e moral, visto que o bem-estar animal é uma preocupação. Em alguns casos, os esforços para a erradicação da doença não têm sido bem-sucedidos, e os países tentam instituir campanhas de vacinação em massa em longo prazo, a fim de controlar a febre aftosa (p. ex., Argentina e Uruguai, em 2001, e República da Coreia, em 2011).

Vacinação

Vacinas contra FA estão disponíveis há décadas e representam a vacina de uso veterinário mais vendida em todo o mundo. As vacinas comerciais consistem em preparações com antígenos de vírus inteiro morto. Em razão da alta variabilidade de sorotipos e subtipos de VFA, a composição de antígenos da vacina contra FA é elaborada para regiões específicas do planeta e, em vários casos, para países específicos ou regiões particulares desses países. O uso de vacina em lugares nos quais a FA é endêmica requer pesquisa rigorosa sobre a epidemiologia da doença e estudos comparativos de vacinas para determinar se a vacina selecionada será eficaz contra a(s) cepa(s) circulante(s) na área-alvo. Alguns países livres de FA instituíram bancos de antígenos para vacina, a fim de armazenar, estrategicamente, vários sorotipos e cepas virais que seriam utilizados para o controle de um surto, pelo menos nos estágios iniciais. A seleção de cepas para estes bancos de vacinas se baseia na análise de risco e deve ser regularmente atualizada com intuito de assegurar proteção contra as cepas do VFA emergentes.

Em geral, as vacinas inativadas comerciais contra FA são formuladas de modo a apresentar potência regular para o controle de rotina nas regiões endêmicas, ou alta potência, contendo maior concentração antigênica para situações emergenciais em regiões nas quais a doença não é endêmica. Tais vacinas são efetivas na prevenção de sinais clínicos da doença e de excreção do vírus e têm sido utilizadas, com eficácia, em programas de erradicação, em várias partes do mundo. Contudo, apresentam alguns problemas, como o fato de que a sua produção requer o uso de vírus vivo, o que predispõe a um risco de escape deste microrganismo dos laboratórios onde são produzidas. Outro problema é a duração da imunidade, que requer múltiplas vacinações semestrais, a fim de manter um grau de imunidade protetora. Outras preocupações são a estreita cobertura antigênica e a instabilidade das vacinas, especialmente aquelas elaboradas com o sorotipo O. O potencial antigênico é uma importante preocupação em relação às vacinas contra febre aftosa. A última revisão do *Manual of Diagnostic Tests and Vaccines for Terrestrial Animals*, da OIE, relata que são preferíveis 6 doses protetoras (DP_{50}) para bovinos. Nos países livres de FA, em que vacinas específicas para a cepa causadora de surtos nem sempre estão disponíveis, dá-se preferência àquelas de maior potência, porque conferem maior proteção contra cepas heterólogas, induzem imunidade mais rapidamente e possibilitam maior proteção contra excreção e transmissão do vírus.

Uma das características mais importantes das vacinas contra o VFA é a possibilidade de se diferenciarem os animais infectados daqueles vacinados (DIVA, do inglês ***d****ifferentiate* ***i****nfected from* ***v****accinated* ***a****nimals*). Para esse fim, é muito importante que, durante a fabricação da vacina, todas as proteínas virais não estruturais (NSP) sejam removidas da vacina, de modo a viabilizar a pesquisa de anticorpos contra essas proteínas, as quais estariam presentes somente em animais infectados e não nos vacinados. Apenas vacinas contra FA de alta qualidade, livre de NSP, possibilita a diferenciação de animais infectados daqueles vacinados.

Desinfecção e controle na propriedade

Na fase de recuperação, após o surto de FA, é necessária a desinfecção das propriedades infectadas. O VFA não resiste aos ácidos e começa a se dissociar em pentâmeros em ambiente de pH abaixo de 6,5 ou acima de 7,5. Isso possibilita o uso de desinfetantes ácidos e básicos, como ácido cítrico e hipoclorito de sódio. Estudos recentes mostraram que o VFA é facilmente inativado por hipoclorito de sódio (1.000 ppm), ácido cítrico (1%) e carbonato de sódio (4%), quando seco em superfícies não porosas. No entanto, quando a desinfecção foi testada em superfície porosa (madeira), o ácido cítrico (2%) foi mais efetivo na inativação do vírus do que o hipoclorito de sódio, mesmo em concentração de 2.500 ppm. Com base nesses estudos, para a desinfecção do VFA, são preferíveis as substâncias químicas que apresentam pH muito baixo.

Outros vírus do gênero Aphthovirus

A dissolução do gênero *Rhinovirus* foi resultado das análises de sequência que comparam rinovírus humano daqueles vírus que provocam rinite em bovinos e equinos. Esses vírus – vírus da rinite bovina tipo A-1, vírus da rinite bovina tipo A-2, vírus da rinite bovina tipo B e vírus da rinite equina tipo A (antigamente denominados rinovírus bovinos tipos 1, 3 e 2 e rinovírus equino tipo 1, respectivamente) – foram incluídos no gênero *Aphthovirus*, com base na organização genômica e na similaridade da sequência ao VFA. Especificamente, a evidência molecular inclui tanto moléculas estruturais genéticas similares quanto a identidade de aminoácidos substanciais, bem como a presença de uma L^{pro} funcional (apenas verificada nos aphthovírus e erbovírus). Acredita-se que o vírus da rinite bovina provoque apenas doença respiratória discreta, pois tem sido isolado de bovinos sadios e assintomáticos. A infecção experimental com tais microrganismos tem como consequência doença discreta ou infecção assintomática no hospedeiro natural. A detecção de anticorpos preexistentes disseminada nas populações de bovinos sugere que estes vírus, frequentemente, são transferidos, de modo despercebido, aos hospedeiros suscetíveis. A ausência de doença grave causada por aphthovírus que provoca rinite em bovinos limita a necessidade de qualquer medida de controle. Por outro lado, o vírus A da rinite equina (ERVA), o qual pode ser isolado das fezes, tem sido associado a graves surtos de doença respiratória em equinos, com febre alta e viremia. Além disso, há evidência sorológica de infecção humana por ERVA em pessoas que têm estreito contato com os equinos.

Gênero Erbovirus

O gênero *Erbovirus* inclui o vírus B da rinite equina (ERVB), tipos 1 e 2. Esses vírus foram previamente classificados como membros do gênero *Rhinovirus*. Erbovírus são distintos de outros vírus causadores de rinite, em razão de sua estabilidade em meio ácido. Os tipos 1 e 2 do ERBV, inicialmente denominados vírus da rinite equina tipos 2 e 3, respectivamente, estão associados à ocorrência de doença do trato respiratório superior e febre em equinos, semelhante ao que acontece na infecção por ERVA. O vírus é excretado em tecidos nasofaringianos, em alguns casos, durante 1 mês após a resolução dos sintomas. Acredita-se que pode haver infecção subclínica significante causada por ERVB; mesmo nas infecções clínicas, o vírus não causa viremia nos equinos infectados.

Gênero Enterovirus

Os enterovírus representam um grande grupo de picornavírus resistentes a ácido, grupo esse que provoca, em especial, doença gastrintestinal discreta ou assintomática. Esses vírus são transmitidos por meio de fômites, produtos alimentares contaminados, por via orofecal ou contato direto e estão amplamente distribuídos nas populações de bovinos e suínos. Como tende a haver vários sorotipos de cada vírus, há poucas tentativas de controle desses vírus em uma instalação veterinária.

Uma exceção notável para isto é o vírus da doença vesicular suína (SVDV). Esse vírus, outrora epidêmico no mundo todo, limita-se, principalmente, a surtos ocasionais na Europa. A evidência genética sugere que o SVDV pode ser uma variante suína do vírus Coxsackie humano B5. É transmitido pelas vias orofecal e respiratória, e pode haver animais portadores. A característica mais importante das infecções causadas por esse vírus é que seu quadro clínico em suínos é semelhante àquele da infecção por VFA, vírus da estomatite vesicular (VEV) e vírus do exantema viral de suínos (VESV). As vesículas verificadas nas patas e na boca são indistinguíveis daquelas causadas por esses outros vírus. Além das vesículas, outros sintomas incluem febre, claudicação e inapetência. Embora a taxa de mortalidade seja baixa, em animais jovens há vários sinais clínicos associados à alta taxa de morbidade. Nesses casos, há sinais de envolvimento neurológico, como ataxia e coreia. É necessário um rápido diagnóstico diferencial de VFA, VEV e VESV, visto que tais vírus são de notificação obrigatória. O diagnóstico de SVDV é feito mediante o isolamento do vírus, a pesquisa de antígeno por meio de teste imunoenzimático (ELISA) ou a realização de reação em cadeia de polimerase em tempo real (RT-PCR). Os exames sorológicos são úteis apenas para vigilância e são realizados por meio de neutralização viral ou por ELISA.

Gênero Sapelovirus

O gênero *Sapelovirus* (vírus símio, vírus aviário e vírus semelhante ao enterovírus suíno) consiste em vírus novos e reclassificados de acordo com a similaridade genética, diferentes das classes de outros gêneros de Picornavírus. Os vírus reclassificados incluem picornavírus de patos, atualmente sapelovírus aviário, e enterovírus suíno tipo A, agora denominado sapelovírus suíno. Os vírus recentemente descobertos são classificados como novos sapelovírus em função da similaridade do sequenciamento como, por exemplo, sapelovírus tipos 1 e 2 de leão-marinho. Sapelovírus suíno foi isolado de suínos com doença respiratória e gastrenterite e provoca os mesmos sintomas em suínos que não tiveram contato anterior com vírus (*naïve*), infectados nos experimentos. O sapelovírus suíno foi isolado, no exame pós-morte, de tecido respiratório de fetos de suínos no útero, na síndrome denominada NMMEI (natimorto, mumificação, morte embrionária e infertilidade). Os sintomas são semelhantes àqueles causados por parvovírus suíno, a causa mais comum de NMMEI. O sapelovírus suíno também foi associado a casos de doença vesicular idiopática, que é um diagnóstico diferencial para FA em suínos.

Gênero Kobuvirus

Kobuvirus é outro gênero classificado com fundamento na similaridade genômica, cujos membros são verificados em hospedeiros humanos, bovinos e suínos. Estes vírus estão associados à ocorrência de gastrenterite e têm sido incriminados como causa de viremia em suínos. O kobuvírus bovino é amplamente prevalente nas fezes de bovinos. Acredita-se que a transmissão seja orofecal, com base em estudos com vírus Aichi de humanos. Alto teor de anticorpos específicos é constatado no soro de animais não infectados. Isolados de vírus semelhantes a suposto kobuvírus foram detectados nas fezes de morcegos e ovinos, com base na análise filogenética de genomas parciais.

Gênero Teschovirus

A infecção por teschovírus suíno (PTV) se limita aos hospedeiros suínos. Há 11 sorotipos, mas apenas o sorotipo 1 (PTV-1) provoca doença grave em suínos adultos, conhecida como doença de Teschen ou encefalomielite causada por teschovírus. O vírus atingiu o mundo todo; a encefalomielite foi relatada na Europa Oriental e na África nas duas últimas décadas, com um surto recente no Haiti (discutido posteriormente). Assim como todos os picornavírus, o PTV é muito estável no ambiente; com frequência, é introduzido nas populações de suínos por meio do consumo de lavagem ou de produtos alimentares não adequadamente tratados por causa do calor. O vírus penetra no hospedeiro mediante ingestão, replica-se no trato gastrintestinal e é excretado nas fezes. A maioria das infecções provocadas por sorotipos, com exceção do PTV-1, acarreta doença subclínica, exceto em leitões muito jovens filhotes de porcas não expostas previamente aos vírus, que, às vezes, manifestam sinais de doença neurológica, porém com baixa taxa de mortalidade. Em geral, o acesso do vírus ao SNC é limitado pelos anticorpos maternos circulantes, e os suínos jovens produzem imunidade específica após o desmame. Com frequência, a patogênese discreta é denominada doença de Talfan. Infecções pelo PTV sorotipos 1, 3 e 6 têm sido associadas à ocorrência da síndrome NMMEI.

Por outro lado, a encefalomielite causada por teschovírus acomete suínos de todas as idades e apresenta taxa de mortalidade de até 90%. Os sintomas incluem febre, anorexia, apatia, tremores musculares, encefalite e paralisia dos membros. O paciente tende a morrer em virtude da paralisia dos músculos respiratórios 1 semana após o início dos sinais clínicos. À medida que o vírus invade o SNC, notam-se lesões histopatológicas no cérebro, no gânglio espinal e nos nervos cranianos. Em razão do envolvimento do SNC, o diagnóstico diferencial inclui infecções por vírus da pseudorraiva, vírus da encefalite japonesa, vírus da raiva e vírus da síndrome respiratória-reprodutora suína. A presença de PTV é confirmada mediante isolamento do vírus, e o sorotipo é determinado mediante exame sorológico. Entretanto, assim que o anticorpo se dissemina, os casos de encefalomielite devem ser confirmados por meio do isolamento do vírus ou de exame histopatológico do cérebro e da medula espinal. Não há tratamento para os animais acometidos; no passado, havia vacinas contra PTV disponíveis. Tais vacinas, porém, não são mais utilizadas. O controle consiste em quarentena e desinfecção.

Há relato de um surto de PTV-1 que se propagou rapidamente no Haiti, no ano de 2009, o qual provocou enfermidade grave e devastou a economia em criações de suínos, já prejudicada pela febre suína clássica endêmica. Até 2010, o vírus foi constatado em quase todas as áreas daquele país, e novos casos ainda ocorreram no início de 2011. Até um terço de todos os suínos da nação haitiana foram infectados, e nesses animais constatou-se taxa de mortalidade de 25%. Além do mais, a ampla fronteira leste do Haiti com a República Dominicana coloca a população de suínos desse último em alto risco de transmissão.

Em outro relato recente, um estudo retrospectivo com amostras obtidas a partir de 2002 sugere que o PTV-1 causou polioencefalomielite suína em várias propriedades do oeste do Canadá. Embora menos de 1% dos suínos fosse acometido, em cada propriedade, a maioria dos animais que manifestam sintomas foram submetidos à eutanásia. Os animais infectados sobreviventes apresentaram comprometimentos neurológicos prolongados. É difícil avaliar a importância desse relato, uma vez que não faz referência a possíveis fontes do vírus nem há evidência de propagação do vírus além dos sítios inicialmente infectados.

Gênero Tremovirus

O gênero *Tremovirus*, cujo único membro é o vírus da encefalomielite aviária (AEV), é o agente etiológico da doença conhecida como tremor epidêmico de aves. Esse vírus também infecta ampla variedade de outros hospedeiros aviários, inclusive perdizes, perus, codornizes, galinhas-d'angola e faisões. Detectada originalmente no estado de New England, nos EUA, nos anos de 1930, a AEV está no mundo todo e causa uma variedade de sintomas, desde queda na produção de ovos até doença neurológica em aves jovens com menos de 3 semanas de idade. Os sintomas neurológicos incluem tremores, ataxia, fraqueza, queda das asas e paralisia. A taxa de mortalidade pode ser tão alta quanto 25%, com elevada taxa de morbidade. Os frangos ficam em posição sentada e caem em virtude da paralisia; com frequência, os sobreviventes se recuperam e manifestam cegueira associada. As galinhas apresentam queda temporária, de 2 semanas, na produção de ovos. O vírus se propaga por via orofecal. O microrganismo multiplica-se nas células epiteliais do trato digestório, sendo excretado nas fezes 3 dias após a infecção, mas podem ser excretados por até 2 semanas. Em aves jovens, o vírus causa viremia e se propaga no SNC e em outros órgãos. Faz-se o diagnóstico por meio do procedimento histopatológico das lesões do cérebro ou pelo isolamento do vírus em ovos embrionados; anticorpos apenas indicam exposição prévia ao vírus. Embora não exista tratamento para os animais com AEV, há vacina composta de vírus vivo atenuado que pode ser administrada na dose de uma gota no olho ou adicionada na água de beber.

Gênero Avihepatovirus

Outro gênero que surgiu da consolidação é o *Avihepatovirus*, que inclui o vírus da hepatite A de patos (DHAV), anteriormente classificado como um enterovírus. O DHAV encontra-se em âmbito mundial, sendo importante causa de alta taxa de mortalidade em patinhos. Em patinhos com menos de 1 semana de idade, o índice de mortalidade da infecção pelo DHAV é de quase 100%; a taxa de mortalidade diminui para menos de 50% às 3 semanas de idade. Os sinais clínicos incluem paralisia, opistótono, paresia, enoftalmia e morte súbita. As amostras obtidas de casos clínicos indicam aumento de rim, baço e fígado, sendo que o fígado apresenta hemorragia intensa, necrose e cor esverdeada. O vírus é detectado por meio de inoculação de ovos de patas e de galinhas embrionados, de homogenatos de fígado ou mediante imunofluorescência de cortes de tecidos. Não há tratamento para esta doença; embora exista disponibilidade de uma vacina para auxiliar na prevenção da propagação do microrganismo, a maneira mais eficaz de controlar o DHAV é restringir o contato de filhotes de pato com aves adultas até a quarta semana de vida.

O vírus da hepatopancreatite de perus, causa de hepatite viral nessas aves, tem relação com o vírus da hepatite A de patos, mas ainda não foi classificado. É verificado, principalmente, na América do Norte e na Europa, infectando perus jovens com menos de 6 semanas de idade. É transmitido por via orofecal, e os sinais clínicos incluem perda de peso, anorexia e morte súbita, com manifestação de sinais neurológicos em alguns casos. As aves adultas são, principalmente, assintomáticas, com redução temporária na produção de ovos. O vírus pode ser isolado por meio de inoculação em ovos de galinhas embrionados com homogenato de fígado, pâncreas, baço ou rim. Entre os achados histopatológicos, verifica-se necrose multifocal na forma de lesões acinzentadas retraídas no pâncreas e no fígado. Nos casos fatais, constata-se hemorragia intensa em ambos, fígado e pâncreas, com vacuolização e infiltração de monócitos, bem como acúmulo de sangue nos órgãos.

Gênero Cardiovirus

O *vírus da encefalomiocardite* (EMCV), uma espécie de cardiovírus, é um vírus de roedores transmissível aos animais pecuários e às pessoas. Surtos de EMCV também têm ocasionado morte em colônias de babuínos, em cujos abrigos há infestação de roedores selvagens. A ocorrência da doença está associada, em especial, às condições insalubres, pois a infecção de animais, em especial suínos, é oriunda do contato com fezes de roedores. O vírus se replica no trato gastrintestinal e instala-se viremia, propiciando acesso ao órgão-alvo, o coração. Essa doença acomete e mata principalmente animais jovens; também é possível transmissão transplacentária, a qual ocasiona nascimento de natimortos. Os leitões jovens morrem subitamente após os primeiros sintomas de febre alta, dificuldade respiratória e cor azulada característica na pele. Os achados histopatológicos incluem edema pulmonar e abdominal, bem como aumento de volume do fígado. O coração se torna mole e pálido, com necrose evidente. Os animais que sobrevivem à infecção apresentam fibrose. Não há tratamento para os animais infectados; o controle se baseia no abate e na desinfecção das instalações. Há disponibilidade de vacina comercial composta de antígeno inativado. Além disso, a inoculação experimental de vírus Mengo vivo (outro cardiovírus sem importância veterinária) é capaz de proteger babuínos, macacos e suínos contra o desafio com uma cepa letal de EMCV.

Gênero Senecavirus

O vírus do Vale Seneca (SVV) é o único membro do gênero *Senecavirus*, recentemente nomeado. A origem desse vírus é incerta, pois foi originalmente descoberto como um contaminante de cultura celular. Vírus idênticos foram isolados durante um estudo retrospectivo de amostras clínicas de suínos; evidência sorológica sugere infecção de suínos, bovinos e camundongos selvagens. A falta de sua associação com a ocorrência de doença torna sua relevância desconhecida em virologia veterinária. No entanto, há relato de vários casos de doença vesicular em suínos, nos EUA, nos quais o único microrganismo detectado foi SVV, confundindo o diagnóstico com outras doenças vesiculares, como FA. A infecção experimental de suínos com uma cepa de SVV resultou em replicação e propagação do vírus a animais não infectados, sem sinais de doença associada nos animais inoculados ou expostos por contato. É interessante a proposta de emprego do SVV como um agente terapêutico oncolítico, uma vez que o vírus tende a ter replicação mais frequente em células cancerígenas de humanos.

Leitura sugerida

Diaz-Mendez AL, Viel J, Hewson P *et al.* (2010) Surveillance of equine respiratory viruses in Ontario. *Can J Vet Res*, 74, 271–278.

Dynon KWD, Ficorilli BN, Hartley CA, and Studdert MJ (2007) Detection of viruses in nasal swab samples from horses with acute, febrile, respiratory disease using virus isolation, polymerase chain reaction and serology. *Aust Vet J*, 85, 46–50.

Grubman MJ and Baxt B (2004) Foot-and-mouth disease. *Clin Microbiol Rev*, 17, 465–493.

Honkavuori KS, Shivaprasad HL, Briese T *et al.* (2011) Novel picornavirus in Turkey poults with hepatitis, California, USA. *Emerg Infect Dis*, 17, 480–487.

Lin F and Kitching RP (2000) Swine vesicular disease: an overview. *Vet J*, 160, 192–201.

Lin JY, Chen TC, Weng KF *et al.* (2009) Viral and host proteins involved in the picornavirus life cycle. *J Biomed Sci*, 16, 103.

Pogranichniy RM, Janke BH, Gillespie TG, and Yoon KJ (2003) A prolonged outbreak of polioencephalomyelitis due to infection with a group I porcine enterovirus. *J Vet Diagn Invest*, 15, 191–194.

Reuter G, Boros A, and Pankovics P (2011) Kobuviruses—a comprehensive review. *Rev Med Virol*, 21, 32–41.

Rodriguez LL and Gay CG (2011) Development of vaccines toward the global control and eradication of foot-and-mouth disease. *Expert Rev Vaccines*, 10, 377–387.

Shan T, Li L, Simmonds P *et al.* (2011) The fecal virome of pigs on a high-density farm. *J Virol*, 85, 11697–11708.

Tannock GA and Shafren DR (1994) Avian encephalomyelitis: a review. *Avian Pathol*, 23, 603–620.

Tseng CH and Tsai HJ (2007) Sequence analysis of a duck picornavirus isolate indicates that it together with porcine enterovirus type 8 and simian picornavirus type 2 should be assigned to a new picornavirus genus. *Virus Res*, 129, 104–114.

Yamada M, Kozakura R, Nakamura K *et al.* (2009) Pathological changes in pigs experimentally infected with porcine teschovirus. *J Comp Pathol*, 141, 223–228.

56 Caliciviridae

Melissa Kennedy

Calicivírus são pequenos vírus (27 a 40 nm de diâmetro), sem envelope, icosaédricos, com um genoma de filamento único de RNA de sentido positivo. O RNA viral atua como mRNA; é infectante. O nome calicivírus se origina de esferas com formato de cálice presentes na superfície das partículas virais negativamente coradas. Há 4 grupos distintos na família: *Lagovirus,* vírus semelhante ao vírus Norwalk, microrganismo semelhante ao vírus Sapporo e *Vesivirus.* O vírus da hepatite E, inicialmente incluído na família Caliciviridae, foi reclassificado como *Hepevirus*, da família Hepeviridae. Vários membros da família Caliciviridae – especificamente vírus do exantema vesicular de suínos, vírus do leão-marinho de São Miguel, calicivírus felino (FCV), vírus da síndrome da lebre-marrom-europeia e vírus da doença hemorrágica de coelhos – são importantes patógenos de animais.

Propriedades gerais

O genoma dos calicivírus tem apenas duas ou três fases de leitura aberta. Os vírions contêm uma única proteína de capsídio importante. As proteínas não estruturais dos calicivírus compartilham características com os picornavírus. A replicação dos calicivírus ocorre no citoplasma, embora nas células infectadas notem-se tanto inclusões citoplasmáticas quanto intracelulares.

Vesivirus

O vírus do exantema vesicular e o calicivírus felino são classificados, juntamente, como membros do gênero *Vesivirus*. Os vírus desse gênero se replicam com facilidade na cultura celular, com distinta diferença com outro gênero de calicivírus.

Exantema vesicular de suínos

Doença

O exantema vesicular de suínos (VES) é uma doença viral aguda caracterizada pela formação de vesículas na cavidade bucal, nos espaços interdigitais e na banda coronária das patas. VES é clinicamente indistinguível de febre aftosa (FA), doença vesicular de suínos e estomatite vesicular. O período de incubação da doença é de, aproximadamente, 24 a 72 horas, e o curso clínico varia de 1 a 2 semanas. A taxa de morbidade da doença é alta, porém a de mortalidade é baixa. Essa doença de suínos tem certa importância econômica. No entanto, seu principal impacto é o de mimetizar a FA, da qual deve ser diferenciada. A última manifestação dessa doença foi verificada nos EUA, em 1956. Subsequentemente, o Departamento de Agricultura dos EUA, em 1959, declarou VES uma doença exótica. No entanto, os vírus capazes de causar VES são endêmicos em mamíferos marinhos, nos quais também provocam doenças vesiculares e falha reprodutiva. Uma ampla variedade de focas, leões-marinhos, morsas e golfinhos são infectados por estes vírus. Surtos de VES ocorrem quando esses calicivírus de mamíferos marinhos se disseminam aos suínos, talvez como consequência do fornecimento de mamíferos marinhos mortos, como alimentos, aos suínos.

Agente etiológico

Propriedades físicas, químicas e antigênicas. O vírus do exantema vesicular de suínos (VESV) é um calicivírus típico, e as partículas virais estão associadas à formação de cisternas citoplasmáticas nas células de suínos infectadas (Figura 56.1) e em arranjos cristalinos no citoplasma (Figura 56.2). O VESV é estável em pH baixo (pH 5). Identificou-se grande quantidade de vírus antigenicamente distintos do VESV (pelo menos 13) e vários vírus antigenicamente distintos que, a princípio, foram isolados de espécies animais diferentes

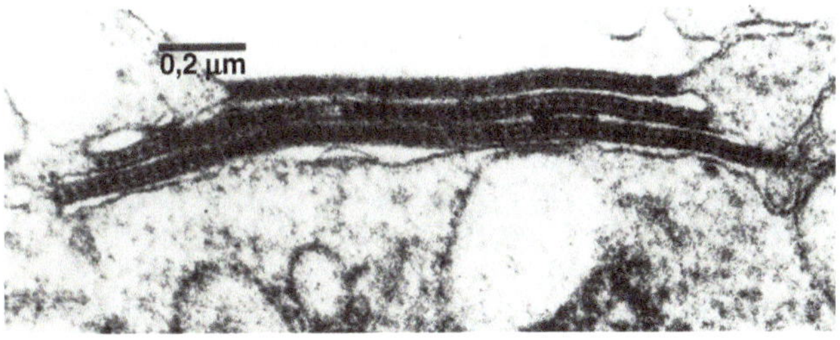

Figura 56.1 Fileiras paralelas de partículas de VESV em cisternas citoplasmáticas (72.000×). (Reproduzida, com autorização, de Zee *et al.*, 1968.)

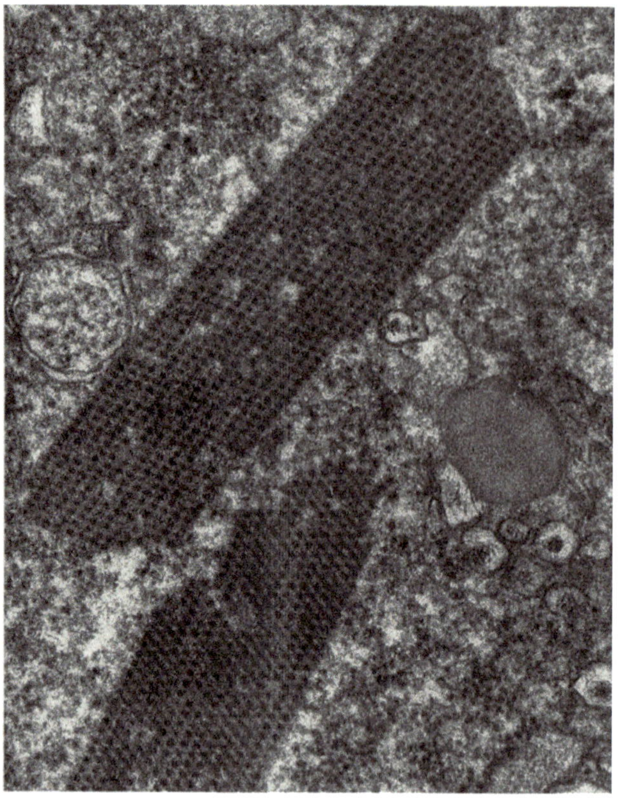

Figura 56.2 Corte de um cristal viral em células infectadas pelo VESV (64.000×). (Reproduzida, com autorização, de Zee *et al.*, 1968.)

da suína. Esses vírus identificados são capazes de provocar exantema vesicular de suínos e, assim, foram classificados como VESV, inclusive calicivírus bovino, calicivírus de cetáceos e calicivírus de primatas, bem como vários vírus denominados vírus de leão-marinho de São Miguel (17 tipos). Vírus semelhantes foram isolados de peixes, aves, répteis e outros mamíferos, inclusive jaritatacas. Estes vírus são diferenciados por meio de exames sorológicos, em geral, soroneutralização; a virulência desses microrganismos aos suínos varia significativamente.

Resistência a agentes físicos e químicos. O VESV é capaz de persistir, por longo tempo, no ambiente e nos derivados de carne contaminados. O vírus é completamente inativado por solução de hidróxido de sódio 2% ou de hipoclorito de sódio 0,1%.

Infectividade a outras espécies e outros sistemas de cultura. A ocorrência de exantema vesicular de suínos de ocorrência natural se limita a suínos de todas as idades e raças. Experimentalmente, o VESV origina vesículas nos sítios inoculados, em focas. As vesículas também surgem nos locais de inoculação, em equinos e *hamsters*. O vírus é isolado em baixo título em alguns sítios de inoculação e em linfonodos fistulados. O VESV replica-se em linhagens de células de rim de suínos ou de rim do macaco Vero.

Relação hospedeiro-vírus

Distribuição, reservatório e transmissão. Exantema vesicular de suínos foi inicialmente descrito na América do Norte (Califórnia), em 1932, e foram relatados surtos todos os anos na Califórnia, de 1932 a 1951 (com exceção de 1937 e 1938). A doença inicialmente surgiu fora da Califórnia em 1951 e, de 1952 a 1953, propagou-se para 42 estados dos EUA. Essa enfermidade jamais tinha sido relatada em outras partes do mundo, exceto Islândia e Havaí, e essas duas ocorrências foram resultantes do envio de produtos californianos de origem suína contaminados.

Mamíferos marinhos atuam como reservatórios da infecção por VESV. Um calicivírus foi isolado, pela primeira vez, em 1972, em leão-marinho da ilha de São Miguel, distante da costa sul da Califórnia. Esse calicivírus foi denominado vírus do leão-marinho de São Miguel (SMSV) e era indistinguível do VESV pelos critérios morfológicos, biofísicos e bioquímicos. A infecção experimental de suínos pelo SMSV causa uma doença indistinguível do exantema vesicular. O SMSV também foi isolado de suínos domésticos assintomáticos. Anticorpos soroneutralizantes contra vários sorotipos de SMSV e de VESV foram detectados em mamíferos marinhos, bem como em suínos selvagens e nos domésticos, na Califórnia. Estudos epidemiológicos prévios, durante surtos de exantema vesicular de suínos, confirmaram a relação entre o consumo de sobras de alimentos crus e a ocorrência de surtos da doença; sabe-se que leões-marinhos mortos são utilizados como fonte de alimento para suínos.

Embora os surtos de exantema vesicular de suínos provavelmente tenham se originado a partir do fornecimento de partes de animais marinhos infectados por SMSV aos suínos, a infecção, subsequentemente, propagou-se, de maneira rápida, nos rebanhos acometidos, por meio de contato direto.

Patogênese e patologia. O exantema vesicular de suínos se caracteriza pelo surgimento de vesículas preenchidas com fluido no focinho, na banda coronária das patas e na língua de suínos infectados. Essas mesmas lesões se desenvolvem em suínos inoculados com VESV ou SMSV, por via intradérmica. Os animais infectados apresentam febre, e o vírus é detectado no sangue e na secreção nasal-bucal ao longo de vários dias após a infecção. As vesículas surgem nas bandas coronárias e nos espaços interdigitais das patas 3 a 4 dias depois da infecção. As vesículas rapidamente se rompem e ocorre cicatrização, a menos que haja complicação por infecção bacteriana secundária. No fluido das vesículas, nota-se alto título de vírus, o qual também é capaz de contaminar o ambiente. Em alguns suínos infectados pelo VESV, ocorre discreta encefalite e é possível, ainda, isolar o vírus do tecido cerebral de suínos infectados pelo SMSV.

Resposta do hospedeiro à infecção. Anticorpos neutralizantes contra VESV e SMSV surgem no soro de animais infectados pelos vírus logo após a inoculação e verifica-se título máximo dentro de 7 a 10 dias após a infecção.

Diagnóstico laboratorial

O exantema vesicular de suínos deve ser rapidamente diferenciado de outras doenças vesiculares de suínos, como febre aftosa, doença vesicular suína e estomatite vesicular. O diagnóstico laboratorial é realizado mediante o isolamento do vírus em cultura celular, o exame em microscópio eletrônico direto do fluido vesicular ou pela reação em cadeia de polimerase (RCP). Embora todas as doenças vesiculares de suínos se caracterizem por sintomas semelhantes,

Quadro 56.1 Suscetibilidade dos animais domésticos aos quatro vírus que provocam vesículas em suínos.

Espécie animal	DVS	VES	FA	EV
Bovinos	–	–	++	++
Suínos	++	++	++	+
Ovinos	–	–	+	–[a]
Equinos	–	–[a]	–	++
Porquinhos-da-índia	–	–[a]	+	+
Camundongos lactentes	+	–	+	+
Humanos	+	–	–[a]	+

[a]Lesões ocasionais produzidas por cepas de vírus específicos.
DVS = doença vesicular de suínos; VES = exantema vesicular de suínos; FA = febre aftosa; EV = estomatite vesicular.

notam-se importantes diferenças: enquanto o exantema vesicular e a doença vesicular de suínos são enfermidades que acometem quase que exclusivamente os suínos, a estomatite vesicular, com frequência, acomete equinos e ruminantes; a febra aftosa também atinge ruminantes (Quadro 56.1).

Tratamento e controle

Não há tratamento para exantema vesicular de suínos, tampouco vacina para o controle da doença. Atualmente, considera-se uma doença erradicada nos EUA. O estabelecimento de leis que exigem o cozimento de restos de alimentos antes do fornecimento aos suínos foi o procedimento mais importante na erradicação da doença.

Calicivírus felino

Doença

O FCV infecta a cavidade bucal e o trato respiratório superior de gatos, causando febre, espirro e secreções nasal e ocular. Os sinais clínicos incluem rinite, conjuntivite, ulcerações bucais e, nos casos graves, pneumonia. Sensibilidade articular ou muscular, hiperestesia e ulceração bucal crônica são sinais clínicos atribuídos à infecção pelo FCV; recentemente, foi relatada uma doença sistêmica altamente virulenta e fatal associada a cepas específicas de FCV. O período de incubação da doença é de 2 ou 3 dias, e é comum os gatos infectados se recuperarem em 7 a 10 dias, desde que não haja infecção bacteriana secundária. A infecção sistêmica por cepa de FCV virulenta é caracterizada por alopecia, úlceras cutâneas, edema subcutâneo e alta taxa de mortalidade.

Agente etiológico

Propriedades físicas, químicas e antigênicas. O FCV é classificado em um sorotipo único, mas há várias cepas de FCV que variam quanto à antigenicidade, fato que interfere na eficácia da vacina. Além disso, a virulência de cepas individuais é muito variável e independe da antigenicidade; ou seja, a antigenicidade dos vírus que provocam síndromes clínicas similares não é, necessariamente, semelhante.

Resistência a agentes físicos e químicos. O FCV é resistente a vários desinfetantes comuns. É facilmente inativado por solução de hipoclorito de sódio 0,175%, que é o desinfetante de escolha. Em geral, os compostos à base de amônio quaternário não são eficazes contra FCV. O vírus é estável em pH 4 a 5 e inativado quando submetido à temperatura de 50°C por 30 minutos.

Infectividade a outras espécies e outros sistemas de cultura. O FCV é um patógeno presente em toda parte, isolado em gatos em todo o mundo. Não há evidência de que o FCV cause doença em animais de laboratório. O vírus pode se replicar facilmente em linhagens de células de felinos. Algumas cepas se replicaram em células tanto no rim do macaco Vero quanto no de golfinhos.

Relação hospedeiro-vírus

Distribuição, reservatório e transmissão. A doença é de ocorrência mundial e, provavelmente, todas as espécies de gatos são suscetíveis. Infecção e doença são mais comuns em gatos jovens; em geral, gatos mais velhos são imunes. Os gatos infectados que sobreviveram à doença podem permanecer portadores do vírus na orofaringe por longo tempo e atuam como reservatórios do vírus. O vírus é transmitido por meio de contaminação horizontal com aerossóis ou por fômites contaminados. Esse último modo é de importância fundamental, em razão da persistência do microrganismo no ambiente.

Patogênese e patologia. Os gatos são infectados pelo FCV por via respiratória ou por meio de aerossóis ou fômites. Os sítios primários da replicação viral são as células epiteliais da cavidade bucal e do trato respiratório e as tonsilas. Ocorre viremia durante a infecção aguda.

Nos casos típicos de infecção por FCV em filhotes e gatos jovens suscetíveis, as lesões características são vesículas na cavidade bucal (língua e palato duro) e nas narinas. As vesículas se rompem rapidamente, originando erosões e úlceras. Cepas altamente virulentas tendem a provocar pneumonia em filhotes de gatos. Nos casos não complicados, a regeneração da mucosa bucal ocorre rapidamente. O FCV também foi associado à ocorrência de uma síndrome de claudicação caracterizada por sinovite e aumento do fluido sinovial. O mecanismo da claudicação é desconhecido, mas pode haver a participação de um componente imune.

Cepas virulentas sistêmicas de FCV (VS FCV) provocam epidemia de doença fatal em gatos suscetíveis. A enfermidade causada por VS FCV é caracterizada por vasculite e pelo envolvimento de vários órgãos. Os animais acometidos, às vezes, apresentam ulceração bucal grave; extenso edema subcutâneo, especialmente na cabeça e nos membros; e graus variáveis de ulceração no pavilhão auricular, coxim plantar, nas narinas e na pele. Alguns gatos infectados também desenvolvem pneumonia, necrose hepática e necrose esplênica. O antígeno contra FCV é detectado por meio de coloração imuno-histoquímica em células epiteliais e endoteliais. A taxa de mortalidade é alta, e a doença ocorre em gatos vacinados. Mais comumente, a infecção pelo VS FCV surge em abrigos que acolhem animais desprezados ou em outras instalações que abrigam vários gatos, nas quais o FCV está circulante.

Resposta do hospedeiro à infecção. Os gatos infectados pelo FCV ou aqueles vacinados com vacina contra FCV inativada ou viva modificada desenvolvem anticorpos soroneutralizantes. Os filhotes de gatas imunes ao FCV adquirem anticorpos soroneutralizantes maternos contra FCV por meio da ingestão de colostro.

Diagnóstico laboratorial

Exames laboratoriais são necessários para distinguir a infecção por FCV daquelas causadas por outros vírus que acarretam sintomas respiratórios semelhantes em gatos, particularmente rinotraqueíte viral felina (herpes-vírus). Esses exames incluem o isolamento do FCV em cultura de célula felina obtida de secreção nasal, suabe de garganta ou raspado conjuntival e a detecção de antígenos de FCV em raspado conjuntival e biopsia de tonsila, por meio de coloração imuno-histoquímica. A detecção genética por transcrição reversa/PCR também pode ser útil. No entanto, os resultados positivos devem ser interpretados com cuidado, pois há portadores assintomáticos. Além do mais, por vezes, ocorre resultado falso-negativo em razão da variabilidade genética do vírus. A aparência característica do vírus em microscopia eletrônica também é útil para um rápido diagnóstico. VS FCV não pode ser diferenciado do FCV clássico, exceto pelas manifestações clínicas.

Tratamento e controle

Em gatos, o tratamento da infecção causada por FCV é, principalmente, de suporte e sintomático. Antibióticos de amplo espectro auxiliam na prevenção de infecções bacterianas secundárias, e a fluidoterapia é útil quando há desidratação. Todas as cepas de FCV são consideradas variantes de um único sorotipo, pois, no soro, nota-se considerável reação cruzada entre os vírus. Do mesmo modo, os gatos imunizados com uma variante de FCV ficam protegidos contra outras cepas, ainda que a proteção seja parcial. O uso de teste de neutralização viral no desenvolvimento de vacinas é o melhor método de avaliação de proteção cruzada das vacinas. Ambas as vacinas contra FCV, inativada e viva modificada, estão disponíveis no mercado e propiciam proteção razoável contra infecções por FCV. Em geral, as vacinas contra FCV contêm, também, vírus da rinotraqueíte felina (um herpesvírus) e vírus da panleucopenia felina (um parvovírus) e são administradas por via intranasal ou intramuscular.

A infecção pelo FCV é controlada principalmente pelo isolamento de gatos que manifestam sintomas respiratórios e pela desinfecção de gaiolas e abrigos com hipoclorito de sódio, antes que se introduzam animais suscetíveis.

Lagovírus

Doença hemorrágica de coelho e síndrome da lebre-marrom-europeia

A doença hemorrágica de coelhos (DHC) e a síndrome da lebre-marrom-europeia (SLME) são doenças semelhantes causadas por calicivírus relacionados, porém antigenicamente distintos. DHC é uma doença infecciosa aguda de coelho europeu, *Oryctolagus cuniculus*; com frequência, a taxa de mortalidade é muito alta nas populações de coelhos suscetíveis. Uma característica recente da DHC é que a doença é fatal apenas aos coelhos com mais de 2 meses de idade. A doença é caracterizada por um curto período de incubação, seguido de febre, hemorragia disseminada em todos os tecidos corporais e morte rápida. A doença foi inicialmente relatada na China, em 1984, e, em seguida, rapidamente se disseminou para o resto do mundo. A síndrome da lebre-marrom-europeia é verificada na lebre europeia, *Lepus europaeus*.

Agente etiológico

Propriedades físicas, químicas e antigênicas. Várias cepas de vírus DHC e SLME são identificadas e diferenciadas por meio de testes sorológicos.

Infectividade a outras espécies e outros sistemas de cultura. O vírus DHC e o SLME não se replicam, com facilidade, em cultura celular, de modo que esses vírus basicamente, têm sido caracterizados ao se utilizar homogenato de fígado de animais infectados. Os vírus parecem ser altamente específicos para algumas espécies.

Relação hospedeiro-vírus

Distribuição, reservatório e transmissão. A princípio, o vírus DHC foi relatado na China, e o vírus SLME foi identificado inicialmente na Europa. É possível que uma mutação do calicivírus SLME tenha provocado o surgimento do vírus da doença hemorrágica de coelho (VDHC), ocasionando pandemia de doença letal em coelhos. A enfermidade é transmitida por via orofecal. Nos coelhos europeus, as taxas de morbidade e de mortalidade da infecção causada pelo DHC aproximam-se de 90 a 100%, podendo ter um impacto econômico significativo nas propriedades acometidas.

Patogênese e patologia. Coelhos infectados pelo DHC apresentam aumento de volume do baço, fígado edemaciado e hemorragias disseminadas. Necrose hepática extensa é altamente característica e explica o potencial para a ocorrência de coagulação intravascular disseminada (CID) nos animais infectados. As lesões também são notadas em outros órgãos, como rins, pulmões e coração. A CID induzida pelo VDHC não é característica de outras infecções provocadas pelo calicivírus, mas é notada em enfermidades causadas por flavivírus, a exemplo de febre amarela e dengue, em humanos.

Diagnóstico laboratorial

Foram desenvolvidos teste de imunofluorescência e teste imunoenzimático para o diagnóstico rápido de doença hemorrágica de coelhos. O genoma do RHDV foi totalmente sequenciado, assim um teste RCP é facilmente desenvolvido e utilizado para o rápido diagnóstico da infecção. O fígado é o tecido de escolha para a detecção do vírus.

Tratamento e controle

Não há tratamento para a doença aguda. Há, portanto, uma vacina inativada por formalina que contém tecido de coelho infectado, a qual propicia imunização efetiva contra a doença. O controle também é obtido mediante rigorosa quarentena e isolamento dos animais, de modo a evitar o transporte de material contaminado pelo VDHC em granjas de coelhos comerciais. Peles e carnes contaminadas, por vezes, atuam como fontes do vírus em áreas não endêmicas. É interessante observar que, embora a maioria dos países tenha focado no controle e na prevenção do DHC, o VDHC tem sido utilizado como arma biológica, a fim de controlar a população de coelhos em outros países.

Norovírus

O primeiro norovírus foi identificado em um surto de gastrenterite humana, em Norwalk, Ohio, em 1968. O norovírus foi detectado em várias espécies de animais, inclusive camundongos, bovinos, suínos e ovinos, bem como em um filhote de leão, ocasiões em que esse tipo de vírus foi associado à ocorrência de diarreia em animais jovens. Vários genótipos de norovírus foram identificados, a maioria dos quais não cresce *in vitro*.

O modo de transmissão é orofecal. Após a excreção, o vírus é resistente no ambiente. O microrganismo parece acometer enterócitos. Com frequência, a doença é discreta e autolimitante. O diagnóstico pode ser obtido por meio de microscopia eletrônica ou de RT-RCP. O potencial zoonótico do norovírus dos animais é desconhecido, embora haja estreita relação entre os isolados de humanos e aqueles de animais.

Calicivírus não nominados

O calicivírus entérico foi relatado em bovinos, cães, aves domésticas e suínos, entre outras espécies. Pelo menos alguns desses parecem provocar sinais clínicos de doença intestinal semelhante àquela causada pelos vírus semelhantes ao vírus Norwalk, em humanos.

Referência bibliográfica

Zee YC, Hackett AJ, and Talens LT (1968) Electron microscopic studies on the vesicular exanthema of swine virus. II. Morphogenesis of VESV Type H54 in pig kidney cells. *Virology*, 34, 596.

Leitura sugerida

Chassey D (1997) Rabbit haemorrhagic disease: the new scourge of *Oryctolagus cuniculus*. *Lab Anim*, 31, 33–44.

Scipioni A, Mauroy A, Vinje J, and Thiry E (2008) Animal noroviruses. *Vet J*, 178, 32–45.

57 Togaviridae e Flaviviridae*

Christopher C. L. Chase

Introdução

Togaviridae e Flaviviridae são duas famílias de vírus RNA, similares, com envelope de filamento único de sentido positivo, caracterizadas por apresentar um único mRNA que resulta em uma poliproteína, a qual é modificada após sua tradução. Ambas as famílias contêm vários arbovírus. Originalmente, os gêneros *Flavivirus* e *Pestivirus* faziam parte da família Togaviridae, mas, com base nas diferenças na organização genômica e nas glicoproteínas, foi instituída uma nova família, Flaviviridae, em 1984, incluindo vírus dos gêneros *Flavivirus* e *Pestivirus*.

Togaviridae

A origem do nome da família Togaviridae provém de "toga", uma palavra latina que indica beca ou manto, referente ao envelope apresentado por todos os membros da família. Togaviridae inclui 2 gêneros, *Alphavirus* e *Rubivirus*, os quais apresentam um único membro, o vírus da rubéola, causador da rubéola humana (sarampo alemão). Os vírus do gênero *Alphavirus* são, predominantemente, arbovírus transmitidos por mosquitos; desse modo, eles são capazes de se replicar em insetos e vertebrados. Além desses mencionados anteriormente, serão abordados quatro alfavírus que não causam encefalite: três alfavírus de peixes recentemente descobertos e um vírus de elefante-marinho (Quadro 57.1).

Alphavirus

O vírus Sindbis é o protótipo do gênero *Alphavirus*. Os alfavírus de importância veterinária incluem o vírus da encefalite equina ocidental (EEOc), da encefalite equina oriental (EEOr) e da encefalite equina venezuelana (EEV, incluindo o vírus Everglades subtipo II), além de vários outros vírus (vírus Fort Morgan, vírus Highlands J e vírus da floresta de Semliki). Os três vírus da encefalite equina (VEE) também têm como consequência zoonoses. Os três alfavírus de salmonídeos (AVS) estreitamente relacionados incluem os vírus da doença do pâncreas de salmão (VDPS), vírus da doença do sono (VDS) e alfavírus de salmonídeos noruegueses. Também foi identificado outro alfavírus, o vírus do elefante-marinho do sul (VEMS), mas sua influência como causa de doença é desconhecida.

Propriedades físicas, químicas e antigênicas. Os vírions do alfavírus são esféricos, apresentam envelope e diâmetro de, aproximadamente, 70 nm ($T = 4$) (Figura 57.1 A). Alfavírus são sensíveis a solventes lipídicos, cloro, fenol, pH ácido e aquecimento a 60°C por 30 minutos.

O envelope é oriundo das membranas plasmáticas das células hospedeiras, a partir das quais surgem os vírions à medida que amadurecem. O envelope circunda um nucleocapsídio icosaédrico ($T = 4$) (Figura 57.1 C) com cerca de 40 nm de diâmetro, sendo composto de uma única proteína de capsídio, bem como genoma de RNA de filamento único linear, de sentido positivo (Figura 57.1 B a D). O envelope contém um heterodímero com duas glicoproteínas virais (E1 e E2) (Figura 57.1 A e B); alguns alfavírus (vírus da floresta de Semliki) têm uma terceira glicoproteína (E3). Pelo menos quatro diferentes proteínas virais não estruturais são sintetizadas nas células infectadas (Figura 57.1 D). Os alfavírus são antigenicamente relacionados, como mostram os exames sorológicos, e são agrupados em complexos antigênicos distintos, cada um com vários subtipos ou várias cepas. As amplas variações genéticas e antigênicas entre os diversos subtipos e as variantes de cada complexo antigênico refletem nas diferenças em suas características de virulência e bioquímicas, bem como na mobilidade eletroforética de proteína e nas compilações do RNA, nas características físico-químicas, na variação de hospedeiros, na distribuição geográfica e no tropismo pelo vetor/hospedeiro. O vírus da encefalite equina ocidental (EEOc) é resultado da recombinação entre o vírus da encefalite equina oriental (EEOr) e um vírus semelhante ao Sindbis, uma ocorrência que parece ter acontecido há milhares de anos (Figura 57.2).

Infectividade a outras espécies e outros sistemas de cultura. O vírus da VEE é capaz de infectar ampla variedade de hospedeiros, inclusive humanos, equinos, roedores, répteis, anfíbios, macacos, cães, gatos, raposas, jaritatacas, bovinos, suínos, aves e mosquitos. Alfavírus pode se propagar em uma variedade de culturas celulares, inclusive de fibroblastos de

*Capítulo original escrito pelos Drs. MacLachlan e Stott.

Quadro 57.1 Vírus da família Togaviridae de importância veterinária.

Gênero	Sorogrupo/agente	Vetor	Espécies acometidas	Distribuição
Alphavirus	Família alfavírus			
	Grupo de vírus da encefalite equina			
	Vírus da encefalite equina ocidental	Mosquitos – *Culex melanoconion* e *C. melanura*	Equinos, humanos, faisões, perus, avestruzes, suínos, veados, cães, ovinos, pinguins, garças	Leste da América do Norte, Bacia do Caribe, América Central, América do Sul
	Vírus da encefalite equina venezuelana	Mosquito enzoótico *Culex melanoconion* e mosquitos epizoóticos *Aedes* e *Psophora* spp.	Equinos, humanos	América Central, América do Sul
	Vírus da encefalite equina oriental	Mosquitos – *Culex tarsalis*	Equinos, humanos, avestruzes	Oeste da América do Norte, América do Sul
	Grupo alfavírus de salmonídeos			
	Alfavírus 1 e 3 de salmonídeos (vírus da doença pancreática)	Nenhum	Salmão	Norte da Europa
	Alfavírus 2 de salmonídeo (vírus da doença do sono)	Nenhum	Truta-arco-íris	Oeste da Europa
	Vírus Getah (vírus Sagiyama)	Mosquitos – *Culex* spp.	Equinos, suínos	Sudeste Asiático (Índia e Japão)
	Vírus do elefante-marinho do sul	Piolho – *Lepidophthirus macrorhini*	Elefante-marinho	Australásia

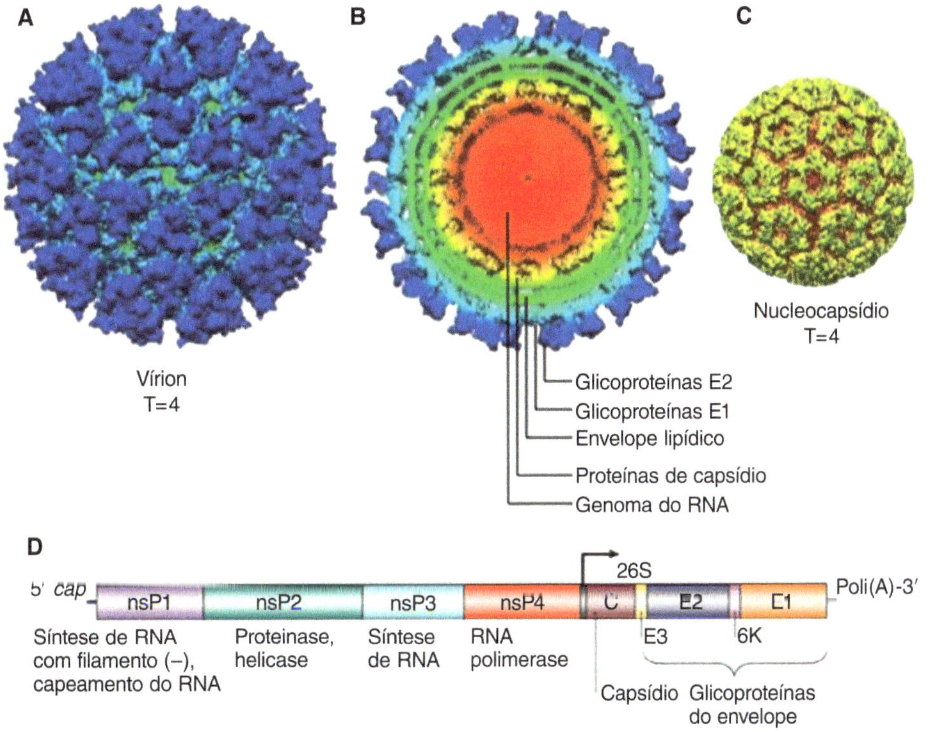

Figura 57.1 Estrutura do vírion e organização genômica do alfavírus: A. Imagem do vírus Sindbis na superfície de diferentes cores, o protótipo do togavírus. Projeções triméricas semelhantes a flor, de heterodímeros E1-E2, são notadas nas cores *azul* e *turquesa*; notam-se pequenas porções da dupla camada de lipídios, em verde. B. Corte transversal do centro da partícula viral mostra a organização da partícula com a glicoproteína E2 (*azul*), a glicoproteína E1 (*turquesa*) e a dupla camada de lipídios (*verde*), penetradas por hélices transmembrana de glicoproteínas, protease de domínio da proteína do capsídio (*amarelo*), região proteína-RNA (*alaranjada*) e região do RNA (*vermelho*). C. Centro do nucleocapsídio mostrando capsômeros pentaméricos e hexaméricos, vistos em um eixo icosaédrico duplo. D. Genoma do vírus da encefalite equina venezuelana (VEEV). O filamento único positivo do genoma do RNA codifica quatro proteínas não estruturais (nsPs) e três importantes proteínas estruturais. Durante a infecção, são sintetizados dois mRNA – um mRNA de extensão total, que produz o genoma viral, e um mRNA menor utilizado na síntese de proteínas do vírion. As três proteínas estruturais são traduzidas a partir de uma mensagem subgenômica 26S e se combinam com o RNA genômico para formar vírions. (Painéis A, B e C adaptados de Jose *et al.*, 2009; e Painel D reproduzido de Weaver e Barrett, 2004.)

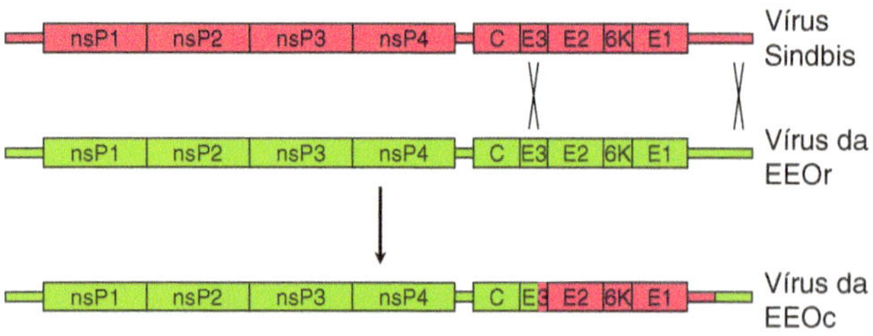

Figura 57.2 Diagrama do mecanismo de recombinação que origina o vírus da encefalite equina ocidental (VEEOc). (Adaptada de Strauss e Strauss, 1997.)

frangos e patos, de célula Vero, de célula L e de células de mosquitos; nessas últimas, em geral, não se constata alteração citopatológica. Vários animais de laboratório são infectados de modo experimental, mais comumente os camundongos lactentes.

Ovos embrionados de galinhas e frangos jovens também são suscetíveis à infecção.

Alfavírus zoonóticos e veterinários

Vírus da encefalite equina

Doença. Os vírus da EEOr, da EEOc e da EEV causam encefalite em equinos, mas o quadro clínico pode variar de inaparente a doença fatal. As infecções pelo vírus da EEOc, discretas e/ou inaparentes, são mais comuns; as enfermidades decorrentes dos vírus de EEOr e EEV são, tipicamente, mais patogênicas. É possível a morte do paciente por causa de EEV, na ausência de sintomas neurológicos. O envolvimento do sistema nervoso central (SNC) dos equinos, após infecção por vírus da encefalite, é caracterizado por caminhar a esmo, seguido de apatia grave e alterações de comportamento (depressão), cegueira de origem central, paralisia e morte logo depois do início dos sinais clínicos. Nas infecções por vírus de EEV e EEOr, a taxa de mortalidade pode ser muito alta (até 90%). Os equinos jovens são mais suscetíveis à doença grave. Outros vírus de EEOr e EEOc provocam, ainda, doença relevante em aves domésticas; EEOr é mais comum, e a taxa de mortalidade tende a ser muito alta.

A doença clínica é especialmente comum em faisões e ratitas (avestruz etc.). EEOr também é notada em suínos e bovinos. Em aves, a EEOr é caracterizada por encefalite, com paralisia dos membros, torcicolo e tremores. Aves selvagens, por vezes, são infectadas, mas é raro manifestarem a doença; atuam como reservatórios do vírus aos vertebrados.

Epidemiologia. VEE é verificada no ocidente, embora alguns vírus a ela relacionados sejam detectados em outras partes do mundo (Figura 57.3 A a C). Nota-se EEOr no leste da América do Norte (predominantemente no leste do rio Mississippi e na região costeira do Atlântico, em particular), na Bacia do Caribe, nas Américas do Sul e Central (Figura 57.3 A). O vírus da EEOr é o vírus causador de VEE mais comum, com ocorrência média de 254 casos por ano (variando de 65 a 712 casos anuais), de 2003 a 2011 (Quadro 57.2). Com frequência, verificam-se surtos localizados nos EUA. Os vírus da EEV se restringem às Américas do Sul e Central (Figura 57.3 B), embora tenham ocorrido, periodicamente,

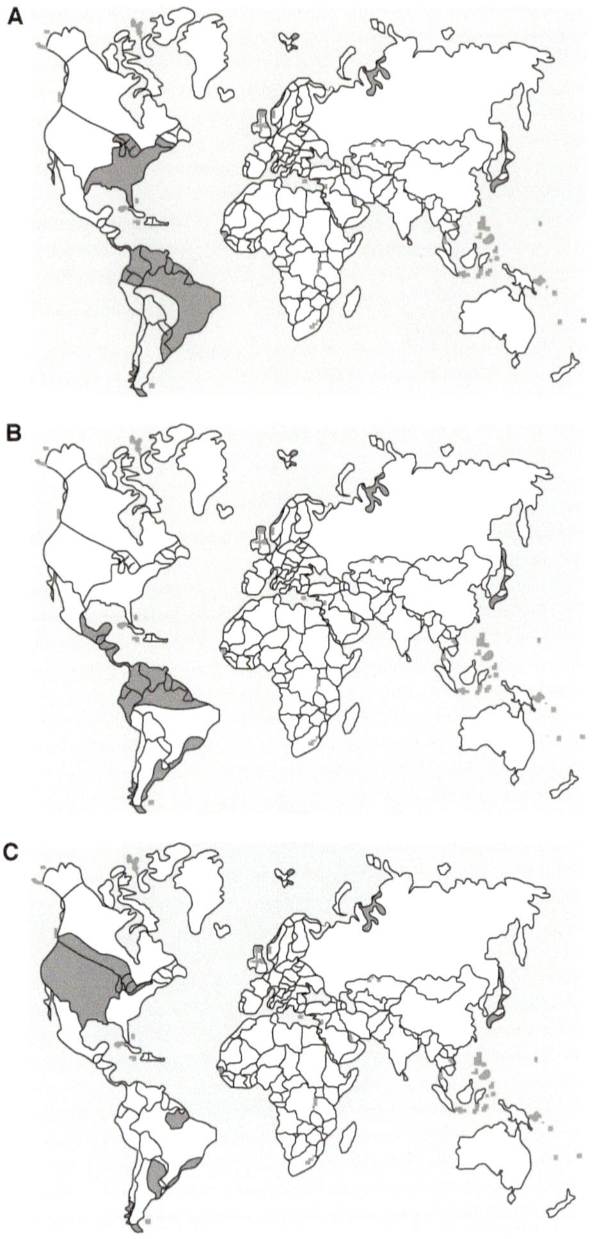

Figura 57.3 Áreas de ocorrência de EEOr, EEOr e EEV. O mapa mostra a distribuição dos alfavírus que causam encefalite: A. vírus da EEOr. B. vírus da EEV. C. Vírus da EEOc. (Adaptada de Scott e Slobodan, 2009.)

infecções na América do Norte; o último surto, nos EUA, ocorreu em 1971. Os EUA consideram a EEV uma doença de animal importado. Contudo, um vírus de EEV avirulento (Everglades tipo II) é endêmico em áreas da Flórida. Nota-se EEOc em toda a América do Norte, em especial no oeste do rio Mississippi e na América do Sul (Figura 57.3 C). Diferentemente da EEOr, a taxa de infecção pelo vírus da EEOc tem diminuído acentuadamente, com diagnóstico de apenas quatro casos nos EUA de 2003 a 2011 (Quadro 57.2). Outros alfavírus que causam encefalite esporadicamente são detectados nos EUA, mas em taxa de prevalência muito menor, sendo o vírus Highland J o mais importante na etiologia de encefalite em equinos, em especial na Flórida; também é patogênico aos perus e às perdizes.

Quadro 57.2 Número de casos positivos de EEOr e EEOc em equinos, nos EUA, no período de 2003 a 2011.

Ano	EEOr[a,b]	EEOc[b]
2003	712	1
2004	133	2
2005	330	0
2006	111	0
2007	206	0
2008	185	0
2009	301	0
2010	247	0
2011	65	1

[a]Dados de USDA – *site* Aphis Animal Health and Monitoring and Surveillance, 29/12/2011, http://www.aphis.usda.gov/vs/nahss/equine/ee/eee_distribution_maps.htm (acessado em 8 de fevereiro de 2013).
[b]Dados do site USGS Disease maps, 29/12/2011 EEE, http://diseasemaps.usgs.gov/eee_us_veterinary.html (acessado em 8 de fevereiro de 2013), e de WEE, http://diseasemaps.usgs.gov/wee_us_veterinary.html (acessado em 8 de fevereiro de 2013).

Os mosquitos transmitem VEE e, apesar do nome, equinos e pessoas são hospedeiros finais, os quais não são importantes no ciclo natural das infecções causadas pelos vírus de EEOr e EEOc (Figura 57.4). A princípio, relatou-se que a transmissão desses vírus era por meio de artrópodes (arbovírus). Tais vírus persistem em ciclos naturais da infecção similares, porém distintos, os quais incluem mosquitos e aves ou roedores, que são os vertebrados desses vírus. Exceto em regiões tropicais onde a infecção ocorre o ano todo, a taxa de prevalência máxima dessas doenças é verificada, tipicamente, no final do verão e diminui quando as condições climáticas são menos favoráveis aos mosquitos vetores. Os mosquitos são vetores biológicos desses vírus. É necessário que o mosquito se torne, verdadeiramente, infectado, mais do que a simples transmissão mecânica do vírus. Para um vetor biológico ser infectado, ele deve se alimentar com sangue de um hospedeiro vertebrado com viremia (Figura 57.5). O grau de viremia necessário para atingir o vetor depende da cepa viral e/ou da espécie do mosquito vetor. Após a ingestão, o vírus infecta o intestino do inseto e, em seguida, propaga-se até as glândulas salivares, nas quais a replicação propicia uma rápida fonte de vírus para infectar outros hospedeiros vertebrados durante a alimentação do inseto. O tempo necessário para este processo é denominado período de incubação extrínseco (PIE), que varia de acordo com o tipo de vírus e a espécie de mosquito. O PIE do vírus da EEOr é muito curto, de 2 a 3 dias (Figura 57.5). Uma vez infectado, o vetor permanece contaminado por toda a vida.

O vírus da EEOr é constatado em dois ecossistemas distintos: (1) América do Norte (leste dos EUA e Canadá) e Caribe e (2) Américas Central e do Sul. Os mosquitos *Culiseta melanura* transmitem as cepas do vírus da América do Norte. O vírus se mantém em um ciclo enzoótico de infecção, o qual inclui esses mosquitos ornitofílicos (que se alimentam de aves) e os passeriformes e as aves pernaltas, sendo esses últimos os vertebrados reservatórios do vírus nas regiões costeiras e em pântanos do interior do continente (Figura 57.4). A propagação periódica do vírus ocorre em equinos, humanos, aves e outros animais próximos (Figura 57.4). Várias espécies de mosquitos podem transmitir o vírus durante uma epidemia; ocorre transmissão horizontal direta entre as aves, quando bicam outras com viremia. Mais um mosquito (*Culex melanoconion*) é responsável pela transmissão de EEOr nas Américas Central e do Sul, onde pequenos mamíferos e aves atuam como vertebrados reservatórios do vírus.

Na EEOc, a relação hospedeiro-vírus é semelhante àquela constatada na EEOr, com o vírus mantido em um ciclo de transmissão entre os mosquitos (*Culex tarsalis*) e aves domésticas e passeriformes, com propagação periódica a humanos, equinos e aves domésticas. Outras espécies de mosquitos transmitem o vírus durante surtos da infecção.

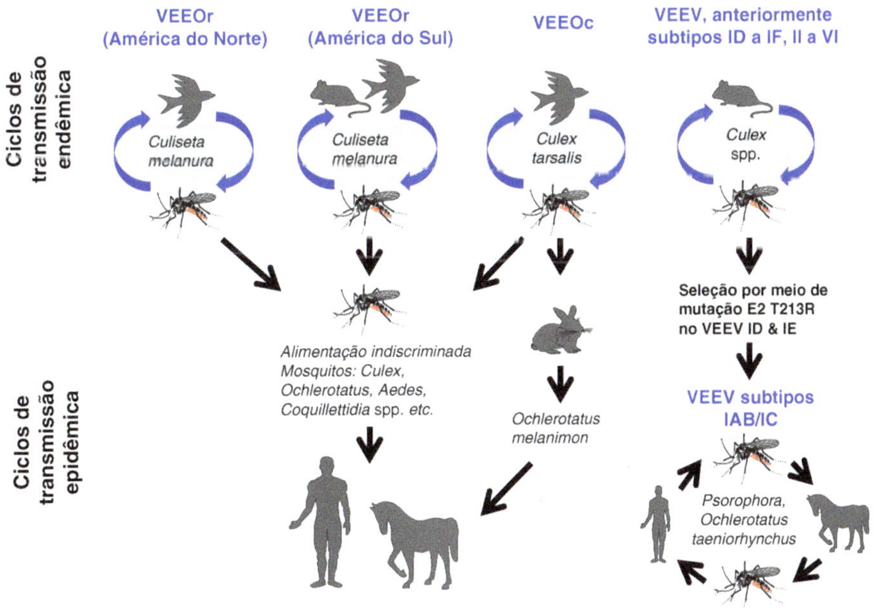

Figura 57.4 Ciclos de transmissão endêmica e epidêmica do vírus da encefalite equina oriental (VEEOr), da encefalite equina ocidental (VEEOc) e da encefalite equina venezuelana (VEEV). (Reproduzida de Pfeffer e Dobler, 2010.)

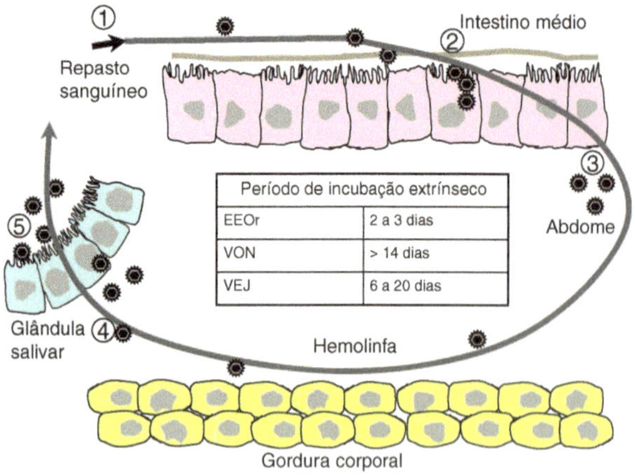

Figura 57.5 Replicação de arbovírus em fêmea de mosquito após repasto sanguíneo: (1) ingestão de sangue infectado; (2) o vírus infecta células epiteliais mesenteronais e nelas se multiplica; (3) o vírus é liberado através da membrana basal das células epiteliais e se replica em outros tecidos; (4) o vírus infecta as glândulas salivares; e (5) o vírus é liberado das células das glândulas salivares e transmitido pela saliva. São apresentados os períodos de incubação extrínsecos do vírus da encefalite equina oriental (VEEOr), do vírus da encefalite japonesa (VEJ) e do vírus do oeste do Nilo (VON).

O ciclo biológico do vírus da EEV é mais complexo. Há vários grupos distintos do vírus da EEV (tipos I-VI), a maioria dos quais não provoca enfermidade em equinos (tipo 1, variedades D a F, tipos II-VI). Esses vírus são endêmicos em todas as regiões tropicais e subtropicais das Américas (inclusive na Flórida, onde há vírus da EEV tipo II [Everglades]). Os vírus causadores de EEV endêmica são mantidos em um ciclo natural de infecção, entre os mosquitos *Culex* e os pequenos roedores, em pântanos de regiões tropicais. Apenas o vírus da EEV tipos 1AB e 1C são patogênicos aos equinos, e eles são isolados apenas durante epidemias de EEV, as quais ocorrem, regularmente, no norte da América do Sul. Acredita-se que as cepas epidêmicas se originam após mutação da glicoproteína E2 do envelope de cepas endêmicas tipo 1D do vírus da EEV, as quais circulam, com frequência, em áreas endêmicas, mas não são patogênicas aos equinos (Figura 57.4). Assim que surgem cepas do vírus de EEV virulentas a equinos e humanos, os equinos infectados tornam-se a principal fonte de vírus, porque, diferentemente dos vírus de EEOr e EEOc, o vírus da EEV se replica e ocasiona alto título em equinos. Desse modo, os vírus da EEV endêmica e epidêmica (epizoótica) apresentam ciclos de infecção muito diferentes (Figura 57.4).

Patogênese e patologia. A encefalite equina por infecções pelos alfavírus varia de inaparente a grave, chegando até uma doença fatal. A infecção se instala após a picada de um mosquito infectado. Ocorre replicação viral primária nos linfonodos regionais adjacentes ao local da picada, seguida de infecção generalizada e viremia, condição na qual o vírus se replica nos tecidos linfoides de todo o corpo, na medula óssea e em alguns outros tecidos. O vírus da encefalite possivelmente consegue alcançar o SNC após sua replicação nas células endoteliais que revestem os vasos sanguíneos do cérebro; a passagem do vírus ao cérebro acontece depois da fase aguda de infecção e viremia. As lesões se desenvolvem por toda a massa cinzenta do cérebro e incluem um manguito perivascular com células inflamatórias, infiltração de neutrófilos na massa cinzenta com necrose de neurônios e parênquima, bem como vasculite, trombose e hemorragia. Os neutrófilos são especialmente característicos das lesões cerebrais iniciais de EEOr e EEV.

Resposta do hospedeiro à infecção. A produção de anticorpos neutralizantes contra os microrganismos que causam VEE parece ser relevante na limitação da replicação e propagação do vírus; é claramente importante na prevenção de reinfecção. Há produção de anticorpos contra todas as proteínas virais, e o título máximo de anticorpos neutralizantes, tipicamente, é verificado dentro de 2 semanas após a infecção, em animais que sobrevivem à doença. Esses anticorpos podem ser efetivos na neutralização do vírus, contribuindo para a eliminação do vírus e causando lise de células infectadas via sistema complemento ou pelas células matadoras (*killer*) naturais. A imunidade mediada por célula também parece contribuir para a eliminação do vírus e para a proteção imune. Os linfócitos T citotóxicos podem ser identificados tão precocemente quanto 3 ou 4 dias após a infecção.

Diagnóstico laboratorial. Suspeita-se de encefalite equina causada por alfavírus quando se constata a ocorrência de doença neurológica em espécies animais suscetíveis em regiões endêmicas. Assim, o histórico prévio e a manifestação sazonal da enfermidade são informações importantes. O diagnóstico definitivo requer a confirmação laboratorial, geralmente obtida por meio de sorologia, com realização de imunoensaio enzimático (ELISA) de captura de IgM, a fim de detectar anticorpo específico do vírus no soro sanguíneo de animais com o tipo agudo da infecção. O diagnóstico é definitivamente confirmado por meio do isolamento do vírus em amostra de sangue ou de tecido do SNC, sendo a última a preferível em virtude da ocorrência de viremia variável no momento em que há manifestação dos sintomas de encefalite nos animais infectados. É possível utilizar ELISA de captura de antígeno de EEOr para auxiliar na identificação do vírus na amostra de tecido do SNC. Também podem ser realizadas imuno-histoquímica e reação em cadeia de polimerase (RCP) para identificar o vírus no tecido nervoso. O vírus pode ser isolado em vários sistemas, inclusive em culturas celulares, em embrião de frangos e em camundongos lactentes.

Tratamento e controle. Não há tratamento para os animais que apresentam a forma clínica da doença. É possível obter o controle das infecções causadas pelos vírus da encefalite equina mediante vacinação e programas de manejo da doença. O controle do vetor pode ser alcançado por meio da eliminação de locais de procriação dos mosquitos mediante programas de controle de água e de pulverização de inseticidas. No caso de granjas de aves domésticas, o uso de tela (à prova de insetos), cercando seguramente o galinheiro e instalando a granja longe de alagados de água doce, também é uma possibilidade. Foram desenvolvidas vacinas efetivas, com vírus inativados (EEOr, EEOc, EEV) e vírus atenuado (EEV) contra VEE. Caso se utilize vacina inativada, é necessária a vacinação anual regular de animais suscetíveis, a fim de manter a imunidade.

Alfavírus de salmonídeos

Doença. Os AVS são reconhecidos como um importante patógeno de salmão do oceano Atlântico, *Salmo salar* L., criados em viveiro e de truta-arco-íris, *Oncorhynchus mykiss*, na Europa. Há três doenças decorrentes de alfavírus de salmonídeos. O vírus da doença do pâncreas de salmão (VDPS, ou AVS subtipo 1 [AVS 1] ou subtipo 3 [AVS 3]) é o agente causador da doença do pâncreas (DP). A enfermidade ocorre em jovens salmões do Atlântico criados em viveiro, em seu primeiro ano no oceano, com prevalência máxima no período do fim de julho ao início de setembro; no entanto, os surtos acontecem em todos os estágios de produção de salmão do Atlântico. Os sinais clínicos associados ao aparecimento da DP são inapetência súbita, letargia e maior quantidade de cilindros fecais nos viveiros, maior taxa de mortalidade e definhamento. Os peixes acometidos podem parecer incapazes de se manter em sua posição na coluna ou na corrente de água do viveiro por causa da lesão muscular, predispondo-os a erosão e ulceração da pele e das barbatanas. Peixes aparentemente sadios também morrem subitamente como consequência de lesão de músculo cardíaco e esquelético e da exaustão. Às vezes, é possível notar peixes em condições normais ou boas nadando em espiral ou de modo circular, ou parecendo mortos no fundo do viveiro (semelhante aos sintomas da doença DS), mas, quando manuseados nadam para longe. A taxa de mortalidade em surtos da DP varia de 1 a 48%. Tende a ocorrer alta taxa de mortalidade em locais em que a alimentação é altamente energética e quando os peixes voltam a se alimentar após um período de inapetência. Até 15% dos peixes sobreviventes apresentam falha de desenvolvimento e ficam raquíticos.

A DS é uma enfermidade infecciosa de truta-arco-íris criada em água-doce; foi confirmada pelo isolamento do vírus da doença do sono (VDS) na França, ora VDS (AVS 2). O VDS acomete trutas-arco-íris em todos os estágios de produção, e sua manifestação clínica característica é aquela de peixes deitados de lado no fundo do viveiro, daí o nome "doença do sono". Esses sintomas se devem, principalmente, à extensa necrose do músculo vermelho esquelético. As taxas de mortalidade relatadas nas populações acometidas são variáveis, desde irrelevantes até acima de 22%.

Epidemiologia. Constatou-se a presença de alfavírus de salmonídeos (AVS) quase que exclusivamente em salmões do Atlântico e em trutas-arco-íris, na Europa. AVS 1 ou VDPS foi detectado em salmão do Atlântico criado em viveiro, na Irlanda e Escócia. No princípio, o VDS (AVS subtipo 2 [AVS 2]) foi inicialmente isolado na França e, ora AVS 2, foi isolado de trutas-arco-íris doentes na Inglaterra, Escócia, Itália e Espanha. VDPS (AVS 1) e VDS (AVS 2) são subtipos estreitamente relacionados, da mesma espécie de vírus, sendo proposto o nome de alfavírus de salmonídeos. Alfavírus de salmonídeos da Noruega (AVSN; AVS 3) foi isolado de salmão do Atlântico com DP e foi detectado apenas na Noruega. A organização genômica do AVS 3 é idêntica àquela de AVS 1 e AVS 2, e a similaridade da sequência de nucleotídios aos outros dois alfavírus é de 91,6 e 92,9%, respectivamente. A DP foi relatada apenas uma vez na América do Norte, em 1987, porém não se detectou o vírus, e isso permanece como um relato de uma condição semelhante à PD fora da Europa. Uma infecção dupla pelo vírus da anemia infecciosa do salmão (um membro da família Orthomyxoviridae) e por um semelhante ao togavírus foi relatada em New Brunswick, Canadá, em 2000.

Patogênese e patologia. Nos estágios iniciais de um surto de DP, os principais achados macroscópicos à necropsia são ausência de alimento no intestino e presença de cilindros fecais. As lesões importantes na DP de ocorrência natural ocorrem, na sequência, no pâncreas, coração e músculo esquelético dos peixes acometidos. Necrose pancreática, cardiomiopatia e miopatia esquelética, inclusive dano ao músculo esofágico, são as lesões mais importantes na DP. Em cerca de três de cada quatro casos de DP, nota-se miopatia cardíaca e/ou esquelética. Essas miopatias são importantes na patogênese dos surtos de DP. Em número relativamente pequeno de miopatias, verificam-se lesões pancreáticas agudas (< 2% dos peixes).

A fase de infecção aguda da DP é relativamente curta, com rápida destruição da maior parte do tecido acinar pancreático e resposta inflamatória variável. Como as lesões musculoesqueléticas tendem a aparecer dentro de 3 a 4 semanas após o surgimento das lesões pancreáticas e cardíacas, as amostras obtidas de peixes na fase final da doença pode conter apenas lesões musculoesqueléticas.

Na DS, notam-se as mesmas lesões histológicas sequenciais: pâncreas exócrino, coração e músculo esquelético, como aquelas descritas para DP. A principal lesão histológica é necrose extensa do músculo vermelho esquelético.

Resposta do hospedeiro à infecção. Há muito pouco estudo sobre a resposta imune específica contra a infecção pelo AVS em peixes. Nota-se proteção cruzada entre AVS 1 (DPS) e AVS 2 (DS), tanto no salmão do Atlântico quanto na truta-arco-íris. Houve resposta de anticorpo específica por meio de neutralização viral em 60% dos peixes 14 a 16 dias após a inoculação (dpi), e todos os peixes apresentaram soroconversão aos 21 dpi. Não há relato de recidiva de DP ou DS em populações previamente infectadas, indicando que, após a infecção natural, a proteção é adequada para um ciclo completo de produção.

Diagnóstico laboratorial. O diagnóstico da infecção aguda inicial causada por AVS pode ser obtido por meio de exame histológico (pâncreas, coração e músculo) e de imuno-histoquímica (do pâncreas), ao se detectar viremia e RNA do vírus no soro e no tecido cardíaco (RCP em tempo real). Infecção por AVS em estágio crônico é diagnosticada mediante exame histológico, sorologia (pesquisa de anticorpo por neutralização viral [NV]) e detecção do RNA do vírus.

Tratamento e controle. Foram desenvolvidas vacinas contra AVS 1 e AVS 2. Há disponibilidade de uma vacina contra DP no mercado. Embora em alguns experimentos tenha se comprovado que as vacinas são muito efetivas no campo, há dúvida quanto à duração da imunidade. Atualmente, tem sido pesquisada vacinação ou revacinação no mar, em regiões onde ocorre DP nos salmões do Atlântico, no segundo ano mantido no mar. Uma vacina viva recombinante contra AVS 2 protegeu trutas-arco-íris contra a infecção pelo AVS 2 durante um período de 5 meses.

AVS 1 sobrevive por mais de 2 meses em água do mar estéril, em baixa temperatura, de modo que o impacto do AVS 1 endêmico deve ser minimizado pela redução do estresse mediante o manuseio cuidadoso e boas práticas de higiene.

Alguns fatores de risco identificados incluem transferências de um viveiro no mar para outro e do viveiro do mar para o armazenamento em barco de estocagem. Métodos de abate com biossegurança e descarte seguro de restos e efluentes também são importantes para minimizar os riscos desses procedimentos. É desejável um bom controle de piolhos marinhos, não apenas para a saúde e o bem-estar do peixe, mas porque os piolhos marinhos atuam como vetores ou reservatórios de infecções. Como a maioria dos alfavírus são arbovírus, há a possibilidade de um ciclo de transmissão biológica entre hospedeiros vertebrados suscetíveis e artrópodes sugadores de sangue. Embora as infecções causadas por AVS sejam transmitidas sem um inseto vetor, a participação potencial de piolhos marinhos e de água-doce nas infecções por AVS precisa ser pesquisada. Há alguma evidência de que AVS 2 seja transmitido verticalmente, da ninhada para os ovos e os cardumes de peixinhos, mas há necessidade de trabalhos adicionais para confirmar a ocorrência de transmissão vertical.

Outros alfavírus clinicamente importantes

Vários outros alfavírus podem infectar os animais, inclusive o vírus Sindbis, o vírus da floresta de Semliki, o vírus Highlands J e o vírus Getah. A distribuição do vírus Highlands J na América do Norte é semelhante àquela do vírus da EEOr, mas é raro provocar encefalite em equinos. No entanto, é um importante patógeno de peru, faisão, perdiz chukar, pato, avestruz e grua-americana. O vírus Getah infecta equinos e suínos na Ásia e no Sudeste Asiático. Às vezes, em equinos a infecção se caracteriza pela ocorrência de febre, exantema e edema nos membros (mas sem encefalite); o vírus Getah também provoca aborto em porcas e inclui-se no complexo de alfavírus do vírus da floresta de Semliki; o vírus da floresta de Semliki provoca, ainda, uma doença febril em equinos, na África. O SESV, um alfavírus, foi isolado de piolho de elefante-marinho, *Lepidophthirus macrorhini*, na Ilha Macquarie, na Australásia, e, em razão da alta taxa de soroprevalência do vírus SES na população marinha, sugere-se que o SESV seja transmitido por piolhos. A população de elefante-marinho do sul diminuiu 50% nos últimos 50 anos, mas não há efeito causal do SESV na população marinha.

Flaviviridae

A família Flaviviridae é composta por grande número de vírus distribuídos em 3 gêneros antigenicamente distintos (Quadro 57.3): *Flavivirus*, *Pestivirus* e *Hepacivirus* (vírus da hepatite C, em humanos). A família Flaviviridae abrange vários patógenos humanos importantes.

Flavivirus

Os vírus do gênero *Flavivirus* abrangem os arbovírus transmitidos por mosquitos ou carrapatos. Aqueles transmitidos por mosquitos incluem microrganismos do grupo de vírus da encefalite japonesa (VEJ) (inclusive vírus da encefalite japonesa, vírus da encefalite do Vale Murray, vírus da encefalite de St. Louis, vírus do oeste do Nilo e vírus Kunjin), do grupo de vírus da febre amarela (VFA) (além dos vírus da febre amarela e Wesselsbron) e o grupo de vírus da dengue (VD) (causa de dengue hemorrágica, em humanos). Os flavivírus transmitidos por carrapatos incluem vírus da encefalite transmitida por carrapato (VTC; Europeu, Extremo Oriente e Sibéria), vírus da doença Powassan e vírus da doença da encefalite viral ovina (doença de *louping*). Esses vírus provocam encefalite ou sepse hemorrágica sistêmica em animais e/ou pessoas.

Propriedades físicas, químicas e antigênicas. O nome *Flavivirus* é derivado da palavra latina "flavus", que significa amarelo, uma vez que o vírus da febre amarela é o protótipo da família. Os membros do gênero são partículas esféricas (50 nm de diâmetro), com envelope e pequenas projeções na superfície (peplômeros) (Figura 57.6). Os vírions são estáveis em pH 7 a 9, mas inativados em pH ácido, temperatura acima de 40°C, solventes lipídicos, luz ultravioleta, detergentes iônicos e não iônicos e tripsina. Uma única proteína do nucleocapsídio encapsula o genoma; o envelope contém duas proteínas de membrana viral (E e M). Várias proteínas virais não estruturais também são sintetizadas nas células infectadas por vírus (NS1-5). O genoma viral é um filamento linear único de RNA de sentido positivo. O RNA genômico é infectante e codifica uma única

Quadro 57.3 Vírus da família Flaviviridae de importância veterinária.

Gênero	Sorogrupo/agente	Vetor	Espécies acometidas	Distribuição
Flavivirus				
	Grupo da encefalite japonesa			
	Vírus da encefalite japonesa	Mosquitos – *Culex* spp.	Equinos, humanos, suínos, aves domésticas	Sudeste Asiático
	Vírus do Oeste do Nilo	Mosquitos – *Culex* e *Aedes* spp.	Equinos, humanos, gansos, aves de rapina, corvídeos	Mundial
	Grupo da febre amarela			
	Vírus Wesselsbron	Mosquitos – *Aedes* spp.	Ovinos	África Subsaariana
	Encefalite transmitida por carrapato Vírus da encefalite viral ovina (doença de *louping*)	Carrapato *Ixodes ricinus*	Ovinos	Ilhas britânicas, sul da Europa
Pestivirus				
	Vírus da diarreia viral bovina	Nenhum	Bovinos, ovinos, ruminantes selvagens	Mundial
	Vírus da doença da fronteira	Nenhum	Ovinos	Mundial
	Vírus da peste suína clássica	Nenhum	Suínos	Ásia, África, Europa, Américas do Sul e Central

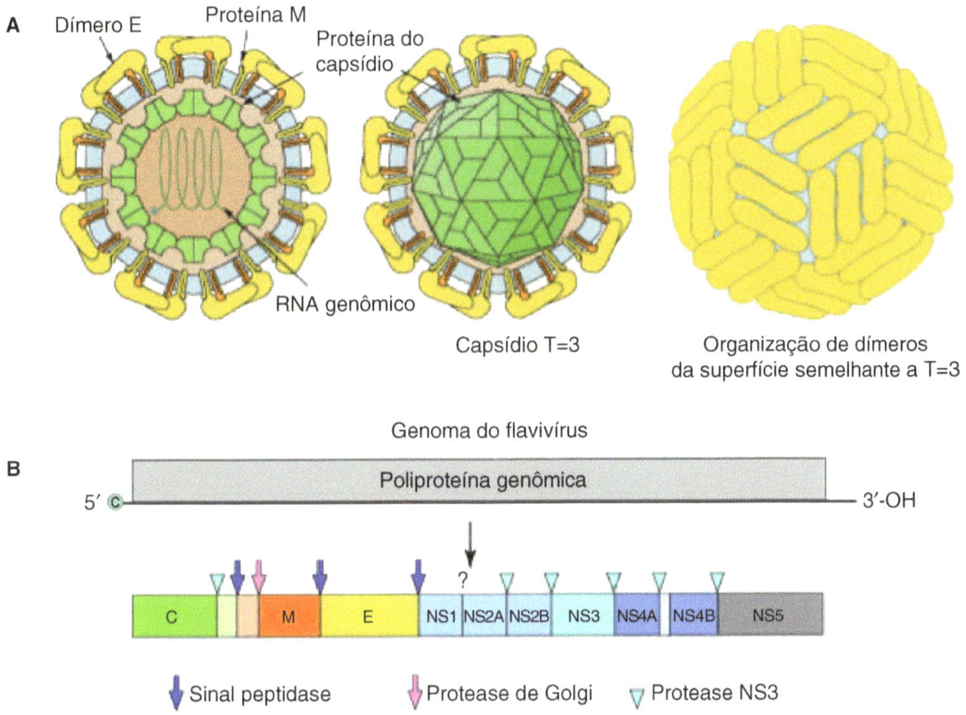

Figura 57.6 Estrutura do vírion e organização genômica do flavivírus. **A.** Flavivírus: com envelope, esférico e, aproximadamente, 50 nm de diâmetro. As proteínas da superfície estão organizadas em uma simetria semelhante a um icosaedro. **B.** Genoma de ssRNA (+), linear, monopartido, com cerca de 9,7 a 12 kb. A extremidade 3' do genoma não é poliadenilatada, mas produz uma estrutura de alça. A extremidade 5' apresenta capeamento do nucleotídio metilatado (possibilita o processo de tradução) ou uma proteína ligada ao genoma (VPg). (Reproduzida de viralzone.expasy.org, SIB Swiss Institute of Bioinformatics. http://viralzone.expasy.org/all_by_species/43.html. Acessado em 25 de janeiro de 2013.)

poliproteína grande, a qual é clivada durante e após a tradução em várias proteínas estruturais e não estruturais virais. Sorologicamente, os flavivírus são microrganismos relacionados, condição determinada por meio de testes específicos para o grupo, como ELISA e inibição da hemaglutinação. Eles são diferenciados pelo emprego de testes de neutralização, embora haja reação cruzada considerável entre os vírus de um mesmo sorogrupo (sorocomplexo). A proteína E do envelope contém os principais determinantes da neutralização viral (NV).

Flavivírus veterinários e zoonóticos

Grupo da encefalite japonesa

O VEJ é o protótipo do complexo antigênico da encefalite japonesa (EJ) do gênero *Flavivirus*. Todos eles são flavivírus transmitidos por mosquitos que provocam encefalite. O complexo EJ contém o vírus da encefalite de St. Louis, o vírus da encefalite do Vale Murray e o vírus do oeste do Nilo (VON) (e vírus Kunjin, com ele relacionado), além do próprio VEJ. Todos são patógenos humanos, mas o VEJ e o VON também são importantes patógenos veterinários.

Vírus da encefalite japonesa

Doença. A infecção pelo VEJ tipicamente é inaparente, mas tem como consequência doença clínica em humanos, equinos e suínos. Além do mais, constata-se infecção de cães e aves domésticas. Em geral, a infecção de suínos pelo VEJ é inaparente, contudo, resulta em aborto e natimortos em porcas prenhes sem contato anterior com o vírus. Os equinos infectados tendem a desenvolver grave doença neurológica, a qual se assemelha à encefalite equina oriental, mas a taxa de mortalidade é menor.

Epidemiologia. Atualmente, a infecção pelo VEJ se limita a regiões de clima temperado e tropical da Ásia, onde pesquisas sorológicas indicam que a infecção está disseminada em equinos, bovinos e suínos. O vírus está presente por toda a Ásia, desde o subcontinente indiano até o oeste das Ilhas do Pacífico, no leste (Figura 57.7). A maioria das infecções é inaparente ou discreta. Equinos e humanos não são importantes na epidemiologia da infecção por VEJ, porque, nessas espécies, durante a viremia, o título viral é muito baixo, insuficiente para que atuem como reservatórios do vírus para os mosquitos vetores suscetíveis (Figura 57.8). Por outro lado, aves e suínos infectados atuam como hospedeiros ampliadores do vírus, porque apresentam viremia com alto título viral (Figura 57.8). Mosquitos *Culex* spp. são os principais vetores do VEJ, e o PIE é moderado, de 6 a 20 dias (Figura 57.5). Em suínos, o vírus também é transmitido da mãe infectada aos fetos e do varrão à porca por meio de inseminação com sêmen contaminado pelo vírus. O vírus persiste em regiões tropicais, provavelmente em virtude da transmissão contínua entre mosquitos, aves e suínos.

Patogênese e patologia. Em equinos, a patogênese e a lesão causada pela doença são semelhantes àquelas descritas anteriormente para VEE.

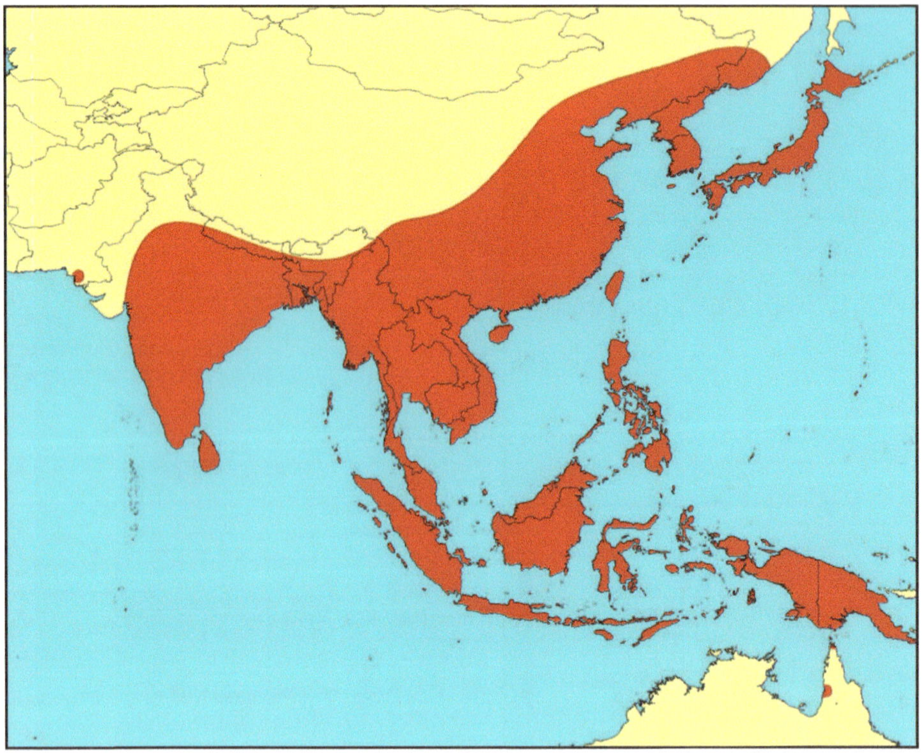

Figura 57.7 Distribuição geográfica do vírus de encefalite japonesa com base em dados atuais e históricos. (Reproduzida de Van den Hurk *et al.*, 2009.)

Resposta do hospedeiro à infecção. Após a infecção pelo VEJ, os animais desenvolvem tanto resposta imune humoral quanto resposta imune mediada por célula. A produção de anticorpos (HI e neutralizante de vírus) ocorre poucos dias depois da infecção. Os anticorpos neutralizantes basicamente se direcionam à proteína E do envelope, enquanto as respostas dos linfócitos T citotóxicos são direcionadas às proteínas não estruturais do vírus. As respostas humorais parecem ser importantes tanto na recuperação quanto na proteção em longo prazo contra a reinfecção. As respostas imunes mediadas por célula (linfócito T citotóxico) possivelmente contribuem para a eliminação do vírus. Após a infecção natural, o animal adquire imunidade por toda a vida.

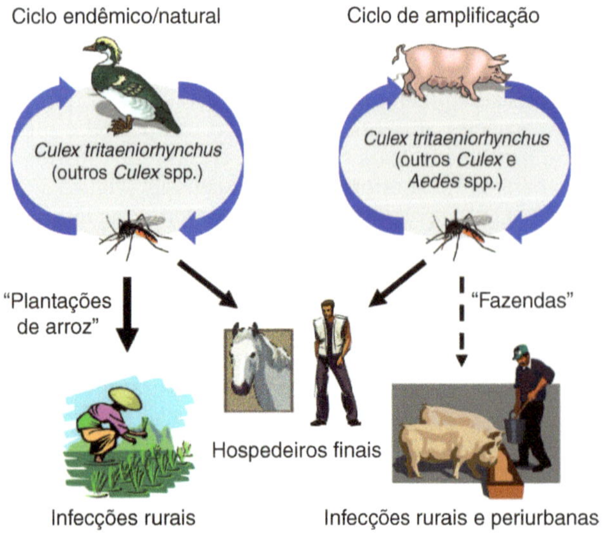

Figura 57.8 Ciclos de transmissão do vírus da encefalite japonesa. (Reproduzida de Pfeffer e Dobler, 2010.)

Diagnóstico laboratorial. O diagnóstico da infecção pelo VEJ é obtido mediante isolamento do vírus em amostras de tecido ou de sangue de animais infectados, em meio de cultura celular (vertebrados ou insetos) ou em camundongos lactentes. O RNA viral pode ser identificado por meio de RCP em qualquer amostra. Além disso, o antígeno viral é demonstrado diretamente em cortes de tecido do cérebro, mediante coloração imuno-histoquímica. Também há disponibilidade de diversos testes sorológicos, mas, em geral, é necessária a demonstração de IgM específica do vírus (indicador de infecção recente) porque, com frequência, os testes para IgG detectam anticorpos contra flavivírus relacionados, fato que dificulta a interpretação do resultado.

Tratamento e controle. Vacinação é utilizada no controle da infecção por VEJ em áreas endêmicas; há disponibilidade tanto de vacinas com vírus atenuado quanto daquelas com vírus morto. Além disso, as medidas de controle dos vetores representam um importante procedimento de controle.

Vírus do oeste do Nilo e vírus Kunjin

Doença. O VON, um membro do complexo antigênico VEJ, surgiu recentemente no hemisfério ocidental, ocasionando uma grande epidemia da doença em humanos, equinos, aves e diversos outros animais (jacarés, esquilos, cabras-montesas, lhamas, ovinos, gatos, cães etc.). Embora na

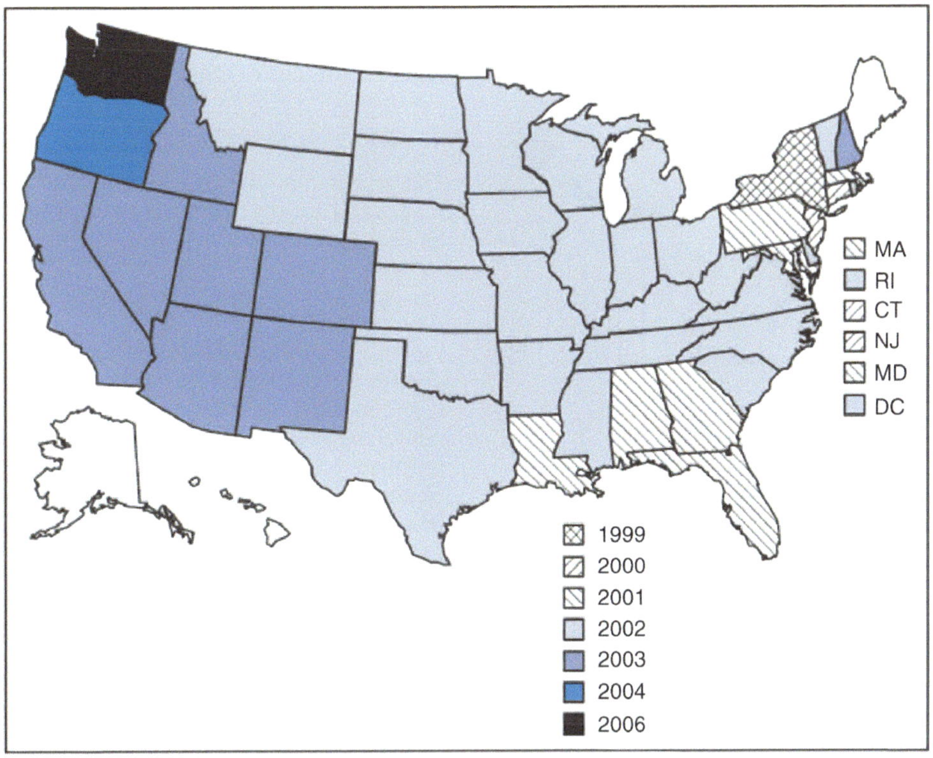

Figura 57.9 Ano do primeiro caso humano de doença causada pelo VON relatado, por estado, nos EUA, no período de 1999 a 2008. (Reproduzida de Lindsey *et al.*, 2010.)

maioria dos equinos a infecção seja assintomática (> 90%), a doença neurológica verificada nos equinos infectados por VON se caracteriza por ataxia, fraqueza, decúbito, fasciculação muscular e alta taxa de mortalidade. Algumas espécies de aves, incluindo gansos (especialmente gansinhos, aves de rapina e corvídeos [corvos]), apresentam taxa de mortalidade semelhante àquela notada em equinos.

Epidemiologia. Antes de 1999, o VON era detectado em toda a África, bem como em parte da Europa, no Oriente Médio, na Ásia e Austrália (onde é denominado vírus Kunjin). No entanto, em 1999, o vírus foi introduzido na cidade de Nova York e no nordeste dos EUA e se propagou para dois terços dos EUA, em 2002, atingindo a costa oeste do país, em 2003 (Figura 57.9). A taxa de prevalência máxima em equinos foi verificada em 2002 e, então, diminuiu, a partir da introdução de um VON inativado, em 2003 (Quadro 57.4). Em humanos, a prevalência máxima da doença foi notada em 2004; contudo, o VON é a principal causa de infecção por arbovírus nos EUA (Quadro 57.4). O vírus se mantém em um ciclo de infecção mosquito-aves; humanos e equinos são os hospedeiros "finais", porque, nessas espécies, a viremia não é suficiente para infectar mosquitos suscetíveis que se alimentam de indivíduos infectados (Figura 57.10). Há duas linhagens genéticas distintas do VON, ou seja, linhagem 1 e linhagem 2. Os vírus da linhagem 2 são endêmicos na África, ao sul do equador, onde causa pouca ou nenhuma doença em equinos. Por outro lado, as cepas da linhagem 1 do VON foram associadas à ocorrência de surtos da enfermidade no Mediterrâneo, na Europa Oriental, África do Norte, Ásia e América do Norte. Várias espécies de aves apresentam infecção subclínica ou assintomática, e a magnitude da viremia é suficiente para que atuem como hospedeiros reservatórios amplificadores do vírus. Em áreas endêmicas, a transmissão do VON é feita por mosquitos espécie-específica, enquanto, na América do Norte, uma ampla variedade de espécies de mosquitos foi incriminada na transmissão da infecção pelo VON (Figura 57.10). O período de incubação extrínseco do VON é muito longo (> 14 dias), em comparação com aquele de outros arbovírus que causam encefalite (Figura 57.5).

Quadro 57.4 Número de casos de infecção pelo VON positivos, em humanos e equinos, nos EUA, no período de 1999 a 2011.

Ano	Humanos[a]	Equinos[a,b]
1999	62	25
2000	21	60
2001	66	738
2002	4.156	15.257
2003	9.862	5.181
2004	2.539	1.406
2005	3.000	1.008
2006	4.268	1.121
2007	3.630	507
2008	1.356	224
2009	720	298
2010	1.021	157
2011	667	115

[a]Dados do *site* USGS Disease maps 01/02/2012 WNV, http://diseasemaps.usgs.gov/wnv_us_veterinary.html (acessado em 8 de fevereiro de 2013) e http://diseasemaps.usgs.gov/wnv_us_human.html (acessado em 8 de fevereiro de 2013).
[b]http://www.aphis.usda.gov/vs/nahss/equine/wnv/wnv_distribution_maps.htm (acessado em 8 de fevereiro de 2013).

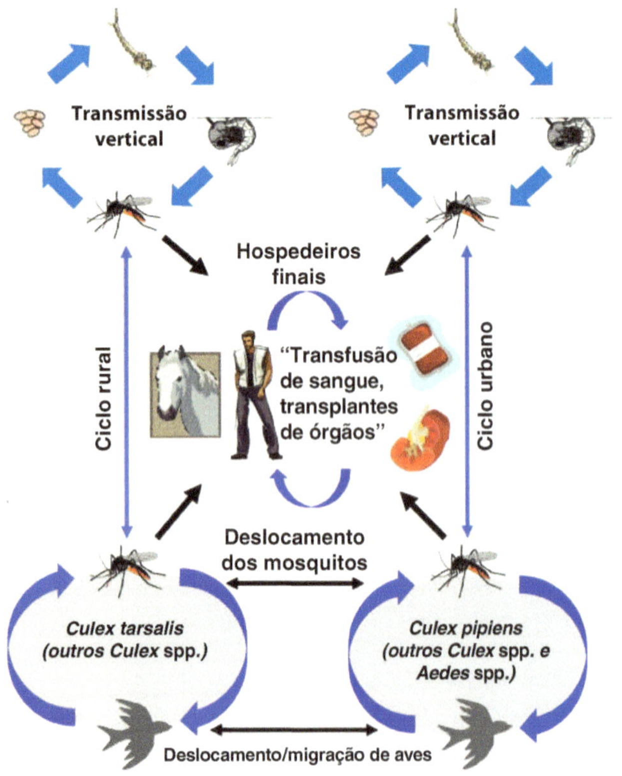

Figura 57.10 Ciclos de transmissão do VON. (Reproduzida de Pfeffer e Dobler, 2010.)

Patogênese e patologia. Em equinos, a patogênese e a lesão da doença são semelhantes àquelas descritas inicialmente para a encefalite viral equina.

Resposta do hospedeiro à infecção. A resposta imune do hospedeiro é semelhante àquela descrita anteriormente para VEJ.

Diagnóstico laboratorial. A melhor maneira de se obter diagnóstico de infecção pelo VON é por meio de RCP. O isolamento do vírus em culturas de células apropriadas também é possível. Além disso, ELISA de captura de IgM específico contra VON é muito útil na identificação sorológica de animais com infecção aguda pelo VON.

Tratamento e controle. Há disponíveis quatro diferentes vacinas contra VON indicadas para equinos: uma vacina com vírus VON inativado, uma com vírus canarypox recombinante, uma de quimeras do vírus VON com o vírus da febre amarela e uma vacina com DNA do VON. A revacinação anual é altamente recomendada. Medidas de controle dos vetores também são importantes no controle da infecção.

Outros flavivírus clinicamente importantes – grupo da encefalite japonesa

O vírus da encefalite do Vale Murra, outro membro do complexo encefalite EJ transmitido por mosquito, é enzoótico na Nova Guiné e na Austrália; esporadicamente, provoca encefalite em humanos. O vírus da encefalite de St. Louis, outro microrganismo do complexo EJ, é enzoótico nas América do Norte, Central e do Sul; também causa encefalite esporádica em humanos.

Grupo do vírus da febre amarela

Esse representa um pequeno grupo de flavivírus transmitido por mosquitos que provoca febre hemorrágica. O vírus da FA é o protótipo, e esse grupo inclui o vírus Wesselsbron.

Vírus Wesselsbron

Doença e epidemiologia. O vírus Wesselsbron provoca doença em ovinos na África Subsaariana. Também ocorre infecção subclínica em bovinos, equinos e suínos; além do mais, o vírus é um patógeno zoonótico causador de doença febril em pessoas, com cefaleia, mialgia e dor articular. Em ovinos infectados, o vírus ocasiona extensa necrose hepática, icterícia, edema subcutâneo, hemorragia gastrintestinal e febre; a taxa de mortalidade em cordeiros pode ser alta, sendo comum aborto em ovelhas. O mosquito *Aedes* transmite o vírus Wesselsbron.

Patogênese e patologia. O vírus causa infecção e provoca necrose hepática, resultando em hemorragia e insuficiência orgânica sistêmica.

Resposta do hospedeiro à infecção. Após a infecção, ocorre depleção de todas as células imunes.

Diagnóstico laboratorial. O diagnóstico se baseia no isolamento do vírus mediante o uso de diversas culturas celulares (rim de filhote de hamster e de cordeiros), embrião de galinha ou camundongo lactente. O RNA viral é identificado por meio de RCP em qualquer amostra. Vacinação e/ou exposição prévia a outros flavivírus dificulta a interpretação dos resultados dos testes sorológicos.

Tratamento e controle. Vacinas compostas de vírus atenuado são utilizadas para prevenir a doença em áreas endêmicas. Além dessa prevenção, medidas de controle de vetores são importantes no controle da infecção.

Outros flavivírus transmitidos por mosquitos clinicamente importantes

A infecção por vírus da FA causa um dos mais graves quadros de febre hemorrágica viral em humanos. É encontrado, predominantemente, em áreas de mata fechada da América Central, da América do Sul e da África. Envolve uma interação entre os mosquitos de copas de árvores, macacos e mosquitos vetores. *Aedes aegypti* é o vetor predominante no Hemisfério Ocidental. A FA ocorreu no sul dos EUA até os anos de 1890, quando medidas de controle dos vetores possibilitaram a eliminação de *A. aegypti*. Há vacina efetiva contra FA. O vírus da dengue (VD) é responsável pela ocorrência de dengue hemorrágica, um dos maiores problemas causados por arbovírus em humanos. O VD é encontrado em um amplo cinturão que envolve América Central, América do Sul, África e Sudeste Asiático; foi encontrado no Caribe e no extremo sul dos EUA. *A. aegypti* também é o principal vetor do vírus da dengue. A reinfecção pelo VD resulta em exacerbação imunomediada, a qual provoca infecção subsequente pelo VD, infectando macrófagos e ocasionando grave coagulação intravascular disseminada e febre hemorrágica. O VD tem quatro diferentes sorotipos que não induzem proteção cruzada; não há vacina.

Grupo de vírus que causam encefalite, transmitidos por carrapato

Esse grupo de vírus inclui vários patógenos humanos, inclusive o vírus protótipo, vírus TBE, com seus 3 subtipos geográficos (Europeu [Oeste], Siberiano, do Extremo Oriente [vírus da encefalite da primavera-verão da Rússia]), o vírus da doença da floresta Kyasanur, o vírus da febre hemorrágica Omsk, o vírus Powassan e o vírus da encefalite viral ovina (doença de *louping*), importante patógeno veterinário. Todos os vírus deste grupo são transmitidos por carrapatos, fato que torna sua epidemiologia mais complexa, pois os carrapatos atuam tanto como reservatório quanto vetores do vírus. Diferentemente dos mosquitos, os carrapatos vivem durante vários anos, tornando-se um reservatório efetivo. Além disso, os vírus transmitidos por carrapatos são passados de um estágio de desenvolvimento para o outro (transmissão transestágio) e de modo vertical, de uma geração a outra (transmissão transovariana). As larvas e ninfas dos carrapatos se alimentam em pássaros ou pequenos roedores, enquanto os carrapatos adultos preferem animais maiores (Figura 57.11).

Vírus da encefalite viral ovina (doença de louping)

Doença. O vírus da encefalite viral ovina é um flavivírus transmitido por carrapatos que infectam naturalmente várias espécies animais, inclusive humanos, ovinos, equinos, veados e aves. O vírus provoca encefalomielite em ovinos; quando ovinos suscetíveis são introduzidos em uma área endêmica, a taxa de mortalidade tende a ser alta. A encefalite viral ovina se caracteriza por sintomas neurológicos, como hiperexcitabilidade, ataxia cerebelar e paralisia progressiva. O nome doença de *louping* se deve ao fato de o animal caminhar com passos aos saltos, às vezes notado em pacientes com ataxia. Essa é uma enfermidade zoonótica, com síndrome clínica semelhante à influenza, seguida de meningoencefalite, em humanos, que se cura de 4 a 10 dias. Às vezes, a doença também é notada em bovinos, equinos, e caprinos.

Epidemiologia. A doença de *louping* se limita às Ilhas Britânicas e a partes do continente europeu (Espanha, Grécia e Turquia). Os carrapatos *Ixodes ricinus* são os principais vetores.

Diagnóstico laboratorial. Diagnóstico da encefalite viral ovina (doença de *louping*) é obtido mediante isolamento do vírus, coloração imuno-histoquímica de cortes do tecido do SNC de animais infectados ou exames sorológicos. O RNA viral é identificado por meio de RCP em qualquer amostra. O vírus pode ser isolado, com a realização de culturas de células de vertebrados ou insetos e por inoculação intracerebral de camundongos lactentes. É possível identificar o vírus disseminado, definitivamente, por meio de neutralização viral.

Tratamento e controle. A doença de *louping* é contida por meio do controle da infestação de carrapatos mediante imersão e pulverização de ovinos com produto carrapaticida. Uma vacina oriunda de cultura celular, inativada em formalina, está disponível e é eficaz. Os cordeiros filhotes de ovelhas imunes são protegidos por anticorpos colostrais durante um período de, aproximadamente, 4 meses.

Outras encefalites clinicamente importantes transmitidas por carrapatos

O vírus Powassan é a causa de encefalite humana e encefalite equina transmitida por carrapatos na América do Norte. O vírus infecta uma ampla variedade de espécies

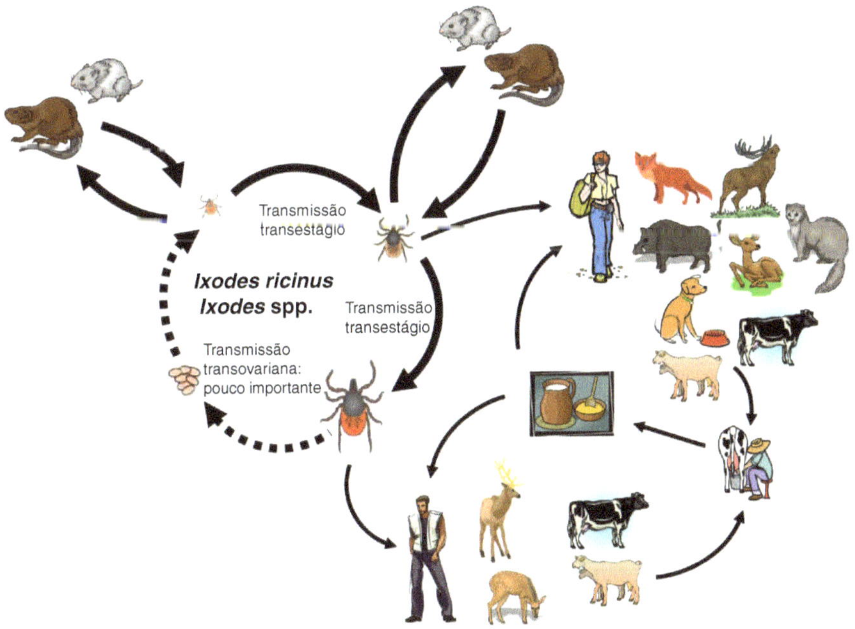

Figura 57.11 Ciclo de transmissão de vírus da encefalite transmitidos por carrapatos. (Reproduzida de Pfeffer e Dobler, 2010.)

animais, tanto selvagens quanto domésticos, bem como diversas espécies de carrapatos. Ele provoca encefalomielite em equinos, semelhante àquela provocada por outros flavivírus, a exemplo do vírus do oeste do Nilo (VON), da qual deve ser diferenciada por meio de RCP ou pelo isolamento do vírus. Na Europa e na Ásia, semelhantes encefalites transmitidas por carrapatos, em humanos, são causadas por vírus relacionados, inclusive vírus da febre hemorrágica, VTC (Europa, Extremo Oriente e Sibéria) e vírus da doença da Floresta Kyasanur. A encefalite adquirida pelo contágio de carrapatos resulta em grande número (até 50%) de pacientes com anormalidades neurológicas permanentes. Os VTC são mantidos em um ciclo de infecção que inclui carrapatos e vertebrados (rebanhos pecuários e cães), os quais atuam como hospedeiros amplificadores do vírus. Esse vírus pode ser transmitido às pessoas por meio do consumo de leite ou produtos lácteos de vacas, ovelhas e/ou cabras que apresentam encefalite transmitida por carrapatos (Figura 57.11). Em regiões nas quais o vírus é endêmico, a ocorrência de encefalite por contato entre os animais é esporádica.

Pestivirus

O gênero *Pestivirus* inclui o vírus da diarreia viral bovina (BVDV; tipos 1 e 2), o vírus da doença da fronteira (BDV) e o vírus da peste suína clássica (CSFV; anteriormente denominado vírus da cólera suína), os quais são importantes patógenos de animais pecuários. Diferentemente do que acontece com os vírus do gênero *Flavivirus*, os membros do gênero *Pestivirus* não são transmitidos por artrópodes.

Propriedades físicas, químicas, biotípicas e antigênicas. Pestivírus são prontamente inativados por pH baixo, calor, solventes orgânicos e detergentes. Os vírions são de esféricos a pleomorfos (40 a 60 nm de diâmetro) e apresentam envelope com pequenas projeções na superfície ("pontas") oriundas do próprio envelope viral. Os vírions são compostos de envelope e nucleocapsídio e incluem 4 proteínas estruturais – uma proteína do nucleocapsídio (C) e 3 glicoproteínas do envelope (Erns, E1 e E2) (Figura 57.12). Além disso, 7 ou 8 proteínas não estruturais virais são produzidas em células infectadas. O genoma

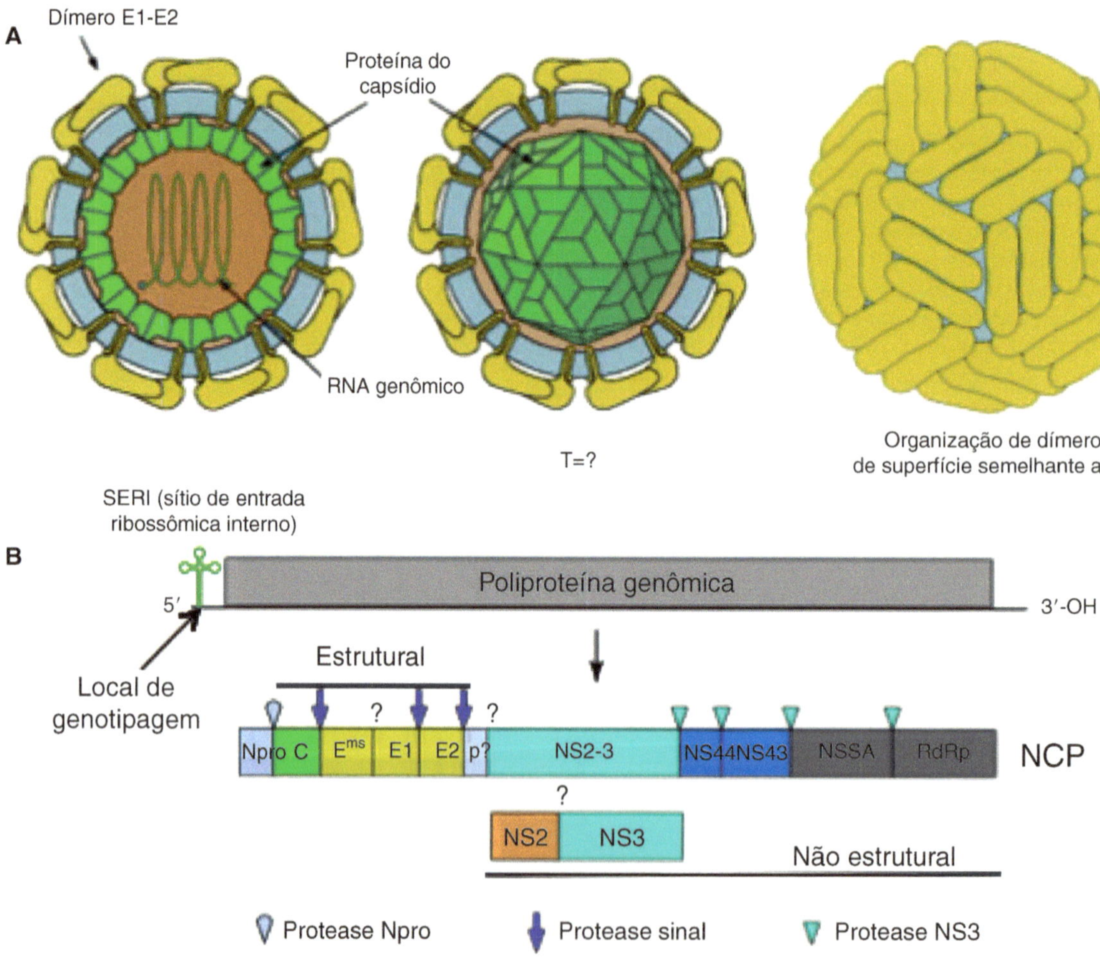

Figura 57.12 Estrutura do vírion e organização genômica do pestivírus. A. Vírion BVDV: com envelope, esférico, cerca de 50 nm de diâmetro; o vírion maduro contém três proteínas de membrana (Erns, E1 e E2) codificadas pelo vírus, além da proteína do capsídio. B. Genoma do BVDV: genoma de ssRNA(+) linear, monopartido, com cerca de 12 kb; a extremidade 3' do genoma não é poliadenilada, mas termina com uma característica poli C curta; apresenta um sítio de entrada ribossômica interno (SERI) na extremidade 5', o qual atua como mediador do início da tradução; na maioria dos isolados dos pestivírus citopáticos (CP), constatam-se duplicações, deleções e outros rearranjos. (Reproduzida de viralzone.expasy.org, SIB Swiss Institute of Bioinformatics. http://viralzone.expasy.org/all_by_species/43.html. Acessado em 25 de janeiro de 2013.)

é representado por uma única molécula de RNA de filamento único de sentido positivo, com uma única fase de leitura aberta ampla, que codifica uma poliproteína grande, a qual é clivada durante ou após a tradução em várias proteínas virais estruturais e não estruturais (Figura 57.12).

A infecção de cultura celular por pestivírus pode resultar em um de dois fenótipos diferentes: citopático (CP), em que as células morrem, ou não citopático (NCP), em que as células se mostram normais. Embora ambos os isolados, BDV e CSFV CP, tenham sido identificados, o BVDV está mais frequentemente associado a vírus CP. Vírus NCP é o biotipo predominante na natureza. Todos os vírus CP se originam de mutações de NCP, em geral, a partir de eventos de recombinação que incluem nucleotídio único essencial, inserções de genes celulares ou de gene viral, ou deleções (Figura 57.13) no gene NS2-3, ou próximo dele, resultando na produção do produto do gene NS3 nos vírus CP. Estas diferenças fenotípicas na cultura celular não refletem a patogênese ou a gravidade da doença, pois a maioria dos vírus patogênicos é NCP.

Os pestivírus são estreitamente relacionados e apenas podem ser distinguidos pelo emprego de técnicas de anticorpos monoclonais e/ou de biologia molecular. No entanto, eles tendem a ser específicos do hospedeiro. Todos os pestivírus são antigenicamente relacionados e incluem epítopos de reação cruzada. Foram isolados vários outros pestivírus geneticamente distintos do BVDV (tipos 1 e 2), do BDV e do CSFV; propõe-se que os pestivírus isolados de uma girafa, por exemplo, sejam identificados como novas espécies. A tipagem dos pestivírus está fundamentada na análise da sequência genética da região não traduzida 5' (Figura 53.12). Os anticorpos neutralizantes se direcionam às glicoproteínas do envelope, Erns e E2. Os animais infectados por CP BVDV também produzem uma potente resposta imune contra a proteína NS3, mas a resposta com produção de anticorpos contra outras proteínas virais, geralmente, é fraca.

Infectividade a outras espécies e outros sistemas de cultura. O BVDV infecta bovinos, ovinos, caprinos, suínos e ruminantes selvagens, mas é principalmente um patógeno infeccioso de bovinos e, às vezes, de ovinos. Isolados de BVDV,

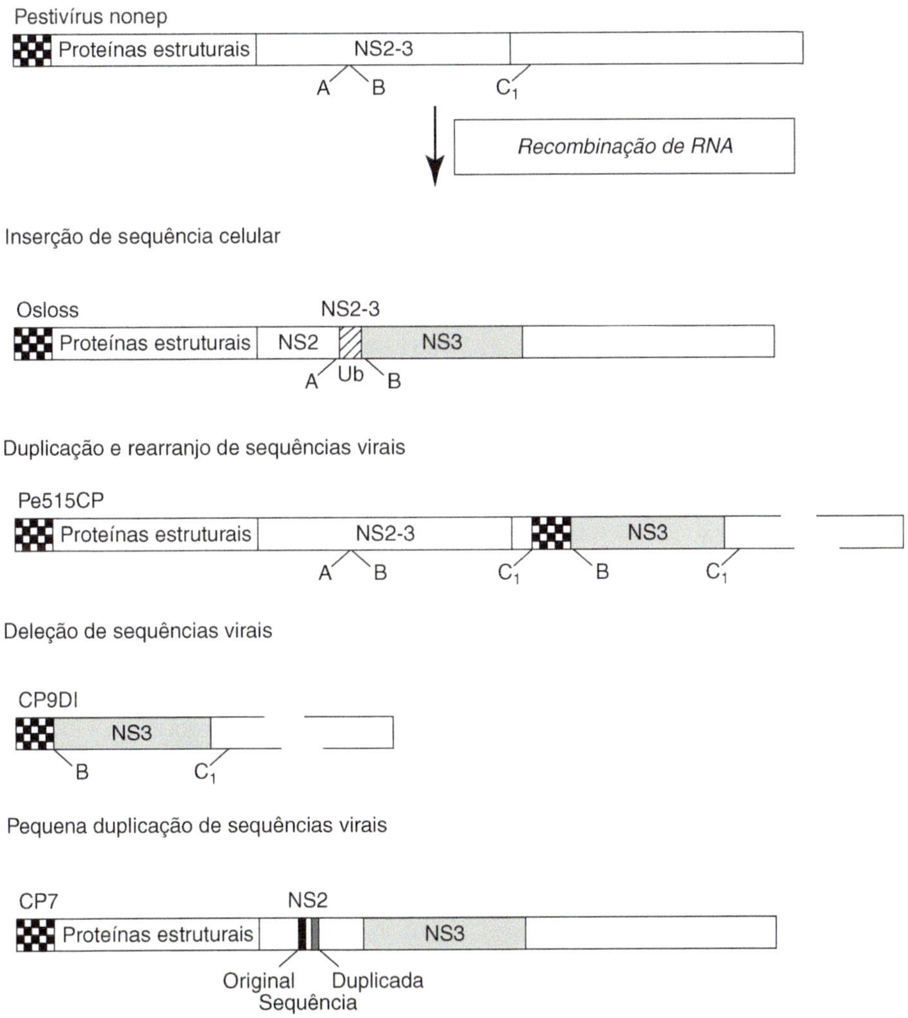

Figura 57.13 Recombinações que originaram quatro cepas CP BVDV: (1) inserções de sequências celulares que codificam ubiquitina; (2) duplicações e rearranjos de sequências virais, incluindo o gene NS3 (> 2 kb); (3) deleções que ocasionam a produção de CP defeituoso que interfere nas partículas (Dis); e (4) pequena duplicação de uma sequência viral (27 nucleotídios); a inserção é idêntica à sequência situada a cerca de 300 nucleotídios de distância. (Reproduzida de Kummerer *et al.*, 2010.)

CP ou NCP, são cultivados em sistemas de cultura celular, inclusive em várias culturas de células embrionárias de bovinos. Imunofluorescência ou outros métodos de coloração imuno-histoquímica são utilizados para detectar cepas NCP do BVDV que contaminam várias linhagens celulares comumente utilizadas. As cepas CP produzem placas e podem ser usadas para a obtenção de titulações virais acuradas.

Infectividade a espécies de hospedeiros e outros sistemas de cultura. Embora o BDV, classicamente, esteja associado à infecção em ovinos, ele também pode infectar bovinos e caprinos; porcas prenhes experimentalmente infectadas com BDV pariram leitões com hipoplasia cerebelar. É comum o vírus se propagar em culturas de células primárias e secundárias, de origem bovina e ovina, e em linhagens de células existentes, inclusive células de rim de suíno, de músculo de feto ovino e de osso turbinado bovino.

O CFSV infecta apenas suínos domésticos e porcos selvagens. Esse vírus se replica em culturas de células de suínos, como aquelas de baço, rim, testículo e leucócito de sangue periférico. A maioria das cepas do vírus não é citopatogênica e pode persistir na cultura ao longo de várias passagens celulares. A presença de vírus da hepatite C (VHC) nas culturas de células infectadas é facilmente demonstrada por métodos de coloração por imuno-histoquímica ou imunofluorescência. Há relato de algumas cepas citopatogênicas.

Vírus da diarreia viral bovina

Doença. O BVDV é responsável por uma variedade de síndromes dos tratos digestório e reprodutor. Atualmente, esse complexo de doenças inclui três síndromes clínicas distintas.

1. As consequências da infecção de bovinos pelo BVDV variam desde uma infecção inaparente até uma doença grave fatal. A infecção aguda por BVDV, normalmente, é uma doença discreta de bezerros jovens, caracterizada por leucopenia, febre e erosões e úlceras no trato gastrintestinal superior (em especial, no palato duro e na gengiva). A infecção é tipicamente caracterizada por alta taxa de morbidade e baixa taxa de mortalidade em casos não complicados. Com frequência, o BVDV é o componente viral do complexo "doença respiratória bovina", o qual predispõe os bovinos à infecção respiratória bacteriana secundária e/ou causada por micoplasma, que resulta em broncopneumonia grave, com altas taxas de morbidade e mortalidade. Ocasionalmente, a infecção aguda por BVDV pode ser a causa de uma doença grave fatal, com alta taxa de mortalidade, tanto em bezerros quanto em animais adultos, frequentemente acompanhada de hemorragia disseminada em consequência à trombocitopenia. Embora esta síndrome clínica tenha surgido nos anos de 1990, atualmente, e cada vez mais, as cepas de BVDV tipo 2 estão associadas à ocorrência de doença discreta em bezerros, semelhante àquela provocada pela maioria das cepas tipo 1
2. A infecção do trato reprodutor por BVDV tem como consequência uma variedade de síndromes, dependendo do estágio de desenvolvimento do feto bovino. As infecções que se instalam antes de 40 dias de gestação resultam em morte do feto. A infecção por BVDV de fetos bovinos por um vírus NCP BVD antes da metade da gestação (40 a 150 dias de prenhez), com frequência, ocasiona nascimento de bezerros que se tornam persistentemente infectados (PI) com BVDV (Figura 57.14). Em geral, as fontes do vírus são outros animais, mas uma vaca PI sempre produz um bezerro PI (Figura 57.14). Subsequentemente, esses animais atuam como reservatórios do vírus no rebanho, transmitindo a infecção tanto de modo horizontal quanto vertical (para sua própria progênie) (Figura 57.15). Além do mais, eles desenvolvem resposta imune humoral fraca, ou não evidente, contra o vírus responsável pela sua condição PI. Nos animais PI, a taxa de mortalidade no primeiro ano de vida é alta. Bezerros infectados com NCP BVDV após 150 dias de gestação (após desenvolvimento da resposta imune) manifestam infecção congênita. Embora eles eliminem a infecção por BVDV, pode ocorrer lesão vitalícia do seu sistema imune e no trato reprodutor. Tanto os bezerros PI quanto aqueles com infecção congênita, por vezes, apresentam a "síndrome do bezerro fraco", em que os bezerros não se desenvolvem normalmente após o nascimento. É possível que ocorram, ainda, anomalias congênitas. O BVDV também pode provocar aborto ao longo de toda a gestação; é o patógeno viral mais comumente diagnosticado nos casos de aborto
3. Doença das mucosas (DM) caracteriza-se por baixa taxa de morbidade, mas alta taxa de mortalidade em bovinos de vários meses a vários anos de idade. É caracterizada por doença grave fatal com extensa ulceração do trato gastrintestinal superior, diarreia e linfopenia. A doença das mucosas acomete apenas animais persistentemente infectados (PI).

Epidemiologia. O BVDV está no mundo todo, e a infecção de bovinos é muito comum, com alta soroprevalência na maioria dos países. A transmissão ocorre pelo contato e pela transferência horizontal do vírus, particularmente com animais PI carreadores do vírus que excretam grande quantidade de vírus em todas as suas secreções e excreções corporais, para propagação horizontal. Além disso, transmite o vírus por meio de infecção vertical para sua progênie (Figura 57.15).

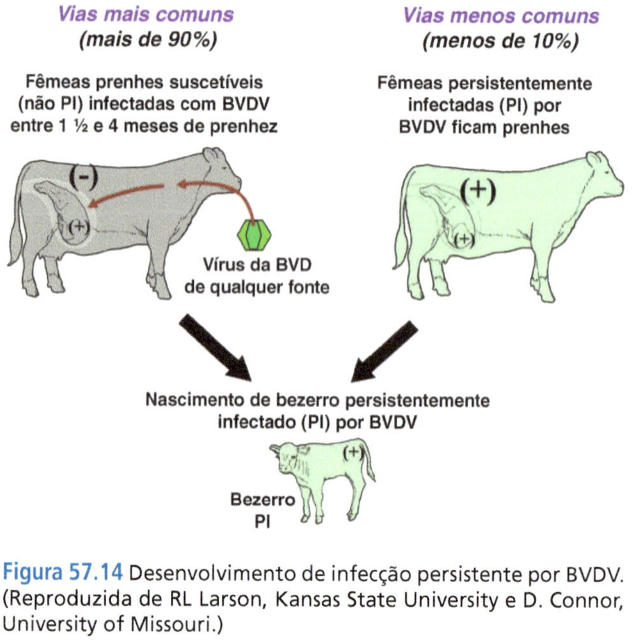

Figura 57.14 Desenvolvimento de infecção persistente por BVDV. (Reproduzida de RL Larson, Kansas State University e D. Connor, University of Missouri.)

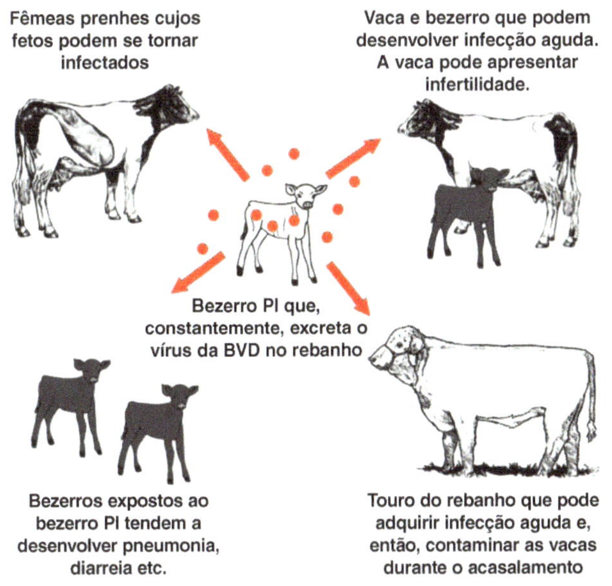

Figura 57.15 Risco de infecção persistente por BVDV no rebanho. (Reproduzida de Rodning e Givens, 2010.)

Patogênese e patologia. A patogênese e as consequências da infecção de bovinos por BVDV dependem da idade e da condição imune do animal por ocasião da infecção, bem como das propriedades biológicas da cepa de vírus infectante. Em bezerros, a infecção por BVDV resulta em doença sistêmica de gravidade variável. Nos bezerros acometidos, as lesões variam de erosão e ulceração discretas no trato gastrintestinal superior até grave ulceração por todo o trato gastrintestinal e hemorragias disseminadas. É comum cepas de BVDV altamente virulentas provocarem graves lesões nos bezerros suscetíveis, as quais se assemelham àquelas verificadas na doença das mucosas.

As lesões associadas à infecção congênita por BVDV incluem lesões oculares (degeneração e hipoplasia de retina, neurite óptica) e atrofia/hipoplasia de cerebelo. Os animais PI apresentam BVDV em todos os tecidos, mas os folículos pilosos contêm grande quantidade de BVDV e podem ser utilizados para exames diagnósticos.

A DM se instala quando uma cepa CP do vírus da BVD infecta um animal PI. Em geral, a cepa CP é um mutante da cepa NCP PI, e estas mutações surgem por um mecanismo já descrito anteriormente. Na doença das mucosas, esses vírus NCP e CP se apresentam como um par. A DM se caracteriza pela presença de erosões e úlceras no focinho, em toda a cavidade bucal, no esôfago e no intestino delgado (úlceras nas placas de Peyer são características). Nota-se também necrose disseminada de linfócitos. Na DM, o mecanismo de destruição tecidual ainda não foi caracterizado, mas pode envolver a apoptose celular.

Respostas do hospedeiro à infecção. Em geral, a infecção de bovinos pelo BVDV resulta na produção de alto título de anticorpos neutralizantes no soro; os bovinos que se recuperam da infecção têm imunidade de longa duração. A infecção intrauterina de animais pelo BVDV antes de 150 dias de gestação, às vezes, acarreta imunotolerância ao BVDV e, em consequência, infecção pós-natal persistente e nenhum título ou título muito baixo de anticorpos específicos contra o vírus.

Diagnóstico laboratorial. O diagnóstico clínico pode ser difícil. Deve-se diferenciar DM de outras doenças que provocam ulceração do trato gastrintestinal, incluindo febre catarral maligna e peste bovina. Obtém-se diagnóstico mais rápido por meio de ELISA de captura de antígeno ou de coloração imunoistoquímica de tecidos de animais infectados com anticorpos específicos contra BVDV. É possível utilizar RCP para detecção do ácido nucleico viral em qualquer amostra. Constatou-se que a amostra obtida mediante biopsia de orelha é útil na identificação de animais PI. Também pode ser empregado o isolamento do vírus. O uso disseminado de vacinas dificulta o diagnóstico sorológico da infecção por BVDV, pois, nos animais PI, o título para BVDV é baixo ou não detectável.

Tratamento e controle. Em bovinos, o controle da infecção pelo BVDV envolve a adoção de boas práticas de biossegurança, incluindo quarentena e exame de novos animais introduzidos no rebanho quanto à possibilidade de infecção persistente. A compra de animais reprodutores representa um alto risco de introdução do BVDV no rebanho. Dentro do rebanho, todos os portadores PI devem ser identificados e removidos. As vacinas apenas são adjuvantes no controle e não são eficazes se há animais PI no rebanho. Utilizam-se tanto as vacinas com BVDV atenuado (vivo) quanto aquelas que contêm vírus morto. Há preocupações em relação ao uso de vacinas que apresentam BVDV vivo atenuado, incluindo seu potencial de reversão à virulência, a disseminação do vírus na população de bovinos e o risco de provocar imunossupressão, bem como infecção no feto. No passado, ocorreu contaminação acidental de culturas de células de bovinos utilizadas na produção de vacina com cepas virulentas; cepas de NCP BVDV também foram verificadas. Às vezes, a vacinação de bovino PI com vacina atenuada ocasiona doença das mucosas. A vacinação de bezerros antes de 4 meses de idade pode não ser efetiva em razão da interferência dos anticorpos maternos; talvez sejam necessárias repetidas revacinações.

Vírus da doença da fronteira

Doença. Doença da fronteira é uma enfermidade congênita de ovinos causada por pestivírus, caracterizada pelo nascimento de cordeiros com lã anormal ("peludo") e tremores decorrentes de mielinização anormal do SNC (condição também denominada cordeiros peludos trêmulos). A manifestação da doença varia dependendo da idade gestacional do cordeiro por ocasião da infecção, bem como da cepa do vírus infectante. A infecção do feto em desenvolvimento pode resultar em morte fetal, mumificação, aborto, natimortos ou nascimento de cordeiros anormais, enquanto a infecção de ovinos adultos é subclínica.

Epidemiologia. BDV foi inicialmente descrita no final dos anos de 1940, como uma doença congênita de ovinos, na Inglaterra e no País de Gales. Foi detectada em vários países da Europa, Austrália, Nova Zelândia, Canadá e EUA. O vírus persiste em ovinos, possivelmente de modo semelhante àquele mencionado para a infecção de bovinos pelo BVDV; quando o vírus é introduzido em rebanhos imunologicamente virgens, é possível que ocorram grandes surtos de BDV. É provável que a transmissão de BVD seja mais comum pelas vias oral e intranasal, a partir de animais ou fetos infectados.

Patogênese e patologia. A infecção por BDV de ovinos imunologicamente virgens resulta em viremia, com subsequente disseminação do vírus para o feto, em fêmeas prenhes. A infecção generalizada do feto tende a ocasionar morte fetal, com ou sem sua expulsão, ou teratogênese. As consequências da infecção fetal são inversamente proporcionais à idade do feto. Assim, a infecção durante o primeiro trimestre de prenhez é relativamente mais grave do que a infecção no final da gestação. A infecção após 80 dias de gestação, frequentemente, resulta em eliminação do vírus, sem doença. O efeito teratogênico da infecção por BDV também depende da idade do feto. A infecção do SNC em desenvolvimento ocasiona redução ou alteração da mielinização e desmielinização, resultando nos tremores congênitos característicos em cordeiros recém-nascidos acometidos. A necrose do cérebro em formação tende a provocar lesões de desenvolvimento mais graves e, em consequência, hidranencefalia, porencefalia e/ou displasia cerebelar.

Resposta do hospedeiro à infecção. Em geral, a infecção de ovinos adultos por BDV causa resposta imune humoral imediata, caracterizada pelo surgimento de anticorpos neutralizantes no soro, os quais persistem por muito tempo. A resposta imune fetal reflete sua idade gestacional por ocasião da infecção. A infecção, durante a primeira metade da gestação, geralmente provoca infecção pós-natal persistente e resposta imune inadequada, mínima. Esses animais podem permanecer persistentemente infectados e soronegativos ao BDV pelo resto da vida. A infecção na segunda metade da gestação, ocasião em que o feto adquire competência imunológica, quase sempre ocasiona resposta imune, a qual elimina a infecção.

Diagnóstico laboratorial. Com frequência, necropsia e exame histológico detalhados têm valor diagnóstico, ainda mais quando se utiliza coloração imuno-histoquímica para identificar antígenos virais nos tecidos dos cordeiros acometidos. RCP pode ser realizada para detectar ácido nucleico viral em qualquer amostra.

Tratamento e controle. É difícil o controle de BDV. As perdas podem ser altas na infecção inicial de animais que não tiveram contato prévio com o vírus, enquanto as perdas são relativamente mínimas quando o vírus é endêmico em uma propriedade. Às vezes, são utilizadas vacinas contra BVDV.

Vírus da peste suína clássica

Doença. A infecção pelo vírus da peste suína clássica (CSFV) é doença relevante de suínos em todo o mundo; embora tenha sido eliminada em muitos países produtores intensivos desses animais, com frequência, ressurge, causando graves surtos, economicamente devastadores. A peste suína clássica é caracterizada por febre (40°C ou mais), leucopenia e inapetência. Os animais acometidos, por vezes, ficam apáticos e sonolentos e aglomeram-se como se sentissem frio. Vômito e diarreia são sintomas comuns, bem como conjuntivite, eritema cutâneo e sintomas neurológicos, como paralisia e anormalidade de locomoção. A infecção de porcas prenhes resulta em ninhadas pequenas, morte fetal, nascimento de prematuros, natimortos e nascimento de leitões com ataxia cerebelar ou tremores congênitos. Em suínos completamente suscetíveis, as taxas de morbidade e de mortalidade são altas durante as epidemias provocadas por cepas patogênicas do vírus. A doença é menos evidente quando o vírus é endêmico, fato que dificulta a detecção e erradicação da doença.

Epidemiologia. O vírus da peste suína clássica é de abrangência mundial, mas foi erradicado da América do Norte, Grã-Bretanha, Irlanda, Escandinávia, Austrália, Nova Zelândia e em parte da Europa. É endêmico em extensas regiões da Ásia, África, Europa, América do Sul e América Central. Suínos domésticos e porcos selvagens atuam como hospedeiros reservatórios, frequentemente como carreadores inaparentes. Os suínos infectados no útero podem se tornar portadores persistentemente infectados do vírus, como acontece com reservatórios de outros pestivírus, a exemplo de BVDV e BDV. A transmissão ocorre por meio de gotículas, fômites e ingestão de materiais infectados, em especial restos de alimentos (lavagem) não cozidos.

Patogênese e patologia. A peste suína clássica é uma doença aguda altamente contagiosa, caracterizada por coagulação intravascular disseminada, a qual ocasiona hemorragia e infarto em vários tecidos. O período de incubação é curto (3 a 8 dias) e o vírus se replica, principalmente, nos tecidos linfoides do trato respiratório superior ou nas tonsilas. Em seguida, o vírus se dissemina amplamente e se replica em células endoteliais e células inflamatórias mononucleares, por todo o corpo. As lesões características são hemorragias petequiais em todas as superfícies serosas, nos linfonodos (linfadenite hemorrágica) e rins, além de infartos no baço. Apresentações mais crônicas da peste suína clássica são verificadas em algumas áreas endêmicas. Os suínos acometidos podem apresentar retardo do crescimento (subdesenvolvimento), diarreia crônica e pneumonia bacteriana secundária.

Resposta do hospedeiro à infecção. Os animais que se recuperam de peste suína apresentam imunidade de longa duração. O título de anticorpos neutralizantes está relacionado com proteção contra a infecção pelo CFSV. Suínos lactentes adquirem anticorpos colostrais da mãe imune. Com frequência, os suínos infectados no ambiente uterino tornam-se portadores persistentemente infectados, tendo ou não nascido sadios.

Diagnóstico laboratorial. Pode-se suspeitar de diagnóstico de peste suína clássica quando ocorrem surtos explosivos de doença grave em suínos, em áreas livres. No entanto, o diagnóstico sempre requer confirmação laboratorial, a fim de diferenciar a doença de outras enfermidades acompanhadas de sepse. O vírus é detectado nos tecidos de suínos acometidos, por meio de coloração imuno-histoquímica ou de isolamento do vírus no baço, nas tonsilas, nos linfonodos e no sangue. Como várias cepas não são citopatogênicas em cultura celular, para detecção de CFSV é necessária a pesquisa de anticorpos por método fluorescente. É possível empregar RCP, com intuito de detectar o ácido nucleico viral em qualquer amostra. O diagnóstico das apresentações crônicas de peste suína clássica é mais difícil e requer cuidadosa investigação laboratorial.

Tratamento e controle. O controle de CFSV depende da constatação de que o vírus é endêmico em um país ou região em particular. Nas áreas livres, a eliminação do vírus é obtida pelo controle da movimentação (importação) de suínos de áreas endêmicas e pela proibição do fornecimento de lavagem e/ou sobras de alimentos que contêm produtos de origem suína, aos suínos. Nas áreas endêmicas, emprega-se vacinação e/ou erradicação. As vacinas contra CFSV são atenuadas e eficazes na prevenção da doença. O uso de vacinas impede o diagnostico sorológico de infecção por CFSV, dificultando os esforços de erradicar o vírus em uma região ou um país.

Referências bibliográficas

Jose J, Snyder JE, and Kuhn RJ (2009). A structural and functional perspective of alphavirus replication and assembly. *Future Microbiol*, 4, 837–856.

Kummerer BM, Tautz N, Becher P, Theil H-J, and Meyers G (2000). The genetic basis for cytopathogenicity of pestiviruses. *Vet Microbiol*, 77, 117–128.

Lindsey NP, Staples JE, Lehman JA, and Fischer M (2010) Surveillance for human west Nile Virus Disease—United States, 1999–2008. *MMWR*, 59(SS02), 1–17, http://www. cdc.gov/mmwr/preview/mmwrhtml/ss5902a1.htm (accessed January 25, 2013)

Pfeffer M and Dobler G (2010) Emergence of zoonotic arboviruses by animal trade and migration. *Parasites & Vectors*, 3, 35, http://www.parasitesandvectors.com/content/3/1/35 (accessed January 25, 2013).

Rodning SP and Givens MD (2010) Bovine viral diarrhea virus. Alabama Cooperative Extension System ANR-1367, http://www.aces.edu/pubs/docs/A/ANR-1367/index2.tmpl (accessed January 25, 2013).

Scott CW and Slobodan P (2009) Alphaviral encephalitides (Chapter 21), in *Vaccines for Biodefense and Emerging and Neglected Diseases* (eds DT Alan Barrettand LR Stanberry). Elsevier.

Strauss JH and Strauss EG (1997) Recombination in Alphaviruses. *Sem Virol*, 8, 85–94.

Van den Hurk AF, Ritchie SA, and Mackenzie JS (2009) Ecology and geographical expansion of Japanese encephalitis virus. *Ann Rev Entomol*, 54, 17–35.

Weaver SC and Barrett ADT (2004). Transmission cycles, host range, evolution and emergence of arboviral disease. *Nature Rev Micro*, 2, 789–801.

Leitura sugerida

McLoughlin MF and Graham DA (2007) Alphavirus infections in salmonids—a review. *J Fish Dis*, 30, 511–531.

OIE Technical Disease Cards: Japanese Encephalitis Virus, Classic Swine Fever Virus, Venezuelan equine encephalitis virus, http://www.oie.int/animal-health-in-the-world/technical-disease-cards/ (accessed February 9, 2013)

Pfeffer M and Dobler G (2011) Emergence of zoonotic arboviruses by animal tread and migration. *Parasites & Vectors*, http://www.parasitesandvectors.com/content/3/1/35 (accessed January 25, 2013).

Thiel H-J, Collett, MS, Gould EA *et al.* (2005) Family flaviviridae: positive sense single stranded RNA viruses, in *Virus Taxonomy*, pp. 991–998, Academic Press/Elsevier.

Weaver, SC, Frey TK, Huang HV *et al.* (2005) Family togaviridae: positive sense single stranded RNA viruses, in *Virus Taxonomy*, pp. 999–1008, Academic Press/Elsevier.

58 Orthomyxoviridae

Wenjun Ma

Orthomyxoviridae é uma família de vírus RNA que inclui cinco gêneros: *Influenzavirus A, Influenzavirus B, Influenzavirus C, Isavirus* e *Thogotovirus*. Recentemente, foi identificado um novo gênero dessa família, o qual inclui os vírus Quaranfil, Johnston Atoll e Lake Chad. Os vírus dos três primeiros gêneros são identificados pelas diferenças antigênicas em sua nucleoproteína (NP) e na proteína da matriz (M) e provocam influenza em vertebrados, inclusive aves, humanos e outras espécies de mamíferos. Isavírus infecta salmões; o thogotovírus infecta ambos, vertebrados e invertebrados, bem como mosquitos e piolhos-do-mar.

Influenza

Os vírus que causam influenza são classificados como membros do gênero *Orthomyxovirus*, família Orthomyxoviridae, e nomeados de acordo com: seu tipo, as espécies de onde foram isolados (exceto humanos), os locais onde foram isolados, o sucessivo número isolado daquele local e o ano de isolamento. Os vírus da influenza são divididos em 3 tipos, incluindo os vírus da influenza A, B e C, com base nas diferenças antigênicas entre suas proteínas NP e M. Todas as pandemias da história humana foram provocadas pelo vírus da influenza A (1918-19, 1957-58, 1968-69, 1977 e 2009), em razão do surgimento de novos subtipos desse vírus. A pandemia da influenza espanhola, em 1918-19, foi a mais devastadora delas, resultando na morte de mais de 50 milhões de pessoas no mundo todo.

Classificação

Os vírus da influenza A são, adicionalmente, divididos em diferentes subtipos, com base na natureza antigênica da hemaglutinina (HA) e da neuraminidase (NA) da superfície. Atualmente, há 17 subtipos HA e 10 subtipos NA do vírus da influenza A. Todos, exceto H17 e N10, foram isolados de aves aquáticas selvagens, inclusive aves domésticas e das pernaltas costeiras, as quais são os reservatórios naturais dos vírus da influenza A. Os vírus da influenza A também infectam uma grande variedade de espécies mamíferas, inclusive humanos, equinos, suínos, cães, gatos, morcegos e mamíferos marinhos. Os vírus da influenza B e da influenza C infectam humanos; o vírus da influenza C também atinge suínos e cães. Uma diferença fundamental entre eles é a variação de hospedeiros. Enquanto os vírus da influenza B e da influenza C são predominantemente patógenos humanos que esporadicamente foram isolados de focas e suínos, respectivamente, apenas os vírus da influenza A e da influenza B provocam importantes surtos e doença grave em humanos. A influenza C está associada à ocorrência de doença semelhante a resfriado, principalmente em crianças. O sistema de nomenclatura para os diferentes subtipos do vírus da influenza A incluem o hospedeiro de origem, a origem geográfica, o número da cepa e o ano de isolamento. Uma descrição dos dois principais antígenos de superfície, a HA e a NA, é fornecida entre parênteses. Por exemplo, A/suíno/Kansas/8/2007 (H1N1). Por convenção, o hospedeiro de origem das cepas humanas atualmente é omitido.

Esses subtipos antigênicos são distinguidos por meio de teste de imunodifusão dupla (inibição da hemaglutinação e inibição da NA), ao se utilizar soro de animal hiperimune, pois, dessa maneira, é possível mostrar relações antigênicas entre os isolados de vírus da influenza A que não foram detectadas em outros testes.

Morfologia

As partículas do vírus influenza são pleomorfas; seu envelope pode ser esférico e filamentoso, e o envelope do vírion é oriundo das membranas de células hospedeiras. Normalmente, o vírion se apresenta como partículas irregularmente esféricas com 80 a 120 nm de diâmetro (Figura 58.1) ou é filamentoso, com 20 nm de diâmetro e 200 a 300 nm de comprimento (Figura 58.1). Há dois tipos distintos de projeções na superfície (peplômeros): uma é a HA com formato de bastonete, e a outra é a NA com formato de cogumelo e atividade neuraminidase. Ambas, HA e NA, são glicoproteínas virais que aderem ao envelope viral por meio das curtas sequências de aminoácidos hidrofóbicos (ver Figura 58.2, que contém um diagrama do vírus da influenza). A glicoproteína HA é interposta irregularmente por agregados de NA sobre a superfície do vírion, com uma proporção HA:NA ao redor de 4 a 5:1. O envelope viral envolve a cápsula de proteína M que, por sua vez, circunda o genoma de 8 moléculas individuais (7 nos vírus da influenza tipo C) de RNA de filamento único, juntamente com a NP e 3 proteínas grandes – polimerase básica 1 (PB1), polimerase básica 2 (PB2) e polimerase ácida (PA) –, formando o complexo ribonucleoproteína (RNP), responsável pela

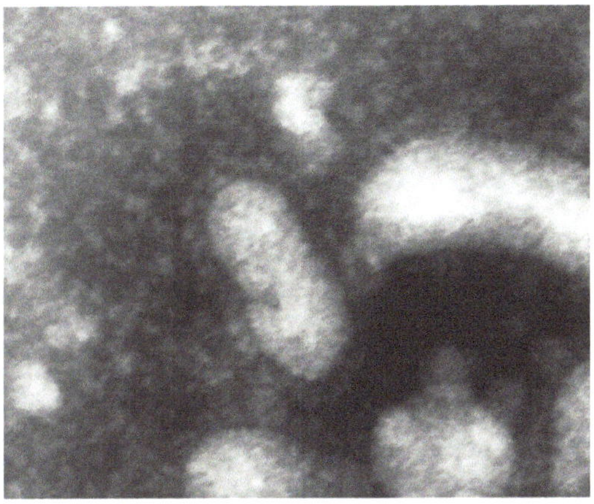

Figura 58.1 Micrografia eletrônica mostrando partículas em formato irregularmente esférico (80 a 120 nm de diâmetro) do vírus da influenza aviária. (Cortesia do Dr. David Swayne, Southeast Poultry Research Laboratory, USDA/Agricultural Research Service, Athens, Georgia.)

replicação e transcrição do RNA. Cada um dos 8 segmentos do RNA genômico codifica uma ou duas proteínas. A natureza segmentada do genoma do vírus influenza resulta em um fenômeno de reagrupamento de alta frequência. Quando as células são infectadas por dois ou mais vírus da influenza A diferentes, a permuta dos segmentos de RNA do vírus-parente possibilita a geração de uma progênie de vírus contendo uma nova combinação de genes.

Genoma viral

O genoma do vírus da influenza A contém 8 segmentos de RNA de sentido negativo, cujo comprimento varia de 890 a 2.341 nucleotídios, os quais codificam 10 ou 11

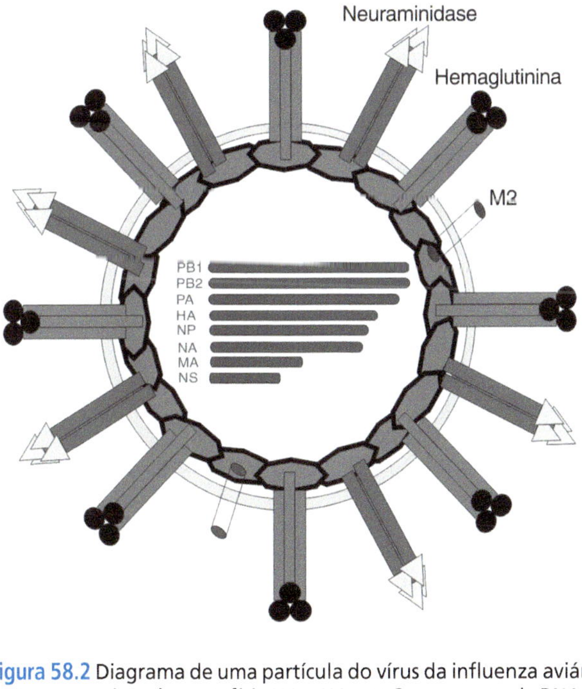

Figura 58.2 Diagrama de uma partícula do vírus da influenza aviária. Note as proteínas de superfície HA e NA e os 8 segmentos de RNA do genoma viral. (Reproduzida, com autorização, de Swayne e King.)

proteínas. Os segmentos 1 e 3 codificam as proteínas PA e PB2 dependentes de RNA. O segmento 2 codifica a PB1 e, em algumas cepas de vírus, também codifica uma segunda proteína curta, PB1-F2, a partir de uma leitura aberta adicional. Os segmentos 4 e 6 codificam as glicoproteínas de superfície HA e NA, respectivamente. O segmento 5 codifica a NP, que se liga ao redor do RNA viral (vRNA). Os segmentos 7 e 8 codificam duas proteínas (M1/M2 e NS1/NS2) em razão das cópias diferencialmente encaixadas. A função de cada proteína é descrita no parágrafo seguinte. A variação da influenza viral é frequente e ocorre com base em dois principais mecanismos: *drift* e *shift* antigênico. O *drift* antigênico é o acúmulo de mutações aleatórias nos genes virais em virtude da baixa fidelidade da vRNA polimerase. O *drift* antigênico é responsável pela variação sazonal dos vírus da influenza em humanos. A natureza segmentada do genoma do vírus da influenza contribui para o reagrupamento ou *shift* antigênico que ocorre quando uma célula é infectada por diferentes vírus da influenza, o que tem como resultado a permuta de segmentos de vRNA e a geração de novos vírus com uma nova combinação de genes. As pandemias de influenza na Ásia, em 1957, e em Hong Kong, em 1968 e 2009, são decorrência do *shift* antigênico.

Proteínas virais

Hemaglutinina. Os vírus da influenza A e da influenza B contêm 2 importantes antígenos de glicoproteínas de superfície: hemaglutinina (HA ou H) e neuraminidase (NA ou N). No caso do vírus da influenza A, foram identificadas 17 HA antigenicamente distintas, e todas elas, exceto H17, podem ser verificadas circulando em populações de aves aquáticas, as quais geralmente transportam os vírus de modo assintomático. A proteína HA do vírus da influenza A é uma glicoproteína transmembrana tipo I que, inicialmente, é sintetizada como um precursor polipeptídio único (HA0), com peso molecular de, aproximadamente, 76 kDa. As formas maduras homotriméricas de HA e cada monômero são gerados pela clivagem de HA0 nas subunidades HA1 e HA2, por proteases semelhantes à tripsina ou à furina. Nas fases iniciais da replicação do vírus nas células hospedeiras, a HA do vírus da influenza A tem duas funções: ligação ao receptor e fusão à membrana. A primeira fixa o vírus à superfície celular por meio da ligação aos receptores celulares, que são ácidos siálicos das glicoproteínas e glicolipídios da superfície celular. A segunda, uma vez ligada, promove a penetração do vírus por mediar a fusão das membranas endossomais e virais, a fim de liberar o genoma viral no citoplasma das células-alvo. O sítio de ligação ao receptor de ácido siálico conservado situa-se na subunidade HA1, na porção distal da molécula. Há 5 importantes epitopos antigênicos, A a E, nas subunidades HA1 da HA do vírus da influenza. Todas as cepas de vírus da influenza são capazes de aglutinar eritrócitos de humanos, de porquinhos-da-índia e de aves, bem como de outras espécies. Os anticorpos contra HA impedem a infecção de células hospedeiras mediante a neutralização do vírus; são importantes para a imunidade do hospedeiro. Na verdade, a variação dessa molécula é a principal responsável pelo surgimento de novas cepas do vírus que provocam novos surtos de influenza e pela falha no controle dessas infecções por meio de vacinação.

Neuraminidase. Neuraminidase (NA) é uma glicoproteína de membrana tipo II presente na superfície do vírus. A proteína NA se apresenta como tetrâmeros na forma de cogumelo, com peso molecular médio por volta de 220 kDa, os quais são compostos por quatro monômeros idênticos. O ectodomínio da NA consiste em uma haste e uma cabeça globular. A haste e as sequências de domínio de transmembrana são altamente variáveis entre os 10 subtipos da NA conhecidos. A haste da NA separa a região da cabeça com o centro enzimático dos domínios de transmembrana e citoplasmático. A NA é responsável pela clivagem dos resíduos do ácido siálico do vírus e das células infectadas, tanto durante a entrada quanto a liberação das células. Além disso, parece que a NA auxilia o vírus a penetrar a camada de mucina do trato respiratório, a fim de alcançar as células epiteliais, as quais são as células-alvo do vírus. A atividade enzimática da NA impede a autoagregação e favorece a liberação dos vírus recentemente gerados pelas células infectadas. O anticorpo contra NA não protege contra a infecção, mas confere proteção contra a doença e reduz a transmissibilidade do vírus.

Nucleoproteína. Originalmente, a nucleoproteína (NP) era nomeada antígeno solúvel, ou "S"; é uma proteína estrutural com peso molecular de, aproximadamente, 56 kDa. A NP encapsula o vRNA e interage com as subunidades PB1, PB2 e PA na vRNA polimerase, originando RNA polimerase (RNP), que está envolvida na transcrição e replicação do genoma viral. A NP também origina homoligômeros, a fim de manter a estrutura da RNP. Além do mais, acredita-se que o principal fator de comutação que determina se o vRNA genômico será transcrito em mRNA ou utilizado como molde para a síntese de RNA complementar (cRNA) para a replicação do genoma.

A NP é um dos antígenos tipo-específicos utilizados para distinguir gêneros do vírus da influenza e pode ser detectada por teste imunoenzimático (ELISA), imunodifusão dupla, fixação de complemento, difusão radial única e precipitação em ágar gel. Os anticorpos contra NP não propiciam proteção passiva. Contudo, a NP do vírus da influenza A é a principal proteína identificada pelos linfócitos citotóxicos (LCT).

Proteína da matriz. O segmento 7 do RNA do vírus da influenza A codifica duas proteínas, M1 e M2, mediante o encaixe do RNA transcrito; ambas as proteínas da matriz são antígenos tipo-específicos, não glicosilados. A proteína da matriz (M1), a proteína mais abundante nas partículas do vírus, que se situa na parte interna do envelope, está associada a ambos, RNP e envelope viral. Acredita-se que a proteína M1 tenha participação fundamental nos processos de agregação e liberação dos vírus produzidos na célula hospedeira. As funções de M1 incluem (I) interação com vRNP e com a proteína de exportação nuclear (PEN) e regulação do transporte de vRNP entre o citoplasma e o núcleo, (II) controle da transcrição e replicação de vRNP; (III) interação com proteínas do envelope viral, inclusive HA, NA e M2; (IV) recrutamento dos componentes virais no sítio de agregação e iniciação da liberação do vírus; e (V) recrutamento de componentes dos hospedeiros para conclusão do processo de liberação do vírus.

A proteína M2 atua como canal de íon e participa na estimulação da perda do revestimento viral no endossomo. Isso tem sido bem-estudado, porque o canal de íon do vírus é o alvo do medicamento antiviral ideal. Foram sintetizadas a amantadina e a rimantadina, as quais têm sido clinicamente utilizadas como medicamento contra influenza. No entanto, foram verificadas, amplamente, cepas resistentes à amantadina, além de ocorrerem mutações no domínio transmembrana da proteína M2. Os anticorpos contra a proteína M1 propiciam pouca, se alguma, proteção contra a infecção. A proteína M2 é uma das principais proteínas do vírus da influenza A reconhecida pelos LCT.

Proteínas não estruturais. O segmento 8 RNA do vírus da influenza A codifica duas proteínas por meio de encaixe do mRNA: a proteína 1 não estrutural (NS1) e a proteína de exportação nuclear (PEN), anteriormente denominada proteína NS2. A proteína NS1 do vírus da influenza A não é um componente estrutural do vírion, mas é expressa em níveis bem elevados nas células infectadas. A proteína NS1 é multifuncional, com peso molecular de 26 kDa; é antagonista de hospedeiro inato tipo I da resposta antiviral mediada por interferona e dos efeitos antivirais de proteínas induzidas por interferona, como a proteinoquinase R dependente do dsRNA e a 2'-5'-oligoadenilato sintetase/RNase L. A NS1 também atua diretamente como modulador de outras características importantes do ciclo de replicação viral, inclusive (I) controle temporal da síntese de vRNA; (II) exacerbação da tradução do mRNA viral; (III) regulação da morfogênese da partícula viral; (IV) supressão da resposta imune/apoptótica do hospedeiro; e (V) ativação da via fosfoinositídeo 3-quinase.

Acredita-se que a PEN seja uma proteína não estrutural, mas que esteja presente em pequena quantidade no vírion, em associação com a RNP, por meio da interação com a proteína M1. A função da PEN é mediar a exportação de RNP recentemente sintetizada pelo núcleo.

Proteínas polimerase. Os três principais vRNA codificam as três subunidades da RNA polimerase dependentes do RNA viral: PA, PB1 e PB2. As subunidades PA, PB1 e PB2 da polimerase, juntamente com a NP e o vRNA, formam o complexo RNP, responsável pela transcrição e pela replicação virais. No núcleo, a polimerase da influenza emprega um mecanismo "*cap-snatching*" para iniciar a replicação do vRNA. O PB2 se liga ao mRNA celular que contém *cap*, a fim de produzir aceleradores da síntese de RNA. Uma endonuclease da subunidade PA abre o oligonucleotídio pré-mRNA capeado, que atua como acelerador da síntese do mRNA viral. A polimerase, então, transcreve o vRNA por meio de prolongamento, originando o mRNA viral. Acredita-se que a subunidade PB1 esteja envolvida na atividade catalítica do prolongamento do nucleotídio. Durante a replicação do genoma viral, são utilizados vRNA como moldes para a síntese de cRNA, que são RNA antigenômicos de sentido positivo; em seguida, cRNA são transcritos em vRNA, o qual é incorporado na progênie do vírus. A influenza polimerase não apresenta atividade reparadora, resultando em alta taxa de mutação genética com, aproximadamente, um erro para cada genoma replicado.

Acredita-se que PB1-F2, um polipeptídio curto expresso a partir de uma fase de leitura aberta alternativa -1 da PB1 em algumas cepas do vírus da influenza A, seja um importante determinante de virulência do vírus da influenza. No entanto, o segmento PB1 de vários vírus da influenza A codifica um PB1-F2 mutilado.

Influenza equina

Doença

Influenza equina é uma doença respiratória aguda de equinos. Embora equinos de todas as idades sejam acometidos, aqueles com 2 a 6 meses de idade são os mais suscetíveis. A taxa de mortalidade da influenza equina é baixa, mas a de morbidade pode se aproximar de 100%. O período de incubação varia de 1 a 5 dias. A doença se manifesta com febre alta, acima de 41°C, a qual dura cerca de 3 dias. Outros sinais clínicos incluem tosse forte, seca e frequente, por 1 a 3 semanas, secreção nasal, no início tipicamente serosa, posteriormente, torna-se mucoide, anorexia, apatia, fotofobia, lacrimejamento com secreção ocular mucopurulenta e opacidade de córnea (às vezes, com perda da visão). Pode haver edema de membros e sensibilidade muscular e, em alguns surtos graves, tem-se notado morte aguda em razão de pneumonia fulminante. A ocorrência de enterite foi relatada em um surto no norte da China, em 1989, por causa de um novo vírus da influenza equina, A/equina/2/Jilin. Considera-se que esse vírus foi transmitido de aves para os equinos.

A influenza equina é provocada por dois subtipos do vírus da influenza A: A/equina/1 (H7N7) e A/equina/2 (H3N8), com base nas diferenças antigênicas nas suas HA e NA. Não ocorre reação cruzada imunológica entre esses dois subtipos. O subtipo A/equina/1 tem um protótipo, o A/equina/1/Prague, o qual foi inicialmente isolado em 1956. Tem-se verificado *drift* antigênico entre os vírus A/equina/1, com subsequente designação de 2 subgrupos que não parecem diferir, significativamente, em termos de imunidade após a vacinação. Nos últimos anos, não se isolou o subtipo H7N7 de equinos e acredita-se que tenha sido extinto ou esteja persistindo em um nível muito baixo em algumas regiões. A cepa viral A/equina/2 foi responsável por todos os surtos conhecidos da doença, desde 1980. *Drift* relevante foi notado entre os vírus A/equina/2, do protótipo original A/equino/2/Miami/63, inicialmente isolado de um grave surto em cavalos, na Flórida, em 1963, resultando na evolução de duas linhagens distintas designadas como linhagem "semelhante à americana" e linhagem "semelhante à europeia", com base na distribuição geográfica inicial dos vírus. Em agosto de 2007, ocorreu um surto de influenza equina na Austrália, que era um dos países anteriormente livres do vírus da influenza equina, provocado pela linhagem semelhante à americana. O surgimento de cepas de variantes tem mostrado que ocorre considerável *drift* antigênico no vírus A/equino/2, fato que pode ter implicações em uma vacinação eficaz. A influenza acomete equinos de todo o mundo, sendo um problema comum e laborioso quando os equinos são reunidos em shows, leilões, estábulos e pistas de corrida.

Agente etiológico

Resistência a agentes físicos e químicos. Em geral, o vírus da influenza equina é inativado em temperatura de 56°C, por 30 minutos. À semelhança do vírus da influenza tipo A, o vírus é inativado por fenol, solventes lipídicos, detergentes, formalina e agentes oxidantes, como ozônio.

Infectividade a outras espécies e outros sistemas de cultura. O vírus da influenza equina normalmente infecta equinos, asininos e mulas. Também é capaz de atravessar barreiras entre as espécies e infectar cães. A primeira transmissão cruzada, entre espécies, do vírus H3N8 da influenza equina foi verificada em cães de raça Greyhound de corrida, nos EUA, em 2004, condição que resultou em doença respiratória e morte dos cães infectados. Estudos retrospectivos realizados no Reino Unido mostram que o vírus H8N8 da influenza equina é responsável por graves surtos de doença respiratória em cães. O vírus da influenza equina pode ser experimentalmente adaptado para infectar camundongos, quando inoculados por via intranasal. Todos os orthomyxovírus, inclusive o vírus da influenza equina, propagam-se na cavidade alantoide de ovos embrionados de galinhas. O vírus da influenza equina também pode se replicar em células de rim de embrião de galinha, rim bovino, rim de macaco *rhesus* e de embrião humano.

Relação hospedeiro-vírus

Patogênese e patologia. O vírus da influenza equina infecta o trato respiratório superior e o inferior. O antígeno viral foi detectado em amostras obtidas de nasofaringe, traqueia, brônquios e alvéolos, por meio de lavado broncoalveolar. No início, nota-se linfopenia acompanhada de aumento dos linfonodos da cabeça. No começo, pode, ainda, haver apenas secreção nasal ligeiramente serosa que, em seguida, torna-se mucoide. É possível ocorrer pneumonia fatal em potros e, às vezes, em animais mais velhos. Ocasionalmente, verifica-se edema na região ventral do tronco e na parte baixa dos membros. Em potros, o vírus A/equino/2 foi reconhecido como causa de encefalopatia após a infecção. Pode ocorrer enterite catarral e até mesmo hemorrágica. Bronquiolite necrosante, na qual os bronquíolos são progressivamente obstruídos, é característica de influenza equina. Miosite necrosante grave com alto valor de enzima sérica foi observada em infecções causadas pelo vírus A2. A maior parte dos animais se recupera dentro de 2 a 3 semanas; por sua vez, aqueles que não se recuperam desenvolvem doença pulmonar obstrutiva crônica. A recuperação demorada e a gravidade da doença parecem estar relacionadas com o grau de estresse a que o equino infectado é submetido; desse modo, é importante repouso adequado para a recuperação do paciente.

O vírus da influenza equina é mais comumente transmitido por meio de aerossóis, e sua disseminação pode ser extremamente rápida em virtude de tosse grave, comum nos equinos acometidos. Os animais infectados continuam a excretar o vírus cerca de 5 dias após o surgimento dos primeiros sinais. O vírus também se propaga por meio de fômites e veículos contaminados.

Diagnóstico laboratorial

Uma tentativa de diagnóstico clínico de influenza equina é feita com base na informação de ocorrência de rápida propagação, característica da doença, especialmente em equinos estabulados, e de tosse seca, frequente nos equinos acometidos. O diagnóstico definitivo requer o isolamento do vírus, a detecção do antígeno viral ou a demonstração de aumento do título sérico de anticorpos desde a fase aguda até a de convalescência da doença, em teste de fixação de complemento e teste de inibição da hemaglutinação. Durante os surtos, é importante isolar e tipificar as cepas de vírus que causam influenza, para êxito futuro dos programas de vacinação.

As amostras clínicas são obtidas por meio de suabe nasal ou nasofaringiano ou por lavado nasal ou traqueal. Em geral, o lavado é obtido mediante endoscopia. O vírus pode ser isolado em ovos embrionados de galinha ou em culturas celulares, e o ciclo viral completo demora de 5 a 10 dias. Uma vez isolado, o vírus é sequenciado, a fim de determinar sua filogenia. Há três testes para pesquisa de anticorpos contra vírus da influenza equina no sangue de equinos: inibição da hemaglutinação, hemólise de radial simples e ELISA competitivo. Outros testes foram desenvolvidos tendo como base a detecção de vRNA (reação em cadeia de polimerase em tempo real, qPCR) e de proteínas virais (ELISA de captura de antígeno), bem como vários *kits* de teste rápido disponíveis no mercado (p. ex., o Directgen Flu A, o Directgen Flu EZ e os testes A+B).

Tratamento e controle

A vacinação é um método um tanto efetivo para prevenção de influenza em equinos. No entanto, a proteção depende do modo de vacinação e da qualidade da vacina, com ênfase particular à seleção apropriada das cepas contidas na vacina. As vacinas disponíveis contêm vírus inativados de ambos os subtipos, A/equino/1 e A/equino/2. Classicamente, tem sido utilizado A/equino/Prague/56 (H7N7) e A/equino/Miami/63 (H3N8) como o protótipo das cepas A/equino/1 e A/equino/2, respectivamente. Há crescente evidência de diversidade antigênica entre os vírus da influenza equina atual que circulam na natureza, sugerindo que a eficácia da proteção das vacinas com cepas convencionais irá tornar-se limitada com o passar do tempo. Por essa razão, as vacinas atuais incluem algumas das variantes mais novas do vírus A/equino/2. No entanto, o grau de proteção tem variado em razão da maior ocorrência de *drift* antigênico nas cepas H3N8. As várias vacinas inativadas disponíveis contêm adjuvantes, os quais, comprovadamente, aumentam de modo significativo o seu potencial imunogênico. A imunização inicial requer duas doses de vacina, com intervalo de 2 a 4 semanas. Após esses procedimentos, é necessária mais uma dose de reforço quando o equino completar 1 ano de idade e, então, deve-se repetir a dose a cada 6 meses, até que o animal tenha cerca de 3 anos de idade; a partir daí, pode-se aumentar o intervalo das doses de reforço para não mais do que 1 ano. Mais recentemente, em alguns países, há disponibilidade de vacina com vírus vivo atenuado.

Em equinos, tem sido mostrada a relação entre o título de anticorpo nasal para o vírus da influenza e a resistência à infecção. Foi, ainda, demonstrado que a presença de anticorpo no soro, antes do desafio, reduz o tempo de excreção viral e a resposta febril.

Além da vacinação, durante os surtos, recomenda-se o emprego de medidas de isolamento e quarentena, a fim de reduzir a taxa de propagação da doença; além disso, a desinfecção das instalações, dos equipamentos e das roupas infectadas é fundamental para impedir a transmissão mecânica do vírus.

Influenza suína

Doença

Essa é uma importante doença respiratória de suínos. É comum a doença de ocorrência natural acometer grande número de animais da granja, com alta taxa de morbidade (cerca de 100%) e, em geral, baixa taxa de mortalidade (< 1%). A maior incidência de influenza suína ocorre durante os meses mais frios. Em geral, a doença provocada pelo vírus da influenza suína, isoladamente, é discreta; no entanto, a doença torna-se grave quando acompanhada de infecção secundária. O período de incubação é curto, de 1 a 3 dias, com recuperação rápida a partir de 4 a 7 dias após o início da doença. Os sintomas da enfermidade incluem febre, anorexia, fraqueza, dispneia, espirro, tosse e secreção nasal. Alguns animais desenvolvem conjuntivite, edema pulmonar ou broncopneumonia.

A influenza suína foi inicialmente reconhecida durante a grave pandemia de influenza humana, em 1918. Estudos subsequentes confirmaram que um vírus H1N1 similar causou doença em humanos e suínos. O vírus da influenza suína pode ser transmitido de suínos para humanos e provocar doença. Há preocupação de que os suínos atuem como reservatório, a partir do qual o vírus da influenza surge e ocasiona epidemia e pandemia em humanos. Embora os subtipos 16 HA e 9 NA tenham sido isolados de aves, apenas os subtipos H1N1, H3N2 e H1N2 causaram infecção de suínos e, mais comumente, são responsáveis por surtos da doença em suínos por todo o mundo. Têm-se constatado diferenças genéticas e antigênicas entre as cepas do vírus da influenza suína. Por exemplo, o vírus H1 semelhante ao vírus aviário da Eurásia, o vírus H1 semelhante ao vírus humano e o vírus H1 da influenza suína clássica infectam suínos em todo o mundo e pelo menos 5 agregados de vírus da influenza suína H3N2 foram constatados em granjas de suínos na América do Norte.

Relação hospedeiro-vírus

Patogênese e patologia. No exame pós-morte de suínos com influenza, são verificados mucosa do trato respiratório superior congesta, além de linfonodos bronquiais e mediastínicos aumentados e edematosos. Nos pulmões acometidos, notam-se consolidações púrpura-avermelhadas, multifocais a coalescentes, predominantemente na região cranioventral dos pulmões. Em geral, as lesões microscópicas consistem de obstrução das vias respiratórias por exsudato, atelectasia alveolar disseminada, pneumonia intersticial e enfisema. Nota-se, também, infiltração celular peribrônquica e perivascular.

O vírus da influenza suína pode ser transmitido por gotículas e aerossóis infectados, bem como por contato direto entre os animais infectados e aqueles não infectados. A infecção por meio de aerossóis e gotículas eliminadas pelos suínos que tossem e espirram é um importante modo de transmissão de influenza suína. O vírus pode ser propagado rapidamente na granja de suínos, resultando em infecção de todos os animais em poucos dias. O contato direto, por meio do nariz de suínos, é a principal via de transmissão do vírus da influenza suína. O vírus é excretado na secreção nasal, a qual contém grande quantidade desse vírus no estágio de febre aguda. Caso os suínos sejam criados mediante operação de alimentação concentrada, aumenta o risco de transmissão do vírus da influenza suína. A transmissão também acontece entre humanos e animais selvagens, os quais disseminam a doença de propriedades infectadas às não infectadas.

Diagnóstico laboratorial

Suspeita-se de influenza suína sempre que há surgimento "explosivo" de doença respiratória envolvendo vários suínos, especialmente durante os meses de outono ou inverno.

O diagnóstico definitivo requer isolamento do vírus na secreção nasal ou no pulmão de suínos mortos ou a detecção de título sérico crescente entre a fase aguda e o período de convalescência ou a detecção de vRNA e antígeno. O vírus da influenza suína pode ser cultivado em ovos de galinha embrionados, de 10 a 12 dias, e em vários tecidos, em sistemas de cultura de monocamada que envolvem culturas de células primárias ou estáveis, a exemplo de células de rim de cães Madin-Darby, células PK 15 (de rim de suínos) e de testículos suínos.

Tratamento e controle

Suínos que se recuperaram da influenza produzem anticorpos neutralizantes, os quais, normalmente, protegem os animais contra a infecção por vírus homólogos. Portanto, a vacinação é uma das medidas eficientes no controle de influenza suína. Foram desenvolvidas vacinas contra influenza suína, as quais se encontram disponíveis no mercado e são amplamente utilizadas nos países europeus e nos EUA. As vacinas compostas de vírus da influenza suína inativado disponíveis no mercado contêm os subtipos H1N1 e H3N2 do vírus circulante e são efetivas quando as cepas de vírus usadas nas vacinas são adequadas aos vírus envolvido na epidemia. Nos últimos anos, a prevenção e o controle da influenza suína mediante vacinação tem se tornado muito difícil por causa da rápida evolução do vírus; o surgimento de um novo vírus resultou em escape do microrganismo da resposta imune induzida pelas vacinas tradicionais. Como grande parte das doenças e de mortes associadas à influenza suína envolve infecções secundárias por outros patógenos, as estratégias de controle que se baseiam na vacinação podem ser insuficientes. O melhor modo de lidar com influenza suína é a prevenção da ocorrência e propagação da doença. Portanto, o manejo adequado das instalações e dos animais também é essencial para o controle dessa enfermidade. O manejo das instalações inclui o uso de procedimentos padrão de sanidade, a fim de controlar a população de vírus no ambiente. Os vírus da influenza A são facilmente inativados por desinfetantes, calor e formalina. É importante a limpeza e desinfecção de caminhões, *trailers* e qualquer equipamento que possa estar contaminado. Quando um grupo de suínos em fase de terminação manifesta influenza suína, é necessária rigorosa limpeza e desinfecção da instalação, antes que entre o próximo grupo de animais. Os suínos carreadores ou expostos aos vírus da influenza, em geral, são responsáveis pela introdução do vírus em rebanhos não infectados; portanto, os novos animais devem ser mantidos em quarentena antes de ser adicionados ao rebanho. O tratamento envolve medidas de suporte, inclusive um ambiente livre de resíduos, com cama limpa, seca e sem poeira, água fresca limpa e boa fonte de alimentos. A administração de antibióticos ao rebanho auxilia na prevenção de infecção bacteriana secundária.

Influenza aviária

Doença

A primeira descrição de influenza aviária, uma doença contagiosa de aves domésticas que ocasiona alta taxa de mortalidade, foi relatada no norte da Itália, em 1878, e inicialmente foi denominada "peste aviária". O vírus da influenza A foi considerado como causa de "peste aviária" até 1955. O termo "peste aviária" foi substituído por "influenza aviária altamente patogênica (IAAP)" no Primeiro Simpósio Internacional sobre Influenza Aviária, realizado em 1981. Até o momento, foram isolados 16 diferentes subtipos HA do vírus da influenza A e nove subtipos NA em aves aquáticas e em aves pernaltas costeiras. Há 144 combinações teóricas (p. ex., H5N1, H9N2 e H6N1) entre 16 HA e 9 NA, as quais constituem diferentes subtipos do vírus da influenza aviária. Adicionalmente, a influenza aviária é classificada como IAAP e como influenza aviária de baixa patogenicidade (IABP), com base nos critérios genéticos moleculares específicos e na patogênese. A IAAP é uma doença sistêmica extremamente contagiosa que acomete múltiplos órgãos de aves domésticas, resultando em alta taxa de mortalidade. Até o momento, todos os surtos de IAAP foram provocados pelo subtipo H5 ou H7 do vírus, os quais apresentam proteína HA que possuem vários aminoácidos básicos no sítio de clivagem. A maioria dos vírus da influenza aviária ocasiona IABP, cuja infecção, geralmente, causa doença discreta em aves; eles se replicam apenas nos tratos respiratório e intestinal. A HA dos vírus que causam IABP normalmente apresenta um único aminoácido no sítio de clivagem.

A infecção de aves domésticas pelo vírus da influenza aviária, inclusive os vírus que provocam IABP ou IAAP, tem ocasionado importantes perdas na indústria aviária em todo o mundo. Aves aquáticas e aves pernaltas costeira, que são reservatórios naturais dos vírus da influenza A, em geral, não manifestam qualquer sinal clínico da infecção causada por diferentes subtipos do vírus. Em patos selvagens, o vírus da influenza se replica nas células da mucosa intestinal, sendo excretado em grande quantidade. O vírus foi isolado de água de lagos e lagoas; pesquisas mostraram que até 60% das aves jovens podem estar infectadas, pois elas se reúnem antes da migração. Em 2005, mais de 6.000 aves selvagens migratórias morreram em decorrência da infeção por H5N1 causador de IAAP, no lago Qinghai, na China. A partir de então, esse vírus se disseminou para a Europa, o Oriente Médio e a África, mais provavelmente por meio de aves migratórias.

Relação hospedeiro-vírus

Distribuição geográfica, reservatório e modo de transmissão.

Embora se constate vírus causador de IABP em aves selvagens e em aves domésticas por todo o mundo, o principal risco à indústria aviária mundial é a IAAP. Antes de 2002, havia relato de apenas alguns surtos de IAAP em aves domésticas. A partir de 2003, portanto, surgiram grandes surtos de IAAP por H5N1 em aves domésticas em vários países do Sudeste Asiático, inclusive na China, Indonésia, Tailândia e no Vietnã. Em seguida, tal vírus se propagou para Europa, Oriente Médio e África, depois da morte de aves selvagens causada pelo vírus H5N1, no lago Qinghai, na China, em 2005, resultando em surtos de IAAP em todo o mundo. Isso fez com que especialistas em influenza acreditassem que o vírus H5N1 causaria a próxima pandemia. Felizmente, os isolados de H5N1 de campo ainda não são capazes de infectar humanos.

A doença é transmitida a grupos de aves domésticas, em especial, pela ingestão do vírus, mas também pode ser passada por inalação e por meios mecânicos envolvendo a movimentação do pessoal no grupo ou entre as propriedades.

Nas aves, os vírus da influenza aviária são excretados nas fezes, bem como na saliva e secreção nasal. As fezes contêm grande quantidade de vírus, e a transmissão fecal-água-oral é a principal via de transmissão nas aves aquáticas; todavia, também é possível a transmissão fecal-água-cloaca. Além do mais, a influenza aviária pode ser transmitida por meio de objetos, como sapatos, roupas e engradados que tiveram contato com aves ou propriedades infectadas. Embora exista a possibilidade de transmissão vertical da influenza aviária, por ovos infectados, não há comprovação de evidência de sua propagação por esse meio. O modo de transmissão do vírus H5N1 causador de IAAP é intensivamente debatido; o comércio de aves migratórias e o de aves domésticas são vistos como fatores de risco potenciais da infecção.

Aves aquáticas foram incriminadas como importantes reservatórios naturais dos vírus da influenza. Os patos infectados podem excretar os vírus por longo período, sem manifestar sinais clínicos ou induzir uma resposta de anticorpos detectável. Há evidência de que a influenza persista durante vários meses após a infecção, em algumas aves. Vários fatores influenciam o ciclo biológico do vírus, inclusive os receptores da superfície celular, a temperatura corporal do hospedeiro, as respostas imunes. Dessa maneira, surgiram diferentes linhagens de vírus espécie-específicas após a adaptação em diferentes espécies animais. Constatou-se que os vírus da influenza aviária são capazes de infectar ampla variedade de espécies mamíferas, além de aves, inclusive humanos, suínos, equinos, cães, gatos e aves terrestres, mostrando sua capacidade de transmissão entre as espécies.

Patogênese e patologia. A patogênese da influenza aviária varia amplamente, dependendo da cepa do vírus, da idade e da espécie infectada, da ocorrência de infecções concomitantes e do manejo. Há indícios de que o gene HA seja importante na patogenicidade. A HA dos vírus H5 e H7 altamente patogênicos contêm vários aminoácidos básicos no sítio de clivagem, a qual é reconhecida por proteases comuns, como furina e PC6, resultando em infecção sistêmica. Por outro lado, a HA dos vírus que causam IABP carecem desses resíduos básicos no sítio de clivagem e, desse modo, é clivada por proteases em número limitado de órgãos, restringindo a replicação viral ao sistema respiratório. Além do gene HA, também foram identificados outros genes, como PB2 e NS1, os quais influenciam a patogenicidade do vírus.

Em aves domésticas infectadas por um vírus que provoca IAAP, é possível ocorrer morte súbita, sem qualquer sinal clínico; durante a necropsia das aves mortas, não se constata lesão evidente. As galinhas que não morrem imediatamente podem manifestar sinais de apatia, edema e cianose na crista, na barbela e nas pernas. À necropsia, verifica-se que as lesões incluem focos de necrose de vários locais, inclusive pele, crista, barbela, baço, fígado, pulmão, rim, intestino e pâncreas. É provável também haver exsudato fibrinoso nos sacos aéreos, no oviduto, no saco pericárdico ou no peritônio. Outras lesões incluem petéquias no músculo cardíaco, na gordura abdominal e na membrana mucosa do proventrículo, bem como encefalite não supurativa e pericardite serofibrinosa. Estudos comprovaram que as galinhas infectadas pelo vírus IABP apresentavam lesões histológicas limitadas ao sistema respiratório ou careciam de lesões histológicas. Outras espécies de aves domésticas, como patos, gansos, ratitas e pombos, são menos suscetíveis à influenza aviária. Contudo, a infecção por vírus que causa IAAP tende a provocar sintomas nervosos, inclusive ataxia, torcicolo e convulsões.

Diagnóstico laboratorial

Os vírus da influenza aviária podem ser identificados por meio de reação em cadeia de polimerase por transcrição reversa (RT-PCR), pesquisa de antígeno e isolamento do vírus. Foram desenvolvidas, e têm sido amplamente utilizadas, RT-PCR ou RT-PCR em tempo real específica para subtipo do vírus da influenza A. Em geral, tais testes são realizados para a detecção primária e rápida, com alta sensibilidade, de influenza aviária. No entanto, esses testes precisam ser direcionados aos genes que são altamente conservados nos diferentes subtipos, a fim de evitar resultado falso-negativo. O teste ELISA de captura de antígeno tem sido feito para a rápida detecção do vírus. No entanto, a principal limitação do teste de captura de antígeno é a baixa sensibilidade, o que o torna inadequado para o diagnóstico precoce e monitoramento de influenza aviária. O isolamento viral é um método tradicional para detecção e identificação dos vírus da influenza aviária. Os vírus da influenza aviária, por vezes, são cultivados em embriões de galinhas, em culturas de células de rins de patinhos, bezerros e macacos; assim, os vírus podem ser isolados de amostras obtidas de traqueia, pulmão, saco aéreo, exsudato de seio nasal ou suabe de cloaca. A presença do vírus da influenza A no fluido alantoide ou em cultura celular é confirmada por teste de hemaglutinação, ELISA de captura de antígeno ou por sequenciamento. Para subtipagem adicional do vírus, devem ser realizados testes de inibição da hemaglutinação e da NA, com o auxílio de uma bateria de antissoros contra cada um dos 16 subtipos de hemaglutinina (H1 a H16) e dos 9 de neuraminidase (N1 a N9).

Tratamento e controle

As aves que se recuperam da infecção permanecem imunes a desafio subsequente por uma cepa homóloga durante, pelo menos, vários meses. Tem-se mostrado que o anticorpo anti-HA é importante para a proteção contra a infecção, enquanto o anticorpo anti-NA protege contra a doença e reduz a excreção de vírus, mas não impede a infecção. Foram desenvolvidas, e encontram-se disponíveis no mercado, diferentes vacinas contra influenza aviária, como aquelas com vírus inteiro inativado, aquelas que utilizam o vírus da doença de Newcastle como vetor ou vacinas que usam o vírus da varíola aviária como vetor que expressam HA dos vírus da influenza aviária, com intuito de controlar essa enfermidade. Em geral, tem se constatado proteção eficaz contra a infecção pelo vírus. No entanto, há muitos desafios para o controle dessa doença, em razão da alta diversidade genética e antigênica entre os vírus aviários e a rápida evolução do vírus da influenza A. Portanto, apenas a vacinação não é suficiente para controlar a influenza aviária. São necessários manejo cuidadoso e biossegurança rigorosa para o controle e a prevenção de influenza aviária. É importante um manejo cauteloso a fim de impedir a introdução do vírus no lote de aves. Não se deve introduzir novas aves no plantel existente, e é necessário adotar medidas de precaução para impedir o contato direto ou indireto com aves migratórias selvagens ou exóticas. Como os perus também se tornaram suscetíveis ao vírus da influenza suína, boas práticas de manejo incluem não criar suínos na mesma propriedade que se criam perus. Os ovos para o choco devem vir de plantel livre do vírus. Tem-se mostrado que o vírus persiste por 105 dias em estrume líquido após a retirada total das aves da instalação. É necessário, por isso, empregar medidas rigorosas para evitar a movimentação de pessoas e a transferência de equipamentos potencialmente contaminados por estrume entre os rebanhos e as propriedades. Durante um surto, recomenda-se o isolamento do plantel, juntamente com a comercialização regular do lote de aves. O tratamento de grupos infectados com antibióticos de amplo espectro é útil no controle de infecções bacterianas secundárias; além disso, alimentação e o manejo apropriados auxiliam na redução da taxa de mortalidade.

Importância zoonótica das influenzas de animais

Várias evidências sugerem que as cepas causadoras de pandemia de influenza humana surgiram em decorrência do reagrupamento de diferentes cepas do vírus da influenza A (humana e animal ou animal e animal). Por exemplo, o vírus H2N2 da influenza asiática, causa do surto de 1957, e o vírus H3N2 da influenza de Hong Kong, causa do surto de 1968, são reagrupamentos do vírus da influenza humana e do vírus da influenza aviária; o vírus H1N1, que acarretou pandemia em 2009, é oriundo do reagrupamento dos vírus da influenza suína da América do Norte e da Eurásia. Aves aquáticas parecem ter importância particular na origem de novos isolados humanos. Os patos, por sua vez, atuam como um "cadinho", em que várias cepas do vírus da influenza podem surgir juntas e sofrer reagrupamento genético, resultando no surgimento de novas cepas de vírus da influenza. Embora pouco se saiba a respeito de os vírus das pandemias passadas terem se originado de suínos, essa espécie é considerada um "recipiente misto" de vírus da influenza "semelhante ao vírus aviário" e "semelhante ao vírus humano". Uma das evidências que sustenta isso inclui o fato de os suínos apresentarem receptores para ambos os vírus, da influenza aviária e da influenza humana. Outra evidência é que o vírus da influenza suína com triplo reagrupamento, carreadores dos genes das influenzas suína, aviária e humana, tem circulado nas granjas de suínos da América do Norte por mais de 12 anos e, esporadicamente, é transmitido para e entre pessoas infectadas. Uma vez que os genes internos e o gene HA são fundamentais para a ampla variação de hospedeiros, e que a HA e a NA são relevantes para a imunidade do hospedeiro, os eventos de reagrupamento em um hospedeiro intermediário, a exemplo de suínos ou codornizes, podem resultar no surgimento de novas cepas de vírus. Eles contêm os mesmos genes internos ou genes similares, mas possuem proteínas HA e NA muito diferentes, e sua HA é capaz de se ligar aos receptores de mamíferos. Os novos vírus assim originados são capazes, ainda, de infectar humanos e possuem antígenos de superfície muito diferentes daqueles aos quais a população humana foi previamente exposta (e imunizada). O resultado tende a ser uma grave pandemia de influenza, pois a nova cepa se propaga rapidamente nas populações suscetíveis.

Normalmente, os vírus da influenza aviária não atravessam diretamente as barreiras que impedem a infecção de humanos e de outros mamíferos hospedeiros. No entanto, as evidências acumuladas mostram que os vírus da influenza aviária podem infectar diretamente pacientes humanos. O primeiro surto de influenza aviária causada por H5N1, em Hong Kong, em 1997, ocasionou a morte de 6 a 18 pessoas infectadas. Desde 2005, o vírus H5N1 causador de IAAP tem provocado surtos da doença em aves selvagens, no lago Qinghai, na China. Esse vírus se disseminou por Europa, Oriente Médio e África, a partir dos países do sudeste. Atualmente, o vírus H5N1 causador de IAAP é endêmico em aves domésticas, em vários países, como por exemplo, Egito e Vietnã; continua sendo relatada infecção humana por esse vírus. Desde 24 de fevereiro de 2012, foram relatados 586 casos humanos confirmados de infecção pelo vírus H5N1, que causa IAAP, à Organização Mundial da Saúde; 346 desses pacientes morreram. Considera-se que tal vírus poderá causar a próxima pandemia. Além disso, outros subtipos de vírus da influenza aviária, como H9N2 e H7N7, foram capazes de infectar diretamente pacientes humanos. Felizmente, todos esses vírus da influenza aviária, inclusive H5N1 e H9N2, não são capazes de transmitir a infecção entre humanos. Obviamente, a influenza aviária é uma importante doença zoonótica.

Suínos são suscetíveis à infecção pelos vírus das influenzas humana, aviária e suína, sugerindo que é possível surgir um novo vírus pela reorganização neste hospedeiro, capaz de causar epidemia e pandemia, porque as pessoas não apresentam imunidade contra esse vírus. Em especial, os vírus da influenza aviária H5N1 e H9N2 foram isolados de suínos em países do Sudeste Asiático, o qual foi considerado uma "região apropriada para o desenvolvimento de vírus da influenza", em virtude da proximidade das habitações humanas com as propriedades e a estreita relação entre suínos, aves e pessoas nas fazendas familiares. Essa é considerada a situação ideal para o surgimento de novas cepas antigênicas e para a introdução desses vírus na população humana. Esse fato enfatiza a importância da vigilância dos vírus de influenza animal e humana nessa região, a fim de prevenir a próxima pandemia. No entanto, o vírus H1N1 provocou, em 2009, a pandemia do século 21, com a ocorrência dos primeiros casos no México. Considerando a pandemia de 2009, aprendemos que o vírus da pandemia pode, também, ser oriundo de outros locais, inclusive de países altamente industrializados da América do Norte ou da Europa Ocidental, com modernas instalações para suínos e aves, com exceção do Sudeste Asiático.

Leitura sugerida

Landolt GA, Townsend HG, and Lunn DP (2007) Equine influenza infection, in *Equine Infectious Diseases*, 2nd edn (eds DC Sellon and MT Long), St. Louis, MO, pp. 124–133.

Swayne DE (2009) Avian Influenza, John Wiley & Sons/Wiley-Blackwell.

Vincent AL, Ma W, Lager KM *et al.* (2008) Swine Influenza Viruses: A North American Perspective, in *Advances in Virus Research*, (eds K Maramorosch, AJ Shatkin, and FA Murphy), Academic Press, Burlington, pp. 127–154.

Werner O and Harder T (2006) Avian influenza, in *Influenza Report*, (eds BS Kamps, C Hoffmann, and W Preiser), Flying Publisher, Paris, Cagliari, Wuppertal, Sevilla, pp. 48–86.

Wright PF and Webster RG (2001) Orthomyxoviruses, in *Fields Virology*, 4th edn (eds DM Knipe and PM Howley), Lippincott, Philadelphia, pp. 1533–1579

59

Bunyaviridae

D. Scott McVey, Barbara Drolet e William Wilson

Introdução

A família Bunyaviridae é a maior família de vírus e inclui os gêneros *Orthobunyavirus, Hantavirus, Nairovirus, Phlebovirus* e *Tospovirus*. Há centenas de bunyavírus, e os vírus de importância veterinária pertencem ao gênero *Bunyavirus* – vírus do sorogrupo da encefalite da Califórnia e vírus Akabane (bem como o vírus Aino e o vírus do Vale Cache); *Phlebovirus* – vírus da febre do Vale Rift (VFVR); *Nairovirus* – vírus da doença de ovinos de Nairobi; e *Hantavirus*. Vários bunyavírus e arbovírus são transmitidos por artrópodes, como mosquitos, carrapatos e moscas picadoras e, dessa maneira, são capazes de se replicar de modo alternado em animais vertebrados e insetos. No Quadro 59.1, há descrição de bunyavírus patogênicos de importância veterinária.

Vários bunyavírus são consideráveis patógenos zoonóticos, inclusive hantavírus (a causa da síndrome pulmonar e da febre hemorrágica com síndrome renal, em humanos); VFVR; vírus da febre hemorrágica da Crimeia-Congo; e vírus da doença de ovinos de Nairobi.

Propriedades gerais da família

Os bunyavírus são vírus pleomorfos, com envelope, medindo de 80 a 120 nm de diâmetro e projeções superficiais ("pontas") oriundas da superfície do envelope de vírions maduros (Figura 59.1). Os vírions contêm quatro proteínas estruturais, incluindo duas glicoproteínas externas do envelope, uma proteína do nucleocapsídio que reveste o genoma e uma proteína transcriptase (L). As glicoproteínas do envelope são responsáveis pela neutralização e hemaglutinação. Uma variedade de proteínas não estruturais também é codificada pelo genoma viral. O ácido nucleico é helicoidal e incluído em 3 segmentos distintos – grande (L), médio (M) e pequeno (S) – cada um constituído de RNA de filamento único de sentido negativo ou de ambos os sentidos, positivo e negativo. A organização e a estrutura dos genomas determinam o gênero desses vírus. Adicionalmente, são utilizados métodos sorológicos para uma classificação adicional. No entanto, vários epítopos do envelope e várias proteínas do capsídio são altamente conservados. Isso representa desafios particulares para a classificação taxonômica. Há considerável diversidade genética e reação cruzada sorológica entre os vírus de diversos gêneros da família Bunyaviridae. É possível ocorrer reorganização genética quando as culturas celulares ou os insetos são contaminados, simultaneamente, por vários bunyavírus estreitamente relacionados. Nas variações geográficas estabelecidas, o bunyavírus sofre seleção e *drift* genético, especialmente em artrópodes hospedeiros. Apesar disso, não é comum o surgimento de novas cepas sorologicamente distintas.

Em geral, os bunyavírus são suscetíveis a dessecamento, calor, ácidos, cloro, detergentes e aos desinfetantes mais comuns.

Gênero Orthobunyavirus | Vírus Akabane, vírus Aino e vírus do Vale Cache

O vírus Akabane é a causa de surtos periódicos de malformação fetal em ruminantes, em especial, em bovinos, na Ásia, na Austrália, no Oriente Médio e na África. O vírus é transmitido por pernilongos e pelo mosquito-pólvora *Culicoides*; provoca anomalias teratogênicas distintas nos sistemas musculoesquelético e nervoso (artrogripose-hidranencefalia) nos fetos de vacas que se infectam durante a prenhez. A idade gestacional do feto no momento da infecção determina os tipos de lesões que se manifestam ao nascimento; fetos infectados antes da metade da gestação tipicamente nascem com membros em flexão rígida (artrogripose), com grau variável de desvio da coluna vertebral. Os cérebros de fetos acometidos podem carecer de hemisférios cerebrais ou surgir apenas como saculações preenchidas com fluido, em consequência da destruição do cérebro em desenvolvimento ocasionada pelo vírus durante a gestação (hidranencefalia). Antes do acasalamento, utiliza-se uma vacina inativada para imunizar eficientemente os ruminantes.

O vírus Aino provoca doença semelhante àquela causada pelo vírus Akabane, e sua distribuição global é muito parecida. O vírus do Vale Cache foi relatado como causa de surtos de artrogripose-hidranencefalia em ovinos, em regiões do oeste e do sudoeste dos EUA. Um vírus semelhante, isolado de ovinos na Holanda, na Alemanha e no Reino Unido, entre 2011 e 2012, provoca efeitos teratogênicos semelhantes em ovinos. Acredita-se que o vírus Schmallenberg seja um orthobunyavírus do sorogrupo Simbu e, possivelmente, oriundo de uma reorganização dos vírus Shamonda/Sathuperi.

Quadro 59.1 Gêneros da família Bunyaviridae, doenças, hospedeiros, vetores principais e condição zoonótica.

Vírus	Distribuição	Artrópode vetor	Espécies-alvo	Doença nos animais	Zoonótica?
Bunyavirus					
Vírus Akabane	Austrália, Ásia, África, Oriente Médio	Mosquitos, *Culicoides*	Bovinos, ovinos	Aborto, anomalias congênitas	Não
Vírus do Vale Cache	EUA	Mosquitos	Ovinos, bovinos	Anomalias congênitas	Raramente, infecção fetal
Vírus La Crosse, grupo da encefalite da Califórnia	América do Norte	Mosquitos	Roedores, humanos	Nenhuma em animais	Sim, encefalite
Vírus Schmallenberg	Holanda, França, Alemanha	*Culicoides*	Ovinos, bovinos	Aborto, anomalias congênitas	Não
Phlebovirus					
VFVR	África	Mosquitos	Ovinos, bovinos, ruminantes selvagens, camelos, humanos	Doença sistêmica, hepatite, encefalite, aborto	Sim, hepatite, encefalite, doença hemorrágica
Nairovirus					
Vírus da febre hemorrágica da Crimeia-Congo	África, Ásia, Europa	Carrapatos	Ovinos, bovinos, caprinos, humanos	Poucos sinais clínicos	Sim, febre hemorrágica, hepatite
Vírus da doença de ovinos de Nairobi	África Oriental	Carrapatos	Ovinos, caprinos	Enterite hemorrágica	Doença febril discreta
Hantavirus					
Vírus Hantaan	China, Rússia, Coreia	Nenhum	Camundongos do campo listrados	Nenhuma documentada	Febre hemorrágica e insuficiência renal
Hantavírus do Novo Mundo	Ocidente	Nenhum	Várias espécies de roedores	Nenhuma documentada	Síndrome pulmonar

VFVR = vírus da febre do Vale Rift.

Vírus do sorogrupo da encefalite da Califórnia

Os vírus do sorogrupo da encefalite da Califórnia apresentam reação cruzada sorológica; os vírus do gênero *Bunyavirus* são transmitidos por mosquitos e incluem os vírus La Crosse, *snowshoe hare* e Jamestown Canyon. Tais vírus ocorrem em ciclos endêmicos de infecção em diferentes regiões da América do Norte e, embora a infecção ocorra em várias espécies de mamíferos, raramente é documentada encefalite, mesmo em humanos.

Outros membros do gênero *Bunyavirus* esporadicamente têm sido incriminados como causa de encefalite em animais – por exemplo, o vírus Main Drain, em equinos.

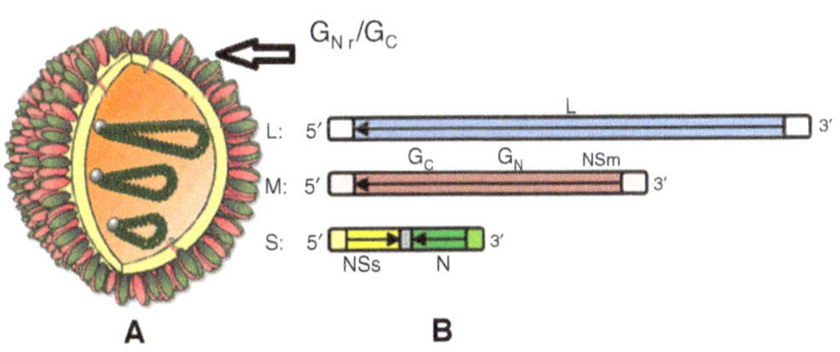

Figura 59.1 Representações da estrutura e da organização genômica do bunyavírus, incluindo a estrutura das glicoproteínas de superfície, G_C e G_N. A. As duas glicoproteínas, G_C e G_N, incorporam-se à camada dupla de lipídios durante o processo de liberação do vírus. Os três segmentos de genomas encapsulados (associados a nucleoproteína N e polimerase L) são incorporados no vírion. B. Representação esquemática dos três segmentos do genoma do RNA do VFVR e estratégia de codificação. A *seta* indica a fase de leitura aberta em cada segmento, o qual é ladeado por regiões não codificadas. (Cortesia de Mandell e Flick, 2011.)

Gênero Phlebovirus – febre do Vale Rift

O vírus da febre do Vale Rift (VFVR) é um vírus zoonótico transmitido por mosquito, que provoca epidemia de doença sistêmica grave frequentemente fatal em ruminantes, em especial, em ovinos e caprinos. A taxa de mortalidade é maior em animais jovens. Com frequência, as fêmeas de ruminantes prenhes abortam após a infecção. VFVR provoca extensa necrose hepática em ovinos e caprinos acometidos; hemorragias disseminadas são comuns. Além disso, encefalite, com necrose de neurônios, é verificada em alguns animais infectados.

A febre do Vale Rift (FVR) é endêmica na África Subsaariana e, periodicamente, notada nas regiões ao norte, adjacentes, como Egito, Arábia Saudita e Iêmen (Quadro 59.2). As condições climáticas influenciam a ocorrência de epidemias, particularmente a alta precipitação pluviométrica que resulta em rápida expansão das populações de mosquitos *Aedes*, os quais são transportadores do vírus. A FVR é uma zoonose. Em humanos, a taxa de mortalidade é de aproximadamente 1%, mas há relatos de taxa tão elevada quanto 30% em surtos recentes.

Quadro 59.2 Distribuição recente da febre do Vale Rift (FVR) na África e na Ásia (a partir de fevereiro de 2012).

Países com FVR endêmica	Gâmbia, Senegal, Mauritânia, Namíbia, África do Sul, Moçambique, Zimbábue, Zâmbia, Quênia, Sudão, Egito, Madagascar, Arábia Saudita, Iêmen
Países com alguns casos ou com evidência sorológica da infecção	Botsuana, Angola, República Democrática do Congo, Congo, Gabão, Camarões, Nigéria, República Africana Central, Chade, Níger, Burkina Faso, Mali, Guiné, Tanzânia, Malaui, Uganda, Etiópia, Somália

O VFVR é amplamente temido em virtude de sua virulência a humanos e várias espécies de animais, bem como de sua capacidade de rápida propagação em uma variedade de espécies de mosquitos durante as epidemias. Desse modo, é fundamental a definição do diagnóstico, geralmente por meio de isolamento do vírus ou de exames sorológicos. Uma vacina experimental inativada está disponível para veterinários e técnicos de laboratório em situação de risco, que manuseiam animais e materiais infectados com VFVR.

Propriedades físicas, químicas, antigênicas e estrutura do vírus

O VFVR é um vírus esférico, com envelope e diâmetro de 80 a 90 nm. O vírus apresenta projeções de glicoproteínas (G_C/G_N), mas não tem proteína da matriz. O genoma é composto por três segmentos de RNA: (I) um segmento S, em sentido negativo e positivo, que codifica as proteínas não estruturais N e NS, (II) um segmento M de sentido negativo que codifica as proteínas das projeções G_C e G_N, e (III) um segmento L de sentido negativo, o qual codifica a transcriptase. Após a fixação do VFVR às células-alvo por meio de vários receptores, por um mecanismo de endocitose, ocorre replicação viral no citoplasma celular. O vírus perde o revestimento, e a polimerase dependente de RNA (transcriptase) inicia a transcrição de proteínas não estruturais, essencial para a replicação do vírus. Subsequentes ciclos de replicação resultam em síntese das proteínas estruturais, para agrupamento e liberação do vírus a partir de vesículas intracitoplasmáticas do sistema de Golgi. As partículas de vírus são, então, liberadas, por meio de exocitose, de membranas plasmáticas apicais ou basolaterais.

Distribuição, reservatórios e transmissão. O VFVR sobrevive em várias regiões enzoóticas da África, principalmente Quênia e África do Sul (Quadro 59.2). Não está totalmente esclarecido como o vírus permanece vivo nos períodos interepizoóticos, mas acredita-se que os ciclos do mosquito e dos ruminantes selvagens sejam importantes. Durante os períodos de ocorrência da doença, que estão associados a alta precipitação pluviométrica, os mosquitos infectados disseminam o vírus para ruminantes selvagens e domésticos. A partir daí, ocorre expansão e propagação por meio de várias espécies de *Aedes, Culex* e *Anopheles*, além de outras espécies de mosquitos. É possível também contrair o vírus por contato direto com leite e tecido infectados ou por aerossóis dessas fontes.

Patogênese. O período de incubação dessa doença é relativamente curto, de 3 a 5 dias. Ovinos, bovinos, humanos e camelos são frequentemente acometidos. Os sinais clínicos são febre, inapetência, secreção nasal purulenta e diarreia. Quase todas as ovelhas prenhes abortam. A taxa de mortalidade pode se aproximar de 100%, em cordeiros, e até 60% em animais adultos. Em geral, a doença é menos grave em bovinos, com taxa de mortalidade inferior a 30%; no entanto, a taxa de aborto em fêmeas prenhes tende a se aproximar de 100%. Equinos, camelos, gatos e cães também podem ser infectados durante os períodos de epizootia, mas apenas animais muito jovens desenvolvem doença clinicamente relevante. A doença é semelhante à influenza humana. Em geral, na maioria dos casos, a enfermidade é relativamente discreta, com taxa de mortalidade inferior a 2%. Todavia, até 10% dos casos são acompanhados de hepatite ou complicações neurológicas (cegueira e encefalite) (Figura 59.2).

Resposta do hospedeiro. Como o vírus se propaga rapidamente nos tecidos hepático e linfoide primários, notam-se necrose hepática, esplenomegalia e hemorragias subserosas (Figura 59.3). Febre, bem como inflamação local e sistêmica, está associada à necrose tecidual. Essas alterações teciduais surgem dentro de 3 a 5 dias. Nos casos mais graves, é possível notar insuficiências hepática e renal, síndrome da febre hemorrágica e encefalite. É comum os animais responderem com produção detectável de anticorpo IgM no 5º dia e com anticorpo IgG entre o 10º e o 14º dias. Tal resposta imune está associada à recuperação do paciente e, geralmente, a imunidade dura longo tempo.

Diagnóstico. Testes com base na reação em cadeia de polimerase (PCR) multiplex estão disponíveis para detectar a presença do vírus no sangue ou em outros tecidos. Tais testes são muito específicos e sensíveis. Também é possível utilizar, como teste padrão-ouro, o isolamento do vírus em cultura celular. Contudo, isso requer exposição laboratorial direta de técnicos a um vírus patogênico que causa zoonose. Além desses procedimentos, testes de captura de IgM, detecção direta do antígeno por meio de fita de imersão e exames imuno-histoquímicos encontram-se em desenvolvimento e/ou disponíveis para o diagnóstico de infecção recente pelo VFVR ou pela detecção de antígeno viral. Esses testes podem ser realizados utilizando-se antígeno de proteína recombinante e, portanto, também são seguramente empregados a fim de detectar antígenos virais nas amostras de tecidos infectados enviados a laboratórios de diagnóstico (Figura 59.2).

Controle. A vacinação de animais pecuários suscetíveis, em regiões endêmicas, é um método de controle primário. Têm sido utilizadas tanto a vacina com vírus inativado quanto

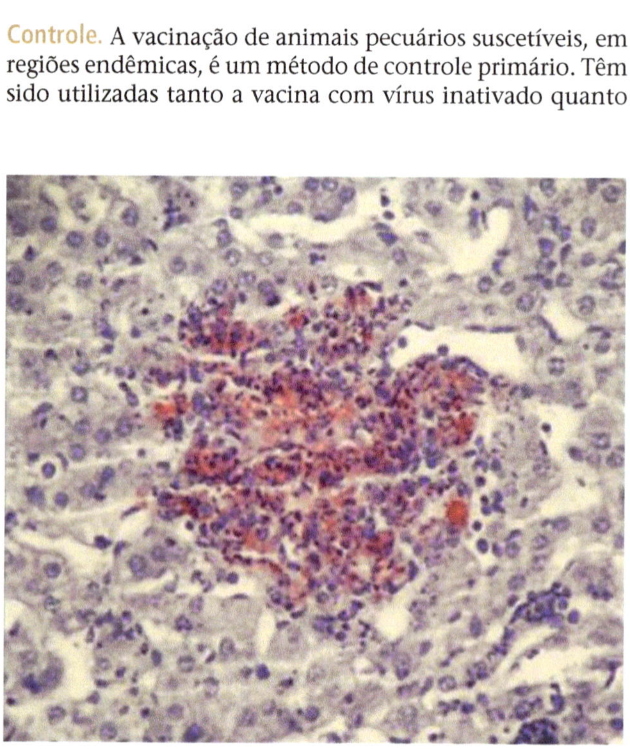

Figura 59.2 Demonstração do antígeno viral associado a lesão necrótica focal no fígado de um cordeiro infectado pelo VFVR, por meio de coloração imuno-histoquímica. (Reproduzida, com autorização, de Drolet *et al.*, 2012.)

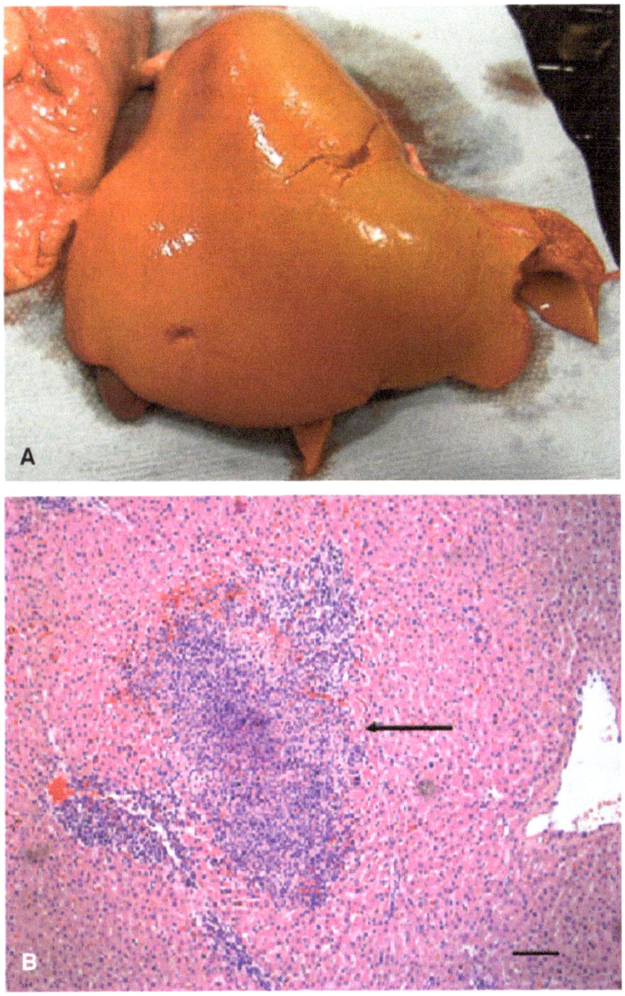

Figura 59.3 Hepatite em um cordeiro infectado por VFVR. A. Lesões macroscópicas. B. Necrose e inflamação no fígado. (Reproduzida, com autorização, de Drolet *et al.*, 2012.)

aquela com vírus atenuado, com sucesso razoável. As vacinas preparadas com cepas de vírus atenuado (MP-12 e Clone-13) são eficazes em bovinos e ovinos e aprovadas para uso em alguns países da África. Essas vacinas são submetidas a registro e desenvolvimento em outras regiões. A produção adicional dessas e de outras vacinas podem propiciar a distinção entre animais vacinados daqueles animais infectados.

O controle dos vetores em áreas endêmicas, bem como a restrição de trânsito de animais e subsequente exposição humana, também são métodos de controle razoavelmente efetivos.

Gênero Nairovirus – doença de ovinos de Nairobi

O vírus da doença de ovinos de Nairobi (DON) e os vírus relacionados causam enfermidade grave em ovinos e caprinos na África e na Ásia. O vírus é transmitido pelo carrapato-de-orelha-marrom. A DON se caracteriza por febre alta, hemorragia intestinal e morte de ruminantes suscetíveis. Tipicamente, as fêmeas prenhes abortam. O vírus que causa DON também é um patógeno zoonótico ocasional que acarreta doença em veterinários e funcionários de laboratório expostos a animais ou materiais infectados.

Outros membros do gênero *Nairovirus* de potencial importância em medicina veterinária incluem vírus da febre hemorrágica da Crimeia-Congo, uma zoonose verificada por toda a África, na Europa Oriental, no Oriente Médio e na Ásia. O vírus é transmitido por carrapatos Ixodidae (carrapatos duros). Embora tanto os animais selvagens quanto os animais domésticos atuem como reservatórios do vírus, a doença clínica tipicamente é notada apenas em humanos e pode se manifestar como doença grave semelhante à influenza, icterícia e hemorragia. Também é possível ocorrer transmissão por contato com sangue de animal infectado. A transmissão entre pessoas é possível por meio de contato com sangue infectado ou com fluidos de outros tecidos.

Gênero Hantavirus

Há pelo menos 20 membros do gênero *Hantavirus*. Esses vírus não são mantidos por infecção crônica de artrópodes vetores, mas preferivelmente em roedores. Os hantavírus do Velho Mundo geralmente provocam febre hemorrágica e uma síndrome renal, enquanto os hantavírus do Novo Mundo causam doença pulmonar. Uma importante característica dos hantavírus é a dificuldade de seu isolamento e sua manutenção em cultura celular. Desse modo, os testes de PCR são de suma importância para o diagnóstico.

A maioria das infecções causadas por hantavírus é verificada em Coreia, China, Rússia Oriental e Bálcãs. Em geral, a doença humana surge após contato direto com fezes de roedores. A viremia é transitória, sendo suprimida pelo surgimento de anticorpos neutralizantes. No entanto, o vírus persiste nos rins e no pulmão, nos quais a presença de necrose e inflamação provoca doença. Com frequência, o diagnóstico se baseia na demonstração do vírus no tecido por meio de exame imunológico ou molecular (PCR). Tem-se utilizado vacinas com vírus inativado na Coreia e na China, mas os meios mais efetivos de contenção do vírus em questão são o controle de roedores e a higiene pessoal.

Referências bibliográficas

Drolet BS, Weingartl HM, Jiang J *et al.* (2012) Development and evaluation of one-step rRT-PCR and immunohistochemical methods for detection of Rift Valley fever virus in biosafety level 2 diagnostic laboratories. *J Virol Methods*, (2), 373–382.

Mandell RB and Flick R (2011) Virus-like particle-based vaccines for Rift Valley fever virus. *J Bioterr Biodef*, 008. doi:10.4172/2157-2526.S1-008.

Leitura sugerida

Bird BH, Ksiazek TG, Nichol ST, and Maclachlan NJ.(2009) Rift Valley fever virus. *J Am Vet Med Assoc*, (7), 883–893.

Boshra H, Lorenzo G, Busquets N, and Brun A (2011) Rift valley fever: recent insights into pathogenesis and prevention. *J Virol*, (13), 6098–6105. Epub March 30, 2011.

Goris N, Vandenbussche F, and De Clercq K.(2008) Potential of antiviral therapy and prophylaxis for controlling RNA viral infections of livestock. *Antivir Res*, (1), 170–178. Epub November 5, 2007.

Gould EA and Higgs S.(2009) Impact of climate change and other factors on emerging arbovirus diseases. *Trans R Soc Trop Med Hyg*, (2), 109–121. Epub September 16, 2008.

Haller O and Weber F (2009) The interferon response circuit in antiviral host defense. *Verh K Acad Geneeskd Belg*, (1–2), 73–86.

Hollidge BS, González-Scarano F, and Soldan SS (2010) Arboviral encephalitides: transmission, emergence, and pathogenesis. *J Neuroimmune Pharmacol*, (3), 428–442. Epub July 22, 2010.

LaBeaud AD, Kazura JW, and King CH (2010) Advances in Rift Valley fever research: insights for disease prevention *Curr Opin Infect Dis*, (5), 403–408.

Linthicum K, Anyamba A, Britch SC *et al.* (2007) A rift valley fever risk surveillance system for Africa using remotely sensed data: potential for use on other continents. *Vet Ital*, , 663–674.

Métras R, Collins LM, White RG *et al.* (2011) Rift Valley fever epidemiology, surveillance, and control: what have models contributed. *Vector Borne Zoonotic Dis*, (6), 761–771. Epub May 6, 2011.

Walter CT and Barr JN (2011) Recent advances in the molecular and cellular biology of bunyaviruses. *J Gen Virol*, (11), 2467–2484. Epub August 24, 2011.

Weaver SC and Reisen WK (2010) Present and future arboviral threats. *Antivir Res*, (2), 328–345. Epub October 24, 2009.

Wilson WC, Weingartl H, Drolet BS *et al.* (2013) Diagnostic approaches for rift valley fever. In vaccine and diagnostics for transboundary and zoonotic diseases. *Devel Biol (Basel)*, 73–78.

60 Paramyxoviridae, Filoviridae e Bornaviridae

Stefan Niewiesk e Michael Oglesbee

A ordem Mononegavirales inclui vírus das famílias Paramyxoviridae, Filoviridae, Bornaviridae e Rhabdoviridae (Capítulo 61). Ancestralmente, tais vírus são aparentados, como mostrado por suas características comuns, como genoma de RNA de filamento único de sentido negativo, estratégia de replicação e ordem de gene semelhantes e morfologia do vírion, que contém envelope.

Resistência a agentes físicos e químicos

Mononegavirales podem ser inativados por medidas físicas padrão e produtos químicos efetivos contra vírus com envelope. Tais medidas incluem tratamento com calor, luz ultravioleta, soluções ácidas ou alcalinas, ou agentes químicos como solventes lipídicos, lisol, fenol, compostos de amônio quaternário e hidroxitolueno butilado. A desinfecção é mais eficaz após limpeza completa dos materiais. A taxa de inativação viral varia de acordo com a cepa de vírus, a quantidade de vírus inicialmente exposto, o tempo de exposição e a presença de matéria orgânica no ambiente. Os vírus infecciosos podem sobreviver por longo tempo em matéria orgânica e por meio de congelamento.

Paramyxoviridae

A família Paramyxoviridae está dividida em 2 subfamílias: Paramyxovirinae e Pneumovirinae, as quais são adicionalmente subdivididas em 5 gêneros (*Avulavirus, Henipahvirus, Morbillivirus, Respirovirus* e *Rubulavirus*) e 2 gêneros (*Metapneumovirus* e *Pneumovirus*), respectivamente (Quadro 60.1). Os vírus dessa família causam várias doenças respiratórias e/ou sistêmicas graves em humanos, aves e outros animais.

Os paramyxovírus são caracterizados por vírions envelopados, pleomorfos (filamentosos ou esféricos; com diâmetro ao redor de 150 nm, ou mais) e contêm um genoma de RNA de filamento único de sentido negativo. O nucleocapsídio viral apresenta simetria helicoidal e diâmetro de, aproximadamente, 13 a 18 nm (Figura 60.1). Pelo menos 3 proteínas estão associadas ao nucleocapsídio, incluindo uma proteína de ligação de RNA (N ou NP), uma fosfoproteína (P), a qual possibilita a transcrição, e a polimerase viral (L = proteína grande). O nucleocapsídio é circundado por um envelope de lipoproteína derivado da membrana plasmática da célula hospedeira e contém duas ou três glicoproteínas virais de transmembrana que formam projeções (8 a 12 nm) oriundas da superfície. As projeções são produzidas pela proteína de adesão, a qual se liga ao receptor (hemaglutinina (H) ou por hemaglutinina-neuraminidase (HN), na subfamília Paramyxovirinae; e proteína G, na subfamília Pneumovirinae), bem como pela proteína de fusão (F), essencial para a infectividade do vírus e sua disseminação entre as células. Outra proteína, a proteína da matriz (M), reveste a superfície interna do

Quadro 60.1 Ordem: Mononegavirales.

Família	Gênero	Espécie
Bornaviridae	*Bornavirus*	Vírus da doença de Borna
Filoviridae	*Ebolavirus*	Vírus Ebola do Zaire
	Marburgvirus	Vírus Marburg do Lago Victoria
Paramyxoviridae		
Paramyxovirinae	*Avulavirus*	Vírus da doença de Newcastle
	Henipavirus	Vírus Hendra
		Vírus Nipah
	Morbillivirus	Vírus da cinomose canina
		Vírus da peste de pequenos ruminantes
		Vírus da cinomose de focas
		Vírus da peste bovina
	Respirovirus	Vírus da parainfluenza bovina 3
		Vírus da parainfluenza humana 3
	Rubulavirus	Vírus da caxumba
		Vírus da parainfluenza 5 (canino)
Pneumovirinae	*Metapneumovirus*	Metapneumovírus aviário
		Metapneumovírus humano
	Pneumovirus	Vírus sincicial respiratório bovino
		Vírus sincicial respiratório humano
		Vírus da pneumonia murina

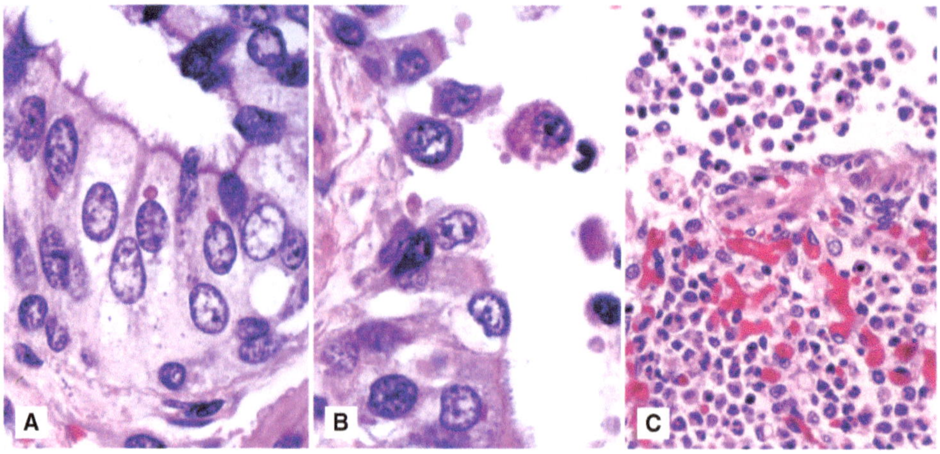

Figura 60.1 Infecção do pulmão de cão pelo vírus da cinomose canina (CC). A. A infecção inicial do epitélio das vias respiratórias não é citopática e tem como consequência extensa excreção de vírus no lúmen das vias respiratórias. Notam-se várias inclusões citoplasmáticas eosinofílicas (*róseas*) nas células infectadas. B. Os efeitos citopáticos são observados à medida que a infecção evolui, resultando na perda de diferenciação, no arredondamento e desprendimento da célula e, por isso, uma superfície mucosa destituída de revestimento. C. Broncopneumonia bacteriana secundária é uma sequela da lesão da mucosa e da supressão imune induzida pelo vírus. O lúmen das vias respiratórias (*parte superior*) é preenchido por neutrófilos e células epiteliais desprendidas, e os espaços alveolares (*parte inferior*) adjacentes a essas vias respiratórias estão preenchidos por neutrófilos e macrófagos alveolares. Cortes de tecido corados com hematoxicilina e eosina.

envelope. Várias proteínas virais não estruturais também são sintetizadas nas células infectadas que, geralmente, regulam a replicação do vírus. Os vírus da família Paramyxoviridae são monotípicos; por exemplo, os anticorpos contra uma cepa de vírus são capazes de neutralizar todas as cepas da mesma espécie.

Vacinação

Todas as vacinas desenvolvidas contra a infecção pelo paramyxovírus são compostas de vírus atenuados oriundos de cultura de tecido vivo, os quais não causam doença, mas induzem uma resposta protetora imune. Nos mesmos casos, são utilizadas vacinas com vírus inativado, que, geralmente, não são tão efetivas quanto a vacina com vírus vivo. Em relação ao vírus da cinomose canina (CC), foi desenvolvida outra vacina composta do vírus da varíola de canários como vetor.

Paramyxovirinae

Avulavirus

Doença de Newcastle

Doença

A doença de Newcastle (DN) é uma enfermidade altamente contagiosa de aves, caracterizada por angústia respiratória, diarreia e sintomas nervosos. A gravidade da doença depende da idade e da condição imune das aves e da virulência da cepa do vírus da DN, responsável pela infecção. As cepas mais virulentas são denominadas velogênicas e ocasionam taxa de mortalidade tão alta quanto 90%, ou mais, em aves acometidas. A doença causada por cepas mesogênicas é menos grave e, com frequência, a taxa de mortalidade é inferior a 25%. As cepas lentogênicas são relativamente avirulentas e frequentemente são usadas na preparação de vacinas.

Relação hospedeiro-vírus

Distribuição geográfica e transmissão. O vírus da doença de Newcastle (VDN) infecta frangos, galinhas-d'angola, perus e grande número de espécies de aves domésticas e selvagens. As aves marinhas são menos suscetíveis, mas podem atuar como carreadoras. Humanos acidentalmente infectados pelo VDN, quando expostos a aves infectadas ou a vacinas com vírus vivo, tendem a desenvolver conjuntivite autolimitante.

A DN ocorre em todo o mundo, e as aves domésticas são os principais reservatórios do VDN. Embora o VDN tenha sido isolado em grande número de aves selvagens, como pardais, gralhas, patos e gansos, elas parecem ter participação mínima na transmissão dessa doença. O surto epizoótico provocado por cepas velogênicas exóticas de VDN, na América do Norte (Califórnia), em 1971, foi atribuído à introdução de aves mantidas em viveiro.

A infecção respiratória por meio de aerossóis é o modo de transmissão do VDN mais comum. As aves infectadas começam a excretar o vírus 2 ou 3 dias após a infecção do trato respiratório e continuam a excretá-lo durante várias semanas. O vírus também é facilmente disseminado por meio de fômites.

Patogênese e patologia. A replicação inicial do VDN ocorre na mucosa do trato respiratório superior após infecção por aerossol. Em seguida, a viremia dissemina o vírus por todo o corpo; a propagação e multiplicação desse vírus nas células de órgãos parenquimatosos ocasiona viremia secundária que, em alguns casos, produz infecção das células do sistema nervoso central (SNC). A doença se manifesta de várias maneiras em frangos, dependendo da virulência da cepa envolvida. As diferenças na virulência das cepas individuais do VDN se devem às diferenças nas proteases utilizadas na clivagem da proteína de fusão. As cepas menos virulentas utilizam protease semelhante à tripsina, apenas presente nos tratos respiratório e gastrintestinal, enquanto as mais virulentas fazem uso de proteases como a furina, presentes em todos os tecidos. As cepas muito virulentas (velogênicas) provocam infecção fatal muito rapidamente, envolvendo órgãos viscerais ou SNC. As cepas mesogênicas do VDN acarretam doença respiratória e, ocasionalmente, neurológica, em frangos infectados, com baixa taxa de mortalidade, enquanto as lentogênicas ocasionam doença discreta ou, com frequência, inaparente.

Na DN, as lesões são muito variáveis. As infecções inaparentes provocam poucas, se alguma, lesões; por outro lado, necrose hemorrágica dos tratos intestinal e respiratório, bem como de órgãos viscerais, é característica de manifestações mais graves da enfermidade. Em frangos com envolvimento do SNC, frequentemente, notam-se necrose de células da glia, degeneração neuronal, manguito perivascular e hipertrofia de células endoteliais.

Resposta do hospedeiro à infecção. Frangos infectados pelo VDN produzem anticorpos 6 a 10 dias após a infecção. Anticorpos contra a glicoproteína do envelope HN atuam como neutralizantes do vírus e inibidores da hemaglutinação, além de serem responsáveis pela imunidade do hospedeiro à doença.

Diagnóstico laboratorial

Como os sinais clínicos e as lesões patológicas verificadas na DN são variáveis e inespecíficas, o diagnóstico definitivo da doença depende de exames laboratoriais para a identificação do VDN. Essa identificação é mais bem-realizada pelo uso de PCR e pela análise da sequência e/ou hibridação do ácido nucleico, de modo a distinguir se o vírus é uma cepa de campo velogênica ou uma cepa de vírus vivo vacinal. Como alternativa, o VDN pode ser isolado mediante inoculação de ovos embrionados ou em culturas celulares, utilizando-se exsudato respiratório ou suspensão de tecido (baço, pulmão ou cérebro). É possível detectar o antígeno do VDN em tecidos infectados ou em culturas celulares, mediante coloração imuno-histoquímica ou imunofluorescência. O diagnóstico sorológico requer demonstração do aumento do título de anticorpos contra VDN por meio da inibição da hemaglutinação ou por teste de neutralização ou imunoenzimático (ELISA).

Controle e prevenção

O manejo sanitário para prevenir a exposição de frangos suscetíveis ao VDN é um importante procedimento de controle contra a doença. Como há apenas um sorotipo de VDN, também são utilizadas vacinas com vírus inativado ou com vírus vivo na prevenção de DN. A maioria das vacinas vivas contém cepas lentogênicas do VDN; é administrada na água de beber ou por meio de aerossóis.

Henipavírus

Vírus Hendra

A doença causada pelo vírus Hendra é uma ocorrência particular na Austrália, onde foi inicialmente diagnosticada em 1994, como consequência de um surto de doença grave com sintomas respiratórios e nervosos, com morte de vários equinos e de seus treinadores. O vírus foi nomeado em consideração ao subúrbio de Brisbaine, no qual a doença foi descrita. Os equinos acometidos desenvolvem pneumonia intersticial e edema pulmonar grave, bem como sintomas nervosos rapidamente fatais. O vírus se abriga de maneira assintomática em diversas espécies de morcegos frugívoros (morcegos raposa-voadora). Embora os morcegos frugívoros sejam os reservatórios do vírus Hendra, ele é infectante para equinos e humanos, por contato direto com secreção nasal ou fômites contaminados pelo vírus.

Vírus Nipah

Constatados em vários surtos em Malásia, Cingapura, Bangladesh e Índia, desde 1998, os vírus Nipah estão estreitamente relacionados com o vírus Hendra. Os reservatórios do vírus Nipah são, na maioria, morcegos do gênero *Pteropus*, os quais são infectados de modo subclínico e excretam o vírus na urina. Quando os suínos são infectados (possivelmente pela ingestão de alimento contaminado), a doença se manifesta como pneumonia e encefalite. Há relato de que a transmissão por contato estreito com suínos infectados e pelo consumo de alimento (seiva de palma contaminada) ocasiona, em humanos, doença com os mesmos sinais clínicos verificados em suínos infectados. Em pessoas, a taxa de mortalidade é alta, em razão da encefalite. Em pacientes humanos, o tratamento com ribavirina reduziu a taxa de mortalidade.

Morbillivírus

Embora os vários morbillivírus tenham estreita relação, como evidenciado, sorologicamente, pela ampla reação cruzada entre eles, esses vírus são diferenciados com base em sua variação individual de hospedeiros, na sequência do genoma e nas diferenças antigênicas. Todos eles apresentam uma proteína de superfície, a hemaglutinina (H); apenas o vírus da peste bovina contém uma neuraminidase (HN). O receptor da cepa selvagem do morbillivírus é a molécula CD150 das respectivas espécies (Figura 60.1).

Vírus da cinomose canina

Doença

A cinomose canina (CC) é uma importante doença viral em cães (Figuras 60.2, 60.3 e 60.4). A CC aguda é caracterizada por qualquer combinação de febre bifásica, secreções ocular e nasal, anorexia, apatia, vômito, diarreia, desidratação, leucopenia, pneumonia e sintomas nervosos. A gravidade dos sinais clínicos manifestados pelos animais, individualmente, pode variar muito. A doença tem um período de incubação de 3 a 5 dias. A taxa de mortalidade depende, basicamente, da condição imune do cão infectado, sendo maior em filhotes. Os animais que sobrevivem à doença aguda tendem a desenvolver outros sinais clínicos, inclusive hiperqueratose de coxim plantar (doença do coxim plantar duro) e doença neurológica caracterizada por qualquer combinação de convulsões, tremores, mioclonia, anormalidades de locomoção, paralisia e cegueira. Com frequência, o início dos sintomas nervosos é retardado por várias semanas após a manifestação dos sinais sistêmicos de cinomose aguda. Em cão idoso, a encefalite é manifestação rara de doença neurológica crônica provocada por vírus da CC defeituoso.

Relação hospedeiro-vírus

Variação de hospedeiros, distribuição geográfica e transmissão. O vírus da CC infecta ampla variedade de animais. Além dos cães, outros membros das famílias Canidae (p. ex., raposas, coiotes, lobos e cães selvagens), Ailuridae (pandas-vermelhos), Hyaenidae (hienas), Mustelidae (p. ex., furões, martas, jaritatacas e texugos), Tayassuidae (javalis [queixadas]), Ursidae (ursos), Viverridae (gatos-de-algália, mangustos) e Procyonidae (p. ex., guaxinins e pandas) são suscetíveis. Alguns membros da família Felidae (leões, tigres e leopardos) também são suscetíveis, por isso, ocorreram surtos devastadores de cinomose em leões na África.

A cinomose canina abrange o mundo todo e permanece endêmica em várias regiões, apesar do uso disseminado de vacinas altamente efetivas na prevenção da doença. Os cães infectados expelem vírus nas secreções nasal e ocular, e, em cães experimentalmente infectados, o vírus da CC é constatado na urina 6 a 22 dias após a infecção. As fezes de cães infectados também podem conter o vírus. Em geral, a contaminação ocorre por meio de aerossóis ou por contato direto, causando infecção respiratória em animais suscetíveis.

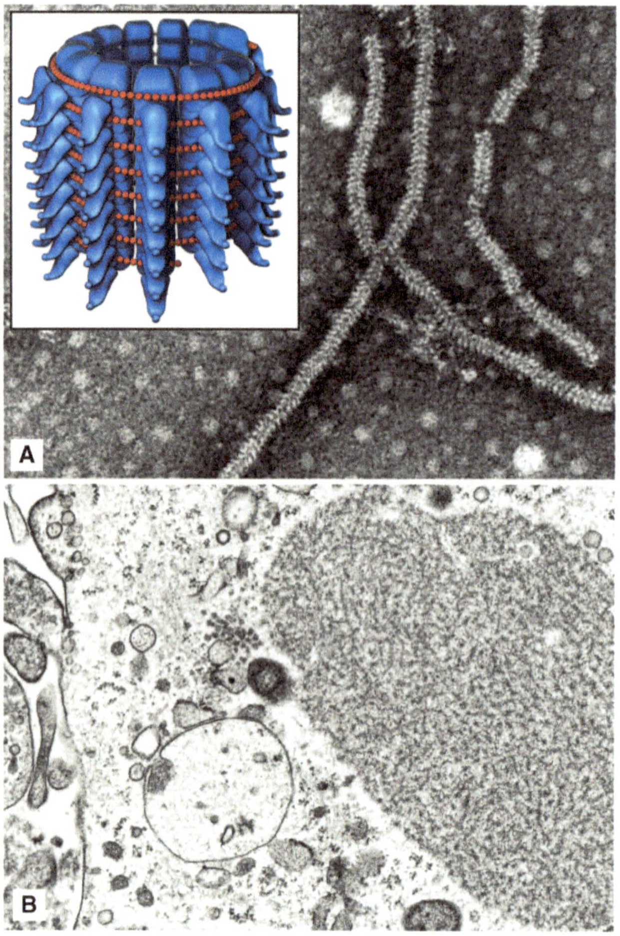

Figura 60.2 As inclusões citoplasmáticas do vírus da cinomose canina (VCC) são resultantes de acúmulos de partículas do núcleo do vírus (nucleocapsídios) durante a replicação. **A.** Nucleocapsídios são formados pelo arranjo helicoidal da proteína N (destaque, *em azul*) que agrupa o RNA genômico de filamento único do vírus (destaque, *em vermelho*). A coloração negativa, em microscopia eletrônica de transmissão, ilustra o tamanho dessas partículas; a superposição de proteínas N nas laterais do nucleocapsídio origina um padrão de zigue-zague, característico de paramyxovírus. **B.** O exame em microscopia eletrônica de transmissão do citoplasma de uma célula infectada mostra que os nucleocapsídios tendem a formar grandes agregados, os quais são a base das inclusões microscópicas. Corte corado por tetróxido de ósmio.

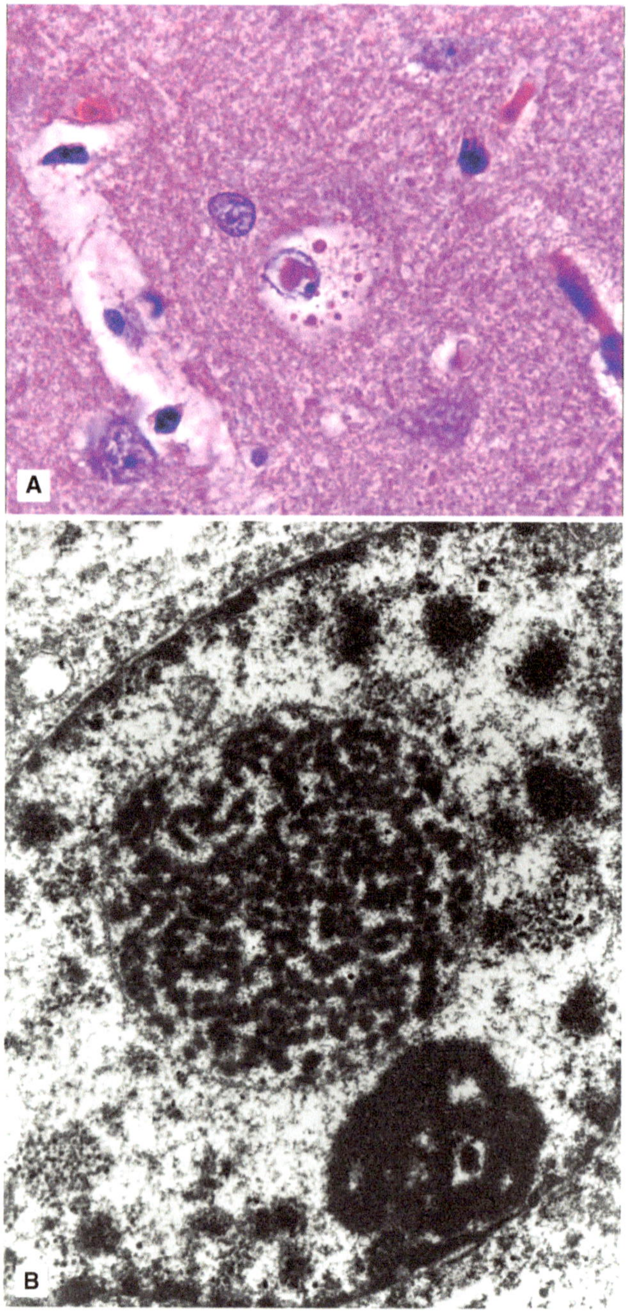

Figura 60.3 O vírus da cinomose canina (VCC) produz ambos os corpúsculos de inclusão, intranucleares e citoplasmáticos, uma característica única de morbillivírus. **A.** Inclusões intracitoplasmáticas e intranucleares eosinofílicas (*róseas*) estão presentes em um astrócito de cérebro de guaxinim infectado (coloração H&E). As inclusões intranucleares são diferenciadas pelo nucléolo basofílico (*azul*). As inclusões citoplasmáticas são agregados de nucleocapsídios virais, com frequência denominados "fábricas" de vírus. **B.** Inclusões intranucleares são estruturas celulares únicas conhecidas como complexos de corpúsculos nucleares, mostrados na figura obtida em microscopia eletrônica de transmissão (corante de tetróxido de ósmio). Os corpúsculos nucleares contêm filamentos grosseiros circundados por uma fina cápsula fibrilar (*parte superior*), facilmente distinguidos do nucléolo reticulado compacto (*parte inferior*). As estruturas são induzidas pela movimentação intranuclear da proteína N viral, contêm abundante quantidade de proteína N e, acredita-se, influenciam o metabolismo do RNA celular de modo a suportar a replicação viral.

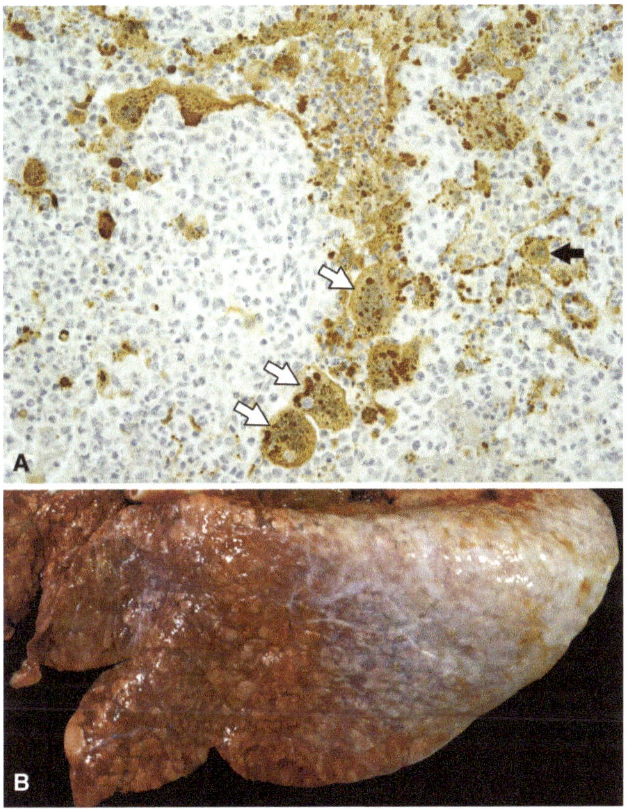

Figura 60.4 Infecção pelo vírus da parainfluenza bovina tipo 3 (VPIB3) em um bezerro soronegativo 7 dias após testes de desafio. A. Coloração imunoperoxidase do antígeno viral no pulmão (*marrom*) mostra extensa infecção do epitélio em uma via respiratória (*centro*). Agregados discretos de antígeno viral no citoplasma são a base para a formação de corpúsculos de inclusão eosinofílicos (*róseos*), facilmente identificados por coloração de hematoxilina e eosina de rotina; representa agregados de partículas do núcleo do vírus. As proteínas do envelope viral atuam como mediadores da fusão de células epiteliais infectadas, na formação de sincícios (*setas brancas*). São ainda verificados macrófagos de alvéolos pulmonares positivos para o antígeno viral (*seta escura*). B. A infecção viral predispõe à broncopneumonia bacteriana secundária e, também, ocorre colapso de lóbulos por causa da obstrução de vias respiratórias pelas células inflamatórias (atelectasia), mostrado como mancha marrom nos lóbulos craniais e ventrais do lobo pulmonar. (As ilustrações são cortesia de John Ellis, University of Saskatchewan.)

Patogênese e patologia. O VCC é pantrópico, com tropismo especialmente forte ao epitélio e aos tecidos linfoides. Os pulmões também são alvos centrais na patogênese da infecção pelo VCC. A replicação inicial do VCC acontece nos macrófagos dos linfonodos bronquiais e nas tonsilas, imediatamente após a infecção respiratória. Em seguida, o vírus se propaga em outros tecidos linfoides (linfonodos, baço, timo e medula óssea), nos quais ocorre replicação adicional, antes que a viremia dissemine o VCC para praticamente todos os órgãos do corpo, inclusive SNC e olhos. A disseminação generalizada do VCC resulta na infecção do epitélio dos tratos digestório, respiratório e urogenital; pele e membranas mucosas; glândulas endócrinas; e SNC, neste último ocorrendo cerca de 8 ou 9 dias após a infecção e apenas em cães que falham em produzir título suficiente de anticorpos neutralizantes contra VCC até o momento.

Na CC, notam-se lesões em órgãos nos quais o vírus se replica. Os tratos respiratório e digestório são especialmente acometidos, sendo os órgãos desses sistemas os primariamente envolvidos na excreção e transmissão do vírus. Os pulmões de cães com cinomose aguda apresentam pneumonia broncointersticial difusa, refletindo a replicação viral no epitélio das vias respiratórias. Broncopneumonia bacteriana secundária é comum em cães, em consequência da lesão de mucosa ocasionada pelo vírus e a imunossupressão. Com frequência, corpúsculos de inclusão intranucleares e intracitoplasmáticos eosinofílicos característicos estão presentes no epitélio respiratório e no revestimento do epitélio do estômago, da bexiga e da pelve renal. Necrose extensa de linfócitos é característica de cinomose aguda, ocasionando depleção linfoide, que é a base para a imunossupressão. A supressão imune facilita a penetração do vírus no sistema nervoso.

Os cães que sobrevivem à cinomose aguda tendem a desenvolver, subsequentemente, sintomas nervosos associados à desmielinização causada pelo vírus. No SNC desses cães, as lesões começam como áreas focais de desmielinização, acompanhadas de inflamação linfocítica e acúmulo de macrófagos. Ocorrem lesões no cerebelo, no tronco cerebral e no cérebro; corpúsculos de inclusão do VCC podem ser formados nos astrócitos e nos neurônios. Embora o VCC se replique predominantemente nos astrócitos e nas células microgliais do cérebro de cães infectados, aventa-se a possibilidade de que a lesão de oligodendrócitos mediada por vírus seja responsável por grande parte da desmielinização inicial induzida pelo vírus.

Em cães idosos, encefalite é uma doença rara, resultante de uma infecção do SNC causada pelo VCC, persistente e de duração muito longa, que provoca demência. A doença se caracteriza por encefalite linfocítica grave, com degeneração neuronal e, com frequência, presença de corpúsculos de inclusão do VCC. Desmielinização não é, tipicamente, uma característica dessa enfermidade.

Resposta do hospedeiro à infecção. Infecção pelo vírus da CC induz imunidade de longa duração em cães que se recuperam da infecção natural. No início, os anticorpos neutralizantes protetores surgem no soro de cães infectados 8 ou 9 dias após a infecção e persistem durante anos. Além disso, os cães infectados com VCC desenvolvem respostas imunes mediadas por célula. A imunossupressão induzida pelo vírus contribui para a patogênese da infecção pelo VCC, fator que predispõe os cães acometidos a infecções bacterianas secundárias e facilita a propagação do vírus para o SNC.

Diagnóstico laboratorial. Como os sinais clínicos de cinomose são variáveis e, às vezes, inespecíficos, o diagnóstico definitivo requer a detecção do VCC mediante isolamento do vírus ou a coloração do antígeno do VCC nas células ou nos tecidos de cães infectados, utilizando anticorpos específicos para esse vírus e coloração imuno-histoquímica ou imunocitoquímica. O exame histológico pós-morte de rotina possibilita um diagnóstico presumível, com base na distribuição das lesões e na ocorrência de efeitos citopáticos, os quais incluem formação de corpúsculos de inclusão intranucleares e intracitoplasmáticos, além de produção de sincício induzida pelo vírus. Como alternativa, pode-se obter o diagnóstico sorológico mediante constatação de aumento dos títulos de IgG em amostras de soro pareadas, por meio de ELISA.

Controle e prevenção

O tratamento de CC envolve procedimentos de suporte, como o uso de antibióticos para o controle de infecções bacterianas secundárias e de soluções de eletrólitos, a fim de restabelecer o volume de fluidos e a concentração de eletrólitos. A vacinação contra CC é o melhor meio de prevenção da doença. Tanto as vacinas com vírus de CC vivo modificado quanto aquelas com vírus inativados estão disponíveis, e a vacinação tem reduzido muito a ocorrência dessa doença em cães. Os anticorpos maternos contra VCC podem interferir na eficácia da vacina contra esse vírus em filhotes. Os filhotes devem ser vacinados contra cinomose em uma idade na qual os anticorpos maternos já tenham sido metabolizados. Embora as vacinas contra cinomose, tanto as que contêm vírus vivo modificado quanto aquelas com vírus inativado, tenham sido utilizadas com segurança na imunização de várias espécies de animais selvagens, inclusive raposas, furões, martas, cachorros-do-mato e lobos-guará, há relatos de cinomose ocasionada pelo uso de vacina em diversas espécies, incluindo marta, jupará e urso-panda Lesser, após aplicação de vacina contendo VCC vivo modificado. Por essa razão, sempre devem ser utilizadas vacinas que contêm vírus mortos, em espécies nas quais não se tenha estabelecido a segurança da vacina. De modo semelhante, há relato de casos de cinomose causados por vacinação, em cães. A fim de disponibilizar uma vacina mais segura, foi desenvolvida uma vacina cujo vetor é o vírus da varíola de canários, o qual expressa tanto hemaglutinina quanto a proteína de fusão do VCC.

Morbillivírus de mamíferos aquáticos | Cinomose de focas e morbillivírus de cetáceos

Constatou-se que várias epidemias em pinípedos e cetáceos foram acarretadas por infecções por morbillivírus. Cinomose em focas é uma doença infecciosa semelhante à cinomose canina. A doença foi inicialmente diagnosticada no fim dos anos de 1980, ocasião em que se verificou a morte de grande quantidade de focas no mar do Norte e no mar Báltico. Nas focas acometidas, as lesões e os sinais clínicos foram notadamente semelhantes àqueles da cinomose canina. Subsequentemente, verificou-se que a doença foi acarretada pelo vírus da cinomose de focas (VCF), um *Morbillivirus* estreitamente relacionado com o vírus da CC. Uma doença semelhante, causada pelo vírus da cinomose em golfinhos, ocasionou alta taxa de mortalidade de golfinhos, na costa atlântica da América do Norte, no início dos anos de 1990. Além do mais, constatou-se que um morbillivírus foi responsável pela infecção de toninhas. Os vírus de golfinhos, toninhas e focas são estreitamente relacionados. Além disso, a infecção pelo vírus da cinomose canina foi detectada em focas, aventando-se a possibilidade de que o morbillivírus que infecta mamíferos aquáticos seja oriundo do VCC. À semelhança da cinomose canina, a infecção por morbillivírus em mamíferos aquáticos provoca pneumonia e, às vezes, sintomas relacionados com o SNC.

Peste bovina

O vírus da peste bovina foi declarado erradicado em 25 de maio de 2011. Após o vírus da varíola humana (cuja erradicação foi declarada em 1979), o vírus da peste bovina foi o segundo a ser erradicado no mundo e o primeiro vírus considerado de importância veterinária.

Doença

A peste bovina (também conhecida como praga bovina) foi uma doença viral pandêmica devastadora de bovinos domésticos, búfalos e algumas espécies de ruminantes selvagens. O vírus da peste bovina infecta várias espécies da ordem *Artiodactyla*, que inclui bovinos, búfalos, suínos, javali africano e diversas espécies de antílopes africanos. Atualmente, acredita-se que a infecção relatada em ovinos e caprinos é causada pelo vírus da peste de pequenos ruminantes. A peste bovina é caracterizada por febre, linfopenia, secreções nasal e lacrimal, diarreia, erosões e úlceras em toda a cavidade bucal (estomatite ulcerativa). O período de incubação da doença é de 3 a 8 dias; o vírus é extremamente contagioso, de modo que a taxa de morbidade é muito alta. Em bovinos não imunes, a taxa de mortalidade também tende a ser alta (até 100%), mas é variável, dependendo da patogenicidade da cepa do vírus infectante.

Relação hospedeiro-vírus

Distribuição geográfica e transmissão. Historicamente, a peste bovina foi diagnosticada em toda a Europa, África e Ásia, mas nunca ocorreu nas Américas e na Australásia. Até recentemente, o vírus era enzoótico em algumas regiões da Ásia, do Oriente Médio e da África.

O título do vírus da peste bovina é alto na secreção nasal, saliva, secreção ocular e nas excreções de animais infectados, e a transmissão requer contato direto de animais suscetíveis com secreções e excreções de animais infectados.

Patogênese e patologia. A infecção pelo vírus da peste bovina normalmente se instala por todo o trato respiratório superior, embora os bovinos sejam experimentalmente infectados por qualquer via parenteral de inoculação. Inicialmente, o vírus se replica nas tonsilas e nos linfonodos regionais; em seguida, uma viremia associada, predominantemente em linfócitos, dissemina o vírus por todo o corpo. O vírus se replica nos tecidos linfoides (baço, medula óssea, linfonodos) e na mucosa dos tratos digestório e respiratório superior. Nesse momento, as secreções nasal e ocular contêm alto título de vírus. Ocorre febre (até 41,6°C) e leucopenia, antes do surgimento de úlceras bucais e do início de diarreia, que pode conter sangue (disenteria). Os títulos do vírus nos tecidos e nas secreções de bovinos infectados diminuem após o aparecimento de anticorpos neutralizantes no soro. A fase convalescente é iniciada com a cicatrização das lesões bucais, e a recuperação completa da doença pode demorar 4 ou 5 semanas.

As lesões da peste bovina se instalam nos tecidos onde o vírus se replica. Em bovinos, úlceras bucais são características de casos graves de peste bovina; começam como áreas de necrose na camada de células basais do epitélio. Além disso, nota-se necrose na mucosa do abomaso e do intestino delgado. A presença de células sinciciais no epitélio acometido é altamente característica de peste bovina, mas não de outras doenças ulcerativas, como febre catarral maligna ou diarreia viral bovina. Nota-se, também, necrose extensa de tecidos linfoides associados ao intestino, em decorrência da destruição de linfócitos mediada pelo vírus; linfólise semelhante é notada em outros tecidos linfoides (linfonodos, baço e medula óssea).

Erradicação. Os esforços combinados de várias organizações internacionais possibilitaram a erradicação da peste bovina em áreas da África Oriental, que, nos últimos anos, ainda apresentava a doença. Os seguintes aspectos dos programas de erradicação foram considerados essenciais na erradicação: curto período infectante dos animais contaminados, ausência de infecção persistente e de reservatório do vírus, transmissão apenas por estreito contato, uso de vacina segura e confiável, a qual possibilitou a proteção contra todas as cepas do vírus, diagnóstico fácil e confiável e incentivo econômico para participar do programa.

Peste de pequenos ruminantes

Doença

Os vírus da peste de pequenos ruminantes (PPR) infectam caprinos e ovinos. Os sinais clínicos são semelhantes àqueles da peste bovina, em bovinos, embora ambos os vírus sejam claramente distintos. Bovinos e suínos podem ser infectados e desenvolvem anticorpos, mas sem sinais clínicos. A infecção causa febre alta em caprinos e ovinos, após um período de incubação de 3 a 9 dias, com subsequente ocorrência de pneumonia e diarreia. A gravidade dos sintomas depende de espécie, raça, idade e presença de microrganismos infecciosos secundários.

Relação hospedeiro-vírus

Distribuição geográfica e transmissão. O vírus da PPR é constatado tanto na África quanto na Ásia; é uma das infecções de propagação mais rápida de importância veterinária. Recentemente, foi diagnosticada na China e em países da África, na fronteira com a Europa. Seu impacto econômico é particularmente importante nas camadas da população de menor poder econômico da sociedade, as quais dependem da criação de pequenos ruminantes para seu sustento. O vírus ocasiona infecção aguda, de modo que não há animal persistentemente infectado como reservatório. É transmitido por contato direto entre os animais ou mediante contato com secreção respiratória ou fezes de animais infectados.

Patogênese e patologia. A porta de entrada da infecção pelo vírus da peste de pequenos ruminantes é o trato respiratório superior. No princípio, o vírus se replica nas tonsilas e nos linfonodos regionais; em seguida, uma viremia predominantemente associada a linfócitos dissemina o vírus por todo o corpo. Com o início de febre, notam-se sintomas respiratórios, bem como congestão da mucosa de olhos, nariz e boca, além das secreções ocular e nasal. Vários animais apresentam respiração laboriosa e tosse produtiva. As lesões necróticas surgem como manchas brancas/acinzentadas que se disseminam para toda a mucosa da boca e, por fim, tornam-se amareladas e envolvidas por exsudato. Os animais bebem muita água, mas param de comer. Alguns desses pacientes desenvolvem diarreia entre 1 e 3 dias depois, por causa da infecção da mucosa gastrintestinal. Nos casos fatais, os animais morrem de 8 a 12 dias após o início da doença. Durante a infecção e a recuperação, os animais apresentam imunossupressão, indicada pela baixa contagem de leucócitos e suscetibilidade a infecções secundárias. No exame pós-morte, nota-se congestão do tecido pulmonar, marcante infiltração de macrófagos e proliferação de pneumócitos. Diferentemente do que acontece na infecção causada pelo vírus da peste bovina, são verificados sincícios no epitélio pulmonar.

Diagnóstico laboratorial

Com frequência, a infecção pelo vírus da PPR não é facilmente distinguida de outras doenças infecciosas de caprinos e ovinos, em razão da semelhança dos sinais clínicos. O diagnóstico laboratorial da infecção aguda fundamenta-se na detecção do vírus por meio de PCR ou de ELISA de captura; uma infecção superada é diagnosticada com base na detecção de anticorpos por ELISA.

Controle e prevenção

A melhor prevenção da infecção causada pelo vírus da PPR é a separação dos animais infectados e daqueles não infectados. Em consequência, o trânsito de rebanhos de uma área endêmica deve ser proibido. Caso tal medida não seja exequível, a movimentação dos animais precisa ser controlada mediante quarentena e vigilância. Como medida preventiva adicional, é necessário vacinar os animais com vacina preparada com vírus vivo modificado. A vacinação induz imunidade por, no mínimo, 3 anos e tem sido utilizada no controle de surtos.

Respirovirus

Vírus da parainfluenza bovina tipo 3

Doença

A doença clínica ocasionada pela infecção pelo vírus da parainfluenza bovina (VPIB) tipo 3 é mais comum em bezerros nos quais a transferência de imunidade passiva foi inadequada ou a absorção de anticorpos maternos foi insuficiente (Figura 60.2). Em geral, é uma enfermidade discreta, com febre, secreção nasal e tosse seca. A doença pode ser mais grave em bezerros soronegativos, os quais manifestam febre alta por até 7 dias e sinais clínicos que variam de traqueíte à pneumonia. Com frequência, a infecção pelo VPIB tipo 3 é parte do complexo doença respiratória bovina (ver Seção "Vírus sincicial respiratório bovino").

Relação hospedeiro-vírus

Distribuição geográfica e transmissão. O VPIB tipo 3 foi inicialmente isolado nos EUA, mas tem-se mostrado endêmico nas populações de bovinos por todo o mundo. A porta de entrada é o trato respiratório, e a transmissão ocorre por meio de muco nasal e secreção ocular. A gravidade da doença é favorecida por baixa ventilação, contato estreito entre os animais, em virtude de superpopulação e ambiente com alto grau de estresse. Embora em várias espécies (a maioria de animais ungulados) tenham sido constatados anticorpos reativos contra VPIB, a importância da transmissão cruzada entre as espécies não foi esclarecida.

Patogênese e patologia. Após alcançar o sistema respiratório, o VPIB infecta as células epiteliais, o que ocasiona perda da função ciliar das células epiteliais. Além disso, o vírus infecta macrófagos pulmonares, induzindo uma fraca resposta imune. O efeito inibidor da função de limpeza do aparato mucociliar e das respostas imunes locais e sistêmicas contribuem para o estabelecimento de infecção bacteriana secundária que, comumente, está associada ao complexo doença respiratória bovina. A característica histológica da infecção pelo VPIB é bronquite/bronquiolite e alveolite. Durante a infecção aguda, notam-se corpúsculos de inclusão eosinofílicos típicos, no epitélio. Na fase de recuperação, que começa 14 dias após a infecção, verifica-se hiperplasia do epitélio de vias respiratórias e de alvéolos.

Diagnóstico laboratorial

Na fase aguda da infecção, por vezes o vírus é cultivado a partir da secreção nasal ou mediante detecção por meio de PCR. Para a detecção de anticorpos, utiliza-se teste de inibição da hemaglutinina, teste de neutralização e (menos frequentemente) ELISA. A detecção de anticorpo pode ser complicada pela presença de anticorpos maternos ou de outros anticorpos, em razão da natureza endêmica do vírus. Para identificar infecção aguda, deve-se notar aumento dos títulos de anticorpo em amostras de soro pareadas obtidas de animais com infecção aguda e daqueles em período de convalescença.

Controle e prevenção

Boas práticas de manejo que evitam superpopulação, estresse e pouca ventilação auxiliam no controle da transmissão e da gravidade da doença. Há disponibilidade de vacinas que contêm vírus inativado e daquelas com vírus vivo modificado PI-3, em geral, combinadas com outras vacinas que contêm vírus ou bactérias.

Rubulavirus

Vírus da parainfluenza tipo 5 | Vírus da parainfluenza canina

O vírus da parainfluenza canina tipo 5 tem sido incriminado como uma das causas de traqueobronquite infecciosa (tosse do canil) de cães, juntamente com adenovírus canino e *Bordetella bronchiseptica*. A doença é caracterizada por início súbito, febre baixa, secreção nasal discreta a abundante e tosse seca, não produtiva. O vírus da parainfluenza canina é antigenicamente relacionado com o vírus Símio 5 de macacos e parece que o mesmo vírus ou um vírus muito semelhante infecta uma ampla variedade de espécies animais. Há disponibilidade de vacinas com vírus vivo modificado, geralmente combinadas com outras vacinas antivirais para cães, como aquelas contra cinomose e hepatite canina, ou com uma vacina contra *Bordetella bronchiseptica*.

Pneumovirinae

Os vírus da subfamília Pneumovirinae diferem antigenicamente e, em sua estratégia de replicação, daqueles da subfamília Paramyxovirinae. A maioria dos vírus utiliza uma proteína G como proteína de ligação ao receptor e carece de hemaglutinina e neuraminidase.

Metapneumovirus

Metapneumovírus são diferenciados de pneumovírus com base em sua ordem genética e na composição da proteína do vírion. Metapneumovírus aviário e humano pertencem a esse grupo.

Há quatro subtipos de metapneumovírus aviário (A-D) que são diferentes quanto às espécies hospedeiras e à distribuição geográfica. O subtipo C é verificado nos EUA; provoca rinotraqueíte em perus. Os subtipos A, B e D são encontrados em outras partes do mundo. Além de perus, eles infectam o trato respiratório e o oviduto de galinhas, resultando em rinotraqueíte e queda na produção de ovos. Além disso, há relato de patos e faisões infectados pelo metapneumovírus aviário. A fim de prevenir a infecção, há disponibilidade de vacinas com vírus morto ou com vírus vivo atenuado.

Pneumovirus

O gênero *Pneumovírus* inclui vírus sinciciais respiratórios, os quais infectam humanos, bovinos e camundongos, bem como aqueles que infectam ovinos e caprinos, os quais estão estreitamente relacionados com o vírus sincicial respiratório bovino. Os vírus desse gênero são diferenciados com base em sua variação de hospedeiro e na ausência de neutralização cruzada. Os membros desse grupo carecem de neuraminidase; o nucleocapsídio tem entre 13 e 14 nm de diâmetro, sendo menor do que o nucleocapsídio do paramyxovírus (18 nm). Todos os membros do gênero *Pneumovirus* são antigenicamente aparentados, mas são antigenicamente diferentes de outros paramyxovírus. Sua proteína hemaglutinina é denominada G, diferentemente de H ou HN dos vírus da subfamília Paramyxovirinae.

Vírus sincicial respiratório bovino

Doença

O vírus sincicial respiratório bovino (VSRB) é a principal causa de doença respiratória em bovinos (Figura 60.5). Ocasiona pneumonia aguda em bezerros, os quais manifestam sinais clínicos, como tosse, febre, anorexia, secreção nasal e angústia respiratória. A infecção de bovinos pelo VSRB provoca perdas econômicas consideráveis.

Além disso, o VSRB é um importante fator predisponente à ocorrência do complexo doença respiratória bovina, caracterizado por coinfecções por VSRB, *Mannheimia hemolytica* e/ou espécies de *Mycoplasma*. A síndrome clínica resultante é denominada complexo doença respiratória bovina ou "febre do transporte". A enfermidade se caracteriza por febre alta, conjuntivite, angústia respiratória, rinite mucopurulenta e pneumonia; ocorre após o agrupamento de bovinos em confinamento. A doença está disseminada nos EUA e continua sendo uma das principais causas de perdas econômicas na indústria bovina.

Relação hospedeiro-vírus

Distribuição geográfica e transmissão. O VSRB foi inicialmente identificado na Europa, em 1970, mas tem sido detectado nas populações de bovinos no mundo todo, provocando doença respiratória. O vírus é transmitido por secreção nasal e contato estreito entre os animais.

Patogênese e patologia. Após a infecção viral pela via respiratória, as células do epitélio do trato respiratório são infectadas. Os animais desenvolvem febre, tosse, pouca ou nenhuma secreção nasal e taquipneia, 3 a 9 dias após a infecção. Ao exame macroscópico, os pulmões se apresentam

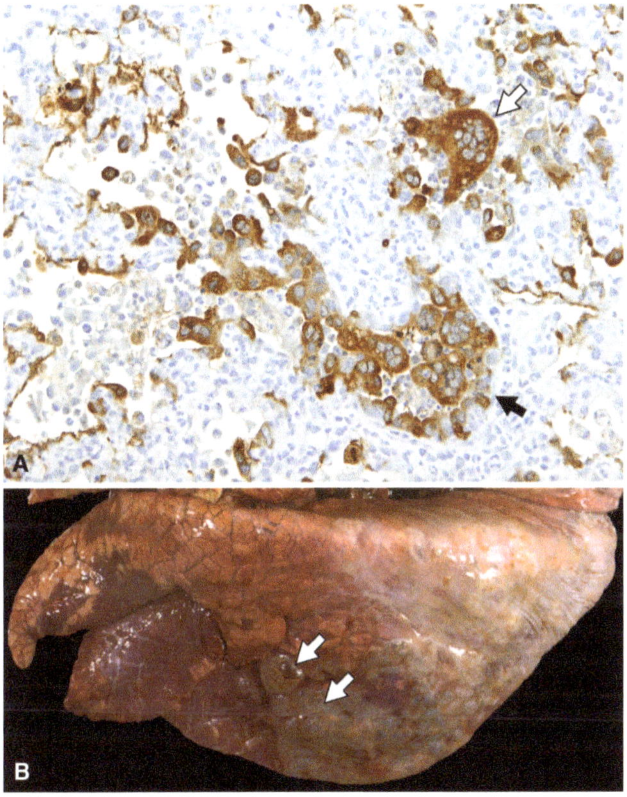

Figura 60.5 Infecção por VSRB em bezerro soronegativo 8 dias após teste de desafio. **A.** Coloração de imunoperoxidase do antígeno viral no pulmão (*marrom*) mostra ampla infecção do epitélio da via respiratória. A expressão de proteínas da membrana viral acarreta extensa fusão de células epiteliais, formando grande sincício (*seta branca*); na parte inferior desse campo, os sincícios estão amplamente disseminados em uma via respiratória (*seta preta*). O padrão mais linear da coloração de imunoperoxidase reflete infecção viral no epitélio alveolar. Os corpúsculos de inclusão viral citoplasmáticos não são evidentes. **B.** A infecção viral predispõe à broncopneumonia bacteriana secundária, bem como ao colapso de lóbulos associado à obstrução da via respiratória por células inflamatórias (atelectasia), indicada pela mancha marrom de lóbulos nas faces cranial e ventral do lobo pulmonar. A obstrução da via respiratória ocasiona ruptura de espaços aéreos durante respiração laboriosa, originando alteração enfisematosa (grande bolsa de ar aprisionado, *setas brancas*). (As ilustrações são cortesia de John Ellis, University of Saskatchewan.)

avermelhados, com áreas de retração tecidual e firmes, após infecção pelo VSRB não complicada. No exame histológico, nota-se necrose dos epitélios brônquico e bronquiolar e células sinciciais multinucleadas. Às vezes, verificam-se corpúsculos de inclusão intraepiteliais nas vias respiratórias, embora sua formação seja menos evidente, em comparação com aquelas ocasionadas pelo vírus da parainfluenza bovina tipo 3. Os animais mais jovens são mais gravemente infectados do que os mais velhos, e a complicação decorrente de infecção secundária (ver complexo DRB) provoca doença mais grave e perdas econômicas mais relevantes.

Diagnóstico laboratorial

Para detecção do VSRB na secreção nasal, são realizados testes de imunofluorescência e RT-PCR quantitativa no diagnóstico da infecção pelo VSRB. Podem ser utilizadas amostras de soro pareadas (obtidas com intervalo de 10 a 14 dias) para o diagnóstico da infecção, verificando-se aumento do título de anticorpo pelo teste de neutralização.

Controle e prevenção

Em razão da alta prevalência de VSRB em todo o mundo, tem-se tentado o controle do vírus mediante vacinação. Esse procedimento experimental com vírus inativado por formalina não resultou em proteção contra a infecção, mas exacerbou a doença após a infecção causada pela cepa selvagem do vírus. Isso é muito semelhante ao que acontece em pessoas que recebem vacina com vírus inativado em formalina contra doença sincicial humana. Atualmente, têm sido utilizadas vacinas com vírus vivo modificado e com vírus inativado, em geral, em combinação com outras vacinas que contêm vírus e bactérias.

Filoviridae

Os vírus dessa família apresentam vírions pleomorfos (filamentosos), com envelope e um genoma com molécula de filamento único de RNA de sentido negativo. Há dois grupos principais de filovírus: o vírus Ebola e vírus aparentados e o vírus Marburg e vírus aparentados. Os vírus desse grupo provocam doenças graves fatais em humanos, caracterizadas por "febre hemorrágica", em razão das enfermidades muito graves que causam em pacientes humanos infectados. Tais vírus infectam primatas e podem ser adaptados aos animais de laboratórios. Surtos em populações humanas são raros e geograficamente restritos a algumas regiões da África. Supõe-se que o contato entre humanos e com um roedor reservatório do vírus seja a causa desses surtos.

Bornaviridae

Os vírus dessa família se caracterizam por apresentarem vírions esféricos com envelope, 80 a 140 nm de diâmetro e um genoma de filamento único de RNA de sentido negativo. Ao contrário de outros vírus da família Mononegavirales, os vírus Bornaviridae utilizam o núcleo da célula hospedeira para sua transcrição e replicação. Bornavírus aviário (BVA) e vírus da doença de Borna (VDB) são membros dessa família.

Bornavírus aviário

O BVA é o agente etiológico da síndrome da dilatação do proventrículo (SDP) em aves psitacídeas. A doença também é denominada síndrome do definhamento de arara, síndrome da dilatação proventricular, dilatação gástrica neuropática dos psitaciformes ou ganglioneurite mioentérica. Com frequência, as aves que apresentam SDP manifestam perda de peso e inapetência, bem como grau variável de disfunção gastrintestinal. Em vários casos, é possível verificar sintomas de doença do SNC, como convulsões, ataxia e déficits motores. A infecção de psitacídeos pelo BVA foi documentada em todo o mundo. Adicionalmente, relatos da infecção pelo BVA em outras espécies de aves sugerem que o espectro de hospedeiros desse vírus é maior do que atualmente definido e, com frequência, ocorre infecção persistente sem sinais clínicos.

Vírus da Doença de Borna

Originalmente, a doença de Borna foi descrita como uma enfermidade neurológica de equinos, na Alemanha, e, desde então, as infecções pelo VDB têm sido detectadas pelo mundo todo. A relevância exata do VDB como patógeno veterinário ainda precisa ser adequadamente estabelecida. Com mais frequência, as infecções naturais ocasionadas pelo VDB são notadas em ovinos e equinos. Suspeita-se que os reservatórios naturais desse vírus sejam insetívoros. O VDB é neutrotrópico e infecta, persistentemente, os neurônios cerebrais, podendo ou não resultar em sinais clínicos. Experimentalmente, bovinos, coelhos, caprinos, cães, gatos e roedores são infectados por VDB. A possibilidade de o VDB ser a causa de distúrbios neuropsiquiátricos em pessoas é muito controversa.

Diagnóstico, controle e prevenção

A infecção pelo VDB pode ser diagnosticada pela constatação da presença de anticorpos, por meio de PCR atualmente. Não há disponibilidade de vacina para prevenir a infecção pelo vírus, dessa maneira, os animais infectados devem ser mantidos separados dos não infectados. Bornavírus são suscetíveis aos desinfetantes comumente utilizados para eliminação de vírus com envelope.

Leitura sugerida

Brodersen BW (2010) Bovine respiratory syncytial virus. *Vet Clin North Am Food Anim Pract*, 26, 323–333.

Chatziandreou N, Stock N, Young D *et al.* (2004) Relationships and host range of human, canine, simian and porcine isolates of simian virus 5 (parainfluenza virus 5). *J Gen Virol* 85, 3007–3016.

Di Guardo G, Marruchella G, Agrimi U, and Kennedy S (2005) Morbillivirus infections in aquatic mammals: a brief overview. *J Vet Med A Physiol Pathol Clin Med*, 52, 88–93.

Dortmans JC, Koch G, Rottier PJ, and Peeters BP (2011) Virulence of newcastle disease virus: what is known so far? *Vet Res*, 42, 122.

Ellis JA (2010) Bovine parainfluenza-3 virus. *Vet Clin North Am Food Anim Pract*, 26, 575–593.

Lo MK, PA (2008) The emergence of Nipah virus, a highly pathogenic paramyxovirus. *J Clin Virol*, 43, 396–400.

Martella V, Elia G, and Buonavoglia C (2008) Canine distemper virus. *Vet Clin North Am Small Anim Pract*, 38, 787–797.

Morens DM, Holmes EC, Davis AS, and Taubenberger JK (2011) Global rinderpest eradication: lessons learned and why humans should celebrate too. *J Infect Dis*, 204, 502–505.

Raghav R, Taylor M, DeLay J *et al.* (2010) Avian Bornavirus is present inmany tissues of psittacine birds with histopatho-logic evidence of proventricular dilatation disease. *J Vet Diagn Invest*, 22, 495–508.

Staeheli P, Rinder M, and Kaspers B (2010) Avian Bornavirus Associated with Fatal Disease in Psittacine Birds. *J Virology*, 84 (13), 6269–6275.

61 Rhabdoviridae

Deborah J. Briggs

Os rhabdovírus apresentam RNA de filamento único, não segmentado, com formato de projétil, e infectam ampla variedade de hospedeiros, incluindo vertebrados, invertebrados e vegetais. Os vírus da família Rhabdoviridae são agrupados em seis gêneros nomeados e um gênero não nomeado (Quadro 61.1). Vários desses vírus têm relevância com relação à saúde pública, além de importância econômica; provocam infecção grave e mesmo morte tanto em mamíferos quanto em vegetais. Por exemplo, quando os sinais clínicos são evidentes, o vírus da raiva é quase que invariavelmente fatal em ambos, humanos e animais. O vírus da estomatite vesicular causa doença semelhante à febre aftosa (FA), o vírus da febre efêmera bovina ocasiona uma enfermidade incapacitante em bovinos e búfalos, e o vírus da viremia da primavera de carpas causa uma grave doença hemorrágica em ciprinídeos. O vírus da necrose hematopoética infecciosa provoca doença grave em peixes salmonídeos. Os rhabdovírus de vegetais podem ocasionar doenças em plantas, economicamente devastadora para a safra de alimentos, incluindo mosaico do milho, amarelamento transitório do arroz e doença da batata-amarela-nanica. Os vírus da família Rhabdoviridae mais bem-estudados são o vírus da raiva e o vírus da estomatite vesicular. A maioria dos rhabdovírus contém cinco genes estruturais, os quais codificam nucleoproteína (N), fosfoproteína (P), proteína da matriz (M), glicoproteína (G) e proteína de subunidade grande (L). Relata-se a ocorrência de alguma reação cruzada sérica, de baixo grau, entre rhabdovírus específicos.

Raiva

Doença

Raiva é uma doença encefálica progressiva que, quase sempre, resulta na morte da vítima, embora haja relato de raros casos de vida prolongada e sobrevivência de uma pessoa, sem administração de vacina, utilizando-se o protocolo de Milwaukee. Em pessoas, os sintomas iniciais de raiva são vagos; assemelham-se àqueles da influenza e incluem mal-estar generalizado, cefaleia, febre e fraqueza ou desconforto. Esses sinais progridem para sintomas mais específicos, podendo se constatar insônia, ansiedade, confusão mental, paralisia parcial, salivação excessiva, hidrofobia, alucinação e espasmos doloridos dos músculos da faringe. Além disso, é possível haver dor ou prurido no local do ferimento infectante inicial (parestesia). Em geral, sem suporte clínico intensivo, o paciente morre dentro de poucos dias após o início desses sintomas. Nos animais, bem como em humanos, os primeiros sinais da doença por vezes são inespecíficos e mesmo negligenciados. Os sintomas iniciais de raiva incluem um ou mais dos seguintes sinais: letargia, febre, vômito e anorexia. Tais sintomas progridem, rapidamente, para disfunção cerebral, ataxia, fraqueza, paralisia, convulsões, dificuldade respiratória e/ou de deglutição, salivação excessiva, comportamento anormal, agressividade e/ou automutilação. Em cães, a raiva tem um curso clínico relativamente curto e os animais podem manifestar um ou mais dos seguintes sintomas: maxila e/ou língua caída, latido anormal, vômito, ato de morder ou comer objetos não usuais, agressividade, ato de morder sem que haja provocação, agitação ou andar rígido. Os gatos, por sua vez, tornam-se muito agressivos e manifestam uma ou mais das seguintes ocorrências: baixa condição corporal, pelagem anormal e suja, febre alta, agitação e dilatação de pupilas. Cerca de 90% dos gatos com raiva manifestam comportamento agressivo. Comportamento anormal ou agressivo inesperado deve ser considerado suspeito de raiva em gatos com possibilidade de exposição a um animal potencialmente raivoso. Em equinos, os sinais clínicos de raiva incluem alterações comportamentais, como agressividade, ataxia, paresia, hiperestesia, febre, cólica, claudicação e decúbito. Em geral, a doença resulta em morte dentro de 4 ou 5 dias após o surgimento dos sinais clínicos. É comum, em bovinos, os sintomas iniciais incluírem depressão, inapetência e busca por local isolado. À medida que a doença progride, os bovinos manifestam fraqueza nos membros, esforço para se levantar e berros; o ato de deglutição pode ser impossível, o que tem como consequência salivação excessiva (baba).

Agente etiológico

Propriedades físicas, químicas e antigênicas. Os vírions da raiva medem cerca de 180 nm de comprimento e 80 nm de largura e contêm um genoma de RNA de sentido negativo e filamento único, que é encapsulado pela proteína do nucleocapsídio (N), pela RNA polimerase (L) e pelo cofator fosfoproteína polimerase (P). Esse núcleo ribonucleoproteico (RNP),

Quadro 61.1 Gêneros e espécies de vírus da família Rhabdoviridae.

Gênero	Espécie
Cytorhabdovirus	Vírus do mosaico estriado amarelo da cevada Vírus da necrose amarela de brócolis Vírus da listra da folha de festuca Vírus da necrose amarela da alface Vírus do mosaico do cereal do norte Vírus da serralha Vírus do morango rugoso Vírus do mosaico estriado do trigo americano
Ephemovirus	Vírus do rio Adelaide Vírus Berrimah Vírus da febre efêmera bovina
Lyssavirus	Vírus Aravan Lyssavírus do morcego australiano Vírus Duvenhage Lyssavírus do morcego europeu 1 Lyssavírus do morcego europeu 2 Vírus Irkut Vírus Khujand Vírus do morcego de Lagos Vírus Mokola Vírus da raiva Vírus do morcego caucasiano ocidental
Novirhabdovirus	Rhabdovírus Hirame Vírus da necrose hematopoética infecciosa Vírus do peixe cabeça de cobra Vírus da septicemia hemorrágica viral
Nucleohabdovirus	Vírus da nervura amarela da figueira-do-inferno Vírus da berinjela mosqueada nanica Vírus das estrias finas do milho Vírus do mosaico do milho Vírus da batata-amarela-nanica Vírus do arroz-amarelo subdesenvolvido Vírus da malha amarela da serralha Vírus da nervura amarela da serralha Vírus da clorose da nervura de taro
Não nominados	Vírus Flander Vírus Ngaingan Vírus Sigma Vírus Tupaia Vírus Wongabel
Vesiculovirus	Vírus Carajas Vírus Chandipura Vírus Cocal Vírus Isfahan Vírus Maraba Vírus Piry Vírus da viremia da primavera da carpa Vírus Alagoas da estomatite vesicular Vírus Indiana da estomatite vesicular Vírus New Jersey da estomatite vesicular

juntamente com a proteína da matriz (M), é condensado em uma partícula com o formato típico de projétil, característica do rhabdovírus. As projeções de glicoproteínas (G) são sustentadas pela estrutura RNP-M e se projetam a partir do envelope viral. Anticorpos produzidos contra a proteína G, após a aplicação de vacinas contra raiva preparadas em cultura celular, induzem a produção de anticorpos protetores, neutralizando o vírus.

A proteína N é a mais altamente conservada de todas as proteínas virais. Na verdade, porém, apresenta alto grau de diversidade nos segmentos curtos. Como consequência, análises moleculares da proteína N têm propiciado informações para a identificação dos genótipos do vírus da raiva, as quais podem ser utilizadas como instrumento de vigilância epidemiológica, a fim de explicar a progressão do vírus causador dessa enfermidade e rastrear seu "caminho" com o passar do tempo. Por exemplo, quando se detecta raiva em animais de uma região anteriormente livre dessa doença, frequentemente o vírus é rastreado, chegando-se ao ponto de origem da infecção.

Resistência a agentes físicos e químicos. O vírus da raiva é facilmente destruído pelo contato com sabão e outros desinfetantes, por dessecação e pela luz solar. O vírus é inativado por aquecimento a 56°C, durante 30 minutos, ou por vários produtos químicos diluídos e desinfetantes, inclusive solução de cloro 0,1% e solução de formalina 1%. Depois de seca no ambiente ou na pele íntegra, a saliva de um animal raivoso não é mais considerada infectante. No caso de exposição humana, todos os ferimentos devem ser vigorosamente lavados com água e sabão por um tempo mínimo de 15 minutos, a fim de inativar o vírus.

Infectividade a outras espécies ou outros sistemas de cultura. Teoricamente, o vírus da raiva infecta qualquer mamífero, mas cada variante desse vírus tende a circular em espécies específicas de animais, em cada região, com contaminação ocasional de espécies que coabitam a mesma área. Mais de 98% do total de mortes resultantes de raiva humana ocorrem na África e na Ásia e são causadas por mordida de cão infectado. Nas Américas, a maioria das mortes de pessoas é decorrência da contaminação por variantes do vírus da raiva de morcego, embora haja diversas variantes do vírus da raiva que circulam em outras espécies selvagens, incluindo guaxinins, jaritatacas e raposas. O vírus da raiva pode se disseminar em várias linhagens celulares de mamíferos e vegetais, utilizadas em pesquisas, em testes de diagnóstico e para produção de vacina. As cepas de vírus especificamente usadas em testes diagnósticos e na produção de vacina são estabilizadas ou "fixadas", de modo a obter um período de incubação previsível, ao contrário das cepas de vírus de "rua" isolados diretamente de animais infectados, as quais têm períodos de incubação variáveis. Há várias linhagens celulares comumente utilizadas para fins de diagnóstico, inclusive células de neuroblastomas (CCL-131) e células do rim de filhote de hamster (BHK-21). Muitas linhagens celulares têm sido empregadas na produção de vacinas destinadas a animais e humanos. Os tipos mais comumente utilizados incluem células de ovos embrionados, células Vero, células diploides humanas e células de rim de filhote de hamster.

Relação hospedeiro-vírus

Distribuição, reservatório e transmissão. A raiva é uma doença sub-relatada verificada em todos os continentes, exceto na Antártica. A raiva humana, em especial a paralítica, representa até 30% do total de casos clínicos de raiva e, com frequência, é erroneamente diagnosticada como outras doenças encefalíticas, a exemplo da malária ou da síndrome de Guillain-Barré, fato que mascara a real prevalência global da enfermidade. Embora todos os mamíferos sejam suscetíveis à raiva, os principais reservatórios do vírus da doença pertencem às ordens Carnivora e Chiroptera (cães, raposas, chacais, coiotes, cães-guaxinim, jaritatacas, guaxinins, mangustos e morcegos). A manutenção do vírus da raiva em uma população animal suscetível depende de vários fatores, inclusive das características ecológicas e da população do hospedeiro, bem como da suscetibilidade à infecção e do grau de contato. Em geral, a transmissão da raiva entre os mamíferos ocorre por meio da contaminação de tecido por saliva contaminada com vírus, inoculada durante a mordida do animal raivoso. Também é possível ocorrer transmissão quando a saliva ou outros fluidos corporais contaminados com o vírus penetram em uma membrana mucosa. O vírus da raiva não penetra na pele íntegra. Portanto, mesmo se a saliva ou os tecidos corporais contaminados entrarem em contato com a pele íntegra, isso não deverá ser considerado exposição ao vírus. Tem sido relatada transmissão por meio de aerossóis, mas é extremamente rara.

Patogênese e patologia. A infecção pelo vírus da raiva é iniciada com uma exposição ao microrganismo, após a qual o vírus adere à superfície celular e penetra no animal. Não há relato de local específico de receptor do vírus, mas vários lipídios, gangliosídios, carboidratos e proteínas têm sido considerados como tal. Após alcançar nervos periféricos, o vírus da raiva se desloca através de axônios motores e, às vezes, de axônios sensitivos, de modo centrípeto, em direção ao sistema nervoso central (SNC). Evidências indicam que o vírus é capaz de se deslocar na taxa de 50 a 100 mm/dia. O vírus atravessa a sinapse, de um processo dendrítico a outro, e, por fim, alcança o SNC e continua se deslocando pelo cérebro. Uma vez alcançando o cérebro, o vírus se movimenta em sentido centrífugo, de volta aos nervos periféricos e a vários órgãos corporais, inclusive as glândulas salivares. Apesar dos graves sinais clínicos neurológicos, os achados neuropatológicos em humanos e animais infectados pelo vírus da raiva são relativamente discretos, sugerindo que, na raiva, ocorre disfunção neuronal sem alterações morfológicas. É possível notar algum grau de congestão de vasos sanguíneos da leptomeninge e do parênquima, bem como manguito perivascular, ativação microglial com formação de "nódulos de Babes" e neuropatologia. Contudo, a ocorrência de hemorragia subaracnóidea ou parenquimal não é um achado relatado em pacientes com raiva. Corpúsculos de Negri, identificados como corpúsculos intracitoplasmáticos neuronais, podem ser vistos no tecido cerebral de animais ou pessoas infectadas com cepas do vírus da raiva "de rua", diferentemente do que acontece com cepas do vírus "fixadas". No entanto, os corpúsculos de Negri são notados, infrequentemente, quando a infecção é causada por cepas de vírus "fixadas". Corpúsculos de Negri são identificados como inclusões citoplasmáticas eosinofílicas ovais ou redondas, bem-definidas e densas que, tipicamente, apresentam 2 a 10 μm de diâmetro.

Resposta do hospedeiro à infecção. O vírus da raiva infecta, simultaneamente, o sistema límbico, o que resulta em agressividade induzida organicamente, enquanto o vírus é secretado na saliva para a transmissão à próxima vítima por meio de mordida. Os pacientes humanos com raiva manifestam episódios de excitação ou hiperexcitabilidade, agressividade, confusão mental e alucinações, interrompidos por períodos de lucidez, quando conseguem compreender sua condição. Após a exposição, o vírus, altamente neurotrópico, inicialmente se replica no local da mordida, penetra no paciente e se desloca ao longo do sistema nervoso periférico no sentido da medula espinal e, por fim, atinge o cérebro. Uma vez no cérebro, o vírus continua a se multiplicar, sendo disseminado de modo centrífugo dos nervos aos órgãos do corpo, inclusive nas glândulas salivares, de onde é excretado com a saliva e transmitido para a próxima vítima.

Hidrofobia, ou "medo de água", é verificada apenas em pacientes humanos. Assim como acontece em pessoas, os sinais clínicos iniciais da raiva em animais são inespecíficos e incluem anorexia, letargia, febre, disfagia, vômito, estrangúria, esforço para defecar e diarreia. À medida que a doença progride, o comportamento do animal se altera, e aqueles normalmente amigáveis podem se tornar mais agressivos. Os animais selvagens tendem a perder o medo de pessoas, e os de hábito noturno costumam se tornar ativos durante o dia. Por vezes, o animal dá cabeçadas ou posiciona persistentemente a cabeça contra um objeto fixo. Em pacientes humanos, o quadro clínico de raiva inclui parestesia; sintoma semelhante pode ser notado em animais quando mordem ou arranham o local do ferimento por meio do qual o vírus penetrou. É comum os animais infectados atacarem objetos inanimados, sem razão alguma. Com frequência, a manifestação clínica da raiva é classificada como raiva "furiosa" ou raiva "paralítica". Todavia, é mais provável que os sinais clínicos como esses sejam uma continuação do comportamento expressivo, à medida que a enfermidade progride para coma e morte. A recuperação do paciente com raiva é extremamente rara, embora haja confirmação de que pelo menos uma pessoa tenha sobrevivido à doença, sem profilaxia pós-exposição, após a administração do protocolo de Milwaukee.

Diagnóstico laboratorial

Mordidas ou outros modos de exposição ao animal com suspeita de raiva, bem como o comportamento e os resultados do exame do animal em questão, devem ser comunicados aos profissionais do departamento de saúde pública apropriado. Os profissionais de saúde pública são responsáveis pela decisão de isolar e observar o animal que teve contato com pessoas ou outros animais, ou de submetê-lo à eutanásia humanitária e a exames. Se o animal é enviado para exame, ele tem de ser submetido à eutanásia humanitária, com a retirada da cabeça, sem danos a ela. O tecido deve ser mantido refrigerado, de modo a retardar a decomposição e propiciar resultados confiáveis, pois amostras autolisadas podem reduzir a sensibilidade e a especificidade do teste. São examinadas várias regiões do cérebro, a fim de assegurar que, se o vírus estiver presente, será detectado. O teste de anticorpos fluorescentes (TAF) é o exame "padrão-ouro"; ele confirma a presença do vírus da raiva em tecidos animais. O TAF detecta o vírus no tecido por meio da ligação de anticorpos específicos contra o vírus da raiva, marcados com um corante fluorescente para esse vírus. Com frequência, os exames confirmatórios em amostras de tecidos negativos incluem o teste de inoculação em camundongo ou o teste de infecção de cultura tecidual pelo vírus da raiva. O teste imuno-histoquímico rápido direto (dRIT) foi extensivamente avaliado nos EUA e em outros países, e, atualmente, seu uso está se expandido pelo mundo todo. Comparativamente ao TAF, o dRIT é mais barato e pode ser utilizado em condições de campo. O maior uso do dRIT em países com pouco recurso é um procedimento valioso que auxilia para maior vigilância e melhor avaliação da epidemiologia global da raiva. Reação em cadeia de polimerase em tempo real (RT-PCR) auxilia na detecção e identificação de lyssavírus específico e, também, é um teste útil para elucidar a epidemiologia global de variantes específicas do vírus da raiva. No entanto, atualmente, esses testes requerem equipamentos caros e laboratórios bem-equipados. Além disso, o custo/benefício para o diagnóstico de rotina em tecidos animais não é favorável. A obtenção do diagnóstico laboratorial rápido em um laboratório de confiança, após mordida acidental por um animal com suspeita de raiva, ajuda a reduzir significativamente o custo da profilaxia pós-exposição (PPE) em pacientes humanos. A PPE, que consiste em lavar o ferimento da mordida por um animal raivoso e administrar imunoglobulina contra raiva e uma série de injeções de vacina contra a doença, é dispendiosa; contudo, deve ser administrada para prevenir a ocorrência de raiva após a exposição ao animal raivoso. Caso se confirme que o animal suspeito não está infectado pelo vírus da raiva, a PPE é desnecessária e pode ser interrompida caso já tenha sido iniciada.

Tratamento e controle

Praticamente todos os casos de raiva são fatais; não há protocolo de tratamento para animais que já manifestam sinais clínicos da enfermidade. No entanto, em animais domésticos, a raiva pode ser prevenida por meio de vacinação efetiva. As vacinas contra raiva animal atualmente disponíveis incluem aquelas com vírus inativado e as recombinantes. As vacinas que contêm vírus da raiva inativado são produzidas de acordo com as exigências da Organização Mundial da Saúde Animal (OIE) e protegem contra todas as cepas do vírus da raiva, genótipo 1, isoladas até o momento; são administradas por via parenteral inicialmente aos 3 meses de idade e, em seguida, de acordo com as recomendações do fabricante. Normas municipais e estaduais também podem controlar os momentos da vacinação contra raiva. As vacinas que contêm vírus vivo modificado não são licenciadas para uso nos EUA, mas, ainda assim, são produzidas e administradas em outros países. Vacinas recombinantes são preparadas com base em outro vírus-vetor, como o da vacínia ou o canarypox, pela adição da glicoproteína do vírus da raiva no vírus carreador. A vacina contra raiva recombinante, produzida com o vírus-vetor canarypox, atualmente é aprovada para uso em gatos nos EUA e administrada por via parenteral. O desenvolvimento de vacinas antirrábicas para uso por via oral (VOR), para vacinação de animais selvagens, dispensando a necessidade de capturar e vacinar os animais individualmente, envolveu anos de pesquisa. VOR foi inicialmente utilizada em 1969, na Suíça, como uma estratégia a fim de eliminar, com êxito, a raiva em raposas-vermelhas; era uma vacina com vírus vivo modificado (cepa SAD Berne) depositado em cabeças de galinhas, as quais eram distribuídas por todo o hábitat das raposas. VOR mais recentes e seguras são preparadas como vacinas recombinantes, nas quais se adicionou ao vírus-vetor da vacínia a glicoproteína do vírus da raiva. Essas VOR eliminaram, com êxito, a ocorrência de raiva em raposas da Europa Ocidental e em coiotes no sul dos EUA e continuam importantes componentes das estratégias de prevenção nacional de raiva, tanto na Europa quanto nos EUA.

Estomatite vesicular

Doença

A infecção pelo vírus da estomatite vesicular (VSV) provoca doença febril aguda em equinos, bovinos e suínos; atualmente, sua ocorrência limita-se às Américas. Em bovinos, a estomatite vesicular (VS) se assemelha muito com a febre aftosa (FA), que causa a formação de vesículas no revestimento mucoso da boca e da língua. As vesículas também são notadas nos tetos, na pele das bandas coronárias e nos espaços interdigitais dos cascos. Em suínos, a doença é semelhante ao exantema vesicular (VES) ou à doença vesicular de suínos (DVS). Não se constata VES, tampouco DVS, em equinos. Portanto, os equinos atuam como uma espécie de sentinela para VS, quando há surtos da doença. A confirmação de VS é fundamental para prevenir a propagação potencial de qualquer uma das três doenças exóticas mencionadas anteriormente, além de limitar a propagação da doença nas Américas. VS é uma doença autolimitante; em geral, os animais infectados se recuperam sem sequelas. Durante os surtos, é possível constatar redução da produção de leite em vacas leiteiras, e as lesões, doloridas, podem fazer com que os animais infectados reduzam a ingestão de alimentos ou parem de comer totalmente, prejudicando, desse modo, a produção.

Em humanos, VS provoca sintomas semelhantes à influenza e tende a causar conjuntivite grave quando o VSV é depositado diretamente na membrana mucosa do olho.

Agente etiológico

Propriedades físicas, químicas e antigênicas. O VSV é muito semelhante ao vírus da raiva quanto à morfologia, ao genoma e à estrutura proteica (Figura 61.1). Atualmente, são identificadas duas classes imunológicas distintas de VSV, incluindo New Jersey (NJ) e Indiana (IND). Adicionalmente, o sorogrupo IND está dividido nos três subtipos IND-1 (IND clássica), IND-2 (vírus Cocal) e IND-3 (vírus Alagoas) (ICTV2012).

Resistência a agentes físicos e químicos. É possível inativar o VSV por meio de um desinfetante eficaz, inclusive formaldeído, éter e outros solventes orgânicos, dióxido de cloro, formalina 1%, hipoclorito de sódio 1%, etanol 70%, glutaraldeído 2%, carbonato de sódio 2%, hidróxido de sódio 4% e iodóforo 2%. Embora o vírus seja capaz de sobreviver por longo tempo em baixa temperatura, é facilmente inativado pela luz solar direta ou por aquecimento em 58°C durante 30 minutos. O VSV pode permanecer estável em pH 4 a 10; é resistente à barrela (NaOH 2% ou 3% não inativa totalmente o VSV).

Infectividade a outras espécies ou outros sistemas de cultura. O VSV infecta animais domésticos, inclusive bovinos, suínos, equinos, asnos e mulas. A infecção natural de ovinos e caprinos raramente é relatada, mas ambas as espécies podem ser infectadas experimentalmente. Os animais selvagens hospedeiros incluem cariacu (veado-de-cauda-branca) e várias espécies de pequenos mamíferos. É comum as pessoas serem infectadas durante o manejo de rebanhos infectados. Em laboratório, a infecção experimental foi confirmada em camundongos, ratos, porquinhos-da-índia, veados, guaxinins, linces e asnos. O VSV é utilizado como modelo laboratorial para estudos sobre morfologia, replicação e genética virais.

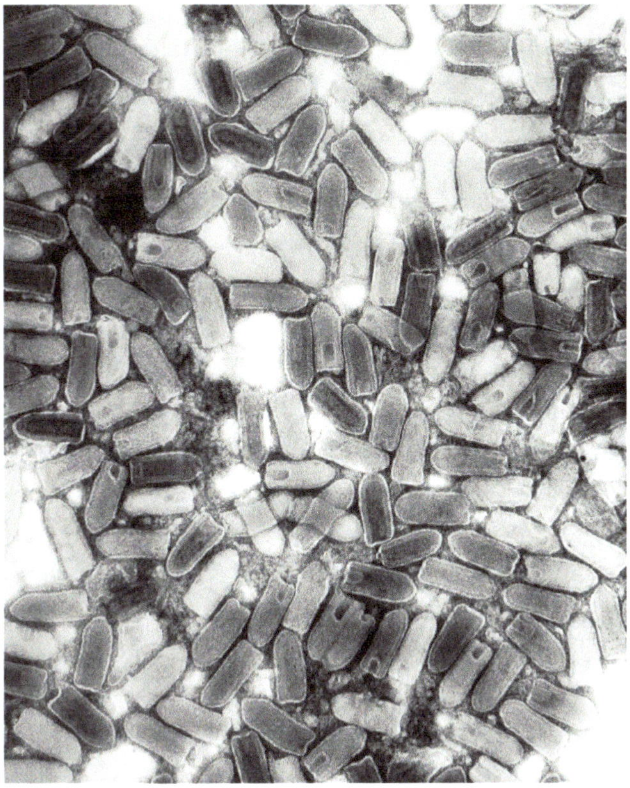

Figura 61.1 Esta micrografia, obtida em microscópio eletrônico de transmissão, corada negativamente, mostra diversos vírions do vírus da estomatite vesicular (VSV), com RNA de filamento único e de sentido negativo. (Cortesia do Dr. Fred Murphy, Centers for Disease Control and Prevention; localizado em domínio da livraria de imagem de saúde pública, http://phil.cdc.gov. Acessado em: 30 de janeiro de 2013; foto ID#5611.)

Relação hospedeiro-vírus

Distribuição, reservatório e transmissão. Embora historicamente o VSV tenha sido relatado na França, em 1915, e na África do Sul, no final dos anos de 1800, atualmente sua distribuição parece se limitar às Américas. Os subtipos NJ e IND-1 são endêmicos e provocam mais de 80% do total das infecções no sul do México, na América Central, na Venezuela, na Colômbia, no Equador e no Peru. Surtos esporádicos ocasionados pelos subtipos NJ e IND-1 do VSV foram relatados no norte do México e no oeste dos EUA. Atualmente, IND-2 é relatado apenas em equinos na Argentina e no Brasil. O subtipo IND-3 também foi identificado, esporadicamente, no Brasil, principalmente em equinos, e em menor prevalência em bovinos. A transmissão do vírus não foi totalmente esclarecida, mas o VSV foi isolado em moscas-da-areia, pernilongos e outros insetos, indicando que tais insetos podem estar envolvidos na transmissão do vírus, embora também tenha sido confirmada transmissão da doença por meio de contato direto.

Patogênese e patologia. A patogênese da VS não está totalmente esclarecida, mas, clinicamente, é indistinguível de FA, DVS e VES. Outras doenças que devem ser consideradas no diagnóstico diferencial são rinotraqueíte infecciosa bovina, diarreia viral bovina, febre catarral maligna, estomatite papular bovina, peste bovina (erradicada em 2011), língua azul, doença hemorrágica epizoótica, pododermatite infecciosa e queimadura térmica ou por produto químico.

O período de incubação da VS varia de 2 a 8 dias, após a exposição ao vírus; em geral, os primeiros sinais da infecção são febre e salivação excessiva, seguidos de formação de vesículas que se rompem, erosões ulcerosas e crostas no focinho e nos lábios. A doença se limita aos tecidos epiteliais da boca, das narinas, dos tetos e das patas. O tamanho das vesículas é muito variável, podendo ser tão pequeno quanto o de uma ervilha ou grande o suficiente para cobrir toda a superfície da língua. Em bovinos, geralmente se notam vesículas no palato duro, nos lábios e na gengiva, podendo se estender até as narinas e o focinho. Em equinos, as primeiras vesículas tendem a passar despercebidas até que surgem escamas crostosas no focinho, nos lábios e na região ventral do abdome. Em suínos, as vesículas geralmente aparecem nas patas e, com frequência, no focinho. As vesículas nas patas tendem a provocar claudicação.

É comum vacas leiteiras com lesões no teto desenvolverem mastite, ocasionada por infecção secundária. A estomatite vesicular ocorre durante todo o ano, na América Latina, mas é particularmente comum no final da estação chuvosa. No sudoeste dos EUA, são frequentes os surtos da doença nos meses mais quentes, ao longo de rios e vales.

Resposta do hospedeiro à infecção. Relata-se que anticorpo humoral específico nem sempre impede a infecção. A taxa de morbidade varia de 5 a 90%, raros casos de morte em bovinos e equinos; as maiores taxas de mortalidade são relatadas em alguns suínos infectados com a cepa NJ. Os animais doentes se recuperam em, aproximadamente, 2 semanas, e as complicações mais comuns durante a infecção são mastite e queda de produção em vacas leiteiras. A prevalência da doença varia de acordo com o sorotipo e a espécie envolvida. Em geral, 10 a 15% dos animais adultos de rebanhos infectados apresentam sinais clínicos da doença. Raramente se relata infecção em bovinos e equinos com menos de 1 ano de idade; nessas espécies, a taxa de mortalidade é próxima a 0%.

Diagnóstico laboratorial

Quando há suspeita de estomatite vesicular, as autoridades oficiais devem ser notificadas imediatamente. As amostras coletadas têm de ser suficientes, também, para exames diagnósticos de FA, VES e DVS, a fim de facilitar a exclusão dessas doenças. Com o intuito de impedir a propagação de VSV, todas as amostras são coletadas e enviadas em condições seguras para um laboratório autorizado. Em razão da natureza dolorida das vesículas e das preocupações com o bem-estar animal, a sedação do animal é altamente recomendada. As amostras que devem ser enviadas incluem fluido vesicular, epitélio de revestimento de vesículas não rompidas ou retalhos epiteliais de vesículas rompidas da boca, das patas e de outros locais de erupção de vesículas. Se não houver disponibilidade de tecido epitelial, é necessário coletar amostras de fluido de esôfago/faringe. As amostras de suínos devem incluir suabes obtidos da garganta. Todas as amostras precisam ser enviadas sob refrigeração ou congelamento, se o transporte demorar mais do que 2 dias. Além disso, devem ser coletadas amostras de soro pareadas, obtidas com intervalo de 2 semanas. Nos EUA, as amostras de soro pareadas são necessárias apenas para o primeiro caso da doença. Uma vez confirmado o surto, uma única amostra de soro é suficiente para a constatação da infecção. Testes para pesquisa de antígenos incluem isolamento do vírus, teste imunoenzimático (ELISA), fixação de complemento e PCR. ELISA indireto é o método diagnóstico de escolha para identificar os sorotipos virais. Os testes sorológicos para confirmação da presença de anticorpo contra VSV, para fins de comércio internacional, incluem ELISA de bloqueio em fase líquida ou ELISA competitivo, neutralização viral e fixação de complemento para detecção de IgM.

Tratamento e controle

Não há tratamento para estomatite vesicular, mas o uso de antibióticos previne infecção bacteriana secundária nos tecidos lesionados. Caso haja suspeita da doença, o rebanho possivelmente infectado deve ser mantido em quarentena até que se obtenham os resultados dos testes confirmatórios. Veículos e fômites têm de ser desinfetados, e os animais com infecção subclínica, mantidos isolados em ambiente fechado. As pessoas devem ter cuidado durante o manejo de animais infectados ou com suspeita da infecção, utilizando luvas a fim de evitar contaminação e propagação da doença. Não é necessário transferir os bovinos de áreas infectadas antes de 21 dias após a cura de todas as lesões, com exceção de animais enviados para o abate. O controle de insetos auxilia na prevenção da propagação da doença; todos os locais de procriação devem ser eliminados. Atualmente, são comercializadas vacinas contendo VSV morto na Venezuela e na Colômbia.

Febre efêmera bovina

Doença

Febre efêmera bovina (FEB) é uma doença epizoótica não contagiosa de bovinos e bubalinos, transmitida por artrópodes, comumente denominada "doença de 3 dias", "doença de 3 dias de rigidez" ou "doença *dragon boat*". É uma enfermidade economicamente importante em bovinos, por causa do impacto que tem na produção de leite e por resultar em aborto, infertilidade temporária de touros e longo período de recuperação em alguns animais. A taxa de mortalidade é baixa em bovinos em boa condição, mas pode ser maior, com taxa tão elevada quanto 30% em bovinos gordos. No diagnóstico diferencial, deve-se excluir a possibilidade de febre do Vale Rift, cowdriose, doença da língua azul, botulismo, babesiose e carbúnculo sintomático. Nota-se salivação excessiva à semelhança de febre aftosa, mas não se constata vesícula.

Agente etiológico

Propriedades físicas, químicas e antigênicas. FEB é provocada pelo vírus da febre efêmera bovina (BEFV), um rhabdovírus antigenicamente relacionado com vários outros vírus não patogênicos, como o vírus do rio Adelaide, e rhabdovírus que causam doença semelhante à FEB, inclusive os vírus Kotonkan e Puchong.

Resistência a agentes físicos e químicos. BEFV é destruído por desinfetantes, como hipoclorito de sódio.

Infectividade a outras espécies ou outros sistemas de cultura. BEFV não se dissemina por contato casual, mas se propaga por via intravenosa (IV), geralmente por picada de um inseto-vetor infectado. Há relato de infecção sintomática em caamas (antílopes africanos), inhacosos, gnus e caprinos. Além desses animais, anticorpos contra BEFV foram detectados em búfalo-do-cabo, veado e antílope, na África, e veado, na Austrália. A FEB compromete o comércio de animais vivos e de sêmen às regiões livres da doença.

Relação hospedeiro-vírus

Distribuição, reservatório e transmissão. FEB é endêmica nas regiões tropicais e subtropicais da África, Ásia e Austrália. Geograficamente, abrange todos os países ao sul de uma linha que também inclui Israel, Iraque, Irã, Síria, Índia, Paquistão, Bangladesh, regiões sul e central da China e sul do Japão, a qual se estende ao Sudeste Asiático e até a Austrália. Na Austrália, estima-se que o prejuízo econômico ocasionado pela BEF seja superior a US$ 100 milhões. A doença é transmitida por artrópodes, e o vírus foi isolado em pernilongos dos gêneros *Culex* e *Anopheles* e do mosquito-pólvora *Culicoides*, na África e na Austrália. A doença também se propaga mediante administração IV de sangue de um animal infectado. BEFV não é transmitido por contato estreito, tampouco por meio de secreções corporais, inclusive sêmen e gotículas de aerossóis. O vírus é rapidamente inativado na carne e não parece ser transmitido pelo seu consumo.

Patogênese e patologia. Experimentalmente, o período médio de incubação é de 2 a 4 dias, embora haja relato de até 9 dias. Os sinais clínicos da infecção causada por BEFV se devem à resposta inflamatória vascular. O início de febre e de outros sintomas é acompanhado de marcante leucopenia, neutrofilia relativa, aumento da concentração plasmática de fibrinogênio, desequilíbrios bioquímicos, inclusive hipocalcemia e altos teores de citocinas. Há relato de ataxia ou paralisia prolongada em animais que se recuperaram da infecção aguda. As anormalidades incluem pequena quantidade de fluido rico em fibrina nas cavidades pleural, peritoneal e pericárdica. Constata-se também fluido nas cápsulas articulares. Além disso, há relato de polissinovite serofibrinosa, poliartrite, politendovaginite e celulite. É possível a presença de edema irregular no pulmão; comumente, nota-se linfadenite. Nos linfonodos, há hemorragias petequiais ou edema. Áreas de necrose focal são notadas nos principais grupos musculares.

Resposta do hospedeiro à infecção. Os sinais clínicos de FEB são de curta duração, porém graves; os bovinos infectados manifestam febre bifásica ou trifásica. A taxa de morbidade varia de 1 a 100%, dependendo de fatores epidemiológicos; a taxa de mortalidade raramente supera 1%. Os picos de temperatura ocorrem em intervalos de 12 a 18 horas. A primeira manifestação da doença pode ser febre, acompanhada de redução dramática na produção de leite, a qual, talvez, não volte ao normal até a próxima lactação. Os sinais clínicos são mais graves no segundo pico de febre. Os animais apresentam aumento da frequência cardíaca, taquipneia, apatia, anorexia, atonia ruminal, secreção serosa ou mucoide no nariz e nos olhos, salivação, contração muscular, tremores, dores articulares, rigidez e claudicação com andar cambaleante. Além disso, é possível ocorrer edema submandibular ou edema irregular na cabeça. Os animais podem permanecer em decúbito de 8 horas a dias, com perda temporária dos reflexos. Alguns animais não conseguem se levantar. Dentro de 1 ou 2 dias, os animais começam a se recuperar. As complicações são raras; incluem paralisia temporária, andar prejudicado, pneumonia por aspiração, enfisema e acúmulo subcutâneo de ar ao longo do dorso.

Diagnóstico laboratorial

No caso de suspeita de FEB, a notificação às autoridades oficiais deve ser o primeiro procedimento. Todas as amostras coletadas para exame de laboratório têm de ser seguramente enviadas, de modo a impedir a propagação da doença. FEB é confirmada por meio de testes sorológicos, e as amostras enviadas devem incluir cerca de 20 mℓ de sangue, sem anticoagulante, e 5 mℓ de sangue em anticoagulante, exceto EDTA (ácido etilenodiaminotetracético). Para demonstrar o aumento do título de anticorpos, amostras de soro pareadas são examinadas, utilizando-se teste de neutralização viral ou ELISA. Pode ocorrer reação cruzada entre rhabdovírus relacionados. Em amostras de sangue, é difícil isolar o vírus. Tem-se confirmado FEB mediante inoculação de camundongos desmamados ou de bovinos suscetíveis com sangue total, não coagulado.

Tratamento e controle

Hipoclorito de sódio e outros desinfetantes destroem o BEFV, mas, geralmente, a desinfecção é desnecessária porque o vírus é transmitido mais pela picada de pernilongo ou de mosquito-pólvora do que por meio de contato direto. Em alguns casos, recomenda-se o uso de medicamentos anti-inflamatórios e de injeções de borogliconato de cálcio para o tratamento de febre, anorexia, rigidez muscular, secreção ocular e nasal, estase ruminal e decúbito esternal. Relata-se imunidade após a infecção; a vacinação é importante no controle de FEB. Atualmente, são comercializadas vacinas de vírus morto e de vírus vivo na Ásia e na África.

Doenças em peixes causadas por rhabdovírus

Vários rhabdovírus dos gêneros *Vesiculovirus* e *Novirhabdovirus* provocam graves doenças e perdas econômicas em peixes selvagens e naqueles criados em viveiros. Dois vírus específicos de alto impacto econômico em peixes criados em viveiros e naqueles selvagens são aqui mencionados: vírus da viremia da primavera da carpa (SVCV), pertencente ao gênero *Vesiculovirus*, e vírus da necrose hematopoética infecciosa (IHNV), que pertence ao gênero *Novirhabdovirus*.

Viremia da primavera da carpa

SVCV provoca doença fatal em peixes ciprinídeos. As carpas comuns, inclusive a variedade denominada carpa koi, são as principais espécies infectadas por SVCV, embora várias espécies de peixes da família do vairão também sejam suscetíveis à doença. Há relato da doença na Europa, no Oriente Médio, na Ásia, nas Américas do Norte e do Sul. Os primeiros sintomas da doença incluem alteração de comportamento, e os peixes podem se ajuntar, em movimento lento na água, ou permanecer no fundo de lagos ou córregos. À medida que a doença progride, o peixe deita-se de lado, torna-se lento, e sua frequência respiratória diminui. Externamente, os peixes exibem sinais físicos de escurecimento da pele, tumefação de abdome, exoftalmia, hemorragia na pele ou nas guelras e abertura respiratória proeminente. Internamente, os peixes infectados apresentam edema em órgãos, hemorragia na bexiga natatória e inflamação da bexiga. A maioria dos surtos ocorre na primavera, em temperatura mais fria. Quando a temperatura da água se eleva para 15°C a 18°C, o sistema imune das carpas pode produzir anticorpos neutralizantes e suprimir a replicação viral. Ocorre transmissão horizontal do SVCV, por meio do contato com fezes, urina e muco das guelras infectadas pelo vírus. A transmissão vertical também é uma possibilidade, uma vez que o SVCV foi detectado em fluido ovariano, mas a ausência de surtos confirmados na prole e em filhotes de trutas indica que essa não seja uma importante via de infecção. O diagnóstico de SVCV é confirmado mediante isolamento do vírus, teste de anticorpos fluorescentes ou ELISA. A prevenção da infecção pelo SVCV inclui o uso de uma fonte de água não contaminada pelo vírus, em especial, em região endêmica, desinfecção de ovos pelo tratamento com iodóforo, desinfecção física e química regular de lagoas e de equipamentos e descarte apropriado de peixes infectados.

Necrose hematopoética infecciosa

A infecção pelo IHNV resulta em doença viral grave de peixes salmonídeos. IHNV é encontrado na América do Norte, na Europa e em alguns países da Ásia. As infecções clínicas são mais comuns em peixes jovens. IHNV pode causar significantes perdas econômicas em viveiros infectados que criam trutas ou salmões jovens. Há relato de surtos epizoóticos em salmões selvagens. As espécies suscetíveis ao IHNV incluem membros da família da truta e do salmão. Infecções experimentais também foram relatadas em filhotes de peixe lúcio, brema-do-mar e rodovalho. Ocorre transmissão horizontal a partir de peixes clinicamente doentes e carreadores assintomáticos por meio de fezes, urina, fluidos sexuais e muco externo infectados ou mediante contato direto ou por meio da água. Há, também, relato de transmissão vertical. O período de incubação varia de 5 a 45 dias. Os sinais clínicos são distensão abdominal, exoftalmia, pele escurecida e guelras pálidas. Os peixes infectados apresentam letargia, exibindo surtos de hiperexcitabilidade e frenesi. Hemorragias petequiais, comumente, são notadas na base da barbatana peitoral, na boca, na linha lateral posterior da pele, nos músculos próximos ao ânus e no saco vitelino. É comum os peixes que sobrevivem apresentarem escoliose. As lesões pós-morte incluem ausência de alimento no trato digestório, palidez de rim e baço e necrose hepática focal. Com frequência, notam-se petéquias nos órgãos internos. Pode haver, ainda, hemorragia no peritônio renal e na bexiga natatória. Ocorre doença clínica quando a temperatura da água se situa entre 8°C e 15°C, embora haja relato de surtos em água mais quente. Peixes jovens, com menos de 2 meses de idade, são mais suscetíveis à doença. Em geral, os peixes que sobrevivem desenvolvem boa imunidade contra o IHNV, mas também podem se tornar carreadores do vírus. O diagnóstico é confirmado por meio de isolamento do vírus, teste de anticorpos fluorescentes e

PCR. Os exames sorológicos não foram validados para o comércio internacional. No caso de suspeita de infecção pelo IHNV, as autoridades oficiais devem ser informadas. Os surtos são controlados mediante descarte, desinfecção e quarentena. Os ovos têm de ser desinfetados com solução de iodóforo. Deve-se utilizar água livre de vírus para a incubação de ovos e crescimento de filhotes. O IHNV é inativado pela maioria dos desinfetantes comuns, inclusive iodóforos. Foi produzida uma vacina à base de plasmídio contra IHNV; é aplicada em dose única intramuscular, em filhotes, na incubadora.

Referência bibliográfica

ICTV (2012) *Virus Taxonomy*. International Committee on Taxonomy of Viruses, www.ictvdb.org (accessed January 15, 2012).

Leitura sugerida

Frymus T, Addie D, and Belák S (2009) Feline rabies: ABCD guidelines on prevention and management. *J Fel Med Surg*, 11, 585–593.

Guleria A, Kiranmayi M, and Sreejith R (2011) Reviewing host proteins of Rhabdodoviridae: Possible leads for lesser studied viruses. *J Biosci*, 36, 929–937.

Hemachudha T, Laothamatas J, and Rupprecht CE (2002) Human rabies: a disease of complex neuropathogenetic mechanisms and diagnostic challenges. *Lancet Neurol*, 1, 101–109.

Hudson LC, Weinstock D, Jordan T, and Bold-Fletcher NO (1996a) Clinical features of experimentally induced rabies in cattle and sheep. *Zentralbl Veterinarmed B*, 43, 85–95.

Hudson LC, Weinstock D, Jordan T, and Bold-Fletcher NO (1996b) Clinical presentation of experimentally induced rabies in horses. *Zentralbl Veterinarmed B*, 43, 277–285.

Jackson AC and Wunner W (2007) *Rabies*, 2nd edn, Elsevier.

Meat and Livestock Australia (2006) Assessing the economic cost of endemic disease on the profitability of Australian beef cattle and sheep producers, Final Report, pp. 1–119, Meat and Livestock Australia.

Nandi S and Negi BS (1999) Bovine ephemeral fever: a review. *Comp Immunol Microbiol*, 22, 81–91.

National Association of State Public Health Veterinarians, Inc. (2011) Compendium of animal rabies prevention and control. *MMWR Recomm Rep*, 60 (RR-6), 1–17.

OIE (2008) *OIE Manual of Diagnostic Tests and Vaccines for Terrestrial Animals*, 6th edn, OIE.

OIE (2009) *Manual of Diagnostic Tests for Aquatic Animals*, OIE.

Rodriguez LL (2002) Emergence and re-emergence of vesicular stomatitis in the United States. *Virus Res*, 85, 211–219.

Slate D, Algeo TP, Nelson KM *et al.* (2009) Oral rabies vaccination in North America: Opportunities, complexities and challenges. *PLoS NTD*, 3, e549.

Spickler AR and Roth JA (2006) *Emerging and Exotic Diseases of Animals*, 4th edn, Iowa State University.

WHO Expert Consultation on Rabies (2004) 2005 WHO Tech Rep Series 931. First Report. pp. 1–121. *www.who.int/rabies/trs931_%2006_05.pdf.* (Accessed January 30, 2013.)

Willoughby RE Jr, Tieves KS, Hoffman GM *et al.* (2005) Survival after treatment of rabies with induction of coma. *N Engl J Med*, 352, 2508–2514.

62 Coronaviridae

Udeni B. R. Balasuriya

Introdução e classificação

Os vírus das famílias Coronaviridae, Arteriviridae e Roniviridae pertencem à ordem Nidovirales (Figura 62.1). Todos os membros da ordem Nidovirales são vírus com envelope e genomas de RNA de sentido positivo de filamento único linear (ssRNA). Eles compartilham estratégias de replicação e organização genômica notavelmente semelhantes, mas diferem consideravelmente quanto à complexidade genética e arquitetura dos vírions (Figura 62.2). "Nido" se origina da palavra latina *nidus*, que significa ninho, a qual se refere ao coterminal 3′ incluído no mRNA viral subgenômico originado durante a replicação desses vírus. Os vírus da família Coronaviridae, a qual, adicionalmente, é dividida em duas subfamílias, Coronavirinae e Torovirinae (Figura 62.1) são o foco deste capítulo. A subfamília Coronavirinae é composta de 3 gêneros (*Alphacoronavirus*, *Betacoronavirus* e *Gammacoronavirus*), enquanto a subfamília Torovirinae é constituída de dois gêneros (*Bafinivirus* e *Torovirus*). Os coronavírus causam infecções aguda e crônica em humanos e em ampla variedade de animais, resultando em doença respiratória, intestinal, hepática e neurológica de diversos graus de gravidade. Os torovírus infectam pessoas e animais (equinos, bovinos e suínos) e, predominantemente, estão associados à ocorrência de doença intestinal. Os vírus pertencentes às famílias Arteriviridae e Roniviridae serão discutidos no Capítulo 63.

Os coronavírus são microrganismos conhecidos como causas de doença respiratória, intestinal e neurológica em humanos e animais domésticos; é o único grupo de nidovírus relatado como causador de doença em pessoas. Na primavera de 2003, surgiu uma síndrome respiratória aguda grave (SARS) na China, como uma doença respiratória humana potencialmente fatal e não tratável provocada por uma cepa de coronavírus anteriormente desconhecida (CoV). A identificação do coronavírus da síndrome respiratória aguda grave (SARS-CoV) desencadeou uma busca por espécies reservatórias do microrganismo. Após amplos estudos investigativos durante vários anos, algumas espécies de morcegos foram identificadas como hospedeiros reservatórios do vírus. Além disso, esses estudos possibilitaram a descoberta de vários novos coronavírus em humanos, morcegos e aves. Em 2008, foi identificado um coronavírus muito diferente em uma baleia beluga de cativeiro que havia morrido; foi classificado como um gamacoronavírus. Os coronavírus infectam ampla variedade de mamíferos (inclusive humanos, morcegos e uma baleia) e aves. Apresentam marcante tropismo pelas células do epitélio dos tratos respiratório e intestinal, bem como pelos macrófagos de alguns animais. Os coronavírus provocam um espectro diversamente marcante de doenças em diferentes hospedeiros (Quadro 62.1). Tipicamente, eles apresentam uma limitada variação de hospedeiros, infectando apenas seu hospedeiro natural e espécies animais estreitamente relacionadas. No entanto, esses vírus são capazes de atravessar as barreiras das espécies (*species jumping*, "saltadores" de espécies, em tradução livre) e infectam novos hospedeiros.

O vírus da bronquite infecciosa aviária (IBV) foi o primeiro coronavírus isolado de embriões de galinhas em 1937. Em seguida, isolou-se o vírus da hepatite de camundongos (MHV), nos anos de 1940, e outros coronavírus de mamíferos nos anos de 1970. Esses incluem vários coronavírus animais (p. ex., vírus da gastrenterite suína transmissível (TGEV), coronavírus bovino (BCoV) e coronavírus felino (FeCoV)), bem como coronavírus humano (HuCoV; por exemplo, HuCoV-OC43 e HuCoV-229E). Desde o surgimento do SARS-CoV humano, causa da SARS que ocorreu

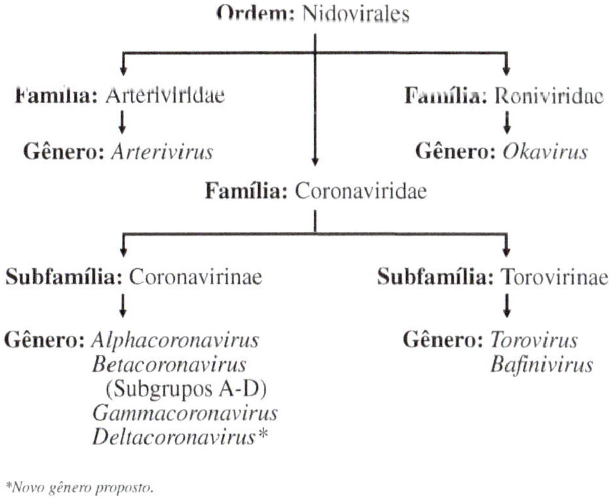

Figura 62.1 Sequência taxonômica da ordem Nidovirales.

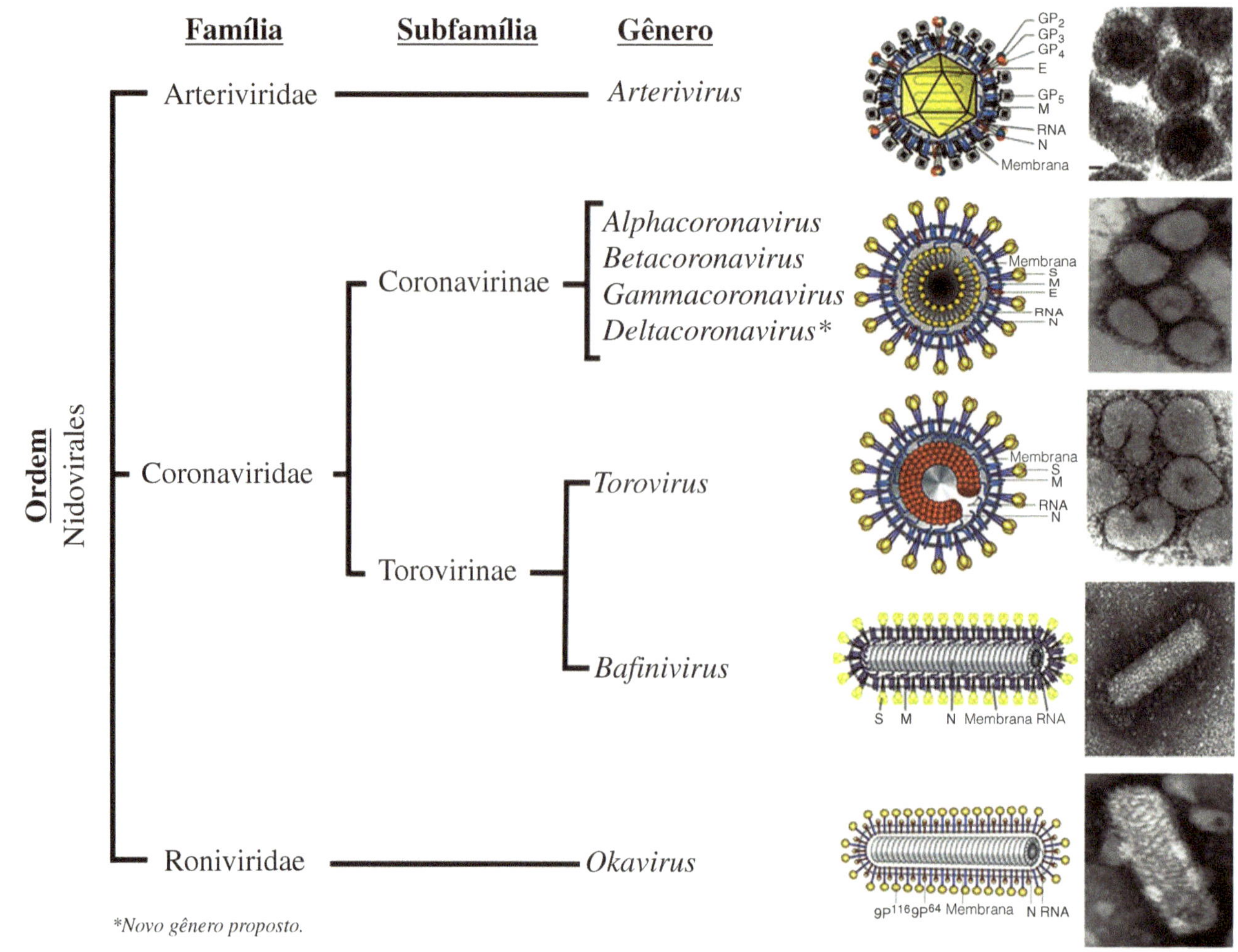

Figura 62.2 Os vírus da ordem Nidovirales diferem quanto à arquitetura do vírion. (Os diagramas esquemáticos e as imagens obtidas em microscopia eletrônica foram reproduzidos de Gorbalenya *et al.*, 2006 (arterivírus, coronavírus, torovírus e okavírus), Schütze *et al.*, 2006, e Enjuanes *et al.*, 2008 (bafinivírus), com permissão.)

na primavera de 2003, o coronavírus tornou-se mais reconhecido e despertou grande interesse nos pesquisadores. Após o surto de SARS, a quantidade de sequências de genoma completas depositadas em bancos de dados públicos quase triplicou. Entre elas, incluem-se 2 coronavírus humanos (HuCoV-NL63 e HuCoV-HKU1), 10 outros coronavírus de mamíferos (coronavírus da SARS de morcegos; coronavírus de morcegos [bat-CoV]- HKU2, bat-CoV-HKU4, bat-CoV-HKU5, bat-CoV-HKU8, bat-CoV-HKU9, bat-CoV-512/2005, bat-CoV1A; coronavírus equino [ECoV]; e coronavírus da baleia beluga [BWCoV]), bem como 4 coronavírus de aves (coronavírus de perus [TCoV], coronavírus do rouxinol-oriental-HKU11 [BuCoV-HKU11], coronavírus de tordo-HKU12 [ThCoV-HKU12] e coronavírus de munia-HKU13 [MunCoV-HKU13]). O gênero *Coronavirus* é dividido em três grupos (1 a 3), com base em sua reação cruzada sorológica. Os grupos 1 e 2 são constituídos de coronavírus de mamífero, e o grupo 3 contempla o coronavírus aviário. A aplicação de técnicas de biologia molecular tem gerado grande quantidade de dados sobre sequenciamento desses coronavírus. A análise filogenética dessas sequências de coronavírus possibilitou seu agrupamento nos mesmos marcos de delimitação da classificação antigênica tradicional (grupos 1 a 3). No entanto, essas análises filogenéticas também identificaram outros dois subgrupos no grupo 2 (2a, 2b, 2 c e 2 d) e no 3 (3a, 3b, e 3 c). Recentemente, o grupo de estudo de coronavírus do International Committee for Taxonomy of Viruses definiu os 3 grupos tradicionais 1, 2 e 3 do gênero *Coronavirus* e os nomeou como *Alphacoronavirus*, *Betacoronavirus* e *Gammacoronavirus*, respectivamente (Figura 62.1; http://www.ictvonline.org/virusTaxonomy.asp. Acessado em: 27 de fevereiro de 2013). Foi proposto um quarto gênero, *Deltacoronavirus*, para incluir os coronavírus aviários recentemente identificados. O gênero *Alphacoronavirus* inclui vários coronavírus de humanos, felinos, caninos, suínos, furões, coelhos e morcegos. O gênero *Betacoronavirus* inclui coronavírus de humanos, bovinos, suínos, equinos, ratos, camundongos e morcegos. Nesse gênero, foram documentados vários eventos de recombinação homólogos e heterólogos em ambos os coronavírus, de humanos e de animais, e isso pode ter ocasionado a geração de vários subgrupos e diversas cepas nas espécies de coronavírus. Adicionalmente, esse gênero está dividido em quatro subgrupos (A a D). Todos os coronavírus de animais desse gênero pertencem ao subgrupo A, enquanto o SARS-CoV pertence ao subgrupo B. Os coronavírus de morcegos recentemente identificados foram incluídos nos grupos C e D.

O gênero *Gammacoronavirus* inclui o antigo coronavírus aviário (IBV e TCoV) e o coronavírus recentemente identificado em baleia beluga.

Surto de SARS em humanos, seguido da descoberta de bat-SARS-CoV, marcou o início da "caçada" aos coronavírus de humanos, morcegos, aves e outros animais. Desde então, vários novos coronavírus foram identificados em humanos, morcegos, baleia beluga, gato-leopardo-asiático e aves (Quadro 62.1). Como a maioria dos novos vírus foi identificada em morcegos e aves selvagens, aventa-se a possibilidade de que os coronavírus de humanos e de animal foram oriundos da população diversa de coronavírus constatada em morcegos e aves selvagens (Figura 62.3). A maior diversidade de coronavírus em morcegos e aves pode ser decorrência de várias razões:

1. Morcegos e aves são espécies muito diferentes. Os morcegos representam 20% das 5.742 espécies de mamíferos e há cerca de 10.000 espécies de aves em todo o mundo
2. Morcegos e aves voam muito longe. Tem-se constatado que os morcegos voam para tão longe quanto 5.000 metros e que algumas aves conseguem voar mais de 10.000 km durante a migração. Isso possibilitaria que os morcegos e as aves transferissem os vírus a diferentes espécies que estivessem em estreito contato
3. Diferentes pressões ambientais (clima, alimento, abrigo e predadores) propiciariam diferentes pressões seletivas no estabelecimento de diferentes coronavírus nas diversas espécies de morcegos e aves
4. O hábito de se empoleirar (morcegos) e de viver em bandos (aves) facilita muito a transferência individual de vírus entre os morcegos e as aves.

Recentemente, propôs-se que o ancestral do atual coronavírus infectou um morcego e foi transferido de um morcego para uma ave ou, de modo alternativo, infectou uma ave e foi transferido da ave para um morcego e evoluiu por meio de dicotomia. Como consequência, o coronavírus do morcego foi transferido para outras espécies de morcegos, originando os coronavírus dos grupos 1 e 2 (gêneros *Alphacoronavirus* e *Betacoronavirus*, de acordo com a nova classificação), os quais evoluíram mediante dicotomia. Esses coronavírus de morcego, por sua vez, foram transferidos a outras espécies, tanto de morcegos quanto de outros mamíferos, inclusive humanos; todas as transferências interespécies ocorreram por meio de dicotomia. Por outro lado, os coronavírus de aves foram transferidos a outras espécies de aves e, ocasionalmente, a algumas espécies de mamíferos específicas, como baleias e gato-leopardo-asiático. Tais coronavírus evoluíram por meio de dicotomia, originando os coronavírus do grupo 3 (*Gammacoronavirus*). Além disso, a diversidade genética dos coronavírus resulta em alta taxa de erro na enzima RdRp viral (alta taxa de mutações, na ordem de uma para 1.000 a 10.000 nucleotídios replicados), recombinação homóloga e heteróloga, principalmente em razão do grande tamanho do genoma, que propicia plasticidade na acomodação e modificação dos genes. A história evolucionária dos coronavírus, com a identificação de número crescente de coronavírus estreitamente relacionados oriundos de espécies animais de relação distante, indica claramente sua capacidade de transferência interespécie. Portanto, o coronavírus apresenta potencial para originar novos patógenos veterinários e zoonóticos que representam importante risco aos animais e à saúde pública.

Os vírus da subfamília Torovirinae (gêneros *Bafinivirus* e *Torovirus*) se assemelham aos coronavírus quanto a sua organização genômica e a sua estratégia de replicação, mas diferem quanto à morfologia do vírion. Até o momento, apenas quatro espécies foram reconhecidas como membros do gênero *Torovirus*, na subfamília Torovirinae: torovírus equino (EToV), anteriormente denominado vírus Bern; torovírus bovino (BToV), anteriormente denominado vírus Breda; torovírus suíno (PToV); e torovírus humano (HuToV). Partículas semelhantes ao torovírus (TVL) foram detectadas em microscopia eletrônica (ME), nas fezes de cães, gatos e perus. O HuToV foi identificado como patógeno com potencial de causar diarreia em pessoas, especificamente em indivíduos jovens e/ou com imunossupressão. De modo interessante, demonstrou-se estreita relação genética e antigênica entre BToV e HuToV. Além disso, anticorpos contra torovírus foram detectados em equinos, ovinos, caprinos e suínos. Os torovírus estão presentes no mundo todo.

O vírus da brema-branca (WBV), recentemente isolado, é o único membro do gênero *Bafinivirus*, na subfamília Torovirinae. O vírus foi isolado em peixes, na Alemanha, após inoculação de homogenato de tecido (coração, baço, rim e bexiga natatória) em uma brema-branca (*Blicca bjoerkna* L., Teleostei, ordem Cipriniforme), em culturas de células de epitelioma papular de ciprinídeos (EPC). Até o momento, o WBV não foi incriminado como causa de qualquer doença de peixe; inicialmente, foi detectado por meio de microscopia eletrônica e isolado em cultura de tecido durante investigação diagnóstica de doença na rotina laboratorial.

Propriedades do vírion e replicação do vírus

Coronavírus

Coronavírus apresentam uma característica morfológica particular de uma coroa; o nome "coronavírus" é derivado da palavra latina *corona* (do grego κορωυα), *que significa coroa*. Eles são vírions esféricos, com envelope e grandes projeções na superfície em formato de clava (peplômeros), que se originam no envelope viral (Figura 62.2). O diâmetro dos vírions varia de 100 nm a 160 nm. O genoma do coronavírus é uma molécula de RNA com filamento único, de sentido positivo, cujo tamanho varia de 26,4 a 31,7 kb e que está associado à fosfoproteína N, formando um nucleocapsídio helicoidal flexível longo. No entanto, em pelo menos dois coronavírus (TGEV e MHV), o nucleocapsídio helicoidal é envolvido por uma "estrutura nuclear interna", de 65 nm de diâmetro, de forma esférica ou, possivelmente, icosaédrica. O núcleo do vírus é circundado por um envelope lipoproteico oriundo de membranas intracelulares durante a liberação do vírus pela célula infectada. O envelope contém 3 ou 4 proteínas virais, dependendo do coronavírus. Essas proteínas incluem projeções (*spikes*) longas (20 nm), compostas pela glicoproteína S (*spike*), e projeções curtas, constituídas pela glicoproteína hemaglutinina-esterase (HE), as quais estão presentes apenas em alguns coronavírus. O envelope também contém glicoproteína M, uma proteína transmembrana situada mais profundamente no envelope. Como mencionado anteriormente, as proteínas M e N compõem uma estrutura nuclear interna em, pelo menos, dois coronavírus. A pequena proteína E do envelope está presente em quantidade muito menor do que as

Quadro 62.1 Vírus da família Coronaviridae (subfamílias Coronavirinae e Torovirinae) importantes em animais e humanos.

Família/gênero/espécie	Abreviação	Hospedeiro natural	Doença/tecido acometido
Família: Coronaviridae **Subfamília: Coronavirinae** **Gênero: *Alphacoronavirus* (Grupo 1)**			
Vírus da gastrenterite transmissível	TGEV	Suínos	Infecção intestinal
Coronavírus respiratório suíno	PRCoV	Suínos	Infecção respiratória
Vírus da diarreia epidêmica suína	PEDV	Suínos	Infecção intestinal
Coronavírus canino (Coronavírus intestinal canino)	CCoV	Cães	Infecção intestinal e sistêmica
Vírus da peritonite infecciosa felina	FIPV	Gatos	Peritonite, infecções respiratória, intestinal e neurológica
Coronavírus felino	FCoV	Gatos	Infecção intestinal
Coronavírus intestinal de furões	FRECV	Furões	Infecção intestinal
Coronavírus sistêmico de furões	FRSCV	Furões	Peritonite e infecção intestinal
Coronavírus de coelhos	RbCoV	Coelhos	Coração
Coronavírus humano 229E	HCoV-229E	Humanos	Infecção respiratória
Coronavírus humano NL63	HCoV-NL263	Humanos	Infecção respiratória
Coronavírus do morcego *Scotophilus 512*	Sc-BatCoV-512	Morcego dourado asiático Lesser	Sem doença clínica
Coronavírus do morcego *Rhinolophus*	Rh-BatCoV-HKU2	Morcego-ferradura chinês	Sem doença clínica
Coronavírus do morcego *Miniopterus*	Mi-BatCoV-HKU8	Morcego-de-asa-curvada	Sem doença clínica
Coronavírus do morcego *Miniopterus 1A*	Mi-BatCoV-1A	Morcego-de-asa-curvada	Sem doença clínica
Coronavírus do morcego *Miniopterus 1B*	Mi-BatCoV-1B	Morcego-de-asa-curvada	Sem doença clínica
Gênero: *Betacoronavirus* (Grupo 2)			
Subgrupo A			
Vírus da encefalomielite hemaglutinante suína	PHEV	Suínos	Infecções intestinal, respiratória e neurológica
Coronavírus bovino	BCoV	Bovinos	Infecções intestinal e respiratória
Coronavírus intestinal bovino	EBCoV		
Coronavírus respiratório bovino	RBCoV		
Coronavírus respiratório canino	CRCoV	Cães	Infecção respiratória
Coronavírus equino	ECoV	Equinos	Infecção intestinal
Vírus da hepatite de camundongos	MHV	Camundongos	Hepatite, infecção intestinal e neurológica
Coronavírus do rato	RCoV	Ratos	Sialodacrioadenite – glândulas salivares e lacrimais, olhos
Vírus da sialodacrioadenite S	SDAV		
Coronavírus do rato de Parker	RCoV-P		Infecção respiratória
Coronavírus humano OC43	HCoV-OC43	Humanos	Infecção respiratória
Coronavírus humano HKU1	HCoV-HKU1	Humanos	Infecção respiratória
Subgrupo B			
Coronavírus da SARS	SARS-CoV	Humanos	Infecção respiratória
Coronavírus do morcego *Rhinolopus* relacionado com a SARS	SARSr-Rh-Bat-CoV	Morcego-ferradura chinês	Sem doença clínica
Subgrupo C			
Coronavírus do morcego *Tylonycteris* HKU4	Ty-BatCov HKU4	Morcego-bambu Lesser	Sem doença clínica
Coronavírus do morcego *Pipistrellus* HKU5	Pi-BatCov HKU5	Morcego-pipistrela japonês	Sem doença clínica
Subgrupo D			
Coronavírus do morcego *Rousettus* HKU9	Ro-BatCoV HKU9	Morcego Rousette de Leschenault	Sem doença clínica
Gênero: *Gammacoronavirus* (Grupo 3)			
Vírus da bronquite infecciosa	IBV	Aves	Infecções respiratória, reprodutiva e renal
Coronavírus do peru	TCoV	Perus	Infecção intestinal
Coronavírus da baleia beluga SW1	BWCoV	Baleia beluga	Sem doença clínica
Gênero: *Deltacoronavirus*[a]			
Coronavírus do rouxinol-oriental HKU11	BuCoV-HKU11	Rouxinol-oriental chinês	Sem doença clínica
Coronavírus do tordo HKU12	ThCoV-HKU12	Tordos de dorso cinza	Sem doença clínica
Coronavírus da munia HKU13	MunCoV-HKU13	Munia de uropígio branco	Sem doença clínica
Subfamília: Torovirinae **Gênero: *Torovirus***			
Torovírus equino	EToV	Equinos	Infecção intestinal
Torovírus bovino	BToV	Bovinos	Infecção intestinal
Torovírus suíno	PToV	Suínos	Infecção intestinal
Torovírus humano	HuToV	Humanos	Infecção intestinal
Gênero: *Bafinivirus*			
Vírus da brema	WBV	Peixes	Sem doença clínica

[a]Novo gênero proposto.

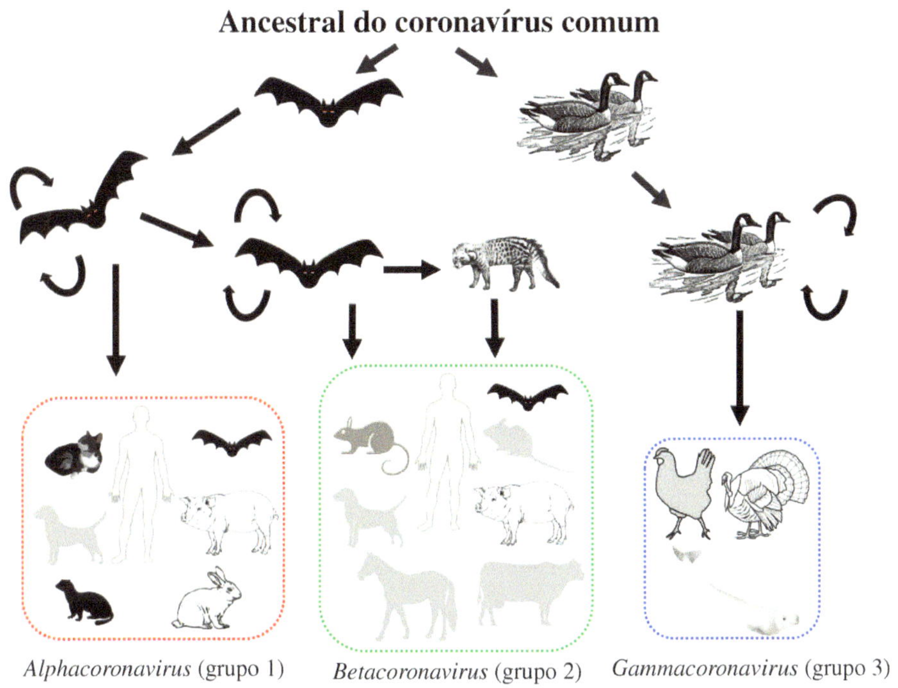

Figura 62.3 Modelo proposto para a evolução dos coronavírus. Coronavírus de morcegos e aves podem ter surgido de um ancestral comum. Em seguida, o coronavírus de morcegos teria originado o alphacoronavírus e o betacoronavírus (grupos 1 e 2), enquanto o coronavírus de aves teria originado o gamacoronavírus (grupo 3).

outras proteínas do envelope viral. A proteína E, juntamente com a proteína M, tem participação essencial no agrupamento de partículas de coronavírus. Os coronavírus apresentam uma densidade flutuante em sacarose de 1,15 a 1,20 g/cm³. A densidade flutuante em CsCl varia de 1,23 a 1,24 g/cm³, e o coeficiente de sedimentação (S20, w) é de 300 a 500. Os coronavírus são sensíveis a calor, solventes lipídicos, detergentes não iônicos, formaldeído, agentes oxidantes e à radiação UV. Alguns coronavírus resistem ao pH ácido e/ou à dessecação.

A organização genômica da família Coronaviridae (subfamílias: Coronavirinae e Torovirinae) se assemelha àquela de outros vírus da ordem Nidovirales (Figura 62.4). O RNA genômico de coronavírus e torovírus apresentam capeamento na extremidade 5′ e são poliadenilados na extremidade 3′ e atuam como mRNA. Desse modo, o RNA genômico purificado desses vírus é infectante. Os genomas dos coronavírus consistem em uma sequência principal na extremidade 5′ (65 a 98 nucleotídios [nts]), seguida de uma região não traduzida (5′ UTR; 200 a 400 nts). Na extremidade 3′ do genoma viral, há outra UTR de 200 a 500 nts (3′-UTR), seguida de uma cauda poli A de comprimento variável. A 5′-UTR e a 3′-UTR são laterais a um arranjo de múltiplos genes (fase de leitura aberta [ORF]), cujo número varia entre os membros da subfamília Coronaviridae. Os coronavírus apresentam 9 a 14 ORF, as quais codificam proteínas estruturais e não estruturais dos vírus. Os dois terços proximais da extremidade 5′ (cerca de 20 a 22 kb) do genoma são ocupados pelas duas maiores ORF (ORF1a e ORF1b), as quais codificam as proteínas não estruturais (nsps). ORF1a e ORF1b são ligadas por um sítio de leitura ribossômico −1 (RFS). A tradução do RNA genômico é iniciada no códon de ORF1a, resultando na produção de uma poliproteína, pp1a Em alguns casos, sinais específicos do RNA originam sítio de leitura ribossômico no RFS −1 ou uma "falsa" sequência entre ORF1a e ORF1b, que resulta na extensão do C-terminal da pp1a, com codificação de um polipeptídio, pp1ab, pelo ORF1b. O pp1a e o pp1ab são processados durante e após a tradução por duas proteases codificadas pelo vírus (protease semelhante à papaína [nsp3] e protease cisteína semelhante ao 3C do picornavírus [nsp5], para produzir 16 nsps). O nsps 14 tem atividade RNA polimerase dependente do RNA viral. Esses produtos da grande proteína replicase, possivelmente com outras proteínas virais e celulares, agregam-se em um complexo de replicação/transcrição ligado a membranas intracelulares modificadas.

Em todos os coronavírus, as proteínas estruturais que codificam ORF estão situadas em um terço da extremidade 3′ do genoma, na ordem 5′-S-E-M-N-3′. As ORF codificadoras dessas proteínas são entremeadas por várias ORF que, por sua vez, codificam nsps (proteínas acessórias) e glicoproteína HE, as quais diferem significativamente entre os coronavírus quanto ao número, à sequência de nucleotídios, à ordem genética e ao método de expressão (Figura 62.4). No entanto, são conservadas dentro de um mesmo grupo de coronavírus e, desse modo, denominadas proteínas específicas do grupo. Quando a proteína HE é expressa, ela codifica 5′ em proteína S. As proteínas estruturais e acessórias são expressas a partir de uma coextremidade 3′ situada no conjunto de mRNA subgenômicos (sgmRNA) O ciclo biológico do coronavírus (fixação, penetração, replicação do genoma, transcrição de mRNA, agregação e liberação viral) é muito semelhante àquele de outros vírus da ordem Nidovirales (p. ex., vírus da arterite equina [EAV]). A replicação do genoma, a síntese de sgmRNA e o ciclo biológico do vírus EAV são descritos no Capítulo 63. Resumidamente, a replicação do RNA genômico envolve a síntese de um RNA de filamento negativo, de comprimento completo, que atua como modelo para o RNA genômico de comprimento total. As proteínas estruturais e as acessórias são expressas a partir de múltiplas justaposições da coextremidade 3′ do sgmRNA. Cada sgmRNA tem uma sequência principal comum em sua extremidade 5′, a qual é derivada da extremidade 5′ do RNA genômico. O sgmRNA é sintetizado a partir do RNA de filamento negativo sg, com

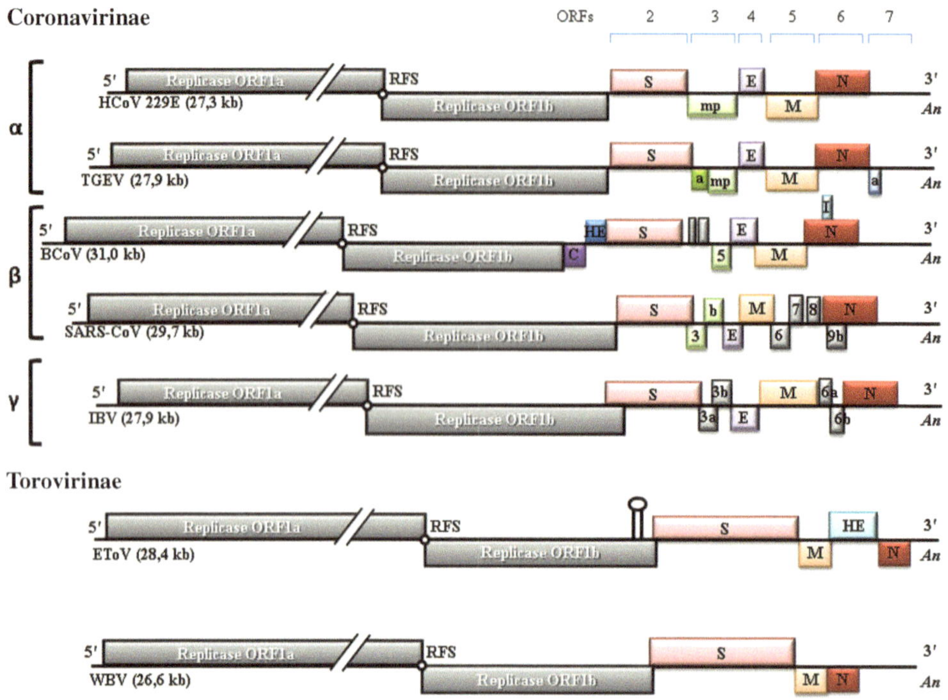

Figura 62.4 Organização do genoma de vírus selecionados dos gêneros pertencentes a Coronavirinae (HCoV-229E, TGEV, BCoV, SARS-CoV e IBV) e Torovirinae (EtoV e WBV).

codificação de sequências *antileader* na extremidade 3′ de RNA de filamento negativo, os quais, em seguida, atuam como modelos para a síntese de sgmRNA (extensão descontínua da síntese de RNA de filamento negativo; ver Capítulo 63). Na maioria das vezes, uma proteína estrutural viral é traduzida por sgmRNA individuais. No entanto, em alguns casos, pode haver duas ORF transportadas e traduzidas por um sgmRNA.

A glicoproteína S produz grandes peplômeros na superfície do vírion, propiciando ao vírus sua morfologia semelhante a coroa (*corona*) quando examinado em microscópio eletrônico. A proteína S é uma glicoproteína de membrana tipo 1 altamente glicosilada que pode ser dividida em três domínios estruturais: um domínio externo de N-terminal grande, adicionalmente dividido em dois domínios, S_1 e S_2; um domínio de transmembrana; e um domínio citoplasmático carboxiterminal curto. O domínio S1 produz a porção globular da projeção (*spike*) e há considerável variação de sequência em virtude das várias deleções e substituições que ocorrem nessa região, nas diferentes cepas de coronavírus. Assim, mutação na sequência S_1 tem sido associada à alteração da antigenicidade, da patogenicidade e do tropismo celular do vírus. Por outro lado, o domínio S_2 é mais conservado e representa o pedúnculo da projeção. Há evidência de que a proteína S madura de alguns coronavírus produz um oligômero, mais provavelmente um trímero. Em alguns coronavírus (p. ex., MHV e BCoV), a proteína S é clivada pela protease celular durante ou após a maturação do vírus, e os domínios S_1 e S_2 permanecem ligados, de modo não covalente, às projeções virais. O grau de clivagem da proteína S varia entre os coronavírus; além disso, depende do tipo da célula hospedeira. No entanto, em alguns outros coronavírus (p. ex., SARS-CoV), a clivagem da proteína S ocorre como parte do processo de penetração viral. A proteína S dos alphacoronavírus (grupo 1) não são clivadas, mas, mesmo assim, podem induzir a fusão célula-célula (p. ex., vírus da peritonite infeciosa felina (FIPV)). A proteína S dos coronavírus apresenta várias propriedades biológicas, incluindo a ligação do vírus a receptor(es) celular(es) específico(s), indução de anticorpos neutralizantes, estímulo para a resposta imune mediada por célula, indução da fusão do envelope viral com a membrana da célula hospedeira, indução da fusão de células e ligação ao fragmento Fc da imunoglobulina (MHV e TGEV). Foram identificados receptores celulares para as várias proteínas S dos coronavírus.

A glicoproteína HE é constatada em todos os betacoronavírus do subgrupo A e em um gamacoronavírus (TCoV) e apresenta-se como um dímero ligado ao dissulfeto, que produz projeções (*spikes*) curtas na superfície dos vírions. A proteína HE não está presente nos vírions dos betacoronavírus dos subgrupos B, C e D. A ausência da proteína HE em alguns coronavírus e a frequente tendência de sua estrutura à mutação ou deleção completa durante passagens seriadas em cultura celular sugere que essa proteína não é essencial para a replicação viral. Acredita-se que o gene HE dos coronavírus foi adquirido do vírus da influenza C, por meio de recombinação heteróloga. A proteína HE dos coronavírus apresenta várias propriedades biológicas, incluindo hemaglutinação, hemadsorção, atividade esterase que possibilita a clivagem de grupos acetil do 9-*O*-acetil-ácido neumérico. Além disso, pode participar na adsorção inicial do vírus e na penetração do vírus ou sua liberação das células infectadas.

A proteína M dos coronavírus é glicosilada com um curto domínio aminoterminal que é exposto na superfície externa, seguido de um domínio periférico. triplo de membrana, de um domínio α-helicoidal e de um amplo domínio carboxiterminal na parte interna do envelope viral. A glicosilação do aminoterminal da proteína M pode ser ligada ao O (MHV) ou ligada a N (IBV, TGEV e SARS-CoV) e, em alguns coronavírus, o carboxiterminal da proteína M está exposto na superfície do vírion (TGEV). Na MHV, os anticorpos monoclonais contra a proteína M neutralizam o vírus. A proteína M dos coronavírus interage com ambas as proteínas, N e S, e podem ter importante participação na agregação viral. Também, é considerável sua participação na condensação do RNA viral nos nucleocapsídios durante a agregação dos vírus.

A proteína E dos coronavírus atua de modo sinérgico com a proteína M durante a liberação do vírus pelas células infectadas. Além disso, a proteína E também atua como um canal de íons. A proteína N interage com o RNA genômico do vírus para formar o nucleocapsídio viral. A proteína N apresenta três domínios estruturais relativamente conservados e interage com a proteína M, ocasionando a incorporação do nucleocapsídio na partícula viral.

Torovírus

Torovírus são microrganismos pleomorfos, com 120 a 140 nm de diâmetro. As partículas esféricas, ovais alongadas e em formato de rim foram visualizadas em microscópio eletrônico (ME). Torovírus apresentam envelope e nucleocapsídio tubular helicoidal. O nucleocapsídio desenvolve uma estrutura em formato de rosquinha, e o envelope contém grande quantidade de pequenas projeções (15 a 20 nm) semelhantes aos peplômeros dos coronavírus. As partículas de torovírus contêm, pelo menos, quatro proteínas estruturais: proteína do nucleocapsídio (N), proteína da membrana não glicosilada (M), glicoproteína da projeção (*spike*) (S) e proteína HE. O genoma do torovírus consiste em uma molécula de ssRNA linear de sentido positivo poliadenilada; estima-se que seu comprimento seja de 20 a 30 kb. O torovírus apresenta uma densidade flutuante em sacarose de 1,14 a 1,18 g/cm^3 e coeficiente de sedimentação estimado (S20, w) de 400 a 500. A infectividade viral é estável em pH 2,5 e 9,7; contudo, o vírus é rapidamente inativado por calor, solventes orgânicos e radiação.

Bafinivírus

O WBV apresenta forma baciliforme (170 a 200 nm × 75 a 88 nm), com envelope contendo projeções (*spikes*) semelhantes àquelas dos coronavírus (2 a 25 nm). O vírion consiste em um nucleocapsídio em formato de bastonete (120 a 150 nm × 19 a 22 nm) circundado por um envelope composto de proteína S glicosilada e proteína M da membrana íntegra. O vírus se replica em várias linhagens de células de peixes. A densidade flutuante do vírus em sacarose é de 1,17 a 1,19 g/cm^3; o vírus é sensível aos solventes lipídicos.

Doenças de animais causadas por vírus do gênero Alphacoronavirus

Vírus da gastrenterite transmissível e coronavírus respiratório suíno

Doença

A gastrenterite transmissível (TGE) é uma doença intestinal de suínos, altamente contagiosa, causada por TGEV, o qual é antigenicamente relacionado com os coronavírus de humanos, cães e gatos. Apenas um sorotipo de TGEV foi identificado, mas, antigenicamente, os anticorpos contra TGEV apresentam reação cruzada com o coronavírus respiratório suíno (PRCoV). No entanto, alguns sítios antigênicos do TGEV estão ausentes no PRCoV por causa da deleção no aminoterminal da proteína S do PRCoV. TGEV e PRCoV são inativados por solventes lipídicos (éter e clorofórmio), hipoclorito de sódio, compostos de amônio quaternário, iodo, aquecimento a 56°C por 45 minutos e exposição à luz solar. Ambos os vírus são estáveis ao congelamento, porém um tanto lábeis em temperatura ambiente. O TGEV é estável por longo tempo, quando congelado a −80°C, mas, quando mantido a 37°C por 4 dias, ocorre perda total de sua capacidade infectante. Em fezes líquidas, o vírus infectante persiste por mais de 8 semanas a 5°C, por 2 semanas a 20°C e, por 24 horas, a 35°C. O TGEV resiste à inativação pela tripsina e a pH ácido (pH 3,0); é relativamente estável na bile de suínos. Essas propriedades possibilitam ao vírus sobreviver no estômago e no intestino delgado.

A infecção causada pelo TGEV é caracterizada por diarreia grave, vômito, desidratação e alta taxa de mortalidade de leitões jovens (com menos de 2 semanas de idade). Em geral, a taxa de mortalidade em suínos mais velhos (idade acima de 5 semanas) é baixa. Suínos mais velhos, em fase de desenvolvimento ou de terminação, manifestam diarreia aquosa transitória; todavia, vômito é incomum. Na maioria das vezes, a infecção de suínos adultos pelo TGEV é assintomática, mas, em algumas situações, as porcas infectadas apresentam anorexia, diarreia, febre, vômito e agalaxia.

Há mais de 25 anos, detectou-se PRCoV em granjas de suínos com sintomas respiratórios discretos estreitamente relacionados com o TGEV. Uma importante diferença entre os dois coronavírus de suínos é a ampla deleção no gene da proteína S da projeção (*spike*) (deleção dos nucleotídios 621 a 681) do PRCoV. O PRCoV é um mutante de deleção natural do TGEV e alterou o tropismo do epitélio intestinal para o epitélio respiratório e os macrófagos alveolares de suínos. Em razão dessa diferença estrutural, o TGEV, mas não o PRCoV, é capaz de se ligar ao ácido siálico, possibilitando a fixação a mucinas e a glicoproteínas tipo mucina. A capacidade de ligação ao ácido siálico possibilita que o TGEV passe pela barreira mucosa do intestino e alcance o epitélio intestinal, a fim de iniciar a infecção. Como o PRCoV compartilha alguns epítopos com anticorpos neutralizantes contra TGEV, ele atua como uma vacina natural contra TGEV, resultando em uma drástica redução na ocorrência de surtos de TGE na Europa. Desse modo, o PRCoV tende a infectar suínos de todas as idades por meio de aerossóis ou por contato direto entre os animais. Em geral, a infecção pelo PRCoV é subclínica, mas as cepas do vírus diferem quanto à gravidade dos sinais clínicos que induzem. Os sintomas incluem doença respiratória moderada a grave, com pneumonia intersticial. Além disso, a infecção pelo PRCoV pode ser simultaneamente associada a outras infecções por vírus respiratório, como o vírus da síndrome reprodutora e respiratória de suínos (PRRSV), que é capaz de alterar a gravidade da doença e dos sinais clínicos associados.

Relação hospedeiro-vírus

Distribuição, reservatório e transmissão. TGE foi relatada apenas em suínos. No entanto, o TGEV foi isolado de fezes de gatos, cães, raposas e estorninhos (*Sturnus vulgaris*) experimentalmente infectados, por até 20 dias. Estudos sorológicos também sugerem a infecção natural de jaritatacas, gambás, ratos-almiscarados e humanos. Além disso, tem-se detectado vírus em moscas domésticas (*Musca domestica* Linneaus) após infecção experimental e natural.

A infecção de suínos pelo TGEV ocorre em âmbito mundial e foi documentada nas Américas do Norte, Central e do Sul, bem como em Europa e Ásia. Com frequência, nos EUA, os surtos epizoóticos de TGE são sazonais, ocorrendo nos meses de inverno. O principal modo de transmissão do TGEV parece ser a ingestão de alimentos contaminados com fezes infectadas (orofecal). A persistência do TGEV na natureza possivelmente se deve às fezes de suínos recuperados carreadores do vírus ou a condição de excreção viral por esses animais; dessa maneira, o vírus é mantido em rebanhos endemicamente infectados mediante infecção contínua por via orofecal de suínos suscetíveis. A infecção de suínos em granjas com infecção endêmica frequentemente é subclínica ou discreta; em granjas com animais não imunes, o vírus se propaga rapidamente e pode ocasionar surtos devastadores da doença. Além da transferência do vírus pelos suínos infectados, o TGEV é potencialmente transmitido entre os grupos de animais por meio de fômites e por outros animais.

PRCoV foi isolado na América do Norte e na Europa. Os suínos infectados excretam vírus na secreção respiratória, e o PRCoV pode persistir na granja em razão de infecção contínua de suínos recém-desmamados. Embora esse microrganismo não seja um patógeno intestinal, tem-se detectado o vírus nas fezes por meio de isolamento viral e por reação em cadeia de polimerase por transcrição reversa *nested* (nRT-PCR), fato que sugere a possibilidade de transmissão orofecal.

Patogênese e patologia

Após ingestão, o TGEV sobrevive no trato gastrintestinal por causa da sua resistência ao baixo pH e à tripsina; assim, passa pelo estômago sem inativação. Seis a doze horas após a inoculação intragástrica, ocorre replicação viral nas células epiteliais das vilosidades do intestino delgado, com título viral maior no jejuno. O TGEV infecta e destrói as células epiteliais colunares que revestem as vilosidades do intestino, resultando em atrofia dessas vilosidades. Nota-se vilosidade menos evidente e maior profundidade da cripta (em consequência da replicação das células progenitoras nas criptas, na tentativa de repopulação das vilosidades acometidas) 24 a 40 horas após a infecção, coincidindo com a ocorrência de diarreia grave. A perda de enterócitos que revestem as vilosidades resulta em má absorção e má digestão que, por sua vez, ocasiona diarreia e desidratação. A lactose não digerida no conteúdo intestinal passa ao intestino grosso, onde tem efeito osmótico que, adicionalmente, exacerba a diarreia em suínos infectados pelo TGEV. Os leitões infectados apresentam desidratação e manchas de fezes ao redor do períneo. As lesões típicas incluem adelgaçamento da parede intestinal, atrofia de vilosidades e distensão gastrintestinal por fluido amarelo contendo coágulos de leite não digeridos.

O PRCoV é transmitido por via respiratória, por meio de aerossóis e gotículas, aos animais suscetíveis em contato com doentes. O vírus se replica nas tonsilas, no epitélio da mucosa dos condutos nasais, nas vias respiratórias dos pulmões e nos pneumócitos tipos I e II do revestimento alveolar. Isso causa inflamação e necrose das vias respiratórias terminais dos pulmões, ocasionando pneumonia broncointersticial difusa. A gravidade dos sinais clínicos e das lesões pode ser variável; é possível infecção subclínica nas granjas de suínos.

Resposta do hospedeiro à infecção

Ocorre produção de anticorpos neutralizantes dentro de, aproximadamente, 7 dias após o início da infecção pelo TGEV, em suínos. A produção de IgA secretora é importante na imunidade protetora e na eliminação do vírus. A imunização intramuscular de suínos contra TGEV ocasiona desenvolvimento de resposta humoral, com produção de IgG, mas a imunidade não é protetora. Por outro lado, os suínos imunizados contra TGEV por via oral (VO) produzem IgA protetora específica contra o vírus, na secreção da mucosa intestinal. A infecção de porcas pelo TGEV resulta na secreção de IgA protetora no colostro (condição denominada imunidade lactogênica), a qual protege leitões lactentes. Possivelmente, a imunidade mediada por célula também é importante na resposta imune contra a infecção pelo TGEV, pois a transferência passiva de leucócitos mononucleares de suínos doadores imunes a leitões histocompatíveis suscetíveis resulta em baixa expressão da doença. As células infectadas do intestino produzem alta concentração de interferona tipo I, que também participa no controle da replicação viral. Os suínos infectados pelo PRCoV produzem anticorpos neutralizantes contra o vírus. Anticorpos contra PRCoV propiciam proteção parcial contra TGEV e, portanto, a taxa de prevalência e a gravidade da TGE tendem a ser menores em granjas de suínos com infecção endêmica pelo PRCoV.

Diagnóstico laboratorial

Em geral, a infecção de suínos jovens pelo TGEV é diagnosticada pela demonstração de antígeno viral em raspados de mucosa ou em cortes histológicos de jejuno e íleo congelados e submetidos à coloração por imuno-histoquímica (IHC) ou imunofluorescência (IF) com anticorpo específico contra o vírus. O diagnóstico definitivo de TGEV é obtido por isolamento viral após a inoculação de animais (suínos com 2 a 7 dias de idade) ou em culturas celulares (células de rim, testículo ou tireoide de suíno). Microscopia eletrônica ou imunomicroscopia eletrônica também é utilizada no exame de conteúdo fecal ou de intestino, para fins diagnósticos. Tem-se relatado o uso de PCR padrão e de PCR em tempo real RT-PCR (rRT-PCR) na detecção e diferenciação de TGEV e PRCoV.

O TGEV se dissemina em vários sistemas de cultura celular, inclusive em células de rim, testículo, glândula salivar e tireoide de suínos; em cultura de esôfago, intestino e epitélio nasal; em cultura de célula renal de cão; e em ovo de galinha embrionado (cavidade amniótica). As linhagens celulares de rim de suíno (PK) e de testículo de suíno (ST) têm sido as células de escolha para isolamento do vírus em fezes ou no conteúdo intestinal de suínos infectados. O desenvolvimento de efeito citopático pode requerer múltiplas passagens em cultura celular. O PRCoV se replica nas células PK e ST, bem como em uma linhagem de célula de feto de gata.

O diagnóstico sorológico é apropriado quando há disponibilidade de amostras de soro obtidas na fase aguda e no período de convalescença da doença. No entanto, o diagnóstico sorológico é complicado porque ambos, PRCoV e TGEV, induzem a produção de anticorpos neutralizantes que apresentam reação de neutralização cruzada entre eles. Portanto, as cepas de TGEV não são diferenciadas de sua variante não enteropatogênica PRCoV pelo teste de neutralização viral, mas podem ser distinguidas pelo teste imunoenzimático (ELISA) de bloqueio.

Tratamento e controle

O tratamento de suínos infectados pelo TGEV geralmente não é justificável. A reposição de fluido e o uso de medicamentos antibacterianos, com intuito de minimizar as complicações associadas a *Escherichia coli* enteropatogênica, podem ser benéficos. Há disponibilidade de vacinas com vírus vivo atenuado modificado e com vírus inativado, para suínos, a fim de prevenir a ocorrência de TGE. Essas vacinas podem ser utilizadas na vacinação de leitões recém-nascidos e/ou para imunização de porcas. A vacinação de porcas prenhes propicia imunidade lactogênica, que é transferida passivamente aos leitões por meio do colostro. As vacinas têm sido variavelmente bem-sucedidas na prevenção de TGE. A imunização oral propicia ótima estimulação da imunidade local (IgA secretora) no intestino. A prática de infectar porcas com TGEV patogênico, pelo menos 3 semanas antes do parto, a fim de induzir resposta imune nos leitões pela ingestão de anticorpos colostrais, é um problema porque esse procedimento contamina o ambiente com TGEV patogênico que, subsequentemente, pode propagar a infecção aos suínos suscetíveis.

Vírus da diarreia epidêmica suína

Vírus semelhantes aos coronavírus foram isolados de suínos com diarreia, por isso são denominados vírus da diarreia epidêmica suína (PEDV). Esses vírus são antigenicamente distintos do TGEV e do vírus da encefalomielite hemaglutinante suína (PHEV); provocam diarreia, vômito e desidratação em suínos inoculados. Estudos sobre a patogênese indicam que o PEDV se replica tanto no intestino delgado quanto no grosso, mas as lesões se restringem ao intestino delgado. Os suínos infectados apresentam distensão de intestino delgado por fluido amarelo; as lesões são semelhantes àquelas da TGE.

As partículas de PEDV podem ser detectadas em fezes de suínos infectados por meio de microscopia eletrônica direta; além do mais, o vírus pode se disseminar em algumas linhagens celulares de macaco-verde-africano (célula Vero), mas não em outras. A replicação viral depende da presença de tripsina na cultura celular. Em geral, as cepas de campo de PEDV precisam ser adaptadas ao crescimento na cultura celular antes que sejam utilizadas em teste diagnóstico de rotina. O vírus é adaptado para replicação em cultura de célula de suíno primária ou de células Vero (células de macaco-verde-africano). O teste de imunofluorescência direta (IFA) e a técnica de IHC para exame de corte histológico de intestino delgado são métodos de diagnóstico de infecção pelo PEDV mais sensíveis, rápidos e confiáveis, em suínos. É possível obter o diagnóstico sorológico mediante a demonstração de anticorpos contra PEDV por meio de imunofluorescência e ELISA. Foi descrito um teste rRT-PCR multiplex desenvolvido para detecção simultânea de PEDV e de TGEV, em suínos na fase de pré-desmame com diarreia.

Vacinas com vírus atenuado estão disponíveis em alguns países da Ásia, para prevenção de infecção pelo PEDV em suínos. Contudo, o controle da doença depende do manejo e de práticas de criação.

Coronavírus intestinal canino

Doença

Coronavírus canino (CCoV) infecta espécies de cães domésticos e selvagens; o primeiro CCoV foi isolado de cães com enterite aguda. A infecção de cães pelo CCoV é altamente contagiosa e, em geral, provoca gastrenterite inaparente ou discreta. CCoV é um importante patógeno intestinal de cães e está disseminado nas populações de cães, principalmente em canis e abrigos de animais. Os sinais clínicos incluem anorexia, letargia, vômito, diarreia aquosa e desidratação. O vírus é excretado em alto título nas fezes de cães infectados e transmitido por meio da típica via orofecal; a doença é caracterizada por alta taxa de morbidade e baixa taxa de mortalidade. Em geral, ocorre infecção fatal em consequência de infecções mistas envolvendo CCoV, juntamente com parvovírus canino tipo 2, adenovírus canino tipo 1 ou vírus da cinomose canina. CCoV é antigenicamente relacionado com outros coronavírus, inclusive TGEV, coronavírus intestinal felino e FIPV. Foram identificadas várias cepas de CCoV antigenicamente e geneticamente distintas, inclusive um novo coronavírus respiratório.

Com base nas propriedades genéticas, antigênicas e biológicas, o coronavírus intestinal canino é amplamente classificado em dois tipos: CCoV tipo I (CCoV-I) e CCoV tipo II (CCoV-II). CCoV tipo I e CCoV tipo II compartilham até 96% de identidade de nucleotídios. Recentemente, CCoV-II foi dividido em dois subtipos, CCoV-IIa e CCoV-IIb; o segundo deles surgiu como resultado de um suposto evento de dupla recombinação entre CCoV-II e TGEV (CCoV semelhante a TGEV). Ao contrário das cepas de CCoV-I, as cepas de CCoV-IIa são altamente virulentas e provocam doença sistêmica fatal em filhotes de cães. As cepas de CCoV-IIa incluem uma variante pantrópica que provoca doença sistêmica em filhotes de cães, identificada em 2005 (CCoV CB/05). O vírus foi isolado de fezes, bem como de vários órgãos parenquimatosos dos filhotes acometidos. Subsequentemente, a doença foi reproduzida mediante infecção experimental de cães; os filhotes jovens manifestaram sinais clínicos mais graves. CCoV-IIa pantrópico (p. ex., cepas CB/05 e NA/09) causa doença sistêmica grave em cães, caracterizada por febre, letargia, anorexia, apatia, vômito, diarreia hemorrágica, leucopenia grave e sintomas nervosos (convulsões e ataxia), seguido de morte 48 h após o início dos sinais clínicos.

Além disso, há relato de várias recombinações entre as cepas CCoV-I e CCoV-II, bem como gene da proteína da projeção (*spike*) do TGEV. Embora CCoV semelhantes ao TGEV tenham sido constatados em órgãos internos de cães naturalmente infectados, a infecção experimental falhou em induzir envolvimento sistêmico ou disseminação do vírus pelo sangue. CCoV são inativados por solventes lipídicos e são sensíveis ao calor. Os vírus são estáveis em meio ácido (pH 3,0) e mantêm a infectividade em condições frias.

Relação hospedeiro-vírus

Distribuição, reservatório e transmissão. CCoV foi inicialmente isolado em 1971, a partir de uma epidemia de diarreia em cães, na Alemanha. A partir daí, o vírus foi reconhecido praticamente em todo o mundo, inclusive na América do Norte, na Europa, na Austrália e na Ásia. Os cães infectados excretam o vírus nas fezes durante 2 semanas, ou mais, e a contaminação fecal do ambiente é a principal fonte de infecção, para transmissão via orofecal.

Patogênese e patologia

Após um período de incubação de 1 a 4 dias, o vírus provoca infecção das células epiteliais do intestino e, progressivamente, propaga-se por todo o trato gastrintestinal. Nota-se diarreia 1 a 7 dias após a infecção. Detecta-se o vírus nas fezes dentro de 1 ou 2 dias após o surgimento dos sinais clínicos. A replicação viral no epitélio intestinal resulta em descamação e encurtamento das vilosidades. A diarreia associada à infecção pelo CCoV é consequência da má digestão e má absorção intestinal. Embora a infecção pelo CCoV esteja disseminada, a taxa de mortalidade tipicamente é muito baixa.

Resposta do hospedeiro à infecção

A imunidade da mucosa parece ser protetora, pois os cães infectados pelo CCoV VO tornam-se imunes, o que não acontece com aqueles imunizados por via parenteral. Relata-se que a imunidade contra CCoV intestinal, após infecção natural, não propicia proteção completa contra a infecção por novos CCoV pantrópicos.

Diagnóstico laboratorial

O vírus ou os antígenos virais podem ser visualizados por microscopia eletrônica (ME) ou pela coloração de anticorpos fluorescentes (FA), em amostras de fezes ou de tecidos obtidos durante a necropsia. Antissoro específico para CCoV é comumente usado para agregar os vírus antes da coloração negativa para microscopia eletrônica. O vírus pode ser isolado de fezes ou de tecido intestinal, em cultura celular. Várias linhagens celulares caninas primárias (rim e timo) e linhagens contínuas de timo, embrião, sinóvia e rim (linhagem A-72), são suscetíveis à infecção. O vírus também infecta linhagens de fibroblastos de rim e de embrião de felinos. Tem-se desenvolvido RT-PCR para detectar CCoV nas fezes. CCoV-1 pode ser diferenciado de CCoV-II por meio de RT-PCR ou rRT-PCR convencional específico para o genótipo. Foram desenvolvidos teste de neutralização viral sérica e ELISA, para a detecção de anticorpos contra CCoV. Recentemente, foi descrito um teste ELISA com base na proteína S da projeção (*spike*) recombinante, a fim de detectar e diferenciar anticorpos contra CCoV semelhante a TGEV, de outras cepas de CCoV-II.

Tratamento e controle

O tratamento da gastrenterite causada pelo CCoV limita-se à correção da desidratação e à reposição da perda de eletrólitos nos casos graves. Há disponibilidade de vacinas com vírus vivo modificado (MLV) e com vírus inativado, para administração parenteral, com intuito de proteger contra infecção pelo CCoV. No entanto, seu uso é questionável em razão da aparente importância da imunidade local na mucosa intestinal.

Peritonite infecciosa felina e coronavírus intestinal felino

Doença

A peritonite infecciosa felina (FIP) é uma doença contagiosa, progressiva e altamente fatal de felinos domésticos e de algumas espécies de felinos selvagens. Os sinais clínicos são muito variáveis e refletem os tecidos acometidos pela doença; entretanto, febre persistente, perda de peso, letargia, dispneia e distensão abdominal são sintomas comuns. A doença pode acometer gatos de todas as idades, mas é especialmente comum em gatos jovens e naqueles muito velhos. São reconhecidas duas manifestações distintas de FIP: (1) uma forma efusiva (úmida) e (2) uma não efusiva (seca). A forma efusiva, duas ou três vezes mais comum do que a seca, é caracterizada pelo acúmulo de fluido rico em proteína (exsudato) na cavidade peritoneal. O modo não efusivo é caracterizado pela formação de granulomas em órgãos internos, no sistema nervoso central (SNC) e nos olhos. A taxa de mortalidade é alta. A FIP apresenta uma patogênese não usual e muito complexa; envolve a mutação de coronavírus intestinal felino relativamente apatogênicos (FCoV) em FIPV, que se replica em macrófagos para causar doença imunomediada em gatos. FCoV parece se limitar ao trato intestinal e ocasiona enterite discreta, com frequência, inaparente, especialmente em filhotes de gatos. A análise comparativa das sequências de FCoVs e de FIPV mostrou que esses vírus têm estreita relação genética, no entanto, diferem em seu potencial patogênico (diferentes tipos de patógenos do mesmo vírus). O FIPV infecta, eficientemente, macrófagos e monócitos que escapam do intestino e provocam doença sistêmica letal, com envolvimento de múltiplos órgãos, nos casos clássicos, acompanhado de acúmulo de exsudato abdominal (ascite). Uma das hipóteses é que o FIPV patogênico resulta de uma ou mais mutações no genoma do FCoV. No entanto, os determinantes de virulência viral, especificamente associados à patogênese do FIPV, ainda não foram identificados. Algumas das mutações na proteína não estrutural 3c e na projeção (*spike*) parecem estar relacionadas com a ocorrência de FIP.

Agente etiológico

Propriedades físicas, químicas e antigênicas. Com base nas diferenças sorológicas, as cepas de FCoV foram separadas em dois tipos (FCoV tipo 1, o mais comum, e FCoV tipo 2, o menos comum), ambos capazes de causar as duas formas de FIP (a seca e a úmida). A FCoV tipo 2 tem relação genética mais estreita com o coronavírus canino. Os FCoV e o FIPV são resistentes em meio ácido e à tripsina, mas são facilmente inativados pela maioria dos desinfetantes, inclusive solventes lipídicos.

Infectividade a outras espécies e outros sistemas de cultura

Além de infectar gatos domésticos, o FIPV acarreta doença em felinos selvagens, como leões, leões-da-montanha, leopardo, jaguar, lince, caracal, gato-do-deserto, e gato-de-pallas. Os suínos jovens podem ser experimentalmente infectados com FIPV, resultando em desenvolvimento de lesões semelhantes àquelas ocasionadas pelo TGEV. Camundongos lactentes são suscetíveis à infecção, com replicação do vírus no cérebro. O FIPV se multiplica, principalmente, nos macrófagos, mas o vírus tende a se propagar *in vitro*, nas culturas de órgãos, em linhagens celulares e em fagócitos mononucleares de felinos.

Relação hospedeiro-vírus

Distribuição, reservatório e transmissão. FCoV e FIPV são de ocorrência mundial. FCoV se propaga eficientemente por meio da via orofecal; ao contrário, a transmissão do FIPV não é tão fácil. FCoV é capaz de persistir como infecção subclínica por até 1 ano, ou mais, e esses gatos persistentemente infectados atuam como reservatórios do vírus e possibilitam a propagação horizontal da doença entre os gatos.

Patogênese e patologia

A patogênese da FIP é complexa e muito ainda precisa ser esclarecido. A infecção inicial pelo FCoV raramente é caracterizada por doença evidente, mas resulta em infecção de baixo nível persistente de macrófagos em vários tecidos. O desenvolvimento de FIP clínica está associado a maior replicação viral, geralmente em decorrência de algum evento imunossupressor que suprime a imunidade celular. Maior replicação viral ocasiona o surgimento de variantes virais (FIPV), as quais se replicam com crescente eficiência nos macrófagos, onde permanecem protegidos da destruição imune. Anticorpos exacerbam a doença, o que sugere que a FIP seja, ao menos em parte, uma enfermidade "imunomediada". Na verdade, os anticorpos específicos contra o vírus facilitam a absorção de FIPV pelos fagócitos, nos quais as cepas patogênicas do vírus se replicam.

Ambas as formas de FIP, úmida e seca, são caracterizadas pelo surgimento de granulomas (ou piogranulomas) ao redor dos vasos sanguíneos. Propõe-se que a deposição de complexos constituídos de FIPV e de anticorpos específicos (complexos imunes), nas paredes dos vasos sanguíneos, seja responsável pela localização perivascular característica dessas lesões. Esses granulomas perivasculares são encontrados em intestino, rim, fígado, pulmão, SNC, olhos e linfonodos dos gatos acometidos, e são especialmente comuns na serosa das vísceras abdominais de gatos com a forma úmida de FIP.

Resposta do hospedeiro à infecção

A base da imunidade contra FIPV é pouco compreendida. Os gatos desenvolvem resposta imune humoral e resposta imune celular logo após a infecção pelo FCoV, e essas respostas mantêm a infecção em latência até que algum evento estressante ou uma infecção concomitante provoque supressão imune. Anticorpos contra FCoV apresentam reação cruzada com anticorpos contra FIPV, e isso mais exacerba a expressão da doença do que ocasiona proteção; tais anticorpos facilitam a absorção do vírus pelas células fagocíticas, nas quais o vírus efetivamente se replica; os antígenos virais complexados com anticorpos específicos (e complemento) contribuem para o desenvolvimento de vasculite imunomediada.

Diagnóstico laboratorial

FIP é uma doença comum de gatos; com frequência, pode ser diagnosticada com base nos sinais clínicos característicos, com exames sorológicos e hematológicos. O acúmulo de fluido na cavidade peritoneal ou na pleural, confirmado por paracentese, juntamente com título de anticorpo positivo no fluido ou no soro sanguíneo, é indicativo de FIP, na forma efusiva. O diagnóstico de FIP não efusiva é mais difícil; deve ser diferenciada de outras doenças infecciosas, granulomatosas e neoplásicas. O exame histológico das lesões inflamatórias piogranulomatosas ou fibronecróticas e de vasculite, juntamente com exames sorológicos, facilita o diagnóstico. Foram desenvolvidas técnicas de RT-PCR para identificação de sequências de FIPV em amostras clínicas, pois há coloração IHC para FIPV.

É possível obter o diagnóstico sorológico por meio de teste de neutralização viral, ELISA ou teste de anticorpo fluorescente indireto. Título sérico superior a 1:3.200 sustenta o diagnóstico de FIP, embora os gatos com FIP possam ter baixo título de anticorpo específico contra o vírus; por outro lado, os gatos não infectados apresentam alto título de anticorpo contra o vírus.

Tratamento e controle

Não há relato de tratamento para FIP, que consistentemente reverta a doença. Um mutante FIPV sensível à temperatura está disponível para vacinação de gatos. Seu uso não é recomendado em gatos soropositivos. O controle de FIP é mais eficaz quando feito mediante a descontaminação das instalações infectadas (com compostos de amônio quaternário), o isolamento de gatos com sorologia positiva daqueles sem título e com a triagem de gatos recém-adquiridos por meio da pesquisa de anticorpo no soro sanguíneo.

Coronavírus de furões

Recentemente, um novo coronavírus intestinal de furões (FRECV) foi detectado em furões domesticados (*Mustela putorius furo*), associado à ocorrência de enterite catarral epizoótica (ECE). ECE, uma doença relativamente nova de furões domésticos, foi inicialmente relatada na primavera de 1993, na costa leste dos EUA. A partir daí, o FRECV se disseminou pelos EUA e para outros países. A doença é caracterizada por anorexia, letargia, vômito e diarreia verde-brilhante com odor fétido e grande quantidade de muco. Em geral, a taxa de morbidade se aproxima de 100%, mas a de mortalidade total é baixa (< 5%); com frequência, os furões jovens desenvolvem apenas doença discreta ou subclínica. Os sinais clínicos são mais graves em furões mais velhos e, em geral, a taxa de mortalidade é mais elevada. A análise filogenética mostrou que o FRECV está estritamente relacionado com o *Alphacoronavirus* (grupo 1). Outro coronavírus surgiu em furões nos EUA e na Europa, provocando doença sistêmica (coronavírus sistêmico de furões [FRSCV]), caracterizada por sintomas e lesões semelhantes àqueles verificados na FIP. Sinais clínicos comuns incluem anorexia, perda de peso, diarreia e grandes tumores intra-abdominais palpáveis. Lesões macroscópicas são caracterizadas pela presença de granulomas disseminados pelas superfícies serosas e por parênquima de órgãos abdominais. O exame histopatológico mostra inflamação piogranulomatosa sistêmica envolvendo fígado, rim, baço, pâncreas, glândulas adrenais, tecido adiposo mesentérico, linfonodos e pulmão. A análise comparativa das sequências de nucleotídios mostrou que FRECV e FRSCV diferem, significativamente, quanto aos genes S (79,5% de identidade). Filogeneticamente, o FRSCV é mais estreitamente relacionado com o FRECV do que a outros alphacoronavírus.

Pode-se obter o diagnóstico de infecção pelo coronavírus de furões mediante a detecção de partículas semelhantes a coronavírus em amostras clínicas (p. ex., fezes e órgãos viscerais), por meio de microscopia eletrônica ou de coloração com anticorpos monoclonais anti-CoV (p. ex., FIPV3-70). Além disso, é possível detectar o antígeno viral em tecidos fixados com formalina, por meio de IHC. Microscopicamente, são verificadas lesões piogranulomatosas em vários órgãos viscerais. Os dois coronavírus de furões podem ser detectados e distinguidos pela PCR convencional e pela rRT-PCR. O isolamento do vírus em célula de rim canino Madin-Darby, rim felino Crandell, célula Vero e célula de rim de coelho (RK-13b) não tem sido bem-sucedido.

Coronavírus do coelho

A infecção pelo coronavírus do coelho (RbCoV) foi inicialmente relatada em 1961 por pesquisadores escandinavos que constataram taxa de mortalidade de 50 a 75%, em coelhos de laboratório. Verificou-se que a infecção aguda por RbCoV acomete o coração e causa miocardite induzida pelo vírus e insuficiência cardíaca congestiva em coelhos. RbCoV foi detectado por meio de exame em microscopia eletrônica do tecido cardíaco de coelhos infectados e detecção de anticorpos de complemento fixadores dos coronavírus de humano 229E e 0C43, em coelhos que sobreviveram à doença. Além do mais, a coloração imunofluorescente com uso de soro anti-229E localizou fluorescência no tecido intersticial do miocárdio de coelhos acometidos. Com o emprego de radioimunoensaio, notou-se que o antissoro contra EbCoV apresenta reação cruzada com FIPV, CCoV e TGEV.

Doenças animais causadas por vírus do gênero Betacoronavirus

Vírus da encefalite hemaglutinante suína

Doença

O vírus da encefalite hemaglutinante suína (PHEV) acarreta vômito e doença debilitante (VWD) em suínos jovens, caracterizada por encefalomielite, vômito e definhamento. O PHEV é antigenicamente relacionado com o BCoV. O vírus hemaglutina eritrócitos de galinhas, ratos, camundongos, *hamsters* e perus. PHEV é sensível a solventes lipídicos, inclusive desoxicolato de sódio; além do mais, não resiste ao calor e é relativamente estável quando congelado. VWD infecta suínos com menos de 3 semanas de idade, embora suínos mais velhos manifestem sinais mais discretos da doença. Em leitões jovens, a infecção pelo VWD caracteriza-se por anorexia, letargia, vômito, constipação intestinal e sintomas de anormalidade do SNC (hiperestesia, tremores musculares, movimentos de pedalagem). A taxa de mortalidade é alta, até 100%. Os suínos também desenvolvem infecção crônica e, por fim, morrem de inanição ou em decorrência de infecções secundárias.

Relação hospedeiro-vírus

Distribuição, reservatório e transmissão. O PHEV foi inicialmente isolado e associado ao VWD em suínos criados no Canadá, em 1958. Subsequentemente, o vírus foi detectado em suínos criados em várias partes do mundo. Os suínos são os únicos hospedeiros do PHEV conhecidos e, possivelmente, há animais carreadores do vírus com doença subclínica ou inaparente. A secreção nasal contém vírus; o contato direto entre animais e a infecção horizontal por meio de aerossóis são mecanismos de transmissão.

Patogênese e patologia

A patogênese da infecção causada pelo PHEV foi verificada mediante a inoculação experimental de suínos com 1 dia de idade, privados de colostro. Após a inoculação oronasal, nota-se replicação viral primária nas células epiteliais da mucosa nasal, das tonsilas, do pulmão e do intestino delgado. Em seguida, o vírus se dissemina ao longo dos nervos periféricos e alcança o SNC. Antes da manifestação da doença, constatam-se antígenos virais nos gânglios trigêmeo, vagal inferior e cervical superior, bem como nos gânglios da raiz dorsal e solar da região torácica inferior e no plexo nervoso intestinal. A infecção do tronco cerebral se inicia nos núcleos sensitivos trigêmeo e vagal e, subsequentemente, propaga-se para outros núcleos e para a face rostral do tronco cerebral. Os estágios posteriores da infecção são caracterizados pela replicação viral no cérebro, cerebelo e na medula espinal; tipicamente, no fim da infecção, o vírus é notado no plexo nervoso do estômago.

Há poucas lesões macroscópicas características nas infecções naturais acarretadas pelo PHEV; às vezes, nota-se discreta rinite catarral, nos casos de encefalomielite, e gastrenterite, na infecção pelo VWD. As lesões de SNC incluem encefalomielite não supurativa caracterizada por manguito perivascular de células mononucleares, formação de nodos gliais, degeneração neuronal e meningite. As lesões do trato respiratório consistem em pneumonia peribronquiolar intersticial difusa ou focal, com infiltrados celulares compostos de monócitos, linfócitos e neutrófilos.

Resposta do hospedeiro à infecção

As respostas imunes humorais são quantificadas mediante neutralização viral, inibição da hemaglutinação (HI) e imunodifusão em ágar gel (AGID). A doença clínica é autolimitante em populações de suínos em virtude da rápida produção de anticorpos maternos e sua transferência ao colostro.

Diagnóstico laboratorial

O diagnóstico de encefalomielite causada pelo PHEV ou da infecção pelo VWD em leitões requer coloração IHC de antígenos virais nos tecidos de suínos acometidos, isolamento do vírus em cultura celular primária de rim de suíno (PK) ou de tireoide de suíno (PT), ou detecção de aumento do título de anticorpo. O PHEV replica-se em culturas celulares primárias de PK ou PT, com formação de sincício característico.

Tratamento e controle

Não há relato de tratamento efetivo para encefalomielite ocasionada por HEV ou VWD. Os surtos clínicos são autolimitantes. Não há disponibilidade de vacina; boas práticas de manejo são fundamentais para a prevenção e o controle da doença.

Coronavírus bovino

Doença

BCoV é um vírus pneumoentérico que infecta os tratos respiratórios superior e inferior, bem como o intestino de bovinos e ruminantes selvagens. Em bovinos, o BCoV provoca três síndromes clínicas distintas: diarreia neonatal de bezerros recém-nascidos (1 a 3 semanas; diarreia de bezerros [CD]) e disenteria de inverno (WD) em bovinos adultos, com diarreia hemorrágica e infecções respiratórias em bovinos de diversas idades. As infecções respiratórias de bovinos incluem febre do transporte ou complexo da doença respiratória bovina (BRDC), em animais criados em confinamento.

Na diarreia de bezerros recém-nascidos (1 a 3 semanas), ocorrem anorexia e diarreia aquosa com fezes amarelas por 4 ou 5 dias. A disenteria de inverno é uma doença aguda esporádica que acomete bovinos adultos, caracterizada por diarreia sanguinolenta explosiva acompanhada de redução na produção de leite, apatia e anorexia. Atualmente, as cepas de BCoV isoladas de fezes fluidas ou de fluido intestinal são consideradas coronavírus bovino enteropatogênico (EBCoV). Mais recentemente, foram identificadas outras cepas de BCoV como patógenos do trato respiratório de bovinos; essas cepas de coronavírus foram isoladas de secreção nasal e pulmão de bovinos que apresentavam pneumonia grave em decorrência da febre do transporte e são consideradas coronavírus bovino respiratório (RBCoV). A doença respiratória provocada por RBCoV tipicamente acomete bezerros com 6 a 9 meses de idade, sendo caracterizada por febre, secreção nasal e angústia respiratória. O complexo da doença respiratória bovina pode ser ocasionado pelo RBCoV, sozinho ou em associação com vários outros vírus respiratórios (p. ex., vírus sincicial respiratório bovino, vírus da parainfluenza 3, herpes-vírus bovino) e com vírus capazes de ocasionar imunossupressão (p. ex., vírus da diarreia viral bovina). Além disso, há outros fatores predisponentes que possibilitam que bactérias comensais da cavidade nasal (p. ex., *Mannheimia haemolytica*, *Pasteurella* sp., *Mycoplasma* sp.) infectem o pulmão e provoquem pneumonia fibrinosa fatal, associada ao complexo da doença respiratória bovina.

Agente etiológico

Propriedades físicas, químicas e antigênicas. O BCoV é estável em meio ácido (pH 3,0), mas é inativado por solventes lipídicos, detergentes e alta temperatura. Embora existam importantes diferenças fenotípicas, antigênicas e genéticas entre as cepas EBCoV e RBCoV, a relação exata entre a cepa intestinal e a cepa respiratória de BCoV não está clara. Há apenas um sorotipo de BCoV conhecido e, até o momento, nenhum marcador antigênico ou genético consistente foi identificado para distinguir os isolados de BCoV das três diferentes síndromes clínicas. O BCoV é antigenicamente relacionado com os coronavírus de outras espécies. Partículas de BCoV causam hemaglutinação de eritrócitos de *hamsters*, camundongos e ratos.

Infectividade a outras espécies e outros sistemas de cultura. BCoV tem sido replicado em camundongos lactentes e, após essa passagem, infecta ratos e *hamsters* lactentes, tanto pela via intracerebral quanto SC. EBCoV tem se replicado em células de rim de bovinos Madin-Darby, rim de macaco-verde-africano (células Vero) e de tireoide e cérebro de feto bovino. O tratamento das duas últimas culturas de células fetais com tripsina exacerba a formação de placa e a fusão celular. A replicação *in vitro* de alguns isolados é difícil e pode ser necessária a passagem do vírus no hospedeiro natural. Por outro lado, apenas uma linhagem celular de tumor de reto humano (HRT-18) é necessária para o isolamento inicial de RBCoV.

Relação hospedeiro-vírus

Distribuição, reservatório e transmissão. A distribuição do BCoV é mundial, e a transmissão de EBCoV possivelmente ocorre por via orofecal, mediante a ingestão do vírus contido em alimento, tetos e fômites contaminados. RBCoV é excretado na secreção do trato respiratório de animais infectados e, desse modo, propaga-se por via horizontal por meio de aerossóis. No entanto, o RBCoV também está presente nas fezes, ocorrendo transmissão orofecal do vírus. CoV semelhante àquele de bovinos também foi identificado em bezerros bubalinos e alpacas. Pesquisas sorológicas utilizando teste de imunofluorescência indireto mostraram circulação de CoV que apresentava estreita relação antigênica com o BCoV que circula em ruminantes mantidos em cativeiros e em ruminantes selvagens. Alguns CoV de ruminantes em cativeiro (veado-sambar, veado-de-cauda-branca, alce, inhacoso e girafa) apresentam relação biológica, genética e antigênica (neutralização cruzada) muito estreita com os BCoV. O sequenciamento desses CoV de ruminantes em cativeiro estreitamente relacionados mostrou identidade muito parecida de aminoácidos (93 a 99%) em algumas proteínas virais nas cepas de intestinal e respiratória do BCoV, confirmando, adicionalmente, suas estreitas relações genéticas. Desse modo, é possível que ruminantes selvagens e aqueles em cativeiro transmitam CoV semelhante ao CoV bovino aos bovinos e vice-versa. Essa transmissão entre espécies (*species jumping*) de BCoV, juntamente com sua capacidade de recombinação, ocasiona o surgimento de CoV geneticamente mais distintos. A análise de sequência mostrou que HCoV-OC43 e HEV suínos possivelmente tenham surgidos a partir de cepas do BCoV ancestral. Além disso, foram demonstradas as similaridades genéticas e antigênicas entre o coronavírus respiratório canino (CRCoV) e o BCoV.

Patogênese e patologia

A diarreia inicia dentro de 24 a 30 h após a infecção oral de bezerros pelo EBCoV. Quatro horas após o início da diarreia, o antígeno viral é detectável no epitélio do intestino delgado e nas criptas do cólon. A iniciação da infecção é facilitada pelas enzimas proteolíticas do trato intestinal, uma vez que o tratamento de coronavírus em cultura celular com tripsina resulta na exacerbação da replicação viral. O vírus infecta ainda os linfonodos mesentéricos adjacentes. A destruição de enterócitos maduros que revestem as vilosidades intestinais provoca atrofia e fusão das vilosidades acometidas e, subsequentemente, má digestão e má absorção intestinal, rápida perda de fluidos e eletrólitos e, em casos graves, desidratação, acidose, choque e morte.

Em bezerros, a infecção pelo RBCoV provoca pneumonia intersticial, com congestão, hemorragia e edema do septo interlobular do pulmão. No exame histológico, nota-se pneumonia intersticial, com infiltração de células inflamatórias mononucleares e espessamento do septo alveolar.

Resposta do hospedeiro à infecção

Em bezerros, ambas as infecções, pelo EBCoV e pelo RBCoV, têm como consequência resposta imune humoral, a qual pode ser facilmente quantificada pelos testes de neutralização viral, HI, inibição da hemadsorção (HAI) e ELISA. As respostas imunes locais são importantes, pois os anticorpos circulantes não protegem os bezerros da infecção.

A ingestão de IgA colostral pelo neonato protege o lúmen intestinal contra a infecção pelo EBCoV por um tempo limitado.

Diagnóstico laboratorial

A infecção pelo BCoV é diagnosticada mediante a detecção de vírus infectante, antígeno viral ou RNA do vírus em amostras clínicas (p. ex., fezes, secreção respiratória, tecidos). O diagnóstico de diarreia neonatal causada pelo EBCoV requer a identificação do vírus em amostra de fezes ou em cortes do intestino. Esse diagnóstico é obtido por meio de isolamento viral, microscopia eletrônica, pesquisa de anticorpo fluorescente ou coloração IHC. Durante a fase aguda da doença, suabes nasais obtidos do trato respiratório superior são as amostras preferidas para o diagnóstico de infecção pelo RBCoV. Células do epitélio respiratório presentes nos suabes nasais são depositadas na superfície da lâmina, de modo a produzir uma mancha para o teste de pesquisa de anticorpo por meio de fluorescência direta.

É possível detectar o RNA do BCoV em amostras de fezes, secreção nasal ou tecido, por meio de RT-PCR convencional, nRT-PCR e rRT-PCR. Como os anticorpos contra BCoV encontram-se disseminados entre os bovinos, é importante o exame de amostras de soro sanguíneo pareadas, obtidas na fase aguda e no período de convalescença da doença, para o diagnóstico sorológico da infecção pelo BCoV.

Tratamento e controle

O tratamento depende da gravidade e do tipo de doença. Em bezerros com diarreia causada por infecção pelo EBCoV, são administradas soluções de eletrólitos, nos casos de desidratação; pode-se instituir terapia antimicrobiana para o controle de infecções secundárias. Todas as infecções causadas pelo BCoV são mais bem-controladas com o emprego de boas práticas de manejo, de modo a minimizar a exposição ao vírus, bem como evitar a introdução de novos animais (infectados) em um ambiente de parição intensiva. É difícil controlar a doença intestinal por meio de vacinação porque os bezerros muito jovens são principalmente acometidos antes que sejam capazes de responder à vacinação. A alternativa é imunizar a mãe, a fim de aumentar a concentração de anticorpos no colostro. No entanto, nenhuma vacina contra BCoV foi desenvolvida a fim de prevenir a infecção por esse vírus, associado à ocorrência de doença respiratória em bezerros jovens ou de complexo da doença respiratória bovina, em bovinos confinados.

Coronavírus respiratório canino

Em 2003, um novo coronavírus foi identificado no trato respiratório de cães mantidos em um canil que servia como abrigo, no Reino Unido. Esse vírus foi denominado CRCoV. A análise da sequência de nucleotídios do gene da proteína de projeção (*spike*) do CRCoV mostrou que há 97,3 e 96,9% de identidade com o betacoronavírus (Grupo 2) BCoV e com o HCoV-OC43, respectivamente. Recentemente, demonstrou-se que o HCoV-OC43 surgiu após transmissão viral de bovinos para pessoas. De modo interessante, a relação genética entre a proteína de projeção (*spike*) de CRCoV e BCoV sugere que o vírus, provavelmente, foi transmitido para cães, pelos bovinos. CRCoV compartilha apenas 21,2% da identidade de aminoácidos com o CCoV-1, na proteína de projeção. O CRCoV causa doença respiratória discreta em cães. No entanto, na maioria dos casos, contribui para o desenvolvimento de doença respiratória infecciosa canina (CIRD), juntamente com outros patógenos do trato respiratório de cães (p. ex., *Bordetella bronchiseptica*, adenovírus canino tipos 1 e 2, vírus da parainfluenza canina, herpes-vírus canino, reovírus e vírus da influenza).

Estudos sorológicos detectaram anticorpos contra CRCoV em amostras de soro sanguíneo de cães examinados em Reino Unido, Canadá, Irlanda, Itália, EUA e Japão. A infecção pelo CRCoV, associada à CIRD em canis, pode ocorrer durante o ano todo, mas é mais comum nos meses de inverno. É difícil o isolamento do CRCoV em linhagens celulares de cães, mas é possível isolar esse vírus em linhagem celular do tumor de reto em humanos (HRT-18) e em seu clone HRT-18 G. No entanto, nem todas as cepas de CRCoV podem ser isoladas em células HRT-18 ou HRT-18 G. Para detectar culturas celulares infectadas pelo CRCoV, é comum utilizar teste de hemaglutinação com eritrócitos de galinha em temperatura de 4°C. O ácido nucleico do CRCoV pode ser detectado em amostras clínicas por meio de RT-PCR padrão ou RT-PCR em tempo real. O CRCoV também é detectado por meio de imuno-histoquímica, em tecidos fixados em formalina, utilizando anticorpo de reação cruzada anti-BCoV. Foram desenvolvidos vários testes ELISA, com antígeno de BCoV ou de CCRoV. No entanto, constatou-se que um teste ELISA, com o uso de antígeno de CRCoV, apresenta sensibilidade e especificidade maiores, comparativamente com um teste que utilizou antígeno de BCoV. Anticorpos contra CRCoV também são detectados pela técnica de IFA, em células HRT-18 infectadas pelo CRCoV. Anticorpos contra CRCoV não apresentam reação cruzada com os anticorpos contra CCoV intestinal. Não há tratamento específico para as infecções provocadas pelo CRCoV, mas os cães devem ser tratados para outras causas bacterianas de CIRD. Não há vacina contra CRCoV. É improvável que vacinas contra CCoV protejam contra CRCoV, em razão da baixa similaridade antigênica na proteína de projeção (*spike*) desses vírus.

Coronavírus equino

Foram identificados microrganismos semelhantes ao coronavírus, no exame em microscópio eletrônico de amostras de fezes de potros e de equinos adultos com doença intestinal e febre. O primeiro isolamento e a caracterização do ECoV (cepa NC99) em fezes de um potro com diarreia foram relatados em 2000. A análise filogenética mostrou que a cepa NC99 do ECoV está mais estreitamente relacionada com BCoV, HCoV-OC43 e PHEV. Em 2011, foi descrito o isolamento de ECoV (cepa Tokachi09) em equinos adultos com febre e doença intestinal, no Japão. Análises comparativas de nucleotídios e aminoácidos de genes do nucleocapsídio e da proteína de projeção (*spike*) mostraram que a cepa Tokachi09 é muito semelhante à cepa NC99 isolada na América do Norte (98,0% e 99,0%, para nucleotídios, 97,3% e 99,0%, para aminoácidos, respectivamente). No entanto, a cepa Tokachi09 apresentava uma deleção do nucleotídio 185 com quatro bases, após a terminação do códon do gene da projeção (*spike*), resultando na ausência da fase de leitura aberta prevista para codificar uma proteína não estrutural de 4,7 kDa da cepa NC99. Todavia, a patogenicidade desses coronavírus de equinos, bem como sua participação na ocorrência de doença intestinal, não foi examinada em detalhes. O ECoV foi incriminado como causa do maior número de surtos de doença intestinal em potros e equinos adultos, nos EUA, nos últimos anos. Estudos adicionais são necessários para determinar a prevalência da infecção pelo ECoV em equinos sadios e doentes, a ocorrência de infecções mistas com outros patógenos intestinais em equinos e a relativa importância do ECoV como causa de doença intestinal nessa espécie animal.

É possível obter diagnóstico de ECoV mediante a detecção de partículas de coronavírus nas fezes, no exame em microscópio eletrônico. No entanto, é difícil encontrar uma quantidade suficiente de partículas de ECoV nas amostras de fezes diagnósticas e, assim, este procedimento pode ser menos justificável. Além do mais, é provável que sejam difíceis também a replicação e o isolamento do ECoV em cultura celular. Todavia, o ECoV foi isolado, com êxito, em fezes, por meio da inoculação de células HRT-18. Recentemente, tem-se relatado o uso de teste RT-PCR convencional e rRT-PCR para o gene da proteína do nucleocapsídio conservada. Ocorre reação cruzada entre anticorpos contra ECoV e anticorpos contra BCoV. Portanto, a constatação de aumento do título de anticorpos neutralizantes (quatro vezes, ou mais) contra BCoV em amostras de soro pareadas indicam exposição ao ECoV.

Vírus da hepatite do camundongo

O vírus da hepatite do camundongo (MHV) é altamente contagioso e provoca surtos explosivos da doença em colônias de camundongos por todo o mundo. A gravidade da doença clínica depende de vários fatores, que podem ser amplamente classificados em virais (cepa, dose e via de infecção) e fatores relacionados com o hospedeiro (cepa, idade e condição imune do camundongo). Há diferentes cepas de MHV, cada uma com tropismo tecidual característico e manifestações clínicas associadas. A infecção de camundongos por diferentes cepas de vírus causa enterite, hepatite, nefrite e encefalomielite desmielinizante. Por exemplo, a cepa A59 do MHV ocasiona hepatite moderada a grave, enquanto a cepa MHV-4, não. As cepas enteropatogênicas do MHV provocam grave diarreia em camundongos lactentes, com quase 100% de mortalidade. Os intestinos são distendidos e preenchidos com fluido amarelado. Camundongos mais velhos desenvolvem icterícia, perda de peso e fim da reprodução. As lesões histológicas características incluem atrofia de vilosidades intestinais (em formato de clava), com ampla formação de sincícios. Todos os camundongos desenvolvem hepatite aguda com necrose hepatocelular focal e infiltração de células inflamatórias. Outras cepas de MHV causam doença respiratória e do SNC nas colônias de camundongos. Cepa A59 e cepa JHM do MHV são as cepas neurotrópicas mais comumente estudadas desse vírus. A cepa A59 provoca hepatite moderada a grave e, no cérebro, encefalite discreta e desmielinização. A cepa A59 é uma cepa duotrópica adaptada em cultura tecidual que infecta ambos, o fígado e o cérebro. A infecção do SNC por cepas neurotrópicas do MHV causa paralisia em virtude da desmielinização (utilizadas como modelos de doenças desmielinizantes crônicas de humanos, como esclerose múltipla).

A infecção de colônias de camundongos pelo MHV é diagnosticada mediante a detecção de lesões macroscópicas e histológicas, características nos intestinos e no fígado, embora algumas cepas do MHV sejam altamente atenuadas e ocasionem doença ou lesão discreta. O diagnóstico é confirmado por imuno-histoquímica e exames sorológicos utilizando imunoensaio enzimático (ELISA). O vírus pode ser isolado em qualquer das várias linhagens celulares de camundongos.

Após epidemia, o vírus se mantém em camundongos persistentemente infectados, os quais infectam continuamente camundongos suscetíveis introduzidos naquela colônia. O controle é obtido pela quebra desse ciclo de transmissão, com o emprego de rigorosas medidas de quarentena.

Coronavírus do rato

Há relato de duas cepas protótipas do coronavírus de rato (RCoV), com diferentes tropismos teciduais e doenças associadas. O primeiro, vírus causador de sialodacrioadenite (SDAV), é o agente etiológico de sialodacrioadenite em ratos de laboratório. É uma enfermidade inflamatória grave, autolimitante, de trato respiratório superior, glândulas salivares e lacrimais, além dos olhos de ratos. SDAV também foi isolado do trato respiratório inferior e pode provocar discreta pneumonia intersticial em ratos jovens. O vírus é altamente contagioso e resulta em alta taxa de morbidade e baixa taxa de mortalidade em colônias infectadas. Os sinais clínicos da infecção incluem tumefação de face e pescoço, lacrimejamento excessivo, piscadas contínuas, estrabismo e exoftalmia. As lesões de ducto lacrimal podem ocasionar ressecamento da córnea. Tipicamente, as lesões se curam dentro de 2 semanas. O vírus é transmitido por meio de aerossóis, contato direto e fômites.

O segundo protótipo, o RCoV de Parker (RCoV-P), foi isolado apenas no trato respiratório e causa pneumonia fatal em ratos lactentes. Após a infecção intranasal experimental, o RCoV-P se replica tanto no trato respiratório inferior quanto no superior, ocasionando pneumonia intersticial e edema focal nos alvéolos, que se curam em 8 dias após a infecção.

Doenças animais causadas por vírus do gênero Gammacoronavirus

Vírus da bronquite infecciosa aviária

Doença

O vírus da bronquite infecciosa aviária (IBV) é uma das causas mais importantes de perdas econômicas na indústria aviária; infecta tanto galinhas poedeiras quanto frangos de corte. O IBV aviário provoca doença respiratória em frangos com 10 dias a 4 semanas de idade. No entanto, aves de todos os sexos, idades e raças são suscetíveis à infecção, embora a taxa de mortalidade seja baixa em aves com mais de 6 semanas de idade. O vírus se replica não apenas nos tratos respiratórios superior e inferior, mas também no trato digestório (p. ex., esôfago, proventrículo, duodeno, jejuno, tonsilas cecais, reto, cloaca e bursa de Fabricius) e em outros tecidos, como o trato reprodutor (p. ex., oviduto e testículos) e os rins. A doença respiratória se caracteriza por angústia respiratória, estertores, tosse, secreção nasal e apatia. O curso clínico dura 6 a 18 dias. A taxa de morbidade é de 100%, e a de mortalidade pode exceder 25%. Os pintinhos sem anticorpos maternos tendem a desenvolver, quando adultos, lesão permanente no oviduto e falha na oviposição. A infecção dos tecidos do trato alimentar não ocasiona sinais clínicos. No entanto, nefrite não é incomum em alguns frangos infectados pelo IBV. A manifestação da doença renal associada ao IBV depende da cepa viral. Várias cepas virais com afinidade para os rins provocam apenas sinais respiratórios discretos ou inaparentes, mas podem ocasionar importante taxa de mortalidade em aves suscetíveis. A infecção de grupos de galinhas poedeiras resulta em queda na produção de ovos e prejuízo ao choco. Frangas em boas condições retornam à produção normal em algumas semanas. Acredita-se que a infecção do oviduto contribua para a redução na produção de ovos.

Agente etiológico

Propriedades físicas, químicas e antigênicas. IBV é antigenicamente distinto de outros coronavírus. Além disso, várias cepas diferentes do vírus foram identificadas e agrupadas com base em técnicas sorológicas, padrões de polipeptídios em eletroforese em gel de poliacrilamida, *fingerprinting* de oligonucleotídio e sequenciamento de nucleotídio. Foram identificados epítopos específicos da cepa, para neutralização viral e hemaglutinação, na proteína S1 (a proteína S é clivada e produz duas subunidades, S1 aminoterminal e S2 carboxiterminal), com anticorpos monoclonais. No entanto, a sorotipagem fundamentada na reação entre uma cepa IBV e os anticorpos específicos contra o sorotipo IBV produzidos por frangos têm se tornado um teste menos prático por causa do surgimento do número crescente de variantes antigênicas, com novos fenótipos de neutralização. Uma pequena porcentagem de alterações de aminoácidos na proteína S1 pode resultar em alteração nos epítopos de vírus neutralizantes, ocasionando o surgimento de novas variantes antigênicas e novos sorotipos. Assim, as variantes do IBV são parte de mais de uma centena de sorotipos. Obteve-se a genotipagem das cepas do IBV, principalmente pelo uso de RT-PCR e sequenciamento da subunidade S1 da projeção (*spike*) da glicoproteína, que é o principal indutor de imunidade protetora e expressa a maioria dos epítopos dos vírus neutralizantes, inclusive epítopos específicos dos sorotipos. Em geral, as cepas do IBV com alto grau de homologia no gene S1 propicia uma boa proteção cruzada, o que não é notado nas cepas com baixa homologia nessa região.

Resistência aos agentes físicos e químicos. A maioria das cepas do IBV é inativada dentro de 15 minutos, em 56°C. O vírus é muito estável em temperatura fria. A estabilidade em pH ácido depende da cepa; algumas cepas sobrevivem em pH 3,0 por 3 horas, em 4°C. Solventes lipídicos inativam os vírus.

Infectividade a outras espécies e outros sistemas de cultura. Ave doméstica é o único hospedeiro natural conhecido do IBV. No entanto, codornizes e gaivotas foram experimentalmente infectadas. Camundongos lactentes podem ser infectados mediante inoculação intracerebral. O vírus é cultivado em embriões de aves em desenvolvimento, em culturas celulares e em culturas de órgãos. Embriões de perus também foram infectados com sucesso com o IBV, porém com menos sucesso. O IBV é replicado em células embrionárias de aves (rim, pulmão e fígado), células de rim de embrião de perus e de rim de macaco (células Vero). Culturas de órgãos, inclusive de traqueia e de oviduto, têm sido utilizadas para a replicação do IBV.

Relação hospedeiro-vírus

Distribuição, reservatório e transmissão. Há grande número de variantes do IBV no mundo. De modo interessante, algumas das variantes do IBV são únicas para uma região em particular, enquanto outras têm distribuição mais ampla. Provavelmente, o vírus se mantém em aves persistentemente infectadas e/ou por meio de ciclos contínuos de transmissão. O vírus foi recuperado por até 49 dias, em galinhas infectadas mantidas em isolamento e até mesmo por tempo maior naquelas mantidas em condições naturais. A transmissão viral ocorre por meio de inalação, sendo o trato respiratório o sítio primário da infecção. O vírus é excretado na secreção respiratória e nas fezes, com subsequente disseminação por meio de fômites e aerossóis contaminados.

Patogênese e patologia. O período de incubação da infecção pelo IBV varia de 18 a 36 horas. O vírus penetra no trato respiratório, e a apresentação respiratória do IBV resulta em traqueíte e bronquite. A taxa de mortalidade pode ser tão alta quanto 25%, em aves domésticas jovens. As cepas que exibem afinidade pelos rins lesionam os túbulos renais, resultando em insuficiência renal. As galinhas infectadas com cepas de vírus nefrotrópicas desenvolvem necrose tubular renal caracterizada por rins edemaciados e pálidos, com acúmulo de cristais de ácido úrico que provocam distensão de túbulos e ureteres. A infecção produz, principalmente, exsudato seroso, catarral ou caseoso na traqueia, nos condutos nasais e nos seios nasais. Os sacos aéreos, por vezes, contêm um exsudato caseoso; pequenos focos de broncopneumonia podem ser vistos. Pintos jovens manifestam uma infecção mais grave, com desenvolvimento de lesões no oviduto. Lesões microscópicas do trato respiratório incluem infiltração celular, edema de mucosa, congestão vascular e hemorragia.

Resposta do hospedeiro à infecção. O IBV estimula resposta imune humoral e resposta imune mediada por célula. As respostas humorais podem ser mensuradas por ELISA, neutralização viral e teste HI. Após a infecção pelo IBV, as galinhas inicialmente desenvolvem anticorpos detectados por ELISA, seguidos de neutralização viral e anticorpos verificados em HI. O título de anticorpos maternos transferidos passivamente ao pintinho diminui para valor irrelevante em 4 semanas de incubação. As galinhas recuperadas da infecção natural são resistentes ao desafio com vírus homólogo. A duração da imunidade é variável e difícil de ser determinada, em razão da multiplicidade de cepas do IBV. A transferência passiva de anticorpos maternos não confere proteção total para aos pintinhos, mas reduz a gravidade da doença e a taxa de mortalidade. Imunidade local na traqueia parece ser relevante na proteção contra IBV. A importância relativa da imunidade humoral *versus* celular é incerta. No entanto, tem-se demonstrado que a resposta das células T citotóxicas contra a infecção pelo IBV em galinhas está relacionada com a diminuição inicial da infecção e dos sinais clínicos. A observação de que as galinhas ficam protegidas, na ausência de anticorpos demonstráveis, sugere uma importante participação da imunidade mediada por célula.

Diagnóstico laboratorial

O diagnóstico de bronquite infecciosa pode ser fundamentado na visualização direta de antígeno viral em esfregaços de traqueia, utilizando IHC ou coloração de anticorpos fluorescentes, isolamento viral ou exames sorológicos. Bronquite infecciosa deve ser diferenciada de outras doenças respiratórias agudas de aves, como doença de Newcastle, laringotraqueíte e coriza infecciosa.

Obtém-se o isolamento do vírus mediante a inoculação de exsudato de traqueia ou de trato respiratório no saco corioalantoide de ovos embrionados de galinhas (ECE) de 10 a 11 dias. Podem ser necessárias passagens seriadas em ECE, antes que ocorra subdesenvolvimento ou mortalidade do embrião. Recentemente, relatou-se o uso de RT-PCR em tempo real para detecção do ácido nucleico do IBV. O diagnóstico sorológico da infecção pelo IBV requer amostras de soro sanguíneo pareadas e uso de neutralização viral específica para IBV, bem como o teste HI, AGID ou ELISA.

Tratamento e controle

Não há disponibilidade de tratamento específico para bronquite infeciosa. Práticas de manejo apropriadas que reduzem o estresse ambiental são importantes. É possível o controle de bronquite infecciosa por meio de procedimentos de manejo e de vacinação. A propagação do vírus pode ser reduzida adotando-se isolamento rigoroso da granja aviária infectada e seu reabastecimento com pintinhos de 1 dia de idade criados em isolamento. Foram desenvolvidas vacinas com vírus atenuado e outras com vírus inativado, para o controle de bronquite infecciosa aviária. Vacinas com vírus inativado induzem a produção de anticorpos neutralizantes, mas sua eficácia tem sido questionada. Vacinas contra MLV atenuadas por passagens seriadas em ovos embrionados de galinhas não têm apenas reduzido a patogenicidade do vírus, mas também sua imunogenicidade. O tratamento com vacina contra MLV induz proteção de curta duração que começa a diminuir após 9 semanas. Consequentemente, galinhas poedeiras comerciais são mantidas por 1 ano ou mais na granja e devem ser vacinadas várias vezes com a vacina contra MLV, talvez com mais de um sorotipo. As vacinas podem ser administradas como aerossol ou na água de beber. Vírus vacinais com várias passagens parecem ter menor capacidade de invasão e, em geral, requerem administração por meio de aerossóis.

A multiplicidade de cepas e sorotipos do IBV tem dificultado o desenvolvimento de vacinas efetivas. Nenhuma cepa, isoladamente, foi considerada capaz de induzir mais do que uma proteção limitada contra vírus heterólogos. As vacinas polivalentes estão disponíveis, mas há relato, em alguns casos, de reação prolongada à vacinação e de alguma interferência entre as cepas vacinais. Não foram desenvolvidas vacinas comerciais com cepas nefropatogênicas do IBV. Foram desenvolvidas vacinas inativadas e outras com subunidade contra IBV, mas elas não fornecem boa proteção contra a infecção.

Coronavírus de perus

Doença

O coronavírus de perus (TCoV) é o agente etiológico da enterite por coronavírus (EC) de perus. É uma doença aguda altamente contagiosa que acomete perus de todas as idades; é de grande importância econômica para a indústria de perus. Essa enfermidade também pode ser chamada de doença da crista azul, febre da lama, enterite transmissível e enterite infecciosa. A doença acomete, principalmente, o trato alimentar; é caracterizada por apatia, temperatura corporal subnormal, anorexia, inapetência, perda de peso e excrementos úmidos. Escurecimento da cabeça e da pele, bem como dobras cutâneas ao redor do papo, são sintomas típicos de perus infectados em fase de crescimento. Em fêmeas reprodutoras, nota-se súbita queda na produção de ovos, com formação de casca de ovos calcária. A taxa de morbidade é de, praticamente, 100%, e a de mortalidade varia de acordo com a idade e as condições ambientais.

Agente etiológico

Propriedades físicas, químicas e antigênicas. TCoV é inativado por solventes lipídicos e detergentes, mas é resistente a pH ácido (pH de 3,0, a 20°C, durante 30 minutos). O vírus é resistente à temperatura de 50°C, por 1 hora. Parece que o TCoV não está antigenicamente relacionado com outros coronavírus; é facilmente diferenciado do IBV, com base nas diferenças antigênicas e biológicas. No entanto, a análise filogenética com base no gene do nucleocapsídio mostrou que o TCoV está mais estreitamente relacionado com o IBV do que a outros coronavírus de mamíferos. O TCoV aglutina eritrócitos de coelhos e de porquinhos-da-índia, mas não de bovinos, equinos, ovinos, camundongos, gansos, macacos, galos ou galinhas.

Infectividade a outras espécies e outros sistemas de culturas. A infecção causada por TCoV se limita aos perus, e a replicação do vírus ocorre, exclusivamente, no epitélio intestinal e no epitélio da bursa de Fabricius. Utilizando a técnica IHC, os antígenos do TCoV podem ser detectados nesses tecidos. Galinhas, faisões, gaivotas e codornizes comuns foram refratários à infecção experimental. A replicação laboratorial do vírus tem se limitado a embriões de perus e galinhas, e as tentativas de replicação do TCoV em culturas celulares têm sido malsucedidas.

Relação hospedeiro-vírus

Distribuição, reservatório e transmissão. A enterite por coronavírus foi relatada na América do Norte e na Austrália. O vírus persiste em perus pela vida toda, após a recuperação da doença. O vírus é estável em fezes congeladas e sobrevive durante os meses de inverno em excrementos infectados. Desse modo, a transmissão do TCoV é principalmente por via orofecal, a partir de fezes infectadas de aves carreadoras. A introdução do vírus em uma granja pode ocorrer por meio de perus carreadores, fômites contaminados por fezes, como equipamentos e pessoal e, possivelmente, pela transmissão mecânica por aves voadoras livres.

Patogênese e patologia. O período de incubação da enterite por coronavírus varia de 1 a 5 dias. As lesões macroscópicas basicamente se limitam ao trato intestinal, às vezes, notando-se hemorragias petequiais na superfície serosa. As lesões são mais distintas no jejuno, mas também podem se desenvolver no duodeno, íleo e ceco. Tipicamente, o intestino delgado e o ceco são distendidos por gases e fluidos. Os músculos do peito tipicamente se desidratam e, em geral, a carcaça encontra-se emaciada. Lesões microscópicas incluem destruição de enterócitos que revestem as vilosidades intestinais, causando o encurtamento dessas vilosidades, perda de microvilosidades e infiltrados de células mononucleares na lâmina própria do intestino infectado.

Resposta do hospedeiro à infecção. Perus respondem à infecção ocasionada pelo TCoV por meio de resposta imune humoral e resposta imune mediada por célula. Após a infecção, são produzidos anticorpos séricos (IgM, IgA e IgG), mas apenas IgG persiste por 21 dias. Nas secreções intestinais e na bile, nota-se anticorpo IgA local durante, no mínimo, 6 meses. Não se constatou transferência de imunidade passiva, pela mãe; a administração de antissoro aos perus jovens não propicia proteção contra a infecção.

Diagnóstico laboratorial

O diagnóstico definitivo de enterite por coronavírus requer a identificação do antígeno viral em cortes de tecido intestinal, por meio de coloração IHC, isolamento do vírus ou detecção de anticorpo no soro sanguíneo. O vírus é isolado mediante inoculação de ovos embrionados de peruas ou em perus jovens; sua presença é confirmada pela coloração de anticorpo fluorescente nos tecidos infectados. Tentativas de replicação do TCoV em diversas culturas de células de aves e de mamíferos, em geral, têm sido malsucedidas. O diagnóstico sorológico pode ser obtido pelo exame de amostras de soro pareadas, por meio de teste de neutralização viral ou pelo teste de anticorpo fluorescente indireto.

Tratamento e controle

Não há tratamento específico efetivo que reduza a taxa de morbidade da enterite por coronavírus, embora sejam utilizados vários tratamentos a fim de evitar a ocorrência de outras infecções intestinais. Não há disponibilidade de vacina contra TCoV, mas é possível prevenir a infecção. A doença foi eliminada de algumas áreas por meio da despopulação e descontaminação das propriedades infectadas. Uma alternativa à eliminação do vírus é a exposição de peruzinhos (com 5 a 6 semanas de idade) a aves carreadoras que se recuperaram da infecção, em condições ambientais ideais, com intuito de induzir imunidade protetora. Recomenda-se tal procedimento apenas em granjas com problemas continuados e quando todos os outros métodos de controle falharam.

Doenças de animais causadas por vírus do gênero Torovirus

Recentemente, foram identificadas quatro espécies de torovírus: BToV, PToV, EToV e HuToV (Quadro 62.1). Partículas de TVL foram notadas em amostras de fezes de equinos, bovinos, suínos, gatos, caninos e humanos. Além disso, foi demonstrada evidência sorológica de infecções causadas pelos torovírus em equinos, bovinos, ovinos, caprinos, suínos, coelhos, ratos e em duas espécies de camundongos selvagens. Aventa-se a hipótese de que os torovírus estão associados à ocorrência de doença intestinal em várias espécies animais; todavia, até o momento, apenas o BToV (também conhecido como torovírus intestinal bovino) foi definitivamente considerado agente etiológico de gastrenterite em animais.

Estudos soroepidemiológicos indicam que a infecção pelo BToV bovino parece ser comum no mundo. Há relato de diarreia decorrente da infecção pelo BToV tanto em bovinos idosos quanto em jovens. As manifestações clínicas da infecção pelo BToV incluem diarreia aquosa, com desidratação, fraqueza e apatia. Os bezerros predominantemente acometidos apresentam 2 a 3 semanas de idade e tendem a manifestar apenas diarreia discreta aos 3 a 4 meses de idade, mas continuam a excretar o vírus. Há relato de surtos de diarreia associados ao BToV em bovinos adultos. A maioria dos bovinos infectados manifesta diarreia aquosa, anorexia e diminuição na produção de leite. Em geral, a infecção pelo BToV se limita ao intestino, mas há alguma evidência de envolvimento do trato respiratório, em bovinos adultos, causando pneumonia nos bovinos mais velhos. Recentemente, foi detectado o ácido nucleico do BToV por meio de RT-PCR, a partir do exame de suabes nasais obtidos de bezerros japoneses com sintomas respiratórios, sugerindo que esse vírus pode ser um fator predisponente e/ou agente causador de doença respiratória em bovinos. O torovírus infecta as células dos epitélios do intestino delgado e do intestino grosso, e a infecção se estende até o jejuno médio e cólon. Provavelmente, a transmissão do BToV acontece pelas vias oral e respiratória. Após a infecção, os bovinos produzem anticorpos neutralizantes contra BToV, e esses anticorpos podem apresentar reação cruzada com torovírus de outras espécies animais. Obtém-se o diagnóstico de infecção pelo BToV mediante a detecção de partículas virais com nucleocapsídio em formato de rosquinha, circundadas por um envelope contendo grande número de pequenas projeções (*spikes*) que se assemelham aos peplômeros do coronavírus. Embora haja relato anterior de isolamento do EToV em suabe retal, as tentativas de isolamento de outros vírus desse gênero têm sido difíceis. Contudo, recentemente, foi isolado BToV em cultura de células HRT-18, em amostras de fezes de vacas diarreicas no Japão. O diagnóstico da infecção pelo BToV é obtido principalmente pela detecção de antígeno ou de anticorpos contra o vírus, em exames imunológicos. Nas amostras de fezes, o vírus é detectado por meio de imunofluorescência indireta, com uso de antissoro bovino contra-BToV. Anticorpos contra BToV podem ser detectados por teste de neutralização ou por ELISA. Recentemente, foi relatado o uso de RT-PCR padrão e RT-PCR em tempo real para detecção dos ácidos nucleicos do BToV e do PToV, em amostras de fezes.

O PToV foi inicialmente isolado em 1998, em fezes de leitões que não manifestavam qualquer sinal de enterite ou diarreia; a partir daí, foi isolado de suínos com diarreia, por ocasião da desmama. Nos últimos anos, o PToV foi detectado em leitões, em vários países, mas seu potencial como agente etiológico de diarreia em suínos ainda é incerto. EToV (vírus Bern) foi inicialmente isolado em suabe retal de um equino com diarreia. Até o momento, esse é o único relato de isolamento de EToV. Estudos soroepidemiológicos limitados indicam que o vírus está presente nos EUA e na Europa. Muito ainda deve ser esclarecido quanto à importância patogênica das infecções causadas pelo torovírus em animais.

Referências bibliográficas

Enjuanes L, Gorbalenya AE, de Groot RJ *et al.* (2008) Nidovirales, in *Encyclopedia of Virology* (eds BWJ Mahy and MHV Regenmortel), Elsevier, Oxford, pp. 419–430.

Gorbalenya AE, Enjuanes L, Ziebuhr J, and Snijder EJ (2006) Nidovirales: Evolving the largest RNA virus genome. *Virus Res*, 117, 17–37.

Schütze H, Ulferts R, Schelle B *et al.* (2006) Characterization of *White Bream virus* reveals a novel genetic cluster of *Nidoviruses*. *J Virol*, 80 (23), 11598–11609.

Leitura sugerida

Decaro N and Buonavoglia C (2008) An update on canine coronaviruses: Viral evolution and pathobiology. *Vet Microbiol*, 132, 221–234.

de Groot RJ, Baker SC, Baric R *et al.* (2012) Order Nidovirales, in *Virus Taxonomy, Ninth Report of the International Committee on Taxonomy of Viruses* (eds AMQ King, MJ Adams, EB Carters, and EJ Lefkowitz), Elsevier Academic Press, London, Nidovirales, pp. 806–828.

de Groot RJ, Cowley JA, Enjuanes L *et al.* (2012) Order Nidovirales, in *Virus Taxonomy, Ninth Report of the International Committee on Taxonomy of Viruses* (eds AMQ King, MJ Adams, EB Carters, and EJ Lefkowitz), Elsevier Academic Press, Lon- don, Nidovirales, pp. 785–795.

Faaberg KS, Balasuriya UBR, and Brinton MA (2012) Family *Arteriviridae*, in *Virus Taxonomy, Ninth Report of the International Committee on Taxonomy of Viruses* (eds AMQ King, MJ Adams, EB Carters, and EJ Lefkowitz), Elsevier Academic Press, London, Nidovirales, pp. 796–805.

Lai MMC, Perlman S, and Anderson LJ (2007) *Coronaviridae*, in *Fields Virology*, 5th edn (eds DM Knipe and PM Howley), Lippincott Williams & Wilkins, Philadelphia, PA, pp. 1305–1335.

Perlman S, Gallagher T, and Snijder EJ (ed.) (2008) *Nidoviruses*, ASM Press, Washington DC.

Saif L (2010) Bovine respiratory coronaviruses. *Vet Clin Food Anim*, 26, 349–364.

Siddell SG, Ziebuhr J, and Snijder EJ (2005) Coronaviruses, toroviruses and arteriviruses, in, *Topley & Wilson's Microbiology and Microbial Infections, Virology* (eds BWJ Mahy and V ter Meulen), Hodder Arnold. London, pp. 823–856.

Woo PCY, Lau SKP, Huang Y, and Yuen KY. (2009) Coronavirus diversity, phylogeny and interspecies jumping. *Exp Biol Med*, 234, 1117–1127.

Woo PCY, Huang Y, Lau SKP, and Yuen KY. (2010). Coronavirus genomics and bioinformatics analysis. *Viruses*, 2, 1804–1820.

63 Arteriviridae e Roniviridae

Udeni B. R. Balasuriya

Introdução e classificação

Os vírus das famílias Arterividae e Roniviridae pertencem à ordem Nidovirales, juntamente com a família Coronaviridae. Os membros das famílias Arteriviridae e Roniviridae são vírus com envelope e com genoma de RNA de sentido positivo linear (ssRNA). Os genomas de arterivírus e ronivírus contêm uma estrutura 5'-cap e uma cauda 3'-poli (A) e regiões não traduzidas (UTR) nas extremidades 5'e 3'. Eles compartilham uma organização de genoma e estratégia de replicação notavelmente semelhantes àquela do coronavírus, mas diferem, consideravelmente, quanto à sua complexidade genética e à arquitetura do vírion (Figuras 63.1 e 63.2 e Quadros 63.1, 63.2 e 63.3). A família Arteriviridae (gênero *Arterivirus*) contém 4 vírus espécie-específicos, os quais infectam: (I) equinos, asininos, mulas e zebras (membros da família Equidae); vírus da arterite equina (EAV); (II) suínos; vírus da síndrome respiratória e reprodutiva suína (PRRSV); (III) macacos; vírus da febre hemorrágica de símios (SHFV); e (IV) camundongos; vírus que elevam a atividade da lactato desidrogenase (LDV). O arterivírus infecta, principalmente, os macrófagos dos respectivos hospedeiros, e a consequência da infecção é muito variável, incluindo infecção assintomática persistente, doença respiratória, falha reprodutiva (aborto) e febre hemorrágica letal. Os 4 membros da família Arteriviridae causam infecção assintomática de longa duração ou infecção persistente, em seus respectivos hospedeiros naturais. A família Roniviridae (gênero *Okavirus*) contém diversos vírus estreitamente relacionados, os quais infectam crustáceos (camarões, pitus e caranguejos). O nome *Okavirus* se deve à capacidade desses vírus em infectar órgãos linfoides, ou órgão "Oka", de camarões. Os membros desse gênero incluem vírus da cabeça amarela (YHV) e vírus associado a brânquias, ou guelras, (GAV); ambos infectam pitu/camarão-tigre-preto (*Penaeus monodon*) criados em viveiros, na Ásia e na Austrália, respectivamente; provocam alta taxa de mortalidade.

Propriedades do vírion e replicação do vírus

Gênero Arterivirus

Os vírions dos arterivírus são esféricos, com 45 a 60 nm de diâmetro; consistem em um nucleocapsídio isométrico de 25 a 39 nm de diâmetro, circundado por um envelope lipídico. O envelope contém projeções na superfície, semelhantes a anéis, com 12 a 15 nm de diâmetro. As grandes projeções (*spikes*), típicas de coronavírus e ronivírus, estão ausentes no envelope dos arterivírus. A densidade flutuante dos arterivírus varia de 1,13 a 1,17 g/cm^3, em sacarose, enquanto o coeficiente de sedimentação varia de 214 a 230S. O genoma dos arterivírus é uma molécula ssRNA de sentido positivo, linear, de 12,7 a 15,7 kb e inclui 10 a 14 fases de leitura aberta (ORF) (Quadro 63.2 e Figura 63.2). Os arterivírus são facilmente inativados por solventes lipídicos (éter e clorofórmio) e por desinfetantes e detergentes comuns (p. ex., NP-40 0,01% ou Titron X-100). Os arterivírus também são muito sensíveis ao calor e sua meia-vida diminui, progressivamente, à medida que a temperatura é aumentada. EAV sobrevive 75 dias em 4°C, 2 ou 3 dias em 37°C e 20 a 30 minutos em 56°C. As amostras de fluido de cultura tecidual ou de órgãos que contêm EAV podem ser armazenadas em −70°C durante anos, sem perda relevante da infectividade. A infectividade do PRRSV se perde dentro de 1 semana em 4°C, mas o vírus permanece estável por longo tempo (meses a anos) quando congelado (−70 ou −20°C). PRRSV rapidamente é inativado em pH baixo e pH alto (< 6 e $> 7,5$). LDV não é estável à temperatura de −20°C e perde sua infectividade rapidamente.

Os vírions de EAV e PRRSV consistem em uma proteína de nucleocapsídio (N) e em 7 proteínas de envelope (E, GP2, GP3, GP4, proteína ORF5a, GP5, M; Figura 63.1 A e Quadro 63.2). A GP5 (glicosilada) e a proteína M (não glicosilada) são as principais proteínas do envelope de EAV e PRRSV e formam um heterodímero ligado por ponte dissulfeto em partículas virais maduras. Além disso, o envelope dos arterivírus contém um heterodímero com três glicoproteínas de membrana secundárias (GP2, GP3 e GP4) e duas proteínas de envelope não glicosiladas (proteínas E e ORF5a). Tem-se mostrado que todas as principais proteínas estruturais (N, GP5 e M) e quatro das proteínas de envelope secundárias (E, GP2, GP3 e GP4) são fundamentais para a produção de progênie de vírus infectantes. Por meio de técnicas genéticas reversas, constatou-se que a eliminação da expressão da proteína ORF5a torna o vírus EAV defeituoso, condição na qual produz progênie de vírus com pequenas placas fenotípicas e título viral significativamente menor. No LDV as proteínas codificadas por ORF2a, ORF2b, ORF3, ORF4 e

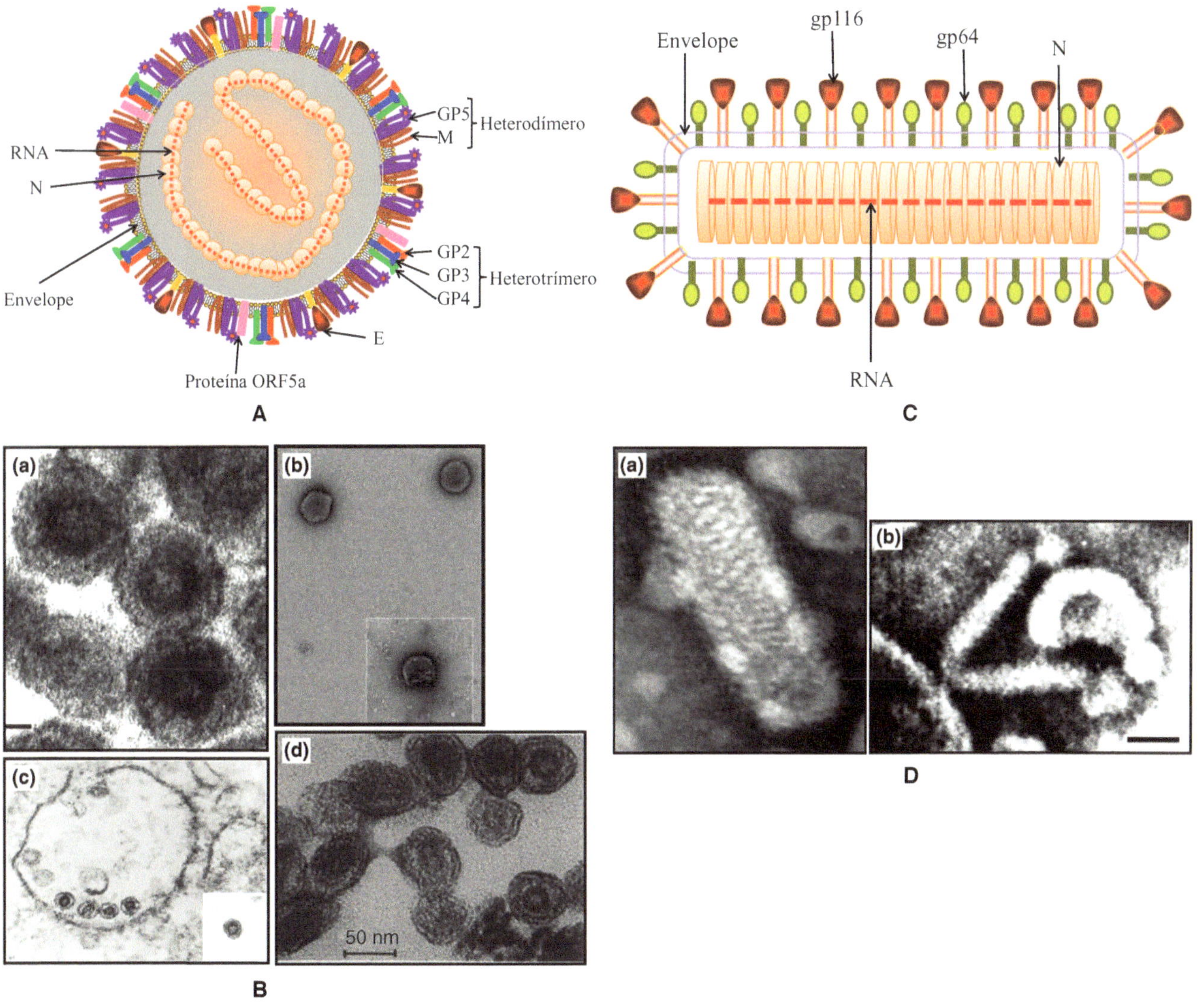

Figura 63.1 Estrutura e morfologia dos arterivírus e ronivírus. **A.** Representação esquemática dos arterivírus (p. ex., EAV). **B.** Micrografias de arterivírus obtidas em microscopia eletrônica: (a) EAV, (b) PRRSV, (c) SHFV e (d) LDV. **C.** Representação esquemática dos ronivírus. **D.** Micrografias obtidas em microscopia eletrônica de ronivírus: (a) GAV e (b) EsRNV. (Adaptada, com permissão, de Snijder *et al.*, 2005 [EAV e GAV], Spilman *et al.*, 2009 [PRRSV], Gravell *et al.*, 1980 [SHFV], Brinton-Darnell e Plagemann, 1975 [LDV] e Zhang e Bonami, 2007 [EsRNV].)

ORF5a não foram comprovadas como proteínas estruturais do vírus. Mostrou-se que as células infectadas pelo PRRSV da América do Norte (tipo 2) e pelo LDV produzem uma forma de GP3 não associada ao vírion, a qual é liberada no meio de cultura. A proteína GP5 contém os determinantes de neutralização conhecidos de EAV, PRRSV e LDV (Figura 63.3), e foi claramente demonstrado que a heterodimerização de GP5 e de proteínas M é fundamental para a correta modificação pós-tradução (glicosilação) e para a maturação da conformação dos determinantes de neutralização de GP5, em ambos, EAV e PRRSV. É possível a proteína M atuar como um suporte indispensável, em que a proteína GP5 se entrelaça a partir dos epítopos que induzem à produção de anticorpos neutralizantes em camundongos, equinos e suínos.

Além disso, mostrou-se que a GP4 do protótipo europeu do PRRSV, cepa do vírus Lelystad (LV), contém um epítopo neutralizante linear altamente imunogênico (aminoácidos 57 a 68). Na GP4 do LV, os anticorpos monoclonais (Mab) contra esse epítopo neutralizante não reconhecem ou neutralizam outros isolados europeus de campo que diferem na região correspondente, indicando que, em suínos, os anticorpos neutralizantes podem ser responsáveis pela seleção de variantes resistentes à neutralização, pela substituição de aminoácidos do epítopo de neutralização, na GP4. Os heterodímeros de GP2, GP3 e GP4 estão envolvidos na fixação do vírus e na ligação ao receptor. Recentemente, verificou-se que as proteínas GP2 e GP4 do PRRSV da América do Norte interagem com todas as outras glicoproteínas (GP) do envelope para produzir um complexo multiproteico. Sugere-se que a interação de GP4 e GP5 é muito mais forte do que as interações das outras glicoproteínas do envelope.

Por meio do emprego de técnicas genéticas reversas, foram mapeados os determinantes de virulência do EAV para ambas, proteínas não estruturais (nsp1, nsp2, nsp7 e nsp10) e estruturais (GP2, GP4, GP5 e M). No entanto, parece que os principais determinantes de virulência situam-se nos

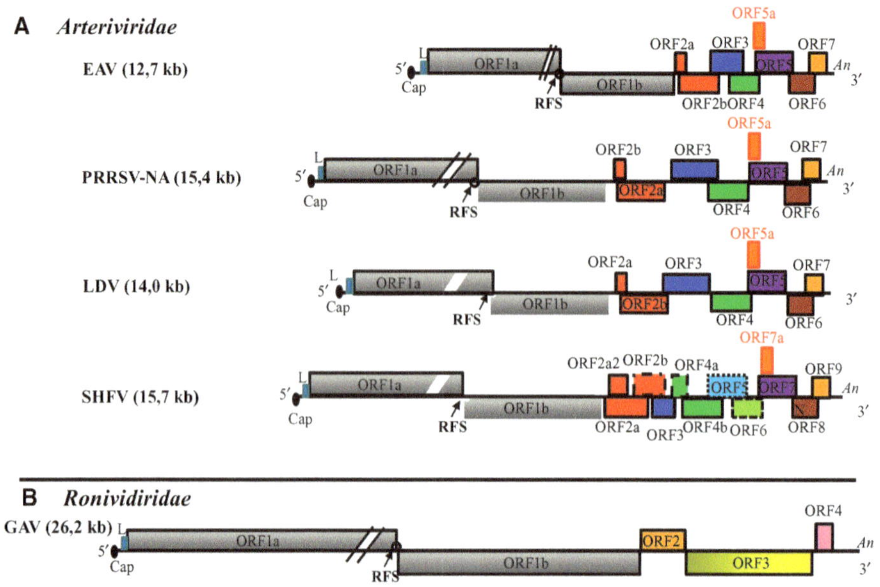

Figura 63.2 Representação esquemática da organização dos genomas de arterivírus e ronivírus. Os RNA genômicos do vírus representativo da família Arteriviridae (EAV, PRRSV-NA e SHFV) e da família Roniviridae (GAV) são mostrados na mesma escala. As fases de leitura aberta (ORF) codificam as proteínas replicase, e as proteínas estruturais virais são coloridas. As proteínas estruturais ORF duplicadas do SHFV são indicadas por quadriláteros com linhas interrompidas. A estrutura 5′cap, a sequência 5′-*leader* (L), o desvio do esqueleto ribossômico (RFS) da ORF1a/1b e a cauda 3′poli A (An) são mostrados. (Modificada de Gorbalenya *et al*., 2006.)

Quadro 63.1 Vírus da família Arteriviridae (gênero *Arterivirus*) e da família Roniviridae (gênero *Okavirus*).

Família/gênero/espécie	Ano de isolamento	Hospedeiro natural	Doença/tecido acometido	Transmissão
Família Arteriviridae, gênero *Arterivirus*				
Vírus da arterite equina[a]	1953	Equinos, asnos e mulas	Arterite viral equina: doença respiratória (doença semelhante à influenza), aborto, pneumonia intersticial em potros jovens	Aerossóis, contato, fômites, venérea (acasalamento), transferência de embrião e infecção congênita
Vírus da síndrome respiratória e reprodutiva suína[b]	1990	Suínos	Síndrome respiratória e reprodutiva suína: angústia respiratória, aborto, natimortos, fetos mumificados	Aerossóis, contato, fômites, doença venérea (acasalamento)
Vírus que aumenta a atividade da lactato desidrogenase[c]	1960	Camundongos	Nenhuma doença clínica, mas é notado aumento da enzima que eleva a atividade de lactato desidrogenase no sangue	Mordida e coprofagia
Vírus da febre hemorrágica de símios[d]	1964	Macacos	Doença hemorrágica sistêmica	Aerossóis, contato, fômites, mordida e iatrogênica
Família Roniviridae, gênero *Okavirus*				
Vírus da cabeça amarela[e]	1990	Camarão e pitu	Hepatopâncreas amarelado	Horizontal (transmitido pela água), canibalismo e vertical
Vírus associado à brânquia[f]	1993	Camarão e pitu	Brânquias e órgãos linfoides	Horizontal (transmitido pela água), canibalismo e vertical
Eriocheir sinensis ronivírus (EsRNV)	1996	Caranguejos	Infecta órgãos linfoides, brânquias e hepatopâncreas e provoca "*sighs disease*"	Horizontal (transmitido pela água)

Números de acesso ao GenBank para a sequência completa do genoma de cada uma das espécies de arterivírus:
[a]EAV cepa virulenta de Bucyrus (EAV-VBS) – DQ846750; cultura celular – cepa adaptada de Bucyrus – X53459 (= NC_001639).
[b]PRRSV tipo 1 (PRRSV-1 ou PRRSV EU [vírus Lelystad]) – M96262; PRRSV tipo 2 (PRRSV-2 ou PRRSV-NA [VR 2332]) – U87392.
[c]LDV Plagemann (LDV-P) – U15146 (= NC_001639); LDV-C (L13298).
[d]SHFV – AF 180391 (= NC_003092).
[e]YHV (YHV1992) – FJ848673.
[f]GAV – NC_010306.

Quadro 63.2 Propriedades moleculares dos arterivírus.

Vírus (tamanho do genoma; bp)	Proteínas replicase			Proteínas estruturais		
	ORF	Nome Nsp	Tamanho (aa)	ORF	Nome da proteína	Tamanho (aa)
EAV	ORF1a	8/9	1.727	2a	EGP2	67
(12.704 a 12.731)	ORF1ab	11	3.175	2b	GP3	227
				3	GP4	163
				4	ORF5a	152
				5a	GP5	59
				5b	M	255
				6	N	162
				7		110
PRRSV-NA	ORF1a	9/10	2.504	2a	GP2	256
(15.047 a 15.465)	ORF1ab	12	3.962	2b	E	73
				3	GP3	2.254
				4	GP4	178
				5a	ORF5a	51[a]
				5b	GP5	200
				6	M	174
				7	N	123
PRRSV-EU	ORF1a	9/10	2.397	2a	GP2	249
(15.111)	ORF1ab	12	3.854	2b	E	70
				3	GP3	265
				4	GP4	183
				5a	ORF5a	43
				5b	GP5	201
				6	M	173
				7	N	128
LDV	ORF1a	9	2.206	2a	E	70
(14.104)	ORF1ab	12	3.616	2b	GP2	227
				3	GP3	191
				4	GP4	175
				5a	ORF5a	47
				5b	GP5	199
				6	M	171
				7	N	115
SHFV	ORF1a	9/10	2.105	2a	GP2a	281
(15.717)	ORF1ab	12/13	3.594	2a2	E	94
				2b	GP2′	204
				3	GP3	205
				4a	E′	80
				4b	GP4	214
				5	GP3′	179
				6	GP4′	182
				7a	ORF7a	64
				7b	GP7	278
				8	M	162
				9	N	111

Os dados moleculares baseiam-se nas seguintes sequências do GenBank: DQ846750 (EAV, cepa virulenta de Bucyrus), U87392 (PRRSV-NA [VR-2332]), M96262 (PRRSV-EU [vírus Lelystad]), U15146 (LDV-P) e AF180391 (SHFV).

[a]O tamanho varia de 46 a 51 aminoácidos, nas cepas do PRRSV da América do Norte

genes das proteínas estruturais do vírus. A interação das proteínas do envelope GP2, GP3, GP4, GP5 e M é importante na determinação do tropismo por monócitos CD14+, enquanto o tropismo por linfócitos T CD3+ é definido pelas proteínas do envelope GP2, GP4, GP5 e M, mas não pela proteína GP3. Ao ser utilizado um modelo de infecção por EAV persistente, em cultura celular *in vitro*, demonstrou-se que substituições de aminoácidos combinadas nas proteínas E, GP2, GP3 e GP4 ou uma única substituição de aminoácido na proteína GP5 causa infecção persistente em células HeLa. Contudo, ainda não se identificou qualquer proteína viral específica envolvida na ocorrência de infecção persistente do trato reprodutor de garanhões. Pelo uso de técnicas genéticas reversas, foram mapeados os principais determinantes de virulência do PRRSV, como nsp3-nsp8 e ORF5, enquanto outros determinantes de virulência menos importantes também foram identificados em nsp1-nsp3, nsp10-nsp12 e ORF2. Desse modo, os determinantes de virulência de EAV e PRRSV parecem muito complexos e envolvem vários genes que codificam proteínas do envelope e proteínas não estruturais (multigênicas)

As proteínas estruturais do SHFV não estão bem-caracterizadas. No entanto, diferentemente de outros arterivírus, o genoma do SHFV contém quatro ORF adicionais por causa da duplicação de ORF2a, ORF2a2, ORF3 e ORF4 (identificadas como ORF2b, ORF4a, ORF5 e ORF6, respectivamente; Quadro 63.2 e Figura 63.2 A). Aventa-se a hipótese de que ORF2b, ORF4a, ORF5 e ORF6 codificam, adicionalmente,

Quadro 63.3 Propriedades moleculares dos ronivírus.

Vírus (tamanho do genoma; bp)	Proteínas replicase		Proteínas estruturais		
	ORF	Tamanho (aa)	ORF	Nome da proteína	Tamanho (aa)
YHV (26.652 a 26 673)	1a 1ab	4.074 6.692	2 3 4	N gp116 gp64 p20 Polipeptídio	146 1.666[a] 20
GAV (26.253)	1a 1b	4.060 6.706	2 3 4	N gp116 gp64 p20 Polipeptídio	144 1.640[a] 83

Os dados moleculares estão fundamentados nas seguintes sequências do GenBank: YHV (YHV1992) – FJ848673 e GAV (NC_010306).
[a]Poliproteína codificada por ORF3.

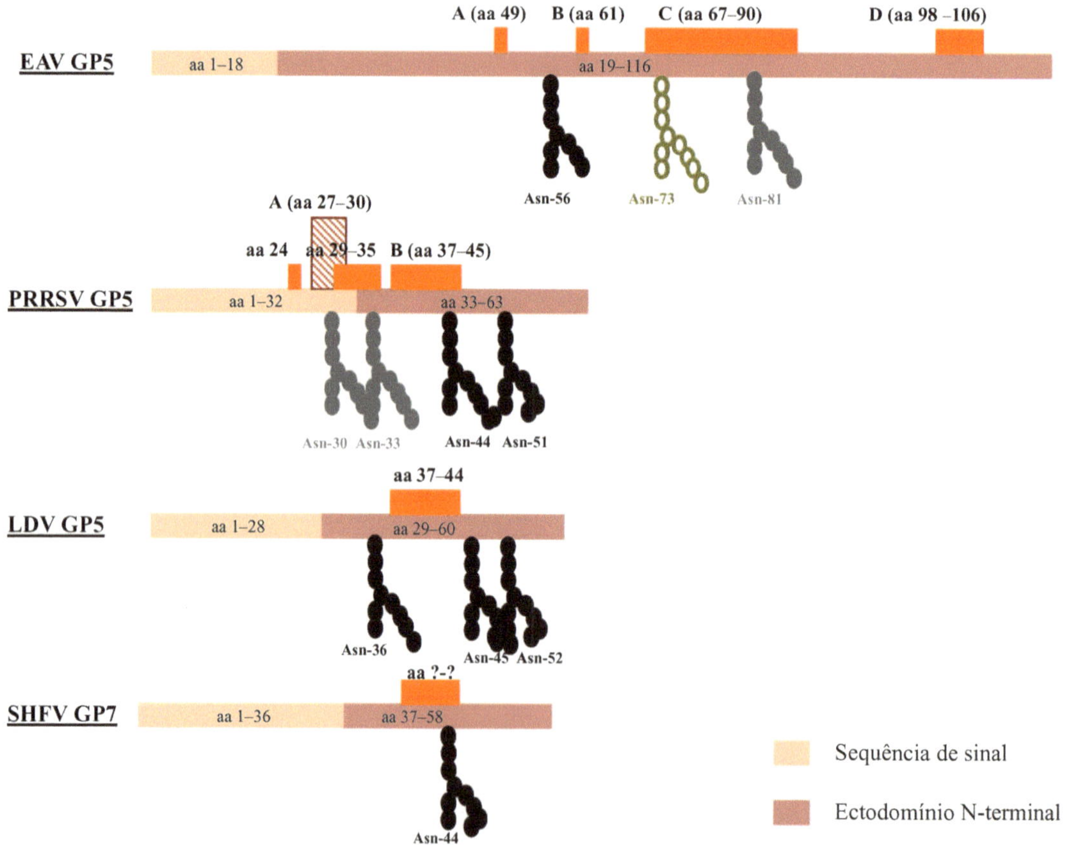

Figura 63.3 Comparação dos determinantes de neutralização putativos situados no ectodomínio N-terminal das proteínas GP5, de EAV, PRRSV e SHFV, e GP7, do SHFV. Estão representados sítios de glicosilação conservados (*círculos pretos*) e não conservados (*círculos cinza-escuros*), bem como importantes sítios de neutralização putativos (*quadrados marrons*) e epítopos não envolvidos na neutralização (*quadrilátero riscado*). Um terceiro sítio de glicosilação putativo recentemente identificado em algumas cepas do EAV é representado por círculos cinza abertos. (Modificada, com permissão, de Balasuriya e MacLachlan, 2004.)

quatro proteínas duplicadas (E′, GP2′, GP3′e GP4′). ORF2a2 e ORF4a do SHFV codificam duas proteínas homólogas à proteína E de outros arterivírus. Contudo, diferentemente da proteína E, a proteína E′ provavelmente não é miristilada. Tem se mostrado que as proteínas E de outros arterivírus são ácidos graxos acilatados, as quais atuam como canal de íon no processo de perda de revestimento durante a penetração do vírus. A proteína GP7a e a principal glicoproteína do envelope GP7 do SHFV são as contrapartes das proteínas GP5a e GP5 de outros arterivírus (Quadro 63.2). A proteína GP7 apresenta características estruturais comuns a outros arterivírus e, possivelmente, expressa os principais epítopos envolvidos na neutralização do vírus (Figura 63.3).

O arterivírus se replica, principalmente, nos macrófagos de seus hospedeiros naturais. O EAV pode infectar equinos, asininos, mulas e zebras e se multiplica, em especial, nos macrófagos e nas células endoteliais; todavia, também se replica em epitélio selecionado, mesotélio, em células de músculo liso da túnica média de artérias menores, vênulas e do miométrio. Diferentemente de outros arterivírus, o EAV replica-se em diversas culturas primárias, inclusive em células endoteliais da artéria pulmonar de equinos, de rins de equinos, coelhos e *hamsters*. Além disso, replicam-se em linhagens celulares como as de rins de filhote de *hamster* (BHK-21), bem como rins de coelho-13 (RK-13), de macaco-verde-africano (célula VERO) e de macaco *rhesus* (LLC-MK2), além de pulmão de *hamster* (HmLu), ovário de égua (quando as células foram transformadas pelo vírus SV-40) e células de tumor de *hamster* (quando transformadas pelo vírus da hepatite canina [HS e HT-7]). O PRRSV infecta, com mais frequência, suínos. Entretanto, notou-se recentemente que galinhas e patos expostos ao PRRSV, em água de beber, excretam os vírus nas fezes, sugerindo que são suscetíveis à infecção por esse vírus. Isolados do PRRSV americano (tipo 2) replicam-se em macrófagos alveolares de suínos (PAM), na linhagem CRL-11171 e em uma linhagem celular de macaco-verde-africano (MA-104) e seus derivados (CL2621 ou MARC-145). A maioria dos isolados PRRSV europeu (tipo 1), se não todos, replica-se melhor ou exclusivamente em PAM. Contudo, isolados de PRRSV europeu foram adaptados para se replicarem na linhagem celular CL2621. Cepas vacinais de PRRSV replicam-se muito mais eficientemente (100 a 1.000 vezes) em linhagens celulares derivadas de rim de macaco do que em PAM. O LDV multiplica-se, principalmente, em culturas primárias de macrófagos de camundongos com 1 a 2 semanas de idade e em outras linhagens celulares de macrófagos de camundongos, mas em nenhuma outra linhagem celular. O SHFV infecta e replica-se em culturas primárias de macrófagos peritoneais de macacos *rhesus* e de macacos patas (*Erythrocebus patas*). Além disso, replica-se na linhagem celular MA-104.

À semelhança do que acontece com outros vírus que contêm envelope, os arterivírus ligam-se a receptor(es) da superfície celular utilizando suas proteínas de envelope, as quais atuam como mediadoras do processo de fixação do microrganismo à célula e da fusão da membrana com a membrana da célula hospedeira (Figura 63.4). Exceto em PRRSV, os receptores celulares específicos para outros arterivírus ainda não foram identificados. Recentemente, foram verificadas moléculas celulares potencialmente envolvidas na fixação e internalização do PRRSV. Essas incluem CD163 (um membro da família de receptores de macrófagos "de limpeza"), sialoadesina (uma molécula de superfície restrita a macrófagos) e glicosaminoglicanos de sulfato de heparana. Tem-se mostrado que GP4 e GP2 do PRRSV interagem com a molécula CD163 e têm participação crítica na fixação do vírus. No caso do EAV, foi demonstrado que o sulfato de heparana tem participação fundamental na fixação do vírus à célula. Mostrou-se que a interação de todas as proteínas do envelope do EAV, proteínas secundárias (GP2, GP3 e GP4) e proteínas principais (GP5 e M), tem relevante participação na determinação do tropismo por monócito CD14+, enquanto o tropismo por linfócito T CD3+ foi determinado pelas proteínas do envelope GP2, GP4, GP5 e M, mas não pela proteína GP3. O EAV e outros arterivírus parecem penetrar nas células suscetíveis por meio de uma via endocítica que depende de pH baixo. Após a perda do revestimento do genoma viral, a replicação do arterivírus é iniciada com a tradução de dois grandes genes de poliproteínas replicase (ORF1a e ORF1b) localizados na região 5′, ocupando três quartos do genoma, por meio de um processo alternativo de leitura ribossômica (Figura 63.5). Essas duas poliproteínas replicase são processadas em 13 ou 14 produtos clivados ou "proteínas não estruturais" (nsps) e ocorre uma variedade de processamentos intermediados pelas três proteases virais (Figura 63.5). Tanto a sequência 5′-*leader* (5′-UTR) quanto as sequências de controle da transcrição (TRS), localizadas em direção oposta à ORF, têm participação fundamental na replicação e transcrição do genoma das proteínas virais. TRS são os elementos da sequência curta conservada (5′-UCAAC-3′) que determinam a interação de pares de base entre RNA de filamento positivo e RNA de filamento negativo nascente; são essenciais para a união *leader*-corpo. A replicação dos arterivírus acontece no citoplasma das células infectadas; as membranas das células hospedeiras são alteradas pela formação de vesículas de dupla membrana típicas, as quais, acredita-se, são carreadoras do complexo replicação/transcrição viral. Entretanto, algumas das proteínas virais (nsp1 e N) são transferidas para o núcleo durante a replicação viral. Os genes que codificam as proteínas estruturais virais se justapõem e situam-se na porção 3′, ocupando um quarto do genoma (Figura 63.2). Esses genes de proteínas estruturais são expressos em um sítio na porção 3′-coterminal do mRNA subgenômico (sgmRNA). Todos os sgmRNA apresentam uma sequência 5′-*leader* comum, derivada de 5′-UTR do genoma viral. A replicação e transcrição dos arterivírus são processadas por meio de diferentes intermediários de filamentos negativos (Figura 63.6): um modelo de filamento negativo de extensão total é utilizado para replicação, enquanto filamentos negativos de tamanho do subgenoma, produzidos durante um processo de descontinuação da síntese de RNA, são utilizados para sintetizar sgmRNA. Ocorre iniciação da síntese de RNA de filamento negativo de extensão total (ou antigenoma), que também é utilizado como modelo para replicação de novo genoma de RNA, após reconhecimento de sinais do RNA próximo à porção 3′ do genoma viral pelo complexo RNA polimerase dependente do RNA viral (RdRp). Para a produção de novo RNA genômico, há necessidade de reconhecimento dos sinais emitidos próximo à terminação 3′ do antigenoma. A proteína N encapsula o RNA genômico viral então sintetizado, e os arterivírus adquirem envelope durante o processo de brotamento, a partir do retículo endoplasmático e/ou do complexo de Golgi. Após o brotamento, as partículas da progênie do vírus são transportadas, em vesículas intracelulares, até a membrana plasmática, para a liberação do microrganismo.

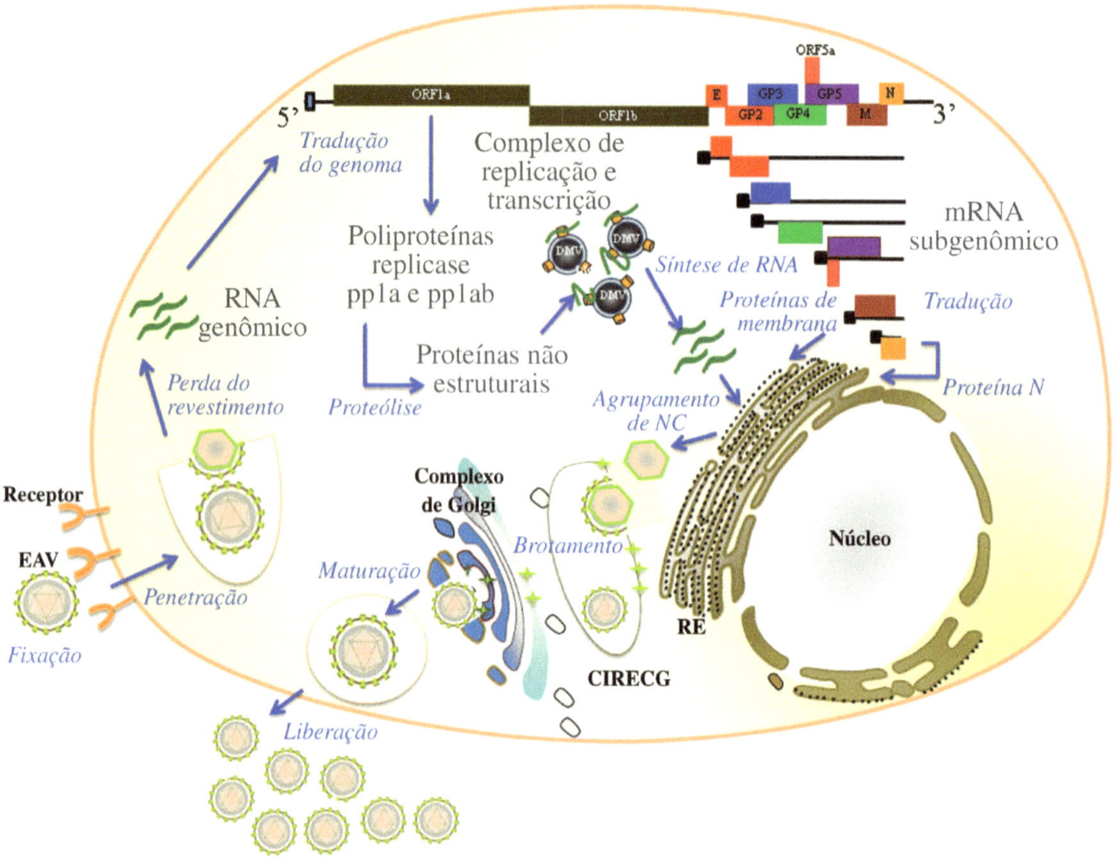

Figura 63.4 Resumo esquemático do ciclo biológico do EAV. VMD = vesícula de membrana dupla; RE = retículo endoplasmático; CIRECG = compartimento intermediário RE-complexo de Golgi; NC = nucleocapsídio.

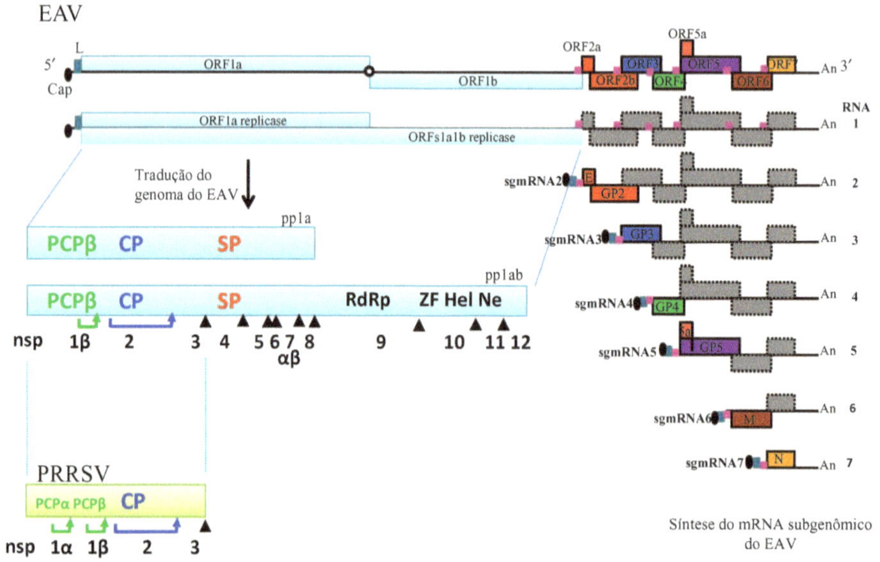

Figura 63.5 Apresentação esquemática da expressão do genoma de arterivírus. São mostrados a sequência 5'-*leader* (*compartimentos em azul*) e o corpo TRS (*compartimentos cor-de-rosa*) situados em direção oposta de cada gene. A tradução dos genes E e GP2, bem como dos genes ORF5a e GP5, ocorre em virtude da má varredura da extremidade 5'proximal de sgmRNA2 e sgmRNA5. O processamento da poliproteína replicase 1ab do EAV é mostrado no canto inferior esquerdo da figura. Os possíveis sítios de clivagem de PCPb e de CP são indicados por *setas verdes* e *azuis*, respectivamente. Os sítios de clivagem de 3CLSP (SP) são indicados pelas *pontas de setas pretas*. Os genes que codificam as proteínas estruturais são apresentados em várias cores. PCP = cisteína protease semelhante à papaína; CP = cisteína protease; 3CLSP (SP) = serina protease semelhante à 3-quimiotripsina; ZF = proteína *zinc finger* prevista; Hel = helicase; Ne = NendoU; nsp = proteína não estrutural.

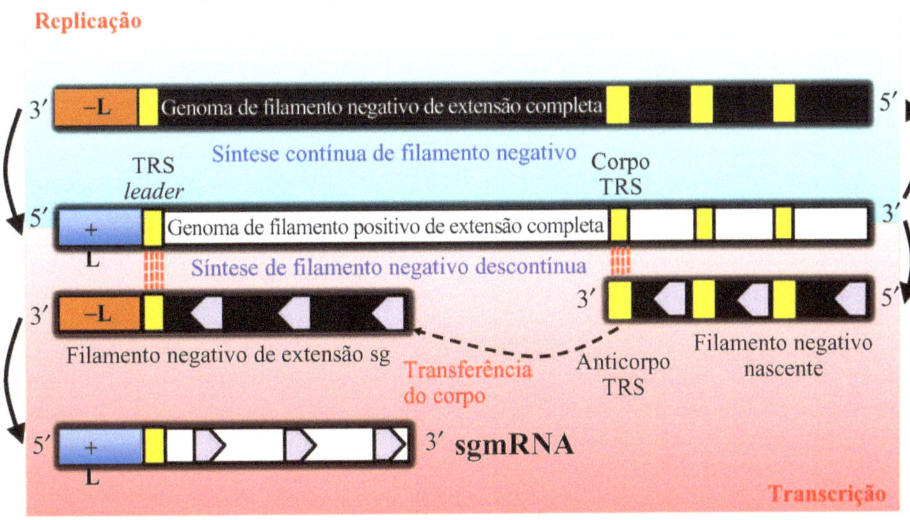

Figura 63.6 Ilustração da replicação do arterivírus (síntese do genoma; *parte superior*) e transcrição (síntese do sgmRNA; *parte inferior*), com base no "modelo de RNA de filamento negativo de extensão descontínua". Modo de replicação – o RdRp produz um RNA de filamento negativo de extensão total (antigenoma) que serve como modelo para a síntese de novo RNA genômico. Modo de transcrição – propõe-se síntese de RNA de filamento negativo como descontínua e regulada por TRS. O anticorpo TRS atua como um sinal de "transferência" do filamento negativo nascente para o TRS *leader* situado na extremidade 5′do genoma de extensão completa mais filamentado. Subsequentemente, o filamento negativo nascente, com um anticorpo TRS em sua extremidade 3′, redireciona-o para a região proximal 5′do modelo genômico por meio de uma interação de base pareada com o TRS na extremidade 3′do *leader*. (+L). Após a adição do anti*leader* (−L) aos filamentos negativos nascentes, os filamentos negativos de extensão subgenoma atuam como modelos para a síntese do sgmRNA. (Adaptada de Pasternak *et al.*, 2006, e modificada por Balasuriya e Snijder, 2008, com permissão.)

Gênero Ronivirus

Ronivírus são vírions baciliformes (40 a 60 nm × 150 a 200 nm), com envelope e com extremidades arredondadas (Figura 63.1 C e D). O nucleocapsídio apresenta simetria helicoidal, sendo constituído de filamentos anelados com 16 a 30 nm de diâmetro. O nucleocapsídio é circundado pelo envelope, que apresenta projeções difusas (com, aproximadamente, 8 nm de espessura e 11 nm de largura), as quais se estendem pela superfície. Os ronivírus mais bem-estudados e economicamente mais importantes são YHV e GAV, do camarão-tigre-preto. Os vírions do YHV apresentam densidade flutuante de 1,18 a 1,20 g/mℓ, em sacarose. À semelhança de outros nidovírus, o genoma dos ronivírus é uma molécula RNA de filamento único, de sentido positivo, de 26,2 a 26,6 kb e que contém uma estrutura 5′- cap e uma cauda 3′-poliadenilada; inclui 5 fases de leitura aberta (5′-ORF1a-ORF1b-ORF2-ORF3-ORF4-poliA-3′; Figura 63.2 B). O YHV permanece infectante durante, no mínimo, 72 horas em água do mar e pode ser efetivamente destruído em solução com 30 ppm de hipoclorito de cálcio.

Assim como acontece com outros membros da ordem Nidovirales, esses vírus codificam duas grandes poliproteínas (pp) replicase, a partir de seu RNA genômico: ORF1a (pp1a) e o produto da fusão de ORF1ab (pp1ab). As proteínas pp1a e pp1ab são processadas em várias proteínas não estruturais (nsp), as quais incluem as proteases virais RdRp e helicase, além de outros domínios enzimáticos conservados. O RNA genômico de extensão completa (RNA1) e os dois sgmRNA (sgmRNA2 e sgmRNA3) são produzidos durante a replicação. À semelhança do verificado nos arterivírus, os genes de proteína estrutural viral são expressos a partir de dois sítios localizados no 3′-coterminal sgmRNA (sgmRNA2 e sgmRNA3). Diferentemente do observado em outros nidovírus, a proteína N do okavírus é codificada por ORF2, situado logo após o gene ORF1a/ab replicase na extreminade 5′ (Quadro 63.3). ORF3 codifica uma poliproteína que é clivada para produzir duas glicoproteínas do envelope (gp116 e gp64) e uma proteína de tripla membrana de sustentação N-terminal com, aproximadamente, 25 kDa, cuja função é desconhecida. O polipeptídio codificado por ORF4 pode ser expresso nas células infectadas em nível extremamente baixo, mas sua função é desconhecida.

Arterivírus

Vírus da arterite equina

Doença

Há apenas um sorotipo de EAV conhecido; no entanto, cepas de campo diferem quanto à virulência e ao fenótipo de neutralização. A análise filogenética baseada em ORF5 classifica as cepas de EAV em linhagem da América do Norte e na europeia; a linhagem europeia é, adicionalmente, subdividia em dois subgrupos. EAV é o agente causador de arterite viral equina (EVA), em equinos, uma doença com sintomas respiratórios e reprodutores diagnosticada em todo o mundo. Os sinais clínicos manifestados por equinos infectados pelo EAV dependem de diversos fatores, incluindo características genéticas, idade e condição física do(s) equino(s), dose inoculada e via de infecção, cepa do vírus e condições ambientais. A maioria das infecções pelo EAV não é aparente (é subclínica), porém animais com infecção aguda podem manifestar ampla variação de sinais clínicos, a exemplo de febre, apatia, anorexia, edema (escroto, parte ventral do tronco e membros), andar rígido, conjuntivite, lacrimejamento e tumefação ao redor dos olhos (edema periorbital e supraorbital), angústia respiratória, urticária e leucopenia. O período de incubação de 3 a 14 dias (em geral, de 6 a 8 dias na infecção venérea) é seguido de febre de até 41°C, que pode persistir por 2 a 9 dias. O vírus provoca aborto em éguas prenhes, e a taxa de abortamento em éguas infectadas, durante surtos naturais de EVA, varia de 10 a 60%. O aborto ocasionado pelo EAV ocorre em qualquer momento, entre 3 e 10 meses de gestação. A infecção pelo EAV pode provocar pneumonia intersticial grave fulminante em potros neonatos e síndrome pneumoentérica progressiva em potros mais velhos. Grande número de garanhões com infecção aguda (10 a 70%) torna-se persistentemente infectado e excreta o vírus no sêmen. Contudo, não há evidência de qualquer infecção persistente semelhante em éguas, cavalos castrados ou potros. O vírus persiste na ampola do trato reprodutor de machos, e o estabelecimento e a manutenção da condição de garanhão portador dependem de testosterona.

Relação hospedeiro-vírus

Distribuição, reservatório e transmissão. EAV é um vírus existente no mundo todo, embora a soroprevalência da infecção causada por ele seja variável entre os países e os equinos de diferentes raças e idades no mesmo país. Nos EUA, cerca de 70 a 90% dos equinos Standardbred adultos são soropositivos para EAV; por outro lado, apenas 1 a 3% da população de equinos Puro-sangue Inglês são soropositivos para essa doença. Além disso, grande número de equinos Warmblood europeus é soropositiva para EAV. A soroprevalência de EAV aumenta de acordo com a idade, indicando que os equinos podem ser repetidamente expostos aos vírus à medida que envelhecem. Os garanhões portadores de infecção persistente atuam como reservatórios naturais do EAV e disseminam os vírus às éguas suscetíveis durante o acasalamento (Figura 63.7). Os dois principais modos de transmissão do EAV são a transmissão horizontal, por meio de aerossóis de secreção infectante do trato respiratório de equinos com infecção aguda, e a transmissão venérea, durante o acasalamento natural ou a inseminação artificial com sêmen contaminado obtido de garanhões com infecção persistente. Recentemente, demonstrou-se que o vírus também é transmitido durante o procedimento de transferência de embrião de éguas inseminadas com sêmen contaminado. Além disso, o EAV pode ser transmitido por contato indireto, por meio de fômites ou de pessoas. A infecção congênita se deve à transmissão transplacentária (transmissão vertical) do vírus, quando as éguas prenhes são infectadas no final da gestação.

Patogênese e patologia. A maioria das informações sobre a patogênese da infecção pelo EAV foi obtida em estudos experimentais em equinos inoculados, por via intranasal, com várias cepas de EAV. Deve-se enfatizar que, com notável exceção das infecções fetais e neonatais, a infecção de equinos pelo EAV é muito raramente fatal. As diversas publicações que descrevem as lesões causadas pela cepa altamente virulenta Bucyrus do EAV, adaptada em equinos, dão conta de uma infecção grave fatal, o que não acontece na doença causada por cepa de campo do vírus. A maioria das cepas de campo do EAV provoca apenas enfermidade clínica discreta a moderada nos equinos infectados; no entanto, algumas cepas do EAV causam doença grave.

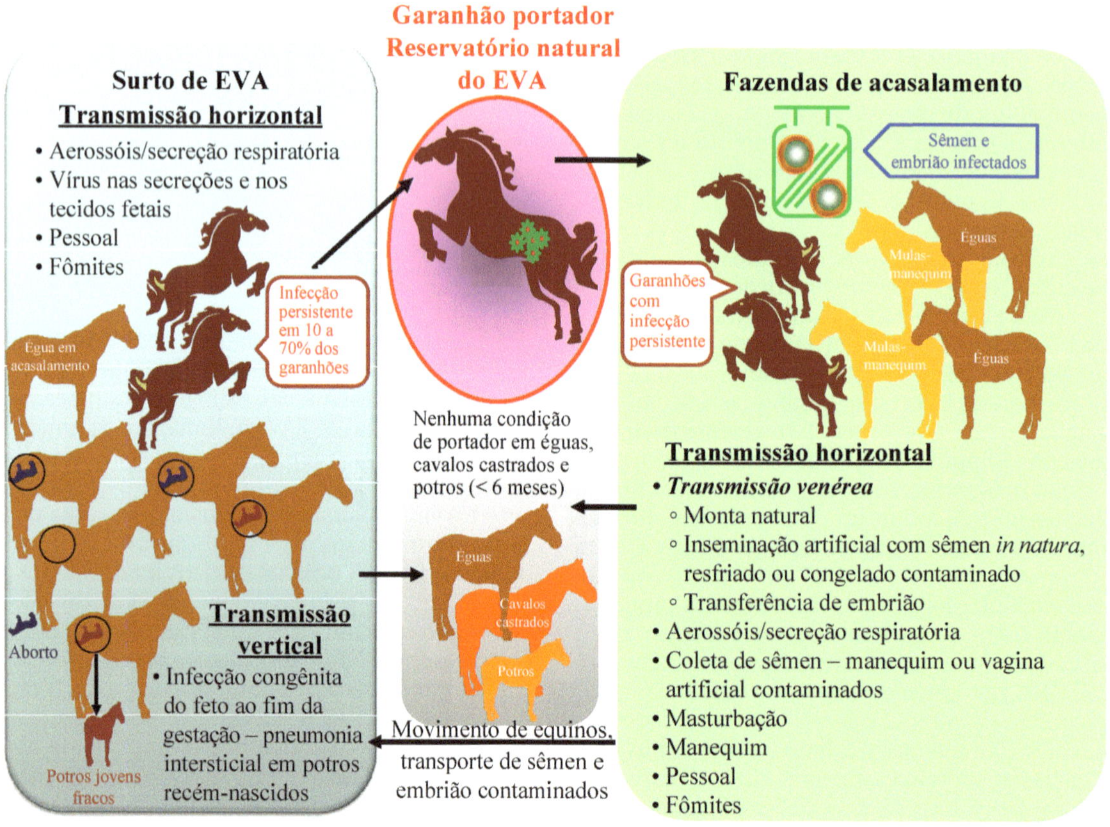

Figura 63.7 Transmissão do EAV, mostrando a participação central do garanhão portador na manutenção e propagação do vírus.

A multiplicação inicial do vírus ocorre nos macrófagos dos alvéolos pulmonares após a infecção do trato respiratório; o vírus logo surge nos linfonodos regionais, especialmente nos linfonodos bronquiais. Dentro de 3 dias, o vírus alcança praticamente todos os órgãos e tecidos (viremia), onde ele se replica nos macrófagos e nas células endoteliais. As manifestações clínicas de EVA refletem a lesão das células endoteliais e o aumento da permeabilidade vascular. Estudos *in vitro* e *in vivo* mostraram aumento da transcrição de genes que codificam os mediadores pró-inflamatórios – interleucina (IL) 1β, IL6, IL-8 e fator de necrose tumoral (TNF) α – após a infecção pelo EAV, sugerindo que esses mediadores de citocinas são fundamentais na determinação das consequências da infecção e da gravidade da doença. Além do mais, estudos recentes demonstraram que a recuperação clínica da infecção pelo EAV é determinada por fatores genéticos do hospedeiro. Especificamente com base na suscetibilidade *in vitro* dos linfócitos T CD3+ à infecção pelo EAV, os equinos foram divididos em grupo de animais suscetíveis e o de animais resistentes. Subsequentemente, um estudo de ampla associação com um genoma identificou um haplótipo geneticamente dominante comum, *in vitro*, relacionado com o fenótipo suscetível na região do cromossomo 11 de equinos (ECA11; 49572804-49643932). A inoculação experimental de EAV em equinos suscetíveis ou resistentes ao CD3+ *in vitro* mostrou uma importante diferença entre os dois grupos de animais, em termos de expressão mRNA para citocina pró-inflamatória e imunomoduladora e evidência de sinais clínicos mais graves em equinos portadores do fenótipo da célula T CD3+, *in vitro*. Esses estudos propiciaram evidência direta de correlação entre as variações nas diferenças genotípicas e fenotípicas do hospedeiro, em termos do grau de replicação viral, de presença e gravidade dos sinais clínicos e expressão do gene da citocina induzida pela infecção causada pelo EAV.

Em éguas prenhes, a infecção por EAV tende a resultar em abortos, cujos fetos, em geral, encontram-se parcialmente autolisados no momento de sua expulsão. Os fetos abortados podem apresentar edema pulmonar interlobular, efusões pleural e pericárdica e hemorragias petequiais e equimóticas nas superfícies serosas e mucosas do intestino delgado. Os potros neonatos, ocasionalmente, desenvolvem pneumonia intersticial aguda muito grave. A característica histológica própria de EVA é panvasculite necrosante grave de pequenos vasos. Nas artérias musculares acometidas, notam-se focos de necrose nas camadas íntima, subíntima e medial, com edema e infiltração de linfócitos e neutrófilos. Lesões vasculares proeminentes também são verificadas na placenta, no cérebro, no fígado e no baço de fetos abortados. Nos pulmões de potros neonatos acometidos, observa-se pneumonia intersticial grave.

Resposta do hospedeiro à infecção. Os animais que se recuperam da infecção por EAV ou aqueles que são vacinados com cepas de EVA inativadas ou com cepas atenuadas produzem anticorpos neutralizantes e são resistentes à subsequente infecção pelo EAV. Anticorpos neutralizantes são detectados dentro de 1 a 2 semanas após a infecção pelo vírus e atingem título máximo em 2 a 4 meses, que persiste por 3 anos ou mais. Com exceção de garanhões persistentemente infectados, o EAV é eliminado dos tecidos de equinos infectados dentro de 28 dias após a infecção. Os potros, filhos de éguas imunes, são protegidos contra EVA clínica por meio da transferência passiva de anticorpos neutralizantes pelo colostro. Os anticorpos neutralizantes surgem poucas horas após a ingestão do colostro, atingindo valor máximo aos 7 dias de idade e, em seguida, diminuem gradativamente até seu desaparecimento dentro de 2 a 7 meses de idade. A resposta sorológica dos equinos quanto aos teores de proteínas estruturais ou de proteínas não estruturais individuais de EAV varia significativamente. Estudos com emprego da técnica *immunoblotting* confirmaram que os equinos infectados respondem a várias proteínas estruturais do vírus (GP5, M e N) e que o soro de equinos, exceto em garanhões portadores, reconheceu mais consistentemente a região carboxiterminal da proteína M. De modo semelhante, o soro de equinos experimentalmente ou persistentemente infectados pelo EAV reagiu fortemente com nsp2, nsp4, nsp5 e nsp12. Contudo, os equinos que receberam a vacina com vírus vivo modificada atual não reagiram com nsp5 e reagiram fracamente com nsp4. A resposta imune inata à infecção pelo EAV não foi completamente caracterizada, mas estudos têm mostrado que o vírus inibe a produção de interferona (IFN) tipo I nas células infectadas. Pesquisas recentes constataram que nsp1, nsp2 e nsp11 são capazes de inibir a atividade do IFN tipo 1. Dessas três proteínas não estruturais (nsp), a nsps1 apresenta ação inibitória mais potente da síntese de IFN. A falha em induzir a produção de IFN tipo I nas células infectadas pelo EAV pode possibilitar ao vírus desorganizar a resposta imune inata do equino. Na literatura, há poucos trabalhos sobre a resposta imune mediada por célula em equinos, contra a infecção pelo EAV. A proteína viral específica, alvo da ação do linfócito T citotóxico de equinos infectados por esse vírus, ainda não foi totalmente caracterizada.

Diagnóstico laboratorial

Deve-se enfatizar que a EVA é uma enfermidade subclínica ou discreta de equinos e que outras infecções respiratórias virais clinicamente mais importantes se assemelham à EVA. Atualmente, a confirmação do diagnóstico de EVA fundamenta-se no isolamento do vírus (IV) e/ou na detecção de aumento dos títulos de anticorpos neutralizantes (quatro vezes, ou mais) em amostras de soro pareadas obtidas em intervalo de 21 a 28 dias, empregando-se o teste de neutralização viral (TNV). O TNV é o principal teste sorológico utilizado para detectar a evidência de infecção pelo EAV na maioria dos laboratórios, em todo o mundo, e continua recomendado pela Organização Mundial de Saúde Animal (OIE) como teste-padrão para EVA (padrão-ouro). Vários laboratórios desenvolveram e avaliaram testes imunoenzimáticos (ELISA) a fim de detectar anticorpos contra EAV utilizando vírus inteiro, peptídios sintéticos ou proteínas virais recombinantes (p. ex., GP5, M e N) como antígenos. Vários estudos mostraram que a origem do antígeno, bem como o soro avaliado, influenciam acentuadamente os resultados obtidos em ELISA específico de proteína do EAV e em ELISA competitivo. No entanto, nenhum desses testes ELISA, tampouco o imunoensaio com microesferas recentemente descrito (Luminex), mostrou sensibilidade e especificidade equivalentes ao teste de neutralização viral (TNV).

É possível isolar o EAV de suabe nasal ou de sangue obtido em anticoagulante de equinos adultos com sintomas de EVA ou de tecidos de fetos abortados de éguas (pulmão, baço, linfonodos e placenta). Garanhões portadores são identificados, inicialmente, por meio de testes sorológicos, pois sempre são soropositivos; a infecção persistente é confirmada mediante isolamento do vírus (IV) no sêmen, em cultura celular, com teste de acasalamento utilizando éguas soronegativas (e monitoramento dessas éguas quanto à soroconversão para o EAV após o acasalamento), ou por transcrição reversa em reação da cadeia de polimerase (RT-PCR) – RT-PCR padrão ou RT-PCR em tempo real (rRT-PCR) – a fim de identificar o ácido nucleico viral no sêmen. A identificação do garanhão portador do vírus é de fundamental importância epidemiológica na prevenção e no controle da infecção pelo EAV. Atualmente, o isolamento do vírus é o teste padrão-ouro aprovado pela OIE para a detecção do EAV no sêmen; é o teste recomendado para o comércio internacional de equinos. No entanto, tem-se mostrado que ao menos um dos testes rRT-PCR descritos na literatura tem sensibilidade igual ou superior àquela do isolamento viral, na detecção do ácido nucleico do EAV em amostras de sêmen. O exame histopatológico, juntamente com coloração imuno-histoquímica, também é útil no diagnóstico de aborto, em particular, como é o teste RT-PCR padrão ou o rRT-PCR.

Tratamento e controle

Atualmente, não há meio disponível para eliminar a condição de portador em garanhões persistentemente infectados pelo EAV, exceto a castração cirúrgica. Não há tratamento específico para equinos infectados pelo EAV. Contudo, há dados preliminares que sustentam que o uso de vacinas ou de antagonistas de GnRH (hormônio liberador de gonadotrofina) limita, temporariamente, a excreção do vírus no sêmen de garanhões portadores. Além disso, o oligômero morfolino fosforodiamidato conjugado a peptídio (PPMO), que atua na extremidade 5′ do genoma do EAV, foi capaz de curar células HeLa persistentemente infectadas com EAV, *in vitro*. As células HeLa curadas pelo PPMO estavam livres de vírus infectantes, antígenos virais e ácido nucleico do EAV, conforme constatado em teste de placa, teste de imunofluorescência indireta e rRT-PCR, respectivamente. Embora esses achados indiquem que o PPMO pode ser utilizado na eliminação de infecção persistente pelo EAV em cultura celular, a eficácia do PPMO contra EAV *in vivo* ainda não foi comprovada.

Atualmente, há duas vacinas comerciais amplamente usadas na imunização protetora de equinos contra a infecção causada pelo EAV: uma vacina contém vírus vivo atenuado – vírus vivo modificado (MLV) – e a outra contém vírus inativado (morto). Em equinos, a vacina MLV é administrada por via intramuscular, mas não se recomenda a administração dessa vacina em éguas prenhes, especialmente nos 2 últimos meses de gestação, ou em potros com menos de 6 semanas de idade. Recomenda-se que os potros sejam vacinados aos 6 meses de idade. Os potros devem ser vacinados antes do início da puberdade, pois isso os impede de se tornarem portadores persistentemente infectados. Desse modo, a imunização protetora de potros pré-púberes é fundamental para o controle da propagação da infecção pelo EAV. Também, recentemente foram desenvolvidas vacinas experimentais contra EAV com emprego de técnica de DNA recombinante, mas nenhuma delas está disponível para comercialização.

É possível prevenir surtos de EVA mediante a identificação de garanhões persistentemente infectados e a adoção de práticas de manejo que impeçam a introdução de equinos infectados pelo EAV na propriedade. Os garanhões portadores precisam ser mantidos isolados fisicamente e acasalados apenas com éguas soropositivas por infecção natural ou vacinação prévia. É necessário manter as éguas isoladas de outros equinos soronegativos após o acasalamento com garanhões portadores do vírus.

Vírus da síndrome reprodutiva e respiratória de suínos

Doença

O protótipo do vírus LV europeu, tipo 1, e o do vírus VR2332 americano, tipo 2, isolados do PRRSV, representam grupos geneticamente e antigenicamente distintos do mesmo vírus. Ambos os vírus estão associados a surtos de doença reprodutiva e respiratória semelhantes em suínos, embora haja apenas 55 a 70% de identidade de nucleotídios nos vários genes desses dois tipos de vírus. A análise filogenética recentemente realizada, com base nas sequências ORF do GenBank, identificou 3 subtipos de PRRSV tipo 1 circulando pelo mundo. O subtipo I inclui cepas de PRRSV de países da Europa Ocidental, da Tailândia e dos EUA. O subtipo II inclui cepas de PRRSV de países da Europa Oriental (Lituânia, Rússia e algumas cepas da Bielorrússia), e o subtipo III inclui apenas cepas da Bielorrússia. Adicionalmente, o subtipo I é subdividido em 12 classes (A-L). A classe A inclui o LV que, inicialmente, foi isolado nos Países Baixos, em 1990, bem como outras cepas de PRRSV de vários países da Europa Ocidental, algumas cepas dos EUA e da Tailândia. O PRRSV tipo 1 foi introduzido em cinco países não europeus, na América do Norte (EUA e Canadá) e na Ásia (Tailândia, China e Coreia do Sul). A análise filogenética de cepas similares de PRRSV tipo 2 identificou nove linhagens. Sete dessas 9 linhagens contêm a maioria das cepas de PRRSV isoladas na América do Norte, enquanto as outras 2 linhagens (3 e 4) contêm apenas cepas isoladas na Ásia. Vários isolados de PRRSV da Ásia foram constatados nas sete linhagens da América do Norte (1, 2 e 5 a 9), indicando a introdução de cepas da América do Norte em países asiáticos.

Os sinais clínicos da síndrome respiratória e reprodutiva de suínos (PRRS) são extremamente variáveis e influenciados pela cepa do vírus, pela condição imune do rebanho e pelas práticas de manejo. Cepas de PRRSV de baixa virulência, por vezes, ocasionam infecção disseminada em suínos, com mínima ocorrência de doença, enquanto as cepas altamente virulentas podem provocar doença clínica grave nos rebanhos suscetíveis. Em rebanho imunologicamente puro (*naïve*), suínos de todas as idades são suscetíveis à infecção pelo PRRSV. Em suínos suscetíveis, a infecção aguda pelo PRRSV é caracterizada por anorexia, febre (39°C a 41°C), dispneia e letargia. Os suínos acometidos apresentam linfopenia e hiperemia cutânea transitória ou cianose de extremidades, mais visível nas orelhas, no focinho, nas glândulas mamárias e na vulva. A transmissão transplacentária do PRRSV é mais efetiva no terceiro trimestre de prenhez (em geral, após 100 dias de gestação), e a taxa de aborto em porcas infectadas varia de 10 a 50%. A taxa de mortalidade em porcas é consideravelmente menor. As ninhadas acometidas contêm mistura variável de suínos normais, suínos pequenos e fracos, suínos natimortos e fetos parcialmente ou totalmente mumificados (síndrome conhecida como NMMEI, acrônimo oriundo de natimorto, mumificado, morte embrionária e infertilidade). As porcas infectadas também manifestam sintomas nervosos, como ataxia e andar em círculo. Os varrões infectados pelo PRRSV podem continuar excretando vírus no sêmen por longo tempo.

Em 2006, uma cepa de PRRSV altamente virulenta surgiu na China (a enfermidade foi também denominada doença da febre alta em suínos) e se propagou para outros países da Ásia. Os suínos infectados por essa cepa desenvolveram febre alta por tempo prolongado (41°C a 42°C), sintomas respiratórios graves, manchas avermelhadas pelo corpo e orelhas azuis, associados a altas taxas de mortalidade (20 a 100%) e de morbidade (50 a 100%). A análise da sequência genômica total do vírus revelou 2 deleções distintas na proteína não estrutural 2 (nsp2), em comparação com todos os genótipos de PRRSV da América do Norte, previamente relatado. A análise filogenética com base no genoma total de cepas do PRRSV da China e de cepas representativas da América do Norte e da Europa sugeriu que o vírus altamente virulento recém-surgido foi originado de uma cepa chinesa que circulou em 1996 (PRRSV CH-1a).

Relação hospedeiro-vírus

Distribuição, reservatório e transmissão. O PRRSV parece ser endêmico em praticamente todos os países produtores de suínos; atualmente, PRRS é considerada a doença de suínos mais prevalente no mundo. A fonte original do vírus e as circunstâncias pelas quais foi introduzida na população de suínos domésticos são desconhecidas. PRRSV foi detectado em amostras obtidas de varrões selvagens, na Europa e na América do Norte, por meio de RT-PCR. Em geral, a transmissão do PRRSV ocorre por contato estreito entre animais infectados e aqueles não infectados. Os suínos são suscetíveis ao PRRSV por diversas vias de exposição, incluindo as vias oral, intranasal, vaginal, intramuscular e intraperitoneal. O PRRSV é excretado na secreção do trato respiratório, da saliva, do sêmen, da secreção mamária, da urina e das fezes de animais infectados. Os suínos suscetíveis são naturalmente infectados pela inalação de aerossóis infectantes ou pela ingestão de alimento contaminado por PRRSV (transmissão horizontal). As infecções congênitas devem-se à transmissão transplacentária (transmissão vertical) do vírus. A transmissão do PRRSV às fêmeas foi constatada durante a inseminação com sêmen de varrões portadores persistentemente infectados. O PRRSV também pode ser transmitido mediante contato indireto com fômites ou com pessoas; alguns suínos abrigam o vírus nas tonsilas muito tempo após o vírus ser eliminado de outros tecidos. Há evidência de que moscas e mosquitos atuem como vetores mecânicos do PRRSV. O PRRSV pode ocasionar infecção crônica e persistente nos linfonodos (p. ex., nos linfonodos inguinal e esternal), nas tonsilas e no trato reprodutor masculino. O vírus foi isolado de tonsilas e linfonodos de suínos por até 157 dias após a infecção (DPI). Nos tecidos linfoides, nota-se baixo grau de replicação do vírus e, desse modo, considera-se que a excreção do PRRSV na secreção orofaringiana seja de longa duração. Detectou-se PRRSV em amostras de sêmen de varrões experimentalmente infectados por períodos variáveis, de 4 a 92 DPI. O período mais longo de detecção do ácido nucleico do PRRSV no sêmen, por meio de RT-*nested* PCR, foi 92 DPI. No entanto, com o emprego de isolamento viral e de bioensaio em suínos, é possível apenas detectar o vírus em amostras de sêmen aos 4 a 42 DPI. A presença de PRRSV no sêmen de varrões infectados pode ser decorrência da replicação do vírus e de sua excreção pelo trato reprodutor (epidídimo e glândulas bulbouretrais) ou da disseminação direta (por meio de monócitos e macrófagos) a partir de tecidos, exceto aqueles do trato respiratório. A excreção do vírus no sêmen é particularmente preocupante em razão do emprego disseminado de inseminação artificial na reprodução de suínos.

Patogênese e patologia. O PRRSV replica-se nos macrófagos e nas células dendríticas, especialmente naquelas de pulmões e tecidos linfoides. Nota-se viremia logo após a infecção, podendo durar 1 ou 2 semanas em animais adultos e 8 semanas em suínos jovens. A duração da viremia vai além de 28 DPI, mas o RNA do vírus foi detectado no soro, por meio de RT-PCR, até 251 DPI. Em geral, verificam-se lesões macroscópicas apenas em alguns sistemas orgânicos (p. ex., respiratório e linfoide). Na PRRS, as lesões microscópicas incluem pneumonia intersticial difusa, miocardite, vasculite e encefalite. Nos tecidos linfoides, foram observadas hiperplasia linfoide e necrose folicular, com infiltração de células inflamatórias mistas. Surtos clínicos da infecção causada por PRRSV podem ser complicados por pneumonia bacteriana, sepse ou enterite.

O PRRSV replica-se, em especial, nos macrófagos dos tecidos pulmonares e linfoides e, em menor extensão, em outros tecidos. A consequência clínica da infecção pelo PRRSV é muito variável, desde infecção subclínica discreta até morte súbita de animais adultos. As diferenças nos sinais clínicos de suínos infectados são atribuídas a vários fatores, incluindo características genéticas do hospedeiro, práticas de manejo e fenótipo de virulência da cepa PRRSV infectante. Os sintomas e as lesões ocasionadas pelo PRRSV atribuem-se a vários mecanismos. Esses incluem apoptose de macrófagos infectados pelo vírus e de células circunvizinhas (apoptose indireta), indução à produção de citocina pró-inflamatória e imunomoduladora (IL-1, IL-6, IL-10, IL-12, TNF-α e IFN-γ), ativação de linfócito B policlonal e redução da fagocitose bacteriana e morte pelos macrófagos, provocando agravamento da doença respiratória bacteriana e sepse. Recentemente, mostrou-se que a infecção pelo PRRSV modifica a resposta imune inata de suínos e altera a consequência da doença, em suínos com infecção concomitante causada por outros patógenos virais respiratórios, como coronavírus respiratório suíno. Nas diferentes raças de suínos, relatou-se variação de resistência/suscetibilidade genética à PRRS. As raças mais resistentes à PRRS apresentam resposta imune mediada por célula mais potente, com maior número de células secretoras de IFN-γ. De modo semelhante, a replicação reduzida ou retardada de PRRSV em algumas raças de suínos foi associada à alta expressão de mRNA de TNF-α e IL-8. Além disso, alelos do complexo principal de histocompatibilidade específico de suínos – antígenos de leucócito de suíno classes I, II e III (SLA I, II e III) – influenciam a suscetibilidade/resistência à PRRS; estudos mostraram que alelos das classes I e II de SLA regulam o conteúdo de vírus circulantes e as respostas imunes antivirais de suínos.

Resposta do hospedeiro à infecção. A resposta imune humoral ao PRRSV varia, significativamente, entre os suínos. Relatos sugerem que a imunidade protetora é específica para a cepa, com algum grau de proteção heteróloga contra outras cepas do PRRSV. Mostrou-se que a transferência passiva de anticorpos contra PRRSV protegeu completamente as porcas gestantes contra a infecção por PRRSV virulento. Leitões filhos de porcas imunes adquirem anticorpos contra PRRSV mediante a ingestão de colostro, e esses anticorpos maternos persistem nos leitões de 6 a 8 semanas de idade. Os suínos infectados pelo PRRSV também produzem anticorpos contra GP3, GP4 e proteínas M e N, bem como contra proteínas não estruturais (p. ex., nsp1, nsp2 e nsp7). Há relato de múltiplos sítios antigênicos nessas proteínas. Os suínos infectados pelo PRRSV produzem diversos anticorpos específicos contra esse vírus; IgM específica contra o vírus surge 5 a 7 dias após a infecção, e IgG específica é notada aos 7 a 14 dias. O título de anticorpos detectados por meio de ELISA atinge valor máximo 5 a 6 semanas após a infecção e persiste depois disso. No entanto, os anticorpos neutralizantes contra PRRSV surgem lentamente, em geral, 4 a 5 semanas após a infecção e não atingem valor máximo até que se completem, aproximadamente, 10 semanas após a infecção. O surgimento de anticorpos neutralizantes está associado à eliminação do PRRSV dos pulmões de suínos infectados. Apesar da aparente importância dos anticorpos neutralizantes na proteção contra a doença, sua eficácia pode ser limitada contra as cepas heterólogas do PRRSV. Os determinantes de neutralização (epítopos) do PRRSV ainda não foram completamente caracterizados, embora diferentes proteínas do envelope viral, inclusive GP2, GP3, GP4, GP5 e proteína M, tenham sido identificadas como indutores de anticorpos neutralizantes, utilizando-se diferentes técnicas. Todavia, epítopos de neutralização específicos foram identificados apenas em GP3 e GP4 das cepas do PRRSV europeu e na GP5 das cepas do PRRSV da América do Norte e da Europa (Figura 63.3).

A resposta imune mediada por célula T (CD4+ e CD8+) é retardada em suínos infectados pelo PRRSV, e as células T produtoras de IFN-γ surgem 4 a 12 semanas após a infecção. IL-12, uma das principais moduladoras da resposta celular tipo T_{H1}, produzida em menor quantidade após a infecção pelo PRRSV, juntamente com maior concentração de IL-10, é capaz de desviar a resposta imune para uma resposta T_{H2} menos efetiva. A resposta da célula T de suínos parece direcionada contra as proteínas virais GP2, GP3, GP4, GP5, M e N; a proteína M pode expressar alguns dos principais epítopos da célula T direcionados pela resposta imune mediada por célula contra o PRRSV. Desse modo, a proteína M é o mais importante indutor de proliferação de células T. Duas regiões distintas da GP5 do PRRSV da América do Norte parecem conter epítopos de células T imunodominantes: aminoácidos 117 a 131 e 149 a 163. Ainda é necessário esclarecer como os epítopos da célula T são conservados ou se eles propiciam proteção cruzada contra diferentes cepas do PRRSV.

Nos últimos anos, a resposta imune inata contra a infecção pelo PRRSV tem sido extensivamente pesquisada, e esses estudos indicam que o vírus atenua a resposta imune inata mediante o bloqueio da produção de INF-α pelas células infectadas (p. ex., macrófagos) e o escape da resposta antiviral da citocina. Em consequência da reduzida resposta imune inata, as respostas imunes adaptativas são comprometidas, ocorrendo fraca resposta imune mediada por célula, surgimento retardado de anticorpos neutralizantes que levam a viremia prolongada e infecção persistente nos suínos. No entanto, têm-se relatado diferenças entre as cepas de vírus e os tipos celulares quanto à resposta à supressão da IFN tipo I mediada pelo PRRSV. Estudos recentes mostraram que quatro das 12 proteínas não estruturais (nsps) apresentam efeitos inibidores potentes a moderados (nsp1 > nsp2 > nsp11 > nsp4) na produção de IFN tipo I, nas células infectadas. Essas proteínas inibem ambas, a indução de IFN tipo I e as vias sinalizadoras. Além disso, um estudo recente também mostrou que fetos imunocompetentes infectados pelo PRRSV podem iniciar uma resposta antiviral por meio do aumento da expressão de citocinas associada a citocinas inflamatórias e imunomoduladoras (T_{H1} e T_{H2}). De modo interessante, o PRRSV desenvolveu estratégias para desorganizar a resposta imune mediada por célula, a resposta imune humoral e a resposta imune inata de suínos, fato que torna o desenvolvimento de vacina(s) contra PRRS extremamente difícil (Quadro 63.4).

Diagnóstico laboratorial

O diagnóstico da infecção pelo PRRSV pode ser complicado pelo fato de que várias dessas infecções são inaparentes. Contudo, deve-se considerar a possibilidade de PRRS quando há sinais clínicos de doença respiratória associados à falha reprodutiva em uma granja de suínos. Anticorpos contra PRRSV são detectados por meio de diversos testes sorológicos, inclusive ELISA, imunoensaio com microesferas (Luminex®), teste de imunofluorescência, teste da imunoperoxidase em monocamada e teste de neutralização viral no soro. O exame sorológico de amostras de soro sanguíneo de suínos obtidas na fase aguda e no período de convalescença da doença é capaz de propiciar evidência de soroconversão. O isolamento do vírus em amostras clínicas, como fluido de lavado broncoalveolar, pulmão, linfonodo, papa leucocitária e soro sanguíneo, pode ser realizado em PAM, MA104 e suas linhagens celulares derivadas e em CRL-11171, embora diferentes cepas ou isolados do PRRSV apresentem diferentes capacidades de replicação nos diferentes tipos celulares. Vários testes PCR (p. ex., RT-PCR padrão, RT-*nested* PCR e rRT-PCR) foram desenvolvidos para detectar ácido nucleico viral no sangue, no sêmen, em homogenatos de tecidos, fluido de lavado pulmonar, raspado orofaringiano, fluido bucal e outras amostras clínicas. Esses testes são altamente específicos e sensíveis e fornecem um diagnóstico rápido, em comparação com o isolamento do vírus em cultura celular. Embora o isolamento viral exacerbe o vírus infectante, o teste PCR identifica RNA viral nas amostras clínicas. Atualmente, há disponibilidade de vários testes rRT-PCR para o diagnóstico de PRRSV e a diferenciação entre as cepas do PRRSV da Europa e da América do Norte.

Tratamento e controle

Ambas as vacinas, a preparada com vírus vivo atenuado modificado (MLV) ou a com vírus morto, estão disponíveis para prevenção da infecção pelo PRRSV em suínos. Elas são utilizadas para imunizar porcas ou leitões desmamados; no entanto, há considerável variação na segurança relativa e na eficácia das vacinas MLV. As vacinas MLV induzem proteção de longa duração, comparativamente às vacinas com vírus morto, mas não impedem completamente a reinfecção pelo vírus tipo selvagem e subsequente transmissão do microrganismo. Além disso, há relato de subatenuação e reversão das cepas de vacinas MLV para tipos virais mais patogênicos que podem ser disseminados de

Quadro 63.4 Mecanismos de evasão imune do PRRSV.

Estratégias virais	Mecanismos de evasão imune	Proteína viral envolvida	Consequências
Evasão da resposta imune inata			
Infrarregulação da via de produção de IFN-α e interferência na via de sinalização do IFN-α	Bloqueio de IRF-3 induzido por dsRNA e ativação do promotor IFN Inibição de STAT1, STAT2 e ISG3 nas vias sinalizadoras de IFN Inibição das vias RIG-I e JAK1 dependentes de ISG15 Interferência na via de sinalização NF-$_{\kappa}$B Inibição da fosforilação de IRF3 e da translocação nuclear	Nsp1 Nsp1 Nsp2 Nsp2 Nsp11	Diminuição da resposta imune inata Resposta mínima de IFN-α em macrófagos pulmonares infectados Retardo da resposta imune mediada por célula e da resposta imune humoral
Redução da atividade da célula matadora natural (NK, *natural killer*)	Redução da função citotóxica mediada por célula NK	?	Falha em eliminar células infectadas por vírus e menor produção de IFN-γ, ocasionando menor resposta imune inata
Interferência na apresentação de antígeno pelas células dendríticas e pelos macrófagos	Apoptose de células dendríticas e macrófagos, infrarregulação de CD11b/c, CD14, CD80/86, SLA classe I e SLA classe II	?	Infrarregulação da apresentação do antígeno e da indução de IL-10 e infrarregulação da produção de citocina inflamatória e de células T
Indução de IL-10 e supressão de IL-12	Ataque direto do promotor IL-10 pela proteína N	N	Supressão da resposta de célula T, ocasionando menor produção de IFN-γ
Evasão da resposta imune adaptativa			
Variações genéticas e antigênicas	Quasispécies virais por causa de alta taxa de erro de RdRp viral e insuficiente capacidade de leitura Recombinação intragênica Variação em outros epítopos da célula B Variação de epítopos da célula T	GP3[a], GP4[a] e GP5[b] Nsp2, GP3 e GP5 Nsp2 Nsp2, GP2, GP3 e GP5	Carência de proteção cruzada em virtude da variação nos epítopos de neutralização (NEs) Persistência do vírus Carência de epítopos de célula B conservados Carência de epítopos de células T conservados
Proteção de glicanos dos epítopos de neutralização	Ocultação de epítopos neutralizantes	GP5	Retardo na resposta de anticorpo neutralizante, menor sensibilidade do vírus à neutralização e persistência do vírus
Epítopo "*decoy*"	Ocultação de epítopos neutralizantes	GP5	Retardo na resposta de anticorpo neutralizante e persistência do vírus
Interferência na resposta da célula T	Indução de células T reguladoras (Treg; CD4+ CD25+ Foxp3+)	?	Retardo na resposta de célula T

[a]Variação apenas em NEs de cepas de PRRSV-EU.
[b]Variação apenas em NEs de cepas de PRRSV-EU e PRRSV-NA.
? = desconhecido.

suínos vacinados para os não vacinados. As vacinas MLV servem para reduzir ocorrência e gravidade da doença, bem como a duração da viremia e a excreção do vírus. As vacinas com vírus morto são utilizadas em porcas e leitoas, a fim de reduzir as perdas reprodutivas provocadas pelo PRRSV. Não há tratamento específico para PRRS em suínos. Contudo, tem se utilizado um PPMO que visa a uma sequência altamente conservada da extremidade 5′ do genoma do PRRSV, a qual inibe a replicação do vírus em cultura celular, como possível tratamento experimental de suínos jovens. Foram propostos programas de prevenção e controle, a fim de erradicar o vírus em granjas de suínos infectados. O objetivo dos programas de prevenção da infecção causada pelo PRRSV é impedir a introdução do vírus em rebanhos negativos ou de novas cepas em rebanhos infectados pelo PRRSV. A implementação de medidas rigorosas de biossegurança e do resguardo dos suínos, por meio do impedimento de entrada de novos animais na granja por um período no qual os vírus residentes sejam eliminados, tem sido eficaz no controle da infecção causada pelo PRRSV nas porcas do rebanho.

Vírus que elevam a atividade da enzima lactato desidrogenase

O arterivírus murino LDV foi primeiramente isolado de camundongos de laboratório que apresentavam tumor, com alta atividade plasmática da enzima lactato desidrogenase (LDH); contudo, posteriormente, foi constatado que era endógeno em populações de camundongos domésticos (*Mus musculus domesticus*) em vários países, embora sem relato de ocorrência mundial. O LDV provoca infecção persistente assintomática vitalícia em camundongos, a qual é diagnosticada apenas pela elevação da atividade plasmática de LDH. Tentativas de infecção de camundongos *Peromyscus*, ratos, porquinhos-da-índia e coelhos com LDV foram malsucedidas. O LDV replica-se em macrófagos suscetíveis, no baço, nos linfonodos, no timo e no fígado de camundongos infectados. A subpopulação de macrófagos suscetíveis à infecção pelo LDV também é responsável pela depuração (*clearance*) normal da enzima LDH da circulação. A destruição contínua desses macrófagos pelo LDV ocasiona a elevação da atividade de LDH no sangue, daí o nome do vírus. A infecção persistente, que caracteriza a infecção de camundongos pelo LDV, é mantida pela replicação do LDV em novos macrófagos suscetíveis que são continuamente produzidos a partir de células precursoras aparentemente não suscetíveis. Com exceção do aumento da atividade de LDH e das discretas alterações na imunidade do hospedeiro, em geral a infecção persistente de camundongos pelo LDV é assintomática e, atualmente, a infecção de camundongos de laboratórios é muito rara.

Anticorpos anti-LDV surgem 4 ou 5 dias após a infecção e verifica-se título máximo em 3 a 4 semanas. Em camundongos, os anticorpos que neutralizam LDV surgem apenas 4 semanas após a infecção, e esses anticorpos são direcionados contra a proteína GP5 do vírus. A replicação do LDV nos macrófagos possibilita que escape dos mecanismos de defesa do hospedeiro, embora o mecanismo exato da evasão imune e da infecção persistente ainda não esteja esclarecido. Tem-se mostrado que a maioria das linhagens de vírus contém tanto as variantes neuropatogênicas (LDV-C e LDV-v) quanto as variantes não neuropatogênicas (LDV-P e LDV-vx). As variantes PDV-P e LDV-vx causam infecção persistente em camundongos por resistirem à neutralização em virtude da presença de grandes cadeias N ligadas ao poligalactosaminoglicano do terminal N curto do ectodomínio da GP5 (glicoproteína do envelope VP-3 P, de acordo com a antiga nomenclatura; Figura 63.3). Além de carrear determinantes de neutralização, o ectodomínio N-terminal do LDV, a GP5 está envolvida na fixação do vírus ao receptor da célula hospedeira. As variantes neuropatogênicas LDV-C e LDV-v carecem de dois sítios de N-glicosilação N-terminal em sua proteína GP5 (Asn-36 e Asn-45), o que possibilita que elas interajam com um receptor alternativo nos neurônios motores. Além disso, exacerba sua imunogenicidade e sensibilidade à neutralização. Portanto, as variantes neuropatogênicas encontram-se fortemente suprimidas em camundongos imunocompetentes por causa de sua sensibilidade à neutralização e, ao mesmo tempo, as variantes não neuropatogênicas resistentes aos anticorpos neutralizantes predominam em camundongos persistentemente infectados. A infecção de camundongos de algumas estirpes (C58, AKR, PL/J e C3 H/FgBoy) por cepas neurovirulentas de LDV pode ocasionar poliomielite idade-dependente fatal (ADPM). ADPM acomete apenas camundongos idosos que se tornam espontaneamente imunodeprimidos aos 6 a 12 meses de idade ou os mais jovens, que foram submetidos à imunossupressão experimental.

O LDV escapa, com êxito, da resposta imune do hospedeiro de vários modos e, assim, causa infecção persistente vitalícia em camundongos. A infecção causada pelo LDV modula diversas respostas imunes por meio de vários efeitos diretos e indiretos, inclusive depressão da imunidade celular, alterações de citocinas e função de macrófagos. Desse modo, a modulação da resposta imune é o principal problema da infecção casual de camundongos de laboratórios pelo LDV. As células matadoras naturais (NK) atuam como mediadoras do controle mínimo do vírus em camundongos infectados. A infecção estimula uma potente e específica resposta imune antiviral, porém as respostas com anticorpo sérico e célula T não são estimuladas a tempo de eliminar o alto título do vírus replicante durante a fase aguda da infecção. Basicamente, isso acontece porque o vírus se replica muito rapidamente nas primeiras horas após a infecção. O principal fator na redução do título viral no plasma na fase inicial da infecção é a exaustão da população de células-alvo (macrófagos), mais do que qualquer resposta imune específica ao vírus. As células T citotóxicas desaparecem na infecção persistente, aparentemente em razão da exaustão clonal. Além disso, ocorre inibição da produção de IL-4, com supressão das células T auxiliadoras. O vírus isolado no início da infecção é neutralizado com eficiência, enquanto o vírus isolado de camundongos persistentemente infectados é resistente à neutralização, sugerindo a seleção de variantes que escapam da neutralização dentro da população quasespecies (ver anteriormente). A infecção de camundongos imunocompetentes desencadeia a ativação de célula B monoclonal, com exacerbação de respostas específicas e inespecíficas de anticorpos, restritas ao IgG2a. Nos camundongos infectados, a viremia ocorre como complexos IgG-vírus infectante.

A transmissão do LDV entre camundongos é relativamente ineficiente, apesar da viremia vitalícia que se instala nos camundongos infectados e da excreção do vírus na urina, nas fezes e na saliva. As fezes contêm alto título de vírus e, desse modo, o comportamento coprofágico dos camundongos provavelmente seja importante na transmissão do vírus. A transmissão do LDV da mãe para a prole, através da placenta ou da amamentação, é altamente eficiente se a mãe é imunologicamente "virgem" (*naïve*). No entanto, a transmissão por essas vias, de mães persistentemente infectadas, é rara porque os anticorpos anti-LDV impedem a transmissão transplacentária do vírus e sua liberação no leite. Em geral, a transmissão horizontal do LDV entre camundongos é limitada pela barreira mucosa, embora ocorra transmissão horizontal do LDV entre camundongos de laboratórios que brigam e mordem uns aos outros. Não há comprovação de transmissão sexual do LDV entre os camundongos.

Em camundongos, é possível quantificar o LDV apenas por meio de um teste de diluição de ponto final, o qual se baseia no aumento da atividade plasmática de LDH que acompanha a infecção pelo LDV. É fácil constatar LDV em camundongos ou em outros materiais mediante injeção de plasma, de homogenatos de tecidos ou de outros materiais (p. ex., tumores de camundongos transplantáveis), em grupos de dois ou três camundongos, e mensurar sua atividade plasmática de LDH após 4 ou 5 dias. Os tumores de camundongos transplantáveis podem se tornar facilmente livres do LDV mediante propagação *in vitro* por 3 semanas ou pela passagem do vírus em um animal hospedeiro que não seja camundongo.

Vírus da febre hemorrágica dos símios

O vírus da febre hemorrágica dos símios (SHFV) foi inicialmente isolado de macacos *rhesus* que apresentavam febre hemorrágica nos centros de pesquisa de primatas da antiga União Soviética e dos EUA. Três gêneros de macacos africanos – macaco-verde-africano (*Ceropithecus aethiops*), macaco pata (*Erythrocebus patas*) e babuíno (*Papio anuibus*) – apresentam-se persistentemente infectados pelo SHFV na população selvagem, sem que manifestem qualquer sinal clínico da doença. Em geral, a transmissão acidental do SFHV de macacos africanos para qualquer uma das três espécies de símios asiáticos do gênero *Macaca* (*Macaca mulatta, Macaca arctoides* e *Macaca fascicularis*) resulta em febre hemorrágica fatal. Os sintomas da febre hemorrágica dos símios (SHF), em símios do gênero *Macaca*, incluem anorexia, febre, cianose, hemorragias e petéquias cutâneas, sangramento nasal, edema facial, diarreia sanguinolenta, desidratação, adipsia e proteinúria. Com frequência, o animal morre de 5 a 25 dias após o início dos sinais clínicos e, em símios do gênero *Macaca*, a taxa de mortalidade se aproxima de 100%. A alta taxa de mortalidade verificada em animais desse gênero pode ser decorrência da extrema sensibilidade de seus macrófagos à infecção citocida pelo SHFV. A infecção de macaco pata criado em cativeiro pelo SHFV, oriundo de macaco pata persistentemente infectado, resulta em infecção persistente, sem qualquer sinal clínico da doença. No entanto, a infecção de macaco pata criado em cativeiro pelo SHFV, oriundo de símios do gênero *Macaca* doentes, ocasiona doença discreta transitória, indicando a seleção de variantes mais virulentas durante os surtos epizoóticos em símios desse gênero. A resposta imune humoral contra SHFV varia de acordo com a espécie de macaco e a cepa do vírus infectante. Cepas de SHFV mais virulentas induzem à produção de anticorpos neutralizantes em macaco pata depois de 7 dias da infecção experimental. No entanto, em vários macacos patas persistentemente infectados nota-se apenas baixa concentração de anticorpos contra SHFV. Anticorpos neutralizantes contra uma cepa de SHFV não neutralizam totalmente outras cepas, indicando que há variação nos determinantes de neutralização das cepas individuais do SHFV. Com base na hidrofobicidade, na topologia da membrana e nos sítios de glicosilação putativos ligados ao N da proteína GP7 codificada por ORF7 do SHFV (homóloga à GP5 codificada por ORF5 de outros arterivírus), considera-se que a GP7 contenha os determinantes de neutralização do vírus (Figura 63.3).

A prevalência e a incidência da infecção causada pelo SHFV em macacos africanos criados em áreas endêmicas da África não são conhecidas, mas a incidência de infecções subclínicas persistentes em macacos pata selvagens parece ser alta. O meio de transmissão do SHFV entre os macacos africanos que vivem na selva não foi esclarecido. É mais provável que ocorra infecção por meio de ferimentos e mordidas. Entretanto, não se excluiu a possibilidade de transmissão sexual. O SHFV não é transmitido por via transplacentária, de mães com infecção persistente para suas proles. Em colônias de símios do gênero *Macaca* criados em cativeiro, vários surtos epizoóticos de SHF se originaram da transmissão mecânica acidental do SHFV oriundo de macacos africanos persistentemente infectados e assintomáticos. Uma vez que surge a doença na colônia de símios do gênero *Macaca*, o SHFV se dissemina rapidamente por toda a colônia, mais provavelmente por contato direto e aerossóis. Não há vacina para prevenir a infecção pelo SHFV em macacos.

É possível identificar os macacos com infecção persistente mediante a constatação do SHFV, o qual se replica em culturas primárias de macrófagos peritoneais de macaco *rhesus* e de macaco pata. O método mais sensível de diagnóstico da infecção persistente em macacos é a inoculação experimental em símios do gênero *Macaca*. Atualmente, não há disponibilidade de teste diagnóstico molecular para a detecção do SHFV. Testes de imunofluorescência indireta, ELISA e de neutralização estão disponíveis para o diagnóstico sorológico da infecção pelo SHFV. Todavia, esses testes não são confiáveis, em razão do baixo teor de anticorpos contra SHFV verificado em vários macacos com infecção persistente. A transmissão acidental do SHFV de macacos africanos persistentemente infectados para símios do gênero *Macaca* nos centros de primatas é minimizada pela adoção de rigorosas condições sanitárias apropriadas e de práticas de proteção animal.

Ronivírus

Vírus da cabeça amarela e vírus associado à brânquia

O vírus da doença da cabeça amarela (YHD) foi inicialmente detectado, em 1990, em camarão-tigre-preto (*P. monodon*) criado na região central da Tailândia; a partir daí, o YHV se propagou para o Sudeste Asiático e para a região indo-pacífica. Em 1993, foi isolado um vírus morfologicamente idêntico ao YHV em *P. monodon* selvagem criado em viveiro, na Austrália, o qual foi denominado vírus de órgão linfoide (LOV), em razão das lesões que provoca em tais órgãos. Subsequentemente, em 1995 e 1996, foi detectada uma forma patogênica aparente desse vírus, com alta concentração nas brânquias de *P. monodon* doentes criados em viveiros e que apresentavam lesões histopatológicas semelhantes àquelas verificadas na YHD; esse microrganismo foi denominado vírus associado à brânquia, ou guelra (GAV). Atualmente, não está claro se o LOV é idêntico ao GAV e se causa a manifestação discreta e/ou crônica da infecção em *P. monodon*; GAV se tornou o nome aceito para ambos os vírus. Além do mais, comparações de sequências limitadas indicam que LOV e GAV apresentam variantes secundárias do mesmo vírus e que o YHV é uma variante distinta, porém estreitamente relacionada (topótipo). Recentemente, a análise filogenética com base na sequência ORF1b de 57 vírus indicou que há, pelo menos, 6 linhagens genéticas (genótipos 1 a 6) de YHV. O YHV e o GAV pertencem aos genótipos 1 e 2, respectivamente, e provocam doença clínica no camarão-tigre-preto. Por outro lado, as cepas de vírus pertencentes aos genótipos 3 a 6 foram exclusivamente detectadas em infecções de baixo grau em camarões aparentemente sadios.

O YHV é um importante patógeno do camarão *P. monodon* criado em viveiro e faz parte da lista da OIE como enfermidade de notificação obrigatória. YHV e GAV são transmitidos de modo horizontal, por diversas vias, inclusive exposição ao vírus transmitido por água livre durante coabitação e prática de canibalismo em carcaças contaminadas. Não há evidência direta de transmissão vertical do YHV, mas há substancial evidência de transmissão vertical do GAV em *P. monodon* selvagem e naquele criado em viveiro, na costa leste da Austrália. Em condições experimentais, o YHV parece ser mais virulento do que o GAV; em *P. monodon*, ocasiona taxa de mortalidade de 100%, 3 ou 4 dias após a infecção. Por outro lado, a infecção pelo GAV acarreta morte dos animais de 7 a 14 dias após a infecção e, de modo semelhante, os surtos em viveiros se manifestam como doença crônica com surgimento progressivo de número relativamente baixo de camarões doentes. O camarão infectado pelo YHD apresenta corpo pálido ou esbranquiçado, com mancha amarela no cefalotórax, em razão do amarelamento do hepatopâncreas (HP). O HP do camarão infectado apresenta-se edemaciado e mole, em comparação com o camarão normal. A distribuição tecidual e os achados histopatológicos notados nas infecções pelo YHD são muito semelhantes e incluem necrose de lâminas da brânquia, HP, órgão linfoide e coração. Histologicamente, o GAV difere do YHV, pois as lesões se limitam às brânquias e ao órgão linfoide. Além disso, as inclusões intensamente basofílicas constatadas no órgão linfoide de camarões infectados pelo YHV não são evidentes nos camarões infectados pelo GAV.

Obtém-se o diagnóstico de infecção por GAV e YHV mediante procedimento histopatológico, pela técnica de hematoxilina-eosina de rotina e exame em microscópio eletrônico de transmissão (MET). Adicionalmente, o diagnóstico pode ser confirmado por hibridização *in situ* com probe específica para o vírus e por coloração imuno-histoquímica com antissoro policlonal de coelho ou Mab para qualquer um desses vírus. Foi descrito um teste enzimático em nitrocelulose, utilizando anticorpos policlonais de coelhos, e um teste *Western immunoblotting*, com Mab, para a detecção do YHV nos tecidos de brânquias e em amostras de hemolinfa de *P. monodon*. Recentemente, foram desenvolvidos vários testes RT-PCR e rRT-PCR para detecção de GAV e YHV em amostras clínicas. O teste *Western immunoblotting* é altamente específico; é recomendado pela OIE como teste de diagnóstico confirmatório da infecção pelo YHV, juntamente com hibridização do ácido nucleico *in situ*, MET e RT-PCR. O controle das infecções de *P. monodon* causadas por YHV e GAV é obtido, principalmente, por meio da adoção de várias estratégias de manejo, inclusive eliminação ou prevenção do vírus mediante o uso de linhagem específica de camarões reprodutores livres do patógeno e/ou de linhagem resistente ao vírus.

Referências bibliográficas

Balasuriya UB and MacLachlan NJ (2004) The immune response to equine arteritis virus: potential lessons for other arteriviruses. *Vet Immunol Immunopathol*, 102, 107–129.

Balasuriya UB and Snijder EJ (2008) Arterivirus, in *Animal Viruses: Molecular Biology* (eds TC Mettenleiter and F Sobrino), Caister Academic Press, Norwich, United Kingdom, pp. 97–148.

Brinton-Darnell M and Plagemann PG (1975) Structure and chemical-physical characteristics of lactate dehydrogenase-elevating virus and its RNA. *J Virol*, 16 (2), 420–433.

Gorbalenya AE, Enjuanes L, Ziebuhr J, and Snijder EJ (2006) Nidovirales: evolving the largest RNA virus genome. *Virus Res*, 117, 17–37.

Gravell M, London WT, Rodriguez M *et al.* (1980) Simian haemorrhagic fever (SHF): new virus isolate from a chronically infected patas monkey. *J Gen Virol*, 51, 99–106.

Pasternak AO, Spaan WJ, and Snijder EJ (2006) Nidovirus transcription: how to make sense . . . ? *J Gen Virol*, 87, 1403–1421.

Snijder EJ, Siddell SG, and Gorbalenya AE (2005) The order Nidovirales, in *Topley and Wilson's Microbiology and Microbial Infections*, 10th edn (eds BWJ Mahy and V ter Meulen), Edward Arnold, London.

Spilman MS, Welbon C, Nelson E, and Dokland T (2009) Cryo-electron tomography of porcine reproductive and respiratory syndrome virus: organization of the nucleocapsid. *J Gen Virol*, 90, 527–535.

Zhang S and Bonami JR (2007) A roni-like virus associated with mortalities of the freshwater crab, *Eriocheir sinensis* Milne Edwards, cultured in China, exhibiting "sighs disease" and black gill syndrome. *J Fish Dis*, 30 (3), 181–186.

Leitura sugerida

Balasuriya UBR (2012) Equine viral arteritis, in *Infectious Diseases of the Horse*, 3rd edn (eds D Sellon and M Long), Saunders Elsevier.

Balasuriya UBR and Snijder EJ (2007) Arteriviruses, in *Animal Viruses: Molecular Biology* (eds TC Mettenleiter and FS Caister), Academic Press, Chapter 3, pp. 97–148.

de Groot RJ, Cowley JA, Enjuanes L *et al.* (2012) Order Nidovirales, in *Virus Taxonomy, Ninth Report of the International Committee on Taxonomy of Viruses* (eds AMQ King, MJ Adams, EB Carters, and EJ Lefkowitz), Elsevier Academic Press, London, pp. 785–795.

Enjuanes L, Gorbalenya AE, de Groot RJ *et al.* (2008) Nidovirales, in *Encyclopedia of Virology* (eds BWJ Mahy and MHV Regenmortel), Elsevier, Oxford, pp. 419–430.

Faaberg KS, Balasuriya, UBR, Brinton MA *et al.* (2012) Family Arteriviridae, in *Virus Taxonomy, Ninth Report of the International Committee on Taxonomy of Viruses* (eds AMQ King, MJ Adams, EB Carters, and EJ Lefkowitz), Elsevier Academic Press, London, pp. 796–805.

Gorbalenya AE, Enjuanes L, Ziebuhr J, and Snijder EJ (2006). Nidovirales: Evolving the largest RNA virus genome. *Virus Res*, 117, 17–37.

Lunney JK and Rowland RRR (2010) Progress in porcine respiratory and reproductive syndrome virus biology and control. *Virus Res*, 154, 1–224.

Perlman S, Gallagher T, and Snijder EJ (eds) (2008). *Nidoviruses*, ASM Press, Washington, DC.

Siddell SG, Ziebuhr J, and Snijder EJ (2005) Coronaviruses, toroviruses and arteriviruses, in *Topley and Wilson's Microbiology and Microbial Infections* (eds BWJ Mahy and V ter Meulen), Hodder Arnold, London, pp. 823–856.

Snijder EJ and Spann WJM (2007) Arteriviridae, in *Fields Virology*, 5th edn (eds DM Knipe and PM Howley), Lippincott Williams & Wilkins, Philadelphia, PA, pp. 1337–1355.

64

Reoviridae

D. Scott McVey, William Wilson e Barbara Drolet

Os vírus da família Reoviridae infectam ampla variedade de espécies, inclusive mamíferos, peixes e moluscos, insetos e vegetais. Todos os vírus dessa família apresentam um genoma de RNA de duplo filamento (dsRNA) segmentado, e a quantidade de segmentos de genoma individuais varia entre os gêneros dos vírus. A família está agrupada em nove gêneros: *Orthoreovirus, Orbivirus, Rotavirus, Aquareovirus, Coltivirus, Oryzavirus, Cypovirus, Phytoreovirus* e *Fijivirus*. Os últimos quatro gêneros se restringem aos insetos e/ou vegetais. O gênero *Coltivirus* inclui o vírus da febre do carrapato do Colorado, que é um patógeno humano transmitido por carrapato. Os orthoreovírus e rotavírus (Figura 64.1 – um rotavírus) infectam ampla variedade de espécies de vertebrados. Os diversos hospedeiros dos orbivírus incluem vertebrados e invertebrados, sendo o vírus da língua azul (BTV) o protótipo. Entre os hospedeiros de *Aquareovirus*, estão os peixes e moluscos; o vírus Golden Shiner é o protótipo desse gênero. No Quadro 64.1, há uma lista de gêneros e espécies de vírus importantes em medicina veterinária.

Orthoreovírus

Orthoreovírus de mamíferos

Doença

Os reovírus (gênero *Orthoreovirus*) foram isolados do trato respiratório e/ou do trato gastrintestinal de várias espécies animais, inclusive de primatas não humanos, roedores, equinos, bovinos, ovinos, suínos, gatos e cães. Em geral, reovírus são isolados de animais sadios, daí sua designação como vírus "respiratório-entérico-órfão" (REO é um acrônimo para *respiratório-entérico-órfão*), pois, tipicamente, não estão associados à ocorrência de qualquer doença. No entanto, às vezes, os reovírus são isolados em animais com discreta doença respiratória e/ou entérica. Além disso, a infecção de filhotes de camundongos (neonatos) pelo reovírus tende a provocar grave doença sistêmica. A infecção experimental de filhotes de gatos pelo reovírus sorotipo 3 causou conjuntivite, fotofobia, gengivite, lacrimejamento seroso e secreção nasal. Os três sorotipos de reovírus foram isolados de ovinos, e relata-se que a infecção experimental com o sorotipo 1 causa enterite e pneumonia.

Agente etiológico

Propriedades físicas, químicas e antigênicas. Há 3 sorotipos (1, 2 e 3) e várias cepas de reovírus de mamíferos. Foram identificadas cepas de reovírus de diferentes graus de virulência, por meio da análise de sequências de genes e proteínas virais individuais. Todos os reovírus de mamíferos possuem um genoma de dsRNA com 10 segmentos distintos. Os segmentos do genoma apresentam diferentes

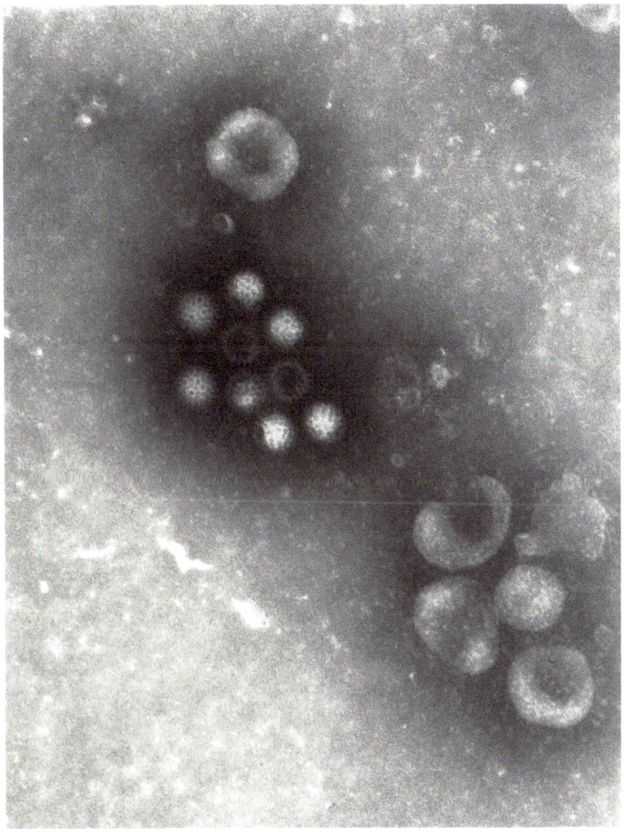

Figura 64.1 Preparações de rotavírus suíno negativamente coradas; na parte inferior direita da figura, há coronavírus. (Cortesia do Dr. Richard Hesse, Kansas State University.)

Quadro 64.1 Gêneros da família Reoviridae que contêm vírus importantes em medicina veterinária.

Gênero	Sorogrupo	Número mínimo de sorotipos
Orthoreovirus	Mamífero	3
	Aviário	11
Orbivirus	Língua azul	26
	Doença hemorrágica epizoótica	8 (possivelmente 9)
	Doença do cavalo africano	9
	Encefalose equina	7
	Palyam	11
Rotavirus	5 grupos principais	Indeterminado
Aquareovirus	Não nomeado	Indeterminado

tamanhos (são classificados como grandes, médios e pequenos). Cada um codifica uma única proteína, exceto o gene S1, que tem duas fases de leitura aberta distintas. A partícula completa do reovírus não apresenta envelope; é icosaédrica, e seu diâmetro é de, aproximadamente, 85 nm. A partícula do reovírus é composta de oito proteínas estruturais arranjadas em capsídios proteicos (revestimentos) interno e externo. O núcleo proteico interno contém RNA polimerase dependente do RNA viral (transcriptase), bem como outras enzimas que atuam como mediadoras da síntese e capeamento do mRNA e apresentam atividade helicase, além de terem outras funções necessárias para a replicação do vírus. A proteína do revestimento externo predominante, sigma 1, é o principal determinante do sorotipo do vírus e da hemaglutinação; além disso, é a proteína de fixação do vírus à célula. A digestão enzimática da proteína do capsídio externo sigma 3 das partículas do reovírus intactas origina partículas subvirais infectantes, e a remoção das proteínas do capsídio externo sigma 1, sigma 3 e mu 1 gera partículas do núcleo. As três partículas são importantes no ciclo de replicação do reovírus. A diversidade genética das cepas de reovírus deve-se ao acúmulo de mutações nos genes virais individuais (oscilação genética ou *drift* genético) e à permuta de segmentos inteiros do genoma (reagrupamento) entre os vírus durante infecções mistas, com mais de uma cepa ou de um sorotipo do reovírus.

Resistência a agentes físicos e químicos. Reovírus são estáveis em baixa temperatura (4°C a temperatura ambiente) e resistem às temperaturas elevadas (55°C) por curto período. Reovírus também são resistentes a detergentes e a vários desinfetantes; são estáveis em ampla variação de pH (pH 2 a 9), e inativados pela exposição ao etanol 95% e hipoclorito de sódio (cloro).

Distribuição, reservatório e transmissão. Reovírus de mamíferos têm ampla distribuição geográfica e, em geral, estão presentes em água de rio, de esgoto não tratado ou em água parada, possivelmente refletindo a contaminação fecal por animais e/ou humanos infectados. Aparentemente, o modo de transmissão envolve contato direto ou exposição a materiais contaminados por secreção respiratória e/ou fezes contaminadas pelo vírus (via orofecal). Reovírus infectam a maioria dos mamíferos e se replicam em diversas culturas celulares.

Patogênese e patologia. Em estudos com murinos, notou-se que reovírus infectaram células do epitélio intestinal ou respiratório, após infecção entérica orofecal ou respiratória por meio de aerossóis, respectivamente. A replicação inicial do vírus ocorre nos tecidos linfoides regionais, após infecção do trato gastrintestinal (placas de Peyer) ou do trato respiratório (tecidos linfoides associados aos brônquios) por reovírus. Em camundongos neonatos infectados, às vezes, o vírus alcança a circulação sistêmica e ocasiona pancreatite, miocardite, miosite, encefalomielite ou hepatite; o mecanismo e a patogênese da doença específica refletem as propriedades da cepa infectante individual do reovírus, bem como a idade e resistência dos camundongos infectados. Reovírus pode provocar encefalite e hepatite em primatas.

Resposta do hospedeiro à infecção. Em mamíferos, ambas as infecções de camundongos pelo reovírus, respiratória e entérica, resultam em indução de resposta imune humoral e resposta imune mediada por célula, de células matadoras naturais, além de interferona e de outras citocinas, todas potencialmente importantes na eliminação da infecção.

Diagnóstico laboratorial. As infecções causadas por reovírus são diagnosticadas mediante detecção ou isolamento do vírus ou por exames sorológicos. O vírus é isolado de tecidos e de suabe retal, nasal e da garganta por meio de técnicas de cultura celular, embora possa ser necessária passagem cega antes que seja notado efeito citopático (ECP). Os isolados do vírus são submetidos à sorotipagem por teste de inibição da hemaglutinação (HI) ou pelo teste de neutralização do vírus (NV) com antissoro sorotipo-específico. Reovírus pode ser detectado nos tecidos ou em cultura celular mediante coloração de anticorpo imunofluorescente (AF) ou imuno-histoquímica (IHC). Os exames sorológicos são realizados em amostras de soro pareadas e teste de neutralização viral ou imunoensaio enzimático (ELISA).

Tratamento e controle. Como a infecção por reovírus em mamíferos geralmente é discreta, não há necessidade de tratamento. Não há relato de uso de vacina ou de medidas de controle, sendo improvável que sejam desenvolvidas no futuro, a menos que os reovírus adquiram maior relevância como patógeno animal.

Orthoreovírus aviário

Doença

Os reovírus aviários (gênero *Orthoreovirus*) são economicamente importantes na indústria aviária. É comum infecções sistêmicas por esse vírus ocasionarem diversas síndromes clínicas, a exemplo de gastrenterite, hepatite, miocardite e pericardite, pneumonia e falha no desenvolvimento. Infecções agudas por reovírus causam, também, alta taxa de mortalidade e condenação de carcaças em granjas infectadas, bem como baixo desenvolvimento das aves e baixa eficiência de conversão alimentar (síndrome do subdesenvolvimento). Artrite e tenossinovite são comuns em aves que sobrevivem à infecção aguda pelo reovírus; esse microrganismo é importante causa de artrite aviária, doença que acomete, principalmente, frangos e, com menos frequência, galinhas poedeiras e perus.

Agente etiológico

Propriedades físicas, químicas e antigênicas. O reovírus aviário se assemelha muito ao de mamíferos, mas difere por ocasionar fusão celular nas culturas celulares (sincícios), por carecer de atividade hemaglutinante e por ser, tipicamente, incapaz de se replicar em linhagens de células de mamíferos. Os reovírus de aves e de mamíferos são, em graus variáveis, antigenicamente aparentados. Há relato de, pelo menos, 11 sorotipos de reovírus aviário, e a virulência das cepas desse vírus varia significativamente. Todos os sorotipos compartilham antígenos comuns, fato constatado por meio de imunodifusão em ágar gel (AGID) e pelo teste de fixação de complemento (FC).

Infectividade a outras espécies e outros sistemas de cultura. Os reovírus de aves multiplicam-se em ovos de galinhas embrionados, principalmente em culturas de células de aves; desde que adaptado, ele se replica em algumas linhagens de células de mamíferos.

Distribuição, reservatório e transmissão. Os reovírus de aves encontram-se no mundo inteiro e infectam galinhas, perus e outras espécies de aves. Os reovírus persistem na natureza por meio da contaminação ambiental e pela transmissão continuada do vírus por aves infectadas, inclusive aquelas infectadas persistentemente, as aves suscetíveis. Ocorre tanto transmissão horizontal quanto vertical. A transmissão horizontal acontece, predominantemente, de modo orofecal, por contato direto ou indireto. Há relato de transmissão vertical após inoculação oral, traqueal e nasal, em aves reprodutoras.

Patogênese e patologia. Em geral, a infecção pelo reovírus aviário é inaparente, e a ocorrência da doença depende da idade da ave por ocasião da infecção (aves jovens são predispostas), da virulência da cepa de vírus infectante e da via de penetração do vírus. A artrite causada pelo reovírus caracteriza-se, inicialmente, por inflamação aguda nas articulações acometidas, a qual progride para formação de *pannus* e erosão da cartilagem articular; desse modo, a artrite causada pelo reovírus em aves é, relativamente, semelhante à artrite reumatoide humana. Com frequência, nas aves acometidas, as lesões macroscópicas incluem, também, extensa tumefação dos tendões flexor digital e extensor metatarsiano, condição que pode ocasionar rigidez articular crônica e fusão das bainhas dos tendões.

Resposta do hospedeiro à infecção. A resposta com produção de anticorpo contra reovírus aviário tem sido demonstrada pelos testes AGID, FC e NV. O mecanismo ou os mecanismos responsáveis pela imunidade protetora são pouco conhecidos, e há relato de graus variáveis de proteção cruzada entre as cepas.

Diagnóstico laboratorial. A artrite aviária provocada por reovírus deve ser diferenciada de artrite e sinovite causadas por outros vírus e bactérias. O diagnóstico definitivo requer a demonstração da infecção pelo reovírus por meio de coloração AF direta de amostras de tecidos (bainhas de tendão), isolamento do vírus ou exames sorológicos.

Tratamento e controle. Não há tratamento para artrite viral aviária e a infecção é mais bem-controlada mediante procedimentos de manejo apropriados e administração de vacina com vírus atenuado ou com vírus morto.

Orbivírus

Os orbivírus são importantes patógenos de animais pecuários. Há relato de 14 grupos; cinco deles apresentam importância veterinária real ou potencial: (1) vírus da língua azul (BTV), (2) vírus da doença hemorrágica epizoótica (EHDV), (3) vírus Palyam, (4) vírus da doença do cavalo africano (AHSV), e (5) vírus de encefalose equina (VEE). À semelhança do reovírus de mamíferos (orthoreovírus), os orbivírus apresentam duplo capsídio, possuem um genoma de dsRNA segmentado (10 segmentos) e replicam-se no citoplasma das células infectadas. Os orbivírus diferem de orthoreovírus e rotavírus porque se replicam tanto em insetos quanto em mamíferos e pelo fato de não serem patógenos entéricos de vertebrados. Orbivírus replicam-se no epitélio do intestino médio de insetos hematófagos (sugadores de sangue), os quais transmitem esses vírus. A progênie de vírus é liberada e infecta vários órgãos secundários, inclusive glândulas salivares, facilitando a transmissão do vírus a hospedeiros mamíferos suscetíveis.

Vírus da língua azul

Doença

Língua azul (LA) é uma doença viral de ruminantes domésticos e selvagens transmitida por artrópodes, causada pelo BTV. A ocorrência de língua azul é mais comum em ovinos (feridas no focinho, febre catarral) e em algumas espécies de animais selvagens, particularmente veado-de-cauda-branca. Em ovinos e veados, a LA é caracterizada por congestão, hemorragia e ulceração das membranas mucosas da boca, do nariz e do trato gastrintestinal superior. Outras lesões características incluem hiperemia da banda coronária e necrose dos músculos cardíaco e esquelético. Às vezes, a infecção de ovinos e veados pelo BTV é fatal, com a ocorrência terminal de coagulação intravascular disseminada. Ovinos que sobrevivem a surtos graves de língua azul, com frequência, apresentam emaciação, fraqueza e claudicação, com período de convalescença prolongado, durante o qual ficam suscetíveis a infecções secundárias. Em ovinos convalescentes, é possível notar quebra da fibra da lã. Em áreas endêmicas, os bovinos comumente são infectados pelo BTV, mas a doença clínica é extremamente incomum para a maioria dos sorotipos. As cepas vacinais de BTV e aquelas replicadas em cultura celular são capazes de atravessar a placenta de ovelhas e vacas gestantes e infectar o feto em desenvolvimento, ocasionando morte fetal, aborto, natimortos ou anomalias teratogênicas na prole.

O principal impacto econômico da LA é o fato de ser uma doença de notificação obrigatória a quase todas as autoridades reguladoras oficiais, juntamente com a febre aftosa e, pelo menos, outras 14 doenças consideradas relevantes por suas implicações econômicas e societais. Como consequência, o trânsito internacional de ruminantes e seus germoplasmas de países endêmicos para BTV é regulado e controlado. Recentemente, o BTV foi identificado como patógeno potencial de carnívoros. A infecção acidental de cadelas prenhes pelo uso de vacina

Quadro 64.2 Componentes moleculares do orbivírus.

Gene	Proteína codificada	Função
1	VP1	RNA polimerase; componente secundário da partícula do núcleo viral
2	VP2	Receptor de ligação; determinação do sorotipo; componente do capsídio externo
3	VP3	Interage com o RNA genômico; componente estrutural da partícula do núcleo viral
4	VP4	Enzimas de capeamento do RNA; componente secundário da partícula do núcleo viral
5	VP5	Interações estruturais com VP2; componente do capsídio externo
6	NS1	Túbulos virais; não é um componente do vírion
7	VP7	Antígeno do grupo; componente estrutural da partícula do núcleo viral
8	NS2	Liga-se ao RNA; corpúsculos de inclusão virais; não estrutural
9	VP6	Helicase; liga-se ao RNA; componente secundário da partícula do núcleo viral
10	NS3/3A NS4	Vírus oriundo de células infectadas; não estrutural Vírus oriundo de células infectadas; não estrutural

contaminada por BTV provocou aborto e morte. Evidência sorológica da infecção pelo BTV também foi relatada em carnívoros africanos.

Agente etiológico

Propriedades físicas, químicas e antigênicas. O genoma do BTV e de outros orbivírus inclui 10 segmentos de dsRNA; cada um deles codifica, pelo menos, uma proteína (Quadro 64.2). A partícula do BTV é composta de 7 proteínas estruturais, duas das quais produzem o capsídio proteico externo, enquanto outras duas formam a camada externa do núcleo interno que circunda as outras três proteínas do núcleo interno. A proteína do capsídio externo, VP2, contém epítopos sorotipo-específicos reconhecidos pelos anticorpos neutralizantes e anticorpos inibidores da hemaglutinação (Figura 64.5). A outra proteína do capsídio externo, VP5, contribui para a conformação dos epítopos neutralizantes no VP2. Além disso, há 4 proteínas não estruturais (NSP) nas células infectadas pelo BTV, sendo que NSP-1 produz estruturas macrotubulares citoplasmáticas características de células infectadas por orbivírus. O núcleo interno da proteína VP7 contém epítopos comuns a todos os sorotipos e cepas do BTV, que é a base para os testes sorológicos de grupos específicos, como AGID e ELISA competitivo (cELISA).

Há considerável heterogeneidade no sorogrupo BTV, com 26 sorotipos de vírus distintos, cada um com propriedades biológicas bem diferentes. Essa diversidade genética se originou como consequência do *drift* genético de segmentos de genes individuais, bem como do reagrupamento de segmentos de genes durante infecções mistas em hospedeiros, insetos ou ruminantes, com mais de um sorotipo ou de uma cepa do BTV. De modo interessante, recentes análises filogenéticas e de sequências mostraram que ocorre coevolução prolongada do BTV, e que diferentes espécies de insetos vetores que existem em várias partes do mundo resultaram em cepas de BTV particulares para cada região, denominadas topotipos do vírus.

Infectividade a outras espécies e outros sistemas de cultura. O BTV comumente infecta ruminantes domésticos (ovinos, bovinos e caprinos) e selvagens (veados, antílopes, espécies de ovinos selvagens etc.). O vírus tende a se adaptar para se replicar em camundongos lactentes, ovos de galinhas embrionados (OGE) e diversas culturas de células de mamíferos e insetos. A replicação do BTV é facilitada pela temperatura de incubação de 37°C, em culturas celulares de mamíferos, de 33,5°C, em OEG, e em 27°C a 30°C, em culturas celulares de insetos.

Resistência a agentes físicos e químicos. À semelhança dos reovírus, os orbivírus são estáveis em baixa temperatura (de 4°C até a temperatura ambiente) e resistentes a altas temperaturas (55°C) por curto período. São inativados pela exposição ao etanol 95%, hipoclorito de sódio (cloro) e a alguns desinfetantes à base de amônio quaternário (como Roccal ROCCAL®-D Plus).

Distribuição, reservatório e transmissão. O BTV foi isolado em ruminantes, em todos os continentes, com exceção da Antártica. A infecção ocorre em todos os países de clima temperado, tropical e subtropical, onde há ruminantes suscetíveis e insetos vetores apropriados (*Culicoides* spp.). Não há transmissão do vírus entre os ruminantes; mais propriamente, a infecção é ocasionada apenas após a picada por *Culicoides* infectados pelo BTV. Em todas as regiões endêmicas do mundo, há infecção subclínica e/ou assintomática de ruminantes causada pelo BTV. Surtos de LA são ocorrências apenas esporádicas, dentro das variações de vetores, possibilitando a entrada do BTV nas populações de ruminantes imunologicamente suscetíveis (*naïve*), ou seja, aqueles que não tiveram contato prévio com o microrganismo.

Insetos *Culicoides*, que são vetores do vírus, tornam-se persistentemente infectados pelo BTV após repasto sanguíneo em ruminante com viremia (Figura 64.2). Esses insetos hematófagos são os verdadeiros vetores biológicos do BTV.

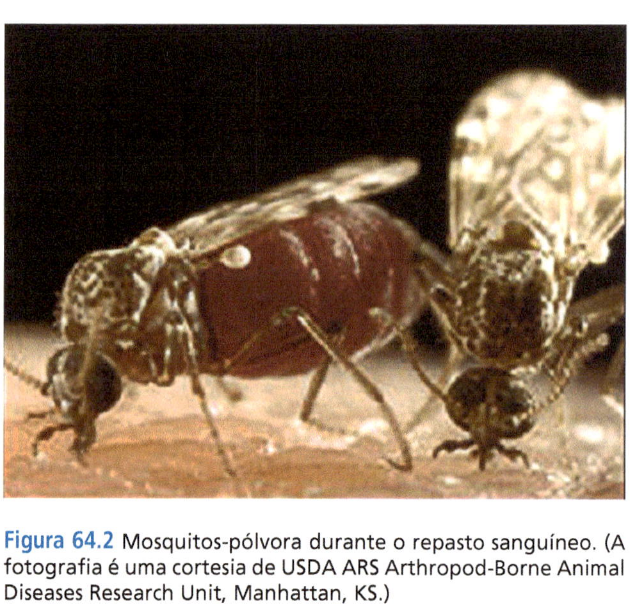

Figura 64.2 Mosquitos-pólvora durante o repasto sanguíneo. (A fotografia é uma cortesia de USDA ARS Arthropod-Borne Animal Diseases Research Unit, Manhattan, KS.)

Eles adquirem o vírus após o repasto sanguíneo em um animal infectado e, em seguida, transmitem o vírus para outros ruminantes, após um período de incubação extrínseco de 4 a 20 dias. Durante esse tempo, o vírus infecta e se dissemina, a partir do intestino médio do inseto, para as glândulas salivares. A replicação do BTV no vetor inseto depende da temperatura ambiente; assim, em temperaturas mais elevadas, ocorre maior replicação do BTV nos insetos vetores, mas o aumento da temperatura pode reduzir o período de vida desses insetos. A transmissão do BTV pode ocorrer durante o ano inteiro, em climas que permitem a atividade do inseto (*Culicoides*) em todas as estações; o vírus persiste em um ciclo de infecção vetor-ruminante que se perpetua. Por outro lado, a transmissão do BTV é altamente sazonal nas regiões dos extremos norte e sul do planeta, nas variações dos vetores (aproximadamente, latitudes de 35°S e 45°N). Nessas áreas, a transmissão do BTV acontece, tipicamente, apenas no final do verão e no outono, ocasiões nas quais a população de vetores atinge valor máximo e quando a temperatura ambiente é mais elevada (possivelmente refletindo a influência da virogênese temperatura-dependente). Recentemente, a faixa de variação global tradicional do BTV foi expandida para a Europa Mediterrânea, após a propagação dos vetores ao norte, talvez em consequência do aquecimento global.

Patogênese e patologia. Ovinos e algumas espécies de veados são muito suscetíveis à maioria dos sorotipos BTV, enquanto, em bovinos, as infecções tipicamente são subclínicas. A patogênese da infecção pelo BTV parece ser semelhante em todas as espécies de ruminantes. Inicialmente, o vírus multiplica-se no(s) linfonodo(s) que drena(m) o local da infecção; instala-se viremia em até 3 dias depois, com subsequente resposta febril. Na doença sistêmica, o vírus se replica nas células fagocíticas mononucleares e no endotélio de pequenos vasos sanguíneos, resultando em lesão vascular, trombose e infarto nos tecidos acometidos, inclusive trato gastrintestinal e trato respiratório, bandas coronárias, coração e músculo esquelético. É possível que a coagulação intravascular disseminada contribua para a ocorrência de lesão vascular, hemorragia e infarto tecidual, achados característicos de casos graves de LA em ovinos e veados.

Em ruminantes infectados pelo BTV, a viremia está altamente relacionada com a célula. No início, o vírus está associado a todos os tipos de células sanguíneas, e o título viral em cada fração celular reflete a proporção de cada tipo de célula no sangue. Desse modo, inicialmente, o BTV está mais associado a plaquetas e eritrócitos e menos a leucócitos. No entanto, no final do curso da infecção, o vírus parece estar exclusivamente associado aos eritrócitos. É essa associação que facilita tanto a infecção prolongada de ruminantes quanto a infecção dos insetos vetores hematófagos *Culidoides* que neles se alimentam. Em ruminantes, o curso da infecção pelo BTV pode ser longo (até, aproximadamente, 60 dias); no entanto, com exceção de um relato não confirmado, não há infecção persistente por BTV em ruminantes.

As lesões macroscópicas verificadas em animais com LA incluem hiperemia e edema facial, com ou sem hemorragia (petequial e equimótica) nas mucosas bucal e nasal, na pele e na banda coronária. Ulcerações e erosões também são notadas na boca, e ao redor dela, especialmente no palato duro. Hemorragias na base da artéria pulmonar são muito características de casos graves de LA. Além do mais, é possível constatar hemorragias petequiais no miocárdio, no pericárdio, nos músculos esqueléticos e nos tecidos do trato gastrintestinal superior (Figura 64.3 A, B, C e D).

Resposta do hospedeiro à infecção. Ruminantes infectados pelo BTV desenvolvem resposta imune humoral e resposta imune mediada por célula. Anticorpos neutralizantes do vírus (sorotipo-específicos) e não neutralizantes (grupo-específicos) são produzidos 7 a 14 dias após a infecção. Contudo, o vírus pode coexistir no sangue, com alto título de anticorpos neutralizantes durante várias semanas, em razão da íntima associação do BTV com a membrana celular de eritrócitos infectados. É possível notar graus limitados de neutralização viral cruzada entre sorotipos após a infecção do animal por um único sorotipo de BTV, e exposições subsequentes aos outros sorotipos podem ocasionar a produção de um conjunto de anticorpos neutralizantes com ampla reação cruzada. No entanto, a imunização de ovinos e bovinos propicia, principalmente, proteção contra o sorotipo específico homólogo.

Diagnóstico laboratorial. O diagnóstico inicial de LA em ovinos e veados baseia-se nos sinais clínicos característicos em animais infectados em regiões sabidamente endêmicas para BTV. Tipicamente, a doença ocorre no final do verão e no outono. A confirmação do diagnóstico requer teste virológico, geralmente reação em cadeia de polimerase (PCR) ou isolamento do vírus mediante inoculação em ovinos suscetíveis, em ovos de galinhas embrionados (OGE), em camundongos lactentes ou em culturas de células. As células mais comumente utilizadas em cultura são célula Vero e célula BHK; com frequência, são necessárias várias passagens cegas antes que se constate efeito citopático (ECP). Na adaptação para cultura celular, o vírus é identificado por meio de coloração de anticorpos fluorescentes ou teste de neutralização viral (NV). Em áreas endêmicas, o BTV é muito comumente detectado no sangue de ruminantes sadios, em especial, quando se utiliza PCR-*nested* sensível, pois esse exame é capaz de detectar o ácido nucleico do BTV por até 200 dias, ou mais, após a infecção. Todavia, apenas a demonstração do vírus ou de seu ácido nucleico no sangue de ruminantes certamente não prova ser ele a causa da doença.

O diagnóstico sorológico é obtido por meio de testes para grupo-específicos (AGID, FC, ELISA, IFA) ou para anticorpos tipo-específicos (neutralização viral, HI). Amostras de soro pareadas são necessárias para mostrar soroconversão ou aumento do título viral. Com frequência, a realização de um único teste sorológico não faz sentido, pois, em áreas endêmicas para BTV, grande número de ruminantes é soropositivo, e a grande maioria desses animais jamais manifestou doença clínica evidente após a infecção pelo BTV.

Tratamento e controle. Não há tratamento específico para LA, embora o estresse pareça exacerbar a doença clínica. Além disso, a transmissão do BTV a ruminantes não infectados pode ser prevenida pelo alojamento dos animais em ambiente fechado (se exequível), onde não há insetos vetores. A vacinação de ovinos com cepas atenuadas de BTV tem sido praticada, por muitos anos, na África do Sul e na América do Norte; a vacina utilizada na África do Sul contém 15 diferentes sorotipos de BTV e requer a aplicação de três doses. As desvantagens potenciais das vacinas preparadas com vírus vivo atenuado incluem a reversão à

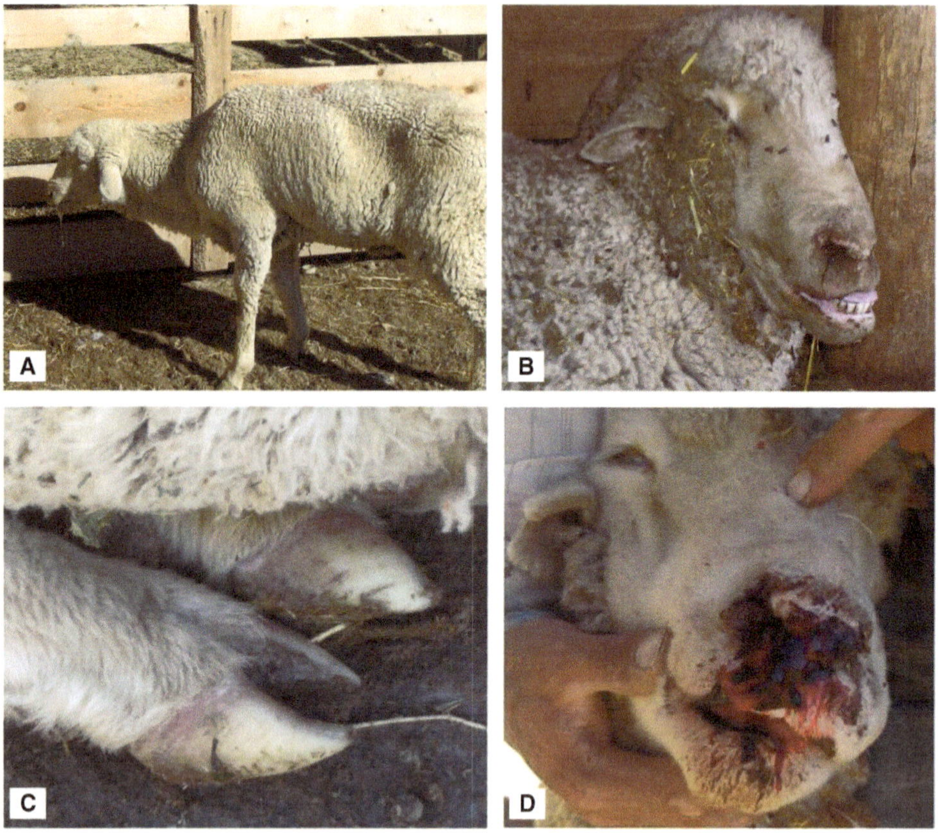

Figura 64.3 Ovinos com LA manifestando apatia (A); dispneia e cianose típica da língua (B); e da banda coronária (C); além de ulceração e hemorragia na mucosa nasal (D). (As fotografias são uma cortesia de USDA ARS e Timothy J. Graham DVM Arthropod-Borne Animal Diseases Research Unit, Manhattan, KS.)

virulência e a capacidade de ser transmitido na natureza. Além disso, vacinas com vírus vivo atenuado, potencialmente, podem reagrupar seus segmentos genômicos com cepas de campo do BTV e originar novas variantes do vírus. Por fim, tem se mostrado, repetidamente, que as cepas de vacinas preparadas com BTV vivo atenuado são capazes de atravessar a placenta e provocar morte ou lesão fetal, enquanto as de campo do vírus tipicamente não fazem isso. Uma exceção foi o recente surto de infecção pelo BTV sorotipo 8, na Europa. Recentemente, foram desenvolvidas partículas semelhantes a vírus, expressas por baculovírus recombinantes e vírus canarypox, que expressam antígenos de VP2, como vacinas experimentais contra BTV, evitando-se alguns dos problemas de virulência inerentes ao uso de vacinas com vírus vivo atenuado.

Vírus da doença hemorrágica epizoótica e vírus Ibaraki

A doença hemorrágica epizoótica (DHE) é uma enfermidade viral de ruminantes selvagens transmitida por artrópode, causada pelo vírus da doença hemorrágica epizoótica (EHDV). EHDV é uma importante causa de doença e de morte de veados-de-cauda-branca, na América do Norte, e, em menor extensão, de antílopes antilocapros e de ovinos Bighorn selvagens das Montanhas Rochosas. Infecção de ruminantes domésticos pelo EHDV é comum em áreas endêmicas, e esse vírus pode ser um importante patógeno de animais domésticos pecuários, especialmente associado a surtos graves em veados. Uma exceção notável é a doença Ibaraki em bovinos criados no Japão e na Coreia. O agente etiológico, vírus Ibaraki, é estreitamente relacionado com o EHDV sorotipo 2. EHDV compartilha várias características com o BTV. Além disso, a doença hemorrágica epizoótica de veados-de-cauda-branca se assemelha muito com a doença língua azul fulminante, manifestando hiperemia, hemorragia e ulceração do trato gastrintestinal superior, necrose de músculo cardíaco e esquelético e coagulação intravascular disseminada com hemorragias disseminadas (Figura 64.4 A e B). Outras características da doença Ibaraki em bovinos incluem disfagia marcante, em consequência da necrose de músculos da laringe, da faringe, do esôfago e da língua.

À semelhança do BTV, a infecção pelo EHDV é constatada em todas as regiões de clima tropical e temperado do mundo, e a contaminação de ruminantes pelo EHDV foi relatada na África, na Ásia e nas Américas. O EHDV é muito semelhante ao BTV, em termos de epidemiologia, inclusive sua disseminação por insetos vetores *Culicoides*, de patogênese da infecção em ruminantes, de estratégia de replicação, de estrutura molecular e de métodos de diagnóstico. Há alguma discrepância sobre os 8 sorotipos de EHDV atualmente identificados. Tem sido proposta a classificação do vírus Ibaraki como EHDV sorotipo 2, resultando em 9 sorotipos de EHDV. Outros pesquisadores afirmaram (com base nos dados de sequências genéticas e exames sorológicos) que há apenas 7 sorotipos, propondo-se que o tipo 3 seja um vírus tipo 1. Com exceção de vacinas contra o vírus Ibaraki e de vacinas autógenas, as vacinas contra EHDV não estão amplamente disponíveis.

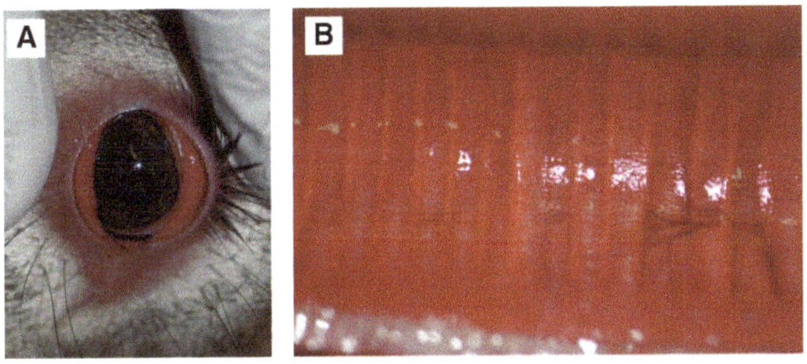

Figura 64.4 Doença hemorrágica enzoótica. A. Fotografia de um veado-de-cauda-branca que morreu 9 dias após infecção experimental pelo EHDV, mostrando edema e congestão da conjuntiva. B. Fotografia de um veado-de-cauda-branca que morreu 7 dias após a infecção experimental pelo EHDV, mostrando grave congestão e hemorragia na mucosa da traqueia. (As fotografias são uma cortesia do Dr. Mark Ruder da USDA ARS Arthropod-Borne Animal Diseases Research Unit, Manhattan, KS.) (Reproduzida, com autorização, de Ruder, 2012.)

Vírus Palyam

Vírus Palyam são orbivírus transmitidos por insetos; provocam aborto e teratogênese em bovinos, na África, na Ásia e na Austrália. Os fetos que sobrevivem à infecção pelo vírus Palyam antes da metade da gestação podem apresentar malformação do cérebro, inclusive hidranencefalia e/ou falsa porencefalia. À semelhança de outros orbivírus de importância veterinária, os vírus Palyam são transmitidos por insetos *Culicoides*. Há 11 sorotipos do vírus Palyam. A patogênese e os efeitos teratogênicos da infecção de fetos bovinos pelo vírus Chuzan (Kasaba) têm sido especialmente bem-relatados.

Vírus da doença do cavalo africano

Doença

A doença do cavalo africano (DCA) é uma enfermidade de equídeos, incluindo equinos, mulas e asininos, causada por orbivírus e transmitida por artrópode. O agente etiológico, AHSV, é um vírus zoonótico, embora a infecção fatal em humanos seja rara. Relata-se, também, infecção fatal por AHSV em cães. Em equinos, a gravidade da DCA é muito variável, dependendo da cepa do vírus infectante e da suscetibilidade dos equinos infectados. Há várias maneiras distintas de DCA, incluindo (1) uma forma periférica, caracterizada por edema de cabeça; (2) uma forma central, caracterizada por edema pulmonar, febre alta, apatia grave, tosse, secreção de fluido nas narinas e morte rápida de vários equinos acometidos; (3) um tipo intermediário, caracterizado por febre, edema de cabeça e de tecido subcutâneo (edema supraorbital é muito característico) e taxa de mortalidade relevante de equinos infectados; e (4) doença febril do cavalo, que é uma enfermidade febril de progressão mais benigna.

Agente etiológico

Propriedades físicas, químicas e antigênicas. O agente causador de DCA pertence a um sorogrupo distinto do gênero *Orbivirus*. Nove sorotipos de AHSV foram identificados por meio de teste de neutralização cruzada em camundongos. Todos os tipos compartilham antígenos grupo-específicos comuns.

Infectividade a outras espécies e outros sistemas de cultura. As infecções causadas pelo AHSV foram documentadas em equinos, asininos, mulas, zebras, caprinos, cães e grandes carnívoros africanos, como os leões. Há relato da doença em equinos e cães. É possível o vírus ser replicado em camundongos lactentes e adaptado para replicação em ovos de galinhas embrionados e em culturas celulares (célula Vero e célula BHK).

Distribuição, reservatório e transmissão. DCA é constatada em todo o sul da África, com surtos epizoóticos periódicos no norte da África, no Oriente Médio, na Ásia (subcontinente Indiano) e, no passado, na Europa Mediterrânea (Península Ibérica). DCA não é contagiosa; mais propriamente, o vírus é transmitido apenas por insetos *Culicoides*, que atuam como verdadeiros vetores biológicos. À semelhança da LA, em áreas endêmicas, a ocorrência de DCA é mais comum no fim do verão e no outono, e a propagação do AHSV está ligada à presença de insetos vetores competentes e à temperatura ambiente, fatores que facilitam a virogênese dependente da temperatura nesses vetores. Zebras foram incriminadas como potenciais reservatórios de AHSV em mamíferos do sul da África, porque a infecção de zebras pelo AHSV é assintomática, e a viremia por AHSV é mais prolongada em zebras do que em equinos. Os cães podem ser infectados com AHSV mediante ingestão de carne de equinos contaminados; testes sorológicos mostraram que os anticorpos contra AHSV são comuns nos grandes carnívoros selvagens do sul da África.

Patogênese e patologia. Em geral, o período de incubação da DCA é inferior a 7 dias, após a picada por um inseto *Culicoides* infectado com AHSV. O período de incubação é menor em equinos infectados com cepas virulentas de AHSV; a taxa de mortalidade de equinos suscetíveis infectados por cepa de AHSV altamente virulenta pode atingir 95%. O AHSV replica-se em células mononucleares de linfonodos, baço, timo e mucosa da faringe, bem como no endotélio vascular. As lesões verificadas na DCA se devem à lesão vascular de pequenos vasos sanguíneos, embora não tenha sido esclarecido se a lesão vascular que caracteriza a DCA é decorrente apenas da lesão endotelial mediada diretamente pelo vírus ou se também há contribuição de mediadores vasoativos liberados pelas células fagocíticas mononucleares infectadas pelo AHSV. A forma central de DCA grave é caracterizada por edema pulmonar, hidrotórax e hidropericárdio, com hemorragias no epicárdio e no endocárdio. Em equinos com o tipo mais prolongado da doença, o edema subcutâneo pode ser extenso.

Resposta do hospedeiro à infecção. Todos os sorotipos de AHSV compartilham antígenos de grupos comuns que induzem a produção de anticorpos, os quais podem ser detectados pelos testes FC, AGID e AF indireto. Após a infecção, também são produzidos anticorpos neutralizantes virais; esses são predominantemente sorotipo-específicos, mas foi constatada alguma atividade de neutralização cruzada.

Diagnóstico laboratorial. Diagnóstico de campo de DCA, especialmente em áreas não endêmicas, deve se basear no isolamento do vírus ou em exames sorológicos, a fim de excluir a possibilidade de outras infecções que causem sinais clínicos semelhantes. Há disponibilidade de teste PCR.

A presença do vírus também é rapidamente constatada em amostras de tecidos, utilizando ELISA de captura específico para o AHSV. O isolamento viral é um método de detecção de vírus mais lento, porém confiável. A inoculação intracerebral de sangue ou de suspensão de tecido de camundongos lactentes é um método de isolamento de AHSV muito sensível, embora sejam necessárias passagens seriadas, que consomem tempo, para a adaptação viral. Culturas celulares não são tão eficientes no isolamento do vírus quanto a inoculação de camundongos ou equinos. O vírus pode ser detectado pelos testes NV, HI ou AF.

O diagnóstico sorológico requer amostras de soro pareadas para demonstrar a soroconversão ou o aumento do título de anticorpos. Os exames rotineiramente realizados para tais fins incluem ELISA competitivo e FC, que são testes grupo-específicos e detectam anticorpos contra AHSV, independentemente do sorotipo do vírus infectante, e o teste NV, que é muito sensível, porém sorotipo-específico.

Tratamento e controle. Não há disponibilidade de tratamento específico para DCA, e soro de equino hiperimune confere apenas proteção transitória. Considera-se que o alojamento dos equinos em instalações protegidas de insetos reduz a exposição dos animais ao vetor *Culicoides*. A vacinação anual de equinos com vírus atenuado, incluindo os 9 sorotipos identificados de AHSV, é amplamente utilizada no sul da África. Essas vacinas são também utilizadas para evitar a entrada do AHSV na Europa. Há vários problemas potenciais inerentes ao uso de vacinas polivalentes contra ASHV, com vírus vivo modificado, incluindo falha de proteção contra todos os sorotipos do vírus, reversão à virulência de cepas vacinais do vírus, contaminação de insetos vetores e disseminação do vírus vacinal e reagrupamento de segmentos de genes entre diferentes cepas/sorotipos do vírus durante infecções mistas.

Vírus da encefalose equina

O vírus da encefalose equina (VEE) foi isolado em equinos com lipidose hepática e sinais neurológicos vagos, mas sua importância como patógeno principal é incerta. O vírus também foi isolado em fetos abortados. Estudos sorológicos mostraram que a infecção pelo VEE está muito disseminada, e comum, em equinos, no sul da África. Os 7 sorotipos de VEE identificados compartilham antígenos de grupo comuns e são muito semelhantes ao vírus da DCA. Além disso, a epidemiologia da infecção pelo VEE é semelhante àquela do AHSV, com transmissão por insetos *Culicoides*.

Rotavírus

Doença

Rotavírus provoca enterite e diarreia em várias espécies de mamíferos (inclusive humanos) e em aves. As infecções por *Rotavirus* são causas importantes de diarreia em animais pecuários jovens, inclusive bezerros, cordeiros, potros e leitões. O vírus infecta células de absorção maduras das extremidades das vilosidades intestinais, resultando em má absorção, má digestão e diarreia. A gravidade clínica da infecção depende de fatores como idade e suscetibilidade dos animais infectados, virulência da cepa infectante de *Rotavirus* e presença de outros microrganismos enteropatogênicos.

Quadro 64.3 Determinantes de sorotipo e genótipo dos rotavírus.

A-E (F e G são possíveis) Tipagem do grupo	PCR ou RNA *Fingerprinting* – VP6
Genótipos G	PCR – VP7
Genótipos P	PCR – VP4

Agente etiológico

Propriedades físicas, químicas e antigênicas. Rotavírus representam um gênero distinto da família Reoviridae. Os vírus não apresentam envelope, contêm um genoma dsRNA segmentado (11 segmentos) e um capsídio de dupla cápsula com diâmetro total do vírion maduro de, aproximadamente, 100 nm (ver Figura 64.2). Foram identificadas, pelo menos, 13 diferentes proteínas de rotavírus; dois dos 11 segmentos do gene codificam duas proteínas distintas. Dessas 13 proteínas, 7 são componentes estruturais do vírion (inclusive enzimas) e 6 são proteínas não estruturais (NSP) produzidas nas células infectadas por *Rotavirus*, mas que não estão incluídas nos vírions.

Atualmente, os rotavírus estão organizados em cinco grupos principais (A-E), com outras duas possíveis espécies (F, G). Em cada grupo, há várias cepas e/ou sorotipos distintos de *Rotavirus* (Quadro 64.3). Os rotavírus, dentro de cada grupo, compartilham antígenos comuns, podem reagrupar seus segmentos de genoma durante infecções mistas, apresentam considerável homologia na sequência de genes virais conservados e tendem a infectar as mesmas espécies de animais. Os anticorpos neutralizantes são produzidos pelas proteínas do capsídio externo VP7 e VP4 (Figura 64.5), enquanto a VP6 expressa determinantes comuns para cada grupo e subgrupo de rotavírus.

Infectividade a outras espécies e outros sistemas de cultura. Embora os rotavírus isolados de uma espécie, às vezes, infectem outras espécies, as cepas de *Rotavirus* basicamente apresentam tropismo espécie-específico. É difícil a replicação do rotavírus em cultura celular. Um importante avanço na replicação do rotavírus foi a descoberta de que é necessária baixa concentração de tripsina para iniciar a infecção e replicação viral na cultura celular. A tripsina cliva a proteína de revestimento externo do vírus, VP3, a fim de facilitar a infecção de culturas celulares, e, uma vez adaptados, os rotavírus se replicam bem nas culturas celulares. As linhagens celulares mais comumente utilizadas são células epiteliais de rim, em especial, a linhagem celular do rim de macaco *rhesus*, MA104.

Distribuição, reservatório e transmissão. A distribuição do rotavírus é em âmbito mundial; ele infecta diversas espécies animais. Nas fezes de animais infectados, nota-se alto título do vírus, e esse microrganismo é muito estável em ambiente onde há fezes. A transmissão a outros animais ocorre por meio da ingestão do vírus, por contaminação orofecal direta ou indireta.

Patogênese e patologia. A patogênese das infecções pelos *Rotavirus* é semelhante, independentemente da espécie animal acometida. Após a infecção oral, o vírus infecta as células de absorção maduras do epitélio que reveste a porção apical (luminal) das vilosidades intestinais. A infecção

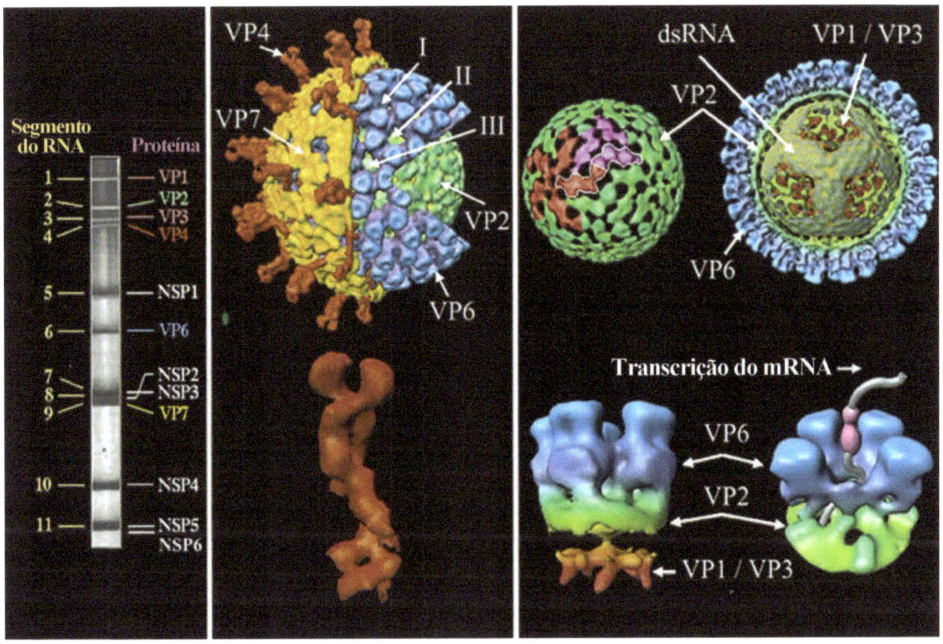

Figura 64.5 Diagrama com as estruturas de um rotavírus, mostrando capsídio externo e a partícula do núcleo interno. (De Fayquet [2005]. Copyright © Elsevier [2005], com permissão.)

avança das partes superiores para as inferiores do intestino delgado e, em algumas espécies, alcança o cólon. A destruição desses enterócitos maduros das vilosidades ocasiona a atrofia dessas vilosidades. Além disso, as células de absorção maduras que revestem as vilosidades são substituídas por células mais imaturas das criptas intestinais, ocasionando má digestão, má absorção no intestino delgado e diarreia. De modo interessante, a proteína NSP4 do rotavírus, sozinha, induz hipersecreção intestinal pelas células da cripta, sugerindo que a má absorção e a hipersecreção de fluidos e de eletrólitos contribuem para a diarreia verificada na enterite causada por rotavírus. A doença é mais grave em animais jovens e, rapidamente, pode ocasionar desidratação, choque hipovolêmico e acidose fatal.

Os animais que morrem em decorrência da enterite por rotavírus apresentam desidratação e muito fluido no conteúdo intestinal. A diarreia é aquosa e de coloração amarela/branca (daí a denominação disenteria branca) que, com frequência, suja o períneo dos animais acometidos. As lesões histológicas incluem atrofia de vilosidades, com perda de células de absorção maduras, as quais revestem as vilosidades, e hiperplasia de células imaturas das criptas intestinais.

Resposta do hospedeiro à infecção. Os animais infectados por *Rotavirus* desenvolvem respostas imunes humorais local e sistêmica, que podem ser detectadas por meio de várias técnicas sorológicas. O anticorpo neutralizante viral é sorotipo-específico e direcionado contra VP4 e VP7. O ELISA para rotavírus detecta anticorpos contra determinantes de grupos e subgrupos. A imunidade intestinal local é muito importante na prevenção de enterite grave causada por rotavírus em animais jovens. Desse modo, a ingestão de colostro com alto título de anticorpo neutralizante contra *Rotavirus* propicia imunidade temporária contra a enfermidade, em neonatos.

Diagnóstico laboratorial. O diagnóstico de diarreia causada por *Rotavirus* requer a detecção do vírus nas fezes ou em tecidos obtidos durante a necropsia. Microscopia eletrônica (ME), ME imune e coloração de anticorpos fluorescentes indireta (IFA) de amostras de fezes e/ou de cortes de tecido intestinal facilitam a visualização direta do vírus ou de antígenos virais; todavia, nas fezes, o *Rotavirus* é mais facilmente detectado por meio de ELISA de captura. O ELISA é muito sensível e, dependendo do anticorpo utilizado para captura, pode distinguir diferentes tipos. O exame direto do genoma do dsRNA do rotavírus nas fezes de animais é realizado mediante eletroforese em gel de poliacrilamida, procedimento que também identifica o grupo específico de *Rotavirus* presente. Há, também, disponibilidade de testes PCR.

Em geral, o isolamento do vírus é realizado em células MA104, em cultura com baixa concentração de tripsina. Os rotavírus de aves são isolados de células do rim e do fígado de embrião de galinha.

É possível obter o diagnóstico sorológico por meio dos testes ELISA e NV; no entanto, a utilidade dos dados obtidos, geralmente, é incerta, em razão da ampla distribuição da infecção por rotavírus, o que implica grande número de animais soropositivos, independente de estarem doentes ou não.

Tratamento e controle. O tratamento de animais com doença clínica depende da gravidade da enfermidade; nos casos graves, há reposição de fluidos como terapia para desidratação e acidose, redução do estresse ambiental e tratamento de infecções secundárias.

Com frequência, o controle é difícil em virtude da estabilidade do vírus nas fezes, fato que possibilita a contaminação do ambiente por longo tempo. Embora frequentemente desafiadora, a implementação de rigorosas medidas higiênicas minimiza a exposição ao vírus. A vacinação é mais eficaz quando direcionada às mães de neonatos lactentes, de modo a assegurar a presença de alto título de anticorpo no colostro e no leite dessas mães.

Aquareovirus

Em termos morfológicos e físico-químicos, os aquareovirus são semelhantes aos orthoreovírus, mas apresentam 11 segmentos de dsRNA. Sete das 12 proteínas (o segmento 11 do genoma codifica duas proteínas) são estruturais, sendo a VP7 a principal proteína do capsídio. Tem-se proposto 6 genótipos (A a F) de *Aquareovirus*. Os vírus desse gênero infectam peixes e moluscos, provocando necrose de órgãos parenquimatosos dos peixes infectados e alta taxa de mortalidade em peixes criados em viveiros. Os aquareovirus replicam-se em linhagens celulares de peixes ou moluscos, em temperatura de 16°C, e podem ocasionar a formação de sincícios.

Referências bibliográficas

Fayquet CM, Mayo MA, Maniloff J (eds) *et al.* (2005) *Virus Taxonomy: Eighth Report of the International Committee on Taxonomy of Viruses*. Elsevier, San Diego, CA, p. 485.

Ruder MG, Howerth EW, Stallknecht DE *et al.* (2012). Vector competence of Culicoides sonorensis (Diptera: Ceratopogonidae) for epizootic hemorrhagic disease virus serotype 7. *Parasites and Vectors*, 5, 236, 1–8.

Leitura sugerida

Depaquit J, Grandadam M, Fouque F *et al.* (2010) Arthropodborne viruses transmitted by Phlebotomine sandflies in Europe: a review. *Euro Surveill*, 15 (10), 195–207.

Falconi C, López-Olvera JR, and Gortázar C. (2011) BTV infection in wild ruminants, with emphasis on red deer: a review. *Vet Microbiol*, 151 (3–4), 209–219. Epub February 23, 2011.

Lazarow PB (2011) Viruses exploiting peroxisomes. *Curr Opin Microbiol*, 14 (4), 458–469. Epub August 6, 2011.

Maclachlan NJ. (2011) Bluetongue: history, global epidemiology, and pathogenesis. *Prev Vet Med*, 102 (2), 107–111. Epub May 12, 2011.

Maclachlan NJ and Guthrie AJ. (2010) Re-emergence of bluetongue, African horse sickness, and other orbivirus diseases. *Vet Res*, 41 (6), 35. Epub January 27, 2010.

McDonald SM and Patton JT. (2011) Assortment and packaging of the segmented rotavirus genome. *Trends Microbiol*, 19 (3), 136–144. Epub December 31, 2010.

Randolph SE and Rogers DJ. (2010) The arrival, establishment and spread of exotic diseases: patterns and predictions. *Nat Rev Microbiol*, 8 (5), 361–371. Epub April 7, 2010.

Savini G, Afonso A, Mellor P *et al.* (2011) Epizootic hemorrhagic disease. *Res Vet Sci*, 91 (1), 1–17. Epub June 12, 2011.

Tate JE, Patel MM, Steele AD *et al.* (2010) Global impact of rotavirus vaccines. *Expert Rev Vaccines*, 9 (4), 395–407.

65

Birnaviridae

Melissa Kennedy

A família Birnaviridae inclui 3 gêneros: *Avibirnavirus* (infecta aves domésticas), *Aquabirnavirus* (infecta peixes) e *Entomobirnavirus* (infecta insetos). O vírus da doença infecciosa da bursa (IBDV; gênero *Avibirnavirus*) é o mais estudado. O vírus da necrose pancreática infecciosa (IPNV; gênero *Aquabirnavirus*) é um importante patógeno de peixes salmonídeos.

Doença infeciosa da bursa

Doença

A doença infecciosa da bursa (DIB), também conhecida como doença de Gumboro, em referência à cidade de Gumboro, Delaware (América do Norte), onde foi primeiramente identificada, é uma enfermidade viral de aves jovens, economicamente importante. O vírus da DIB (IBDV) se replica em linfócitos B imaturos, na bursa de Fabricius (BF), induzindo menor sensibilidade imunológica. O vírus pode provocar taxa de mortalidade relativamente alta em frangos com 3 a 6 semanas de idade e grave imunossupressão em aves infectadas em idade mais precoce. Em aves com mais de 3 semanas de idade, a doença clínica é caracterizada por desprendimento de penas anormais (com frequência, as aves bicam suas próprias penas), diarreia, apatia, anorexia, tremores, prostração grave, desidratação e, por fim, morte. Nos EUA, tipicamente as perdas econômicas não se devem tanto à morte das aves, mas, sim, ao reduzido ganho de peso e à condenação de carcaças em virtude da hemorragia no músculo esquelético. Cepas altamente patogênicas do vírus da DIB, que provocam alta taxa de mortalidade em plantéis acometidos, têm se tornado cada vez mais relevantes na Europa e em outras partes do mundo. Embora essas cepas, denominadas vírus da DIB muito virulento (vvIBD), sejam antigenicamente semelhantes às cepas clássicas, elas podem infectar pintinhos em virtude da imunidade materna prévia protetora apenas contra as cepas clássicas do vírus. A infecção de aves com menos de 3 semanas de idade resulta em doença inaparente economicamente devastadora. Essas aves apresentam imunossupressão grave e são mais suscetíveis a outras diversas doenças infecciosas. Além do mais, as aves acometidas respondem mal à vacinação.

Agente etiológico

Propriedades físicas, químicas e antigênicas. As partículas de IBDV não apresentam envelope são icosaédricas (com 60 nm de diâmetro). O genoma inclui 2 segmentos de RNA de duplo filamento (dsRNA) denominados A e B, os quais codificam 5 proteínas. O segmento A apresenta duas fases de leitura aberta e codifica uma proteína não estrutural (VP5), bem como uma poliproteína, que é clivada e origina duas proteínas estruturais (VP2 e VP3) e a protease viral (VP4). O segmento B do gene codifica a RNA polimerase dependente do RNA viral (VP1). Há dois sorotipos de IBDV, com variações antigênicas e genéticas marcantes em cada tipo. As cepas de IBDV sorotipo 1 causam doença em galinhas, em todo o mundo, enquanto as cepas do sorotipo 2, que infectam principalmente perus, não causam doença nem protegem contra o sorotipo 1.

Resistência a agentes físicos e químicos. O IBDV é muito estável e resiste à inativação por tratamento ácido (é estável em pH 3), a solventes lipídicos, vários desinfetantes e ao calor (sobrevive em temperatura de 60°C, por 30 minutos).

Infectividade a outras espécies e outros sistemas de cultura. O IBDV infecta, principalmente, galinhas, embora perus, patos e algumas outras espécies de aves domésticas e selvagens também possam ser infectadas pelo vírus. O vírus replica-se em ovos embrionados de galinha, com subsequente morte do embrião, bem como em várias culturas de células de aves.

Relação hospedeiro-vírus

Distribuição, reservatório e transmissão. DIB é diagnosticada no mundo todo, nas regiões de criação intensiva de aves domésticas. O vírus persiste na natureza em razão de sua estabilidade. Relata-se que o vírus permanece em granjas de aves domésticas, após despovoação, por mais de 100 dias. Não há evidência de condição de carreador verdadeiro do vírus, em aves.

A transmissão do IBDV ocorre mediante a ingestão do vírus presente nas fezes ou em água, alimento ou fômites contaminados com fezes.

Patogênese e patologia. A replicação inicial do IBDV acontece no trato intestinal, horas após a ingestão do vírus; a partir daí, dissemina-se para vários tecidos, inclusive para a BF. Outros órgãos linfoides, como timo, baço e tonsilas, também podem ser infectados; atrofia linfoide disseminada é, especialmente, característica de aves infectadas por cepas de IBDV muito virulentas.

A natureza da notável resposta idade-dependente de aves ao IBDV, provavelmente, reflete a maturação da BF por ocasião da infecção. Especificamente, as aves com 3 a 6 semanas de idade são mais suscetíveis à DIB, enquanto aves da mesma idade submetidas à bursectomia não desenvolvem a doença. Além disso, aves com mais de 6 semanas de idade não manifestam doença grave, tampouco aquelas infectadas antes de 3 semanas de idade. O prejuízo à resposta imunológica verificado em pintinhos infectados no início da vida tem sido atribuído à lesão da BF, que resulta em falha para propagar linfócitos B aos órgãos linfoides periféricos e baixa imunidade humoral. A imunidade celular também é menor em pintinhos infectados pelo IBDV.

Lesões macroscópicas incluem desidratação, escurecimento dos músculos peitorais e hemorragias nos músculos peitorais e nos membros. A aparência da BF depende da condição da doença. No início, nota-se aumento da BF em virtude do edema e da hiperemia, mas isso é rapidamente seguido de atrofia progressiva, a qual se torna marcante ao redor de 8 dias após a infecção. Necrose e hemorragia na BF são características de doença avançada.

No exame histológico, nota-se que as superfícies epiteliais da BF apresentam múltiplas erosões e que há extensa necrose de linfócitos nos folículos linfoides, ocasionando depleção de linfócitos. Na BF infectada, inicialmente são verificados edema e infiltração de heterófilos, além de formação de cavidades císticas ligadas por células epiteliais colunares e depleção linfoide. As lesões em outros órgãos linfoides são menos graves, e a recuperação é mais rápida, exceto em aves infectadas com cepas de IBDV muito virulentas.

Resposta do hospedeiro à infecção. Após a infecção, as aves desenvolvem uma resposta imune humoral que pode ser mensurada por meio de testes de neutralização viral, imunodifusão em ágar gel e de ensaio imunoenzimático. Nas aves que se recuperam, a BF pode apresentar nova população de linfócitos B. Embora os linfócitos T sejam necessários para a proteção contra DIB e eliminação do vírus, eles provocam lesão na BF e recuperação lenta, em virtude das respostas citotóxicas e de citocinas. As aves adultas transferem anticorpos maternos ao embrião em desenvolvimento, os quais, se presentes em título suficiente, propiciam proteção aos pintinhos, por tempo variável.

Diagnóstico laboratorial

Em geral, o diagnóstico a campo é obtido com base nos sinais clínicos característicos, na alta taxa de morbidade e na rápida recuperação da maioria das aves acometidas. A atrofia da bursa cloacal é característica de infecção inaparente pelo IBDV, em pintinhos. O diagnóstico definitivo de DIB pode ser obtido mediante coloração de anticorpos por fluorescência direta (AF) de cortes de tecidos ou pelo isolamento do vírus na BF e no baço. É possível a inoculação do vírus em ovos de galinhas embrionados ou em culturas celulares, e exames sorológicos também são úteis no diagnóstico. Os tipos e subtipos de IBDV somente são diferenciados por meio de teste de neutralização. Cada vez mais, são realizados testes moleculares para o diagnóstico de DIB, utilizando reação em cadeia de polimerase via transcrição reversa (RT-PCR), bem como a caracterização da cepa viral.

Tratamento e controle

Não há relato de tratamento para as aves infectadas, no entanto, o controle da doença é facilitado pelo emprego de medidas higiênicas apropriadas. Programas de vacinação são amplamente utilizados no controle de DIB. Faz-se, ainda, a imunização de plantéis reprodutores, a fim de favorecer a transferência passiva de imunidade aos pintinhos. A vacinação de pintos também é realizada, mas, para ser efetiva, o teor de anticorpos maternos deve ser baixo no momento da vacinação. Há disponibilidade de vacinas com vírus atenuado e daquelas com vírus morto.

Necrose pancreática infecciosa

O vírus da necrose pancreática infecciosa (IPNV) causa uma doença altamente contagiosa e fatal em peixes salmonídeos (trutas e salmões), cada vez mais importante na indústria de peixes em todo o mundo. A enfermidade não é apenas grave em peixes com menos de 6 meses de idade, mas também em peixes mais velhos submetidos a estresse, como acontece na transferência desses peixes da água doce para a salgada. Filhotes de salmão ou truta apresentam coloração escura e nadam em movimentos de rotação (rodopiando). É possível notar hemorragias petequiais em vísceras abdominais dos peixes infectados, juntamente com necrose do pâncreas. O vírus também infecta peixes olho-de-boi criados para fins comerciais, ocasionando alta taxa de mortalidade; classicamente, a doença é denominada ascite viral, em razão do acúmulo de fluido no abdome (ascite) e da distensão abdominal associada. Enguias podem ser infectadas e manifestar doença clínica. Peixes que sobrevivem à infecção pelo IPNV tornam-se carreadores e atuam como fontes da infecção para outros peixes, especialmente quando criados em viveiro. O vírus é muito estável no ambiente. É possível detectar esse microrganismo nos tecidos de peixes doentes ou carreadores mediante o isolamento do vírus em culturas de células de peixes ou pela técnica RT-PCR. Foram descritos, pelo menos, 10 sorotipos de IPNV, com epítopos de neutralização mapeados para VP2. As tentativas de desenvolvimento de vacinas efetivas são prejudicadas pela existência de vários sorotipos de IPNV e pela dificuldade em imunizar peixes muito jovens, especialmente suscetíveis ao vírus. O controle da doença baseia-se na adoção de medidas de manejo que maximizem a higiene e o saneamento, e minimizem a superpopulação, o estresse e a introdução de ovos e/ou novos peixes infectados no plantel. São recomendados, como método de controle da doença, rigorosa identificação e descarte de peixes carreadores.

Leitura sugerida

Essbauer S and Ahne W (2001) Viruses of lower vertebrates. *J Vet Med*, 48, 403–475.

Muller H, Islam MR, and Raue R (2003) Research on infectious bursal disease—the past, the present and the future. *Vet Microbiol*, 97(1-2), 153–165.

66

Retroviridae

Frederick J. Fuller

Os retrovírus (família Retroviridae) são vírus RNA de filamento único, com envelope, que se replicam por meio de um DNA mediador (provírus) com utilização de uma DNA polimerase RNA-dependente (transcriptase reversa [RT]). Nessa família grande e diversa, estão incluídos vírus oncogênicos associados a uma ampla variedade de doenças do sistema imune, e que causam síndromes degenerativas e neurológicas.

Classificação

A família Retroviridae (em latim, *retro* significa reverso) compreende 2 subfamílias, Orthoretrovirinae e Spumaretrovirinae e 7 gêneros (Quadro 66.1). Essa classificação se baseia na estrutura genômica e na sequência do ácido nucleico, além de critérios de classificação mais antigos, que se fundamentam na morfologia, em exames sorológicos, nas características bioquímicas, bem como nas espécies animais das quais os retrovírus foram isolados.

O gênero *Lentivirus* (em latim, *lenti* significa lento) inclui o vírus da imunodeficiência humana (HIV), além de vários retrovírus importantes em animais. Os lentivírus são mais frequentemente associados à disfunção imune crônica e a doenças neurológicas. Os vírus do gênero *Spumavirus* (em latim, *spuma* significa espuma) não são oncogênicos, sendo verificados em culturas celulares que se degeneram espontaneamente, ocasionando a formação de células gigantes multinucleadas vacuolizadas (espumosas). Em humanos e animais, não se constatou qualquer doença diretamente relacionada com o spumavírus. Os demais gêneros de retrovírus são denominados oncornavírus (em grego, *onkos* significa tumor), ou vírus de tumor RNA, em virtude de sua capacidade de causar neoplasia, embora, atualmente, saiba-se que, também, acarretam outros tipos de doenças. Esses gêneros incluem *Alpharetrovirus* (p. ex., vírus da leucose aviária), *Betaretrovirus* (p. ex., vírus do tumor mamário de camundongos), *Gammaretrovirus* (p. ex., vírus da leucemia felina [FeLV]), *Deltaretrovirus* (p. ex., vírus da leucemia bovina [BLV]) e *Epsilonretrovirus* (p. ex., vírus do sarcoma dérmico de peixe walleye [WDSV]).

Na classificação e descrição dos vírus da família Retroviridae, é preciso considerar várias outras características. Os retrovírus exógenos se disseminam entre os animais por via horizontal (ou por via vertical, mas não geneticamente), de modo semelhante à transmissão de outros tipos de vírus. Ao contrário, os retrovírus endógenos são transmitidos geneticamente. Os retrovírus endógenos persistem como provírus DNA integrado, os quais passam de geração para geração por meio do DNA de gametas, nas espécies animais hospedeiras. Desse modo, cada célula do animal contém genoma do provírus endógeno. Vários vertebrados possuem tais sequências de DNA do retrovírus endógeno. Em geral, esses retrovírus endógenos não são patogênicos para seus hospedeiros animais e, com frequência, não são expressos. Quando a replicação dos vírus endógenos ocorre na célula do hospedeiro de origem, geralmente ela é limitada. No entanto, nas células de espécies animais, além das espécies hospedeiras, às vezes a replicação é ilimitada, e tais células tendem a propiciar a replicação dos retrovírus exógenos. A via endógena de transmissão é verificada em diversos oncornavírus, mas não se sabe se ocorre nos lentivírus ou spumavírus. Os retrovírus endógenos são importantes na proteção contra retrovírus exógenos aparentados. Os retrovírus endógenos respondem por uma importante parte da informação genética de cada espécie animal (cerca de 8% do genoma humano). Evidência recente sugere que os retrovírus endógenos têm participação fundamental na morfogênese da placenta de ovelhas.

Alguns oncornavírus também são classificados quanto à sua interação com células de diferentes espécies. As cepas *ecotrópicas* replicam-se apenas nas células de espécies animais de origem, e as *xenotrópicas* apenas nas células de outras espécies. As cepas *anfotrópicas* replicam-se em ambas as células. A maioria dos retrovírus endógenos também é xenotrópica.

Além disso, a morfologia dos retrovírus verificada em microscópio eletrônico de transmissão é útil na sua classificação (Figura 66.1). O tamanho das partículas virais varia de 80 nm a 130 nm. As partículas tipo A são notadas apenas no interior das células e consistem de um núcleo em formato de anel circundado por uma membrana. Os vírions tipo B apresentam núcleo excêntrico, e os tipo C contêm um núcleo central. Os vírions tipo D têm morfologia intermediária, entre os vírions B e C, com núcleo denso alongado. O núcleo dos lentivírus apresenta formato semelhante a um cone de sorvete, com base achatada.

Quadro 66.1 Classificação dos retrovírus, indicando as duas subfamílias e os 7 gêneros, com alguns exemplos de vírus em cada gênero. Os retrovírus oncogênicos incluem os primeiros cinco gêneros da subfamília Orthoretrovirinae.

Subfamília	Gênero	Exemplos de vírus
Orthoretrovirinae	*Alpharetrovirus* (oncogênico)	Vírus da leucose aviária Vírus da eritroblastose aviária Vírus da mieloblastose aviária Vírus da mielocitomatose aviária Vírus do sarcoma de Rous
	Betaretrovirus (oncogênico)	Vírus do tumor mamário de camundongos Retrovírus símio tipo D (vírus relacionado com a AIDS de símios) Vírus do adenocarcinoma pulmonar ovino (Jaagsiekte) Retrovírus de sagui
	Gammaretrovirus (oncogênico)	Vírus da leucemia murina Vírus da leucemia felina Oncovírus suíno tipo C Vírus do sarcoma felino Vírus do sarcoma murino Vírus do sarcoma do macaco Woolly Vírus da reticuloendoteliose aviária
	Deltaretrovirus (oncogênico)	Vírus da leucemia bovina Vírus T-linfotrópicos humanos tipos 1 e 2 Vírus T-linfotrópicos de símios
	Epsilonretrovirus (oncogênico)	Vírus do sarcoma dérmico de Walleye Vírus da hiperplasia epidérmica de Walleye
	Lentivirus	Vírus visna/maedi (pneumonia progressiva ovina) Vírus da síndrome artrite-encefalite caprina Vírus da anemia infecciosa equina Vírus da imunodeficiência bovina Vírus da imunodeficiência felina Lentivírus de primatas (HIV 1 e 2, SIV)
Spumaretrovirinae	*Spumavirus*	Spumavírus humano Spumavírus símio Vírus sincicial bovino Vírus sincicial felino

Características gerais do vírus

Várias características dos retrovírus são conhecidas em detalhes em virtude do amplo trabalho realizado com oncornavírus, em pesquisas sobre câncer, e com o lentivírus, em pesquisa sobre a síndrome da imunodeficiência adquirida (AIDS). Os vírus da família Retroviridae compartilham muitas características comuns quanto composição, organização e ciclo biológico, embora os detalhes dos retrovírus, individualmente, sejam variáveis.

Componentes dos retrovírus

O vírion de retrovírus típico é composto de 2% de ácido nucleico (RNA), 60% de proteína, 35% de lipídio e 3% (ou mais) de carboidrato. Sua densidade flutuante varia de 1,16 a 1,18 g/mℓ.

Lipídios de retrovírus

Os lipídios dos retrovírus são, principalmente, fosfolipídios presentes no envelope do vírion. Eles produzem uma estrutura de dupla camada semelhante àquela da membrana celular externa da qual o envelope dos retrovírus se origina.

Ácido nucleico de retrovírus

RNA dos retrovírus. As partículas dos retrovírus contêm RNA, como seu material genético. Esse RNA genômico está presente em cada partícula viral, como um dímero de duas cópias de filamento único linear de sentido positivo unidas por ligação não covalente próximo às suas extremidades 5′ (Figura 66.2). Por essa razão, o vírion é diploide. O RNA genômico apresenta tamanho de sedimentação de 60 a 70 S, em gradientes neutros de sacarose. Após desnaturação, cada cópia de RNA apresenta um coeficiente de sedimentação de 38S. O peso molecular do monômero do RNA determinado por eletroforese em gel de poliacrilamida é de, aproximadamente, 2 a 5 $\times$ 10^6 dáltons ou, cerca de 7 a 11 $\times$ 10^3 bases. O RNA de transferência da célula hospedeira (tRNA) está associado ao RNA genômico próximo à terminação 3′ e atua como um iniciador (*primer*) da síntese de DNA pela enzima polimerase reversa. O tipo de tRNA presente no vírion é útil na classificação dos retrovírus. A terminação 3′ de cada monômero de RNA tem uma característica poli (A). A terminação 5′ apresenta um *cap* de nucleotídio metilado.

DNA proviral. No interior da célula, o genoma do RNA dos retrovírus sofre transcrição reversa e origina uma cópia de

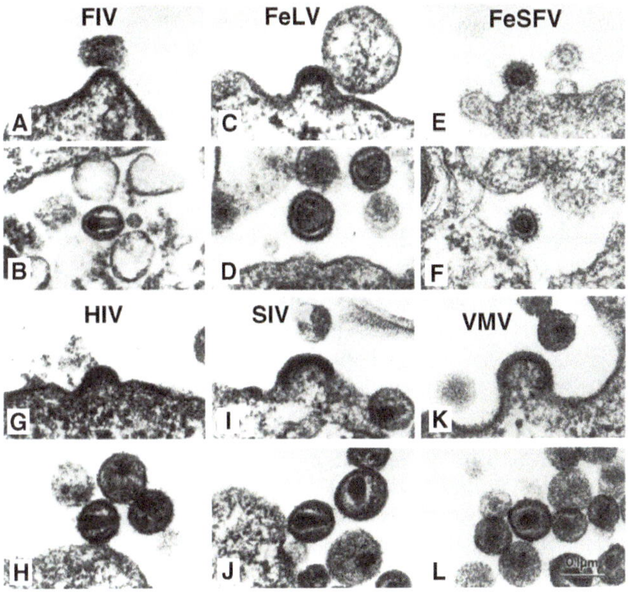

Figura 66.1 A e B. Fotomicrografias obtidas em microscópio eletrônico de transmissão de vírions de brotamento e de vírions maduros do vírus da imunodeficiência felina. C e D. Vírus da leucemia felina. E e F. Vírus formadores de sincício felino. G e H. Vírus da imunodeficiência humana. I e J. Vírus da imunodeficiência de símios. K e L. Vírus visna/maedi. Coloração de acetato de uranil e citrato de chumbo. (Reproduzida, com autorização, de Yamamoto *et al.*, 1998.)

DNA; é a forma de DNA proviral, a qual atua como o genoma intracelular dos retrovírus. O DNA dos retrovírus é várias centenas de bases mais longo do que o genoma do RNA dos retrovírus, em virtude da duplicação de sequências terminais repetidas e únicas presentes no genoma do RNA durante o processo de transcrição reversa. Essas sequências formam as repetições terminais longas (LTR) que ladeiam os genes contidos no DNA dos retrovírus (ver Figura 66.2 B). O DNA proviral está integrado de modo covalente no DNA da célula hospedeira infectada. Essa integração é facilitada por uma enzima viral apropriadamente denominada integrase, a qual é codificada na fase de leitura aberta da polimerase.

Sequência e estrutura do ácido nucleico dos retrovírus. A sequência de genes estruturais dos retrovírus, da extremi-

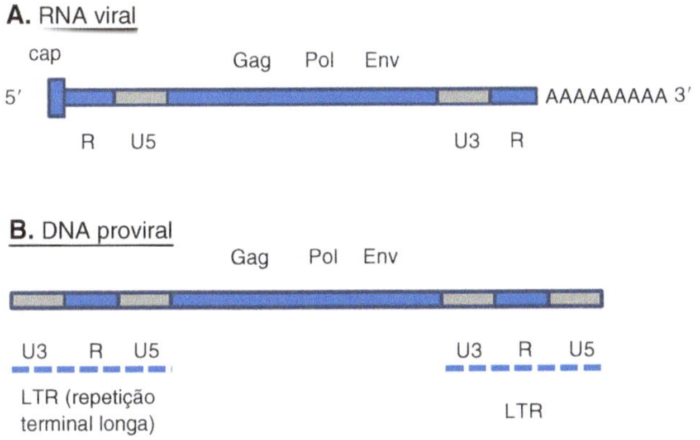

Figura 66.2 Formas de ácido nucleico de um retrovírus. A. Estrutura do RNA do retrovírus. B. DNA do retrovírus (DNA proviral) após transcrição reversa

dade 5′ à extremidade 3′ do RNA genômico, é Gag-Pol-Env. Alguns retrovírus, como lentivírus, spumavírus e deltaretrovírus, apresentam outros genes (tax e rex) que regulam a expressão do genoma dos retrovírus, bem como outras funções acessórias (ver Figura 66.3). Com frequência, os retrovírus altamente oncogênicos apresentam um oncogene, em vez de uma porção Pol e/ou Env do gene.

Proteínas dos retrovírus

Proteínas estruturais dos retrovírus. As proteínas estruturais dos retrovírus são codificadas pelos genes Gag e Env (Figura 66.4). As proteínas Gag (antígeno grupo-específico) formam o núcleo do vírus e consistem de três principais proteínas. O nucleocapsídio (NC) é uma pequena proteína (com cerca de 5 a 10 kDa) que interage com o RNA dos retrovírus. A proteína do capsídio (CA) (com cerca de 25 kDa) forma o principal elemento estrutural do núcleo dos retrovírus. A proteína da matriz (MA) (com cerca de 15 kDa) atua unindo o núcleo dos retrovírus com o envelope viral. Em alguns retrovírus, no núcleo há outras pequenas proteínas.

O gene Env (Env, de envelope) é responsável pela síntese de duas glicoproteínas unidas por ligação não covalente. Em alguns retrovírus, essas duas glicoproteínas produzem multímeros triméricos. A glicoproteína externa dos retrovírus (SU, de superfície) é semelhante a um nó (com cerca de 100 kDa) e responsável pela ligação do retrovírus ao seu receptor celular, durante a infecção. A outra glicoproteína (TM, de transmembrana) é uma estrutura semelhante a um prego (com cerca de 50 kDa), a qual fixa a proteína SU ao envelope dos retrovírus.

Enzimas dos retrovírus. O gene Pol codifica várias proteínas que apresentam atividades enzimáticas, importantes para a replicação dos retrovírus. Essas proteínas enzimáticas são verificadas no interior da partícula de retrovírus, porém em concentração molar muito menor do que aquela das proteínas estruturais dos retrovírus.

A enzima transcriptase reversa (RT) é responsável pela síntese do genoma do DNA dos retrovírus, a partir do genoma do RNA desses vírus. Para tal, a RT possui várias funções catalíticas, inclusive uma DNA-polimerase dependente do RNA e uma *RNase H*. A RT requer a presença de um cátion divalente para sua atividade, e o tipo de cátion divalente (magnésio ou manganês) que um retrovírus particular requer é útil na classificação dos retrovírus. A determinação da atividade de RT é um dos principais métodos laboratoriais de detecção e análise de retrovírus.

O gene Pol também codifica outras enzimas. A *protease* dos retrovírus (PR) atua como mediadora da clivagem das poliproteínas Gag e Pol durante a formação e a maturação do retrovírus. A protease do vírus da imunodeficiência humana tem sido um importante alvo das drogas antirretrovírus. A *integrase* dos retrovírus (IN) atua unindo, de modo covalente, o DNA do retrovírus ao DNA da célula hospedeira, como um provírus integrado. Alguns retrovírus também codificam a enzima *desoxiuridina trifosfatase* (dUTP), necessária para a replicação do vírus em células que não se encontram em fase de multiplicação.

Outras proteínas dos retrovírus. Em muitos vírus da família Retroviridae, notam-se apenas proteínas codificadas pelos genes Gag, Pol e Env. Outros retrovírus (deltaretrovírus,

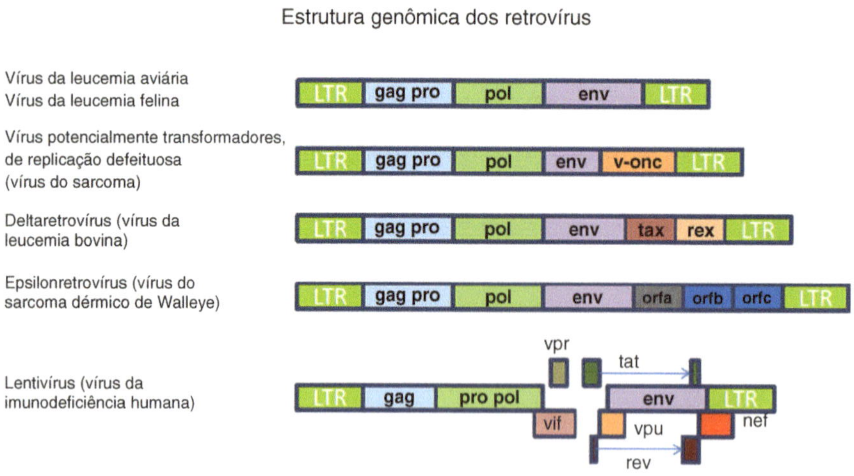

Figura 66.3 Estruturas do DNA proviral de alguns retrovírus. Todos os retrovírus codificam os genes gag, prol, pol e env. Além disso, alguns grupos de retrovírus codificam outros genes, que podem ser de origem celular (V-Onc), ou genes virais, como tax, orfa (ciclina viral) e orfb (Rank 1), os quais participam na oncogênese. Note que um lentivírus complexo semelhante ao vírus da imunodeficiência humana apresenta 6 outros genes, além dos genes gag, pro, pol e env.

epsilonretrovírus, lentivírus e spumavírus) contêm outros genes cujos produtos auxiliam em algumas funções, como o controle do grau de transcrição do provírus, o que facilita o transporte de mRNA dos retrovírus, exacerba a replicação do retrovírus nos tipos celulares específicos e interfere na imunidade do hospedeiro.

Replicação dos retrovírus

Na Figura 66.5, há um esquema geral da replicação dos retrovírus. Uma partícula de retrovírus se liga a um receptor específico na superfície de uma célula-alvo, por meio da proteína SU. Os retrovírus penetram na célula, e seu núcleo sofre alterações estruturais específicas. No interior do núcleo modificado, o RNA dos retrovírus sofre transcrição reversa pela RT, ao utilizar um iniciador (*primer*) de tRNA associado, primeiro para formar um RNA/DNA híbrido e, depois, um DNA de filamento duplo linear, com repetições terminais longas. O DNA dos retrovírus recentemente criado ainda se encontra associado a algumas proteínas do núcleo viral, e a atividades de enzimas em uma estrutura denominada complexo de integração. Em alguns retrovírus, a infecção deve ocorrer no interior de células em fase de divisão, de modo que o complexo de integração acesse o DNA da célula hospedeira, embora, em outros retrovírus, o complexo de integração seja ativamente transportado no núcleo da célula, possibilitando que o retrovírus se replique em células não em fase de divisão ou em células em estágio final de diferenciação.

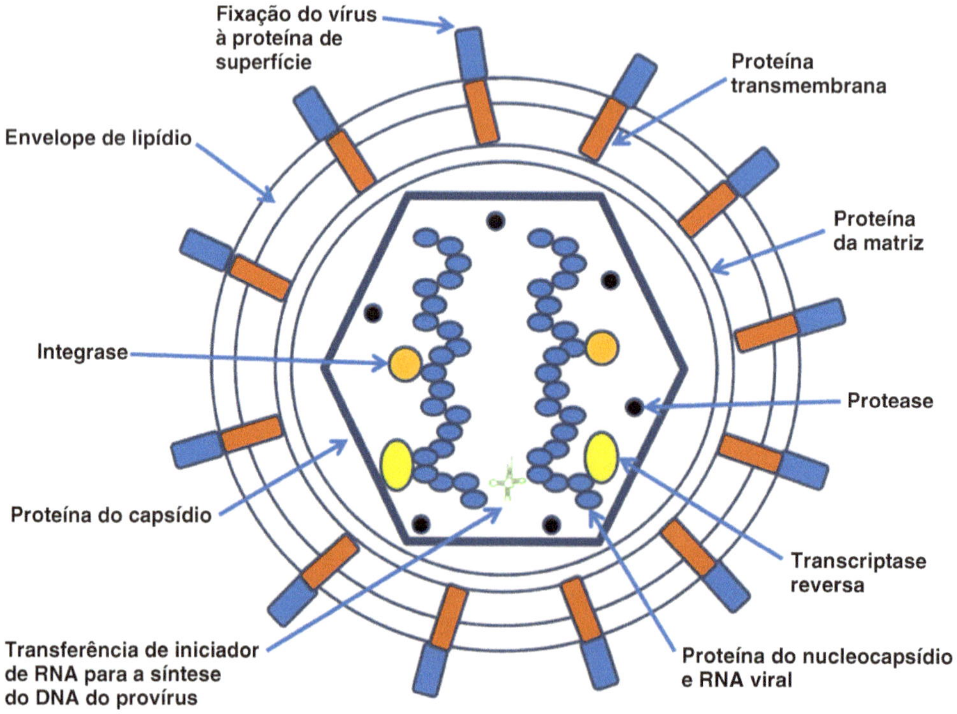

Figura 66.4 Esboço esquemático de uma partícula de retrovírus, incluindo as características estruturais comuns. Note as duas cópias de RNA viral por partícula e a transferência de RNA, que atua iniciando a síntese do RNA viral, com transcriptase reversa. As partículas apresentam diâmetro de, aproximadamente, 100 nm.

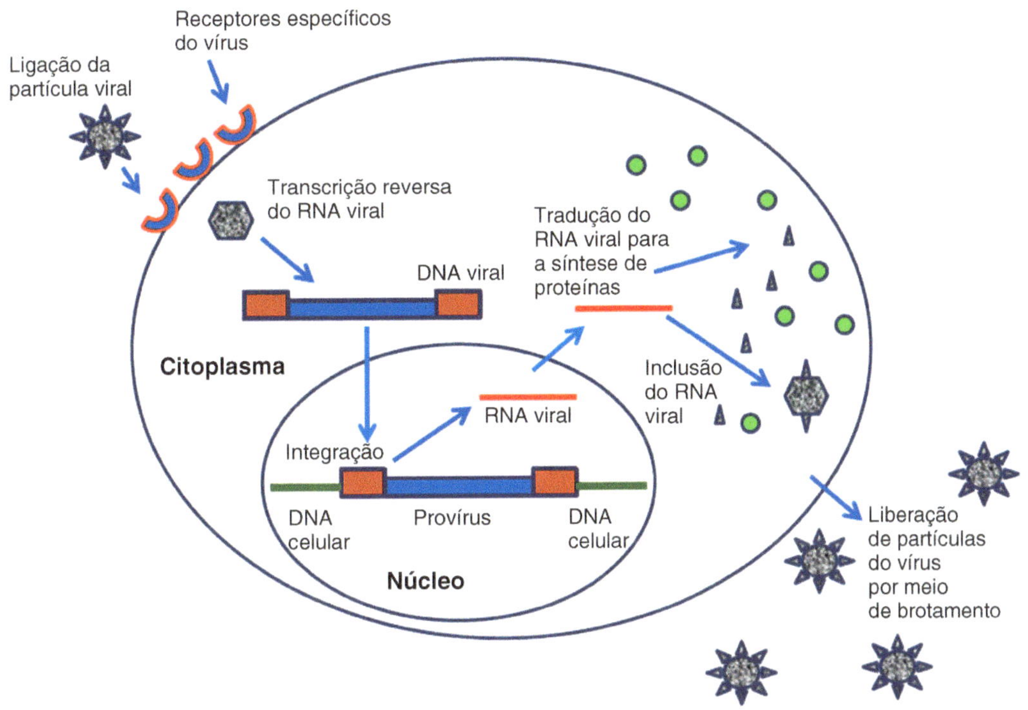

Figura 66.5 Estratégia de replicação geral de um retrovírus. A síntese do DNA viral é realizada pela enzima viral transcriptase reversa, sem revestimento, no citoplasma celular. O DNA do vírus deve ser integrado ao DNA da célula pela enzima celular RNA transcriptase DNA-dependente (Pol II), a fim de formar o RNA genômico viral de extensão completa, bem como os RNA subgenômicos mensageiros virais.

O DNA dos retrovírus é integrado ao da célula hospedeira pela ação da enzima integrase (IN). A integração dos retrovírus não ocorre em um local específico do DNA celular; na verdade, a integração pode acontecer em vários locais. O provírus DNA integrado comporta-se de modo muito parecido com um gene eucariótico. Ele pode ser transcrito no mRNA e no RNA genômico, com a utilização de enzimas da célula hospedeira, para produzir mais vírus, ou pode permanecer latente por longo período e se multiplicar quando o DNA celular é replicado pela célula.

Novas partículas de retrovírus são produzidas por meio de brotamento de membranas celulares. A poliproteína Gag imatura dos retrovírus e o RNA genômico se agregam e produzem envelope à medida que deixam a célula infectada, por meio de brotamento na membrana plasmática na qual as proteínas do envelope dos retrovírus, SU e TM, foram inseridas.

Na etapa final, a protease dos retrovírus (PR) cliva a poliproteína Gag e origina proteínas estruturais maduras da matriz, do capsídio e do nucleocapsídio.

Características imunológicas dos retrovírus

As proteínas dos retrovírus possuem vários tipos de sítios antigênicos. Os antígenos tipo-específicos que definem os subgrupos sorológicos estão associados às glicoproteínas do envelope. Os antígenos grupo-específicos são compartilhados por vírus aparentados e, em geral, estão associados às proteínas do núcleo do vírion. Há, também, antígenos interespécies que são compartilhados por vírus não aparentados, oriundos de diferentes espécies de hospedeiros. A transcriptase reversa (RT) também é antigênica e contém determinantes específicos para os tipos, os grupos e as espécies.

Vírus oncogênicos e oncogenes

Os vírus oncogênicos induzem multiplicação inapropriada de células nos tecidos dos hospedeiros suscetíveis. Cânceres são tumores malignos caracterizados pela perda do controle celular normal, resultando em multiplicação celular descontrolada e capacidade para invadir tecidos adjacentes e ocasionar metástase em outras partes do corpo. Os tipos de câncer são classificados de acordo com o seu tecido de origem: sarcomas são tumores malignos de tecido conectivo (mesenquimal); carcinomas são tumores malignos de origem epitelial.

A capacidade dos vírus oncogênicos em provocar câncer, em condições naturais ou experimentais, tem sido amplamente estudada há quase um século, e isso propiciou importantes contribuições para a compreensão da biologia do vírus, da neoplasia e da célula. Nessa área, a descoberta fundamental é que os vírus oncogênicos provocam câncer por meio de genes que eles transportam ou ativam. Tais genes são denominados oncogenes.

Oncogênese induzida por retrovírus

Há vários mecanismos pelos quais os retrovírus provocam câncer. Os retrovírus altamente oncogênicos ou de transformação aguda ocasionam câncer, de maneira rápida e eficiente, com frequência dentro de dias ou semanas após a infecção. Esses retrovírus são raros nas populações animais naturais, mas são extensivamente utilizados em laboratórios para o estudo do câncer. O vírus do sarcoma de Rous (RSV) de aves domésticas, descoberto em 1910, é o protótipo dos retrovírus altamente oncogênicos.

Os retrovírus altamente oncogênicos contêm um oncogene, ou parte dele, no genoma viral, geralmente no local dos genes virais. Esse oncogene dos retrovírus é responsável pela capacidade de um retrovírus altamente oncogênico provocar transformação oncogênica de uma célula. Há mais de 20 diferentes retrovírus oncogênicos conhecidos. Cada um deles tem um gene correspondente, o qual pode ser visto no genoma de células normais. O gene normal que corresponde a um oncogene viral é denominado c-oncogene ou proto-oncogene, e o gene viral é denominado v-oncogene. Em um ambiente celular normal, os produtos genéticos dos proto-oncogenes, em geral, tem alguma participação nas vias reguladoras do crescimento, tais como as proteínas quinases, os fatores de crescimento ou seus receptores, as proteínas de ligação GTP ou os fatores de ativação da transcrição. Quando eles são parte de um genoma do retrovírus, esses proto-oncogenes são mais controlados pelas repetidas terminações longas (LTR) do retrovírus do que pelos mecanismos celulares normais e, com frequência, são expressos em alto grau. O v-oncogene também pode ser incompleto, conter pontos de mutações ou ser fundido com outro gene dos retrovírus. Essa expressão aberrante da proteína mutante tende a provocar crescimento anormal da célula infectada e início da neoplasia.

Por exemplo, no RSV o oncogene src é responsável pela transformação sarcomatosa. O gene v-src foi originalmente adquirido do proto-oncogene celular c-src, quando ocorreu recombinação ilegítima (um evento raro) entre as sequências genômicas do retrovírus e da célula para c-src. O produto do gene c-src é uma proteína de 60 kDa, com atividade de proteinoquinase, localizada próximo da superfície interna da membrana plasmática. A atividade quinase é parte de uma via de sinal de transdução celular intrincada, a qual atua como mediador da multiplicação celular. Outros v-oncogenes com contrapartes c-oncogenes nas células normais são constatados em outros retrovírus de transformação aguda como, por exemplo, myb (vírus da mieloblastose aviária), erb (vírus da eritroblastose aviária), myc (vírus da mielocitomatose aviária) e ras (vírus do sarcoma de camundongos).

Em geral, os retrovírus altamente oncogênicos são defeituosos. A causa dessa imperfeição é que eles carecem de seu complemento total de genes Gag-Pol-Env, porque o v-oncogene ocupa uma parte do genoma dos retrovírus. Para sua replicação, esses retrovírus defeituosos necessitam de um vírus auxiliador competente, o qual fornece os produtos genéticos em falta. O retrovírus auxiliador, geralmente, é um retrovírus estreitamente aparentado, não defeituoso e que contém o complemento de genes Gag-Pol-Env normal. Assim que o vírus altamente oncogênico defeituoso é incluído no vírion recomposto das proteínas do envelope do vírus auxiliador, a variação de hospedeiros desse vírus altamente oncogênico depende do vírus auxiliador. Na natureza, a geração de um vírus do sarcoma altamente oncogênico, defeituoso, mais possivelmente causa tumores monoclonais nesse hospedeiro dentro de dias ou semanas, resultando na morte do hospedeiro. É rara a transmissão desse vírus altamente oncogênico a outro animal. O genoma de um retrovírus associado aos componentes proteicos de outro vírus é denominado pseudotipo.

Retrovírus fracamente oncogênico (vírus de transformação não aguda) provocam neoplasia menos rapidamente e muito menos eficientemente, em comparação com os retrovírus altamente oncogênicos. Tais vírus são verificados em animais domésticos. Os retrovírus fracamente oncogênicos não contêm um v-oncogene, tampouco necessitam de vírus auxiliador. No entanto, o exame dos tumores causados pelos vírus fracamente oncogênicos, em geral, apresentam proliferação clonal de células, com o genoma do retrovírus próximo a um oncogene celular. Por exemplo, o vírus da leucose aviária, frequentemente, está integrado ao gene c-myc, ou perto dele. O mecanismo pelo qual os retrovírus fracamente oncogênicos provocam câncer é conhecido como oncogênese de inserção ou de cis-ativação. Durante a replicação do retrovírus, o DNA proviral é introduzido em vários locais do genoma do hospedeiro, de modo aleatório. Ocasionalmente, nota-se integração do provírus próximo a um proto-oncogene da célula. Às vezes, isso induz transcrição inapropriada do oncogene, pela leitura completa do promotor do retrovírus ou pela ação exacerbadora pela LTR dos retrovírus. A inclusão do provírus próximo a um proto-oncogene tende a ser um evento muito raro e, portanto, ocorre muito menos frequentemente e em eficiência muito menor do que quando o retrovírus carreia o próprio oncogene. Os tumores têm origem clonal porque, embora várias células estejam infectadas, apenas uma rara célula sofre oncogênese de inserção e evolui para um tumor. O grau de replicação do vírus está diretamente relacionado com a ocorrência de formação de tumor. Quanto maior a replicação do vírus no hospedeiro, mais provável é a ocorrência de um raro evento de inclusão próximo a um proto-oncogene. Além disso, a ativação inadequada de um proto-oncogene é um evento único no processo multifatorial que provoca câncer.

Um terceiro mecanismo de oncogênese por retrovírus é verificado no vírus da leucemia bovina/vírus T linfotrópico humano, da família Retroviridae. Esses vírus contêm um gene regulador denominado tax, além de Gag, Pol e Env. O produto proteico do tax atua como transativador para a suprarregulação da transcrição do retrovírus pela ligação a sequências de DNA específicas na LTR do retrovírus. Em algumas condições, a proteína Tax também se liga às sequências ativadoras da transcrição em genes celulares e altera as vias reguladoras da célula infectada. Diferentemente da oncogênese de inserção, o provírus integrado não se encontra, necessariamente, adjacente a um proto-oncogene, uma vez que é a proteína Tax que induz a ativação da oncogênese (em trans), mais do que o próprio DNA do retrovírus. À semelhança do que acontece na oncogênese de inserção, a transativação de um proto-oncogene é o único evento em um processo multifatorial que ocasiona câncer.

Oncogênese por vírus DNA

Diversos vírus DNA, inclusive adenovírus, papovavírus (polioma, papiloma), herpes-vírus, hepadnavírus e poxvírus, apresentam potencial oncogênico. Ao contrário dos retrovírus altamente oncogênicos, os v-oncogenes de vírus DNA não são derivados de células, mas são genes verdadeiros virais. A função normal desses genes virais é ativar as vias celulares para a replicação do DNA. Essa ativação é necessária para a replicação dos vírus DNA nas células em repouso que carecem de enzimas e de materiais que os vírus necessitam para a replicação de seu próprio DNA. O mecanismo de transformação neoplásica pelo vírus DNA oncogênico indica que os genes virais que ativam a replicação do DNA celular são funcionais, mas, por alguma razão, os genes para a produção de vírus não o são. Isso faz com que a célula infectada receba sinais de ativação inapropriados, sem a subsequente produção de vírus, que destrói a célula. O resultado é a ativação e divisão celular inapropriada; é uma das fases iniciais que podem levar ao desenvolvimento de câncer. À semelhança dos retrovírus fracamente oncogênicos, os mecanismos de introdução e transativação também são verificados em vírus DNA.

Complexo leucose/sarcoma aviário | Gênero Alpharetrovirus

Doença

O complexo leucose/sarcoma aviário viral (ALSV) ocasiona ampla variedade de doenças em aves domésticas. São enfermidades de grande importância econômica na indústria aviária, bem como importantes instrumentos de pesquisa para a compreensão do câncer. Tais doenças incluem leucose linfoide, eritroblastose, mieloblastose, mielocitomatose, sarcoma, osteopetrose, hemangiomas e nefroblastoma. Os sintomas das doenças provocadas por ALSV são inespecíficos, e o diagnóstico diferencial requer exames histopatológicos e testes laboratoriais cuidadosos.

Na leucose linfoide, considerada a doença mais comum e economicamente relevante causada por ALSV, a crista pode se apresentar pálida, enrugada e, ocasionalmente, cianótica. Inapetência, emaciação e fraqueza são achados frequentes. Às vezes, é possível notar aumento do fígado, da bursa de Fabricius e dos rins, bem como a natureza nodular dos tumores, durante a palpação.

Além do mais, ALSV provoca tumores linfoides esporádicos, como eritroblastose, mieloblastose e mielocitomatose. Os sinais clínicos dessas doenças incluem letargia, fraqueza generalizada e palidez ou cianose da crista. Na doença mais avançada, nota-se fraqueza, emaciação, diarreia e, ocasionalmente, hemorragia profusa nos folículos das penas.

Osteopetrose, condição na qual os ossos longos dos membros comumente são acometidos, também é causada por ALSV. Por meio de inspeção ou palpação é possível detectar espessamento da região diafisária ou metafisária. Em geral, as aves acometidas tornam-se subdesenvolvidas, pálidas e caminham com andar rígido ou claudicante.

O vírus da reticuloendoteliose (REV) é um retrovírus que infecta frangos e perus, o qual não tem relação com os vírus do gênero *Alpharetrovirus* (grupo da leucose/sarcoma). Atualmente, o REV faz parte do gênero *Gammaretrovirus*, com base na homologia do ácido nucleico e nas propriedades bioquímicas. REV provoca doença neoplásica e não neoplásica debilitante em várias espécies de aves domésticas.

Agente etiológico

Classificação. ALSV é classificada em 5 subgrupos, de A a E, com base nas diferenças em seus antígenos das glicoproteínas do envelope viral, os quais determinam as propriedades de neutralização sérica do vírus e os padrões de interferência do vírus com os microrganismos dos mesmos subgrupos ou de diferentes subgrupos. Os vírus do subgrupo E incluem vírus da leucemia endógena ubíqua de baixa patogenicidade. Os demais subgrupos (F, G, H, I) compreendem os retrovírus de faisões, codornizes e perdizes e apresentam propriedades antigênicas e variação de hospedeiros distintas daquelas dos vírus dos subgrupos A a E.

É importante salientar que vários alpharetrovírus aviários altamente oncogênicos (tipo C) utilizados em pesquisas são defeituosos e necessitam de um vírus auxiliador para sua replicação. Esses vírus são considerados pseudotipos e se apropriam de proteínas do envelope de um vírus auxiliador. Portanto, eles adquirem as propriedades de interferência e neutralização de seu vírus auxiliador.

Propriedades físicas, químicas e antigênicas. Em termos de tamanho, formato e características ultraestruturais, os vírus do complexo leucose/sarcoma aviário são alpharetrovírus (tipo C), indistinguíveis um dos outros. No ALSV, um subgrupo apresenta graus variáveis de neutralização cruzada. Vírus de diferentes subgrupos não apresentam reação de neutralização cruzada, exceto a neutralização cruzada parcial entre os subgrupos B e D.

Resistência aos agentes físicos e químicos. A infectividade do ALSV é inibida por tratamento com solventes lipídicos, como éter ou detergentes (dodecil sulfato de sódio). Esses vírus são rapidamente inativados em temperaturas mais elevadas. No entanto, os vírus desse grupo são preservados, por longo tempo, em temperatura abaixo de 26°C. A estabilidade dos vírus desse grupo pouco se altera em pH entre 5 e 9. Contudo, fora dessa faixa de variação, a taxa de inativação se eleva notavelmente.

Infectividade a outras espécies e outros sistemas de cultura. ALSV infecta aves domésticas; além disso, foi isolado de faisão, codorniz e perdiz. Os retrovírus mais distantemente relacionados são verificados em perus. Experimentalmente, alguns ALSV apresentam ampla variação de hospedeiro, em especial o RSV. Algumas cepas de RSV causam neoplasia em outras espécies de aves e até mesmo em mamíferos, inclusive em macacos, embora, geralmente, apenas animais muito jovens ou imunologicamente tolerantes sejam suscetíveis.

O oncornavírus aviário, à semelhança de vários retrovírus, não tem ação citocida nas células nas quais se replicam. Em cultura celular de fibroblasto de embrião de galinha, o RSV e outros vírus altamente oncogênicos do grupo ALSV induzem rápida transformação das células, caracterizada por alterações nas propriedades de crescimento celular e da morfologia celular. Essas células se proliferam e produzem colônias ou discretos focos de células transformadas dentro de poucos dias. O número de focos de células transformadas é inversamente proporcional à diluição viral e pode ser utilizado como uma estimativa da concentração de vírus. Várias cepas de vírus do sarcoma induzem transformação de fibroblastos de embriões de camundongos, ratos e *hamsters*, bem como de aves.

Embora os vírus de grupo ALSV fracamente oncogênicos induzam doença neoplásica, eles não ocasionam efeitos citopáticos evidentes, tampouco grau detectável de transformação em cultura de fibroblastos de aves. Sua presença é determinada pelo teste de imunofluorescência, com uso de antissoro de aves tipo-específico ou por sua capacidade em induzir resistência à transformação causada por RSV. Essa resistência ocorre quando glicoproteínas (sítios de fixação) de um vírus idêntico ou aparentado bloqueiam os receptores celulares de vírus superinfectantes. Linhagens de vírus da leucose, originalmente detectadas por interferência com o RSV, são denominadas cepas de fator de indução à resistência.

Relação hospedeiro-vírus

Distribuição, reservatório e transmissão. ALSV infecta naturalmente aves domésticas; em todo o mundo, a maioria dos plantéis de aves domésticas albergam várias cepas de ALSV, exceto aqueles grupos de aves livres do patógeno específico. Mesmo em planteis infectados, a frequência de tumores linfoides tipicamente é baixa, e a taxa de mortalidade, em geral, é de 2% ou menos, embora às vezes as perdas sejam muito maiores. Os hospedeiros reservatórios de ALSV são as aves domésticas infectadas.

A transmissão é por via vertical (da galinha diretamente ao ovo) ou horizontal. Os pintinhos infectados por transmissão vertical são imunologicamente tolerantes ao vírus e falham em produzir anticorpos neutralizantes; permanecem com viremia por toda a vida (Figura 66.6). A infecção horizontal se instala por meio de saliva e fezes infectadas e se caracteriza por viremia transitória seguida da produção de anticorpos. Os tumores são mais frequentes nas infecções causadas por transmissão vertical do que por horizontal.

Os vírus da leucose endógenos, à semelhança daqueles do subgrupo E, em geral são transmitidos geneticamente pelas células germinativas, na forma de um provírus DNA. Vários desses ALSV endógenos são defeituosos; todavia, alguns (RAV-O) são liberados no modo infectante e podem ser transmitidos por via horizontal, embora a maioria das aves domésticas sejam geneticamente resistentes à infecção.

Patogênese e patologia. ALSV ocasiona ampla variedade de neoplasias. A patogênese da infecção de aves por ALSV depende do fato de o ALSV em questão conter ou não um oncogene. Os ALSV que contêm um v-oncogene são considerados retrovírus altamente oncogênicos, transformam as células de cultura, geralmente são defeituosos e, mais comumente, produtos de laboratório de pesquisa e ocorrem apenas esporadicamente na natureza, caso ocorram. As cepas de ALSV que contêm um v-oncogene particular, em geral, causam um tipo de doença neoplásica aguda e relativamente reproduzível, em alta porcentagem de aves domésticas infectadas.

Por outro lado, os ALSV de ocorrência natural são fracamente oncogênicos, provocam doença mediante oncogênese de inserção, não transformam as células de cultura em grau detectável, geralmente não são defeituosos e são transmitidos naturalmente. O espectro oncogênico das cepas de ALSV que não têm oncogene tende a se justapor, de modo que determinada cepa de ALSV tende a ocasionar vários tipos de tumores, dependendo de outros fatores, como a quantidade de vírus, a idade e o genótipo da ave e a via de infecção. Isso é compatível com a ideia de oncogênese de inserção desses vírus, na qual o ALSV infecta e se replica em diversos tipos celulares. No entanto, para induzir transformação neoplásica, ele deve ser incluído próximo ao proto-oncogene de uma célula apropriada.

Em condições naturais, a doença mais comumente causada por ALSV é leucose linfoide. A transformação de linfócitos acontece na bursa de Fabricius, geralmente poucos meses após a infecção. Às vezes, essas lesões iniciais induzidas pelo ALSV regridem; em outras vezes, aumentam e, por fim, propagam-se para outros órgãos viscerais. As neoplasias macroscopicamente visíveis apresentam tamanho variável, e sua distribuição nos órgãos quase sempre envolve o fígado (um sinônimo de leucose linfoide é doença do fígado grande), baço e a bursa de Fabricius. As neoplasias individuais são moles, lisas e brilhantes e, em geral, são miliares ou difusas; contudo, podem ser nodulares ou uma combinação dessas formas. Essas massas neoplásicas são compostas de grandes linfócitos B que expressam imunoglobulina de superfície.

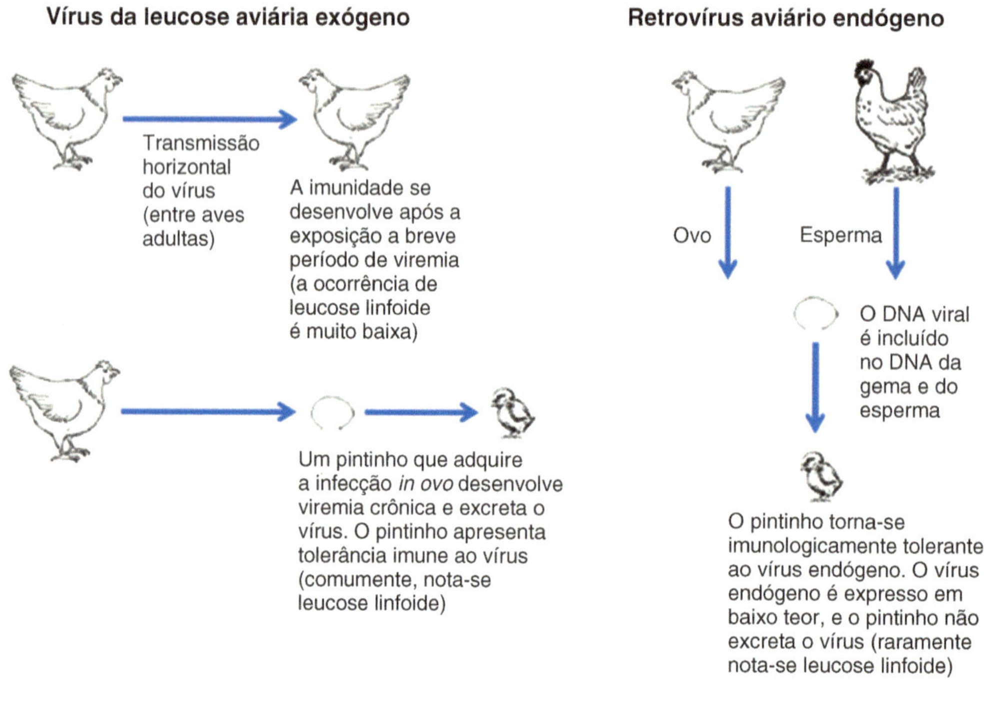

Figura 66.6 Transmissão do vírus da leucose aviária (ALV). A transmissão horizontal do ALV (entre aves adultas) a uma ave adulta suscetível tipicamente resulta em viremia de curta duração e desenvolvimento de imunidade e cessação da viremia. Essas infecções raramente têm como consequência leucose linfoide. A transmissão *in ovo* (de galinha para o pintinho) é a principal preocupação. O pintinho se desenvolve com tolerância imune ao vírus e com viremia crônica. É comum a replicação contínua do vírus nas aves resultar em leucose linfoide. Os retrovírus aviários endógenos são transmitidos geneticamente através do ovo e/ou do esperma. A expressão genética dos vírus endógenos tipicamente é baixa (ou sem expressão) e raramente causa doença.

Com frequência, não se constata alteração hematológica compatível ou relevante; a ocorrência de leucemia linfoblástica evidente é rara. Em aves com cerca de 4 meses, ou mais velhas, verifica-se leucose linfoide totalmente desenvolvida.

Eritroblastose ocorre esporadicamente em plantéis de aves domésticas infectadas por ALSV. O fígado e o baço se apresentam aumentado de volume em virtude da infiltração difusa de eritroblastos em proliferação; a medula óssea é comprometida pelas mesmas células. As aves domésticas acometidas desenvolvem anemia e trombocitopenia. Esfregaços sanguíneos indicam leucemia eritroblástica. A indução natural de eritroblastose por ALSV de transformação lenta envolve a ativação da oncogênese de célula c-erbB, por meio de oncogênese de inserção. Cepas de ALSV de laboratório altamente oncogênicas carreiam a forma v desse oncogene e são denominadas vírus da eritroblastose aviária (AEV). Algumas cepas de AEV ocasionam a morte de aves domésticas, em razão da eritroblastose, dentro de 1 semana após a infecção experimental.

Em condições naturais, a mieloblastose é relativamente rara e tende a ocorrer em aves domésticas adultas. Nessa doença, o órgão-alvo é a medula óssea, e as alterações neoplásicas iniciais são múltiplos focos de proliferação de mieloblastos, acompanhada de leucemia e invasão de outros órgãos, em especial o fígado, o rim e o baço. O exame microscópico revela grandes acúmulos intravasculares e extravasculares de mieloblastos, com proporção variável de promielócitos. O gene v-myb é carreado por cepas de vírus da mieloblastose aviária altamente oncogênicos. Essas cepas, em laboratório, ocasionam morte dentro de poucas semanas após a infecção experimental.

Mielocitomatose é outro tipo de leucose que, esporadicamente, acomete aves domésticas. Nessa doença, os tumores tipicamente se instalam na superfície de ossos, em associação com o periósteo e próximo à cartilagem, bem como nas junções costocondrais, na parte posterior do esterno e nos ossos cartilaginosos da mandíbula e das narinas. Eles consistem em massas compactas de mielócitos uniformes. As alterações mais precoces ocorrem na medula óssea, na qual foram verificados ajuntamento de espaços intersinusoidais pelos mielócitos, destruição das paredes de sinusoides e, por fim, crescimento excessivo de medula óssea. Nos ossos, os tumores podem se unir e se estender ao periósteo. O oncogene v-myc é carreado pelos vírus da mielocitomatose aviária altamente oncogênicos.

Vários tumores benignos e malignos de tecido conectivos se desenvolvem, esporadicamente, nas aves domésticas infectadas por ALSV. Há várias cepas de laboratório do vírus do sarcoma aviário (ASV), sendo o mais conhecido deles o RSV. O ASV provoca sarcomas (tumores de tecido conectivo), inclusive fibrossarcoma e fibroma; mixossarcoma e mixoma; sarcoma histiocítico, osteoma e sarcoma osteogênico; e condrossarcoma. Esses ASV altamente oncogênicos contêm um oncogene semelhante ao src (do RSV), fps, ros ou yes.

A infecção por ALSV, por si só, é importante. As aves infectadas por ALSV (comparativamente àquelas livres do patógeno específico) apresentam baixo crescimento e baixa produção de ovos, mesmo quando o vírus não ocasiona tumores. A patogênese da infecção subclínica de aves por ALSV é pouco compreendida.

Resposta do hospedeiro à infecção. As aves infectadas pelo ALSV são agrupadas em quatros classes: (1) sem viremia e sem anticorpos; (2) sem viremia e com anticorpos; (3) com viremia e com anticorpos; e (4) com viremia e sem anticorpos. A categoria 1 inclui aves geneticamente resistentes. A maioria das aves infectadas pertence à categoria 2; nessas aves, os anticorpos persistem por toda a vida, sendo transmitidos pela gema do ovo aos pintinhos da progênie. A imunidade passiva propiciada por tais anticorpos, geralmente, dura 3 a 4 semanas. Além dos anticorpos neutralizantes contra as proteínas do envelope, são produzidos anticorpos contra os antígenos internos grupo-específicos (proteínas Gag), os quais não são neutralizantes, tampouco protetores. Embora os anticorpos neutralizantes contra o vírus limitem a quantidade de vírus, eles têm pouca ação direta no desenvolvimento das neoplasias induzidas pelo vírus. Algumas aves são incluídas na terceira categoria, as quais podem representar o grupo de aves que se encontram na fase de eliminação de uma infecção aguda por ALSV. A maioria dos pintinhos incluídos na categoria 4 adquire ALSV por transmissão vertical no ovo, e essas aves são imunologicamente tolerantes ao vírus. Galinhas incluídas na categoria 4 transmitem o vírus para grande número de pintinhos de sua progênie por meio do ovo.

Como há vários subgrupos (A a D) de ALSV que comumente infectam plantéis de aves e não apresentam neutralização cruzada por anticorpo, a condição de uma ave para um subgrupo de ALSV é independente daquela induzida por outros subgrupos virais.

Diagnóstico laboratorial

Em geral, o ALSV é isolado em amostras de plasma, soro, tecido tumoral e da albumina ou do embrião de ovos infectados. Como geralmente o ALSV não é citopatogênico, devem ser utilizados os testes de fixação do complemento, de anticorpo fluorescente ou de radioimunoensaio (RIA), a fim de detectar e identificar o vírus na cultura celular. Emprega-se um teste ELISA para a detecção direta do vírus na albumina do ovo ou no suabe de vagina. Esses testes têm sido utilizados diretamente em amostras clínicas (albumina do ovo) ou indiretamente nas culturas celulares utilizadas para o isolamento do vírus. Todos os testes requerem embrião de galinha livre de ALSV endógeno.

Outra maneira de identificar o vírus estrutura-se na mistura fenotípica dos vírus. Os fibroblastos de galinhas transformados por cepas de RSV com envelope defeituoso não produzem RSV infectante (NP). A superinfecção de culturas de cepas NP por outro ALSV que atue como vírus auxiliador resulta na produção de RSV infectante, que provoca focos de fibroblastos de embrião de galinha suscetível transformados.

Tratamento e controle

Praticamente, as tentativas de produção de vacinas efetivas foram malsucedidas. Pintinhos congenitamente infectados, mais provavelmente, desenvolvem neoplasias e excretam o vírus; são imunologicamente tolerantes ao ALSV e não podem ser imunizados.

É possível erradicar o ALSV de aves por meio da formação de plantéis de reprodutores livres de ALSV exógeno. As aves selecionadas são aquelas negativas para o antígeno do ALSV em seus ovos. Os ovos férteis obtidos de aves selecionadas são incubados, e os pintinhos, criados em pequenos grupos, isoladamente. As aves sem antígeno ou sem anticorpos contra o vírus da leucose são utilizadas como reprodutoras em um plantel livre do vírus da leucose. O plantel deve, então, ser mantido isolado daquelas galinhas não testadas.

Vírus do adenocarcinoma pulmonar ovino (Jaagsiekte) | Gênero Betaretrovirus

Doença

Adenocarcinoma pulmonar de ovinos ou Jaagsiekte (nome de origem africana para "doença da respiração ofegante") é uma doença respiratória neoplásica invariavelmente fatal, de progressão lenta. Sua ocorrência é, praticamente, no mundo todo (exceto na Austrália, Nova Zelândia e Islândia) e acomete, principalmente, ovinos; é raro ser diagnosticada em caprinos.

Agente etiológico

O vírus do adenocarcinoma pulmonar ovino é um betaretrovírus. A proteína do envelope desse vírus exógeno parece ser apenas suficiente para induzir transformação celular; não se demonstrou qualquer evidência de expressão de oncogene viral.

Propriedades físicas, químicas e antigênicas. A carência de um sistema de cultura celular para replicação do vírus tem dificultado os esforços para caracterizar as partículas virais. A sequência genômica do vírus isolado de exsudato do pulmão de ovinos infectados revelou organização genômica e homologia, mais provavelmente, como aquelas do betaretrovírus, inclusive do vírus do tumor mamário de camundongos e do vírus de símio tipo D (vírus de macacos Mason-Pfizer [MPMV]). Os anticorpos contra a proteína do capsídio de vírus de símio tipo D e de vírus de tumor mamário de camundongo reagem com a proteína do capsídio de Jaagsiekte.

Infectividade a outras espécies e outros sistemas de cultura. Ovinos são os principais hospedeiros desse vírus. Caprinos podem ser infectados, mas são menos suscetíveis tanto à infecção quanto ao desenvolvimento da doença, comparativamente aos ovinos. Não é possível a replicação do vírus em cultura celular.

Relação hospedeiro-vírus

Distribuição, reservatório e transmissão. A doença é endêmica no mundo (exceto na Austrália, Nova Zelândia e Islândia), e a taxa de prevalência varia de 1 a 20%, dependendo do país (é rara nos EUA). Com frequência, ocorre concomitantemente ao lentivírus ovino. O vírus pode ser transmitido por via respiratória, por meio de gotículas.

Patogênese e patologia. O vírus tem tropismo para pneumócitos tipo 2 e por células bronquiais (não ciliadas) que expressam o receptor celular hialuronidase 2. Os tumores que se desenvolvem a partir da proliferação desses dois tipos celulares, por fim, comprometem a função pulmonar e têm como consequência morte por asfixia ou infecção bacteriana secundária (com frequência, pasteurelose) do trato respiratório inferior, a qual resulta em pneumonia. A secreção de quantidade considerável de substância surfactante (produzida por pneumócitos tipo 2) e de volume abundante de fluido pulmonar são características dessa doença. É possível ocorrer propagação metastática dos tumores pulmonares para os linfonodos regionais e, raras vezes, para os tecidos cardíacos e musculares.

Resposta do hospedeiro à infecção. Há um betaretrovírus endógeno estreitamente relacionado no genoma de ovinos e caprinos. Esses retrovírus endógenos podem participar na proteção de retrovírus ovinos exógenos na evolução de ovinos. Esses retrovírus endógenos são expressos na placenta e têm-se mostrado necessários para o desenvolvimento normal da placenta. Como consequência, nenhum anticorpo é produzido contra a infecção por vírus exógeno. Essa é uma das explicações de essa doença ser invariavelmente fatal.

Diagnóstico laboratorial

Testes sorológicos possibilitam a identificação de ovinos ou caprinos infectados por vírus exógenos; portanto, no diagnóstico, por vezes, utiliza-se PCR, para detecção do ácido nucleico viral em exsudato do pulmão (onde o vírus endógeno não é expresso), ou ELISA, para detecção de antígenos virais.

Tratamento e controle

Nenhum tratamento se mostrou efetivo para essa doença. Foi possível a erradicação da enfermidade na Islândia no início dos anos de 1950, por meio da identificação dos doentes e da adoção de rigorosas medidas de despopulação. Há resistência relacionada com a idade; a erradicação foi bem-sucedida nas criações de cordeiros sob rigorosas condições de isolamento, juntamente com o descarte de ovinos infectados e daqueles expostos ao vírus.

Retrovírus de símio tipo D | Gênero Betaretrovirus

Doença

O retrovírus de símio tipo D provoca uma doença imunossupressora fatal em macacos. Inicialmente, os animais infectados apresentam linfadenopatia generalizada e esplenomegalia, acompanhadas de febre, perda de peso, diarreia, anemia, linfopenia, granulocitopenia e trombocitopenia. Os animais com imunossupressão grave desenvolvem doenças provocadas por patógenos oportunistas, sendo a mais comum delas a infecção disseminada causada por citomegalovírus.

Agente etiológico

Classificação. Os retrovírus de primatas pertencem a quatro gêneros distintos: (1) gênero *Betaretrovirus,* que inclui o retrovírus de símio tipo D (SRV); (2) gênero *Deltaretrovirus,* que contém o vírus de símio com tropismo por linfócito T (STLV) e o vírus humano com tropismo por linfócito T (HTLV); (3) os lentivírus de primatas, que incluem HIV tipos 1 e 2 (HIV-1 e HIV-2) e o vírus da imunodeficiência de símios (SIV); e (4) os spumavírus de símios e humanos. Embora o SRV esteja incluído em um gênero à parte dos lentivírus de primatas

(HIV e SIV) que provocam imunodeficiência adquirida em humanos (AIDS) e símios (SAIDS), várias características de imunodeficiência e infecções oportunistas associadas são semelhantes.

O MPMV foi o SRV originalmente isolado.

Propriedades físicas, químicas e antigênicas. SRV é um retrovírus tipo D (gênero *Betaretrovirus*). Os vírus tipo D são caracterizados pela produção de partículas do núcleo citoplasmáticas precursoras do tipo A. Os vírus tipo D maduros são pleomorfos, esferoides, com envelope, e seu diâmetro varia de 80 a 100 nm. O NC é isométrico a esférico, com um nucleoide esférico simétrico.

A RT do SRV tem preferência por Mg^{2+} e utiliza o $tRNA^{Lys}$ como um acelerador (*primer*) da transcrição reversa de DNA de filamento negativo.

O SRV consiste em, pelo menos, 5 sorotipos, com base nas propriedades de neutralização do envelope.

Infectividade a outras espécies e outros sistemas de cultura. O SRV infecta várias espécies de macacos. Pesquisas sorológicas não mostraram qualquer evidência conclusiva de infecção por SRV em cuidadores de animais que lidam com macacos.

Os isolados de SRV replicam-se em ambos, linfócitos T e linfócitos B, bem como em macrófagos. Várias linhagens de linfócitos T e B, macrófagos e fibroblastos de humanos e macacos possibilitam a replicação do SRV. O SRV induz a formação de sincício em células Raji, o que pode ser utilizado como método de quantificação do vírus.

Há relato de uma contraparte humana do SRV – um retrovírus humano tipo D. A distribuição e a importância clínica desse vírus ainda não foram determinadas, bem como sua relação com o SRV.

Relação hospedeiro-vírus

Distribuição, reservatório e transmissão. SRV é um vírus nativo e disseminado em símios asiáticos do gênero *Macaca*, mas não infecta as espécies de macacos africanos. Em um estudo, notou-se que cerca de 25% dos símios do gênero *Macaca* criados em cativeiros, nos centros de primatas dos EUA, eram soropositivos. No entanto, sua prevalência varia amplamente com base nas espécies e nos locais estudados.

O SRV é transmitido, principalmente, pela saliva, durante a mordida. Tem-se estimado uma taxa de mortalidade de 30 a 50% e, com frequência, a infecção ocorre em idade mais jovem. Carreadores assintomáticos que apresentam viremia, mas não anticorpos, são importantes reservatórios do SRV.

Patogênese e patologia. O SRV infecta tanto linfócitos T quanto linfócitos B, *in vivo*, e provoca grave depleção desses dois tipos de linfócitos, causando doença imunossupressora fatal. A contagem absoluta de linfócitos diminui, mas a proporção CD4/CD8 permanece relativamente estável. Nos linfonodos, são notadas depleção de linfócitos e ausência de plasmócitos. O SRV também infecta macrófagos, mas não os granulócitos.

Resposta do hospedeiro à infecção. Alguns macacos infectados morrem com o estágio agudo da infecção, dentro de 7 a 20 semanas após inoculação experimental do vírus, enquanto outros permanecem persistentemente infectados e alguns produzem anticorpos neutralizantes, deixam de apresentar viremia e permanecem sadios.

Diagnóstico laboratorial

Os métodos de triagem sorológica incluem ELISA e *Western immunoblotting*. No entanto, como os macacos infectados podem ser soronegativos, é necessário incluir o isolamento do vírus como parte do procedimento de triagem. Também foram desenvolvidas técnicas fundamentadas na captura do antígeno e na reação em cadeia de polimerase (PCR).

Tratamento e controle

É importante estabelecer e manter as colônias de reprodutores livres de retrovírus específicos, não só para a saúde animal, bem como para a melhora da saúde de primatas não humanos utilizados em pesquisas biomédicas e, potencialmente, no futuro, para transplantes. Exames periódicos e adoção de programa de remoção de doentes podem eliminar a infecção por SRV em macacos mantidos em grupos.

As vacinas contra SRV têm demonstrado eficácia em condições experimentais.

Vírus da leucemia/sarcoma felino | Gênero Gammaretrovirus

Doença

O vírus da leucemia felina (FeLV) provoca diversas doenças importantes em gatos. A consequência mais relevante de infecção persistente por FeLV é a grave imunossupressão que resulta no desenvolvimento de infecções secundárias oportunistas. As síndromes clínicas causadas pela infecção por FeLV, em gatos, também incluem tumores do sistema hemolinfático (linfoma, leucemia), anemia refratária, ulceração da cavidade bucal, síndrome semelhante à panleucopenia felina, síndrome neurológica induzida por FeLV e glomerulonefrite por deposição de complexos imunes.

Linfoma (linfossarcoma) é a neoplasia mais comum em gatos, embora apenas cerca de 70% de todos os linfomas nesses animais sejam provocados pela infecção por FeLV. O linfossarcoma multicêntrico, que acomete uma variedade de tecidos (incluindo fígado, trato gastrintestinal, rins, baço, medula óssea e sistema nervoso central [SNC]), é o tumor mais comum nos gatos infectados por FeLV, enquanto as neoplasias de timo e do trato digestório (gastrintestinal) predominam em gatos não infectados. Os gatos jovens com linfoma tendem a ser infectados por FeLV, o que não acontece nos mais velhos com linfoma. Tipicamente, os gatos com linfoma apresentam perda de peso, com frequência acompanhada de qualquer combinação dos seguintes sintomas: dificuldade respiratória, diarreia, vômito e constipação intestinal. FeLV também provoca proliferação anormal de células eritroides e mieloides, resultando em várias anormalidades mieloproliferativas, inclusive leucemia.

Em gatos, os fibrossarcomas transmissíveis estão associados à infecção pelo vírus do sarcoma felino (FeSV) e, tipicamente, acomete gatos jovens. Os fibrossarcomas de ocorrência mais comum em gatos mais velhos não estão associados a FeSV. Os fibrossarcomas provocados por FeSV tendem a ser pouco diferenciados e mais invasivos do que os tumores não ocasionados por FeSV.

Agente etiológico

Classificação. Três subgrupos de FeLV exógeno (A, B e C) são distinguíveis por meio de testes de interferência viral e de testes de neutralização de anticorpos. Essas duas propriedades estão associadas à glicoproteína do envelope.

Os FeSV são de replicação anormal e altamente oncogênicos (transformação aguda) que adquiriram um oncogene mediante a recombinação do genoma do FeLV com um dos vários oncogenes celulares. Acredita-se que o FeSV se replica em gatos infectados por FeLV e não é naturalmente transmitido entre os gatos.

Os gatos também apresentam retrovírus felinos endógenos, como RD-114, os quais são geneticamente transmitidos. Várias cópias do provírus RD-114 são verificadas em todas as células de gatos. Esses vírus endógenos não estão associados à ocorrência de qualquer doença conhecida em felinos.

Propriedades físicas, químicas e antigênicas. Morfologicamente, os retrovírus de felinos são do tipo C típicos de mamíferos e pertencem ao gênero *Gammaretrovirus*. FeLV é composto de duas proteínas de envelope, gp70 (SU) e p15E (TM) e de três proteínas Gag, p10 (NC), p15 (MA) e p27 (CA). As proteínas Gag são produzidas em grande quantidade nas células infectadas e são úteis no diagnóstico laboratorial da infecção por FeLV, em gatos.

Resistência a agentes físicos e químicos. À semelhança da maioria dos vírus que apresentam envelope, o FeLV é sensível à inativação por solventes lipídicos e detergentes. FeLV é rapidamente inativado em temperatura de 56°C, mas nota-se apenas inativação mínima em 37°C, por até 48 horas, em meio de cultura. O vírus é rapidamente inativado pelo dessecamento.

Infectividade a outras espécies e outros sistemas de cultura. FeLV-A replica-se, exclusivamente, em células de gatos, enquanto FeLV-B e FeLV-C se multiplicam em diversos tipos de células, inclusive de humanos. A especificidade da variação de hospedeiros do FeLV está associada à glicoproteína do envelope gp 70. Não se constatou qualquer relação entre o FeLV e a ocorrência de doença em humanos nem há evidência de que a doença causada por FeLV seja transmissível às pessoas.

Como o vírus do sarcoma (FeSV), muito mais raro, é defeituoso, a variação de hospedeiros desse vírus depende do vírus da leucemia auxiliador, o qual fornece a proteína para seu envelope. Os principais estudos experimentais foram realizados com o pseudotipo FeSV (FeLV-B). O FeSV é capaz de transformar os fibroblastos de espécies não felinas, inclusive cães, camundongos, porquinhos-da-índia, ratos, marta, ovinos, macacos, coelhos e humanos. Constatou-se que FeSV é oncogênico para várias espécies de animais testados, embora, em geral, seja necessária sua inoculação em fetos ou em animais recém-nascidos, a fim de evidenciar o efeito oncogênico do FeSV em outras espécies que não sejam os gatos.

Relação hospedeiro-vírus

Distribuição, reservatório e transmissão. A infecção de gatos por FeLV é relatada em todo o mundo; o gato é o único reservatório conhecido do vírus. Cerca de 2% dos gatos dos EUA são soropositivos, indicando que houve infecção no passado, ou que a infecção é atual; cerca de 50% desses gatos soropositivos apresentam resultado positivo para antígenos de FeLV no teste de anticorpo imunofluorescente (IFA) em leucócitos do sangue periférico, indicando infecção atual. Em gatos infectados, nota-se FeLV-A, isoladamente (50%), ou em associação com FeLV-B ou FeLV-C.

FeLV é excretado na saliva e nas lágrimas e, possivelmente, na urina. A transmissão parece ocorrer durante contato estreito, por meio de mordida ou lambedura (durante *grooming*). É possível que a infecção aconteça a partir de vasilhas de alimentos contaminados. Para a propagação eficiente do vírus, há necessidade de contato extensivo prolongado entre os gatos. Nos ambientes onde vivem vários gatos, a presença de um infectado aumenta muito o risco de infecção dos demais. O FeLV também é transmitido de modo congênito, e a maioria dos filhotes infectados no útero, ou antes de 8 semanas de idade, apresentam viremia persistente.

Patogênese e patologia. Após a penetração do vírus na membrana mucosa bucal, ocular ou nasal, o FeLV replica-se nos linfócitos dos linfonodos locais, da cabeça e do pescoço. A doença aguda causada por FeLV, manifestada por febre, linfadenopatia e mal-estar, desenvolve-se dentro de 2 a 4 semanas após a infecção; contudo, esses sintomas raramente são notados. Cerca de metade dos gatos infectados se recupera rapidamente e se torna positiva no teste de anticorpo contra FeLV e negativa para antígeno desse vírus. Alguns desses gatos, provavelmente, eliminam o vírus; em outros, o vírus permanece latente. A importância da infecção latente por FeLV de longa duração não foi determinada, e a viremia por FeLV pode ser reativada em condições de estresse ou durante tratamento com corticosteroides em alguns desses gatos.

Em gatos que não produzem uma resposta imune adequada o FeLV se replica, rapidamente, nas células da medula óssea em estágio de divisão celular. Esses gatos são persistentemente infectados por FeLV e são positivos para o antígeno de FeLV, no teste IFA em leucócitos do sangue periférico. O ciclo de infecção se completa após a replicação viral nas células epiteliais das glândulas salivares; assim, o FeLV infectante é excretado na saliva.

O período desde o início da viremia até o aparecimento dos sinais clínicos posteriores da infecção por FeLV é denominado período de indução. Esse período varia de meses a anos, em média cerca de 2 anos. A maioria dos gatos com viremia persistente morre dentro de 3,5 anos. Com frequência, os gatos persistentemente infectados desenvolvem leucopenia, deficiência imune e infecções oportunistas secundárias. A imunodeficiência induzida por FeLV deve ser distinguida daquela ocasionada pelo vírus da imunodeficiência felina (FIV), que é um retrovírus diferente.

Resposta do hospedeiro à infecção. Cerca de metade dos gatos infectados por FeLV produz quantidade protetora de anticorpos neutralizantes contra as principais glicoproteínas do envelope, enquanto a infecção por FeLV se limita às células dos linfonodos locais, e o vírus é eliminado ou permanece latente. Esses gatos não se tornam persistentemente infectados por FeLV e, em geral, têm vida normal. A resposta à infecção por FeLV depende da idade do gato, da dose de vírus recebido e, provavelmente, de outros fatores genéticos e virológicos. Os gatinhos tendem a responder fracamente e, em consequência disso, são predispostos à infecção persistente por FeLV.

Diagnóstico laboratorial

Como alguns gatos conseguem eliminar a infecção por FeLV e vários gatos são vacinados contra a enfermidade, os testes para anticorpos contra FeLV têm uso limitado. Os testes mais úteis para o diagnóstico desse vírus são aqueles que detectam antígenos de FeLV. Há disponibilidade de um teste imunoenzimático (ELISA) para esses antígenos no soro ou na saliva, sendo especialmente útil como método rápido de triagem. Utiliza-se um teste de anticorpo imunofluorescente (IFA) para detectar antígenos do FeLV no interior das células infectadas, que é a evidência de que o vírus tem-se replicado na medula óssea e de que aquele gato apresenta viremia persistente.

Tratamento e controle

Há disponibilidade de vacinas contra FeLV, embora sua eficácia em condições de campo seja controversa. As vacinas atuais contra FeLV contêm vírus inteiro inativado ("morto") ou uma preparação com subunidade da proteína do vírus. Os filhotes devem receber duas doses de vacina, a primeira com 9 a 10 semanas de idade, e a segunda 3 a 4 semanas depois; em seguida, têm de receber doses de reforço anualmente. Oitenta e cinco por cento dos gatos com menos de 12 semanas idade, se expostos ao vírus, tornam-se persistentemente infectados; no entanto, os gatos com mais de 6 meses de idade têm apenas 10 a 15% de chance de se tornarem persistentemente infectados quando expostos. Assim, o uso de vacina contra FeLV é muito mais benéfico em gatos jovens.

A infecção por FeLV em um gatil pode ser controlada por meio de teste e remoção dos animais doentes; é possível combinar isso com a vacinação contra FeLV, desde que ela não interfira na detecção laboratorial de antígeno de FeLV em gatos infectados.

O diagnóstico de infecção por FeLV não necessariamente implica eutanásia, pois o gato positivo para FeLV sadio é capaz de viver durante anos. Provavelmente, o gato excreta o vírus e contamina outros gatos; assim, devem ser tomados cuidados para reduzir o risco de propagação do vírus e o contato com patógenos oportunistas.

Vírus da leucemia bovina | Gênero Deltaretrovirus

Doença

O vírus da leucemia bovina (BLV) causa linfoma (linfossarcoma; neoplasia linforreticular) em bovinos mais velhos – doença denominada leucose bovina enzoótica (EBL), que ocorre, muito esporadicamente, em bovinos infectados por BLV. Em geral, os bovinos com EBL têm mais de 3 anos idade, verificando-se ocorrência máxima do tumor aos 5 a 8 anos de idade. É comum os bovinos acometidos não apresentarem febre. Nota-se, contudo, aumento dos linfonodos periféricos, sem dor (linfadenopatia). Dependendo do envolvimento de diferentes órgãos, os bovinos infectados manifestam disfunção gastrintestinal, paralisia, exoftalmia e disfunção cardíaca. Em alguns bovinos acometidos, os linfócitos neoplásicos alcançam o sangue e provocam leucemia linfoide. Os tipos de linfomas verificados em bezerros (com menos de 6 meses de idade) e em bovinos jovens (com 6 a 18 meses de idade) não estão associados à infecção por BLV.

Agente etiológico

Classificação. Em razão de sua estrutura genômica, da sequência de nucleotídios e do tamanho e da sequência de aminoácidos das proteínas virais estruturais e não estruturais, recentemente o BLV foi incluído em um gênero (*Deltaretrovirus*), juntamente com HTLV-I e HTLV-II e com o STLV estreitamente relacionado com ele. Esses vírus ocasionam doenças com patologias semelhantes, caracterizadas por baixa viremia, longo período de latência e ausência de sítios de integração proviral preferidos, nos tumores (*i. e.*, o provírus não necessariamente se encontra próximo a um oncogene).

Propriedades físicas, químicas e antigênicas. Morfologicamente, o BLV se assemelha a outros retrovírus tipo C. O anticorpo contra gp51 é neutralizante.

Resistência a agentes físicos e químicos. A infectividade do BLV é inibida por solventes lipídicos, periodato, fenol, tripsina e formaldeído. A infectividade é rapidamente eliminada em temperatura de 56°C, mas pode ser preservada por longo tempo em temperatura inferior a 50°C. A pasteurização elimina a infectividade desse vírus, o que é interessante porque, no leite das vacas acometidas, há linfócitos infectados.

Infectividade a outras espécies e outros sistemas de cultura. O BLV tem-se mostrado infectante para várias espécies animais, além de bovinos, inclusive aos ovinos, caprinos e suínos. Em condições naturais, o potencial oncogênico do BLV parece ser expresso apenas em bovinos e ovinos. Como não há diferença antigênica ou genética relevante entre os isolados de bovinos e ovinos, o agente denominado vírus da leucemia ovina é considerado como BLV infectante de um hospedeiro heterólogo.

O BLV replica-se em cultura de células de ampla variedade de espécies, incluindo células de bovinos, humanos, símios, canino, caprinos e equinos. Embora o BLV se replique em células humanas, não se sabe se as pessoas são infectadas. Estudos soroepidemiológicos em humanos de alto risco (veterinários, fazendeiros, cuidadores de animais e funcionários de abatedouros) não revelaram infecção. Além disso, o BLV não foi associado à ocorrência de neoplasia em humanos.

Relação hospedeiro-vírus

Distribuição, reservatório e transmissão. A distribuição geográfica do BLV é mundial. O reservatório é o bovino infectado. A doença está diretamente relacionada com a prevalência do BLV, a qual varia amplamente; todavia, é mais elevada em regiões de criação intensiva de vacas leiteiras (até 50% ou mais). Além das perdas de produção de bovinos associadas à infecção por BLV, há outras perdas decorrentes de restrição à exportação para países que proíbem a compra de bovinos positivos para BLV ou de sêmen de touros infectados.

O BLV é transmitido por via horizontal, em condições de contato estreito, e tal ocorrência é mais comum quando são introduzidas novilhas em um rebanho leiteiro. O vírus é altamente associado à célula, sendo transmitido entre os animais por meio do sangue ou de tecido que contém linfócitos, bem como por traumatismo, equipamento veterinário contaminado ou outras vias menos definidas. A transmissão do BLV pode ser por via cutânea e pelos tratos digestório e reprodutor. Essa doença é facilmente transmitida a bezerros ou ovinos suscetíveis com quantidade tão baixa quanto 2.500 linfócitos de animais infectados. Também foi possível a transmissão experimental com leite e colostro contendo linfócitos, mas essa via, provavelmente, é irrelevante. Há relato de transmissão do BLV no útero, mas é rara tal ocorrência. A transmissão do BLV por moscas e carrapatos hematófagos foi experimentalmente demonstrada; no entanto, observações a campo não sustentam uma participação importante desses vetores. Bovinos infectados por BLV, com linfocitose persistente induzida pelo vírus, são os principais reservatórios do microrganismo e apresentam maior risco para a transmissão.

Patogênese e patologia. A maioria das infecções por BLV é assintomática. Ocorre breve viremia logo após a infecção de bovinos suscetíveis, seguida de longo período de incubação, quando o vírus permanece latente, na forma de provírus, que é aleatoriamente integrado ao genoma de células infectadas. Apenas uma baixa porcentagem de animais infectados por BLV desenvolve linfoma, sugerindo que o período de incubação para o desenvolvimento de neoplasia é mais longo do que o tempo de vida de vários animais infectados. Alguns bovinos manifestam apenas viremia transitória, sem soroconversão, e, após 3 a 4 meses, o vírus pode não ser mais isolado, enquanto outros animais desenvolvem linfocitose que persiste meses ou anos após a infecção.

Tipicamente, em bovinos com EBL, a neoplasia instala-se em qualquer combinação que envolva linfonodos internos e superficiais, coração, abomaso, intestino, rim, útero, fígado, baço, espaço epidural da medula espinal lombar e gordura retrobulbar (do olho). A distribuição do tumor é imprevisível, mas, com frequência, o sangue não está envolvido. Tanto os linfócitos T quanto os linfócitos B podem ser infectados pelo BLV, mas os tumores são constituídos apenas de linfócitos B em estágio de proliferação.

Resposta do hospedeiro à infecção. A maioria dos bovinos infectados pelo BLV produz anticorpos contra proteínas estruturais do BLV. Em geral, nota-se maior resposta contra as proteínas glicosiladas gp51 e gp30, comparativamente às proteínas internas p24, p15, p12 e p10 e à RT. Embora a maioria dos bovinos infectados desenvolva alto título de anticorpos específicos contra o vírus, alguns permanecem persistentemente soronegativos.

Anticorpos contra BLV também são detectados no leite e no colostro e propiciam proteção parcial contra a infecção de bezerros. Entretanto, os anticorpos não fornecem proteção contra o desenvolvimento de tumor nos animais infectados, tampouco impedem a propagação do BLV infectante por animais portadores.

Diagnóstico laboratorial

É possível utilizar uma variedade de testes sorológicos (imunodifusão em ágar gel [AGID], imunofluorescência e ELISA) que detectam anticorpo específico contra BLV. Em geral, o animal torna-se soropositivo 4 a 12 semanas após a infecção viral. O BLV induz a formação de sincício nas células-alvo.

Tratamento e controle

A infecção, uma vez estabelecida, parece ser vitalícia no bovino infectado. Não há tratamento para linfoma ou para a infecção causada por BLV em bovinos. O BLV pode ser eliminado do rebanho por meio de testes sorológicos repetidos e remoção imediata de animais positivos.

Vírus do sarcoma dérmico do peixe walleye | Gênero Epsilonretrovirus

Doença

As lesões cutâneas proliferativas de peixes walleye (peixe de água doce nativo do Canadá e do norte dos EUA) foram primeiramente relatadas no lago Oneida, no estado de Nova York, no final dos anos de 1960. A partir daí, a doença foi relatada nos EUA e no Canadá. Os retrovírus que provocam dois tipos de lesões cutâneas proliferativas em peixes walleye (*Sander vitreus*), sarcoma dérmico de peixes walleye (WDS) e hiperplasia epidérmica de peixes walleye (WEH), foram isolados e incriminados como responsáveis por essas doenças. Anualmente, cerca de 10% dos peixes walleye podem estar infectados por WEH e até 27% por WDS, no lago Oneida. Uma das características mais notáveis dessas doenças proliferativas é sua natureza sazonal. Os peixes walleye jovens manifestam lesões no fim do outono e no inverno, as quais regridem espontaneamente na primavera. As lesões raramente são observadas nos meses de verão.

Agente etiológico

Os epsilonretrovírus incluem três retrovírus de peixes: WDSV e os vírus da hiperplasia epidérmica do peixe walleye tipos 1 e 2 (WEHV-1, WEHV-2). Há outros dois vírus que podem ser incluídos nesse grupo após a conclusão de suas sequências de genomas, os vírus da hiperplasia epidérmica do peixe perca tipos 1 e 2. Os retrovírus písceos exógenos, retrovírus do peixe-cabeça-de-cobra e vírus do sarcoma de bexiga natatória do salmão (SSSV), ainda não foram incluídos em um gênero específico.

Propriedades físicas, químicas e antigênicas. O WDSV foi originalmente clonado a partir do DNA de tumor, em 1990, e constatou-se que tem 12,7 kb de comprimento. A análise da sequência identificou, além de gag, pro, pol e env, três fases de leitura aberta, designadas orf a, orf b e orf c, que codificam proteínas virais acessórias relacionadas com ciclina celular (orf a), RACK1 (orf b) e proteína proapoptótica (orf c).

Infectividade a outras espécies e outros sistemas de cultura. O sarcoma dérmico pode ser, experimentalmente, transmitido a várias espécies de peixes perca, sauger (*Stizostedion canadense*) e perca-amarela (*Perca flavescens*).

Relação hospedeiro-vírus

Distribuição, reservatório e transmissão. O vírus e o hospedeiro desenvolveram um delicado equilíbrio que possibilita uma transmissão significativa do vírus com taxa de mortalidade mínima das espécies hospedeiras. Os tumores se desenvolvem nos meses de outono e inverno, com mínima replicação do vírus; quando ocorre aumento da temperatura da água na primavera, a replicação do vírus aumenta muito nas células tumorais, resultando em excreção significativa do vírus durante a desova dos peixes (maior densidade de peixes) e regressão dos tumores. Peixes jovens são mais suscetíveis ao vírus e ao desenvolvimento de tumores. Evidência indica que uma estação de regressão e desenvolvimento de tumor propicia imunidade na idade adulta.

Patogênese e patologia. As lesões são neoplasias mesenquimais cutâneas constatadas em qualquer parte do peixe, que surgem da área superficial das escamas, e cujo diâmetro varia de 0,1 a 1,0 cm (ver Figura 66.7). Se extensos, os tumores cutâneos individuais se unem e produzem grandes neoplasias com infiltrados linfocíticos. Os tumores consistem em massas de fibroblastos na epiderme. Os tumores não são encapsulados e, com frequência, tornam-se ulcerados quando regridem. A ulceração, durante a regressão, ocorre no momento de excreção máxima de vírus. A infiltração do tumor abaixo da derme é apenas ocasionalmente observada. O período de duração de todo esse processo é distinto, uma vez que a excreção máxima de vírus ocorre na primavera, em um momento de contato máximo entre os peixes. O vírus induz não só a proliferação de células infectada pelo vírus (outono e inverno), bem como a regressão daquelas células (primavera) para a máxima produção de vírus. As proteínas orf a (ciclina viral) e orf b (semelhante à RACK1) são expressas durante proliferação celular consistente com o conceito de que essas proteínas induzem tal proliferação durante os períodos de baixa expressão do gene viral. A proteína orf c é uma proteína proaptótica aparente somente nos períodos de alta expressão e replicação do vírus, compatível com a regressão do tumor.

Resposta do hospedeiro à infecção. Essa é uma infecção e doença principalmente de peixe walleye jovem. Evidência indica que a infecção, o desenvolvimento de tumores e a regressão dos tumores representam um evento único na vida do peixe. Isso sugere que a imunidade do hospedeiro se desenvolve como consequência desse ciclo. Ocasionalmente, nota-se resposta inflamatória nos locais das lesões.

Diagnóstico laboratorial

O diagnóstico pode ser fundamentado na observação de lesões macroscópicas, juntamente com o exame histopatológico. A regressão espontânea, coincidentemente com o aumento da temperatura da água, também é um indicador dessa doença.

Tratamento e controle

Nenhum tratamento e medida de controle foram empregados nessa doença viral. Teoricamente, o isolamento de peixes com lesões cutâneas daqueles não infectados, durante os meses de inverno, quando há baixa excreção de vírus que ocorre durante a primavera, em que os tumores regridem (alta excreção de vírus), deve prevenir a transmissão que é ocasionada nos meses da primavera. O peixe que se recupera da doença não mais abriga ou transmite o vírus.

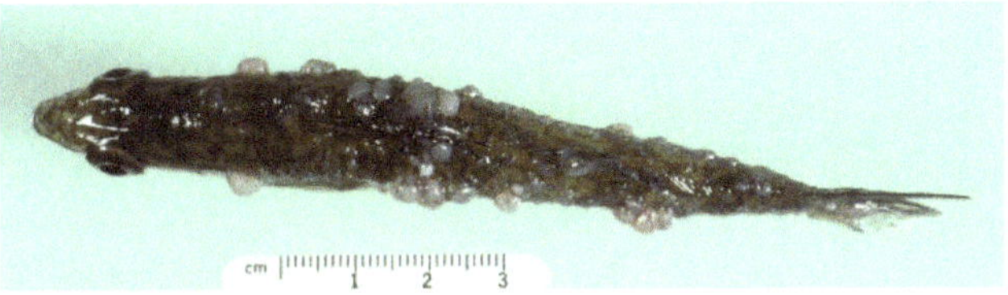

Figura 66.7 Sarcomas dérmicos de um peixe walleye de 1 ano de idade. (A imagem é uma cortesia de P. R. Bowser, Cornell University.)

Vírus da visna/maedi/vírus da pneumonia progressiva e vírus da síndrome artrite-encefalite caprina | Gênero Lentivirus

Doença

Esses vírus provocam várias doenças distintas que envolvem pulmões, articulações, glândulas mamárias e SNC dos ovinos e caprinos acometidos. Os sinais clínicos iniciais de visna são discretos e insidiosos, consistindo em ligeira anormalidade ao caminhar, em especial, nos membros pélvicos; tremores de lábios, inclinação anormal da cabeça; e, em raros casos, cegueira. Os sintomas progridem para paresia ou, até mesmo, paralisia total. Não se constata febre. Os animais abandonados morrem de inanição, daí o nome visna, que significa "definhamento" em islandês. Tipicamente, notam-se sinais clínicos de visna em ovinos com mais de 2 anos de idade; a progressão clínica é demorada.

O vírus da pneumonia progressiva e o vírus maedi provocam pneumonia crônica semelhante nos ovinos infectados. A manifestação inicial inclui perda progressiva da condição corporal acompanhada de dispneia. Por fim, a respiração requer a ação de músculos acessórios, sendo acompanhada de sacudidas rítmicas da cabeça. Às vezes, nota-se tosse seca, mas sem secreção nasal. A fase clínica é longa, embora os animais acometidos frequentemente morram em decorrência de pneumonia bacteriana secundária.

O vírus da síndrome artrite-encefalite caprina (CAEV) ocasiona várias síndromes clínicas em caprinos domésticos, inclusive artrite progressiva crônica, mastite e, ocasionalmente, pneumonia intersticial, em caprinos mais velhos, e uma síndrome paralítica aguda em cabritos, caracterizada por ataxia de membros pélvicos, fraqueza e paralisia.

Agente etiológico

Classificação. Os vírus que causam visna/maedi/pneumonia progressiva e o CAEV, estreitamente relacionados, são lentivírus. As designações dos nomes são, basicamente, históricas e se referem ao local de isolamento do vírus ou à doença predominante em um animal, individualmente. O vírus da pneumonia progressiva ovina é sinônimo de vírus maedi.

Propriedades físicas, químicas e antigênicas. O vírion é constituído de quatro proteínas estruturais denominadas gp135, p30, p16 e p14. As proteínas estruturais secundárias incluem uma RT, integrase e dUTPase. Testes de neutralização mostraram que as variações nas cepas virais ocorrem durante a infecção dos animais, individualmente. Se um animal é inoculado com vírus de placas purificadas, vários meses depois este microrganismo pode ser isolado e não é neutralizado por antissoro que neutraliza a cepa do inóculo original. Tanto a cepa do inóculo quanto as cepas variantes podem ser isoladas simultaneamente, indicando que as novas cepas não substituem o vírus parental. Com o passar do tempo, são produzidos anticorpos neutralizantes contra as novas cepas.

A RT desses vírus tem preferência por Mg^{2+} e utiliza $tRNA^{Lys}$ como iniciador (*primer*) da transcrição reversa do DNA de filamento negativo.

Os vírus visna/maedi/pneumonia progressiva e o CAEV apresentam ampla reação cruzada em teste de imunodifusão envolvendo a principal proteína estrutural.

Resistência a agentes físicos e químicos. Lentivírus são relativamente resistentes à radiação ultravioleta. A infectividade é inibida por solventes lipídicos, periodato, fenol, tripsina, ribonuclease, formaldeído e pH baixo (inferior a 4,2). A infectividade é relativamente estável em temperatura de 0°C a 4°C, na presença de soro; contudo, é rapidamente inibida em temperatura de 56°C.

Infectividade a outras espécies e outros sistemas de cultura. Pneumonia progressiva ovina e visna foram relatadas apenas em ovinos e caprinos. Algumas raças de ovinos parecem mais suscetíveis, especialmente ovinos islandeses, os quais apresentam alto grau de consanguinidade. O vírus visna infecta células de várias espécies de vertebrados, mas se replica, eficientemente, apenas nas células de ovinos. Os isolados do vírus não adaptados se replicam melhor em cultura de macrófagos.

Relação hospedeiro-vírus

Distribuição, reservatório e transmissão. Esses vírus provocam doenças em ovinos e caprinos em grande parte do mundo. A frequência da infecção varia amplamente, dependendo dos programas de controle; nos EUA, em alguns rebanhos, a taxa de prevalência pode ser superior a 75%. Ovinos infectados atuam como reservatórios.

A transmissão acontece por meio de exsudato e aerossóis, por via respiratória. O vírus é excretado no leite, e os cordeiros de ovelhas infectadas se infectam em idade jovem. As taxas de infecção aumentam quando se emprega a prática de mistura de leite. A transmissão intrauterina é rara.

Patogênese e patologia. O lentivírus ovino infecta célula do sistema monócito-macrófago. Visna é uma encefalomielite crônica e progressiva caracterizada por áreas multifocais de inflamação crônica, com desmielinização simultânea. A lesão inicia logo abaixo do epêndima que margeia os ventrículos e se propaga por todo o cérebro e pela medula espinal.

Os pulmões de ovinos com pneumonia progressiva são marcantemente expandidos, com aumento duas ou três vezes do peso do pulmão. As alterações histopatológicas incluem espessamento do septo interalveolar, como consequência da infiltração de linfócitos, monócitos e macrófagos. O espessamento pode ser tão grande que causa obstrução de alvéolos. Notam-se acúmulos linfoides, com formação de folículos e centros germinativos, dispersos por todo o parênquima pulmonar.

Alguns ovinos adultos infectados pelo lentivírus ovino desenvolvem mastite e/ou artrite crônica.

O vírus da síndrome artrite-encefalite caprina (CAEV) provoca disfunção espinal motora característica em cabritos com 2 a 4 meses de idade. Em caprinos acometidos, as lesões se assemelham àquelas da visna. Caprinos que sobrevivem à infecção por CAEV, como os cabritos, com frequência desenvolvem artrite progressiva crônica, mastite e, ocasionalmente, pneumonia intersticial semelhante à pneumonia progressiva ovina.

Resposta do hospedeiro à infecção. A maioria das infecções de ruminantes causadas por lentivírus é subclínica, possivelmente em virtude do prolongado período de incubação das doenças ocasionadas por esses vírus. Em todas essas doenças, as lesões incluem inflamação progressiva crônica; assim, as próprias lesões provavelmente resultam em parte da resposta imune do hospedeiro.

Nas infecções experimentais, os anticorpos de fixação do complemento surgem poucas semanas após a inoculação, atingem teor máximo dentro de 2 meses e se mantêm constante durante todo o curso da doença. Os anticorpos neutralizantes surgem depois, atingem valor máximo em cerca de 1 ano e, em seguida, mantêm-se estáveis. No entanto, o vírus persiste, apesar da potente resposta imune humoral, possivelmente porque a maioria das células infectadas não produz antígenos virais e, portanto, são não são detectadas pelos mecanismos de vigilância imune.

Diagnóstico laboratorial

Nos estágios iniciais, é difícil distinguir visna de outras doenças do SNC; contudo, o curso progressivo crônico, a ausência de febre e a constatação de pleocitose no fluido cerebroespinal (FCE) são características de visna. Tremores de cabeça, ranger de dentes e prurido intenso são mais característicos de *scrapie* do que de visna.

O vírus pode ser isolado de SNC, pulmão, baço, leucócito de sangue periférico e FCE, mas, em razão da limitada replicação viral, o isolamento talvez seja difícil. Para o diagnóstico sorológico, os testes grupo-específicos que detectam anticorpos que surgem no início da infecção e se mantêm durante todo o curso da doença são os preferidos, em relação à neutralização sérica. Os testes de neutralização têm menor valor diagnóstico porque se tornam positivos muito depois da instalação da doença e são cepa-específicos. Desse modo, atualmente, são realizados testes sorológicos, como AGID, para identificar ovinos e caprinos infectados por lentivírus.

Tratamento e controle

Atualmente, não há vacina eficaz, tampouco disponibilidade de medicamentos efetivos. O controle desses vírus e de suas doenças baseia-se no emprego de exames sorológicos e na eliminação dos animais infectados. Visna e maedi foram eliminadas da Islândia por meio da adoção de um programa de erradicação.

Vírus da anemia infecciosa equina | Gênero Lentivirus

Doença

O vírus da anemia infecciosa equina (EIAV) provoca anemia grave em equinos, mas a manifestação clínica de EIA é muito variável. Na forma aguda, os sinais clínicos surgem repentinamente, 7 a 21 dias após a infecção. Os sintomas incluem febre, anorexia, trombocitopenia e anemia grave. Além disso, é possível haver sudorese profusa e secreção serosa no focinho. Com frequência, tais episódios duram 3 a 5 dias; depois disso, o animal parece se recuperar. No estágio agudo inicial da doença, os equinos são soronegativos para anemia infecciosa (EIA).

Com frequência, a infecção aguda é acompanhada de doença subaguda após 2 a 4 semanas de convalescência. Os sintomas da fase aguda se repetem, juntamente com fraqueza, edema, petéquias, letargia, apatia, anemia e ataxia. O animal novamente parece se recuperar, e o ciclo pode, então, repetir-se.

EIA crônica é a manifestação clássica da também denominada febre do pântano, a qual se assemelha à forma subaguda, mas é uma doença mais discreta e raramente ocasiona morte. O ciclo de febre, perda de peso, anorexia e sinais clínicos pode ocorrer novamente 6 vezes ou mais. Em geral, cada episódio dura 3 a 5 dias, e o intervalo entre os ciclos é irregular (semanas a meses). A frequência e a gravidade dos sintomas, com frequência, diminuem depois de 6 a 8 episódios, em geral no primeiro ano. A maioria dos equinos permanece assintomática, mas se torna portadora do vírus pelo resto da vida. EIA pode ser induzida por estresse ou por drogas imunossupressoras.

Em geral, a infecção de equinos por EIAV resulta em sinais clínicos inaparentes, subclínicos ou discretos. Esses equinos permanecem assintomáticos, mas possuem anticorpos contra o vírus e são portadores vitalícios. Foram verificados animais assintomáticos, mas com viremia crônica (baixa carga viral) por um período que ultrapassa 18 anos.

Agente etiológico

Classificação. EIAV é um lentivírus; a enfermidade por ele causada foi a primeira doença de animais identificada como decorrente de um vírus filtrável (1904).

Propriedades físicas, químicas e antigênicas. EIAV é composto de duas glicoproteínas codificadas por envelope (gp 90 = SU e gp 45 = TM) e quatro importantes proteínas não glicosiladas (p26 = CA, p15 = MA, p11 = NC e p9). A p26 é a principal proteína do núcleo e possui especificidade para o grupo, embora as glicoproteínas associadas ao envelope apresentem atividade de hemaglutinação e sejam tipo-específicas.

O genoma do EIAV é altamente mutável. Quando o vírus é submetido à pressão seletiva pelo sistema imune do hospedeiro, as substituições de nucleotídios individuais (mutações) produzem novas variantes antigênicas das proteínas de envelope gp 45 e gp 90. Acredita-se que essas variantes antigênicas provoquem os episódios recidivantes característicos de EIA. Em cultura celular (na qual não há seleção imune), os tipos antigênicos permanecem estáveis e neutralizáveis por anticorpos séricos de equinos, nos quais o vírus foi isolado. Quando inoculadas em outro equino, essas mesmas cepas produzem novas variantes antigênicas virais que não são mais neutralizadas pelos anticorpos originais.

Resistência a agentes físicos e químicos. EIAV é rapidamente inativado por desinfetantes comuns que contêm detergentes. O vírus também é inativado por hidróxido de sódio, hipoclorito de sódio, pela maioria dos solventes orgânicos e por clorexidina. No soro de equino aquecido a 58°C, durante 30 minutos, o EIAV não apresenta qualquer capacidade infectante em equinos. Contudo, em 25°C, o EIAV permanece infectante em agulhas hipodérmicas por 96 horas.

Infectividade a outras espécies e outros sistemas de cultura. Equinos, pôneis, asininos e mulas são suscetíveis à infecção por EIAV. Há apenas um relato de infecção humana, e nenhum caso de doença semelhante à EIA foi identificado. Tentativas de propagação do vírus em cordeiros, camundongos, *hamsters*, porquinhos-da-índia e coelhos falharam. Isolados primários de EIAV podem ser propagados apenas em culturas de leucócitos de equinos, nas quais o vírus se replica em células da linhagem monócitos/macrófagos. Cepas de EIAV de laboratório podem ser replicadas em várias de linhagens de células de diversas espécies, inclusive fibroblastos de pulmão de feto humano. Essas cepas de laboratório apresentam importantes diferenças de sequência, em comparação com isolados primários, particularmente na região U3 da LTR.

Relação hospedeiro-vírus

Distribuição, reservatório e transmissão. A distribuição de EIAV é mundial; entretanto, é mais prevalente em climas mais quentes. A taxa de infecção varia amplamente, mas a doença é cada vez mais rara em países como os EUA. Equinos, asininos e mulas são os reservatórios conhecidos e hospedeiros naturais do vírus.

A inoculação mecânica de sangue é considerada a principal via de transmissão do EIAV. O EIAV é naturalmente transmitido por insetos hematófagos, em especial, por moscas de estábulo e mutucas. EIAV não se replica em células de insetos, mas as moscas podem transmitir o vírus pela simples transferência mecânica de sangue infectado. A transmissão de EIAV pelo sangue também ocorre pelo uso de agulhas contaminadas; assim, é importante não compartilhar agulhas ou utilizar aquelas não esterilizadas nos procedimentos veterinários. A transmissão do vírus ao potro lactente de uma égua portadora é bem-documentada. O EIAV também pode ser transmitido no útero, mas, provavelmente, é uma ocorrência rara.

Patogênese e patologia. EIA aguda está relacionada com a intensa replicação viral. A anemia reflete a menor meia-vida das hemácias, em consequência de hemólise e eritrofagocitose pelos macrófagos ativados. Em equinos infectados por EIAV, foram constatados diminuição do teor de complemento e presença de eritrócitos revestidos por complemento. O menor grau de eritropoese e as anormalidades no metabolismo de ferro também contribuem para a instalação de anemia nos casos crônicos.

As lesões verificadas na EIA refletem a duração e gravidade da infecção e da doença e incluem hemorragia e necrose disseminada em tecidos linfáticos, anemia, edema e emaciação. Lesões microscópicas apresentam ativação do sistema fagocítico mononuclear em todos os tecidos linfoides, ativação de células de Kupffer e deposição de hemossiderina em vários órgãos. Glomerulonefrite mediada por complexos imunes e necrose centrolobular hepática são comuns, sendo essa última uma consequência da anemia grave de início agudo. Ependimite granulomatosa, meningite, coroidite, encefalite subependimal e hidrocefalia são associadas à ataxia.

Resposta do hospedeiro à infecção. Equinos infectados por EIAV desenvolvem títulos persistentes de anticorpos dentro de 45 dias. A maioria dos animais se torna positiva ao teste ELISA em 12 dias e positiva ao AGID dentro de 24 dias após a infecção.

Diagnóstico laboratorial

O diagnóstico laboratorial depende da detecção de anticorpo específico, utilizando o teste AGID (teste de Coggins). Atualmente, também há disponibilidade de um teste ELISA mais sensível.

Tratamento e controle

Não há disponibilidade de tratamento específico. Terapia de suporte é o procedimento mais importante na recuperação.

Os animais infectados devem ser submetidos à eutanásia, porque o vírus é contagioso, ou devem ser mantidos em isolamento físico. Pode-se reduzir a propagação do EIAV por meio do controle de moscas de estábulo e mosquitos. Devem ser evitados o uso repetido de agulhas hipodérmicas e transfusões com sangue de doadores não testados.

Garanhões infectados não devem ser acasalados com éguas soronegativas, embora o inverso não necessariamente seja verdadeiro. Em geral, é possível obter potros não infectados de éguas positivas e garanhões positivos, desde que sejam isolados de éguas infectadas e não consumam seu leite.

Em alguns países (Cuba, China), utiliza-se uma vacina contra EIAV, mas provavelmente não fornece ampla proteção contra todas as variantes do EIAV.

Vírus da imunodeficiência bovina | Gênero Lentivirus

Doença

Apesar de seu nome instigante, a importância do vírus da imunodeficiência bovina (BIV) como causa de descontrole imune e inflamação crônica em bovinos é incerta. Relatos inconsistentes incriminam o BIV como causa de letargia, mastite, pneumonia, linfadenopatia e dermatite crônica, mas esses relatos são vistos com ceticismo cada vez maior. Um vírus estreitamente relacionado, o vírus da doença de Jembrana, foi relatado em bovinos Bali (*Bos javanicus*), na Indonésia. Nesses bovinos, os sintomas da doença eram febre, anorexia, linfadenopatia e, ocasionalmente, morte.

Agente etiológico

Classificação. BIV é um lentivírus que não é estreitamente relacionado com qualquer outro lentivírus conhecido.

Propriedades físicas, químicas e antigênicas. A morfologia e as propriedades físicas do BIV se assemelham muito com aquelas de outros lentivírus. BIV apresenta uma glicoproteína SU de 100 kDa e uma glicoproteína TM de 45 kDa, além das proteínas Gag, MA, CA e NC, de 16, 26 e 7 kDa, respectivamente. O BIV também produz várias proteínas não estruturais. A RT do BIV tem preferência por Mg^{2+}.

Infectividade a outras espécies e outros sistemas de cultura. É possível a infecção experimental de coelhos e ovinos pelo BIV, no entanto, esses animais não desenvolvem a doença. O BIV pode ser cultivado em células de diversas espécies, inclusive de bovinos, coelhos e caninos, mas não de primatas ou humanos.

Relação hospedeiro-vírus

Distribuição, reservatório e transmissão. É provável que a distribuição do BIV esteja no mundo todo. Nos EUA, a prevalência da infecção por BIV é baixa, mas pode ser muito alta em rebanhos individuais. Os rebanhos infectados por BIV também são, frequentemente, infectados pelo BLV.

Patogênese e patologia. Células do sistema monócito/macrófago sustentam a replicação do BIV nos bovinos infectados.

Resposta do hospedeiro à infecção. A infecção de bovinos por BIV resulta em potente resposta de anticorpos pelo hospedeiro. No entanto, à semelhança da maioria dos outros lentivírus, o BIV induz infecção crônica vitalícia. A grande maioria das infecções é subclínica.

Diagnóstico laboratorial

Bovinos infectados são detectados por meio de exames sorológicos para pesquisa de anticorpos contra BIV. Também é possível realizar isolamento do BIV no sangue, a fim de detectar animais infectados.

Tratamento e controle

Não há vacina ou tratamento para a infecção por BIV. A importância da infecção por BIV como um patógeno de bovinos ainda é muito incerta.

Vírus da imunodeficiência felina | Gênero Lentivirus

Doença

A infecção de gatos pelo vírus da imunodeficiência felina (FIV) causa febre aguda e linfadenopatia, seguida de um estágio de portador assintomático. Em alguns gatos, a infecção por FIV provoca imunodeficiência grave e predispõe a infecções secundárias crônicas. A infecção de gatos por FIV compartilha características comuns à AIDS, em humanos; a infecção de gatos por FIV tem se tornado um importante modelo animal para pesquisas sobre AIDS.

Agente etiológico

Classificação. FIV é um lentivírus não estreitamente relacionado com qualquer outro lentivírus conhecido.

Propriedades físicas, químicas e antigênicas. A morfologia e as propriedades físicas do FIV são muito parecidas com aquelas de outros lentivírus. O FIV apresenta uma glicoproteína SU de 95 kDa e uma glicoproteína TM de 41 kDa, além das proteínas Gag, MA, CA e NC, de 16, 27 e 10 kDa, respectivamente. O FIV também codifica várias proteínas não estruturais. A RT do FIV tem preferência por Mg^{2+}.

Resistência a agentes físicos e químicos. O FIV é inativado por concentrações apropriadas de desinfetantes como cloro, compostos de amônio quaternário, compostos fenólicos e álcool. Sobrevive em temperatura de 60°C por apenas alguns minutos.

Infectividade a outras espécies e outros sistemas de cultura. O FIV infecta gatos domésticos, embora exista evidência sorológica de que um vírus semelhante ao FIV infecte felídeos selvagens, na África (leões, leopardos) e nas Américas (puma, lince, jaguar). Isolados de FIV se replicam em culturas primárias de células mononucleares de felinos cuja multiplicação é estimulada por mitógeno e são suplementados com interleucina-2 (IL-2; fator de crescimento de célula T). Alguns isolados de FIV também são capazes de se replicar em linhagens celulares de felinos selecionadas. O FIV não se multiplica em linhagens celulares que não sejam de felinos. Não há ligação entre FIV e qualquer doença humana, inclusive AIDS.

Relação hospedeiro-vírus

Distribuição, reservatório e transmissão. A infecção de gatos por FIV é endêmica em todo o mundo, embora o vírus não seja contagioso, como o FeLV. O FIV é excretado na saliva, e a principal via de transmissão provavelmente é a mordida. Gatos machos errantes, os quais são mais sujeitos a brigas, são os mais frequentemente infectados pelo FIV. O vírus não é eficientemente disseminado entre gatos por contato casual não agressivo. O contato sexual provavelmente também não é um meio importante de disseminação do FIV. É possível ocorrer transmissão da gata infectada para seus filhotes.

Os gatos permanecem infectados por FIV durante a vida, embora a maioria das infecções por FIV seja assintomática.

A infecção dupla por FIV e FeLV não é incomum, e os gatos infectados com ambos, FIV e FeLV, parecem manifestar uma doença de progressão mais grave.

Patogênese e patologia. Não se constatam alterações macroscópicas ou histológicas definitivas nos tecidos de gatos infectados por FIV, mesmo nos estágios mais avançados da doença. Após a infecção inicial, o vírus se replica nos linfonodos regionais e, então, propaga-se para os linfonodos de todo o corpo, às vezes resultando em linfadenopatia generalizada transitória. A maioria das infecções é assintomática, embora, em alguns gatos, ocorra depleção linfoide e supressão imune, os quais se tornam suscetíveis a infecções secundárias oportunistas. O FIV parece infectar tanto linfócitos CD4 quanto linfócitos CD8, além de macrófagos, *in vivo*. Vários gatos manifestam diminuição do número absoluto de linfócitos CD4, com inversão da proporção CD4/CD8.

Resposta do hospedeiro à infecção. Tipicamente, os gatos infectados apresentam potente resposta imune, tanto mediada por célula quanto humoral (anticorpo). Essas respostas parecem ser suficientes para limitar a fase aguda inicial da doença. No entanto, como acontece com a maioria dos lentivírus, o FIV jamais é eliminado. Provavelmente, ocasiona vários graus de disfunção imune subclínica na maioria dos animais e imunodeficiência clinicamente relevante, com infecções secundárias associadas em uma minoria de gatos infectados.

Diagnóstico laboratorial

A infecção por FIV é mais facilmente diagnosticada pela detecção de anticorpos no sangue. É possível detectar anticorpos contra FIV, utilizando-se os testes ELISA, *Western immunoblotting* e pesquisa de anticorpo fluorescente indireto (IFA). O teste Snap® (Idexx) ou ELISA frequentemente é realizado como o primeiro teste de triagem, seguido de *Western blot*, como teste confirmatório. A infecção por FIV também é diagnosticada mediante isolamento do vírus e PCR, a fim de detectar o ácido nucleico do FIV.

Os filhotes de gato podem apresentar resultado positivo para anticorpos (e assim ter um teste positivo) sem verdadeiramente estarem infectados por FIV, em razão da transferência passiva de anticorpos maternos.

Tratamento e controle

Basicamente, a terapia da doença causada por FIV implica tratamento de suporte. Infecções oportunistas e secundárias são tratadas com terapia antimicrobiana apropriada. O controle da infecção pelo FIV se baseia na prevenção do contato com gatos errantes e de briga entre gatos. Há disponibilidade de uma vacina, a qual tem mostrado alguma proteção contra a infecção.

Vírus da imunodeficiência de símio | Gênero Lentivirus

Doença

O vírus da imunodeficiência de símio (SIV) compreende vários lentivírus nativos de várias espécies de símios que vivem na selva da África. Em seus hospedeiros símios africanos naturais, esses vírus aparentemente causam alguma ou nenhuma doença. Por outro lado, os símios do gênero *Macaca* asiáticos, que não foram infectados por SIV na selva, são suscetíveis a uma síndrome imunossupressora fatal denominada SAIDS, quando infectados por alguma cepa de SIV.

Os símios do gênero *Macaca* asiáticos infectados por SIV, frequentemente, desenvolvem exantema cutâneo transitório logo após a infecção. Inicialmente, o tamanho dos linfonodos e do baço pode estar aumentado. A arquitetura dos linfonodos se altera e, por fim, eles se atrofiam. Os principais sinais clínicos de SAIDS em símios do gênero *Macaca* asiáticos são definhamento e diarreia persistente. Ocorre infecção oportunista e, com frequência, são persistentes em macacos com imunossupressão. Praticamente todos os símios do gênero *Macaca* asiáticos infectados com cepas de SIV patogênicas desenvolvem SAIDS fatal dentro de 2 meses a 3 anos.

A doença ocasionada por imunodeficiência fatal provocada por SIV, em símios do gênero *Macaca* asiáticos, é o principal modelo animal para estudo de AIDS em humanos. Além do mais, o conhecimento da biologia do SIV é importante para a saúde ocupacional de cuidadores de animais, técnicos e veterinários que lidam com macacos, bem como para o uso de primatas em pesquisas em biomedicina e medicina. Foram produzidas, artificialmente, cepas do vírus da imunodeficiência de símio/humano (SHIV) que contêm genes do envelope oriundos do HIV, com genomas oriundos do SIV, as quais têm sido muito utilizadas em laboratório, a fim de estudar a patogênese e a imunidade a proteínas do envelope do HIV em um modelo animal com primata não humano.

Agente etiológico

Classificação. O lentivírus de primatas existe em amplo *continuum*. Por exemplo, o isolado do protótipo SIV de símios do gênero *Macaca* asiáticos (denominado SIVmac) é apenas cerca de 50% parecido com o HIV-1, mas é 75% parecido com o HIV-2, com base na sequência do ácido nucleico. Outros isolados do SIV de chimpanzés (SIVcpz) são muito mais estreitamente relacionados com o HIV-1 do que ao HIV-2. Além disso, alguns isolados de SIV de outras espécies de primatas africanos são até mesmo mais próximos ao HIV-2 do que ao SIVmac. Vários isolados de SIV e HIV foram obtidos, e seus ácidos nucleicos, sequenciados e classificados em árvore filogenética de sequência aparentada, na tentativa de compreender a origem da AIDS e da diversidade e potenciais epidemiológicos dos lentivírus de primatas.

Propriedades físicas, químicas e antigênicas. As propriedades físicas e morfológicas do SIV se assemelham muito com aquelas de outros lentivírus. O SIV apresenta uma glicoproteína SU de 120 kDa e uma glicoproteína TM de 32 kDa, além das proteínas Gag, MA, CA e NC, de 16, 28 e 8 kDa, respectivamente. O SIV também codifica diversas proteínas não estruturais que atuam na regulação da expressão viral e têm funções acessórias.

A RT do SIV tem preferência pelo Mg^{2+} e utiliza $tRNA^{Lys}$ como iniciador da transcrição reversa do DNA de filamento negativo.

Com base nos dados soroepidemiológicos, cerca de 30 cepas distintas de SIV podem se instalar em seus hospedeiros, os macacos africanos. A cepa protótipa do SIVmac é antigenicamente mais relacionada com o HIV-2 do que com o HIV-1, em concordância com a homologia da sequência total. Contudo, o SIV isolado de chimpanzés, SIVcpz, é mais estreitamente relacionado com o HIV-1 do que a outros tipos de SIV.

Infectividade a outras espécies e outros sistemas de cultura. Isolados do SIV se replicam em culturas de linfócitos de primatas (inclusive de humanos), em células estimuladas que apresentam receptor CD4. Isolados do SIV não se replicam nas células de não primatas. A transmissão entre espécies cruzadas de SIV a humanos é possível, e o SIV tem infectado pessoas em acidentes laboratoriais. O HIV é capaz de infectar chimpanzés, embora não seja altamente patogênico.

Relação hospedeiro-vírus

Distribuição, reservatório e transmissão. O SIV é carreado como uma causa de infecção aparentemente inofensiva em seus hospedeiros naturais, as espécies de primatas não humanos africanos (*Cercopithecus*, inclusive macaco-verde-africano, e *Cercocebus*, inclusive macaco-mangabei-preto). A prevalência da infecção, tanto em animais de zoológico quanto selvagens, é variável, mas pode ser superior a 50%. Nos símios do gênero *Macaca* asiáticos, nos quais o SIV não é verificado na natureza, o SIV causa imunodeficiência fatal, doença com várias características em comum com a AIDS.

A transmissão do SIV ocorre por meio de mordida e por práticas veterinárias insalubres ou intencionalmente em protocolo experimental. Acredita-se que ocorram transmissão da mãe para a cria e transmissão sexual, de modo mais ineficiente, na natureza.

Patogênese e patologia. Os símios do gênero *Macaca* asiáticos, nos estágios iniciais da doença, tendem a apresentar hiperplasia de tecidos linfoides, enquanto os estágios posteriores da doença se caracterizam por depleção linfoide. Os tipos de lesões são muito variáveis, dependendo da presença de infecções secundárias e do estágio da doença. O SIV persiste em símios do gênero *Macaca* asiáticos e em seus hospedeiros naturais, apesar da potente resposta imune humoral e imunocelular; no entanto, em símios do gênero *Macaca* infectados, rapidamente ocorre imunossupressão fatal. Surgem mutantes que escapam dos anticorpos neutralizantes, os quais se tornam os fenótipos dominantes. As cinéticas da infecção viral e da alteração de linfócitos CD4 são semelhantes àquelas verificadas na infecção pelo HIV-1 humano e propiciam marcadores confiáveis da progressão da doença.

Resposta do hospedeiro à infecção. Em geral, os macacos infectados produzem potentes respostas de anticorpos e respostas imunes mediadas por célula. Essas respostas parecem ser suficientes para limitar a fase aguda inicial da infecção por SIV. No entanto, a maioria dos lentivírus SIV jamais é eliminada de seu hospedeiro natural ou de símios do gênero *Macaca* asiáticos.

Diagnóstico laboratorial

A infecção por SIV é mais facilmente diagnosticada pela detecção de anticorpos no sangue. O anticorpo contra SIV pode ser detectado utilizando-se teste de anticorpo fluorescente indireto, *Western blot* e ELISA. A infecção por SIV também é diagnosticada mediante isolamento do vírus, detecção de antígeno viral e PCR para detectar o ácido nucleico do SIV.

Tratamento e controle

Vacinas e terapias experimentais têm sido avaliadas como parte dos esforços maciços atuais no desenvolvimento de pesquisas sobre AIDS. Até o momento, o procedimento mais efetivo foi o uso de nef (gene acessório) deletado de vírus vivo. Esse procedimento tem sido o mais efetivo em teste de desafio de resistência com vírus patogênico em símios do gênero *Macaca* adultos. No entanto, o uso de nef deletado de vírus vivo em símios do gênero *Macaca* jovens resultou no desenvolvimento de alguns casos de doença, provavelmente em virtude da capacidade de restabelecimento parcial de alguma(s) função(ões) do nef. Estudos adicionais esperam aproveitar a eficácia dessas vacinas com vírus vivo deletado e minimizar o potencial de reversão à virulência.

Referência bibliográfica

Yamamoto JK, Sparger E, Ho EW *et al.* (1988) Pathogenesis of experimentally induced feline immunodeficiency virus infection in cats. *Am J Vet Res*, 49, 1246.

67

Encefalopatias Espongiformes Transmissíveis*

DONGSEOB TARK E JUERGEN A. RICHT

Encefalopatia espongiforme transmissível (TSE) é o termo coletivo utilizado para um grupo particular de doenças do sistema nervoso central (SNC) progressivas, invariavelmente fatais e degenerativas que acometem pessoas e animais, as quais compartilham um padrão semelhante de doença clínica, neuropatologia, patogênese e etiologia. Embora a TSE humana seja hereditária (15%), esporádica (80%) e infeciosa (5%), a maior parte dos casos de TSE em animais é de origem infecciosa, podendo ser transmitida aos hospedeiros suscetíveis. Durante muitos anos, a identificação da causa infecciosa permaneceu indefinida, mas Stanley Prusiner, em 1982, admitiu a possibilidade de que uma proteína do hospedeiro anormal denominada príon (derivado de "*proteinaceous infectious particles*", ou seja, "partículas infectantes proteináceas"; abreviada como PrP^{Res}, PrP^{Sc}, PrP^{BSE} ou PrP^{CWD}), era o agente infeccioso, e que a disseminação dessa proteína era um evento pós-tradução, não requerendo ácido nucleico ou material genético. A hipótese de "uma única proteína" de Prusiner sugere que uma proteína príon anormal (PrP^{Sc}, como um tipo de *scrapie* anormal [*misfolded*] da proteína príon normal) é capaz de induzir a conversão da proteína príon celular (PrP^{C}) para PrP^{Sc} anormal; esse mecanismo pode explicar as manifestações das TSE como ambas, doença infecciosa e doença hereditária. A partir de sua proposta inicial, foi publicado um grande número de pesquisas realizadas por Prusiner *et al.*, as quais sustentam sua hipótese original; Prusiner recebeu o Prêmio Nobel por esse trabalho em 1997. O conceito de príon como um agente infeccioso, atualmente, é amplamente aceito, e alguns acreditam que o material genético associado ao príon ainda pode ser encontrado. As contra-hipóteses incluem: (I) a hipótese do vírion, a qual sugere que o organismo infeccioso tem um pequeno núcleo central de ácido nucleico protegido e/ou circundado por proteína; e (II) propôs-se algum tipo de vírus ou alguma bactéria não convencional como fator crítico envolvido na patogênese e propagação do causador de TSE. Em virtude da vasta quantidade de trabalhos de pesquisa que sustentam a hipótese do príon e a aparente escassez de dados para sustentar as outras hipóteses, o restante dessa discussão baseia-se na premissa de que o príon é a causa infecciosa desse grupo de doenças.

*Capítulo original escrito por Drs. Barr e Zee.

Em geral, as TSEs apresentam limitada variação de hospedeiros. Até o momento, têm-se constatado TSEs de humanos exclusivamente em pessoas (em estudos experimentais excludentes). Essas incluem duas manifestações da doença de Creutzfeldt-Jakob (CJD), síndrome de Gerstmann-Sträussler-Scheinker (GSS), insônia familiar fatal, Kuru e a variante CJD (vCJD), que é uma exceção por causa de sua relação com a encefalopatia espongiforme bovina (BSE). Algumas dessas TSEs de humanos (CJD familiar, GSS e insônia familiar fatal) são hereditárias, enquanto a frequência de ocorrência de CJD esporádica é de um caso para um milhão de pessoas por ano. Considera-se que as TSEs de animais sejam, principalmente, de origem infecciosa e, com a notável exceção de BSE, elas apresentam estreita variação de hospedeiros. As TSEs de animais e seus respectivos hospedeiros naturais incluem *scrapie*, em ovinos e caprinos; BSE, em bovinos e outras espécies (encefalopatia de animais ungulados exóticos, encefalopatia espongiforme felina e vCJD humana); encefalopatia transmissível de martas; e doença debilitante crônica em veados e alces, inclusive alces americanos. Embora existam várias similaridades compartilhadas por todas as formas de TSE, também há diferenças marcantes na manifestação de várias TSEs, mais notavelmente relacionadas com a sua distribuição nos tecidos dos hospedeiros, a seus meios de transmissão e, mais ainda, ao potencial enzoótico da BSE. Além disso, príons atípicos foram relatados na *scrapie* e na BSE. É interessante que casos atípicos de *scrapie* (*scrapie* "Nor98" ou *scrapie* "semelhante a Nor98") foram diagnosticados em ovinos que apresentavam genótipos clássicos de resistência à *scrapie*. Até o momento, foram caracterizados três tipos de agentes causadores de BSE: (I) clássico; (II) de alto peso molecular ou tipo H; e (III) de baixo peso molecular ou BSE tipo L. Agentes causadores de *scrapie* e de BSE atípicos podem ser formas genéticas ou de ocorrência espontânea de príons.

Scrapie

Scrapie (denominada "*scrapie* clássica") é o protótipo das doenças ocasionadas por príon; é uma doença do SNC crônica, progressiva, degenerativa e invariavelmente fatal de ocorrência natural em apenas ovinos e caprinos. Não há evidência que indique que a *scrapie* é uma zoonose. A *scrapie* clássica pode ser diferenciada da *scrapie* atípica. O tipo de *scrapie* não usual foi inicialmente detectado em ovinos noruegueses, em 1998, e foi denominado *scrapie* Nor98. Depois disso, cepas de *scrapie* semelhantes à Nor98, ou "*scrapie* atípica", foram relatadas na maioria dos países europeus, bem como na América do Norte.

Scrapie é uma doença endêmica constatada em todo o mundo, inclusive na Europa, na América do Norte, na Ásia e na África, com poucas exceções (p. ex., Austrália e Nova Zelândia). Um fato interessante é que a *scrapie* atípica foi detectada na Austrália e na Nova Zelândia. A taxa de prevalência de *scrapie*, com base na metodologia atual de detecção, é baixa, sendo inferior a 0,05% nos países endêmicos. *Scrapie* é provocada por uma proteína príon anormal denominada PrP^{Sc} (*prion protein scrapie,* ou seja, proteína príon da *scrapie*). Na população mundial de ovinos, notam-se graus de suscetibilidade e de resistência variáveis à *scrapie* clássica, após exposição ao PrP^{Sc}. As razões para essa diversidade na suscetibilidade da doença são complexas e pouco compreendidas, embora raças e genótipos de ovinos, bem como a cepa PrP^{Sc} infectante, possivelmente tenham alguma influência. Nos casos de *scrapie* clássica e de *scrapie* atípica, o genótipo de determinado ovino nos códons 136, 141, 154 e 171, na sequência da proteína príon, é um importante fator determinante do grau de suscetibilidade e/ou resistência à doença. Os códons 136 e 171 são fundamentais na *scrapie* clássica, enquanto o códon 141 do gene PrP está estreitamente relacionado com a suscetibilidade à *scrapie* atípica. À semelhança do que acontece com todas as TSEs, o período de incubação da *scrapie*, da infecção até o início dos sinais clínicos, é um tanto longo; de modo geral, varia de 18 a 60 meses. A progressão dos sinais clínicos está diretamente relacionada com o acúmulo progressivo e a disseminação de PrP^{Sc} por todo o SNC, sendo acompanhada por um padrão particular de lesões degenerativas e vacuolares no SNC, compartilhado por todas as TSEs. Vários casos de *scrapie* Nor98 atípica foram detectados durante vigilância ativa de plantel descartado ou abatido e até mesmo em ovinos clinicamente normais por ocasião do abate. Com frequência, *scrapie* atípica é diagnosticada em ovinos sem alterações neurológicas e prurido, diferentemente do que acontece na *scrapie* clássica; contudo, há relato de ataxia em vários casos. Na maioria dos casos, a *scrapie* atípica foi verificada como caso único no rebanho examinado. Portanto, considera-se que a *scrapie* atípica é uma doença causada por príon de baixa contagiosidade ou não contagioso, em condições naturais.

A *scrapie* se dissemina por contato direto com o ovino infectado, provavelmente por meio de infecção oral (ou seja, ingestão) por PrP^{Sc}. Também, é possível a ocorrência rara de infecção natural através de membranas mucosas escarificadas. A *scrapie* é transmitida experimentalmente mediante inoculação, inclusive pela transmissão por meio de transfusão de grande volume de sangue obtido de ovinos infectados. Isso sugere que há baixa concentração de PrP^{Sc} no sangue de ovinos que apresentam *scrapie*. Na verdade, o PrP^{Sc} foi detectado em leucócitos de ovinos com a forma de *scrapie* clínica, utilizando-se amplificação cíclica da proteína alterada (PMCA, de *protein misfolding cyclic amplification*). Estudo recente também mostrou que, na *scrapie*, a infectividade está associada a vários componentes do sangue, como células mononucleares do sangue periférico, linfócitos B, plaquetas e plasmócitos, de ovinos acometidos pela *scrapie* clássica.

A transmissão por contato natural ocorre, com mais frequência, quando ovinos e caprinos sem contato prévio com o príon (imunologicamente virgens) são expostos a ovelhas infectadas que excretam PrP^{Sc} durante ou logo após a parição; possivelmente, essa transmissão se deve à expulsão de placenta e/ou fluidos fetais/uterinos contaminados com PrP^{Sc}. Ainda não há evidência clara de transmissão vertical verdadeira (ou verdadeira transmissão genética ou transmissão no útero). Os cordeiros parecem mais suscetíveis à infecção do que os ovinos adultos. Estudos epidemiológicos sugerem que também ocorre transmissão indireta de *scrapie* por meio de exposição a ambientes contaminados, onde eram mantidos ovinos acometidos por *scrapie*. Por exemplo, em uma propriedade da Islândia previamente infectada por *scrapie*, a enfermidade foi diagnosticada em ovinos 2 anos após a introdução de novos animais no rebanho. Essa fazenda não foi desinfetada após o descarte de ovinos que apresentavam *scrapie* 16 anos antes. Isso significa que os agentes infecciosos da *scrapie* são capazes de persistir no ambiente por longo tempo. Provavelmente, isso é mais frequente quando houve confinamento prévio com alta densidade populacional de animais acometidos por *scrapie* e, especialmente, onde previamente ocorreram parições. Um estudo sugeriu que a *scrapie* pode ser transmitida por ácaros presentes em feno, em ambientes contaminados.

Os sinais clínicos de *scrapie* são progressivos e consistem em um ou mais dos seguintes sintomas relacionados com o SNC: alterações de comportamento, anormalidades de locomoção (falta de coordenação, paresia, déficit proprioceptivo dos membros e hipermetria), tremores de cabeça e pescoço, hiperestesia e prurido, que frequentemente resultam em perda irregular de lã em razão do ato de se esfregar ou morder. Aa alterações de comportamento incluem isolamento em relação aos demais animais do rebanho e nervosismo ou agressividade. Ovinos acometidos por *scrapie* clássica também perdem, progressivamente, a condição corporal. Um comportamento comum utilizado, com frequência, para auxiliar no diagnóstico clínico de *scrapie* é a extensão de cabeça e pescoço para cima, acompanhada de lambedura, movimentos de mordidelas ou ranger de dentes, em resposta à esfregação da região da garupa do ovino. No entanto, deve-se salientar que os sinais clínicos particulares notados em qualquer animal infectado são muito variáveis. Por outro lado, a maioria dos casos de *scrapie* atípica, inclusive a *scrapie* semelhante à Nor98, foi constatada mediante a vigilância ativa de ovinos assintomáticos e de plantel isolado ou abatido. Em geral, os ovinos acometidos por *scrapie* atípica manifestam ataxia e baixa condição corporal, mas sem prurido ou perda de lã, na maioria dos casos relatados.

Agente etiológico

É geralmente aceito que o agente etiológico da *scrapie* é um príon, uma isoforma anormal de uma proteína do ovino hospedeiro normal, denominado PrP^{Sc}. O PrP^{Sc} é muito semelhante, quanto ao tamanho, e compartilha alto grau de homologia na sequência de aminoácidos e similaridade em suas propriedades bioquímicas e físico-químicas às proteínas príons anormais causadoras de outras TSEs. Muito da discussão a seguir sobre PrP^{Sc} (e *scrapie*) também é apropriada para outros príons anormais e as respectivas doenças que causam. Na discussão que segue, a abreviatura PrP^{Res} (que se refere ao PrP "resistente") é utilizada para referenciar todas as proteínas príons anormais como um grupo; a abreviatura PrP^{Sc} é empregada para referenciar príons anormais que causam, especificamente, *scrapie*.

Origem, estrutura e bioquímica do príon

PrP^{Res} se origina de proteínas celulares normais ("proteína príon celular" ou PrP^{C}) presentes em diversos tecidos de todas as espécies de mamíferos. São proteínas associadas à membrana celular fixadas por meio da sustentação por uma glicosil fosfatidilinositol. PrP^{C} é uma proteína com 35 a 36 kDa, especialmente abundante no SNC (teor cerca de 50 vezes maior do que em outros tecidos), no interior de neurônios e células da glia. Além disso, está presente nas células do sistema fagocítico mononuclear (macrófagos, células dendríticas e células dendríticas foliculares). A função exata do PrP^{C} não foi esclarecida. As possíveis funções incluem participação no metabolismo do cobre, interação com a matriz extracelular, distinção olfatória e apoptose e transdução de sinal. PrP^{C} não causa doença. A sequência de aminoácidos e a extensão do PrP^{C} são idênticas àquelas do PrP^{Res} das espécies hospedeiras, nas quais se replicam e diferem do seu PrP^{C} de origem apenas quanto às suas configurações espaciais secundárias e terciárias. A alteração da configuração terciária do PrP^{Res} seja a suposta base para a transformação em um patógeno infeccioso, que se replica e dissemina nos tecidos dos hospedeiros para causar doença. O PrP^{Res} apresenta um núcleo resistente à protease (27 a 30 kDa; cerca de 142 aminoácidos) denominado PrP 27 a 30, o qual foi constatado em cérebros de pessoas e animais com doenças provocadas por príons. Essa menor porção do PrP^{Res} também conserva a infectividade. O PrP^{C} é oriundo de uma única cópia de gene em humanos e animais, o gene da proteína prion (gene PRNP ou Prnp). Embora a natureza exata das alterações estruturais em PrP^{C} e PrP^{Res} ainda não tenha sido determinada, acredita-se que a principal característica responsável pela transformação psicomecânica e infecciosa do PrP^{Res} seja uma modificação na porção alfa-helicoidal e na estrutura espiral do PrP^{C} para maior quantidade de lâminas beta dobradas rígidas no PrP^{Res} (a quantidade de lâminas beta dobradas aumenta, significativamente, com a transformação em PrP^{Res}). Uma vez presente no hospedeiro suscetível, a disseminação do novo PrP^{Res} ocorre por causa de um evento pós-tradução que não envolve DNA ou RNA, por meio do qual o PrP^{C} do hospedeiro, já existente, é transformado em PrP^{Res}. Evidência experimental sugere que o PrP^{Res} atua, verdadeiramente, como um modelo físico para a conversão do PrP^{C}, quando esse último interage com o modelo PrP^{Res}. Esse processo também parece requerer a presença de uma segunda proteína hospedeira espécie-específica ("X") que se liga ao PrP^{C} e facilita a transformação em um novo PrP^{Res}. Uma vez concluído, o novo PrP^{Res} pode, então, servir como um novo modelo para propagação adicional do PrP^{Res}. Aventa-se a possibilidade de que no caso de TSE hereditária, em humanos, as mutações ou inserções no gene Prnp humano resultam na alteração do PrP^{C} em PrP^{Res} espontaneamente convertido, o qual, assim, pode servir como modelo para a conversão do PrP^{C}.

Bioquimicamente, o PrP^{Res} é lábil e pode ser inativado de maneira relativamente fácil por vários métodos, como digestão enzimática e calor. Ao contrário, o PrP^{Res} é muito resistente à inativação por enzimas, calor, luz ultravioleta, radiação ionizante, ácidos, bases, alguns procedimentos de autoclavagem, fixação em formalina e desinfetantes. Em razão da alta resistência do PrP^{Res} à destruição ou à inativação, os procedimentos efetivos de inativação do PrP^{Res} são mais limitados; eles incluem autoclavagem em vapor em temperatura de 134°C a 138°C durante, no mínimo, 18 minutos, hidrólise alcalina, incineração, Environ LpH e exposição a 2N NaOH ou hipoclorito de sódio 2% por 1 hora, em temperatura ambiente. Essa resistência à destruição e à inativação explica o potencial de longevidade do PrP^{Res} no ambiente. Além disso, possibilita a transmissão de TSE por meio de alimentos contaminados, mesmo aqueles cozidos ou processados, bem como a transmissão pelo uso de instrumentos cirúrgicos inadequadamente autoclavados e contaminados ou por meio de material biológico humano/veterinário oriundo de tecidos ou fluidos coletados de animais/humanos infectados.

Relação hospedeiro-príon

As relações hospedeiro-príon da *scrapie* e de outras TSE são complexas, como seria esperado em uma doença causada por um agente infeccioso que representa, verdadeiramente, uma modificação na conformação do PrP^{C} do hospedeiro.

Polimorfismos do PRNP

A suscetibilidade dos ovinos à *scrapie* após a exposição ao PrP^{Sc} parece ser controlada pelo genótipo PRNP desses animais, pela cepa do PrP^{Sc} a que foram expostos e a outros fatores pouco compreendidos, como a raça do ovino. Um importante fator que influencia tanto o período de incubação quanto a suscetibilidade dos ovinos à *scrapie* clássica é a composição genética dos ovinos nos códons 136, 154 e 171 do gene PrP. No códon 136, a presença de valina (V) está associada a maior suscetibilidade, comparativamente à alanina (A). No códon 154, a histidina (H) está relacionada com a maior suscetibilidade do que a arginina (R); no códon 171, a glutamina (Q) e a histidina (H) estão relacionadas com a suscetibilidade, e a arginina (R) está associada à resistência. Das possíveis combinações polimorfas nesses três códons, constatou-se que apenas cinco são frequentes na natureza, incluindo $A_{136}R_{154}R_{171}$, $A_{136}R_{154}Q_{171}$, $A_{136}H_{154}Q_{171}$, $A_{136}R_{154}H_{171}$ e $V_{136}R_{154}Q_{171}$. O códon 171 parece ser o mais importante na determinação de suscetibilidade ou resistência dos ovinos, enquanto o códon 136 é o segundo mais importante, e o códon 154 parece ser o menos importante. Em particular, o polimorfismo Q/Q no códon 171 está associado a alto grau de suscetibilidade à *scrapie* clássica, enquanto os polimorfismos Q/R e R/R no códon 171 estão associados à resistência à *scrapie* clássica. Na América do Norte, a *scrapie* é mais comumente diagnosticada em ovinos com polimorfismo Q/Q no códon 171. A *scrapie* clássica tem sido diagnosticada apenas raramente em ovinos da raça Suffolk com polimorfismo Q/R no códon 171; apenas um ovino da raça Suffolk positivo para *scrapie* foi diagnosticado com polimorfismo R/R no códon 171. Dados adicionais sugerem que, quando se constata *scrapie* ovina com polimorfimo Q/R no códon 171, esses animais também são mais sujeitos a apresentarem polimorfismo A/V no códon 136. Na América do Norte, o Programa Nacional de Erradicação de *Scrapie* do Departamento de Agricultura do EUA (USDA) utiliza esses padrões de suscetibilidade genética a fim de estabelecer critérios para a transferência ou restrição do trânsito de ovinos expostos à *scrapie*.

Inicialmente, os critérios baseiam-se na determinação do polimorfismo PRNP de ovinos acometidos por *scrapie* diagnosticados positivamente. Isso auxilia no estabelecimento da informação sobre a potencial cepa causadora de *scrapie* presente. Uma vez conhecido o padrão do genótipo PRNP do animal que apresenta *scrapie*, são estabelecidos critérios para a transferência ou restrição de transporte dos ovinos remanescentes no plantel com polimorfismo PRNP suscetível, como uma maneira de erradicar a doença. Esses critérios são demorados e complexos, mas incluem as seguintes características marcantes: se ovino positivo à *scrapie* apresenta Q/Q no códon 171, todos os ovinos Q/Q do rebanho são removidos ou submetidos à restrição de trânsito. Em raros casos, quando a *scrapie* é diagnosticada em um ovino Q/R, tem-se constatado que quase todos os ovinos apresentam polimorfismo A/V_{136} e Q/R_{171}. Portanto, se a *scrapie* é detectada em ovinos Q/R_{171}, então todos os ovinos Q/R_{171}, além daqueles ovinos Q/Q_{171}, são alvos de remoção ou de restrição de trânsito. Caso se constate que um ovino RR_{171} é positivo, o rebanho todo é removido.

Ovinos heterozigotos ou homozigotos para VRQ ou ARQ são altamente suscetíveis à *scrapie* clássica. O genótipo PrP do ovino com *scrapie* atípica é, principalmente, AHQ e/ou $AF_{141}RQ$, com fenilalanina (F) na posição 141, em vez de leucina (L). Portanto, os alelos F_{141} e H_{154} parecem estar associados a maior suscetibilidade à *scrapie* atípica.

Polimorfismos genéticos em PrP também são documentados em caprinos, embora se saiba muito menos a respeito da influência de polimorfismos específicos na suscetibilidade/resistência de caprinos à *scrapie*.

Cepas de príon

Dados de vários estudos com animais indicam que as cepas de príons podem estar presentes em uma única doença causada por príons. Há relato de diferentes cepas de *scrapie*. Os dados que sustentam as diferentes cepas de PrP^{Sc} surgiram, inicialmente, a partir de duas observações: a inoculação experimental de diferentes isolados de PrP^{Sc} em hospedeiros suscetíveis resultou em períodos de incubação variáveis, e a distribuição e gravidade das lesões do cérebro ocasionadas por esses isolados também eram diferentes. Além disso, atualmente há disponibilidade de tipagem bioquímica do PrP^{Sc}, com base no grau de resistência da proteinase K (PK), na taxa de glicoformas do PrP^{Res} e no sítio de clivagem da PK. Pesquisadores do European Food Safety Authority (EFSA) resumiram os critérios para definir o tipo de TSE em pequenos ruminantes (*scrapie* clássica, *scrapie* atípica e BSE, em pequenos ruminantes), conforme apresentado no Quadro 67.1.

A cepa de príon, a qual parece ser cifrada na configuração do PrP^{Sc}, imprime sua configuração no PrP^{C} recrutado. Essa hipótese pressupõe que cada cepa apresenta uma estrutura terciária particular, mas também sugere que o efeito que cada cepa tem no hospedeiro depende, em algum grau, da sequência de aminoácidos do PrP^{C} do hospedeiro, a qual é regulada pelo genoma do hospedeiro e participa na determinação da estrutura de conformação final do PrP^{Res}.

Patogênese da scrapie

A patogênese da *scrapie* inclui o seguinte: o PrP^{Sc} é inicialmente detectado nas células dendríticas foliculares e nos macrófagos das tonsilas e dos tecidos linfoides associados ao intestino (GALT; especialmente nas placas de Peyer do íleo), após exposição oral de ovinos geneticamente suscetíveis. O PrP^{Sc} se replica nesses locais e, então, propaga-se através do sistema vascular linfático para os tecidos linfoides periféricos, inclusive baço e vários linfonodos onde, em seguida, é detectado. Nesse momento, é possível detectar PrP^{Sc} nos linfonodos retrofaringianos e nos folículos linfoides da terceira pálpebra de ovinos. O PrP^{Sc} também é encontrado nos gânglios espinais do sistema nervoso autônomo, na medula espinal torácica adjacente e no núcleo vagal dorsal do nervo vago, no tronco cerebral caudal. É possível que a invasão inicial do SNC pelos príons ocorra por meio da invasão de terminações nervosas dos folículos linfoides do íleo ou de outra parte do trato gastrintestinal; propagam-se através desses nervos do sistema nervoso autônomo e do nervo vago para a medula torácica e o núcleo vagal do tronco cerebral, respectivamente. Uma vez no SNC, o PrP^{Sc} se replica e se dissemina. A maior produção de PrP^{Sc} no SNC está diretamente relacionada com o desenvolvimento progressivo de lesões degenerativas do SNC e o início dos sinais clínicos.

Quadro 67.1 Classificação das TSEs em pequenos ruminantes, de acordo com a European Food Safety Authority (EFSA).

	Métodos experimentais		
Tipo de TSE	***Western blot* "stringent"**	***Western blot* "Proteinase K discreta"**	**Imuno-histoquímica e histopatologia**
Scrapie clássica	Três bandas de PrP^{Res} (variando de 16 a 30 kDa) reagem com ambos, anticorpos N-terminal e anticorpos específicos do núcleo	Semelhante ao mencionado à esquerda	Vacuolização de matéria cinzenta e/ou imunomarcação na medula envolvendo o NMDVa
Scrapie atípica/Nor98	Padrão de banda diferente ou negativa (variando de 10 a 35 kDa) de outras TSE	Padrão de banda PrP^{Res} múltiplo, incluindo uma banda não glicosilada com < 15 kDa	Imunocoloração no cerebelo é mais evidente do que no tronco cerebral NMDV na altura do óbex não está sendo colorido Distribuição restrita da deposição de PrP^{Sc} no cerebelo, na substância negra, no tálamo e nos núcleos basais
BSE em pequenos ruminantes	Três bandas de PrP^{Res} que reagem com anticorpos específicos do núcleo ou reagem fracamente, ou não, com anticorpos específicos contra N-terminal Massa molecular da banda PrP^{Res} não glicosilada menor que aquela da *scrapie* clássica	Semelhante ao mencionado à esquerda	Vacuolização na matéria cinzenta e/ou imunomarcação na medula envolvendo o NMDV

Adaptada de EFSA Opinion on Atypical TSEs in Small Ruminants.
[a]NMDV = núcleo motor dorsal do vago.

Não há reposta imune humoral ou resposta imunocelular contra PrP^{Sc} porque a sequência de aminoácidos da proteína é idêntica àquela do PrP^{C} do hospedeiro e, portanto, é considerada um antígeno do próprio organismo. Desse modo, não há teste de anticorpo sérico que possibilite a detecção da infecção antes da morte do paciente. As lesões associadas à *scrapie* ou a qualquer outra TSE são constatadas apenas no SNC (exceto as lesões secundárias, como perda de lã). Essas lesões apresentam distribuição bilateral e estão associadas, principalmente, com áreas da matéria cinzenta. Consistem em três alterações básicas: (I) alteração espongiforme, a qual se refere à vacuolização no neurópilo da substância cinzenta, que representa a vacuolização intracitoplasmática de processos nervosos; (II) degeneração/perda neuronal, que inclui vacuolização intracitoplasmática dos neurônios; neurônios angulares, enrugados e escuros; raros neurônios necrosados e perda de neurônios; e (III) astrocitose ou hipertrofia e hiperplasia de astrócitos na substância cinzenta (ver Capítulo 72). Inicialmente, as lesões surgem no tronco cerebral caudal e, a partir daí, disseminam-se para outras regiões do tronco cerebral, cerebelo e córtex cerebral. O PrP^{Sc} pode ser visto antes mesmo da detecção de lesões no SNC, utilizando-se teste imuno-histoquímico (IHC).

O PrP^{Sc} se deposita ao redor e no interior dos neurônios e das células da glia do neurópilo. Na *scrapie* atípica/*scrapie* semelhante a Nor98, os locais de detecção do PrP^{Sc} são, principalmente, cerebelo, substância negra, tálamo e núcleos basais, mas não o tronco cerebral e o núcleo motor dorsal do vago (NMDV) na altura do óbex, que são locais-alvo primários para o diagnóstico de *scrapie* clássica. Além do mais, não se verifica vacuolização evidente nos sítios neuroanatômicos do tronco cerebral, que geralmente são acometidos na *scrapie* clássica. Estudos recentes em ovelhas prenhes acometidas por *scrapie* indicam que a suscetibilidade genética do feto tem importante papel tanto em relação à transmissão materna da infecção para o feto quanto ao potencial de propagação de *scrapie* no rebanho. Os resultados indicaram que não ocorre infecção do feto no útero de ovelhas infectadas. No entanto, as membranas fetais podem ser infectadas por PrP^{Sc} durante a gestação, atuando como fonte de excreção de PrP^{Sc} no ambiente, durante ou, às vezes, após a parição. O controle da infecção da placenta depende do genótipo do PrP do feto. Como exemplo, constatou-se PrP^{Sc} na placenta de ovelhas infectadas quando o genótipo do feto era QQ, no códon 171, mas não quando o genótipo era QR resistente, no códon 171. Por ocasião da parição, o PrP^{Sc} placentário é uma fonte de infecção de alto risco; cordeiros muitos jovens com polimorfismos genéticos suscetíveis encontram-se em maior risco de infecção. A razão para essa maior suscetibilidade de animais jovens é desconhecida, mas supõe-se que os tecidos linfoides associados ao intestino (GALT) mais desenvolvidos em animais jovens (os quais se atrofiam em animais mais velhos) podem ser os responsáveis por isso.

Barreiras entre espécies cruzadas

Na maioria das TSEs, a variação de espécies hospedeiras suscetíveis é mais limitada. A barreira que limita a transmissão cruzada entre espécies é denominada barreira entre espécies cruzadas. Experimentalmente, com frequência, essas barreiras podem ser superadas, ainda que com alguma dificuldade. Os procedimentos utilizados para facilitar a transmissão através dessas barreiras são inoculação intracerebral direta do PrP^{Res} envolvido, em uma espécie diferente de hospedeiro, e múltiplas passagens seriadas de tecido de SNC infectado em uma diferente espécie. A base exata para a barreira entre espécies é pouco compreendida e, provavelmente, muito complexa. No entanto, os seguintes fatores colaboradores conhecidos interferem nessa barreira:

1. Grau de homologia nas sequências de aminoácidos do PrP^{C} do doador e do receptor: a sequência de aminoácidos do PrP^{C} do hospedeiro, determinada geneticamente, é importante, porque acredita-se que tenha um efeito direto na capacidade do PrP^{C} em se dobrar novamente, de modo que se assemelha à configuração terciária do PrP^{Res}
2. Cepa de príon: como mencionado anteriormente, essa cepa é cifrada na conformação do PrP^{Res}
3. Como informação adicional, evidência atual sugere que o processo de adaptação experimental do PrP^{Res} candidato a atravessar a barreira entre espécies, na maioria dos casos, origina modificações no PrP^{Res} original e, desse modo, produz, essencialmente, uma nova cepa de PrP^{Res}.

Portadores de infecção subclínica

Há evidência experimental que sugere, em certas condições e com PrP^{Res} de algumas TSEs, que as infecções por PrP^{Res} tendem a resultar em portadores de infecção subclínica, os quais não desenvolvem a doença. Além disso, pode ser muito difícil detectar PrP^{Res} nesses portadores, exceto pelo emprego de bioensaio. Como exemplo, a infecção experimental que atravessa as barreiras entre espécies em roedores pode requerer múltiplas passagens seriadas naquelas espécies de roedores. Em tais casos, após a inoculação inicial no hospedeiro resistente, o PrP^{Res} pode não ser detectado, e o hospedeiro, passar a vida toda sem contrair TSE. No entanto, quando o material do cérebro desse hospedeiro é subsequentemente submetido a passagens seriadas na mesma espécie, por fim, tende a resultar em TSE, em consequência da adaptação à barreira entre espécies cruzadas. Recentemente, demonstrou-se que o tecido linfoide foi mais permissivo do que o cérebro nas transmissões entre espécies cruzadas, utilizando-se camundongos transgênicos, indicando que o tecido linfoide pode abrigar príons que não se replicam no SNC.

Diagnóstico laboratorial

Foram desenvolvidos vários testes para o diagnóstico de doença causada por príons, a fim de detectar, especificamente, o PrP^{Res} nos tecidos. Esses testes se baseiam no uso de anticorpos monoclonais ou policlonais contra a proteína PrP. Como esses anticorpos não podem diferenciar PrP^{C} e PrP^{Res}, as metodologias do teste utilizam as diferenças bioquímicas entre PrP^{C} e PrP^{Res} para, inicialmente, destruir o PrP^{C}, ao realizar procedimentos de digestão ou desnaturação (ou seja, tratamento com proteinase K ou ácido fórmico e/ou desnaturação por meio de autoclavagem), deixando apenas o PrP^{Res} com seus epítopos antigênicos intactos. Esse grupo de testes, que inclui as técnicas IHC, *Western blot* (WB) e ensaio imunoenzimático (ELISA), tem sido utilizado com sucesso na detecção de PrP^{Res}, em diversas encefalopatias espongiformes transmissíveis (TSE). Deve-se ressaltar que o PrP^{Sc} da *scrapie* atípica é mais sensível à proteinase K do que a *scrapie* clássica e, portanto, a Organização Mundial de Saúde Animal recomenda o uso de baixa concentração da enzima proteinase K para detectar *scrapie* atípica pelo método WB. Além do mais, a seleção da região do cérebro utilizada no teste confirmatório é fundamental para o diagnóstico de *scrapie* atípica porque, na maioria dos casos de *scrapie* atípica/*scrapie* Nor98, as amostras de tronco cerebral podem ser negativas; contudo, tem sido verificada *scrapie* atípica no óbex de alguns animais.

PrP^{Sc} pode ser detectado antes da morte do animal, por meio de IHC, em amostras da terceira pálpebra ou do reto, obtidas por biopsia. Essa biopsia propicia a obtenção de um pequeno agregado de folículos linfoides, os quais são vistos na superfície interna da terceira pálpebra e extirpados. O resultado negativo do teste não assegura totalmente que o animal esteja livre de *scrapie* pelas seguintes razões: o animal pode estar nos estágios iniciais da incubação da infecção ou fazer parte de pequena porcentagem de ovinos clinicamente acometidos, nos quais o PrP^{C} não está presente ou não é detectado no tecido linfoide, antes da infecção do SNC; ou pode não haver quantidade suficiente de tecido linfoide (isso parece ser mais comum em animais mais velhos e, possivelmente, é mais comum em algumas raças de ovinos do que em outras).

PMCA é um novo método que possibilita amplificar exponencialmente o PrP^{Sc} *in vitro*, utilizando PrP (PrP^{C}) celular normal do hospedeiro ou proteína príon recombinante ($rPrP^{C}$) como substrato de amplificação. O princípio do PMCA é semelhante àquele da reação em cadeia de polimerase realizada para amplificar o DNA; no entanto, utiliza PrP^{C} ou $rPrP^{C}$ em vez de dNTPs, *primers* e Taq polimerase. O PMCA compreende fases alternativas de incubação a 37°C e sonicação. A fase de incubação possibilita a conversão de PrP^{C} em PrP^{Sc} e origina novo PrP^{Sc}, resultando na expansão de PrP^{Sc} quando há excesso de PrP^{C}. O PrP^{Sc} recentemente agregado é dissociado em unidades menores durante a fase subsequente de sonicação. As fases de incubação e sonicação são repetidas, e a quantidade de novos PrP^{Sc} formados depende do número de ciclos do PMCA (incubação e sonicação) executados. Atualmente, a técnica PMCA é automatizada e otimizada e tem-se mostrado que PMCA seriada é capaz de detectar PrP^{Sc} no sangue de hamsters acometidos por *scrapie*; dados semelhantes foram obtidos em ovinos com *scrapie* clínica e pré-clínica. Outro teste de detecção de príon ultrassensível e rápido é o de reação por conversão induzida por agitação (QuIC), que é capaz de amplificar fibrilas amiloides disseminadas por príon, mediante incubação e agitação, alternadamente (em vez de sonicação em PMCA). PMCA e QuIC são capazes de detectar teor subfentograma de PrP^{Sc} no fluido cerebroespinal (FCE), no homogenato de cérebro e no sangue de animais com *scrapie*. No futuro, a tecnologia utilizada nos testes PMCA e QuIC será útil como instrumento diagnóstico de doenças causadas por príons, antes e após a morte do paciente.

Após a morte do animal, com frequência, o diagnóstico de animais clinicamente acometidos é obtido por meio de exame histopatológico do cérebro (ver Capítulo 72). A extensão das lesões e, portanto, a exatidão do diagnóstico mediante exame histológico de rotina estão diretamente relacionadas com a gravidade da doença clínica no momento da morte.

Tratamento e controle

Não há tratamento disponível para *scrapie*; desse modo, a doença é controlada por meio de prevenção, controle ou erradicação. Na América do Norte, há um programa federal oficial de erradicação da doença, que inclui:

1. Programa de Certificação do Rebanho para *Scrapie* (Scrapie Flock Certification Program), o qual monitora a condição da doença no rebanho por um longo período, com objetivo de assegurar que o rebanho se encontre sem evidência de *scrapie*. O programa exige identificação individual dos animais, manutenção de um arquivo, elaboração de relatórios e restrição à introdução de novos animais no rebanho, a fim de garantir que a doença não seja introduzida no rebanho livre de *scrapie* detectável
2. Erradicação de *scrapie* mediante vigilância da doença, além de diagnóstico e identificação de rebanhos infectados/expostos, eliminação de animais positivos ou suscetíveis/expostos e monitoramento do trânsito de ovinos, de modo a controlar a propagação potencial de *scrapie* e possibilitar o rastreamento efetivo de animais com diagnóstico positivo até seus rebanhos de origem.

Em um rebanho individual, a determinação da condição do rebanho e a rigorosa limitação de entrada de novos animais são as melhores maneiras de prevenção e controle. A determinação inicial da condição do rebanho pode ser obtida com mais eficácia por meio do Programa de Certificação do Rebanho para *Scrapie*. Consegue-se manter um rebanho livre da doença mediante a manutenção de um rebanho fechado, especialmente um rebanho de ovelhas. Caso sejam introduzidos novos animais, deve-se ter o cuidado de assegurar que esses sejam oriundos de rebanho livre da doença, pois podem ser mais bem-avaliados (o que, com frequência, é difícil). Para essa avaliação, recomenda-se o teste da terceira pálpebra em animais com mais de 14 meses de idade, mas esse procedimento não é totalmente seguro. O teste do genótipo para a seleção de novos animais a serem introduzidos no rebanho, com seleção de genótipos resistentes, também é útil, embora o teste não tenha eliminado a possibilidade de um animal portador de genótipo resistente. O fornecimento de carne de ruminante e farinha de osso para ruminantes é proibido em vários países, inclusive nos EUA.

Encefalopatia espongiforme bovina

A encefalopatia espongiforme bovina (BSE ou "doença da vaca louca") é uma doença do SNC crônica, progressiva, degenerativa e invariavelmente fatal, de ocorrência natural, que acomete bovinos, animais ungulados exóticos e felídeos domésticos e exóticos; provavelmente, é a causa de vCJD, a TSE mais recentemente reconhecida em humanos. BSE surgiu como uma TSE recentemente reconhecida na Inglaterra, em 1986. A prevalência de BSE em bovinos aumentou rapidamente, basicamente em vacas leiteiras de todo o Reino Unido, nos anos seguintes. Logo depois disso, outras TSE foram então reconhecidas tanto em animais ungulados exóticos criados em cativeiro quanto em felídeos de zoológicos, na Inglaterra, bem como em gatos domésticos, no Reino Unido. Estudos experimentais e a caracterização do PrP^{Res} desse último grupo de doenças ocasionadas por príon mostraram que o PrP^{BSE} foi a causa, indicando que a BSE, diferentemente de outras TSE, tem ampla e não usual variação de hospedeiros suscetíveis. De modo significante, a vCJD também surgiu em pequeno número de pacientes humanos jovens, na Inglaterra, ao mesmo tempo.

Diferentemente da CJD esporádica, a vCJD acomete pessoas em uma idade muito mais jovem e apresenta período de progressão, padrão de eletroencefalograma (EEG) e padrão de sinais clínicos referentes ao SNC diferentes. Ovinos, suínos, primatas (símios do gênero *Macaca*), saguis, lêmures e camundongos são experimentalmente suscetíveis à BSE, embora a ocorrência natural da doença não tenha sido descrita nessas espécies, exceto os casos semelhantes à BSE em caprinos que foram confirmados ou suspeitos, recentemente. Ovinos são suscetíveis à inoculação oral experimental do agente causador de BSE, o que aumenta a preocupação substancial sobre como a doença seria diferenciada da *scrapie*. Em razão da relação com vCJD, a BSE é considerada um sério risco à saúde pública, o que representa a base para os programas de erradicação nacional em todos os países onde a doença existe. Além disso, esse risco da BSE impulsiona programas de prevenção e vigilância nacional extensiva nos países onde a doença não existe.

Após a detecção disseminada de BSE no Reino Unido, ocorreram casos de BSE em outros países, provocados pela exportação de farinha de osso e carne contaminada, de animais vivos infectados e, possivelmente, de outros produtos de origem animal contaminados. A partir de novembro de 2011, um total de 25 países (dados da Organização Mundial de Saúde Animal) relataram casos de BSE, inclusive vários países europeus, além de Japão, Israel, EUA e Canadá.

Estudos epidemiológicos sugerem fortemente que o principal modo de transmissão natural de BSE é a ingestão de produtos de origem animal contendo farinha de osso e carne contaminada. Não se verifica transmissão horizontal, entre animais, em uma taxa significativa. Bovinos jovens parecem mais suscetíveis à infecção do que os adultos e há maior risco de BSE em bezerros filhos de vacas acometidas por BSE, sugerindo um baixo risco de transmissão materna. No entanto, o fator responsável por esse maior risco da doença em bezerros é desconhecido (ou seja, qual a participação direta da infecção materna, de vaca ao bezerro, *vs.* predisposição genética *vs.* exposição a alimento contaminado?). Não há forte evidência que sugira transmissão por um ambiente contaminado, embora a ocorrência de pequeno número de novos casos de BSE no Reino Unido após a proibição do fornecimento de alimentos que contêm proteína animal aos animais nascidos após 1º de agosto de 1996, induza à dúvida.

A fonte inicial de material infectado responsável pelo surgimento de BSE no Reino Unido talvez nunca seja conhecida. Três teorias têm sido propostas para explicar o surgimento de BSE: (I) BSE resultou do fornecimento de farinha de osso e carne contendo vísceras de ovinos que apresentavam *scrapie*, aos bovinos; (II) BSE se originou de um único caso espontâneo ou genético de BSE em uma vaca que foi abatida e fornecida na forma de farinha de osso e carne contaminada a outros bovinos; ou (III) BSE surgiu a partir do fornecimento de alimento de origem animal importado do subcontinente indiano e contaminado por pessoas que sobreviveram após apresentarem doenças causadas pelo príon humano. Evidência epidemiológica sugere que uma alteração no processo de abate de animais na Inglaterra, no fim dos anos de 1970, pode ter possibilitado maior sobrevivência do PrP^{Res}, independente da fonte (vísceras de ovinos, bovinos ou de outras espécies infectadas), aumentando a exposição dos bovinos a esse PrP^{Res}. Os seguintes dados epidemiológicos sustentam a *scrapie* como a fonte inicial da BSE: o crescimento significativo da população de ovinos em 1980, quando possivelmente surgiu a BSE, aumentando, provavelmente, a prevalência de *scrapie* endêmica no Reino Unido; e o fato de farinha de osso e carne serem fontes baratas de alimento inicial para bezerros leiteiros. No entanto, é difícil explicar, com base nessas teorias de fontes pontuais (se teria surgido inicialmente de ovinos infectados por *scrapie* ou de uma vaca infectada por BSE), como essa enfermidade surgiu simultaneamente em vários locais do Reino Unido, a menos que essa única fonte tenha sido amplamente distribuída. Uma vez estabelecida a BSE na população de bovinos, a transmissão da doença pode ser facilmente disseminada por repetidas reciclagens do tecido bovino infectado pelo agente da BSE, na forma de farinha de osso e carne fornecida ao gado. A BSE logo atingiu proporções epidêmicas no Reino Unido. O pico da epidemia ocorreu em 1992-1993. Só em 1992, foram diagnosticados 37.280 casos da doença. Programas de erradicação e prevenção da doença (ver seção "Tratamento e controle", mais adiante) foram empregados e bem-sucedidos, com redução significativa da prevalência de BSE. Acredita-se que a transmissão de BSE aos felídeos e animais ungulados exóticos tenha ocorrido por meio do fornecimento de alimento com proteína animal contaminado; embora a fonte de vCJD (humana) seja incerta, considera-se que a ingestão de produtos de origem bovina contaminados seja a fonte mais provável.

BSE tem um longo período de incubação, em média de 4 a 5 anos. Os sinais clínicos incluem perda da condição corporal ou perda de peso, associada a sintomas referentes ao SNC, que incluem alterações de comportamento (o animal sente apreensão, medo, assusta-se facilmente, fica apático), hiperestesia, hiper-reflexia, fasciculações musculares, tremores, mioclonia, ataxia, hipermetria, prurido e disfunções autônomas (diminuição da ruminação e bradicardia).

Agente etiológico

BSE é causada pelo príon PrP^{BSE}, o qual apresenta propriedades físico-químicas comuns a todos os príons anormais. Os diferentes fenótipos dos agentes etiológicos de TSE, humanos e animais, podem ser bioquimicamente diferenciados com base no grau de glicosilação e na massa molecular dos fragmentos do PrP^{Res}, no teste *Western blot* (WB). Nos últimos anos, têm sido relatadas formas atípicas de BSE em países europeus, na América do Norte e no Japão. Há duas manifestações de BSE atípica, denominadas tipo L e tipo H, que podem ser bioquimicamente diferenciadas da BSE clássica. A BSE tipo L se caracteriza por massa molecular discretamente menor do PrP^{Res} não glicosilado em comparação com a BSE clássica, enquanto a BSE tipo H se caracteriza por massa molecular discretamente maior do PrP^{Res} não glicosilado comparativamente com a BSE clássica. A maioria das manifestações de BSE atípica foi detectada por meio da vigilância nacional ativa dos animais enviados ao abate (p. ex., bovinos sadios, doentes, submetidos a abate emergencial, em decúbito e abatidos de acordo com as recomendações da OIE). Em geral, os animais que apresentam essas formas de BSE atípica não manifestam sinais clínicos distintos da BSE clássica. Fato importante é que cerca de 85% dos casos de BSE atípica foram relatados em bovinos com mais de 10 anos de idade. Na vigilância ativa da BSE na França, durante o período de 2001 a 2007, a frequência estimada de BSE atípica – tipo H e tipo L – foi, respectivamente, 0,41 e 0,35 caso da doença por milhão de bovinos adultos examinados, e 1,9 e 1,7 caso da doença por milhão de bovinos com mais de 8 anos de idade. Essa frequência é semelhante àquela relatada para CJD esporádica, que é cerca de 1 caso por milhão de habitantes anualmente. Com base nesses resultados, a origem dos casos de BSE atípica é desconhecida, mas tais casos podem representar formas de TSE de ocorrência espontânea.

Outro estudo sobre BSE atípica revelou polimorfismo E211 K (ácido glutâmico, E para lisina, K) na posição 211 no PRNP bovino, em um animal com BSE tipo H; o polimorfismo da linhagem germinativa E211 K bovina é semelhante ao E200 K de humanos, condição conhecida como mutação patológica em humanos com alta ocorrência de CJD hereditária.

Até o momento, não se constatou diferença detectável na suscetibilidade relacionada com a idade ou nos períodos de incubação relatados para várias raças de bovinos. PrP^{BSE} não foi verificado em ovinos, mas em caprinos, embora se reconheça o risco potencial de ovinos acometidos por BSE.

Relação hospedeiro-príon

Embora raramente se identifique polimorfismo no gene PrP de bovinos, até o momento não há evidência que sugira que o polimorfismo tenha influência relevante na suscetibilidade à doença, exceto o polimorfismo E211 K. No entanto, relata-se que dois polimorfismos de inserção/deleção, 23-pb e 12-pb, da suposta região promotora, e o íntron 1 no Prnp bovino estão associados à suscetibilidade dos bovinos à BSE, porque essas regiões modulam o grau de expressão do Prnp. Diferentemente do príon que causa *scrapie*, o PrP^{BSE} não é facilmente detectado nos tecidos linfoides antes da instalação da infecção no SNC e da doença clínica. O PrP^{BSE} foi detectado apenas no SNC (cérebro e medula espinal), no sistema nervoso periférico e na retina de bovinos naturalmente infectados. Estudos experimentais indicam que PrP^{BSE} atinge os tecidos linfoides, mas é detectado de modo inconsistente e em quantidade relativamente pequena, comparativamente ao verificado na *scrapie*. A seguir, há um breve resumo a respeito de estudos experimentais em bovinos.

Após a inoculação oral de bovinos, o PrP^{BSE} é detectado inicialmente nos folículos linfoides do íleo distal, 6 meses após a inoculação (PI). Ocasionalmente, pode ser constatado no íleo no final desse período pós-inoculação. Além disso, foi detectado nas tonsilas, entre 6 e 14 meses PI. Inicialmente, é verificado no SNC e no gânglio da raiz dorsal aos 32 meses PI e, em seguida, no gânglio trigeminal aos 36 meses PI. O PrP^{BSE} não foi notado em linfonodos retrofaringianos, mesentéricos ou poplíteos de bovinos naturalmente infectados. No SNC, acumula-se, progressivamente, e está associado à ocorrência de lesões degenerativas no SNC, geralmente semelhantes àquelas verificadas em outras formas de TSE. Assim como acontece em outras TSE, o hospedeiro não produz resposta imunológica contra o PrP^{BSE}.

Diagnóstico laboratorial

Atualmente, não há teste disponível, antes da morte do animal, para o diagnóstico de BSE. Após a morte, há disponibilidade de testes diagnósticos para exame do cérebro, semelhantes àqueles mencionados para *scrapie* (IHC, ELISA e WB, para SNC, especificamente o óbex, não para tecido linfoide). Esses testes são utilizados nos países onde há BSE, como parte de programas nacionais de vigilância e erradicação. Os exames histopatológicos de rotina do cérebro de animais clinicamente acometidos mostram lesões compatíveis com BSE, mas a confirmação do diagnóstico requer a realização de IHC ou WB. Nos EUA, foi elaborado um programa nacional de vigilância para BSE pelo Animal Plant Health Inspection Service (APHIS) do USDA. As amostras-alvo para vigilância incluem casos de campo de bovinos que manifestam doença neurológica, de bovinos rejeitados no abate por apresentarem sintomas nervosos, de bovinos com resultado negativo para raiva, emitido por laboratórios de saúde pública, de casos neurológicos enviados para exame em laboratórios de diagnóstico veterinário e hospitais-escola. Além disso, há os casos de bovinos que não são capazes de caminhar ("caídos") e de bovinos mortos nas propriedades.

Tratamento e controle

Não há tratamento para BSE. Os países que apresentam casos de BSE confirmados têm tentado a erradicação, e os países em que a doença ainda não está presente adotam programas preventivos/de vigilância a fim de prevenir sua ocorrência. No Reino Unido, foi empregada uma série de medidas reguladoras pelo governo, com intuito de impedir a transmissão de BSE por meio do alimento. Essas medidas, associadas a detecção, diagnóstico e adoção de programas de erradicação, têm se mostrado muito efetivas na cessação da epidemia e na drástica redução dos casos da doença em bovinos. A primeira dessas medidas foi proibir o uso de farinha de osso e carne na alimentação de ruminantes, em julho de 1988. Isso foi seguido pela proibição adicional do uso de vísceras de bovino em suplemento alimentar para qualquer espécie, inclusive para humanos, em setembro de 1990. Acredita-se que esses tecidos bovinos abriguem a maior concentração de material infectante (também denominado "material de risco especificado"), incluindo crânio, cérebro, gânglio trigeminal, olhos, tonsilas, medula espinal, gânglio da raiz dorsal e parte distal do íleo. Essa lista varia de acordo com as normas de segurança ou de controle dos diferentes países. Embora essas medidas tenham resultado em redução significativa de novos casos da doença, evidências sugerem que novos casos transmitidos por alimento continuaram surgindo em animais e, em março de 1996, a proibição de alimentos foi ampliada, com proibição total do uso de proteínas de mamíferos nos alimentos produzidos para quaisquer animais pecuários.

Recentemente, foram relatados casos de doença semelhante à BSE, em caprinos. A patogênese da BSE em pequenos ruminantes é diferente daquela da BSE de bovinos. Experimentalmente, em ovinos a infecção pelo príon da BSE é detectada nos tecidos nervosos e em vários tecidos linforreticulares; na BSE de bovinos, não se constata príon nos tecidos linforreticulares. Portanto, é necessário melhorar a vigilância de pequenos ruminantes, de modo a impedir que o agente causador de doença semelhante à BSE entre na cadeia alimentar de humanos, por meio de produtos alimentares originários de pequenos ruminantes.

Doença debilitante crônica

A doença debilitante crônica (DDC) é uma enfermidade do SNC degenerativa, progressiva, crônica e fatal, a qual acomete veado-mula (*Odocoileus hemionus*), veado-de-cauda-branca (*Odocoileus virginianus*) e alce (*Cervus elaphus nelsoni*), inclusive alce americano (*Alces alces shirasi*); ocorre, principalmente, na América do Norte. Não há relato de casos de encefalopatia espongiforme transmissível (TSE) humana associados a DDC. A doença debilitante crônica foi inicialmente diagnosticada em veado-mula, em 1967, e identificada, em 1978, pela Dra. Elizabeth Williams, como um tipo de TSE por meio de exames de cérebros de veados acometidos pela doença. Subsequentemente, a doença foi reconhecida como endêmica em veados e alces em uma área que compreende partes do Colorado, Wyoming e de Nebraska. A extensão e a ocorrência da doença começaram a aumentar após 1990. As razões para essa disseminação súbita da enfermidade não estão claras, mas tanto as características particulares da doença quanto o manejo de cervídeos mantidos em cativeiro provavelmente contribuíram para a propagação. A doença debilitante crônica é transmitida por via horizontal, mediante a transmissão por contato direto, diferentemente do que acontece com a BSE, a qual parece não ser transmitida por contato direto. A transmissão horizontal de DDC parece ser muito eficiente. Os agentes infecciosos da DDC foram detectados na saliva, no sangue, na urina, na pele e nas fezes. Esses achados sugerem que a contaminação ambiental com fluidos corporais infectantes, como saliva, urina e fezes, tem participação importante na transmissão horizontal da DDC tanto em rebanhos criados livres em pastagens quanto naqueles mantidos em cativeiro. Estudos experimentais sugerem que a transmissão horizontal por meio da excreção de PrP^{CWD} provavelmente ocorre antes mesmo do surgimento dos sinais clínicos, em cervídeos infectados. A DDC é transmitida dos cervídeos infectados para os não infectados quando introduzidos em ambientes confinados. Além da transmissão por contato direto, ocorre transmissão indireta por meio de pastagens ou "piquetes" contaminados; a transmissão indireta parece ser mais efetiva do que aquela relatada nos casos de *scrapie*. Essa facilidade relativa de ambos os modos de transmissão, por contato direto ou indireto, provavelmente explique a prevalência muito alta de DDC em alguns rebanhos mantidos em cativeiros contaminados (> 90% em um plantel de veados-mula, ao longo de um período de 2 anos). A taxa de prevalência de DDC em cervídeos de vida livre, em áreas endêmicas, também tende a ser alta (até 30%).

Além da facilidade relativa de transmissão, a disseminação geográfica da doença também, muito provavelmente, foi facilitada pelo transporte de veados e alces infectados, entre as propriedades. Na América do Norte (a partir de março de 2012), a doença foi detectada em alces e veados de vida livre nos estados de Colorado, Wyoming, Nebraska, Wisconsin, Dakota do Sul, Dakota do Norte, Novo México, Illinois, Kansas, Maryland, Minnesota, Nova York, Utah, bem como no oeste da Virginia e na província de Saskatchewan, no Canadá. Essa enfermidade também foi notada em cervídeos criados em fazendas, nos estados de Dakota do Sul, Nebraska, Colorado, Oklahoma, Kansas, Minnesota, Montana, Wisconsin, Nova York, Wyoming e Michigan, além das províncias de Alberta e Saskatchewan, no Canadá. Alces-americanos de vida livre acometidos por DDC foram identificados nos estados de Colorado e Wyoming. DDC também foi diagnosticada em cervídeos criados em fazendas e exportados para a República da Coreia.

Pode ocorrer transmissão materna, mas, até o momento, não há evidência direta de tal ocorrência. No ambiente selvagem, é possível que a transmissão direta também ocorra pela decomposição de carcaças infectadas pelo agente causador da DDC, com liberação de PrP^{CWD} no ambiente. Há relato de indução de DDC experimental em bovinos, ovinos e caprinos, porém apenas após inoculação intracerebral. Parece haver uma importante barreira entre espécies para essas espécies hospedeiras e a infecção pelo PrP^{CWD}. A transmissão natural de veados ou alces para essas espécies não foi documentada. Não há evidência de transmissão experimental aos bovinos, por contato direto ou inoculação oral, por mais de 5 anos após a exposição ao agente causador da doença.

Com base no exame de casos naturais, acredita-se que a DDC apresenta um período mínimo de incubação de 16 a 17 meses, considerado um período de incubação substancialmente menor do que aquele da *scrapie* ou da BSE. Em veados ou alces com DDC, os sinais clínicos incluem perda da condição corporal e uma ou mais das seguintes anormalidades referentes ao SNC: alterações de comportamento (alterações nas interações com treinadores e no padrão de caminhar, apatia e cabeça e orelhas baixas), polidipsia, poliúria, ptialismo ou salivação, falta de coordenação, ataxia, tremores de cabeça, posição de estação com os membros afastados entre si e hiperexcitabilidade. No entanto, como sinais clínicos podem não ser verificados em veados de vida livre, os achados de necropsia evidentes incluem perda da condição corporal e morte em virtude da pneumonia por aspiração, possivelmente em decorrência de disfagia, salivação excessiva ou dificuldade de deglutição.

Etiologia

A DDC é causada pelo príon PrP^{CWD}, que apresenta propriedades físico-químicas semelhantes a outros príons anormais. A origem do PrP^{CWD} talvez nunca seja conhecida, mas pode ser uma formação espontânea do PrP^{CWD} em um cervídeo ou uma adaptação cruzada entre espécies, a partir de alimentos contaminados ou ovinos infectados por *scrapie*. Vários relatos sugerem possível existência de diferentes cepas de DDC semelhantes àquela do *scrapie* ovino. Quando furões foram inoculados com dois isolados de DDC, os resultados mostraram características semelhantes a cepas diferentes, com diferenças na progressão clínica, no tempo de sobrevivência, nas lesões patológicas e nas propriedades bioquímicas. Além disso, duas cepas de DDC distintas foram identificadas no material infectado pelo agente causador dessa doença, utilizando camundongo transgênico com material genético de cervídeo. Essas duas cepas de DDC apresentam diferentes períodos de incubação e perfis neuropatológicos, embora apresentem propriedades bioquímicas semelhantes.

Relação hospedeiro-príon

Há polimorfismos espécie-específicos que influenciam a suscetibilidade à infecção pelo agente etiológico da DDC. Mostrou-se que os aminoácidos localizados nas posições 96 e 225 do PrP de veados e na posição 132 do PrP de alces estão associados à suscetibilidade à DDC. Em veados-mula de vida livre, nos estados de Wyoming e do Colorado, animais com genótipo S225S (S de serina) apresentaram probabilidade 30 vezes maior de desenvolverem DDC do que aqueles com genótipo S225F (S/fenilalanina, F). Em veados-de-cauda-branca, sugeriu-se que o polimorfismo G96S (G, glicina; S, serina) está associado a menor suscetibilidade à DDC, mas não com resistência à doença, uma vez que a DDC foi verificada em alguns animais com polimorfismo G96S. O PrP de alce é polimorfo no códon 132 (metionina, M/leucina, L), o qual corresponde ao *locus* polimórfico do códon 129 (M/valina, V) do PrP de humanos. Em humanos, o polimorfismo no códon 129 está relacionado com a suscetibilidade à CJD, inclusive vCJD. Em pesquisas com camundongos e alces transgênicos, o polimorfismo L 132 parece estar associado a menor suscetibilidade à DDC, comparativamente ao M132.

À semelhança da *scrapie*, o PrP^{CWD} é facilmente detectado nos tecidos linfoides de todo o corpo de veados e alces infectados, e a patogênese da distribuição tecidual compartilha várias similaridades com a *scrapie*. Após a exposição oral, o PrP^{CWD} é inicialmente verificado nos tecidos linfoides (GALT e linfonodo retrofaringiano), antes de sua presença no cérebro. Experimentalmente, foi constatado em placas de Peyer do íleo, linfonodo ileocecal, nas tonsilas e no linfonodo retrofaringiano, 42 dias após a infecção. No cérebro, primeiramente é notado no núcleo dorsal do nervo vago localizado no tronco cerebral caudal (óbex), à semelhança do verificado na *scrapie*. Em um estudo, o PrP^{CWD} foi inicialmente detectado no óbex, 3 meses após a detecção inicial nos tecidos linfoides associados ao intestino (GALT). As lesões específicas da DDC se restringem ao SNC, e sua natureza geral é semelhante àquela de outras TSE.

Diagnóstico laboratorial

Antes da morte do animal, não há teste diagnóstico validado para DDC. Várias técnicas diagnósticas *antemortem* potenciais foram desenvolvidas para vigilância e controle de DDC, como biopsia de tonsila e do reto. A biopsia de tonsila tem sido avaliada como método de detecção de DDC pré-clínica em veados, mas não é fácil a aplicação dessa técnica no campo. Recentemente, foi avaliado outro teste diagnóstico *antemortem*, utilizando tecido linfoide associado à mucosa de neonatos, em alces criados em cativeiro, durante a fase clínica e pré-clínica da doença. Esse método pode detectar alces com DDC subclínica, um diagnóstico confirmado por exames pós-morte.

Após a morte do animal, os testes diagnósticos disponíveis são os mesmos utilizados para *scrapie* e BSE; nos EUA, alguns anticorpos monoclonais utilizados para diagnóstico de *scrapie* ou BSE também são usados para detecção do PrP^{CWD} (Figura 67.1). PMCA foi desenvolvida para amplificar e detectar baixa concentração de PrP^{Res} nos tecidos infectados pelo agente causador da DDC e em fluidos corporais. Esse método altamente sensível pode representar uma boa chance para detectar animais assintomáticos, nos estágios iniciais da infecção por príon. Além disso, foi obtido um diagnóstico provável com base em exames histopatológicos de rotina, em animais clinicamente acometidos, desde que tenha ocorrido desenvolvimento de lesão suficiente no SNC. A confirmação do diagnóstico é obtida pelo uso de testes adicionais, como mencionado para *scrapie* e BSE.

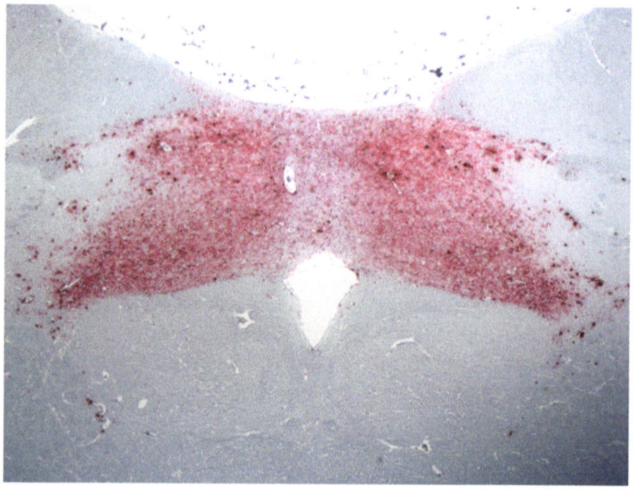

Figura 67.1 Óbex de veado-de-cauda-branca (*O. virginianus*) – todo o núcleo motor dorsal do vago (NMDV) se apresenta vermelho-brilhante, com mínimo extravasamento ao tecido nervoso adjacente. O exame imuno-histoquímico (IHC) do PrP^{CWD} mostra a presença de príon patogênico no cérebro. (Cortesia do Dr. Mark Hall e do Dr. Aaron Lehmkuhl do USDA APHIS National Veterinary Services Laboratory, Ames, Iowa, EUA.)

Tratamento e controle

Não há tratamento para doença debilitante crônica (DDC). Os esforços para controle ou erradicação dessa enfermidade são complicados, em razão do longo período de incubação, da resistência do agente etiológico aos procedimentos de desinfecção, da ausência de testes diagnósticos *antemortem* confiáveis e das diversas vias potenciais de transmissão, inclusive contato entre animais e contaminação do ambiente. Nas fazendas, quarentena e despopulação do rebanho acometido são os principais meios de controle. Mesmo com o esvaziamento das fazendas infectadas, há "preocupação" com o risco de reinfecção após a introdução de novos animais não infectados no rebanho, em razão da possível contaminação do ambiente. Há, ainda, preocupação quanto à disseminação da doença de população de animais criados em fazenda infectada para a população de animais de vida livre dos arredores, por meio de cercas ou de modo inverso, de populações de áreas não endêmicas para os animais criados em fazendas. Portanto, recomenda-se um programa de vigilância ativo eficiente nas fazendas de criação, não apenas para identificar e remover os animais infectados, mas também para impedir o trânsito de animais infectados para outras fazendas de criação. O controle em populações de vida livre é até mesmo mais problemático. Atualmente, o controle envolve vigilância ativa, de modo a determinar a ocorrência da doença, associada à redução da prevalência mediante descarte programado em áreas endêmicas. Nessas áreas endêmicas, é proibida a transferência facilitada por humanos ou a alimentação de cervídeos de vida livre. O descarte seletivo de animais com doença clínica, por si só, não influenciou significativamente a prevalência da enfermidade em áreas endêmicas. No estado do Colorado, foi instituído um programa de redução da população localizado, mas a eficácia desse programa ainda não foi determinada. Acredita-se que um programa agressivo de descarte seletivo ou de redução da população geral pode ser efetivo em regiões onde novos casos da doença em plantéis de vida livre são detectados precocemente e antes do estabelecimento de infecções endêmicas nas populações. O risco de transporte, pelos caçadores, de carcaças mortas infectadas para áreas não infectadas e subsequente contaminação desses novos ambientes pelo descarte de vísceras também são riscos para a propagação potencial da DDC em novas áreas. Atualmente, há um programa do USDA para a erradicação da DDC em populações de alces criados em fazendas nos EUA.

Leitura sugerida

Hörnlimann B, Riesner, D, and Kretzschmar, H (2007) *Prions in Humans and Animals*, Walter De Gruyter.

Tatzelt, J (2011) *Prion Proteins*, Springer Publications.

Parte 4

Aplicações Clínicas

68 Sistema Circulatório e Tecidos Linfoides

Douglas E. Hostetler

O sistema circulatório inclui os sistemas vascular sanguíneo e linfático. O sistema vascular sanguíneo é composto de coração, artérias, capilares e veias, bem como dos próprios componentes do sangue. As infecções que envolvem o saco pericárdico, que circunda o coração, também estão incluídas neste capítulo. O sistema linfático inclui capilares linfáticos, vasos linfáticos aferentes que drenam o fluido intersticial e as células dos tecidos, linfonodos e vasos linfáticos eferentes que recirculam a linfa e as células (principalmente linfócitos) dos linfonodos para o sistema vascular sanguíneo. Por causa da relação funcional com o trânsito celular através do sistema circulatório, as infecções que envolvem outros tecidos linfoides (baço, medula óssea e timo) estão inseridas neste capítulo. Os tecidos linfoides relacionados com as membranas mucosas, embora menos organizados, estão incluídos como outros tecidos linfoides. A função dos tecidos linfoides associadas às membranas mucosas na proteção imune e como sítios potenciais de entrada de alguns patógenos no hospedeiro é especificamente discutida nos capítulos referentes aos sistemas nos quais eles se encontram ou em capítulos que tratam dos agentes específicos envolvidos.

Embora funcionalmente similar, há diferenças anatômicas na organização dos tecidos linfoides de aves, comparativamente a outros animais. As aves possuem bursa de Fabricius, um órgão linfoepitelial situado em posição dorsal à cloaca e que se comunica com ela. É um órgão linfoide primário que atua como o sítio principal de diferenciação de linfócitos B. A maioria das aves não apresenta linfonodos e conta mais com as tonsilas cecais, as placas de Peyer e o divertículo de Meckel, no intestino; folículos linfoides, em vários órgãos; baço; e uma concentração de tecido linfoide paranasal especial (glândula harderiana), como funções imunes secundárias.

Propriedades antimicrobianas

As células fagocíticas do baço e do fígado propiciam a defesa primária do sistema vascular para a remoção de patógenos potenciais da circulação. Dependendo da localização no sistema vascular e da gravidade da lesão causada diretamente por microrganismo infeccioso ou por sua toxina ou da subsequente resposta inflamatória, a capacidade de reparação da lesão é variável. O músculo cardíaco apresenta baixa capacidade de regeneração após uma infecção que resulta em morte da célula miocárdica. Tal lesão ocasiona formação de cicatriz. Lesões aos pequenos vasos que destroem as células endoteliais podem resultar na formação de trombo nesses vasos. As células do endotélio vascular não acometidas, na periferia da lesão, são capazes de se proliferarem, formando novo endotélio naquelas áreas que supriam os vasos acometidos.

O tecido linfoide tem importante função na defesa do corpo contra infecção. É fundamental para o desenvolvimento do sistema imune do animal (tecidos linfoides primários) e tem função contínua na vigilância e defesa imune. Detalhes sobre o mecanismo de defesa imune propiciado pelos tecidos linfoides são abordados no Capítulo 2. Em razão da função de vigilância que tem, o tecido linfoide é exposto a vários microrganismos potencialmente patogênicos, os quais, se não contidos, podem acometer o tecido linfoide, durante a doença, ou provocar infecção sistêmica.

Microrganismos persistentes e transitórios

Em geral, não se considera que o sistema circulatório e os tecidos linfoides apresentem uma flora microbiana normal. Com frequência, ocorrem bacteriemias transitórias, como consequência de eventos traumáticos ou invasivos (p. ex., extração de dente, endoscopia do trato digestório e cateterização de uretra) ou subsequentes a tratamentos que comprometem as barreiras mucosas (p. ex., quimioterapia e radioterapia). Isso possibilita que microrganismos que habitam normalmente as membranas mucosas alcancem a corrente sanguínea. Doenças crônicas, como doença de gengiva grave, que comprometem as barreiras mucosas normais dos hospedeiros também provocam bacteriemia espontânea. Em alguns casos, não se detecta qualquer evento ou condição predisponente, como responsável pelo episódio de bacteriemia. Em geral, a bacteriemia resultante é transitória, durando apenas breve período (< 30 minutos), antes da remoção do microrganismo por fagócitos do fígado e baço.

Nem todos os microrganismos parecem ser removidos rapidamente e podem persistir no sistema vascular por tempo mais longo. Por exemplo, uma bacteriemia persistente, porém subclínica, causada por *Bartonella* spp., é notada em alguns gatos. As bacteriemias podem atuar como fonte de microrganismos que causam graves infecções do sistema circulatório (p. ex., endocardite infecciosa e sepse bacteriana).

Exames microscópicos e moleculares sugerem que, na verdade, a corrente sanguínea é mais colonizada por microrganismos específicos do que apenas exposta temporariamente aos microrganismos por meio de bacteriemias transitórias e que esses "microrganismos residentes" persistem no sangue de modo benigno. No entanto, a evidência de que há uma verdadeira flora microbiana normal na corrente sanguínea ainda não foi, conclusivamente, comprovada.

Alguns vírus, especialmente retrovírus, provocam infecção persistente em células do tecido linfoide e do sangue, por toda a vida do animal.

Infecções

O acesso de patógenos microbianos ao sistema circulatório ocorre por meio de vários mecanismos, inclusive pela inoculação direta no sangue (p. ex., picada de insetos, agulhas contaminadas e transfusão de sangue) ou por sua disseminação a partir do sítio de infecção inicial, por meio do sistema vascular ou da drenagem desse sítio pelos vasos linfáticos.

Agentes microbianos que penetram no organismo através do sistema linfático podem ser eliminados ou, pelo menos, retidos nos linfonodos regionais; caso não sejam retidos nos linfonodos, eles se propagam via corrente sanguínea e se disseminam para outros locais do corpo. Portanto, o sistema circulatório propicia um meio de liberação de vários microrganismos, a partir de seu local de entrada, até o(s) último(s) órgão(s)-alvo do paciente. Dependendo do microrganismo envolvido, o sistema circulatório, por si só, pode ou não ser acometido. Em diversas infecções virais, a viremia é o principal meio de disseminação do microrganismo no hospedeiro. Todavia, frequentemente é um evento clinicamente inaparente. De modo semelhante, algumas bactérias e alguns fungos de animais alcançam seus órgãos-alvo primários ou secundários através do sistema circulatório, sem sinais clínicos importantes ou evidentes indicativos de envolvimento do sistema circulatório.

Este capítulo foca nas infecções em que o sistema circulatório e/ou os tecidos linfoides estão presentes nos sítios infecciosos primários acometidos. Além das lesões e dos sinais clínicos específicos diretamente relacionados com o sistema circulatório e/ou tecidos linfoides, vários desses agentes também provocam sinais sistêmicos inespecíficos que incluem febre, anorexia, apatia, prostração e perda de peso. Algumas infecções do sistema vascular sanguíneo se manifestam como infecções rapidamente fatais, com alguns sintomas prévios, ou mesmo nenhum (p. ex., antraz e carbúnculo sintomático). Alguns dos agentes infecciosos mais comuns e/ou importantes que infectam o sistema circulatório e os tecidos linfoides de animais domésticos, inclusive aves, estão listados nos Quadros 68.1, 68.2, 68.3, 68.4, 68.5, 68.6 e 68.7. Capítulos específicos sobre cada um desses patógenos devem ser consultados, para mais detalhes sobre patogênese, espectro dos sinais clínicos e doenças que eles provocam.

Sepse bacteriana

Sepse bacteriana e choque séptico são caracterizados por colapso vascular e falência de múltiplos órgãos. Além dos sinais especificamente relacionados com a perfusão do órgão acometido, os sinais clínicos de sepse incluem febre, taquipneia e hipotermia. Os microrganismos mais comumente envolvidos na ocorrência de sepse são as bactérias gram-negativas da família Enterobacteriaceae, embora outros patógenos gram-negativos (p. ex., *Pseudomonas aeruginosa*, da família Pasteurellaceae) e cocos gram-positivos (p. ex., estafilococos e estreptococos) também causem sepse e choque séptico. Com frequência, instala-se sepse em neonatos, sendo especialmente importante em animais de produção, equinos e aves domésticas. Em medicina veterinária, o número crescente de animais com condições debilitantes que requerem tratamento intensivo aumenta o risco de o paciente adquirir infecção hospitalar e, assim, o risco de desenvolvimento de sepse bacteriana.

Para a ocorrência de choque séptico, é fundamental a participação de lipopolissacarídio, de microrganismos gram-negativos, ou de outros componentes importantes da parede celular, de microrganismos gram-positivos (p. ex., peptidoglicano e ácido lipoteicoico). Essas moléculas associadas aos patógenos se ligam aos complexos de sinalização dos

Quadro 68.1 Agentes infecciosos comuns e/ou importantes do sistema circulatório e dos tecidos linfoides de cães.

Agente	Doença	Achados associados ao sistema circulatório/tecido linfoide
Vírus		
Adenovírus canino 1	Hepatite infecciosa canina	Coagulopatia intravascular disseminada, hemorragias petequiais na boca, linfadenopatia
Vírus da cinomose canina	Cinomose canina	Leucopenia, miocardite em neonatos
Herpes-vírus canino 1	Doença causada por herpes-vírus canino	Hemorragias equimóticas generalizadas em cães neonatos, necrose linfoide
Parvovírus canino	Parvovirose canina	Leucopenia, necrose linfoide, miocardite
Bactérias		
Bartonella[a] spp.	Endocardite valvular infeciosa	Sopro cardíaco, endocardite valvular
Borrelia burgdorferi	Borreliose canina	Arritmia cardíaca, miocardite
Ehrlichia canis[b]	Erliquiose canina	Anemia, tendência a hemorragias, edema de membros, linfadenopatia, esplenomegalia
Erysipelothrix spp.	Endocardite valvular infecciosa	Sopro cardíaco, formação de êmbolo, endocardite valvular
Leptospira spp.	Leptospirose	Hemorragia generalizada, icterícia, sepse
Neorickettsia helminthoeca	Intoxicação por salmão	Linfadenopatia, esplenomegalia
Rickettsia rickettsii	Febre maculosa das Montanhas Rochosas	Edema, hemorragias, linfadenopatias, miocardite, obstrução vascular

[a]Inclui *B. vinsonii* ssp. *berkhoffi* e *B. clarridgeiae*.
[b]Outras *Ehrlichia* spp. provocam sinais clínicos relacionados com anemia, leucopenia e trombocitopenia.

Quadro 68.2 Agentes infecciosos comuns e/ou importantes do sistema circulatório e dos tecidos linfoides de gatos.

Agente	Doença	Achados associados ao sistema circulatório/tecido linfoide
Vírus		
Vírus da imunodeficiência felina	Imunodeficiência felina	Anemia, leucopenia, linfadenopatia, infecções secundárias
Vírus da peritonite infecciosa felina	Peritonite infecciosa felina	Vasculite/perivasculite por deposição de complexos imunes, linfadenopatia, efusão pericárdica
Vírus da leucemia felina	Leucemia felina	Anemia, depleção linfoide, linfossarcoma, doença mieloproliferativa, infecções secundárias
Vírus da panleucopenia felina	Panleucopenia felina	Leucopenia, linfadenopatia mesentérica
Vírus do sarcoma felino	Sarcoma felino	Fibrossarcomas
Bactérias		
Mycoplasma haemofelis	Peritonite infecciosa felina	Anemia, icterícia, esplenomegalia
Francisella tularensis	Tularemia	Leucopenia, linfadenopatia mesentérica
Streptococcus canis	Adenite infecciosa em gatos	Linfadenite cervical, abscessos de linfonodos
Yersinia pestis	Peste	Linfadenite cervical/submandibular, abscessos de linfonodos, sepse

Quadro 68.3 Agentes infecciosos comuns e/ou importantes do sistema circulatório e dos tecidos linfoides de equinos.

Agente	Doença	Achados associados ao sistema circulatório/tecido linfoide
Vírus		
Vírus da doença do cavalo africano	Doença do cavalo africano	Vasculite com edema pulmonar, subcutâneo e de pálpebra
Vírus da anemia infecciosa equina	Anemia infecciosa equina	Anemia, hemorragias, icterícia, esplenomegalia
Vírus da arterite viral equina	Arterite viral equina	Edema, hemorragia, leucopenia, infarto vascular
Vírus da encefalite equina venezuelana	Encefalite equina venezuelana	Depleção celular em linfonodos, no baço e na medula óssea
Bactérias		
Actinomyces spp.	Actinomicose	Abscessos de linfonodos mandibulares
Anaplasma phagocytophila	Erliquiose equina	Anemia, edema de membros, hemorragias
Agentes de sepse neonatal[a]	Sepse neonatal	Sepse, hipotensão, falência de órgãos
Burkholderia mallei[b]	Mormo e farcino	Linfangite, linfadenite, abscessos esplênicos
Corynebacterium pseudotuberculosis	Linfangite ulcerativa	Linfangite
Neorickettsia risticii	Febre do cavalo Potomac	Leucopenia, linfadenopatia mesentérica
Streptococcus equi ssp. *equi*	Garrotilho e púrpura hemorrágica	Vasculite por deposição de complexos imunes, edema
Fungos		
Histoplasma farciminosum	Linfangite epizoótica	Linfagite, linfadenite regional
Sporothrix schenckii	Esporotricose	Linfangite

[a]Inclui *Actinobacillus equuli, Escherichia coli, Salmonella, Streptococcus equi* ssp. *zooepidemicus.*
[b]Classificado como doença animal estrangeira, nos EUA.

Quadro 68.4 Agentes infecciosos comuns e/ou importantes do sistema circulatório e dos tecidos linfoides de bovinos.

Agente	Doença	Achados associados ao sistema circulatório/tecido linfoide
Vírus		
Herpes-vírus alcelafine 1[a]	Febre catarral maligna	Hemorragia, leucopenia, proliferação linfoide, linfadenopatia
Vírus da leucemia bovina	Leucemia bovina	Linfossarcoma
Herpes-vírus ovino tipo 2	Febre catarral maligna	Hemorragia, leucopenia, proliferação linfoide, linfadenopatia
Vírus da febre do Vale Rift[a]	Febre do Vale Rift	Esplenomegalia, hemorragia disseminada
Peste bovina[a]	Peste bovina	Leucopenia, destruição de órgãos linfoides
Bactérias		
Anaplasma marginale	Anaplasmose	Anemia, icterícia, esplenomegalia
Arcanobacterium pyogenes	Reticulopericardite traumática Endocardite valvular infecciosa	Pericardite (frequentemente polimicrobiana) Sopro cardíaco, insuficiência cardíaca, endocardite valvular
Bacillus anthracis	Antraz	Edema, sepse, esplenomegalia, sangramento pelos orifícios naturais do corpo
Clostridium chauvoei	Carbúnculo sintomático	Miocardite, pericardite
Clostridium haemolyticum	Hemoglobinúria bacilar	Icterícia, hemólise intravascular, hemorragia
Ehrlichia ruminantium[a]	Cowdriose africana	Edema, hemorragia, hidropericárdio, esplenomegalia
Leptospira spp.	Leptospirose	Anemia, icterícia, hemólise intravascular
Mycobacterium avium ssp. paratuberculosis	Doença de Johne	Linfangite granulomatosa de vasos mesentéricos
Mycobacterium bovis	Tuberculose bovina	Linfadenite traqueobrônquica/mediastinite granulomatosa
Pasteurella multocida sorotipos B: 2 ou E: 2[a]	Sepse hemorrágica	Edema, hemorragias, linfadenopatia hemorrágica
Salmonella spp.[b]	Salmonelose	Sepse, esplenomegalia

[a]Classificado como doença animal estrangeira, nos EUA.
[b]Sorotipos comuns incluem Dublin e Typhimurium.

Quadro 68.5 Agentes infecciosos comuns e/ou importantes do sistema circulatório e dos tecidos linfoides de caprinos e ovinos.

Agente	Doença	Achados associados ao sistema circulatório/tecido linfoide
Vírus		
Vírus da língua azul	Língua azul	Edema de cabeça e pescoço, hemorragia, hiperemia
Vírus da peste de pequenos ruminantes[a]	Peste dos pequenos ruminantes	Linfadenopatia generalizada, leucopenia, esplenomegalia
Vírus da febre do Vale Rift[a]	Febre do Vale Rift	Esplenomegalia, hemorragia disseminada
Vírus da peste bovina[a]	Peste bovina	Leucopenia, destruição de órgãos linfoides
Bactérias		
Anaplasma ovis	Anaplasmose	Anemia
Bacillus anthracis	Antraz	Edema, sepse, esplenomegalia, sangramento pelos orifícios naturais do corpo
Corynebacterium pseudotuberculosis	Linfadenite caseosa	Linfadenite, abscessos de linfonodos
Mycoplasma haemovis	Eperitrozoonose	Anemia
Mannheimia haemolytica (O)	Pasteurelose septicêmica	Sepse hemorrágica em cordeiros
Mycoplasma mycoides ssp. *mycoides* (C) (tipo de colônia grande)	Micoplasmose septicêmica	Sepse, pericardite
Pasteurella trehalosi (C)	Pasteurelose septicêmica	Sepse hemorrágica em cabritos
Staphylococcus aureus	Piemia do carrapato, em cordeiros	Linfadenopatia, sepse

C: caprinos; O: ovinos.
[a]Classificado como doença animal estrangeira, nos EUA.

Quadro 68.6 Agentes infecciosos comuns e/ou importantes do sistema circulatório e tecidos linfoides de suínos.

Agente	Doença	Achados associados ao sistema circulatório/tecido linfoide
Vírus		
Vírus da peste suína africana[a]	Peste suína africana	Edema/hemorragia/infarto generalizados, linfonodos hemorrágicos, pericardite, cianose cutânea, esplenomegalia
Vírus da encefalomiocardite	Encefalomiocardite	Hidropericárdio, miocardite, pericardite
Cólera suína[a]	Cólera suína, peste suína clássica	Hemorragias/infartos generalizados, linfonodos hemorrágicos, depleção linfoide, cianose cutânea, infartos esplênicos
Vírus Lelystad	Síndrome respiratória e reprodutiva de suínos	Infecções secundárias à depleção de macrófagos
Circovírus suíno 2	Síndrome debilitante multissistêmica pós-desmame	Linfadenopatia, miocardite, subdesenvolvimento
Bactérias		
Bacillus anthracis	Antraz	Linfadenopatia, edema de faringe, sepse
Burkholderia pseudomallei[a]	Melioidose	Abscessos no baço e nos linfonodos
Erysipelothrix rhusiopathiae	Erisipelas	Hemorragias, esplenomegalia, cianose cutânea, endocardite valvular infecciosa
Escherichia coli	Sepse	Sepse em suínos desmamados, cianose cutânea, congestão de órgãos, linfadenopatia
Escherichia coli (positiva para toxina semelhante à Shiga)	Doença do edema	Edema de tecido subcutâneo/mucosa estomacal em virtude da vasculite
Haemophilus parasuis	Doença de Glasser	Pericardite, sepse
Mycobacterium avium[b]	Micobacteriose suína	Linfadenite mesentérica, faringiana e cervical granulomatosa
Mycoplasma spp.[c]	Poliserosite causada por micoplasma	Pericardite com outras serosites
Mycoplasma haemosuis	Eperitrozoonose suína	Anemia, icterícia, esplenomegalia
Salmonella[d]	Salmonelose	Linfadenopatia, cianose cutânea, sepse, esplenomegalia
Streptococcus porcinus	Abscesso de mandíbula	Linfadenite cervical
Streptococcus suis	Sepse estreptocócica	Pericardite, sepse

[a]Classificado como um agente de doença animal estrangeira, nos EUA.
[b]Propõe-se que as cepas suínas de *Mycobacterium avium* sejam incluídas na ssp. *hominissuis*. Outras espécies de micobactérias envolvidas incluem *M. kansasii*, *M. xenopi* e *M. fortuitum*. Ocasionalmente, também há envolvimento de *Rhodococcus equi*.
[c]Inclui *Mycoplasma hyopneumoniae*, *M. hyorhinis* e *M. hyosynoviae*.
[d]Os sorotipos mais comuns são Choleraesuis var. Kunzendorf e Typhimurium.

receptores, nos monócitos e macrófagos. Receptores *Toll-like*, correceptores de transdutor de sinal transmembrana, têm importante participação nesse processo. A exposição de células a esses produtos microbianos resulta em descontrole da resposta imune e produção de teores excessivos de citocinas pró-inflamatórias (fator de necrose tumoral-α, interleucina-1 e interleucina-6), as quais, praticamente, são responsáveis pelos efeitos sistêmicos verificados na sepse. Os receptores *Toll-like* também estão presentes nas células endoteliais que revestem os vasos sanguíneos.

Alguns microrganismos gram-positivos produzem superantígenos que ativam, inespecificamente, grandes populações de linfócitos T, os quais formam quantidade excessiva de citocinas pró-inflamatórias. Anormalidades de coagulação, especificamente coagulação intravascular disseminada, também podem ser uma consequência da sepse.

Durante a sepse bacteriana, raramente nota-se quantidade de microrganismos suficientemente alta para ser detectada em exame microscópico direto. Contudo, nos estágios terminais da doença, algumas bactérias estão presentes

Quadro 68.7 Agentes infecciosos comuns e/ou importantes do sistema circulatório e dos tecidos linfoides de aves domésticas.

Agente	Doença	Achados associados ao sistema circulatório/tecido linfoide
Vírus		
Vírus da influenza aviária H5 ou H7[a] (altamente patogênico)	Influenza aviária, peste aviária	Hemorragias generalizadas; edema de cabeça, barbela e crista; necrose linfoide; miocardite
Vírus da leucose aviária (A)	Leucose linfoide	Anemia, hemangiomas, tumores linfoides, sarcomas
Vírus da anemia aviária	Anemia aviária	Anemia, hemorragias, hidropericárdio, hipoplasia linfoide e tecido hematopoético
Vírus da doença de Newcastle exótica[a]	Doença de Newcastle exótica	Hemorragias generalizadas (especialmente intestinal), edema
Vírus da doença da bursa de Fabricius infecciosa (A)	Doença da bursa de Fabricius infecciosa, doença de Gumboro	Edema hemorrágico/extenso (especialmente no intestino)
Vírus da doença de Marek (A)	Doença de Marek	Tumores linfoides no coração, bursa de Fabricius, timo, baço
Vírus da reticuloendoteliose (P)	Reticuloendoteliose	Neoplasia linforreticular, linfomas
Adenovírus de perus tipo 2 (P)	Enterite hemorrágica de perus	Imunossupressão, hemorragia intestinal, esplenomegalia
Bactérias		
Borrelia anserine	Espiroquetose aviária	Anemia, hemorragias, esplenomegalia
Chlamydophila psitacci (P)[b]	Ornitose, clamidiose	Pericardite, esplenomegalia, exsudato fibrinoso
Erysipelothrix rhusiopatiae	Erisipela	Hemorragias generalizadas, pericardite, sepse
Escherichia coli	Colissepticemia	Pericardite, onfalite, sepse, esplenomegalia
Mycobacterium avium	Tuberculose aviária	Granulomas esplênicos
Pasteurella multocida	Cólera aviária	Hemorragias generalizadas, pericardite, sepse
Salmonella[b]	Salmonelose[c]	Miocardite, onfalite, pericardite, esplenite

A: aves; P: perus.
[a]Classificado como um agente de doença animal estrangeira, nos EUA.
[b]Inclui os sorovares Pullorum, Gallinarum e Typhimurium.
[c]Inclui pulorose, febre tifoide e paratireoide.

em grande quantidade no sangue, o suficiente para serem detectadas em esfregaço sanguíneo direto. *Bacillus anthracis*, o agente etiológico de antraz, provoca sepse grave, predominantemente em ruminantes, e resulta em grande quantidade de microrganismos no sangue imediatamente antes da morte. *Pasteurella multocida*, o agente etiológico da cólera aviária, e *Borrelia anserina*, o agente causador de espiroquetose aviária, também são notados em grande quantidade no sangue das aves acometidas.

Infecções envolvendo coração e pericárdio

As principais infecções do coração são endocardite valvular infecciosa (geralmente bacteriana) e miocardite (bacteriana ou viral). Infecções do pericárdio são consequências da infecção sistêmica, a partir de um foco no coração (p. ex., endocardite) ou da disseminação de uma infecção situada nos tecidos adjacentes (p. ex., infecção pleuropulmonar e reticulopericardite traumática).

Endocardite valvular infecciosa

Endocardite valvular é causada por bactérias oriundas de outro local do corpo, as quais se disseminam para uma das valvas do coração. Lesão preexistente ou anormalidade funcional da valva do coração possibilitam a deposição de fibrina e plaquetas. Esses depósitos propiciam sítios para fixação de bactérias presentes na circulação, frequentemente como resultado de um dos mecanismos de bacteriemia transitória anteriormente descritos. A fixação das bactérias à valva cardíaca é mediada por várias adesinas da superfície bacteriana, as quais incluem glucanos e proteínas ligadoras de fibronectina da superfície. A matriz extracelular da valva exposta também pode atuar como receptor, o qual favorece que as bactérias expressem fibrinogênio ou proteínas ligadoras de laminina. Uma lesão preexistente na valva cardíaca não é uma necessidade absoluta para o desenvolvimento de endocardite valvular infecciosa. Outras anormalidades cardíacas (p. ex., estenose subaórtica, em cães) ou outros procedimentos vasculares invasivos, inclusive cateterização, também predispõem a infecções de valva cardíaca. Sequelas de endocardite valvular incluem embolização, infarto de múltiplos órgãos e morte súbita.

As bactérias causadoras de endocardite infecciosa são predominantemente, mas não exclusivamente, microrganismos gram-positivos e incluem estreptococos, enterococos, estafilococos, *Corynebacterium* e *Arcanobacterium* spp. O gênero *Erysipelothrix* está especificamente associado à ocorrência de endocardite valvular em alguns animais (suínos, cães e aves domésticas). Quando há envolvimento de microrganismos gram-negativos, eles geralmente pertencem às famílias Enterobacteriaceae e Pseudomonadaceae. *Bartonella*, outro microrganismo gram-negativo, é cada vez mais reconhecido como causa de endocardite valvular infecciosa em cães.

Miocardite

Miocardite, uma inflamação do músculo do coração, geralmente é resultado de infecção sistêmica com focos de infecção no coração. Ocorre lesão direta aos miócitos ou ao endotélio de vasos sanguíneos que suprem os músculos cardíacos. São vários os mecanismos de lesão ao músculo cardíaco e incluem (I) ação tóxica direta de um agente nos miócitos, (II) efeitos de produtos tóxicos circulantes, ou (III) mecanismos imunomediados. Uma ampla variedade de microrganismos infecciosos pode provocar miocardite. Alguns agentes microbianos comuns especificamente associados à miocardite em animais são parvovírus caninos, vírus da encefalomiocardite suína, *Clostridium chauvoei*, em bovinos, e *Listeria monocytogenes*, em ruminantes e aves domésticas.

Infecções envolvendo pericárdio

Hidropericárdio, ou efusão pericárdica, um grave acúmulo de fluido na cavidade pericárdica, juntamente com outros sinais sistêmicos, é característico de algumas doenças infecciosas (p. ex., infecção pelo vírus da cowdriose em bovinos, doença do cavalo africano e anemia aviária), e se deve à lesão vascular. O acúmulo de fluido no saco pericárdico também resulta da lesão decorrente da deposição de complexos imunes nos vasos (p. ex., peritonite infecciosa felina).

Pericardite significa inflamação do pericárdio. À semelhança do que acontece na miocardite, vários agentes virais e bacterianos podem estar envolvidos. Com frequência, a pericardite é parte de uma infecção sistêmica envolvendo outras superfícies serosas e cavidades (p. ex., doença de Glasser, em suínos, e sepse por *Mycoplasma*, em caprinos).

A infecção traumática do pericárdio mais comum é a reticulopericardite traumática (*hardware disease*), em bovinos. Essa doença está mais comumente associada à ingestão de um objeto metálico linear (p. ex., arame ou prego), que atravessa o retículo e o diafragma e alcança o saco pericárdico. Isso propicia o acesso de bactérias ao espaço pericárdico, instalando-se a infecção. Em geral, essas infecções são polimicrobianas, com frequente envolvimento de *Arcanobacterium pyogenes* e *Fusobacterium necrophorum*. Os sinais clínicos associados à pericardite, em bovinos, são aqueles de insuficiência cardíaca direita, ou seja, queda de produção, intolerância ao exercício, taquicardia em virtude do menor débito cardíaco, dilatação da veia jugular (Figura 68.1), constatação de pulso jugular e edema submandibular. Além disso, é possível notar abafamento dos ruídos cardíacos. Pode haver sopro caracterizado como sopro de "máquina de lavar", quando há uma interface fluido/gás no saco pericárdico.

Infecções de vasos sanguíneos

Em geral, o endotélio dos vasos sanguíneos tem importante participação na maioria das reações decorrentes da interação endótelio-leucócitos, na atividade de procoagulação e na liberação de mediadores (citocinas e quimocinas).

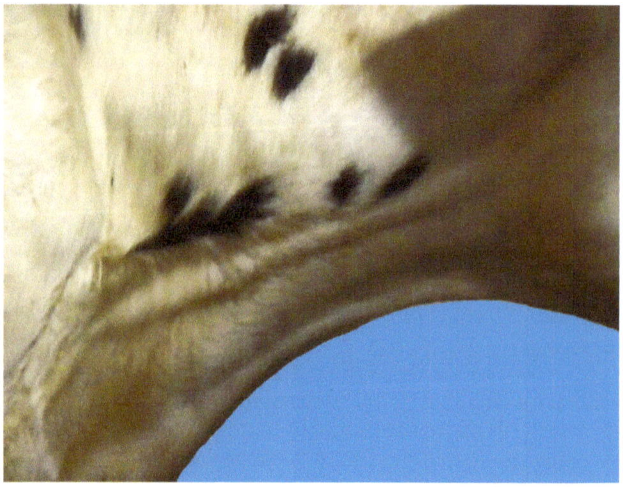

Figura 68.1 Dilatação da veia jugular, no sulco jugular direito de uma vaca da raça Holandesa com insuficiência cardíaca congestiva direita. A insuficiência cardíaca congestiva direita se deve à efusão pericárdica, nesse caso, secundária à reticulopericardite traumática.

Os microrganismos que, especificamente, infectam as células endoteliais de vasos de pequeno calibre e de capilares podem provocar necrose e aumento da permeabilidade vascular, em decorrência de lesão direta ao endotélio vascular por um microrganismo ou por suas toxinas (p. ex., toxina semelhante à Shiga) ou pela deposição de complexos imunes e resposta inflamatória subsequente. O dano à barreira endotelial provoca edema e/ou hemorragia nos órgãos acometidos. Os sinais clínicos dependem do agente etiológico e do(s) sítio(s) vasculares do corpo primariamente acometidos (p. ex., doença do cavalo africano e de vasos pulmonares e subsequente edema pulmonar). Em cães, sintomas referentes ao sistema nervoso central (SNC) em consequência de hemorragia cerebral são atribuídos à infecção por *Rickettsia rickettsii*, o agente etiológico da febre maculosa das Montanhas Rochosas e à lesão vascular que causa. De modo semelhante, em gatos com peritonite infecciosa felina, o dano à integridade das paredes dos vasos por causa da deposição de complexos imunes resulta em acúmulo de fluido em cavidades serosas, como se verifica na manifestação "úmida" da doença. Além de necrose hepática grave, o vírus da febre do Vale Rift provoca extensa lesão endotelial generalizada, resultando em hemorragias disseminadas. Em algumas infecções sistêmicas, a perda da atividade anticoagulante e da capacidade de ativação plaquetária do endotélio pode causar trombose e infarto em vasos sanguíneos e, por fim, ocasionar necrose tecidual no local acometido (p. ex., lesões cutâneas, na erisipela suína). Detalhes sobre a patogênese dessas e de outras doenças infecciosas que acometem os vasos sanguíneos e de doenças associadas são incluídas, em detalhes, nos capítulos sobre agentes específicos ou sistema(s) envolvido(s).

Onfalite, uma inflamação do umbigo de neonatos, merece atenção especial. Pode haver envolvimento de ambas, artérias e veias umbilicais. É especialmente importante em animais pecuários e em equinos. A bactéria responsável é oriunda do intestino, é habitante da superfície mucosa ou é contaminante ambiental (p. ex., *Actinobacillus* spp., *A. pyogenes*, *Escherichia coli* e estreptococos). As infecções umbilicais, por vezes, originam abscesso local ou, ainda, atuam como sítio de instalação de *Clostridium tetani* e desenvolvimento de tétano. Quando a onfaloflebite, uma inflamação da veia umbilical, torna-se infectada, a infecção pode se estender ao longo das estruturas da circulação fetal remanescente e envolver o fígado (Figura 68.2).

A partir da infecção umbilical (doença do umbigo) é possível se instalar sepse, com infecções em outras partes do corpo, inclusive de articulações (poliartrite) e meninge (meningite). Nesses casos, falha na transferência de imunidade passiva é um fator predisponente comum. Em aves domésticas, infecção do saco vitelíneo e onfalite também são problemas sérios. Há envolvimento de vários microrganismos, sendo *E. coli*, *Salmonella* e *Pseudomonas* os agentes etiológicos mais comumente verificados.

Infecções de hemácias

Anemia é um achado comum em várias doenças infecciosas. Diversos fatores provocam anemia, incluindo supressão da eritropoese, sequestro de hemácias, hemólise mediada por anticorpo, eritrofagocitose, lise direta de hemácias e alterações nas membranas de hemácias que ocasionam redução de sua meia-vida.

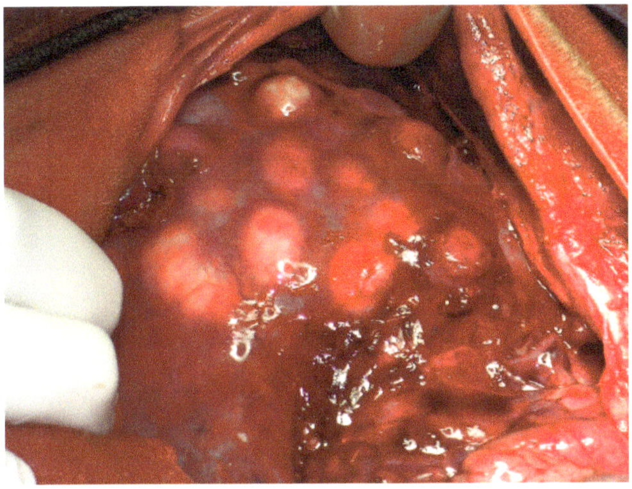

Figura 68.2 Vários abscessos hepáticos ocasionados por infecção da veia umbilical ascendente em uma bezerra da raça Gelbvieh com 3 meses de idade.

Anaplasma marginale infecta, especificamente, hemácias de bovinos (Figura 68.3). A infecção estimula uma resposta imune que resulta na remoção tanto de hemácias infectadas quanto daquelas não infectadas e pode ocasionar diminuição do volume globular para um valor tão baixo quanto 6%.

A doença causada pelo vírus da anemia aviária e a infecção por FeLV, em gatos, provocam anemia em razão de, pelo menos em parte, redução da eritropoese. *Mycoplasma haemofelis*, um hemoparasita bacteriano, causa anemia em gatos por meio de vários mecanismos, inclusive sequestro de hemácias e hemólise mediada por anticorpo. A anemia hemolítica imunomediada também é uma relevante ocorrência na infecção por FeLV e na erliquiose canina. A hemólise imunomediada pode ser decorrência de (I) presença de antígenos microbianos nas hemácias, (II) reação cruzada entre os antígenos das proteínas normais das hemácias e um microrganismo infeccioso, ou (III) exposição de antígenos de hemácias normalmente não expostos durante a doença infecciosa. A hemólise

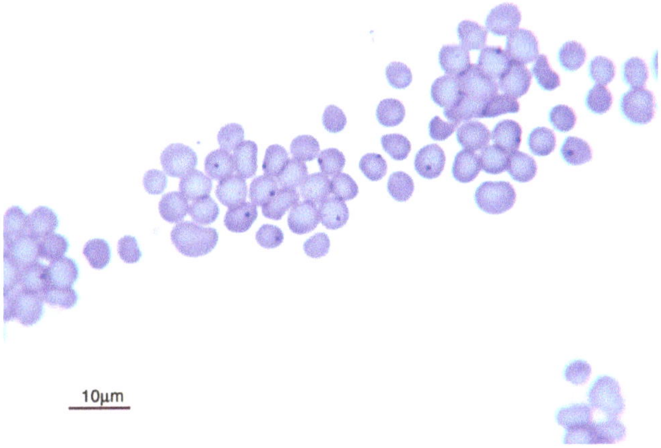

Figura 68.3 *A. marginale* no sangue de um touro, corado com o corante de Wright. (Cortesia do Dr. Bruce Brodersen.)

intravascular resultante de anemia pode ser resultado da ação de algumas toxinas bacterianas (p. ex., fosfolipase C). *Leptospira* spp. e *Clostridium hemolyticum* são exemplos notáveis de bactérias que destroem hemácias por esse mecanismo. Nesses casos, frequentemente, a anemia é acompanhada de hemoglobinúria.

Infecções em leucócitos

Diversos vírus infectam células das séries mieloide e linfoide. O vírus da encefalite equina venezuelana é um exemplo marcante de um vírus que destrói células hemopoéticas e linforreticulares, provocando depleção de células na medula óssea, nos linfonodos e no baço. Várias infecções virais que atingem células dessas séries predispõem os animais a infecções secundárias, como consequências dos efeitos imunossupressores que induzem. Um dos principais alvos do vírus da doença da bursa de Fabricius infecciosa, em aves domésticas, é a bursa cloacal que, inicialmente, torna-se distendida e edematosa e, por fim, atrofia. A deficiência de linfócito B resultante ocasiona infecções secundárias. De modo semelhante, vírus da leucemia felina, vírus da imunodeficiência felina e circovírus suíno deixam os animais mais suscetíveis a infecções secundárias, em razão dos efeitos imunossupressores que causam. Esses efeitos podem ser duradouros; no entanto, algumas infecções virais (p. ex., aquelas causadas por vírus da cinomose canina, vírus da cólera suína, vírus da parvovirose e vírus da diarreia viral bovina) provocam leucopenia temporária, e o efeito imunossupressor é breve.

Agentes bacterianos também infectam os leucócitos. Alguns microrganismos dos gêneros *Anaplasma*, *Ehrlichia* e *Neorickettsia* são patógenos de células da série mieloide, ou megacariócitos. Fungos não são comumente associados às infecções de células das séries mieloide e linfoide. No entanto, o fungo sistêmico *Histoplasma capsulatum* infecta, especificamente, macrófagos e, portanto, a histoplasmose é considerada uma doença do sistema monócito-macrofágico.

Infecções de linfonodos, linfáticos e outros tecidos linfoides

Os linfonodos têm importante função como filtro nos sítios primários da infecção, por meio dos vasos linfáticos, e, portanto, são os principais locais de retenção de patógenos potenciais. Várias infecções virais são disseminadas para outras partes do corpo (órgãos-alvo) por essa via.

Linfadenite, uma inflamação do linfonodo, pode acometer um único linfonodo ou vários linfonodos que drenam uma região comum (linfadenite regional) ou se manifesta como linfadenite generalizada, nas infecções sistêmicas. Dependendo dos agentes etiológicos envolvidos, a resposta inflamatória pode ser não supurativa, supurativa, necrosante ou granulomatosa. Em alguns casos, dependendo do agente e da resposta do hospedeiro, formam-se abscessos nos linfonodos. Os microrganismos que ocasionam abscessos nos linfonodos são, geralmente, mas não exclusivamente, bactérias ou fungos. Microrganismos particulares consistentemente associados à formação de abscessos de linfonodos incluem *Corynebacterium pseudotuberculosis*, em ovinos e caprinos (linfadenite caseosa), e *Streptococcus equi* ssp. *equi*, em equinos (garrotilho). Embora de ocorrência menos comum, atualmente *Streptococcus porcinus* é considerado importante causa de abscessos de linfonodos cervicais em suínos (abscessos de mandíbula). Sempre se deve considerar a possibilidade de infecção por *Yersinia pestis* quando se detectam abscessos de linfonodos mandibulares (com frequência, bilaterais) em gatos de regiões onde a ocorrência de peste é endêmica. *Francisella tularensis* provoca linfadenopatia, com formação de abscessos, em gatos, juntamente com sintomas generalizados de infecção. *Streptococcus canis* também causa inflamação purulenta de linfonodos da cabeça e do pescoço, em gatos. Há relato de surtos da doença em colônias de gatos, possivelmente ocasionados por transmissão oral.

Linfadenite, generalizada ou regional, é verificada nas infecções micóticas sistêmicas (blastomicose, coccidioidomicose, criptococose e histoplasmose) e, tipicamente, resulta em necrose caseosa do linfonodo acometido.

Linfangite é uma inflamação, aguda ou crônica, de vasos linfáticos; é verificada quando a infecção não é contida, localmente. Em geral, as infecções envolvem vasos linfáticos subcutâneos. Linfangite não é comum em animais, mas, quando ocorre, os agentes etiológicos mais comumente constatados são bactérias ou fungos. Parasitas também devem ser considerados como causas de linfangite em animais, mas esses não fazem parte do objetivo deste livro. A inflamação da parede dos vasos linfáticos pode resultar em obstrução linfática e linfedema persistente nos sítios drenados pelos vasos linfáticos acometidos. Os vasos linfáticos podem se apresentar edemaciados (em forma de cordão), com abscessos que liberam secreção, esporadicamente, juntamente com fístulas linfáticas. Linfangite é mais comumente notada em equinos. *Sporothrix schenckii*, um fungo dimórfico, e *C. pseudotuberculosis* são causas clássicas de linfangite em equinos. Embora considerados agentes etiológicos de doença animal estrangeiros, nos EUA, *Burkholderia mallei* (agente causador de mormo) e *Histoplasma farciminosum* (causa de linfangite epizoótica) também devem ser considerados como causas potenciais de linfangite em equinos em países onde são constatados tais microrganismos. *Mycobacterium avium* ssp. *paratuberculosis*, o agente etiológico da doença de Johne de ruminantes, provoca linfangite granulomatosa no mesentério intestinal, juntamente com enterite granulomatosa.

O baço tem participação ativa no aprisionamento de antígenos, bem como na remoção de hemácias anormais. Em geral, esplenite ocorre como consequência de infecções generalizadas, em virtude de congestão aguda e/ou hiperplasia reativa. Sepse ocasionada por salmonela é uma causa comum de esplenomegalia em vários animais; em bovinos, antraz e anaplasmose também devem ser consideradas como possíveis causas. Em suínos, os agentes etiológicos da peste suína africana e da erisipela, juntamente com *Salmonella*, são agentes potenciais que devem ser considerados quando se detecta esplenomegalia.

O timo é um local incomum de infecção em animais. Os vírus que infectam linfócitos T (p. ex., vírus da leucemia felina e vírus da imunodeficiência felina) provocam atrofia do timo. Timosite linfo-histiocítica com depleção de timócitos da região cortical é uma característica patológica importante no aborto epizoótico de vacas, uma doença limitada à região oeste dos EUA. O agente etiológico suspeito é uma deltaproteobactéria transmitida pelo carrapato *Ornithodoros coriaceus*.

Neoplasia de tecido hematopoético e tecidos linfoides de causa infecciosa

Várias neoplasias induzidas por vírus, envolvendo tecidos hemopoéticos e linfáticos, são diagnosticadas em animais. O vírus da doença de Marek, um herpes-vírus, acarreta doença linfoproliferativa que acomete, predominantemente, tecidos nervosos; todavia, também provoca tumores linfoides em vários outros tecidos, inclusive no coração, na bursa de Fabricius, no timo e no baço. Há diversos retrovírus que infectam animais e são capazes de integrar os genes do provírus v-onc, no DNA da célula hospedeira. A capacidade do vírus da leucemia felina em infectar diferentes células hematopoéticas é responsável por várias anormalidades do sistema hematopoético notadas em gatos. Além disso, é possível a ocorrência de neoplasias sólidas, inclusive linfossarcomas (p. ex., linfossarcoma do timo). O vírus da leucemia bovina, também um retrovírus, provoca linfossarcoma com possibilidade de envolvimento de vários órgãos, inclusive coração, rim, baço, linfonodos e cérebro (Figura 68.4). O retrovírus aviário do grupo leucose/sarcoma ocasiona várias neoplasias de origem hematopoéticas (eritroblastose, mieloblastose e mielocitomatose), bem como leucose linfoide e tumores endoteliais (hemangiomas). O vírus do grupo reticuloendoteliose provoca leucose linfoide e reticuloendoteliose em perus.

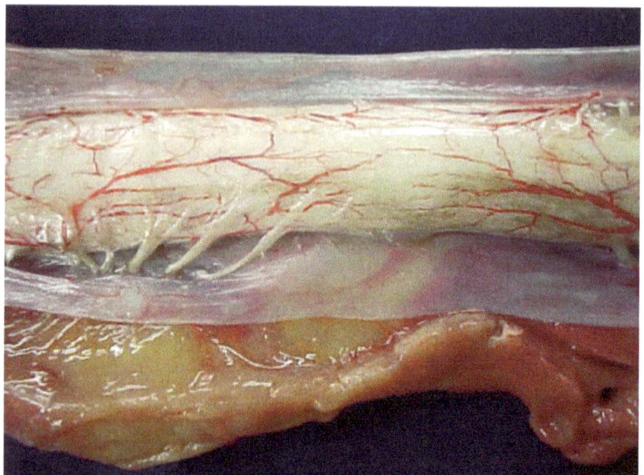

Figura 68.4 Tumor extradural na intumescência lombar de uma vaca da raça Angus com 8 anos de idade. A infecção pelo vírus da leucemia bovina, um retrovírus, pode ocasionar linfossarcoma multicêntrico associado ao BLV (vírus da leucose bovina), que surge na idade adulta.

69

Sistema Digestório e Órgãos Associados*

Douglas E. Hostetler

A principal função do sistema digestório é processar o alimento, a fim de propiciar nutrientes ao organismo. Isso é realizado por meio de uma série de complexos processos físicos, secretores e de absorção. Uma descrição mais profunda de todas as funções diversas e interativas do sistema digestório está além do objetivo deste capítulo. Como o sistema digestório, em seu termo mais simples, representa um tubo aberto para o ambiente, é grande a possibilidade de exposição do sistema digestório a patógenos potenciais.

A anatomia do sistema digestório dos diferentes animais é muito variável. Nos carnívoros, inclui cavidade bucal, esôfago, estômago, intestino delgado e intestino grosso. A anatomia e as funções do sistema digestório de herbívoros são bem diferentes daquelas de carnívoros. Entre os herbívoros, há também grande variação na composição do sistema digestório, dependendo dos mecanismos de digestão envolvidos (p. ex., ruminação e digestão cecal). Em aves domésticas, nota-se especialização adicional do sistema digestório pela presença de papo (um divertículo do esôfago para armazenamento de alimento) e da divisão do estômago em estômago glandular (proventrículo) e estômago muscular (ventrículo ou moela). Algumas dessas diferenças anatômicas predispõem, seletivamente, a doenças infecciosas específicas. Enfermidades infecciosas dos órgãos acessórios do sistema digestório também são mencionadas neste capítulo e incluem doenças comuns do sistema hepatobiliar e do pâncreas.

Propriedades antimicrobianas do sistema digestório

Há vários mecanismos anatômicos, fisiológicos e imunológicos capazes de proteger o sistema digestório de infecção por microrganismos potencialmente patogênicos. A seguir, são descritas as principais características protetoras do sistema digestório.

Acidez gástrica

A produção de ácido no estômago propicia importante barreira protetora contra os patógenos que alcançam as partes distais do sistema digestório. O ambiente ácido normal do estômago inativa, efetivamente, alguns vírus e mata a maioria das bactérias intestinais. Sua relevância é evidenciada em humanos pelo maior risco de infecções intestinais constatadas em indivíduos com acloridria ou naqueles submetidos à neutralização da acidez estomacal.

Peristalse

No sistema digestório, a atividade peristáltica é um mecanismo pelo qual os microrganismos que a ela não aderem são removidos distalmente. No intestino delgado, a atividade peristáltica tem importante função de defesa do hospedeiro. A ocorrência de doença depende de uma quantidade suficientemente grande (dose infectante relativa) de patógenos em contato longo o suficiente com os enterócitos, de modo que sejam capazes de a eles aderirem e ocasionar uma infecção. O fator regulador mais importante do tamanho dessa população microbiana é a atividade peristáltica, uma vez que há outros poucos reguladores, tais como aqueles presentes no intestino grosso (Eh, ácidos graxos e pH). A peristalse também tem ação protetora indireta por manter a distribuição e a população bacteriana da flora normal.

Muco e integridade da mucosa

A camada de muco e a integridade da superfície mucosa são importantes na formação de uma barreira contra infecção do sistema digestório, bem como contra infecções sistêmicas oriundas do sistema digestório. A barreira de muco, composta de glicoproteína mucina, secretada pelas células globosas, liga-se aos microrganismos e, assim, impede sua interação com as células epiteliais adjacentes e, juntamente com a peristalse, promove a remoção desses microrganismos. A monocamada de células epiteliais que reveste o sistema digestório propicia uma barreira adicional contra a entrada de microrganismos presentes no lúmen. Os enterócitos aderem firmemente por meio de complexos de junções intercelulares. A lesão ao epitélio intestinal possibilita a transferência intercelular de microrganismos potencialmente patogênicos. Alguns micróbios são capazes de atravessar a mucosa intestinal por meios intracelulares.

*Capítulo original escrito pelo Dr. Richard L. Walker, já falecido.

Interferência bacteriana

Uma vez estabelecida, a flora intestinal normal propicia ao animal uma defesa muito potente contra microrganismos que podem provocar doença, caso se instalem. Um exemplo da eficiência dessa "resistência à colonização" é a eliminação de *Salmonella* do trato intestinal de aves domésticas pelo fornecimento de "coquetéis" contendo microrganismos da flora normal. O comprometimento da resistência à colonização deixa o animal em risco pela exposição de receptores nas células-alvo potenciais e pela eliminação do mecanismo de controle do tamanho da população de microrganismos facultativos, inclusive espécies ou cepas com potencial patogênico. Os produtos da flora bacteriana normal, especialmente de anaeróbios que compõem a maior parte da flora da boca e do cólon, são importantes no controle da instalação de patógenos (ver seção "Flora microbiana do sistema digestório"). O animal recém-nascido é especialmente suscetível à doença intestinal porque, além de ser imunologicamente inativo (*naïve*), ele carece de flora intestinal desenvolvida. A região mais vulnerável é a porção média do jejuno e o íleo distal.

Defesa imune

A proteção passiva do neonato é propiciada pelo colostro. Imunoglobulinas colostrais, específicas para determinantes antigênicos das adesinas utilizadas por patógenos para sua fixação, combina com essas estruturas para impedir a fixação do patógeno à célula-alvo. Falha na transferência de imunidade passiva e, desse modo, ausência dessas imunoglobulinas protetoras, são os principais fatores que ocasionam aumento da suscetibilidade dos neonatos às infecções intestinais.

Os mecanismos ativos da defesa imune do sistema digestório dependem da atividade protetora de fagócitos, da imunidade humoral e da imunidade mediada por célula. Há uma população normal de neutrófilos, macrófagos, plasmócitos e linfócitos na lâmina própria do intestino, indicando uma atividade de proteção contínua. Quando essas células são estimuladas por patógenos potenciais, são produzidos mediadores inflamatórios e agentes quimiotáticos que resultam em afluxo adicional de células inflamatórias. Como parte do sistema imune das membranas mucosas corporais, tem-se o tecido linfoide associado ao intestino (GALT), presente nas placas de Peyer, e os linfócitos, na lâmina própria do intestino. As células M (do inglês *microfold*), que revestem os folículos das placas de Peyer, participam na amostragem de antígeno para o sistema imune, mas, também, podem propiciar uma porta de entrada para alguns patógenos. Os benefícios do GALT e da amostragem de antígeno no sistema digestório não são apenas locais. Preferivelmente, beneficiam todo o hospedeiro por intermédio do sistema imune comum da mucosa. IgA secretora e o componente secretor associado, que propiciam resistência à degradação luminal, participam na opsonização e neutralização dos microrganismos. Além disso, há envolvimento de anticorpos IgM específicos.

As bactérias comensais têm importante participação no desenvolvimento do sistema imune da mucosa do trato gastrintestinal por promover o desenvolvimento de folículo linfoide; contudo, o sistema imune responde mais vigorosamente aos microrganismos patogênicos do que o faz aos microrganismos comensais. Isso provavelmente se deva a uma fixação mais firme dos patógenos às células da mucosa ou ao fato de que os microrganismos comensais, sendo residentes mais permanentes, são alvos de resposta imune a eles direcionada por meio do bloqueio de respostas pró-inflamatórias. Supõe-se que a resposta inflamatória inapropriada à bactéria comensal normal seja uma causa primária de doença intestinal inflamatória, em humanos.

Em partes do trato digestório, a flora normal é fundamental para manter ativo o sistema de proteção inato do hospedeiro. Por exemplo, na cavidade bucal, a flora periodontal estimula a produção de interleucina-8 (IL-8), que favorece a migração de neutrófilos para a interface bactéria/epitélio. Desse modo, essas populações de microrganismos comensais da cavidade bucal propiciam proteção ativa contra potenciais patógenos da boca, no sulco gengival.

Como um órgão associado ao sistema digestório, o fígado tem importante função na remoção de patógenos da corrente sanguínea. Essa defesa inata do hospedeiro é realizada pela interação do complexo neutrófilo-célula de Kupffer (macrófago residente do fígado)

Outros produtos antimicrobianos

Além de propiciar importante efeito de lavagem, a saliva contém vários agentes antimicrobianos potenciais, inclusive anticorpos, complemento, lisozima, lactoferrina, peroxidase e defensinas. No intestino, os sais biliares e os peptídios antimicrobianos contribuem para limitar e influenciar a composição microbiana. Tanto a defensina alfa quanto a defensina beta são produzidas nas células do trato intestinal (p. ex., células de Paneth). Lactoferrina e peroxidase do pâncreas também podem interferir na multiplicação das bactérias no intestino. Além dos anticorpos no colostro, a presença de outros fatores, como lactoferrina e lisozima, propicia proteção adicional ao sistema digestório de neonatos.

Flora microbiana do sistema digestório

Uma flora microbiana, parte de um ecossistema complexo, está presente no trato digestório. Além de sua participação na proteção contra a instalação de patógenos, a flora normal tem importante papel na saúde fisiológica do hospedeiro por meio de funções que incluem favorecimento à formação de vilosidades intestinais funcionais, síntese de nutrientes (p. ex., vitamina K e vitaminas hidrossolúveis [ruminantes]) e contribuição na formação de muco intestinal funcional consistente mediante a degradação das glicoproteínas secretadas.

Instalação do microrganismo

O resultado das interações de hospedeiro e microrganismo é um ecossistema que consiste em vários milhares de nichos, cada um habitado por espécie ou cepa de micróbios que estão mais aptos àquele local, com exclusão de outros. O hospedeiro contribui para o estabelecimento de uma flora normal mediante o suprimento de receptores de adesinas na superfície de habitantes esperados para o nicho. O habitante do nicho é aquele que compete, com êxito, para aquele local em particular.

Quando o feto inicia a descida pelo "canal de nascimento", ele se apresenta microbiologicamente estéril. Os microrganismos são adquiridos no "canal de nascimento" e, após o nascimento, no ambiente. O ambiente imediato do recém-nascido é habitado por microrganismos excretados pela mãe e por outros animais. Esses micróbios são ingeridos, competem pelos nichos e, com o tempo, instalam-se como parte da flora normal. Nos primeiros dias a meses após o nascimento, a flora intestinal encontra-se em uma condição de alteração contínua por causa da interação entre os vários microrganismos, os nichos do hospedeiro e a modificação da dieta. A dieta influencia o ambiente nutricional do nicho que, por sua vez, afeta os tipos de micróbios que competem, com êxito, por esses nutrientes. Durante toda a vida, a flora normal do hospedeiro é influenciada por vários outros fatores (p. ex., envelhecimento do hospedeiro) e se adapta a tais condições.

Os membros da flora normal estabelecem, por si sós, um nicho particular utilizando várias propriedades das bactérias e do hospedeiro. Um importante meio para a bactéria assegurar um nicho particular, contra outras espécies, é a secreção de substâncias semelhantes a antibióticos, como as bacteriocinas (compostos catiônicos da membrana ativos que formam poros nas células-alvo) e microcinas (semelhantes às bacteriocinas, porém menores que 10 kDa, e ativas contra microrganismos gram-negativos). Essas duas substâncias são importantes, em especial, nas populações de bactérias que habitam a cavidade bucal. Microcinas provavelmente têm importante função no controle da composição da população na parte gastrintestinal do sistema digestório. A função das bacteriocinas nessa região é menos conhecida.

Um importante mecanismo de controle do tamanho da população, garantindo a segurança do nicho, é a excreção de ácidos graxos pelos anaeróbios obrigatórios. Dessa maneira, no sulco gengival, na placa dental e no intestino grosso, os anaeróbios obrigatórios têm fundamental participação na regulação do tamanho e da composição da flora facultativa, cujos membros podem incluir patógenos potenciais. Nessas condições intestinais (Eh baixo [< 500 mv] e pH 5 a 6), os ácidos butírico, acético e láctico são extremamente tóxicos aos anaeróbios facultativos, especialmente aos membros da família Enterobacteriaceae. Outro modo de a bactéria competir com êxito é a obtenção de nutrientes com mais sucesso do que os competidores.

Alteração da flora microbiana

Medicamentos antimicrobianos são os únicos agentes efetivos na diminuição da resistência à colonização. A maioria dos antimicrobianos atua na flora microbiana da cavidade bucal, causando depleção da população de estreptococos que habitam a superfície da bochecha e da língua. Como consequência, esses locais geralmente são novamente habitados por microrganismos resistentes (aos antimicrobianos administrados) da família Enterobacteriaceae, dentro de 24 a 48 horas. São, ainda, verificadas bactérias resistentes da flora ambiental. Os membros do gênero *Pseudomonas* são exemplos notórios desse grupo.

Os antimicrobianos também atuam em populações de microrganismos anaeróbios obrigatórios que habitam sulcos gengivais e placas dentais, bem como o intestino grosso. Ocorre crescimento excessivo de várias bactérias da família Enterobacteriaceae em razão da diminuição dos teores de ácidos graxos. A colonização por patógenos potenciais (p. ex., *Salmonella* spp.) é exacerbada pelo uso de antibióticos atuantes em anaeróbios obrigatórios que vivem no intestino.

Composição da flora microbiana

Espécies de bactérias, assim como algumas espécies de protozoários e fungos, representam a principal parte da microflora do trato alimentar dos animais. A grande maioria da flora normal é composta de bactérias anaeróbias obrigatórias (até 99,9%). Tipicamente, os vírus são apenas habitantes transitórios do trato alimentar.

A flora microbiana da boca dos mamíferos domésticos é praticamente similar. Não há informação disponível para aves. A descrição que segue é geral e se aplica aos carnívoros e herbívoros. As superfícies da boca, da língua e dos dentes (placas) são habitadas por microrganismos aeróbios facultativos e obrigatórios. Esses incluem estreptococos (alfa-hemolíticos e não hemolíticos), bactérias da família Pasteurellaceae, *Actinomyces* spp., bactérias intestinais (sendo *Escherichia coli* a mais comum), *Neisseria* spp., bactérias do grupo CDC EF-4 ("fermentadoras eugônicas") e *Simonsiella* (um microrganismo comensal particular da boca, o qual produz filamentos monosseriados característicos). A flora do sulco gengival é composta quase que totalmente de anaeróbios obrigatórios, sendo os gêneros *Bacteroides, Fusobacterium, Peptostreptococcus, Porphyromonas* e *Prevotella* os mais comuns. A saliva contém uma mistura de espécies facultativas e obrigatórias de anaeróbios e aeróbios. O esôfago não possui uma flora normal, mas é contaminado por microrganismos presentes na saliva.

Em ruminantes, a flora ruminal é composta de uma população microbiana complexa que inclui bactérias (eubactérias e arqueias), fungos e protozoários. A flora do rúmen apresenta delicado equilíbrio simbiótico com o hospedeiro, o qual é necessário para manter a saúde do rúmen a fim de que exerça, apropriadamente, sua função fermentativa. A maior parte da flora é composta de anaeróbios obrigatórios, sendo os gêneros *Prevotella* spp. e *Butyrivibrio* spp. os mais comumente verificados. Também, incluem-se bactérias (*Ruminococcus, Fibrobacter*) especificamente necessárias para a digestão de forrageiras com alto teor de celulose. Alterações na flora normal do rúmen tendem a ocasionar sérios problemas metabólicos e fisiológicos (ver Seção "Infecções de estômago e de pré-estômagos e abomaso de ruminantes"). A flora das demais partes do trato alimentar é muito variável entre os diferentes animais, como mostram os Quadros 69.1, 69.2, 69.3, 69.4 e 69.5.

Em geral, não se considera que os órgãos associados ao sistema digestório (fígado, vesícula biliar e pâncreas) tenham uma flora normal, mas podem apresentar, transitoriamente, microrganismos oriundos de casos de bacteriemia assintomática. Esporos de clostrídios são facilmente vistos no fígado de vários animais. Contudo, permanecem em forma latente, a menos que a tensão de oxigênio no tecido se torne baixa o suficiente para possibilitar a germinação dos esporos e a proliferação dos microrganismos, em seu modo vegetativo.

Infecções do sistema digestório e dos órgãos associados

As infeções do sistema digestório e dos órgãos associados são importantes em todos os animais domésticos. Alguns patógenos do sistema digestório (p. ex., *E. coli* enterotoxigênica, rotavírus) são específicos para uma família animal em particular, enquanto outros infectam ampla

Quadro 69.1 Flora microbiana de aves.

	Número de microrganismos viáveis/grama de conteúdo[a]					
	Estômago		Intestino delgado			
	Papo	Moela	Superior	Inferior	Ceco	Fezes
Total	6	6	8 a 9	8 a 9	8 a 9	8 a 9
Anaeróbios	3	5 a 6	< 2	< 2	8 a 9	7 a 8
Enterobacteriaceae[b]	6	< 2	1 a 2	1 a 3	5 a 6	6 a 7
Estreptococos/Enterococos	2	< 2	4	3 a 5	6 a 7	6 a 7
Lactobacilos	5 a 6	2 a 3	8 a 9	8 a 9	8 a 9	8 a 9

[a]Expressos como $\log_{10}$ do número de microrganismos cultivados.
[b]Principalmente *E. coli*.

Quadro 69.2 Flora microbiana de bovinos.

	Número de microrganismos viáveis/grama de conteúdo[a]				
		Intestino delgado			
	Abomaso	Superior	Inferior	Ceco	Fezes
Total	6 a 8	> 7	6 a 7	8 a 9	9
Anaeróbios	7 a 8	ND[c]	5 a 6	8 a 9	6 a 9
Enterobacteriaceae[b]	3 a 4	> 7	5 a 6	4 a 5	5 a 6
Estreptococos/Enterococos	6 a 7	2 a 3	3 a 4	4 a 5	4 a 5
Leveduras	2 a 3	–	< 3	2	–

[a]Expressos como $\log_{10}$ do número de microrganismos cultivados.
[b]Principalmente *E. coli*.
[c]ND = Não disponível.

Quadro 69.3 Flora microbiana de equinos.

	Número de microrganismos viáveis/grama de conteúdo[a]				
		Intestino delgado			
	Estômago	Superior	Inferior	Ceco	Fezes
Total	6 a 8	ND[c]	6 a 7	8 a 9	8 a 9
Anaeróbios	3 a 5	3 a 4	4 a 6	3 a 4	3 a 5
Enterobacteriaceae[b]	6 a 7	5 a 6	5 a 6	6 a 7	5 a 6
Estreptococos/Enterococos	–	–	–	–	< 3
Leveduras	6 a 8	ND[c]	6 a 7	8 a 9	8 a 9

[a]Expressos como $\log_{10}$ do número de microrganismos cultivados.
[b]Principalmente *E. coli*.
[c]ND = Não disponível.

Quadro 69.4 Flora microbiana de suínos.

	Número de microrganismos viáveis/grama de conteúdo[a]				
		Intestino delgado			
	Estômago	Superior	Inferior	Ceco	Fezes
Total	3 a 8	3 a 7	4 a 8	4 a 11	10 a 11
Anaeróbios	7 a 8	6 a 7	7 a 8	7 a 11	10 a 11
Enterobacteriaceae[b]	3 a 5	3 a 4	4 a 5	6 a 9	6 a 9
Estreptococos/Enterococos	4 a 6	4 a 5	6 a 7	7 a 10	7 a 10
Leveduras	4 a 5	4	4	4	4
Microrganismos espirais	ND[c]	ND[c]	ND[c]	ND[c]	8

[a]Expressos como $\log_{10}$ do número de microrganismos cultivados.
[b]Principalmente *E. coli*.
[c]ND = Não disponível.

Quadro 69.5 Flora microbiana de cães.

	Número de microrganismos viáveis/grama de conteúdo[a]				
		Intestino delgado			
	Estômago	Superior	Inferior	Ceco	Fezes
Total	> 6	> 6	> 7	> 8	10 a 11
Anaeróbios	1 a 2	> 5	4 a 5	> 8	10 a 11
Enterobacteriaceae[b]	1 a 5	2 a 4	4 a 6	7 a 8	7 a 8
Estreptococos/Enterococos	1 a 6	5 a 6	5 a 7	8 a 9	9 a 10
Microrganismos espirais (quantidade relativa)	1+	1+	1+	4+	0

[a]Expressos como $\log_{10}$ do número de microrganismos cultivados.
[b]Principalmente *E. coli*.

variedade de animais (p. ex., *Salmonella enterica* sorovar Typhimurium). Além das diferenças na suscetibilidade do animal – idade, condição imune e suscetibilidade genética –, os indivíduos de uma espécie também podem ser predispostos à infecção por patógenos específicos. Alguns dos patógenos mais comuns e/ou importantes do sistema digestório dos principais animais domésticos, inclusive aves, estão listados nos Quadros 69.6, 69.7, 69.8, 69.9, 69.10, 69.11 e 69.12.

Infecções da cavidade bucal

A cavidade bucal dos animais é suscetível à infecção por vários micróbios endógenos (geralmente bactérias ou fungos) e exógenos (em geral, vírus). Com frequência, os patógenos virais são contagiosos e, portanto, podem infectar grandes populações de animais ao mesmo tempo. As infecções por microrganismos endógenos tendem a envolver um animal ou um número limitado de animais.

Diversos vírus provocam doença de cavidade bucal. Os organismos que causam estomatite vesicular infectam, variavelmente, ruminantes, equinos e suínos. Incluem-se nesse grupo vírus da febre aftosa (picornavírus), vírus da estomatite vesicular (rabdovírus), vírus da doença vesicular de suínos (enterovírus) e vírus do exantema vesicular de suínos (calicivírus, que, atualmente, acredita-se ter sido extinto). Esses vírus são contagiosos. Inicialmente, as lesões se apresentam como vesículas que, por fim, rompem-se e produzem úlceras doloridas na mucosa bucal. A banda coronária do casco e os espaços interdigitais também podem ser acometidos, com manifestação de claudicação entre moderada e grave. A natureza exótica de alguns vírus vesiculares torna-os de real importância econômica nos países livres dessas doenças. Outros vírus são causas relevantes de estomatite erosiva, incluindo vírus da diarreia viral bovina; calicivírus felino; vírus da peste bovina, em ovinos e bovinos; vírus da língua azul, em ovinos; e vírus da febre catarral maligna, em bovinos. Periodicamente, as infecções por orbivírus adaptadas a uma espécie (p. ex., doença hemorrágica epizoótica [EHD] de veado-de-cauda-branca) infectam bovinos e provocam sintomas semelhantes a outras doenças vesiculares (Figura 69.1).

Quadro 69.6 Microrganismos infecciosos comuns e/ou importantes do sistema digestório de cães.

Microrganismos	Principais manifestações clínicas (nome comum da doença)	Faixa(s) etária(s) comumente acometida(s)
Vírus		
Adenovírus canino 1	Diarreia, icterícia, vômito	Tipicamente, com menos de 6 meses
Coronavírus canino	Diarreia, vômito	Qualquer idade, tipicamente em filhotes
Vírus da cinomose canina	Diarreia, vômito, hipoplasia de esmalte dental (cinomose)	Qualquer idade; mais suscetível dos 4 aos 6 meses
Papilomavírus bucal canino	Verrugas na cavidade bucal (papilomatose bucal)	Tipicamente, com menos de 1 ano
Parvovirose canina	Diarreia, vômito	Qualquer idade; mais suscetível dos 2 aos 4 meses
Bactérias		
Campylobacter jejuni/coli	Diarreia, com ou sem sangue	Qualquer idade, tipicamente com menos de 6 meses
Leptospira spp.[a]	Hepatite, vômito (leptospirose)	Qualquer idade
Neorickettsia helminthoeca	Diarreia, vômito (intoxicação por salmão)	Qualquer idade
Salmonella spp.	Diarreia, vômito	Qualquer idade; jovens e idosos são mais suscetíveis
Fungos		
Histoplasma capsulatum	Diarreia com ou sem sangue, úlceras bucais, perda de peso (histoplasmose)	Qualquer idade; tipicamente com menos de 4 anos
Algas		
Prototheca spp.	Diarreia sanguinolenta (prototecose)	Qualquer idade

[a]Inclui os sorovares de *Leptospira*: *canicola*, *grippotyphosa* e *icterohemorrhagiae*.

Quadro 69.7 Microrganismos infecciosos comuns e/ou importantes do sistema digestório de gatos.

Microrganismos	Principais manifestações clínicas (nome comum da doença)	Faixa(s) etária(s) comumente acometida(s)
Vírus		
Calicivírus felino	Estomatite ulcerativa	Tipicamente, com menos de 1 ano de idade
Vírus da imunodeficiência felina	Gengivite/estomatite secundária, diarreia	Qualquer idade
Vírus da peritonite infecciosa felina	Granuloma de íleo ou cólon, com vômito ou constipação intestinal	Qualquer idade, tipicamente com menos de 2 anos
Vírus da leucemia felina	Gengivite/estomatite secundária, diarreia, vômito/diarreia em virtude de linfoma de trato alimentar	Qualquer idade
Vírus da panleucopenia felina	Diarreia, vômito	Qualquer idade, tipicamente gatinhos com 2 a 12 meses
Rotavírus felino	Diarreia	1 a 8 semanas de idade
Bactérias		
Campylobacter jejuni/coli	Diarreia	Qualquer idade, tipicamente com menos de 6 meses
Salmonella spp.	Diarreia	Qualquer idade, jovens e idosos são mais suscetíveis

Quadro 69.8 Microrganismos infecciosos comuns e/ou importantes do sistema digestório de equinos.

Microrganismos	Principais manifestações clínicas (nome comum da doença)	Faixa(s) etária(s) comumente acometida(s)
Vírus		
Rotavírus equino	Diarreia	1 a 8 semanas de idade
Vírus da estomatite vesicular	Úlceras/vesículas bucais	Qualquer idade
Bactérias		
Clostridium perfringens (tipos A, B, C)	Diarreia sanguinolenta (enterocolite hemorrágica)	Menos de 1 semana de idade
Clostridium dificille	Diarreia	Adultos e potros com menos de 2 semanas
Clostridium piliforme	Diarreia, hepatite, morte súbita (doença de Tyzzer)	1 a 8 semanas de idade
Neorickesttsia risticii	Diarreia (febre do cavalo Potomac)	Tipicamente em animais adultos
Rhodococcus equi	Diarreia, linfadenite mesentérica	2 a 6 meses de idade
Salmonella spp.[a]	Diarreia	Qualquer idade

[a]Sorotipos comuns de *Salmonella* incluem Typhimurium, Anatum e Agona.

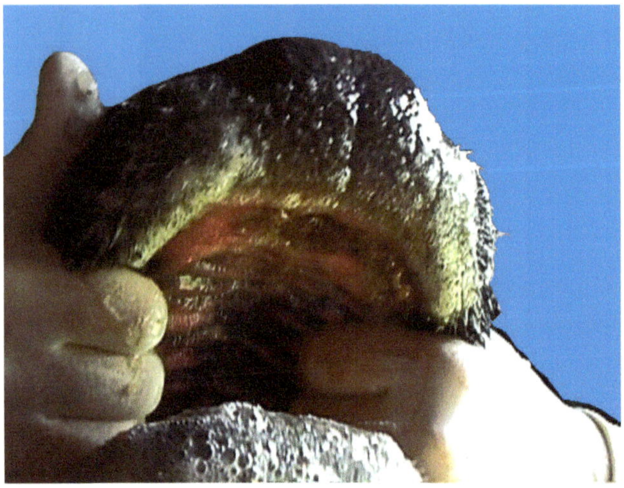

Figura 69.1 A fotografia mostra erosão da mucosa bucal de uma vaca mestiça da raça Angus infectada por orbivírus causador de doença hemorrágica epizoótica (DHE) em veado-de-cauda-branca.

Os sinais clínicos e a patogênese das infecções são descritos em detalhes nos capítulos específicos para esses vírus. Outras infecções virais comuns da cavidade bucal incluem estomatite papular bovina, que provoca pápulas em várias estruturas por toda a cavidade bucal, e papilomatose bucal canina, que se manifesta como crescimentos na forma de couve-flor (papilomas), os quais podem se disseminar por toda a cavidade bucal.

Causas bacterianas de infecções bucais tipicamente são oriundas de via endógena, a partir da flora bucal normal. Infecções como actinobacilose (língua de pau) e actinomicose (mandíbula nodular) (Figura 69.2), em bovinos, iniciam-se a partir de algum traumatismo que danifica a barreira mucosa normal e possibilita a penetração de *Actinobacillus lignieresii* e *Actinomyces bovis*, respectivamente.

Doenças periodontais e de gengiva são problemas mais comuns em cães e gatos do que em outros animais. Há envolvimento de várias espécies de bactérias, predominantemente anaeróbias gram-negativas. Espiroquetas também representam um alto percentual da população de bactérias

Quadro 69.9 Microrganismos infecciosos comuns e/ou importantes do sistema digestório de bovinos.

Microrganismos	Principais manifestações clínicas (nome comum da doença)	Faixa(s) etária(s) comumente acometida(s)
Vírus		
Alcelaphine herpes-vírus-1[a]	Úlceras bucais (febre catarral maligna)	Qualquer idade
Coronavírus bovino	Diarreia	1 a 4 semanas de idade
Vírus da estomatite papular bovina	Úlceras bucais	Menos de 6 meses de idade
Rotavírus bovino	Diarreia	1 a 3 semanas de idade
Vírus da diarreia viral bovina	Úlceras bucais/esofágicas, diarreia	Qualquer idade
Herpes-vírus ovino-2	Úlceras bucais (febre catarral maligna)	Qualquer idade
Vírus da peste bovina[a]	Úlceras bucais, diarreia (peste bovina)	Qualquer idade
Vírus vesiculares[b]	Vesículas/úlceras na língua e mucosa bucal	Qualquer idade
Bactérias		
Actinobacillus lignieresii	Piogranuloma bucal (língua-de-pau)	Animais adultos
Actinomyces bovis	Granulomas de mandíbula ou maxila (mandíbula nodular)	Animais adultos
Arcanobacterium pyogenes	Abscessos no fígado, perda de peso	Animais adultos
Clostridium haemolyticum (*C. novyi* tipo D)	Necrose hepática, morte súbita (hemoglobinúria bacilar ou *red water disease*)	Qualquer idade
Clostridium perfringens (tipos B, C)	Diarreia sanguinolenta (enterocolite hemorrágica)	Menos de 2 semanas de idade
E. coli enterotoxigênica (ETEC)[c]	Diarreia (diarreia por ETEC)	Menos de 1 semana de idade
E. coli – adesão e anulação	Diarreia (diarreia por AEEC)	Bezerros
Fusobacterium necrophorum	Abscessos hepáticos, perda de peso Lesões necróticas na cavidade bucal (estomatite necrótica)	Animais adultos Bezerros
Mycobacterium avium ssp. *Paratuberculosis*	Diarreia, perda de peso (doença de Johne)	2 anos de idade
Salmonella spp.[d]	Colecistite, diarreia com ou sem sangue (salmonelose)	Qualquer idade; bezerros com 2 semanas a 2 meses são mais suscetíveis
Yersinia pseudotuberculosis	Diarreia, perda de peso	Bezerros, adultos
Fungos		
Agentes etiológicos de ruminite micótica[e]	Redução de apetite e perda de peso (ruminite micótica)	Ruminantes

[a]Considerada uma doença animal estrangeira, nos EUA.
[b]Inclui vírus da febre aftosa[a] e vírus da estomatite vesicular.
[c]Inclui tipos fimbriais K99 (também designado F5) e F41.
[d]Sorotipos de *Salmonella* comuns incluem Dublin, Montevideo, Newport e Typhimurium.
[e]Inclui espécies de *Absidia, Aspergillus, Mucor* e *Rhizopus*.

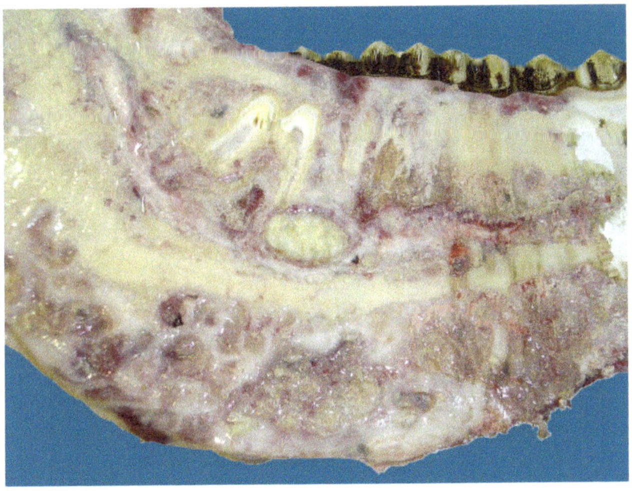

Figura 69.2 A fotografia mostra um corte sagital da mandíbula de uma vaca mestiça idosa infectada por *Actinomyces bovis*. Notam-se vários abscessos e grânulos "sulforosos" na massa proliferativa do osso.

verificadas na gengivite e nas doenças periodontais, mas sua participação na patogênese da doença é desconhecida. Nos gatos, é possível que a gengivite bacteriana secundária seja decorrência de infecções virais imunossupressoras primárias (FeLV, FIV).

Na maioria dos animais, as infecções micóticas bucais são incomuns. Candidíase bucal (afta) causada por espécies de *Candida* (geralmente *C. albicans*) é a infecção bucal fúngica verificada mais frequentemente. Tratamento prévio com antibiótico, condições estressantes e doenças debilitantes que alteram a flora bucal normal predispõem à infecção. A enfermidade ocorre em todos os animais, mas, em geral, é variável. Candidíase é especialmente comum em aves domésticas, nas quais, com frequência, envolve, também, outras partes do sistema digestório. As lesões bucais se apresentam como placas semelhantes a úlceras. Em cães, granulomas bucais como resultado de infecções por *Histoplasma capsulatum* disseminadas, uma micose sistêmica, ocorrem com frequência suficiente para serem dignos de nota. Outras infecções fúngicas da cavidade bucal são raras.

Quadro 69.10 Microrganismos infecciosos comuns e/ou importantes do sistema digestório de caprinos e ovinos.

Microrganismos	Principais manifestações clínicas (nome comum da doença)	Faixa(s) etária(s) comumente acometida(s)
Vírus		
Vírus da língua azul (O)	Cianose de membranas mucosas, úlceras bucais	Qualquer idade
Vírus da doença de ovinos de Nairobi[a] (O)	Diarreia sanguinolenta	Qualquer idade
Vírus da peste de pequenos ruminantes[a]	Diarreia, estomatite necrótica	Qualquer idade
Rotavírus	Diarreia	Tipicamente, com 1 a 8 semanas de idade
Vírus da febre do Vale Rift[a]	Necrose hepática, diarreia	Qualquer idade
Vírus da peste bovina[a]	Úlceras bucais, diarreia (peste bovina)	Qualquer idade
Vírus vesiculares[b]	Vesículas/úlceras na língua e na mucosa bucal	Qualquer idade
Bactérias		
Clostridium haemolyticum (O)	Necrose hepática, morte súbita (hemoglobinúria bacilar ou *red water disease*)	Qualquer idade; geralmente adultos
Clostridium novyi – tipo B	Necrose hepática, morte súbita (hepatite necrótica infecciosa ou *black disease*)	Qualquer idade, geralmente adultos
Clostridium perfringens (tipo B)	Diarreia sanguinolenta (disenteria de cordeiros)	Menos de 2 semanas de idade
Clostridium perfringens (tipo C)	Diarreia sanguinolenta (enterite necrótica)	Menos de 1 semana de idade
Clostridium perfringens (tipo D)	Diarreia, morte súbita (enterotoxemia)	Animais em fase de crescimento rápido
Clostridium septicum (O)	Abomasite hemorrágica (*braxy*)	Geralmente animais jovens
E. coli enterotoxigênica[c]	Diarreia (diarreia por ETEC)	Menos de 1 semana de idade
Mycobacterium avium ssp. *paratuberculosis*	Diarreia, perda de peso (doença de Johne)	2 anos de idade
Salmonella spp.	Colecistite, diarreia com ou sem sangue (salmonelose)	Todas as idades acometidas

O = ovinos.
[a]Considerada uma doença animal estrangeira, nos EUA.
[b]Inclui vírus da febre aftosa[a] e vírus da estomatite vesicular.
[c]Inclui tipos fimbriais K99 (também designado F5) e F41.

Infecções do esôfago

Infecções do esôfago são relativamente incomuns, provavelmente por causa da rápida passagem de material através do esôfago e em razão do epitélio escamoso estratificado flexível que o reveste. Algumas infecções virais, tipicamente como parte de uma infecção sistêmica, provocam erosões ou úlceras no esôfago. Os vírus mais notáveis, dentre esses, são o vírus da diarreia viral bovina, em bovinos, e o vírus da doença de Newcasttle exótica, em aves domésticas. Em aves, a candidíase mucocutânea mais comumente envolve o papo (*sour crop*, micose de papo), mas também acomete o próprio esôfago e o proventrículo. Uma pseudomembrana composta de material necrosado reveste as superfícies de mucosa; essa é a manifestação típica.

Infecções de estômago e de pré-estômagos e abomaso de ruminantes

Em razão de sua natureza contrátil, que propicia trânsito relativamente rápido do material ingerido, bem como de seu revestimento mucoso e ambiente ácido, o estômago não é um local muito favorável aos patógenos. Recentemente, tem-se dado muita atenção às espécies de *Helicobacter*, um microrganismo que se adaptou para viver no estômago, pois causa gastrite e úlceras estomacais em humanos. Várias espécies de *Helicobacter* foram identificadas em animais; contudo, sua participação na doença ainda não foi claramente estabelecida, em parte por causa de sua frequente colonização de animais clinicamente normais. Em ovinos, relata-se grave abomasite hemorrágica (*braxy*), consequência de *Clostridium septicum*, cuja ocorrência está relacionada com tipos particulares de alimentos. Um microrganismo semelhante a *Sarcina* foi associado à ocorrência de timpanismo de abomaso em cordeiros e caprinos.

Em ruminantes, a lesão da superfície mucosa dos pré-estômagos ou a alteração da flora do rúmen pode ocasionar consequências graves, potencialmente fatais. Em bovinos leiteiros, caso a parede do retículo seja penetrada por corpos estranhos lineares, como pedaço de arame (*hardware disease*), é possível o desenvolvimento de peritonite e pericardite. Essas infecções são polimicrobianas, sendo *Arcanobacterium pyogenes* e *Fusobacterium necrophorum* as bactérias comumente envolvidas.

Alterações súbitas da dieta, substituindo-a por alimentos ricos em carboidratos facilmente fermentáveis, ocasionam diminuição do pH do rúmen. O pH menor mata a flora ruminal sensível ao ambiente ácido e lesiona a mucosa do rúmen. É possível ocorrer ruminite bacteriana, a qual pode atuar como fonte de microrganismos para instalação de hepatite embólica que, por fim, resulta em abscesso hepático. Os microrganismos comumente isolados de abscessos de fígado são aqueles conhecidos como produtores de abscessos em ruminantes, ou seja, *A. pyogenes* e *F. necrophorum*. Ruminite micótica também se instala subsequentemente à acidose ruminal ou ao tratamento antibiótico prévio que modificaram a flora do rúmen. Com frequência, os fungos envolvidos na ocorrência de ruminite micótica

Quadro 69.11 Microrganismos infecciosos comuns e/ou importantes do sistema digestório de suínos.

Microrganismos	Principais manifestações clínicas (nome comum da doença)	Faixa(s) etária(s) comumente acometida(s)
Vírus		
Vírus da peste suína africana[a]	Diarreia, vômito (peste suína africana)	Qualquer idade
Vírus da encefalomielite hemaglutinante	Vômito (vômito e doença debilitante)	Até 3 semanas de idade
Vírus da cólera suína[a]	Diarreia, vômito (peste suína clássica)	Qualquer idade
Circovírus suíno tipo 2	Diarreia, icterícia	Suínos lactentes e em crescimento
Vírus de diarreia epidêmica de suínos	Vômito, diarreia	Tipicamente, em leitões pós-desmame
Rotavírus suíno	Diarreia	1 a 8 semanas de idade
Vírus da gastrenterite transmissível	Diarreia e vômito (gastrenterite transmissível)	Todas as idades; mais grave em leitões
Vírus vesiculares[b]	Vesículas/úlceras na cavidade bucal	Qualquer idade
Bactérias		
Brachyspira hyodysenteriae	Diarreia sanguinolenta (disenteria suína)	Animais em fase de crescimento e terminação
Brachyspira pilosicoli	Diarreia (espiroquetose do cólon)	Recém-desmamados, em fase de crescimento e terminação
Clostridium perfringens (tipo A)	Diarreia	Lactentes, recém-desmamados e em crescimento
Clostridium perfringens (tipo C)	Diarreia sanguinolenta (enterite necrótica)	Tipicamente, com menos de 1 semana de idade
E. coli – adesão e anulação	Diarreia	1 a 8 semanas de idade
E. coli enterotoxigênica[c]	Diarreia (diarreia por ETEC)	1 dia a 8 semanas de idade
E. coli positiva para toxina semelhante a Shiga	Diarreia, edema da parede do estômago (doença do edema)	Tipicamente, recém-desmamado
Fusobacterium necrophorum	Úlceras necróticas na cavidade bucal (necrobacilose bucal)	1 a 3 semanas de idade
Lawsonii intracelullularis	Diarreia (adenomatose intestinal) Diarreia sanguinolenta (enteropatia proliferativa hemorrágica)	6 a 20 semanas de idade Animais em fase de terminação, reprodutores
Salmonella spp.[d]	Diarreia com ou sem sangue, estenose retal	Tipicamente, após o desmame

[a]Considerada uma doença de animal estrangeira, nos EUA.
[b]Inclui vírus da febre aftosa,[a] vírus da estomatite vesicular, vírus da doença vesicular suína[a] e vírus do exantema vesicular suíno.
[c]Inclui tipos fimbriais K88, K99, 987 P (também designados F4, F5 e F6, respectivamente) e F41. F18 está associado à ocorrência de diarreia pós-desmame e doença do edema.
[d]Sorovares comuns são Typhimurium var Copenhagen ou Choleraesuis var Kunzendorf.

são angioinvasivos, provocando grave vasculite e, em consequência, necrose tecidual adicional. Os zigomicetos (*Mucor*, *Rhizopus* e *Absidia*) e *Aspergillus* spp. são os fungos mais frequentemente envolvidos. A ruminite micótica também é uma fonte de disseminação hematógena de fungos que ocasionam aborto micótico.

Infecções dos intestinos delgado e grosso

As infecções microbianas dos intestinos delgado e grosso acometem todos os animais domésticos. Em cães e gatos, a vacinação efetiva contra vários dos principais patógenos virais intestinais (p. ex., parvovírus e vírus da cinomose) reduziu, substancialmente, a prevalência de doenças entéricas contagiosas nos animais de companhia. A criação de cães e gatos em ambiente nos quais permanecem em estreito confinamento, como canil, exposição e abrigo de animais, aumenta o risco de ocorrência de doenças intestinais contagiosas.

As infecções intestinais, bacterianas e virais, têm grande importância clínica e econômica em equinos, animais de produção e em aves domésticas, em razão do tipo de criação intensiva, de fatores de manejo (p. ex., falha em assegurar adequada transferência de imunidade passiva ou manejo inapropriado do estrume) e da indisponibilidade de vacinas eficazes contra alguns dos principais patógenos. Para alguns patógenos intestinais (p. ex., *Clostridium perfringens* tipo C, *E. coli* enterotoxigênica e rotavírus), a idade do hospedeiro é um fator predisponente. Em geral, os neonatos são mais suscetíveis.

As principais manifestações clínicas das infecções microbianas do trato intestinal são diarreia e vômito. O vômito, frequentemente, ocorre nas infecções entéricas de pequenos animais e suínos, como parte da resposta de defesa intestinal; é controlado pelo centro do vômito, no cérebro. Diarreia é definida como aumento da frequência, da fluidez ou do volume das fezes por causa do aumento do conteúdo de água. Danos ao intestino que provocam aumento da secreção ou diminuição da absorção de fluidos podem resultar em diarreia. A gravidade, a duração e as características (aquosa, sanguinolenta etc.) da diarreia diferem dependendo do microrganismo envolvido. Ainda não se sabe se a diarreia traz, realmente, benefício ao hospedeiro, ao patógeno ou a ambos. A diarreia não apenas serve ao hospedeiro como meio de eliminação do excesso de patógenos, mas também beneficia o patógeno por fornecer meio de disseminação da infecção e, consequentemente, maximizar o potencial do patógeno em infectar outros hospedeiros.

Quadro 69.12 Microrganismos infecciosos comuns e/ou importantes do sistema digestório de aves domésticas.

Microrganismos	Principais manifestações clínicas (nome comum da doença)	Faixa(s) etária(s) comumente acometida(s)
Vírus		
Vírus da enterite hemorrágica (P)	Fezes sanguinolentas	4 a 9 semanas de idade
Rotavírus aviário	Fezes aquosas	Até 5 semanas de idade
Coronavírus de perus (P)	Fezes aquosas, perda de peso (doença da crista azul)	Qualquer idade, tipicamente 1 a 6 semanas
Vírus da doença de Newcastle exótica[a]	Estomatite, esofagite, enterite necro-hemorrágica	Qualquer idade
Bactérias		
Borrelia anserina	Diarreia esverdeada (espiroquetose aviária)	Qualquer idade
Chlamydophila psittaci (P)	Fezes esverdeadas gelatinosas, hepatite (ornitose)	Qualquer idade
Clostridium colinum	Fezes aquosas, necrose hepática (enterite ulcerativa)	3 a 12 semanas
Clostridium perfringens (tipos A e C)	Diarreia, morte súbita (enterite necrótica)	2 a 16 semanas de idade
Salmonella sorotipo Pullorum[b]	Diarreia, necrose hepática	Tipicamente, menos de 3 semanas
Salmonella sorotipo Gallinarum[b]	Diarreia, necrose hepática	Mais comum em aves adultas
Fungos		
Candida albicans	Membrana diftérica no papo, no esôfago e na boca (lesão necrótica, "afta")	Aves jovens são mais suscetíveis

P = perus
[a]Considerada uma doença de animal estrangeira, nos EUA.
[b]Outros sorotipos de *Salmonella* (infecções paratifoides) geralmente são assintomáticos, exceto em aves muito jovens (< 2 semanas de idade).

As infecções virais envolvendo os intestinos delgado e grosso podem se limitar ao trato digestório (p. ex., rotavírus e coronavírus) ou ser parte de uma doença infecciosa multissistêmica (p. ex., vírus da peste suína africana, vírus da cinomose canina e parvovírus). As infecções intestinais virais são adquiridas diretamente VO ou como resultado de uma viremia, com localização nas células do epitélio intestinal. Alguns vírus adquiridos VO são resistentes a ácidos, condição que possibilita sua passagem pelo estômago, enquanto outros são sensíveis ao ambiente ácido, mas podem ser protegidos pela ação do tamponamento e por gorduras do leite ou de alimentos que têm rápido trânsito estomacal. A fixação aos receptores das células do epitélio intestinal (p. ex., oligossacarídios contendo ácido siálico) por meio de proteínas de adesão viral é a fase inicial no estabelecimento da infecção. Isso é seguido pela penetração do vírus na célula, com frequência mediante um mecanismo de endocitose mediado por receptores, e pela replicação viral nas células. A destruição subsequente das células epiteliais, resultando na perda da capacidade de absorção e reabsorção e na alteração no equilíbrio osmótico, manifesta-se como diarreia. Rotavírus e coronavírus são causas comuns de enterite viral em vários animais e infectam, predominantemente, as células epiteliais das vilosidades intestinais. Em geral, o tempo de progressão, desde a infecção até a manifestação dos sinais clínicos, é curto. Outros vírus infectam as células epiteliais das criptas (p. ex., vírus da peste bovina, em ovinos, e parvovírus canino) e provocam lesão tecidual mais grave. O espectro dos sinais clínicos e os detalhes sobre a patogênese associada a agentes virais específicos que acometem os intestinos de animais domésticos estão descritos nos capítulos específicos sobre tais microrganismos.

Bactérias também são importantes patógenos dos intestinos delgado e grosso. Para ocasionar doença do trato intestinal, as bactérias com potencial patogênico devem, primeiramente, aderir às células-alvo. Se a célula-alvo é parte de um nicho ocupado pela flora normal, os microrganismos encontram "resistência à colonização", a qual deve ser superada antes de sua fixação. Essa fixação resulta da interação (adsorção seletiva) de estruturas microbianas de superfície (adesinas) com receptores das células-alvo. As adesinas são consideradas fatores de virulência porque a maioria dos patógenos não é capaz de causar doença sem primeiro se fixar à célula-alvo. As adesinas fimbriais apresentam natureza proteica e surgem a partir da superfície da célula bacteriana. Elas são responsáveis pela fixação de algumas bactérias às moléculas de carboidratos que fazem parte das glicoproteínas da superfície das células hospedeiras. As fímbrias mais comumente verificadas (fímbrias tipo 1) na superfície das bactérias gram-negativas têm afinidade pelas glicoproteínas que contêm manose, da superfície das células. Bactérias que expressam fímbrias tipo 1, quando misturadas às hemácias, aglutinam essas células; essa aglutinação é inibida pela manose (manose-sensível). Células do epitélio intestinal apresentam estruturas que atuam como receptores para as fímbrias expressas pelas cepas de bactérias enteropatogênicas.

Outras estruturas da superfície das células bacterianas influenciam o modo de interação da bactéria com as células hospedeiras. Essas estruturas são carboidratos e interferem nessa interação por tornar a superfície da célula bacteriana relativamente hidrofílica. Por sua vez, essa propriedade hidrofílica concede uma força repulsiva em relação à superfície da célula hospedeira, desde que a superfície dessa célula hospedeira seja um tanto hidrofóbica. Por outro lado, os receptores de proteínas na superfície de algumas células hospedeiras têm afinidade por esses carboidratos de superfície. O resultado da última interação é a fixação do microrganismo.

Após sua fixação, o patógeno pode causar doença por meio de (1) secreção de exotoxina, resultando, por exemplo, em alteração do equilíbrio de fluido e de eletrólito

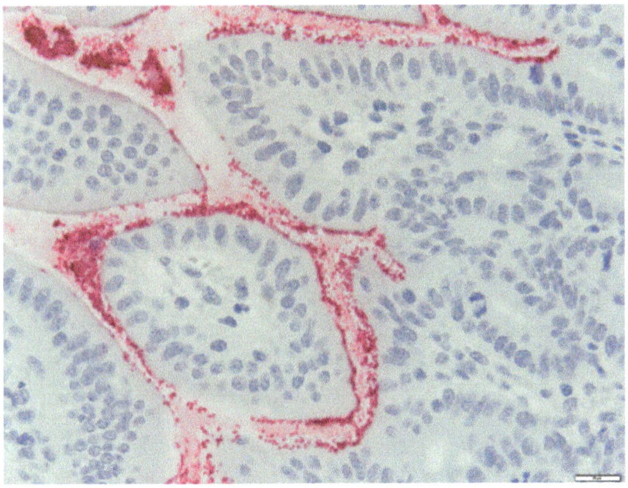

Figura 69.3 A fotomicrografia mostra um corte de jejuno de um leitão com 11 dias de idade, infectado por *Escherichia coli* enterotoxigênica (ETEC). Utilizou-se técnica imuno-histoquímica a fim de exibir as bactérias aderidas aos enterócitos. Como antissoro primário, empregou-se antissoro de coelho anti-08. Em seguida, como para a coloração, utilizou-se soro de caprino anticoelho marcado com fosfatase alcalina e *fast red*. Barra = 20 μm. (Cortesia do Dr. Rod Moxley.)

na célula-alvo; (2) invasão da célula-alvo, provocando sua morte, geralmente pela ação de toxina (uma citotoxina); ou (3) invasão de célula-alvo e vasos linfáticos, acarretando infecção sistêmica. Os mecanismos pelos quais o hospedeiro é infectado por diferentes patógenos bacterianos intestinais são variados e complexos. Em alguns casos, como acontece na infecção por *E. coli* enterotoxigênica, a diarreia se deve, exclusivamente, à produção de enterotoxina e nota-se pouca ou nenhuma lesão (Figura 69.3).

Outros patógenos (p. ex., *Salmonella*) usam sistemas de comunicação complexos para a translocação de proteínas efetoras nas células hospedeiras (p. ex., sistema de secreção tipo III), bem como ocasionam ambos os efeitos, enterotóxico e citotóxico. Ainda, outros patógenos, como *Mycobacterium avium* ssp. *paratuberculosis,* atuam no trato intestinal por meio da translocação através das células epiteliais da mucosa e se instalam nos macrófagos da lâmina própria do intestino e nos linfonodos regionais. No entanto, na enterite granulomatosa resultante, a gravidade da lesão não necessariamente está relacionada com a gravidade dos sinais clínicos. Detalhes específicos sobre o mecanismo da patogênese da infecção por patógenos bacterianos importantes dos intestinos de animais domésticos, e a doença resultante, encontram-se nos capítulos que abordam os respectivos microrganismos.

Microrganismos considerados patógenos do trato intestinal em alguns animais podem ser componentes da flora normal em outros. Sua participação na ocorrência de doença em alguns animais, se há alguma, ainda não foi comprovada. Como exemplo, *Campylobacter jejuni* é a causa mais frequente de diarreia em humanos e é comumente constatado no trato intestinal de animais de companhia e de outros animais domésticos – mas sua capacidade de provocar doença em alguns animais é incerta. Em aves domésticas, nota-se alta taxa de portadores de *C. jejuni*, sem efeitos adversos aparentes em aves com mais de 2 semanas de idade.

Vários fatores predispõem ou tornam mais provável a instalação de um patógeno entérico e subsequente manifestação de doença. A importância dos antimicrobianos na alteração da flora normal e no favorecimento da instalação de patógenos já foi discutida. Outros fatores que ocasionam estresse ao hospedeiro também resultam em alterações na flora intestinal, causando, principalmente, redução da população de microrganismos anaeróbios. A população de bactérias coliformes é maior após a diminuição na concentração de ácidos graxos produzidos pela flora anaeróbica. Não se conhece a verdadeira razão para a diminuição do número de bactérias anaeróbias obrigatórias. Além dessas alterações, a concentração de fibronectina (uma glicoproteína) que reveste as células epiteliais da cavidade bucal diminui. Pelo fato de essa glicoproteína possuir receptores para espécies gram-positivas, na cavidade bucal, a diminuição dessa população acontece com um aumento correspondente na população de bactérias gram-negativas, especialmente aquelas pertencentes à família Enterobacteriaceae.

Infecções intestinais fúngicas não são comuns. Entre as diagnosticadas, a enterite granulomatosa, em cães, causada por *H. capsulatum*, é uma das mais frequentes. *Pythium insidiosum,* um fungo oomiceto, causa granulomas na camada submucosa ou muscular do intestino delgado (e, às vezes, do estômago), em cães; o paciente acometido apresenta vômito, diarreia e perda de peso. Raras infecções por algas, provocadas por espécies de *Prototheca*, resultam em diarreia intratável, como parte de uma doença mais generalizada (em geral, com envolvimento ocular), em cães.

Infecções de órgãos associados ao sistema digestório

As infecções hepáticas se instalam por meio de várias vias, incluindo (1) veia porta, (2) artéria hepática, (3) ascensão através do sistema biliar e (4) disseminação contígua a partir de focos infecciosos adjacentes (p. ex., reticulite).

O fígado pode ser o alvo de diversos vírus, frequentemente como parte de uma infecção sistêmica. É possível ocorrer lesão hepática em razão da infecção de células endoteliais (p. ex., adenovírus canino 1), a qual provoca estase vascular e hipoxia, bem como da infecção generalizada de células parenquimatosas, resultando em necrose hepatocelular.

Vários gêneros e diversas espécies de bactérias podem infectar o fígado. As espécies de clostrídios estão entre as mais significantes. No fígado de bovinos e de ovinos, encontram-se esporos de *C. haemolyticum* (*C. novyi* tipo D) e *C. novyi* tipo B, os agentes etiológicos de hemoglobinúria bacilar e hepatite necrótica infecciosa, respectivamente. Esses esporos germinam quando ocorre necrose hepática focal, em consequência de migração de trematódeos imaturos ou de algum outro evento que lesiona o fígado (p. ex., biopsia hepática). Durante a germinação nesse ambiente anaeróbico, são produzidas várias toxinas citolíticas que exacerbam a lesão hepática. O agente etiológico da doença de Tyzzer, *Clostridium piliforme,* provoca uma infecção rara, porém aguda e altamente letal, em muitos animais. É mais relevante em animais de laboratório. Potros são os animais domésticos mais comumente acometidos. Os bacilos fusiformes característicos são notados no fígado, ao longo das margens de áreas necrosadas. *Clostridium colinum* provoca necrose hepática, além de lesões ulcerativas, nos intestinos de frangos e perus (enterite ulcerativa).

Alguns sorovares de *Leptospira* causam hepatite reativa inespecífica. A gravidade das lesões pode variar desde discreta vacuolização hepatocelular difusa até hepatite crônica grave. Com frequência, também há envolvimento renal.

Como já mencionado, a ruminite propicia uma fonte de bactéria ao sistema porta, condição que pode resultar em abscessos hepáticos. Abscessos miliar no fígado, mais comumente em ruminantes, instalam-se a partir da disseminação hematógena de diversas bactérias. Os microrganismos mais comumente envolvidos são *Yersinia pseudotuberculosis* e *Rhodococcus equi*. Em aves domésticas, periodicamente são relatados granulomas hepáticos provocados por *Eubacterium tortuosum*, um bastonete gram-positivo anaeróbio; acredita-se que essa bactéria seja de origem intestinal.

As infecções da vesícula biliar são causadas por vírus (p. ex., vírus da hepatite infecciosa, em cães, e vírus da febre do Vale Rift, em ovinos) e bactérias (p. ex., *Salmonella enterica* sorotipo Dublin, em bezerros). Infecções do pâncreas raramente são relatadas em animais domésticos.

Doenças do sistema digestório de etiologia infecciosa desconhecida, porém suspeita

Não raramente, a causa de diarreia em animais domésticos passa despercebida. Há várias enfermidades importantes do trato digestório de animais domésticos que, acredita-se, sejam de origem infecciosa; contudo, nenhum microrganismo específico foi incriminado, comprovadamente, como causa. Em alguns casos, é provável que haja envolvimento de diversos microrganismos e/ou a necessidade de alguma interação do hospedeiro com o ambiente para a ocorrência de sinais clínicos. Algumas doenças importantes e supostamente de etiologia infecciosa, mas ainda sem a identificação conclusiva do(s) microrganismo(s) específico(s), incluem síndrome da enterite letal em peruzinhos, colite X em equinos (possivelmente causada por infecção clostridiana), gastrenterite hemorrágica em cães, disenteria de inverno em bovinos (provavelmente causada por coronavírus bovino) e síndrome hemorrágica do jejuno em bovinos leiteiros (cujo agente etiológico suspeito é *Clostridium perfringens* tipo A).

70 Sistema Tegumentar*

Douglas E. Hostetler

O tegumento é o maior órgão do corpo. Tem importante participação na regulação da temperatura, na percepção sensorial e na proteção contra a perda de fluidos. Além disso, propicia uma barreira a agentes externos, inclusive aos microrganismos potencialmente patogênicos. É composto de epiderme, derme, tecido subcutâneo, folículos pilosos e estruturas glandulares. As estruturas glandulares incluem as glândulas sudoríparas e sebáceas, bem como estruturas especializadas, como os sacos anais. O tipo e a densidade de pelos do corpo variam de acordo com a necessidade funcional, inclusive as funções sensoriais, termorreguladoras e protetoras. As aves desenvolveram penas, provavelmente a partir de escamas, em vez de pelos. Coxins plantares, chifres, cascos, unhas e bicos são estruturas queratinizadas especializadas do sistema tegumentar.

A epiderme está em contato contínuo com o ambiente que a circunda e propicia abrigo a uma flora de microrganismos residentes. A camada externa da epiderme, o estrato córneo queratinizado, é mantido unido pelo cimento lipídico e, juntos, formam a principal barreira física da pele. A espessura da epiderme é variável entre os animais, as raças e em função dos diferentes locais do animal. A derme, por meio de colágenos e fibras elásticas, propicia força tensora e elasticidade ao sistema tegumentar; além disso, em função desses elementos, sua espessura é muito variável por todo o corpo. A hipoderme possibilita flexibilidade adicional e isolamento térmico pela presença de tecido adiposo.

O conduto auricular externo está incluído neste capítulo, porque sua superfície externa é recoberta por pele (pavilhão) ou por epitélio e estruturas glandulares (meato auditivo externo). Em geral, as lesões constatadas na otite externa são semelhantes àquelas verificadas nas infecções cutâneas. Além disso, alguns patógenos importantes como causas de otite externa são os mesmos que provocam infecções em outras partes da pele.

A glândula mamária, embora tecnicamente não faça parte do sistema tegumentar, também está incluída neste capítulo em razão de sua ligação direta com a pele. Os patógenos da glândula mamária, alguns dos quais são microrganismos residentes ou transitórios da flora da pele, penetram na glândula, principalmente, através do orifício do canal do teto. O esfíncter do teto e um tampão de queratina produzido pelas células epiteliais que revestem o canal do teto propiciam a barreira física primária da glândula mamária.

Propriedades antimicrobianas da pele

A pele propicia um ambiente menos favorável à multiplicação de microrganismos do que as membranas mucosas dos sistemas alimentar, respiratório e urogenital, por causa de suas propriedades, descritas nas seções a seguir.

Falta de umidade

A falta de umidade normal da superfície da pele limita a capacidade de sobrevivência e instalação de vários microrganismos. As condições que interferem no mecanismo de evaporação normal favorecem a proliferação da flora microbiana cutânea, residente e transitória, em razão da maior retenção de umidade e das alterações na temperatura, no pH e no teor de CO_2. Dobras excessivas na pele, verificadas em algumas raças de animais, e obesidade são exemplos relevantes de condições anatômicas que ocasionam maior umidade e aumento da temperatura no estrato córneo, propiciando um ambiente mais favorável à proliferação bacteriana.

Descamação

O desprendimento contínuo de camadas superficiais da pele elimina os microrganismos transitórios. A população de flora residente também é reduzida, mas é imediatamente substituída pelos microrganismos remanescentes.

Secreções e excreções

As glândulas sebáceas holócrinas secretam lipídios, inclusive ácidos graxos de cadeia longa, vários dos quais inibem as bactérias. Elas, e as glândulas sudoríparas apócrinas, contribuem para a união intercelular nas camadas epidérmicas superficiais, restringindo a entrada de microrganismos. As glândulas sudoríparas apócrinas e écrinas excretam lactato, propionato, acetato e caprilato, além de alta concentração de cloreto de sódio. Também, eliminam interferona, lisozima, transferrina e todas as classes de imunoglobulinas. Os queratinócitos sintetizam os peptídios antimicrobianos –

*Capítulo original escrito pelo Dr. Richard L. Walker (já falecido).

catelicidinas e betadefensinas. Todas essas substâncias contribuem para a ação autoesterilizante da pele, ou seja, sua resistência à colonização por microrganismos transitórios.

Interações microbianas

As bactérias residentes excluem as que são intrusas por meio da excreção de metabólitos inibidores (p. ex., ácidos graxos voláteis) e de bacteriocinas, bem como pela ocupação de nichos disponíveis.

Sistema imune

O sistema imune cutâneo responde aos estímulos antigênicos locais, inclusive aos estímulos microbianos, e compreende os tipos celulares que correspondem, funcionalmente, àqueles que atuam nas superfícies das membranas mucosas. As células de Langerhans, células apresentadoras de antígenos, e os linfócitos T intraepiteliais são importantes componentes desse sistema imune. Os queratinócitos participam na defesa imune mediante a produção de substâncias imunomoduladoras. A interação entre essas células constitui o tecido linfoide associado à pele. Na camada de emulsão da pele, há complemento, citocinas e imunoglobulinas, importantes na imunocompetência do tegumento.

Flora microbiana da pele

A flora microbiana da pele tem importante função na defesa e, provavelmente, é adquirida ao nascimento, da mãe. Esses microrganismos se limitam às camadas da epiderme superficial, nas quais, antes da descamação, a junção intercelular é menos coesa, às porções distais dos ductos glandulares e dos folículos pilosos. A flora microbiana está presente, de modo mais predominante, nas microcolônias do que distribuída de modo uniforme na pele. No caso de cocos gram-positivos, a fixação da bactéria por meio do ácido lipoteicoico é fundamental para a instalação e persistência da flora residente. Defeitos de queratinização, como constatado na seborreia, propiciam sítios de fixação adicionais e possibilitam maior população de flora residente, bem como alteração na composição de toda a flora.

Bactérias e leveduras colonizam, de modo variável, locais da pele dos animais. Número maior de microrganismos é encontrado em áreas úmidas protegidas, como axila, região inguinal, espaço interdigital e conduto auricular. Sua população é menor do que aquela verificada nas membranas mucosas colonizadas, raramente excedendo $10^5/cm^2$ e, em alguns locais, $10^2/cm^2$.

Os microrganismos gram-positivos predominam na flora residente. Entre as bactérias gram-positivas, as mais comuns são os estafilococos coagulase-negativos. Algumas cepas de estafilococos coagulase-negativos também são consideradas microrganismos residentes, em alguns animais. Anaeróbios facultativos difteroides (*Corynebacterium* e *Propionibacterium* spp.) estão, consistentemente, presentes, assim como *Micrococcus* spp. e *Streptococcus viridans*. Entre os microrganismos gram-negativos, apenas *Acinetobacter* spp. é considerado parte importante da flora residente. O principal fungo residente é *Malassezia*, uma levedura lipofílica que habita a pele e o conduto auricular externo. Em geral, os vírus não são considerados parte da flora cutânea normal. Os agentes da flora que infectam diretamente a pele são mantidos nas populações animais por meio de indivíduos persistentemente infectados Além disso, são capazes de sobreviver por longo período no ambiente, que é considerado uma fonte de infecção alternativa para outros animais.

Podem ser constatadas várias floras microbianas transitórias. A presença de estreptococos beta-hemolíticos (em geral, do grupo G de Lancefield) na pele de gatos ou de cães geralmente está associada a condições anormais. As bactérias da família Enterobacteriaceae, particularmente *Escherichia coli* e *Proteus mirabilis*, bem como enterococos, são microrganismos transitórios comuns. A pata de animais pecuários carrega bactérias fecais, algumas das quais causam infecção de pata, mas notavelmente *Fusobacterium necrophorum* e *Prevotella melaninogenica*. Em ovinos, o agente etiológico da podridão de casco, *Dichelobacter nodosus*, embora dificilmente seja um comensal normal, limita-se aos tecidos epidérmicos.

A flora fúngica transitória da pele envolve contaminantes transmitidos pelo ar ou de origem do solo. Vários gêneros podem ser isolados na pele. Gêneros de fungos transitórios comuns constatados na pele incluem *Aspergillus*, *Chrysosporium*, *Cladosporium*, *Penicillium* e *Scopulariopsis*.

A esterilização da pele é impossível, em razão da inacessibilidade física a grande parte da flora cutânea. Após tricotomia, a limpeza completa da pele com água e sabão, seguida de aplicação de álcool 70%, remove 95% da flora microbiana. Mais de 99% da flora cutânea é eliminada após repetidas aplicações de iodopovidona e enxágue com clorexidina (0,5%) em álcool. Depois de tais procedimentos, ocorre rápida repopulação, geralmente pelos mesmos microrganismos.

Infecções cutâneas

A suscetibilidade da pele à infecção é inversamente proporcional à espessura e à densidade do estrato córneo. Raças específicas de animais, em razão de conformações anatômicas, fatores fisiológicos ou fatores genéticos, são mais predispostas a infecções cutâneas do que outras.

Com frequência, as infecções tegumentares são secundárias, necessitando alteração nos mecanismos de defesa inata do hospedeiro. Fatores como traumatismos, umidade excessiva, produtos irritantes, picadas de insetos, mordidas de animais e queimaduras são causas predisponentes de infecções cutâneas. Doenças primárias, inclusive lesões cutâneas preexistentes e distúrbios imunológicos, também predispõem a infecções cutâneas secundárias. As infecções dérmicas e subcutâneas profundas tipicamente requerem algum tipo de traumatismo que possibilita a introdução de microbianos patógenos, os quais, por outro lado, não persistem na camada externa da epiderme.

Às vezes, as infecções sistêmicas acometem o sistema tegumentar. Os agentes com tropismo por endotélio vascular ou por células epiteliais provocam lesões cutâneas focais ou generalizadas.

Infecções virais da pele

Diversos vírus penetram no hospedeiro através da pele, por meio de escoriações, picadas de insetos, mordidas de animais ou exposição a equipamentos contaminados (p. ex., agulhas e arreios). Alguns desses vírus simplesmente utilizam o sistema tegumentar como uma via de entrada no hospedeiro e provocam infecções sistêmicas ou têm como alvos primários órgãos ou sistemas, que não são a pele (p. ex., vírus da raiva). Detalhes sobre os mecanismos de penetração, replicação e propagação a partir do sistema tegumentar, de vírus específicos, são discutidos nos capítulos referentes a tais vírus, individualmente.

Para alguns vírus, a pele é o sítio primário de infecção ou um dos principais locais de manifestação dos sinais clínicos. Papilomavírus e poxvírus são importantes patógenos do sistema tegumentar de animais. O papilomavírus penetra no hospedeiro através de escoriações cutâneas e infecta as células epiteliais. As células epiteliais infectadas tornam-se hiperplásicas; o resultado é a ocorrência de hiperqueratose. As lesões (papilomas) são tipicamente proeminentes e filiformes, podendo ser pedunculadas. Os papilomavírus são razoavelmente específicos ao hospedeiro, embora os papilomavírus bovinos 1 e 2 estejam associados à ocorrência de sarcoide em equinos.

Os vírus da família Poxviridae também infectam vários animais e muitas aves. Diversos vírus dessa família apresentam uma limitada variação de hospedeiros; alguns causam zoonose. A transmissão ocorre por meio do contato com lesões cutâneas e escamas de animais infectados ou de modo mecânico por picadas de insetos. O parapoxvírus que causa lesões bucais em ovinos e o vírus da varíola aviária podem ser transmitidos por gotículas de secreção respiratória, bem como por contato direto com material de lesão ou equipamento contaminado. Dependendo do vírus envolvido, a doença clínica pode ser discreta a grave. Os sintomas gerais incluem febre e anorexia. As lesões cutâneas são tipicamente papulonodulares e, por fim, tornam-se pustulares ou proliferativas, resultando na produção de crostas que deixam cicatrizes.

Sintomas cutâneos fazem parte da manifestação clínica geral de algumas infecções virais generalizadas ou multissistêmicas. Os vírus que provocam doenças vesiculares (vírus da febre aftosa, vírus da doença vesicular suína, vírus do exantema vesicular suíno e vírus da estomatite vesicular) produzem vesículas que, de modo variável, infectam pele de tetos, bandas coronárias e espaços interdigitais. As vesículas se rompem facilmente originando lesões ulcerativas que tendem a se tornar, secundariamente, infectadas por bactérias. Além das lesões linforreticulares e neurológicas que causa em aves, o vírus da doença de Marek produz nódulos nos folículos das penas, os quais representam a via primária de sua propagação a outras aves. O vírus da cinomose canina provoca hiperqueratose nasal e de coxim plantar, em cães. Essa é uma manifestação clínica tardia.

Infecções bacterianas da pele

As bactérias associadas a infecções cutâneas se originam, principalmente, do ambiente ou de contato direto ou indireto com animais portadores, ou essas bactérias são componentes da flora microbiana residente da pele, da cavidade bucal, do trato genital ou do trato digestório inferior do animal acometido. As infecções cutâneas bacterianas são classificadas como piodermatites superficiais (p. ex., impetigo e foliculite bacteriana superficial) ou piodermatites profundas (p. ex., foliculite, furunculose, celulite e abscesso subcutâneo). Estafilococos coagulase-positivos (p. ex., *Staphylococcus aureus, S. intermedius* e *S. hyicus*) são os agentes etiológicos primários das piodermatites superficiais. Eles produzem grande variedade de enzimas e toxinas que contribuem para a ocorrência da doença. Juntamente com os componentes da parede celular, alguns desses produtos microbianos apresentam potente efeito quimiotático que é responsável pela resposta inflamatória piogênica verificada nas infecções estafilocócicas. *S. hyicus*, o agente etiológico da doença do porco gorduroso, produz uma toxina esfoliativa que ocasiona, especificamente, a separação de camadas intraepidérmicas, resultando em erosões focais na epiderme. Em suínos neonatos essa epidermite generalizada está associada a importante taxa de mortalidade.

Dermatophilus congolensis, um actinomiceto, também provoca dermatite superficial, mais frequentemente em equinos e ruminantes. A infecção estimula uma potente resposta inflamatória caracterizada por ondas alternadas de células inflamatórias, seguidas de formação de nova epiderme. Ao contrário da abundância de produtos produzidos por estafilococos coagulase-positivos, poucos fatores de virulência de *Dermatophilus* são reconhecidos. Esse microrganismo produz uma serina protease extracelular que contribui no processo geral da doença. No entanto, os fatores ambientais são fundamentais para o desenvolvimento da doença. Para que *Dermatophilus* invada inicialmente a epiderme, há necessidade de pele persistentemente úmida ou picada de inseto. Uma vez instalada a invasão, a reação inflamatória induzida resulta em intensa exsudação celular. Se as condições predisponentes persistem e ocasionam a invasão da epiderme recentemente produzida, o ciclo de infecção/inflamação se repete, propiciando histopatologia característica; caso contrário, a infecção se resolve.

Piodermatite bacteriana profunda envolve a derme e, às vezes, o tecido subcutâneo. Lesão ou traumatismo quase sempre precede o desenvolvimento de piodermatites profundas. Em alguns casos, ocorre infecção cutânea profunda como consequência da propagação da piodermatite superficial. Novamente, com frequência há envolvimento de estafilococos coagulase-positivos, embora outras bactérias estejam secundariamente envolvidas. Furunculose (inflamação da derme e do tecido subcutâneo) e foliculite (inflamação do folículo piloso) são mais comumente diagnosticadas em cães, mas também ocorrem, com certa frequência, em equinos, caprinos e ovinos.

Tipicamente, os abscessos subcutâneos são consequências de ferimentos causados por mordidas ou pela penetração de corpos estranhos. Em geral, a bactéria inoculada faz parte da flora microbiana bucal e provoca acúmulo de exsudato purulento na derme e no tecido subcutâneo. Os abscessos subcutâneos ocorrem mais comumente em gatos e, com mais frequência, são causados por *Pasteurella multocida* e bactérias anaeróbias obrigatórias. Abscessos subcutâneos também são comuns em ruminantes, com *Arcanobacterium pyogenes* sendo, frequentemente, isolados. *Corynebacterium pseudotuberculosis* provoca abscesso subcutâneo em ovinos e equinos. Em bovinos, as infecções causadas por *C. pseudotuberculosis* se manifestam mais como dermatite ulcerativa do que como abscesso.

Celulite é uma inflamação purulenta livre do tecido subcutâneo. Em geral, é pouco contida e se estende rapidamente ao longo dos planos teciduais, a partir do sítio inicial da infecção. Vários agentes bacterianos provocam celulite. Entre os tipos mais graves de celulite, destaca-se a celulite anaeróbica causada por uma das várias espécies de clostrídios histotóxicos. Em ambiente anaeróbico, essas espécies produzem toxinas potentes e altamente destrutivas. Equinos, ruminantes, suínos e aves domésticas são mais comumente acometidos por celulite clostridiana. A taxa de mortalidade dessa doença é alta, mesmo quando se institui tratamento agressivo. Em aves, a celulite associada a *E. coli* é uma doença economicamente relevante na indústria aviária, respondendo por uma porcentagem considerável de condenações de carcaças por ocasião do abate. *S. aureus* provoca celulite aguda em equinos, que se propaga rapidamente e causa necrose da pele adjacente. É mais comum os cavalos de corrida Puro-sangue serem acometidos.

Outras infecções bacterianas da pele são os granulomas por micobactérias. Em geral, os gatos são mais acometidos por esses microrganismos, embora também ocorra infecção em suínos, bovinos e cães. As micobactérias saprófitas envolvidas são inoculadas por meio de algum traumatismo. Caso se instalem, as infecções se caracterizam por lesões crônicas que não cicatrizam e fístulas que drenam secreção. Uma doença específica de gatos jovens denominada lepra felina é causada por *Mycobacterium lepraemurium* e se manifesta na forma de nódulos cutâneos na cabeça e nas extremidades que, às vezes, apresentam úlceras. Com frequência, nota-se linfadenopatia regional. Há relato de uma segunda manifestação da doença, mais generalizada, causada por uma micobactéria não identificada, em gatos mais velhos. A dermatite piogranulomatosoa ocasionada por *Actinomyces* spp. acomete cães (*A. viscosus* ou *A. hordeovulneris*, associada à lesão causada por aresta de vegetais) e bovinos (*A. bovis*). Na secreção drenada por fístula, notam-se grânulos amarelos compostos de colônias de bactérias, às vezes circundados por material eosinofílico homogêneo.

Algumas infecções cutâneas bacterianas envolvem duas ou mais bactérias, concomitantemente. Na pododermatite contagiosa (podridão de casco) de ovinos, *F. necrophorum* provoca dermatite interdigital na pele amolecida, o que possibilita a instalação de *D. nodosus*, mediante a fixação por fímbrias, e sua proliferação. A produção de várias serinas e proteases básicas por *D. nodosus* resulta no enfraquecimento da sola e, consequentemente, possibilita a penetração de outras bactérias oportunistas, favorecendo o agravamento da doença.

Um componente tegumentar substancial é parte de algumas infecções bacterianas sistêmicas. Placas urticarianas e lesões eritematosas difusas na pele de suínos, resultantes de infartos cutâneos, são características de erisipela. Os efeitos de toxinas bacterianas no endotélio vascular ou de reações de hipersensibilidade a antígenos bacterianos também podem se manifestar na pele. Nota-se edema subcutâneo de pálpebras, lábios e região frontal na doença do edema, em suínos, causada por cepas de *E. coli* produtoras de toxina semelhante à Shiga. O edema resultante da vasculite constatada na púrpura hemorrágica, em equinos, é uma sequela da infecção por *Streptococcus equi* ssp. *equi*.

Infecções fúngicas da pele

As infecções fúngicas da pele são classificadas como micoses cutâneas superficiais ou micoses subcutâneas. Além disso, os fungos que causam micoses sistêmicas (*Blastomyces dermatitidis, Coccidioides immitis, Cryptococcus neoformans* e *Histoplasma capsulatum*) provocam lesões piogranulomatosas no sistema tegumentar, subsequentemente à infecção disseminada.

A mais importante das infecções micóticas superficiais é a dermatofitose ou tinha. É uma apresentação especial de dermatomicose causada por fungos que, especificamente, infecta estruturas queratinizadas. Esses fungos (*Microsporum* spp. e *Trichophyton* spp.) produzem enzimas (queratinases) que digerem a queratina e infectam os pelos em crescimento e o estrato córneo (Figura 70.1). As lesões manifestam inflamação, crostas ou escamas e, frequentemente, têm formato circular a oval por causa da progressão centrípeta da lesão. Os pelos acometidos são quebradiços, originando áreas de alopecia. Os dermatófitos nem sempre são patógenos e podem fazer parte da flora microbiana transitória da pele (em geral, dermatófitos geofílicos) ou podem ser carreados de modo inaparente (dermatófitos zoofílicos).

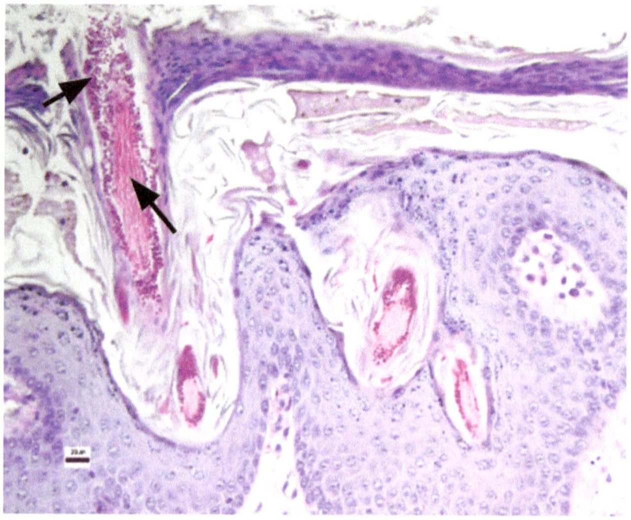

Figura 70.1 Fotomicrografia de um corte de pele obtido por biopsia, corado com PAS, mostrando pelo infectado por hifa (*seta*) e esporos (*ponta da seta*). (Cortesia do Dr. Bruce Brodersen.)

Malassezia, uma levedura dependente de lipídios, é outro importante agente fúngico envolvido nas infecções micóticas superficiais da pele. Provoca lesões escamosas eritematosas. Como pode ser encontrado em pequena quantidade na pele normal, a relevância clínica de seu isolamento deve ser definida com base nos sinais clínicos.

Condições ambientais anormais se sobrepõem aos mecanismos de defesa do hospedeiro e ocasionam infecções micóticas cutâneas oportunistas. Às vezes, biopsia e culturas da pele são úteis para a identificação desses patógenos de pele não usuais, como acontece na dermatite causada por *Prototheca* spp., diagnosticada em amostra de pele obtida por biopsia, como mostra a Figura 70.2.

As micoses subcutâneas envolvem a derme e o tecido subcutâneo e podem ser localizadas ou disseminadas pelos vasos linfáticos. A maioria dos fungos envolvidos é oriunda do ambiente (p. ex., material de solo e vegetais) e penetra no hospedeiro por meio de inoculação traumática. Várias das infecções micóticas subcutâneas são diagnosticadas e classificadas com base em suas características macroscópicas e histopatológicas. Essas diferentes infecções incluem cromoblastomicose, feo-hifomicose e micetoma eumicótico. São descritas mais detalhadamente no Capítulo 46. Mais de um fungo pode ser responsável pelos diferentes tipos dessas doenças. Por exemplo, os micetomas eumicóticos – caracterizados por (1) edema localizado no sítio da infecção (tumefação), (2) fístula, e (3) presença de grânulos ou grãos compostos de colônias do agente etiológico – são causados por mais de 14 espécies

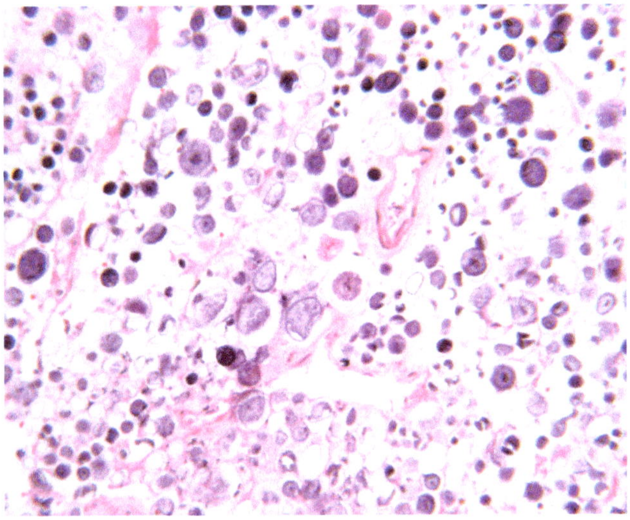

Figura 70.2 Fotomicrografia de corte de pele obtido por biopsia, corado com H&E, mostrando vários esporângios de *Prototheca* na derme. (Cortesia do Dr. Alan Doster.)

de fungos dematiáceos (pigmentados) e por mais de 9 espécies de fungos hialinos (incolores). Eles produzem micetomas com grãos escuros e brancos, respectivamente.

Esporotricose é uma micose subcutânea provocada pelo fungo dimórfico *Sporothrix schenckii*. As lesões da esporotricose são nódulos ulcerados ou fístulas cutâneas recidivantes. As infecções também podem envolver os vasos linfáticos e provocar linfangite, além das lesões cutâneas. Gatos, equinos e cães são os mais comumente acometidos.

Pitiose cutânea é causada por *Pythium insidiosum*, um oomiceto, e, portanto, não é uma infecção fúngica verdadeira. O microrganismo é encontrado em pântanos e lagoas, e a doença está associada à exposição do animal a esses ambientes. As infecções cutâneas são caracterizadas por lesões ulceradas, firmes ou esponjosas que, frequentemente, apresentam fístulas. Na lesão, é possível constatar massas de tecidos necrosados (*kunkers*). Embora incomuns, equinos e cães são mais comumente acometidos. Também, há relato de outro gênero, *Lagenidium*, envolvido na ocorrência dessas lesões.

Quando um dos agentes micóticos sistêmicos envolve o sistema tegumentar, as lesões são, tipicamente, nódulos ulcerados que tendem a desenvolver fístulas. Essas lesões cutâneas piogranulomatosas podem ser a manifestação clínica inicial de uma infecção, ainda que os microrganismos responsáveis pelas lesões cutâneas quase sempre se originem de infecção do trato respiratório disseminada.

Os agentes comuns e/ou importantes do sistema tegumentar de animais domésticos, inclusive aves, são listados nos Quadros 70.1, 70.2, 70.3, 70.4, 70.5, 70.6 e 70.7.

Otite externa

Otite externa é um dos problemas dermatológicos mais comumente diagnosticados em cães. Há uma relação direta entre a conformação do ouvido e a ocorrência de otite externa; os cães com orelhas pendulares são predispostos à infecção. A conformação do meato externo em formato de L é um fator adicional de complicação porque isso limita a aeração e drenagem do local. Abundância de cerume rico em lipídios e de pelos no conduto auricular contribuem, também, para a ocorrência de otite externa. A predileção por raça (p. ex., Cocker Spaniel) também é evidente na ocorrência de otite externa.

Em cães, os agentes etiológicos de otite externa são de origem endógena e não se acredita que tenham participação no processo que inicia a doença, mas, preferivelmente, atuam como microrganismos oportunistas, uma vez que há envolvimento local de outros fatores. Com frequência, as infecções são polimicrobianas. Os microrganismos comumente isolados em casos de otite externa estão listados no Quadro 70.8.

Mastite

Mastite, uma inflamação da glândula mamária, acomete todas as espécies animais. É mais comum em vacas leiteiras, sendo de grande importância econômica à indústria leiteira. Para a ocorrência de mastite, as barreiras físicas

Quadro 70.1 Agentes infecciosos comuns e/ou importantes do sistema tegumentar de cães.

Agente	Principais manifestações clínicas (nome comum da doença)
Vírus	
Vírus da cinomose canina	Hiperqueratose nasal e de coxim plantar (cinomose)
Papilomavírus canino	Papilomas cutâneos (papilomatose canina)
Bactérias	
Actinomyces viscosus, A. hordeovulneris	Fístulas, abscessos subcutâneos
Brucella canis	Dermatite escrotal
Staphylococcus intermedius[a]	Celulite, foliculite, furunculose, impetigo
Fungos	
Malassezia pachydermatis	Dermatite esfoliativa
Microsporum canis, M. gypseum, Trichophyton mentagrophytes	Lesões cutâneas alopécicas circulares, com crostas e escamas (dermatofitose, tinha)
Pythium insidiosum	Lesões cutâneas ulcerativas e piogranulomatosas (pitiose cutânea)
Agentes micóticos sistêmicos[b]	Pápulas, nódulos, abscessos, fístulas

[a]Outras espécies de *Staphylococcus* coagulase-positivos envolvidas na ocorrência de piodermatite são *S. aureus* e *S. schleiferi* ssp. *coagulans*.
[b]Inclui *Blastomyces dermatitidis, Coccidioides immitis, Cryptococcus neoformans* e *Histoplasma capsulatum*.

Quadro 70.2 Agentes infecciosos comuns e/ou importantes do sistema tegumentar de gatos.

Agente	Principais manifestações clínicas (nome comum da doença)
Vírus	
Cowpoxvírus[a]	Máculas, pápulas, nódulos (infecção por vírus da varíola bovina)
Vírus do sarcoma felino	Nódulos cutâneos e subcutâneos
Bactérias	
Mycobacterium spp.[b]	Dermatite nodular crônica, fístulas, paniculite (micobacteriose atípica)
Mycobacterium lepraemurium	Lesões cutâneas nódulo-ulcerativas, com linfadenopatia (lepra felina)
Bactéria anaeróbia obrigatória[c]	Abscessos subcutâneos
Pasteurella multocida	Abscessos subcutâneos
Fungos	
Cryptococcus neoformans	Fístulas, nódulos, úlceras (criptococose)
Microsporum canis	Lesões cutâneas com alopecia anular (dermatofitose, tinha), pseudomicetoma
Sporothrix schenckii	Fístulas, nódulos ulcerativos (esporotricose)

[a]Não constatado nos EUA.
[b]Inclui *M. fortuitum*, *M. chelonei*, *M. xenopi* e *M. phlei*.
[c]Inclui *Peptostreptococcus* spp., *Fusobacterium* spp., *Porphyromonas* spp. e *Clostridium* spp.

inatas devem ser superadas. Uma vez instalada a infecção, tanto a imunidade inata (lactoferrina, complemento, células imunes residentes) quanto a imunidade específica participam no sentido de impedir a instalação de patógenos microbianos. Se um patógeno se instala na glândula mamária, fatores quimiotáticos, como quimocinas e citocinas inflamatórias, resultam em rápido recrutamento de células inflamatórias, na tentativa de controlar a infecção. A maioria dos sinais clínicos associados à mastite é consequência da resposta inflamatória.

Bactérias são os principais agentes infecciosos causadores de mastite, embora os vírus sejam importantes patógenos de glândula mamária em alguns animais (vírus maedi-visna, em ovelhas; vírus da CAE, em cabras).

Quadro 70.3 Agentes infecciosos comuns e/ou importantes do sistema tegumentar de equinos.

Agente	Principais manifestações clínicas (nome comum da doença)
Vírus	
Papilomavírus bovino 1 e 2	Lesões cutâneas verrucosas, fibroblásticas ou achatadas e espessas (sarcoide equino)
Papilomavírus equino	Papilomas cutâneos nos lábios e no nariz (papilomatose equina)
Vírus da arterite viral equina	Edema de membros distais, escroto e ventre
Vírus da estomatite vesicular	Vesículas/úlceras na banda coronária
Bactérias	
Bacillus anthracis	Edema dérmico ou subcutâneo difuso (antraz)
Burkholderia mallei[a]	Nódulos subcutâneos ulcerados, linfangite (mormo)
Clostridium perfringens[b]	Celulite
Corynebacterium pseudotuberculosis	Abscesso peitoral (peito de pombo) ou inguinal, linfangite (linfangite ulcerativa)
Dermatophilus congolensis	Dermatite exsudativa (dermatofilose, *rain-rot*)
Rhodococcus equi	Abscessos cutâneos, celulite
Staphylococcus aureus[c]	Celulite, foliculite, furuncolose
Fungos	
Histoplasma farciminosum[a]	Nódulos na cabeça, no pescoço e nos membros; linfangite (histoplasmose farciminosa)
Pythium insidiosum	Lesões ulcerativas piogranulomatosas (pitiose cutânea, câncer do pântano)
Sporothrix schenckii	Nódulos ulcerativos nos membros, linfangite (esporotricose)
Trichophyton equinum, *T. mentagrophytes*, *M. equinum*	Lesões cutâneas crostosas; perda de pelos frequentemente envolvendo cabeça, ombros e dorso (dermatofitose, tinha)

[a]Considerado um agente de doença animal estrangeira, nos EUA.
[b]Outras espécies de clostrídios incluem *C. septicum*, *C. sordellii* e *C. sporogenes*.
[c]Outras espécies coagulase-positivas que infectam equinos são *S. intermedius* e *S. hyicus* ssp. *hyicus*.

Quadro 70.4 Agentes infecciosos comuns e/ou importantes do sistema tegumentar de bovinos

Agente	Principais manifestações clínicas (nome comum da doença)
Vírus	
Herpes-vírus bovino 2	Vesículas e úlceras mamárias (mamilite bovina)
Papilomavírus bovino	Papilomas cutâneos (papilomatose bovina, verruga)
Vírus da doença da pele nodular[a]	Pápulas e nódulos generalizados ou localizados, ulcerados (doença da pele nodular)
Pseudocowpoxvírus	Vesículas mamárias, pápulas e escamas (pseudovaríola bovina)
Vírus da pseudorraiva	Prurido descontrolado (pseudorraiva)
Vírus vesiculares[b]	Vesículas e úlceras na banda coronária e nos espaços interdigitais
Bactérias	
Actinobacillus lignieresii	Abscessos na cabeça e no pescoço, fístulas
Actinomyces bovis	Fístulas, abscessos subcutâneos (actinomicose, mandíbula nodular)
Arcanobacterium pyogenes	Abscessos subcutâneos
Clostridium septicum	Celulite (edema maligno)
Corynebacterium pseudotuberculosis	Dermatite ulcerativa
Dermatophilus congolensis	Epidermite exsudativa (dermatofilose)
Fusobacterium necrophorum,[c] *Prevotella melaninogenicus*[c]	Dermatite interdigital, celulite (necrobacilose interdigital, podridão de casco)
Salmonela Dublin	Gangrena de extremidades distais, orelhas e cauda em razão de endoarterite terminal
Fungos	
Trichophyton verrucosum	Lesões cutâneas crostosas redondas a ovais com alopecia (dermatofitose, tinha)

[a]Considerado um agente de doença animal estrangeira, nos EUA.
[b]Inclui vírus da febre aftosa[a] e vírus da estomatite vesicular.
[c]Agentes que atuam de modo sinérgico.

Quadro 70.5 Agentes infecciosos comuns e/ou importantes do sistema tegumentar de ovinos/caprinos.

Agente	Principais manifestações clínicas (nome comum da doença)
Príons	
Príon da *scrapie*	Prurido, escoriações, automutilação (*scrapie*)
Vírus	
Vírus da língua azul	Eritema, edema de orelhas e focinho, coronite (doença da língua azul)
Vírus da varíola de caprinos, vírus da varíola de ovinos[a]	Pápulas, vesículas, pústulas (varíola de caprinos, varíola de ovinos)
Parapoxvírus	Lesões mucocutâneas proliferativas crostosas, lesões de teto (ectima contagioso, lesões bucais)
Vírus vesiculares[b]	Vesículas e úlceras nos tetos, nas bandas coronárias e nos espaços interdigitais
Bactérias	
Clostridium novyi	Edema de cabeça, pescoço e tórax (doença da cabeça grande, em carneiros)
Corynebacterium pseudotuberculosis	Abscessos cutâneos (linfadenite caseosa)
Dermatophilus congolensis	Dermatite exsudativa (dermatofilotose, doença da lã nodosa, *strawberry footrot*)
Dichelobacter nodosus/Fusobacterium necrophorum[c]	Dermatite interdigital, desgaste da sola (pododermatite contagiosa)
Staphylococcus aureus[d]	Dermatite pustular na face, úbere, teto e abdome ventral (dermatite estafilocócica)
Fungos	
Trichophyton verrucosum, T. mentagrophytes	Lesões cutâneas circulares crostosas com alopecia (dermatofitose, tinha, tinha de ovinos)

[a]Considerado um agente de doença animal estrangeira, nos EUA.
[b]Inclui vírus da febre aftosaa e vírus da estomatite vesicular.
[c]Agentes que atuam de modo sinérgico.
[d]*Staphylococcus aureus* ssp. *anaerobius* está associado à ocorrência de abscessos subcutâneos em ovinos.

Quadro 70.6 Agentes infecciosos comuns e/ou importantes do sistema tegumentar de suínos.

Agente	Principais manifestações clínicas (nome comum da doença)
Vírus	
Vírus da peste suína africana[a]	Manchas púrpura-avermelhadas na pele (peste suína africana)
Vírus da cólera suína[a]	Eritema, manchas púrpuras na pele, necrose de orelhas e cauda (cólera suína)
Vírus swinepox	Máculas, pápulas, pústulas (varíola suína)
Vírus vesiculares[b]	Vesículas e úlceras nas bandas coronárias e nos espaços interdigitais
Bactérias	
Bacillus anthracis	Edema subcutâneo ou dérmico difuso no pescoço e tórax (antraz)
Erysipelothrix rhusiopathiae	Lesões cutâneas proeminentes e congestas, lesões cutâneas necrosadas em formato romboide (erisipela)
Escherichia coli (positiva para toxina semelhante à Shiga)	Edema subcutâneo de lábios e pálpebras (doença do edema)
Salmonella choleraesuis	Manchas púrpura-avermelhadas na pele
Streptococcus equi ssp. *zooepidemicus, S. dysgalactiae* ssp. *equisimilus*	Dermatite pustular, abscessos subcutâneos
Staphylococcus hyicus	Dermatite exsudativa generalizada (epidermite exsudativa, doença do porco gorduroso)
Fungos	
Microsporum nanum, Trichophyton spp.	Lesões cutâneas circulares avermelhadas com crostas na periferia (dermatofitose, tinha)

[a]Considerado um agente de doença animal estrangeira, nos EUA.
[b]Inclui vírus da febre aftosa,[a] vírus da estomatite vesicular, vírus da doença vesicular suína e vírus do exantema vesicular suíno.

Fungos (p. ex., *Candida, Aspergillus* e *Pseudallescheria*) e uma alga aclorofilada, *Prototheca,* são raras causas de mastite em vacas, mas podem, ocasionalmente, provocar surtos da doença no rebanho.

Dependendo do animal envolvido, há predomínio de diferentes microrganismos como patógenos de mastite. Coliformes (cães, suínos), *S. aureus* (ovinos, caprinos), estreptococos beta-hemolíticos (equinos), *Mannheimia haemolytica* (ovinos) e espécies de *Mycoplasma* (ovinos, caprinos) são as bactérias mais frequentemente isoladas.

Quadro 70.7 Agentes infecciosos comuns e/ou importantes do sistema tegumentar de aves domésticas.

Agente	Principais manifestações clínicas (nome comum da doença)
Vírus	
Fowlpox	Pápulas e nódulos no bico, na crista e na barbela (varíola aviária)

Quadro 70.8 Agentes etiológicos comuns de otite externa canina e características-padrão dos microrganismos.

	Colônias típicas em		Testes auxiliares		
Agente	**Ágar-sangue (24 a 48 h)**	**Ágar MacConkey**	**Coloração Gram**	**Oxidase**	**Catalase**
Staphylococcus intermedius	Branco ou esbranquiçado, frequentemente com hemólise de zona dupla	Ausência de crescimento	Cocos positivos	NA	Positivo
Staphylococcus schleiferi ssp. *coagulans*	Branco, hemolítico	Ausência de crescimento	Cocos positivos	NA	Positivo
Proteus mirabilis	Agregação, sem colônias discretas	Incolor	Bastonetes negativos	Negativo	NA
Pseudomonas aeruginosa	Cinza a esverdeado, odor frutado, hemolítico	Incolor, às vezes nota-se pigmento	Bastonetes negativos	Positivo	NA
Streptococcus canis	Cinza a esverdeado, odor frutado, hemolítico	Ausência de crescimento	Cocos positivos	NA	Negativo
Escherichia coli	Liso, cinza, algumas cepas são hemolíticas	Rosa a vermelho, com "névoa" vermelha	Bastonetes negativos	Negativo	NA
Klebsiella pneumoniae	Mucoide, branco-acinzentado	Mucoide, rósea, sem "névoa" vermelha	Bastonetes negativos	Negativo	NA
Malassezia[a]	Ausência de crescimento ou colônias minúsculas	Ausência de crescimento	Coloração variável, brotamento de leveduras	NA	NA

NA = não aplicável.
[a]Pode necessitar de incubação prolongada. Mais bem-recuperado em ágar dextrose de Sabouraud em 37°C, em condição de microaerofilia.

Há vários microrganismos que causam mastite em vacas e são classificados como patógenos "contagiosos", em que a glândula mamária é a fonte de infecção, ou como patógenos "ambientais", quando se originam da flora microbiana cutânea transitória ou de reservatórios do ambiente. Idade da vaca, parição, estágio de lactação, métodos de manejo durante a ordenha e controle da sanidade ambiental (estábulo e cama das vacas) são os fatores primários, na maioria dos casos de mastite. No Quadro 70.9, há uma lista dos principais microrganismos causadores de mastite em vacas.

Quadro 70.9 Microrganismos causadores de mastite bovina.

Agente[a]	Frequência	Características específicas
Arcanobacterium pyogenes	Ocasional	Associada à lesão de teto ou ao uso de cânula/dilatador, baixa resposta ao tratamento
Clostridium perfringens	Rara	Provoca mastite gangrenosa
Staphylococcus spp. coagulase-negativas	Frequente	A fonte de infecção é a pele, várias infecções transitórias
Escherichia coli	Frequente	A fonte de infecção é o ambiente, infecções agudas, pode ocasionar doença sistêmica
Klebsiella pneumoniae	Ocasional	Mastite grave, associada à cama de areia/aparas de madeira
Mycoplasma spp.[b, c]	Frequente	A vaca é a fonte de infecção, disseminada durante a ordenha, mastite destrutiva, geralmente a vaca não apresenta doença sistêmica, pode ser erradicada
Mycobacterium spp.	Rara	Propagação por meio de material utilizado durante o tratamento ou de material contaminado
Nocardia spp.	Rara	Propagação por meio de material utilizado durante o tratamento ou de material contaminado
Pasteurella multocida	Rara	Infecções esporádicas, sugere contaminação cruzada durante o tratamento
Prototheca spp.	Rara	Alga aclorofilada, associada à precária condição de higiene ambiental, não tratável
Staphylococcus aureus[b]	Frequente	A fonte de infecção é o úbere infectado, propagação durante a ordenha, causa rara de mastite gangrenosa, pode ser erradicada
Streptococcus agalactiae[b]	Ocasional	Ocasiona alta contagem de células somáticas no leite de tanque, pode ser erradicada
S. dysgalactiae ssp. *dysgalactiae*	Frequente	Origem bovina, sobrevive no ambiente
Streptococcus uberis	Frequente	Encontrada na pele de bovinos e no ambiente

[a]Considerar, também, *Corynebacterium bovis, Serratia, Bacillus, Pseudomonas* e várias outras bactérias da família Enterobacteriaceae.
[b]Patógenos contagiosos.
[c]As espécies mais comumente isoladas são *M. bovis, M. californicum* e *M. canadense*.

71 Sistema Musculoesquelético

Douglas E. Hostetler

O sistema musculoesquelético representa um suporte estrutural para o corpo, protege os órgãos vitais e propicia capacidade para locomoção. É composto por esqueleto axial e apendicular e ligamentos, músculos e tendões associados. Espaços articulares e bursas e suas membranas sinoviais estão incluídos nesse sistema.

O sistema musculoesquelético, por si só, não apresenta flora normal, embora possa ser contaminado em casos de bacteriemia transitória ou "transferência" de microrganismos a partir de sítios supostamente estéreis. Os esporos de bactérias (*Clostridium* sp.) apresentam-se na forma latente no músculo, especialmente em ruminantes, após penetração através do trato digestório e sua disseminação hematógena.

Defesas antimicrobianas do sistema musculoesquelético

As defesas antimicrobianas do sistema musculoesquelético se baseiam, predominantemente, nas defesas imunes circulantes.

Considera-se que o osso normal, sadio, seja razoavelmente resistente à infecção. Mesmo a inoculação direta de bactéria patogênica no osso não ocasiona infecção, a menos que haja participação de fatores predisponentes. O osso sofre constante remodelamento e, quando lesionado/infectado, pode ser reabsorvido e substituído por novo osso.

Os músculos apresentam um rico suprimento sanguíneo e, portanto, são beneficiados por seu íntimo contato com as defesas imunes inatas circulantes. O músculo esquelético também apresenta grande capacidade de regeneração de segmentos de músculo necrosado, resultante de doenças inflamatórias/infecciosas.

Nos locais revestidos por membrana sinovial (articulações sinoviais, bursas e bainhas de tendões), a sinóvia é composta de uma superfície com fina camada celular que contém, predominantemente, macrófagos e sinoviócitos semelhantes a fibroblastos e de uma rica camada vascular subjacente. Nesses locais, a produção de citocinas pró-inflamatórias pelas células (condrócitos, sinoviócitos e macrófagos sinoviais) induzem potente resposta inflamatória frente à infecção. O rico suprimento de sangue às membranas sinoviais não apenas predispõe à instalação de microrganismos, mas também possibilita o rápido recrutamento de defesas imunes vasculares. Embora a resposta inflamatória seja importante para o controle da infecção, ela também acarreta alterações destrutivas da cartilagem articular das articulações sinoviais ao estimular a produção de metaloproteinases catabólitas e inibir a síntese de colágenos e proteoglicanos. Quando a inflamação regride, o fibrosamento pode ocasionar redução na funcionalidade da articulação.

Infecções do sistema musculoesquelético

As infecções do sistema musculoesquelético se iniciam pela penetração de microrganismos por meio de (I) inoculação direta durante eventos traumáticos ou iatrogênicos, (II) propagação da infecção de focos contíguos ou (III) disseminação hematógena a partir de sítios de infecção distantes ou durante uma condição de sepse. Entre os sítios de lesões traumáticas do sistema musculoesquelético, as áreas de crescimento ativo com maior vascularidade ou os locais com características vasculares específicas (p. ex., epitélio descontínuo de capilares nas placas terminais vertebrais e nas metáfises) são predispostos à infecção. Pode haver envolvimento de vírus, bactérias e fungos. Além disso, são importantes as infecções parasitárias de músculos, no entanto, tal assunto não é objeto deste livro. Como regra, dos três grupos de microrganismos aqui discutidos, as bactérias são os agentes microbianos mais comumente envolvidos. Fatores bacterianos específicos são relevantes para o desenvolvimento de infecção. Fatores de adesão (p. ex., fibrinogênio ou proteínas ligadoras de fibronectina), toxinas que induzem resposta inflamatória e lesão tecidual (p. ex., superantígenos e citotoxinas) e fatores que auxiliam o escape do microrganismo da ação do sistema imune (p. ex., cápsulas e proteína A) facilitam a instalação e a persistência do microrganismo.

As principais doenças infecciosas do sistema musculoesquelético envolvem (I) infecções de ossos, inclusive de vértebra e do disco intervertebral associado; (II) infecções em superfícies articulares ou bursas, inclusive suas membranas sinoviais; e (III) infecções de músculo esquelético, tendões e fáscias circundantes. Essas infecções não ocorrem, necessariamente, como entidades distintas (p. ex., infecção de osso metafisária e infecções articulares associadas, no caso de sepse em neonatos de algumas espécies animais).

Quadro 71.1 Microrganismos infecciosos comuns e/ou importantes do sistema musculoesquelético de cães e gatos.

Agente	Principais manifestações clínicas (nome comum da doença)
Vírus	
Vírus formador de sincício felino (G)	Artrite
Bactérias	
Actinomyces spp.[a]	Discoespondilite, osteomielite
Streptococcus spp. beta-hemolíticas (C)	Artrite, discoespondilite, miosite, fasciite necrosante
Borrelia burgdorferi (C)	Artrite (doença de Lyme)
Brucella canis (C)	Discoespondilite, osteomielite
Leptospira spp.	Polimiosite
Anaeróbios obrigatórios[b]	Miosite
Pasteurella multocida (G)	Miosite
Staphylococcus intermedius	Artrite, discoespondilite, miosite, osteomielite
Fungos	
Aspergillus spp. (C)	Discoespondilite, osteomielite
Blastomyces dermatitidis (C)	Osteomielite
Coccidioides immitis (C)	Osteomielite

G = gatos; C = cães.
[a]Inclui *A. viscosus* e *A. hordeovulneris*.
[b]Inclui *Fusobacterium, Bacteroides, Porphyromonas* e *Peptostreptococcus*.

As doenças de origem nervosa que interferem na atividade muscular em razão da inibição da liberação de neurotransmissores (tétano e botulismo) são abordadas no Capítulo 72. Agentes microbianos que provocam celulite podem se sobrepor às infecções musculoesqueléticas e são discutidos no Capítulo 69. Microrganismos comuns e/ou importantes associados a infecções musculoesqueléticas de animais domésticos, inclusive aves, são listados nos Quadros 71.1, 71.2, 71.3, 71.4, 71.5 e 71.6.

Quadro 71.2 Microrganismos infecciosos comuns e/ou importantes do sistema musculoesquelético de equinos.

Agente	Principais manifestações clínicas (nome comum da doença)
Bactérias	
Actinobacillus equuli ssp. *equuli*	Artrite, osteomielite (doença articular)
Brucella abortus	Bursite atlantal ou supraespinhosa (*poll evil*/fístula de cernelha), osteomielite
Escherichia coli	Artrite, osteomielite (doença articular)
Clostridium spp. histotóxicas[a]	Miosite (miosite clostridiana)
Salmonella spp.	Artrite, osteomielite (doença articular)
Staphylococcus aureus	Miosite
Streptococcus equi ssp. *equi*	Bursite atlantal ou supraespinhosa (*poll evil*/fístula de cernelha), osteomielite, miosite tenossinovite
Streptococcus equi spp. *zooepidemicus*	Artrite, osteomielite (doença articular)

[a]Inclui *C. perfringens, C. sordelli* e *C. septicum.*

Quadro 71.3 Microrganismos infecciosos comuns e/ou importantes do sistema musculoesquelético de bovinos.

Agente	Principais manifestações clínicas (nome comum da doença)
Bactérias	
Actinobacillus lignieresii	Miosite
Actinomyces bovis	Osteomielite (mandíbula nodular)
Arcanobacterium pyogenes	Artrite, discoespondilite, fascite, miosite, osteomielite
Clostridium chauvoei	Miosite (carbúnculo sintomático)
Escherichia coli	Artrite, osteomielite
Fusobacterium necrophorum	Artrite, discoespondilite, osteomielite
Clostridium spp. histotóxicas[a]	Miosite (edema maligno)
Mycoplasma spp.[b]	Artrite, bursite, tenossinovite
Salmonella spp.	Artrite, osteomielite

[a]Inclui *C. perfringens, C. novyi, C. septicum* e *C. sordellii.*
[b]Inclui *M. bovis, M. californicum, M. alkalescens* e *M. arginini*

Infecções de ossos (inclusive infecções de corpo vertebral e disco intervertebral)

Osteíte é uma inflamação óssea. Osteomielite e periostite se referem ao envolvimento da cavidade medular e do periósteo, respectivamente. Osteomielite pode ser, adicionalmente, classificada como osteomielite hematógena e osteomielite pós-traumática. A maior parte das infecções ósseas é de origem bacteriana. Embora uma variedade de bactérias cause infecções ósseas, algumas delas são predominantes em grupos de animais. Nos animais de companhia e nas aves domésticas, *Staphylococcus* coagulase-positivo (*S. intermedius, S. aureus* e *S. hyicus*) frequentemente estão envolvidos. Outros microrganismos encontrados incluem anaeróbios obrigatórios e intestinais (*Escherichia coli* e *Proteus* spp.). Em equinos, os microrganismos mais comumente isolados em casos de osteomielite em neonatos são *Actinobacillus equuli* ssp. *equuli, E. coli, Streptococcus equi* ssp. *zooepidemicus* e *Salmonella*, embora em adultos note-se predomínio de estafilococos coagulase-positivos. Em ruminantes e suínos, *Arcanobacterium pyogenes* e *Salmonella* são as principais causas de osteomielite. Outros microrganismos de importância em animais de produção são *E. coli* e *Fusobacterium necrophorum*.

A microvasculatura (epitélio descontínuo e carência de membrana basal) e, possivelmente, o lento fluxo sanguíneo nos capilares de locais de crescimento ativo favorecem a instalação de infecção (osteomielite hematógena). Macrófagos associados ao endotélio vascular são as principais defesas do organismo nessa área. Ocorrem, também, infecções em locais nos quais o osso apresenta baixa perfusão sanguínea ou interrupção do suprimento sanguíneo em decorrência de traumatismo (osteomielite pós-traumática) ou quando infecções de tecidos adjacentes resultam em

Quadro 71.4 Microrganismos infecciosos comuns e/ou importantes do sistema musculoesquelético de ovinos e caprinos.

Agente	Principais manifestações clínicas (nome comum da doença)
Vírus	
Vírus da língua azul (O)	Infarto muscular
Vírus da síndrome artrite-encefalite caprina (C)	Artrite
Bactérias	
Arcanobacterium pyogenes (O)	Discoespondilite, miosite
Chlamydophila percorum	Artrite
Corynebacterium pseudotuberculosis	Miosite
Erysipelothrix rhusiopathiae (O)	Artrite (erisipela)
Clostridium spp. histotóxicas[a]	Miosite
Mycoplasma spp. (C)[b]	Artrite, tenossinovite

O = ovinos; C = caprinos.
[a]Inclui *C. perfringens*, *C. novyi*, *C. septicum* e *C. sordellii*.
[b]Inclui *M. mycoides* ssp. *mycoides* (tipo de colônia grande), *M. capricolum* ssp. *capricolum* e *M. putrefaciens*.

Quadro 71.5 Microrganismos infecciosos comuns e/ou importantes do sistema musculoesquelético de suínos.

Agente	Principais manifestações clínicas (nome comum da doença)
Bactérias	
Arcanobacterium pyogenes	Artrite, osteomielite
Streptococcus spp. beta-hemolíticas	Artrite
Brucella suis	Artrite, discoespondilite (brucelose)
Clostridium septicum	Miosite (edema maligno)
Erysipelothrix rhusiopathiae	Artrite, discoespondilite (erisipela)
Haemophilus parasuis	Artrite (doença de Glasser)
Mycoplasma hyorhinis	Artrite
Mycoplasma hyosynoviae	Artrite
Pasteurella multocida	Atrofia de ossos turbinados nasais (rinite atrófica)
Streptococcus suis (tipo 2)	Artrite

Quadro 71.6 Microrganismos infecciosos comuns e/ou importantes do sistema musculoesquelético de aves domésticas.

Agente	Principais manifestações clínicas (nome comum da doença)
Vírus	
Reovírus	Artrite, bursite, tenossinovite
Bactérias	
Arcanobacterium pyogenes (P)	Osteomielite
Erysipelothrix rhusiopathiae (P)	Artrite (erisipela)
Escherichia coli	Artrite, bursite, osteomielite, tenossinovite
Mycoplasma meleagridis (P)	Encurvamento do osso tibiotarsiano, deformação de vértebra cervical
Mycoplasma synoviae	Artrite, bursite, tenossinovite (sinovite infecciosa)
Staphylococcus aureus, *S. hyicus*	Artrite, bursite, osteomielite, tenossinovite

P = perus.

lesão isquêmica. Se o suprimento vascular na medula, bem como no periósteo, encontra-se comprometido durante um processo infeccioso, pode ocorrer sequestro do osso necrosado. Em alguns casos, há formação de fístula, com secreção. Nessas condições, as bactérias se instalam mais facilmente e sua eliminação é mais difícil porque se tornam inacessíveis às defesas imunes e refratárias ao tratamento com antibióticos. Produtos das células do hospedeiro e, talvez, alguns produtos bacterianos, estimulam os monócitos e os fibroblastos a produzir citocinas osteolíticas, bem como estimulam a atividade osteoclástica, ocasionando maior linha de separação entre osso vivo e osso necrosado.

O uso de material sintético em cirurgias para reconstrução ou substituição (p. ex., substituição da articulação coxofemoral) também é capaz de alterar a resistência inata do osso à infecção, por originar uma superfície avascular, sem defesa imune. O cimento ósseo utilizado em algumas cirurgias para substituição pode, por si só, inibir a fagocitose e a atividade do complemento. A fibronectina do hospedeiro depositada no material de implante possibilita a adesão de bactérias, seguida da produção de exopolissacarídios (glicocálice) pelas bactérias. Juntamente com produtos do hospedeiro, o glicocálice origina biofilmes que garantem às bactérias proteção contra as defesas do hospedeiro e contra a morte por antibióticos.

Ferimentos por mordidas, corpos estranhos penetrantes, procedimentos cirúrgicos ortopédicos e lesões traumáticas são possíveis eventos iniciais do desenvolvimento de osteomielite em animais de companhia. Os ossos longos são mais comumente acometidos.

Em animais de produção, a osteomielite hematógena é um evento frequente. Em ruminantes neonatos, essa doença está associada à falha na transferência de imunidade passiva. As infecções se iniciam na metáfise ou na epífise, abaixo da cartilagem articular, e frequentemente são concomitantes ou subsequentes à sinovite infecciosa. Nas infecções neonatais, os vasos sanguíneos que cruzam as placas de crescimento são importantes na propagação da infecção para a metáfise, a partir das articulações. Em bezerros, a osteomielite epifisária, associada à artrite, comumente é provocada por *Salmonella* sorovar *Dublin*. Em bezerros mais velhos e adultos, a osteomielite causada por *A. pyogenes* inicia-se, comumente, na face metafisária da placa de crescimento. *A. pyogenes* também provoca osteomielite hematógena em vértebra de suínos, associada à mordida da cauda ou a lesões de membros. Perus criados comercialmente desenvolvem áreas focais de osteomielite provocada por *S. aureus* ou *E. coli*. O osso tibiotarsiano proximal e o fêmur proximal são mais frequentemente acometidos, e as infecções estão associadas à presença de mancha verde no fígado de perus machos jovens (complexo osteomielite-fígado verde dos perus). Osteomielite hematógena é rara em cães e gatos.

Osteomielite pós-traumática também é comum em animais de produção, ou pecuários, geralmente adultos. Em bovinos, *Actinomyces bovis* acarreta inflamação piogranulomatosa crônica na mandíbula ("mandíbula nodular") ou maxila (ver Figura 69.2).

Vírus raramente provocam doença inflamatória nos ossos. Em cães, o vírus da cinomose pode danificar osteoblastos e ocasionar retardo no crescimento. Já o da hepatite canina tende a causar hemorragia e necrose metafisária.

Nos ossos, ocorre infecção fúngica, mas com baixa frequência. Em geral, a osteomielite fúngica é resultado da disseminação do fungo a partir de outro local, mais frequentemente o pulmão. Vários fungos sistêmicos são capazes de provocar osteomielite fúngica. *Coccidioides immitis* é um exemplo notável de disseminação dos microrganismos para o esqueleto apendicular de cães. Em até 30% dos casos de infecções por *Blastomyces dermatitidis* disseminadas, ocorre envolvimento dos ossos, mais comumente de vértebras e ossos longos.

A discoespondilite, uma inflamação do disco intervertebral e da vértebra adjacente, é um local particularmente comum de infecções ósseas. Em geral, inicia-se nas placas terminais da vértebra. A descontinuação do epitélio capilar e o lento fluxo sanguíneo nos vasos predispõem essa área à disseminação bacteriana. Discoespondilite é mais comum em cães e ruminantes e, com frequência, é oriunda de disseminação hematógena. Em cães, a região L7-S1 é um sítio comumente acometido; no entanto, qualquer corpo vertebral pode ser infectado. *Staphylococcus intermedius* é a bactéria mais identificada nesses animais.

Em cães, as infecções vertebrais na região T13-L3 estão associadas à migração de corpo estranho (p. ex., arestas de vegetais). *Actinomyces* spp. são os principais agentes envolvidos. A discoespondilite causada por espécies de *Brucella* merece particular atenção. A bacteriemia persistente ocasionada por algumas espécies de *Brucella* predispõe à infecção extragenital e sempre se deve considerar *Brucella* como um agente etiológico potencial de discoespondilite em cães (*B. canis*) e em suínos (*B. suis*). Bezerros com discoespondilite provocada por disseminação hematógena de *A. pyogenes* ou de *F. necrophorum* manifestam paresia ou paralisia.

Cães da raça Pastor-alemão são especialmente propensos ao desenvolvimento de discoespondilite e osteomielite de origem fúngica, causadas por *Aspergillus* spp. As espécies *Aspergillus terreus* e *A. deflectus* são as mais comumente isoladas.

Infecções envolvendo superfícies articulares, bursas e membranas sinoviais

Artrite é definida como um processo inflamatório do espaço articular. A maior parte das infecções articulares é de origem bacteriana. Todavia, é possível ocorrer infecção por vírus e fungos. Tipicamente, as infecções monoarticulares se originam da inoculação direta do microrganismo ou de sua propagação a partir de um sítio contíguo (p. ex., infecção da articulação interfalangiana distal em bovinos, oriunda de abscesso de sola) (Figura 71.1).

Com frequência, as infecções hematógenas resultam em poliartropatia. Em neonatos, o umbigo e o trato gastrintestinal são portas de entrada de microrganismos comuns. Artrite é uma sequela frequente de sepse, especialmente em animais jovens e, em particular, quando há falha na transferência de imunidade passiva (Figura 71.2). Nos animais adultos, anormalidades articulares, doenças imunossupressoras, infecções em outros locais do corpo, injeções intra-articulares, cirurgias e colocação de prótese em articulação predispõem à infecção articular.

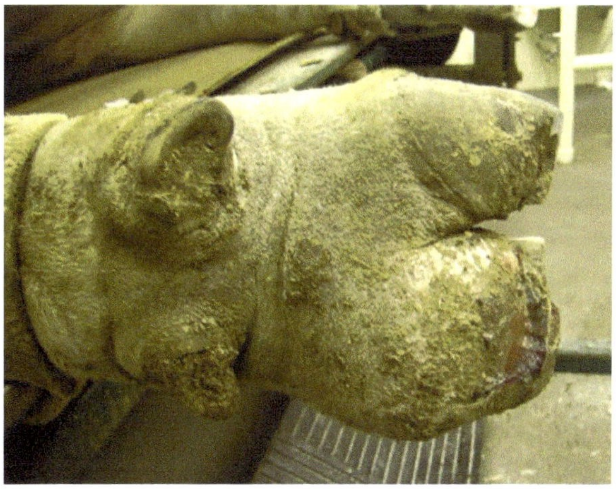

Figura 71.1 Tumefação do dígito lateral de um touro com artrite séptica na articulação interfalangiana distal, em decorrência da extensão de uma lesão circunscrita de pododermatite infectada (úlcera de sola).

Em geral, a infecção da articulação inicia-se no tecido sinovial, em parte, em virtude do rico suprimento vascular e da carência de membrana basal. A infecção resulta em estímulo de uma cascata de mediadores inflamatórios (fator de necrose tumoral, interleucina-1, interleucina-6 e óxido nítrico), os quais ocasionam aumento do fluxo sanguíneo, maior permeabilidade capilar e afluxo das células inflamatórias à região inflamada. O microrganismo envolvido determina o tipo e a intensidade da resposta inflamatória. Nas infecções não controladas, a sinovite tem como consequência aumento do fluido sinovial contendo exsudato celular que, em seguida, progride e envolve as superfícies articulares. Sozinhos ou em associação, os produtos bacterianos, os produtos resultantes da resposta inflamatória e as proteases já presentes ou produzidas pelas células na articulação lesionam a cartilagem articular. Uma vez lesionada, essa cartilagem apresenta limitada capacidade de reparação.

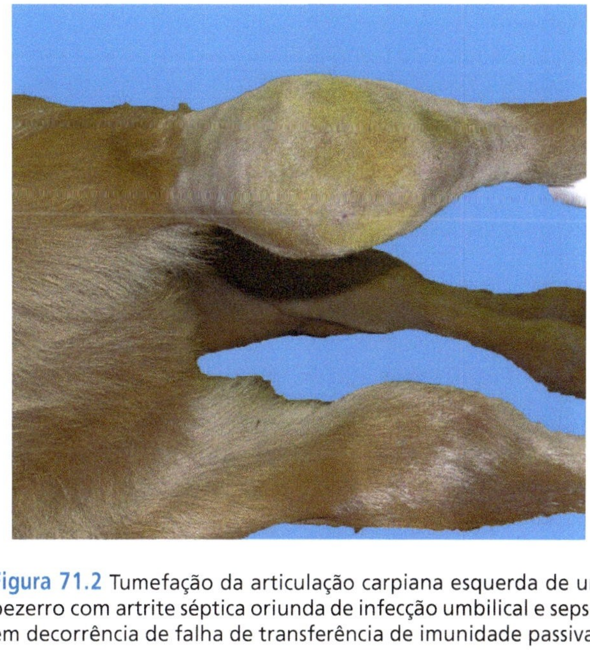

Figura 71.2 Tumefação da articulação carpiana esquerda de um bezerro com artrite séptica oriunda de infecção umbilical e sepse, em decorrência de falha de transferência de imunidade passiva.

Evidência atual sugere que, nos casos de artrite séptica, mesmo quando não há mais bactérias viáveis detectáveis, a resposta inflamatória continua e resulta em destruição adicional da cartilagem articular. Isso, provavelmente, deve-se aos produtos bacterianos residuais, como complexo peptidoglicano-polissacarídio, os quais continuam a induzir resposta inflamatória. Mesmo o DNA bacteriano, especificamente as moléculas CpG não metiladas, parece estimular vários tipos de células a fim de produzir citocinas pró-inflamatórias, que ocasionam destruição tecidual adicional. A funcionalidade da articulação pode ser também comprometida pelo fibrosamento que ocorre durante resolução da inflamação. Em alguns casos, nota-se anquilose articular.

Artrite pós-infecção, causada por fragmentos microbianos presentes na articulação durante um quadro de sepse, mas sem multiplicação microbiana na própria articulação, é menos diagnosticada em medicina veterinária do que em medicina humana. Quando ocorre, a lesão articular se deve exclusivamente a mecanismos imunes.

Variantes morfológicas de bactérias também foram associadas à ocorrência de infecções articulares. As formas L de bactérias (bactérias sem parede capazes de "desligar" os genes responsáveis pela síntese da parede celular) e as variantes de bactérias de colônias pequenas, as quais reduzem a taxa de crescimento possivelmente em razão da anormalidade no metabolismo respiratório, foram associadas à ocorrência de infecções articulares persistentes.

Em espécies nas quais os vasos transfisários propiciam conexão direta entre as cartilagens da metáfise e da epífise (p. ex., ruminantes e equinos), são comuns tanto osteomielite aguda quanto infecções articulares. Isso também é verdadeiro quando há inclusão do osso metafisário na cápsula articular. Às vezes, a sinovite representa apenas uma das várias manifestações clínicas de doenças infecciosas sistêmicas (p. ex., polisserosite em suínos, causada por *Mycoplasma hyorhinis* ou *Haemophilus parasuis*).

Artrite bacteriana é incomum em animais de companhia. Quando ocorre, as espécies de *Staphylococcus* coagulase-positivo e de *Streptococcus* são as bactérias mais frequentemente envolvidas. As infecções resultam da inoculação direta durante traumatismo ou cirurgia. Em cães, a articulação do joelho parece especialmente predisposta à infecção pós-cirúrgica. Claudicação recorrente, às vezes envolvendo várias articulações, está associada à artrite crônica progressiva causada por *Borrelia burgdorferi*, o agente etiológico da doença de Lyme.

Artrite é comum em animais de produção e em equinos; diversos microrganismos podem estar envolvidos. Em neonatos, *Salmonella* e *E. coli* são os principais agentes. Em ruminantes, a artrite por micoplasma também é uma importante doença em animais criados em confinamento e em bezerros de rebanhos leiteiros. Além de artrite, que geralmente envolve as articulações do carpo e do jarrete, notam-se tenossinovite e bursite. *Mycoplasma bovis* é a espécie geralmente identificada. Em caprinos, a artrite causada por micoplasma acomete tanto filhotes quanto animais adultos. *Mycoplasma mycoides* ssp. *mycoides* (tipo de colônias grandes) e *M. capricolum* ssp. *capricolum* são as principais espécies isoladas. A artrite por micoplasma também é considerável em suínos. Infecções de articulações provocadas por clamídias (*Chlamydophila percorum*) comumente são diagnosticadas em caprinos e ovinos ("doença do cordeiro rígido"). As infecções podem se manifestar em conjunto com conjuntivite. A espécie de clamídia envolvida é diferente daquela que provoca aborto em cabras e ovelhas. Em equinos, as infecções articulares de neonatos são causadas por microrganismos que também estão associados à osteomielite neonatal, incluindo *E. coli, Salmonella, Actinobacillus* e *Streptococcus* spp. Nos equinos adultos, geralmente há envolvimento de *Staphylococcus* ou *Streptococcus* spp.

Bursite refere-se à inflamação da bursa que reveste a sinóvia, a qual pode ser acometida de modo semelhante às membranas sinoviais das articulações. De importância específica são as infecções das bursas atlantal e supraespinhosa causadas por *Brucella abortus* e *S. aureus*, em equinos. Essas infecções tendem a se propagar ao processo espinhoso da vértebra adjacente envolvida.

Embora as bactérias sejam responsáveis pela maior parte dos casos de artrite infecciosa, às vezes há envolvimento de vírus. As infecções por vírus formador de sincício felino provocam tanto a forma proliferativa quanto a erosiva de doença articular em gatos. O vírus da síndrome artrite-encefalite caprina é de grande importância em caprinos, nos quais causam polissinovite hiperplásica, geralmente em animais com mais de 12 meses de idade. O reovírus aviário provoca artrite e tenossinovite em perus e galinhas. Os tendões flexor digital e extensor metatarsiano e a articulação do jarrete são mais comumente acometidos. A estabilidade do vírus, o potencial para transmissões horizontal e vertical e práticas de criação com alta densidade de animais atualmente utilizadas tornam essa doença um problema potencialmente sério ao rebanho.

Infecções de músculo esquelético, tendões e fáscia

As infecções de músculos esqueléticos são incomuns. Embora vírus e fungos ocasionalmente causem infecções musculares, novamente, as bactérias são os agentes mais frequentes desses três grupos de microrganismos envolvidos. Miosite pode se manifestar como granuloma, abscesso localizado ou inflamação difusa que se propaga ao longo dos planos fasciais. Os eventos precedentes incluem traumatismo, injeções, ferimentos por mordidas ou uma infecção contígua (p. ex., celulite, abscesso subcutâneo e osteomielite). Bactérias piogênicas ocasionam abscessos localizados (p. ex., *Pasteurella multocida*, em gatos). Miosite granulomatosa e piogranulomatosa estão associadas às espécies de bactérias conhecidas por induzirem resposta inflamatória granulomatosa/piogranulomatosa (p. ex., *Mycobacterium bovis, Actinomyces* spp., *Actinobacillus lignieresii*). A miosite por clostrídio é em geral uma infecção mais difusa e se propaga rapidamente ao longo dos planos fasciais. É o modo mais grave e agressivo de miosite infecciosa, em razão da produção de potentes histotoxinas. Pode ocorrer miosite subsequente ou em associação com celulite clostridiana. A maioria das espécies animais é acometida; contudo, a miosite provocada por clostrídio é mais comum em ruminantes e em equinos. Os clostrídios geralmente atingem os sítios acometidos por meio de penetração direta (p. ex., ferimentos penetrantes e injeções) ou, no caso de *Clostridium chauvoei*, o agente etiológico do carbúnculo sintomático, a bactéria já está presente no músculo, na forma de esporos latentes. Quando o tecido se torna desvitalizado, instala-se um ambiente anaeróbico, os esporos germinam e as células vegetativas proliferam. Várias exotoxinas citotótóxicas produzidas por essas espécies de clostrídios contribuem para a ocorrência de necrose muscular coagulativa (Figura 71.3).

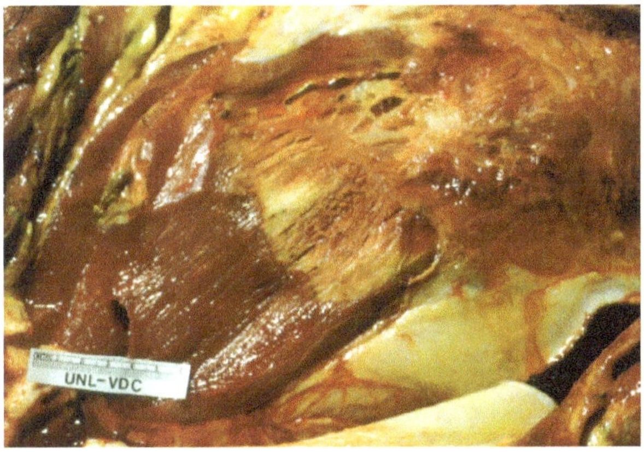

Figura 71.3 Músculo necrosado e enfisematoso em decorrência da infecção por *C. chauvoei*. (Cortesia do Dr. Bruce Brodersen.)

Os *Streptococcus* spp. hemolíticas foram associados à ocorrência de fasciite necrosante grave, em cães. Nos equinos, a vasculite por deposição de complexos imunes é o suposto mecanismo pelo qual ocorre lesão muscular secundária ao infarto de vasos; a infecção por *S. equi* ssp. *equi* ocasiona hemorragia.

As bainhas dos tendões apresentam uma membrana sinovial interna. Podem se tornar infectadas em consequência de disseminação hematógena do microrganismo, traumatismo (p. ex., ferimentos por mordidas), medicações (p. ex., injeção em bainha, em equinos) ou da propagação do agente a partir de um foco infeccioso contíguo. Tenossinovite é especialmente importante em equinos e, com mais frequência, acomete os tendões digitais. As infecções, tipicamente, resultam de um ferimento que contém várias bactérias ou é subsequente à injeção da bainha, condição na qual *S. aureus* geralmente é a causa.

72

Sistema Nervoso

Douglas E. Hostetler

O sistema nervoso é dividido em sistema nervoso central (SNC) e sistema nervoso periférico. O SNC inclui cérebro e medula espinal, bem como o fluido cerebroespinal, o qual o banha e as meninges que o recobrem. O sistema nervoso periférico é composto de nervos oriundos do SNC (nervos cranianos e espinais) e de órgãos efetores ou músculos inervados. O sistema nervoso periférico é, adicionalmente, dividido em parte sensorial somática e porção autônoma.

As infecções do sistema nervoso envolvem, mais comumente, o SNC. Em alguns casos, os nervos periféricos são sítios-alvo de enfermidades infecciosas ou imunológicas ou da ação de toxinas microbianas, ou agem como porta de entrada de microrganismos infecciosos ou de produtos tóxicos que atuam no SNC. O sistema nervoso não apresenta flora microbiana normal. Alguns vírus (p. ex., herpes-vírus e vírus da cinomose) são capazes de provocar infecções latentes e, em alguns casos, os vírus se integram ao genoma do hospedeiro na forma de provírus (p. ex., vírus visna).

Defesas antimicrobianas

A sensibilidade do sistema nervoso à lesão faz com que seja de fundamental importância a eliminação de patógenos microbianos ou de suas toxinas. As defesas anatômicas e imunológicas são os principais mecanismos de defesas disponíveis. Nas seções a seguir, faz-se a descrição dessas defesas.

Defesas anatômicas

O crânio e as vértebras propiciam uma rígida cobertura que protege o cérebro e a medula espinal de lesões traumáticas ou penetrantes que podem ocasionar a penetração de patógenos microbianos. As camadas de meninges (pia-máter, aracnoide e dura-máter) representam barreiras anatômicas adicionais que atuam de modo a conter as doenças infecciosas ou prevenir que alcancem o parênquima do sistema nervoso.

A barreira hematencefálica propicia uma importante separação anatômica entre o parênquima do sistema nervoso e os componentes do sistema vascular. Ela protege o SNC de microrganismos disseminados por meio da corrente sanguínea, oriundos de outros locais do corpo. Fundamentais para a barreira hematencefálica são as células endoteliais dos capilares, as quais formam firmes junções intercelulares que impedem a transferência de componentes sanguíneos para o SNC. A transferência de substâncias através das células endoteliais é, adicionalmente, controlada por sistemas carreadores especializados. Astrócitos e pericitos, subclasses de células microgliais que circundam os capilares, e uma matriz extracelular, contribuem na composição geral da barreira hematencefálica. Nem todas as regiões são protegidas por essa barreira (p. ex., glândula pituitária e plexo coroide). A seletividade secretora das células epiteliais do plexo coroide e a das células ependimais contribuem para produzir uma barreira entre o sangue e o fluido cerebroespinal. Os nervos do sistema nervoso periférico são protegidos de reações inflamatórias e de respostas imunes por uma barreira sangue-nervo, embora não seja tão restritiva quanto a barreira hematencefálica.

Defesas imunológicas

Muito de nosso conhecimento sobre a defesa imune do sistema nervoso baseia-se em estudos com roedores e pessoas. Considera-se que o SNC é um sítio imunologicamente privilegiado porque carece de um sistema linfático organizado para a liberação de antígeno aos linfonodos e, normalmente, apresenta expressão muito reduzida de determinantes do complexo de histocompatibilidade principal. Evidência atual indica que o sistema nervoso apresenta um sistema de defesa imune muito mais avançado do que se acreditava anteriormente. Os antígenos do fluido cerebroespinal são capazes de alcançar os linfonodos (cervicais) por meio da drenagem linfática ao longo dos nervos cranianos. Os antígenos do sistema de histocompatibilidade principal são expressos pelas células do parênquima do SNC (p. ex., astrócitos e células microgliais), em condições apropriadas. A barreira hematencefálica contribui para o relativo privilégio imune do SNC sadio mediante o impedimento da entrada de grandes moléculas do sangue e por limitar a entrada de células imunes. Essa restrição não é absoluta e, embora normalmente sejam encontradas poucas células imunes, tanto os linfócitos T imunologicamente puros (*naïves*) quanto os linfócitos ativados podem atravessar a barreira hematencefálica e serem constatados na ausência da inflamação, sugerindo uma função de "vigilância" dessas células. Estando o sistema imune ativo, ele é ajustado de modo a propiciar certo grau de proteção e, ainda, minimizar lesão secundária simples. Isso significa evitar respostas inflamatórias que provocam anormalidades graves ou irreversíveis na função dos neurônios. As respostas inflamatórias locais são controladas por mecanismos imunossupressores. Subclasses de células gliais expressam citocinas (p. ex., interleucina-6 e fator de crescimento transformador β_2), as quais auxiliam a restringir a resposta inflamatória e a induzir apoptose de linfócito T.

O SNC possui algumas capacidades imunes inatas. O complemento tem participação essencial na defesa imune inata. Tanto os neurônios quanto os astrócitos são capazes de produzir componentes do sistema complemento. Vários patógenos do sistema nervoso induzem a síntese desses componentes (p. ex., vírus da doença de Newcastle exótica e *Listeria monocytogenes*), os quais participam diretamente tanto na destruição do patógeno, por meio da formação de complexo de ataque à membrana, quanto pelo recrutamento de leucócitos. A ativação descontrolada do sistema complemento, em virtude de doenças infecciosas progressivas, contribui para a ocorrência da doença quando a ação dos inibidores do sistema complemento da membrana celular do hospedeiro é superada.

Vários tipos de células também são fundamentais para a defesa do SNC. Células microgliais são oriundas da medula óssea mieloide. Quando ativadas, produzem várias quimiocinas e citocinas, atuam como macrófagos, e potencialmente, participam na apresentação do antígeno. Células dendríticas, que são potentes células apresentadoras de antígeno, também foram constatadas no cérebro. Relata-se que astrócitos estão envolvidos na apresentação do antígeno e na síntese de quimiocinas/citocinas. Na resposta inflamatória, os astrócitos são ativados e podem formar "cicatrizes" gliais a fim de isolar as áreas lesionadas do parênquima cerebral. As células nervosas, por si sós, são capazes de produzir algumas citocinas (interferona-γ).

Durante um processo infeccioso, a migração de células inflamatórias do sistema vascular para os sítios acometidos é importante para controlar a progressão da infecção. A migração das células inflamatórias é mediada, como acontece em outras partes do corpo, pela síntese de quimiocinas e da expressão de ligantes de adesão (selectinas e integrinas).

Infecções do sistema nervoso

Para que os patógenos microbianos infectem o sistema nervoso, eles ou seus produtos devem alcançar o sistema nervoso (via de infecção), ser capazes de penetrar ou comprometer barreiras anatômicas, instalar-se e persistir, no local, mediante escape dos mecanismos imunes ou desorganização das defesas imunes. Os sinais clínicos resultantes da infecção dependem se e onde a infecção está localizada, de qual o microrganismo envolvido e qual o tipo e o grau de resposta inflamatória induzida. A maior parte das infecções do sistema nervoso apresenta rápida progressão, exigindo intervenção em tempo apropriado. A maioria das infecções envolve o cérebro ou as meninges. No entanto, outras áreas podem ser envolvidas, concomitantemente, ou participar como o principal sítio-alvo. A menor frequência de envolvimento da medula espinal se deve, mais provavelmente, ao reduzido fluxo sanguíneo à medula espinal do que a alguma resistência inerente maior à infecção, comparativamente ao cérebro. Em alguns casos, a principal ou única manifestação clínica está relacionada com as lesões de medula espinal. Por exemplo, infecções por herpes-vírus equino 1 podem resultar em vasculite ocasionada por deposição de complexos imunes, provocando necrose tanto no cérebro quanto na medula espinal. Às vezes, as lesões da medula espinal são as causas dos sinais clínicos predominantes. O envolvimento de nervos periféricos é menos frequente, mas esses nervos são sítios para instalação de importantes doenças neurológicas (p. ex., doença de Marek, em aves).

Para o desenvolvimento dos sintomas, não há necessidade da presença ou da multiplicação do microrganismo no sistema nervoso. Toxinas microbianas ingeridas ou produzidas em outro sítio do hospedeiro (p. ex., ε-toxina de *Clostridium perfringens*, toxina botulínica e toxina tetânica) e eventos imunomediados que acometem vasos sanguíneos que suprem o SNC (p. ex., vírus da peritonite infecciosa felina e herpes-vírus equino 1) são responsáveis por importantes doenças do sistema nervoso.

A participação de agentes infeciosos nas doenças autoimunes ainda é pouco compreendida. Em humanos, antígenos de hospedeiro e patógenos que apresentam reação cruzada resultam em mimetismo molecular e foram associados à ocorrência de algumas doenças do sistema nervoso. Notável é o mimetismo entre estruturas lipopolissacarídeas de sorotipos selecionados de *Campylobacter jejuni* e os gangliosídeos (p. ex., GM1 e GD1a) dos neurônios motores. Acredita-se que isso seja responsável pela associação entre infecções prévias por *Campylobacter* e alguns casos da síndrome Guillain-Barré, uma desmielinização polineuropática aguda, em pessoas. Alguns casos de polirradiculoneurite (paralisia de Coonhound) podem estar, igualmente, associados a reações imunes contra infecções virais ou bacterianas.

Alguns dos microrganismos mais comuns e/ou importantes associados a infecções do sistema nervoso de animais domésticos, inclusive aves, são listados nos Quadros 72.1, 72.2, 72.3, 72.4, 72.5, 72.6 e 72.7.

Vias de infecção

A via hematógena é a porta de entrada mais comum dos patógenos microbianos. Outras vias importantes incluem o movimento retrógrado dos microrganismos nos neurônios ou a propagação da infecção a partir de sítios contíguos. Parece que alguns patógenos utilizam mais de uma dessas vias (p. ex., *Listeria*).

Via hematógena. Infecções sistêmicas ou processos infecciosos que envolvem vários sistemas orgânicos tipicamente alcançam o sistema nervoso pela via hematógena. A infecção se instala quando os patógenos alcançam os vasos do plexo coroide, das meninges ou do parênquima, ou a partir de êmbolo séptico que se aloja nos vasos e resulta em lesão direta às células do endotélio vascular. Alguns vírus, isoladamente, são capazes de atravessar a barreira hematencefálica ou a cruzam carreados por células imunes infectadas, enquanto outros infectam diretamente o endotélio de capilares ou as células do plexo coroide ou do epêndima.

Estudos com *Escherichia coli* mostram que (I) o alto grau de bacteriemia, (II) a invasão de células endoteliais microvasculares do cérebro, (III) o rearranjo do citoesqueleto de actina da célula hospedeira, e (IV) os mecanismos de sinalização específicos favorecem a translocação de *E. coli*

Quadro 72.1 Microrganismos infecciosos comuns e/ou importantes do sistema nervoso de cães.

Agente	Doença(s)	Sinais neurológicos
Vírus		
Adenovírus canino 1	Hepatite infecciosa canina	Convulsões
Vírus da cinomose canina	Cinomose canina	Ataxia, convulsões
Herpes-vírus canino	Doença causada por herpes-vírus canino	Apatia, opistótono, convulsões
Vírus da pesudorraiva	Pseudorraiva	Prurido intenso, convulsões
Vírus da raiva	Raiva	Alteração da temperatura corporal, comportamento agressivo, paralisia
Bactérias		
Bactérias que causam otite externa[a]	Otite média e interna	Disfunção vestibular
Ehrlichia canis	Erliquiose	Ataxia, disfunção cerebelar e vestibular, convulsões
Clostridium botulinum	Botulismo	Paralisia flácida, paresia
Clostridium tetani	Tétano	Opistótono, convulsões, tremores
Rickettsia rickettsii	Febre maculosa das Montanhas Rochosas	Ataxia, apatia, convulsões, disfunção vestibular
Fungos		
Cryptococcus neoformans	Criptococose	Ataxia, rotação e desvio da cabeça (*head tilt*), paresia, convulsões

[a]Inclui *E. coli*, *Proteus* spp., *Pseudomonas* spp. e *Streptococcus* spp.

Quadro 72.2 Microrganismos infecciosos comuns e/ou importantes do sistema nervoso de gatos.

Agente	Doença(s)	Sinais neurológicos
Príons		
Príon da BSE[a]	Encefalopatia espongiforme felina	Ataxia, alterações de comportamento, tremores musculares
Vírus		
Vírus da panleucopenia felina	Hipoplasia cerebelar	Ataxia
Vírus da imunodeficiência felina[b]	Síndrome da imunodeficiência felina adquirida	Comportamento agressivo ou psicótico, convulsões
Vírus da peritonite infecciosa felina	Peritonite infecciosa felina	Ataxia, paresia, convulsões
Vírus da leucemia felina	Linfoma epidural	Paresia posterior
	Leucemia felina	Vocalização anormal, hiperestesia, paresia
Vírus da pseudorraiva	Pseudorraiva	Hiperexcitabilidade, paralisia, paresia
Vírus da raiva	Raiva	Comportamento agressivo, paralisia
Fungos		
Cryptococcus neoformans	Criptococose	Ataxia, paresia, déficit de nervos cranianos, convulsões

[a]Classificado como agente de doença animal estrangeira, nos EUA.
[b]Infecção congênita.

Quadro 72.3 Microrganismos infecciosos comuns e/ou importantes do sistema nervoso de equinos.

Agente	Doença(s)	Sinais neurológicos
Vírus		
Vírus da encefalomielite equina (EEOc, EEOr, EEV)[a]	Encefalomielite equina	Ataxia, sonolência, pressão da cabeça contra obstáculo imóvel (*head pressing*), paralisia
Herpes-vírus equino 1	Mieloencefalite	Ataxia, tetraplegia ou paraplegia
Vírus da raiva	Raiva	Paralisia ascendente, ataxia, apatia, vocalização
Vírus do oeste do Nilo	Encefalite do oeste do Nilo	Ataxia, tremores musculares, paresia, convulsões, sonolência
Bactérias		
Clostridium botulinum[b]	Botulismo	Paralisia flácida, fasciculação muscular, paresia
Clostridium tetani	Tétano	Espasmos musculares, prolapso de terceira pálpebra, posição "em cavalete" rígida, convulsões
Streptococcus equi ssp. *equi*	Abscesso cerebral, meningite	Ataxia, apatia, convulsões, disfunção vestibular
	Infecção da bolsa gutural	Disfagia, agitação da cabeça
Fungos		
Aspergillus fumigatus	Micose de bolsa gutural	Disfagia, agitação da cabeça

[a]Classificado como agente de doença animal estrangeira, nos EUA.
[b]Mais comumente tipos B e C.

Quadro 72.4 Microrganismos infecciosos comuns e/ou importantes do sistema nervoso de animais de produção.

Agente	Doença(s)	Sinais neurológicos
Príons		
Príon da BSE[a]	Encefalopatia espongiforme bovina	Comportamento agressivo ou de apreensão, ataxia, repuxos das orelhas
Vírus		
Vírus Akabane[a, b]	Hidranencefalia, artrogripose neurogênica (doença de Akabane)	Déficits sensoriais e motores ao nascimento
Herpes-vírus *alcelaphine* tipo 1[a]	Febre catarral maligna (*wildebeest*)	Ataxia, pressão da cabeça contra obstáculo imóvel (*head pressing*), paralisia, tremores, convulsões
Vírus da diarreia viral bovina[b]	Hipoplasia cerebelar	Tremores de cabeça, falta de coordenação
Rinotraqueíte infecciosa bovina	Encefalite por herpes-vírus bovino 1	Ataxia, hiperexcitabilidade, tremores
Herpes-vírus ovino 2	Febre catarral maligna	Ataxia, pressão da cabeça contra obstáculos imóveis, paralisia, tremores, convulsões
Vírus da pseudorraiva	Pseudorraiva	Prurido intenso, salivação, convulsões, vocalização
Vírus da raiva	Raiva	Ataxia, paralisia
Bactérias		
Arcanobacterium pyogenes	Abscessos de cérebro/pituitária	Ataxia, cegueira, apatia, paralisa facial
Histophilus somni	Meningoencefalite tromboembólica, otite média e interna	Ataxia, cegueira, opistótono, estupor
Clostridium botulinum[c]	Botulismo	Paralisia flácida, perda do reflexo de retirada da língua e das pálpebras, fasciculação muscular, paresia
Clostridium tetani	Tétano	Opistótono, convulsões, tremores
Escherichia coli	Meningite	Cegueira, pressão da cabeça contra obstáculo imóvel, convulsões, sonolência
Fusobacterium necrophorum	Abscessos de cérebro/pituitária	Ataxia, cegueira, apatia, paralisa facial
Listeria monocytogenes	Listeriose	Ataxia, andar em círculo, paralisa facial, rotação e desvio da cabeça (*head tilt*)
Mycoplasma bovis	Otite média e interna	Ataxia, ptose auricular, rotação e desvio da cabeça
Pasteurella multocida	Otite média e interna	Ataxia, ptose auricular, rotação e desvio da cabeça

[a]Classificado como agente de doença animal estrangeira, nos EUA.
[b]Infecção congênita.
[c]Mais comumente, tipos B, C e D.

Quadro 72.5 Microrganismos infecciosos comuns e/ou importantes do sistema nervoso de ovinos e caprinos.

Agente	Doença(s)	Sinais neurológicos
Príons		
Príon da *scrapie*	*Scrapie*	Ataxia, reflexo de mordiscar exacerbado, prurido intenso, tremores musculares
Vírus		
Vírus Akabane[a, b]	Hidranencefalia, artrogripose neurogênica (doença de Akabane)	Déficits sensoriais e motores ao nascimento
Vírus da língua azul[a]	Hipoplasia cerebelar, hidranencefalia	Cegueira ao nascimento, incapacidade para caminhar
Vírus da doença da fronteira[a]	Hipomielinogenese	Ataxia, tremores
Vírus da síndrome artrite-encefalite caprina	Síndrome artrite-encefalite caprina	Paralisia, paresia, tremores
Vírus da doença encefalomielite ovina[b]	Encefalomielite ovina	Ataxia, pressão da cabeça contra obstáculo (*head pressing*), paralisia, tremores, convulsões
Vírus da raiva	Raiva	Ataxia, constipação intestinal, paralisia
Vírus visna (O)	Visna	Andar anormal, ataxia, paralisia, paresia
Bactérias		
Arcanobacterium pyogenes	Abscessos de cérebro/pituitária	Ataxia, cegueira, pressão da cabeça contra obstáculo, rotação e desvio da cabeça (*head tilt*)
Clostridium botulinum	Botulismo	Ataxia, paralisia flácida
Clostridium perfringens tipo D	Encefalomalacia focal simétrica	Coma, apatia, pressão da cabeça contra obstáculo, opistótono
Clostridium tetani	Tétano	Opistótono, convulsões, tremores
Escherichia coli	Meningite	Cegueira, pressão da cabeça contra obstáculo, convulsões, sonolência
Listeria monocytogenes	Listeriose	Ataxia, andar em círculo, paralisia facial, rotação e desvio da cabeça

O = ovino.
[a]Infecção congênita.
[b]Classificado como agente de doença animal estrangeira, nos EUA.

Quadro 72.6 Microrganismos infecciosos comuns e/ou importantes do sistema nervoso de suínos.

Agente	Doença(s)	Sinais neurológicos
Vírus		
Vírus da encefalomielite hemaglutinante	Vômito e doença debilitante	Déficits sensoriais e motores ao nascimento
Vírus da encefalomiocardite	Encefalomiocardite	Cegueira ao nascimento, incapacidade para caminhar
Enterovírus suíno 1	Polioencefalomalacia suína (doença de Talfan/Teschen)	Ataxia, tremores
Vírus da cólera suína[a, b]	Hipoplasia cerebelar	Paralisia, paresia, tremores
Vírus Nipah[a]	Meningite não supurativa	Ataxia, pressão da cabeça contra obstáculo (*head pressing*), paralisia, tremores, convulsões
Vírus da pseudorraiva	Pseudorraiva	
Vírus da raiva	Raiva	Ataxia, constipação intestinal, paralisia
Bactérias		
Clostridium tetani	Tétano	Opistótono, rigidez muscular, convulsões, andar rígido, tremores
Escherichia coli (positiva à toxina Shiga)	Doença do edema	Ataxia, edema de face, paralisia, rigidez
Haemophilus parasuis	Meningite (doença de Glasser)	Ataxia, movimentos de pedalagem, tremores
Listeria monocytogenes	Listeriose	Ataxia, hiperexcitabilidade, tremores
Streptococcus suis (tipo 2)	Meningite	Ataxia, apatia, paralisia, convulsões, tremores

[a]Classificado como agente de doença animal estrangeira, nos EUA.
[b]Infecções congênitas provocam tremor congênito em leitões.

através da barreira hematencefálica. Diferentes bactérias utilizam diversos mecanismos de sinalização. As citocinas produzidas por astrócitos e por células microgliais e o óxido nítrico de células inflamatórias, produzido em resposta aos insultos, contribuem para a alteração da barreira vascular e a perda adicional da capacidade de impedimento da entrada de patógenos.

Movimento retrógrado nos neurônios. Algumas infecções se instalam quando um microrganismo infecta nervos periféricos e se desloca, de modo retrógado, até atingir o SNC (p. ex., vírus da raiva, vírus da pseudorraiva). Para a entrada, é necessária a ligação a receptores específicos de células. Por exemplo, o vírus da raiva utiliza receptores de acetilcolina nicotínica e receptores do fator de crescimento do nervo de baixa afinidade para se aderir e penetrar nas células. Em alguns casos, há junções célula-célula cruzadas, inclusive junções sinápticas. Alguns herpes-vírus causam infecção latente de gânglios sensoriais, os quais, posteriormente, são ativados e podem se propagar ao SNC. A toxina tetânica se desloca de modo retrógrado nos nervos periféricos e, então, alcança o SNC.

Propagação de processos infecciosos a partir de sítios contíguos. Infecções do parênquima ou das meninges podem ser oriundas da propagação de infecções de seio paranasal,

Quadro 72.7 Microrganismos infecciosos comuns e/ou importantes do sistema nervoso de aves domésticas.

Agente	Doença(s)	Sinais neurológicos
Vírus		
Vírus da encefalomielite aviária	Encefalomielite aviária	Ataxia, paralisia, tremores
Vírus da influenza aviária[a]	Influenza aviária	Ataxia, apatia
Vírus da encefalite equina ocidental (P)	Encefalite equina ocidental	Ataxia, apatia, paralisia
Vírus da doença de Newcastle exótica[a]	Doença de Newcastle exótica	Apatia, paresia, torcicolo, tremores
Vírus da doença de Marek (A)	Doença de Marek	Ataxia, paresia/paralisia de membros ou asas
Bactérias		
Clostridium botulinum[b]	Botulismo (*limberneck*)	Paralisia flácida, incapacidade para sustentar a cabeça
Listeria monocytogenes	Listeriose	Ataxia, paralisia, convulsões
Salmonella enterica ssp. *arizonae* (P)	Meningite/encefalite (arizonose)	Ataxia, paralisia, convulsões
Fungos		
Aspergillus fumigatus	Encefalite micótica	Perda de equilíbrio, torcicolo
Ochroconis gallopavum[c]	Encefalite micótica	Perda de equilíbrio, torcicolo

A = aves; P = perus.
[a]Classificado como agente de doença animal estrangeira, nos EUA.
[b]Mais comumente, tipo C.
[c]*Dactylaria gallopava* é o nome antigo desse microrganismo.

raiz dental ou orelha média (p. ex., otites média e interna, em bezerros). Em geral, infecções dos espaços epidural e subdural se devem à invasão direta de patógenos, após traumatismo ou cirurgia (p. ex., caudectomia em ovinos). As infecções bacterianas de vértebras ou de discos intervertebrais envolvem a medula espinal por meio de propagação direta ou em consequência da pressão ocasionada por abscesso epidural.

Infecções do sistema nervoso central

Uma vez instalado o patógeno, a lesão se deve aos efeitos citotóxicos diretos do patógeno ou à resposta inflamatória direcionada ao patógeno, ou a uma combinação de ambos. Os sinais clínicos associados às infecções são variados e tipicamente progressivos. Os sintomas específicos podem auxiliar na identificação do local da infecção, nas meninges (rigidez de nuca e apatia mental), no cérebro (andar em círculo, alteração de comportamento e convulsões), no tronco cerebral (déficits de nervos cranianos e rotação e desvio da cabeça [*head tilt*]), no cerebelo (ataxia e tremores) ou na medula espinal (tetraplegia ou paraplegia).

Mecanismo de lesão ao sistema nervoso central

Lesão vascular. Lesão aos vasos sanguíneos pode ser o fator iniciador da doença. As toxinas microbianas provocam edema cerebral vasogênico por alterarem a barreira hematencefálica, resultando em extravasamento de proteínas nos espaços extracelulares. Esse é o mecanismo de ação da ε-toxina de *C. perfringens* tipo D, a qual provoca encefalomalacia focal simétrica, envolvendo especialmente o tálamo, o hipocampo e o mesencéfalo de ovinos, e a toxina semelhante à Shiga de cepas de *E. coli* toxigênicas, as quais causam doença do edema em suínos. Os efeitos dos vírus no sistema vascular incluem vasculite imunomediada e inflamação perivascular (p. ex., peritonite infecciosa felina, herpes-vírus equino 1). As riquétsias (*Ehrlichia* e *Rickettsia*) ocasionam lesão endotelial e vasculite e, consequentemente, hemorragia cerebral. Trombose em vasos sanguíneos tende a provocar malacia do parênquima cerebral (p. ex., *Histophilus somni*, em bezerros, *Salmonella enterica* ssp. *arizonae*, em perus). Êmbolos sépticos podem originar abscessos no cérebro.

Lesão ao parênquima cerebral ou às meninges. O dano às células do SNC ocorre por ação direta do patógeno ou em decorrência da resposta inflamatória. A resposta inflamatória pode ser supurativa, não supurativa, granulomatosa ou uma combinação dessas formas, sendo predominantemente influenciada pelo microrganismo envolvido. As inflamações do parênquima cerebral (encefalite), das meninges (meningite) ou da medula espinal (mielite) são independentes ou combinadas. Alguns casos se devem à anormalidade na formação de mielina (p. ex., cinomose e visna). Os agentes infecciosos podem se deslocar no fluido cerebroespinal, no interstício ou em diferentes tipos celulares.

Infecções virais

Os vírus com propriedades neurotróficas infectam todas as espécies animais (ver Quadros 72.1, 72.2, 72.3, 72.4, 72.5, 72.6 e 72.7). Alguns vírus se instalam, especificamente, no sistema nervoso (p. ex., vírus da raiva, em todas as espécies, e vírus da pseudorraiva, na maioria das espécies), enquanto outros envolvem o sistema nervoso como parte de uma doença multissistêmica (p. ex., vírus da febre catarral maligna, em bovinos, vírus da doença de Newcastle exótica, em aves, e vírus da cinomose, em cães). Em geral, os vírus atingem o SNC por meio da corrente sanguínea, em decorrência, frequentemente, de uma viremia secundária. A porta de entrada do microrganismo envolve uma das maneiras já mencionadas (ver seção "Vias de infecção"). Os efeitos nos tipos de células específicas do sistema nervoso são decorrentes da ação citocida direta do vírus ou da lesão resultante da resposta inflamatória que se segue. Tipicamente, a encefalite viral é caracterizada pela constatação de gliose, manguito perivascular e degeneração de neurônios. A infecção viral do SNC apenas é raramente um mecanismo primário de transmissão entre os hospedeiros. Tipicamente, a transmissão da infecção ocorre a partir de outros locais infectados do corpo.

Algumas infecções virais de mães acometem o sistema nervoso do feto e provocam problemas de desenvolvimento, inclusive hipoplasia cerebelar (vírus da diarreia viral bovina e vírus da panleucopenia), hidranencefalia (vírus da língua azul) e hipomielinogênese (vírus da doença da fronteira).

Infecções bacterianas

Meningite bacteriana em cães e gatos é relativamente incomum e associada com frequência à infecção primária em outros locais (p. ex., infecção do trato urinário e endocardite). O envolvimento do sistema nervoso também pode ser decorrente da propagação de processos infecciosos localizados (p. ex., infecção de ouvido, abscesso de raiz de dente e sinusite). Em geral, os microrganismos envolvidos são endógenos e incluem bactérias aeróbias (*Staphylococcus, Streptococcus, Pasteurella* e *Actinomyces*) e anaeróbias (*Bacteroides, Porphyromonas, Fusobacterium* e *Peptostreptococcus*).

Meningite bacteriana é mais comum em neonatos, sendo os equinos e os animais de produção os mais acometidos. Nesses animais, em geral, o agente etiológico é um microrganismo intestinal (p. ex., *E. coli*) e a infecção está associada à falha na transferência passiva de imunoglobulinas maternas. *Haemophilus, Pasteurella, Salmonella* e *Streptococcus* são outros gêneros constatados, com alguma frequência, na meningite bacteriana. Bacteriemia prolongada e o número total de bactérias parecem estar diretamente relacionados com a probabilidade de passar pela barreira hematencefálica. Na meningite bacteriana, tipicamente ocorre uma resposta fibropurulenta.

Abscessos cerebrais também acometem mais equinos e ruminantes do que animais de companhia e se desenvolvem em consequência de bacteriemia, traumatismo (inoculação direta) ou da propagação do microrganismo a partir de um sítio contíguo. *Streptococcus equi* ssp. *equi* é a causa mais comum de abscesso cerebral em equinos, uma forma denominada falso garrotilho, a qual está associada a um evento bacterêmico subsequente à rinofaringite e abscedação de linfonodo (garrotilho). Em bovinos, os abscessos cerebrais também estão associados a infecções extraneurais primárias (p. ex., reticulite traumática [*hardware disease*]). A glândula pituitária é um sítio especialmente comum em ruminantes, possivelmente em virtude da anatomia e à estreita associação da rede mirabilis com a glândula pituitária. Nesses casos, os microrganismos piogênicos mais frequentes

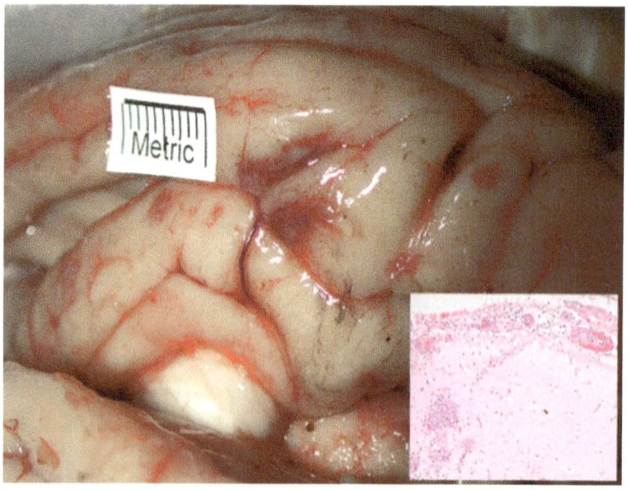

Figura 72.1 Focos de necrose com hemorragia cerebral em razão da infecção por causada por *H. somni.* Notam-se vasos sanguíneos meningianos com trombo, com inflamação supurativa de meninges e neurópilo (*destaque*). (Cortesia do Dr. Bruce Brodersen.)

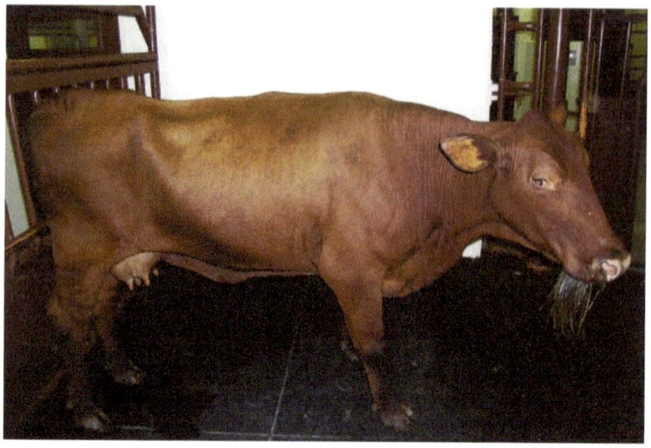

Figura 72.2 Vaca mestiça adulta recém-parida que manifestava sinais clínicos compatíveis com tétano. Note a incapacidade de mastigar ou engolir o bocado de gramíneas de hastes. Esse animal se apresenta de pé, em posição de "cavalete", com a cauda erguida e prolapso parcial de terceira pálpebra.

em ruminantes (*Arcanobacterium pyogenes* e *Fusobacterium necrophorum*) são os suspeitos usuais. As infecções de vértebras e discos intervertebrais, especialmente em cães, ruminantes e suínos, podem acometer a medula espinal e se manifestam como paralisia/paresia de membros pélvicos. Algumas espécies de bactérias apresentam maior grau de neurotropismo do que outras (p. ex., *Listeria*, em ruminantes, e *H. somni*, em bovinos de corte). As lesões associadas à encefalite causada por *Listeria* tipicamente se apresentam como microabscessos no tronco cerebral (ponte e bulbota) e são praticamente patognomônicas para encefalite por *Listeria*. Histofilose resulta em meningoencefalite trombótica (anteriormente denominada TEME) (Figura 72.1).

Como já mencionado, as toxinas bacterianas, mais do que o próprio microrganismo, podem ser responsáveis pelos sinais clínicos e lesões. Algumas toxinas bacterianas atuam diretamente nos vasos sanguíneos do SNC (p. ex., ε-toxina de *C. perfringens*, na enterotoxemia, e toxina de *E. coli* semelhante à Shiga, na doença do edema). Por outro lado, a tetanospasmina (toxina tetânica), produzida por *Clostridium tetani*, liga-se aos nervos periféricos e se desloca para o SNC, no qual bloqueia a liberação de neurotransmissores inibidores das terminações motoras nervosas inibidoras pré-sinápticas. Em bovinos, os sintomas de tétano comumente incluem andar rígido, cessação da eructação, rigidez do membro em extensão, cauda em bandeira e tetania de músculos faciais. É possível notar prolapso passivo de terceira pálpebra em virtude do espasmo de músculos retratores do globo ocular. Espasmos dos músculos masséteres podem ocasionar os sinais clínicos de "trismo mandibular" (Figura 72.2).

Infecções fúngicas

Como regra geral, as infecções fúngicas do SNC são raras. Quando se manifestam, a resposta inflamatória tipicamente é granulomatosa. A maior parte dos fungos sistêmicos (*Blastomyces, Coccidioides, Cryptococcus* e *Histoplasma*) apresenta potencial para causar doença do sistema nervoso, mas essa geralmente é uma enfermidade que ocorre secundariamente, notada ao fim do curso da infecção. A maioria das infecções fúngicas se instala por meio de disseminação hematógena. *Cryptococcus neoformans* é o fungo mais comumente isolado nas doenças do sistema nervoso e infecta mais cães e gatos. Produz vários fatores de virulência, inclusive uma grande cápsula de polissacarídio, o que possibilita sua persistência. Evidência sugere que esse fungo utiliza monócitos e células endoteliais para atravessar a barreira hematencefálica. Há relato de encefalite granulomatosa com lesões caseonecróticas focais provocadas por *Aspergillus* sp., em aves. Também há relato de surtos de encefalite micótica em granjas de aves provocados por um fungo termofílico, *Ochroconis gallopavum* (antigamente denominado *Dactylaria gallopava*).

Doenças causadas por príon

Encefalopatias espongiformes transmissíveis ou doenças causadas por príons – encefalopatia espongiforme bovina (BSE), *scrapie* e encefalopatia espongiforme felina – são raras, porém enfermidades relevantes do sistema nervoso, porque são praticamente intratáveis, podem atravessar as barreiras entre espécies e ter importante impacto econômico em razão da preocupação com a saúde pública. Acredita-se que um tipo anormal da proteína príon normalmente presente (PrP^{c}), denominado PrP^{Res} (de PrP "resistente"), ocasione a conversão do PrP^{c} normal para uma isoforma patogênica. Adquiridos principalmente pela ingestão de material contaminado com PrP^{Res} (p. ex., carne ou farinha de osso, no caso de BSE e, possivelmente, placenta ou fezes infectadas, no caso de *scrapie*), os príons são capazes de passar pelo trato digestório e são potencialmente amplificados no sistema linforreticular, antes de se deslocarem do sistema nervoso periférico ao cérebro. O acúmulo de PrP^{Res} é responsável pela lesão (espongiose intracelular neuronal) verificada na encefalopatia espongiforme transmissível.

Infecções do sistema nervoso periférico

Como já mencionado, o sistema nervoso periférico é menos frequentemente envolvido nos processos infecciosos, comparativamente ao SNC. No entanto, algumas doenças importantes, específica ou predominantemente, acometem o sistema nervoso periférico. A toxina de *Clostridium botulinum* atua nos nervos periféricos, especificamente em componentes do complexo de ancoramento e na fusão da vesícula sináptica, nas terminações nervosas motoras periféricas. Essa toxina bloqueia a liberação de acetilcolina, resultando em paralisia flácida característica da doença. O envolvimento de nervos periféricos, geralmente os plexos dos nervos ciático e braquial, é uma característica do vírus da doença de Marek. Nota-se aumento macroscópico dos nervos, tanto com características histológicas inflamatórias quanto neoplásicas, bem como degeneração de mielina. As infecções micóticas e bacterianas da bolsa gutural de equinos podem envolver os nervos glossofaringiano e vago, causando dificuldade de deglutição ou hemiplegia de laringe.

73

Infecções Oculares*

Douglas E. Hostetler

A visão é a principal função dos olhos. Os fatores que comprometem a visão têm impacto no bem-estar geral do animal. Neste capítulo, o sistema ocular inclui pálpebras, aparato lacrimal, conjuntiva, o próprio olho e a fáscia circundante. O olho inclui córnea, esclera, cristalino, trato uveal, retina, nervo óptico e câmaras com humor aquoso e com humor vítreo. Os principais locais de desenvolvimento de doença ocular infecciosa são conjuntiva, córnea e trato uveal.

Propriedades antimicrobianas do olho

Considerando a frequente exposição aos elementos do ambiente, o olho é notavelmente resistente à infecção. Fatores mecânicos, anatômicos, antimicrobianos e imunológicos protegem os olhos contra infecção. As seções a seguir contêm detalhes a respeito desses fatores específicos.

Fatores anatômicos e mecânicos

As pálpebras, inclusive os cílios, o reflexo de piscar (reflexo de ameaça) e o reflexo corneano propiciam uma barreira a fatores externos que podem lesionar o olho e predispor à infecção por microrganismos endógenos e exógenos. Conjuntiva e epitélio corneano íntegros propiciam barreiras adicionais à infecção. O filme lacrimal pré-corneano, um fluido de multicamadas complexo, recobre continuamente as superfícies expostas do olho, sem prejuízo à visão. O filme lacrimal tem várias funções, inclusive lubrificação dos olhos, retardo da evaporação e transporte de nutrientes. Glândulas lacrimais, glândula meibomiana, conjuntiva e córnea contribuem para a composição do filme lacrimal. As lágrimas fornecem proteção geral à superfície do olho por meio do efeito de revestimento uniforme e pela lavagem mecânica de materiais nocivos e de microrganismos do olho.

A proteção das estruturas internas do olho é feita por junções íntimas das células endoteliais e epiteliais, as quais formam as barreiras sangue-humor aquoso e sangue-retina. A barreira sangue-humor aquoso é composta de células epiteliais ciliares, presentes entre os capilares do estroma ciliar e o fluido aquoso da câmara posterior do olho. A barreira sangue-retina é composta de junções íntimas de células endoteliais de capilares da retina e de células do epitélio pigmentado da retina. Essas barreiras protegem as estruturas intraoculares de microrganismos oriundos da via hematógena. Quando os microrganismos causadores de infecções sistêmicas infectam sítios intraoculares, esses são os locais onde, tipicamente, a infecção se inicia. Basicamente, o dano às barreiras sangue-olho se deve a processos inflamatórios que ocasionam alterações nas junções íntimas.

Fatores antimicrobianos

Além de atuar como uma interface para melhorar os efeitos dos estímulos externos, as lágrimas contêm substâncias antimicrobianas inespecíficas, as quais incluem:

1. *Lactoferrina:* a lactoferrina é um componente proteico substancial das lágrimas (até 25%). Por meio da ligação com o ferro, em sua forma livre, a lactoferrina torna indisponível esse componente enzimático essencial à bactéria e, assim, restringe a multiplicação das bactérias. Além disso, a lactoferrina é capaz de exacerbar a função da célula *natural killer* e inibir a formação de C3 convertase
2. *Lisozima:* as lágrimas apresentam alto teor de lisozima (até 40% do conteúdo de proteína da lágrima). A ação enzimática da lisozima na cadeia glicana do peptidoglicano das paredes de células bacterianas propicia proteção inespecífica contra bactérias exógenas e residentes. Nota-se variação na concentração de lisozima entre os diferentes animais, e isso pode, em parte, responder pela variação na suscetibilidade dos diferentes animais às infecções oculares externas. Uma menor concentração de lisozima nas lágrimas está relacionada com maior ocorrência de infecções oculares
3. *Peptídios antimicrobianos:* peptídios antimicrobianos catiônicos de amplo espectro são produzidos, de modo inato, pelos tecidos da superfície ocular. Esses peptídios atuam como antibióticos naturais por meio de interações com as superfícies de células bacterianas. Também participam no processo de sinalização que ativa os mecanismos da célula hospedeira envolvidos na defesa imune. Os peptídios antimicrobianos podem ser detectados na conjuntiva, na córnea e nas lágrimas.

---

*Capítulo original escrito pelo Dr. Richard L. Walker (já falecido).

Fatores imunológicos

A conjuntiva faz parte do sistema imune comum das mucosas, o qual inclui as mucosas dos tratos gastrintestinal, respiratório e urogenital e a mucosa mamária. Não se sabe se a conjuntiva ou o tecido linfoide da glândula lacrimal são capazes de atuar como apresentadores de antígeno. É plausível que ocorra imunização ocular por meio da passagem de antígeno através do ducto lacrimal nasal para o tecido linfoide associado ao intestino ou para sítios de tecido linfoide associado ao brônquio. Os plasmócitos verificados nas glândulas lacrimais se originam da expansão clonal e diferenciação de IgA pelos linfócitos B envolvidos, presentes na glândula lacrimal. Assim, a IgA é produzida e, por sua vez, combina-se com um componente secretor. A IgA secretora é resistente às enzimas proteolíticas das lágrimas e é uma importante imunoglobulina lacrimal. Sua participação na defesa microbiana inclui impedimento da adesão das bactérias e neutralização de vírus. Nas lágrimas existe também um sistema complementar funcional.

Em razão do rico suprimento vascular na conjuntiva, nessa estrutura ocular, ocorre uma potente resposta inflamatória, com predomínio de neutrófilos. Na córnea, em razão da sua natureza avascular, a resposta inflamatória é suprimida ou retardada.

A resposta imune intraocular está programada para evitar uma resposta exuberante que poderia lesionar, de modo irreparável, as estruturas intraoculares e, por fim, comprometer a visão. Subpopulações de linfócitos T que provocam substancial lesão secundária são suprimidas, e a resposta imune é mais localizada.

Efeito da inibição competitiva da flora microbiana

É possível que a flora normal, como ocorre em outras partes do corpo, proteja o sistema ocular por inibir a instalação de espécies mais patogênicas de microrganismos.

Flora microbiana do olho

No olho, há uma flora conjuntival normal, mas que varia de acordo com o animal, a raça, a região geográfica, as condições de alojamento e a época do ano. A flora mais comumente isolada envolve microrganismos gram-positivos e inclui estafilococos, micrococos, estreptococos, difteroides e *Bacillus* spp. Menos frequentemente, são isoladas bactérias gram-negativas não entéricas, as quais são, predominantemente, espécies de *Moraxella, Neisseria* e *Pseudomonas*. Em ruminantes, espécies de *Moraxella* podem ser as bactérias predominantes em olhos normais. Espécies de *Mycoplasma* também são consideradas como parte da flora conjuntival de alguns animais. Foram realizados alguns estudos para quantificar, verdadeiramente, o número relativo de cada uma das diferentes espécies que constituem a flora normal. Nem todas as amostras de conjuntiva de animais normais apresentam crescimento microbiano, indicando que a conjuntiva não é intensamente habitada pela flora normal. Em geral, as estruturas internas do olho são estéreis.

Infecções oculares

As infecções oculares podem ser primárias ou fazer parte de uma doença infecciosa multissistêmica (p. ex., infecção do trato respiratório superior). Os microrganismos envolvidos, frequentemente, são contagiosos e tendem a infectar mais as populações animais do que um indivíduo. Em outros casos, as infecções oculares são decorrências de insultos que comprometem a integridade e as defesas inatas do olho. Nesses casos, os fatores comprometedores incluem menor produção de lágrimas, excesso de radiação ultravioleta, doenças imunossupressoras, lesões traumáticas ou penetrantes, defeitos anatômicos (p. ex., entrópio) ou intervenções cirúrgicas. Em tais situações, a flora microbiana ocular ou outras bactérias endógenas normalmente benignas provocam sérias infecções, caso penetrem em locais não protegidos. Várias doenças infecciosas sistêmicas também ocasionam sintomas oculares, como consequência da disseminação do microrganismo a partir do foco inicial da infecção.

Dependendo do agente microbiano envolvido, do tropismo do microrganismo ao tecido, da via de exposição e da capacidade do hospedeiro em conter a infecção, as infecções oculares podem ou não se restringir a estruturas específicas do olho. O processo inflamatório pode envolver, e frequentemente o faz, estruturas oculares adjacentes ao sítio inicial da infecção ou, especialmente nas infecções não controladas, propagar-se e envolver a cavidade intraocular e as estruturas circundantes (endoftalmia, pan-oftalmia). A exposição do olho aos agentes infecciosos ocorre por meio de contato da superfície ocular com microrganismos endógenos ou exógenos ou através da corrente sanguínea ou do sistema linfático e, por vezes, pela disseminação a partir dos tecidos nervosos.

Os agentes infecciosos comuns e/ou importantes do sistema ocular de mamíferos domésticos, inclusive aves, são listados nos Quadros 73.1, 73.2, 73.3, 73.4, 73.5, 73.6 e 73.7.

Com frequência, as infecções oculares incluem aquelas descritas nas seções a seguir.

Quadro 73.1 Microrganismos infecciosos comuns e/ou importantes do sistema ocular de cães.

Agente	Principais manifestações clínicas (nome comum da doença)
Vírus	
Adenovírus canino 1	Edema de córnea, uveíte por deposição de complexos imunes, queratite (olho azul)
Vírus da cinomose canina	Coriorretinite, conjuntivite, neurite óptica (cinomose)
Papilomavírus canino	Papiloma de pálpebras e conjuntiva
Bactérias	
Estreptococos beta-hemolíticos	Conjuntivite, dacriocistite
Brucella canis	Uveíte anterior, endoftalmia
Estafilococos coagulase-positivos	Blefarite, conjuntivite, dacriocistite
Ehrlichia spp.	Uveíte anterior, hiperemia conjuntival, coriorretinite
Leptospira spp.	Uveíte anterior
Rickettsia rickettsii	Uveíte anterior, coriorretinite, hiperemia conjuntival, hemorragia de retina
Fungos	
Blastomyces dermatitidis	Uveíte anterior, coriorretinite, endoftalmia
Cryptococcus neoformans	Coriorretinite, neurite óptica
Algas	
Prototheca spp.	Uveíte anterior, coriorretinite

Quadro 73.2 Microrganismos infecciosos comuns e/ou importantes do sistema ocular de gatos.

Agente	Principais manifestações clínicas (nome comum da doença)
Vírus	
Herpes-vírus felino1	Conjuntivite, úlcera de córnea, queratite estromal (rinotraqueíte viral felina)
Vírus da imunodeficiência felina	Uveíte anterior, coriorretinite
Vírus da peritonite infecciosa felina	Uveíte anterior, coriorretinite, precipitados de queratina, queratite (peritonite infecciosa felina)
Vírus da leucemia felina	Uveíte anterior, linfossarcoma de úvea, hemorragia de retina
Vírus da panleucopenia felina	Degeneração de retina, displasia de retina (panleucopenia felina – infecção intrauterina)
Bactérias	
Chlamydophila felis	Conjuntivite (pneumonite felina)
Mycoplasma felis[a]	Conjuntivite
Fungos	
Cryptococcus neoformans	Coriorretinite, neurite óptica (criptococose)

[a]A participação como patógeno ocular não foi comprovada.

Infecções da pálpebra e do aparato lacrimal

Bactérias são as causas mais comuns de infecções das margens das pálpebras (blefarite) e das glândulas lacrimais. A fonte das bactérias é endógena, sendo os estafilococos e os estreptococos os agentes mais comuns. Em cães, nota-se blefarite purulenta associada à piodermatite juvenil. A infecção por dermatófitos pode se propagar e acometer as pálpebras.

Infecções da conjuntiva

Infecções da conjuntiva induzem uma resposta inflamatória caracterizada por hiperemia, quimose e exsudato celular. A conjuntivite se manifesta como infecção local (p. ex., infecção por *Chlamydophila*, em gatos) ou como parte de uma doença sistêmica (p. ex., cinomose, em cães).

Quadro 73.3 Microrganismos infecciosos comuns e/ou importantes do sistema ocular de equinos.

Agente	Principais manifestações clínicas (nome comum da doença)
Vírus	
Vírus da doença do equino africano[a]	Conjuntivite, edema de pálpebra e de região periorbital
Vírus da arterite equina	Conjuntivite, edema periorbital
Herpes-vírus equino 2	Conjuntivite, queratite
Vírus da influenza equina	Conjuntivite
Bactérias	
Leptospira spp.	Pan-uveíte (uveíte recidivante equina)
Pseudomonas aeruginosa	Queratite, úlcera de córnea
Fungos	
Aspergillus spp.	Queratite, úlcera de córnea
Fusarium spp.	Queratite, úlcera de córnea

[a]Considerado agente de doença estrangeira, nos EUA.

Quadro 73.4 Microrganismos infecciosos comuns e/ou importantes do sistema ocular de bovinos.

Agente	Principais manifestações clínicas (nome comum da doença)
Vírus	
Herpes-vírus alcephaline tipo 1[a]	Uveíte anterior, conjuntivite, edema de córnea, edema de pálpebra, queratite (febre catarral maligna)
Herpes-vírus bovino tipo 1	Conjuntivite, edema/opacidade de córnea (rinotraqueíte infecciosa bovina)
Papilomavírus bovino	Papilomas em pálpebras e conjuntiva
Vírus da diarreia viral bovina	Catarata, atrofia de retina, neurite óptica (infecção uterina por vírus da diarreia bovina)
Herpes-vírus ovino tipo 2	Uveíte anterior, conjuntivite, edema de córnea, edema de pálpebra, queratite (febre catarral maligna)
Bactérias	
Arcanobacterium pyogenes	Celulite orbital
Histophilus somni[b]	Hemorragia de retina, retinite (meningoencefalite tromboembólica)
Listeria monocytogenes	Conjuntivite, queratite, uveíte
Moraxella bovis	Conjuntivite, queratite, úlcera de córnea, panoftalmia (queratoconjuntivite infecciosa bovina ou conjuntivite contagiosa aguda)
Mycoplasma bovoculi	Conjuntivite

[a]Considerado agente de doença estrangeira, nos EUA.
[b]*Haemophilus somnus* é o antigo nome desse microrganismo.

Com frequência, a conjuntivite causada por vírus (p. ex., conjuntivite por alfa-herpes-vírus) se manifesta simultaneamente à infecção do trato respiratório superior ou do trato digestório, na qual o vírus se fixa e se replica especificamente nas células epiteliais da superfície. Os efeitos citopáticos do vírus e a indução de resposta inflamatória respondem pelos sinais clínicos observados. As infecções da conjuntiva podem ser propagar para a córnea (queratoconjuntivite), ou ocorrer concomitantemente.

Infecções bacterianas da conjuntiva podem iniciar-se nela ou ser decorrência da propagação da infecção de pálpebra ou de glândula lacrimal. A conjuntivite causada por *Chlamydia/Chlamydophila* acomete várias espécies animais, podendo ser conjuntivite primária e envolver outros locais. Já a conjuntivite bacteriana pode se instalar, secundariamente,

Quadro 73.5 Microrganismos infecciosos comuns e/ou importantes do sistema ocular de ovinos e caprinos.

Agente	Principais manifestações clínicas (nome comum da doença)
Príons	
Príon da *scrapie*	Descolamento de retina
Bactérias	
Chlamydophila pecorum[a]	Queratite, conjuntivite
Listeria monocytogenes	Queratite, conjuntivite, uveíte
Moraxella spp. *Brahamella ovis*[a]	Queratite, conjuntivite
Mycoplasma conjuctivae	Queratite, conjuntivite (queratoconjuntivite infecciosa)

[a]A participação como patógeno ocular não foi comprovada.

Quadro 73.6 Microrganismos infecciosos comuns e/ou importantes do sistema ocular de suínos.

Agente	Principais manifestações clínicas (nome comum da doença)
Vírus	
Vírus da peste suína africana[a]	Conjuntivite (peste suína africana)
Vírus da peste suína clássica[a]	Conjuntivite (peste suína clássica, cólera suína)
Rubelavírus suíno	Opacidade/edema de córnea, queratite (doença do olho azul)
Vírus da pseudorraiva	Conjuntivite, queratite
Vírus da influenza suína	Conjuntivite
Bactérias	
Chlamydia suis	Conjuntivite
Escherichia coli (positiva para toxina Shiga)	Edema de pálpebra (doença do edema)
Pasteurella multocida	Conjuntivite, oclusão de ducto nasolacrimal (rinite atrófica)

[a]Considerado agente de doença estrangeira, nos EUA.

a infecções virais primárias da conjuntiva. Assim como acontece na conjuntivite viral, é possível haver envolvimento simultâneo da córnea. É rara a ocorrência de infecções fúngicas de conjuntiva.

Infecções da córnea

A inflamação da córnea (queratite), com ou sem perda do epitélio e parte do estroma (úlcera de córnea) é uma enfermidade comum na maioria das espécies animais. A queratite pode iniciar-se externamente, na superfície epitelial, ou internamente, no endotélio. Como a córnea é avascular, a resposta inflamatória inicial se deve à migração de neutrófilos oriundos da conjuntiva ou da esclera límbica. Na doença crônica, a córnea se torna vascularizada e participa diretamente na resposta inflamatória.

Quadro 73.7 Microrganismos infecciosos comuns e/ou importantes do sistema ocular de aves domésticas.

Agente	Principais manifestações clínicas (nome comum da doença)
Vírus	
Vírus da encefalomielite aviária (A)	Catarata, uveíte
Vírus da laringotraqueíte infecciosa	Conjuntivite, queratite
Vírus da doença de Marek (A)	Perda da pigmentação da íris, panuveíte
Vírus da doença de Newcastle[a]	Hemorragia, edema de conjuntiva
Bactérias	
Bordetella avium (P)	Conjuntivite
Chlamydophila psitacci	Conjuntivite
Escherichia coli	Conjuntivite, endoftalmia
Haemophilus paragallinarum	Conjuntivite, edema periorbital
Mycoplasma gallisepticum	Conjuntivite
Pasteurella multocida	Conjuntivite, edema de pálpebra, celulite orbital
Salmonella spp.[b]	Endoftalmia
Fungos	
Aspergillus spp.	Endoftalmia, queratite

A = aves; P = perus
[a]Considerado agente de doença estrangeira, nos EUA.
[b]Inclui *Salmonella arizonae*.

Entre as causas mais comuns de queratite viral, incluem-se os herpes-vírus. Gatos e bovinos são mais frequentemente infectados. Em algumas infecções por herpes-vírus, às vezes ocorrem recidivas a partir da reativação da infecção latente nos gânglios sensoriais (p. ex., gânglio trigeminal), após estresse.

Queratite bacteriana primária é rara. Contudo, se a córnea é lesionada, várias espécies bacterianas facilmente se instalam e se propagam, infectando o estroma da córnea. Essas bactérias oportunistas incluem estafilococos, estreptococos e espécies de *Pseudomonas*. A lesão de córnea ocasionada por toxinas bacterianas e enzimas (p. ex., enzimas proteolíticas de *Pseudomonas*) é adicionalmente exacerbada por enzimas oriundas de neutrófilos (p. ex., colagenase e elastase). Uma vez instalada no animal, *Pseudomonas aeruginosa* pode ser um patógeno de córnea especialmente virulento, associado à formação de úlcera exsudativa. No entanto, para se instalar, essa bactéria necessita de que haja dano à barreira epitelial da córnea. *Moraxella bovis* é uma das poucas bactérias que provocam queratite bacteriana primária em medicina veterinária. Produz fatores de virulência específicos, inclusive adesinas (fímbrias), a fim de aderir às células epiteliais, e toxinas, que provocam necrose de células do epitélio (Figura 73.1).

Queratite micótica (queratomicose) tem grande relevância em equinos. Com frequência, a exposição do olho à matéria vegetal propicia a inoculação do fungo, embora alguns estudos tenham identificado vários fungos na conjuntiva ocular normal de equinos. Esses, mais provavelmente, representam a flora transitória resultante da exposição aleatória ao ambiente. O epitélio íntegro da córnea é uma excelente barreira à infecção por fungos e, assim, há necessidade de traumatismo ao epitélio da córnea como um evento prévio ao desenvolvimento de queratomicose. O uso de corticosteroide aumenta o risco de infecções fúngicas da córnea de equinos e, uma vez presente, exacerba a gravidade da infecção. Tipicamente, nas infecções micóticas da córnea, não há conjuntivite concomitante.

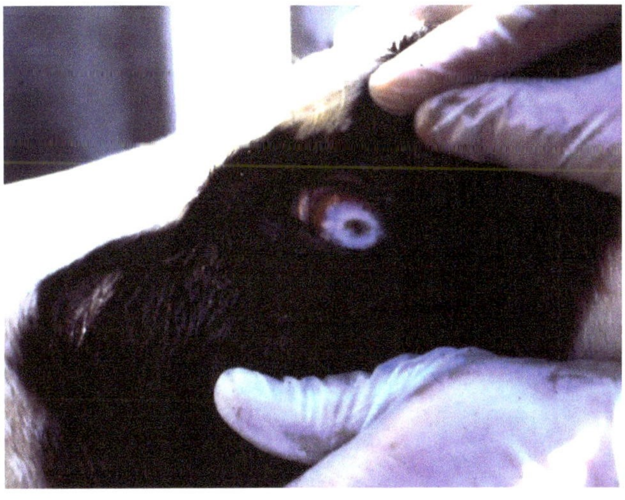

Figura 73.1 A fotografia mostra um bezerro com úlcera de córnea profunda atribuível à queratoconjuntivite infecciosa bovina, causada por *Moraxella bovis*.

Infecções intraoculares

Com frequência, as infecções intraoculares são consequências de infecção sistêmica causada por microrganismo exógeno e se localizam no trato uveal (íris, corpo ciliar, coroide). A infecção pode se iniciar e/ou predominar em um sítio particular do trato uveal. No entanto, o envolvimento de outros locais desse trato é comum. Em algum momento, na maioria das infecções, pelo menos histologicamente ocorre envolvimento disseminado do trato uveal. A uveíte pode ser classificada com base no sítio anatômico mais evidentemente envolvido no processo inflamatório (p. ex., uveíte anterior) e na constatação de envolvimento, também, de sítios adjacentes (p. ex., coriorretinite). Nas infecções intraoculares, ocorre propagação do microrganismo para outras partes do olho em razão da proximidade com outras estruturas (p. ex., envolvimento de retina), da natureza fluida no interior do olho e comunicação aberta entre as câmaras intraoculares. Dependendo do microrganismo, da fase da resposta inflamatória e até mesmo do animal envolvido, a resposta inflamatória no trato uveal pode ser supurativa, linfoplasmocítica, granulomatosa ou uma combinação dessas respostas.

A patogênese da uveíte causada por vírus envolve infecção direta do trato uveal e subsequente resposta inflamatória ou deposição de complexos imunes que resultam em reação de hipersensibilidade imunomediada tipo III. Do mesmo modo, a uveíte bacteriana ocorre com a instalação da bactéria (p. ex., *Brucella*) no trato uveal ou, em alguns casos, após a deposição de complexos imunes (p. ex., *Leptospira*). A uveíte bacteriana inespecífica pode ser subsequente a outras doenças bacterianas preexistentes (p. ex., gengivite e prostatite). Todos os microrganismos que causam micose sistêmica (*Blastomyces, Histoplasma, Coccidioides* e *Cryptococcus*) são capazes de ocasionar panuveíte. Na maioria dos casos, a doença se manifesta clinicamente como coriorretinite, sendo mais comum em cães e gatos. Em cães, *Prototheca,* uma alga aclorofilada, provoca coriorretinite granulomatosa juntamente com outras manifestações sistêmicas (p. ex., diarreia sanguinolenta e paresia).

Em algumas espécies animais, notam-se defeitos congênitos de estruturas oculares, nas infecções intrauterinas, geralmente de origem viral. A infecção de vacas prenhes pelo vírus da diarreia viral bovina foi associada à ocorrência de atrofia de retina e de catarata, em bezerros. Em filhotes de gatos, a panleucopenia está associada ao desenvolvimento de displasia ocular.

Infecções da órbita

As infecções da órbita podem ser decorrência de corpo estranho, ferimento penetrante da cavidade bucal ou disseminação hematógena do microrganismo. As infecções purulentas, na forma de celulite orbital e abscesso retrobulbar, são as mais comumente verificadas. Todas as espécies animais podem desenvolver infecções orbitais, embora a doença seja mais comum em cães e gatos. Em geral, a etiologia envolve uma mistura de bactérias e, frequentemente, inclui espécies de *Pasteurella*.

74

Sistema Respiratório*

Douglas E. Hostetler

A principal função do sistema respiratório é a troca gasosa. A estrutura do trato respiratório é tal que substâncias nocivas, material particulado e patógenos microbianos são impedidos de penetrar e comprometer suas porções distais, nas quais ocorre a troca gasosa. Propriedades protetoras inatas estão presentes em todas as partes do trato respiratório.

Na maioria dos vertebrados, o sistema respiratório é composto de cavidade nasal, *sinus* (ou seios), laringe, faringe, traqueia, brônquios, bronquíolos e pulmão. Em aves, esse sistema é mais complexo e muito diferente daquele de outros vertebrados. Mais notavelmente, as aves possuem grandes seios infraorbitais subcutâneos que se comunicam com a cavidade nasal e são especialmente sujeitos à infecção – em parte, em virtude da baixa drenagem. Os pulmões de aves são razoavelmente rígidos em comparação com outros vertebrados. As aves apresentam sacos aéreos que se comunicam com os pulmões e estão localizados no celoma e na cavidade medular de alguns ossos.

Propriedades antimicrobianas do sistema respiratório

O ato de respirar expõe o trato respiratório a microrganismos veiculados pelo ar, inclusive àqueles com potencial patogênico. Microrganismos da flora residente estão presentes na maioria das partes do trato respiratório superior, embora vários mecanismos de defesa atuem na tentativa de excluir ou eliminá-los de outros locais.

Diferentes mecanismos protetores atuam nas regiões nasofaringiana, traqueobrônquica e pulmonar do sistema respiratório. Nesses locais, a filtração aerodinâmica atua por meio de diferentes forças, depositando partículas de tamanhos variáveis veiculadas pelo ar. As forças de inércia propiciam a deposição de partículas maiores (> 5 μm de diâmetro) nas regiões nasofaringiana e traqueobrônquica superior, por meio de impactação. Nos brônquios pequenos, e além deles, onde a velocidade do ar é reduzida, a força da gravidade age sedimentando as partículas de 5 a 10 μm de tamanho. Nos bronquíolos menores e nos alvéolos, as partículas com menos de 1 μm conseguem fazer contato com as membranas, por meio de movimento browniano.

*Capítulo original escrito pelo Dr. Richard L. Walker (já falecido).

O muco que reveste o epitélio que recobre as vias respiratórias contém várias substâncias com propriedades antimicrobianas ou que propiciam efeitos protetores. Lisozima, que é seletivamente bactericida por sua ação nos peptidoglicanos, está presente em quantidade variável por todo o trato respiratório. Os peptídios antimicrobianos de amplo espectro, betadefensinas, produzidos pelas células epiteliais ciliadas, são ativos contra vírus, bactérias e fungos. Sua expressão é maior na exposição aos componentes microbianos (p. ex., lipopolissacarídio). O óxido nítrico, uma espécie de nitrogênio reativo antimicrobiano, também é produzido nas células epiteliais ciliadas, principalmente pela enzima óxido nítrico sintetase induzível (iNOS). Os produtos bacterianos modulam a expressão de iNOS. O óxido nítrico tem importante participação como mediador biológico na regulação da defesa do hospedeiro e da inflamação, induzindo tanto efeitos pró-inflamatórios quanto anti-inflamatórios. Além disso, o muco contém imunoglobulinas, interferonas e lactoferrina, a qual, pelo fato de se ligar ao ferro, torna-o indisponível para a maioria das bactérias. A alfa$_1$-antitripsina, uma enzima inibidora que reduz o efeito destrutivo das reações inflamatórias, tem função protetora.

Compartimento nasofaringiano

Os mecanismos protetores do compartimento nasofaringiano incluem vibrissas (pelos sensoriais de orientação do animal), presentes ao redor das narinas de alguns animais, as quais aprisionam as partículas maiores inaladas (15 μm de diâmetro), e a concha nasal. O arranjo da concha nasal propicia um fluxo de ar turbulento que aumenta a chance de impacto das partículas com as superfícies mucosas. Depois que as partículas colidem com os ossos turbinados nasais, revestidos com muco, ou com a parede nasofaringiana, elas sofrem ação mucociliar (ver seção "Aparato mucociliar") e são transportadas para a parte posterior da faringe a fim de serem deglutidas e excretadas pelo trato digestório.

Nos condutos nasais, quentes e úmidos, as partículas se dilatam por meio de hidratação, tornando mais provável sua colisão com a membrana mucosa. O aquecimento do ar no conduto nasal também facilita os mecanismos de limpeza sensíveis ao frio, no trato respiratório inferior. Os tecidos linfoides da faringe filtram os microrganismos e iniciam as respostas imunes, como um componente do tecido linfoide associado à mucosa.

A flora residente propicia resistência à colonização, bem como produção de substâncias antibacterianas. O reflexo de espirro auxilia na eliminação de partículas infecciosas presentes na região nasofaringiana.

Compartimento traqueobrônquico

O compartimento traqueobrônquico inclui laringe, traqueia, brônquios e bronquíolos. O fechamento da glote durante a deglutição protege essa região de contaminação. A tosse remove a maior parte de fluido acumulado. O compartimento traqueobrônquico é revestido por epitélio mucociliar, o qual aprisiona partículas e as transporta, no sentido cranial, até a faringe (ver seção "Aparato mucociliar"). A deposição de partículas nas membranas das vias respiratórias é favorecida pela ramificação brônquica, por causa das alterações na direção do fluxo de ar.

O tecido linfoide associado ao bronquíolo (BALT) é distribuído ao longo das vias respiratórias e concentrado nas bifurcações bronquiais, as quais representam aos locais onde ocorre o maior aprisionamento de partículas inaladas. O BALT envolve tanto resposta imune mediada por célula quanto resposta imune humoral. As células epiteliais atuam como mediadores do transporte ativo de IgA da lâmina própria até o lúmen das vias respiratórias.

Compartimento pulmonar

Os mecanismos de limpeza do compartimento pulmonar (alvéolos) consistem em macrófagos alveolares pulmonares (MAP), bem como em neutrófilos e monócitos recrutados do sangue. As partículas são eliminadas por meio de fagocitose. Os microrganismos suscetíveis são mortos e digeridos. Os fagócitos migram aos sítios onde ocorre transporte mucociliar ou pela via linfática, a fim de removerem outras partículas fagocitadas. As mesmas substâncias protetoras presentes na secreção traqueobrônquica atuam no compartimento pulmonar, cujas ações são suplementadas pela ação dos macrófagos alveolares.

Mecanismos

Em geral, o aparato mucociliar e os macrófagos alveolares (MAP) representam o principal mecanismo de limpeza do trato respiratório e são descritos mais detalhadamente nas seções a seguir.

Aparato mucociliar

O aparato mucociliar é composto de células ciliadas e secretoras. As células ciliadas são pseudoestratificadas, nas porções traqueobrônquicas cranial e nasal do trato respiratório, são em forma de coluna simples nos brônquios menores e apresentam forma cuboide simples nos bronquíolos menores. Os cílios, cerca de 250 por célula e medindo 5,0 × 0,3 μm, assemelham-se a flagelos de células eucarióticas e se movimentam até 1.000 vezes por minuto. A população de células ciliadas diminui gradativamente, desde os bronquíolos proximais até os distais. Alteração na atividade dos cílios ou perda de cílios das células epiteliais compromete o mecanismo de limpeza e favorece a invasão de patógenos oportunistas. Além disso, a perda da função da célula epitelial ciliada resulta em menor produção de substâncias antimicrobianas e de citocinas que atuam como mediadores da reposta inflamatória.

Os componentes secretores do aparato mucociliar são células globosas, entremeadas com células ciliadas. No nariz, na traqueia e nos brônquios maiores, há glândulas mucosas e serosas na submucosa. Fluido seroso banha os cílios, enquanto uma camada de muco viscoso encontra-se aderida a suas extremidades. O muco é impulsionado, juntamente com as partículas nele aprisionadas, em direção às porções posterior da nasofaringe e cranial do compartimento traqueobrônquico, em direção à faringe, por meio da movimentação dos cílios em uma taxa de até 20 mm/min. A taxa de limpeza de partículas é mais rápida na traqueia e mais lenta nas vias respiratórias menores, nas quais não se constatam células globosas, a quantidade de muco é escassa e a movimentação dos cílios é mais lenta – um arranjo que impede a obstrução das vias respiratórias maiores. A traqueia (p. ex., nos gatos) pode ser limpa dentro de uma hora, e todas as vias respiratórias são limpas dentro de um dia.

O mecanismo de limpeza mucociliar é inibido por extremos de temperatura, por vírus do trato respiratório, por algumas bactérias (p. ex., *Bordetella*), pelo ressecamento, por anestésicos gerais, pelo pó, por gases nocivos (dióxido de enxofre, dióxido de carbono, amônia, fumaça de tabaco) e pela hipoxia. Quando há alteração da integridade das células globosas, a produção de muco aumenta em resposta à exposição a produtos irritantes.

Macrófago alveolar pulmonar

O macrófago alveolar pulmonar (MAP) é um monócito adaptado ao ambiente pulmonar e está presente no espaço alveolar. Quando necessário, é recrutado do sangue. O macrófago alveolar pulmonar é uma célula pleomorfa, com 20 a 40 μm de diâmetro e com vários grânulos lisossomais contendo diversas substâncias bioativas. Também, os MAP produzem substâncias mediadoras – componentes do sistema complemento, interleucina-1 e fator de necrose tumoral – que propiciam defesas celulares e humorais adicionais disponíveis para mobilização. Nos MAP, receptores de complemento e de IgG exacerbam a capacidade fagocítica. Os MAP são células móveis e, em geral, permanecem nos alvéolos por menos de 1 semana. Obtêm energia, principalmente, por meio de fosforilação oxidativa. A ausência de células epiteliais ciliadas e a daquelas produtoras de muco nos alvéolos requerem que os MAP removam as partículas que alcançam os alvéolos.

As partículas fagocitadas pelos MAP – a não ser bactérias suscetíveis mortas por fagocitose – são removidas pelo aparato mucociliar ou pela via centrípeta ou centrífuga intersticial dos vasos linfáticos. A via centrípeta carreia as partículas diretamente aos linfonodos do hilo pulmonar, e esse processo pode demorar 2 semanas. A via centrífuga segue pela pleura e, talvez, demore meses. Os agentes que não podem ser removidos são sequestrados pelos processos inflamatórios (abscessos, granulomas).

As funções dos MAP são inibidas por dióxido de enxofre, ozônio, óxido de nitrogênio e vírus do trato respiratório. Leucotoxinas e hemolisinas bacterianas destroem os MAP e são os principais fatores de virulência produzidos por algumas importantes bactérias patogênicas do sistema respiratório (p. ex., *Mannheimia haemolytica*, em bovinos, e *Actinobacillus pleuropneumoniae*, em suínos).

Flora microbiana

A quantidade e a composição da flora microbiana do trato respiratório variam entre os animais e no próprio trato respiratório. A flora residente se restringe à cavidade nasal e à faringe, nas quais é possível constatar uma flora microbiana muito diversa. Por exemplo, mais de 30 espécies de bactérias gram-positivas particulares podem ser isoladas da concha nasal e das tonsilas de leitões não desmamados ou desmamados. Em geral, a flora nasal inclui, consistentemente, *Streptococcus viridans* e estafilococos coagulase-negativos, juntamente com patógenos potenciais que variam de acordo com o animal hospedeiro. Embora não usualmente considerados patógenos do trato respiratório, os estafilococos coagulase-positivos podem colonizar o nariz e ser carreados, em alta taxa, em algumas populações. Desse modo, atuam como fontes de infecções para outras regiões do corpo (p. ex., infecções tegumentares). Parte da flora microbiana residente do trato respiratório superior e da orofaringe inclui importantes bactérias patogênicas ao trato respiratório (p. ex., espécies da família Pasteurellaceae e de *Streptococcus* e *Mycoplasma*), as quais ocasionam doença se forem capazes de se instalar nas partes baixas do sistema respiratório. Vários micoplasmas potencialmente patogênicos são residentes normais do trato respiratório superior do hospedeiro ou são carreados por indivíduos que apresentam infecção persistente. Têm participação relevante como patógenos nas principais partes do aparelho respiratório, colaborando na ocorrência da síndrome "complexo da doença respiratória" ou, em condições apropriadas, são, por si sós, importantes patógenos.

Assim como acontece no trato digestório, a flora microbiana residente do sistema respiratório confere resistência à colonização, a qual é enfraquecida por tratamento antibiótico e por alterações ambientais que modificam a composição da flora.

Microrganismos não residentes incluem tanto patógenos potenciais quanto microrganismos transitórios inofensivos. A flora transitória consiste em microrganismos que penetram no trato respiratório durante a respiração e, portanto, reflete a população microbiana do ambiente no qual o animal é mantido. Fatores ambientais, como alojamento seco e empoeirado, ou criação em condição de confinamento, com pouca ventilação, aumentam a população microbiana e os tipos de flora transitória, em animais expostos a tais situações. Não é raro o isolamento de *Escherichia coli* e de outras bactérias entéricas no trato respiratório superior, como parte da flora transitória. É difícil avaliar a importância da presença desses microrganismos na nasofaringe sem os sinais clínicos correspondentes e os achados patológicos.

Laringe, traqueia, brônquios e pulmões carecem de uma flora microbiana residente. No entanto, a parte inferior do trato respiratório é continuamente exposta a microrganismos presentes na parte superior desse trato. No sistema respiratório não comprometido, tais microrganismos são rapidamente removidos pelo mecanismo de defesa natural do hospedeiro. O fluido do trato respiratório distal pode conter até 10^3 bactérias/mℓ, em animais normais (p. ex., gatos).

Infecções do sistema respiratório

As infecções do aparelho respiratório são de fundamental importância em todos os animais. Alguns dos microrganismos mais comuns e/ou importantes, responsáveis por doenças do trato respiratório dos principais animais domésticos, inclusive aves, estão listados nos Quadros 74.1, 74.2, 74.3, 74.4, 74.5, 74.6 e 74.7. Características do microrganismo, via de infecção, suscetibilidade do hospedeiro

Quadro 74.1 Microrganismos infecciosos comuns e/ou importantes do sistema respiratório de cães.

Agente	Principais manifestações clínicas (nome comum da doença)
Vírus	
Adenovírus canino tipo 2	Secreção nasal, traqueobronquite (síndrome da tosse do canil), pneumonia broncointersticial
Vírus da cinomose canina	Nasofaringite, laringite, bronquite, pneumonia broncointersticial (cinomose)
Vírus da parainfluenza canina tipo 2	Secreção nasal, traqueobronquite (síndrome da tosse do canil)
Bactérias	
Actinomyces spp.	Pneumonia piogranulomatosa, pleurite
Bordetella bronchiseptica	Traqueobronquite (traqueobronquite infecciosa, tosse do canil), broncopneumonia
Escherichia coli	Broncopneumonia
Nocardia spp.	Pleurite piogranulomatosa
Anaeróbios obrigatórios[a]	Broncopneumonia
Pasteurella multocida	Broncopneumonia
Fungos	
Causadores de micoses sistêmicas[b]	Pneumonia granulomatosa
Aspergillus fumigatus	Rinite, sinusite (aspergilose nasal)
Cryptococcus neoformans	Massas nasais granulomatosas (criptococose)
Protista	
Rhinosporidium seeberi	Granulomas nasais (raros)

[a]Inclui espécies de *Bacteroides, Peptostreptococcus, Fusobacterium* e *Porphyromonas*.
[b]Inclui *Blastomyces dermatitidis, Coccidioides immitis, Cryptococcus neoformans* e *Histoplasma capsulatum*.

Quadro 74.2 Microrganismos infecciosos comuns e/ou importantes do sistema respiratório de gatos.

Agente	Principais manifestações clínicas (nome comum da doença)
Vírus	
Calicivírus felino	Rinite, pneumonia intersticial, traqueíte (doença causada por calicivírus felino)
Herpes-vírus felino tipo 1	Rinotraqueíte (rinotraqueíte viral felina)
Vírus da peritonite infecciosa felina	Efusão pleural, pleurite piogranulomatosa
Bactérias	
Bordetella bronchiseptica	Traqueobronquite, broncopneumonia (bordetelose felina)
Chlamydophila felis	Pneumonia (pneumonite felina), rinite
Bactérias anaeróbias obrigatórias	Empiema pleural (piotórax)
Pasteurella multocida	Empiema pleural (piotórax)
Fungos	
Cryptococcus neoformans	Rinite, massas granulomatosas nasais, sinusite, pneumonia

Quadro 74.3 Microrganismos infecciosos comuns e/ou importantes do sistema respiratório de equinos.

Agente	Principais manifestações clínicas (nome comum da doença)
Vírus	
Vírus da doença do cavalo africano[a]	Edema pulmonar (doença do cavalo africano)
Adenovírus equino tipo 1	Bronquiolite, pneumonia intersticial (doença causada por adenovírus equino)
Herpes-vírus equino tipo 1	Rinite, pneumonite (rinopneumonite equina)
Hespes-vírus equino tipo 4	Rinite, pneumonite
Vírus da influenza equina	Rinite, traqueobronquite, pneumonia intersticial (influenza equina)
Vírus da arterite viral equina	Rinite, pneumonia intersticial
Vírus Hendra[a]	Edema pulmonar e angústia respiratória
Bactérias	
Actinobacillus equuli ssp. *haemolytica*	Broncopneumonia, pleurite
Burkholderia mallei[a]	Rinite, nódulos nasais piogranulomatosos (garrotilho)
Burkholderia pseudomallei[a]	Abscessos na mucosa nasal, pneumonia embólica, abscessos pulmonares
Escherichia coli	Broncopneumonia, pleurite
Mycoplasma felis	Pleurite
Anaeróbios obrigatórios[b]	Broncopneumonia, pleurite
Rhodococcus equi	Pneumonia piogranulomatosa
Streptococcus equi ssp. *equi*	Empiema de bolsa gutural, rinofaringite, abscessos nos linfonodos retrofaringianos (garrotilho), sinusite
Streptococcus equi ssp. *zooepidemicus*	Broncopneumonia, pleurite, sinusite
Fungos	
Espécies de *Aspergillus*	Micose de bolsa gutural
Protista	
Rhinosporidium seeberi	Granulomas nasais (raros)

[a]Considerado agente de doença estrangeira, nos EUA.
[b]Inclui *Fusobacterium, Peptostreptococcus* e *Prevotella*.

Quadro 74.4 Microrganismos infecciosos comuns e/ou importantes do sistema respiratório de bovinos.

Agente	Principais manifestações clínicas (nome comum da doença)
Vírus	
Herpes-vírus bovino tipo 1	Rinotraqueíte (rinotraqueíte infecciosa bovina)
Coronavírus respiratório bovino	Pneumonia intersticial
Vírus sincicial respiratório bovino	Pneumonia intersticial (doença causada pelo vírus sincicial respiratório bovino)
Vírus da parainfluenza tipo 3	Rinite, pneumonia intersticial (infecção pelo vírus da parainfluenza tipo 3)
Bactérias	
Arcanobacterium pyogenes	Pneumonia embólica, abscessos pulmonares
Fusobacterium necrophorum	Laringite necrótica (difteria de bezerro)
Histophilus somni[a]	Broncopneumonia, otite média
Mannheimia haemolytica	Broncopneumonia (pneumonia enzoótica, febre do transporte)
Mycobacterium bovis	Pneumonia granulomatosa, pleurite (tuberculose bovina)
Mycoplasma bovis	Broncopneumonia, otite média
Mycoplasma díspar	Pneumonia-alveolite
Mycoplasma mycoides ssp. *mycoides* – tipo de colônia pequena[b]	Broncopneumonia, pleurite (pleuropneumonia contagiosa bovina)
Pasteurella multocida	Broncopneumonia (pneumonia enzoótica, febre do transporte), otite média
Salmonella Dublin	Pneumonia intersticial
Fungos	
Mortierella wolfii	Pneumonia embólica

[a]*Haemophilus somnus* é o nome antigo desse microrganismo.
[b]Considerado agente de doença estrangeira, nos EUA.

e resposta imune determinam a(s) localização(ões) do patógeno no trato respiratório, a gravidade da infecção e as lesões associadas. Os patógenos do trato respiratório mencionados neste capítulo incluem vírus, bactérias e fungos, bem como *Rhinosporidium*, um parasita protista aquático.

Os patógenos respiratórios virais potenciais pertencem a várias famílias (p. ex., Adenoviridae, Caliciviridae, Coronoviridae, Herpesviridae, Paramyxoviridae e Orthomyxoviridae). A maioria dos patógenos bacterianos do trato respiratório pertence à família Pasteurellaceae ou aos gêneros *Bordetella, Mycoplasma* e *Streptococcus*. Alguns importantes patógenos do trato respiratório estão associados à ocorrência de doenças clínicas específicas bem-definidas (p. ex., *Rhodococcus equi* causa pneumonia piogranulomatosa em potros). Em condições apropriadas, várias bactérias oportunistas (p. ex., *Actinomyces* spp., bactérias da família Enterobacteriaceae, anaeróbios obrigatórios) da cavidade bucal e do trato digestório inferior podem provocar a ocorrência de doenças respiratórias (p. ex., pneumonia por aspiração) ou contribuir para que elas ocorram. Predominantemente, os fungos do trato respiratório são agentes etiológicos de micoses sistêmicas (*Blastomyces dermatitidis, Coccidioides immitis, Cryptococcus neoformans* e *Histoplasma capsulatum*) e *Aspergillus* spp. Os capítulos individuais sobre patógenos particulares do trato respiratório devem ser consultados para verificar detalhes sobre a patogênese e as lesões específicas de um agente em particular.

Várias doenças infecciosas do trato respiratório são multifatoriais, requerem participação de fatores ambientais, do hospedeiro e de microrganismos. As infecções respiratórias envolvem, comumente, infecção sequencial com diferentes patógenos (p. ex., pneumonia viral que ocasiona pneumonia bacteriana secundária). As infecções do trato respiratório podem se instalar por via respiratória ou por via hematógena. Um fator predisponente à infecção pela via hematógena, especialmente em gatos, suínos e ruminantes, é a remoção de patógenos do sangue por ação dos macrófagos pulmonares intravasculares.

Infecções do compartimento nasofaringiano

As principais doenças infecciosas do compartimento nasofaringiano são rinite e sinusite, que se manifestam independente ou concomitantemente. Rinite é a inflamação da

Quadro 74.5 Microrganismos infecciosos comuns e/ou importantes do sistema respiratório de ovinos e caprinos.

Agente	Principais manifestações clínicas (nome comum da doença)
Vírus	
Vírus da síndrome artrite-encefalite caprina (C)	Pneumonia intersticial
Retrovírus Jaagsiekte ovino (O)	Pneumonia intersticial, carcinoma pulmonar (adenocarcinoma pulmonar ovino)
Vírus maedi/visna (O)	Pneumonia intersticial (pneumonia progressiva ovina, maedi)
Vírus da parainfluenza tipo 3	Pneumonia intersticial
Bactérias	
Arcanobacterium pyogenes	Abscessos pulmonares, faringite traumática
Fusobacterium necrophorum	Laringite necrótica, faringite traumática
Mannheimia haemolytica	Broncopneumonia, pleurite (pasteurelose pneumônica)
Mycoplasma capricolum ssp. *capripneumoniae* (C)[a]	Broncopneumonia, pleurite (pleuropneumonia contagiosa caprina)
Mycoplasma mycoides ssp. *mycoides* – tipo de colônia grande (C)	Pneumonia, pleurite
Mycoplasma ovipneumoniae (O)	Pneumonia intersticial (pneumonia não progressiva ovina)
Pasteurella trehalosi	Broncopneumonia

O = ovinos; C = caprinos.
[a]Considerado agente de doença animal estrangeira nos EUA.

Quadro 74.6 Microrganismos infecciosos comuns e/ou importantes do sistema respiratório de suínos.

Agente	Principais manifestações clínicas (nome comum da doença)
Vírus	
Vírus Lelystad	Pneumonia intersticial (síndrome respiratória-reprodutiva de suínos)
Vírus Nipah[a]	Alveolite, pneumonia broncointersticial
Herpes-vírus suíno tipo 1	Rinofaringite, traqueíte (pseudorraiva, doença de Aujeszky)
Herpes-vírus suíno tipo 2	Rinite (rinite com corpúsculos de inclusão)
Vírus da influenza suína	Rinite, traqueobronquite, pneumonia broncointersticial (influenza suína)
Bactérias	
Actinobacillus pleuropneumoniae	Broncopneumonia, pleurite (pleuropneumonia suína)
Bordetella bronchiseptica[b]	Rinite (rinite atrófica), broncopneumonia
Fusobacterium necrophorum	Celulite nasal necrótica (rinite necrótica, "nariz de boi")
Haemophillus parasuis	Broncopneumonia, polisserosite (doença de Glasser)
Mycoplasma hyopneumoniae	Broncopneumonia (pneumonia enzoótica)
Mycoplasma hyorhinis	Polisserosite
Pasteurella multocida[b]	Rinite (rinite atrófica), broncopneumonia
Espécies de *Salmonella*	Pneumonia broncointersticial
Streptococcus suis	Broncopneumonia, pleurite, pneumonia embólica

[a]Considerado agente de doença estrangeira nos EUA.
[b]*B. bronchiseptica* e *P. multocida*, às vezes, atuam de modo sinérgico.

mucosa nasal. Os sintomas comuns de rinite são espirros e secreção nasal de composição variável. Na rinite, a característica do exsudato dependerá do fato de a secreção ser serosa ou mucosa, da alteração na permeabilidade vascular (deposição de fibrinogênio) e do afluxo e tipo de células inflamatórias.

A rinite viral pode ser provocada por diversos vírus (p. ex., herpes-vírus, adenovírus e vírus da influenza), sendo verificada, em algum grau, na maioria dos animais. Em geral, as células epiteliais ciliadas são infectadas, desprendem-se e, em seguida, são substituídas. Os sinais clínicos refletem a resposta inflamatória associada. As infecções bacterianas secundárias podem ser complicações da rinite viral primária (p. ex., em gatos, as infecções por vírus da rinotraqueíte e por calicivírus predispõem a rinite e sinusite bacteriana). Os animais com infecção latente, os quais periodicamente excretam vírus (p. ex., vírus da rinotraqueíte infecciosa bovina), são fontes comuns de infecção em animal imunologicamente puro (*naïve*).

As infecções bacterianas do compartimento nasofaringiano, mesmo não sendo tão frequentes quanto as virais, ainda são importantes. Entre elas, são relevantes a rinite atrófica, em suínos, a rinofaringite contagiosa (garrotilho), em equinos, e a sinusite, em aves (ver discussão sobre sinusite daqui a dois parágrafos). Na rinite atrófica de suínos, a toxina dermonecrótica de *Pasteurella multocida* (tipo D) induz osteólise de ossos turbinados nasais e deformidade da cavidade nasal (Figura 74.1). Em um grau menor, também há envolvimento da toxina dermonecrótica de *Bordetella bronchiseptica*. Os suínos apresentam espirros e secreção nasal clara a turva. A doença pode se manifestar de modo discreto, não progressivo, ou de maneira progressiva e mais ativa. As principais consequências da rinite atrófica são ganho de peso reduzido, baixa conversão alimentar e maior suscetibilidade a outras infecções respiratórias.

Streptococcus equi ssp. *equi*, a causa da rinofaringite contagiosa (garrotilho) em equinos, tipicamente também infecta os linfonodos submandibulares e/ou retrofaringianos. A intensa resposta inflamatória resultante produz uma secreção nasal purulenta espessa bilateral. Considera-se que o garrotilho seja altamente contagioso. No garrotilho, a infecção pode ocasionar graves consequências, inclusive empiema de bolsa gutural (ver discussão a seguir sobre os locais que se comunicam com o trato respiratório superior), "falso garrotilho" e púrpura hemorrágica.

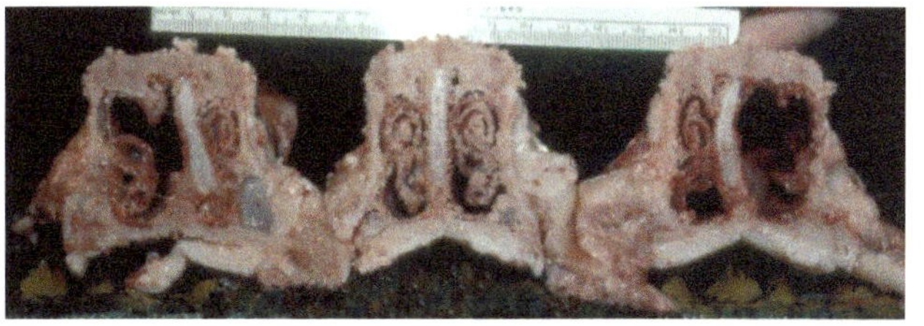

Figura 74.1 Grave atrofia do osso turbinado em virtude da infecção causada por *Bordetella bronchiseptica* e *Pasteurella multocida* toxigênica tipo D. O centro é normal. (Cortesia do Dr. Bruce Brodersen.)

Quadro 74.7 Microrganismos infecciosos comuns e/ou importantes do sistema respiratório de aves domésticas.

Agente	Principais manifestações clínicas (nome comum da doença)
Vírus	
Vírus da bronquite infecciosa aviária (G)	Saculite aérea, traqueobronquite (bronquite infecciosa aviária)
Vírus da influenza aviária	Saculite aérea, sinusite, traqueíte (influenza aviária)
Paramyxovírus aviário tipo 1[a]	Traqueíte hemorrágica (doença de Newcastle exótica)
Pneumovírus aviário	Rinotraqueíte, sinusite (rinotraqueíte de perus), edema de seios periorbital e infraorbital em aves (síndrome do edema de cabeça)
Poxvírus aviário	Lesões diftéricas em narinas, faringe, laringe e traqueia (forma varíola-diftérica)
Herpes-vírus Gallid tipo 1 (G)	Laringotraqueíte (laringotraqueíte infecciosa)
Bactérias	
Bordetella avium	Rinotraqueíte, sinusite (bordetelose, coriza de perus)
Escherichia coli	Colissepticemia, secundária à pneumonia
Haemophilus paragallinarum (G)	Rinite, sinusite (coriza aviária)
Mycoplasma gallisepticum	Saculite aérea (doença crônica respiratória) rinite, sinusite (sinusite infecciosa) (P)
Mycoplasma synoviae	Saculite aérea, sinusite
Ornithobacterium rhinotracheale	Saculite aérea, broncopneumonia, sinusite
Pasteurella multocida	Saculite aérea, pneumonia
Fungos	
Aspergillus fumigatus	Traqueíte, saculite aérea, pneumonia (pneumonia de chocadeira)

G = somente galinhas; P = perus.
[a]Considerado agente de doença estrangeira nos EUA.

Sinusite é a inflamação de um dos *sinus* (ou seios) nasais. É decorrência da propagação da infecção da cavidade nasal ao *sinus* ou está relacionada com outros problemas da cavidade oronasal (p. ex., disseminação da infecção de um dente infectado). Na maioria dos animais, é uma doença de ocorrência ocasional. Os microrganismos envolvidos tipicamente pertencem à flora microbiana residente da cavidade nasal ou são aqueles envolvidos na rinite.

Em aves, a sinusite é um problema especialmente comum, que acarreta importantes consequências econômicas por causa da natureza contagiosa de alguns microrganismos envolvidos e do potencial para infecção de grande quantidade de aves. Vários agentes microbianos podem infectar o *sinus* de aves e, tipicamente, verifica-se sinusite associada a sinais clínicos em outras partes do sistema respiratório (p. ex., herpes-vírus Gallid tipo 1, em galinhas, e vírus da influenza aviária). Entre as causas economicamente mais relevantes de sinusite em aves domésticas, incluem-se *Mycoplasma gallisepticum*, em perus (sinusite infecciosa), e *Haemophilus paragallinarum*, em galinhas (coriza aviária). Baixa taxa de crescimento e queda na produção de ovos estão entre as principais razões das perdas econômicas.

Após a descorna, os bovinos tendem a desenvolver sinusite se houver penetração de material estranho nas aberturas dos seios frontais, durante a cicatrização, em quantidade acima daquela capaz de ser eliminada pelos mecanismos de limpeza dos seios.

Infecções fúngicas do compartimento nasofaringiano são raras e, quando ocorrem, induzem uma resposta inflamatória granulomatosa. Rinite e sinusite causadas por *Aspergillus*, em cães, e criptococose nasal, em gatos, estão entre as infecções fúngicas mais consideráveis da cavidade nasal.

Rhinosporidium seeberi, um protista da classe *Mesomycetozoea*, é uma rara causa de massas nasais granulomatosas contendo grandes esférulas e endosporos de *Rhinosporidium*. As lesões nasais macroscópicas se assemelham a pólipos granulares multilobados. Embora qualquer animal, inclusive aves, possa ser infectado, os principais casos são relatados em cães e equinos. As infecções estão associadas à exposição a lagoas, lagos e rios de água-doce.

Os locais que se comunicam com o trato respiratório superior são acometidos por extensão direta de uma infecção do compartimento nasofaringiano ou infectados, independentemente de outra doença nasofaringiana, por bactérias da flora residente do compartimento nasofaringiano. O empiema de bolsa gutural, em equinos, causado por *S. equi* ssp. *equi*, instala-se como uma sequela de rinofaringite primária ou ruptura de abscesso de linfonodo retrofaringiano (garrotilho). Secreção nasal unilateral, especialmente quando o animal abaixa a cabeça, é uma fonte de transmissão comum de infecção da bolsa gutural. Drenagem incompleta da bolsa gutural, cicatrização da abertura da faringe e formação de concreções (condroides) no assoalho da bolsa gutural interferem na resolução da infecção. Também ocorre infecção fúngica da bolsa gutural de equinos (micose da bolsa gutural) envolvendo, tipicamente, a parede dorsal do compartimento medial. As espécies de *Aspergillus* (especialmente *A. nidulans*) são os agentes etiológicos mais comuns. O(s) fator(es) iniciador(es) de micose da bolsa gutural não foi(ram) totalmente esclarecido(s). Quando as infecções da bolsa gutural envolvem estruturas nervosas ou vasculares, podem acarretar graves consequências (disfagia, hemiplegia de laringe e síndrome de Horner, em decorrência da lesão nervosa), até mesmo fatais (ruptura da artéria carótida interna).

Em bezerros, a otite média comumente é causada por patógenos respiratórios (p. ex., *Mycoplasma bovis, Pasteurella multocida* e *Histophilus somni*), considerados como parte da flora microbiana residente do trato respiratório superior. A provável via de infecção é o conduto auricular da orelha média. Os bezerros apresentam rotação e desvio da cabeça (*head tilt*), nistagmo e ptose de orelha(s) (Figura 74.2). Em geral, a bolha timpânica é preenchida, parcial ou completamente, com restos caseosos e fluido serosanguinolento. Em alguns casos, a doença progride e causa otite interna e meningite, e os bezerros podem manifestar graves sintomas neurológicos. Outras espécies animais também são acometidas, porém com menor frequência.

Infecções do compartimento traqueobrônquico

As principais enfermidades do compartimento traqueobrônquico são laringite, traqueíte e bronquite. Vírus e bactérias são as principais causas de doenças infecciosas do compartimento traqueobrônquico. No entanto, as infecções causadas por *Aspergillus*, em aves, envolvem a traqueia e os brônquios.

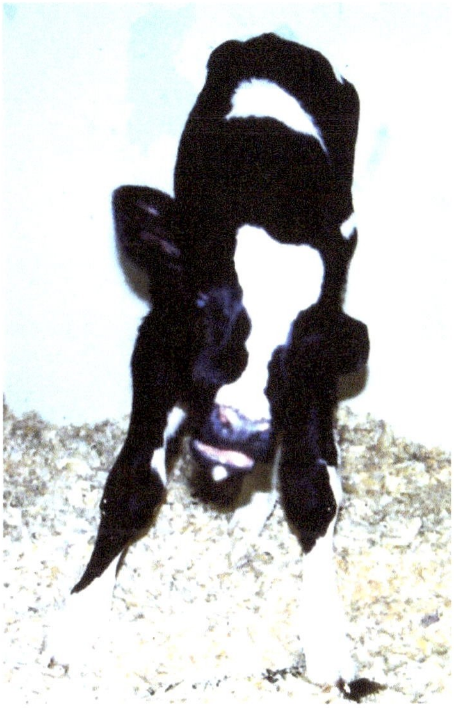

Figura 74.2 A fotografia mostra um bezerro da raça Holandesa com desvio e rotação da cabeça (*head tilt*) secundária à otite média-interna. Foi isolado *Mycoplasma bovis* da orelha interna deste bezerro.

As infecções virais da traqueia e dos brônquios (p. ex., influenza equina, rinotraqueíte infecciosa bovina e laringotraqueíte infecciosa em aves) lesionam as células do epitélio respiratório e prejudicam a ação do aparato mucociliar. As lesões de traqueia provocadas por diversos vírus podem não apresentar características particularmente distinguíveis. Contudo, em algumas infecções, a presença de inclusões virais auxilia na identificação do vírus envolvido (p. ex., laringotraqueíte infecciosa em aves e vírus da varíola aviária). Em geral, a traqueíte viral é suficientemente destrutiva para predispor a infecções bacterianas secundárias.

Laringite necrótica em bovinos jovens criados em confinamento é uma das mais comuns doenças bacterianas da laringe (Figura 74.3). *Fusobacterium necrophorum,* o agente etiológico, instala-se nas úlceras de contato preexistentes, na mucosa da laringe, as quais supostamente se originam de algum traumatismo prévio (p. ex., reflexo de tosse). Uma vez estabelecido, *F. necrophorum* provoca laringite necrótica grave, a qual pode ser fatal, se não tratada. Outros ruminantes são acometidos, porém com menos frequência.

Em cães, a síndrome da tosse do canil, uma traqueobronquite infecciosa, é ocasionada por vários agentes etiológicos, às vezes simultaneamente. Considera-se que, em cães, a tosse do canil seja contagiosa e infecte cães mantidos em ambiente de confinamento, com estreito contato entre os animais (p. ex., canis e abrigos de cães). Os vírus envolvidos incluem adenovírus canino tipo 2 e vírus da parainfluenza tipo 2. Espécies de *Mycoplasma* foram incriminadas na etiologia, mas seu envolvimento não foi comprovado. A bactéria *B. bronchiseptica* também está associada à síndrome da tosse do canil. É considerada um patógeno primário do trato respiratório, em razão da sua capacidade de aderir às células epiteliais ciliadas e

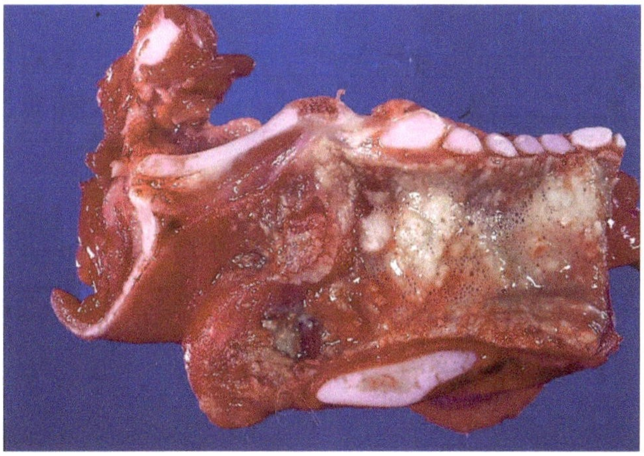

Figura 74.3 Laringite necrótica em bezerro. As cartilagens aritenoides e a parte anterior da traqueia estão revestidas por uma membrana diftérica fibronecrótica. (Cortesia do Dr. Alan Doster.)

comprometer as funções das epiteliais. As infecções que envolvem *B. bronchiseptica* tendem a ser mais produtivas do que aquelas provocadas por vírus. Há evidência crescente de que *B. bronchiseptica* também é importante patógeno respiratório em gatos.

Em aves, *Bordetella avium* é causa comum de infecção do trato respiratório superior (rinite, sinusite e traqueíte) de perus e, em menor grau, de galinhas. Espirros são o sintoma mais comum, juntamente com secreção oculonasal. Após a colonização, ocorre lesão às células epiteliais ciliadas do trato respiratório e efeito ciliostático. É possível também haver colapso da traqueia em virtude do enfraquecimento dos anéis traqueais. A infecção por *B. avium* predispõe as aves a outras infecções, como colibacilose.

Alguns microrganismos que infectam o compartimento traqueobrônquico acometem, simultaneamente, outras partes do sistema respiratório (p. ex., rinotraqueíte viral felina, rinotraqueíte infecciosa bovina e infecção por *B. avium*, em perus). Além do mais, as infecções sistêmicas podem afetar as células epiteliais do compartimento traqueobrônquico (p. ex., traqueíte fibrino-hemorrágica na doença de Newcastle exótica, em aves), presentes ao longo dos sítios do hospedeiro, fora do sistema respiratório.

Infecções do compartimento pulmonar

A principal doença infecciosa do compartimento pulmonar é pneumonia, a qual pode ser classificada, morfologicamente, como broncopneumonia, pneumonia intersticial, pneumonia granulomatosa e pneumonia embólica, ou uma mistura desses tipos. O microrganismo, a via de infecção e a resposta imune determinam o tipo de pneumonia que ocorre. Vírus, bactérias e fungos são patógenos do compartimento pulmonar potencialmente importantes. Quanto aos detalhes da patogênese e das lesões associadas ao agente particular, os capítulos sobre patógenos específicos devem ser consultados.

Com frequência, as infecções do compartimento pulmonar requerem algum(ns) evento(s) prévio(s) que comprometa(m) os fatores antimicrobianos inatos. Criação em ambiente confinado, acúmulo de amônia (gás nocivo) e estresse decorrente de transporte são exemplos de fatores que prejudicam suficientemente as defesas e possibilitam que os patógenos que seriam rapidamente eliminados pelos mecanismos de defesa inato do hospedeiro se instalem no trato respiratório inferior.

Alguns dos mesmos vírus verificados no trato respiratório superior provocam discreta doença do trato respiratório inferior (p. ex., vírus da parainfluenza e adenovírus). Evidência sorológica indica que alta porcentagem das populações apresenta infecção inaparente ou subclínica causada por esses microrganismos. Outros vírus são importantes patógenos do compartimento pulmonar, por mérito próprio, às vezes causando infecções fatais (p. ex., vírus da doença do cavalo africano e vírus Hendra). Vírus patogênicos ao trato respiratório de animais com potencial para transmissão de animais para humanos (p. ex., vírus da influenza, vírus Hendra e vírus Nipah) representam importante causa de preocupação na saúde pública.

Embora algumas bactérias patogênicas sejam consideradas patógenos primários do compartimento pulmonar (p. ex., *R. equi*, em equinos, e *A. pleuropneumoniae*, em suínos), com frequência as infecções virais precedem as infecções bacterianas e originam um ambiente que possibilita a instalação de bactérias, em decorrência do dano ao aparato mucociliar ou à alteração da resposta imune em razão do prejuízo à função fagocítica. Uma vez que há participação de fatores predisponentes, não é incomum constatar o envolvimento de vários patógenos bacterianos nas infecções do trato respiratório inferior.

A síndrome da doença respiratória bovina é um exemplo das complexas interações de fatores ambientais, ainda que não completamente conhecidas, juntamente com os agentes infecciosos específicos e a resposta do hospedeiro. É uma das doenças complexas economicamente mais importantes de bovinos. Acredita-se que o estresse relacionado com o ambiente, o manejo (clima e transporte) e/ou as infecções virais (p. ex., adenovírus, vírus sincicial respiratório bovino, vírus da rinotraqueíte infecciosa bovina e vírus da parainfluenza tipo 3) altere o epitélio do trato respiratório e comprometa as defesas inatas. Os possíveis efeitos imunossupressores relacionados com o vírus da diarreia viral bovina também contribuem para maior suscetibilidade às infecções bacterianas. Esses fatores possibilitam que uma das bactérias primárias envolvidas na ocorrência do complexo doença respiratória bovina, *M. haemolytica*, instale-se no compartimento pulmonar. Provido de vários fatores de virulência, *M. haemolytica* é capaz de comprometer as defesas do hospedeiro. Endotoxina ativa macrófagos, neutrófilos e linfócitos intravasculares pulmonares e provoca uma resposta inflamatória que, por fim, determina o grau de lesão pulmonar e se o patógeno é controlado. Além disso, a leucotoxina de *M. haemolytica* destrói células fagocíticas e, em baixa concentração, exacerba, adicionalmente, a resposta inflamatória (Figura 74.4).

Caso as defesas pulmonares sejam suficientemente comprometidas, mais patógenos bacterianos oportunistas se instalam e agravam a condição. É comum isolar *Arcanobacterium pyogenes,* um importante produtor de abscessos em ruminantes, de lesões do complexo doença respiratória bovina mais crônica (Figura 74.5).

A maior parte das micoses sistêmicas (coccidioidomicose, criptococose, blastomicose e histoplasmose) inicia-se no trato respiratório inferior, provocando pneumonia granulomatosa e linfadenopatia associada. A gravidade da infecção respiratória varia dependendo da condição imune do paciente, da raça e da espécie animal. Mais comumente, cães, cavalos e gatos desenvolvem doença clínica. Se o animal é incapaz de restringir essas infecções ao trato respiratório, ocorre infecção disseminada com envolvimento de outros sistemas orgânicos. Com exceção das micoses sistêmicas, as pneumonias fúngicas não são comuns em animais. A exceção é aspergilose em aves domésticas, nas quais a pneumonia, frequentemente com traqueíte e saculite aérea concomitante, é uma importante doença do trato respiratório. Essa é uma enfermidade de grande importância econômica na indústria aviária, especialmente na de perus. Ambientes fechados, que possibilitam maior concentração de estruturas reprodutivas assexuadas na forma de aerossóis (conídios) e/ou alimentos mofados, são fatores predisponentes comuns. A multiplicação em sacos aéreos, brônquios e traqueia propicia a produção de grande quantidade de conídios que, tipicamente, não são produzidos em tecidos sólidos.

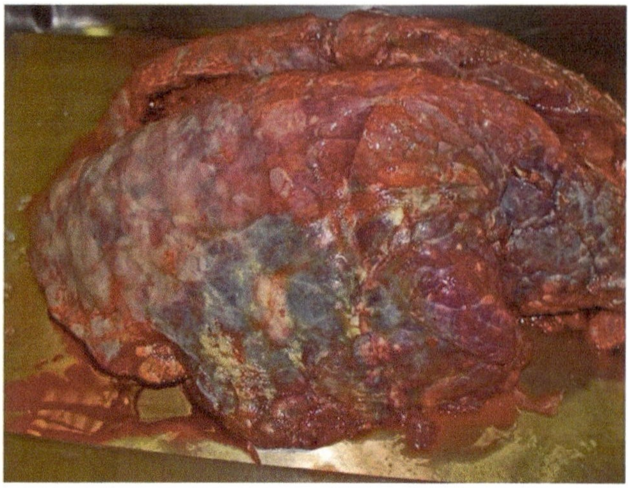

Figura 74.4 Broncopneumonia em um bezerro causada por *Mannheimia haemolytica*. Predominantemente, há envolvimento dos lobos pulmonares cranioventrais. (Cortesia do Dr. Alan Doster.)

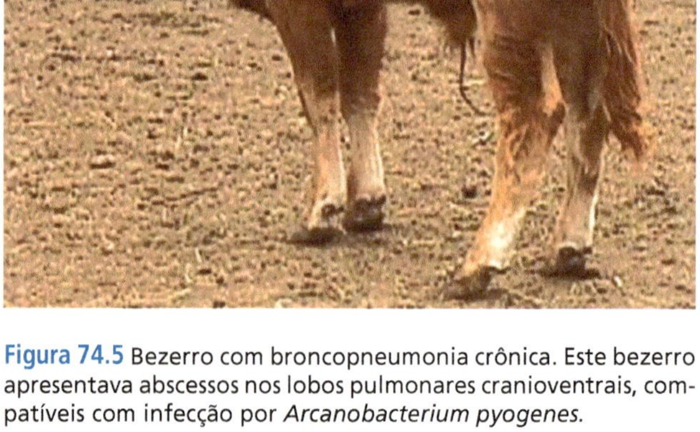

Figura 74.5 Bezerro com broncopneumonia crônica. Este bezerro apresentava abscessos nos lobos pulmonares cranioventrais, compatíveis com infecção por *Arcanobacterium pyogenes*.

Na maioria dos casos, a pneumonia por aspiração é de natureza polimicrobiana e, em geral, bactérias são os microrganismos envolvidos. Em animais, instala-se pneumonia por aspiração quando há prejuízo à proteção das vias respiratórias de tal modo que possibilite que fluido ou outro material penetre no trato respiratório inferior, provocando, inicialmente, pneumonia clínica. As causas comuns de pneumonia por aspiração são procedimentos terapêuticos inapropriados (p. ex., fornecimento de medicamento líquido VO [*drenching*] e intubação estomacal inadequada), fornecimento de alimento em mamadeira ou balde a animais jovens, reflexo de sucção deficiente, alimentação com sonda nasofaringiana e asfixia ou aspiração de fluido gástrico ou ruminal, que pode ocorrer durante o período de recuperação anestésica. Em recém-nascidos, a aspiração de mecônio também pode causar pneumonia por aspiração. A bactéria mais frequentemente envolvida na pneumonia por aspiração reflete, tipicamente, os microrganismos presentes no trato respiratório superior ou no trato digestório e incluem *E. coli, Bordetella, Klebsiella, Pasteurella, Pseudomonas, Streptococcus* e anaeróbios obrigatórios (*Fusobacterium, Peptostreptococcus, Prevotella* e *Porphyromonas*).

75

Sistema Urogenital

Douglas E. Hostetler

Os tratos urinário e genital foram ambos incluídos neste capítulo, em razão de sua contiguidade anatômica, do compartilhamento de estruturas (uretra, em machos) e do fato de algumas doenças desses tratos se sobreporem. Os microrganismos comuns e/ou importantes do trato urogenital de animais domésticos, inclusive aves, são listados nos Quadros 75.1, 75.2, 75.3, 75.4, 75.5, 75.6 e 75.7.

Trato urinário

O trato urinário apresenta várias funções importantes, incluindo a excreção de resíduos metabólicos, a regulação do equilíbrio acidobásico, a manutenção da concentração extracelular do íon potássio e funções endócrinas (conversão da vitamina D e produção de eritropoetina e de renina). O sistema urinário de mamíferos abrange rins, ureteres, bexiga e uretra. A unidade funcional de filtração do rim é o néfron, que contém glomérulos, túbulos proximais e distais, alça de Henle e ductos coletores. O trato urinário das aves é diferente do dos mamíferos. Os rins são divididos em lobos. Aves não apresentam bexiga, e os ureteres penetram a cloaca, em posição medial ao ducto deferente, em machos, e em posição dorsal ao oviduto, em fêmeas. A urina das aves, concentrada como uma pasta fluida, é excretada junto com as fezes.

Defesas antimicrobianas

Como é um sistema principalmente excretor, o trato urinário não é intensamente exposto a microrganismos. No entanto, desenvolveu defesas antimicrobianas específicas para conter a exposição ocasional aos patógenos potenciais. As características de proteção incluem:

Lavagem pela urina

O fluxo de urina, sua direção, seu efeito diluidor e sua remoção periódica frequente dificulta a instalação de microrganismos nas partes normalmente estéreis do trato urogenital, ou seja, nos rins, ureteres, na bexiga e uretra proximal de machos. A retenção de urina está relacionada com maior número de casos de infecção do trato urinário (ITU).

Interferência bacteriana

A colonização da uretra distal pela flora microbiana normal pode bloquear os sítios de fixação para a colonização do trato urinário inferior por microrganismos potencialmente patogênicos.

Camada mucosa de glicoproteínas

O revestimento do epitélio com mucina é capaz de inibir a adesão bacteriana.

Descamação epitelial

A esfoliação de células epiteliais favorece a excreção de uropatógenos.

Defesas imunes locais e sistêmicas

Peptídios antimicrobianos ricos em cisteína têm importante participação na inibição da instalação das bactérias. A resposta imune às infecções do trato urinário foi pesquisada principalmente em humanos e animais de laboratório. Estudos indicam que os títulos de anticorpos no soro sanguíneo e na urina tendem a ser baixos na cistite e nas infecções assintomáticas e a se elevar na pielonefrite. Na urina, a imunoglobulina A secretora (sIgA) tende a ser mais evidente. Contudo, também há, regularmente, os anticorpos IgG e IgM. Nas infecções renais, são produzidos os anticorpos séricos IgA, IgG, IgM e sIgA. A função protetora desses anticorpos não foi esclarecida. A capacidade em mobilizar rapidamente os leucócitos favorece a rápida excreção de uropatógenos do sistema urinário.

Propriedades antimicrobianas da urina

A própria urina apresenta propriedades que limitam a multiplicação bacteriana, incluindo:

Alta osmolalidade. A osmolalidade urinária (1.000 mOsm/kg) reduz a multiplicação, em particular, de bactérias em forma de bastonete. No entanto, pode prejudicar a atividade dos leucócitos e preservar bactérias cujas paredes celulares foram danificadas por reação imune ou terapia antibiótica.

Quadro 75.1 Microrganismos infecciosos comuns e/ou importantes do sistema urogenital de cães.

Agente	Principais manifestações clínicas (nome comum da doença)
Vírus	
Adenovírus canino tipo 1	Glomerulonefrite por deposição de complexos imunes (hepatite infecciosa canina)
Herpes-vírus canino	Aborto, balanopostite, infertilidade em fêmeas
Bactérias	
Brucella canis	Aborto, epididimite (brucelose canina)
Escherichia coli	Cistite, epididimite, orquite, prostatite, piometra, vaginite
Leptospira spp.	Nefrite intersticial, insuficiência renal (leptospirose)
Outras causas de ITU (ver Quadro 75.8)	Cistite

Juntamente com alta concentração de amônia, que atua como anticomplemento, a osmolalidade da urina pode contribuir para a suscetibilidade da medula renal à infecção.

pH da urina. Embora extremos de pH impeçam a multiplicação de algumas bactérias, é improvável que seja alcançada variação de pH bactericida aos patógenos comuns do trato urinário.

Componentes da urina. A ureia concede à urina um efeito bacteriostático inexplicável, o qual é prejudicado pela remoção da ureia na urina e exacerbado pela suplementação dietética. Metionina, ácido hipúrico e ácido ascórbico têm efeito antibacteriano basicamente pela acidificação da urina, além do amônio nitrogenado, que também apresenta propriedades antibacterianas.

Flora microbiana normal

Na maior parte do trato urinário, não há flora microbiana residente. A uretra distal apresenta flora residente, sendo colonizada por bactérias que, em geral, não estão associadas à ITU. A flora é composta, predominantemente, por bactérias gram-positivas, incluindo *Staphylococcus* spp. coagulase-negativo, *Streptococcus* spp., *Corynebacterium* spp. e *Enterococcus* spp. No entanto, essa flora varia de acordo com o animal, o alojamento e as condições de higiene. Pequena quantidade de bactérias pode penetrar na bexiga por meio da uretra, especialmente em fêmeas, mas normalmente são excretadas durante a micção. A importância da bacteriúria assintomática não está clara. Contudo, quando detectada, justifica-se a investigação de doenças primárias potenciais.

Alguns vírus que infectam persistentemente as células epiteliais dos túbulos renais, embora não pertencentes à flora normal, são excretados por longo tempo na urina (p. ex., vírus da rinite equina A e arenavírus).

Quadro 75.2 Microrganismos infecciosos comuns e/ou importantes do sistema urogenital de gatos.

Agente	Principais manifestações clínicas (nome comum da doença)
Vírus	
Vírus da peritonite infecciosa felina	Piogranulomas renais imunomediados
Vírus da leucemia felina	Glomerulonefrite por deposição de complexos imunes, absorção fetal, aborto, linfoma renal
Vírus da panleucopenia felina	Aborto, anormalidades congênitas (panleucopenia)
Vírus da rinotraqueíte felina	Aborto

Quadro 75.3 Microrganismos infecciosos comuns e/ou importantes do sistema urogenital de equinos.

Agente	Principais manifestações clínicas (nome comum da doença)
Vírus	
Herpes-vírus equino tipo 1	Aborto (rinopneumonite viral equina)
Herpes-vírus equino tipo 3	Vesículas/erosões na genitália externa
Anemia infecciosa equina	Glomerulonefrite por deposição de complexos imunes
Vírus da arterite viral equina	Aborto (arterite viral equina)
Bactérias	
Actinobacillus equuli ssp. *equuli*	Glomerulonefrite (doença do potro sonolento)
Escherichia coli	Aborto
Leptospira spp.	Aborto
Pseudomonas aeruginosa	Piometra
Staphylococcus aureus	Infecção do cordão espermático após castração (cordão cirroso)
Streptococcus equi ssp. *zooepidemicus*	Aborto, endometrite
Taylorella equigenitalis[a]	Cervicite, endometrite (metrite equina contagiosa)
Fungos	
Aspergillus spp.	Aborto
Candida spp.	Endometrite

[a]Considerado agente de doença estrangeira, nos EUA.

Doenças

Fatores do hospedeiro

Vários fatores do hospedeiro podem predispor o animal à infecção do trato urinário:

Suscetibilidade do animal. As infecções do trato urinário são mais comuns e de maior importância em cães. Nos gatos, com frequência, notam-se doenças do trato urinário inferior idiopáticas. Fatores virais, nutricionais e metabólicos foram incriminados na etiologia, especialmente nas doenças obstrutivas. No entanto, o envolvimento de bactérias em doenças do trato urinário de felinos é incomum. As infecções, especialmente cistite e pielonefrite, são consideráveis em bovinos e suínos. Infecções do trato urinário são menos comuns em caprinos, ovinos, aves domésticas e equinos.

Fatores anatômicos e fisiológicos. O comprometimento do fluxo de urina livre e do esvaziamento total da bexiga predispõem à ITU. Isso pode ser ocasionado por tumores,

Quadro 75.4 Microrganismos infecciosos comuns e/ou importantes do sistema urogenital de bovinos.

Agente	Principais manifestações clínicas (nome comum da doença)
Vírus	
Papilomavírus bovino	Fibropapilomas de pênis e vagina
Vírus da diarreia viral bovina	Aborto, anomalias congênitas
Vírus da rinotraqueíte infecciosa bovina	Aborto, vulvovaginite pustular infecciosa, balanopostite
Vírus da febre do Vale Rift[a]	Aborto (febre do Vale Rift)
Bactérias	
Arcanobacterium pyogenes	Aborto, metrite, piometra, vesiculite seminal
Brucella abortus	Aborto, epididimite, orquite, vesiculite seminal
Campylobacter fetus ssp. *venerealis*	Morte embrionária precoce (campilobacteriose venérea bovina, vibriose)
Grupo de *Corynebacterium renale*	Pielonefrite
Agente do aborto epizoótico bovino (não identificado)	Aborto (aborto epizoótico bovino)
Escherichia coli	Nefrite intersticial (doença da mancha branca do rim) pielonefrite, piometra
Fusobacterium necrophorum, outros anaeróbios	Metrite pós-parto
Leptospira spp.	Aborto
Listeria monocytogenes, *L. ivanovii*	Aborto
Mycoplasma spp., *Ureaplasma* spp.	Vulvite granular
Fungos	
Aspergillus spp.	Aborto
Mortierella wolfii	Aborto

[a]Considerado agente de doença estrangeira, nos EUA.

Quadro 75.5 Microrganismos infecciosos comuns e/ou importantes do sistema urogenital de ovinos e caprinos.

Agente	Principais manifestações clínicas (nome comum da doença)
Vírus	
Vírus Akabane[a]	Aborto, distocia por causa da artrogripose fetal
Vírus da língua azul (O)	Aborto, anomalias congênitas (língua azul)
Vírus da doença da fronteira e vírus da diarreia viral bovina	Anomalias congênitas, natimortos (doença da fronteira, *hairy shaker disease*)
Vírus do Vale Cache	Aborto, anormalidades congênitas
Vírus da febre do Vale Rift	Aborto
Bactérias	
Actinobacillus seminis (O)	Epididimite
Brucella abortus, B. melitensis[a]	Aborto, orquite
Brucella ovis (O)	Epididimite, raros abortos
Campylobacter fetus ssp. *fetus*	Aborto
Campylobacter jejuni	Aborto
Chlamydophila abortus	Aborto (aborto enzoótico de ovelhas)
Grupo de *Corynebacterium renale*	Balanopostite (postite ulcerativa, podridão de pênis), pielonefrite
Coxiella burnetii	Aborto (febre Q)
Histophillus somni[b] (O)	Epididimite
Leptospira spp.	Aborto
Listeria monocytogenes, *L. ivanovii*	Aborto
Salmonella spp.	Aborto, metrite

O = ovinos, predominantemente.
[a]Considerado agente de doença estrangeira nos EUA.
[b]*H. ovis* é o nome antigo.

pólipos, cálculos, anomalias anatômicas (p. ex., ureteres ectópicos e persistência de úraco) e defeitos nervosos. O refluxo vesicouretral, a reentrada da urina nos ureteres durante a micção, faz com que a urina contida na bexiga alcance a pelve renal, possivelmente transportando bactérias para um local suscetível à infecção. O refluxo é agravado (talvez iniciado) pela infecção e complica infecções existentes por aumentar o risco de envolvimento renal.

Outros fatores do hospedeiro. Outros fatores do hospedeiro incluem doenças endócrinas, como diabetes melito e hiperadrenocorticismo (doença de Cushing). O uso prolongado de corticosteroides parece predispor os cães à ITU.

Vias de infecção. Os principais meios pelos quais os uropatógenos alcançam o trato urinário são a via ascendente e a hematógena. A via ascendente pela uretra é a mais comum. A presença de patógenos potenciais próximos ao orifício uretral e a instalação usual de infecção na bexiga fazem com que o orifício uretral seja a porta de entrada de bactérias ao trato urinário. Pielonefrite é uma consequência da propagação retrógrada da infecção da bexiga.

A infecção do trato urinário por via hematógena é secundária à bacteriemia/viremia e acomete principalmente

Quadro 75.6 Microrganismos infecciosos comuns e/ou importantes do sistema urogenital de suínos.

Agente	Principais manifestações clínicas (nome comum da doença)
Vírus	
Vírus da peste suína africana[a]	Aborto, glomerulonefrite por deposição de complexos imunes (peste suína africana)
Vírus da peste suína clássica[a]	Aborto, morte embrionária, glomerulonefrite por deposição de complexos imunes (peste suína clássica, cólera suína)
Vírus Lelystad	Aborto (síndrome reprodutiva-respiratória)
Vírus da pseudorraiva	Aborto, pseudorraiva
Parvovírus suíno	Morte embrionária, mumificação
Bactérias	
Actinobaculum suis	Cistite, pielonefrite, uretrite
Brucella suis	Aborto, orquite
Escherichia coli	Vaginite (porcas com secreção)
Leptospira spp.	Aborto (leptospirose)

[a]Considerado agente de doença estrangeira nos EUA.

Quadro 75.7 Microrganismos infecciosos comuns e/ou importantes do sistema urogenital de aves domésticas.

Agente	Principais manifestações clínicas (nome comum da doença)
Vírus	
Adenovírus aviário (G)	Ovos com casca amolecida ou sem casca (síndrome da baixa produção de ovos)
Vírus da encefalomielite aviária (G)	Queda na produção de ovos
Vírus da influenza aviária	Queda na produção de ovos, ooforite
Vírus da leucose aviária (G)	Nefroblastoma, carcinoma renal
Pneumovírus aviário	Queda na produção de ovos
Vírus da bronquite infecciosa (G)	Queda na produção de ovos, menor capacidade de choco, nefrite (bronquite infecciosa – cepas nefrotóxicas)
Vírus da doença de Newcastle[a]	Queda na produção de ovos
Bactérias	
Escherichia coli (G)	Salpingite
Gallibacterium anatis (G)[b]	Ooforite, salpingite
Haemophilus paragallinarum (G)	Queda na produção de ovos (coriza infecciosa)
Mycoplasma gallisepticum	Queda na produção de ovos, salpingite
Mycoplasma iowae (P)	Menor capacidade de choco, maior taxa de morte embrionária
Salmonella pullorum	Ooforite, salpingite (pulorose)
Salmonella gallinarum	Ooforite, salpingite (tifo aviário)
Salmonella enteritidis (fago tipo 4)	Ooforite, salpingite

G = galinhas, predominantemente; P = perus, predominantemente.
[a]Considerado agente de doença estrangeira, nos EUA.
[b]Inclui microrganismos anteriormente identificados como *Actinobacillus salpingitidis*, *Pasteurella* semelhante a *P. haemolytica* ou complexo salpingite causado por *Pasteurella haemolytica-Actinobacillus*.

o rim, provocando glomerulonefrite ou nefrite intersticial. Ocorre menos comumente do que a infecção do trato urinário inferior, provavelmente em virtude da alta resistência do córtex renal, onde a infecção de inicia. Os animais jovens são especialmente sujeitos por causa da maior probabilidade de ocorrência de sepse nessa faixa etária.

Glomerulonefrite e nefrite intersticial

Glomerulonefrite é a inflamação do glomérulo, em razão da instalação de um microrganismo infeccioso, resultando em resposta inflamatória, ou da deposição de complexos imunes. A glomerulonefrite viral é causada por um vírus selecionado (p. ex., vírus da hepatite infecciosa canina, vírus da arterite equina e vírus da bronquite infecciosa nefrotóxica em aves), o qual se replica nas células do endotélio dos capilares glomerulares, geralmente em consequência de uma infecção viral sistêmica. Na glomerulonefrite bacteriana, as bactérias oriundas de sepse/bacteriemia se instalam no glomérulo (p. ex., *Actinobacillus equuli* ssp. *equuli*, em potros). A resposta inflamatória resultante é tipicamente supurativa. O resultado é o desenvolvimento de nefrite embólica (Figura 75.1).

Em algumas infecções hematógenas, os alvos primários são os túbulos renais, mais do que os glomérulos. Nefrite intersticial comumente é notada em ruminantes neonatos com sepse causada por *Escherichia coli* (rim com manchas brancas) (Figura 75.2) e em várias diferentes espécies de animais com leptospirose.

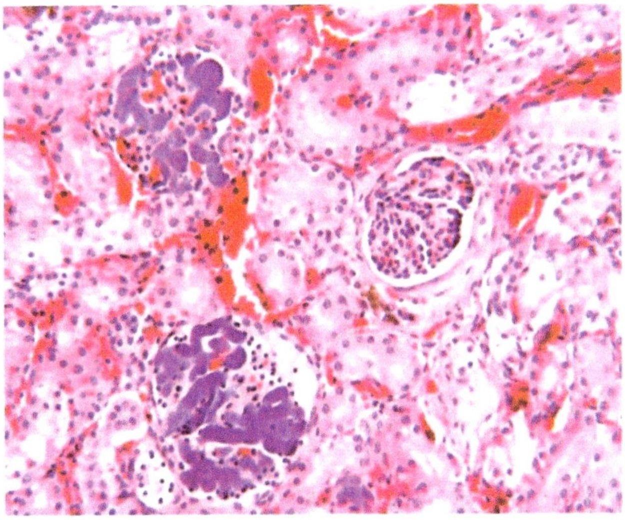

Figura 75.1 Nefrite embólica em um potro, causada por *A. equuli* ssp. *equuli*. (Cortesia do Dr. Alan Doster.)

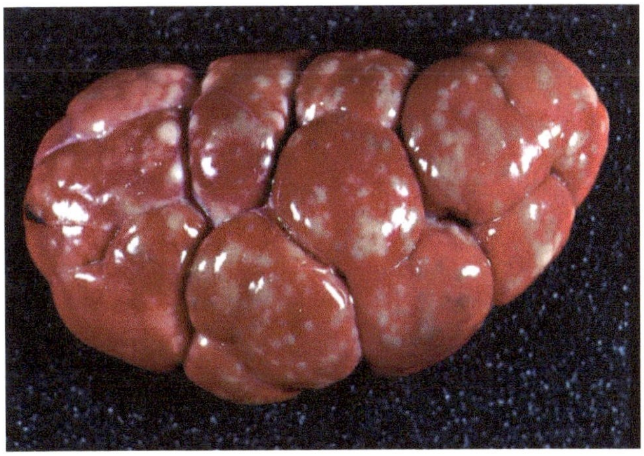

Figura 75.2 Manchas brancas no rim, em ruminante neonato, associadas à nefrite intersticial secundária à sepse por *E. coli*. (Cortesia do Dr. Alan Doster.)

A deposição de complexos imunes nos glomérulos, que acontece nas infecções virais persistentes (p. ex., hepatite infecciosa canina, anemia infecciosa equina e peritonite infecciosa felina), nas infecções bacterianas específicas (p. ex., causada por *Borrelia* spp.) ou nas infecções bacterianas crônicas em outros locais do corpo, pode resultar em glomerulonefrite por deposição desses complexos imunes.

Cistite

Cistite bacteriana (inflamação da bexiga), especialmente em cães, é a infecção do trato urinário mais comumente diagnosticada pelos veterinários. A capacidade da bactéria em aderir ao epitélio é considerada um pré-requisito para instalação de cistite. A infecção pode começar com a colonização do orifício da uretra por um patógeno potencial que, em seguida, alcança a bexiga por meio de multiplicação, propagação ao longo da superfície epitelial ou de migração em razão da motilidade ativa ou movimento aleatório. A infecção resultante, após multiplicação adicional, é

Quadro 75.8 Bactérias que causam infecção do trato urinário de cães.

		Colônias típicas		Testes confirmatórios		
Espécies	**Prevalência (%)**	**Ágar-sangue**	**Ágar MacConkey**	**Corante de Gram**	**Oxidase**	**Catalase**
Escherichia coli	42 a 46	Cinza, lisa; frequentemente hemolítica	Vermelho discreto, circundado por fraca "névoa" avermelhada	Bastonetes negativos	Negativo	NA
Enterococcus	11 a 14	Muito pequenas (< 1 mm)	Ausência de crescimento	Cocos positivos	NA	Negativo
Staphylococcus coagulase-positivo	12	Branco ou branco-sujo (frequentemente hemolítica)	Ausência de crescimento	Cocos positivos	NA	Positivo
Proteus mirabilis	6 a 12	Agregadas; colônias não discretas	Incolor	Bastonetes negativos	Negativo	NA
Klebsiella	8 a 12	Grandes, mucoides úmidas, cinza-esbranquiçadas	Róseas, viscosas e coalescentes	Bastonetes negativos	Negativo	NA
Pseudomonas	< 5	Cinzas a cinza-esverdeadas; odor frutoso ou amoniacal; frequentemente hemolíticas	Incolores, circundadas por pigmento azul-esverdeado	Bastonetes negativos	Positivo	NA

NA = não aplicável.

caracterizada por bacteriúria. É possível notar piúria e baixo grau de proteinúria. A inflamação se desencadeia após a interação de lipopolissacarídio (de bactérias gram-negativas) ou de dipeptídios muramil (de bactérias gram-positivas) com as células de transição da bexiga, as quais secretam mediadores pró-inflamatórios que atraem neutrófilos polimorfonucleares. Os sintomas, quando presentes, incluem disúria ou frequência e urgência urinária. Pode haver hematúria e incontinência urinária. Os microrganismos comumente incriminados como causas de infecções do trato urinário em cães, bem como suas características, estão resumidos no Quadro 75.8.

Pielonefrite

A complicação mais grave da infecção do trato urinário inferior é a pielonefrite, causada por uma infecção ascendente através dos ureteres. Pielonefrite é essencialmente uma inflamação da pelve renal e do parênquima renal. Uma vez que a bactéria alcança a pelve renal, é difícil eliminá-la, em razão do baixo suprimento vascular e dos efeitos inibidores da osmolaridade da urina e da amônia nas defesas imunes, como anteriormente mencionado. Os sintomas de pielonefrite são vagos. A febre é transitória, mesmo na fase aguda da doença. Dor na região toracolombar é inespecífica, a menos que ocorra durante a palpação renal. O exame de urina é capaz de indicar baixa densidade urinária e presença de cilindros. Nos casos avançados, ocorre aumento do teor de nitrogênio ureico sanguíneo. *E. coli* é a causa mais comum de pielonefrite em animais. Outras bactérias que ocasionam cistite têm potencial para provocar pielonefrite, caso alcancem a pelve renal.

Bactérias difteroides, pertencentes ao grupo *Corynebacterium renale,* estão especificamente associadas à pielonefrite em bovinos. Elas colonizam o trato genital inferior e são transmitidas entre os animais por meio de contatos direto e indireto. Vários casos clínicos, provavelmente, são endógenos. A condição caracteriza-se por infecção do trato urinário ascendente, começando com cistite, que progride para ureterite e pielonefrite. Um difteroide anaeróbio, *Actinobacilus suis*, provoca infecção do trato urinário de porcas. À semelhança da pielonefrite bovina, aparentemente a doença é uma infecção ascendente provocada por um microrganismo difteroide urealítico, restrita às fêmeas, frequentemente relacionada com procedimentos de acasalamento, prenhez e parição.

Urólitos e infecção do trato urinário

Em cães, os urólitos resultam, predominantemente (70%), de infecção e são compostos de estruvita ou apatita, ou várias combinações e, regularmente, são denominados cálculos de fosfato triplo. Bactérias produtoras de urease estão envolvidas – em cães, principalmente estafilococos coagulase-positivos e, em menor grau, *Proteus mirabilis.* A inibição da atividade da urease por análogos de ureia (p. ex., ácido aceto-hidroxâmico) tende a suprimir a formação de cálculo infeccioso. Em ruminantes, a formação de urólitos está mais relacionada com fatores nutricionais do que a condições infeciosas.

Fatores de virulência de uropatógenos bacterianos

As bactérias capazes de iniciar a infecção do trato urinário precisam possuir determinantes de virulência. Desses, os mais claramente definidos são as adesinas (p. ex., *pilus* associado à pielonefrite, Pap). A fixação fimbrial de *E. coli* à superfície de glicoproteínas viscosa por meio de *pilus* tipo 1 (manose-sensível) provavelmente é menos importante do que a fixação mediada por várias adesinas manose-resistentes, uma das quais é o Pap, que adere aos glicolipídios da membrana celular. Isolados de *E. coli* de diferentes animais parecem manter os mesmos alelos Pap. As adesinas manose-resistentes são comumente verificadas em *E. coli* uropatogênica, mas irregularmente em outras cepas. Outras propriedades associadas à *E. coli* uropatogênica incluem resistência à ação bactericida do soro; atividade hemolítica; e presença de alguns antígenos O, de proteínas sequestradoras de ferro e de bacteriocinas. Essas propriedades são raras em cepas aleatórias de *E. coli,* sugerindo que os microrganismos que causam infecção do trato urinário representam uma subpopulação seleta, dentro de suas espécies.

A fixação ao urotélio mediada por *pilus* e a hidrólise da ureia são consideradas fatores de virulência fundamentais na patogênese das infecções provocadas pelo grupo de *C. renale.*

A metabolização da ureia, com produção de amônia, inicia a inflamação, aumenta a alcalinidade da urina (pH 9,0) e suprime as defesas antibacterianas, possivelmente por meio da inativação do sistema complemento pela amônia.

Doenças infecciosas diversas associadas ao trato urinário

Fungos raramente estão envolvidos nas infecções do trato urinário. É possível detectar hifa na urina de cães com infecção disseminada em decorrência de *Aspergillus*. Cistite micótica raramente é diagnosticada. Às vezes, isola-se o fungo *Candida albicans* na urina de cães com diabetes melito.

Tumores renais estão associados a infecções pelo vírus de leucose aviária/complexo sarcoma. Linfoma renal está relacionado com a infecção pelo vírus da leucemia felina, em gatos.

Trato genital

A principal função do trato genital é a reprodução. O trato genital de mamíferos inclui ovários, ovidutos, útero, cérvice, vagina e genitália externa, em fêmeas, e testículos, ductos deferentes, glândulas sexuais acessórias, pênis e prepúcio, em machos. Nas aves, o trato genital é muito diferente daquele de mamíferos. Nos machos, os testículos são internos. Além disso, carecem de glândulas sexuais acessórias e de um órgão de cópula distinto, e o ducto deferente segue paralelo ao ureter até a cloaca. Tipicamente, as fêmeas possuem um único ovário funcional (esquerdo) e oviduto com a glândula da casca (útero), a qual desemboca na cloaca.

Defesas antimicrobianas

As defesas antimicrobianas estão presentes em todas as partes do trato genital e incluem:

Defesas anatômicas

O epitélio escamoso estratificado da vagina e da vulva propicia resistência à infecção. A cérvice atua como uma barreira física à infecção do trato genital superior, especialmente durante a prenhez. A longa uretra dos machos assegura uma barreira às infecções retrógradas.

Defesas hormonais

Os hormônios têm importante função na proteção do trato genital à doença. Os estrógenos aumentam o suprimento de sangue à vagina e ao útero, a quantidade de neutrófilos polimorfonucleares na cérvice e no útero e a atividade mieloperoxidase das células fagocíticas no trato genital. Essas funções são importantes porque a vagina e, possivelmente, o útero podem ser contaminados por microrganismos potencialmente prejudiciais durante o coito.

Defesas imunes

O sistema imune do trato genital parece apresentar estrutura e função semelhantes àquelas de outras superfícies mucosas. Há folículos linfoides na submucosa da cérvice, na porção caudal. Esses folículos fornecem células que, por fim, secretam IgA. Além disso, nessa região há IgG e IgM, mas esses isótipos provavelmente são oriundos da transudação. No útero, notam-se IgG, IgM e algumas sIgA. No prepúcio há, principalmente, sIgA. É provavelmente secretada por glândulas acessórias ou células locais que se originam de folículos linfoides nessa região. O potencial de proteção desses anticorpos depende do isótipo. Os isótipos IgA tornam as partículas mais hidrofílicas e, assim, anulam qualquer atração do microrganismo à superfície das células hospedeiras, geralmente hidrofóbicas, bem como impedem a adesão estérica dos microrganismos. Por outro lado, a IgG e a IgM propiciam opsonização, estimulam a cascata do sistema complemento e impedem a adesão estérica dos microrganismos. Todas as imunoglobulinas, se específicas para epítopos que contêm flagelos, imobilizam as bactérias que utilizam sua mobilidade como meio de alcançar as partes mais caudais do trato genital.

Flora microbiana normal

A parte do trato genital inferior de todos os animais possui uma flora microbiana normal. A flora, que é variável entre os animais e em mesmo indivíduo, é dinâmica ao longo do tempo. Os fatores que influenciam a composição da flora incluem idade, pós-parto e ação de hormônios. A flora microbiana real do trato genital, provavelmente, é mais complexa do que atualmente se sabe porque, nem sempre, foram empregados métodos ideais de cultura de microrganismos altamente fastidiosos, em estudos passados sobre a prevalência da flora normal. A quantidade de microrganismos individuais na flora é bem menos conhecida, ainda que, provavelmente, seja tão ou mais importante do que a composição particular da flora na ecologia geral e na estabilidade da população microbiana do trato genital.

Em geral, o trato genital feminino possui uma flora microbiana residente caudal ao óstio externo da cérvice. O útero normalmente é estéril ou transitoriamente contaminado com pequena quantidade de microrganismos. A vagina contém uma flora composta principalmente de espécies de bactérias anaeróbias obrigatórias, inclusive, gram-negativas e gram-positivas. Os microrganismos aeróbios e anaeróbios facultativos, cerca de um décimo da quantidade de anaeróbios obrigatórios, incluem espécies gram-positivas e gram-negativas, bem como *Mycoplasma* e *Ureaplasma*.

Como acontece em outras superfícies mucosas, acredita-se que a flora microbiana seja protetora na medida em que outras cepas, talvez mais patogênicas, são eliminadas por meio da resistência à colonização. Os mecanismos de eliminação incluem impedimento à fixação desses microrganismos, uso eficiente de substratos disponíveis e produção de substâncias antimicrobianas. Em um sentido mais prático, a flora normal ou transitória inclui algumas espécies que contaminam o útero, tornando-o comprometido. Alguns exemplos incluem *Streptococcus equi* ssp. *zooepidemicus*, em éguas com endometrite, *Arcanobacterium pyogenes*, juntamente com *Fusobacterium necrophorum*, em vacas com piometra, e *E. coli*, em fêmeas caninas com piometra. Todos os microrganismos aqui mencionados fazem parte da flora vaginal normal ou transitória de animais acometidos. O potencial desses microrganismos em causar doença não se deve simplesmente à sua presença, mas é necessário que eles apresentem um nível crítico de dominância replicativa, em relação a outra flora, antes que ocorra a doença. Se houver alteração da flora normal, como acontece durante tratamento antibiótico de endometrite bacteriana em éguas, a vagina será repopulada com outras cepas mais resistentes que, por fim, podem infectar o útero, se o comprometimento primário não for tratado.

A flora residente da genitália externa inclui anaeróbios comensais que são basicamente gram-negativos e não produzem esporos; *Mycoplasma* spp.; estreptococos α-hemolíticos e β-hemolíticos; lactobacilos; *Haemophilus* spp. (especialmente *H. haemoglobinophilus*, em cães); corinebactérias; propionibactérias; e estafilococos coagulase-negativos. *Taylorella equigenitalis*, um patógeno de éguas que se instala por meio de transmissão venérea, pode ser carreado como infecção inaparente da fossa clitoriana.

O prepúcio e a uretra distal do trato genital de machos possuem uma flora residente com participação semelhante àquela da flora microbiana da vagina. A origem dos microrganismos responsáveis por doenças bacterianas nessas áreas quase sempre é endógena. Alguns microrganismos adquiridos por transmissão venérea habitam o prepúcio (p. ex., *Campylobacter fetus* ssp. *venerealis*, em bovinos, e *T. equigenitalis*, em garanhões) e não ocasionam qualquer efeito nocivo nesse local. A bolsa prepucial, inclusive o divertículo prepucial de suínos, é abrigo para os microrganismos que causam pielonefrite em bovinos (grupo *C. renale*) e suínos (*A. suis*).

Doenças

Fatores do hospedeiro e do ambiente

Para que a doença se instale no trato genital, com frequência, deve haver um hospedeiro suscetível e fatores ambientais predisponentes, incluindo:

Fatores anatômicos. A conformação da vulva de éguas é um fator predisponente às infecções de vagina e útero bem-conhecido. Com a posição mais horizontal da vulva, há maior tendência de contaminação da vagina por fezes. O acúmulo de urina na vagina predispõe a cervicite e endometrite. Em machos, a fimose tende a ocasionar inflamação inespecífica e infecção de prepúcio e pênis.

Fatores hormonais. Os hormônios tornam o trato genital mais suscetível a doenças. Em geral, sob a influência da progesterona, o útero é mais propenso à infecção. A atividade dos neutrófilos no trato genital é suprimida pela ação da progesterona, inclusive reduzindo a migração e a capacidade fagocítica. Pelo menos em fêmeas caninas, durante a fase lútea, são expressos receptores para *E. coli*. A colonização por cepas de *E. coli* que expressam adesinas apropriadas possibilita a instalação da bactéria e, por fim, pode ocasionar piometra. Não se sabe se o mesmo ocorre em outras espécies.

Outros fatores. Traumatismo durante a parição é capaz de comprometer a integridade da barreira epitelial e predispor à infecção. Parto distócico e retenção de membranas fetais aumentam a chance de infecção pós-parto. Às vezes, fatores nutricionais influenciam o desenvolvimento de doença do trato genital. Por exemplo, em ovinos, nota-se postite, tipicamente, em animais criados em pastagens ricas em leguminosas, com alto conteúdo de proteínas, as quais aumentam a excreção de ureia e estrógenos. Isso ocasiona edema de prepúcio e retenção de urina na bainha prepucial.

Doenças infecciosas

Para a maioria dos patógenos do trato genital, a transmissão acontece por via venérea ou pela ingestão do microrganismo. A instalação no trato genital ocorre por via ascendente ou pela via hematógena. Em algumas doenças, embora transmitidas por via venérea, os patógenos se instalam em partes do trato genital por meio da via hematógena. Alguns patógenos do trato genital residem no trato digestório e são carreados pelo sangue, causando doença no trato genital (p. ex., *C. fetus* ssp. *fetus*, em ovinos).

Trato reprodutor feminino

As infecções mais comuns do trato reprodutor feminino envolvem vulva, vagina, cérvice e útero. Em vacas, a infecção da vulva está associada a *Ureaplasma* e *Mycoplasma* spp., mas ainda é preciso comprovar uma estreita associação etiológica. O vírus da rinotraqueíte infecciosa bovina causa vulvovaginite em vacas. Vários coliformes, especialmente *E. coli*, provocam secreção vaginal vulvar em porcas. Com frequência, essas infecções estão relacionadas com condições de higiene e práticas de manejo. Em fêmeas caninas, a vaginite está mais comumente associada a *Staphylococcus* spp., *Streptocccus* spp. ou *E. coli*. Em fêmeas pré-púberes, a vaginite tende a regredir espontaneamente, com o passar da idade. Nas fêmeas caninas mais velhas, geralmente há envolvimento de uma causa primária.

Tipicamente, as infecções uterinas estão relacionadas com acasalamento, prenhez ou parição. O útero não gestante é praticamente resistente à infecção. Durante o acasalamento ou a parição, quando a cérvice se encontra aberta, as infecções uterinas são, mais frequentemente, ascendentes. As infecções do útero podem envolver o endométrio (endometrite) ou a parede inteira do útero (metrite). Endometrite é verificada em todas as espécies animais, porém é mais comum, e a consequência é mais relevante em éguas. A incapacidade de algumas éguas com endometrite de resolverem a infecção se deve, em parte, ao comprometimento da migração de neutrófilos ao local da infecção, bem como à menor capacidade fagocítica dos neutrófilos. *S. equi* ssp. *zooepidemicus* é o patógeno mais comumente associado à endometrite em éguas, embora possa haver envolvimento de outros microrganismos (entéricos, outros estreptococos, *Pseudomonas*).

Se antes da resolução da infecção uterina, a cérvice se fecha e ocorre acúmulo de pus, instala-se piometra. Piometra acomete todas as espécies animais, porém é mais frequente em cadelas, gatas e vacas. Em geral, *E. coli* é o microrganismo mais comumente associado à piometra. Vários outros microrganismos, inclusive *Streptococcus* sp. e *Pseudomonas*, também podem estar envolvidos. Em vacas, com frequência são detectados *A. pyogenes* e bactérias anaeróbias obrigatórias.

Feto

Aborto, especialmente em fêmeas de animais pecuários e éguas, representa uma das anormalidades do trato genital mais comuns e economicamente importantes. Aborto é, essencialmente, a expulsão do feto antes de seu completo desenvolvimento. Diversos vírus, fungos e várias bactérias podem desencadear essa condição (ver Quadros 75.1, 75.2, 75.3, 75.4, 75.5, 75.6 e 75.7). Durante a prenhez, a placenta e/ou feto são predominantemente infectados por via hematógena. As éguas representam uma exceção. Infecções da placenta por bactérias ou fungos mais frequentemente se originam do óstio cervical.

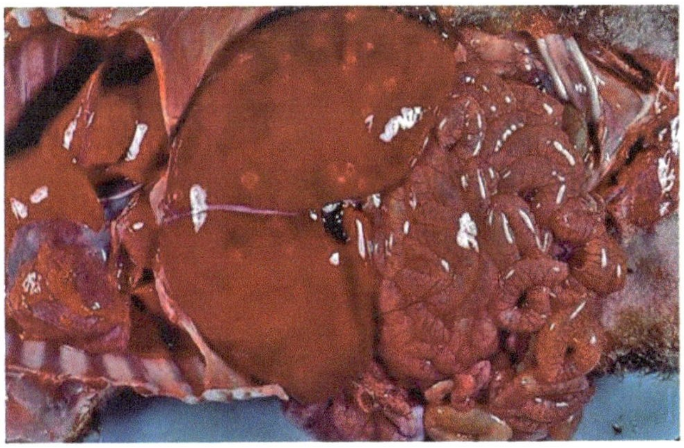

Figura 75.3 Áreas de necrose de coagulação hepática no fígado de um feto de ovelha abortado. Foi isolado *C. fetus* ssp. *fetus*. (Cortesia do Dr. Alan Doster.)

Diversos vírus provocam aborto em animais. Entre os vírus envolvidos, destacam-se os herpes-vírus, os quais infectam vários animais de diferentes espécies, em especial os equinos (herpes-vírus equino tipo 1). Abortos induzidos por vírus são subsequentes a lesões inflamatórias fetais, com anoxia e necrose do feto, ou a lesões de endométrio.

Com frequência, as bactérias que causam aborto provocam placentite ou edema de placenta. Se o feto se torna infectado, nota-se, em geral, grande quantidade de microrganismos no fluido presente no estômago do feto. Em alguns casos de aborto bacteriano, as lesões verificadas no feto podem sugerir o provável agente etiológico. Como exemplo, a constatação de áreas focais de necrose hepática no feto de ovelha sugere – mas não exclusivamente – aborto provocado por *C. fetus* ssp. *fetus* (Figura 75.3).

Em vacas, embora a maior parte dos abortos bacterianos ocorra no último trimestre de gestação, alguns microrganismos provocam morte fetal precoce e reabsorção do feto. Nesses casos, a infecção se manifesta clinicamente como um problema de infertilidade (p. ex., na infecção de vacas por *C. fetus* ssp. *venerealis*).

Abortos causados por fungos são mais comuns em éguas e vacas e, em geral, devem-se à placentite. Em vacas, a porta de entrada do microrganismo é o trato respiratório ou o gastrintestinal, com subsequente propagação hematógena à placenta. Em éguas, uma infecção ascendente através da cérvice é a via mais comum. Grande parte das lesões em fetos de vacas, quando ocorrem, são cutâneas hiperceratóticas focais. Em fetos de éguas, a ocorrência de lesão é incomum. *Mortierella wolffi*, um zigomiceto, provoca pneumonia fulminante, com alta taxa de mortalidade, em cerca de 25% das vacas infectadas em razão de um ciclo de infecção pulmão-útero-pulmão. Os fungos absorvidos no útero provocam pneumonia embólica fulminante em vacas, em geral acompanhada de aborto.

No feto, algumas infecções virais resultam em anomalias congênitas. Os fatores que determinam a ocorrência dessas anomalias são dependentes do estágio de desenvolvimento fetal, da imunocompetência do feto e da cepa do vírus particular envolvido (p. ex., vírus da panleucopenia felina; vírus da diarreia viral bovina; vírus Akabane, vírus do Vale Cache; vírus da doença da fronteira e vírus da língua azul em ovinos).

Detalhes sobre a patogênese e as lesões associadas aos microrganismos que causam abortos individuais encontram-se nos capítulos específicos sobre tais microrganismos.

Trato reprodutor masculino

Em machos, as infecções do trato genital predominantes são orquite, epididimite e infecção das glândulas sexuais acessórias (prostatite e vesiculite seminal). Orquite pode se instalar por via ascendente ou hematógena. Ocasionalmente, ocorre periorquite em decorrência de peritonite descendente que, subsequentemente, acomete os testículos. Nota-se epididimite em todas as espécies animais, porém é mais comum em carneiros. Nos carneiros mais jovens, a regra é uma infecção ascendente idade-dependente causada por microrganismo da flora microbiana residente do prepúcio – *Actinobacillus semnis, Histophilus somni (Histophilus ovis* é o nome antigo). Nos carneiros adultos, *Brucella ovis* é o principal agente envolvido. Instala-se nos ductos epididimais, por via hematógena. Inflamação e extravasamento de esperma induzem a formação de granuloma espermático.

Prostatite bacteriana é mais comumente verificada em cães e, na verdade, é a causa mais frequente de doença prostática em cães. As infecções são principalmente de origem ascendente e podem ser agudas ou crônicas. As consequências incluem formação de abscessos na próstata, os quais podem se romper e provocar peritonite. Vesiculite seminal acomete mais os touros, sendo a causa mais comum do aparecimento de células inflamatórias, verificadas durante o exame do sêmen. Vários agentes etiológicos potenciais foram envolvidos, sendo *A. pyogenes* o mais frequentemente isolado.

As infecções de pênis ou de prepúcio são transmitidas a partir de fontes endógenas ou exógenas. Vários herpes-vírus provocam balanopostite nos animais. Os membros do grupo *C. renale* provocam inflamação necrosante do prepúcio e dos tecidos adjacentes, em carneiros castrados ou não. A doença se desenvolve na presença desses agentes urealíticos em um local constantemente umedecido com urina. Acredita-se que a amônia inicia o processo inflamatório. Uma condição semelhante é verificada, ocasionalmente, em bodes e touros.

Trato genital de aves domésticas

As infecções de oviduto (salpingite) de aves podem ser resultantes de uma infecção ascendente da cloaca ou ocorrer em associação com colibacilose, quando houver envolvimento do saco aéreo abdominal esquerdo. *E. coli* é o patógeno mais comumente isolado. Embora pulorose e tifo aviário tenham se tornado doenças incomuns nos países desenvolvidos, ooforite, salpingite e orquite são consequências possíveis da sepse associada a infecções causadas por *Salmonella* sorovares *Pullorum* e *Gallinarum*, respectivamente.

Queda na produção de ovos e/ou comprometimento da capacidade de choco podem ser decorrências de várias infecções sistêmicas de galinhas. Diversos vírus (p. ex., adenovírus aviário, vírus da bronquite infecciosa e vírus da influenza aviária) e várias bactérias (p. ex., *Mycoplasma, Haemophilus paragallinarum* e *Salmonella*) podem comprometer a produção de ovos e, em geral, a capacidade de choco. Ocorre transmissão vertical de alguns patógenos de galinhas (p. ex., *Mycoplasma, Salmonella*), por meio de ovos.

Índice Alfabético

N

O

P

U

V

W

X

Y

2025
10 1 2 3 4 5 6 7 8 9